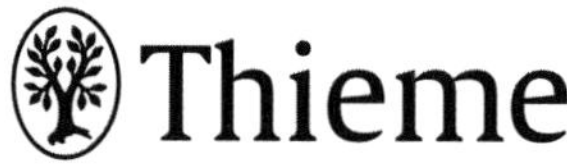

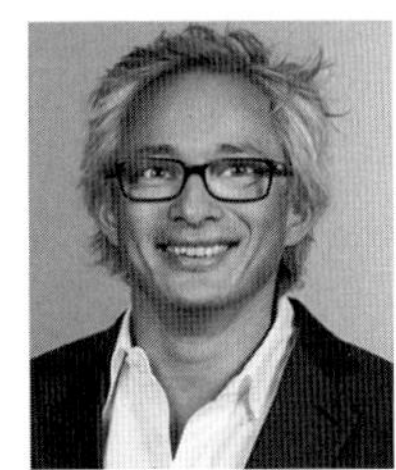

Torsten Liem, D.O., Osteopath GOsC (GB). Gründung der Osteopathie Schule Deutschland (OSD), Leitung einer osteopathischen Lehrklinik und Entwicklung verschiedener osteopathischer M.Sc.-Programme, u. a. die ersten akademischen Lehrprogramme in Deutschland für Osteopathie und Kinderosteopathie. Registriert im General Osteopathic Council (England) und Mitglied der American Academy of Osteopathy (AAO). Darüber hinaus ist er ausgebildet in Psychotherapie, NLP und Hypnose sowie in Akupunktur, u. a. im Hospital für traditionelle chinesische Medizin, Beijing. Verfasser der *Praxis der Kraniosakralen Osteopathie*, Herausgeber der *Morphodynamik in der Osteopathie* und Autor der DVD-Lehrreihe „Rhythmic Balanced Interchange I–V", Koautor der Werke *Checkliste Kraniosakrale Osteopathie*, *Osteopathie – Die sanfte Lösung von Blockaden*, Koherausgeber der Werke *Osteopathische Behandlung von Kindern*, *Leitfaden Osteopathie* und *Leitfaden viszerale Osteopathie* sowie von vielen weiteren Werken. Mitbegründer und ehemaliger Redakteur der Zeitschrift *Osteopathische Medizin*, Mitglied im Advisory Board des *International Journal of Osteopathic Medicine*. Vorstand der Europäischen und Deutschen Gesellschaft für Kinderosteopathie.

Mit Hingabe widmet er sich der Verwirklichung osteopathischer Prinzipien in der Praxis und ihrer Verknüpfung mit Prinzipien klassischer chinesischer Medizin, des Yoga sowie psychologischen und energetischen Gesichtspunkten.

Torsten Liem

Kraniosakrale Osteopathie

Ein praktisches Lehrbuch

Unter Mitarbeit von
Christiane Vahle-Hinz
Ralf Vogt

7., überarbeitete und erweiterte Auflage

640 Abbildungen

Georg Thieme Verlag
Stuttgart • New York

Bibliografische Information der Deutschen Nationalbibliothek
Die Deutsche Nationalbibliothek verzeichnet diese Publikation in der Deutschen Nationalbibliografie; detaillierte bibliografische Daten sind im Internet über http://dnb.d-nb.de abrufbar.

Ihre Meinung ist uns wichtig! Bitte schreiben Sie uns unter:
www.thieme.de/service/feedback.html

Torsten Liem
Osteopathie-Schule Deutschland GmbH
Mexikoring 19
22297 Hamburg

1. Auflage 1998
2. Auflage 1998
3. Auflage 2001
4. Auflage 2005
5. Auflage 2010
6. Auflage 2013
Die 1.–5. Auflage erschienen im Hippokrates Verlag, die 6. Auflage erschien im Karl F. Haug Verlag in MVS Medizinverlage Stuttgart GmbH & Co.KG

Rüdigerstr. 14
70469 Stuttgart
Deutschland

www.thieme.de

Printed in Germany

Zeichnungen: Chryssa Dardamissis, Hamburg; Malgorzata und Piotr Gusta, Rottenburg; Christiane und Dr. Michael von Solodkoff, Neckargemünd; Jörg Pekarsky, Fürth; Jan Porthun, Potsdam; Nadja Stadelmann, Luzern; mit Übernahmen aus: Schünke M, Schulte E, Schumacher U. Prometheus. LernAtlas der Anatomie. Illustrationen von M. Voll und K. Wesker. Stuttgart: Thieme.
Fotos: Thomas Möller, Ludwigsburg; J. thor Straten, Hamburg
Umschlaggestaltung: Thieme Gruppe
Umschlagfoto: Thomas Möller, Ludwigsburg
Satz: Druckhaus Götz GmbH, Ludwigsburg
Druck: Aprinta Druck, Wemding

DOI 10.1055/b-006-161621

ISBN 978-3-13-240455-7 1 2 3 4 5 6

Auch erhältlich als E-Book:
eISBN (PDF) 978-3-13-240456-4
eISBN (epub) 978-3-13-240457-1

Widmung

Für Noak und Sybille

Danksagungen

Besonderer Dank an Chryssa Dardamissis für ihre Mühe und kreativen Einfälle bei der Verwirklichung der Grafiken dieses Buches sowie an Helge Schenk, Friedhelm Kaiser und Karsten Franke für die Realisierung der Fotografien.

Und vielen Dank auch an John E. Upledger D.O., F.A.A. O., Philip Greenman D.O., F.A.A.O., Dr. Louis Philippe Dombard, Dr. Richard Kriebel, Dr. Patrick Coughlin und den verstorbenen Dr. Ernest W. Retzlaff für die Erlaubnis, einige ihrer Fotos veröffentlichen zu dürfen, sowie an Viola Frymann D.O., F.A.A.O., F.C.A., Dr. Zanakis und Dr. Greitz für die Genehmigung, einige Grafiken ihrer Forschung zu publizieren. Besonderer Dank gebührt Dr. André Farasyn D.O., Thomas Glonek Ph.D., Prof. Dr. Yuri Moskalenko, Kenneth E. Nelson, D.O., Nicette Sergueef, D.O. für ihre Unterstützung bei der Darstellung der hypothetischen kranialosteopathischen Modelle in dieser Auflage.

Danken möchte ich insbesondere meinen Lehrern im großen Gebiet der kranialen Osteopathie:

- Alan R. Becker D.O., F.A.A.O., F.C.A., für seine Freundschaft und Heranführung an eine zuhörende, offene Palpation,
- Viola Frymann D.O., F.A.A.O., F.C.A., der „Grande Dame" der kranialen Osteopathie, für ihre feinfühligen wissenden Hände und ihre Erfahrung, die sie mir zuteilwerden ließ,
- Leopold Busquet D.O., für die vielerlei Erleuchtungen der biomechanischen Zusammenhänge im kraniosakralen System,
- Marc Wyvekens D.O., für seinen sehr fundierten anregenden Unterricht in den Grundlagen der kraniosakralen Osteopathie, der weit über das hinausgeht, was man sonst darunter versteht,
- Patrick van den Heede D.O., der mich mit seiner Genialität und Intuition, die ich kurze Zeit erleben durfte, nicht nur immer wieder erstaunte, sondern auch sehr inspirierte,
- Robert Fulford D.O., F.A.A.O., F.C.A., für seine Weisheit und Wärme, die jede seiner Berührungen begleitete.
- Sehe ich Anne Wales D.O., F.A.A.O., F.C.A., in meinen Erinnerungen, sehe ich dem Altwerden als Osteopath sehr gelassen entgegen (dabei bin ich ja noch recht jung). Nicht nur, dass sie auch in den letzten Jahren noch jeden Zuhörer mit ihrer geistigen Auffassung in Bann zog. Es ist so wohltuend, einen Menschen zu sehen, den durch seine Aufrichtigkeit, Bescheidenheit und Hingabe im Leben, im hohen Alter eine scheinbar zeitlose Jugend, Schönheit und einzigartige Ausstrahlung umgibt.
- Jim Jealous D.O., F.A.A.O., für seine Vermittlung der Stille und Liebe in Verbindung mit den Rhythmizitäten des Organismus und seine weitreichenden Einblicke in die Selbstheilungskräfte und die Weisheit des Körpers, die weit über die Gewebestrukturen hinausreichen; seine Betrachtungsweisen haben großen Einfluss auf mich ausgeübt.
- Richard Feely D.O., F.A.A.O., F.C.A., für die Erläuterungen der neurologischen Aspekte der kraniosakralen Osteopathie,
- Herb Miller D.O., F.A.A.O., F.C.A., der mir durch seine Präsenz und einfühlsamen Hände Vertrauen in meine eigenen Hände schenkte,
- Thomas Schooley D.O., F.A.A.O., F.C.A., der mir an zwei Nachmittagen in privater Runde viel vom ursprünglichen Geist der Osteopathie näherbrachte,
- John Upledger D.O., F.A.A.O., für seine Kreativität und Inspiration, die ich durch die Begegnung mit ihm erfuhr,
- Prof. Frank Willard Ph.D., dessen brillante Vorlesungen der anatomisch-physiologischen Zusammenhänge mich zutiefst beeindruckten,
- Harold I. Magoun jr. D.O., F.A.A.O., F.C.A., für die Erfahrung, von ihm behandelt worden zu sein.
- Sehr inspiriert bin ich von dem Unterricht von Jean Pierre Barral D.O., M.R.O. Nicht nur von seiner einzigartigen Erfahrung, die jede seiner Ausführungen wortlos begleitet, sondern besonders die ungezwungene Art, wie er mich und andere unterstützt, meiner Palpation zu vertrauen und Spaß daran zu haben. In der Tat würde ich ihm fast alles glauben, selbst wenn er mir erzählte, er würde die Farbe der Unterwäsche durch die Kleidung palpieren.
- Franz Buzet M.R.E.O., M.S.B.O., verdanke ich sehr, sehr viel. Es ist ein so gutes Gefühl, wenn jemand an einen glaubt.
- Ich danke Beatrice Macazaga, die mich vor so vielen Jahren als Freundin und als unfreiwilliger Muttersatz zur Heilkunde inspirierte.
- Fred L. Mitchell jr. D.O., F.A.A.O., F.C.A., ist für mich ein wunderbares Beispiel für einen Lehrer, der gleichzeitig einfühlsam, klar, anschaulich, bescheiden und kompetent ist, sodass er selbst die scheinbar blödeste Frage mit der immer gleichen Anteilnahme und Aufmerksamkeit beantwortet.
- Über den Kontakt zu Renzo Molinari D.O., M.R.O., bin ich besonders dankbar. Nicht nur über die großartige Unterstützung seinerseits, sondern weil ich mir keinen kompetenteren, engagierteren und einfühlsameren Präsidenten der European School Of Osteopathy vorstellen könnte.
- Artho Wittemann ist mir Begleiter, Therapeut und Freund. Ich danke ihm besonders, mich dabei zu unterstützen, in Berührung mit zahlreichen Facetten meiner

selbst zu kommen. Ich bin immer wieder selbst überrascht, welche Seelen in meiner Brust gleichzeitig oder abwechselnd agieren.

- Wenn ich jemals der Ansicht war, Osteopathie hätte etwas mit Kraft zu tun, dann hat mich Lawrence H. Jones D.O., F.A.A.O., vom Gegenteil überzeugt. Es war für mich beeindruckend, mit welcher Leichtigkeit und Anmut, ähnlich der eines Tänzers, Dr. Jones – selbst im hohen Alter – mich berührte, bewegte und behandelte.
- Auch John Wernham D.O. möchte ich danken. Er hat mir im Unterricht in persönlicher Runde und in Behandlungen viel über die klassische Osteopathie und die Erfahrungen mit Littlejohn vermittelt.
- Paul Chauffour D.O. und Eric Prat D.O. danke ich für ihre Freundschaft und die sehr inspirierende Unterweisung in das Konzept der osteopathischen mechanischen Vernetzung.
- Des Weiteren gilt mein Dank auch Philip E. Greenman D.O., F.A.A.O., Robert C. Ward D.O., F.A.A.O., und den vielen anderen Lehrern, die mir Verständnis für die übrigen Bereiche der Osteopathie vermittelten.
- Ganz besonders möchte ich auch meinen Freunden Alain Abehsera D.O. M.D., Alan R. Becker D.O., F.A.A.O., F.C.A. (†), Cristian Ciranna-Raab D.O., Bruno Chickly M. D., D.O. (Hon.), Celine Siewert, Christof Plothe D.O., Jenny Parkinson, John Glover D.O., F.A.A.O., Prof. John McPartland D.O., Michel Puylaert D.O., Prof. Dr. Paul Klein D.O., Peter Sommerfeld D.O., Steve Paulus D.O., Uwe Senger D.O., Walter McKone D.O., Zachary Commeaux D.O., F.A.A.O., u. a. für die vielen Stunden des osteopathischen Austauschs, der interessanten und inspirierenden Gespräche, des Verrückt-sein-Dürfens und des Sich-hinterfragen-Lassens danken. Wenn ich meine Augen schließe, dann sind es die Nähe, Offenheit, das gegenseitige „Caring" und das Vertrauen zu meinen Freunden, die mich wie in einer osteopathischen Familie zu Hause fühlen und wachsen lassen.
- Allen meinen Patienten. Jeder von ihnen stellt für mich eine Herausforderung, eine Begegnung und Wachstum dar.
- Für die Erlaubnis, ausgewählte Zitate veröffentlichen zu dürfen, bedanke ich mich bei der American Academy of Osteopathy (AAO), bei Dr. Harold I. Magoun jr., Dr. Donald L. Becker, Dr. Anne L. Wales, Dr. Robert C. Fulford, Ronald R. McCatty, beim Droemer Knaur Verlag, Diederichs Verlag, Verlag Hinder und Deelmann, Insel Verlag, Klett-Cotta Verlag, Quintessenz Verlag, Rowohlt Verlag, Scherz Verlag sowie beim *Journal of Neurosurgery*. Insbesondere möchte ich mich auch bei Stephen J. Noone, Executive Director der AAO, für seine freundliche Unterstützung bedanken. Ganz besonders möchte ich mich beim Georg Thieme Verlag bedanken.

Geleitworte

Torstens Wunsch, ein Geleitwort zu seinem Buch zu schreiben, ehrt mich. Ich bin beeindruckt, wie detailliert und ausführlich er die Materie beschreibt, wie er die Ordnungsprinzipien erfasst, die dem Erlernen der Wissenschaft der Osteopathie zugrunde liegen, und besonders, wie er die Grundprinzipien beschreibt, auf denen die Osteopathie ruht.

Er greift die Idee auf, dass der menschliche Körper auf ein korrektes Funktionieren angelegt ist und dass es nicht die Aufgabe des Therapeuten ist, den Körper zu reparieren. Die Rolle des Arztes besteht darin, den Körper zu ermutigen und darin zu unterstützen, dass er das tut, von dem der Körper selbst weiß, wie er es am besten erreicht, auf welche Art er funktionieren muss und wie er dadurch eine stabile Gesundheit zurückerhält.

Torsten versteht außerdem die grundlegende Wahrheit der Palpation („man fühlt nicht mit den Fingern, sondern mit dem Gehirn über die Finger oder den Teil des Körpers, den der Therapeut benutzt, um Kontakt mit dem Körper des Patienten herzustellen"). Ich bin überzeugt, dass dieses Buch ein Basistext für alle künftigen Studenten der Wissenschaft der Osteopathie sein wird, sobald es im Druck erscheint und den Lesern zugänglich sein wird.

Alan R. Becker D.O., F.A.A.O., F.C.A., ehem. Präsident der American Academy of Osteopathy (AAO)

Glücklicherweise hat Torsten Liem die 3. erweiterte Auflage des Buches über Kraniosakrale Osteopathie fertiggestellt. Es ist wichtig, das Wissen über den menschlichen Kopf allen Osteopathen bekannt zu machen.

Da das gelenkige endoskelettale System des menschlichen Körpers fundamental für die Lebensaktionen im Ganzen ist, birgt die Osteopathie Nützliches für jeden Teil. Es ist erst 60 Jahre her, seit W. G. Sutherland D.O., D. Sc. (Hon.) begann, Osteopathie im kranialen Bereich zu unterrichten. Jetzt werden seine Lehren durch das vorliegende Buch weitergeführt.

Sutherland lehrte, dass das Ziel einer osteopathischen Behandlung ist, einen effizienteren Austausch zwischen allen Flüssigkeiten des Körpers über alle Grenzflächen zu erreichen. Diese Sichtweise beinhaltet die posturale Mechanik ebenso wie den mikroskopischen Bereich.

Anne L. Wales D.O., Herausgeberin der *Teachings in the Science of Osteopathy* von W. G. Sutherland sowie *Contributions of Thought, the Collected Writings of W. G. Sutherland*

Vor über einem Jahrhundert suchten A. T. Still und W. G. Sutherland eine ganzheitliche Behandlungsweise. Dem Autor ist es wichtig zu betonen, dass nur aufgrund ihrer Hingabe und ihrer Forschung, ihrer Arbeit und Erfahrung, weitergeführt durch eine Vielzahl weiterer Osteopathen, und aus Idealismus dieses Buch entstehen konnte.

Welche gesundheitsfördernden individuellen Heilmethoden auch immer angewendet werden, unsere Gesundheit und die unserer Kinder lassen sich dennoch langfristig nur aus einem mitfühlenden Verständnis evolutionärer Dynamiken des Menschen und der Menschheit heraus und in Einklang mit unserem Lebensraum und unserer Umwelt verwirklichen.

Vorwort zur 7. Auflage

Die vorliegende Auflage umfasst Reflexionen und Erneuerungen zur Annäherung an die Schädelsphäre aus fast 8 Jahren Praxis, in denen ich mehrfach meine klinischen Annäherungen an die Schädelsphäre verändert habe. So viel Zeit ist seit der letzten veränderten Auflage vergangen. Deshalb nahm die Überarbeitung der vorliegenden 7. Auflage auch über ein Jahr in Anspruch. Alle Kapitel wurden überarbeitet, zum Teil neu abgefasst und/ oder stark erweitert.

Wissenschaftliche Diskurse beispielsweise zur Physiologie des Liquor cerebrospinalis (LCS), zu intrakranialen Lymphgefäßen, zu duralen Verbindungen, zu Suturen liefern neue Erkenntnisse und klinische Implikationen. Die Studienlage zu spezifischen Bereichen der kranialen Osteopathie wurde aktualisiert. Dies führte zu zahlreichen neuen Behandlungsmöglichkeiten.

Beispielsweise gibt es neue Erkenntnisse zum Zusammenhang von Kraniosynostosen und Schädelasymmetrien. Studien zu den Schädelknochen haben zu neuen intraossalen und suturalen Behandlungszugängen geführt wie rhythmische Mobilisierung, Low Thrust. Des Weiteren sind neue Erkenntnisse zu klinischen Bezügen in allen Kapiteln eingefügt, z. B. Hinweise auf die antientzündliche Wirkung des linken N. vagus.

Das Konzept „Intention, Energie, Fokus, Resonanz" wird vorgestellt sowie palpatorische Übungen ergänzt und erweitert. Die Diagnostikprinzipien umfassen außerdem Gestiken des Patienten wie Atmungs- und Geburtsgestiken.

Eine überarbeitete Differenzierung der Behandlungsschritte, ein Abschnitt zu manuellen Regressionsansätzen sowie neue Behandlungsansätze für das autonome Nervensystem und viele weitere Modifikationen finden sich in den Behandlungsprinzipien.

Das Kapitel zu den Halsfaszien wurde völlig überarbeitet. Es umfasst beispielsweise eine neue Differenzierung der Halsfaszien, klinische Bezüge zur Hyaluronsäure und eine Vielzahl weiterer Behandlungstechniken.

Insbesondere die Kapitel zur Behandlung duraler Strukturen (kranial und spinal) sind neu geschrieben worden. Hier werden u. a. Ansätze zur spezifischen Behandlung der Falx cerebri und des Tentorium cerebelli, zur Behandlung der Dura mater spinalis in Bezug zu den subokzipitalen Muskeln, zum Lig. nuchae, zu den Ligg. interspinalia durae matris, zu den Ligg. flava, zum Lig. denticulatum, zum Lig. longitudinale posterius und zu den meningovertebralen Ligamenten, den Duralscheiden der Spinalnerven, der Vaskularisation, der venösen Drainage und zur Innervation der Dura mater spinalis vorgestellt.

Neue osteopathische Zugänge zu Liquorpulsationen und zur Drainage des LCS sowie des Gehirns werden anhand aktueller Forschung diskutiert.

Das Kapitel zur Verbesserung der arteriellen, venösen und lymphatischen Zirkulation des Schädels wurde vollständig überarbeitet und stark erweitert. Es enthält zusätzlich zu den bestehenden weitere Behandlungszugänge für Arterien (A. basilaris, A. occipitalis, Trigonum caroticum, Zerebralarterien), für Venen (V. jugularis interna, V. jugularis externa, V. jugularis anterior, V. facialis, V. ophthalmica superior, V. ophthalmica inferior, Plexus venosus vertebralis, Vv. emissariae), für Zisternen und für lymphathische Strukturen des Gehirns.

Zu guter Letzt wurde außerdem ein umfangreiches Kapitel zur palpatorischen Annäherung an Hirnstrukturen erstellt. Dieses Kapitel beinhaltet, neben palpatorischen Zugängen und Behandlungsmodalitäten für Hirnanteile, ebenso eine Übersicht zur Topografie, Funktion und Störung der jeweiligen Hirnstruktur, spezifische Behandlungszugänge für endokrine Organe der Schädelsphäre sowie viele weitere Hinweise, beispielsweise zum Yakovlevian torque, eine Verziehung des Gehirns nach vornlinks.

Die Zeit ändert alles. Erlauben wir uns, unsere Sichtweisen den Herausforderungen der Zeit anzupassen und unsere Behandlungsansätze, zum Wohle des Patienten, ggf. zu relativieren und neu zu erfahren. Dieses Buch kann Sie dabei begleiten.

Hamburg, im Juli 2018
Torsten Liem

Vorwort zur 4. Auflage

Während der Arbeit an der 4. Auflage habe ich viele Stunden damit verbracht, über die Bedeutung der persönlichen Entwicklung im Heilungsprozess nachzudenken. Auch beschäftigte ich mich mit der Weiterentwicklung einer phänomenologisch orientierten Beschreibung osteopathischer Palpationserfahrungen sowie mit der niemals endenden Aufarbeitung der osteopathischen und medizinischen Literatur zum Thema. Noch zu erwähnen ist der stets anregende Austausch mit vielen Kollegen und Freunden. Deshalb nahm auch die Vorbereitung zur 4. Auflage schließlich so viel Zeit in Anspruch wie die Erstellung der gesamten 1. Auflage.

Sie mögen vielleicht fragen, warum sich so viel Mühe machen und einen Klassiker fast neu schreiben. Die Antwort ist einfach: Alles, was lebt, fließt und verändert sich, und die Osteopathie lebt auch! Aus diesem lebendigen Fließen heraus ist dieses Buch geschrieben.

Das vorliegende Buch wurde vollständig überarbeitet. Zahlreiche neue Erkenntnisse wurden in jedes Kapitel integriert, überholte Ansichten revidiert, bisherige Vorgehensweisen relativiert und in einen größeren Zusammenhang gestellt. So wird eine umfassendere Sicht der kranialen Arbeit ermöglicht. Der Umfang der 4. Auflage hat sich dabei deutlich erweitert.

So wurde etwa die Darstellung der hypothetischen Modelle vollständig überarbeitet und vertieft, eine Vielzahl neuerer Forschungen integriert, die Bedeutung des Tensegrity in der kranialen Osteopathie erklärt und die geschichtliche Entwicklung kranialer Ansätze dargestellt. Auch habe ich Begrifflichkeiten präzisiert, neue vitalistische Konzepte eingefügt und die Suturenkonfigurationen grundlegend überarbeitet. Das Sakrumkapitel wurde umfassend redigiert und Erkenntnisse der Ossifikationsmodi integriert. Schließlich wurde auch die Schulung des Palpationsempfindens deutlich ergänzt, Diagnostik- und Behandlungskonzepte neu bearbeitet und stark erweitert, ein großer Teil der Techniken umgeschrieben und erweitert und ein neues Kapitel zur Behandlungssequenz und zu Behandlungsreaktionen sowie ein neues Glossar eingefügt.

Aus Platzgründen mussten das Kapitel „Entwicklung des Schädels“ und das Kapitel „Palpation – die Kunst des Fühlens“ weichen. Diese werden in überarbeiteter Form in einer anderen Veröffentlichung erscheinen.

Dieses Buch wird die praktische Arbeit in wesentlichen Aspekten bereichern:

- Behandlungsreaktionen können besser beurteilt werden.
- Die kraniale Untersuchung des Patienten kann deutlich differenzierter ausgeführt werden.
- Der Prozess des bewussten palpatorischen Zuhörens wird nachvollziehbarer.
- Die therapeutische Synchronisation mit den homöodynamischen Kräften in den Geweben wird anschaulicher.
- Kenntnisse der Wachstumsphasen und Ossifikationsmodi von Knochen verdeutlichen bestimmte Zeitfenster in der Behandlung.
- Das genauere Verständnis der Suturen ermöglicht ein adäquateres therapeutisches Vorgehen.
- Die Umsetzung der vielfältigen neuen Kenntnisse über Wechselbeziehungen unterstützt das Entstehen neuer palpatorisch-therapeutischer Vorgehensweisen usw.

Das Kapitel über Hypothesen und Untersuchungen zur primären Respiration lädt zur Diskussion ein: Die Entstehung und der Entstehungsort der sog. primär respiratorischen (kraniosakralen) Rhythmen ist gegenwärtig noch ebenso umstritten wie ihre Übertragung im Kranium und im übrigen Körper sowie ihre klinische Bedeutung. Die Hypothesen bewegen sich im Spannungsfeld zwischen physiologischen Modellen (z. B. Traube-Hering-Mayer-Oszillationen, hirnphysiologische Modelle), biomechanischen Überlegungen aus dem Muskelskelettsystem heraus, populärphysikalischen Erklärungsmodellen, embryologischen (nicht selten relativ unreflektierten) Erklärungsversuchen, Naturmystik und prärationalen magisch-ideologisch-religiösen Betrachtungen. Vieles ist denkbar, weniges gesichert. Das führt zu weitreichenden Vermutungen und bietet auch Raum für extrem spekulative Heilslehren.

Dort, wo man sich physiologischen Fragen zu stellen hätte, findet nicht selten eine Argumentation im Sinne einer Art kranialer Offenbarungslehre statt, während auf der anderen Seite anatomische, physiologische oder embryologische Termini missbraucht werden, um eher religiösen Sichtweisen einen quasi physiologischen Anstrich zu verleihen. Dabei stellen erkenntnistheoretische Fragen, z. B. ob die moderne medizinische Vorgehensweise im Sinne einer exakten Wissenschaft, dem Menschlichen tatsächlich gerecht wird, eine für die Osteopathie zweifelsohne wichtige Fragestellung mit vielen noch zu erarbeitenden Implikationen dar.

Osteopathie ist die Kunst bedeutungsvoller Berührung im therapeutischen Kontext. Die Ausweitung osteopathischer Prinzipien auf den Schädel reicht bis zu Still zurück. Dieser drängte bereits zu Lebzeiten seine herausragende Studentin Charlotte Weaver D.O., eben dies zu tun. Seitdem wurde Weavers und Sutherlands Arbeit von unzähligen Osteopathen fortgeführt. So vertiefte Arbuckle das Konzept der reziproken Spannungsmembran, spezifizierten Frymann und Carreiro die osteopathische Behandlung von Kindern und wurde ein Großteil der von Sutherland in seinen späteren Lebensjahren entwickelten zunehmend vitalistisch orientierten osteopathischen Ansätzen und Begrifflichkeiten, von Becker, Handy, Fulford, Schooley, Chila, Jealous, Blackman, van den Heede, Abehsera u. a. weiterentwickelt.

In den vitalistischen Ansätzen wird versucht, die im Organismus wirkenden homöodynamischen Kräfte palpatorisch zu erfassen und sich mit ihnen zu synchronisieren. Dies umfasst auch die Wahrnehmung der wechselseitigen Dynamik zwischen den subjektiven und objektiven Faktoren vom Selbst/Organismus und seiner Umgebung.

Über die palpatorische Wahrnehmung von Normalität bzw. homöodynamischen Kräften versucht der Osteopath, sich der Ganzheit des Patienten anzunähern. Die erste und wichtigste Grundlage für den Osteopathen ist die sensorische Erfahrung von Normalität bzw. von Gesundheit im Gewebe. Das ist immer auch eine tiefe subjektive Erfahrung, die nach Sutherland besonders in einem Zustand innerer Stille erfahrbar wird.

Ein umfassendes Gewebeverständnis entsteht durch Kenntnis der Gewebe selbst und ihrer Beziehungen zu umgebenden Strukturen, durch das Erlernen der Gewebesprache und der Gewebedifferenzierung sowie durch die Fähigkeit, diese Befunde in einen Gesamtkontext zu stellen.

Ich habe hier versucht, diese für eine erfolgreiche osteopathische Behandlung so fundamentalen Grundlagen für die kraniale Sphäre umfassend und auf hohem didaktischem Niveau darzustellen. Auch die Ausreifung der Einflussnahmen auf jede Art von Gewebe ist unabdingbar. Jedoch sind technische Betrachtungsweisen notwendigerweise auf ein Minimum der unmittelbar erfahrenen Phänomene gegründet. Deshalb sollte es vermieden werden, das Heilungspotenzial durch eine Überfokussierung auf technische Ausführungen zu begrenzen. Ebenso bedeutsam ist die Intention, mit dem Patienten „zu sein", statt etwas mit ihm oder dem Gewebe „zu tun" und dem Patienten zu ermöglichen, sich wieder mit einer ihm inhärenten Gesundheit zu verbinden.

Aber: Übernehmen Sie nichts in diesem Buch, nur weil es hier geschrieben steht oder weil andere es sagen. Hören Sie auf Ihre eigenen Zweifel und Fragen, die beim Lesen und bei der Arbeit auftreten, und versuchen Sie diese zu klären. Fühlen Sie sich dazu eingeladen, jedes Diagnostik- und Behandlungsprinzip, jede Technik so zu adaptieren, wie es Ihnen stimmig erscheint. Lassen Sie sich von Ihrem Verantwortungsgefühl Ihrem Patienten gegenüber leiten.

Bleiben Sie gleichzeitig offen für eine veränderte Sicht der Dinge. Auch das, was Sie heute für falsch halten, kann Ihnen zu einem anderen Zeitpunkt möglicherweise richtig erscheinen. Unsere Ansichten von Gesundheit und auch von der Osteopathie sind einem ständigen Wandel unterworfen, der eng mit der gesellschaftlichen Vorstellung von Gesundheit und Krankheit verbunden ist. Deshalb ist dieses Buch auch nicht mehr und nicht weniger als eine Momentaufnahme der kranialen Osteopathie. Welche zeitlosen Wahrheiten dabei zwischen den Zeilen zu lesen sein sollten, bleibt Ihrer Intuition überlassen.

Diese 4. Auflage wurde nicht nur mit einer angemessenen wissenschaftlichen Strenge geschrieben. Sie basiert ferner auf den Grundannahmen von Sutherland und einer Vielzahl weiterer Pioniere sowie auf persönlichen Erfahrungen.

Stills Vision und Intuition einer neuen Medizin ist auch heute erst in ihren Ansätzen verwirklicht, und wir alle sind aufgefordert, daran mitzuwirken und uns von der Tiefe seiner Lehre inspirieren zu lassen.

Ich wünsche Ihnen, liebe Leserinnen und Leser, viel Freude und Inspiration für Herz, Hand und Kopf beim Lesen und Ihren Patienten eine bedeutungsvolle und heilende Berührung.

Hamburg, im Mai 2005
Torsten Liem

Einleitung

Osteopathie ist für mich eine Kunst, die gleichermaßen die Hände, den Verstand und das Herz miteinbezieht. Insbesondere von Alan Becker, der das Privileg hat, in einem der ersten Kurse von William Garner Sutherland in die kraniale Osteopathie eingewiesen worden zu sein, habe ich gelernt, dass das Wichtigste ist, mit sanfter Aufmerksamkeit zu warten, bis das Gewebe zu sprechen beginnt, zuzuhören, es geschehen zu lassen und einfach da zu sein. Es geht nicht darum, etwas zu machen, sondern im Gegenteil, sich auf das Gewebe und den Patienten einzustimmen und seine ihm eigene Geschichte verstehen zu lernen.

Im Laufe meiner Ausbildungen, oder vielleicht sollte ich besser sagen Einweihungen, wurde ich nicht nur in fluide und energetische Palpationen sowie in die Erspürung embryologischer Bewegungsimpulse eingewiesen, sondern auch der Blick hinter die Strukturen wurde geöffnet – der Blick für das Herz oder den Punkt der Stille des Klienten und das Erspüren der individuellen potenziellen Quelle seiner Gesundheit. Unter Palpation verstanden die alten Lehrer und Meister mehr ein Einstimmen in das, was Sutherland den „Atem des Lebens" nannte. Dies ist eine äußerst bewusste, sehr sanfte und respektvolle Annäherung an die Ganzheit des Patienten. Die „alten Lehrer" palpierten nicht nur mit den Händen, sondern öffneten all ihre Sinne, ihren Verstand und ihr Herz, um wahrzunehmen, wie die universelle Atmung des Kosmos ihren Widerhall und individuellen Ausdruck im Klienten und jeder anderen Existenzform findet, um den einzigartigen Geschichten der Gewebe zu lauschen und um feinste Gewebebewegungen, Rhythmizitäten und Spannungen zu erspüren. Alan Becker spazierte z. B. manchen Abend durch die Wälder, um in der Dunkelheit die Schwingungen der Farben der Blütenblätter zu palpieren.

Der therapeutische Impuls besteht eher im Einstimmen auf diese Rhythmen und Energien, die sich in den anatomischen Strukturen und darüber hinaus offenbarten, als in einer rein mechanisch ausgeführten Technik. Der Therapeut tritt in seiner Annäherung an den Patienten so weit zurück und wird so rezeptiv, dass es ihm möglich wird, zu dem mesenchymalen Urmeer, dem Potenzial und dem SINN zu folgen. Hier kann sich der Organismus in einem unmittelbaren Erleben neu orientieren und vom Fulcrum der Krankheit zum Fulcrum der Gesundheit hinüberbewegen.

Viele kraniosakrale Lehrer nehmen heutzutage diese Entdeckungen für sich in Anspruch. Es ist dennoch fair anzumerken, dass dies für Sutherland, besonders in seinen späteren Lebensjahren, und für seine Studenten tägliche Praxis war. Allerdings wurde diese Herangehensweise nur einem kleinen Kreis von Schülern zugänglich gemacht. Als ich Anne Wales, die dieses Jahr das gesegnete Alter von 92 Jahren erreichte, fragte, was das Besondere eines Osteopathen sei, antwortete sie mir [1]: „Als Osteopath untersuchst du den Körper des Patienten durch deine Hände. Du studierst die Anatomie, damit du verstehen kannst, wie der Körper arbeitet und was das Problem ist, das den Patienten zu dir führt. Du möchtest die Problematik verstehen, bevor du irgendeine Art von Behandlung verordnest. Du möchtest verstehen, was seine Beschwerden sind, die Geschichte seiner Beschwerden, und dann möchtest du herausfinden, worin das Problem hinter seinen Beschwerden besteht."

In diesem Sinne ist das Buch konzipiert. Es bringt die nötigen embryologischen und anatomischen Grundlagen, die für den Therapeuten die unabdingbare Landkarte für seine Annäherung an den Patienten darstellen. Der gesunde Mensch, das gesunde lebendige Gewebe und die Physiologie sind unsere Wegweiser, um den Patienten in seiner Selbstheilung zu unterstützen. Heutzutage findet die Anwendung kraniosakraler Techniken weit über die Grenzen der Osteopathie hinaus Verbreitung und ergänzt das Handwerkszeug vieler anderer Therapeuten und Therapieansätze. Vielleicht kann das Buch dazu beitragen, Fragen zu klären, Grundlagen, neue Einblicke und Impulse zu vermitteln sowie als Nachschlagewerk zu dienen, damit diese Therapieform erfolgreich in die Praxis integriert werden kann.

Es werden die bisherigen Ergebnisse der wissenschaftlichen Untersuchungen im großen Feld der kraniosakralen Osteopathie dargestellt, auch in der Hoffnung, dass der eine oder andere Anregungen findet, mitzuwirken an der Klärung der noch vielen offenen Fragen. Und vielleicht wird auch etwas vom ursprünglichen Geist und von der Hingabe der alten weisen Lehrer zwischen den Zeilen zu lesen sein. Alle diese Lehrer legten Wert darauf, dass die kraniosakrale Osteopathie nur mithilfe eines fundiert ausgebildeten Lehrers und nicht nur durch ein Buch zu erlernen sei.

Außerdem ist es das Anliegen des Buches, Neugierde zu wecken, sich auf einen Weg zu machen, dessen Ende noch längst nicht erreicht ist, und Vertrauen in die eigenen Hände und Wahrnehmungen zu gewinnen. Im letzten Drittel des Buches werden dem Leser außer Diagnose- und Behandlungsprinzipien kraniale Techniken nähergebracht. Dr. Still, der Begründer der Osteopathie, vermied es meist, seinen Schülern Techniken zu vermitteln, und legte mehr Wert darauf, dass sie die Prinzipien der Organisation des Körpers verstanden. Dr. Sutherland hatte seinen Studenten in seinem ersten zweiwöchigen Kurs ganze drei Techniken gezeigt. Die Techniken sind wie reife Früchte, die dem Therapeuten in die Hände fallen, je mehr er die Fähigkeit der Visualisierung der beteiligten

Strukturen und ihre Wechselwirkung meistert, die Diagnose- und Behandlungsprinzipien verinnerlicht und ein Feingefühl in seinen Händen erworben hat. Dann wird er auch in der Lage sein, eigene Techniken zu entwickeln und diese an den jeweiligen Patienten anzupassen. Dazu gehört neben der Bewusstheit für die individuellen Körperenergien auch eine liebevolle Zuwendung zum Patienten.

Ein Lehrer meines Lehrers pflegte nach einem Vortrag stets zu sagen, dass er überzeugt sei, 50 % seines Vortrages seien richtig, aber er wüsste leider nicht, welche 50 % dies seien. In diesem Sinne wünsche ich jedem Leser viel Freude beim Lesen.

Hamburg, im Frühjahr 1997
Torsten Liem

Verwendete Literatur

[1] Persönliche Mitteilung: Anne Wales, 1996. Zitatveröffentlichung mit Genehmigung von Dr. Wales.

Inhaltsverzeichnis

Anhang

1 Grundlagen der Osteopathie im kranialen Bereich

„Er (der Mensch) ist nicht der physische Körper, die Emotionen oder der Geist. Dies sind vielmehr Instrumente, die es ihm ermöglichen, in der physischen, emotionalen und geistigen Welt zu agieren, und es obliegt uns, die Anatomie und Physiologie dieser Instrumente zu studieren, wenn wir den Menschen in seiner Ganzheit behandeln wollen." V. M. Frymann [1]

„Gesundheit zu finden sollte das Ziel des Arztes sein. Krankheiten kann jeder finden." A. T. Still [2]

„The question is not how to place the bones in a normal position, that the muscles and ligaments may play in their allotted places and act with freedom at all times. But beyond all this lies a still greater question to solve, which is how and when to apply the chemicals of life as nature designs they shall be." [59]

Still [9] kam zur Erkenntnis, dass ein freier Blutfluss Gesundheit gewährleistet, wohingegen lokale oder allgemeine Zirkulationsstörungen Krankheiten hervorrufen. Bewegung ist Leben. Alles, was lebt, fließt. Die Bewegung ist das bedeutendste Kennzeichen und Voraussetzung für das Leben. Sind Bewegung und Beweglichkeit der Gewebe vermindert oder eingeschränkt, sodass die Flüssigkeiten (Blut, Lymphe usw.) nicht mehr ungehindert fließen können, entsteht eine mehr oder minder ausgeprägte Stauung. Auch die nervale Versorgung der Gewebe kann dadurch beeinträchtigt werden. Die Folge sind eine Einschränkung der Nährstoff- und Sauerstoffversorgung sowie ein verminderter Abtransport von Metaboliten im Gewebe. Das Gewebe verliert seine Vitalität – der Boden ist bereit für eine Erkrankung.

Still [60] benutzte die Hebelwirkung der Knochen, um den Druck auf Nerven, Arterien und Venen zu entlasten und dadurch wieder die Voraussetzung für eine gesunde Physiologie zu schaffen. Auch heute besteht das Bestreben eines Osteopathen darin, die mechanischen und strukturellen Hindernisse zu beseitigen, die die Kommunikation der Körperflüssigkeiten hemmen, der intra- wie auch der extrazellulären, inklusive der Hirnflüssigkeit. Dabei ist die Vielfalt der „Techniken" angepasst an die Vielfalt der Ursachen von Bewegungsverlusten (Frakturen, Verstauchungen, Entzündungen, Verklebungen, Narben, Fehlbelastungen, psychische und soziale Einflüsse, Ernährungs- und Lebensgewohnheiten).

„Ce n'est pas le microbe, c'est le terrain" [11], sagte schon Bechamp, Professor an der medizinischen Fakultät von Montpellier, Lille und Straßburg, zur Zeit Pasteurs und der Entdeckung des Tuberkelbazillus. Dieses Terrain, der Zustand der Gewebe im Allgemeinen und des Bindegewebes im Besonderen, ist das Betätigungsfeld des Osteopathen. Studien belegen, dass die Grundsubstanz im Bindegewebe maßgeblich für die Energie- und Informationsübertragung im Organismus verantwortlich ist und für den Gesundheitszustand eine große Rolle spielt.

Stills Modell der „Triune Nature" des Menschen (Body, Mind, Spirit) war Grundlage für die Entstehung der Osteopathie. „Body" bedeutet die Materie (das Körperliche), „Mind" einen Teil des „Mind Of God" und „Spirit" ein vitales Element, das sich als Bewegung äußert [48].

Die Osteopathie betrachtet die Ganzheit des Menschen in ihrer somato-viszeral-psychischen Einheit und Wir-

1.1 Geschichte der kraniosakralen Osteopathie

1.1.1 Beginn der Osteopathie

Entwickelt wurde die Osteopathie vom Amerikaner Dr. Andrew Taylor Still (1828–1917). Aus der Auseinandersetzung mit der zur damaligen Zeit betriebenen Heilkunde und der Unzufriedenheit über die übertriebenen Medikamentenverordnungen, Aderlässe und anderen Methoden der Ärzte entwickelte er ein neues ganzheitliches medizinisches System, das er Osteopathie nannte. Im Jahr 1874 trat er mit seinen philosophischen und praktischen Grundlagen der Osteopathie zum ersten Mal an die Öffentlichkeit.

1.1.2 Grundlagen der Osteopathie

Wörtlich übersetzt heißt Osteopathie „krankhafte Veränderung des Knochens", aber das kann zu Missverständnissen führen. Still wählte diesen Namen, weil er mit seinen Forschungen am Knochen begann und weil er damit begann, zunächst das knöcherne Skelett zu normalisieren.

„Greek lexicographers say it (Osteopathy) is a proper name for a science founded on a knowledge of bones. So instead of ‚bone disease', it really means ‚usage'." [56]

Zur Verdeutlichung einige weitere Literaturzitate von A. T. Still:

„What I mean by treatment […] I want you to adjust the bones." [57]
„We use the bones als fulcrums and levers to adjust from the abnormal to the normal that the harmonious functioning of the viscera of the whole body may show forth perfection, that condition which is known as good health." [58]

kungsweise. Sie umfasst die Eigenschaften und Aspekte, die das Leben ausmachen, und erkennt die Gesetzmäßigkeiten an, die das Leben auf der Erde bestimmen. Diesen Gesetzmäßigkeiten sind Tiere, Pflanzen und auch Menschen unterworfen. So versteht Still unter Gesundheit ein harmonisches Zusammenwirken von Körper, Seele und Geist. Dabei beeinflussen die Umwelt- und Lebensfaktoren den Zustand des Menschen in seiner Körper-Geist-Seele-Einheit. Zu den Lebensfaktoren gehören u. a. die Ernährung, die Bewegung, das Wasser, die Luft, Sonne, der Wach-Schlaf-Rhythmus, das Aktivitäts-Ruhe-Verhältnis.

Wenn die unterschiedlichen Strukturen des Körpers sich in einem optimalen Zustand befinden und auf faszialer, biomechanischer, muskulärer, nervaler, zirkulatorischer und endokriner Ebene harmonisch zusammenwirken, resultiert daraus Gesundheit. Die jeweiligen körperlichen und geistigen Eigenschaften bilden dabei die spezifische körperlich-geistige Wahrnehmung, aus der die mentalen Einstellungen und Fähigkeiten des jeweiligen Menschen resultieren. Der Geist und die Seele bilden die spezifischen psychologischen und spirituellen Aspekte des jeweiligen Menschen. Nach Still stellt die Gesundheit einen „positiven Zustand" dar, der mehr als die Abwesenheit von Krankheit bedeutet. So war für Still auch die Gesundheit als Perfektion und Harmonie nicht in Teilen des Körpers, sondern im gesamten Körper zu verwirklichen [61].

Die Osteopathie umfasst spezielle manuelle Diagnose- und Therapiemethoden mit dem Schwerpunkt auf den strukturellen Beziehungen und Wechselwirkungen der verschiedenen Gewebe. Das Ziel einer osteopathischen Behandlung sind die Erhöhung der individuellen Lebensqualität des Patienten, die Verbesserung des strukturellen und dynamischen Gleichgewichts in seinen Körpersystemen sowie die Ökonomisierung seines Energieverbrauchs. Die osteopathische Medizin ist bestrebt, im Körper alle Ressourcen freizusetzen und sich entwickeln zu lassen, die die Grundlage bilden für seine Wiederherstellung und seine Widerstandsfähigkeit gegenüber krankhaften Einflüssen. Die osteopathische Diagnostik und Behandlung sind durch die Integration quantitativer und qualitativer, deskriptiver und induktiver Ansätze gekennzeichnet. Der Patient wird in seiner Eigenschaft als Ganzheit und als Teil anderer Ganzheiten erfasst. In der Befundaufnahme werden subjektive, intersubjektive und objektive Ebenen des Patienten (physikalische, biologische, emotionale, mentale und spirituelle) gleichermaßen berücksichtigt und in Beziehung zur interaktiven Einheit des Organismus wie auch zu den dynamischen Funktions-Strukturwechselbeziehungen gestellt. Wesentlich ist die Fragestellung, wie der Organismus seine Ordnung und Intaktheit unter den gegebenen Bedingungen aufrechterhält. Erst dann wird u. a. der Erforschung der Ursachen nachgegangen, die zur Entstehung von Krankheitssymptomen geführt haben. Diese Ursachen können mannigfaltig sein und die Gesundheit und Lebenskraft

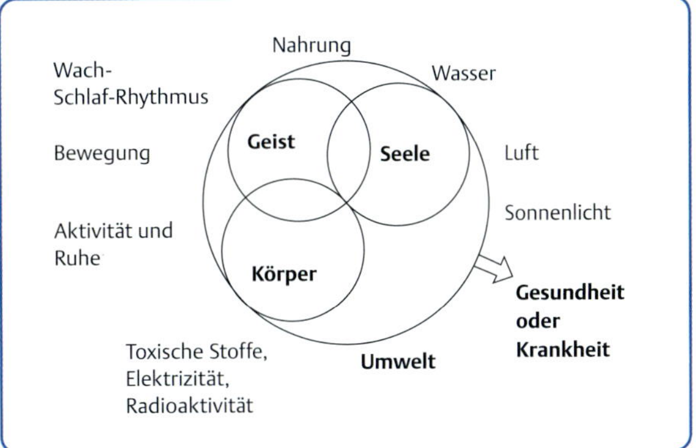

▶ **Abb. 1.1** Einflüsse auf die Gesundheit.

durch Behinderungen der Flüssigkeits- und Energiebewegungen und der Nervenimpulse usw. beeinträchtigen. Im Heilungsprozess ist der Patient mit aufgefordert, die Bedingungen zu erkennen und in sein Leben zu integrieren, die ein normales Wirken seiner eigenen biologischen Kreislaufprozesse und seiner Selbstheilungskräfte ermöglichen (Ernährung, Wach-Schlaf-Rhythmus, Bewegung, Sinnfindung usw.) (▶ **Abb. 1.1**).

Eine Definition der Osteopathie formulierte H. M. Wright [12]:

> *„Die Osteopathie ist zugleich eine Philosophie, eine Wissenschaft und eine Kunst. Ihre Philosophie stellt das Konzept dar von der Einheit der Struktur und der Funktion des Körpers, in Gesundheit wie auch in Krankheit. Ihre Wissenschaft beinhaltet die chemischen, physikalischen und biologischen Wissenschaften im Dienste der Gesundheit ebenso wie in der Prävention, Heilung und Verbesserung von Krankheiten. Ihre Kunst ist die Anwendung der Philosophie und Wissenschaft in der Praxis der osteopathischen Medizin und Chirurgie und all ihrer Fachbereiche."*

1.2 Prinzipien der Osteopathie

1.2.1 Der Körper ist eine Einheit – als dynamische Interaktion von Körper, Geist, Seele

Die Osteopathie betrachtet alle Teile des physischen Körpers, den Geist und die Seele (mit den Emotionen, die über das neurohumorale System vernetzt sind) als miteinander verbunden und in Wechselbeziehung zueinander stehend. Alle Zellen, Gewebe und Organe des Körpers arbeiten zusammen und sind als eine Einheit anzusehen, im gesunden wie auch im kranken Zustand. Die einzelnen Teile formen ein lebendiges Ganzes, das mehr als die Summe seiner Teile darstellt. Der Mensch wiederum bildet eine Einheit mit anderen Menschen, seiner Umwelt und dem gesamten Kosmos. Abnorme strukturelle Veränderungen oder Störungen in der Funktion einzelner Gewebe, wie den Knochengelenken, Muskeln, faszialen Strukturen oder Organen, können sich auf den gesamten übrigen Organismus auswirken. So übt z. B. der viszerale Inhalt einen großen Einfluss auf seine Muskel-Faszien-Skelett-Umhüllung aus. In der Osteopathie wird weder der Psyche noch der Physiologie oder den Körperstrukturen eine Vormachtstellung eingeräumt. Die eine kann durch die jeweils andere beeinflusst werden, wobei die Osteopathie bestrebt ist, über die Struktur des Körpers auf den Gesamtorganismus und die Zirkulation seiner Flüssigkeiten und Energien Einfluss auszuüben.

Die Ganzheit, Autonomie und Identität des Menschen müssen gegenüber Umweltzwängen erhalten bleiben, andernfalls ist seine Existenz bedroht (Selbsterhaltung). Dies betrifft auf der biologischen Ebene auch jede Zelle, jedes Gewebe, jedes Organ oder Organsystem. Jedoch ist dies ebenso auf emotionaler oder mentaler Ebene usw. gültig.

Gleichzeitig ist auch Selbstanpassung nötig. Ist es dem Menschen, der Zelle, dem Gewebe der Leber usw. nicht mehr möglich, sich als Teil an eine andere Ganzheit oder an ein anderes System anzupassen, ist ihre Existenz ebenso bedroht. In der Diagnostik wird das Gleichgewicht von Selbsterhaltung und Selbstanpassung des Menschen als Ganzem sowie einzelner Gewebe/Organe zueinander wie auch Emotionen usw. befundet. Das Vermögen der Immanenz und Transzendenz ist maßgeblich an der Entwicklungsdynamik des Menschen beteiligt. Selbstimmanenz ist dabei als z. B. herabsteigende Umfassung und Relativierung des Niedrigeren durch das Höhere zu sehen, z. B. des Reptiliengehirns durch das limbische System oder des limbischen Systems durch das Großhirn. Dysfunktionell können z. B. Dissoziationen des Höheren gegenüber dem Niedrigeren auftreten (z. B. als Anorexie) oder eine Verminderung bzw. Selbstauflösung des Höheren. Selbsttranszendenz als evolutionärer Drang zu einer höheren Ebene, das über das Bestehende hinausgelangt, ist keineswegs nur in der Phylogenetik oder embryonalen Entwicklung anwesend, sondern Teil des Menschseins und aller Erscheinungen.

Transzendenz ist Teil eines dialektischen Prozesses, der zu zunehmender Komplexität und Autonomie führt und in dem durch Differenzierung Neurartiges aus Vielgestaltigkeit und Teilheit entsteht, die durch den Prozess der Integration zu einer Einheit höherer Qualität geführt wird. Dieser fortlaufende Prozess evolutionärer schrittweise zunehmender Differenzierung und Integration trifft auf den Menschen als Ganzes wie auch auf jedes seiner Teile und aller seiner Ebenen zu.

1.2.2 Der Organismus verfügt über eigene selbstregulative und heilende Kräfte

Diese Selbstheilungskräfte äußern sich:

- in der homöostatischen Regulation der gesamten Vitalfunktionen des Organismus,
- in der angeborenen oder erworbenen Immunität gegen Krankheitserreger,
- in der Heilung von beschädigten Körpergeweben,
- in der Korrektur von Schäden aufgrund schädlicher äußerer Einflüsse und
- in der Kompensation irreparabler Schäden.

Der Körper ist in kontinuierlichem Bestreben, Toxine zu binden, zu entgiften und auszuscheiden, sodass er z. B. selbst bei jahrzehntelanger Fehlernährung noch erstaunlich gut funktionieren kann. Unablässig sucht und erkennt er veraltete oder entartete Zellen, baut sie ab und ersetzt diese durch funktionsfähige neue Zellen. Schädliche Bakterien werden angegriffen und spezifische Antikörper gegen sie gebildet. Wunden werden geschlossen und Verletzungen an Bändern, Gelenken und Knochen repariert. Diese Selbstheilungskräfte sind wiederum abhängig von genetischen und Umweltfaktoren, von der Ernährung, dem Lebensstil, der psychischen Verfassung und dem sozialen Umfeld (▶ **Abb. 1.1**). Das Entstehen von Krankheiten ist abhängig von den Abwehr- und Selbstheilungskräften des Organismus und der Stärke der toxischen Einflüsse. Bei besonders toxischen Erregern oder Stoffen können sich sofort Krankheitssymptome ausbilden.

Ab einem bestimmten Niveau bzw. ab einer bestimmten Grenze der Akkumulation von weniger starken krankhaften Einflüssen – z. B. genetischer Konstitution, fetalen Einflüssen, Geburtstraumata, Unfällen, Ernährung, früheren Krankheiten, Umweltfaktoren, Impfungen, physischem und psychischem Stress u. a. – sind die Kompensationsfähigkeit und Abwehrkraft des Organismus so weit vermindert, dass sie durch einen erneuten Faktor bzw. Auslöser überwunden werden können. Es entsteht ein Symptom oder eine Krankheit. Dabei werden die Symptome der Krankheit von den gleichen homöostatischen Kräften und Funktionen erzeugt, die auch die Zeichen der Gesundheit produzieren. Während sich eine akute Krankheit als kraftvolle Aktion gegen krank machende Einflüsse äußert, stellen chronische Krankheiten eher eine Anpassung des Organismus an derartige Einflüsse dar, die dieser nicht imstande war zu überwinden oder aufzulösen.

Krankheiten sind also keinesfalls nur eine zu bekämpfende Geißel, sondern auch Ausdruck von Selbstheilung (Beck), ein Weg (Dethlefsen), ein Tor zur Wandlung (Moss), ein Symbol (Groddeck), Reinigung und Selbstverteidigung des Organismus und in der Regel auf die Rückkehr der Gesundheit gerichtet (Passebecq), Adaptation (Passebecq) sowie Ausdruck von Selbstorganisation

(Jantsch) [49] [50] [51] [52] [53] [54]. Durch eine Auflösung krank machender Einflüsse und durch Integration von Anteilen, die einen dysfunktionellen Anstieg oder einen Verlust relativer Autonomität erfahren haben, wird die Etablierung eines Gleichgewichts höherer Ordnung im Organismus unterstützt. Dies führt in der Regel zu einer Zunahme der Kompensationsmöglichkeiten, die wiederum die Fähigkeit der Selbstheilung verbessert.

Der Organismus zeichnet sich außerdem durch folgende immanente Regulationstendenzen aus: Selbsterhaltung, -anpassung, -immanenz, -transzendenz, zunehmende Autonomie, Differenzierung, Integration und zunehmende Komplexität.

1.2.3 Struktur und Funktion beeinflussen sich wechselseitig

Die Beziehung zwischen der Struktur bzw. Anatomie des Körpers und seiner Funktion bzw. Physiologie ist die Grundlage der Diagnose und Therapie. Als Struktur werden die knöchernen, muskulären, faszialen, viszeralen und neuralen Teile und selbst die Körperflüssigkeiten (im Sinne einer beweglichen Struktur) des Organismus bezeichnet. Es besteht eine enge Beziehung zwischen der Art der Körperstrukturen und der Fähigkeit und Möglichkeiten des jeweiligen Menschen, sein Leben zu gestalten. Auf der anderen Seite führen bestimmte Anforderungen und Funktionen zur Ausprägung bestimmter struktureller Veränderungen, um diese Funktionen bestmöglich ausführen zu können (die Form folgt der Funktion).

Der gegenseitige Einfluss der Struktur und Funktion besteht auf

- mechanischem Niveau zwischen den Gelenken, Muskeln, Knochen,
- membranösem Niveau durch fasziale, ligamentäre Beziehungen zwischen den Organen und Geweben,
- zirkulatorischem Niveau aufgrund des Verlaufs von Blut- und Lymphgefäßen und der Fluktuationen der Hirn- und Rückenmarksflüssigkeit,
- neurologischem Niveau durch Informationsübertragung über die peripheren und zentralen Nervenbahnen,
- biochemischem, hormonellem und elektrophysiologischem Niveau zwischen den Geweben und Organen,
- emotionaler Ebene und Geistebene, z. B. über neurohormonelle, neuroimmunologische Prozesse.

Eine normale Struktur und ein physiologischer Spannungszustand der gesamten Körpergewebe sind notwendig, um seine optimale Funktion zu gewährleisten. Demgegenüber können abnorme strukturelle Veränderungen zu einer Verschlechterung der Funktion, z. B. zu einer verminderten lokalen Durchblutung von Geweben oder zu einer gestörten Verdauung führen, sodass es über lange Sicht zu krankhaften Erscheinungen kommen kann. Das Muskel-Faszien-Skelett-System ist dabei von besonderer Bedeutung für den Osteopathen. Die Gefäßsysteme und Nerven bieten nach Still ein integrierendes und unterstützendes Gerüst für den Gesamtorganismus. Im Weiteren sind auch die Entstehung von Strukturen sowie die diese Entstehung regulierenden Faktoren für das Verständnis der jeweiligen Störung und der Therapie von Bedeutung.

Rupert Sheldrake, ein Biochemiker, vermutet, „dass selbstorganisierende Systeme aller Komplexitätsgrade – also Moleküle oder Kristalle ebenso wie Zellen, Gewebe, Organismen und Gesellschaften von Organismen – von Feldern" [13], sog. morphogenetischen Feldern, organisiert werden. Er versteht die Vererbung organischer Formen als eine Vererbung von Feldern, die eine Art Erinnerungsvermögen beinhalten.

Therapeutisch könnte dabei von Bedeutung sein, dass es über Resonanzphänomene möglich sein könnte, Einfluss auf diese Felder zu bekommen und somit auf die Strukturierung von Geweben und Organismen einzuwirken.

1.2.4 Die osteopathische Behandlung integriert alle vorher genannten Punkte

Sie basiert auf dem Verständnis und dem Wissen um die Einheit und die Selbstheilungskräfte des Körpers sowie um die Wechselwirkungen der unterschiedlichen Gewebe zu ihrer Funktion. Der Osteopath gebraucht keine Arzneimittel, um den Körper zu beeinflussen, sondern beabsichtigt durch die Behandlung der Körperstruktur des Patienten, auf seine Physiologie einzuwirken. Die eigentliche osteopathische Behandlung ist manuell, obwohl Ernährung, psychische, soziale und andere Lebensfaktoren je nach Erfahrung und Ausbildung des Osteopathen mit berücksichtigt werden.

Durch therapeutische Eingriff an den Körpergeweben bzw. in Beziehungsgefügen des Organismus, z. B. durch Behebung von Hindernissen für die Flüssigkeitsbewegungen, wird versucht, homöostatische Dynamiken im Körper zu unterstützen. Die integrative Funktion des Nerven- und des endokrinen Systems auf den gesamten Organismus und die unterstützende Funktion des Gefäßsystems sind dabei für den Osteopathen von zentraler Bedeutung.

Eine osteopathische Behandlung versucht also, einerseits homöostatische Dynamiken zu unterstützen und andererseits Störungen in Beziehungen zwischen Strukturen oder zwischen Organismus und äußeren Einflüssen zu erkennen, zu differenzieren und zu relativieren und schließlich eine Integration auf einer höheren Organisationsstufe zu unterstützen. Diese resultiert nicht nur möglicherweise in einer Auflösung von Krankheitssymptomen, sondern unterstützt ebenso die Entwicklung von Resilienz im Nervensystem, eine freiere Atmung, das Empfinden von mehr Energie und einem „Im-Fluss-Sein" sowie eine bessere mentale und physische Gesundheit. Dabei wird der Patient nicht durch den Behandler geheilt, sondern es ist vielmehr der Organismus, der durch die Impulse der osteopathischen Behandlung zu einer Selbstkorrektur geführt wird, und die eigene Homöostase, die in die Lage versetzt wird, den erkrankten Teil zu heilen. Die Behandlung ist darauf ausgerichtet, Krankheitsfaktoren aufzulösen oder abzuschwächen, freie Beweglichkeit der Gelenke und Faszien wieder einzurichten, die Austauschprozesse der gesamten Körperflüssigkeiten zu normalisieren, die bioelektrischen Phänomene zu koordinieren, Erregungszustände des autonomen Nervensystems auszugleichen, die Körperstatik zu verbessern, viszerale Störungen aufzulösen, ernährende Körperelemente zu regulieren, die Atmung zu vertiefen, Entspannung, Ionisierung und Widerstandskraft des Körpers zu stärken und ihn zu ermutigen, seine eigene selbstregulative Tätigkeit wieder zu übernehmen, um sich selbst zu heilen.

Je stärker sich der therapeutische Eingriff an der Ganzheitlichkeit des Organismus orientiert, desto tief greifender und erfolgreicher wird er sein. Grundlagen jedes Osteopathen sind aus diesem Grund sehr exakte theoretische und praktische Kenntnisse der gesamten Gewebestrukturen (faszial, ligamentär, artikulär, nerval, vaskulär, viszeral usw.), deren Beziehungen und Wechselwirkungen zueinander sowie deren Physiologie und embryologische Entstehung.

1.2.5 Salutogenese und Osteopathie

Der Salutogeneseansatz nach Antonovsky zielt in dieselbe Richtung, indem untersucht wird, wodurch sich Menschen in Richtung Gesundheit entwickeln und was dabei hilft, die Ressourcen gesunder Fähigkeiten zu erschließen [14]. Die Salutogenese und die Ottawa-Charta haben die Ausrichtung auf Befähigung zu gesunder Entwicklung, die zentrale Stellung der Vorbeugung und Gesundheitsförderung und das Ansprechen mehrerer Kontextdimensionen (Systemebenen) gemeinsam [15]. Während die Salutogenese nach Möglichkeiten gesunder Entwicklung fragt, die Selbstregulation in den Mittelpunkt der Behandlung stellt und in einem dynamischen Verständnis, Krankheit und Gesundheit als ein Kontinuum ansieht, fragt man in der Pathogenese nach der Ursache von Krankheit, nutzt analytische Sichtweisen und objektive Befunde und bekämpft die Krankheit auf der Grundlage einer Dichotomie von gesund und krank [15].

Sowohl viele naturheilkundliche Ansätze als auch viele Ansätze innerhalb der Osteopathie entsprechen salutogenetischer Sichtweisen, z. B. dass Krankheit und Gesundheit ein Kontinuum darstellen und Krankheit gewissermaßen als Teil der Physiologie angesehen werden kann, ebenso das oft publizierte Zitat Stills:

> *„To find health should be the object of the doctor. Anyone can find disease." [16]*

Der osteopathisch-salutogenetische Ansatz ist eine auf die Person zentrierte klinische Integration der oben genannten Prinzipien. Die klinische Umsetzung erfolgt dabei in Anlehnung an die 5 Modelle der Osteopathie. Diese umfassen die adaptiven biomechanischen, respiratorischen, zirkulatorischen, metabolischen, energetischen sowie biopsychosozialen Aspekte des Patienten.

Auf der einen Seite zeigt die Osteopathie also Kennzeichen salutogenetischer Sichtweisen. Auf der anderen Seite besteht in der Übersetzung menschlicher, zwischenmenschlicher Phänomene auf ausschließlich anatomisch-physiologische Prozesse – häufig Kennzeichen aktueller osteopathischer Vorgehensweisen – die Gefahr einer Reduzierung der Person, und zwar dann, wenn innerliche Erfahrungen auf die energetische Ebene oder das Körperliche reduziert werden. So können strukturell-physiologische Dynamiken zwar als Bedingung, nicht aber als hinreichende Ursache für menschliche Phänomene angesehen werden [17]. Um die sog. Ganzheit des Patienten zu behandeln, reicht es nicht aus, nur das Gewebekorrelat zu behandeln.

In der Praxis passiert es zudem nicht selten, dass der Patient seinen Körper einem Osteopathen einfach zur Behandlung übergibt, ähnlich wie ein Auto, das man in der Werkstatt reparieren lässt. Nimmt der Osteopath diese Rolle unreflektiert an, verpasst er die Chance, dem Patienten zumindest die bewusste Entscheidung zu ermöglichen, aktiv im Heilungsprozess teilzunehmen. Zudem erhöht es die Wahrscheinlichkeit, dass der Patient psychische Assoziationen unterdrücken wird [18]. Ein weiteres Problem besteht darin, dass die Sprache, in der ein Großteil der osteopathischen Sichtweisen ausgedrückt wird, bioreduktionistisch ist. Diese beiden letztgenannten Punkte erschweren es dem Patienten, sich der Zusammenhänge zwischen Lebensumständen, dem eigenen Erleben und Verhalten einerseits und den damit in Verbindung stehenden Befindensstörungen, Dysfunktionen andererseits bewusst zu werden und dadurch eigene Verantwortung für sein körperlich-psychisches Befinden zu übernehmen.

Hinzu kommt, dass es in der Osteopathie (mit Ausnahme der Techniken des palpatorischen Gewebeerlebens in der osteopathischen Ausbildung) so gut wie keine methodologische Grundlage zur Förderung der Entwicklung subjektiven Erlebens im Therapeuten (wie auch im Patienten) gibt. Der Osteopath ist deshalb in der Regel meist wenig vorbereitet auf die Berücksichtigung innerer Erlebniswelten des Patienten (wie auch seiner eigenen) [19].

Der Osteopath nimmt, insbesondere mittels der Palpation, die in den physiologischen Änderungen in den Geweben innewohnende Kraft wahr und synchronisiert sich mit der potenziellen Kraft in den physiologischen Rhythmizitäten des Organismus. Des Weiteren nutzt er diese potenzielle Kraft in den körpereigenen Rhythmizitäten und Strömungen zu Diagnose und Therapie. Dies geschieht mit entspannter Aufmerksamkeit und ohne einzugreifen. Die Palpationsfähigkeit seiner Hände, die Fähigkeit, die psychoemotionale Ebene des Patienten zu erfahren, ihn in seiner soziokulturellen Entwicklung und in Wechselbeziehung zu seiner Umwelt wahrzunehmen, wie auch die Fähigkeit, die Bedeutung der unterschiedlichen exo- und endogenen Einflüsse für den Gesamtorganismus einzuschätzen, stellen die hohe Kunst der Osteopathie dar.

Dabei ist zu berücksichtigen, dass der Patient nicht eine statische, sondern eine sich dynamisch verändernde Entität darstellt, die zugleich Teil von Entitäten ist und sich innerhalb anderer Entitäten bewegt und bewegt wird. Je besser der Patient in diesem Kontext erfahren und verstanden wird, desto gezielter kann ein therapeutischer Impuls ausgeführt werden. Für die Diagnose untersucht der Osteopath zuerst die Fähigkeiten der Ressourcen im Organismus und wertschätzt diese. Anschließend befundet er die pathologischen Verhältnisse und die Art dieser Pathologien und differenziert somatische Dysfunktionen. Der Dysfunktionskomplex tritt jedoch nicht als reines Gewebemuster, sondern als Gewebe-Energie-Bewusstseins-Komplex in Erscheinung. Eine osteopathische Behandlung kann niemals ohne eine genaue Diagnose erfolgen, und es kann nur dann eine Behandlung empfohlen werden, wenn osteopathische Dysfunktionen gefunden werden.

Still selbst gebrauchte verschiedene Vorgehensweisen. Einige davon werden heute nicht mehr benutzt, neue haben sich aus seinen Prinzipien entwickelt. Obwohl osteopathische Methoden auf den gleichen Grundsätzen beruhen (s. o.), hat jede Methode ihre eigenen diagnostischen Möglichkeiten und Behandlungstechniken. Auch kann eine entsprechende Diagnose mehrere Behandlungsmethoden ermöglichen.

Einer der Behandlungsansätze in der Osteopathie ist Thema dieses Buches: die kraniale Osteopathie.

1.3 Beginn kranialer Ansätze in der Osteopathie

Die Osteopathie im kranialen Bereich wurde Anfang der 1930er-Jahre von W. G. Sutherland D.O. und C. Weaver D. O. entwickelt. Vereinzelt sollen kraniale Manipulationen bereits im alten Griechenland angewendet worden sein [20]. Bis auf einige Beduinen griechischer Stämme gibt es allerdings keinerlei Hinweise auf kraniale Manipulationen im alten Europa [21]. Es wurde berichtet, dass bereits Still mit einer Handposition und der Leichtigkeit der Berührung behandelt haben soll, die den Beschreibungen der kranialosteopathischen Behandlungen ähnelt [22].

Im Herbst 1929 auf einem Treffen der Minnesota State Osteopathic Association soll sich **William Garner Sutherland D.O.** zum ersten Mal über sein persönliches Hobby „die Theorie der kranialen artikulären Mobilität" geäußert haben [23]. Er präsentierte seinen Ansatz 1932 auf einem Treffen der American Osteopathic Association [24]. Er begann damals, zunächst unter dem Pseudodym „Blunt Bone Bill", Kolumnen im *Northwest Bulletin* zu schreiben, dessen Herausgeber die Minnesota State Osteopathic Association war. 1939 wurde sein Buch *The Cranial Bowl* veröffentlicht, in dem er die Erkenntnisse seiner persönlichen Forschungen und Grundlagen der kranialen Osteopathie beschrieb. Die Reaktionen auf dieses Buch waren Unverständnis und Ablehnung, sodass es noch 7 Jahre dauerte, bis Sutherland 1946 auf einem Kongress in Denver der Durchbruch für die Akzeptanz seiner Ideen gelang.

Charlotte Weaver D.O. (1914 an der American School of Osteopathy graduiert und in Amerika und Frankreich praktizierend) wurde von Still aufgefordert auszuarbeiten, wie die osteopathischen Prinzipien auf die Kopfregion angewendet werden können [25]. Sie erkannte die Schädelknochen als modifizierte Wirbel (Kap. 10.1). In ihrem Modell kann der Schädel z. B. während der Geburt traumatischen Kräften ausgesetzt sein und so Spannungen im Sinne einer osteopathischen Dysfunktion erfahren. Außerdem beschrieb Weaver Dysfunktionen der Synchondrosis/Synostosis sphenooccipitalis (SSB), deren Behandlung einen großen Einfluss auf das Funktionieren des Gehirns hätte. Sie stimmte nicht mit Sutherlands Ausführungen zu den Ossa parietalia überein. Sie wendete auch nicht sein Modell des primären respiratorischen Mechanismus an [26] [27] [28] [29]. Bereits 1913 veröffentlichte **Dain L. Tasker D.O.** in seinem Buch *Principles of Osteopathy* vibratorische und Druckmanipulationen am Kopf, um vasomotorische Wirkungen zu erzielen [30]. William H. Neisdner D.O. studierte mit Sutherland und hat anschließend eigene fasziale Konzepte entwickelt.

1.3.1 Kraniale Ansätze in der Chiropraktik

Ein chiropraktischer kranialer Ansatz, die „Craniopathie", wurde von **Nephi Cottam D.C.** in den 1920er-Jahren entwickelt. Sein erstes Seminar hielt er im Januar 1929 in Salt Lake City [31] [32] [33]. **Bertrand DeJarnette D.C.**, der Kontakt zu Sutherland wie auch zu Cottam hatte, entwickelte die „Sacro-Occipital-Technique" (SOT) [34].

Allerdings haben Cottam wie auch DeJarnette im Gegensatz zu Sutherland keine rhythmischen Impulse am Schädel beschrieben und ihr Konzept auch nicht als integralen Bestandteil der osteopathischen Prinzipien verstanden [35]. W. Carver D.C. soll mit einer Manipulation Hydrozephalus behandelt haben. L. L. Spears D.C. hat das „Skull Moulding System of Adjusting" entwickelt. T. T. Lake D.C. wandte kraniale Techniken an, die von W. W. Fritz M.D. entwickelt wurden. R. van Rumpt D.C. arbeitete mit DeJarnette und unterrichtete etwa ab 1925 seine eigenen Ansätze kranialer Techniken [35].

Weitere frühe Chiropraktiker, die kraniale Techniken benutzten, sind: Gibbons, Langmore, Methinier, Usselmann, Alberts, Stober, Goodheart, Kotheimer, Walter, Lee und Fuhr, Budreau, Beaber, Smith, Langworthy, Paxon, May, Tetley und Beatty [33].

1.3.2 Sutherlands Odyssee

Im Alter von 25 Jahren gab Sutherland seinen Beruf als Journalist auf, um bei Still in Kirksville/Missouri Osteopathie zu studieren. Nach erfolgreichem Abschluss seines Studiums erlangte er 1900 den Titel „Doktor der Osteopathie". Noch als Student an der Osteopathieschule in Kirksville hatte er einen zerlegten Schädel betrachtet. Dabei erregten die eigentümlich gebildeten Verbindungsflächen zwischen der Ala major und der Schläfenbeinschuppe seine Aufmerksamkeit. Diese Verbindung erschien ihm gekantet wie die Kiemen eines Fisches [4]. Sie schienen hinzuweisen auf eine gelenkige Beweglichkeit eines Atemmechanismus. Obwohl alle ihm bekannten anatomischen Textbücher lehrten, dass die Suturen verknöchern und ein unbewegliches, statisches Ganzes darstellen, ließ ihn der Gedanke um die Möglichkeit von Bewegungen im Schädel nicht wieder los.

Nach 10 Jahren vergeblicher Mühe, nicht mehr daran zu denken, versuchte er seine Idee zu widerlegen und begann, mit gelenkigen Verbindungen vertraut, die unterschiedlichen Gelenkflächen der Schädelknochen zu erforschen. Eine Frage tauchte immer wieder auf: „Warum diese Kantung (der Schädelknochen)?" [5] Die Frage nach dem Sinn der unterschiedlichen Anordnung der Suturen ließ Sutherland jedes kleinste anatomische Detail der Schädelknochen studieren. Seine Frau nannte diese Zeit die „knöcherne Phase" ihrer Ehe, denn seine Knochen begleiteten ihn in dieser Zeit überall hin und lagen in der ganzen Wohnung herum. Statt seine Idee zu widerlegen, kam er zu dem Schluss, dass die Gelenkflächen der Schädelknochen eine Konstruktion darstellen, die nur den Zweck haben kann, Bewegung zu ermöglichen. Er fand heraus, dass die Schädelknochen durch Membranen im Schädel miteinander verbunden sind und ihre Bewegung durch diese Membranen koordiniert werden. Deshalb bezeichnet er sie als „reziproke Spannungsmembran". Auch das Os sacrum ist durch die Dura im Rückenmarkskanal mit den intrakranialen Membranen und so mit den Schädelknochen verbunden.

Immer wieder palpierte er seinen Schädel und die Köpfe seiner Patienten und begann etwas zu erspüren, das er sich nicht erklären konnte: Der Schädel bewegt sich tatsächlich, und zwar unabhängig von Herz- und Atemrhythmus. Nach weiterem unermüdlichem „Fühlen" dieser feinsten Bewegungen kam er zu dem Schluss, die Eigenbewegung des Gehirns, die regelmäßigen, rhythmischen Fluktuationen der Hirn- und Rückenmarksflüssigkeit, die Beweglichkeit der duralen Hirn- und Rückenmarkshäute, der Schädelknochen sowie des Os sacrum seien die Grundlage dieser Bewegung. Nachdem Sutherland die Strukturen in ihrer normalen Funktion studiert hatte, untersuchte er die Auswirkung feinster struktureller Veränderungen. Durch Beobachtung der unterschiedlichen Schädelformen in seiner Praxis, auf den Bahnhöfen, Straßen und Lokalen kam Sutherland zur Überzeugung, das äußere Erscheinungsbild gebe Hinweise auf Strukturierungen im Inneren des Schädels. Das Os sphenoidale, das mit 11 weiteren Schädelknochen artikuliert, nimmt mit seiner Verbindung zum Os occipitale eine Schlüsselstellung ein. Um genauer zu verstehen, warum der eine Kopfschmerzen hat, während ein anderer eine Brille benötigt oder unter Bissstörungen leidet, führte er weitere Selbstversuche durch. Er konstruierte sich einen Helm, mit dem er an bestimmten Stellen seines Kopfes Druck ausüben konnte. Auf diese Weise erforschte er die Auswirkung von Restriktionen an den Schädelknochen. Nicht nur, dass er mit Kopfschmerzen, Halluzinationen, Seh- und Hörstörungen auf diese künstlichen Restriktionen reagierte, auch überraschte er seine Frau mit Persönlichkeitsveränderungen. Aufgrund seines Wissens um die normale Struktur der Gewebe und mithilfe seiner Frau korrigierte er diese Restriktion und beobachtete an sich die Ergebnisse. Schließlich erforschte er Möglichkeiten der Diagnose und Therapie, um vorhandene Störungen seiner Patienten heilen zu können.

Zwischen 1934 und 1939 behandelte Sutherland, zusätzlich zu seinem eigenen Praxisbetrieb, Kleinkinder im Krankenhaus einer nahe gelegenen Stadt, die unter zerebralen Lähmungserscheinungen, Hydrozephalus, Koordinationsstörungen, Hyperaktivität und anderen Entwicklungsstörungen litten. Dadurch vertiefte er seine Kenntnisse und erreichte im Laufe der Zeit zunehmende Erfolge bei diesen Kindern, sodass es vielen von ihnen ermöglicht wurde, wieder ein normales Leben aufzunehmen. Nicht nur, dass er durch kraniosakrale Techniken Krankheiten der Kleinkinder verbessert oder sogar heilt – es ist auch möglich, Schäden zu korrigieren, die in dieser frühen Lebensphase selbst noch keine Symptomatik erkennen lassen. Dadurch wird einer Vielzahl späterer Entwicklungsstörungen und Krankheitsanlagen vorgebeugt und unnötiges Leid vermieden.

Immer aufs Neue untersuchte Sutherland über 20 Jahre hinweg mit seinen „fühlenden, sehenden, denkenden […] Fingern" die Strukturen, kleinste Bewegungsmöglichkeiten und feinste Bewegungen im und am Schädel sowie vorhandene Restriktionen und ihre Behandlungsmöglichkeiten, bis er mit seinen Ergebnissen an die Öffentlichkeit trat. Allmählich entwickelte sich aus seinen Untersuchungen und Experimenten eine neue Behandlungsmöglichkeit: die kraniosakrale Osteopathie.

Sutherlands größter Verdienst war neben der konsequenten Anwendung der osteopathischen Prinzipien auf den Schädel, der bis dahin auch unter Osteopathen als unbewegliches Ganzes angesehen wurde, die Entdeckung eines Regulationssystems für den Gesamtorganismus, das sich durch eine rhythmische, langsame Bewegung am Schädel äußerte. Er richtete seine Aufmerksamkeit auf die fluiden Bestandteile des Körpers, insbesondere auf den Liquor cerebrospinalis, und bemerkte, dass sich durch feinste Impulse auf die Fluida Fixationen fester Körperstrukturen zu lösen begannen.

1.3.3 Weitere Entwicklung der Osteopathie im kranialen Bereich

Harold Ives Magoun (1898–1981), erster Präsident der amerikanischen Akademie der Osteopathie (1947) und ein Schüler Sutherlands, veröffentlichte 1951 das Buch *Osteopathy in the Cranial Field*, das lange Zeit als Grundlagenwerk für jeden kraniosakralen Osteopathen galt. Im Gegensatz zur 1. Auflage, deren Entstehung Sutherland begleitete und die er ausdrücklich guthieß, wurden die 2. (1966) und 3. Auflage (1976) erst nach seinem Tod veröffentlicht. Um die Anerkennung der kranialen Osteopathie voranzutreiben, wurde in diesen ein Großteil seiner vitalistischen Ideen herausgestrichen.

An seinem Sterbebett verpflichtete Sutherland 1954 seinen Schüler Magoun dazu, die kraniale Osteopathie auch in Europa zu lehren. Im Jahr 1964 unterrichteten Harold Magoun, Viola Frymann und Thomas Schooley in der British School of Osteopathy in London die Grundlagen der kranialen Osteopathie. Als sie dort auf Ablehnung und Skepsis stießen, begannen sie mit der Unterstützung des britischen Osteopathen Denis Brookes noch im selben Jahr in Paris, 9 Osteopathen und Ärzte in einem Zeitraum von 4 Jahren in kranialer Osteopathie zu unterweisen.

Seitdem sind zahlreiche Veröffentlichungen erschienen und eine zunehmende Anzahl von Osteopathen und Wissenschaftlern hat die Ansätze von Sutherland und Weaver weiterentwickelt.

Auch durch die Gründung der Cranial Academy im Jahr 1947 und der Sutherland Cranial Teaching Foundation im Jahr 1953 haben sich Sutherlands Ideen in der Osteopathie weiterverbreitet.

Im Folgenden werden nur einige wenige Personen besonders hervorgehoben.

Alan R. Becker D.O. und besonders **Rollin E. Becker D.O.** haben einen großen Einfluss in der kranialen Osteopathie ausgeübt. Sie befassten sich u. a. mit der Weiterentwicklung philosophisch-vitalistischer Grundlagen, der Rolle des Osteopathen im Heilungsprozess und der Entwicklung von Fulcrum-Techniken [63].

Robert Fulford D.O. entwickelte u. a. energetische Behandlungsansätze und Palpationen von Energiefeldern. Er stellte die große Bedeutung des ersten Atemzuges für die weitere Entwicklung heraus und die Behandlung des Ganglion coeliacum als emotionales Gedächtnis des Körpers [36] [64].

Schon früh bemerkte **Chester L. Handy D.O.**, dass der primär respiratorische Mechanismus (PRM) auch ohne Handkontakt durch die Benutzung feinerer Kräfte beeinflusst werden kann [37].

Eine weitere Studentin von Sutherland, **B. E. Arbuckle D.O.** [65], fokussierte ihre Arbeit auf die Untersuchung der Kraftvektoren/Stress Fibers der Dura mater und die Anwendung kranialer Osteopathie in der frühen Pädiatrie.

Anne L. Wales D.O. stellte die Fortführung von Sutherlands Lebenswerk in den Mittelpunkt ihrer Lehrtätigkeit und wirkte u. a. als Herausgeberin von Sutherlands *Teachings in the Science of Osteopathy* mit [66].

Auch **Thomas F. Schooley D.O.** veröffentlichte eine Vielzahl von Artikeln zur Osteopathie und zur kranialen Osteopathie [38] und beteiligte sich an Magouns 1. Auflage *Osteopathy in the Cranial Field* [39]. Er entwickelte z. B. Modelle im Zusammenhang mit Fluiddynamiken oder Vorgehensweisen zur palpatorischen Diagnose.

Viola M. Frymann D.O. beteiligte sich nicht nur als eine der Ersten an der wissenschaftlichen Erforschung kranialer Hypothesen, sondern widmete sich besonders der osteopathischen Behandlung von Kindern und gründete das Osteopathic Center for Children. Sie veröffentlichte nicht nur zur Osteopathie im kranialen und pädiatrischen Bereich zahlreiche Artikel [40].

John E. Upledger D.O. beteiligte sich zunächst in der Forschungsgruppe von Dr. Ernest Retzlaff und Fred Mitchell jr. D.O. an einer Reihe von Studien zur Untersuchung von Schädelsuturen [41] und unternahm später weitere eigene Studien zur Untersuchung kranialer Hypothesen und entwickelte aus einer Kombination osteopathischer Unwinding- und Voice-Dialogue-Techniken usw. somatoemotionale Behandlungsansätze [67]. Er lehrt ein populäres kraniales Konzept als ein eigenständiges – von der Osteopathie unabhängiges – Behandlungsmodell.

Anthony C. Chila D.O. entwickelte nicht nur fasziale Behandlungsansätze, sondern integrierte auch Analogien der Schädelknochen (nach Mees [68]) zu anderen Knochen in das kraniale Behandlungskonzept.

James Jealous D.O. systematisierte vitalistische und intuitive Sichtweisen in der kranialen Osteopathie, entwickelte diese weiter und integrierte embryologische Ideen von Blechschmidt in die kranialen Ansätze. Er fasste seine Ansätze unter dem Begriff „Biodynamik in kranialer Osteopathie“ zusammen. Sicherlich ist er gegenwärtig einer der bedeutendsten Vertreter im kranialen Bereich.

Auch **Elliot Blackman D.O.** beschrieb einen möglichen Zugang für die osteopathische Praxis durch Umsetzung embryologischer und intuitiver Einsichten.

Patrick van den Heede D.O. entwickelte eine sog. embryonale Osteopathie und das Konzept des Healing Points und verband diese mit intuitiven Vorgehensweisen.

Alain Abehsera D.O., M.D. entwickelte Behandlungsansätze komplexer Wellenformen, in denen er auch ohne jegliche körperliche Berührung osteopathische Behandlungen durchführte.

Das Entrainment-Modell von **John McPartland D.O.** und **Mein D.O.** versucht, den „Cranio-Rhythmic Impulse“

(CRI) durch die Synchronisation verschiedener biologischer Oszillationen zu erklären [20].

Marc G. Pick D.C. führte eine sehr differenzierte makroskopische Untersuchung der suturalen Gelenkflächen durch [42].

Seit den 1970er-Jahren wurde zunehmend weniger Gewicht auf die rein mechanischen Dysfunktionen und mehr Aufmerksamkeit auf fluide Eigenschaften und fluide Behandlungsansätze gelegt anstelle von bloßer Dysfunktionskorrektur. Fluide Modelle wurden auf alle Körperbereiche und das Konzept der reziproken Spannungsmembran/-ligamente auf alle faszialen Strukturen ausgeweitet [43] (▸ **Tab. 1.1**).

Es gibt Hinweise dafür, dass Sutherlands Ideen weitreichender waren als das, was er seinen Studenten unterrichtete, da er der Ansicht war, dass diese noch nicht bereit dafür gewesen seien [44].

1.3.4 Grundlagen der Osteopathie im kranialen Bereich

Die Osteopathie ist die Kunst der bedeutungsvollen Berührung im therapeutischen Kontext. Sie zeichnet sich durch Wahrnehmung und palpatorische Erfassung der im Organismus wirkenden homöodynamischen Dynamiken und der wechselseitigen Dynamik zwischen Selbst/Organismus und seiner Umgebung aus sowie durch Synchronisation mit diesen Dynamiken und Kräften. Ein Verständnis der strukturell-funktionell-seelischen Wechselbeziehungen und der Dynamiken im Menschen, das den Schädelbereich miteinbezieht, ist grundlegend für jeden Osteopathen. So entspricht auch die palpatorische Annäherung der Osteopathie im kranialen Bereich den Grundlagen osteopathischer Vorgehensweisen. Die Palpationsfähigkeit eines Osteopathen umfasst nicht nur die Differenzierung der vitalen Gewebequalitäten und Bezie-

▸ **Tab. 1.1** Entwicklung kranialer Behandlungsmodelle.

Phasen	Behandlungsmodell
1. Phase	
W. G. Sutherland D.O. (1873–1954)	Ausweitung osteopathischer Prinzipien auf den Schädel, Modell der primären Respiration, biomechanische (BLT-BMT-Konzept, kraniosakraler Core-Link usw.) und funktionelle, vitalistische (Potency, Breath Of Life, Liquid Light usw.) Modelle
C. Weaver D.O. (1884–1964)	Modell der kranialen Wirbel, osteopathische Dysfunktion am Schädel, übertrug Stills Prinzipien auf den Schädel
N. Cottam D.C. (1883–1966)	Craniopathy
2. Phase	
H. I. Magoun D.O. (1898–1981)	biomechanische Ansätze, Autor von *Osteopathy in the Cranial Field*
B. DeJarnette D. C. (1899–1992)	strukturelles Behandlungsmodell: Sacro-Occipital-Technique
R. E. Becker D.O. (1910–1996)	philosophische, vitalistische Ansätze, Fulcrum-Techniken
A. R. Becker D.O. (1913–2000)	vitalistische Ansätze
R. C. Fulford D.O. (1905–1997)	energetische Modelle
C. L. Handy D.O.	energetische Ansätze (Einfluss auf den PRM auch ohne Berührung)
B. E. Arbuckle D.O. (1909–1974)	Anwendung kranialer Osteopathie in der Pädiatrie, Cerebral Palsy Clinic in Philadelphia, Modell der Kraftvektoren/Stress Fibers der Dura mater
A. L. Wales D.O. (1904–2005)	Fortführung von Sutherlands Ideen
T. F. Schooley D.O. (1913–2001)	energetische Ansätze
3. Phase, 1. Teil	
V. M. Frymann D.O. (1921–2016)	Anwendung kranialer Osteopathie in der Pädiatrie, Gründung des Osteopathic Center For Children
J. E. Upledger D.O. (1932–2012)	somatoemotionale Ansätze
F. Mitchell jr. D.O.	„Left Brained OCF" (strukturelle Ansätze)
A. Chila D.O.	Analogien der Schädelknochen, Faszienmodelle
3. Phase, 2. Teil	
J. Jealous D.O.	biodynamisches Modell
E. Blackman D.O.	embryologische Ansätze
P. van den Heede D.O.	embryologische Ansätze, Healing Point
A. Abehsera D.O., M.D.	energetische Ansätze, komplexe Wellenformen
J. McPartland D.O.	Entrainment-Modell
M. G. Pick D.C.	suturale Forschung

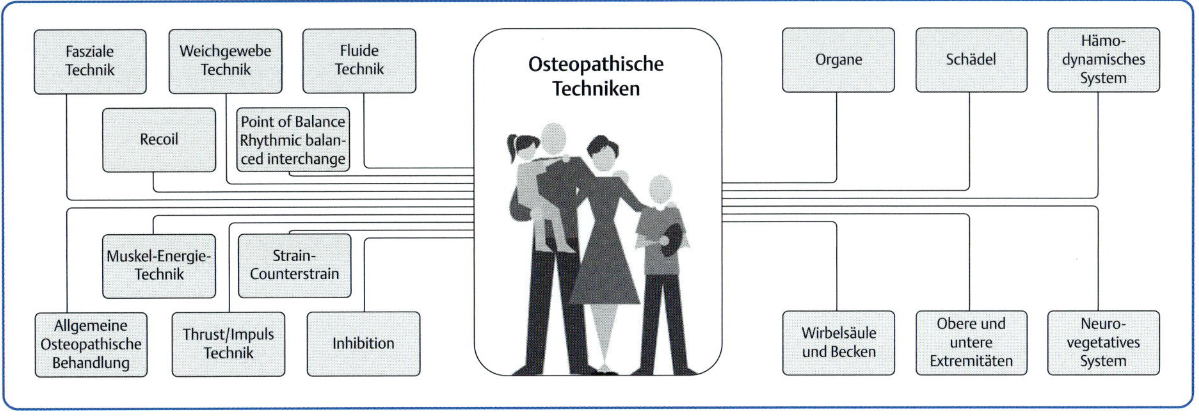

▶ **Abb. 1.2** Beziehung zwischen osteopathischen Ansätzen und Körperregionen. Die links abgebildeten Behandlungskonzepte können differenziert werden, z. B. in strukturell, funktionell, vitalistisch/rhythmisch oder in direkte und indirekte Ansätze. Selbstverständlich sind die dargestellten Behandlungskonzepte nur ein kleiner Teil der osteopathisch möglichen. Die Anwendung der Osteopathie im kranialen Bereich ist eingebettet in die osteopathische Philosophie im Sinne von Still. Das meiste, was dem „Kranialen" im engen Sinne zugesprochen wird, ist nach McKone (2004) bereits in der osteopathischen Philosophie enthalten. Eine elitäre Auslegung bzw. Erhöhung des Kranialen lässt mancherorts eine Polarität und potenzielle Spaltung in der Osteopathie erscheinen, die ontologisch gar nicht existiert. Aus dieser Sicht würde nach McKone zwar eine Fokussierung auf die osteopathische Behandlung von z. B. Schwangeren oder Kindern Sinn machen, hingegen eine Spezialisierung zum „kranialen, faszialen oder viszeralen Osteopathen" als eher inadäquat erscheinen.

hungsgefüge von Knochen, Gelenken, Muskeln, Bändern, Membranen, Viszera, Nerven, Gefäßen und Fluida, sondern auch die Fähigkeit, ihre jeweilige Bedeutung für die Ganzheit des Organismus erfassen zu können und diese Kenntnisse therapeutisch umzusetzen. Anstatt nur die Abfolgen von Techniken und Manipulationen zu erlernen, ist das Verständnis für die Dynamiken der Ganzheit wichtiger. Nichts anderes passiert im kranialen Kontext (▶ **Abb. 1.2**, [55]).

Spezifisch für den kranialen Bereich ist dabei v. a. die Ausweitung osteopathischer Prinzipien auf die Schädelsphäre und die Integration bestimmter rhythmischer Konzepte (primäre Respiration) als weiterer zu berücksichtigender Ausdruck vitaler Qualitäten in Gewebe und Organismus.

1.3.5 Primäre Respiration

Diese Rhythmen wurden u. a. als primäre Respiration, kraniosakraler Rhythmus, „Cranio-Rhythmic Impulse" (CRI) bezeichnet. Sie sollen wie der Herz- und Atemrhythmus relativ eigenständige Körperrhythmen darstellen und sowohl an der Schädelsphäre wie auch im übrigen Körper palpierbar sein (▶ **Tab. 1.2**).

Verschiedene Beschreibungen und Klassifizierungen dieser Rhythmen extistieren (▶ **Tab. 3.1**).

Die Differenzierung und Ontogenese sowie klinische Bedeutung dieser Rhythmen sind gegenwärtig allerdings noch nicht geklärt ebenso wenig wie ihre diagnostische und therapeutische Signifikanz (s. a. Kap. 3).

Sutherland selbst hat nie eine genaue Frequenz bezüglich der Palpation rhythmischer Erscheinungen am Schädel erwähnt. Er sprach allerdings in seinen späten Jahren im engeren Kreis seiner Studenten von der Diagnostik und Therapie mithilfe der Gezeitenbewegung und von der Bedeutung langsamerer Rhythmizitäten im und um den Organismus herum [69].

Die Palpation dieser Rhythmen soll auch diagnostische Bedeutung haben. Sie wurde sogar zur Erkennung psychischer und emotionaler Störbereiche als sog. körpereigene Signifikanzdetektoren angewendet [70], obwohl Übereinstimmungen in der Wahrnehmung dieser rhyth-

▶ **Tab. 1.2** Hypothetische Rhythmen der primären Respiration.

	Frequenz	**nach**
Cranio-Rhythmic Impulse (CRI) oder kraniosakraler Rhythmus	6(8)–14 Zyklen/min	Magoun D.O., Woods und Woods D.O., Becker D.O., Upledger D.O.
	1,5 Zyklen/min	Liem D.O.
	2–3 Zyklen/min	Jealous D.O.
	4 Zyklen/min	Liem D.O.
große Gezeitenbewegung	0,6–1 Zyklus/min	Becker D.O.
	1 Zyklus in 5 min	Liem D.O.

mischen Erscheinungen zwischen Untersuchern in Reliabilitätsstudien bisher nicht belegt werden konnten (Kap. 3.5).

Sutherland erkannte in der rhythmischen Pumpbewegung des Systems Ähnlichkeiten zum Atmungssystem und hielt dieses System für so bedeutsam, dass er es den „primär respiratorischen Mechanismus" (PRM) nannte (Kap. 2) und etwas in diesem Mechanismus als den „Atem des Lebens" (Kap. 30) bezeichnete.

Der PRM umfasst nach Sutherland die inhärenten Bewegungen des Gehirns und Rückenmarks, die Fluktuationen der Hirn- und Rückenmarksflüssigkeit, die Mobilität der Duralmembran, die Mobilität der Schädelknochen und die unwillkürliche Mobilität des Os sacrum zwischen den Beckenknochen. Es sollte jedoch die Frage offengehalten werden, ob noch weitere bisher nicht erwähnte Strukturen am PRM teilhaben.

Diese bilden zusammen eine funktionelle Einheit, deren Ausdruck der kraniosakrale Rhythmus ist. Es soll ein funktionelles anatomisches System sein, das bei allen Lebewesen, die Gehirn und Rückenmark haben, existiert.

Der Terminus „kraniosakrales System" hebt besonders die funktionelle Einheit zwischen Schädel (Kranium) und Os sacrum (Sakrum) im PRM hervor (Kap. 2.4).

Hingewiesen sei an dieser Stelle auf eine gewisse, bereits bei der Entstehung der „Osteopathie im kranialen Bereich" existierende Unschärfe ihrer Definition bzw. auf ihre zu möglicher Verwirrung führende Bezeichnung (inklusive der Begriffe „kranial" bzw. „kraniosakral"). So beinhaltet diese nicht nur die Anwendung osteopathischer Prinzipien auf den Schädel, sondern weist gleichzeitig auf einen im gesamten Organismus anwesenden Rhythmus mit weiteren diagnostischen und therapeutischen Implikationen für den Schädel und den Gesamtorganismus und z. B. bestimmte sog. fluide Techniken hin [45] [46] [47]. Dies hat viele Hintergründe. Ein Grund ist sicherlich, dass bisher noch nicht geklärt worden ist, ob die im ganzen Körper zu palpierenden sog. „kranialen" Rhythmen (auch das ist zurzeit noch eine Annahme der kranialen Osteopathie) tatsächlich aus dem kraniosakralen System stammen.

Verwendete Literatur

[1] Frymann VM: Scott Memorial Lecture 1972. The law of mind, matter and motion. Scott Memorial Lectures. AAO Yearbook. 1985: 63.

[2] Still AT: Philosophy of Osteopathy. 6th Reprint. Kirksville: American Academy of Osteopathy; 1986: 28.

[3] McPartland J, Mein J: Entrainment and the cranial rhythmic impulse. Altern. Ther. Health. Med. 1977; 3: 40–45.

[4] Sutherland WG. In: Sutherland AS: With thinking Fingers. Indianapolis: The Cranial Academy; 1962: 13.

[5] dto. 13.

[6] Cottam C, MacGillivray-Smith E: The roots of cranial manipulations: Nephri Cottam and Craniopathy. Chiropractic History. 1981; 1: 31–35.

[7] Sutherland WG: Teachings the Science of Osteopathy. Fort Worth: Sutherland Cranial Teaching Foundation; 1991: 3.

[8] Sutherland WG: Teachings in the Science of Osteopathy. Fort Worth: Sutherland Cranial Teaching Foundation; 1991: 14. – Contributions of thought. Fort Worth: Sutherland Cranial Teaching Foundation; 1967: 151.

[9] Still AT: Autobiography of A.T. Still. Indianapolis: American Academy of Osteopathy; 1897: 221.

[10] Still AT: Osteopathy, research and practice. Seattle: Eastland; 1992: 66.

[11] Passebecq A: Vie et action n° 32: Bechamp et Tissot contre Pasteur. Vence: Vie et Action; 1982.

[12] Wright HM: Perspectives in Osteopathic Medicine. Kirksville: Kirksville College of Osteopathic Medicine; 1976: 7.

[13] Sheldrake R: Die Wiedergeburt der Natur. Reinbek: Rowohlt; 1994: 27.

[14] Antonovsky A: Salutogenese. Zur Entmystifizierung der Gesundheit. Tübingen: dgtv; 1997.

[15] Petzold TD: Salutogenese und 20 Jahre Ottawa-Charta. In: Gesundheit Berlin (Hrsg.): Dokumentation 12. bundesweiter Kongress Armut und Gesundheit. Berlin: Gesundheit Berlin; 2007.

[16] Still AT: The Philosophy and Mechanical Principles of Osteopathy. Kirksville: Osteopathic Enterprise; 1986.

[17] Liem T: Morphodynamik in der Osteopathie. Stuttgart: Hippokrates; 2006: 11.

[18] Nathan B: Touch and emotion in manual therapy. Edinburgh, New York: Churchill Livingstone; 1999.

[19] Liem T: Osteopathy and (hatha) yoga. J. Bodyw. Mov. Ther. 2011; 15: 92–102.

[20] McPartland J, Mein J: Entrainment and the cranial rhythmic impulse. Altern. Ther. Health. Med. 1977; 3: 40–45.

[21] Ligeros KA: How ancient healing governs modern therapeutics. New York: G.P. Putnam's Sons; 1937.

[22] Booth ER: History of Osteopathy. 2. Aufl. Pähl: Jolandos; 1925: 25.

[23] Sutherland WG: Contributions of Thought. 2nd ed. Fort Worth: Sutherland Cranial Teaching Foundation; 1998: 31.

[24] Morey LW: Use of cranial manipulative therapy. Osteopathic Medicine. 1978; 7: 43f.

[25] Sorrel M: Sutherland Memorial Lecture. Cranial Academy Conference 1998.

[26] Wales AL: Lectures. Attleboro. 1986; 11.

[27] Weaver C: The cranial vertebrae. Part I, J. Am. Osteopath. Assoc. 1936; 3: 328–336. Part II, J. Am. Osteopath. Assoc. 1936; 4: 374–379. Part III, J. Am. Osteopath. Assoc. 1936; 5: 421–424.

[28] Weaver C: The three primary brain vesicles and the three cranial vertebrae. Part I, J. Am. Osteopath. Assoc. 1938; 8: 345–350. Part II, J. Am. Osteopath. Assoc. 1938; 403–409. Part IIIa, J. Am. Osteopath. Assoc. 1938; 10: 454–459. Part IIIb, J. Am. Osteopath. Assoc. 1938; 11: 511–518.

[29] Weaver C: Etiological importance of cranial interverbral articulations. J. Am. Osteopath. Assoc. 1936; 7: 515–525.

[30] Tasker DL: Principles of Osteopathy. Los Angeles: Elson; 1913: 522–528.

[31] Cottam C: Use your head: the beginnings of cranial/facial adjusting – the original craniopathy. The Digest of Chiropractic Economics. 1988; 7/8: 30–34.

[32] Cottam C, MacGillivray Smith E: The roots of cranial manipulation: Nephi Cottam and Craniopathy. Chiropractic History. 1981; 1(1): 31–35.

[33] Cottam C: Cranial Confusion: Cottam's Chiropractic Craniopathy and Sutherland's Osteopathic Technique. The American Chiropractor. 1988; 6: 73–76.

[34] DeJarnette MB: Sacro Occipital Technic. Sacro Occipital Research Society International; 1984.

[35] Cottam C, MacGillivray-Smith E: The roots of cranial manipulations: Nephri Cottam and craniopathy. Chiropractic History. 1981; 1: 31–35.

[36] Commeaux Z: Robert Fulford, D.O. and the philosopher physician. Seattle: Eastland; 2002.

[37] Handy CL: The etiology and diagnosis of cranial lesions. J. Osteop. Cranial Assoc. 1949.

[38] Schooley TF: Osteopathic Principles and Practice. Ohio: American Academy of Osteopathy; 1987.

[39] Magoun HI: Osteopathy in the Cranial Field. Kirksville: Journal Printing Company. 1951: 72f.

[40] Frymann VM: The collected papers of Viola M. Frymann D.O. Legacy of Osteopathy to children. Indianapolis: American Academy of Osteopathy; 1998.

[41] Retzlaff EW, Mitchell FL jr.: The cranium and its sutures. Berlin: Springer; 1987.

[42] Pick G: Cranial sutures. Seattle: Eastland; 1999.

[43] Dove C: The origin and development of Cranio-Sacral Osteopathy. Hol. Med. 1988; 3: 35–45.

[44] Fulford RC: The search for an answer. Cranial Academy Newsletter. 1979: 1–4.

[45] Sutherland WG: Contributions of Thought. Fort Worth: Sutherland Cranial Teaching Foundation; 1967: 151.

[46] Magoun HI: Osteopathy in the Cranial Field. 3 rd ed. Kirksville: Journal Printing Company; 1976: 23, 34.

[47] Magoun HI: Osteopathy in the Cranial Field. Kirksville: Journal Printing Company; 1951: 14f.

[48] Stark J: Stills Faszie: Eine qualitative Untersuchung zur Erweiterung der Bedeutungsinhalte von Stills Faszienkonzepten. Osteopath. Med. 2004; 2: 21.

[49] Beck D: Krankheit als Selbstheilung. Frankfurt/M.: Insel; 1981.

[50] Selye H, Dethlefsen T, Dahlke R: Krankheit als Weg. München: Goldmann; 1985.

[51] Moss R: Krankheit – Tor zur Wandlung. Interlaken: Ansata; 1988.

[52] Groddeck G, Lütkenhaus L: Krankheit als Symbol. Schriften zur Psychosomatik. Frankfurt/M.: Fischer; 1983.

[53] Passebecq A: Initiation à la santé intègrale. Vence: Vie & Action; 1984.

[54] Jantsch E: Die Selbstorganisation des Universums. Vom Urknall zum menschlichen Geist. München: Hanser; 1992: 61–63.

[55] McKone W: Persönliche Kommunikation, Hamburg: OSD, im November 2004.

[56] Still AT: Autobiography of A.T. Still. Indianapolis: American Academy of Osteopathy; 1897: 221.

[57] Still AT: Philosophy and Mechanical Principles of Osteopathy. Kansas: Hudson Kimberly; 1902: 81.

[58] Still AT: Journal of Osteopathy. 1902; 8: 277.

[59] Still AT: Autobiography of Andrew T. Still with a History of the Discovery and Development of the Science of Osteopathy (Revised ed.). Kirksville: Published by the author; 1908: 209f.

[60] Still AT: Osteopathy, research an practice. Seattle: Eastland; 1992: 66.

[61] Still AT: Autobiography of A.T. Still. Indianapolis: American Academy of Osteopathy, 1897: 3.

[62] Still AT: Philosophy of Osteopathy. 6th Reprint. Kirksville: American Academy of Osteopathy; 1986: 38.

[63] Brooks RE (Ed.): Life in Motion: The Osteopathic Vision of Rollin E. Becker, D.O. Portland: Rudra Press; 1997.

[64] Cisler TA (Ed.): Are We on the Path: The Collected Works of Robert C. Fulford, D.O., FCA. Indianapolis: Cranial Academy; 2003

[65] Arbuckle BE: The Selected Writings of Beryl Arbuckle. Camp Hill: National Osteopathic Institute and Cerebral Palsy Foundation; 1977.

[66] Sutherland WG: Teachings in the Science of Osteopathy. Ed. by Anne Wales. Fort Worth: Sutherland Cranial Teaching Foundation; 1990.

[67] Upledger JE: SomatoEmotional Release and beyond. Palm Beach Gardens: UI Publishing Inc.; 1990.

[68] Mees LFC: Das menschliche Skelett. Form und Metamorphose. Stuttgart: Urachhaus; 1981.

[69] Becker AR: Personal communication Hawaii. 1996.

[70] Upledger JE: SomatoRelease and beyond. Palm Beach Gardends: UI Publishing Inc.; 1990: 10ff.

Weitere Literatur

Arbuckle BE: Early cranial considerations. J. Am. Osteopath. Assoc. 1948; 47: 315–320.

Barillon B, Gabarel G: Le crâne et la santé. Paris: Courrier du Livre; 1981.

Barral JP, Mercier P: Visceral manipulation. Seattle: Eastland; 1988.

Becker RE: Be still and know. A Dedication to William G. Sutherland D.O. Cranial Academy Newsletter. 1965; 12.

Becker RE: Craniosacral trauma in the adult. Ostepath. Ann. 1976; 4: 43–59.

Becker RE: Cranial therapy revisited. Ostheopath. Ann. 1977; 5: 11–40.

Blood SD: The three-dimensional approuch. J. Am. Osteopath. Assoc. 1995; 5(4): 9–13.

Brookes D: Lectures on cranial osteopathy. A manual for practitioners and students. Wellingborough: Thorsons Publishers; 1981.

Busquet L: L'Osteopathie cranienne. Paris: Maloine; 1985.

Buzzel KA: Physiological basis of osteopathic medicine. New York: The postgraduate Institute of Osteopathic Medicine and Surgery; 1970.

Chapman JD: Perinatal factors causing brain injuries. Osteopath. J. Obstet. Gyn. 1962; X(1).

Danese S: Craniosacral therapy. Toronto New Age Monthly Dimensions. 1989: IV(2).

De Battersby R, Williams B: Birth injury: A possible contributory factor in the etiology of primary basilar impression. J. Neurol. Neurosurg. Psychiatry. 1982; 45: 879–883.

Delaunois P: Introduction à l'Osteopathie. 1994.

General Council and Register of Osteopaths: Osteopathy, Your questions answered. London; 1984.

Handy CL: History of Cranial Ostepathy. J. Am. Osteopath. Assoc. 1948; 47(1): 269–272.

Hix EL, Korr IM, Buzzel KA: Physilogical basis of osteopathic medicine. New York: The postgraduate Institute of Osteopathic Medicine and Surgery; 1970.

Hermann N: Sutherland, Arbuckle, Upledger. Zur Geschichte und Theorie der osteopathischen Kraniosakraltherapie. Naturheilpraxis. 1991; 913–918.

Jakob SW, Francone SA: Structure and function in man. Philadelphia: W. B. Saunders; 1974.

Kappler RE: Osteopathy in the Cranial Field. Osteopath. Phys. 1979; 2: 13–20.

Kimberly PE: Cranial osteopathy. Des Moines: Still College of Osteopathy and Surgery; 1947.

Kimberly PE: Modus operandi of cranial lesions. J. Am. Osteopath. Assoc. 1951.

Kimberly PE: Outline of the cranial concept. 2nd ed. Publ. by the author; 1950.

Kötschau K: Gewaltfreie Medizin. Düsseldorf: Triltsch; 1981.

Lippincott RC: Cranial Osteopathy. AAO Yearbook 1947. 1947: 103–111.

Littlejohn JM: Notes on the principles of osteopathy. Maidstone: The Maidstone Osteopathic Clinic.

Magoun HI: Osteopathy in the Cranial Field. 3 rd ed. Kirksville: Journal Printing Co.; 1976.

Page EL: Osteopathic fundamentals. London: Tamor Pierston; 1981.

Passebecq A: Vie et action n° 32: Bechamp et Tissot contre Pasteur. Vence: Vie et Action; 1982.

Sheldrake R: Das Gedächtnis der Natur. München: Scherz; 1994.

Still AT: Philosophy and mechanical principles of osteopathy. Reprinted. Kirksville: Osteopathic Enterprise; 1982.

Still AT: Autobiography of A. T. Still. Indianapolis: American Academy of Osteopathy; 1981.

Sutherland WG: The Cranial Bowl. Mankato: Free Press; 1939.

Sutherland WG: Contributions of Thought. Fort Worth: Sutherland Cranial Teaching Foundation; 1967: 151.

Thomas L: The lives of a cell. New York: Bantam; 1974.

Tucker EE, Wilson PT: The theory of osteopathy. Kirksville: Journal Printing Co.; 1936.

Tweedle CD: The development of sense organs in the absence of innervation. J. Am. Osteopath. Assoc. Research Report. 1978; 77: 474.

Wales AL: The work of William Garner Sutherland. J. Am. Osteopath. Assoc. 1972; 71: 788–793.

Walter GW: Osteopathic Medicine: Past and present. Kirksville: Kirksville College of Osteopathic Medicine; 1981.

Wernham J: Lectures on osteopathy. Maidstone College of Osteopathy.

2 Primär respiratorischer Mechanismus (PRM)

„Die Ärzte, die den Menschen verstehen möchten, müssen ihn als ein Ganzes betrachten und nicht als Teil eines Flickwerks. Wenn man einen Teil des menschlichen Körpers erkrankt vorfindet, muss man nach der Ursache schauen, welche das Leiden produziert hat, und nicht nur nach den äußeren Wirkungen." Paracelsus

„Alles Leben manifestiert sich in Energie oder Bewegung". Magoun [1]

Der PRM ist ein grundlegendes Modell in der klassischen kranialen Osteopathie. Seine Bestandteile bilden nach Sutherland die Grundlage für einen inhärenten, am Schädel und am gesamtem Körper palpablen Rhythmus [2] [3] [4] [5] [6] [7], der von der Herz- und Atmungsaktivität unabhängig und in einem etwas langsameren Rhythmus als die Atmung auftreten soll [5] [8] [9] [10] [11] [12].

Während der „Motor" Muskulatur die Wirbelsäule bewegt, gibt es innerhalb des Schädels keinerlei Muskulatur, die diese Aufgabe erfüllen könnte. Nur einige exokraniale Muskeln inserieren am Schädel und beeinflussen die Mobilität der Schädelknochen, können aber nicht als eigentlicher Motor ihrer Beweglichkeit angesehen werden. Der PRM wird von Sutherland und Magoun als der Motor bzw. der Mechanismus angesehen, der die feinen unwillkürlichen Bewegungen im Organismus ermöglicht [6] [13]. Auch 15 min nach dem letzten Lebenszeichen eines Menschen soll dieser Rhythmus nach Erfahrungen von Osteopathen palpierbar sein [23].

Es bestehen große Überschneidungen zwischen den Schriften Emanuel Swedenborgs (1688–1772) sowie den Komponenten des PRM-Modells von Sutherland, die darauf schließen lassen, dass sich Sutherland hier an den Ideen Swedenborgs mindestens orientierte [73]. Sutherland erwähnte zwar einmalig, von diesen Kenntnis zu haben [72], hat hierzu aber keine Quellen angeführt, obwohl sich 3 der 5 Komponenten des PRM-Modells bereits in Swedenborgs Schriften finden, und zwar die inhärente Mobilität des Gehirns und Rückenmarks, die Bedeutung der reziproken duralen Spannungsmembran und die artikuläre Mobilität der Schädelknochen [73]. Swedenborg beschrieb die respiratorische Bewegung des Gehirns etwa 1744 in einer Abhandlung. Diese wurde 1882 von Rudolf Tafel ins Englische übersetzt und in dem Buch *The Brain* publiziert. Tafel diskutierte darin auch Swedenborgs Ideen und fügte Auszüge zeitgenössischer Physiologen als Beleg ihrer Richtigkeit hinzu. Ida Rolf, Sutherlands Sekretärin, hatte mitgeteilt, dass Sutherland bei der Formulierung des PRM-Modells Tafels Übersetzung von Swedenborgs Abhandlung nutzte [74].

Nicht selten verharren gegenwärtige Erörterungen über PRM-Rhythmen in überholten physiologischen Hypothesen des 18. Jahrhunderts, oberflächlicher Phänomenologie und esoterisch-ideologischen Betrachtungen. Neue Erkenntnisse lassen weitere Schlussfolgerungen zu und relativieren die klassischen Beschreibungen des PRM (s. u.).

Der PRM setzt sich nach Magoun und Sutherland aus folgenden Faktoren zusammen [8] [14]:

- Motilität (inhärente Bewegung) des Gehirns und Rückenmarks
- Fluktuation der Hirn- und Rückenmarksflüssigkeit (Liquor cerebrospinalis, LCS)
- Mobilität (Beweglichkeit) der intrakranialen und intraspinalen Membranen
- Mobilität der Schädelknochen
- unwillkürliche Mobilität (Beweglichkeit) des Sakrums zwischen den Beckenknochen

Der Mechanismus wird **„primär"** genannt, weil er direkt mit der inneren Gewebeatmung des Zentralnervensystems (ZNS) verbunden sein soll, das die Lungenatmung und die gesamten Körperfunktionen reguliert. So werden etwa Einwirkungen auf die Zentren am 4. Ventrikel und auf das Atmungszentrum erwähnt [6] [15]. Außerdem soll der PRM-Rhythmus nach Vermutungen einiger Osteopathen bereits vor der pulmonalen Atmung, im Laufe der fetalen Entwicklung in Aktion treten und auch 15 min nach dem letzten Lebenszeichen eines Menschen noch palpierbar sein [70]. Demgegenüber bezeichnete Sutherland die Lungenatmung als ein sekundär respiratorisches System, das durch die primäre Atmung kontrolliert wird.

Er wird **„respiratorisch"** genannt, weil er wie die Lungenatmung einen rhythmischen Vorgang darstellt, der Einfluss auf Austauschprozesse im Gewebe ausüben soll. Als intrakranialer anaboler sowie kataboler Stoffwechselprozess steht er mit dem Nervensystem und dem LCS in Verbindung [6] [14] [16].

Durch die rhythmische Drainage der gesamten Körpergewebe soll er auch eine bedeutende Rolle bei der Gewebeatmung des gesamten Organismus einnehmen. Die Gewebeatmung des Nervensystems wie des übrigen Körpers verläuft autonom und unwillkürlich.

Er wird als **„Mechanismus"** bezeichnet, da er aus Teilen besteht, die zusammen den Mechanismus oder Motor bilden, der bestimmte rhythmische Erscheinungen, die PRM-Rhythmen, ermöglicht.

2.1 Inhärente, eigenständige Motilität von Gehirn und Rückenmark

Motilität bezeichnet die Eigenschaft einer Substanz, ihre Form zu verändern (s. a. Kap. 3.2) [5] [18] [19] [20] [21] [22]. Mobilität hingegen bezeichnet die Eigenschaft der Positionsänderung eines Teils in Beziehung zu einem anderen Teil (z. B. die Bewegung des Os sphenoidale in Beziehung zum Os occipitale). Magoun beschreibt 4 voneinander unterscheidbare Rhythmen am Schädel [8].

- eine Bewegung, die mit dem Herzschlag synchron verläuft
- eine Bewegung, die sich in Übereinstimmung mit der Lungenatmung verhält, verbunden mit den wechselnden Druckverhältnissen während der Ein- und Ausatmung
- zwei rhythmische und unwillkürliche Bewegungen, unabhängig von den vorherigen

Eine davon ist nach Magoun die sog. Eigenbewegung des Hirngewebes. Jedes lebende Organ soll eine inhärente aktive Eigenbewegung (Motilität) haben. Nach Magoun findet im Gehirn eine langsame und rhythmische Auf- und Entrollung der Großhirnhemisphären statt.

In der einen Phase soll sich ihr longitudinaler Durchmesser verkürzen, während sie sich nach lateral verbreitern, in der anderen Phase sollen sie sich in ihrem longitudinalen Durchmesser verlängern und lateral verengen. Einige Osteopathen sind der Auffassung, dass diese feinste Bewegung eine Art Wiederholung der Wachstumsbewegung darstellt, die Gewebe und Organe in der Embryonalzeit ausführten. Das Wachstum der Großhirnhemisphären nach anterior wurde durch das Os frontale begrenzt, sodass sie sich während ihrer Entwicklung widderhornartig eingerollt haben: Sie bewegten sich in ihrer Entstehung nach superior (Lobus frontalis), nach posterior (Lobus parietalis), nach inferior (Lobus occipitalis) und nach anterolateral (Lobus temporalis). So wäre die spekulative, feine widderhornartige Auf- und Entrollung des Großhirns zu erklären (▶ **Abb. 2.1**).

Dabei soll es auch zu einer Dilatation und Kontraktion der Hirnventrikel kommen [24]. Die andere Bewegung ist nach Magoun der CRI oder Rhythmus des PRM. Abgesehen von diesen hypothetischen Erörterungen sind Überlegungen in der Osteopathie v. a. darauf gerichtet, welche Faktoren die Gesundheit des Neuralrohrs aufrechterhalten [25].

Stand der Forschung: Es konnten bisher Bewegungen des Gehirns belegt werden, jedoch eher synchron zu Kontraktionen des Herzens und der Gefäße, seltener langsamere z. B. über CT-Scans [26]; auch kleine Mengen kontraktiler Elemente der Neuroglia wurden nachgewiesen. Verschiedene Rhythmizitäten wurden registriert (z. B. Traube-Hering-Mayer-Oszillation [THM-Oszillation]), der Zusammenhang zu den sog. PRM-Rhythmen ist gegenwärtig jedoch noch nicht geklärt (Kap. 3).

2.2 Fluktuation der zerebrospinalen Flüssigkeit

Die Fluktuation der zerebrospinalen Flüssigkeit, einschließlich der Strukturen, die der Produktion und Resorption des Liquors dienen (Plexus choroideus, Villi arachnoidales), ist nach Magoun und Sutherland mitverantwortlich für die Wahrnehmung des 4. Rhythmus am Schädel, dem CRI oder kraniosakralen Rhythmus (s. a. Kap. 3.2) [27]. Für Sutherland führt die Bewegung des Gehirns zur rhythmischen Verformung der Hirnventrikel mit der Folge eines flukturierenden LCS [24].

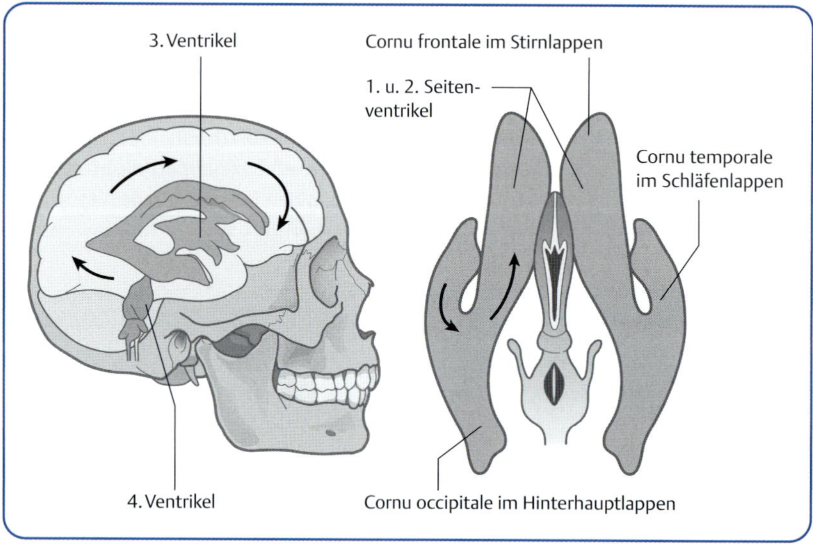

▶ **Abb. 2.1** Hirnmotilität: Auf- und Entrollung der Großhirnhemisphären.

Für Upledger wird die Fluktuation des LCS durch Variationen der LCS-Produktion verursacht [28].

Die Fluktuation des LCS besteht in einer rhythmischen Füllungs- und Entleerungsphase der Ventrikel und ist durch spezifische intra- und extrakraniale Flussrichtungen charakterisiert.

Die intrakranialen und intraspinalen Membranen setzen sich an den Nervenaustrittsstellen des Schädels und der Wirbelsäule in die Nervenscheiden der austretenden Nerven fort. Dabei gelangt auch LCS entlang dieser Nervenscheiden in das extrakraniale System. Austauschprozesse bestehen auch in das lymphatische System. Nach Sutherland und Magoun haben diese Austauschprozesse große physiologische Bedeutung [29].

Stand der Forschung: Es konnten Pulsationen des LCS verschiedener Frequenzen festgestellt werden. Neue Erkenntnisse zur Dynamik des LCS etwa ab den 2010er-Jahren relativieren vorherige Anschauungen. Der Zusammenhang zur Hypothese der primären Respiration bzw. des kraniosakralen Rhythmus ist nicht geklärt. Zur Genese der Fluktuationen s. Kap. 9.3.

2.3 Mobilität der intrakranialen und intraspinalen Membranen

Diese Membranen (Falx cerebri, cerebelli, Tentorium cerebelli, Dura mater spinalis) bestehen aus derbem Kollagenfasergewebe und sind weitgehend unelastisch und fest (s. a. Kap. 7.4.3, Kap. 7.9).

Die Fluktuation des LCS und die inhärente Motilität des Nervensystems sollen die Energie- und Kraftquelle für den kraniosakralen Rhythmus darstellen. Die Funktion dieser Membranen besteht darin, die einheitliche Bewegung der Schädelknochen und des Os sacrum zu gewährleisten und zu kontrollieren sowie zu begrenzen. Sie wurden von Sutherland deshalb „reziproke Spannungsmembranen“ genannt (Kap. 7.8). Die reziproken Spannungsmembranen organisieren sich um einen mobilen und anpassungsfähigen Ruhepunkt, der sich am Sinus rectus befindet, das sog. Sutherland-Fulcrum.

Die Membranen empfangen die rhythmischen Impulse des LCS, „wie die Segel den Wind auffangen“, übertragen diese an die Schädelknochen und koordinieren so die unwillkürliche Bewegung der Schädelknochen. Sie agieren als ein reziproker Spannungsmechanismus und sind in der Lage, auf funktionelle Anforderungen adäquat zu reagieren [30].

Wird ein Zug auf eine Membran ausgeübt, hat das adaptative Veränderungen der anderen Membranen zur Folge. Dieses Membransystem soll nach Sutherland dafür zuständig sein, dass sich die einzelnen Schädelknochen und das Os sacrum während der Inspirations- und Exspirationsphasen gleichmäßig bewegen.

Stand der Forschung: Auf Verlängerung der Wirbelsäule reagiert die Dura mater spinalis mit Abnahme der Faltung, Elastizität, kraniokaudaler Verschiebung, anteroposteriorer Verschiebung und Zunahme des anteroposterioren Durchmessers des Duralschlauches in der Lendenwirbelsäule (LWS). Eine Beweglichkeit der Dura mater spinalis konnte belegt werden. Hinweise gibt es auf eine Spannungsübertragung extraduraler Strukturen auf die Dura sowie eine Studie, bei der feinste Traktionen über die Dura mater übertragen werden konnten. Ungeklärt ist dennoch, ab welcher Stärke eine Spannungsübertragung möglich ist und ob feinste rhythmische Beweglichkeiten/Spannungen, wie in der klassischen kranialen Osteopathie angenommen, tatsächlich über die Dura zwischen Kranium und Sakrum übertragen werden können. Ebenso ist ungeklärt, ob das intrakraniale Duralsystem tatsächlich die Integrität des Schädels bzw. der Schädelbewegung instand hält und reguliert und welche Rolle das Rückenmark spielt (Kap. 17.1).

2.4 Intrasuturale und intraossale Mobilität der kranialen Knochen

Der Schädel besteht aus 22 Schädelknochen (28 inklusive der Gehörknöchelchen), die untereinander über 100 Verbindungen bilden (s. a. Kap. 6). Die Suturen der Knochen haben minimale Beweglichkeiten, sodass Kraft- oder Druckeinwirkungen eine minimale messbare Bewegung hervorrufen. Außerdem hat jeder Schädelknochen als lebendige, gut durchblutete („fluide“) Struktur ein gewisses Maß an Flexibilität bzw. Biegsamkeit und kann auf Druck mit Spannungsadaptationen reagieren. Je nach Knochen bzw. Knochenverbindung und unter Berücksichtigung interindividueller Unterschiede besteht eine minimale, aber bedeutende ossäre Beweglichkeit zwischen 12 und 25 mcm. Die feinen Bewegungen der Schädelknochen sollen vom Osteopathen durch Betasten wahrgenommen und beurteilt werden können.

Durch ihre spezifischen suturalen Gelenkflächen werden bestimmte biomechanische Bewegungsmuster der kranialen Schädelknochen ermöglicht. Die Stellen, an denen es zu einem Richtungswechsel der Suturen kommt, werden Pivot genannt. Diese Stellen legen die Bewegungsachsen der Schädelknochen fest.

In der Inspirationsphase des PRM-Rhythmus sollen die Knochen in der Mittellinie eine Flexion und die Knochen in der Peripherie eine Außenrotation ausführen. In der Exspirationsphase sollen die Knochen der Mittellinie eine Extension und die Knochen der Peripherie eine Innenrotation ausführen.

In der Inspirationsphase verkürzen sich der anteroposteriore und der kraniokaudale Durchmesser des Schädels, es verbreitert sich der transversale Durchmesser [25].

Auch eine alternierende Expansion während der Inspirationsphase und eine Kontraktion während der Exspirationsphase wurden beschrieben [31]. Die SSB nimmt eine zentrale Stelle im knöchernen Schädelskelett ein. Sie wirkt als zentrale Stelle in der Medianlinie des Schädels und als Fulcrum-Ansatzpunkt vieler faszialer Strukturen. Die peripheren Schädelknochen sollen sich an die feinen Bewegungen der in der Mittellinie befindlichen Schädelbasis anpassen, sodass in der klassischen Lehre der kranialen Osteopathie auf Höhe der SSB eine Beweglichkeit angenommen wird [9] [19] [32] [33] [34] [35] [36] [37] [38]. Während diese Annahme für das Kindesalter aufgrund der noch nicht verknöcherten SSB als möglich erscheint, ist diese Annahme bei Erwachsenen nicht haltbar.

So unterteilte auch Sutherland in der Klinik die Störungen des Kraniums in 2 große Gruppen, Störungen vor der vollständigen Bildung kranialer Suturen bei Kindern und Störungen nach der vollständigen Ausbildung der Schädelsuturen [30].

Stand der Forschung: Belege für minimale intrasuturale Beweglichkeiten sind vorhanden. Ihre klinische und diagnostische Bedeutung ist gegenwärtig nicht geklärt. Eine Beweglichkeit entsprechend den suturalen Gelenkflächen am Schädelpräparat wurde festgestellt. In der Kindheit zeigt die SSB als Synchondrose eine gewisse Mobilität mit klinischer Bedeutung z. B. in der Kieferorthopädie. Zwischen dem 13. und 17. Lebensjahr ist die Ossifikation der SSB abgeschlossen und dient als Punctum fixum (Kap. 6.1.1).

2.5 Unwillkürliche Mobilität des Os sacrum zwischen den Ossa ilii

Die vom Foramen magnum ausgehende Dura mater spinalis inseriert auf Höhe des 1. oder 2. Sakralwirbels im Inneren des Kreuzbeinkanals. Die Verbindung wurde als „Core-Link" bezeichnet (s. a. Kap. 10.2, Kap. 17) [39] [40].

Der 2. Sakralwirbel (auf Höhe der Verbindung von langem und kurzem Arm der iliosakralen Gelenkfläche des Os sacrum) bildet auch die hypothetische Achse, um die sich das Os sacrum im Rhythmus der primären Respiration bewegt. In der Inspirationsphase soll sich die Sakrumbasis nach posterior-superior und die Spitze nach anterior bewegen [41]. Da die Dura mater spinalis die Fortsetzung der intrakranialen Dura darstellt, soll die kraniale Bewegung des Kraniums direkt auf das Os sacrum übertragen werden [42].

Stand der Forschung: Eine wie oben dargestellte funktionelle Bedeutung der duralen Verbindung zwischen Kranium und Sakrum wird kontrovers diskutiert und konnte nach bisherigen Untersuchungen nur bedingt bestätigt werden. Es bleibt fragwürdig, ob die Dura mater spinalis, die große Bewegungen von mehreren Zentimetern ermöglichen soll, gleichzeitig Spannungen und Beweglichkeiten von wenigen Millimetern übertragen kann [43] [71] (Kap. 7.9).

Jede dieser 5 genannten Strukturen ist nach Magoun erforderlich, um ein physiologisches Funktionieren des kraniosakralen Systems im Speziellen und des Organismus im Allgemeinen zu gewährleisten. Jede dieser Strukturen kann sich in Dysfunktion befinden und die kraniale Integrität beeinträchtigen; jede dieser Strukturen kann aber auch spezifisch behandelt und normalisiert werden.

Störungen des kraniosakralen Systems können sich in anderen Körperregionen auswirken. Das gilt auch umgekehrt.

Je nach tatsächlicher Genese der rhythmischen Erscheinung des PRM können auch andere oder weitere Strukturen beteiligt sein oder müssen alte Sichtweisen relativiert werden. Unter Umständen kann auch eine Begriffsänderung dieses Rhythmus je nach zukünftigen Studienergebnissen sinnvoll erscheinen.

2.6 Rhythmus des PRM

Sutherland vergleicht den Rhythmus des PRM bzw. der primären Respiration mit den Gezeitenbewegungen (Tide) der Meere. Das niederdeutsche Wort „Tide" für Gezeiten und Zeit bedeutet ursprünglich schneiden – im Sinne der Teilung einer Woche in 7 Tage, einer Stunde in 60 min oder einer Minute in 60 s.

Der Rhythmus der primären Respiration bzw. der kraniosakrale Rhythmus wird in der Literatur als essenziell in der Diagnose und Therapie kranialer Strukturen beschrieben [34] [37] [44] [45] [46] [47] [48]. Die relativ unveränderlichen konstanten Phasen – Ebbe und Flut – werden v. a. durch die Schwerkraft des Mondes beeinflusst. Dementsprechend soll auch der Rhythmus der primären Respiration relativ konstant und stabil sein. Demgegenüber ist nach Frymann die sekundäre respiratorische Atmung (Lungenatmung) viel schneller von äußeren Einflüssen veränderbar. Sie ist eher vergleichbar mit den Wellen der Meere, die sich je nach Witterungslage verändern und z. B. von Windverhältnissen beeinflusst werden.

So sind für Frymann die aktiven und passiven artikulären Bewegungen nur das sichtbare Achtel des Eisberges, während die inhärenten Bewegungen im Körper die versteckten sieben Achtel des Eisberges darstellen [49].

Ausdruck des PRM sei aus biomechanischer Sicht der kraniosakrale Rhythmus. Er ist eine physiologische unwillkürliche rhythmische Bewegung, die am Kranium und Sakrum, aber auch im übrigen Körper vorhanden sein soll. Bereits ein Jahrhundert vor Sutherland lehrte Swedenborg, dass das Gehirn sich rhythmisch in einer Expansions- und Kontraktionsphase bewegt. Er beschrieb, wie die Spannung einer duralen Duplikatur eine andere beeinflussen kann, und sprach von der Zirkulation der Hirn- und Rückenmarksflüssigkeit.

Der CRI sollte ursprünglich unabhängig vom PRM nur die messbare, physiologische unwillkürliche und rhythmische 10- bis 14-mal/min auftretende Expansions- und Retraktionsbewegung am Schädel bezeichnen [50]. Er wurde von den Psychiatern und Osteopathen Woods und Woods geprägt, damit andere Ärzte diese Bewegung palpieren und bewerten konnten, ohne mit der Idee des PRM konfrontiert zu werden [51].

Beachte

Im weiteren Verlauf des Buches werden die Begriffe „Cranio-Rhythmic Impulse"/kranialer rhythmischer Impuls (CRI), „kraniosakraler Rhythmus" und „Rhythmus des PRM/der primären Respiration" synonym benutzt. Es werden verschiedene Rhythmusformen unterschieden (s. u.).

Man nimmt an, dass eine Art des sog. kraniosakralen Rhythmus beim Menschen und bei den meisten anderen Wirbelträgern vorkommt. Andere Rhythmen der primären Respiration sollen auch bei anderen Lebewesen vorkommen oder sogar außerhalb des Organismus.

2.7 Frequenzen des PRM-Rhythmus

Sutherland selbst hat nie genaue Angaben zu Frequenzen gemacht. Im engen Kreis seiner Studenten soll er jedoch von einem etwas schnelleren und einem langsameren PRM-Rhythmus gesprochen haben [52].

Im Folgenden werden nur die klassischen Frequenzen des PRM-Rhythmus bzw. kraniosakralen Rhythmus aufgezählt:

- 10–14 Zyklen/min: 4- bis 6-Sekunden-Zyklus (Magoun, Traube-Hering-Oszillation [TH-Oszillation]) [5] [11] [50] [51] [53] [54] [55]
- 6–12 Zyklen/min: 5- bis 10-Sekunden-Zyklus (Upledger) [56]
- 8–12 Zyklen/min: 5- bis 7,5-Sekunden-Zyklus (Becker, Upledger) [57] [58]
- 2,5 Zyklen/min: 24-Sekunden-Zyklus (Jealous) [59]
- 4 Zyklen/min: 15-Sekunden-Zyklus (Liem) [75]
- 6–10 Zyklen in 10 min: 60- bis 100-Sekunden-Zyklus (Beckers „Slow [Large] Tide", Mayer-Oszillation) [55] [60]
- 1 Zyklus in 5 min: 300-Sekunden-Zyklus (Liem, Lewer-Allen et al.) [61] [62]

Becker beschrieb einen Rhythmus von 6 Zyklen in 10 min, den er die „große Gezeitenbewegung" nannte und den Jealous in Anlehnung an Sutherland als den „Atem des Lebens" bezeichnete.

Jealous palpierte zusätzlich einen Rhythmus mit 2,5 Zyklen/min. Die beiden letztgenannten Rhythmen sind nach Jealous im Gegensatz zum CRI weder durch die Physiologie oder Dysfunktion des Organismus noch durch äußere Einflüsse in ihrer Frequenz und Amplitude beeinflussbar.

Liem palpierte zusätzlich einen Rhythmus von 4 Zyklen/min und 1 Zyklus pro 5 min, und Letzterer wurde auch von Lewer-Allen et al. gemessen. Sie registrierten über CT-Scans zusätzlich phasische Bewegungsmuster der Gehirndichte und der ventrikulären Form mit einem Zyklus von etwa 33 min (2000-Sekunden-Zyklus) [62].

Aufzeichnungen über eine Palpation dieser letztgenannten Rhythmizität existieren gegenwärtig nicht. Eigene persönliche Palpationserfahrungen scheinen zwar auch auf sehr langsame expansive und retraktive Impulse hinzuweisen, allerdings sind die Ergebnisse eher uneinheitlich.

Über mögliche Interaktionen des PRM-Mechanismus gibt es zahlreiche Mutmaßungen. Im Folgenden ein klassisches Beispiel, das jedoch kontrovers diskutiert wird und nach gegenwärtigen Erkenntnissen ungeklärte Fragen aufwirft:

Hirngewebe, Liquor cerebrospinalis (LCS): Die Eigenbeweglichkeit des Hirngewebes und die Fluktuation des LCS (unter Umständen in Verbindung mit Produktions- und Resorptionsvorgängen des LCS) sind für die Entstehung des Rhythmus verantwortlich [63] [64].

Für Sutherland hingegen bestand der primäre Motor des Rhythmus in der Hirngewebemotilität, während die Fluktuation des LCS nur eine Reaktion darauf war, zum Teil vermittelt über die Duralmembranen [24].

Dura mater: Über die hydrodynamischen Eigenschaften des Liquors und die mechanischen Eigenschaften der Meningen wird der Rhythmus gleichmäßig auf die übrigen Strukturen übertragen. Die Meningen sollen diese Dynamiken regulieren und begrenzen [29].

Schädelknochen: Die intraossale Elastizität ebenso wie suturale Flächen der Schädelknochen bestimmen und ermöglichen die jeweiligen spezifischen Schädelknochenanpassungen. Diese entstehen als Reaktion auf die intrakranialen Druck- und Spannungsveränderungen [25].

Sakrum: Durch den LCS und die Dura mater spinalis sollen sich rhythmische Dynamiken der Schädelbasis auf das Os sacrum übertragen. Unter Umständen sollen auch das Lig. longitudinale anterius und posterius sowie myofasziale Strukturen beteiligt sein, die vor, hinter und seitlich der Wirbelsäule verlaufen.

Auch bedeutsam für das Verständnis des Zusammenspiels dieser Faktoren soll ihre Interaktion während der Feto- und Embryogenese sein.

Über die fluide und fasziale Kontinuität sollen diese Rhythmen auf den gesamten Körper übertragen werden und in jeder Zelle rhythmisch-dynamische metabolische Austauschprozesse induzieren [6].

Faszien: Sowohl an den Schädelöffnungen wie auch in den Zwischenwirbellöchern durchqueren alle Nerven, die aus- oder eintreten, die Dura und werden von dieser für eine kurze Strecke umhüllt. Diese Duraumhüllungen setzen sich im peripheren Nervensystem in die faszialen Nervenscheiden fort, die die Nerven auf ihrem gesamten Weg im Organismus umhüllen.

Die Faszien sind normalerweise bis zu einem gewissen Grade beweglich. Rhythmische Impulse sollen über die faszialen Verbindungen und Muskelketten zwischen den Öffnungen an Schädelbasis und der Wirbelsäule und dem übrigen Körper vice versa übertragen werden.

Fluida: Durch perivaskuläre und perineurale Verbindungen bestehen Austauschprozesse in das lymphatische System.

Die primäre Respiration soll ihren Ausdruck gleichzeitig in jeder Zelle, in jeder Fluida, in jedem Knochen, in jeder Membran, im Nervensystem und in jedem anderen Gewebe im Körper stattfinden [65].

Auch generalisierte Entstehungen dieses Rhythmusphänomens werden diskutiert (s. z. B. THM-Oszillationen [Kap. 3.2.16] usw.).

Nach Becker ist es die Einheit aller Elemente des PRM, die in Bewegung ist [66]. Jealous betont, dass die Bewegung in einem freien Mechanismus durch Simultanität, Synchronizität und Stille gekennzeichnet ist [67].

Durch die synchronisierte Bewegung von Dura, Knochen und Nervensystem sollen biochemische Austauschprozesse in den Flüssigkeiten unterstützt werden. Die Effekte/Antworten seien metabolische Bewegungen, verursacht durch primäre Respiration, die ihre eigene Tide und Intentionen in die Kreation eines Organismus lenkt. Diese Dinge können nicht in Einzelteile zerlegt werden.

Der PRM wird gemeinsam mit diesen inhärenten Rhythmen als ein „homöostatischer Mechanismus" angesehen, der ständig das bestmögliche Gleichgewicht der Körperstrukturen gewährleisten und somit das optimale Funktionieren der Organe ermöglichen soll. Als Regulationssystem soll er beteiligt sein an der Erhaltung der Gesundheit und an der Selbstheilung des Organismus [68].

Es wurden enge und wechselseitige Beziehungen beschrieben: zum Nervensystem (insbesondere dem Neurovegetativum), zum Muskel-Faszien-Skelett-, zum Gefäß- und Atmungssystem (sekundär respiratorischer Mechanismus) sowie zum lymphatischen und endokrinen System [69].

Zusätzlich soll der PRM auch die neurosensuelle Orientierung wie das Hören und Riechen beeinflussen. Zwischen diesen Systemen soll der PRM ein inneres Milieu darstellen, das über seine rhythmische Erscheinung und Bewegungsimpulse sowie über biochemische, hydrodynamische und neurovegetative Einflüsse koordinierend wirkt.

Stand der Forschung: Bisher konnten (bis auf eine Studie mit deutlichen Mängeln) in der Palpation des Rhythmus der primären Respiration bzw. des kraniosakralen

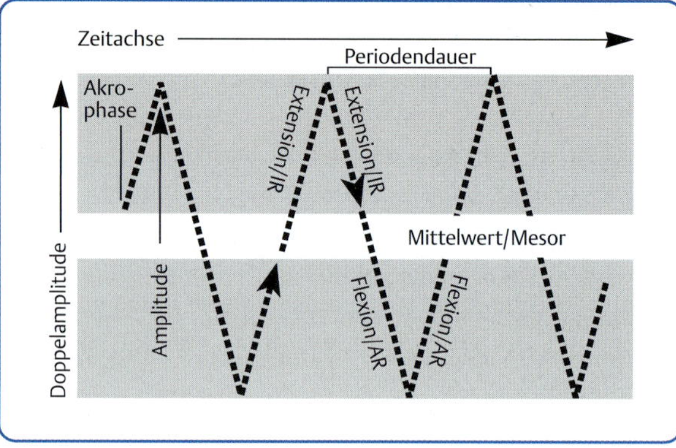

▶ **Abb. 2.2** Schema der Inspirations- und Exspirationsphase: Periodendauer (= Wellenlänge) bezeichnet den Zeitabstand zweier korrespondierender Phasenpunkte; Frequenz ist der Kehrwert der Periodendauer (Amplitude: Halbamplitude: Differenz zwischen Mittelwert und Maximum der Auslenkung. Doppelamplitude: Differenz zwischen Minimum und Maximum. Mittelwert: Mesor der Schwingung [= Gleichwert]. Bezugszeit setzt die Schwingung in Bezug auf zeitliche Bezugsysteme. Akrophase stellt die zeitliche Lage des berechneten Maximums im Bezugssystem dar; AR = Außenrotation, IR = Innenrotation).

Rhythmus keine statistisch signifikanten Inter-Tester-Korrelationen festgestellt werden, sodass eine valide diagnostische Vorgehensweise in diesem Bereich gegenwärtig nicht existiert. Die Differenzierung verschiedener Rhythmizitäten (z. B. 6-/8- bis 12-mal/min, 2- bis 3-mal/min, 4-mal/min, 6- bis 10-mal/10 min) ist hypothetisch. Die Existenz, die Ätiologie und die Frequenzen der genannten Rhythmen sind gegenwärtig noch nicht geklärt. So sind auch Vermutungen zur Übertragung rhythmischer Erscheinungen vom Schädel auf den übrigen Körper mittels Faszien und Fluida rein spekulativ. Vielversprechend sind die Arbeiten von Nelson et al. (Kap. 3.1.1).

In ▶ **Abb. 2.2** sind die Expansions- und Retraktionsphasen schematisch dargestellt.

Verwendete Literatur

[1] Magoun HI: Osteopathy in the Cranial Field. Kirksville: Journal Printing Company; 1951: 15.

[2] Frymann VM: A study of the rhythmic motions of the living cranium. J. Am. Osteopath. Assoc. 1971: 70: 928–945.

[3] Becker RE: Craniosacral trauma in the adult. Osteopathic Ann. 1976; 4: 43–59.

[4] Upledger JE, Vredevoogd JD: Lehrbuch der CranioSacralen Therapie. 2. Aufl. Heidelberg: Haug; 1994: 18.

[5] Lay E: Cranial field. In: Ward RC (Ed.): Foundations for Osteopathic Medicine. Baltimore: Williams & Wilkins; 1997: 901–913.

[6] Magoun HI: Osteopathy in the Cranial Field. 3 rd ed. Kirksville: Journal Printing Company; 1976: 26, 34.

[7] Magoun HI: Osteopathy in the Cranial Field. Kirksville: Journal Printing Company; 1951: 15f.

[8] Magoun HI: Osteopathy in the Cranial Field. 3 rd ed. Kirksville: Journal Printing Company; 1976: 23.

[9] Woods JM, Woods RH: A Physical Finding Related to Psychiatric Disorders. J. Am. Osteopath. Assoc. 1961; 60: 988–993.

[10] Frymann VM: A study of the rhythmic motions of the living cranium. J. Am. Osteopath. Assoc. 1971; 70: 928–945.

[11] Lay EM, Cicorda RA, Tettambel M: Recording of the Cranial Rhythmic Impulse. J. Am. Osteopath. Assoc. 1978; 78: 149.

[12] Wirth-Pattullo V, Hayes KW: Interrater reliability of craniosacral rate measurements and their relationship with subjects and examiners heart and respiratory rate measurements. Phys. Ther. 1994; 67(10): 1526–1532.

[13] Sutherland WG: Contributions of Thought. Fort Worth: Sutherland Cranial Teaching Foundation. 1967: 151.

[14] Magoun HI: Osteopathy in the Cranial Field. Kirksville: Journal Printing Company; 1951: 16f.

[15] Sutherland WG: Contributions of Thought. Fort Worth: Sutherland Cranial Teaching Foundation; 1967: 207.

[16] dto. 151, 202.

[17] Sutherland WG: The Cranial Bowl. Mankato: Free Press; 1939: 51f.

[18] Ettlinger H, Gintis B: Cranial concepts. In: DiGiovanna, EL, Schiowitz S (Eds.): An osteopathic approach to diagnosis and treatment. Philadelphia: Lippincott-Raven; 1991: 369.

[19] Greenman PE: Principles of manual medicine. 2nd ed. Baltimore: Williams & Wilkins; 1996: 165.

[20] Magoun HI: Osteopathy in the Cranial Field. 3 rd ed. Kirksville: Journal Printing Company; 1976: 23f., 34f., 42.

[21] Lippincott RC, Lippincott HA: A manual of cranial technique. Indianapolis: Cranial Academy; 1995: 4f.

[22] Retzlaff EW, Mitchell F (Eds.): The cranium and its sutures. New York: Springer; 1987: 13–26.

[23] Magoun HI: Commentaries on Dr. Sutherland's Recordings. Denver: Sutherland Cranial Teaching Foundation; 1961: 5.

[24] Sutherland WG: The Cranial Bowl. Mankato: Free Press; 1939: 52.

[25] Wales LA: Embryology of the central nervous system. Lecture III. Attleboro; 1987.

[26] Lewer-Allen K, Bunt EA, Lewer-Allen CM, Sorek S: Hydrodynamic studies of the human craniospinal system. London: Janus; 2000: 5.

[27] Magoun HI: Osteopathy in the Cranial Field. 3 rd ed. Kirksville: Journal Printing Company; 1976: 35.

[28] Upledger JE, Vredevoogd JD: Craniosacral Therapy. Seattle: Eastland; 1983: 11–12.

[29] Magoun HI: Osteopathy in the Cranial Field. 3 rd ed. Kirksville: Journal Printing Company; 1976: 34.

[30] Wales LA: The work of William Garner Sutherland D.O., D.Sc. (Hon.). AAO Journal. 1972; 71: 788–793.

[31] Little KE: Testing the mobility in the cranial articular mechanism. AAO Yearbook; 1946: 30–37.

[32] Sutherland WG: The Cranial Bowl. Mankato: Free Press; 1939: 24, 31.

[33] Magoun HI: Osteopathy in the Cranial Field. 3 rd ed. Kirksville: Journal Printing Company; 1976: 32.

[34] Lay E: Cranial field. In: Ward RC (Ed.): Foundations for Osteopathic Medicine. Baltimore: Williams & Wilkins; 1997: 901–913.

[35] Lippincott RC, Lippincott HA: A manual of cranial technique. Indianapolis: Cranial Academy; 1995: 23.

[36] Retzlaff EW, Mitchell F (Eds.): The cranium and its sutures. New York: Springer; 1987: 13–26.

[37] Greenman PE, Mein EA, Andary M: Craniosacral manipulation. J. Man. Med. 1996; 7: 877–895.

[38] Ferguson AJ, McPartland JM, Uplegder JE, Collins M, Lever R: Cranial osteopathy and craniosacral therapy current opinions. J. Bodyw. Mov. Ther. 1998; 2: 28–37.

[39] Magoun HI: Osteopathy in the Cranial Field. Kirksville: Journal Printing Company; 1951: 19.

[40] Sutherland WG: Contributions of Thought. Fort Worth: Sutherland Cranial Teaching Foundation: 1967: 241.

[41] Magoun HI: Osteopathy in the Cranial Field. 3 rd ed. Kirksville: Journal Printing Company; 1976: 70

[42] Magoun HI: Osteopathy in the Cranial Field. 3 rd ed. Kirksville: Journal Printing Company; 1976: 38.

[43] Ferguson A: Cranial Osteopathy: a new perspective. AAO Journal. 1991; 1(4): 12–16.

[44] Upledger JE, Vredevoogd JD: Craniosacral Therapy. Seattle: Eastland; 1983: 243.

[45] Ettlinger H, Gintis B: Cranial concepts. In: DiGiovanna EL, Schiowitz S (Hrsg.): An osteopathic approach to diagnosis and treatment. Philadelphia: Lippincott-Raven; 1991: 390ff.

[46] Magoun HI: Osteopathy in the Cranial Field. 3 rd ed. Kirksville: Journal Printing Company; 1976: 86, 107.

[47] Greenman PE: Principles of manual medicine. 2nd ed. Baltimore: Williams & Wilkins; 1996: 165.

[48] McPartland J, Mein J: Entrainment and the cranial rhythmic impulse. Altern. Ther. Health. Med. 1977; 3: 40–45.

[49] Frymann V: Discussion. In: Beal MC: The principles of palpatory diagnosis and manipulative technique. Ohio: American Academy of Osteopathy; 1989: 100.

[50] Magoun HI: Osteopathy in the Cranial Field. 3 rd ed. Kirksville: Journal Printing Company; 1976: 25.

[51] Woods JM, Woods RH: A Physical Finding Related to Psychiatric Disorders. 1961; 60: 988f.

[52] Persönliches Gespräch mit A. R. Becker, Hawaii; 1996.

[53] Becker RE: Craniosacral trauma in the adult. Osteopathic Ann. 1976; 4: 43–59.

[54] Wirth-Pattullo V, Hayes KW: Interrater reliability of craniosacral rate measurements and their relationship with subjects and examiners heart and respiratory rate measurements. Phys. Ther. 1994; 67(10): 1526–1532.

[55] Nelson KE, Sergueef N, Lipinski CM, Chapman AR, Glonek T: Cranial rhythmic impulse related to the Traube-Hering-Mayer oscillation: Comparing laser Doppler flowmetry and palpation. J. Am. Osteopath. Assoc. 2001; 101(3): 163–173.

[56] Upledger JE, Vredevoogd JD: Lehrbuch der CranioSacralen Therapie. 2. Aufl. Heidelberg: Haug; 1994: 18.

[57] Becker RE. In: Brooks RE (Ed.): Life in motion: The osteopathic vision of Rollin E. Becker. Portland: Stillness; 1997: 120.

[58] Upledger JE, Vredevoogd JD: Lehrbuch der CranioSacralen Therapie. 2. Aufl. Heidelberg: Haug; 1994: 292.

[59] Jealous J: Kursskript: Emergence of Originality. A biodynamic view of Osteopathy in the Cranial Field. 1997: 12, 35, 36f.

[60] Becker RE. In: Brooks RE (Ed.): Life in motion: The osteopathic vision of Rollin E. Becker. Portland: Stillness; 1997: 122f.

[61] Liem T: Vortrag OFM Symposium, München: 1998.

[62] Lewer-Allen K, Bunt EA, Lewer-Allen CM, Sorek S: Hydrodynamic studies of the human craniospinal system. London: Janus Publishing Company; 2000: 5.

[63] Magoun HI: Osteopathy in the Cranial Field. 3 rd ed. Kirksville: Journal Printing Company; 1976: 24.

[64] Upledger JE, Vredevoogd JD: Lehrbuch der CranioSacralen Therapie. 2. Aufl. Heidelberg: Haug; 1994: 22–24.

[65] Jealous J: The Biodynamics of Osteopathy. Fluid body. Audio CD Series. Apollo Beach; 2001.

[66] Becker RE. In: Brooks RE (Ed.): The stillness of life. Portland: Stillness; 2000: 125.

[67] Jealous J: Reciprocal tensions. Cranial letter 1992; 45 (7).

[68] Kappler RE: Osteopathy in the cranial field. It's history, scientific basis, and current status. The osteopathic physician. 1979; 13.

[69] Upledger JE, Vredevoogd JD: Lehrbuch der CranioSacralen Therapie. 2. Aufl. Heidelberg: Haug; 1994: 17.

[70] Magoun H: Commentaries on Dr. Sutherland's Recordings. Denver: Sutherland Cranial Teaching Foundation; 1961: 5.

[71] Klein P: Contribution à la l'étude biomécanique de la moelle épinière et de ses enveloppes. Bruxelles: Unveröffentlichte Studie; 1986.

[72] Sutherland WG: Contributions of Thought. Fort Worth: Sutherland Cranial Teaching Foundation: 1967: 114.

[73] Jordan T: Swedenborg's influence on Sutherland's 'Primary Respiratory Mechanism' model in cranial osteopathy. Int. J. Osteopath. Med. 2009; 12: 100–105.

[74] Rolf IP: Big Sur lecture/demo. Audio files tape. Tape B6, 1A: http://www.rolfguild.org/av/B6Side1A.html

[75] Liem T: Update zur Liquorforschung und Drainage des Gehirns. Osteopath. Med. 2017; 18(2): 22–27.

Weitere Literatur

Becker RE: The cerebrospinal fluid as a dialectic envelope. J. Osteopath. Cranial Assoc. 1948; 40–46.

Becker RE: A study in cerebrospinal fluid and nerve cell activity. J. Osteopath. Cranial Assoc. 1949; 15–21.

Kennedy JJ: Tubular structure of collagen fibrills. Science. 1955; 121: 673–674.

Kimberly PE: The application of the respiratory principle to Osteopathy manipulative procedures. J. Am. Osteopath. Assoc. 1949; 48: 331–334.

Lay E: An outline of osteopathy in the Cranial Field. Kirksville: Department of Osteopathie Theory and Methods (KCOM); 1981.

Little KE: The Tide. J. Osteopath. Cranial Assoc. 1948; 48–50.

McCatty RR: Essentials of craniosacral osteopathy. Bath: Ashgrove; 1988.

Mitchell FL: Toward a definition of somatic dysfunction. Osteopath. Ann. 1980; 7: 12–25.

Richard R: Lésions ostéopathiques du sacrum. Paris: Maloiine; 1978.

Schooley TL: Embryology development of the central nervous System. Osteopath. Ann. 1976; 4: 20–21.

Schooley TL: The force behind the craniosacral mechanism. J. Ostepath. Cranial Assoc. 1948; 3–7.

Sutherland WG: Teachings in the Science of Osteopathy. Fort Worth: Sutherland Cranial Teaching Foundation; 1991.

3 Rhythmus und Schädel: Messungen, Hypothesen und Studien

„Physiologische Rhythmen sind aber mehr als bloße Schwankungen um eine Norm, sie sind periodische Veränderungen der Norm selbst." J. L. Cloudsley-Thompson 1965

„Treue Beobachter der Natur, wenn sie auch noch so verschieden denken, werden doch darin miteinander übereinkommen, dass alles was erscheinen, was uns als ein Phänomen begegnen solle, müsse entweder eine ursprüngliche Entzweiung, die einer Vereinigung fähig ist, oder eine ursprüngliche Einheit, die zur Entzweiung gelangen könne, andeuten und sich auf eine solche Weise darstellen. Das Geeinte zu entzweien, das Entzweite zu einigen, ist das Leben der Natur; dies ist die ewige Systole und Diastole, die ewige Synkrisis und Diakrisis, das Ein- und Ausatmen der Welt, in der wir leben, weben und sind." J. W. Goethe [240]

3.1 Messungen des kraniosakralen Rhythmus

Es gibt mittlerweile zahlreiche Studien zur Untersuchung und Messung des Phänomens des kraniosakralen Rhythmus bzw. des Rhythmus der primären Respiration. Allerdings ist ein großer Teil dieser Messungen nach heutigem Standard durch deutliche methodologische Mängel gekennzeichnet. Die Existenz der sog. primären Respiration sowie die zugrunde liegenden Mechanismen im Falle ihrer Existenz sind gegenwärtig noch spekulativ.

In diesem Kapitel geben wir eine kurze Übersicht über die Literatur.

3.1.1 Frühe Forschungen

Hier ist besonders das Engagement einiger Osteopathen und Wissenschaftler hervorzuheben und zu würdigen, die entsprechend den damals üblichen Standards begonnen haben, erste wissenschaftliche Untersuchungen in den Ansätzen der Osteopathie im kranialen Bereich durchzuführen. Forschungen, die sich mit Phänomenen beschäftigen, die mit dem Rhythmus der primären Atmung verbunden sind, datieren auf die frühen 1960er-Jahre.

Die erste bekannte Studie über dieses Thema wurde von den osteopathischen Ärzten Woods und Woods veröffentlicht [2]. Sie hatten Studien durchgeführt, in denen 2200 Untersuchungen an 102 Psychiatriepatienten und 62 normalen Personen durchgeführt wurden und der CRI palpiert wurde. Es wurde v. a. posterior und kaudal zum Tuber parietale des Os parietale palpiert. Bei normalen Individuen betrug die durchschnittliche Frequenz des Rhythmus 12,47 Zyklen/min, während bei den psychiatrischen Patienten im Durchschnitt 6,7 Zyklen/min palpiert wurden.

Die sowjetischen Forscher Moskalenko und Naumenko [241] konnten mithilfe der Plethysmografie 3 Wellenbewegungen registrieren. Während die ersten beiden mit den Herzpulsationen und der Lungenatmung korrelierten, konnten kraniale Pulsationen und eine konstante rhythmische Bewegung des LCS im Subarachnoidalraum festgestellt werden, die in einem langsameren Rhythmus als die Atem- und Herztätigkeit verlief. Der Ursprung dieser etwa 1-mal/min auftretenden rhythmischen Bewegung konnte von den Forschern nicht erklärt werden. Sie nannten diese „Third Order Waves".

Baker [3] entwickelte ein Gerät, das beidseitig an den 2. Molaren befestigt wurde, um die Weite der Maxilla zu messen. Er registrierte eine rhythmische Veränderung der Weite um 1,5 mm bei einem Rhythmus von 9 Zyklen/min.

Viola Frymann [4] registrierte mit speziell entwickelten Geräten eine Eigenbewegung des Schädels mit einer Amplitude zwischen 0,0012 und 0,0025 mm, je nach Versuchsperson und untersuchter Schädelstelle (▸ **Abb. 3.1**). Die registrierten rhythmischen Bewegungen waren langsamer als die Bewegungen, die vom Gefäßpuls und von der Atemaktivität herrührten.

Jenkins, Campbell und White [5] veröffentlichten eine Ultraschallechountersuchung, bei der sie Pulsationen von 7 Zyklen/min am Gehirn feststellen konnten, die auch durch einen Atemstillstand nicht beeinflusst wurden.

In einer Voruntersuchung von Michael und Retzlaff [6] konnten kraniale Bewegungen am Schädel von Affen gemessen werden. Es wurden rhythmische Bewegungen der Schädelknochen von anästhesierten Affen in einem Zyklus von 5–7/min gemessen, die weder dem Herzen noch dem Atemrhythmus zugeordnet werden konnten.

Wallace, Avant, McKinney und Thorstone [7] haben mithilfe von Ultraschalluntersuchungen intrakraniale Bewegungen am Menschen mit einem Rhythmus von 9 Zyklen/min registriert.

1978 untersuchten Lay, Cicorda und Tettambel [8] an 30 Personen im Alter zwischen 16 und 71 Jahren rhythmische Bewegungen am Schädel. Es wurden jeweils Bewegungsdetektoren am Os frontale und an beiden Mastoiden der Ossa temporalia befestigt. Dabei wurde außer dem Herz- und Atemrhythmus ein weiterer Rhythmus mit einem Mittelwert von 8 Zyklen/min gemessen.

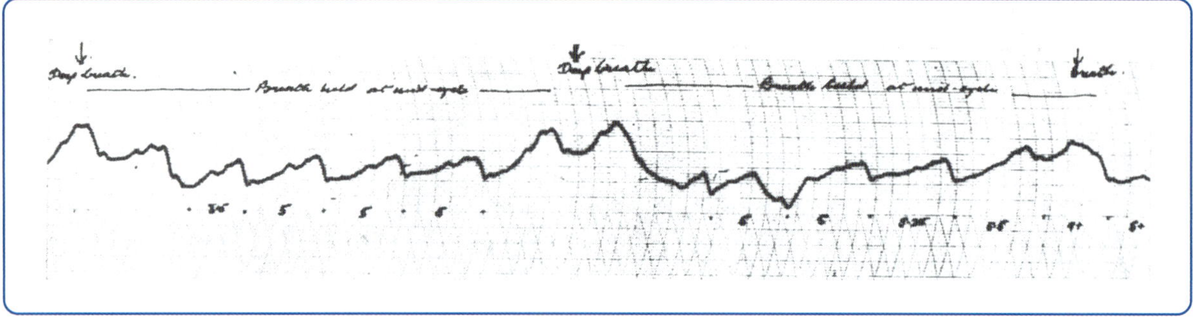

▸ **Abb. 3.1** Messung kranialer Bewegung (Frymann 1989). Die Messung wurde während zweier Zeitabschnitte durchgeführt, in denen die Atmung nach einer tiefen Einatmung in der Mitte des Atemzyklus unterbrochen wurde. Es konnten kraniale Zyklen von ungefähr 5 s festgestellt werden. (Frymann VM: A Study of the Rhythmic Motions of the Living Cranium. J. Am. Osteopath. Assoc. 1971; 70: 928–945. Von der AOA – American Osteopathic Association genehmigter Abdruck aus JAOA—The Journal of the American Osteopathic Association. © 1971 American Osteopathic Association.)

In einer Untersuchung von Upledger und Karni [9] konnten Übereinstimmungen zwischen palpablen Veränderungen des kraniosakralen Rhythmus und gleichzeitig registrierten Veränderungen mechanisch-elektrischer Messungen am Körper des Probanden festgestellt werden. Dabei wurden die Atemtätigkeit und der arterielle Puls am unteren Rippenbogen mit einem Zugspannungsgerät registriert, der Herzschlag mithilfe eines Elektrokardiogramms gemessen und an beiden Oberschenkeln eine elektromyografische Untersuchung vorgenommen. Gleichzeitig wurden am ruhig liegenden inaktiven Patienten vom Untersucher kraniale Bewegungen und ihre Frequenz, Amplituden und Richtungsänderungen palpiert.

Ergebnisse: Ein normaler Rhythmus mit einem Mittelwert von 8–12 Zyklen/min wurde am Schädel mit einer reziproken Schädelkapselverformung und an jeder anderen Körperstelle palpiert.

Es konnte ein sog. **Stillpunkt** (Aussetzen des normalen Rhythmus) palpiert werden. Dieser konnte allmählich oder schlagartig auftreten. Am Ende des Stillpunktes konnte eine laterale Weitung des Schädels und des Körpers palpiert werden. Es konnte weiterhin eine Gewebeerweichung bzw. eine Auflösung von Restriktionen wahrgenommen werden. Das Auftreten und Ende eines Stillpunktes fanden ebenso wie eine palpable Gewebeerweichung eine elektromyografische Entsprechung. Eine Verschiebung (palpatorische Wahrnehmung einer Richtungsänderung von Flüssigkeit im Körper) spiegelte sich am eindeutigsten elektromyografisch wider. Es konnten außerdem ein Pulsieren (schwingende Bewegung 50- bis 80-mal/min mit kleiner Amplitude) und ein Wackeln (schwankende Bewegung 20- bis 40-mal/min mit großer Amplitude) palpiert werden, die in der Regel in der Atempause zwischen den Atemphasen stattfanden. Ein Pulsieren trat meist kurz vor dem Ende eines Stillpunktes, einer Auflösung oder einer Verschiebung auf. Ein Wackeln trat vor einer Auflösung oder Verschiebung auf. Auch eine Torsion (longitudinale asymmetrische Drehbewegung im Körper) konnte palpiert und elektromyografisch gemessen werden. In der Studie wurde keine Methode zur statistischen Auswertung durchgeführt. Diese hochinteressante Studie wurde bisher leider nicht wiederholt [10].

Nach Olszewski und Engeset entstehen rhythmische Schwankungen des Flüssigkeitsdrucks in Lymphgefäßen zwischen 7,5 und 10 Zyklen/min, unabhängig der Atembewegung des Zwerchfells [11]. Brookes erwähnt einen Rhythmus von 12- bis 14-mal/min bei Erwachsenen und 14- bis 16-mal/min bei Kindern [12].

Allen et al. [13] konnten durch computertomografische (CT) Untersuchungen rhythmische Veränderungen der Hirngewebedichte und der Hirnventrikelform feststellen mit einem Zyklus von 25–96 s (bzw. 24–56 s) sowie langsame Wellen mit einem Zyklus von 300–2000 s. Dabei scheinen die schnelleren Rhythmen den langsameren aufgelagert zu sein. Diese rhythmischen Muster werden durch eine „Vascular-energised Wave" (VEW) des Hirngewebes verursacht, das als Antriebskraft („Roller Pump") wirkt, um den LCS durch die Ventrikel zu treiben, sodass LCS nach kaudal fortgeleitet wird in Bereiche, die besser komprimiert werden können. Sie vermuten, dass diese VEW durch die Zusammenwirkung des Atem- und Herzrhythmus entsteht, moduliert im halbgeschlossenen kraniosakralen System.

Lee erwähnt [14] unveröffentlichte Messungen von Scalone, bei denen mittels Palpation des CRI bei Anästhesie eine Abnahme der Frequenz und eine Zunahme der Amplitude festgestellt wurde. Bei starken Anästhetika fiel die Rate um 4- bis 8-mal/min, bei weniger starken Anästhetika um etwa 8-mal/min und bei lokalen Anästhetika und Epiduralanästhesien entsprach die Frequenz der von Frymann gemessenen Rate von 10- bis 14-mal/min.

Allen und Goldmann [15] erwähnen auch langsame sinusoidale Druckwellen mit einem Rhythmus von 2–9 Zyklen/min, die durch frühere sonografische Untersuchungen gemessen wurden und mit einer rhythmischen Erweiterung und Verengung der Hirnventrikel einhergingen. Der Kanadier Roger Robestaille [16] entwickelte einen Apparat mit einem mechanischen Hebelsystem zur Messung kranialer Bewegungen. Durch Lichtbündelhebel und mithilfe von Manometern wurden Variablen so weit ausgeschlossen, dass die „Messergebnisse der visuellen Äußerung der kranialen Bewegung" des Apparates eine Sensibilität von 97 % und eine Empfindlichkeit von 94 % aufwiesen. Es konnte auf Höhe der Schläfe eine durchschnittliche laterale Expansion im Einklang mit dem CRI von 28,8 Mikron registriert werden. Es wurde auch der optimale Druck für die Palpation der lateralen Bewegung des CRI gemessen. Er betrug 35–40 g/cm^2 bei Erwachsenen und 30–35 g/cm^2 bei Kindern.

Eine weitere kanadische Forschungsgruppe unter der Leitung des Osteopathen Marier [17] führte eine Versuchsreihe durch, bei der der Rhythmus der Atmung, des Herzschlages, der ungefilterte sowie der gefilterte Rhythmus des PRM gemessen und zusätzlich der letztgenannte Rhythmus gleichzeitig palpiert wurde. Es konnte ein Rhythmus des PRM herausgefiltert und palpiert werden mit einem Durchschnittswert von 9,54 Zyklen/min. Außerdem wurde von Vern et al. eine zusätzliche Welle erwähnt, die mit einem Mittelwert von 1,2 Zyklen/min registriert wurde. Der kortikale Stoffwechsel oszilliert in einem Rhythmus von 9 Zyklen/min [18].

Rommeveaux [19] konnte eine rhythmische Bewegung mit einer Frequenz von 5–10 Zyklen/min zwischen Os nasale und Glabella registrieren. Herniou [20] erwähnte an der Sutura sagittalis lebendiger Schafe mithilfe piezoelektrischer Messungen ein rhythmisches Öffnen und Schließen 12-mal/min.

Gunnergaard [21] registrierte am Oberkieferbogen mit dem Hall-Effekt eine rhythmische Spreizung von 1,5 mm mit einer Frequenz von 12 Zyklen/min.

Norton, Sibley und Broder-Oldach [22] veröffentlichten eine Untersuchung, an der ein erfahrener kraniosakraler Osteopath mit der Schädeldachhaltung an 20 gesunde Versuchspersonen einen Durchschnittswert von 3,89 Zyklen/min palpierte.

Heisey und Adams [24] haben Schädel ausgewachsener Katzen äußeren und inneren Druckveränderungen ausgesetzt und wiesen eine deutliche Beweglichkeit der Schädelknochen nach (Kap. 6). Daneben konnten sie auch eine spontane Lateral- und Rotationsbewegung der Ossa parietalia an der Sutura sagittalis feststellen. Bei einer Palpationsstudie von Wirth-Pattullo und Hayes mit 12 Untersuchern konnte ein Rhythmus von 3–9 Zyklen/min (im Mittel 4,5–7 Zyklen/min) registriert werden [25].

1996 präsentierte Moskalenko [28] auf einem Symposium in St. Petersburg kernspintomografische Aufnahmen (Magnetresonanztomografie, MRT), die spontane Schädelbewegungen mit einer Amplitude von 1–1,5 mm erkennen ließen.

Anhand der Daten der Frymann-Studie wurde von Lockwood/Degenhardt die Zyklus-zu-Zyklus-Variabilität untersucht. Dabei wurde eine deutliche Zyklusvariabilität von 0,6–6,3 s festgestellt. Die Messungen variierten von 6,5–13,8 Zyklen/min mit einer durchschnittlichen Frequenz von 10,8±2,3 Zyklen/min (± Standardabweichung). Die Autoren vermuten, dass diese Variabilität eine Mitursache schlechter Inter-Tester-Korrelationen in späteren Studien sei [32].

Nelson et al. entwickelten ein Protokoll, um die THM-Oszillation mithilfe der Laser-Doppler-Durchflussmetrie und den CRI mithilfe der Palpation gleichzeitig zu messen und statistisch auszuwerten [33]. Sie vermuten, dass der CRI eine palpierbare Begleiterscheinung zu den Niederfrequenzfluktuationen der THM-Oszillation sei.

In einer weiteren Untersuchung wurde durch Nelson et al. der CRI von Behandlern gemessen. Die Rate des CRI wurde per Computer von 44 unterschiedlichen Untersuchern registriert. Jeder dieser Untersucher palpierte einen unterschiedlichen Probanden. Die durchschnittliche Frequenz lag bei 4,54±2,08 Zyklen/min. Die meisten Untersucher (70 %) palpierten 2 THM-Zyklen pro CRI-Zyklus, eine kleinere Gruppe meist der erfahreneren kranialen Osteopathen palpierten die THM-/CRI-Zyklen eher im Verhältnis 1:1 [34].

Von Moskalenko wurden anhand von Röntgenbildern und MRT durch moderne Computeranalysen periodische Schädelknochenbewegungen am Menschen mit einer maximalen Amplitude von 0,2–0,5 mm postuliert. Wenn man die physiologischen Daten im Bezug auf die Beziehung zwischen der Dynamik der Hirngefäße und des Liquors (LCS) innerhalb des geschlossenen Schädels berücksichtigt, kommt man zu dem Schluss, dass die periodischen Schädelknochenbewegungen durch periodische Fluktuationen des intrakranialen Drucks ausgelöst werden. Diese werden von ähnlichen Fluktuationen des zerebralen Blutvolumens sowie von Liquorverschiebungen innerhalb des Schädels begleitet. Allerdings sind die sich gegenseitig beeinflussenden zerebrovaskulären und LCS-Systeme von Natur aus unabhängig. Für eine objektive Beobachtung der PRM-Parameter ist es erforderlich, 2 unterschiedliche Parameter simultan aufzuzeichnen, von denen einer die Veränderungen des zerebrovaskulären Systems und der andere die des LCS-Systems darstellt. Dies geschah in der Verbindung von hochfrequenter bioelektrischer Impedanzanalyse (Bioimpedanzanalyse) und transkranieller Dopplersonografie mit der Möglichkeit zur simultanen Aufzeichnung, sodass sich die Dynamik der zerebrovaskulären und LCS-Systeme (und deshalb die Aktivität des PRM) darstellen ließ. Bei der Spektrumanalyse der mit diesen Verfahren erhobenen Werte korrespondierte die Frequenz der Maximalwerte intrakranialen Ursprungs mit der Hauptfrequenz des PRM, die bei Gesunden bei 7–9 Zyklen/min liegt. Bei Pathologien kann sich die Maximalfrequenz erhöhen oder verringern. Die Verteilung der spektralen Komponenten, die die lang-

▸ **Tab. 3.1** Rhythmen in der kraniosakralen Osteopathie.

Untersucher	Rhythmus	Methode
Woods und Woods (1961) [2]	12,47 Zyklen/min	Palpation
Allen, Goldmann (1967) [15]	2–9 Zyklen/min	Ultraschall (sinusoidale Druckwelle)
Baker (1970) [3]	9 Zyklen/min	Messung an Molaren
White, Jenkins, Campbell (1970) Jenkins, Campbell, White (1971) [5]	7 Zyklen/min	Ultraschalluntersuchung am Gehirn
Frymann (1971) [4]	12,8 Zyklen/min	Messung am Schädel
Michael, Retzlaff (1975) [6]	5–7 Zyklen/min	Messung an anästhesierten Affen
Wallace, Avant, McKinney, Thorstone (1975) [7]	9 Zyklen/min	Ultraschalluntersuchung intrakranialer Bewegungen
Becker R (1977)	0,6 Zyklen/min	Palpation der Long Tide
Lay, Cicorda, Tettambel (1978) [8]	8 Zyklen/min	Bewegungsdetektoren am Os frontale und Os temporale
Upledger (1979)	6–12 Zyklen/min	Palpation
Brookes (1981) [12]	12–14 Zyklen/min	Palpation
Upledger et al. (1983)	4,5 Zyklen/min	Palpation bei Komapatienten
Liem (2017) [294]	4 Zyklen/min	Palpation
Podlas, Allen, Bunt (1984) [13] Allen, Bunt (1989) [13]	2,25–0,25 Zyklen/min Zyklus von 300–2000 s	CT-Untersuchung der Hirngewebedichte und Hirnventrikelform
Marier (1986) [17]	9,54 Zyklen/min	Messung
Herniou (1995) [20]	12 Zyklen/min	piezoelektrische Messung an Schafen
McCatty (1988)	10,4 Zyklen/min	Palpation bei gesunden Erwachsenen
Gunnergaard (1992) [21]	12 Zyklen/min	Messung mit Hall-Effekt am Oberkieferbogen
Norton, Sibley, Broder-Oldach (1992) [22]	3,89 Zyklen/min	Palpation
Jealous (1997)	2,5 Zyklen/min	Palpation
Allen (1993) [23]	6,34 Zyklen/min	Palpation bei Kindern < 1 Monat
Wirth-Pattullo/Hayes (1994) [25]	3–9 Zyklen/min	Palpation
McAdoo und Kuchera (1995) [26]	9,13 Zyklen/min	Palpation
Greenman und McPartland (1995) [27]	7,2 Zyklen/min	Palpation bei traumatischer Hirnverletzung
Zanakis et al. (1996/97) [29]	6,35 Zyklen/min	Bewegungstestungs-Video-Analysesystem
Liem (1998) [31], Lewer-Allen et al. (2000) [30]	1 Zyklus in 5 min: 300-Sekunden-Zyklus	Palpation, CT-Scan
Lewer-Allen et al. (2000) [30]	1 Zyklus in etwa 33 min	CT-Scan
Liem (2015)	1,5–4 Zyklen/min	Palpation

samen Fluktuationen intrakranialen Ursprungs zeigt, hat informative Bedeutung.

Die erhobenen Daten sollen laut Moskalenko zeigen, dass Parameter, die die PRM-Aktivität charakterisieren, objektiv beurteilt werden können. Dies sind v. a. die relativen Amplituden- und Frequenzkompositionen, deren Werte sich unter verschiedenen Bedingungen und bei Pathologien gegenüber den Werten von Gesunden verändern.

▸ **Tab. 3.1** zeigt einen Überblick über Versuche zur Registrierung rhythmischer Erscheinungen am Schädel.

3.2 Erklärungsansätze für den Rhythmus des PRM

Im Weiteren werden folgende Erklärungsansätze zu den Rhythmen des PRM dargestellt und diskutiert:

- rhythmische Bewegung der Ventrikel
- rhythmische Bewegung des Gehirns
- embryologische Bewegungsimpulse
- Einfluss des PRM auf die Lungenatmung
- Druckausgleichsmodell
- Atemrhythmus, Herzrhythmus, vasomotorische Wellen

- Rhythmus als Reaktion des Muskelgewebes auf die Schwerkraft
- Rhythmus als Funktion des neuromuskulären Systems
- Lymphpumpe
- Gewebe-Druck-Modell (Tissue-Pressure-Modell)
- Entrainment-Modell nach McPartland und Meins
- Modell der lokalen Venomotion
- Interaktion von Kontrollverbindungen für die zirkulatorische Homöostase des Gehirns
- Tensegrity-Modell und primäre Respiration
- THM-Oszillation
- Rhythmus von außerhalb führt zu Resonanzen im Organismus

3.2.1 Rhythmische Bewegung der Ventrikel

Der Ursprung der gesamten kraniosakralen Bewegung ist nach Sutherland in der rhythmischen Erweiterung und Verengung der Hirnventrikel zu suchen. Diese äußert sich in Fluss- und Volumenschwankungen des LCS, die sich wiederum auf das intrakraniale Membransystem auswirken. Über die intrakranialen Membranen würde das Os sphenoidale zur treibenden Kraft des kraniosakralen Systems.

3.2.2 Rhythmische Bewegung des Gehirns

Bei der Frage nach der treibenden Kraft des kraniosakralen Systems gibt es unterschiedliche Ansichten. Magoun [35] erwähnt die Forschungen von Wooley und Shaw, die rhythmische Kontraktionen der Oligodendroglia des Nervengewebes im ZNS feststellen konnten. Auch Clark [36] registriert eine rhythmische Bewegung der Oligodendroglia und nimmt an, dass diese rhythmischen Pulsationen mit einer Frequenz von 8- bis 12-mal/min bis in die feinsten Strukturen des ZNS wirken. Hyden [37] so wie auch Pomerat konnten nachweisen, dass Neurogliazellen, die in Kulturen auf Nährböden aufwuchsen, eine kontinuierliche Pulsation erkennen ließen. Obwohl die Gliazellen in vitro eine rhythmische Bewegung zeigten, die von der Frequenz des kraniosakralen Rhythmus abwich, könnte diese Bewegung in vivo erheblich variieren. Pomerat registrierte in vitro eine Kontraktion einer Gliazelle alle 5 min. Pomerat konnte außerdem durch Halluzinogene vom Cannabinoid-Typ eine Verlangsamung der Kontraktion erreichen [38]. Auch weitere Forscher finden verschiedene Hirnzellen, die Rhythmen aufweisen. Vereinfacht zusammengefasst setzt sich der Rhythmus des Gehirns aus diesen unterschiedlichen Hirnzellaktivitäten zusammen. Durch „Verkleinerung“ der zerebralen Hemisphären wird eine Vergrößerung des Subarachnoidalraums und der Hirnventrikel verursacht, die als „Einatmung“ beschrieben werden könnte. So ist nach Lumsden und Pomerat die Summation dieser Bewegungen für den CRI verantwortlich [39].

Auf einem von der Schering Corporation gesponsertem Film ist endoskopisch eine rhythmische Weitung des Gehirns zu sehen, die etwa in einem Rhythmus von 5–10 s stattfindet. Mit gleicher Frequenz konnte auch eine rhythmische kraniokaudale Bewegung der Dura mater spinalis nach Laminektomie dargestellt werden [40].

Feinberg und Mark [41] stellten mithilfe von MRT-Untersuchungen Hirnbewegungen, insbesondere im Zwischenhirn und im Hirnstamm, fest und bestätigen somit die Vermutungen von O'Connell und du Boulay [43] sowie von Sutherland [44], der schon vor fast über einem Jahrhundert eine Eigenbewegung des Gehirns annahm. Auch Greitz et al. [45], die mithilfe von MRT-Untersuchungen pulsierende Hirnbewegungen und damit assoziierte hydrodynamische Veränderungen untersuchten, kamen zu dem Ergebnis, dass die Expansion des Gehirns zu einer Kompression der Hirnventrikel und somit zu einem intrakranialen Liquorfluss führt. Allerdings treten diese physiologischen Erscheinungen in Relation zur arteriellen (und venösen) Durchblutung auf und nicht in den langsameren Rhythmizitäten, die für die primäre Respiration bzw. für den kraniosakralen Rhythmus beschrieben wurden.

Weitere Forschungen von Gröschel-Stewart et al. [46], Scordilis et al. [47], Fifkova [48], Alonso et al. [49] sowie Kimura et al. [50] wiesen Aktin- und Myosinfilamente, also kontraktile Elemente, in den Astrozyten des Gehirns nach. Zudem konnte mithilfe periodischer elektrischer Stimulation dieser Zellen eine rhythmische Kalziumfreisetzung beobachtet werden. Dani et al. [242] zeigten, dass neutrale Aktivität bei Ratten Kalziumwellen in Astrozytennetzwerken des Hippocampus auslöst. Sie breiten sich bei 21 °C sowohl in als auch zwischen den Astrozyten mit Geschwindigkeiten von 7–27 mcm/s aus. Die Astrozyten stellen ungefähr 60 % des Hirngewebes dar. Nach P. Coughlin könnten diese Zellen, als eine Form der Gliazelle, unter Umständen für die vermutete Eigenbewegung des Gehirns verantwortlich sein und als Ursache des kranialen Rhythmus angesehen werden. Die Menge der Aktin- und Myosinfilamente reicht allerdings keinesfalls aus, um Bewegungen des Gehirns, z. B. im Sinne einer Auf- und Entrollung, induzieren zu können [51]. Vern et al. [243] zeigten am nicht anästhesierten Katzen- und Kaninchenkortex in beiden Hemisphären synchrone spontane Oszillationen des Redoxstatus der lokalen kortikalen Zytochromoxidase mit $< 0{,}4$ Hz.

3.2.3 Embryologische Bewegungsimpulse

Spekulativ ist einerseits Magouns Vermutung [52], dass die embryologischen Wachstumsbewegungen der Strukturen auch nach Abschluss des Wachstumsprozesses in gewissem Ausmaß als feinste rhythmische inhärente Bewegungen weiterexistieren, andererseits die Annahme, diese könnten für die Erklärung von PRM-/CRI-Rhythmen herangezogen werden.

3.2.4 Einfluss des PRM auf die Lungenatmung

Sears [53] fand heraus, dass respiratorische Motoneurone während spontaner Lungenatmung eine rhythmische langsame Veränderung ihres Membranpotenzials zeigen. Diese rhythmischen Veränderungen nannte er „Central Respiratory Drive Potentials“. Bei Versuchen mit leicht anästhesierten Tieren konnte festgestellt werden, dass sich das Membranpotenzial von thorakalen Motoneuronen zwar in Synchronizität mit der Lungenatmung, aber in einem langsameren Rhythmus als diese verändert. Auch eine spontane Pulsation der Neurone wurde beobachtet. Außerdem wurden inspiratorische und exspiratorische Motoneurone gefunden. Beide zeigten Phasen von Repolarisation, Depolarisation und Phasen, in denen diese Neurone nicht erregt werden konnten.

Laut Viola Frymann weisen diese Entdeckungen auf einen Funktionsmechanismus hin, der erklärt, auf welche Art das ZNS die Atmung kontrolliert. Sie sieht in diesen Forschungen einen wichtigen Schritt, um einen tieferen Einblick in die Wirkungsweise des PRM in Bezug auf die thorakoabdominale Lungenatmung zu erhalten.

3.2.5 Druckausgleichsmodell nach Upledger

Upledger [54] ist der Ansicht, dass das Zellgewebe des Gehirns keine ausreichend hohe Zugfestigkeit aufweise, um als hydraulische Pumpe den kraniosakralen Rhythmus zu induzieren. Dieser Einwand wird allerdings durch neuere Forschungsergebnisse nicht bestätigt (s. o.). Upledger [54] zieht eher ein **Druckausgleichsmodell** in Betracht. Er nimmt dabei an, dass der Liquor durch die Plexus choroidei schneller erzeugt wird, als er über die Arachnoidalzotten rückresorbiert werden kann. Beim Erreichen einer oberen Druckgrenze würde die Liquorproduktion über einen unbekannten Mechanismus wieder abgeschaltet, während die Liquorresorption kontinuierlich weiterlaufe. Dadurch sinke das Volumen des LCS und somit auch der Druck im kraniosakralen System. Ab einem unteren Schwellenwert setze die Liquorproduktion wieder ein, und der hydrostatische Druck beginne erneut zu steigen. Dieser rhythmisch verlaufende Druckan- und -abstieg könnten nach Upledger letztlich die treibende Kraft im kraniosakralen System darstellen und den wahrnehmbaren Rhythmus verursachen.

Mögliche Kontrollmechanismen für das Modell des hydrostatischen Drucks

Beim Affen konnten Axone in der Sutura sagittalis gefunden werden, die durch die Hirnhäute bis zur Wand des 3. Ventrikels verlaufen. Es könnte also sein, dass die Suturen einen sog. Streckreflex haben. Würden die Suturen beim Druckanstieg im Ventrikelsystem auseinandergedrückt, könnte ab einem bestimmten Abstand dieser Streckreflex ausgelöst werden, der über Nervenleitung den Plexus choroidei mitteilt, die Liquorproduktion einzustellen. Beim Nachlassen des intrakranialen Drucks kämen die Suturen wieder näher zusammen; dabei würde ab einem bestimmten Wert erneut ein Impuls ans Gehirn gesandt, damit die Liquorproduktion wieder einsetzen kann.

Am Boden des Sinus rectus befindet sich am Übergang zur V. magna ein **arachnoidaler Granulationskörper**. Le Gros Clark, Takeshige und auch Gray's Anatomy (39. Aufl.) beschrieben diesen Granulationskörper. Berquist und Willen [55] veröffentlichten eine Untersuchung über diese ventilähnliche Struktur, die jedoch keinerlei muskuläres oder elastisches Gewebe enthält. Es konnte ein Nerv festgestellt werden, der in dieser Struktur verläuft. Der Granulationskörper besteht aus einem Geflecht von Blutzellen, das im Füllungszustand wie ein „Kugelventilmechanismus“ den Ausfluss aus der V. magna mindern könnte. Dadurch würden ein Rückstau und eine Druckerhöhung in der Vene entstehen mit der Folge einer vermehrten Produktion bzw. Ausscheidung von LCS aus den Plexus choroidei in die lateralen Ventrikel.

Bei einer durchschnittlichen Tagesliquorproduktion von 720 ml (30 ml/h) und einer Frequenz des CRI von 10 Zyklen/min und 14 400 Zyklen/Tag würden pro Zyklus ungefähr 0,05 ml Liquor produziert. Bei einer Frequenz von 8 Zyklen/min und 11520 Zyklen/Tag würden pro Zyklus hingegen schon ungefähr 0,065 ml Liquor produziert. In Verbindung mit der Wirkungsmöglichkeit des sog. arachnoidalen Schwellkörpers wäre es vielleicht möglich, eine kraniosakrale Rhythmizität zu erklären. Immerhin konnten Heisey und Adams [56] mit einer Injektion von nur 0,1–0,2 ml Flüssigkeit in die Seitenventrikel von Katzen eine messbare Bewegung an Suturen auslösen. Allerdings wäre die Produktionsrate des LCS pro Minute wahrscheinlich allein zu gering, um Druckveränderungen zu bewirken, die messbare suturale Veränderungen von 100 mcm und mehr verursachen und würde kaum ausreichen, um die von E. A. Bunt festgestellte Veränderung der Seitenventrikelgröße zu bewirken. Im Gegensatz zur Hypothese von Upledger konnte eine konstante LCS-Bildung nachgewiesen werden, sodass nach Guyton [57] der Druck des Liquors fast vollständig durch die Resorption an den Arachnoidalzotten reguliert wird.

Nach Ferguson ist es ein Widerspruch, wenn bei der Palpation des kraniosakralen Rhythmus an beliebigen Körperbereichen keine Zeitverzögerung des Rhythmus anzutreffen ist. Denn bei einer Liquorpulsation, die durch hydrostatischen Druckanstieg und -abfall erzeugt wird, müsste eine Zeitverzögerung vorhanden sein [58].

3.2.6 Atemrhythmus, Herzrhythmus, vasomotorische Wellen

Ein anderer Erklärungsansatz sieht die **kombinierten Herz- und Atemrhythmen** als Ursache für den CRI an. Während der Atmung wird über die Rippenbefestigung an der Brustwirbelsäule (BWS) und die Anheftung des Diaphragmas an der unteren BWS und der oberen LWS das Rückenmark rhythmisch bewegt.

Die weiter oben angeführten Untersuchungen von Feinberg und Mark [41] sowie von Greitz [45] u. a. sehen die **arterielle Expansion als die treibende Kraft für die Hirnbewegungen** an. Nach Greitz entsteht die Hirnbewegung aus dem Zusammenspiel der arteriellen Expansion, der Expansion des Hirngewebes durch die kapilläre Dilatation in der Systole und den Volumenveränderungen in den Venen sowie im Subarachnoidalraum. Die Expansion des Gehirns, wie weiter oben bereits erwähnt, ist wiederum die Grundlage für die Kompression der Ventrikel und somit für den Liquorfluss. Anhand von MRT-Untersuchungen konnte Greitz feststellen, dass die Hirnbewegung der Bewegung des LCS in der Cisterna interpeduncularis und im Aquädukt vorausgeht, während sie am Foramen magnum ungefähr zur selben Zeit wie die Liquorbewegung beginnt. Die trichterförmige Richtung der Kräfte, die in der Systole auf das Gehirn einwirken und seine Verformung verursachen, sind in ▸ **Abb. 3.2** dargestellt. Durch sie kann das Gehirn seine kolbenartige Wirkung auf den LCS ausüben.

Bering beschreibt Bewegungen des LCS, die ihren Ursprung in pulsativen Expansionen und Kontraktionen des Plexus choroideus haben [59]. Nach Poncelet et al. entsteht die treibende Kraft im LCS durch laterale Kompressionen in thalamischen Nuklei [60], während Enzmann und Pelc die Ursache in der anterokaudalen Bewegung des Kleinhirns während der Systole sehen [61] [62].

Maier et al. [244] nahmen Bewegungen des Hirnparenchyms und des LCS in Echtzeit mittels MRT auf. Hirn und LCS von gesunden Probanden zeigten zyklische Bewegungen im Frequenzbereich der normalen Herzfrequenz. Beide Gehirnhälften zeigten zyklische Kompressionen der Ventrikel mit Spitzengeschwindigkeiten bis zu 1 mm/s, gefolgt von einem langsameren Rückstoß. Aufgepropft auf die normale Verschiebung des Hirnstamms war eine langsame, atmungsabhängige zyklische Verlagerung der Neutralstellung. Während des Valsalva-Manövers zeigte der Hirnstamm initial eine kaudale und folgend eine kraniale Verschiebung um 2–3 mm. Husten löste ein kurzes Schwingen des LCS in Richtung Hirn aus.

Seltener wird angenommen, dass zerebrale (Portnoy) oder spinale Venen (Dunbar) für die Liquorpulswellen verantwortlich sind. Andere Forschungen konnten wiederum sowohl arterielle als auch venöse Einflüsse belegen, z. B. Hamit et al. [42], Du Boulay et al. [43] (Kap. 9.3.2).

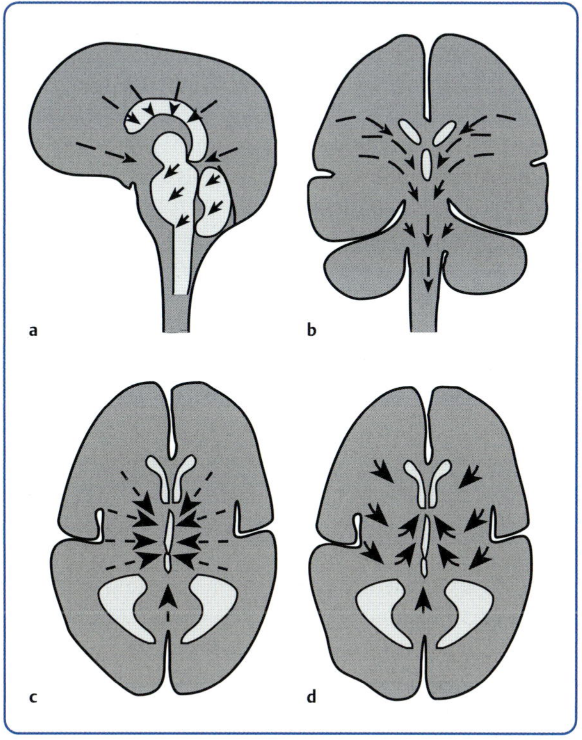

▸ **Abb. 3.2** Die Zeichnungen verdeutlichen die Richtung der Kräfte, die während der Systole auf das Gehirn einwirken in der Ansicht **a** von lateral, **b** von hinten, **c** von oben. Anhand von MRT-Untersuchungen von Greitz erstellt. **d** zeigt die Bewegungen in den Basalganglien, wenn der Hirnstamm und die Basalganglien sich in entgegengesetzte Richtungen bewegen.

Mikulis et al. [245] bewiesen eine Oszillation des Rückenmarks in der kraniokaudalen Richtung nach jeder Systole. Die maximale Geschwindigkeit ist 7,0±1,4 mm/s in die kaudale Richtung. Levy et al. [246] zeigten ein Pulsieren des Rückenmarks, das aus der direkten Bewegungsweiterleitung der Hirnpulsation resultiert. Bei gesunden Personen betrug die zerebrospinale Flussrate etwa 12 mm/s, während bei fixiertem Rückenmark die Rate sehr viel langsamer war.

Auch Einflüsse der Atmung auf die Zirkulation von LCS wurden nachgewiesen, z. B. von Du Boulay et al. [43].

Kiviniemi et al. [257] registrierten langsame vasomotorische Wellen im LCS, die unter der autonomen Kontrolle der Hirnzirkulation stehen (Kap. 9.3.4).

Allerdings untersuchten weder Greitz, Dunbar, Hamit, Du Boulay noch Portnoy usw. die Pulswellen in Beziehung zu möglichen Schädelbewegungen, und zudem ist der beschriebene kraniale Rhythmus deutlich langsamer als der Herzrhythmus, sodass die Frage bleibt, welche weiteren Einflüsse und welches Zusammenspiel von Faktoren den in der kranialen Osteopathie postulierten inhärenten unwillkürlichen Rhythmen zugrunde liegen könnten.

3.2.7 Muskuläre Einflüsse

Wiederum ein anderes Modell wurde von Becker [63] vorgeschlagen. Nach seinem Modell wird ein bestimmter ganzheitlicher Körperimpuls nur an den Schädel angepasst und in ihm widergespiegelt. Die kraniosakrale Bewegung entsteht dabei als eine Reaktion des Muskelgewebes auf die Schwerkraft in Form von unwillkürlichen muskulären Kontraktionen, die auf die Dura oder das Nervensystem übertragen werden. Dadurch könnte der hydrostatische Druck des kraniosakralen Systems rhythmisch erhöht und erniedrigt werden. Verbindungen zwischen der Dura, den Augen- und subokzipitalen Muskeln konnten nachgewiesen werden (Kap. 7.3.2, Kap. 7.4.3). Einflüsse der subokzipitalen Muskeln, insbesondere des M. rectus capitis posterior minor/major und M. obliquus capitis inferior, auf die Dura und das Rückenmark in dieser Region sowie auf die LCS-Dynamiken wurden postuliert.

Die subokzipitalen Muskeln haben aufgrund ihrer reichen Innervation und ihrer hohen Dichte an Muskelspindeln große Bedeutung für physiologische Prozesse (Gleichgewicht) und möglicherweise für Krankheitssymptome wie Tinnitus, Schwindel, Kopfschmerzen usw. Und es setzt auch eine Vielzahl weiterer Muskeln in der Kopfregion an. Allerdings konnten in der Muskulatur keine rhythmischen Kontraktionen in der Frequenz der primären Respiration nachgewiesen werden. Auch den neurogenen Mechanismen des Ruhemuskeltonus scheinen keine rhythmischen Qualitäten zugrunde zu liegen. Nur die muskuläre Blutzufuhr zeigt eine Schwankung von 5–6 Zyklen/min, die auch unter Muskelkontraktionen anhält – reguliert über die muskuläre sympathische Nervenaktivität [64].

Inwieweit allerdings die Muskulatur den sog. kraniosakralen Rhythmus beeinflussen könnte, ist gegenwärtig ungeklärt. So palpierte Upledger [65] an Patienten mit Tetraplegien aufgrund von Rückenmarksverletzungen, die so gut wie keinen Muskeltonus aufwiesen, trotzdem einen starken Rhythmus am Schädel und registrierte im Gebiet denervierter Muskeln 20–30 Pulsationen/min. Ferguson interpretiert dies jedoch nicht als Widerlegung dieser Theorie, denn die kräftigsten Muskeln am Schädel sind die Kaumuskeln, die bei einer Affektion des Halsrückenmarks nicht betroffen wären. Und er bemerkt weiter, dass gerade weil denervierte Muskeln einen Rhythmus von 20–30 Pulsationen/min zeigen, es ohne Weiteres möglich wäre, dass normal innervierte Muskeln eben diesen Rhythmus erzeugen [58].

3.2.8 Rhythmus als Funktion des neuromuskulären Systems

Ferguson [58] nimmt an, dass der kraniosakrale Rhythmus durch das Nervensystem koordiniert wird und der konstante Tonus bzw. die Bewegung in innervierten Muskeln den kraniosakralen Rhythmus erzeugen. Der Rhythmus ist nach ihm eine Funktion des dynamischen neuromuskulären Systems.

3.2.9 Lymphpumpe

Degenhardt und Kuchera [66] erwähnen eine Reihe von Forschungen, die rhythmische spontane Kontraktionen der Lymphgefäße feststellten, z. B. wurde eine Kontraktion des Ductus thoracicus beim Menschen festgestellt, etwa 4- bis 6-mal/min [67]. Hall et al. registrierten in vielen Lymphgefäßen eines nicht anästhesierten Schafes Bewegungen mit einer Rate von 1- bis 30-mal/min, die unabhängig von der Atmung auftraten [68]. Auch wurden in vitro spontane Lymphkontraktionen von 2- bis 3-mal/min gemessen. Es konnten bereits 1869 und 1910 rhythmische Pulsationswellen mit einer Frequenz von 8- bis 10-mal/min in Lymphgefäßen von Versuchsschweinen registriert werden. Ähnliche Frequenzen wurden an 5 bewegungslosen aufrecht stehenden männlichen Probanden gemessen und waren unabhängig von der Atmung oder der Bewegung der Beine [69].

Kontraktionen der Lymphgefäße sollen eine Schlüsselrolle in der Regulation und Entstehung des Lymphflusses spielen [70]. Die Pumpfunktion des Lymphsystems wird durch das autonome Nervensystem reguliert sowie durch lokale Gewebestoffe und systemisch durch Hormone moduliert. Degenhardt und Kuchera stellen sodann die Frage, welche Beziehung zwischen dem Lymphfluss bzw. den Kontraktionen des Lymphsystems und dem CRI besteht und inwieweit diese Kontraktionen palpable Impulse im faszialen System erzeugen. Kleinste Mengen Lymphe sollen auch intrakranial, außerhalb der Blut-Hirn-Schranke vorkommen [71]. Auch wenn im Schädelinneren einige Lymphgefäße nachgewiesen werden konnten, scheint es unwahrscheinlich, dass das Lymphsystem einen großen Einfluss auf die Entstehung des kraniosakralen Rhythmus hat.

3.2.10 Gewebe-Druck-Modell (Tissue-Pressure-Modell) nach Norton

Norton [72] beschrieb ein Tissue-Pressure-Modell. Er vermutet, dass der CRI das Ergebnis (Simply Harmonic) von 4 Rhythmen darstellt: den kardiovaskulären und respiratorischen Oszillationen des Patienten und des Behandlers. Nach ihm manifestiert sich der CRI im Hautgewebe (Cutaneous Tissue) und kann über Mechanorezeptoren des Behandlers registriert werden. Norton testete dieses Modell mithilfe einer Computersimulation. Seine Ergebnisse korrelierten mit Ergebnissen der Studie von Frymann [4]. Allerdings konnte in weiteren Studien keine Übereinstimmung bei der Palpation des CRI von Therapeuten und seinem Modell aufgezeigt werden [73] [74].

3.2.11 Entrainment-Modell nach McPartland und Mein

McPartland und Mein [75] bezeichnen mit „Entrainment" die Integration oder Harmonisierung verschiedener biologischer Oszillatoren. Sie berufen sich auf Forschungen von Tiller, McCraty und Atkinson [76] [77]. Diese definierten biologische Oszillatoren als Zelle oder Gruppen von Zellen, die rhythmische Oszillationen hervorrufen. Tiller et al. konnten nachweisen, dass die Pulsfrequenz von rhythmischem Pulsschlag zu Pulsschlag im Bereich von Millisekunden variiert (Herzratenvariabilität). Sie konnten außerdem Oszillationen in der Pulsübertragungszeit feststellen.

Oszillationen der zerebralen Blutflussgeschwindigkeit unabhängig von systemischen Blutflussparametern wurden von Diehl et al. registriert [78].

Zudem wurden von Vern et al. Oszillationen im zerebralen Blutflussvolumen registriert [79].

Dabei führen Tiller, McCraty und Atkinson mindestens 3 Oszillatoren an: zentrogenische Rhythmen des Netzwerks im Hirnstamm mit fakultativer Kopplung an respiratorische Oszillatoren, ein Netzwerk der Barorezeptoren und den autonomen Rhythmus der glatten Gefäßmuskulatur. Sie stellten fest, dass sich die Pulsübertragungszeit, das Elektroenzephalogramm (EEG), die Herzfrequenzvariabilität und die Atemrate zu einer Frequenz von etwa 0,1 Hz synchronisieren können, wenn sich ein Gleichgewicht im autonomen Nervensystem einstellt. Dies geschieht, wenn der Proband seine Aufmerksamkeit auf bestimmte Orte biologischer Oszillatoren richtet, z. B. die Herzgegend, oder in Momenten positiver emotionaler Zustände der Liebe, der Dankbarkeit, tiefer innerer Ruhe und Ausgeglichenheit.

McPartland und Mein vermuten, dass der CRI ein palpabler harmonischer Rhythmus ist, der durch die Synchronisierung verschiedener biologischer Oszillationen entsteht. Sie integrieren das Gewebe-Druck-Modell von Norton und führen weitere Oszillatoren an: Zwerchfellbewegungen, kardiovaskuläre Pulse, Schwankungen der Herzfrequenz, TH-Modulationen, Kontraktionen der Lymphgefäße, Produktion des LCS an den Plexus choroidei, Pulsationen von Gliazellen, durch kortikale Neurone erzeugte elektrische Felder, oxidative Stoffwechselprozesse der Großhirnrinde sowie viele weitere biologische Oszillationen.

Die meisten Oszillatoren sind in Gewebebewegungen umwandelbar. Inwiefern Hirnwellen und andere Feldgeneratoren wahrnehmbar sind und in welcher Beziehung diese zum CRI stehen, ist zum jetzigen Zeitpunkt noch nicht erklärbar.

„Entrainment" ist sozusagen die Summation einer Vielzahl von Signalen unterschiedlichster teils bekannter, teils noch unbekannter Genese und Quellen, die in rhythmischen sinusoidalen Mustern in Erscheinung treten und über Mechano-, Proprio- und Thermorezeptoren sowie bisher nicht bekannte Wahrnehmungsmechanismen registriert werden können. Der zugrunde liegende Mechanismus und der gemeinsame Nenner aller Oszillationen ist das Gleichgewicht zwischen Para- und Orthosympathikus. Wird ein Gleichgewicht im autonomen Nervensystem erreicht, harmonisieren sich die verschiedenen Körperrhythmen und können als deutlicher und gesunder CRI palpiert werden. Dabei muss der CRI nicht den tiefsten Rhythmus („Final, Fundamental Harmonic") darstellen. Entsprechend palpatorischer Erfahrungen sind feinere, tiefere Rhythmen denkbar (z. B. von Jealous, Becker und Liem beschrieben). Die Wahrnehmung dieser Rhythmen setzt eine Defazilisation des Nervensystems des Therapeuten voraus. McPartland und Mein erwähnen Christiaan Huygens, der 1665 als Erster „Entrainment" beschrieb, als er beobachtete, dass Uhren mit gleich langem Pendel in Synchronizität miteinander schwingen.

- „Frequency-Selective Entrainment": Dies bezeichnet die Harmonisierung von verbundenen Oszillatoren in eine dominante Frequenz. Huygens beobachtete, wie Uhren mit dem schwersten Pendel die Synchronizität der anderen Uhren hervorriefen.
- „Frequency-Pulling Entrainment": Ein starker Oszillator ist nicht in der Lage, ein völliges Entrainment zu erreichen, aber führt zu einer Verschiebung der Frequenz anderer Oszillatoren.

Nach McPartland und Mein treten diese beiden Phänomene bei der kraniosakralen Behandlung auf. Der Therapeut übertrage die Rhythmen seiner eigenen inneren „Uhr" auf den Patienten – dies umso mehr, je stärker sich der Therapeut in einem meditativen Zustand befinde.

3.2.12 Lokale Venomotion nach Farasyn und Vanderschueren

Farasyn und Vanderschueren [80] nehmen an, dass bei einer Palpation am Schädel keine Hirnflüssigkeitspulsationen erfühlt werden können, obwohl diese existieren. Sie vermuten lokale Venomotionen der direkt unter dem Schädel verlaufenden Sinus venosi als Ursprung der kraniosakralen Bewegung [81] [82] [83] [84] [85] [86] [87] (► **Abb. 3.3**).

Ebenso soll die sakrale Bewegung durch die Venomotion der anterior vom Sakrum verlaufenden V. iliaca communis sowie der V. iliaca und V. femoralis stammen, sodass der CRI des Kraniums und des Sakrums ebenso wie zwischen linkem und rechtem Os parietale voneinander abweichen können [80] (► **Abb. 3.3**). Kontraktionen der venösen Gefäßmuskulatur wurden als ein aktiver Faktor beim Transport von Blut zum Herzen nachgewiesen, der auch die Blutviskosität in den Kapillaren sicherstellt [88] [89] [90] [91] [92] [93] [94]. Diese aktive Vasomotion verläuft pro Segment in zentripedaler Richtung. Sie wird durch eine zwischen 2 Klappen befindliche automatische

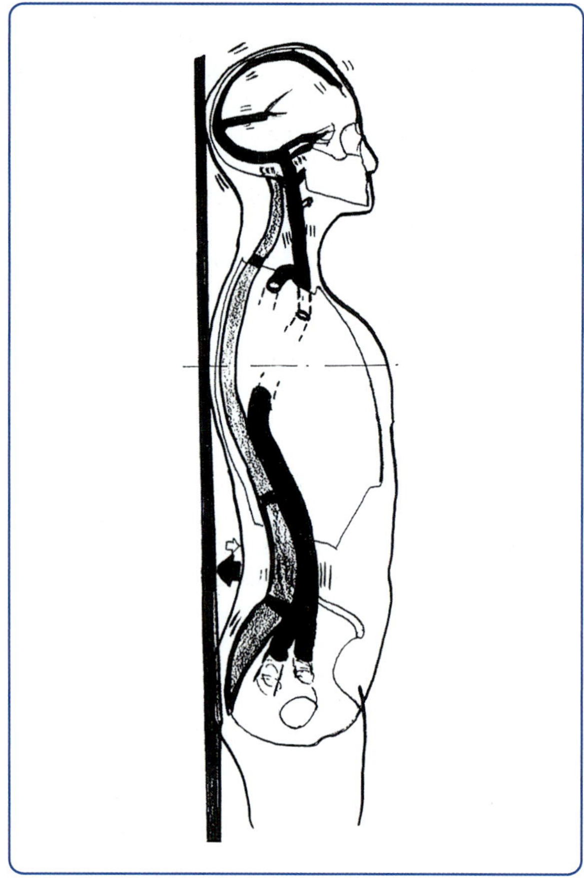

▶ **Abb. 3.3** CRI des Kraniums und des Sakrums: Vasomotion der kranialen Sinus venosi, der anterior des Sakrums verlaufenden V. iliaca communis, der V. iliaca und der V. femoralis.

„Triggereinheit" hervorgerufen, die in einer langsamen rhythmischen Welle resultiert [95] [96] [97] [98] [99].

Das Modell der Venomotion basiert v. a. auf folgenden Beobachtungen:

- Die Frequenzangaben des CRI entsprechen dem Rhythmus autonomer Vasokonstriktion der Venen von 6–10 Zyklen/min.
- Einfluss auf die Venomotion haben dabei: Sauerstoff-, Kohlendioxid- und Glukosekonzentration im Blut, extramurale Druckveränderungen und Dehnung/Stretching (die Kontraktionszeit wird dadurch verlängert) [100] [101] [102], Stoffwechselfaktoren und Pharmazeutika (diese führen zu unterschiedlichen Reaktionen in Venen und Arterien) [103] [104] [105] [106] [107] [108] [109] [110] [111].
- Die Beschreibung von Eigenschaften des CRI, dass Temperaturerhöhung die Frequenz erhöht, korrespondiert mit den Eigenschaften der Venomotion in Venolen und Venen [112] [113].
- Ebenso wie der CRI (nach Einzelerfahrungen) einige Stunden nach dem Tode noch palpabel sein soll, konnte eine Venenpulsation dissektierter Venen festgestellt werden [114].
- Dabei soll die rhythmische Bewegung am stärksten auf Höhe der Procc. mastoidei palpiert werden, da dort die V. jugularis interna verläuft.

Ferguson bezweifelt wegen des niedrigen Drucks in den meisten Venen die Hypothese, wonach die Venomotion für das Phänomen des CRI verantwortlich sein soll. Vor allem intrakranial kann der venöse Druck im Stand negativ sein [115]. Zudem sollen Venolen keine Venomotion zeigen [116]. Auch venöse Flüssigkeitsdynamiken zwischen Schädeläußerem und -innerem als Teil der Thermoregulation sind nach Ferguson an der palpablen Erscheinung des CRI nicht beteiligt.

3.2.13 Physiologische Basis von CRI und PRM nach Moskalenko, Frymann, Kravchenko und Weinstein

In der Physiologie des zerebrovaskulären und zerebrospinalen Systems wurden große Fortschritte erzielt, die das Wissen um die strukturelle Organisation des zerebrovaskulären Kontrollsystems und den Mechanismus der zerebrospinalen Flüssigkeit erweitert haben [116] [117] [118]. Dies ist für das Verständnis der osteopathischen Technik auf kranialem Gebiet sowie zur Evaluation des CRI und des PRM absolut notwendig.

Experimentelle und klinische Beobachtungen belegen, dass das Verhältnis zwischen bestimmten Parametern des zerebrovaskulären und Liquorsystems sehr komplex ist. Ein wesentlicher Parameter der biophysikalischen Struktur des zerebrovaskulären Systems ist die funktionelle Einheit aus zerebraler Durchblutung, zerebrovaskulärem Widerstand, Blutvolumen des Gehirns und intrakranialem Druck. Alle komplexen Parameter sind unabhängig und interagieren nur in indirekter Weise miteinander. Somit kann unmöglich durch Beobachtung eines Parameters ein anderer untersucht werden.

Die Hauptfaktoren sind Druck und Volumen. Wenn z. B. das arterielle Volumen steigt, kommt es zu einem Anstieg der Hirndurchblutung und des intrakranialen Drucks; wenn aber das venöse Volumen im Schädel steigt oder der Abfluss der LCS in den Spinalkanal obstruiert ist, führt eine Zunahme des intrakranialen Drucks zu einer Abnahme der Hirndurchblutung.

In einer Untersuchung von Moskalenko et al. [117] konnte gezeigt werden, dass die zerebrovaskulären und Liquorsysteme eine komplizierte biophysikalische Struktur haben, die die Beziehung zwischen Drücken und Volumina der flüssigen Medien Blut und LCS innerhalb der abgeschlossenen Schädelhöhle bestimmt. Aufgrund der speziellen biophysikalischen Struktur sind die Kontrollprozesse innerhalb des zerebrovaskulären Systems auf das komplexe funktionelle Ziel ausgerichtet, das Hirngewebe mit Nährstoffen zu versorgen und für gleichbleibende physikalische Bedingungen und Homöostase des Gehirngewebes zu sorgen. Als Folge der Kontrollprozesse des zerebrovaskulären Systems kommt es zu langsamen Fluktuationen (Slow Fluctuations) der zerebrovaskulären und LCS-Parameter, die offenbar die Ursache der periodischen Schädelknochenbewegungen sind.

Faktoren des PRM: Nach der heutigen Interpretation bestehen die Elemente des PRM aus den speziellen biophysikalischen Strukturen der kraniospinalen Räume, die die Interaktionen zwischen dem Druck und dem Volumen der darin enthaltenen flüssigen Medien Blut und Liquor bestimmen.

Dynamische Beziehungen des PRM: Sutherland glaubte, dass die Mobilität der Schädelknochen in Beziehung zu einer reziproken Spannungsfunktion der harten Hirn- und Rückenmarkshaut steht und von diesen kontrolliert wird. Heute geht man davon aus, dass die Veränderung der Position zwischen fixen Punkten auf bestimmten Schädelknochen durch periodische Liquorfluktuationen zustande kommt. Die reziproken Komponenten der Schädelknochenbewegungen werden von der modulierenden Rolle der Hirnhäute bestimmt.

Funktion des PRM: Für Sutherland war das Gehirn ein „Motor", der aus Gehirnwindungen besteht. Heute betrachtet man die langsamen periodischen Fluktuationen der Parameter des Hirnkreislaufs, nämlich Blutvolumen des Gehirns und Liquordruck, als Folge der Regulationsmechanismen zur Versorgung des Gehirns mit Nährstoffen und zur Aufrechterhaltung der Homöostase im Gehirngewebe. Die Fluktuationen sind für die Bewegung des Hirngewebes und der Schädelknochen verantwortlich.

Die Wellenphänomene in der Schädelhöhle sind also ein rein physiologisches Phänomen, das auf den Interaktionen von Kontrollverbindungen beruht, die für die Versorgung mit Nährstoffen und den Wasserhaushalt des Gehirns verantwortlich sind. Weil im Gehirn nur die Blutgefäße über kontraktile Elemente in Form der glatten Gefäßmuskulatur in der Tunica muscularis verfügen, kommen auch nur periodische Fluktuationen im Tonus der zerebralen Blutgefäße als Quelle der physikalischen Kräfte der Wellenphänomene infrage. Andere strukturelle Elemente des Kraniums können keine aktive Kontraktion erzeugen und somit nur eine passive Rolle spielen, jedoch kann eine der Hirnhäute aufgrund ihrer speziellen anatomischen Beziehungen zum Schädelknochen passiv die Bewegung der Schädelknochen modulieren. Der PRM selbst äußert sich in periodischen Schädelbewegungen.

All dies lässt den Schluss zu, dass der PRM zu den physiologischen Mechanismen gehört, wenn man sich der Definition aus der ersten Hälfte des 20. Jahrhunderts bedient. Aus heutiger Sicht lässt sich mit dem Wissen der modernen Physiologie sagen, dass der PRM ein unabhängiges physiologisches System mit definierter struktureller und funktioneller Organisation ist. Dieses System macht als Bindeglied physiologischer Systeme klare funktionelle Zielvorgaben, die für die Funktion des Gehirns verantwortlich sind.

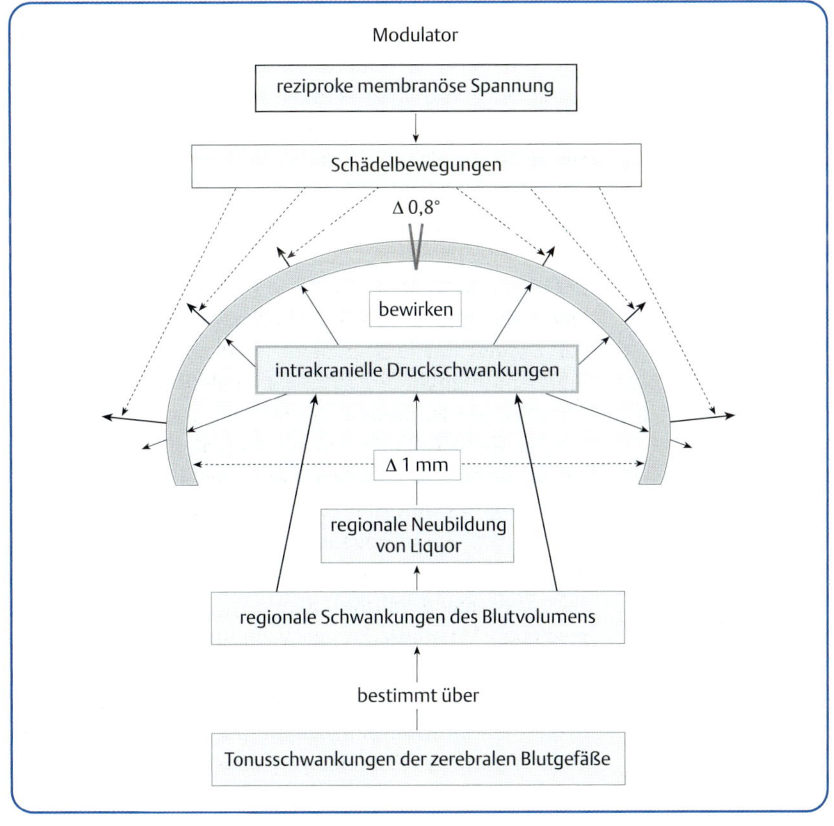

▸ **Abb. 3.4** Modell nach Moskalenko (Moskalenko et al. 2003).

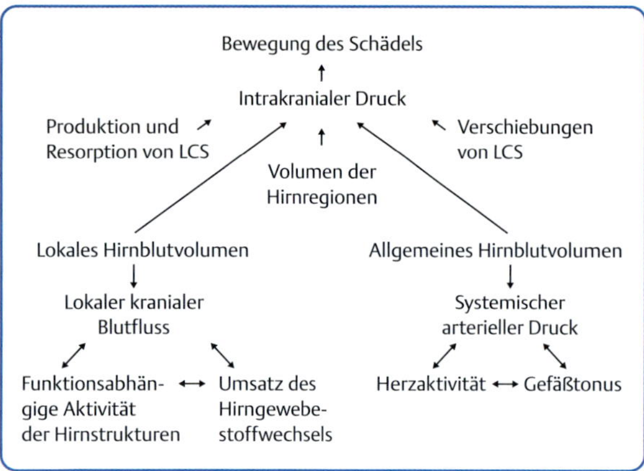

▶ **Abb. 3.5** Faktoren der Schädelbewegung nach Moskalenko (Moskalenko et al. 2003).

Die moderne Methodologie zur Untersuchung des zerebrovaskulären und Liquorsystems bedient sich zweier bewährter Methoden, deren Daten einer entsprechenden Computeranalyse unterzogen werden. Dies sind derzeit die Kombination von transkranieller Dopplersonografie und Bioimpedanzanalyse mit Muster- und Phasenanalyse der Pulsschwankungskurven, die gleichzeitig aufgezeichnet werden, sowie die Spektrumanalyse. Separate Analyseroutinen der Daten, die mit beiden Methoden erhoben werden, sind ebenfalls sinnvoll. Mithilfe solcher Instrumente lässt sich die Effizienz osteopathischer Behandlungen des Kraniums überprüfen (▶ **Abb. 3.4**, ▶ **Abb. 3.5**) [117].

3.2.14 Tensegrity-Modell

Der Begriff „Tensegrity“ wurde von Buckminster-Fuller entwickelt und setzt sich aus Tensity (Spannung) und Integrity (Ganzheit) zusammen.

Das Tensegrity-Modell ist ein strukturelles System von starren diskontinuierlichen Anteilen, die über kontinuierliche Spannungskabel verbunden sind. Druck wird diskontinuierlich, Zugkräfte hingegen kontinuierlich innerhalb dieses Systems verteilt. Die Tensegrity-Strukturen zeichnen sich nicht nur durch eine hohe Stabilität aus, sondern auch durch die Fähigkeit, mechanische Energie bzw. Information innerhalb des gesamten Systems weiterzuleiten. Spannungen werden somit kontinuierlich über alle strukturellen Elemente verteilt, sodass eine Spannungszunahme in einem Element stets auch zu einer Spannungszunahme in anderen Elementen des Systems führen wird. Diese Spannungszunahme wird durch Zunahme der Kompression in bestimmten Anteilen des Systems ausgeglichen. Auf diese Weise stabilisiert sich das System selbst.

So stellt das knöcherne Skelettsystem die starren Anteile und die Muskeln, Sehnen und Faszien die kontinuierlichen Spannungskabel im Körper dar.

Ingber beschrieb auf zellulärer Ebene dieses reziproke Spannungssystem. Ein Netzwerk von kontraktilen Mikrofilamenten wirkt als Spannungskabel und übt eine Zugkraft auf die Zellmembran und die Zellbestandteile in Richtung Zellkern aus. Die intrazellulären Mikrotubuli oder große Bündel von ineinander verwobenen Mikrofilamenten sowie die extrazelluläre Matrix wirken dieser Zugkraft entgegen. Intermediäre Filamente in der Zelle wirken als Integrationselemente zwischen Mikrotubuli und kontraktilen Mikrofilamenten sowie zwischen Zellmembran und Zellkern.

Die Bedeutung der Zellform für die Funktion adhärenter Zellen wurde mehrfach belegt [119] [120] [121] [122] [123] [124]. Die zugrunde liegenden Mechanismen der Regulierung der Zellform und Zelldeformierung wurden von Stamenovic und Coughlin genauer untersucht [125]. Das Zytoskelett spielt dabei für die Regulation eine wichtige Rolle [126] [127] [128] [129] [130] [131] [132] [133] [134] [135]. So kann die Streckung einer Zelle spezielle Gene aktivieren. Gene wiederum können durch Proteinproduktion die mechanischen Eigenschaften von Zellen verändern.

Stamenovic und Coughlin beschreiben 3 Modelle: Tensegrity-Strukturen, Prestressed Cable Nets und das Open Cell Foam Network. Sie kommen zu dem Schluss, dass der Vorstress und die Architektur des Zytoskeletts die primären Faktoren für die elastische Zellantwort darstellen.

Tensegrity-Strukturen: Damit werden „Prestressed Cable Nets“ bezeichnet, in denen die Gitterstrukturspannung (Cable Tension) vollständig durch die lokale Kompression der Stützstrukturen (Supporting Struts) balanciert werden. Stamenovic und Coughlin konnten zeigen, dass die mechanischen Eigenschaften einfacher Tensegrity-Modelle von Zytoskeletten mit dem mechanischen Verhalten, wie es bei adhärenten Zellen beobachtet wird, übereinstimmen [136] [137] [138].

Prestressed Cable Nets: Diese beschreiben ein Gleichgewicht der Antwort adhärenter Zellen bei niedriger mechanischer Spannung. Sie geben ein Erklärungsmodell der mechanischen Rollen, die wichtige molekulare Strukturen des Zytoskeletts möglicherweise beim Widerstehen von Zelldeformationen spielen.

Das Aktingitter des Zytoskeletts steht unter Vorspannung, womit der Zelle Formstabilität verliehen wird. Bei kleinen Zelldeformationen biegen sich straffe Aktinfilamente nicht und verändern auch nicht bemerkenswert ihre Länge. Stattdessen rotieren sie und verändern Abstände, um ein Gleichgewicht bei der Konfiguration zu erreichen. Die Vorspannung des Aktins des Zytoskeletts wird teilweise durch Kompression der Mikrotubuli ausgeglichen. Wenn die Kompression einen kritischen Wert erreicht hat, verbiegen sich die Mikrotubuli. (Damit jedoch das Verbiegen stattfinden kann, muss die Spannung in den Aktinfilamenten bedeutend größer sein als die Spitzenkraft, die eine einzige Aktin-Myosin-Einheit aufbringen kann.)

Open Cell Foam Network: Wirkt eine starke Kompression auf die Zelle ein, können sich die Filamente des Zytoskeletts verbiegen. In diesem Fall ist das „Open Cell Foam" das angemessenere Modell der zellulären mechanischen Antwort.

Das Modell der Tensegrity geht jedoch weit über diese Erörtungen hinaus. So gibt es für Buckminster-Fuller primär keine Dinge oder festen Stoffe, sondern nur „Events Operating In Pure Principle". Selbst das Universum wird nach ihm nur über Spannung, Abstoßung, elekromagnetische und gravitationelle Kräfte koordiniert, geformt, transformiert und zusammengehalten [139].

3.2.15 Primäre Respiration nach Crisera

Damit ein Organismus kohärent auf verschiedene Stimuli antworten kann, muss eine Kontinuität der verschiedenen Zellen, Gewebe und Organe gewährleistet werden. Crisera [140] vermutet, dass ein sog. zentraler Rhythmus eine Resonanz in den Zellen bildet. Diesen bezeichnet er als primäre Respiration. Dieser Rhythmus soll in der Lage sein, eine unterschiedliche Anzahl von physiologischen Prozessen in eine funktionelle Einheit zu synchronisieren und zu verbinden. Er nimmt weiterhin an, dass diese primäre Respiration ihren Ursprung in bestimmten Zellorganellen in Verbindung mit besonderer Beachtung der Desoxyribonukleinsäure (DNS) hat und über die Infrastruktur des Zytoskeletts als Wellenspektrum übertragen wird [141] [142]. Beim Unterstamm der Wirbeltiere (Vertebrata) besteht eine entsprechende Vibration, die von der Entwicklung des ZNS abhängig ist und durch konzentrisch lokalisierte, oszillierende, in einem vitalen Netzwerk verbundene Neurone gebildet wird. Diese Neurone befinden sich in der Formatio reticularis der Pons und der Medulla. Die Vibration tritt als endogener „zentraler Mustergenerator" (Central Pattern Generators: CPG) in Erscheinung und wird von Crisera „kraniosakrale Respiration" genannt.

Diese primäre Respiration/kraniosakrale Respiration soll mit dem basalen Ruhe-/Aktivitätszyklus (Basic Rest/ Activity Cycle: BRAC) assoziiert sein [143]. Der basale Ruhe-/Aktivitätszyklus zeigt eine Periodendauer von 75–120 min und hat selbst ganzzahlige Frequenzbeziehungen zu langsameren mehrstündigen Rhythmen. Die Qualität des zentralen Rhythmus basiert auf der „Long-Range-Vibration" (Vibration mit großem Ausmaß) der DNS [144]. Das Zytoskelett wirkt als Mediator für diese Vibration und führt dadurch zu physiologischen Reaktionen in der Zelle. Die Zellen, die die größte Fraktion ihrer Genome ausdrücken, kämen der Vibration der DNS am nächsten. Solche Vorgänge scheinen in den Neuronen abzulaufen, die selbst oszillierende Eigenschaften haben, v. a. solche, die CPG bilden. So werden respiratorische Neurone für die diaphragmale Atmung primär genannt, da sie einen endogenen Rhythmus ohne äußere Stimuli erzeugen [145]. Diese CPG sind im Pons und in der Medulla lokalisiert, in dem Bereich, wo auch BRAC gebildet wird. Diese konvergieren mit anderen CPG, z. B. für den Muskeltonus oder den Herzrhythmus, um synchron auf bestimmte Bedürfnisse und äußere oder innere Situationen reagieren zu können.

Phylogenetisch nahmen bei einem protochordaten Vertebraten in den Neuromeren des Rhombenzephalons viele vitale biologische Rhythmen ihren Ursprung. Es wurde bereits vorgeschlagen, dass mustergenerierende Kreisläufe kürzlicher Erwerbungen wie Stimme, Extensorenmuskeltonus usw. ihren Ursprung vom gleichen Hox-Gen-spezifischen Kompartiment des embryonalen Rhombenzephalons nehmen, das auch die rhythmischen aktiven Kreisläufe des Herzens und der Thoraxatmung erzeugt [146]. Es könnte also sein, dass die primäre Respiration der erste wirkliche biologische Rhythmus gewesen ist, der mit der ersten Form von Leben entstanden ist und während der phylogenetischen Entwicklung Veränderungen durchlaufen hat, um einen integrierten multirhythmischen Organismus zu entwickeln.

Die 3 spezifischen Charakteristika der lebenden Zelle sind

- ein hohes Maß an struktureller Organisation und Koordination,
- die Fähigkeit, verschiedene Formen von Energien mithilfe von Stoffwechselprozessen zu extrahieren und zu transformieren, um Wachstum, Reproduktion, Instandhaltung, strukturelle Integrität und Fortbewegung zu gewährleisten,
- in der DNS gespeicherte Archetypen, die sich genotypisch als Instinkte und phänotypisch als psychobiologische Engramme äußern (instinkthaftes Verhalten, das durch Lernprozesse modifiziert werden kann).

Nach Criseras Ansicht unterteilt sich das energetische System, das auch „bioenergetische Dynamik" genannt wird und die inhärente Natur des biologischen Lebens darstellt, in 3 Elemente Struktur, Stoffwechsel und Psyche.

In seiner rudimentären Stufe hat diese Energie eine bipolare Erscheinungsform, die als ein zentraler physiologischer Rhythmus in Form von Expansion und Retrakion in Erscheinung tritt. Crisera nennt das Verhältnis zwischen Expansion und Retraktion den primären Respirationsquotienten (PRQ). Die gesamten psychologischen und physiologischen Dynamiken können auf das Verhältnis zwischen Kontraktion und Expansion (PRQ) zurückgeführt werden. Der PRQ kreiert eine Vielzahl von Subzuständen, die spezifische psychophysiologische Zustände kodieren.

Die Tensegrity-Strukturen bewirken den Austausch von Vibrationsenergie innerhalb der Zellen (über das Zytoskelett) und werden durch die extrazelluläre Matrix (über Integrine) ebenso wie über die Plasmalamellen angrenzender Zellen (über Cadherine, Selektine, Zelladhäsionsmoleküle [CAM]) übertragen. Auf diese Weise wird es, wie bereits erwähnt, möglich, verschiedene physiologische Prozesse zu koordinieren, damit der Organismus in die Lage versetzt wird, als Einheit auf äußere oder innere Notwendigkeiten zu reagieren.

Insbesondere die DNS hat Niederfrequenzoszillationen, die „Breathing" genannt werden. Diese „Long-Ranged" Schwingungen führen zu einer Resonanz auf einer spezifischen Frequenz, um bestimmte Gene zu stimulieren, die zur Produktion bestimmter Proteine führt [147].

Das Breathing der DNS ist nach Crisera identisch mit der primären Respiration. Das tensegretische intelligente System (TIS) ist eine resonierende Kette intrazellulärer Bestandteile, die an das Zytoskelett gekoppelt sind. Informationen können über mechanoelektrochemische Transduktion übertragen werden. So fungiert das Zytoskelett als Gerüst, um mechanische Energie in elektrochemische Informationen umzuwandeln. Das Informationssystem der Wellenharmonie (Wave Harmonics) wirkt sich somit u. a. auf DNS-Breathing, Enzymkinetik, Mitochondrienaktivität oder auf die elektrochemischen Eigenschaften der Zellmembran aus [148] [149] [150] [151].

3.2.16 Traube-Hering-Mayer-Oszillation (THM-Oszillation) und der kraniale rhythmische Impuls (CRI) nach Nelson, Glonek, Sergueff

Mit der Entwicklung von Druckmessgeräten im 19. Jahrhundert entdeckten die Physiologen eine langsame wellenförmige Oszillation unter den systolisch-diastolischen Blutdruckschwankungen mit einer Frequenz von 6–10/min (0,1–0,17 Hz). Ursprünglich wurden diese Oszillationen auf die intrathorakalen Druckschwankungen infolge der Lungenatmung zurückgeführt. Ludwig Traube zeigte jedoch 1865, dass die Oszillation auch fortbesteht, wenn die Atmung angehalten wird. Ewald Hering bestätigte dieses Ergebnis unabhängig von Traubes Entdeckung. 1876 schließlich entdeckte Sigmund Mayer eine weitere Oszillation mit einer niedrigeren Frequenz. Diese Phänomene bezeichnen wir als Traube-Hering-Mayer-Oszillation (THM).

Die Nomenklatur, die zur Bezeichnung dieser Phänomene verwendet wird, variiert sehr stark innerhalb der Literatur. Wir haben uns hier dazu entschieden, die Oszillationen nach ihren Entdeckern zu benennen. So gibt es die TH-Oszillation und die Mayer-Oszillation. THM-Oszillation bezeichnet dann die gesamten langsamen Oszillationen, die mit dem Blutfluss auftreten. Zur THM-Oszillation gehören auch die etwas schnelleren Schwingungen der Atmung und andere Komponenten bis zu einer Frequenz von 0,5 Hz. Hier muss darauf hingewiesen werden, dass, obwohl die THM-Oszillation mathematisch in ihre Bestandteile und unterschiedliche Frequenzen zerlegt werden kann, klinisch immer die Gesamtheit der Komponenten beobachtet wird, wozu dann auch höhere Frequenzen wie etwa die Herzfrequenz gehören.

Die THM-Oszillation wurde bei Messungen von Blutdruck, Herzfrequenz, Herzkontraktilität, Lungenperfusion, Hirnperfusion und Bewegung des Liquors sowie peripherer arterieller Durchblutung einschließlich des venösen Volumens und der Temperaturregulation registriert und ist das Ergebnis einer komplexen Interaktion zwischen den sympathischen und parasympathischen Komponenten des autonomen Nervensystems und dem Herz-Kreislauf-System. Sie ist integraler Bestandteil der Homöostase.

Die TH-Oszillation mit ihrer Frequenz von 6–10/min hängt mit dem kardiovaskulären Baroreflex zusammen, die langsamere Mayer-Oszillation (0,5–2/min bzw. 0,01–0,03 Hz) mit der Thermoregulation. Während nach Schmidt Mayer-Oszillationen nicht unter normalen Bedingungen, sondern nur bei pathophysiologischen Zuständen vorkommen, konnte dies von Glonek et al. nicht bestätigt werden. Die THM-Oszillation hat mit einer Frequenz, die typischerweise etwas unterhalb der Atemfrequenz liegt und von dieser unabhängig ist, eine verblüffende Ähnlichkeit mit dem PRM.

Zur Klärung der Frage, ob ein Zusammenhang zwischen den von Traube und anderen beschriebenen rhythmischen Zellfunktionen und den rhythmischen Bewegungen, die am Kranium aufgezeichnet werden können, besteht, führten Nelson, Sergueef und Glonek 2 Untersuchungen mit Simultanmessungen der THM-Oszillation und des CRI durch. [152] [153] [154] [155] [156] [157] [158] [159] [160] [161] [162]

1. THM-Oszillation im Vergleich zum palpierten CRI

Die THM-Oszillation ist ein komplexes Zusammenspiel von Aktivitäten, die auf mehreren verschiedenen Frequenzen stattfinden. Die jeweiligen Signale sind vermischt, was zu einem zusammengesetzten Wellenmuster mit variablen Amplituden führt. Zusätzlich weisen die TH-Komponenten eine Frequenzmodulation von bis zu 20 % auf. Um einen Zusammenhang zwischen kranialer Manipulation und der THM-Oszillation nachweisen zu können, war ein Registrierungszeitraum von mindestens 3 min erforderlich, was keinerlei Problem für die Mess- und Aufzeichnungsapparatur darstellte und somit mehr von der Toleranz der Probanden begrenzt wurde, die im Messzeitraum relativ bewegungslos bleiben mussten.

Bei 12 gesunden Erwachsenen wurde der CRI im biparietalen Schädelgriff palpiert, während gleichzeitig der relative Blutfluss durch Laser-Doppler-Durchflussmetrie bestimmt wurde. Die Probanden legten sich zunächst für 2 min ruhig in Rückenlage hin. Dann wurde über 5 min der Blutfluss ohne jede Manipulation aufgezeichnet.

Die statistische Auswertung der Untersuchungsergebnisse zeigte, dass die Inzidenz der bei der Palpation ermittelten Flexionen und Extensionen des Schädels, die für den CRI stehen, gleichzeitig mit den niederfrequenten Fluktuationen im Blutfluss auftreten. Diese Übereinstimmung ließ sich sogar auch innerhalb der bis zu 20% großen periodischen Fluktuation des Blutflusses beobachten, was den Schluss nahelegt, dass CRI- und THM-Oszillationen gleichzeitig erfolgen, wenn nicht sogar identisch sind.

2. Effekt der kranialen Manipulation auf die THM-Oszillation

Die Untersuchung erfolgte an 23 gesunden Erwachsenen. Die Gruppe wurde zufällig aufgeteilt in einen Teil mit kranialer Manipulation (n = 10) und einen Teil mit kranialer Palpation (n = 13), bei dem nur die CRI gezählt wurden, ohne dass eine Intervention erfolgte. Der Kontaktdruck war in beiden Gruppen gleich; fest, aber leicht genug, um die CRI registrieren zu können. Die Behandlung bestand in der Aufrechterhaltung oder Wiederherstellung des kraniozervikalen Gleichgewichts und der gesamten anteroposterioren Kranialbewegung und richtete sich nach den individuellen Befunden im Kranialmuster.

Die Probanden legten sich zunächst für 3 min ruhig in Rückenlage hin. Das Laser-Doppler-Messgerät wurde auf das linke Ohrläppchen der Versuchsperson gerichtet. Dann wurde über 5 min der Blutfluss ohne jede Manipulation registriert, um die Basisdaten zu ermitteln. Schließlich wurde 10–20 min kranial palpiert oder manipuliert, wobei der Untersucher keine Möglichkeit hatte, die Messung der Flussrate zu beobachten. Nach der Palpation oder Behandlung wurde erneut über 5 min der Blutfluss mittels Laser-Doppler-Durchflussmetrie bestimmt. Während der gesamten Untersuchung lagen die Probanden still und ungestört auf ihrer Liege.

Durch die Palpation veränderte sich nur 1 von 4 Komponenten der Blutflussratenmessung (Temperatursignal, Drucksignal, respiratorisches Signal, kardiales Signal). Es kam zu einer leichten Abnahme des Temperatursignals.

Nach kranialer Manipulation kam es zu einer deutlichen Abnahme des Temperatursignals und zu einer Zunahme des Drucksignals, während das respiratorische und das kardiale Signal auch hierbei unverändert blieben.

Nelson et al. [247] konnten ebenfalls zeigen, dass Osteopathen dazu tendieren, den CRI und die TH-Oszillation in einem 1:2-Verhältnis zu palpieren. Diese Erkenntnis erklärt den Unterschied zwischen palpierten und instrumentell aufgezeichneten Raten des CRI.

3. Bedeutung der Ergebnisse

Vergleicht man die Messungen des CRI und die Beschreibungen des PRM aus der osteopathischen Literatur mit aktuellen Erkenntnissen über die THM-Oszillation, ergibt sich weit mehr als eine zufällige Koinzidenz. Man kann wohl folgern, dass die TH-Oszillation dem CRI (6 [8]–[12] 14) Zyklen/min nach Magoun, Woods/Woods, Becker und Upledger) entsprechen und die Mayer-Oszillation der „großen Gezeitenbewegung“ (Long Tide; 0,6–1 Zyklus/min nach Becker). Somit lässt sich der PRM auf logische Weise in Zusammenhang mit der THM-Oszillation bringen und mit der damit verbundenen Physiologie und Biochemie erklären. Die Verwendung der THM-Oszillation zur Erklärung des PRM führt zu einem ganzheitlichen Modell. Es vereint über das vegetative Nervensystem das ZNS und das kardiovaskuläre System mit jeder Zelle des Körpers.

Der Schrittmacher der THM-Oszillation befindet sich, wie schon Sutherland vermutete, am Boden des 4. Ventrikels. Die Aktivität im Nucleus tractus solitarii erzeugt die Frequenzen der TH- und Mayer-Oszillationen. Die THM-Oszillation ist ein Phänomen, das im ganzen Körper stattfindet. Das Herz steht unter zentralem Einfluss des Hirnstamms und schlägt in einem Rhythmus, der in den THM-Frequenzen schwankt. Es pumpt das Blut über Arterien und Arteriolen, deren Wände sich in den gleichen Frequenzen kontrahieren, in die Kapillaren. Blutdruck, kapilläre Flussrate, kapillärer Hämatokrit und das venöse Speichervermögen oszillieren alle in den THM-Frequenzen.

Die Fluktuationen des kapillären Hämatokrits lassen auch das Starling-Gleichgewicht schwanken. Der Austausch zellulärer Stoffwechselprodukte erfolgt im Interstitium. Da es sich dabei hauptsächlich um ein gelartiges Medium handelt, das sich nicht frei durch das Interstitium bewegt, wird es durch die oszillierenden Flüssigkeitsdrücke durch das Interstitium in die Gefäße und aus ihnen herausgedrückt.

Wenn das Blut durch die Kapillaren strömt und in das venöse System übertritt, ist die THM-Oszillation weniger eingeengt als in dem dickwandigeren arteriellen System. Die Kapazitätsgefäße des venösen Systems ermöglichen deutlich stärkere Volumenschwankungen mit einer entsprechenden Verdrängung der benachbarten Gewebe. Die arterielle und venöse Vasomotorik und die aus der THM-Oszillation resultierenden Fluktuationen von Blutdruck und Hämatokrit unterstützen die Verteilung und Durchmischung der extravaskulären Flüssigkeit und erleichtern auf mechanische Weise den Durchtritt der Flüssigkeit durch die kapillären und lymphatischen Wände.

Somit agieren lokale und zentrale Kontrollmechanismen synergistisch, um den Erfordernissen der Zellatmung gerecht zu werden. Lokal wird die Aktivität der Gefäßmuskulatur durch Veränderungen der Zusammensetzung der Extrazellulärflüssigkeit modifiziert. Die neurale Kontrolle erfolgt durch spezielle sensorische Endigungen peripherer afferenter Zellen innerhalb des ZNS. Die Antwort erfolgt über variierende Sauerstoff-, Kohlendioxid- und pH-Konzentrationen sowie über die Temperatur von Blut und Extrazellulärflüssigkeit.

4. Einfluss der Atmung

Apnoe verstärkt mittel- und tieffrequente (Mayer-Oszillationen) Blutdruckschwankungen und vermindert bzw. hebt die hochfrequenten Blutdruckvariationen (TH-Oszillationen) auf [237]. Vasomotion wurde hauptsächlich in peripheren Arteriolen beschrieben. Aber auch in anderen Gefäßen wurde Vasomotion gemessen.

Bei anästhesierten Ratten wurde eine Vasomotion der A. basilaris von etwa 5 Zyklen/min (mit einer Amplitude von etwa 19 % des mittleren Durchmessers) registriert. Mäßige Hypertonie scheint diese Frequenz zu erhöhen, mäßige Hypotonie und Vasodilatation scheint sie zu vermindern. Starke Hyper-, Hypotonie und Vasodilation hebt die Vasomotion auf [163]. Die A. radialis, eine periphere große Arterie, zeigte eine periodische Kontraktion von etwa 1-mal/min (mit einer Amplitude von 80±14 mcm) registriert. Diese Niederfrequenzoszillationen scheinen über einen intrinsischen vaskulären Mechanismus übertragen zu werden [164].

5. Regulation der Vasomotion

Synchrone Schwankungen der TH- und der Mayer-Oszillationen, der Hautmikrozirkulation und der muskulären sympathischen Nervenaktivität in unterschiedlichen sympathischen Erregungszuständen lassen eine gemeinsame neurovegetative Steuerung der kardiovaskulären Elemente vermuten. Die TH-Oszillationen (= High Frequency) sind eher mit der Atmung und der vagalen parasympathischen Aktivität verbunden, die Mayer-Oszillationen (= Low Frequency) hingegen eher mit Input von Baro- und Chemorezeptoren in den Sinus caroticus und den Aortenbögen sowie mit der sympathischen Kontrolle der Arteriolen im gesamten Organismus [165]. Auch langsamere Oszillationen mit einer Frequenz von etwa 1 Zyklus/min wurden registriert. Diese scheinen die respiratorische und hämodynamische Fluktuation zu modulieren und in Zusammenhang mit der Thermoregulation zu stehen [166] [167]. Rhythmische Oszillationen der Hautdurchblutung beider Zeigefinger zeigten synchrone Messungen. Langsame Frequenzen der Blutdruckschwankungen von 0,6 Zyklen/min in der Hautdurchblutung gingen synchronisierten Blutdruckschwankungen voraus und weisen auf eine aufwärtsgerichtete Übertragung der Mikrogefäße hin. Diese trat nicht bei Probanden auf, bei denen die sympathische Versorgung zur oberen Extremität unterbrochen wurde. Demgegenüber weisen verzögerte schnelle Schwankungen in der Hautdurchblutung von etwa 14 Zyklen/min gegenüber Blutdruckschwankungen auf eine abwärtsgerichtete Übertragung hin. Allerdings wird die Korrelation zwischen Mayer-Oszillationen und sympathischer Erregungslage kontrovers diskutiert [168].

3.2.17 Zervikale sympathische Nervenstimulation vermindert den zerebralen Blutfluss

Der zerebrale Blutfluss fluktuiert etwa 6-mal/min (bei anästhesierten Ratten) in Verbindung mit elektrischer Aktivität in Medulla, Thalamus, Zerebellum und Kortex [169]. Diese intrakortikalen „vasodilatatorischen" Neurone werden spontan durch thalamokortikale Afferenzen, was ein Burst-Suppression-EEG erzeugt, und reflexiv durch Afferenzen aus dem Nucleus fastigii oder der rostralen ventrolateralen Medulla erregt und verknüpfen intrinsische neuronale Aktivität mit den lokalen vaskulären Mechanismen, die eine Vasodilatation bewirken [170]. Es gibt Hinweise dafür, dass Populationen lokaler kortikaler Neurone – wahrscheinlich durch subkortikale Schrittmacher reguliert – bei Erregung eine lokale zerebrovaskuläre Vasodilatation hervorrufen [171]. Korrelationen zwischen Oszillationen in der zerebralen Blutflussgeschwindigkeit und arteriellen Blutdruckoszillationen konnten nachgewiesen werden [172].

Ferguson fasst zusammen: Es scheint so, dass sowohl die Hauptfrequenz der arteriellen Blutdruck- wie auch der Herzfrequenzvariabilität etwa 6/min (0,1 Hz) beträgt. Diese entsteht als Vasomotion in den mittleren Arteriolen und wird beeinflusst vom sympathischen Nervensystem. Die Wirkung ist eine Erhöhung des Widerstands im Blutfluss, die den aufwärtsgerichteten Blutdruck anhebt. Der Anstieg des Blutdrucks löst einen Baroreflex aus, der die Herzfrequenz verändert. Die Kontrolle über das sympathische Nervensystem soll zentral koordiniert werden, da es synchrone Wirkungen in den Extremitäten zeigt, die vermutlich zum größten Teil auf einem spinalen Reflexniveau vermittelt werden. Die sympathische und parasympathische Aktivität in Beziehung zum Herzen scheint zentral koordiniert zu werden [165].

3.2.18 Rhythmus von außerhalb führt zu Resonanzen im Organismus

Jealous vermutet, dass Rhythmen außerhalb des Körpers im Moment des Zusammentreffens mit dem Organismus einen Widerhall im Organismus erzeugen. Dadurch entstehen von außerhalb Rhythmizitäten im Körper, die eine meist etwas schnellere Frequenz haben sollen als der ursprüngliche sog. Long-Tide-Rhythmus (= Breath-of-Life-Rhythmus) [173] (▸ **Abb. 3.6**, [256]).

3.2.19 Retikulärer Rhythmus und CRI

Bei geübten Praktizierenden des autogenen Trainings konnten Durchblutungsschwankungen der Stirnhautmitte im Bereich von 0,15±0,03 Hz registriert werden, die spontan und plötzlich selbstorganisiert auftraten. Perlitz et al. vermuten hier eine zentrale Steuerung dieser peripheren Phänomene [258] [259]. Laut Langenhorst et al.

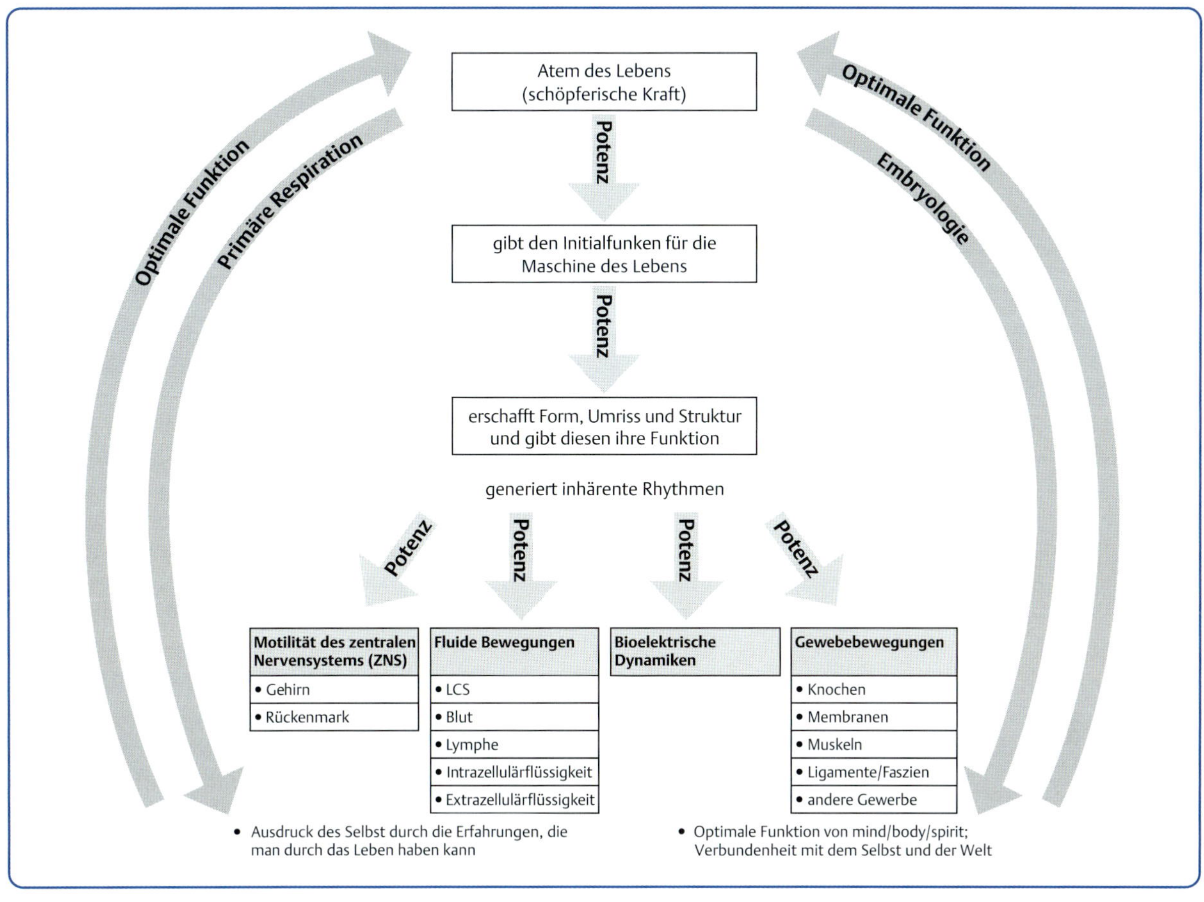

▶ **Abb. 3.6** Diagramm: „Atem des Lebens" nach Deoora (2003).

tritt bei afferenten Inputs (z.B. über Baro- und Lungendehnungsrezeptoren) ein Rhythmus von etwa 0,15 Hz in der Formatio reticularis auf. Dieser wird aufgrund des Entstehungsortes als retikulärer Rhythmus bezeichnet. Dieser Befund ist bedeutsam, da der Rhythmus von 0,15 Hz zwar eng mit dem Rhythmus der Atmung gekoppelt, aber nicht mit diesem identisch ist, sondern Ausdruck einer umfassenden Reorganisation des gemeinsamen Hirnstammsystems darstellt [260].

Die Qualität einer Entspannung nimmt mit abnehmender Wachheit und mit zunehmender Ungerichtetheit zu. Dieser Status wird als „Relaxe Response" bezeichnet [261].

Bedeutsam ist hier für Pelz (2015), dass dieser Zustand vom subjektiven Erleben des Praktizierenden abhängt, denn Pelz vermutet, dass der CRI auf das Phänomen des retikulären Rhythmus zurückgeführt werden kann und somit von dem Entspannungsgrad sowohl des Therapeuten als auch Patienten abhängig ist. Dies könnte laut Pelz die schlechten Ergebnisse von Inter-Tester-Reliabilitätsstudien zu Palpationsstudien zum CRI erklären [262]. Der retikuläre Rhythmus äußert sich mit einer Frequenz von 0,15 Hz, die 6,67 Oszillationen/min entspricht – eine Frequenz, die Osteopathen bei der Palpation des CRI palpiert zu haben glauben.

Der retikuläre Rhythmus scheint am am ganzen Körper ableitbar zu sein.

- In einer Untersuchung von Perlitz traten auch 120 s andauernde Rhythmen auf, die durch ganzzahlige Kopplungen des retikulären Rhythmus mit der Atmung entstehen [259]. Diese Frequenz entsprechen in etwa den palpatorischen Erfahrungen einer Long bzw. Large Tide von Rollin Becker.
- Der Ausgangsort des retikulären Rhythmus ist laut Perlitz et al. in der Formatio reticularis lokalisiert [259]. Laut Pelz ist die Reorganisation im gemeinsamen Hirnstammsystem durch den retikulären Rhythmus aufgrund der anatomischen Nähe der Formatio reticularis zum 4. Ventrikel auch mittels einer Kompression des 4. Ventrikels (CV-4-Technik) möglich [262].
- Pelz vermutet außerdem einen möglichen Zusammenhang des retikulären Rhythmus mit dem Phänomen eines Stillpunktes. Spontane Selbstorganisation, d.h. das plötzliche Erscheinen des retikulären Rhythmus bei psychophysischer Entspannung ohne externen Input, könnte laut Pelz eine Erklärung für das Phänomen

des Stillpunktes während eines Spannungsausgleichs von Gewebe sein [262].

- Wärmeentwicklung und vertiefte Atmung könnten laut Pelz mit der Synchronisierung der Durchblutungsschwankungen und der thorakalen Atembewegungsschwankungen in Beziehung stehen, die mit der Wahrnehmung des retikulären Rhythmus einhergehen [262].
- Auch das Phänomen, dass geschlossene Augen seitens des palpierenden Osteopathen sowie seitens des Patienten die Wahrnehmung des CRI fördern, erklärt sich Pelz durch den Ursprung der das Auge sensomotorisch versorgenden Hirnnerven, die sich in unmittelbarer Nähe der Formatio reticularis, des Ortes der Entstehung des retikulären Rhythmus im gemeinsamen Hirnstammsystem, befinden [262].
- So formuliert Pelz Zusammenhänge zur THM-Oszillation als Erklärungshypothese für den CRI, da die in der Untersuchung von Perlitz et al. genutzten physiologischen Messgrößen und deren Schwankungen auch die Grundlage der THM-Oszillation darstellen [262].

3.2.20 Fazit

Die möglichen Erklärungsansätze wurden nicht erschöpfend aufgeführt. Nur die Hauptströmungen der zurzeit als Erklärung für den kraniosakralen Rhythmus angeführten Thesen wurden dargestellt. Anhand der wissenschaftlichen Untersuchungen und praktischen Erfahrungen ist eine inhärente rhythmische Äußerung neben dem Herz- und Atemrhythmus wahrscheinlich. Viele Fragen sind noch unbeantwortet: Welche Beziehung besteht zwischen den rhythmischen inhärenten Äußerungen der inneren Organe und dem kraniosakralen Rhythmus? Was ist eine normale Frequenz des CRI/der primären Respiration? Was ist die treibende Kraft für den CRI? Welche weiteren Rhythmen und ihre Ontogenese sind als tatsächlich anzusehen? Kontrovers ist auch die Frage, was die Bewegung am Os sacrum oder in den Extremitäten hervorruft.

Sollte der Einfluss des Therapeuten auf den kraniosakralen Rhythmus so groß sein, wie McPartland und Mein annehmen, wäre außerdem jede allgemeine Aussage über eine sog. „normale“ Frequenz mehr als fragwürdig. Vielleicht weisen auch die stark divergierenden Untersuchungsergebnisse zur Frequenz des CRI in diese Richtung. Das Blutvolumen im Schädel, die Menge der arteriellen Blutversorgung, vasomotorische Wellen im LCS, der venöse Hirn- und Rückenmarksfluss, die Eigenbewegung des Hirngewebes, das Volumen der zerebrospinalen Flüssigkeit und ebenso die Produktions- und Resorptionsrate des Liquors, die venöse Drainage des Schädels und die Beweglichkeit der intrakranialen Membranen, der Suturen und Schädelknochen sowie muskuläre und lymphatische Einwirkungen und der retikuläre Rhythmus sind die bisher bekannten Einflüsse für eine mögliche Erklärung des kraniosakralen Rhythmus.

Diese Einflüsse werden erweitert um die unendliche Anzahl von möglichen Oszillatoren (McPartland und Mein), inklusive der Anwesenheit des Therapeuten. Vielleicht sind die genannten Faktoren auch zusammen mit elektromagnetischen, fluiden und embryologischen rhythmischen Bewegungsimpulsen an der palpablen Schädelknochenmobilität beteiligt. Abgesehen davon, dass durch die bloße Anwesenheit des Therapeuten sowie seine Berührung der Rhythmus beeinflusst wird, kann er je nachdem, auf welche Ebene er seine Aufmerksamkeit richtet, die eine oder die andere Facette der Wirklichkeit wahrnehmen, in diesem Fall als Ausdruck einer Rhythmizität, die allen Lebewesen gemein ist und die in jedem Organismus ganz einzigartig und facettenreich in Erscheinung tritt. So könnte sich jede dieser Facetten und Aspekte in Dysfunktion befinden. Diese dysfunktionelle Ebene kann sich wiederum auf die anderen Ebenen auswirken. Ebenso kann ein einschränkendes bzw. dysharmonisches Muster als synchrones Geschehen auch auf allen Ebenen und Verdichtungsgraden gleichzeitig in Erscheinung treten.

In diesem Zusammenhang wird deutlich, wie wichtig es ist, dass wir als Therapeuten auf unsere eigene Wahrnehmung vertrauen, diese schulen und weiterentwickeln. So entwickelt sich in der Annäherung an unsere Patienten ein Gefühl für das, was normal ist, und für das, was von der Normalität abweicht.

3.3 Wissenschaftliche Untersuchungen zum Einfluss kranial-somatischer Dysfunktionen auf die kindliche Entwicklung

Forschungen auf dem Gebiet der kranialen Osteopathie zeigen einige Hinweise, dass kranial-somatische Dysfunktionen die Kindheitsentwicklung beeinflussen können.

Beachte

Aufgrund der historischen und auch gegenwärtigen Nutzung der Kürzel SSB im osteopathischen Kontext werden wir im Folgenden die Abkürzung SSB (statt SSO) für die anatomische Nomenklatur Synchondrosis/Synostosis sphenooccipitalis wählen.

In einer Studie von Frymann [174] und Mitarbeitern wurden an 1250 Kindern anatomische Störungen des kraniosakralen Systems in Beziehung zu Symptomatiken von Neugeborenen untersucht. In der Untersuchung zeigten von 216 Kleinkindern mit Kompressionsdysfunktionen der SSB 75 dieser Kinder Störungen des Nervensystems und 29 dieser Kinder respiratorische und zirkulatorische

Symptome. Torsionsmuster der SSB und Restriktionen der Ossa temporalia wurden hingegen vermehrt bei Störungen der Atmung und der Zirkulation der Kleinkinder gefunden. Insgesamt wurde ein Einfluss von Dysfunktionen des Okziputs und der SSB bei nervalen Symptomen wie Erbrechen, überaktive Peristaltik, Tremor, Hypertonus und Reizbarkeit vermutet. Jedoch zeigt diese Studie einige wichtige Einschränkungen. So ist unklar, wann die Kinder zum ersten Mal dem Osteopathen vorgestellt wurden. Die Genauigkeit der Angaben der Eltern in Bezug auf den Geburtsprozess ist fragwürdig, denn sie unterliegen der Erinnerung und somit einem Recall-Bias, es sei denn, die Kinder wurden von der Studienautorin bereits unmittelbar nach der Geburt untersucht und behandelt. Diese Details wurden jedoch in der Studie nicht beschrieben. Im Hinblick auf die Bewertung von Palpationsmustern wurde auch hier nicht angegeben, ob der Befunder sich von der Person, die die Fallgeschichte aufgenommen hatte, unterschied. Wenn dieselbe Person die Anamnese aufzeichnet und die Untersuchung vornimmt, könnte dies wie bereits erwähnt Auswirkungen auf die Ergebnisse im Sinne einer möglicherweise verstärkten Wahrnehmung bestimmter Palpationsmuster haben, die mit Ereignissen in der Anamnese korrelieren können.

Die Autorin kommt zu dem Schluss, dass eine 10-jährige prospektive interventionelle Studie erforderlich ist, um zu beurteilen, ob die Behandlung von abweichenden kraniosakralen Palpationsmustern in den ersten zwei Lebensjahren das Auftreten von Lernschwierigkeiten bei Kindern mit Trauma während der Geburt reduziert [175].

Eine weitere Studie [175] untersuchte den Einfluss kranial-somatischer Dysfunktionen auf kindliche Lernstörungen. Nach dieser Studie besteht in den ersten beiden Lebensjahren die größte Anfälligkeit dafür, dass Dysfunktionen der SSB zu späteren Lernstörungen führen. Von 103 lerngestörten Kindern wiesen 89 Kinder einen sog. „Lateral Strain“, 48 Kinder einen „Vertical Strain“ und 42 Kinder eine Kompression der SSB auf. Von 32 Kindern mit Sehstörungen wurden bei 27 Kindern ein Lateral Strain, bei 13 Kindern ein Vertical Strain und bei 12 Kindern eine Kompression der SSB gefunden. 72,8 % der Kinder, die später Lernstörungen zeigten, litten während oder vor der Geburt unter einem wichtigen traumatischen Ereignis. Demgegenüber zeigten nur 28,3 % der Kinder mit einem traumatischen Ereignis in dieser Zeit keinerlei Lernstörungen.

1978 ist ein Forschungsbericht von Upledger [176] erschienen, in dem 203 Grundschulkinder kraniosakral untersucht wurden. Es konnten Korrelationen zwischen Palpationsbefunden und der Einstufung der Kinder von den Schulbehörden in „normal“ und „nicht normal“ festgestellt werden. Im Weiteren ergaben Restriktionen der kraniosakralen Bewegung Rückschlüsse auf gesundheitliche Probleme sowie auf Komplikationen bei der Geburt. Die Stärke dieser Studie liegt in der Verblindung, was die Wahrscheinlichkeit eines Bias minimiert, da der Untersucher nicht wusste, ob ein Kind als „normal“ oder „nicht normal“ eingestuft worden war. Die Schwächen sind allgemeiner Natur; so liegen keine demografischen Daten der Kinder vor, und auch über den Untersuchenden ist nichts bekannt.

Upledger [177] leitete eine Vorstudie zur Untersuchung autistischer Kinder im Hinblick auf Kompressionen der Dura mater an der SSB. Es wurden 63 Kinder in einer Einfachblindstudie untersucht. Diese Vorstudie ergab eine positive Korrelation zwischen der psychologischen Einschätzung der Kinder und Befunden bei der Palpation von membranösen und knöchernen Restriktionen im kraniosakralen System.

1991 wies Holland mithilfe von MRT-Aufnahmen auf das Vorhandensein eines Vertical Strain im kindlichen Schädel hin [178]. Anhand von CT-Aufnahmen wurden orbitale und temporale Achsen sowie transversale und longitudinale Achsen durch das Os sphenoidale und das Os occipitale vermessen. In Übereinstimmung mit osteopathischer Diagnostik wurde bei einer Seitneigung-Rotations-Dysfunktion eine Neigung der longitudinalen und transversalen Achse zur Dysfunktionsseite ebenso wie eine Kompression des Kondylus in den Atlas auf dieser Seite festgestellt. Im Weiteren begegneten sich die orbitalen und temporalen Achsen in einem spitzeren Winkel.

Mithilfe von Dopplersonografie-, Röntgen- und CT-Untersuchungen sowie klinischer Diagnostik wurden Schädel und Halswirbelsäule (HWS) bei Neugeborenen und Kleinkindern mit Tortikollis beurteilt. Adrianov und Bespala kamen zu dem Ergebnis, dass kongenitaler Tortikollis durch eine Spannungszunahme des M. sternocleidomastoideus zustande kommt, aufgrund Dysfunktion des Hirns- und Rückenmarks, verursacht durch Störungen der Durchblutung und Kompression kranialer Nerven. Palpatorische und CT-Untersuchungen zeigten eine Seitneigung-Rotation aufseiten der muskulären Dysfunktion mit Verminderung des Foramen jugulare. Intra- und extrakraniale Dopplersonografie registrierte einen verminderten Blutfluss und Atonie der zerebralen Arterien auf der Dysfunktionsseite. Entsprechendes wurde auch an der A. meningea media und der A. supratrochlearis gefunden. Bei Kleinkindern wurde eine Verminderung im Blutfluss der A. carotis und A. vertebralis auf der Dysfunktionsseite gegenüber der normalen Seite von 20–25 %, bei älteren Kindern sogar von 40–45 % registriert. Osteopathische Behandlung konnte bei Kindern bis zum 4. Lebensjahr eine komplette Heilung, oberhalb des 4. Lebensjahres allerdings nur eine Besserung erzielen [180]. (Entsprechend zeigte die Dopplersonografie die Normalisierung der Durchblutung.)

In einer Studie erforschte Lassovetskaya [248] den Effekt der osteopathischen Behandlung von Schulkindern mit zerebral-organisch bedingter psychischer Entwicklungsverzögerung. Auf der Basis neuropsychologischer Untersuchungen wurden 3 Gruppen gebildet: Gruppe 1 umfasste 33 Kinder mit in der Neurodynamik gestörten psychischen Prozessen, die 2. Gruppe 12 Kinder mit zerebral-organisch bedingter psychischer Entwicklungsverzögerung und Partialinsuffizienz einiger kortikaler Regionen und die 3. Gruppe 51 Kinder mit kombinierter Partialinsuffizienz und gestörter Neurodynamik. Die Patienten wurden im Schnitt wöchentlich während eines Zeitraums von 6–12 Wochen osteopathisch behandelt. Je nach vorgefundener Läsion wurden verschiedene osteopathische Techniken angewandt. In der 1. Gruppe war sehr viel periphere Arbeit nötig, während in den beiden anderen v. a. kraniale Methoden als Methode der Wahl verwendet wurden. Der Effekt der osteopathischen Behandlung wurde mittels Veränderungen in der Klinik, mit durch Dopplersonografie diagnostizierten Merkmalen der Zirkulierung und neuropsychologischer Tests nachgewiesen. Die Ergebnisse wurden statistisch mit einem χ^2-Faktor ausgewertet.

Die besten Ergebnisse wurden bei Patienten der 1. Gruppe erzielt. Ihre Aufmerksamkeit und Merkfähigkeit stiegen mit der resultierenden Verbesserung ihrer intellektuellen Leistung im Ganzen. Die Untersuchungen mit Dopplersonografie zeigten einen verbesserten Blutfluss in den Vertebralarterien und der Basilararterie. Positive Veränderungen wurden auch in der 3. Gruppe festgestellt, begleitet von einem Verschwinden von durch Kraftlosigkeit und intrakranialer Hypertension bedingten Symptomen und Verbesserung von neurodynamischen Prozessen. Allerdings waren die Fortschritte langsamer und schwieriger zu erreichen, obwohl eine Normalisierung des Blutflusses mit Dopplersonografie nachgewiesen wurde. Kinder der 2. Gruppe, deren Lernschwäche durch Partialinsuffizienz bestimmter, für die Assimilierung von Informationen verantwortlicher parietaler, temporaler und okzipitaler Bereiche des Kortex bedingt waren, zeigten keine bemerkenswerte lang anhaltende Verbesserung der kognitiven Entwicklung unter osteopathischer Behandlung, wenn diese nicht mit speziellem neuropsychologischem Training kombiniert wurde.

3.3.1 Fazit

Osteopathische Behandlung scheint die arterielle Zirkulation und Bewegungen des zerebrospinalen Liquors zu verbessern und kann zur Optimierung von neurophysiologischen und biochemischen Prozessen im Körper beitragen. Es wird v. a. Kindern mit gestörter Neurodynamik der psychischen Entwicklung empfohlen (die 1. Gruppe der gewählten Klassifizierung).

3.4 Untersuchungen zur Wirkung kraniosakraler Techniken

Hubbard, Sacks und Chan (1983) führten eine Reihe von Versuchen an der Michigan State University durch, um die Reaktionen des Bindegewebes auf Belastungen und Deformationen zu untersuchen. Dies ist von Interesse, da die Faszienstrukturen des Körpers im Allgemeinen und des Schädelinneren (reziproke Spannungsmembran) im Besonderen aus eben diesen Strukturen bestehen. Bei Versuchen konnte Sacks feststellen, dass die Reaktionen des Bindegewebes nicht linear und viskoelastisch waren. Bei Dehnungen von Geweben, die mit geringer Kraft ausgeführt wurden, konnte eine größere Beweglichkeit dieser Gewebe erzielt werden. Diese verbesserte Beweglichkeit, die innerhalb der ersten Dehnungen und innerhalb der ersten Sekunden dieser Dehnungen stattfand, konnte noch nach mehreren Stunden nachgewiesen werden [183].

Kostopoulos und Keramidas (1992) konnten mithilfe von piezoelektrischen Messungen Längenveränderungen der Falx cerebri durch einen Zug am Os frontale nachweisen. Bei einer Traktion zwischen 140 und 640 g konnte eine elastische Reaktion in der Falx gemessen werden. Bei einer Traktion am Os frontale von 642 g konnte eine viskose Reaktion der Falx festgestellt werden. Eine Traktion von 642 g konnte eine Verlängerung der Falx cerebri um 1,097 mm auf einer Distanz von 5 cm auslösen [198]. Allain [199] konnte mithilfe der Echotomografie nachweisen, dass das infrahyoidale muskulofasziale Gewebe einen komprimierenden Effekt auf den Blutfluss haben kann und durch osteopathische Techniken der venöse Rückfluss verbessert werden kann.

Vallee (1992) konnte mit Teleröntgenografien zeigen, dass das Gleichgewicht zwischen dem extrakranialen myofaszialen Gewebe und der intrakranialen Dura mater einen bedeutenden Einfluss auf das Gleichgewicht zwischen dem Wachstum des Gesichts- und des Hirnschädels ausübt. Angewendete osteopathische Techniken schienen sich positiv auf die Harmonisierung dieses Gleichgewichts auszuwirken [200].

Leclercq (1993) konnte an bestimmten Testpersonen eine Veränderung der elektrischen Aktivität am Herzen als Reaktion auf die Ausführung der CV-4-Technik feststellen [201]. Durch Impulse, die entweder die inhärenten Bewegungen stimulierten oder inhibierten, konnte Gallay (1993) bei 66 % der 38 Testpersonen einen Anstieg der Amplitude der untersuchten Frequenzen registrieren [202].

Maduraud (1994) [203] konnte bei 8 von 21 Testpersonen, die an überhöhtem intraokularem Druck litten, durch Sinus-venosus-Techniken diesen auf das Normalmaß vermindern.

Ohanian (1994) [204] stellte bei Ausführung der Vater-Tom-Technik eine Verstärkung der Wirkung von Sympathikomimetika fest und vermutet deshalb eine sympathikusstimulierende Wirkung dieser Technik.

Upledger (1995) erwähnt Forschungen von Chadwick [206] und Gilmore [207]. Diese konnten an 10 Patienten nach Behandlung mit kraniosakralen Techniken mithilfe der klassischen japanischen Ryodoraku, einer elektrischen Meridianmessmethode, einen Ausgleich aller Meridianungleichgewichte feststellen [205].

Gilmore (1982) registrierte bei 20 lerngestörten Kindern durch Behandlung mit dem von Upledger entwickelten 10-Schritte-Protokoll eine Verbesserung ihres Leseverhaltens [207].

Libin (1992) konnte durch Anwendung der kraniosakralen Therapie den transversalen Durchmesser der Maxilla, gemessen am 2. Molaren, um 2–3 mm verändern [208].

Kravchenko, Chervotok, Sharapov und Rybnicova (1996) [209] untersuchten in Zusammenarbeit mit dem Institut für Entwicklungsphysiologie und Biochemie in St. Petersburg mithilfe der Rheoenzephalografie die Wirkung verschiedener kranialer Techniken auf den Liquorfluss und die kraniale Blutzirkulation. Die angewendeten Techniken unfassten die CV-4-, Sinus-venosus-Technik, Pussy-Foot-Technik und Korrektur pathologischer kranialer Muster. Es wurde außerdem die Reaktion des Patienten auf einen funktionellen Test (Stoukey-Test) vor und nach der Ausübung der oben erwähnten Techniken untersucht. Der Stoukey-Test bestand darin, für 30 s mit beiden Handflächen einen Druck von 2–3 kg auf die Bauchwand auszuüben. Durch diese Prozedur wurde ein erhöhter Blutdruck im venösen System erreicht, der wiederum zu einem Anstieg des Flüssigkeitsdrucks im Rückenmarkskanal führte und so den kompensatorischen Flüssigkeitsfluss in die Schädelkavität hinein und heraus erschwerte. Es wurden 8 gesunde und 65 kranke Testpersonen untersucht. Bei einem eingeschränkten LCS-Fluss, z. B. bei Kompression des Atlantookzipitalgelenks, Instabilität der zervikalen Segmente oder Annäherung des Spinalkanals usw., konnte eine eingeschränkte Liquorzirkulation gemessen werden, die sich durch Anwendung des Stoukey-Tests weiter verminderte. Die Untersuchungen ergaben als Reaktion auf die Ausübung der kranialen Techniken und nach Anwendung des Stoukey-Tests eine deutliche Erhöhung der LCS-Zirkulation bei gesunden Testpersonen z. B. um 46±16 % sowie bei kranken Testpersonen. Im Weiteren konnte z. B. nach Ausübung der CV-4-Technik eine Amplitudensteigerung der Fluktuationen von 112,8 % verzeichnet werden.

Kragt et al. (1979) untersuchten anhand der Holografie die Deformation und eventuelle Beweglichkeit zwischen Os zygomaticum und Maxilla an einem trockenen Schädel. Es wurde eine Kraft von 5–7 N auf den posterioren Teil des Schädels ausgeübt. Diese wurde mit einem über die Sutura zygomaticomaxillaris aufgeklebten Plastikstreifen ermittelt. Die Amplitude der Rotation betrug etwa 22×10^{-4}, die Amplitude der Translation $2{,}06 \times 10^{-6}$ mm [214].

Myers (1998) benutzte nichtinvasive fotogrammetrische Techniken, um bei 29 gesunden, auf dem Rücken liegenden Probanden Bewegungsmessungen an der Orbita auszuführen [215]. Den Probanden wurden 4 mm große retroreflektive Plaketten auf der Haut platziert, und zwar zentral über der Glabella (Ziel 1) und etwa 5 cm superior der Glabella (Ziel 6). Bilaterale Ziele wurden über den superior-lateralen (Ziel 4 und 5) und inferior-lateralen (Ziel 2 und 3) Anteilen der Orbitae platziert. Ein Puls- und Respirationsmonitor zur Messung der Herz- und Atemfrequenz wurde angeschlossen. Während verschiedener Zeitserien wurden die Testpersonen in Rückenlage fotografiert. Fotos wurden auf Koordinaten reduziert und auf ihre Aufnahmezeit bezogen. Die Koordinaten wurden auf den lokalen Ausgangspunkt (Glabella) bezogen. Zeitserien wurden auf die Unterschiede zum Mittelwert der Messwerte der Serie reduziert. Eine Veränderung der Orbitaform würde durch Bewegung der Ziele 1 und 2 sowie 1 und 3 angezeigt. Bei angehaltenem Atem konnte eine Zunahme in der Amplitude bei den Frequenzen 3,5 und 11 Zyklen/min registriert werden (▸ **Tab. 3.2**).

In der osteopathischen Literatur wurde mehrfach die Vermutung geäußert, dass sich der CRI in einer Vergrößerung und Verkleinerung des schrägen Durchmessers der Orbita ausdrückt. Die Fourier-Analyse von 30 Messungen erbrachte eine komplexe Wellenform mit bis zu 8 Frequenzen, signifikant bei einem Konfidenzintervall von 95 %. Es konnten Frequenzen von 2,0, 3,5, 5,5, 7,5, 9,5 und 13,0 Zyklen/min registriert werden, die unabhängig von der Atmung verliefen. Die Amplitude dieser Rhythmen, errechnet durch die Fourier-Analyse, variierte von 0,02–0,12 mm. Diese Variationsbreite befindet sich in den Grenzen menschlicher Palpationsfähigkeit. Allerdings konnten nur bei 8 Probanden Rhythmen nachgewiesen werden, die der Atmung ähnlich waren. Das zeigt nach Myers, dass die Instrumente bei den meisten Probanden keine Antwort zur Atmung registriert haben. 7 der 8 Pro-

▸ **Tab. 3.2** Messdaten: Amplitude und Geschwindigkeit.

Ziel	1	2	3	4	5	6
Frequenz (Zyklen/min)	2	3,5	5,5	7,5	9,5	13
Durchschnitt (mm)	0,12	0,07	0,07	0,05	0,05	0,03
Geschwindigkeit (mm/s)	0,004	0,004	0,006	0,006	0,008	0,007

banden zeigten 6 oder mehr Frequenzen. Aufgrund dieser Ergebnisse wird von Myers die Hypothese aufgestellt, dass der CRI, Gegenstand verschiedener Studien, in Wahrheit eine Gruppe von Frequenzen darstellt und dass die Fähigkeit des jeweiligen Untersuchers, sich auf einen Rhythmus einzustellen, von seinem physiologischen Zustand und seiner Ausbildung abhängt und diese Umstände die Gründe für eine schlechte Inter-Tester-Reliabilität sind.

Sibley, Broder-Oldach und Norton (1992) [216] veröffentlichten eine Untersuchung, um die Übereinstimmung verschiedener kraniosakraler Osteopathen bei der Palpation des CRI zu testen. 10 Untersucher palpierten nacheinander eine Versuchsperson. Alle Untersucher sollten die gleiche Handhaltung am Schädel ausführen und die Versuchspersonen sollten vor jeder Untersuchung für 3 min ruhen. Die Untersucher wurden aufgefordert, zu Beginn jeder palpierten Expansionsphase (Flexionsphase) einen Schalter mit dem Knie zu betätigen. Es konnte ein Durchschnittswert von 3,71 Zyklen/min festgestellt werden. Es bestand kein signifikanter Unterschied zwischen den Untersuchungsgruppen bezüglich der Frequenz und Schwingungsdauer. Jedoch war die mittlere Abweichung der registrierten Variablen bei der Gruppe mit der größten Erfahrung am kleinsten und bei der Gruppe mit der geringsten Erfahrung am größten.

Mithilfe der elektronischen Speckle-Interferometrie (Electronic Speckle Pattern Interferometry, ESPI), einer computergestützten Technik mit einer Präzision von 100 nm, untersuchten Burnotte, Van Poelvoorde und Dewandel (1999) [219] die Suturae coronalis und sagittalis im Bereich vom Bregma sowie am frontoparietalen Pivot. Es wurde wiederholter und zunehmender Druck von 7,5 N, 10 N und 15 N mithilfe einer Messuhr ausgeübt. Folgende Ergebnisse wurden registriert:

- Die Suturen unterschieden sich von den Knochen in ihrer biomechanischen Reaktion auf Druck.
- Oberhalb eines bestimmten Drucks verhielt sich die Sutura sagittalis wie ein Scharniergelenk, unterhalb eines bestimmten Drucks war ihre Reaktion vergleichbar mit der eines Schädelknochens.
- Im Bereich des Bregmas reagierten die anliegenden Knochen ähnlich wie tektonische Platten. Druck auf das Os frontale führte zu einer Hebung des Os parietale. Druck auf das Os parietale hatte keinerlei Auswirkung auf das Os frontale.
- Das Verhalten der Sutura coronalis unterschied sich in Abhängigkeit davon, ob Druck rechts oder links des Pivots ausgeübt wurde.

Einschränkungen der Untersuchung: Die Forschung wurde an einem älteren Schädelmodell ausgeführt und nur an einem Modell. Die ausgeführte Technik lieferte keine fixen Referenzpunkte.

Bei der Einwirkung einer Kraft von 1200 g auf das Os parietale eines ausgetrockneten Schädels konnte mit gleicher Methode eine Deformation von ca. $0{,}2–2 \times 10^{-6}$ mm registriert werden (Penne) [226].

Deutliche Einschränkungen äußerten Hubbard et al. bezüglich der Testungen mit präparierten Schädeln zur Untersuchung der Eigenschaften lebender Schädelknochenbewegung. Valide Aussagen sollen dadurch nicht möglich sein [220].

Eine Pilotstudie von Gitlin und Wolf (1992) über eine Frau, deren Schwangerschaft bereits übertragen war, zeigte den Beginn uteriner Kontraktionen innerhalb von 34 min nach einer CV-4-Technik [249].

1999 erstellten Burnotte und Biart (1999) [221] helikale CT-Aufnahmen bei 11 Patienten mit und ohne Druck (= Deep CV-4). Verschiedene lineare Messungen in 3 Ebenen des Schädels wurden von der Sella turcica, dem 3. Ventrikel und Korpus der Seitenventrikel vorgenommen; Oberflächenaufnahmen in 2 Ebenen vom 3. Ventrikel und Korpus der Seitenventrikel. An knöchernen Referenzpunkten wurden mehrere lineare Abstände bestimmt (sagittal und transversal), ebenso an den Cornua frontalia der Seitenventrikel sowie die endokranialen und Seitenventrikeloberflächen gemessen. Zunächst wurden Aufnahmen nur mit Handauflage am Schädel und ohne manipulierenden Druck ausgeführt (2 Behandler). Der 2. CT-Scan wurde während der Ausübung eines Drucks von außen auf den Schädel ausgeführt. Bei jedem der Probanden veränderten sich 8–13 der insgesamt 21 Parameter signifikant (zusammen bei allen Patienten eine über 50 %ige Veränderung der Messergebnisse). Alle Oberflächenmessungen gingen in die gleiche Richtung der Kompression. Weitere Untersuchungen sind angezeigt, da die Probandenanzahl für eine signifikante statistische Interpretation nicht ausreicht.

Manipulationen der Gesichtsknochen können ebenfalls Auswirkungen auf die HWS haben. Eine Positionsveränderung von Gesichtsknochen (des Os maxillare) soll homolateral zu einer palpablen Spannungszunahme auf Höhe von C 1 geführt haben, die durch Einlegen von Wachs zwischen den Molaren bei gleichzeitigem Schlucken wieder aufgelöst werden konnte (White et al. 1985) [222]. Auch sollen Manipulation der Maxilla, des Os zygomaticum und des Os temporale Suturenweitungen von einigen Millimetern hervorgerufen haben.

Für osteopathische Manipulationen ist eine laserholografische Studie von Pavlin und Vukicevic (1984) interessant, in der mit minimalsten Krafteinwirkungen auf die Maxilla komplexe Auswirkungen intraossal in der Maxilla wie auch in allen umgebenden Knochen registriert werden konnten [223]. Es wird deutlich, dass selbst die winzigste Manipulation an einem Knochen Auswirkungen auf benachbarte Knochen haben kann.

Untersuchungen über die suturale Beweglichkeit als Grundlage für palpable Schädelknochenbewegungen werden auch in Kap. 6 beschrieben.

Ueno et al. (2003, 1998) registrierten mithilfe eines neu entwickelten gepulsten Ultraschallgerätes mit Nachlaufsynchronisation (Ultrasonic-Pulsed-Phased Locked Loop, PPLL) Schädelbewegungen bzw. Größenveränderungen des Schädels im Bereich einiger Mikrometer, die in enger Beziehung zum arteriellen Druck (systolisch/diastolisch) und zu Veränderungen der intrakranialen Druckpulsationen standen [224] [250] [251].

Hanten et al. (1999) teilten 60 Patienten mit Spannungskopfschmerzen in 3 gleich große Gruppen ein. Eine Gruppe von Patienten erhielt für 10 min eine CV-4-Behandlung, eine wurde in eine Ruhelage mit spezieller Kopfeinstellung positioniert und eine Kontrollgruppe erhielt keinerlei Behandlung. Es konnte eine signifikante Verbesserung der Spannungskopfschmerzen bei Ausübung der CV-4-Technik festgestellt werden [225].

Vartanian et al. (2000) untersuchten die Effizienz osteopathischer Behandlungen durch Messung der Schallleitfähigkeit im Knochengewebe der Schädelstruktur über Modifikation hochfrequenter akustischer Vibrationen (> 3 000 Hz) [227]. Diese Studie basierte auf der Annahme, dass osteopathische Behandlungen auch einen physiologischen Zustand in der Schädelknochenstruktur wiederherstellen können. Durch das vibroakustische Messverfahren kann die Leitfähigkeit von Knochen, Suturen, Duralmembranen und Weichteilgeweben des Kopfes entlang der Vibrationsausbreitung untersucht werden. Verbesserte Beweglichkeit geht mit verbesserter vibroakustischer Leitfähigkeit einher. Die registrierte Abnahme an Unregelmäßigkeiten bei Frequenzmessung nach Ausführung osteopathischer Techniken könnte ein Hinweis für eine zunehmende Qualität an Verbindungen zwischen den Suturen und für eine Harmonisierung in der Interaktion zwischen dem zerebrovaskulären und dem LCS-System darstellen.

Oleski et al. (2002) untersuchten nachträglich an 12 zufällig ausgewählten Patienten, die während ihres Zahnarztbesuches gleichzeitig kraniale Manipulationen erhielten, anhand anteroposteriorer Röntgenaufnahmen den möglichen Einfluss einer osteopatischen Behandlung. Es wurden pro Proband eine Aufnahme vor und eine nach der Behandlung angefertigt. Der Winkel zwischen 5 verschiedenen Linien im Hinblick auf eine Vertikale wurde ermittelt. Die Linien wurden anhand anatomischer Referenzpunkte eingezeichnet. Ergebnis der Studie waren Veränderungen dieser Winkel von 1,25–2,58° [228]. Klein kommt zu dem Schluss, dass diese Arbeit zu viele methodologische Fehler aufweist, um aussagekräftig sein zu können. Weder wurden die Genauigkeit bei der Bestimmung der anatomischen Referenzpunkte noch die Reproduzierbarkeit der Einstellung des Kopfes im Apparat ermittelt, die allein schon die Abweichung von etwa 2° hätte erklären können. Auch die Maximalwerte hätten berücksichtigt werden müssen. Dies hätte bei dem einen oder anderen Probanden eine Bewegung von bis zu 8° (Os sphenoidale) zur Folge. Auch die naive Frage, ob der Schädel in der Studie vielleicht nur ein bisschen schräg dasteht, wird nicht erwähnt. Eine Vergleichsgruppe fehlte [229].

Bei der Inhibition der Außen- und Innenrotation der Ossa temporalia an 30 gesunden Probandinnen zwischen 25 und 35 Jahren konnten Mark und William einen Einfluss auf die Atmung registrieren [230].

In einer von Mitha und Butenschön (2002) durchgeführten, randomisierten kontrollierten Studie wurden 20 Patienten mit kraniomandibulärem Syndrom osteopathisch jeweils 3-mal mit Vier-Hand-Kontakt behandelt (Kontrollgruppengröße 17). Der Okklusionsindex zeigte eine hohe, der Mandibula-Positions-Indikator (MPI) keine Signifikanz [231].

Eine Studie über Kinder von Mills et al. (2001) mit rezidivierenden akuten Mittelohrentzündungen (25 Patienten und 32 Kontrollprobanden) weist darauf hin, dass kraniale Therapie in diesen Fällen wirksam war. Die Patienten hatten weniger Rezidive der Otitis media, weniger chirurgische Eingriffe und im Mittel sowohl mehr operationsfreie Monate als auch häufiger eine normale Trommelfellbeweglichkeit, gemessen im Tympanogramm [252].

Eine andere Pilot-Kohortenstudie von Degenhardt und Kuchera (2006) mit einem Follow-up von 1 Jahr nach der Behandlung kam zu vergleichbaren Ergebnissen [253].

In einer Pilotstudie (Behandlungs- und Kontrollgruppe) von Moran et al. (2004) wurde der Einfluss einer Behandlung mit kranialen osteopathischen Manipulationen auf die Sehfähigkeit untersucht. Die statistische Auswertung ergab keine eindeutig signifikanten Ergebnisse. Allerdings wird darauf aufbauend eine ausführlichere Studie durchgeführt [232].

Wyatt et al. (2011) untersuchten die Wirkung der kranialen Osteopathie bei Kindern mit Zerebralparese anhand einer randomisierten kontrollierten Studie. 142 Kinder im Alter von 5–12 Jahren wurden in 2 Untersuchungsgruppen aufgeteilt: Eine Gruppe wurde mit kranialer Osteopathie behandelt, die Kontrollgruppe erhielt keine Behandlung. Die Ergebnisse dieser Studie erbrachten keinen statistisch signifikanten Beweis dafür, dass kraniale Osteopathie zur nachhaltigen Verbesserung der motorischen Funktion führte. Ebenso konnten weder eine Verringerung von Schmerzen noch eine Verbesserung von Schlaf und Lebensqualität im Vergleich zur Kontrollgruppe gezeigt werden [263].

Hayden et al. (2006) führten eine randomisierte kontrollierte Studie zur Untersuchung der Wirksamkeit der kranialen Osteopathie bei 28 Schreibabys durch. Die Säuglinge in der Interventionsgruppe wurden 1-mal wöchentlich über 4 Wochen behandelt, Kinder in der Kontrollgruppe erhielten keine Behandlung. Die Eltern führten während dieser Zeit ein Schreitagebuch, in das neben den Schreizeiten auch das Schlafverhalten eingetragen wurde. Eine statistisch signifikante Reduktion der Schreizeiten und eine Verbesserung der Durchschlafzeiten zwischen der 1. und 4. Woche konnte in der Behandlungsgruppe nachgewiesen werden, während in der Kontrollgruppe keine statistisch signifikante Veränderung vorlag [264].

In einer weiteren Studie untersuchten Sandhouse et al. (2010), ob Osteopathie im kranialen Bereich zu einer sofortigen, messbaren Veränderung der Sehfunktion bei einer Stichprobe von Erwachsenen mit kranialer Asymmetrie führt. Erwachsene Freiwillige zwischen 18 und 35 Jahren, die frei von Strabismus oder aktiver okularer oder systemischer Erkrankung waren, Brechungsfehler zwischen –6 Dioptrien (Myopie) und + 5 Dioptrien (Hyperopie) sowie regelmäßigen Astigmatismus und eine kraniale somatische Dysfunktion aufzeigten, nahmen an dieser Studie teil. Die Probanden wurden randomisiert 2 Gruppen zugeteilt: Die Behandlungsgruppe erhielt eine einzelne osteopathische Intervention zur Korrektur der kranialen Dysfunktion, die Kontrollgruppe einen leichten Druck auf den Schädel ohne osteopathische manipulative Behandlung. Die Ergebnisse dieser Studie legten nahe, dass eine einmalige osteopathische Behandlung der kranialen Asymmetrie zu einer positiven Wirkung auf die visuelle Funktion führen kann [265].

In einer Studie von Glonek et al. (2004) zur Wirkung der Kompression des 4. Ventrikels wurde diese von 20 gut ausgebildeten Osteopathen an jeweils 20 Probanden ausgeführt, jeweils ein Proband mit einem Osteopathen. Es ging dabei um die Frage, inwieweit die Ergebnisse der Laser-Doppler-Durchflussmetrie von Fall zu Fall und von Behandler zu Behandler konsistent waren. (Die Ergebnisse: $p < 0{,}000$ durch Varianzanalyse: Eingangskontrollsegment und Behandlungssegment und Rebound-Segment; paarweiser Vergleich: Kontrolle und Behandlung, $p < 0{,}011$; Kontrolle und Rebound, $p < 0{,}108$; Behandlung und Rebound, $p < 0{,}000$). Es konnte bei der Untersuchung lediglich eine Veränderung des Baroreflexes (0,10 Hz) registriert werden, andere Signale blieben unverändert, obwohl die Herzfrequenz sich etwas auf und ab bewegte. In den Aufzeichnungen der Laser-Doppler-Durchflussmetrie spiegelte sich der Zeitpunkt des Beginns einer CV-4-Behandlung wider. Auch konnte verfolgt werden, wie sich die Unterdrückung des Baroreflexes bis zum Stillpunkt vollzog. Es konnte ein Rebound der THM-Oszillation registriert werden, der einem CV-4-Release folgte. Der Rebound entsprach einem größeren Signal als zuvor von den Probanden gezeigt, das nach etwa 2–10 min wieder zum Ursprungsniveau absank [238].

Sergueef et al. (2002) konnten aufzeigen, dass eine kraniale Manipulation die Blutdurchflussgeschwindigkeit durch eine Veränderung der THM-Oszillation beeinflusst. Ebenfalls wurde im Vergleich zur Gruppe mit Scheinbehandlung eine Steigerung des Baroreflexes und eine Verringerung des thermischen Signals bei den Probanden gemessen, die eine kraniale Manipulation erhielten [266].

Milnes et al. (2007) untersuchten die physiologischen Effekte, die sich aus der Verabreichung einer einzelnen Kranialtechnik (CV-4-Technik) ergeben. Die Herzfrequenzvariabilität, die Atmungsrate, der galvanische Hautwiderstand und die Hauttemperatur wurden an 10 Probanden gemessen, die an einem Experiment teilnahmen, das aus 5 generischen Phasen bestand: dem Grundsignal (Baseline) ohne Einflussnahme, einer einfachen Berührung, der Intervention (CV-4-Technik), einer einfachen Berührung und dem Grundsignal. Die Veränderungen der Ergebnisse zwischen jeder der 5 Phasen wurden für jede abhängige Variable analysiert. Die Anwendung der CV-4-Technik im Vergleich zur einfachen Berührung bei asymptomatischen Individuen hatten minimale physiologische Wirkungen bei mindestens einer der aufgezeichneten autonomen Variablen. Es konnten allerdings keine signifikanten Unterschiede dieser Veränderungen in den 5 Phasen aufgezeigt werden [267].

Die Wirksamkeit der CV-4-Technik bei Patienten mit Spannungskopfschmerz wurde von Hanten et al. (1999) untersucht. 60 Erwachsene im Alter zwischen 21 und 65 Jahren wurden randomisiert in 3 Gruppen eingeteilt. Die Probanden in der 1. Gruppe erhielten eine 10-minütige Sitzung, wobei mehrere Stillpunkte mithilfe der CV-4-Technik induziert wurden. Die Probanden in der 2. Gruppe wurden in eine ruhende Position gebracht, wobei Kopf und Hals für jeweils 10 min in Protraktion/Retraktion und Flexion/Extension positioniert wurden. Die Probanden der 3. Gruppe erhielten keine Behandlung und lagen ruhig für 10 min auf der Behandlungsliege. Die Schmerzintensität wurde vor und nach den Behandlungen mit einer visuellen Analogskala gemessen. Die Probanden in der CV-4-Gruppe wiesen eine statistisch signifikante Senkung der Schmerzintensität im Vergleich zu den Gruppen in Ruheposition und ohne Behandlung auf [268].

Eine Pilotstudie im randomisierten Blockdesign mit wiederholten Messungen von Cutler et al. (2005) zeigte, dass eine CV-4-Technik die Schlaflatenz und direkt gemessene sympathische Muskelaktivität bei gesunden Personen verändern kann [254]. Weitere Forschungsergebnisse über die CV-4-Technik sind in Kap. 23.8 ausgeführt.

Mokhov et al. (2006) [255] begannen eine Forschungsarbeit, um durch Palpation und instrumentelle Registrierung endogene Rhythmen des Menschen zu messen. Sie nutzten die folgenden Methoden: Laser-Doppler-Durchflussmetrie, Messung von thermischen Strömen und Aufzeichnung von externen Volumenveränderungen mittels eigens entwickelter Messgeräte. Durch Wahrnehmung von Osteopathen und Rhythmen sowie durch Laser-Doppler-Durchflussmetrie, Registrierung von Rhythmen thermischer Strömungen und von Volumenänderungen konnten sie in Geweben bestimmte Bereiche identifizieren. Die gewonnenen Daten zeigen, dass jedes Gewebe mit einem eigenen Rhythmus funktioniert, wobei die Rhythmen einander ähnlich sind, in verschiedenen Bereichen des Körpers aber voneinander abweichen. Die aufgezeichneten volumetrischen, metabolischen, zirkulatorischen und perzeptuellen Merkmale in einem bestimmten Bereich des Schädels sind nicht identisch mit denen, die man in anderen Bereichen des Körpers findet. Die Weiterführung dieser Arbeit wird es ermöglichen, physiologische Parameter des CRI präziser zu definieren, die palpatorischen Möglichkeiten des Osteopathen abzuschätzen und die Ergebnisse dieser Arbeit in der osteopathischen Ausbildung anzuwenden.

In einer Studie von Morin et al. (2012) wurde untersucht, ob schwere Restriktionen der Suturen des Os temporale einen Risikofaktor für die Entstehung von akuten Mittelohrentzündungen im jungen Kindesalter darstellen [269]. In dieser prospektiven Kohortenstudie wurden 64 Kinder im Alter zwischen 6 und 18 Monaten ohne Vorgeschichte einer akuten Otitis media durch die kalte Jahreszeit zwischen September 2009 und April 2010 begleitet. Der Status des Os temporale (mit oder ohne schwere Restriktion der Suturen) wurde per Palpation und über einen Mobilitätstest der Schädelknochen erhoben. Informationen über mögliche Grund-, Stör- oder Risikofaktoren für akute Otitis media wie Geschlecht, Alter, Geburtsgewicht, Gestationsalter, Schnullerverwendung, Aufenthalt in einer Kindertagesstätte, Geschwister, niedriger sozioökonomischer Status, Stillen ≥ 6 Monate, rauchende Eltern/Bezugspersonen und Vorgeschichte von Infektionen der oberen Atemwege wurden ebenfalls gesammelt. Diagnostiziert wurde das Auftreten von akuter Otitis media von einem Arzt, dem der Restriktionsstatus des Os temporale nicht bekannt war. Die Daten wurden über hierarchische lineare und nicht lineare (Multilevel-) Modelle analysiert.

Ergebnisse: Bei 23 Kindern (35,9 %) wurden schwere Restriktionen der temporalen Suturen festgestellt. In 14 Fällen (48,3 %) mit Restriktionen wurde mindestens eine Episode einer akuten Otitis media diagnostiziert. Aber auch 28 Kinder (28,3 %) ohne vorher festgestellte Restriktion der temporalen Suturen entwickelten mindestens 1-mal eine akute Mittelohrentzündung. Die Datenauswertung ergab ein höheres Risiko für akute Otitis media bei schwerer Restriktion der Suturen des Os temporale (adjustiertes relatives Risiko = 2,26; 95 %-Konfidenzintervall = 1,43–2,91; $p < 0{,}01$), bei Verwendung eines Schnullers (relatives Risiko = 2,59; 95 %-Konfidenzintervall = 1,51–3,22; $p < 0{,}01$) und in jüngerem Alter (relatives Risiko = 0,22; 95 %-Konfidenzintervall = 0,10–0,52; $p = 0{,}001$). Die Studienergebnisse weisen darauf hin, dass schwere Restriktionen in den Suturen des Os temporale ein Risikofaktor für die Entwicklung einer akuten Otitis media bei jungen Kindern sind. Es werden jedoch Interventionsstudien benötigt, um herauszufinden, ob dieser mechanische Risikofaktor bei jungen Kindern modifiziert werden kann [269].

In einer Pilotstudie von Bouchard (2015) wurden mittels einer nicht randomisierten Interventions- ($n = 29$) und einer Kontrollgruppe ($n = 20$) bei Schulkindern die Beziehungen zwischen der Schädelmobilität und der akademischen Leistung der Kinder untersucht. Außerdem wurden Wirkungen osteopathischer Behandlung auf akademisch bezogene Parameter dokumentiert. Dabei wurden 15 akademische Parameter vor und nach einer osteopathischen Behandlung befundet. Angenommen wurde, dass in Subgruppen, bei denen eine schlechte Schädelmobilität vorliegt, auch die Schulleistungen schlechter ausfallen würden. Die Gruppen wurden mittels T-Test und Anova verglichen. Subgruppen, bei denen eine verminderte kraniale Mobilität palpiert wurde, zeigten eine geringere Leistung beim Lesen (Differenz 10,2 %; $p = 0{,}049$) sowie bei 9 weiteren akademischen Parametern ($p < 0{,}05$). Die osteopathisch behandelte Gruppe zeigte sowohl einen um den Wert 1 erhöhten Intelligenzquotienten (IQ) als auch eine Verbesserung der Aufmerksamkeitsspanne ($p = 0{,}048$) [270].

Jäkel und von Hauenschild (2011) verweisen in einem Review darauf, dass die derzeit verfügbaren Daten über die klinische Wirksamkeit kranialer osteopathischer Manipulationen heterogen und nicht ausreichend sind, um endgültige Schlussfolgerungen zu ziehen [271].

In einem systematischen Review zur klinischen Evidenz einer CV-4-Technik wurden 4 randomisierte kontrollierte Studien und 2 Beobachtungsstudien herangezogen; 5 davon untersuchten auch gesunde Probanden. Die Autoren kommen zu dem Schluss, dass CV-4-Techniken bei unterschiedlichen funktionellen Problemen hilfreich sein könnte [290].

3.4.1 Fazit

Die bisherigen Forschungsergebnisse meist linearer Versuchsanordnungen dokumentieren zum Teil kurzfristig feststellbare Effekte und Verbesserungen nach Ausübung kranialer osteopathischer Techniken. Allerdings kommen ein systematischer Review von Jäkel und von Hauenschild (2011) sowie Ernst (2012), die sich mit den therapeutischen Wirkungen kranialer osteopathischer Manipulationen befassten, zu dem Ergebnis, dass die bisherige Evidenzlage zur klinischen Effizienz kranialer Therapien aufgrund der Heterogenität und meist mangelnden Qualität der Studien keine abschließenden Schlussfolgerungen zuließen [271] [289]. Aufgrund der moderaten methodologischen Qualität der Studien und der Knappheit der verfügbaren Daten ist weitere Forschung auf diesem Gebiet erforderlich.

3.5 Palpations-Reliabilitäts-Studien

Upledger (1977) [210] veröffentlichte eine Studie, in der 25 Kinder im Vorschulalter in einer Einfachblindstudie von jeweils 2 Osteopathen unabhängig voneinander untersucht wurden. Insgesamt 4 Osteopathen nahmen an der Untersuchung teil. Es wurden von jedem Behandler das Os occipitale, die SSB, die Ossa temporalia und das Os sacrum der entsprechenden Personen palpiert und ihre Beweglichkeit getestet. Jeder Untersucher musste in einer Tabelle eine Wertigkeit ihrer Beweglichkeit von 1 (normal) bis 3 (völlig restringiert) festhalten. (Eine 0,5-Skala zwischen 1 und 3 war erlaubt.) Es wurde bei einem Spielraum von 0 eine Übereinstimmung von 71 % und bei einem Spielraum von ±0,5 der Werteskala eine Übereinstimmung von 86 % erzielt. Die prozentuale Angabe ist allerdings zur Darstellung der Übereinstimmung nicht geeignet. Diese Untersuchung wurde von Wirth-Pattullo einer Varianzanalyse unterzogen, der einen Intra-Klassen-Korrelationskoeffizienten (ICC) von 0,57 (57 %) ermittelte. Das Ergebnis liegt damit im mittleren Bereich und deutlich unter der vom Autor angegebenen Verlässlichkeit [211]. Der später bestimmte κ-Koeffizient ergab eine Bandbreite von 0,2–1, d. h., sie reichte von zufälliger bis zu vollständiger Übereinstimmung [212]. Zudem wurden bei allen Probanden Bewegungsrestriktionen verschiedenster Parameter registriert. Um aussagekräftig sein zu können, hätte die Studie aber nach Green et al. eine ausreichende Anzahl von Probanden enthalten müssen, die als normal klassifiziert worden wären. Nach Hartman und Norton zeichnet sich diese Studie durch eklatante Schwächen in der Methodologie und Durchführung aus [213].

Fast alle neueren ähnlichen Studien mit einem adäquateren Studiendesign, strikterer Durchführung und Auswertung konnten im Gegensatz zu dieser Studie keine statistisch signifikante Inter-Tester-Korrelation feststellen.

1979 veröffentlichten Roppel et al. [181] Forschungsergebnisse, die die Messung der Genauigkeit der manuellen Bewegungspalpation zum Ziel hatten. Sie konstruierten ein Paar künstliche Scheitelbeinknochen, die mit einem Gelenk verbunden waren, um die Bewegung der Ossa parietalia zu imitieren. Das Bewegungsmuster, die Bewegungsamplitude, die Bewegungsfrequenz und -geschwindigkeit konnten variabel programmiert werden. 10 Osteopathen wurden in 3 Gruppen eingeteilt (Erfahrung von weniger als 5 Jahren, 5–10 Jahren und mehr als 10 Jahren). Die Untersucher wurden aufgefordert, expandierende, retraktierende und keine Bewegung voneinander zu unterscheiden und ihre Wahrnehmungen auf ein Tonbandgerät zu sprechen, das mit der computergesteuerten Bewegungssimulation verbunden war.

Ergebnisse:

- Es konnten Bewegungen mit einem Bewegungsausmaß von 0,25–0,5 mm mit 85 %iger Genauigkeit wahrgenommen werden.
- Je schneller die Untersucher die wahrgenommenen Bewegungsparameter auf das Tonband sprachen, desto genauer waren die Ergebnisse.
- Je schneller die simulierte Bewegung war, desto genauer konnte sie wahrgenommen werden.
- Das genaueste Messergebnis erzielte ein Kraniosakraltherapeut. Allerdings konnten einige Untersucher ohne medizinischen Hintergrund und spezifischer palpatorischer Ausbildung genauere Ergebnisse erzielen als erfahrene kraniosakrale Therapeuten.

Upledger und Karni (1979) konnten eine Vielzahl von Übereinstimmungen zwischen palpablen Veränderungen des CRI und gleichzeitig registrierten Veränderungen mechanisch-elektrischer Messungen am Probanden feststellen (s. a. Kap. 3.1.1). Allerdings wurde in der Studie keine Methode zur statistischen Auswertung durchgeführt, und diese Studie wurde bisher auch nicht wiederholt [182].

An der Messung von Wirth-Pattullo und Hayes (1994) nahmen 3 Untersucher (Physiotherapeuten mit einer Praxiserfahrung von 4–6 Jahren) und 12 symptomatische Probanden im Alter von 10–62 Jahren teil. Der Rhythmus des PRM wurde für 1 min am Kopf palpiert, die Phasen wurden mündlich an den Versuchsleiter weitergegeben. Vor jeder Palpation wurden die Herz- und Atemfrequenz von einer Krankenpflegeperson gemessen. Nach der Palpation wurde nochmals die Atemfrequenz gemessen. Ein Rhythmus von 3–9 Zyklen/min (im Mittel 4,5–7 Zyklen/min) wurde registriert. Die Standardabweichung betrug 0,8–1,5 Zyklen/min. Die Varianzanalyse erbrachte einen ICC von −0,02. Die Autoren begründen das Ergebnis mit fehlender Übereinstimmung zwischen den Untersuchern. Im Vergleich dazu erbrachte hingegen die Messung des Atem- und Pulsrhythmus eine mittlere bis hohe Übereinstimmung (ICC = 0,66–0,76). Zu kritisieren ist, dass keine fundierte Ausbildung der Untersucher vorlag (Physiotherapeuten mit 2–7 Kursen in kraniosakraler Therapie), die Messzeit des CRI mit 1 min unter Umständen zu kurz war und die Messungen von CRI, Atem- und Herzrhythmus nicht synchron vorgenommen wurden [217].

Laut Green et al. (1999) sollte der Fokus stärker darauf gerichtet werden zu untersuchen, inwieweit der Rhythmus und andere kraniosakrale Befunde als diagnostischer Test fungieren können [218].

Sibley et al. (1992) führte eine simultane Palpation des CRI am Kopf und am Becken durch. Teilgenommen haben 9 erfahrene Osteopathen und 6 Probanden zwischen 22 und 28 Jahren. Es konnte eine signifikante Intra-Tester-Reliabilität, jedoch keine Inter-Tester-Reliabilität (am Kopf: ICC = 0,14, am Sakrum: ICC = 0,04 und an Kopf und Sakrum: ICC = 0,05) registriert werden. Es wurde ein Rhythmus von 2,14–7,38 Zyklen/min gemessen. Sibley et al. folgerten, dass keine Bewegungsübertragung vom Schädel auf das Sakrum zu bestehen schien [216]. Außerdem scheinen ihre Ergebnisse die Hypothese des Gewebe-Druck-Modells zu stützen (Kap. 3.2.10).

An der Untersuchung von Hanten et al. nahmen 2 Untersucher (etwa 11 Monate Praxiserfahrung) und 40 Probanden im Alter von 22–54 Jahren teil. Die Herzfrequenz wurde mit Polaruhren, die Atemfrequenz durch Thoraxbeobachtung gemessen. Es fand jeweils eine zweimalige synchrone Messung für 3 min statt. Die Intra-Tester-Korrelation ergab einen ICC von 0,78–0,83, die Inter-Tester-Korrelation lediglich einen ICC von 0,22. Die höchste Korrelation wurde bei Untersucher A zwischen dem CRI und der Herzfrequenz der Probanden und bei Untersucher B zwischen dem CRI und der Herzfrequenz des Untersuchers ermittelt. Die Messzeit dieser Studie war ausreichend lang, auch die synchrone Messung spricht für diese Untersuchung. Zu kritisieren ist allerdings, dass die Erfahrung der Untersucher (Physiotherapeut und Student) nur etwa 11 Monate betrug [185].

Rogers et al. (1998) führten eine simultane Palpation des PRM an Kopf und Füßen aus. 28 Probanden im Alter von 18–49 Jahren und 2 Untersucher (ein Physiotherapeut und eine Krankenschwester mit einer Praxiserfahrung von 5 und 17 Jahren) nahmen an der Untersuchung teil. Die Untersucher waren abgeschirmt voneinander. Die Zyklen wurden mit Fußpedalen an einen Computer weitergegeben. Pro Proband wurden 4 Messungen für 2 min in 2 Durchläufen durchgeführt. Im 2. Durchlauf tauschten die Untersucher die Kopf- und Fußposition. Es wurden 0–8,42 Zyklen/min registriert mit Mittelwerten von 3,14–4,37 Zyklen/min. Die Intra-Tester-Korrelation ergab am Kopf einen ICC von 0,18–0,26 und an den Füßen einen ICC von 0,3–0,29. Die Inter-Tester-Korrelation ergab am Kopf einen ICC von 0,08 und an den Füßen einen ICC von 0,19. Die Abweichung zwischen beiden Untersuchern war so stark, dass z. B. ein Untersucher einen Stillpunkt palpierte, während der andere simultan einen normalen Rhythmus feststellte [186].

Fraval (1996) [187] ließ 2 Osteopathen 20 Kinder, allesamt jünger als 6 Monate, untersuchen. Es wurde dabei keinerlei Bewegung induziert, sondern die Osteopathen bewerteten die inhärente Bewegung des Schädels. Alle Kinder wurden von beiden untersucht, die erste Hälfte zuerst von dem einen, die andere Hälfte von dem anderen Osteopathen. Es wurde eine Messskala mit 5 Punkten verwendet: 1: normale Bewegung, 1,5: leichte Bewegungsrestriktion, 2: mittlere Bewegungsrestriktion, 2,5: deutliche Bewegungsrestriktion, 3: starke Bewegungsrestriktion. Folgende 4 Bereiche wurden untersucht: Pars condylaris ossis occipitalis rechts und links und Os temporale rechts und links. Die Inter-Tester-Korrelation war mittel bis gut (▸ Tab. 3.3) [187]. Es gibt Hinweise auf eine negative Korrelation zwischen linkem und rechtem Os occipitale (–0,44) und linkem und rechtem Os temporale (–0,26). Es bestand eine 97,5 %ige Übereinstimmung für

▸ **Tab. 3.3** Untersuchung der Inter-Tester-Korrelation (Fraval 1996).

	totale Übereinstimmung (0 und 0,5 Differenz erlaubt)	Pearson-Korrelationskoeffizient
Os occipitale rechts	95 %	0,50
Os occipitale links	90 %	0,75
Os temporale rechts	90 %	0,58
Os temporale links	85 %	0,71
Mittelwert	90 %	0,65

das Vorhandensein einer Dysfunktion und eine 90 %ige Übereinstimmung beim Schweregrad der Dysfunktion innerhalb des Maßes von einem Punkt auf der 5-Punkte-Skala. Das Ergebnis dieser Studie bietet Hinweise auf inhärente Beweglichkeiten der Schädelknochen und der Möglichkeit ihrer Testung.

Drengler und King (1998) [188] führten eine Untersuchung mit 10 osteopathischen Untersuchern (5–10 Jahre Praxiserfahrung) und 10 erwachsenen Probanden aus. Die Inter-Tester-Korrelation ergab einen ICC von 0 [189].

Bei einer Untersuchung von Moran und Gibbons (2001) wurden 11 Probanden simultan am Kopf und am Sakrum von 2 erfahrenen Untersuchern palpiert. Die PRM-Zyklen wurden über Fußschalter an einen Computer weitergeleitet. Die Untersucher waren mit einem Vorhang voneinander getrennt. Die Herzfrequenz wurde registriert. Die Intra-Tester-Korrelation am Kopf und Sakrum war mittel bis gut (ICC = 0,52–0,73), während die Inter-Tester-Korrelation der simultanen Palpation am Kranium und Sakrum schlecht bis nicht vorhanden (ICC = 0–0,31) war. Damit widerspricht das Ergebnis der osteopathischen These des Core-Links zwischen Kranium und Sakrum [190].

Farasyn und Vanderschueren (2001) [191] untersuchten das Frequenzverhalten des CRI am Kopf und am Sakrum sowie der Vasomotion der V. femoralis nach maximaler physischer Anstrengung und mögliche Korrelationen beider Ergebnisse. Hierzu führten 3 erfahrene Osteopathen simultan an 15 gesunden Probanden (13 Männer und 2 Frauen) im Alter von 40±12 Jahren für jeweils 1 min 2 palpatorische Testungen und 2 palpatorische Testungen nach physischer Anstrengung durch. Die Zählung sollte mit dem Beginn der Aufstiegskurve des CRI begonnen und mit der letzten Abstiegskurve des CRI innerhalb 1 min beendet werden. Sie wurde von den 3 Osteopathen unabhängig voneinander auf einem Papier eingetragen. Zusätzlich wurden der Pulsschlag vor, während und nach der physischen Anstrengung, der Sauerstoffverbrauch während der Anstrengung und die Milchsäure im Blut zu Beginn, am Ende und 20 min nach der Anstrengung registriert. Ferner wurde die Atmungsaustauschrate bestimmt.

Die Inter-Tester-Korrelation ist sehr gut (ICC zwischen 0,93 und 0,98) und liegen deutlich oberhalb aller zurzeit durchgeführten Studien. Nach physischer Belastung sank die Frequenz des CRI und der Venomotion um durchschnittlich 30 %, und eine simultane Verminderung der Sauerstoffkonzentration im Blut wurde gemessen. Die Autoren schlossen auf eine Beziehung zwischen dem CRI und der Sauerstoffkonzentration im Blut. Die Verlangsamung des CRI wurde auf die begleitende Verminderung der Venomotion zurückgeführt, und es wurde keine Steigerung proportional zum erhöhten Herzrhythmus festgestellt. Diese Messungen sollten nochmals mit einer strikteren Trennung der Untersucher während der Messung, z. B. durch einen Vorhang, durchgeführt werden.

Zusätzlich sollten stille Fußschalter für die Registrierung des CRI und der Venomotion benutzt werden. Auch die Zeit der Messung sollte von 1 auf 3 min verlängert werden.

Friedman (2002) erwähnt 2 von ihm geleitete Studien [192]: In einer wurden von 6 Untersuchern an 24 Probanden 4 Screening-Tests vorgenommen. 96 Vergleichswerte wurden aufgeführt (jeweils 4 pro Proband). Asymmetrie und die Seite der eingeschränkten Bewegung wurden tabellarisch festgehalten. In der Wertung der Asymmetrie sollen 87 von 96 eine deutliche Übereinstimmung und 60 von 96 eine komplette Übereinstimmung gezeigt haben. Zur Frage der Seite der Bewegungseinschränkung zeigten 63 von 96 eine mehrheitliche Übereinstimmung (4 von 6 Untersuchern).

In einer weiteren Studie palpierten 9 Untersucher 3 Probanden mit einem Test auf Asymmetrie. Übereinstimmung wurde auf das Vorhandensein einer Asymmetrie erzielt. Keine Übereinstimmung soll bei der Seite der Asymmetrie erzielt worden sein und 25 von 27 sollen eine Verbesserung nach der Therapie palpiert haben. Beide Studien sind allerdings nicht zugänglich, und es liegen keine Informationen zu Methodologie, Versuchsaufbau, Durchführung und statistischer Auswertung dieser Studien vor.

Sommerfeld et al. (2004) führten eine Messung mit 2 Untersuchern und 49 Probanden aus. Es wurden mindestens 2 simultane Untersuchungen an Kopf und Becken durchgeführt. Die PRM-Zyklen wurden über einen Fußschalter an einen Computer weitergegeben, Atemfrequenzen wurden über Dehnungsmessstreifen registriert. Die inter- und intrasubjektive Übereinstimmung war jenseits zufälliger Ergebnisse. Während keine Korrelation zur Atmung des Patienten registriert werden konnte, zeigten die Atmung beider Untersucher am Becken und die Atmung eines Untersuchers am Kopf einen signifikanten Einfluss auf das Messergebnis. Die Untersuchung wies nicht nur ausreichend erfahrene Osteopathen, sondern auch eine ausreichend große Anzahl von Probanden sowie eine ausreichend lange Messzeit auf. Die Autoren diskutieren, inwieweit mentale Bilder des Untersuchers die Ergebnisse beeinflussen, ob der PRM zu fein ist, um reliabel palpiert zu werden, und ob der PRM eher ein metaphysisches als ein physiologisches Konzept darstellt [193].

Halma et al. (2007) untersuchten in einer Pilotstudie die intrasubjektive Übereinstimmung kranialer Spannungsmuster. 48 Testpersonen wurden folgenden 3 Gruppen zugeteilt: Teilnehmer mit Asthma bzw. Kopfschmerz sowie eine gesunde Kontrollgruppe. 2 verblindete Osteopathen untersuchten unabhängig voneinander je 8 Teilnehmer jeder Gruppe. Sie führten palpatorische Untersuchungen zur Frequenz des CRI, zu kranialen Spannungsmustern (Flexion, Extension, Torsion links/rechts, Seitneigung-Rotation links/rechts, Lateral Strain links/rechts, Vertikal Strain links/rechts, Kompression, kein Spannungsmuster) sowie zu Restriktionen in Quadranten durch [272]. Die höchste intrasubjektive Übereinstimmung wurde bei der Bestimmung der kranialen Spannungsmuster erzielt ($\kappa = 0{,}67$), die in der Kontrollgruppe ($\kappa = 0{,}82$) besonders deutlich ausfiel, gefolgt von der Kopfschmerz- ($\kappa = 0{,}67$) und Asthmagruppe ($\kappa = 0{,}52$). Die Diagnose des linken anterioren Quadranten zeigte ebenfalls eine substanzielle Übereinstimmung bei der Kopfschmerz- und Kontrollgruppe ($\kappa = 0{,}60$ und 0,61). Eine moderate Übereinstimmung wurde für die weiteren 3 Quadranten erzielt ($\kappa = 0{,}44–0{,}52$). Insgesamt waren die Ergebnisse für die Diagnose des CRI und der Restriktionen in den Quadranten weniger erfolgreich. Halma et al. vermuten, dass die geringe Übereinstimmung letztgenannter Diagnosen an physiologischen Veränderungen liegen könnte, die während dieser Befundaufnahmen in der Interaktion zwischen Untersucher und Proband auftraten [272].

In einer Studie von Seimetz et al. (2012) wurde in einem mehrstufigen Vorgehen zunächst Literatur in Bezug auf die Existenz und das Ausmaß kranialer Mobilität sowie in Bezug auf die Steifigkeit des menschlichen Schädels analysiert. Bei Tieren werden demnach Verformungen zwischen 0 und 910 µm berichtet, bei Menschen zwischen 0,78 und 3,72 µm. Die Schädelsteifigkeit liegt beim Menschen zwischen 390 und 6 430 N/mm, abhängig von Schädelregion und Art der Belastung. Auf Basis dieser Werte wurden biomechanische Analysen durchgeführt, um die nötige Kraft für die beschriebene Verformung des Schädels zu berechnen. Die benötigte Kraft, um eine Verformung von 0,78 µm zu erreichen, liegt zwischen 0,44 N und 23,2 N; für eine Verformung von 3,72 µm zwischen 2,09 N und 111 N. Diese Werte entsprechen in etwa den Kräften, die während einer osteopathischen Behandlung am Kopf aufgewendet werden. Somit erscheint es laut den Autoren durchaus möglich, dass geringe kraniale Veränderungen („Deflections“) durch kraniale Osteopathie auftreten können. Zu beachten sei, dass das Ausmaß der kranialen Bewegung davon abhängt, an welcher Stelle des Schädels und mit welcher Technik Kraft ausgeübt wird [273].

Laut Zegarra-Parodi et al. (2003) könnten sich nach qualitativem Feedback zum angewendeten Palpationsdruck während des Trainings die Untersuchungsergebnisse verbessern [274].

Pizzolorusso et al. (2013) bestimmten die Prävalenz somatischer Dysfunktion und kranialer Palpationsmuster bei Früh- und reifen Neugeborenen, die auf einer neonatologischen Intensivstation behandelt wurden, mithilfe einer retrospektiven Datenanalyse. Über einen Zeitraum von 6 Monaten wurden Früh- und reife Neugeborene einer einmaligen osteopathischen Untersuchung unterzogen, bei der somatische Dysfunktionen und kraniale Palpationsmuster identifiziert wurden. Insgesamt wurden 155 Früh- und reife Neugeborene von 4 Osteopathen untersucht und in der Studie erfasst. Somatische Dysfunktionen im Beckenbereich wurden bei 41 % der Neugeborenen gefunden. Die Iliosakralgelenke wurden einseitig oder bilateral bei 53 % der Neugeborenen komprimiert; der lumbosakrale Übergang war bei 40 % der Neugeborenen eingeschränkt und 37 % der Neugeborenen wiesen intraossäre Läsionen des Kreuzbeins auf. Weitere somatische Dysfunktionen wurden im Bereich der Wirbelsäule (25 %) sowie der mittleren und unteren Thoraxregion (19 bzw. 17 %) ermittelt, ebenso SSB-Kompressionen und lateral-vertikale Dehnungen (37 %). Die Autoren schlussfolgerten, dass die osteopathischen Befunde nicht sekundär zu Gestationsalter bei Geburt und Geburtsgewicht sind, d. h., sie korrelieren nicht. Weiterführende Forschung mit einer größeren Studienpopulation wurde empfohlen, um eine Datenbank für somatische Dysfunktion und kraniale Belastungsmuster für Neugeborene erstellen zu können [291]. Auch diese Studie weist mehrere Einschränkungen auf. So war aufgrund der geringen Stichprobengröße eine Untergruppenanalyse nicht möglich, mit der Frühgeborene und reife Neugeborene hinsichtlich der somatischen Dysfunktion und des Auftretens von kranialen Palpationsmustern in verschiedenen Klassen von Gestationsaltern zum Zeitpunkt der Geburt verglichen werden könnten. Weiterhin wurden die Schweregrade für somatische Dysfunktion und kraniale Palpationsmuster nicht erfasst. Fehlende Daten der Studienpopulation sowie bezüglich des Geburtsweges erlaubten keine weitere Assoziation mit klinischen Symptomen oder eine detaillierte Analyse der Zusammenhänge. Auch fehlt es den Befunden an Zuverlässigkeit, da weder die Intertester- noch Intratester-Korrelation evaluiert wurde.

Rivera-Martinez et al. (2002) führten eine retrospektive Studie mit Parkinson-Patienten durch, um deren kraniale Palpationsmuster mit gemeinhin üblichen kranialen Palpationsbefunden von gesunden Probanden zu vergleichen. Dafür wurden per Zufallssystem 30 Patienten mit idiopathischer Parkinson-Krankheit und 20 gleichaltrige gesunde Kontrollpersonen aus Patientenunterlagen von 3 Osteopathen (Prüfärzte) identifiziert. Die Ergebnisse dieser Studie weisen darauf hin, dass Patienten mit Parkinson signifikant häufiger eine beidseitige okzipitoatlantische Kompression (87 %) und beidseitige okzipitomastoide Kompression (40 %) aufweisen als das Kontrollkollektiv (50 bzw. 10 %). Durch nachfolgende Behandlungen der Parkinson-Patienten wurde die Häufigkeit beider Palpationsmuster signifikant auf die Häufigkeiten in der Kontrollgruppe reduziert [292]. Die Autoren dieser Studie weisen auf mögliche Einschränkungen hin. Zum einen war es möglich, dass ein Prüfarzt nicht bei allen Patienten eine vollständige kraniale Bewertung erhob, sondern dies nur dann tat, wenn die klinischen Manifestationen eine vollständige Auswertung erforderten. Um solche Nichtdiagnosen von kranialen Palpationsmustern auszuschließen, wurden Interviews mit den Ärzten durchgeführt und die Bewertungsmethoden für jeden Patienten bestimmt. Die Befragungen bestätigten, dass die Prüfungsverfahren zwischen den Prüfern ausreichend übereinstimmten, sodass eine Bewertung aller für diese Studie berücksichtigten Ergebnisse möglich war. Des Weiteren bestand die Möglichkeit einer Voreingenommenheit des Arztes gegenüber bestimmten Arten von Befunden und Beobachtungsmethoden. Dafür wurden alle Daten für jeden Arzt getrennt gesammelt und analysiert, um zu bestimmen, ob die Datensätze vor der Kombination übereinstimmten. Es wurden keine statistischen Unterschiede festgestellt. Die Stärke dieser Studie zeichnet sich dadurch aus, dass die Befunde von mehreren Osteopathen herangezogen und vor der Analyse auf eventuelle Ungereimtheiten oder Bias untersucht worden waren, um sicherzustellen, dass die Palpationsbefunde zwischen den 3 Osteopathen einigermaßen übereinstimmen und somit das Ergebnis als relativ akkurat dargestellt werden kann.

Timoshkin et al. (2008) führten eine retrospektive Datenanalyse von gesunden Probanden durch mit dem Ziel, die Prävalenz von kranialen Palpationsmustern bei gesunden Probanden zu ermitteln. Dazu wurden die Datensätze aus 2 früheren Studien zur Osteopathie im kranialen Bereich analysiert. Beide Studien – eine Pilotstudie und eine Hauptstudie – untersuchten die Wirkung der kranialen osteopathischen Behandlung auf die Sehfunktion von gesunden Erwachsenen. Alle Daten in beiden Studien wurden von einem osteopathischen Arzt erhoben, der als Spezialist für osteopathische manipulative Medizin zertifiziert war. Darüber hinaus hatte dieser Untersucher ein grundlegendes kraniales Training und mehr als 18 Jahre Erfahrung in der medizinischen Praxis [293]. Für diesen Prüfer wurde kein Verblindungsprotokoll verwendet. Eventuell vorhandene kraniale Palpationsmuster wurden wie folgt charakterisiert:

- Lateral (links oder rechts): wenn Sphenoid und Okziput in der gleichen Richtung um ihre jeweilige vertikale Achse rotieren, was eine scherartige Bewegung bei der SSB erzeugt
- Seitneigung und Rotation (links oder rechts): tritt auf, wenn sich das Sphenoid und Okziput in entgegengesetzten Richtungen um 2 parallele vertikale Achsen drehen, eine durch den Körper des Os sphenoidale und die andere durch das Foramen magnum
- Torsion (links oder rechts): tritt um eine anterior-posteriore Achse des Schädels auf, wenn sich das Sphenoid und Okziput in entgegengesetzte Richtungen drehen, wodurch eine Drehung der SSB entsteht
- Vertikal (superior oder inferior): tritt auf, wenn die Rotation von Sphenoid und Okziput in derselben Richtung um ihre jeweiligen Querachsen erfolgt

Die Probanden in beiden Studien wurden beim ersten Besuch und nach einer osteopathischen Kranialbehandlung auf das Vorhandensein eines oder mehrerer kranialer Palpationsmuster untersucht. In der Studie von Timoshkin et al. (2008) wurden jedoch nur die kranialen Palpationsbefunde der Erstbesuche verwendet. Daten von 142 gesunden Probanden – 119 Frauen und 23 Männer mit einem Durchschnittsalter von 24,5 Jahren – wurden analysiert. Die am häufigsten beobachteten Palpationsmuster waren Torsion und Seitneigungsrotation mit 72 % aller identifizierten Befunde. Die am häufigsten vorkommenden Befunde, wenn sie hinsichtlich der Dysfunktion stratifiziert wurden, waren die rechte Torsion (31 %), die linke Seitneigungsrotation (23 %) und das linke laterale Muster (19 %). Bei mehr als 90 % der Teilnehmer wurde eine Kombination von kranialen Palpationsmustern gefunden. Daraus schlussfolgerten die Autoren der Studie, dass die Prävalenz von kranialen Palpationsmusterkombinationen in der gesunden Population von größerer Bedeutung sein kann als bei individuellen kranialen Palpationsbefunden [293]. Die Limitationen dieser Studie liegen in der Studienpopulation, die von vorhergehenden Studien retrospektiv herangezogen wurde. Daher sind Aussagen zur Allgemeingültigkeit nicht zu treffen. Zudem wurden die kranialen Palpationsmuster nur von einer Person evaluiert, was zu einem Bias führen kann, z. B. aufgrund bestimmter Erwartungshaltungen hinsichtlich der Palpationsmuster, wenn die Fallgeschichte der Probanden vor der Palpation bekannt war. Obwohl die vorliegende Studie häufige kraniale Belastungsmuster in einer gesunden Population identifizierte, empfahlen die Autoren zukünftige Studien mit breiterer Patientenpopulation und mehreren Untersuchern, um die Ergebnisse zu bestätigen und weiter zu definieren [293].

3.5.1 Fazit

Grundsätzlich ist die Schwelle menschlicher Mechanorezeptoren für mechanische Stimuli sehr niedrig und erstreckt sich bis in eine Größenordnung von Mikrometern [277] [278] [279] [280] [281] [282] [283]. Laut einer Studie von Skedung et al. (2013) soll die taktile Diskrimination beim Menschen sogar bis in den Nanobereich möglich sein [284].

Während die menschliche palpatorische Diskriminationsfähigkeit laut Miyoaka et al. (1999) feiner Oberflächen bis in den Bereich von 2,4 bis 3,3 mcm reicht [281], können nach Mountcastle et al. (1972) mittels Pacini-Körperchen sogar Vibrationen (assoziiert mit Gleiten und Textur) mit einer Amplitude von weniger als 1 µm wahrgenommen werden [285]. So kann beispielsweise mit den Fingerspitzen eine Vertiefung von 10 mcm wahrgenommen [286] oder Winkel der Fingergelenke mit einer erstaunlichen Genauigkeit von etwa 0,1° palpiert werden [287]. Die Schädelverbiegung (Deflexion) entlang der Suturen liegt bei Tieren zwischen 0 und 910 mcm.

Die Schädelverbiegung im Schädelgewölbe bei lebenden Menschen wird mit 0,78–3,72 mcm angegeben. Die Werte für die Steifigkeit des menschlichen Schädels liegen – abhängig von der Schädelregion und der Belastungsmethode – zwischen 390 N/mm und 6 430 N/mm. Basierend auf den Werten der Schädelsteifigkeit wurde festgelegt, dass eine Krafteinwirkung zwischen 0,44 N und 23,2 N nötig wäre, um eine Schädelverbiegung von 0,78 µm zu erreichen, und sie muss zwischen 2,09 N und 111 N liegen, um eine Schädelverbiegung von 3,72 mcm zu erzeugen [288]. Messungen zeigen, dass die passive Palpationssensitivität im Bereich von 10–50 mcm liegt, was vergleichbar mit Daten zur Bewegung des Schädeldaches wäre [277].

Allerdings konnten bis auf wenige Ausnahmen (eine Studie von Upledger, die allerdings deutliche Schwächen in der Methodologie und Durchführung aufweist, Messungen von Friedman ohne Informationen zu Studiendesign sowie die Studie von Farasyn und Vanderschueren) bislang keine Untersuchung eine zufriedenstellende Übereinstimmung zwischen den Befunden verschiedener Untersucher nachweisen. Dies entspricht auch dem Ergebnis der Reviews von Green et al. [194]. Solche negativen Ergebnisse sind zwar grundsätzlich kein Argument, dass die Therapie nicht wirksam sein kann. Solange es aber offen ist, ob als behandlungsbedürftig betrachtete Phänomene überhaupt nachweisbar sind, wäre selbst ein hocheffektives Behandlungsverfahren nur schwerlich gezielt einsetzbar [239].

Diskutiert werden folgende Möglichkeiten:

- Der kraniosakrale Rhythmus stellt ein Artefakt dar [195] [196].
- Der PRM ist eher ein metaphysisches als ein physiologisches Konzept [197].
- Falls die arterielle Vasomotion für das Phänomen des kraniosakralen Rhythmus verantwortlich sein sollte, dann könnte es sein, dass die Untersucher unterschiedliche Rhythmen der Vasomotion palpiert haben. Nach Ferguson könnten die Untersucher die Vasomotion von verschieden großen Arterien palpiert haben.
- Nach Hypothesen von Sibley et al. (1992), McPartland und Mein (1977) sowie Pelz (2015) etc. könnte die schlechte Inter-Tester-Reliabilität auf die Interaktion physiologischer rhythmischer Prozesse (z. B. Herz- und Atemrhythmus, retikulärer Rhythmus etc.) zwischen Untersucher und Proband zurückzuführen sein [216] [275] [276].
- McPartland und Mein (1977) sowie Pelz (2015) vermuten, dass die Interaktion zwischen Therapeut und Patient zwar subjektive Wechselwirkungen hervorrufen könnte, die die Inter-Tester-Reliabilität beeinflussen, andererseits aber gerade diese Wechselwirkungen heilsam sein können [275] [276].
- Sommerfeld et al. (2004) diskutieren außerdem, inwieweit mentale Bilder und die Atmung des Untersuchers die Ergebnisse beeinflussen und ob der PRM zu fein ist, um zuverlässig palpiert zu werden [193].
- Es wäre für weitere Studien von Bedeutung, zu Beginn der Untersuchungen auf eine bessere Kalibrierung der Untersucher in Bezug auf die palpierte Region, Gewebeannäherung und die Differenzierung von Gewebequalitäten zu achten: spezifischer Palpationsdruck, Dif-

ferenzierung der palpierten rhythmischen Erscheinungen (z. B. Expansions- und Retraktionsimpulse, Außen- oder Innenrotationen usw.), Differenzierung der Gewebe, mit denen der Osteopath in Resonanz tritt (Knochen, Weichgewebe, Fluida), Berücksichtigung der zugrunde liegenden rhythmischen Modelle der primären Respiration bei den jeweiligen Untersuchern, Berücksichtigung des Ausgleichs des autonomen Nervensystems usw. Nicht ausreichende Berücksichtigung dieser Parameter in vergangenen Studien könnten unter Umständen mit zu den sehr uneinheitlichen Untersuchungsergebnissen beigetragen haben.

Diagnostik und Behandlung kranial-somatischer Dysfunktionen gehören zu den kontrovers diskutierten Themen in der osteopathischen Medizin. Die Beweislast liegt bei den Anwendern der kranialen Osteopathie. Ein solcher Beweis muss wissenschaftlichen Kriterien genügen, die Schlussfolgerungen müssen mit der heutigen Medizin in Übereinstimmung zu bringen sein, wenn die kraniale Osteopathie von der modernen Medizin anerkannt werden soll. Der Ansatz von Nelson et al. und Moskalenko et al. wie auch Überlegungen von McPartland und Mein sowie Pelz etc. könnten in die richtige Richtung weisen.

Verwendete Literatur

[1] Moskalenko YE: Cerebral pulsation in the closed cranial cavity. Izd. Akademii Nauk. SSSR; 1964; 4: 620–629.

[2] Woods JM, Woods RH: A physical finding related to psychiatric disorders. J. Am. Osteopath. Assoc. 1961; 60: 988.

[3] Baker EG: Alteration in width of maxillary arch and its relation to sutural movement of cranial bones. J. Am. Osteopath. Assoc. 1971; 70: 559–564.

[4] Frymann V: Discussion. In: Beal MC: The principles of palpatory diagnosis and manipulative technique. Ohio: American Academy of Osteopathy; 1989: 100.

[5] Jenkins CO, Campbell JK, White DM: Modulation resembling Traube-Hering waves recorded in human brain. Eur. Neurol. 1971; 5: 1–6. – White DM, Jenkins CO, Campbell JK: The compensatory mechanisms for volume changes in the brain. 23 rd Annual Conference on Engineering in Medicine and Biology, Washington, D.C. 1970: 15–19.

[6] Michael DK, Retzlaff EW: A preliminary study of cranial bone movement in the squirrel monkey. J. Am. Osteopath. Assoc. 1975; 74: 886–889.

[7] Wallace WK, Avant WS, McKinney WM, Thurstone FL: Ultrasonic techniques for measurement intracranial pulsations. Research and clinical studies. Neurol. 1966; 16 (4).

[8] Lay EM, Cicorda RA, Tettambel M: Recording of the cranial rhythmic impulse. J. Am. Osteopath. Assoc. 1978; 78(10): 149.

[9] Upledger JE, Karni Z: Mechanical electric patterns during craniosacral Osteopathie diagnosis and treatment. J. Am. Osteopath. Assoc. 1979; 78: 782–791.

[10] Green C, Martin CW, Bassett K, Kazanjian A: A systematic review and critical appraisal of the scientific evidence on craniosacral therapy. Vancouver: BCOHTA; 1999.

[11] Olszewski WL, Engeset A: Intrinsic contractility of leg lymphatics in man. Preliminary communication. Lymphol. 1979; 12: 81–84.

[12] Brookes D: Lectures on Cranial Osteopathy. Northhamptom: Thorsons Publishers Limited; 1981: 58.

[13] Podlas H, Allen KL, Bunt EA: Computed tomography studies of human brain movements. S. Afr. J. Surg. 1984; 22(1): 57–63. – Allen KL, Bunt EA: Slow oscillation of compliance and pressure rate in the naturally closed craniospinal System. In: Hoff JT, Betz AL (Eds.): Intracranial pressure III. Berlin: Springer; 1989: 251–254. – Allen KL, Bunt EA: Hydrodynamic studies of the human craniospinal System. London: Janus; 2000: 5, 150f., 158f.

[14] Lee RP: Primary and sencondary respiration. AAO Journal. 1992; 4: 12–16.

[15] Allen KL, Goldmann H: Phasic pressure characteristics of the cerebrospinal System. S. Afr. J. Surg. 1967: 151.

[16] Robitaille R: Expression visuelle du mouvement crânien. Thèse d'ostéopathie presèntée au cercle d'études ostéopathiques de Montréal, Québec; 1986.

[17] Marier G: Mise au point puis experimentation d'un appareil électronique de lecture du movement respiratoire primaire. Thèse d'ostéopathie presèntée au cercle d'études ostéopathiques de Montréal, Québec; 1986.

[18] Vern BA, Schuette WH, Leheta B, Juel VC, Radulovacki M: Low-frequency oscillations of cortical oxidative metabolism in waking and sleep. J. Cereb. Blood Flow Metab. 1988; 8: 215–226.

[19] Rommeveaux L: Persönliche Mitteilung. In: Upledger JE: Research and Observations support the existence of a craniosacral system. Palm Beach Gardens: UI Publishing; 1995: 2.

[20] Herniou JC: Studies of the structures and mechanical properties of the cranium. In: Upledger JE: Research and observations support the existence of a craniosacral system. Palm Beach Gardens: UI Publishing; 1995: 2.

[21] Gunnergaard K: Rhythmische und nicht rhythmische Veränderungen der Dimensionen des menschlichen Schädels. Dtsch. Ztschr. f. Biol. Zahnm. 1992; 8: 160–169.

[22] Norton JM, Sibley G, Broder-Oldach RE: Quantification of the cranial rhythmic impulse in human subjects. J. Am. Osteopath. Assoc. 1992; 92: 1285.

[23] Allen D: Observations from normal newborn osteopathic evaluations. Kirksville: Kirksville Osteopathic Medical Center; Residency project report 1993: 19. In: Lockwood MD, Degenhardt BF: Cycle-to-cycle variability attributed to the primary respiratory mechanism. J. Am. Osteopath. Assoc. 1998; 1: 35f., 41–43.

[24] Heisey SR, Adams T: Role of cranial bone mobility in cranial compliance. Neurosurg. 1993; 33: 869–877.

[25] Wirth-Pattullo V, Hayes KW: Interrater reliability of craniosacral rate measurements and their relationship with subjects and examiners heart and respiratory rate measurements. Phys. Ther. 1994; 67(10): 1526–1532.

[26] McAdoo J, Kuchera ML: Reliability of cranial rhythmic impulse palpation. In: Lockwood MD, Degenhardt BF: Cycle-to-cycle variability attributed to the primary respiratory mechanism. J. Am. Osteopath. Assoc. 1998; 1: 35f., 41–43.

[27] Greenman PE, Mc Partland JM: Cranial findings and iatrogenesis from craniosacral manipulation in persons with traumatic brain injury. J. Am. Osteopath. Assoc. 1995; 95: 182–191.

[28] The first Russian-French Symposium: Fundamental aspects of osteopathy. 01.–02.07.1996, St. Petersburg.

[29] Zanakis MF, Lewandoski MA, Marmora M, Dowling CT, Kircher KT, Cebelnsky RM, Banihashem M: Cranial mobility in humans. J. Am. Osteopath. Assoc. 1995; 8: 497.

[30] Lewer-Allen K, Bunt EA, Lewer-Allen CM, Sorek S: Hydrodynamic studies of the human craniospinal system. London: Janus Publishing; 2000: 5.

[31] Liem T: Vortrag. München: OFM Symposium; 1998.

[32] Lockwood MD, Degenhardt BF: Cycle-to-cycle variability attributed to the primary respiratory mechanism. J. Am. Osteopath. Assoc. 1998; 1: 35f., 41–43.

[33] Nelson KE, Sergueef N, Lipinski CM, Chapman AR, Glonek T: Cranial rhythmic impulse related to the Traube-Hering-Mayer oscillation: Comparing laser Doppler flowmetry and palpation. J. Am. Osteopath. Assoc. 2001; 101(3): 163–173.

[34] Nelson KE, Sergueef N, Glonek T: The cranial rhythmic impulse and the Traube-Hering-Mayer oscillation. In: Proceedings of the International Research Conference in celebration of the 20th anniversary of the Osteopathic Center for Children (Frymann VM, Director). San Diego, February 6–10, 2002. – Persönliche Korrespondenz mit T. Glonek 20.05.2002.

[35] Magoun HI: Osteopathy in the Cranial Field. 3 rd ed. Kirksville: Journal Printing Company; 1976: 24. – Wooley DW, Shaw EN: Evidence for the participation of serotonin in mental processes. Ann. N. Y. Acad. Sci. 1957; 66: 649–665.

[36] Clark LC: Discussion of evidence for the participation of serotonin. Ann. N. Y. Acad. Sci. 1957; 66: 668.

[37] Hyden H: Satelite cells in the central nervous System. Scient. Americ. 1961; 205(12): 62.

[38] Pomerat CM: Rhythmic contraction of Schwann cells. Science. 1959: 130: 1759.

[39] Lumsden CE, Pomerat CM: Normal oligodendrocytes in tissue eulture. Exp. Cell. Res. 1951; 2: 103–114.

[40] Retzlaff EW, Mitchell FL: The cranium and its sutures. Berlin: Springer; 1987: 14.

[41] Feinberg DA, Mark AS: Human brain motion and cerebrospinal fluid circulation demonstrated with MR velocity imaging. Radiol. 1987; 163: 793–799.

[42] Hamit HF, Beall AC, De Bakey ME: Hemodynamic influences upon brain and cerebrospinal-fluid pulsations and pressures. J. Trauma. 1965; 5: 174–184.

[43] Du Boulay G, O'Connell J, Currie J, Bostick T, Verity P: Further investigations on pulsatile movements in the cerebrospinal fluid pattern. Act. Rad. Diagn. 1972; 13: 496–523.

[44] Sutherland WG: The Cranial Bowl. Mankato: Free Press; 1939: 51, 55.

[45] Greitz D, Wirestam R, Franck A, Nordell B, Thomsen C, Stahlberg F: Pulsatile brain movement and associated hydrodynamics studied by magnetic resonance phase imaging. Neuroradiol. 1992; 34: 370–380.

[46] Gröschel-Stewart U, Unsicker K, Leonhardt H: Immunhistochemical demonstration of contractile proteins in astrocytes, marginal glial and ependymal cells in rat diencephalon. Cell Tiss. Res. 1977: 133–137.

[47] Scordilis SP, Anderson JL, Pollack R, Adelstein RS: Characterisation of the myosin-phosphorylating System in normal murine astrocytes and derivative SV 40 wild-Type and A-mutant transformants. J. Cell Biol. 1977; 74: 940–949.

[48] Fifkova E: Actin in the nervous System. Brain Res. Rev. 1985; 9: 187–215.

[49] Alonso G, Fgabrion J, Travers E, Assenmacher I: Ultrastructural Organisation of actin filaments in neurosecretory axons of the rat. Cell Tiss. Res. 1981; 214: 323–341.

[50] Kimura A, Tsuji T, Matoba R, Fujitani N, Ohmori K, Matsumara S: Tissue-specific and non-tissue-specific heavy-chain isoforms of myosin in the brain as revealed by monoclonal antibodies. Biochim. Biophys. Acta. 1991; 1118: 59–69.

[51] Hartman SE, Norton JM: Interexaminer reliability and cranial osteopathy. Sci. Rev. Alternative Med. 2002; 6(1): 23–34.

[52] Magoun HI: Osteopathy in the Cranial Field. Kirksville: Journal Printing Company; 1951: 24.

[53] Sears TA: Investigations on respiratory motoneurones of the thoracic spinal cord. Progr. Brain Res. 1964; 12: 259–272.

[54] Upledger JE, Vredevoogd JD: Craniosacral therapy. Seattle: Eastland; 1983: 11.

[55] Berquist E, Willen R: Cavernous nodules in the dural sinuses. J. Neurosurg. 1974; 40: 330–335.

[56] Heisey SR, Adams T: Role of cranial bone mobility in cranial compliance. Neurosurg. 1993; 33: 871.

[57] Guyton AC, Hall JE: Textbook of medical physiology. 9th ed. Philadelphia: W. B. Saunders Company; 1966: 787.

[58] Ferguson A: Cranial Osteopathy: a new perspective. AAO Journal. 1991; 1(4): 12–16.

[59] Bering EA jr.: Choroid plexus and arterial pulsations of cerebrospinal fluid: Demonstration of the choroid plexus as a cerebrospinal fluid pump. Arch. Neurol. Psychiatry. 1955; 73: 165–173.

[60] Poncelet BP, Wedeen VJ, Weisskoff R, Cohen MS: Brain parenchyma motion: Measurement with cine echo planar MR imaging. Radiology. 1992; 185: 645–651.

[61] Enzmann DR, Pelc NJ: Brain motion measurement with phase-contrast MR imaging. Radiology. 1992; 185: 653–660.

[62] Enzmann DR, Pelc NJ: Normal flow patterns of intracranial and spinal cerebrospinal fluid defined with phase-contrast cine MR imaging. Radiology. 1991; 178: 467–474.

[63] Becker RE. In: Upledger JE, Vredevoogd JD: Craniosacral therapy. Seattle: Eastland; 1983: 13.

[64] Larsson SE, Cai H, Oberg PA: Percutaneous measurement by laser-Doppler flowmetry of skeletal muscle microcirculation at varying levels of contraction force determined electromyographically. Eur. J. Appl. Physiol. Occup. Physiol. 1993; 66(6): 477–482.

[65] Upledger JE, Vredevoogd JD: Craniosacral therapy. Seattle: Eastland; 1983: 13.

[66] Degenhardt B, Kuchera M: Update on Osteopathic medical concepts and the lymphatic System. J. Am. Osteopath. Assoc. 1996; 96(2): 97–100.

[67] Kinmonth J, Taylor G: Spontaneous rhythmic contraction in human lymphatics. Br. J. Psychol. 1956: 133–136.

[68] Hall JG, Morris B, Wolley G: Intrinsic rhythmic propulsion of lymph in the unanaesthetized sheep. Br. J. Psychol. 1965; 180: 336–349.

[69] Olszewski W, Engeset A: Intrinsic contractibility of leg lymphatics in man preliminary communication. Lymphology. 1979; 12: 81–84.

[70] Gashev A, Zawieja D: Physiology of human lymphatic contractility: A historical perspective. Lymphology. 1991; 34: 124–134.

[71] Foldi M: The brain and the lymphatic system. Lymphol. 1996; 29: 1–9.

[72] Norton JM: A tissue pressure model for palpatory perception of the cranial rhythmic impulse. J. Am. Osteopath. Assoc. 1991; 91: 975–994.

[73] Norton JM: Failure of a tissue pressure model to predict cranial rhythmic impulse frequency. J. Am. Osteopath. Assoc. 1992; 92: 1285.

[74] Wirth-Pattullo V, Hayes KW: Interrater reliability of craniosacral rate measurements and their relationship with subjects' and examiner's heart and respiratory measurements. Phys. Ther. 1994; 74: 908–920.

[75] McPartland J, Mein J: Entrainment and the cranial rhythmic impulse. Altern. Ther. Health. Med. 1977; 3: 40–45.

[76] Tiller WA, McCraty R, Atkinson M: Cardiac coherence: a new, noninvasive measure of autonomic nervous system order. Altern. Ther. Health. Med. 1996; 2: 52–65.

[77] McCraty R, Atkinson M, Tiller WA: New electrophysiological correlates associated with intentional heart focus. Subtle Energies. 1995; 4: 251–268.

[78] Diehl RR, Bichl B, Sitzer M, Hennerici M: Spontanous oscillations in cerebral blood flow elocity in normal humans and in patients with carotid artery disease. Neurose. Lett. 1991; 127: 5–8.

[79] Vern BA, Schuette WH, Leheta B, Juel VC, Radulovacki M: Low-frequency oscillations of cortical oxidative metabolism in waking and sleep. J. Cereb. Blood Flow Metab. 1988; 8: 215–226.

[80] Farasyn A, Vanderschueren F: The decrease of the cranial rhythmic impulse during maximal physical exertion: An argument for the hypothesis of venomotion? J. Bodyw. Mov. Ther. 2000; 5(11): 56–69. Siehe auch unter Forschungen zur Messung des CRI.

[81] Farasyn A: Nouvelle Hypothèse sur la cause du mouvement craniën. Journées Belges de médecine ostéopathique. Symposium, Faculté de Sciences, Université de Namur: Le 18 jan. 1986.

[82] Farasyn A: Hypothèse sur la cause du mouvement craniën dit de «troisième ordre«. Fascia, Rev. Méd. Ostéop. – Tijdschr Osteop Geneesk. Gent: Goff; 1986.

[83] Farasyn A: New hypothesis for the origin of Cranio Sacral Motion. Bulletin Society of Osteopathy. 1988; 16: 9–20.

[84] Farasyn A: Nieuwe hypothese betreffende de oorsprong van het zgn. 'Cranio Sacral Motion'- fenomeen. Ned. Tijdschr. Man. Ther. 1989; 8: 47–50.

[85] Farasyn A: New hypothesis for the origin of Cranio-sacral Motion. J. Bodyw. Mov. Ther. 1999: 229–237.

[86] Ferre JC, Chevalier C, Helary JL, Le Cloarec A, Legoux R, Lunineau JP, Mora H, Barbin JY: Le concept ostéopathique craniën, réalité ou illusion. Ann. Kinésith. Paris: Ed. Masson; 1991; 18: 97–106.

[87] Rommeveaux L, et al.: La Mobilité des Os du Crâne: Une vérité scientifiquement demontrée. France: J. Ostéo. 1993; 26.

[88] Bevan J, Hosmes D, Lsung B, Pergram B, Su C: Innervation Pattern and Neurogenic Response of Rabbit Veins. Blood Vessels ll. 1974: 172–182.

[89] Vanhoutte P: Role of changes in venular and venous diameter in circulatory control. Bibliotheca Anat. 1977 16: 294–297.

[90] Folkow B: Description of the myogenic hypothesis circulation. Circ. Res. 1984: 279–287.

[91] Aggarwal S, Diller K, Blake G, Baxter C: Burn-induced alternations in vasoactive function of the peripheral cutaneous microcirculation. J. Burn Care Rehabil. 1994; 15: 1–12.

[92] Davis M, Shi X, Sikes P: Modulation of bat wing venule contraction by transmural pressure changes. Am. J. Physiol. 1992; 262: 625–634.

[93] Gokina N, Bevan R, Walters C, Bevan J: Electrical activity underlying rhythmic contraction in human pial arteries. Circ. Res. 1996; 78: 148–153.

[94] Yuan R, Shan Y, Zhu S: Circulating mechanism of the "pure" flap: direct observation of microcirculation. J. Reconstr. Microsurg. 1998; 14: 147–152.

[95] Nicoll A, Webb R: Vascular patterns and active vasomotion as determiners of flow through minute vessels. Angiology. 1955; 6: 291–308.

[96] D'Agrosa L: Patterns of venous vasomotion in the bat wing. Am. J. Physiol. 1970; 218: 530–535.

[97] Siegel G, Ebeling B, Hofer H: Foundations of vascular rhythm. Ber Bunsen-Ges. Phys. Chem. 1980; 84: 403–406.

[98] Ragan D, Schmidt E, MacDonald I, Groom A: Spontaneous cyclic contractions of the capillary wall in vivo impeding red cell flow: a quantitative analysis. Microvasc. Res. 1988; 36: 13–30.

[99] Larsson S, Cai H, Oberg P: Continuous percutaneous measurement by Laser Doppler flowmetry of skeletal muscle microcirculation at varying levels of contraction force determined electromyographically. Eur. J. Appl. Physiol. 1993; 66: 477–482.

[100] Johannsson B, Mellander S: Static and dynamic components in the vascular myogenic response to passive changes in length as revealed by electrical and mechanical recordings from the rat portal vein. Circ. Res. 1975; 36: 76–83.

[101] Siegel G, Ebeling B, Hofer H: Foundations of vascular rhythm. Ber Bunsen-Ges Phys. Chem. 1980; 84: 403–406.

[102] Burnstock G, Kennedy C: A dual function with noradrenaline from perivascular nerves and localy released inhibitory intravascular agent. Circ. Res. 1986; 58: 319–330.

[103] Müller-Schweinitzer E, Stürmer E: Studies on the mechanism of the venoconstrictor activity of ergotamine on isolated canine saphenous veins. Blood Vessels. 1974; 11: 183–190.

[104] Altura B: Pharmacology of venular smooth muscle: New Insights. Micro Res. 1978; 16: 91–117.

[105] Thulesius O, Gjores J, Berlin E: Vasoconstrictor effect of midodrine, ST 1059 noradrenaline, etilefrine and dihydroergotamine on isolated human veins. Eur. J. Clin. Pharmacol. 1979; 16: 423–424.

[106] Colantuoni A, Bertuglia S, Intaglietta M: Quantitation of rhythmic diameter changes in arterial microcirculation. Am. J. Physiol. 1984; 246: 508–517.

[107] Davis M, Shi X, Sikes P: Modulation of bat wing venule contraction by transmural pressure changes. Am. J. Physiol. 1992; 262: 625–634.

[108] Gustafsson H, Bulow A, Nilsson H: Rhythmic contractions of isolated, pressurized small arteries from rat. Acta Physiol. Scand. 1994; 152: 145–152.

[109] Aggarwal S, Diller K, Blake G, Baxter C: Burn-induced alternations in vasoactive function of the peripheral cutaneous microcirculation. J. Burn Care Rehabil. 1994; 15: 1–12.

[110] Davis M, Shi X, Sikes P: Modulation of bat wing venule contraction by transmural pressure changes. Am. J. Physiol. 1992; 262: 625–634.

[111] Gokina N, Bevan R, Walters C, Bevan J: Electrical activity underlying rhythmic contraction in human pial arteries. Circ. Res. 1996; 78: 148–153.

[112] Mellander S, Oberg B, Odelram H: Vascular adjustments to increased transmural pressure in cat and man with special reference to shift in capillary fluid transfer. Acta physiol. Scand. 1964; 61: 34–48.

[113] Nicoll A, Webb R: Vascular patterns and active vasomotion as determiners of flow through minute vessels. Angiology. 1955; 6: 291–308.

[114] Bayliss W: On the local reaction of the arterial wall to changes of internal pressure. London: J. Physiol. 1902; 28: 220–231.

[115] Ferguson A: A review of the physiology of cranial osteopathy. J. Osteop. Medic. 2003; 6(2): 74–84.

[116] Colantuoni A, Bertuglia S, Marchiafava P: Effects of anesthesia on the spontanous activity of the microvasculature. Int. J. Microcirc. Exp. 1984; 3: 13–28.

[117] Moskalenko YE, Frymann V, Kravchenko TI, Weinstein G: Physiological background of the cranial rhythmic impulse and the primary respiratory mechanism. AAO Journal. 2003; 13(2): 21–33.

[118] Moskalenko YE, Kravchenko TI: Wave phenomena in movements of intracranial liquid media and primary respiratory mechanism. AAO Journal. 2004; 14(2): 29–40.

[119] Folkman J, Moscona A: Role of cell shape in groth control. Nature. 1978; 273: 345–349.

[120] Ingber DE, Jamieson JD: Cells as tensegrity structures: architectural regulation of hystodifferentiation by physical forces transduced over basement membrane. In: Anderson LC, Gahmbeg CG, Ekbolm P. (Eds.): Gene Expression during Normal and Malignant Differentiation: 1985: 13–32.

[121] Ingber DE, Folkman J: Tension and compression as basic determinants of cell form and function: utilization of cellular tensegrity mechanism. In: Stein WD: Cell Shape: Determinants, Regulation and Regulatory Role. St. Louis: Academic; 1989.

[122] Heidemann SR, Buxbaum RE: Mechanical tension as a regulator of axonal development. Neuro-Toxicology. 1994; 15: 95–108.

[123] Singhvi R, Kumar A, Lopez G, Stephanopoulos GN, Wang DIC, Whitesides GM, Ingber DE: Engeneering cell shape and function. Science. 1994; 264: 696–698.

[124] Chen CS, Mrksich M, Huang S, Whitesides GM, Ingber DE: Geometric control of cell life and death. Science. 1997; 276: 1425–1428.

[125] Stamenovic D, Coughlin MF: The role of prestress and architecture of the cytoskeleton and deformability of cytoskeletal filamentsin mechanics of adherent cells. A quantitative analysis. J. Theor. Biol. 1999; 201: 63–74.

[126] Harris AK, Wild P, Stopak D: Silicone rubber substrata: A new wrinkle in the study of cell locomotion. Science. 1980; 208: 177–180.

[127] Dembo M: Mechanics and control of the cytoskeleton in Amoeba proteus. Biophys. J. 1989; 55: 1054–1080.

[128] Sims J, Karp S, Ingber DE: Altering the cellular mechanical force balance results in integrated changes in cell, cytoskeletal, and nuclear shape. J. Cell Sci. 1992; 103: 1215–1222.

[129] Ingber DE: Cellular tensegrity: defining new rules of biological design that govern the cytoskeleton. J. Cell Sci. 1993; 104: 613–627.

[130] Davies PF, Tripathi SC: Mechanical stress mechanisms and the cell: an endothelial paradigm. Circ. Res. 1993; 72: 239–245.

[131] Wang N, Butler JP, Ingber DE: Mechanotransduction across the cell surface and through the cytoskeleton. Science. 1993; 260: 1124–1127.

[132] Wang N, Ingber DE: Control of the cytoskeletal mechanics by extracellular matrix, cell shape, and mechanical tension. Biophys. J. 1994; 66: 2181 2189.

[133] Thoumine O: Control of cellular morphology by mechanical factors. J. Phys. III France. 1996; 6: 1555–1566.

[134] Janmey PA: The cytoskeleton and cell signalling: component localization and mechanical coupling. Physiol. Rev. 1998; 78: 763–781.

[135] Chicurel ME, Chen CS, Ingber DE: Cellular controll lies in the balance of forces. Curr. Opin. Cell Biol. 1998; 10: 232–239.

[136] Stamenovic D, Fredberg JJ, Wang N, Butler JP, Ingber DE: A microstructural approach to cytoskeletal mechanics based on tensegrity. J. Theor. Biol. 1996; 181: 125–136.

[137] Coughlin MF, Stamenovic D: A tensegrity structure with buckling compression elements: application to cell mechanics. ASME J. Appl. Mech. 1997; 64: 480–486.

[138] Coughlin MF, Stamenovic D: A tensegrity model of the cytoskeleton in spread and round cells. J. Biomech. Eng. 1998; 120: 770–777.

[139] Letter on Tensegrity form Buckminster Fuller, Section 1, Copyright Estate of Buckminster Fuller.

[140] Crisera PN: The cytological implications of primary respiration. Med. Hypothesis. 1991; 55(1): 40–51.

[141] Chou KC: Low frequency vibrations of DNA molecules. Biochem. J. 1984; 221: 27–31.

[142] Pienta KJ, Coffrey DS: Cellular harmonic information transfer through a tissue tensegrity-matrix system. Med. Hypothesis. 1991; 32: 85–88.

[143] Llinas RR: The intrinsic electrophysiological properties of mammalian neurons: Insights into central nervous system function. Science. 1988; 242: 1654–1664.

[144] Fröhlich H: The Genetic Code as Language. In: Fröhlich H (Ed.): Biological Coherence and Response to External Stimuli. Berlin: Springer; 1988.

[145] Arshavsky YI, Deliagina TG, Orlovsky GN: Pattern Generation. Curr. Opin. Neurobiol. 1997; 7: 781–789.

[146] Bass AH, Baker R: Phenotypic specification of hindbrain rhombomeres and the origins of rhythmic circuits in vertebrates. Brain Behav. Evol. 1997; 50: 3–16.

[147] Fröhlich H: The Genetic Code as Language. In: Fröhlich H (Ed.): Biological Coherence and Response to External Stimuli. Berlin: Springer; 1988.

[148] Dayhoof J, Hameroff SR, Lahoz-Beltra R, Swenberg CE: Cytoskeletal involvement in neuronal learning: A review. Eur. Biophys. J. 1994; 23: 79–93.

[149] De Loof A: The electrical dimension of cells: The cell as a miniature electrophoresis chamber. Int. Rev. Cytol. 1986; 104: 251–351.

[150] Hameroff SR, Watt RW: Information processing in microtubules. J. Theor. Biol. 1982; 98: 549–561.

[151] Tuszynski JA, Trpisová B, Sept D, Brown JA: Selected physical issues in the structure and function of microtubules. J. Struct. Biol. 1997; 118: 94–106.

[152] Nelson KE, Sergueef N, Glonek T: The Traube-Hering-Mayer Oscillation and the Cranial Rhythmic Impulse. J. Am. Osteopath. Assoc. 2006; 106(6): 337–341.

[153] Nelson KE, Sergueef N, Glonek T: Rate of the cranial rhythmic impulse. J. Am. Osteopath. Assoc. 2006; 106(6): 337–341.

[154] Sergueef N, Nelson KE, Glonek T: The effect of light exercise upon blood flow velocity determined by laser-Doppler flowmetry. J. Med. Eng. Tech. 2004; 28(4): 143–150.

[155] Nelson KE, Sergueef N, Glonek T: Cranial manipulation induces sequential changes in blood flow velocity on demand. AAO Journal. 2004; 14(3): 15–17.

[156] Nelson KE, Sergueef N, Glonek T: Letter to the Editor (1st Response to Moskalenko and Kravchenko). AAO Journal. 2004; 14(3): 11–12.

[157] Sergueef N, Nelson KE, Glonek T: Wirkung kranialer Manipulation auf die mit Laser-Doppler-Flowmetrie gemessene Traube-Hering-Mayer-Oszillation. Osteopath. Med. 2003; 3: 4–7.

[158] Sergueef N, Nelson KE, Glonek T: The effect of cranial manipulation upon the Traube Hering Meyer oscillation. Altern. Ther. Health. Med. 2002; 8: 74–76.

[159] Nelson KE, Sergueef N, Lipinski CM, Chapman AR, Glonek T: Der Craniale Rhythmische Impuls in Bezug zur Traube-Hering-Mayer Oszillation: Vergleich zwischen Laser-Doppler-Flussmetrie und Palpation. Osteopath. Med. 2002; 3: 10–21.

[160] Sergueef N, Nelson KE, Lipinski CM, Chapman AR, Glonek T: Ostéopathie crânienne et oscillations des ondes de Traube-Hering-Mayer. Une comparaison de la fluxmétrie laser-Doppler et de la palpation. J. ApoStill. 2002; 10: 16–24.

[161] Sergueef N, Nelson KE, Glonek T: Changes in the Traube-Hering wave following cranial manipulation. AAO Journal. 2001; 11(1): 17-EOA.

[162] Nelson KE, Sergueef N, Lipinski CM, Chapman AR, Glonek T: Cranial rhythmic impulse related to the Traube-Hering-Mayer oscillation: Comparing laser-Doppler flowmetry and palpation. J. Am. Osteopath. Assoc. 2001; 101: 163–173.

[163] Fujii K, Heistad DD, Faraci FM: Vasomotion of basilar arteries in vivo. Am. J. Physiol. 1990; 258(6 Pt 2): 1829–1834.

[164] Hayoz D, Tardy Y, Rutschmann B, Mignot JP, et al.: Spontaneous diameter oscillations of the radial artery in humans. Am. J. Physiol. 1993; 264(6 Pt 2): 2080–2084.

[165] Ferguson A: A review of the physiology of cranial osteopathy. J. Osteop. Medic. 2003; 6(2): 74–84.

[166] Novak V, Novak P, de Champlain J, Le Blanc A, Martin R, Nadeau R: Influence of respiration on heart rate and blood pressure fluctuations. J. Appl. Physiol. 1993; 74: 617–626.

[167] Turjanmaa V, Kalli S, Sydanmaa M, Uusitalo A: Short term variability of systolic blood pressure and heart rate in normotensive subjects. Clin. Physiol. 1990; 10: 389–401.

[168] Taylor JA, Williams TD, Seals DR, Davy KP: Low-frequency arterial pressure fluctuations do not reflect sympathetic outflow: gender and age differences. Am. J. Physiol. 1998; 274 (4 Pt 2): 194–201.

[169] Deriu F, Roatta S, Grassi C, Urciuoli R, Micieli G, Passatore M: Sympathetically-induced changes in microvascular cerebral blood flow and in the morphology of its low-frequency waves. J. Auton. Nerv. Syst. 1996; 59(1–2): 66–74.

[170] Golanov EV, Reis DJ: Vasodilation evoked from medulla and cerebellum is coupled to bursts of cortical EEG activity in rats. Am. J. Physiol. 1995; 268(2 Pt 2): 454–467.

[171] Golanov EV, Yamamoto S, Reis DJ: Spontaneous waves of cerebral blood flow associated with a pattern of electrocortical activity. Am. J. Physiol. 1994; 266(1 Pt 2): 204–214.

[172] Diehl RR, Linden D, Lucke D, Berlit P: Spontaneous blood pressure oscillations and cerebral autoregulation. Clin. Auton. Res. 1998; 8 (1): 7–12.

[173] Jealous J: Healing and the natural world. Interview by Horrigan B. Altern. Ther. Health. Med. 1997; 3(1): 1–9.

[174] Frymann VM: Relation of disturbances of craniosacral mechanisms to symptomatology of the newborn. Study of 1250 Infants. J. Am. Osteopath. Assoc. 1966; 65.

[175] Frymann VM: Learning difficulties of children viewed in the light of the osteopathic concept. J. Am. Osteopath. Assoc. 1976; 76.

[176] Upledger JE: Relationship of craniosacral examination findings in grade school children with developmental problems. J. Am. Osteopath. Assoc. 1978; 77(6): 760–776.

[177] Upledger JE, Vredevoogd JD: Craniosacral therapy. Seattle: Eastland; 1983: 262–263.

[178] Holland C: The biophysics of cranial osteopathy. Scottsdale: Video Medicine Labs Inc.; 1991.

[179] Persönliche Korrespondenz mit Andrianov V, Bespala N: Research. St. Petersburg: Academy of Child's development; 1999: 2.

[180] dto. 2–3.

[181] Roppel RM, Pierre NS, Mitchell FL: Measurement of accuracy in bimanual perception of motion. J. Am. Osteopath. Assoc. 1978; 77: 475.

[182] Green C, Martin CW, Bassett K, Kazanjian A: A systematic review and critical appraisal of the scientific evidence on craniosacral therapy. Vancouver: BCOHTA; 1999.

[183] Hubbard RB, Sacks MS: Mechanical response of collagenous tissue to repeated elongation. J. Am. Osteopath. Assoc. 1983; 73(9): 136.

[184] Norton JM: A challenge to the concept of craniosacral interaction. J. Am. Osteopath. Assoc. 1996: 6(4): 15–21.

[185] Hanten WP, Dawson DD, Iwata M, Seiden M, Whitten FG, Zink T: Craniosacral rhythm: reliability and relationships with cardiac and respiratory rates. J. Orthop. Sports Phys. Ther. 1998; 27(3): 213–218.

[186] Rogers JS, Witt PL, Gross MT, Hacke JD, Genova PA: Simultanous palpation of the craniosacral rate at the head and feet, intrarater and interrater reliability and rate comparisons. Phys. Ther. 1998; 78(11): 1175–1185.

[187] Fraval M: The reliability of examination findings of cranial motion. Australian Journal of Osteopathy. 1996; 8(2): 4–7.

[188] Drengler KF, King HH: Interexaminer reliability of palpatory diagnosis of the cranium. J. Am. Osteopath. Assoc. 1998; 98: 387.

[189] Hartman SE, Norton JM: Interexaminer reliability and cranial osteopathy. Sci. Rev. Alternative Med. 2002; 6(1): 23–34.

[190] Moran RW, Gibbons P: Intraexaminer and interexaminer reliability for palpation of the cranial rhythmic impulse at the head and sacrum. J. Manipulative Physiol. Ther. 2001; 3: 183–189.

[191] Farasyn A, Vanderschueren F: The decrease of the cranial rhythmic impulse during maximal physical exertion: an argument for the hypothesis of venomotion? J. Bodyw. Mov. Ther. 2001; 5(1): 56–69.

[192] Friedman HD, Gilliar WG, Glassman JH: Kursreihe Osteopathische Medizin – Craniosakrale Therapie. San Francisco: SFIMMS; 2002: 7.

[193] Sommerfeld P, Kaider A, Klein P: Inter- and intraexaminer reliability in palpation of the „primary respiratory mechanism“ within the „cranial concept“. Man. Ther. 2004; 9: 22–29. Persönliches Gespräch von Liem T. mit Sommerfeld P., 4/2002.

[194] Green C, Martin CW, Bassett K, Kazanjian A: A systematic review and critical appraisal of the scientific evidence on craniosacral therapy. Vancouver: BCOHTA; 1999.

[195] Hartman SE, Norton JM: Interexaminer reliability and cranial osteopathy. Sci. Rev. Alternative Med. 2002; 6(1): 23–34.

[196] McGrath MC: Viewpoint to A review of the physiology of cranial osteopathy (Ferguson A). J. Osteop. Medic. 2003; 6 (2): 84–86.

[197] Sommerfeld P, Kaider A, Klein P: Inter- and intraexaminer reliability in palpation of the „primary respiratory mechanism“ within the „cranial concept“. Man. Ther. 2004; 9: 22–29.

[198] Kostopoulos D, Keramidas G: Changes in the magnitude of relative elongation of the falx cerebri during the application of external forces on the frontal bone of an embalmed cadaver. J. Craniomand. Practice. 1992; 10: 9–12.

[199] Allain A: Le complexe musculo-aponevrotique sous-hyoidien et la circulation veineuse de retour cranien, à propos de 10 études échotomographiques. Dijorn: Mémoire; 1992.

[200] Vallee M: Le system cranio-cervico-mandibulaire. Analyse d'empreintes et de teleradiographies chez le jumeaux. Dijon: Mémoire; 1992.

[201] Leclercq C: L'incidence de la compression du 4ème ventricule sur l'activité électrique cardiaque. St. Etienne: Mémoire; 1993.

[202] Gallay F: Tentative electro-méchanique de mesure des mouvements propres des os du crâne. St. Etienne: Mémoire; 1993.

[203] Maduraud C: Pression intra-oculaire et sinus veineux. Etude des variations de la tension oculaire suite a la technique de liberation des sinus veineux selon. Viola Frymann. Emerinville: Mémoire; 1994.

[204] Ohanian M: Father Tom et asthme. Paris: Mémoire; 1994.

[205] Upledger JE: Research and observations support the existence of a craniosacral system. Palm Beach Gardens: UI Publishing; 1995: 3–4.

[206] Chadwick R: The effects of cranial manipulation upon ryodoraku acupuncture meridians. Nicht veröffentlicht.

[207] Gilmore N: Right brain, left brain asymmetrie. ACLD Newsbriefs. 1982 (7/8).

[208] Libin R: Occlusal changes related to cranial bone mobility. Internat. J. Orthodont. 1992; 20 (1).

[209] Kravchenko TI: The principles of Osteopathic techniques efficacy monitoring. In: The first Russian-French Symposium: Fundamental aspects of Osteopathy. St. Petersburg, 1996.

[210] Upledger JE: The reproducibility of craniosacral examination findings: A statistical analysis. J. Am. Osteopath. Assoc. 1977; 76: 890–899.

[211] Wirth-Pattullo V, Hayes KW: Interrater reliability of craniosacral rate measurements and their relationship with subjects and examiners heart and respiratory rate measurements. Phys. Ther. 1994; 67(10): 1526–1532.

[212] Green C, Martin CW, Bassett K, Kazanjian A: A systematic review and critical appraisal of the scientific evidence on craniosacral therapy. Vancouver: BCOHTA; 1999.

[213] Hartman SE, Norton JM: Interexaminer reliability and cranial osteopathy. Sci. Rev. Alternative Med. 2002; 6(1): 23–34.

[214] Kragt G, Bosch JJ, Borsboom PCF: Measurement of bone displacement in a macerated human skull induces by orthodontic forces; a holographic study. J. Biomech. 1979; 12: 905–910.

[215] Myers R: Measurement of small rhythmic motions around the human cranium in vivo. J. Aus. Ost. Ass. 1998; 9(2): 6–13.

[216] Sibley G, Broder-Oldach RE, Norton JM: Interexaminer agreement in the characterisation of the cranial rhythmic impulse. J. Am. Osteopath. Assoc. 1992; 92(10): 1285.

[217] Wirth-Pattullo V, Hayes KW: Interrater reliability of craniosacral rate measurements and their relationship with subjects and examiners heart and respiratory rate measurements. Phys. Ther. 1994; 67(10): 1526–1532.

[218] Green C, Martin CW, Bassett K, Kazanjian A: A systematic review and critical appraisal of the scientific evidence on craniosacral therapy. Vancouver: BCOHTA; 1999.

[219] Burnotte J, Van Poelvoorde F, Dewandel JL: Etude par interferometrie holographique du comportement des sutures sagittale et coronale sous contraintes. Brüssel: Eigenverlag; 1999.

[220] Hubbard RP, Melvin JW, Barodawala IT: Flexure of cranial sutures. J. Biomech. 1971; 4: 491–496.

[221] Burnotte J, Biart AF: Linear and surfaces measurements of the cranium and the lateral ventricules by helical CT during deep CV-4. Brüssel: Mémoire; 1999.

[222] White WK, White JE, Bladt G: The relation of craniofacial bones to specific somatic dysfunctions: A clinical study of the effects of manipulation. J. Am. Osteopath. Assoc. 1985; 85: 603–604.

[223] Pavlin D, Vukicevic D: Mechanical reactions of facial skeleton to maxillary expansion determined by laser holography. Am. J. Orthod. 1984; 85(6): 498–507.

[224] Ueno T, Ballard RE, Shuer LM, Cantrell JH, Yost WT, Hargens AR: Non-invasive measurement of pulsatile intracranial pressures using ultrasound. Tenth International Symposium on Intracranial Pressure and Neuromonitoring in Brain Injury. Williamsburg, 1997.

[225] Hanten WP, Olson SL, Hodson JL, Imler VL, Knab VM, Magee JL: The Effectiveness of CV-4 and Resting Position Techniques on Subjects with Tension-Type Headaches. J. Man. Manip. Ther. 1999; 2: 64–70.

[226] Penne M: Étude par interferometrie electronique d'images de spectle du comportement de la suture cranienne sagittale sous contraites. Brüssel: Mémoire; 2000.

[227] Vartanian LA, Ksenofontova IV, Markovich AM: Modifications de la transmission vibro-acoustique de la structure crannienne par traitement osteopathique. ApoStill: Le Journal de l'Academy d'Osteopathie. 2000; 7: 31–39.

[228] Oleski SL, Smith HH, Crow WT: Radiographischer Beweis der Schädelknochenmobilität. Osteopath. Med. 2002; 2: 13–16.

[229] Klein P: Zum Mythos der Schädelknochenmobilität. Einige Überlegungen eines freien Osteopathen. Osteopath. Med. 2002; 2: 17–20.

[230] Mark R, William P: Influence of the mobility of temporal bones on the parameters of respiratory functionality, appraisal through plethysmography. Therap. Manual. Rehabil. 2000; 2(4).

[231] Mitha N, Butenschön W: Einfluss osteopathischer Behandlung auf craniomandibuläre Dysfunktionen [Diplomarbeit]. Hamburg, 2002.

[232] Moran P, Sandhouse M, Shechtman D, Fecho G, Snyder A, Patterson M, Shallo-Hoffmann J, Hardigan P: The effect of cranial osteopathic treatment on visual function. College of Osteopathic Medicine, Nova Southeastern University; 2004.

[233] Becker RE: Force factors with body physiology. AAO Yearbook; 1959: 89–97.

[234] Wales AL: Lecture III. Embryology of the central nervous system. Indianapolis Cranial Academy, 1987.

[235] Busquet L: L'Osteopathie Cranienne. Paris: Maloine; 1985: 31f.

[236] Magoun HI: Osteopathy in the Cranial Field. 3 rd ed. Kirksville: Journal Printing Company; 1976: 70.

[237] Trzebski A, Smietanowski M: Cardiovascular periodicities in healthy humans in the absence of breathing and under reduced chemical drive of respiration. J. Auton. Nerv. Syst. 1996; 57(3): 144–148.

[238] Glonek T, Nelson KE, Sergueef N: Persönliche Mitteilung, 2004.

[239] Resch KL, Liem T: „Kraniosakral“-Mythen und Fakten. DO. 2004; 4(11): 6–9.

[240] Goethe JW von: Farbenlehre. Stuttgart: Verlag Freies Geistesleben; 1980: 267.

[241] Moskalenko YE: Cerebral pulsation in the closed cranial cavity. Izd. Akademii Nauk. SSSR. 1964: 4: 620–629.

[242] Dani CJW, Chernjavsky A, Smith SJ: Neuronal activity triggers calcium waves in hippocampal astrocyte networks. Neuron. 1992; 8(3): 429–440.

[243] Vern BA, Leheta BJ, Juel VC, LaGuardia J, Graupe P, Schuette WH: Slow oscillations of cytochrome oxidase redox state and blood volume in unanesthetized cat and rabbit cortex. Interhemispheric synchrony. Adv. Exp. Med. Biol. 1998; 454: 561–570.

[244] Maier SE, Hardy CJ, Jolesz FA: Brain and cerebrospinal fluid motion: real-time quantification with M-mode MR imaging. Radiology. 1994; 193(2): 477–483.

[245] Mikulis DJ, Wood ML, Zerdoner OA, Poncelet BP: Oscillatory motion of the normal cervical spinal cord. Radiology. 1994; 192(1): 117–121.

[246] Levy LM, Di Chiro G, McCullough DC, Dwyer AJ, Johnson DL, Yang SS: Fixed spinal cord: diagnosis with MR imaging. Radiology. 1988; 169(3): 773–778.

[247] Nelson KE, Sergueef N, Glonek T: Recording the rate of the cranial rhythmic impulse. J. Am. Osteopath. Assoc. 2006; 106(6): 337–341.

[248] Lassovetskaya L: Osteopathic treatment of schoolchildren with delayed psychic development of cerebral-organic origin. In: King HH (Ed.): Proceedings of the International research conference. Celebrating the 20th anniversary of the osteopathic center for children. Fort Worth. American Academy of Osteopathy; 2005.

[249] Gitlin RS, Wolf DL: Uterine contractions following osteopathic cranial manipulation. J. Am. Osteopath. Assoc. 1992; 92(9): 1183.

[250] Ueno T, Ballard RE, Macias BR, Yost WT, Hargens AR: Cranial diameter pulsations measured by non-invasive ultrasound decrease with tilt. Aviat. Space. Environ. Med. 2003; 74 (8): 882–885.

[251] Ueno T, Ballard RE, Shuer LM, Yost WT, Cantrell JH, Hargens AR: Intracranial pressure dynamics during simulated microgravity using a new noninvasive ultrasonic technique. J. Gravit. Physiol. 1998; 5(1): 39–40.

[252] Mills MV, Henley CE, Barnes LL, Carreiro JE, Degenhardt BF: The use of osteopathic manipulative treatment as adjuvant therapy in children with recurrent acute otitis media. Arch. Pediatr. Adolesc. Med. 2003; 157(9): 852–853.

[253] Degenhardt BF, Kuchera ML: Osteopathic evaluation and manipulative treatment in reducing the morbidity of otitis media: a pilot study. J. Am. Osteopath. Assoc. 2006; 106(6): 327–334.

[254] Cutler MJ, Holland BS, Stupski BA, Gamber RG, Smith ML: Cranial manipulation can alter sleep latency and sympathetic nerve activity in humans: a pilot study. J. Altern. Complement. Med. 2005; 11(1): 103–108.

[255] Mokhov DE, Erofeev NP, Chastchin AV, Vcherashnij DB, Urlapova EV, Paoletti S: Fundamental bases of osteopathy. Endogenous rhythms in a human body: their osteopathic and instrumental registration. Persönliche Mitteilung, 2006.

[256] Doora TK: Healing through Cranial Osteopathy. London: Frances Lincoln Ltd.; 2003: 14.

[257] Kiviniemi V, Wang X, Korhonen V, Keinanen T, Tuovinen T, Autio J, LeVan P, Keilholz S, Zang YF, Hennig J, Nedergaard M: Ultra-fast magnetic resonance encephalography of physiological brain activity – Glymphatic pulsation mechanisms? J. Cereb. Blood. Flow. Metab. 2016; 36(6): 1033–1045.

[258] Perlitz V, Schmid-Schönbein H, Schulte A, Dolgner J, Petzold E, Kruse W: Effektivität des Autogenen Trainings. Therapiewoche. 1995; 26: 1536–1544.

[259] Perlitz V, Cotuk B, Besting A, Müller G, Lambertz M, Maass N, Heindrichs U: Synergetik der autogenen psychophysischen Entspannung. In: Schiepek G (Hrsg.): Neurobiologie der Psychotherapie. 2. Aufl. Stuttgart: Schattauer; 2011: 213.

[260] Langhorst P, Schulz G, Lambertz M: Oscillating neuronal network of the „common brainstem system". In: Miyakawa K, Koepchen HP, Polosa C (Eds.): Mechanisms of Blood Pressure Waves. Tokyo, Berlin: Japan Sci Soc Press/Springer; 1984: 257–275.

[261] Kraft H: Autogenes Training, Handbuch für die Praxis. 4. Aufl. Köln: Deutscher Ärzte-Verlag; 2004.

[262] Pelz H: Inhärente Rhythmen – komplexe psychophysische Synergismen durch Synchronisation. Osteopath. Med. 2015; 3: 18–24.

[263] Wyatt K, Edwards V, Franck L, Britten N, Creanor S, Maddick A, Logan S: Cranial osteopathy for children with cerebral palsy: a randomised controlled trial. Arch. Dis. Child. 2011; 96 (6): 505–512.

[264] Hayden C, Mullinger B: A preliminary assessment of the impact of cranial osteopathy for the relief of infantile colic. Complement Ther Clin Pract. 2006; 12(2): 83–90.

[265] Sandhouse ME, Shechtman D, Sorkin R, et al.: Effect of osteopathy in the cranial field on visual function – a pilot study. J. Am. Osteopath. Assoc. 2010; 110(4): 239–243.

[266] Sergueef N, Nelson KE, Glonek T: The effect of cranial manipulation on the Traube-Hering-Mayer oscillation as measured by laser-Doppler flowmetry. Altern. Ther. Health. Med. 2002; 8(6): 74–76.

[267] Milnes K, Moran RW: Physiological effects of a CV4 cranial osteopathic technique on autonomic nervous system function: a preliminary investigation. Int. J. Osteopath. Med. 2007; 10: 8–17.

[268] Hanten WP, Olson SL, Hodson JL, et al.: The effectiveness of CV-4 and resting position techniques on subjects with tension-type headaches. J. Man. Manip. Ther. 1999; 7(2): 64–70.

[269] Morin C, Dorion D, Moutquin JM, Levasseur M: Suture restriction of the temporal bone as a risk factor for acute otitis media in children: cohort study. BMC Pediatr. 2012; 12: 181.

[270] Bouchard A: Is cranial mobility affecting school performance and can Osteopathic Manual Treatment (OMT) improve it? Results from a pilot study with children in a regular elementary curriculum. Abstracts of the 2016 IN-CAM research symposium: Expanding Person-Centred Care through Integrative Health Research, held November 18–19 2016, Toronto, Canada. J. Altern. Complement. Med. In Press.

[271] Jäkel A, von Hauenschild P: Therapeutic effects of cranial osteopathic manipulative medicine: a systematic review. J. Am. Osteopath. Assoc. 2011; 111(12): 685–693.

[272] Halma KD, Degenhardt BF, Snider KT, Johnson JC, Flaim MS, Bradshaw D: Intraobserver reliability of cranial strain patterns as evaluated by osteopathic physicians: a pilot study. J. Am. Osteopath. Assoc. 2008; 108(9): 493–502.

[273] Seimetz CN, Kemper AR, Duma SM. An investigation of cranial motion through a review of biomechanically based skull deformation literature. Int. J. Osteopath. Med 2012; 15: 152–165.

[274] Zegarra-Parodi R, de Chauvigny de Blot P, Rickards LD, Renard E. Cranial palpation pressures used by osteopathic students: effects of standardized protocol training. J. Am. Osteopath. Assoc. 2009; 109: 79–85.

[275] Pelz H: Inhärente Rhythmen – komplexe psychophysische Synergismen durch Synchronisation. Osteopath. Med. 2015; 3: 18–24.

[276] McPartland J, Mein J: Entrainment and the cranial rhythmic impulse. Altern. Ther. Health. Med. 1977; 3: 40–45.

[277] Kasparian H, Signoret G, Kasparian J: Quantification of motion palpation. J. Am. Osteopath. Assoc. 2015; 115(10): 604–610.

[278] Chikly B, Quaghebeur J, Witryol W: A controlled comparison between manual lymphatic mapping (mlm) of plantar lymph flow and standard physiologic maps using lymph drainage therapy (ldt)/osteopathic lymphatic technique (olt). Qual. Prim. Care 2015; 23(1): 46–50.

[279] Cangiano L, Dell'Orco D: Detecting single photons: a supramolecular matter? FEBS Lett. 2013; 587(1): 1–4.

[280] Caruso G, Bisegna P, Andreucci D, Lenoci L, Gurevich VV, Hamm HE, DiBenedetto E: Identification of key factors that reduce the variability of the single photon response. Proc. Natl. Acad. Sci. 2011; 108(19): 7 804–7 807.

[281] Miyaoka T, Mano T, Ohka M: Mechanisms of fine-surface-texture discrimination in human tactile sensation. J. Acoust. Soc. Am. 1999; 105(4): 2485–2492.

[282] Simonetti S, Dahl K, Krarup C: Different indentation velocities activate different populations of mechanoreceptors in humans. Muscle. Nerve. 1998; 21: 858–868.

[283] Johansson RS, LaMotte RH: Tactile detection thresholds for a single asperity on an otherwise smooth surface. Somatosens. Res. 1983; 1(1): 21–31.

[284] Skedung L, Arvidsson M, Chung JY, Stafford CM, Berglund B, Rutland MW: Feeling small: exploring the tactile perception limits. Sci. Rep. 2013; 3: 1–6.

[285] Mountcastle VB, LaMotte RH, Carli G: Detection thresholds for stimuli in humans and monkeys: comparison with threshold events in mechanoreceptive afferent nerve fibers innervating the monkey hand. J. Neurophysiol. 1972; 35: 122–136.

[286] Johansson RS, Vallbo AB: Detection of tactile stimuli. Thresholds of afferent units related to psychophysical thresholds in the human hand. J. Physiol. 1979; 297: 405–422.

[287] John KT, Goodwin AW, Darian-Smith I: Tactile discrimination of thickness. Exp. Brain Res. 1989; 78(1): 62–68.

[288] Seimetz CN, Kemper, AR, Duma SM: An investigation of cranial motion through a review of biomechanically based skull deformation literature. Int. J. Osteopath. Med. 2013; 16(3): 178–179.

[289] Ernst E: Craniosacral therapy: a systematic review of the clinical evidence. Focus Altern. Complement. Ther. 2012; 17(4): 197–201.

[290] Gurowska A, Malak R, Kolcz-Trzesicka A, Samborski W, Paprocka-Borowicz M: Compression of the fourth ventricle using a craniosacral osteopathic technique: a systematic review of the clinical evidence. Evid. Based Complement. Alternat. Med. 2017. doi: 10.1155/2017/29 74962.

[291] Pizzolorusso G, Cerritelli F, D'Orazio M, et al.: Osteopathic evaluation of somatic dysfunction and craniosacral strain pattern among preterm and term newborns. J. Am. Osteopath. Assoc. 2013; 113(6): 462–467.

[292] Rivera-Martinez S, Wells MR, Capobianco JD: A retrospective study of cranial strain patterns in patients with idiopathic Parkinson's disease. J. Am. Osteopath. Assoc. 2002; 102(8): 417–422.

[293] Timoshkin EM, Sandhouse M: Retrospective study of cranial strain pattern prevalence in a healthy population. J. Am. Osteopath. Assoc. 2008; 108(11): 652–656.

[294] Liem T: Update zur Liquorforschung und Drainage des Gehirns. Osteopath. Med. 2017; 18(2): 22–27.

Weitere Literatur

Allen KL, Bunt EA: Slow oscillation of compliance and pressure rate in the naturally closed craniospinal system. In: Hoff JT, Betz AL (Eds.): Intracranial pressure III. Berlin: Springer; 1989: 251–254.

Allen KL, Bunt EA: Hydrodynamic studies of the human craniospinal system. London: Janus; 2000: 5, 150ff., 158ff.

Michael DK, Retzlaff EW: A preliminary study of cranial bone movement in the squirrel monkey. J. Am. Osteopath. Assoc. 1975; 74: 886–889.

Wooley DW, Shaw EN: Evidence for the participation of serotonin in mental processes. Ann. N. Y. Acad. Sci. 1957: 66: 649–665.

4 Der Schädel

„Manche würden wohl sagen – und ich mit ihnen –, dass wir ein Skelett, Muskeln, Drüsen, ein Nervensystem nicht ‚haben', sondern dass wir dies alles ‚sind'."
Moshe Feldenkrais [1]

Um eine erfolgreiche Therapie auszuführen, ist es von essenzieller Bedeutung, die zu behandelnden Strukturen und Beziehungsgefüge so genau wie möglich zu kennen. Das Verständnis dieser Strukturen ist die Basis, um ihre Funktion und ihre Bedeutung für den Gesamtorganismus zu verstehen. Ebenso ermöglicht dieses Verständnis, den Sinn der jeweiligen Technik zur Korrektur abnormer Gewebezustände einzuschätzen, was sich unmittelbar auch auf die Ausführung der jeweiligen Technik auswirkt. „Während jeder Ausführung einer kranialen Technik sollte der Therapeut die intrakranialen Strukturen kontinuierlich visualisieren", so Sutherland [2]. Bei der Einführung der amerikanischen Osteopathen in kraniale Techniken widmete Sutherland deshalb stets eine ganze Woche der Erläuterung der Schädelanatomie, bevor er damit begann, sie palpatorisch zu unterweisen.

4.1 Deskriptive Anatomie des Kopfskeletts

Der Schädel setzt sich aus 22 Knochen zusammen, die Gehörknöchelchen ausgenommen:

Hirnschädel:
- Os frontale (Stirnbein) – unpaarig
- Os temporale (Schläfenbein) – paarig
- Os parietale (Scheitelbein) – paarig
- Os zygomaticum (Jochbein) – paarig
- Os sphenoidale (Keilbein) – unpaarig
- Os occipitale (Hinterhauptbein) – unpaarig
- Os ethmoidale (Siebbein) – unpaarig

Gesichtsschädel:
- Os ethmoidale (Siebbein) – unpaarig
- Vomer (Pflugscharbein) – unpaarig
- Os nasale (Nasenbein) – paarig
- Os lacrimale (Tränenbein) – paarig
- Concha nasalis inferior (untere Nasenmuschel) – paarig
- Mandibula (Unterkiefer) – unpaarig
- Maxilla (Oberkiefer) – paarig
- Os palatinum (Gaumenbein) – paarig
- Os zygomaticum (Jochbein) – paarig
- Os frontale (Stirnbein) – unpaarig

Weitere Knochen: Os hyoideum (Zungenbein), Gehörknöchelchen

Beachte
Bei den meisten Kindern ossifizieren die beiden frontalen Knochen miteinander um den 9. Lebensmonat [4]. In einigen Fällen verknöchert die Sutura metopica zwischen den beiden Frontalknochen jedoch nicht.

Hinweis: Seiten- und Vorderansicht sind in der ▶ Abb. 4.1, ▶ Abb. 4.2, ▶ Abb. 4.3 und ▶ Abb. 4.4 dargestellt, die Ansicht von unten in ▶ Abb. 4.5.

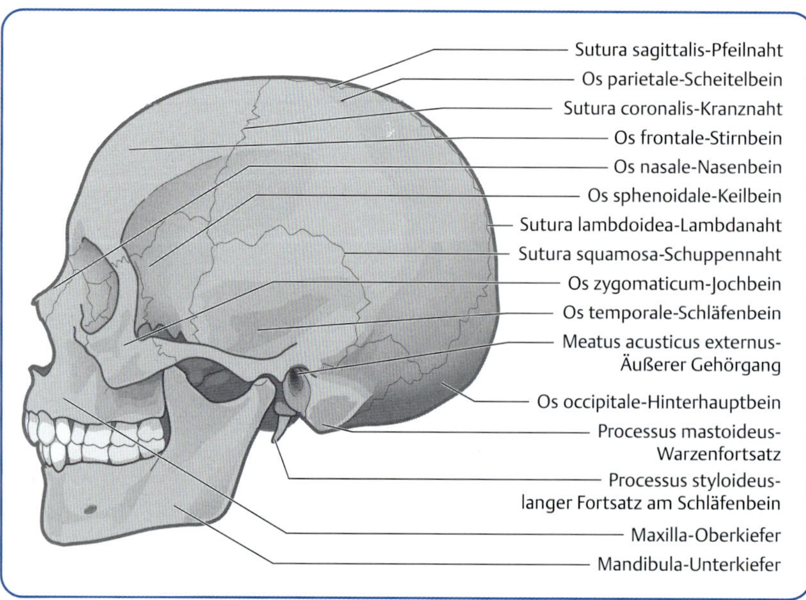

▶ **Abb. 4.1** Schädel (von lateral).

Erkennungsmerkmale (▶ Abb. 4.6):

- Nasion: medianer Punkt der Sutura frontonasalis
- Glabella: ebenes Feld zwischen den Augenbrauenbögen, am unteren Teil der Sutura metopica
- Ophryon: oberhalb der Glabella
- Bregma: Treffpunkt der Sutura sagittalis und der Sutura coronalis
- Vertex: höchster Punkt des Schädels
- Lambda: Treffpunkt der Sutura sagittalis und der Sutura lambdoidea
- Inion: Protuberantia occipitalis externa
- Pterion: Zusammenfügungspunkt des Os frontale, Os sphenoidale, Os temporale und des Os parietale (eher fixe Zone)
- Asterion: Zusammenfügungspunkt des Os parietale, Os occipitale und des Os temporale (eher mobile Zone)
- Basion: Mitte des vorderen Randes des Foramen magnum
- Opisthion: Mitte des hinteren Randes des Foramen magnum
- Gnathion: unterster, in der Mitte gelegener Punkt an der Kinnspitze der Mandibula

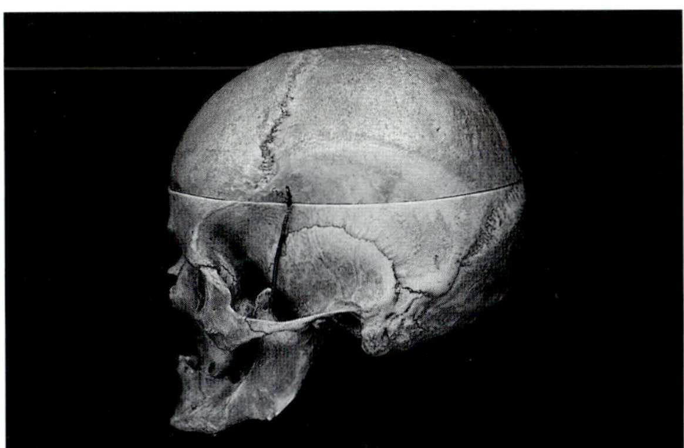

▶ **Abb. 4.2** Schädel (von lateral).

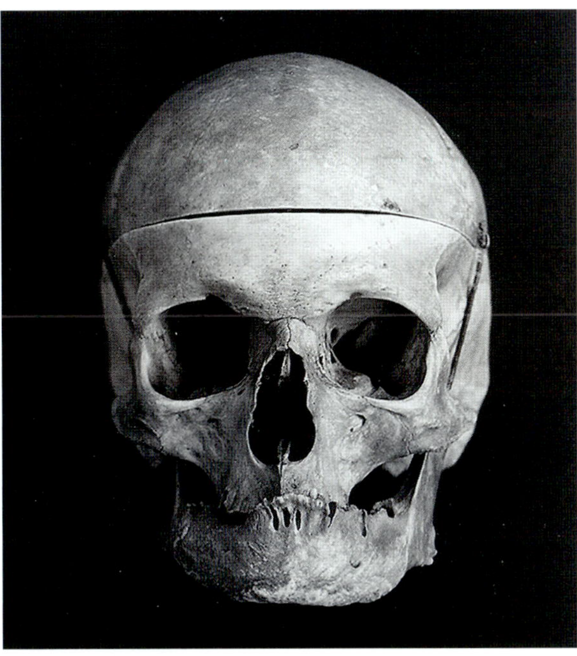

▶ **Abb. 4.4** Schädel (von vorn).

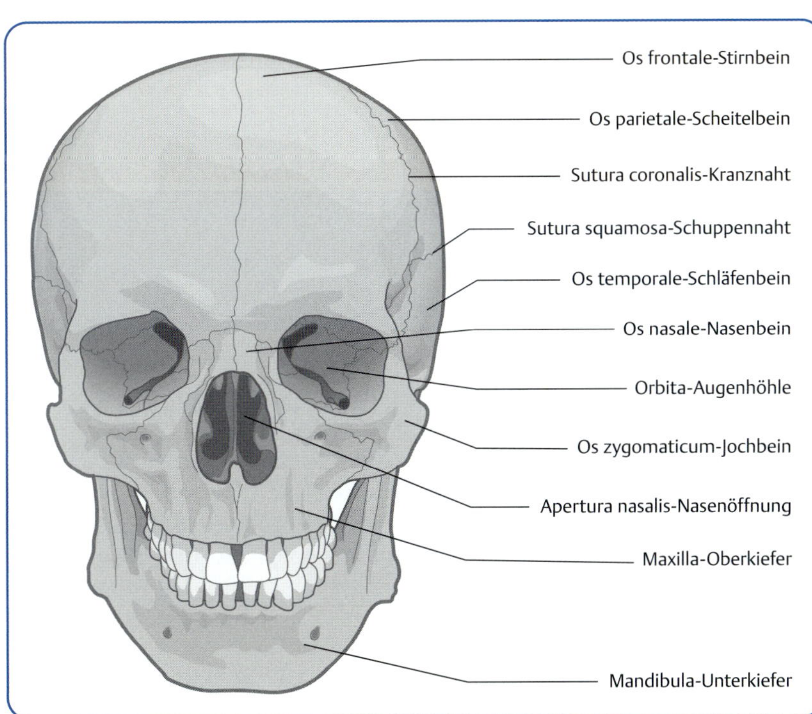

▶ **Abb. 4.3** Schädel (von vorn).

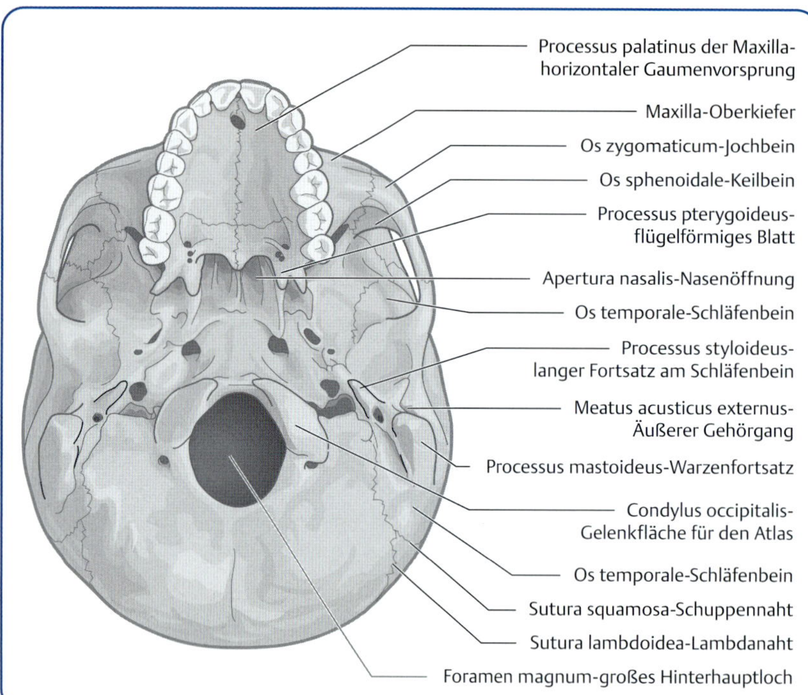

▶ **Abb. 4.5** Schädel (von unten).

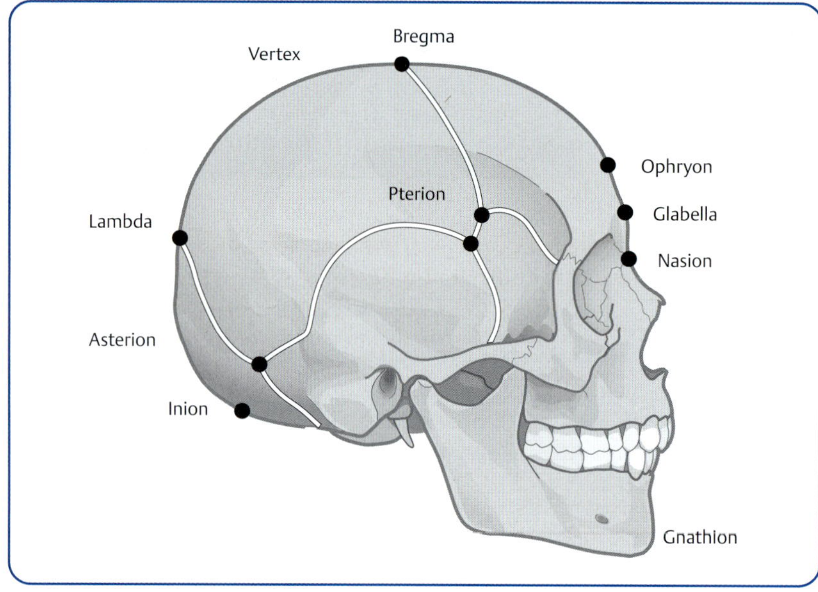

▶ **Abb. 4.6** Bezugspunkte am Schädel.

4.1.1 Calvaria/Schädeldach, Desmokranium

Das Schädeldach dient zum Schutz des Nervensystems. Die großen platten Knochen des Schädeldaches verknöchern durch desmale Ossifikation, sie entstehen direkt aus dem umgebenden Bindegewebe.

Skelettelemente:

- Squama frontalis (Stirnbeinschuppe)
- Ossa parietalia (Scheitelbeine)
- Pars squamosa ossis temporalis (Schläfenbeinschuppe)
- oberer Teil der Squama occipitalis (Hinterhauptschuppe)
- Ala major ossis sphenoidalis (großer Keilbeinflügel)

Lamina externa calvaria (Außenfläche des Schädeldaches)

- Sutura metopica, Sutura coronalis, Sutura sagittalis, Sutura lambdoidea.
- Fossa temporalis (Schläfengrube): Sie wird aus der Schläfenbeinschuppe, dem unteren (auf das Os temporale weisenden) Rand des Os parietale, der Ala major und dem Seitenteil des Os frontale gebildet.

Lamina interna calvaria (Innenfläche des Schädeldaches)

- Sulci arteriosi: Rinnen für die A. meningea media und ihre Äste
- Sulci venosi: gelegentlich venenführende Rinnen
- Sulcus sinus sagittalis und Sulcus sinus transversi: die Knochenrinnen für die Sinus durae matris (Hirnblutleiter)
- Juga cerebralia: kammförmige Erhebungen zwischen 2 Großhirnwindungen
- Impressiones digitatae: die Eindrücke der Großhirnwindungen
- Foveolae granulares: grubige Vertiefungen, in denen die Zotten der Hirnhäute liegen
- Die Grenze zwischen dem Schädeldach und der Schädelbasis wird durch eine sinusförmige Linie beschrieben, die von der Sutura frontonasalis über den Margo supraorbitalis, den Arcus zygomaticus, die Linea nuchalis superior bis zur Tuberositas occipitalis externa (Inion) verläuft.

4.1.2 Basis cranii/Schädelbasis, Chondrokranium

Die Schädelbasis bildet den Boden des Gehirns, den Sinus sphenoidalis, die Fossa infratemporalis, den Nasopharynx und hat Anteil an der Orbita [3]. Nach dem Konzept der kranialen Osteopathie spiegeln sich an der Schädelbasis die Spannungsverhältnisse der unterschiedlichsten faszialen und viszeralen Strukturen ebenso wie die Funktion des nervalen und endokrinen Systems wider. Die Schädelbasis verknöchert nach dem Modus der enchondralen Ossifikation, d. h., es wird zunächst eine knorpelige Vorform angelegt, die später durch Bildung enchondraler Knochenkerne in Knochen umgewandelt wird.

Skelettelemente:

- Os ethmoidale (Siebbein)
- Partes orbitales des Os frontale (Dach der Augenhöhle, durch das Os frontale gebildet)
- Os sphenoidale (Keilbein), mit Ausnahme der größten Teile der Ala major und des Proc. pterygoideus
- Pars petrosa und Pars mastoidea des Os temporale (Felsenbein und Warzenbein des Os temporale)
- Os occipitale (Hinterhauptbein), bis auf den Teil der Squama occipitalis, der oberhalb der Linea nuchalis superior liegt
- Spina frontalis des Os frontale

Basis cranii externa (Außenfläche der Schädelbasis)

▸ Abb. 4.7, ▸ Abb. 4.8

Vorderer Teil:

- Der orbitonasale Teil des Os frontale, jene Teile des Os ethmoidale, die die Augen- und Nasenhöhle bilden, die Maxilla und Mandibula sind an der Bildung des Gesichtsskeletts beteiligt.

Hinterer Teil:

- Das Corpus ossis occipitalis, das Foramen magnum und die Crista occipitalis externa liegen in der medianen Linie.
- Seitlich befinden sich das anterolaterale Dreieck und das posterolaterale Dreieck. Das anterolaterale Dreieck besteht aus der Pars petrosa mit dem Foramen caroticum, dem Proc. mastoideus, dem Proc. styloideus, der Fossa jugularis und der Fossa mandibularis; alles Teile des Os temporale. Das posterolaterale Dreieck bestehend aus dem Condylus occipitalis, der Pars lateralis des Os occipitale, der Squama occipitalis und der Lineae nuchae superior und inferior des Os occipitale.

Basis cranii interna (Innenfläche der Schädelbasis)

Diese kann in eine vordere, mittlere und hintere Schädelgrube untergliedert werden (▸ Abb. 4.9, ▸ Abb. 4.10).

Die **Fossa cranii anterior**, die vordere Schädelgrube, besteht aus den Knochen Os frontale, Os ethmoidale, Os sphenoidale.

Sie wird gebildet vom orbitalen Teil des Os frontale, dem sich in der Mitte befindenden Os ethmoidale und der Ala minor ossis sphenoidalis (kleiner Keilbeinflügel). Der Hinterrand der Ala minor und des Jugum sphenoidale grenzen die vordere von der mittleren Schädelgrube ab. In ihr befinden sich die Riech- und Stirnlappen des Großhirns.

Öffnungen in der vorderen Schädelgrube

Os ethmoidale:

- Lamina cribrosa: Nn. olfactorii (I) und die A. und V. ethmoidalis anterior, die dort von fingerförmigen Duraausläufern umhüllt werden.
- Foramen caecum: Anheftung für die Falx cerebri; eine Vene tritt durch das Foramen zum Sinus sagittalis superior. Diese Vene ist allerdings im Erwachsenenalter nicht mehr anzutreffen.

Os sphenoidale:

- Canalis opticus: N. opticus (II) und A. ophthalmica

Die **Fossa cranii media**, die mittlere Schädelgrube, besteht aus den Knochen Os sphenoidale, Os temporale, Os parietale.

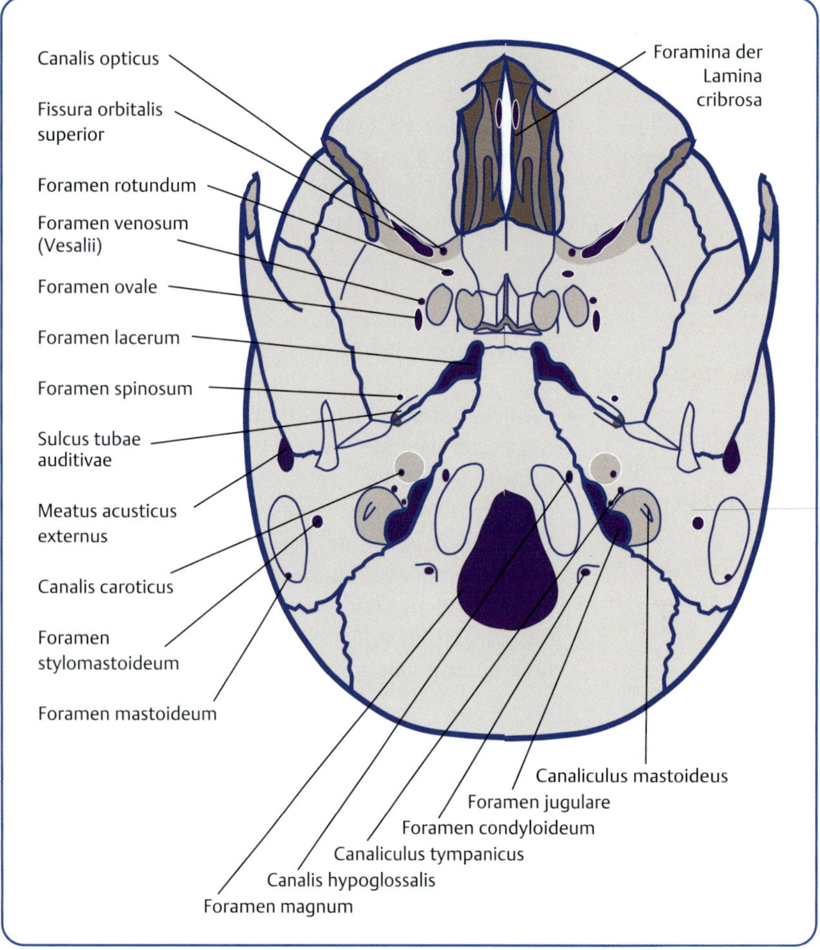

▸ **Abb. 4.7** Schädelbasis (von außen).

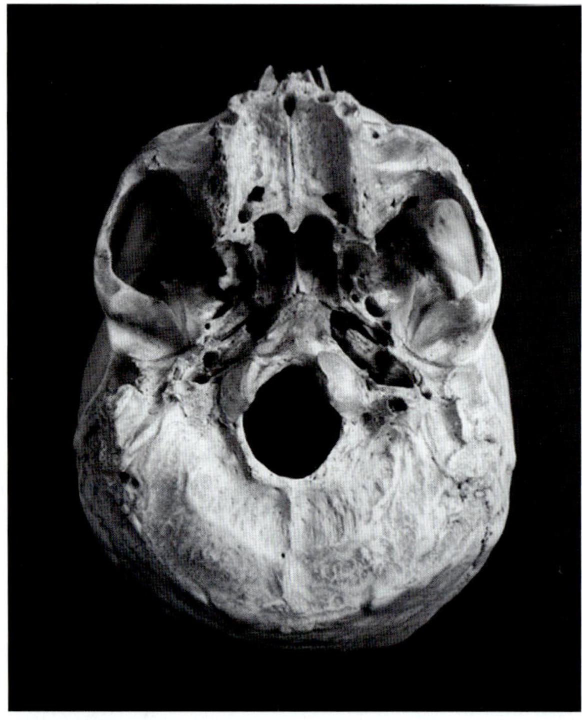

▸ **Abb. 4.8** Schädelbasis (von außen).

Sie wird nach hinten vom Dorsum sellae ossis sphenoidalis und von der Margo superior der Pars petrosa ossis temporalis begrenzt. Der Corpus ossis sphenoidalis, die Ala major, die Squama temporalis und der vordere Teil der Pars petrosa bilden die mittlere Grube. Die Sella turcica (Türkensattel) unterteilt sie in eine linke und rechte Grube. Darin liegen die Schläfenlappen des Großhirns.

Öffnungen in der mittleren Schädelgrube

Os sphenoidale:

- Fissura orbitalis superior:
  - lateral: N. trochlearis (IV), N. lacrimalis und N. frontalis aus dem N. ophthalmicus (V_1), V. ophthalmica superior
  - medial: N. oculomotorius (III), N. abducens (VI), N. nasociliaris aus dem N. ophthalmicus (V_1)
- Foramen rotundum: N. maxillaris (V_2), V. emissaria von Nühn
- Foramen ovale: N. mandibularis (V_3), R. meningeus accessorius, Plexus venosus (N. petrosus minor [IX])

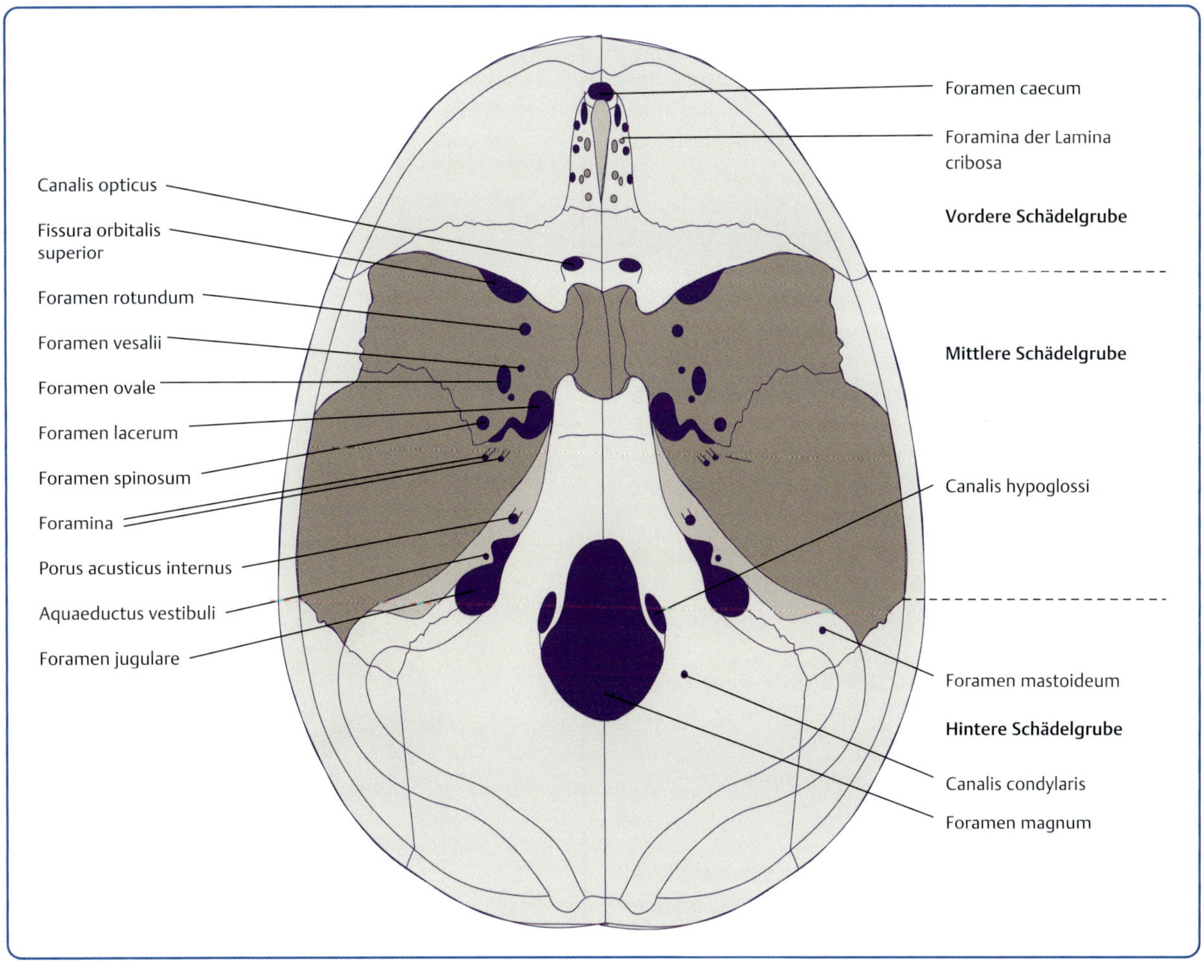

Canalis opticus
Fissura orbitalis superior
Foramen rotundum
Foramen vesalii
Foramen ovale
Foramen lacerum
Foramen spinosum
Foramina
Porus acusticus internus
Aquaeductus vestibuli
Foramen jugulare
Foramen caecum
Foramina der Lamina cribosa
Vordere Schädelgrube
Mittlere Schädelgrube
Canalis hypoglossi
Foramen mastoideum
Hintere Schädelgrube
Canalis condylaris
Foramen magnum

▶ **Abb. 4.9** Schädelbasis (von innen).

- Foramen spinosum: A. und V. meningea media, N. recurrens meningeus des N. mandibularis (V_3) (Foramen venosum [Vesalii]: inkonstant, V. emissaria)

Zwischen Os sphenoidale und Os temporale:
- Foramen lacerum: A. carotis interna (auf dem knorpelbedeckten Foramen), Plexus caroticus internus, N. petrosus major (VII)
- Fissura sphenopetrosa: N. petrosus minor (IX)

Os temporale:
- Foramina petrosi: Nn. petrosi major und minor (der Hirnnerven VII, IX)

Die **Fossa cranii posterior**, die hintere Schädelgrube, besteht aus den Knochen Os sphenoidale, Os occipitale, Os temporale. Sie wird gebildet vom Klivus des Os occipitale, den Felsenbeinpyramiden und der Squama occipitalis. Nach oben wird sie vom Tentorium cerebelli begrenzt. In ihr liegen der Hinterhauptlappen und das Kleinhirn. Die Pons und die Medulla oblongata verlaufen auf dem Klivus.

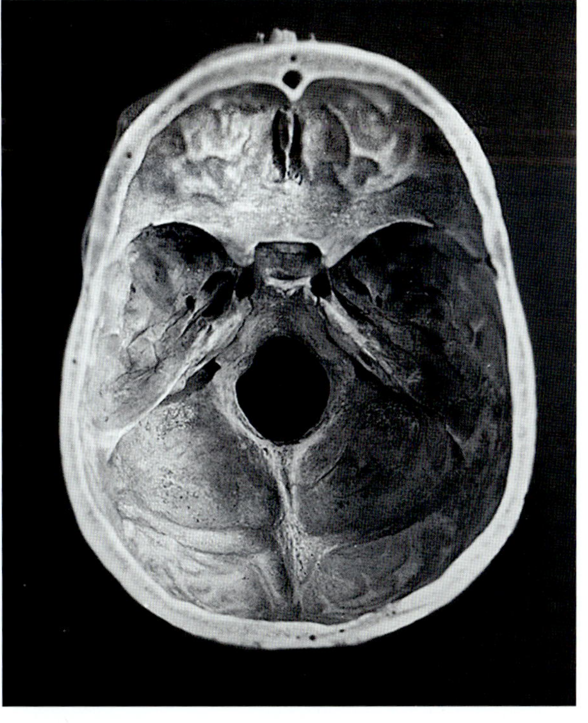

▶ **Abb. 4.10** Schädelbasis (von innen).

Öffnungen in der hinteren Schädelgrube

Os occipitale (► Abb. 4.9, ► Abb. 4.10):

- Foramen magnum: Medulla oblongata, Aa. vertebrales, Spinalwurzeln der Nn. accessorii (XI), Aa. spinales anteriores und posteriores, Rr. meningei der Aa. vertebrales, Venengeflechte
- Canalis hypoglossalis: N. hypoglossus (XII)
- Canalis condylaris: V. emissaria, meningealer Ast der A. pharyngea ascendens

Zwischen Os occipitale und Os temporale:

- Foramen jugulare:
  - vorn: Sinus petrosus inferior, N. glossopharyngeus (IX)
  - Mitte: N. vagus (X) und N. accessorius (XI) in einer gemeinsamen duralen Umhüllung, A. meningea posterior
  - hinten: Sinus sigmoideus (Bulbus der V. jugularis interna), R. meningeus nervi vagi (Arnoldi)

Os temporale:

- Porus acusticus internus: N. facialis (VII), N. vestibulocochlearis (VIII), A. labyrinthi; diese führen in die Pars petrosa
- Aquaeductus vestibuli: Ductus endolymphaticus
- Foramen mastoideum: V. emissaria

Die Grenze zwischen Schädelbasis und Schädeldach wird durch eine S-förmige Linie gebildet, die vom Nasion über den oberen Rand der Augenhöhle, den Jochbogen und die Linea nuchalis superior des Os occipitale zur Protuberantia occipitalis externa (Inion) verläuft.

4.1.3 Platte Knochen des Schädeldaches

Man unterscheidet eine feste Außenschicht (Substantia compacta), die außen und innen eine Lamina externa und interna bildet. Dazwischen findet man eine schwammartige Innenlage (Spongiosa), die auch als Diploe bezeichnet wird. Sie besteht aus zusammenhängenden Knochenbälkchen, in die das blutbildende Mark eingelagert ist. Außerdem durchziehen weite Knochenvenen (Vv. diploicae) die Diploe, um Verbindung zwischen den Venen des Schädelinneren und der Schädelaußenfläche zu schaffen. Das Emissarium bezeichnet die Stellen, an denen Venen des Schädelinneren und des Schädeläußeren miteinander kommunizieren.

4.1.4 Gesichtsschädel, Viszerokranium

Der Gesichtsschädel beherbergt einen Großteil der Sinnesorgane. Unter dem Gesichtsschädel können im weiteren Sinne die knöchernen Strukturen der Augenhöhle, der Nasenhöhle, der Unterschläfengrube sowie der Mundhöhle mit dem Kiefer zusammengefasst werden. Allerdings sind beim Aufbau dieser Strukturen zum Teil auch Knochen des Hirnschädels beteiligt. Der Gesichtsschädel hat sich um verschiedene Höhlungen konstruiert wie die Mund-, Nasen-, Nasenneben- und Augenhöhlen.

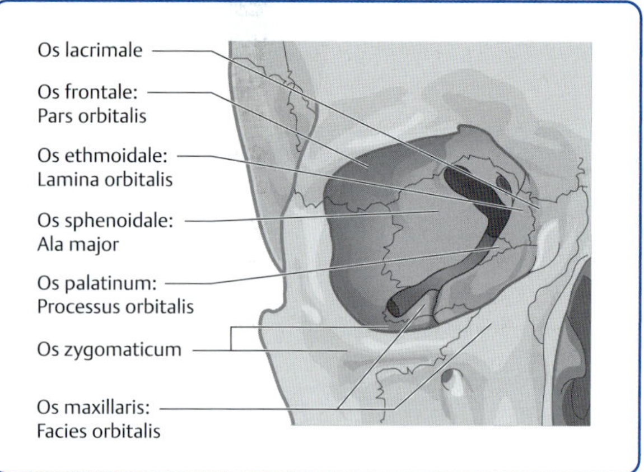

► **Abb. 4.11** Rechte Orbita (von vorn).

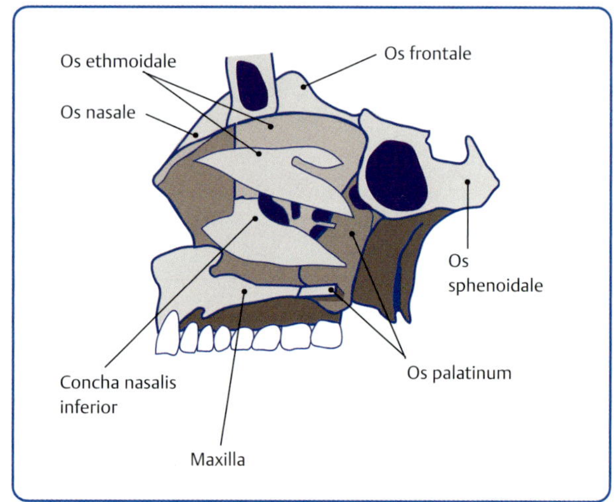

► **Abb. 4.12** Nasenhöhle: seitliche Nebenwand.

Orbita (Augenhöhle)

Die Wände der Orbita werden von 7 Knochen gebildet (► Abb. 4.11). Einige dieser Knochen stammen von der Schädelbasis, andere vom Schädeldach und vom Gesichtsschädel. Die Wände der Orbita haben durch die große Anzahl von Suturen eine relativ große Beweglichkeit bzw. Anpassungsfähigkeit. Beteiligt an der Bildung der Orbita sind das Os frontale, das Os sphenoidale, die Maxilla, das Os lacrimale, das Os ethmoidale, das Os zygomaticum und das Os palatinum.

Das Dach der Orbita bilden der orbitale Teil des Os frontale (Pars orbitalis) und der kleine Keilbeinflügel (Ala minor). Die mediale Wand wird vom Stirnfortsatz der Maxilla (Proc. frontalis), dem Os lacrimale, der orbitalen Knochenplatte des Os ethmoidale (Lamina orbitalis), dem

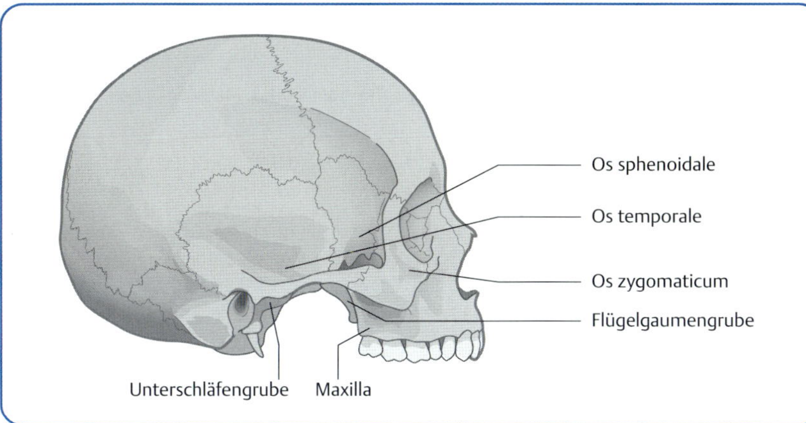

▶ **Abb. 4.13** Unterschläfengrube.

Keilbeinkörper (Corpus sphenoidale) und der Wurzel des kleinen Keilbeinflügels (Ala minor) gebildet. Die laterale Wand bilden das Os zygomaticum, der Jochbeinfortsatz des Os frontale (Proc. zygomaticus) und der große Keilbeinflügel. Den Boden bilden die Orbitaflächen der Maxilla und das Os zygomaticum und Os palatinum. Die dünnen Wände zu den Nasennebenhöhlen begünstigen den Übergang krankhafter Prozesse auf die Orbita.

Cavitas nasi (Nasenhöhle)

Beteiligt an der Bildung der Nasenhöhle sind das Os ethmoidale, das Os sphenoidale, das Os frontale, das Os nasale, die Maxilla, das Os palatinum, das Os lacrimale und die Concha nasalis inferior (▶ **Abb. 4.12**). Die linke und rechte Nasenhöhle werden durch die knöchern-knorpelige und bindegewebige Nasenscheidewand (Septum nasi) getrennt. Diese dünne, feine Wand befindet sich zwischen 2 kräftigen, stabilen knöchernen Strukturen. Die Entwicklung der Nasenscheidewand ist komplex. Der obere Anteil (Os ethmoidale und Os sphenoidale) verknöchert enchondral, der untere Anteil (Vomer) verknöchert membranös (desmal); der untere vordere Anteil bleibt als knorpelige Scheidewand während des gesamten Lebens bestehen.

Die Nasenhöhle steht in Verbindung mit den pneumatisierten Nasennebenhöhlen.

Das Dach bilden die Lamina cribrosa des Os ethmoidale, die Pars nasalis des Os frontale und das Os nasale. Die kurze Hinterwand wird vom Corpus ossis sphenoidalis gebildet, der Boden vom Proc. palatinus der Maxilla und von der Lamina horizontalis ossis palatini. Die laterale Wand bilden das Os nasale, das Os lacrimale, die Lamina perpendicularis ossis palatini, die Conchae nasales, der Proc. uncinatus, die Bulla ethmoidalis des Os ethmoidale sowie die Concha nasalis inferior.

Fossa infratemporalis (Unterschläfengrube)

Sie wird gebildet von der Unterfläche der Ala major (▶ **Abb. 4.13**). Begrenzt wird sie vorn durch die Maxilla, nach lateral durch die Mandibula und nach medial von der Lamina lateralis des Proc. pterygoideus ossis sphenoidalis.

Öffnungen:

- in die Schädelhöhle: Foramen spinosum, Foramen ovale
- in der Fossa pterygopalatina: Fissura pterygomaxillaris für die A. maxillaris
- in die Orbita: Fissura orbitalis inferior für die V. ophthalmica inferior, den N. infraorbitalis (V_2) und den N. zygomaticus (V_2)

Die **Flügelgaumengrube** (Fossa infratemporalis) ist ein Teil der Unterschläfengrube (▶ **Abb. 4.14**). Sie ist mit ihr über die Fissura pterygomaxillaris verbunden. Ihre Begrenzungen sind nach oben der Corpus ossis sphenoidalis und die Wurzel der Ala major und nach medial die Lamina perpendicularis des Os palatinum. In der Flügelgau-

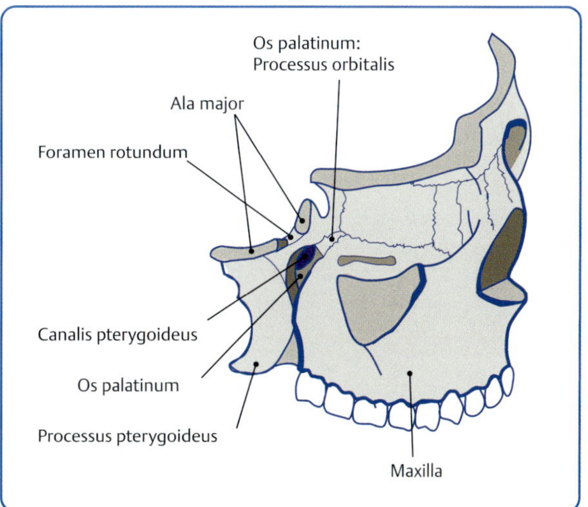

▶ **Abb. 4.14** Flügelgaumengrube (von lateral).

mengrube befindet sich das parasympathische Ganglion pterygopalatinum, eines der bedeutsamen „kleinen Dinge" in der kraniosakralen Osteopathie (s. u.). Das Ganglion steht mit 3 Wurzeln in Verbindung: mit einer sensiblen Wurzel vom N. maxillaris des 2. Trigeminusastes, die als N. pterygopalatinus zum Ganglion zieht; einer parasympathischen Wurzel, dem N. petrosus major aus dem N. facialis, und einer sympathischen Wurzel, dem N. petrosus profundus. Die beiden Letztgenannten treten gemeinsam als N. canalis pterygoidei zum Ganglion.

Öffnungen:

- in die Schädelhöhle: Foramen rotundum für N. maxillaris (V_2); Canalis pterygoideus (Vidii) für den N. canalis pterygoidei
- in die Orbita: Fossa infratemporalis, Fissura orbitalis inferior für Gefäße und Nerven
- in die Nasenhöhle: Foramen sphenopalatinum für Fasern für die Tränen- und Nasendrüsen
- in den Gaumen: Canalis palatinus major für die A. palatina descendens und die Nn. palatini

Verwendete Literatur

[1] Feldenkrais M: Die Entdeckung des Selbstverständlichen. Frankfurt/M.: Suhrkamp; 1987: 110.

[2] Sutherland WG: The cranial bowl. Mankato: Free Press; 1939: 72.

[3] Whelan MA, Reede DL, Meisler W, Bergeron RT: CT of the base of the skull. Radiol. Clin. North. Am. 1984; 22(1): 117–277.

[4] Vu HL, Panchal J, Parker EE, Levine NS, Francel P: The timing of physiologic closure of the metopic suture: a review of 159 patients using reconstructed 3 D-CT-scans of the craniofacial region. J. Craniofacial. Surg. 2001; 12: 527–532.

Weitere Literatur

Frick H, Leonhardt H, Starck D: Allgemeine Anatomie. Spezielle Anatomie I. 3. Aufl. Stuttgart: Thieme; 1987.

von Lanz T, Wachsmuth W: Praktische Anatomie, Bd. 1, Teil A. Berlin: Springer; 1985.

McCatty RR: Essentials of craniosacral osteopathy. Bath: Ashgrove; 1988

Rohen JW: Anatomie für Zahnmediziner. 2. Aufl. Stuttgart: Schattauer; 1988.

5 Anatomie, Ossifikation und Verbindungen der einzelnen Schädelknochen, des Os sacrum und des Os coccygis

„Ein Osteopath zieht Rückschlüsse aus seinem anatomischen Wissen. Er vergleicht die Funktion des kranken Körpers mit der des gesunden Körpers.“ A. T. Still [1]

„Ein Student des Lebens muss alle Teile (des Körpers) geistig in sich aufnehmen sowie ihren Zweck und ihre Beziehung zu anderen Teilen und Systemen studieren.“ A. T. Still [2]

5.1 Os occipitale/Hinterhauptbein

▶ Abb. 5.1, ▶ Abb. 5.2, ▶ Abb. 5.3

- unpaarig

5.1.1 Begrenzung

- anterior: Os sphenoidale
- superior-anterior: Os parietale
- lateral: Os temporale
- inferior: Atlas

5.1.2 Anteile

- Pars basilaris vor dem Foramen magnum
- Squama occipitalis hinter dem Foramen magnum
- 2 Partes laterales (condylares) seitlich am Foramen magnum

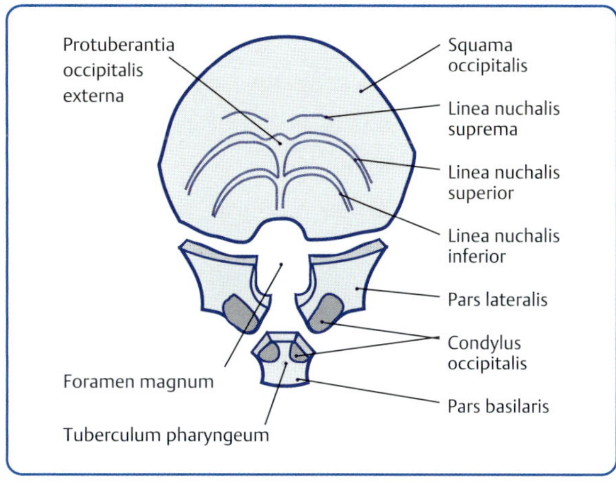

▶ **Abb. 5.1** Anteile des Os occipitale (von hinten unten).

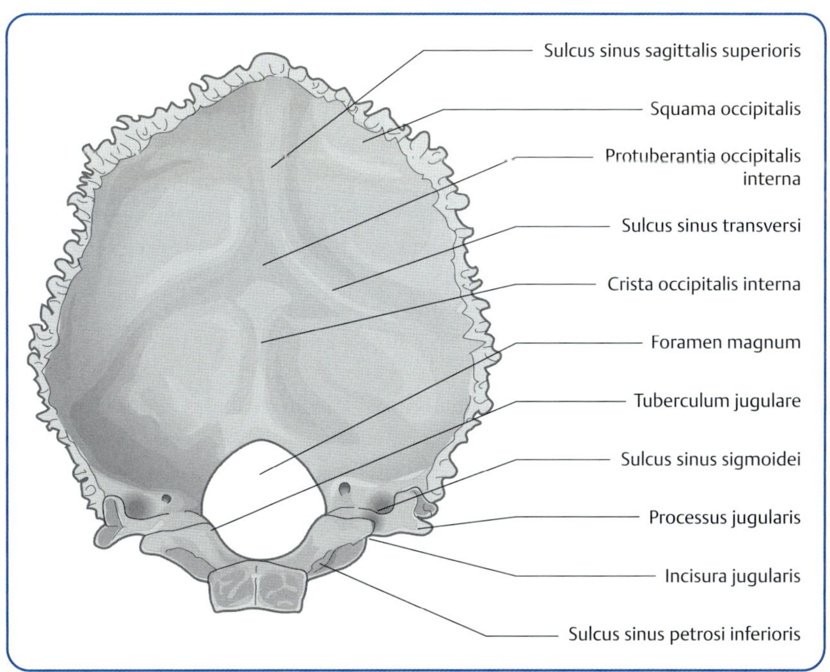

▶ **Abb. 5.2** Os occipitale (von innen).

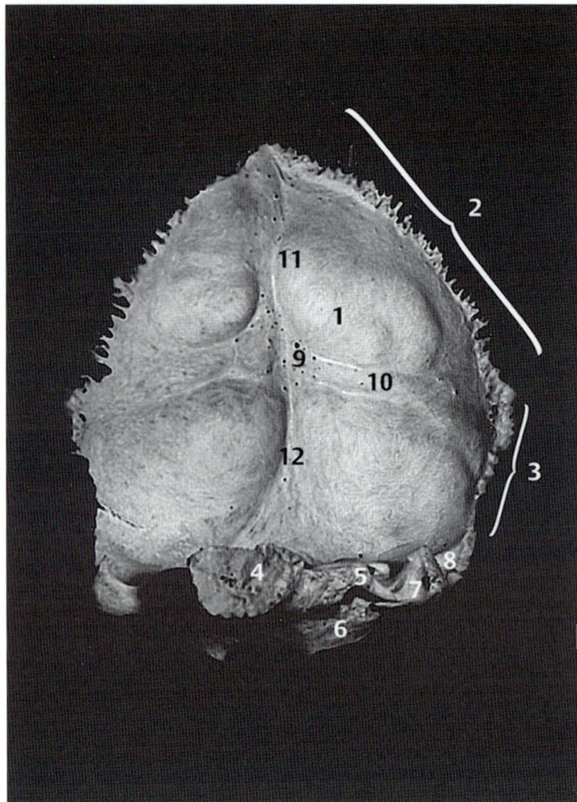

▸ **Abb. 5.3** Os occipitale (von innen). 1 = Squama occipitalis, 2 = Margo lambdoideus, 3 = Margo mastoideus, 4 = Pars basilaris, 5 = Pars lateralis, 6 = Condylus occipitalis, 7 = Proc. jugularis, 8 = Proc. intrajugularis, 9 = Protuberantia occipitalis interna, 10 = Sulcus sinus transversi, 11 = Sulcus sinus sagittalis superioris, 12 = Crista occipitalis interna.

5.1.3 Pars basilaris

Außenfläche

- Tuberculum pharyngeum, ein Höckerchen für die Anheftung der Raphe pharyngis (Sehnenstreifen der Schlundschnürer)
- Der M. rectus capitis anterior und der M. longus capitis setzen ebenso wie das Lig. longitudinale anterius an der Pars basilaris an.

Innenfläche

- eine Grube für die Medulla oblongata
- Der Sulcus petrosus inferior wird zusammen mit der Pars petrosa des Os temporale gebildet.
- Die lateralen Ränder der Basis des Os occipitale bilden eine Leiste für die Artikulation mit dem Os temporale.

Vorderfläche

- mit dem Os sphenoidale über die vordere viereckige Fläche verbunden

Hinterer Anteil

- bildet den vorderen Teil des Foramen magnum

5.1.4 Partes laterales (condylares)

Medialer Rand

- bildet die seitliche Begrenzung des Foramen magnum

Außenfläche

- Zusammen mit der Pars basilaris bildet sie den konvexen, schräg nach vorn-medial verlaufenden Condylus occipitalis.
- Der Canalis hypoglossalis ist ein kurzer Kanal, der anterior und oberhalb der Kondylen liegt. Er verläuft schräg nach außen vorn und bietet einen Durchtritt für den N. hypoglossus (XII).

Innenfläche

- Sulcus sinus sigmoideus
- Tuberculum jugulare: Höckerchen über dem Canalis hypoglossalis

Lateraler Rand

- Die Incisura jugularis bildet eine Einbuchtung für das Foramen jugulare.
- Proc. jugularis: ein Vorsprung am hinteren Rand des Foramen jugulare
- Proc. intrajugularis: ein Knochenstachel, der das Foramen jugulare gelegentlich in einen äußeren und inneren Abschnitt unterteilt

5.1.5 Squama occipitalis

Außenfläche

- konvex
- Protuberantia occipitalis externa (Inion): ein Knochenvorsprung in der Mitte des Os occipitale, der nach inferior in die Crista occipitalis externa übergeht
- Linea nuchalis suprema: vom oberen Rand des Inions ausgehende, wenig ausgeprägte Querleiste
- Linea nuchalis superior: vom Inion ausgehende Querleisten
- Linea nuchalis inferior: unterhalb des Inions ausgehende Querleisten

Innenfläche

- konkav
- Der Sulcus sinus transversus verläuft von der Protuberantia nach beiden Seiten.
- Der Sulcus sinus sagittalis superioris verläuft von der Protuberantia nach superior.
- Die Crista occipitalis interna verläuft von der Protuberantia nach inferior.

- An der Protuberantia occipitalis interna verläuft eine kreuzförmige Knochenerhebung, die die beiden oberen und unteren Hinterhaupthöhlen unterteilt.

Ränder

- Superior verläuft der Margo lambdoideus für die Artikulation mit dem Os parietale.
- Inferior verläuft der Margo mastoideus für die Artikulation mit dem Os temporale.

5.1.6 Morphologie des Os occipitale nach Rohen

Die folgende Darstellung der Morphologie ermöglicht uns die Einschätzung von Form und Kontext aus einer synthetisch-qualitativen und intuitiven Perspektive heraus. Die qualitative Bedeutung von lebenden Einheiten und funktionellen Zusammenhängen hängt eng mit einer inneren/subjektiven Erfahrung zusammen. Diese Wahrnehmung ergänzt die stärker analytisch ausgerichteten Grundlagen der modernen Medizin. Sie kann wichtige Einblicke beisteuern und der perzeptuellen Interaktion der Palpation zusätzliche Bedeutung schenken.

Das Os sphenoidale und das Os occipitale sind im Bereich der Schädelbasis eng miteinander verbunden und zeigen zusammen alle Formelemente eines Wirbels. Bei dieser Metamorphose der Wirbel in die Schädelbasis erscheinen aber die Formelemente der Wirbel in den beiden Schädelknochen in umgekehrter Anordnung. Der vorn gelegene Wirbelkörper findet seine Entsprechung im Os occipitale, während die Wirbelfortsätze ihre Entsprechung in den Fortsätzen des Corpus ossis sphenoidalis finden.

Das Os basilare (Os occipitale und Os sphenoidale) soll nach Rohen allerdings nicht nur den Wirbel, sondern die Wirbelsäule des Schädels darstellen. Das Os basilare bringt sozusagen die Formelemente aller Wirbel und damit die Wirbelsäule als Ganzes zum Ausdruck und integriert diese in einer Idealgestalt. So vollzieht sich am kraniozervikalen Übergang eine völlige Umkehr: vorn und hinten sind vertauscht, und ein neuer Raum entsteht.

Für Rohen [5] metamorphosiert das von innen enchondral verknöchernde und in Beziehung zum Stofflichen und zum Blutgefäßsystem stehende Spongiosasystem der Extremitäten (das den statischen Belastungen durch die Trajektorien angepasst ist) in den Gesichtsschädel. Das von außen periostal verknöchernde, den Röhrenknochen formgebende (und über zahlreiche Muskelansätze mit dem Bewegungssystem eng verbundene) Kompaktasystem soll hingegen in das Schädeldach metamorphosieren. Die Schädelbasis stellt dabei die Verbindung zwischen dem kosmisch orientierten Schädeldach und dem terrestrisch orientierten Gesichtsschädel dar.

Durch die Sinnesnerven, die besonders an der Schädelbasis verlaufen, dringt die Außenwelt in das Gehirn, während sich die Individualität durch Sprache und Mimik der Außenwelt mitteilt. Dieser wechselseitige bzw. gegensinnige Fluss findet v. a. in der Region der Schädelbasis statt.

5.1.7 Ossifikation

▸ Abb. 5.4, ▸ Tab. 5.1

Pränatal

- knorpelige Anlage: unterer Teil des Os occipitale bis einschließlich des Supraokziputs
- membranöse Anlage: Interparietalokziput
- Supra- und Interparietalokziput verschmelzen normalerweise in 12. Woche intrauterin (i. u.) miteinander.

Bei der Geburt

- Das Os occipitale besteht aus 4 Teilen, die durch Knorpel miteinander verbunden sind: Pars basilaris: 2 Ossifikationszentren, Pars lateralis: je 1 Ossifikationszentrum, Pars squamosa: 1 Ossifikationszentrum.

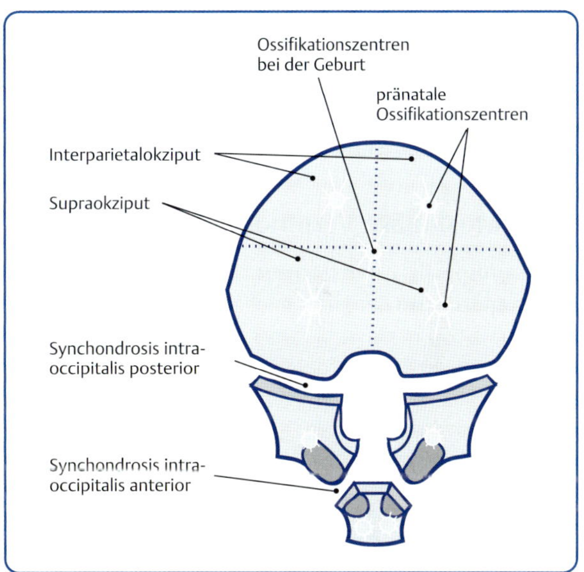

▸ **Abb. 5.4** Ossifikationszentren des Os occipitale.

▸ **Tab. 5.1** Ossifikationszentren des Os occipitale nach Sperber.

membranöse Anlage	knorpelige Anlage	erstes Auftreten
Squama occipitalis Pars supranuchalis (2)		8. Woche i. u.
	Squama occipitalis Pars infranuchalis (2)	10. Woche i. u.
	Os basilare (1)	11. Woche i. u.
	Exoccipitale (2)	12. Woche i. u.

- Die Okzipitalkondylen werden zu zwei Dritteln aus der Pars lateralis und zu einem Drittel aus der Pars basilaris gebildet.

> **Praxistipp**
> **Dysfunktionen**
> Die Verbindungsstelle ist in früher Kindheit und bei Geburt besonders empfindlich gegenüber Krafteinwirkungen. Intraossale Dysfunktionen können u. a. zur Entwicklung von Skoliosen, zu Störungen am Foramen magnum, zu Störungen des N. hypoglossus (XII) am Canalis hypoglossalis mit Saugproblemen und zu Störungen des N. IX, X, XI am Foramen jugulare führen. Meist ist jedoch C 0/C 1 primär in Dysfunktion.

Nach der Geburt

- Die Synchondrosis intraoccipitalis posterior zwischen der Squama und den Partes laterales verknöchert zwischen dem 2. und 4. Lebensjahr.
- Die Synchondrosis intraoccipitalis anterior zwischen den Partes laterales und der Pars basilaris auf dem Niveau der Kondylen verknöchert zwischen dem 5. und 8. Lebensjahr.
- Das Foramen magnum vergrößert sich v. a. bis zum 6. Lebensjahr.
- Die Knochenvorsprünge entstehen durch Muskelzug, z. B. bei Kopfaufrichtung.

5.1.8 Muskuläre Verbindungen

- M. semispinalis capitis: an der Linea nuchalis superior
- M. trapezius: an der Linea nuchalis superior
- M. longus capitis und M. rectus capitis anterior: an der Pars basilaris
- M. rectus capitis lateralis: am Proc. jugularis
- Mm. recti capitis posteriores minor und major: an der Linea nuchalis inferior
- M. obliquus capitis superior: oberhalb des M. rectus capitis posterior major
- M. sternocleidomastoideus: an der Linea nuchalis superior (und am Proc. mastoideus)
- M. constrictor pharyngis superior: über die Raphe pharyngis an das Tuberculum pharyngeum des Os occipitale
- M. occipitofrontalis: an der Linea nuchalis suprema in die Kopfschwarte

► Abb. 5.5

> **Praxistipp**
> **Dysfunktionen**
> Da der M. sternocleidomastoideus quer über die Sutura occipitomastoidea verläuft, wird bei Hypertonus des Muskels die Sutur möglicherweise beeinträchtigt. Weiterhin könnten Strukturen betroffen sein, die durch das Foramen jugulare verlaufen, z. B. der N. accessorius durch einen Hypertonus des M. sternocleidomastoideus oder des M. trapezius. Das wiederum kann über den N. accessorius zur zusätzlichen Erhöhung der Muskelspannung dieser beiden Muskeln führen. Eine Beeinträchtigung des linken N. vagus kann sich mindernd auf seine antientzündliche Funktion auswirken [49].

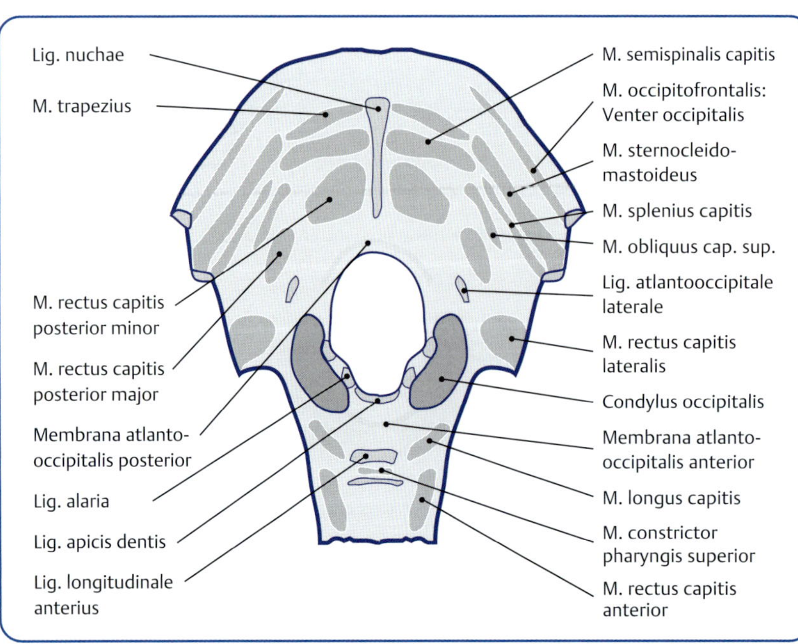

► **Abb. 5.5** Os occipitale (von außen).

5.1.9 Ligamentäre und membranöse Verbindungen

- Membrana atlantooccipitalis anterior: vom Vorderrand des Foramen magnum zum Arcus anterior des Atlas verlaufend
- Lig. longitudinale anterius: vom Tuberculum pharyngeum des Os occipitale vor den Wirbelkörpern nach unten verlaufend und an dem Axis sowie dem folgenden Wirbelkörper befestigt
- Lig. apicis dentis: vom Apex zur Pars basilaris verlaufend
- Lig. alaria: vom Dens zum Rand des Foramen magnum verlaufend
- Membrana tectoria: vom Axis zum Vorderrand des Foramen magnum verlaufend
- Lig. longitudinale posterius: von der Pars basilaris zum Canalis sacralis verlaufend. Das hintere Längsband liegt an der Rückseite der Wirbelkörper und verbindet insbesondere die Bandscheiben miteinander.
- Membrana atlantooccipitalis posterior: vom dorsalen Rand des Foramen magnum zum Arcus dorsalis des Atlas verlaufend. Durchbohrt wird die Membran von der A. occipitalis und dem N. cervicalis I.
- Lig. nuchae: von der Unterseite der Squama occipitalis, an der Crista occipitalis externa, nach kaudal verlaufend

5.1.10 Fasziale Verbindungen

- Lamina superficialis fasciae cervicalis: zur Linea nuchalis superior verlaufend
- Lamina praevertebralis fasciae cervicalis: am Tuberculum pharyngeum auf der Sutura occipitotemporale befestigt
- Pharynx: am Tuberculum pharyngeum

5.1.11 Intra- und extrakraniale Membranen

- Falx cerebri: am Sulcus sagittalis nach inferior zur Protuberantia occipitalis interna verlaufend
- Tentorium cerebelli: an der Protuberantia occipitalis interna und an den Querleisten des Os occipitale befestigt, wo es die Sinus transversi bildet
- Falx cerebelli: an der Unterseite des Tentoriums ansetzend und von der Protuberantia occipitalis interna entlang der Crista occipitalis bis zum Foramen magnum verlaufend; bildet einen kräftigen Faserring, der das Foramen umgibt
- Dura mater spinalis: vom Foramen magnum zum Os sacrum verlaufend

5.1.12 Beziehungen zu Hirnnerven und Zerebrum

- Fossa cranii posterior mit dem Hinterhauptlappen und dem Kleinhirn
- Medulla oblongata im Klivus des Os occipitale, mit dem Atem- und Kreislaufzentrum
- Decussatio pyramidum für die Bewegungskoordination
- 4. Ventrikel, Hirnnerven und Nuklei der Hirnnerven am 4. Ventrikel (III, IV, V, VI, VII, IX, X, XI, XII)
- N. glossopharyngeus (IX), N. vagus (X), N. accessorius (XI), R. meningeus nervi vagi (Arnoldi) am Foramen jugulare
- N. hypoglossus (XII) im Canalis hypoglossalis (▶ Abb. 5.7)
- Spinalwurzel des N. accessorius (XI) am Foramen magnum (▶ Abb. 5.6)
- Rr. meningei der Aa. vertebrales
- R. meningeus nervi vagi (Arnoldi) am Foramen jugulare für den Sinus transversus und die Falx cerebelli

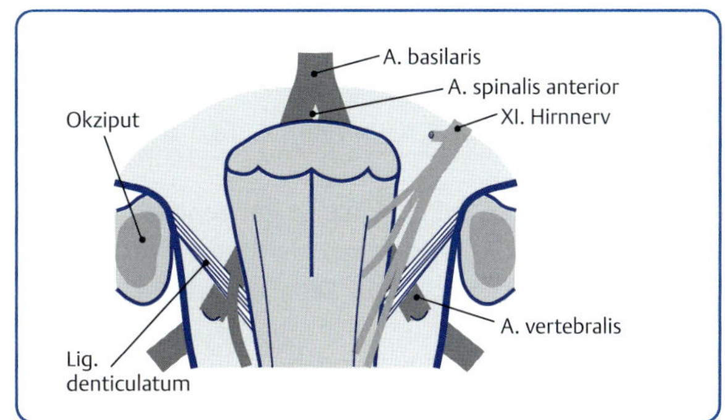

▶ **Abb. 5.6** Foramen magnum.

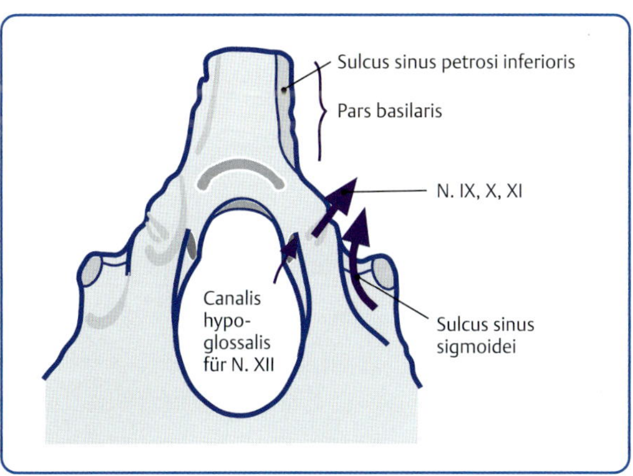

▶ **Abb. 5.7** Os occipitale, Pars basilaris und Partes condylares (von innen).

5.1.13 Gefäßverbindungen

- A. vertebralis sowie Aa. spinales anteriores und posteriores am Foramen magnum; A. basilaris
- A. meningea posterior in der Dura mater des Hinterhaupts
- (Circulus arteriosus cerebri Willisii und A. carotis interna)
- Confluens sinuum
- Sinus rectus
- Sinus transversus
- Sinus sagittalis superior
- Sinus sagittalis inferior
- Sinus sigmoideus: in einer Rinne zum Foramen jugulare verlaufend
- V. jugularis interna am Foramen jugulare, an dem 85–95 % des venösen Blutes den Schädel verlassen
- Sinus petrosus inferior: in einer Rinne, die seitlich von der Pars basilaris und medial anterior von der Pars petrosa des Os temporale gebildet wird

5.2 Os sphenoidale/Keilbein

► Abb. 5.8, ► Abb. 5.9, ► Abb. 5.10, ► Abb. 5.11, ► Abb. 5.12

Das unpaarige Os sphenoidale ist der zentrale Knochen der Schädelbasis. Es wird auch als Stütze des Schädels und Gesichts bezeichnet [6]. Seine zahlreichen Durchtrittsstellen für Gefäße und Nerven machen es zu einer Art Leitung zwischen Gehirn, Orbita, Gesicht und Weichteilen des Nackens [7].

Nach Sutherland steht ein Großteil der Dysfunktionen im Gesicht mit dem Os sphenoidale in Zusammenhang [8].

5.2.1 Begrenzung

- anterior: Os ethmoidale und Os frontale
- posterior: Os occipitale
- lateral: Os temporale
- superior: Os parietale
- anterior-lateral: Os zygomaticum
- anterior-inferior: Os palatinum
- inferior: Vomer

5.2.2 Anteile

- ein würfelförmiger Mittelteil, Korpus
- beidseitig je ein großer Keilbeinflügel, die Ala major
- beidseitig je ein kleiner flügelförmiger Fortsatz, die Ala minor
- von der Unterfläche des Os sphenoidale entspringende Flügelfortsätze, die Procc. pterygoidei

5.2.3 Korpus

- annähernd würfelförmiger, ausgehöhlter Knochen für die paarigen Sinus sphenoidalis

Hintere Seite

- mit dem Os occipitale über die SSB verbunden

Unterseite

- Vorn bildet die Unterseite das Rostrum sphenoidale.
- Dahinter beteiligt sie sich an dem knöchernen Pharynxdach.
- Der Proc. vaginalis ragt auf Höhe der Lamina medialis des Proc. pterygoideus nach unten medial.
- Die Unterseite des Korpus bildet die Oberwand eines kleinen Kanals, des Canalis vomerovaginalis.

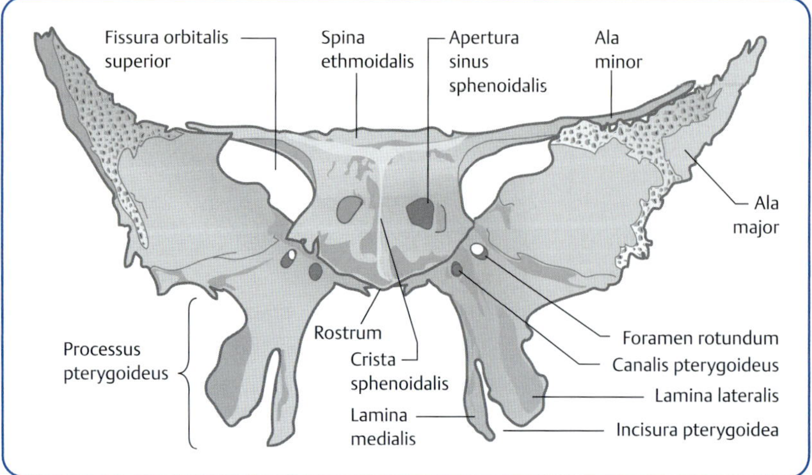

► Abb. 5.8 Os sphenoidale (von vorn).

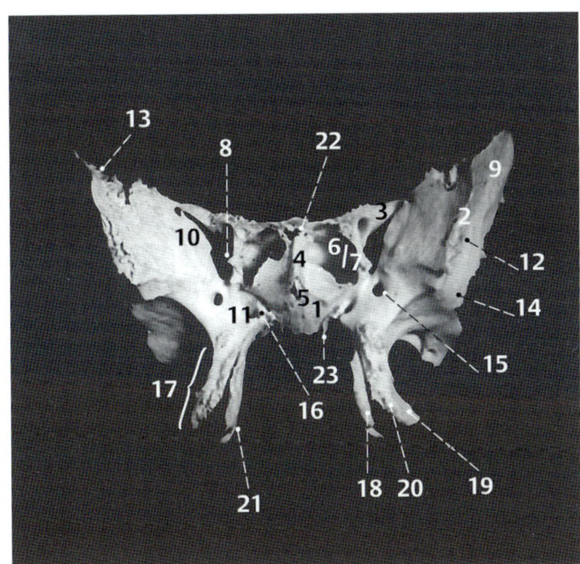

▸ **Abb. 5.9** Os sphenoidale (von vorn). 1 = Korpus, 2 = Ala major, 3 = Ala minor, 4 = Crista sphenoidalis, 5 = Rostrum sphenoidalis, 6 = Apertura sinus sphenoidalis, 7 = Sinus sphenoidalis, 8 = Fissura orbitalis superior, 9 = Facies temporalis, 10 = Facies orbitalis, 11 = Facies maxillaris, 12 = Margo zygomaticus, 13 = Margo frontalis, 14 = Crista infratemporalis, 15 = Foramen rotundum, 16 = Canalis pterygoideus, 17 = Proc. pterygoideus, 18 = Lamina medialis, 19 = Lamina lateralis, 20 = Incisura pterygoidea, 21 = Hamulus pterygoideus, 22 = Spina ethmoidalis, 23 = Proc. vaginalis

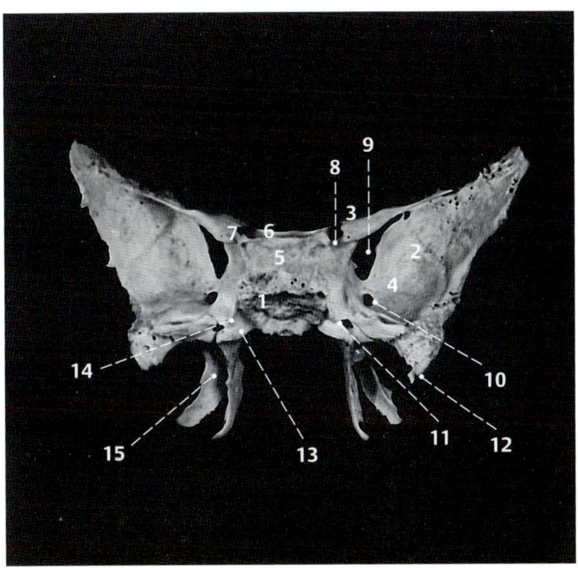

▸ **Abb. 5.11** Os sphenoidale (von hinten). 1 = Korpus, 2 = Ala major, 3 = Ala minor, 4 = Facies cerebralis, 5 = Sella turcica, 6 = Jugum sphenoidale, 7 = Proc. clinoideus anterior, 8 = Canalis opticus, 9 = Fissura orbitalis superior, 10 = Foramen rotundum, 11 = Canalis pterygoideus, 12 = Spina ossis sphenoidalis, 13 = Sulcus caroticus, 14 = Lingula sphenoidalis, 15 = Fossa pterygoidea

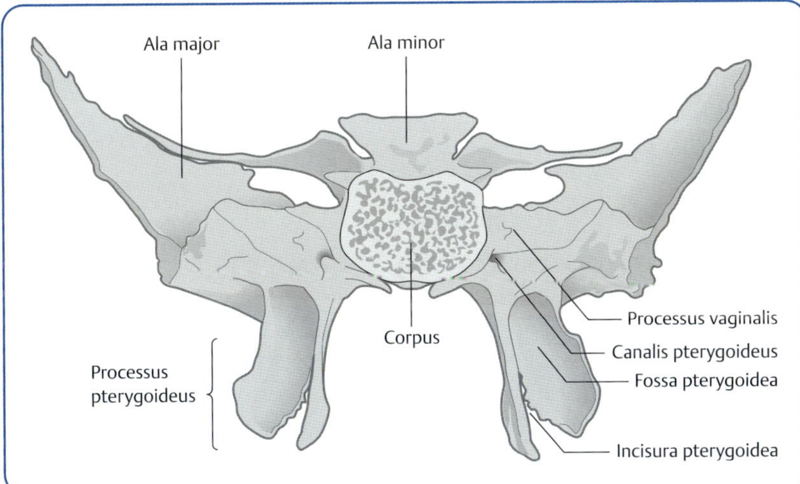

▸ **Abb. 5.10** Os sphenoidale (von hinten).

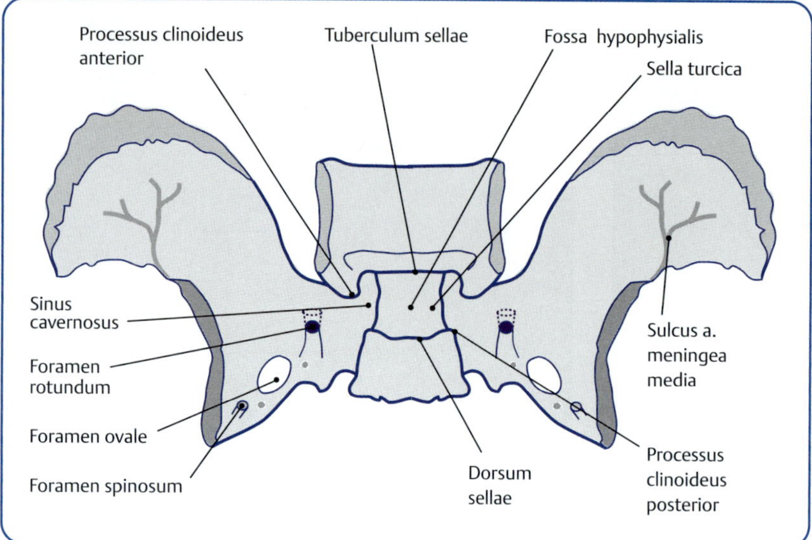

▶ **Abb. 5.12** Os sphenoidale (von oben).

Die untere Wand bildet der Proc. vaginalis, die mediale Wand wird vom Vomer gebildet. In ihm verläuft ein Ast der A. sphenopalatina, und hier können neurovegetative Nervenfaszikel vom Ganglion pterygopalatinum in die Tuba auditiva laufen. Dieser Kanal kann bei Mittelohrentzündungen von Bedeutung sein.

Oberseite

- Der Türkensattel, die Sella turcica, liegt zwischen den beiden mittleren Schädelgruben. In ihrem Zentrum befindet sich die Fossa hypophysialis, der Sitz der Hypophyse.
- Der vordere Rand der Sella turcica wird durch das quere Tuberculum sellae gebildet.
- Den oberen anterioren Teil des Korpus bildet das Jugum sphenoidale, die Verbindung zu den Alae minores.
- Am weitesten anterior artikuliert die Spina ethmoidalis mit der Lamina cribrosa des Os ethmoidale.

Beachte
Die Spina wurde von Sutherland als besonders wichtig angesehen für die Spannungsadaptation vom Os sphenoidale auf das Os ethmoidale ebenso wie für die Drainage der Nasenhöhlen.

- Die rückwandige Sattellehne der Fossa hypophysialis bildet das Dorsum sellae. An seiner Vorderseite befindet sich häufig eine kleine Eindellung für den Hypophysenhinterlappen.
- Die Fortsätze an den oberen Ecken des Dorsum sellae werden als Procc. clinoidei posteriores bezeichnet.
- Vorn wird die Fossa hypophysialis außerdem durch die medialen Enden der Alae minores, den beiden zapfenähnlichen Procc. clinoidei anteriores, begrenzt.
- Die 4 Fortsätze dienen als Anheftung für das Tentorium cerebelli.
- Auch am Tuberculum sellae kann sich ein kleiner Knochenstachel befinden, der Proc. clinoideus medius.
- Eine Querrinne vor dem Tuberculum sellae führt zu dem linken und rechten Canalis opticus.

Vorderseite

- An der Vorderseite liegt die Crista sphenoidalis, eine mediane senkrechte Leiste zur Verbindung mit dem Os ethmoidale.
- Beidseits der Crista sphenoidalis befinden sich die Öffnungen (Apertura sinus sphenoidalis) in die Sinus sphenoidales. Dort haben die Sinus Kontakt zur Nasenhöhle.

Laterale Seite

▶ Abb. 5.13, ▶ Abb. 5.14, ▶ Abb. 5.15

- Beidseitig nehmen die Alae minores mit je 2 Wurzeln und die Alae majores mit je 3 Wurzeln ihren Ursprung.
- Die lateralen Flächen der Sella turcica bilden die medialen Wände des Sinus cavernosus. An diesen Wänden verläuft der Sulcus caroticus für die A. carotis interna. Diese ist links meist stärker ausgeprägt als rechts.
- Die Lingula sphenoidalis, ein spitzer Fortsatz, beteiligt sich an der Bildung des Canalis caroticus.
- Der vorderste unterste Teil der lateralen Wand bildet das hinterste Segment der medialen Orbitawand.

Korpus innen

- Im Korpus liegen die Sinus sphenoidales (Keilbeinhöhlen), die durch eine meist schräg verlaufende Wand, das Septum sinuum, in 2 Höhlen unterteilt werden. Die Entwicklung des primitiven Sinus sphenoidalis beginnt

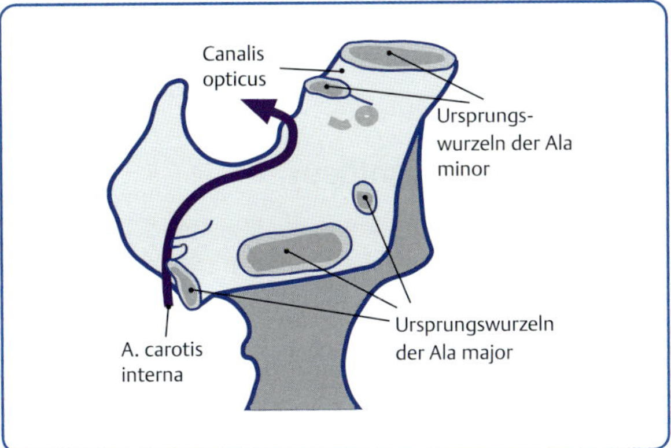

► **Abb. 5.13** Laterale Seite des Corpus ossis sphenoidalis mit dem Verlauf der A. carotis interna.

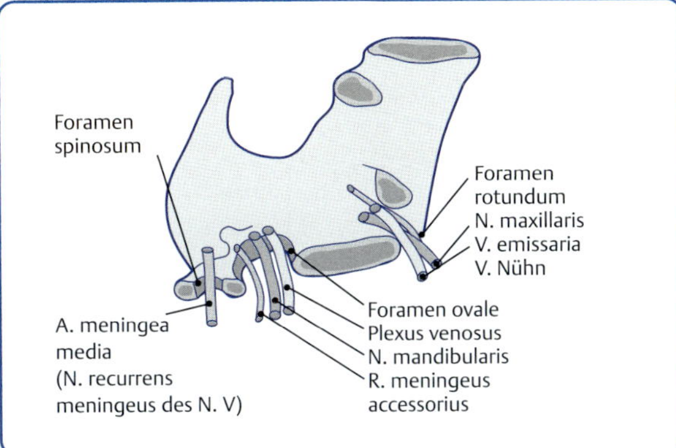

► **Abb. 5.14** Laterale Seite des Corpus ossis sphenoidalis mit den Nervenaustrittsstellen.

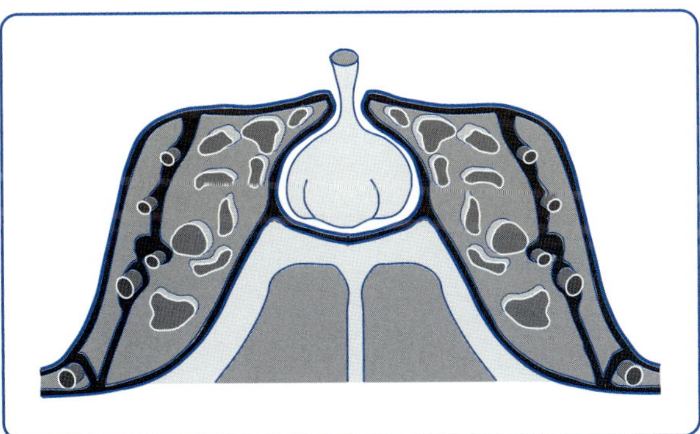

► **Abb. 5.15** Sella turcica und Sinus cavernosus.

etwa zeitgleich mit dem Beginn der Ossifikation des Knochens im 3.–4. Fetalmonat. Sie vollzieht sich als Schleimhautausstülpung im hinteren Teil der Nasenkapsel bzw. durch Verengung des posterosuperioren Abschnitts des Recessus sphenoethmoidalis. Die sekundäre Pneumatisation der Sinus sphenoidales beginnt zwischen Geburt und 3./4. Lebensjahr und kann bis zum 17.–30. Lebensjahr andauern [9] [10]. Die weitere Ausbreitung der Sinus sphenoidales ist abhängig von der Ossifikation des Knochens. Die anteroposteriore Ausbreitung des Sinus ist abhängig von bzw. verläuft parallel mit der Fusion der Knochenzentren im Korpus [11].

5.2.4 Ala minor

- Die Ala minor ist mit 2 Wurzeln am vorderen Teil des Korpus befestigt.
- Der Canalis opticus verläuft an den beiden Ursprungswurzeln: darin: N. opticus, A. ophthalmica.
- Die Alae minores verlaufen nach oben-vorn-außen.
- Die Alae minores stellen den hinteren oberen Teil der Augenhöhle dar.
- Der hintere Teil der Ala minor bildet den Proc. clinoideus anterior, der als Anheftungsstelle für das Tentorium cerebelli dient.
- Seine Unterseite hat medial meist eine Eindellung, verursacht durch die A. carotis interna.
- Lateral begrenzt seine Unterseite die Fissura orbitalis superior.
- Der Hinterrand bildet meist die Grenze zwischen der vorderen und der mittleren Schädelgrube.

5.2.5 Ala major

- Die Ala major entspringt beidseitig mit je 3 Wurzeln.
- Sie bildet die laterale und anteriore Bodenfläche der mittleren Schädelgrube und hat 4 Flächen: Facies cerebralis, Facies temporalis, Facies orbitalis, Facies maxillaris.

Facies cerebralis

- Die dem Gehirn zugewandte Seite ist konkav.
- Ihr anterior-superiorer Teil begrenzt die Fissura orbitalis superior.
- Sie beinhaltet 3 Öffnungen (von vorn nach hinten):
  - Foramen rotundum: N. maxillaris (V_2), V. emissaria von Nühn
  - Foramen ovale: N. mandibularis (V_3), R. meningeus accessorius, Plexus venosus, N. petrosus minor (IX)
  - Foramen spinosum: A. und V. meningea media, N. recurrens meningeus des N. mandibularis (V_3)
  - (Foramen venosum: inkonstant, V. emissaria)

Facies temporalis

- Sie beteiligt sich an der Fossa temporalis.
- Ihr unterer Teil beteiligt sich an der Fossa infratemporalis.
- Lateral vom Proc. pterygoideus bildet die Unterfläche der Facies temporalis mit der Pars petrosa des Os tem-

porale eine Halbrinne (Sulcus tubae auditivae) für die Befestigung des knorpeligen Tubenteils.

- Die Facies bildet eine nach unten gerichtete Spitze, die Spina ossis sphenoidalis.
- Die Crista infratemporalis trennt die horizontal und vertikal verlaufenden Facies temporales voneinander.
- Der Margo zygomaticus trennt die Facies temporalis von der Facies orbitalis.
- Ein sphenomaxillärer Rand trennt die Unterfläche der Facies temporalis von der Facies maxillaris.

Facies orbitalis

- Sie bildet die hintere laterale Wand der Orbita.

Facies maxillaris

- zum Oberkieferkomplex gerichtete Fläche der Ala major

5.2.6 Proc. pterygoideus

► Abb. 5.16, ► Abb. 5.17, ► Abb. 5.18, ► Abb. 5.19

- Er befindet sich beidseitig an der Unterseite des Os sphenoidale und entspringt von diesem mit 2 Ursprungswurzeln.
- An der Basis der Procc. pterygoidei verläuft ein kleiner, nach vorn führender Kanal, der in die Fossa pterygopalatina mündet: Canalis pterygoideus. In ihm verlaufen die Nn. petrosi major und profundus.

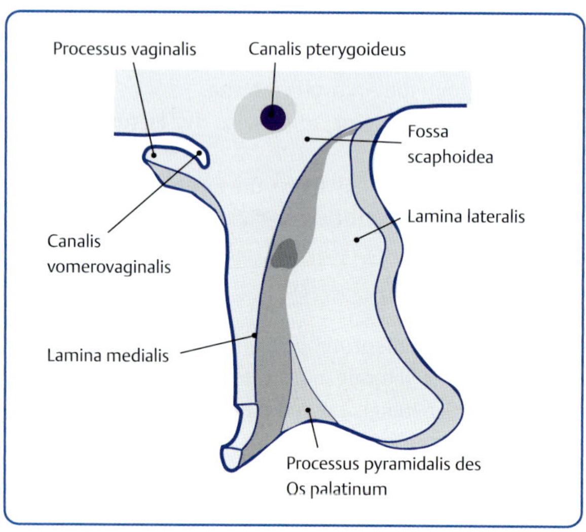

► **Abb. 5.16** Proc. pterygoideus (von hinten).

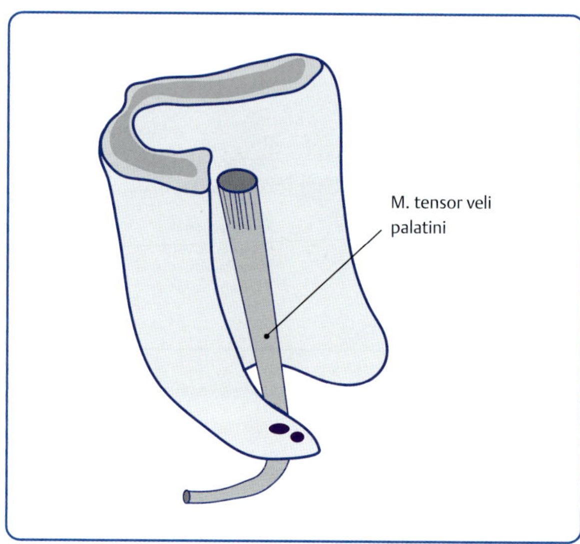

► **Abb. 5.18** Proc. pterygoideus (von hinten medial).

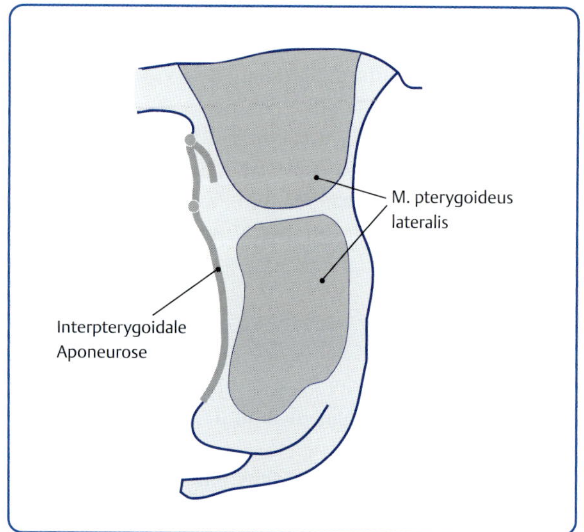

► **Abb. 5.17** Proc. pterygoideus (von lateral).

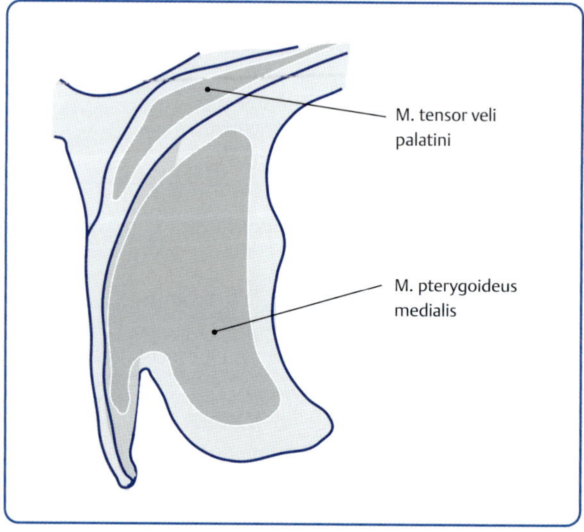

► **Abb. 5.19** Proc. pterygoideus (von hinten).

- Der Proc. pterygoideus wirkt als Fulcrum für den Treffpunkt der Fascia pterygoidea und der Fascia buccopharyngea sowie des Lig. pterygomandibulare.

Anteile

- Der Proc. pterygoideus besteht aus 2 Blättern:
  - einer seitlichen, breiteren und kürzeren Lamina lateralis,
  - einer medialen, schmaleren und längeren Lamina medialis, die in einen nach außen gekrümmten hakenförmigen Fortsatz, den Hamulus pterygoideus, ausläuft.
- Die beiden Blätter begrenzen die nach hinten offene Fossa pterygoidea. Der untere Einschnitt (Incisura pterygoidea) artikuliert mit dem Proc. pyramidalis des Os palatinum.
- Von der Lamina medialis zieht eine kleine Knochenleiste (Proc. vaginalis) nach medial zum Vomer und bildet mit diesem und der unteren Korpusfläche einen kleinen Kanal für einen Ast der A. sphenopalatina (Canalis vomerovaginalis).
- Außerdem bildet der Proc. vaginalis mit dem Os palatinum den Canalis palatovaginalis.

5.2.7 Morphologie des Os sphenoidale nach Rohen

Die hinteren 7 Wirbelfortsätze, die im Wirbel ein Abbild der 3 Dimensionen des Raums wiedergeben, finden ihre Entsprechung in den Fortsätzen des Corpus ossis sphenoidalis: zur Seite die Alae majores, nach oben die Alae minores, nach unten die Procc. pterygoidei und nach vorn das Rostrum sphenoidalis [12]. Für Stone ist das Os sphenoidale der positive Pol des Os coccygis [13].

5.2.8 Ossifikation

Pränatal

- knorpelige Anlage: Korpus, Ala minor, Wurzel der Ala major
- membranöse Anlage: beide Procc. pterygoidei und der obere Teil der Ala major
- Insgesamt entwickelt sich das Os sphenoidale aus 19 Verknöcherungskernen [14].

Im Korpus sind 2 verschiedene Arten von Knochenzentrumsfusionen anzutreffen. Entweder findet eine Fusion zuerst an medialen Zentren entlang der Mittellinie und dann an den lateralen Zentren des Postsphenoids statt oder zuerst als Verbindung der Zentren jeder Seite [15]. Die Fusion der einzelnen Bestandteile des Os sphenoidale beginnt intrauterin und dauert meist bis zum 6. Lebensmonat nach der Geburt an. Abgeschlossen ist sie in der Regel im Laufe der Kindheit, spätestens jedoch bis zum 14. Lebensjahr. Es sind dabei geschlechtsabhängige Unterschiede festzustellen [16] [17] [18] (► **Tab. 5.2**, ► **Tab. 5.3**).

Störungen bei der Verbindung von Prä- und Postsphenoid sollen nach Sutherlands Beobachtung zur Ausprägung einer schrägen Orbita führen können, die auch typisches Merkmal eines Down-Syndroms ist.

Der Wachstumsabschluss des Os sphenoidale findet zwischen dem 5. und 19. Lebensjahr statt [19].

► **Tab. 5.2** Ossifikationszentren des Os sphenoidale nach Sperber.

membranöse Anlage	knorpelige Anlage	erstes Auftreten
	Präsphenoid (3)	16. Woche i. u.
	Postsphenoid (4)	16. Woche i. u.
	Orbitosphenoid (2)	9. Woche i. u.
	Alisphenoid (2)	8. Woche i. u.
	Hamulus pterygoideus (2)	12. Woche i. u.
Proc. pterygoideus, Lamina lateralis (2)		8. Woche i. u.
Proc. pterygoideus, Lamina medialis (2)		8. Woche i. u.

► **Tab. 5.3** Schluss der Synchondrosen des Os sphenoidale (Madeline und Elster 1995, Mann et al. 2000)*.

Synchondrosis	vollständige Fusion der Ossifikationszentren
intersphenoidalis intrapraesphenoidalis intrapostsphenoidalis	Geburt bis 4.–6. Lebensjahr
interplanum sphenoidale (Höhe Orbitosphenoid)	6. Monat bis 5. Lebensjahr
praesphenoidoorbitalis ant. und post. (von Orbito- und Präsphenoid)	9.–10. Lebensjahr
postsphenoidalis lateromedialis, basiphenoidale-alisphenoidalis	5.–14. Lebensjahr

* Histologische Untersuchungen weichen deutlich von den oben genannten Angaben ab: komplette Fusion in der Regel bereits im Fetalalter mit Ausnahme der Synchondrosis interplanum spenoidale und basiphenoidale-alisphenoidalis [20] [21].

Bei Geburt

- Schädelbasiswinkel nach Sperber etwa 128°; bis zum 6. Lebensjahr zunehmende Flexionsbewegung der Schädelbasis durch aufrechte Haltung
- Die beiden Komplexe aus Ala major und Proc. pterygoideus sowie aus Ala minor und Korpus sind durch eine Art Knorpel-Sehnen-Gelenk miteinander verbunden [43].
- Procc. pterygoidei kurz und horizontal ausgerichtet; Entwicklung nach inferior in eine U-Form, wodurch sich der Raum für den Rachen erweitert
- Im 1. Lebensjahr verbinden sich die Alae minores miteinander; Alae minores werden durch das anteriore Septum transversum nach lateral gezogen.
- Rostral verlängert sich die kaudale Achse des Os sphenoidale.
- Das Os sphenoidale besteht aus 3 Teilen:
  - 1 Teil: Korpus (4 Zentren) und die beiden Alae minores (je 1 Zentrum)
  - 2 Teile: die beiden Alae majores (je 1 Zentrum) und die Procc. pterygoidei (je 2 Zentren)

Das Os sphenoidale ist etwa im 7. Monat vollständig verknöchert (▶ **Abb. 5.20** a, b).

5.2.9 Hauptwachstumsphasen des Os sphenoidale, postnatal

- 4.–7. Lebensjahr
- 10.–14. Lebensjahr [24]

Die hinteren Regionen des Os sphenoidale passen sich dem Wachstum des Hirnschädels an, sodass ihre Wachstumsschübe zum größten Teil bis zum 10. Lebensjahr abgeschlossen sind.

Der vordere Anteil des Os sphenoidale (Ala major und Proc. pterygoideus) passt sich dem Wachstum des Gesichtsschädels an, sodass deutliche Wachstumsschübe im Jugendalter zu registrieren sind und insgesamt ein höheres postnatales Wachstum als im hinteren Bereich besteht.

5.2.10 Muskuläre Verbindungen

- M. temporalis: an der Außenfläche der Ala major
- M. pterygoideus lateralis:
  - an der äußeren Fläche der Lamina lateralis des Proc. pterygoideus
  - an der unteren Fläche der Ala major und an der Crista infratemporalis
- M. pterygoideus medialis: an der Fossa pterygoidea (innere Fläche der Lamina lateralis). Dieser Muskel zieht zur Innenseite des Unterkieferwinkels und zum Korpus der Maxilla.
- Gerade Augenmuskeln: Der M. rectus oculi superior, der M. rectus oculi inferior, der M. rectus oculi medialis und der M. rectus oculi lateralis sind über den Anulus tendineus communis am Os sphenoidale befestigt.
- M. obliquus superior oculi, der obere schräge Augenmuskel: am Corpus sphenoidale, medial vom Anulus tendineus communis
- M. levator palpebrae superioris: am Canalis opticus
- M. tensor veli palatini: Ursprung ist die Spina ossis sphenoidalis und Fossa scaphoidea des Os sphenoidale, vordere Tubenknorpellippe; Ansatz nach Umschlingung des Hamulus in die Gaumenaponeurose.
- M. palatopharyngeus: Ursprung sind die Gaumenaponeurose sowie Hamulus und Lamina medialis des Proc. pterygoideus. Ansatzpunkte sind Schildknorpel und laterale Pharynxwand.
- M. constrictor pharyngis superior: vom Proc. pterygoideus zur Raphe pharyngis ziehend

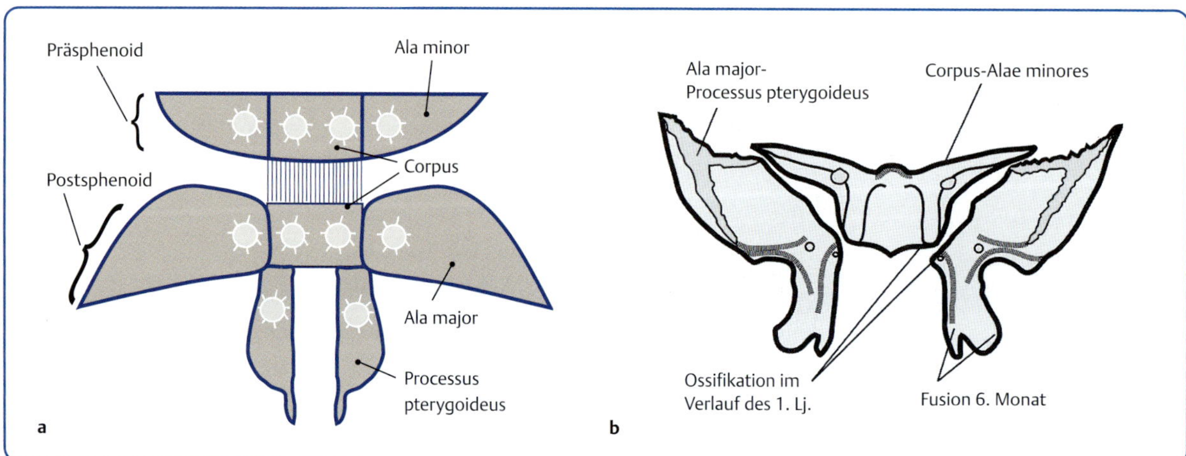

▶ **Abb. 5.20** **a** Ossifikationszentren des Os sphenoidale. **b** Ossifikation des Os sphenoidale.

5.2.11 Ligamentäre Verbindungen

- Lig. sphenomandibulare: von der Spina ossis sphenoidalis zur Innenseite des R. mandibulae verlaufend
- Lig. sphenopetrosum (Lig. Grüber): vom Proc. petrosus des Dorsum sellae zum Apex der Pars petrosa verlaufend. Der III., IV. und VI. Hirnnerv (Augenmuskelnerven) führen aus dem Mittelhirn seitlich am Keilbeinkörper entlang, nahe dieses Ligaments
- Raphe pterygomandibularis: vom Hamulus pterygoideus zur Mandibula verlaufend
- Lig. pterygospinale: vom oberen Teil der Lamina lateralis des Proc. pterygoideus zur Spina ossis sphenoidalis verlaufend
- Lig. Hyrtl: vom hinteren Rand der Lamina lateralis des Proc. pterygoideus an die Außenseite des Foramen ovale ziehend
- Lig. mallei anterius: vom Proc. anterius des Hammers in die Fissura petrotympanica. Einige Fasern führen zur Spina ossis sphenoidalis.

Das Lig. sphenopetrosum soll häufig als Folge von zahnchirurgischen Eingriffen beeinträchtigt sein. Eine Zahnextraktion der Maxilla könnte zu einer homolateralen Dysfunktion führen, während eine Zahnextraktion der Mandibula eine kontralaterale Dysfunktion des Ligaments verursachen könnte (s. a. Kap. 5.6.14).

5.2.12 Fasziale Verbindungen

- interpterygoidale Aponeurose: an der Spina ossis sphenoidalis und am vorderen Rand des Foramen ovale und Foramen spinosum
- Aponeurosis pterygotemporomandibularis: von der Lamina lateralis des Proc. pterygoideus zum Foramen ovale
- Aponeurosis palatina: an der Lamina medialis des Proc. pterygoideus
- Fascia orbitalis: die Faszie der Orbita
- viszerale Loge und Pharynx: an der Lamina medialis des Proc. pterygoideus und am Foramen lacerum

5.2.13 Intrakraniale Membranen

- Tentorium cerebelli: an den Procc. clinoidei anterior und posterior
- Diaphragma sellae: an den Seitenrändern der Sella turcica
- anteriorer Duragürtel

5.2.14 Beziehungen zu Hirnnerven und Zerebrum

► Abb. 5.14, ► Abb. 5.15

- Hypothalamus: Der Hypothalamus ist über den Hypophysenstiel, der durch das Diaphragma sellae verläuft, mit der Hypophyse verbunden.
- Broca-Region (Sprachzentrum): in der unteren Stirnhirnwindung nahe der Ala minor
- Geschmackszentrum: nahe der Ala major
- Der 3. Ventrikel befindet sich oberhalb der Sella turcica.
- Fossa cranii media mit Schläfenlappen und Hypothalamus
- N. opticus (II): am Foramen opticum
- N. oculomotorius (III), N. trochlearis (IV), N. abducens (VI), N. ophthalmicus (V_1): Fissura orbitalis superior; N. abducens (VI): unter dem Lig. sphenopetrosum verlaufend (Pathologie s. Kap. 5.6.14)
- N. oculomotorius
- N. oculomotorius (III), N. trochlearis (IV), N. abducens (VI), N. ophthalmicus (V_1), N. maxillaris (V_2): am Sinus cavernosus
- N. maxillaris (V_2): Foramen rotundum
- N. mandibularis (V_3), R. meningeus accessorius (N. petrosus minor [IX]): Foramen ovale
- Ganglion pterygopalatinum: in der Flügelgaumengrube
- Plexus caroticus internus: der A. carotis interna folgend
- N. canalis pterygoidei (sensibel, sympathisch, parasympathisch): im Canalis pterygoideus
- N. petrosus minor (IX): Fissura sphenopetrosa

5.2.15 Verbindungen zum endokrinen System

► Abb. 5.15

- Hypophyse: in der Sella turcica

5.2.16 Gefäßverbindungen

► Abb. 5.13, ► Abb. 5.14, ► Abb. 5.15

- A. carotis interna: im Sulcus caroticus medial am Foramen lacerum am seitlichen Rand des Corpus ossis sphenoidalis
- A. meningea media: am Foramen spinosum und im Sulcus arteriosus der Ala major, über die Sutura sphenosquamosa verlaufend

! Beachte
An beiden Stellen kann die Arterie Spannungen ausgesetzt sein, möglicherweise könnte dies zu Kopfschmerzen oder Migräne führen.

- A. ophthalmica: am Foramen opticum
- Sinus cavernosus: am Corpus ossis sphenoidalis
- V. emissaria von Nühn: Foramen rotundum
- V. meningea media: am Foramen spinosum
- V. ophthalmica superior: Fissura orbitalis superior

5.3 Os ethmoidale/Siebbein

► Abb. 5.21, ► Abb. 5.22, ► Abb. 5.23, ► Abb. 5.24, ► Abb. 5.25

Das unpaarige Os ethmoidale ist mitbeteiligt an der Bildung der Schädelbasis, der vorderen Schädelgrube, der Nasenhöhlen und der Orbita.

Beachte

Bei Affektionen der Nasennebenhöhlen sollen sich nach Sutherland die Nasenmuscheln und die fronto-ethmoidalen Verbindungen in Expansion befinden [25].

5.3.1 Begrenzung

- anterior und lateral: Os frontale
- anterior: Os nasale und Os lacrimale
- posterior: Os sphenoidale
- inferior: Vomer, Maxilla und Os palatinum
- anterior-inferior: Cartilago septi nasi (Knorpelstück der Nasenscheidewand)
- Concha nasalis inferior (untere Nasenmuschel)

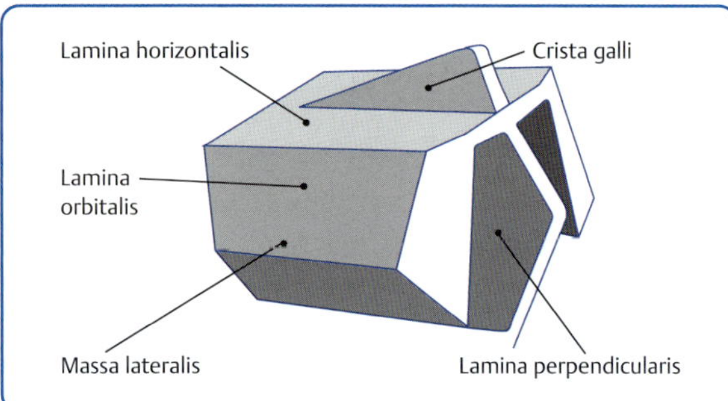

► **Abb. 5.21** Os ethmoidale (von vorn außen).

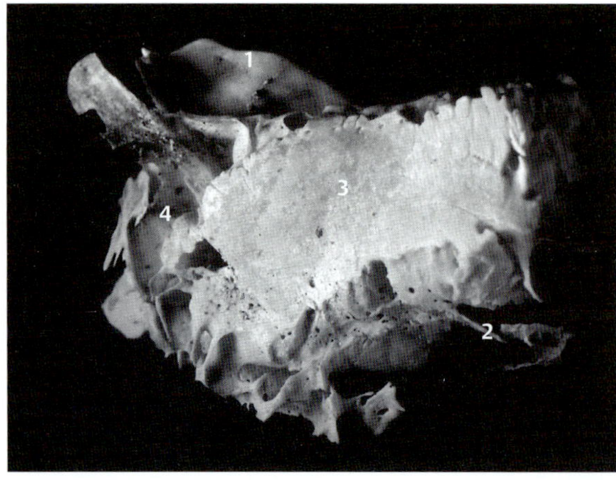

► **Abb. 5.22** Os ethmoidale (von lateral). 1 = Crista galli, 2 = Concha nasalis media, 3 = Facies orbitalis, 4 = Cellulae ethmoidale

5.3.2 Anteile

- Lamina cribrosa
- Lamina perpendicularis
- 2 laterale Anteile: die Labyrinthi ethmoidales

5.3.3 Lamina cribrosa

- Diese median befindliche horizontale längliche Platte bildet die Grenze zwischen Nasenhöhle und vorderer Schädelhöhle.
- Beidseitig befinden sich 20–40 kleine Foramina für die Riechfäden, im vorderen Bereich zahlreicher. Durch

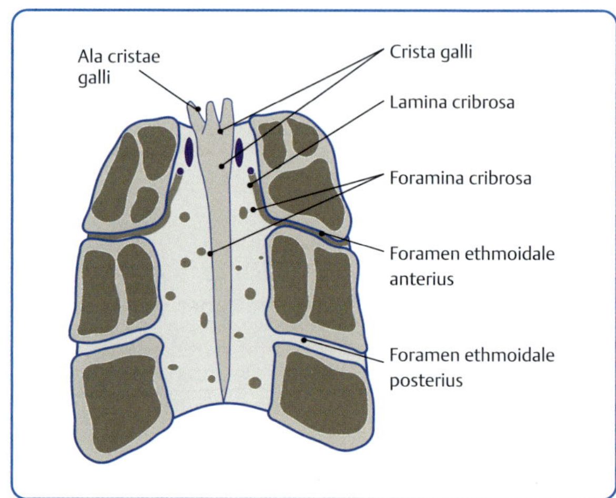

► **Abb. 5.23** Os ethmoidale (von oben).

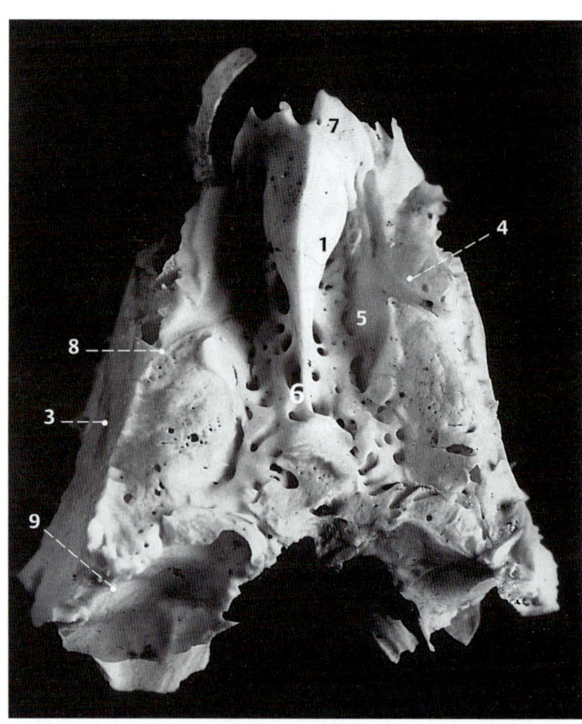

► **Abb. 5.24** Os ethmoidale (von oben). 1 = Crista galli, 2 = Concha nasalis media, 3 = Facies orbitalis, 4 = Cellulae ethmoidale, 5 = Lamina cribrosa, 6 = Foramina für die Fila olfactoria, 7 = Ala cristae galli, 8 = Foramen ethmoidale anterius, 9 = Foramen ethmoidale posterius

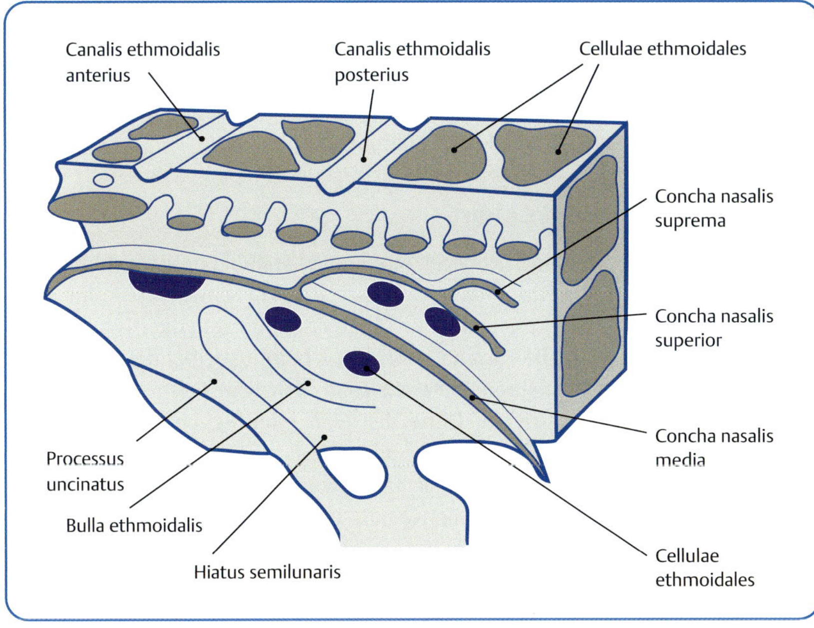

▸ **Abb. 5.25** Os ethmoidale (Seitenansicht).

diese Foramina stehen die Nasenhöhle und die vordere Schädelhöhle in Verbindung.

- Anterior befindet sich eine Öffnung für N. und A. ethmoidalis anterior: Foramen ethmoidale anterius.
- Die Fissura ethmoidalis liegt an der Crista galli. Dort tritt ein Ausläufer der Dura mater hindurch.

5.3.4 Lamina perpendicularis

- eine median herabhängende, fünfeckige Knochenlamelle, die senkrecht zur Lamina cribrosa liegt
- Sie bildet den oberen Teil der Nasenscheidewand.
- an den Seitenflächen Furchen für die Fila olfactoria
- Nach vorn artikuliert sie mit der Spina nasalis des Os frontale und der Sutura internasalis.
- Superior auf der Lamina perpendicularis befindet sich die Crista galli, ein kleiner dreieckiger Knochenkamm für die Anheftung der Falx cerebri.
- Ihr vorderer, fast senkrechter Rand artikuliert in seinem unteren Bereich mit dem Os frontale.
- Nach vorn stehen 2 kleine flügelähnliche Fortsätze hervor, die Alae cristae galli. Sie artikulieren mit der Crista frontalis (des Os frontale) und umgrenzen das Foramen caecum: Durchtrittsstelle für einen Dura-mater-Ausläufer (und äußerst selten für einen Venenkanal).

5.3.5 Labyrinthus ethmoidalis

- Sammelbezeichnung für die Siebbeinzellen, die sich zwischen der Orbita und der Nasenseitenwand befinden und die Orbita von der Nasenhöhle trennen.
- Je ein Labyrinthus ethmoidalis hängt am rechten und linken Seitenrand der Lamina cribrosa herab.
- Ein Labyrinth wird meist von 3 übereinanderliegenden Siebbeinzellen gebildet.
- Die Pneumatisation der Cellulae ethmoidales beginnt im 3.–5. Monat i. u. und ist etwa zwischen dem 12. und 14. Lebensjahr abgeschlossen [26]. Die andauernde Ausdehnung der Labyrinthi ethmoidales und des Sinus frontalis kann in 3 Entwicklungsphasen untergliedert werden [27] [28]:
  - Geburt bis 9. Lebensjahr: Lamina cribrosa und Dach der Labyrinthi ethmoidales befinden sich etwa auf gleicher Ebene; Breite der Incisura ethmoidalis ossis frontalis entspricht der Breite der Lamina cribrosa; Lamina cribrosa und Partes orbitale ossis frontales bilden den Boden der Fossa cranii anterior.
  - 9.–35. Lebensjahr: Cellulae ethmoidales werden beidseitig mit in den Boden der Fossa cranii anterior integriert.
  - 35.–80. Lebensjahr: häufige anzutreffende Absenkung der Lamina cribrosa – sogar unterhalb des Daches der Cellulae ethmoidales durch starke Ausdehnung des Sinus frontalis

Unterseite

- zur Maxilla und zum Proc. orbitalis des Os palatinum gerichtete Hemicellulae

Oberseite

- seitliche Fortsetzung der Lamina cribrosa
- hinten breiter als vorn
- Die Oberseite der Siebbeinzellen verbindet sich mit der unteren, zum Os ethmoidale gerichteten Fläche des Os frontale.

- Der Labyrinthus wird von den Foramina ethmoidales anterius und posterius für die gleichnamigen Nerven und Arterien durchquert.

Vorderseite

- Die Vorderseite der Siebbeinzellen artikuliert mit dem Hinterrand des Stirnfortsatzes der Maxilla und mit dem Hinterrand des Os lacrimale.

Rückseite

- Die Siebbeinzellen verbinden sich mit der nach vorn mündenden Öffnung der Keilbeinhöhle (Apertura sinus sphenoidalis).

2 Außenseiten

- Die Lamina orbitalis bildet einen Teil der medialen Orbitawand.

2 Innenseiten

- Die sehr variabel gestaltete Innenseite stellt die zur Nasenhöhle gerichtete Fläche dar.
- Sie dient als Ansatzstelle für knöcherne Lamellen:
  - Concha nasalis suprema: oberste rudimentäre Nasenmuschel
  - Concha nasalis superior: obere Nasenmuschel
  - Concha nasalis media: mittlere Nasenmuschel
  - Concha nasalis inferior: untere Nasenmuschel
- Ein hakenförmig, nach unten zeigender Fortsatz des Os ethmoidale (Proc. uncinatus) verbindet sich mit der unteren Nasenmuschel.

Praxistipp

Dysfunktionen

Das Os ethmoidale ist aufgrund seiner Verbindungsstellen zum Os frontale, Os sphenoidale, Maxilla usw. bei Dysfunktionen in diesem Bereich von besonderer Bedeutung.

5.3.6 Morphologie Os ethmoidale

Entsprechend der Bedeutung des Thorax für die Funktion des Schultergürtels, der oberen Extremitäten und der Lungenatmung hat das Os ethmoidale für die angrenzenden Knochen des Gesichtsschädels eine wichtige Stellung [29]. Es ist die zentrale Stelle für die Anlagerung des Gesichtsschädels: der Maxilla, des Os frontale, des Os palatinum und des Os lacrimale. Durch seine 2 Nasenmuscheln führt das Os ethmoidale die Atemluft in die Riechregion und in die Atemwege. Außerdem könnte über die Lamina cribrosa der Atemrhythmus der Lungenatmung auf das Liquorsystem des Gehirns einwirken.

5.3.7 Ossifikation

▸ Abb. 5.26, ▸ Tab. 5.4, [30]

- Knorpelige Anlage: Die Siebbeinzellen entstehen durch das Einwachsen von Nasennebenhöhlenepithel am Ende des 4. Fetalmonats.

Bei Geburt

- noch knorpelig und unvollständig; deshalb stellt das Os ethmoidale nach Carreiro eine Schwachstelle für Kompressions- oder Torsionsspannungen dar [44].
- Die Lamina cribrosa ist beim Säugling deutlich kürzer als beim Erwachsenen, d. h., die Crista galli befindet sich auf Höhe der Alae minores, beim Erwachsenen hingegen anterior davon.
- Die durch das Os ethmoidale gebildete mediale Orbitawand ist bei Geburt und in der frühen Kindheit noch nicht fertig ausgereift und sehr empfindlich. Erst im 7. Lebensjahr ist dieser Bereich durch Ausreifung der oberen Nasenhöhle stabiler.
- Starke Umformung findet während der Ausweitung der Nasengänge und der Entwicklung der Nasenmuscheln statt.
- Im Laufe der Entwicklung erodieren die Conchae nasales durch die Lamina orbitalis.

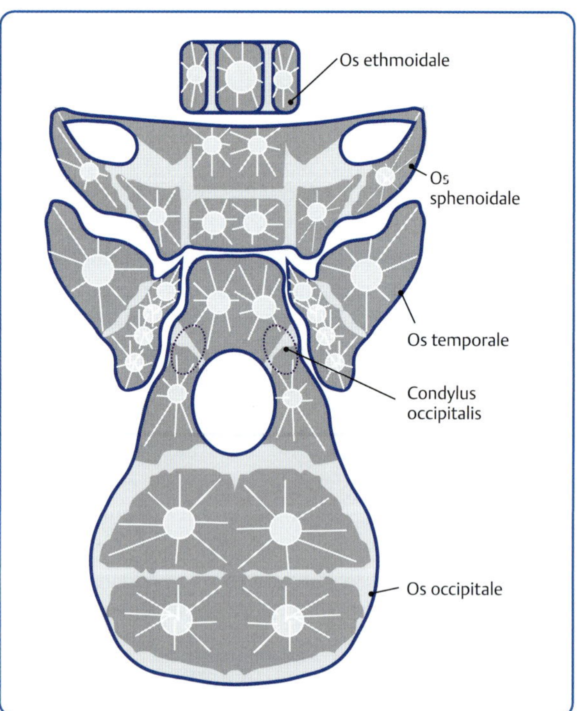

▸ **Abb. 5.26** Ossifikationszentren.

▶ **Tab. 5.4** Ossifikation des Os ethmoidale nach Eser-Bindl (2002).

Knorpelige Anlage	Beginn der Ossifikation	Abschluss der Fusion
Massae laterales/Labyrinthi ethmoidales (2)	5. Monat i. u.	
Conchae nasales	5. Monat i. u.	
Lamina perpendicularis (1)	36. Woche i. u./1. Lebensjahr	2.–18. Lebensjahr
Crista galli	während des 1. Lebensjahres	Mitte bis Ende 2. Lebensjahr
Lamina cribrosa	Geburt bis erste Lebenswochen	Ende 1.–2. Lebensjahr

5.3.8 Intrakraniale Membranen

- Die Falx cerebri setzt vorn an der Crista galli an.

5.3.9 Beziehungen zu Hirnnerven

- Nn. olfactorii (I): durch die Lamina cribrosa
- N. trigeminus (V): Der N. ethmoidalis anterior tritt durch das Foramen ethmoidale anterius, der N. ethmoidalis posterior tritt durch das Foramen ethmoidale posterius (beides Äste des N. nasociliaris).

5.3.10 Gefäßverbindungen

- A. ethmoidalis anterior: durch das Foramen ethmoidale anterius in die vordere Schädelgrube (mit Zweigen in die Stirnhöhle und Siebbeinzellen), weiter durch die Lamina cribrosa in die Nasenhöhle
- A. ethmoidalis posterior: am Foramen ethmoidale posterius zu den hinteren Siebbeinzellen und zum hinteren Bereich der Nasenhöhle

5.4 Vomer/Pflugscharbein

Der median liegende, vierseitige unpaarige Vomer bildet den hinteren unteren Teil des Nasenseptums (▶ Abb. 5.27).

5.4.1 Begrenzung

- posterior: Os sphenoidale
- anterior-superior: Os ethmoidale
- anterior-inferior: Cartilago septi nasi
- inferior-anterior: Maxilla
- inferior-posterior: Os palatinum

5.4.2 Anteile

- Der obere Rand verbreitert sich zu den Alae vomeris, die das Rostrum des Os sphenoidale umfassen.
- Der Sulcus vomerovaginalis wird mit dem Proc. vaginalis des Os sphenoidale gebildet (für einen Ast der A. sphenopalatina).
- In der Wand des Vomers liegt beidseitig eine Rinne für den N. nasopalatinus, der Sulcus vomeris.

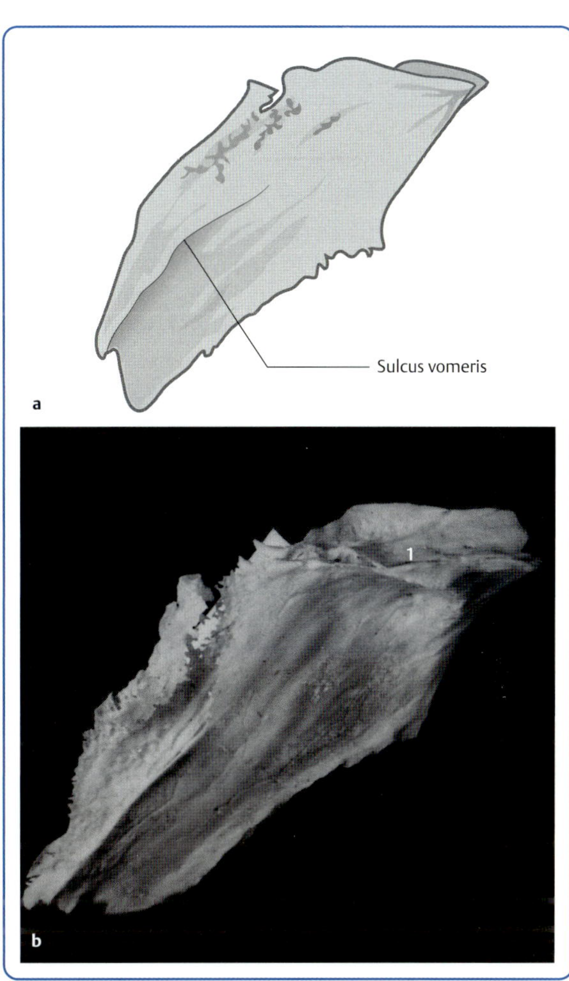

▶ **Abb. 5.27** **a** Vomer **b** Vomer. 1 = Ala vomeris.

5.4.3 Ossifikation

- membranöse Anlage
- Beginn (1 Ossifikationszentrum pro Seite): ca. 8. Woche i. u.
- Abschluss der Ossifikation: 17. Woche i. u. Fusion der bilateralen Knochen kaudal [31]
- Wachstumsabschluss: bei Mädchen 15. Lebensjahr, bei Jungen 20. Lebensjahr [32]
- Es bilden sich 2 durch Knorpel getrennte Knochenblätter. Sie vereinigen sich zuerst am unteren Rand. Auch beim Erwachsenen kann am oberen und vorderen Rand noch Knorpel festgestellt werden.

5.5 Os frontale/Stirnbein

Dieser unpaarige Knochen, der in der Osteopathie jedoch als paariger Knochen angesehen wird, weist an der Sutura metopica eine erhöhte Beweglichkeit auf.

5.5.1 Begrenzung

- posterior: Os sphenoidale, Os parietale
- inferior: Os ethmoidale
- anterior-inferior: Os nasale
- inferior-medial: Maxilla, Os lacrimale
- lateral: Os zygomaticus

5.5.2 Anteile

Man kann einen vertikalen oberen frontalen Bereich, der zum Schädeldach gehört, von einem horizontalen orbitofrontalen Teil, der nach hinten verläuft, differenzieren. Der letztgenannte Teil bildet einen rechten Winkel mit dem vertikalen Teil. Weiter unterscheidet man:

- die Squama frontalis
- die beiden Partes orbitales
- die Pars nasalis, median gelegen
- Facies interna (endokranial) und Facies externa (exokranial)

5.5.3 Facies externa

► Abb. 5.28, ► Abb. 5.29

Vertikaler oberer Bereich

- konvexe Fläche mit der Squama frontalis, der Stirnbeinschuppe
- Median verläuft die Sutura metopica (in etwa 12 % der Fälle auch noch in späteren Jahren nachweisbar).
- Das Tuber frontalis (Stirnbeinhöcker) liegt beidseitig auf der Squama.
- Der Arcus superciliaris (Augenbrauenbogen) ist eine wulstartige Erhebung über dem oberen Augenhöhlenrand.
- Das Foramen supraorbitale liegt am Arcus superciliaris, Durchtritt für den R. lateralis des N. supraorbitalis (Ast des N. ophthalmicus [V_1]) und die A. supraorbitalis. Das Foramen frontale, ebenfalls am Augenbrauenwulst gelegen, bildet eine Öffnung für den R. medialis des N. supraorbitalis sowie für die A. supratrochlearis.
- In der Mitte der beiden Augenbrauenbögen befindet sich eine flache Stelle über der Nasenwurzel: Glabella.
- Seitlich des Arcus superciliaris liegt der Proc. zygomaticus, ein Fortsatz für das Os zygomaticum.
- Facies temporalis: seitliche Fläche des Os frontale
- Die Linea temporalis superior verläuft zum lateralen Ende des Arcus superciliaris.
- Am obersten Ende der Medianlinie liegt Bregma, ein Referenzpunkt.
- nach hinten gerichteter Rand: Margo parietalis
- zum Os sphenoidale gerichteter Rand: Margo sphenoidalis

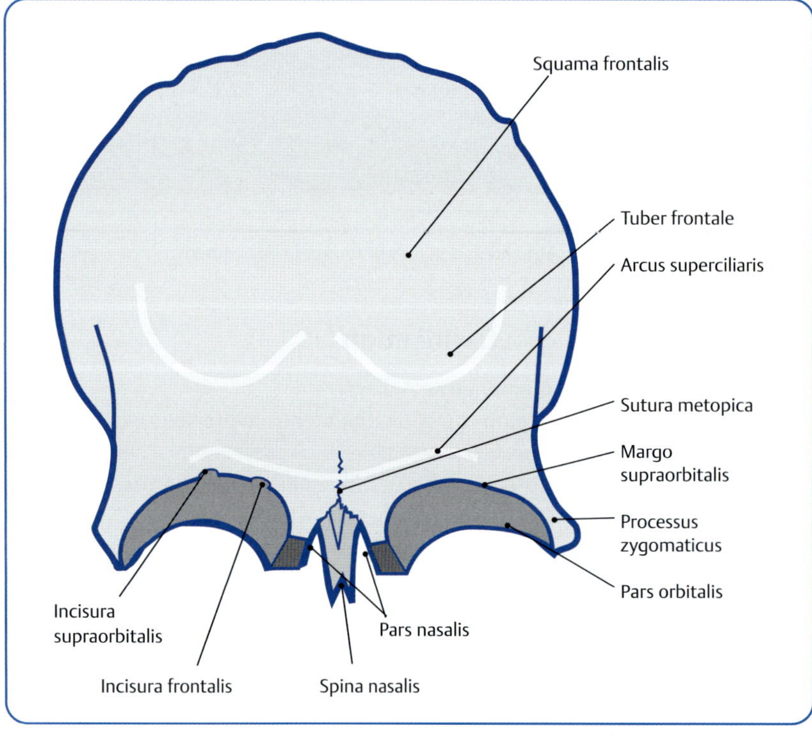

► **Abb. 5.28** Os frontale (von vorn).

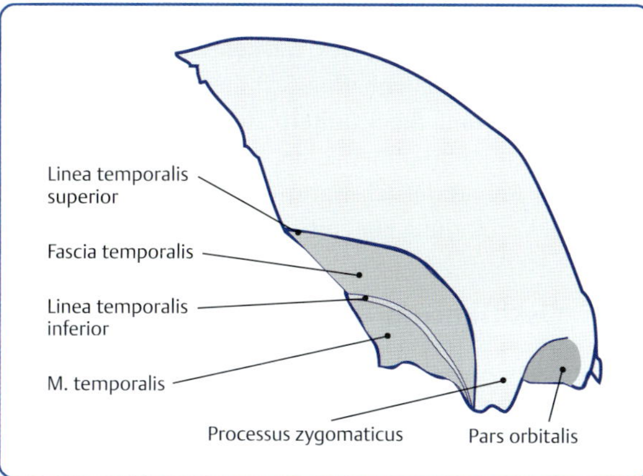

▶ **Abb. 5.29** Os frontale (von lateral).

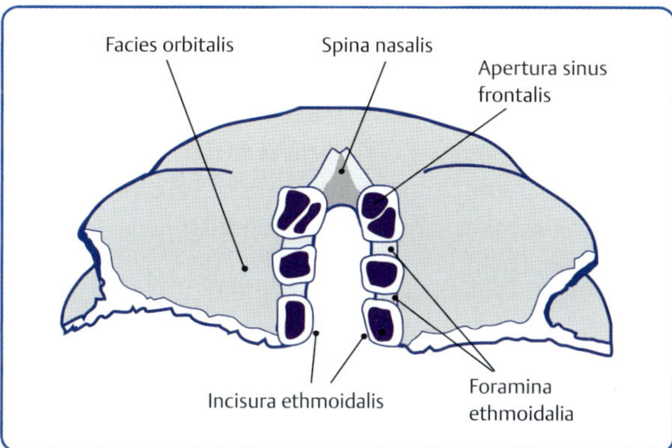

▶ **Abb. 5.30** Os frontale (von unten).

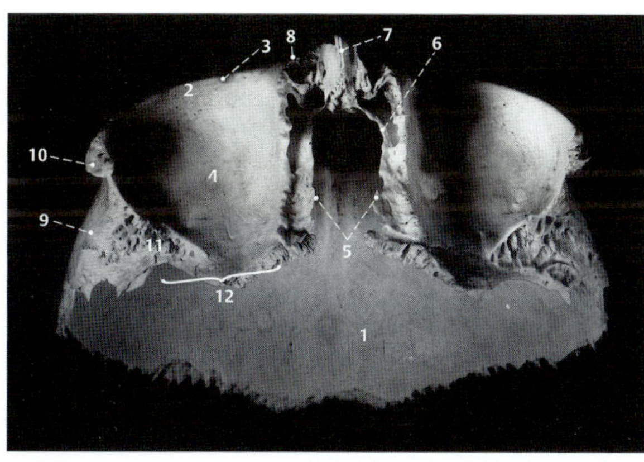

▶ **Abb. 5.31** Os frontale (von unten hinten). 1 = Facies interna, 2 = Margo supraorbitalis, 3 = Incisura frontalis, 4 = Facies orbitalis, 5 = Incisura ethmoidalis, 6 = Apertura sinus frontalis, 7 = Spina nasalis, 8 = Margo nasalis, 9 = Facies temporalis, 10 = Proc. zygomaticus, 11 = Margo sphenoidalis, 12 = Rand für die Ala minor

Horizontaler orbitofrontaler Bereich

▶ Abb. 5.30, ▶ Abb. 5.31

- Anterior der Incisura ethmoidalis liegt die Spina nasalis, ein mittig gelegener spitzer Vorsprung.
- Die Ränder der Incisura ethmoidalis bedecken die Siebbeinzellen.
- Lateral von der Incisura liegt die Pars orbitalis mit der Facies orbitalis, die das glatte konkave Dach der Orbita bilden.
- Im äußeren Augenhöhlenwinkel liegt eine Grube für die Tränendrüse (Fossa glandulae lacrimalis).
- Vorn medial befindet sich eine Fovea trochlearis, eine kleine Grube, an der eine Bindegewebeschlinge für den M. obliquus superior oculi anheftet.

5.5.4 Facies interna

▶ Abb. 5.32, ▶ Abb. 5.33

- eine halbkugelartige konkave Fläche

Vertikaler oberer Bereich

- Foramen caecum oberhalb der Incisura ethmoidalis: ein meist blind endender Kanal, der einen Fortsatz der Dura mater enthält
- Crista frontalis: ein median gelegener Knochenkamm, teilt sich in seinem weiteren Verlauf nach superior, sodass der Sulcus sinus sagittalis superioris entsteht
- Beidseitig von diesem Sulcus sind die Foveolae granulares (Pacchioni) zu erkennen, die durch vorwachsende Zotten der Hirnhäute entstanden sind.
- Vertiefungen durch arterielle Gefäße (Sulci arteriosi) und durch die Gyri frontales
- Beidseitig neben der Crista frontalis befinden sich die Fossae frontales.

Horizontaler orbitofrontaler Bereich

- Incisura ethmoidalis: ein Einschnitt zur Verbindung mit dem Os ethmoidale
- Die Partes orbitales sind konvex. Auf ihrer Oberfläche liegen die Impressiones digitatae, verursacht durch die Hirnwindungen.

5.5.5 Sinus frontalis/Stirnhöhle

▶ Abb. 5.30, ▶ Abb. 5.31

- Sie liegt auf beiden Seiten der Medianlinie.
- Über die Apertura sinus frontalis ist sie mit den Siebbeinzellen verbunden, sodass Sekrete in den Nasenraum abfließen können.
- Sie bildet sich ungefähr im 6. Lebensjahr.

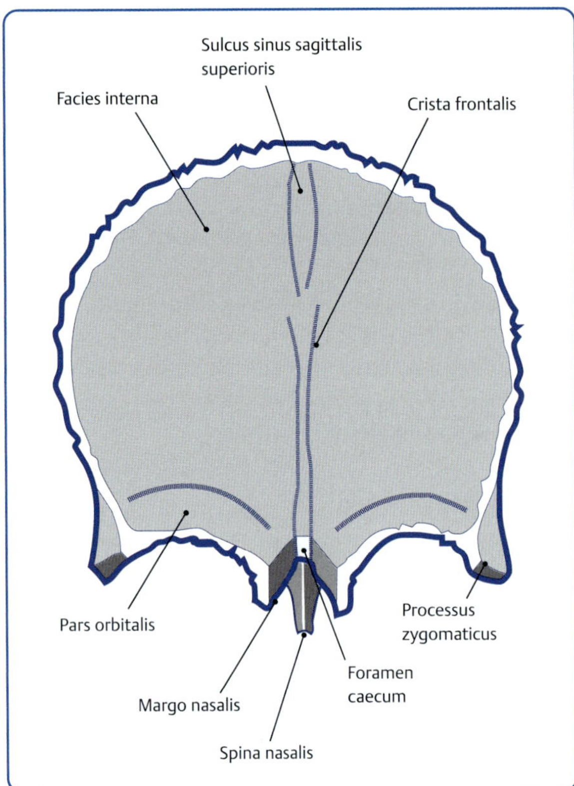

► **Abb. 5.32** Os frontale (von hinten).

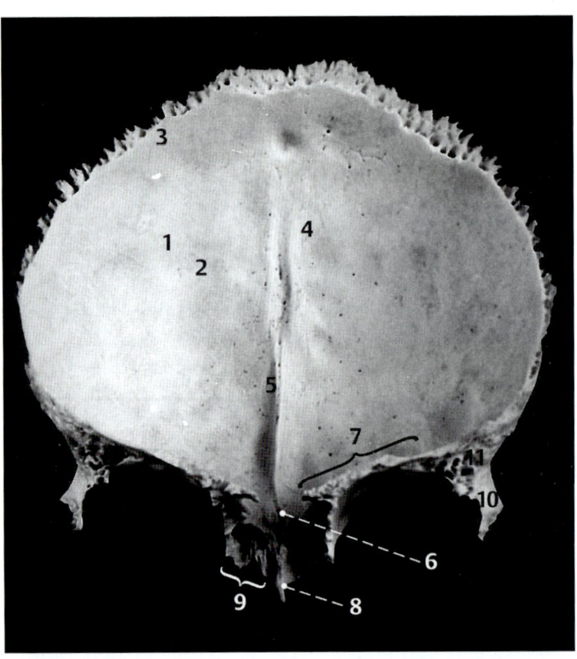

► **Abb. 5.33** Os frontale (von hinten). 1 = Facies interna, 2 = Squama frontalis, 3 = Margo parietalis, 4 = Sulcus sinus sagittalis superioris, 5 = Crista frontalis, 6 = Foramen caecum, 7 = Margo sphenoidalis (Verbindung zur Ala minor), 8 = Spina nasalis, 9 = Margo nasalis, 10 = Proc. zygomaticus, 11 = Margo sphenoidalis (Verbindung zur Ala major)

5.5.6 Morphologie des Os frontale

Die Bewegungsdynamik des flächenhaften Os frontale entspricht dem flächenhaften Schulterblatt. So wie sich der Arm erst durch die Schulterblätter über den horizontal gelegenen Raum öffnen kann, ist das Os frontale nach Rohen ein Abbild der Ich-Natur des Menschen und Ausdruck der Verbindung zur geistigen Raumwelt.

5.5.7 Ossifikation

- knorpelige Anlage: nur die Spina nasalis
- Der Rest des Os frontale entwickelt sich als membranöse Anlage.
- Arcus superciliaris: 2 primäre Ossifikationszentren, 8. Woche i. u.
- Spina nasalis: 2 sekundäre Verknöcherungszentren, 10. – 12. Lebensjahr
- Fossa trochlearis: 2 sekundäre Ossifikationszentren, 8. – 9. Woche i. u.
- Procc. zygomatici: 2 sekundäre Ossifikationszentren, 9. Woche i. u.
- Die Sutura metopica verknöchert in der Regel im 9. Lebensmonat [46] (durch Zug an der Falx cerebri aufgrund des Wachstums des Frontallappens und des Schädeldaches).

5.5.8 Muskuläre Verbindungen

- M. temporalis: auf der Facies temporalis
- M. obliquus superior des Auges: über die Bindegewebsschlinge an der Fovea trochlearis

5.5.9 Fasziale Verbindungen

- Fascia temporalis

5.5.10 Intrakraniale Membranen

- Falx cerebri: am Foramen caecum, an der Crista frontalis und an den Rändern des Sulcus sinus sagittalis superioris verlaufend

5.5.11 Beziehungen zu Hirnnerven und Zerebrum

- Lobus frontalis: Intellekt, willkürliche Motorik, Charakter, Ausdruck, Riechzentrum
- N. supraorbitalis, R. lateralis (V_1): am Foramen supraorbitale
- N. supraorbitalis, R. medialis (V_1): am Foramen frontale
- N. lacrimalis (V_1): an der Facies orbitalis
- N. ethmoidalis anterior (N. nasociliaris, V_1): am Foramen ethmoidale anterius in der Sutura frontoethmoidalis
- N. ethmoidalis posterior (N. nasociliaris, V_1): am Foramen ethmoidale posterius in der Sutura frontoethmoidalis

5.5.12 Gefäßverbindungen

- A. supraorbitalis am Foramen supraorbitalis und A. supratrochlearis am Foramen frontale
- Sinus sagittalis superior

5.6 Os temporale/Schläfenbein

▶ Abb. 5.34, ▶ Abb. 5.35
- paarig

5.6.1 Begrenzung

- anterior: Os sphenoidale, Os zygomaticum
- superior: Os parietale
- posterior: Os occipitale
- inferior: Mandibula

Das Os temporale ist gleichzeitig Teil des Schädeldaches (Squama) und der Schädelbasis (Pars petrosa). Es ist außerdem an der Bildung der mittleren und hinteren Schädelgrube beteiligt.

5.6.2 Anteile

- Pars squamosa
- Pars mastoidea
- Pars petrosa
- Pars tympanica

5.6.3 Pars squamosa

Die Pars squamosa ist eine halbkreisförmige flache Knochenschuppe. Sie ist an der Bildung der Schädelseitenwand beteiligt, bildet das Dach des äußeren Gehörgangs sowie die Pfanne des Kiefergelenks.

Facies temporalis

- Sie wird unterteilt durch den seitwärts entspringenden und nach vorn gerichteten Proc. zygomaticus in einen darüber- und einen darunterliegenden Teil.
- Der über dem Proc. zygomaticus gelegene Teil ist flach, verläuft vertikal und hat eine konvexe Oberfläche. Die Facies temporalis ist an der Bildung der Fossa temporalis beteiligt.

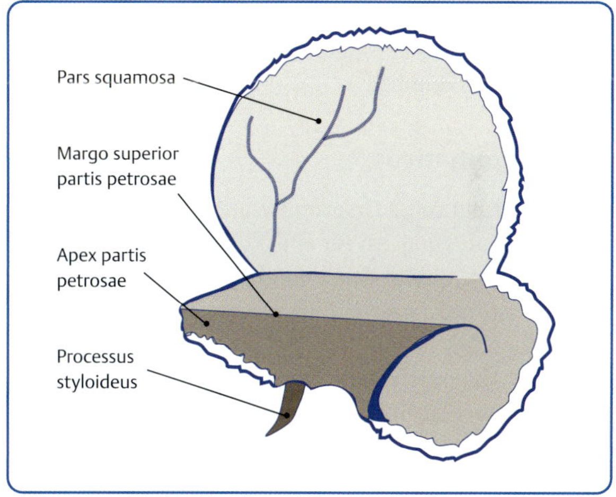

▶ **Abb. 5.35** Os temporale (von innen).

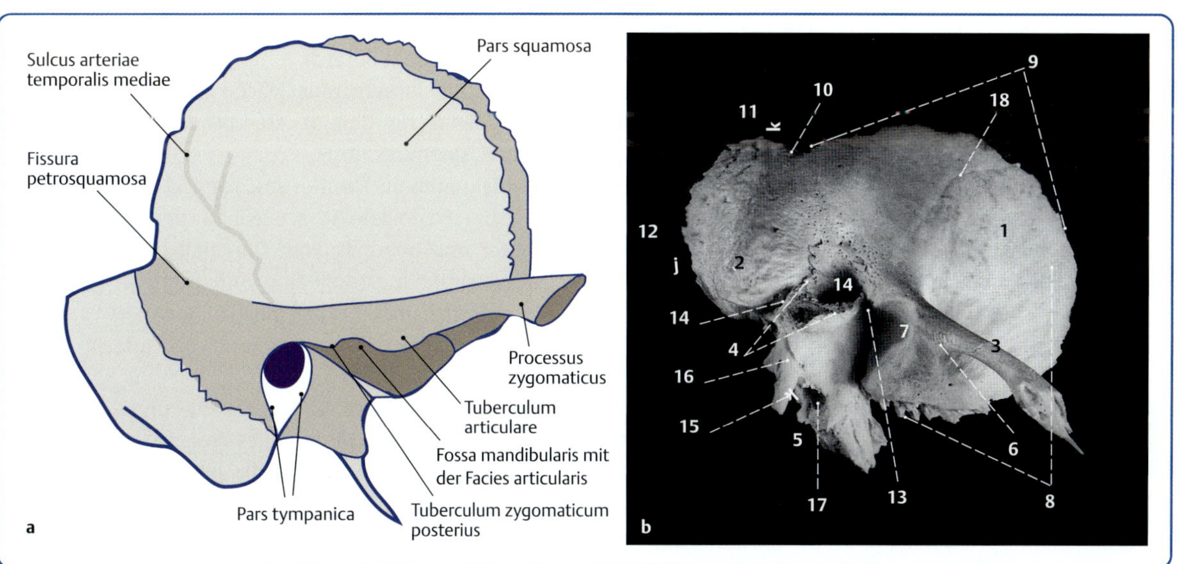

▶ **Abb. 5.34** **a** Os temporale (von außen unten), **b** Os temporale (von außen unten). 1 = Pars squamosa, 2 = Pars mastoidea, 3 = Proc. zygomaticus, 4 = Pars tympanica, 5 = Pars petrosa, 6 = Tuberculum articulare, 7 = Fossa mandibularis, 8 = Margo sphenoidalis, 9 = Margo parietalis, 10 = Incisura parietalis, 11 = Margo parietalis, 12 = Margo occipitalis, 13 = Fissura petrotympanica, 14 = Fissura tympanosquamosa, 15 = Proc. styloideus, 16 = Vagina processus styloidei, 17 = Canalis caroticus, 18 = Sulcus arteriae temporalis mediae

- Sulcus arteriae temporalis mediae: Rinne auf der Außenfläche des hinteren Bereichs der Schläfenbeinschuppe
- Der unter dem Proc. zygomaticus liegende Teil verläuft horizontal und gehört zur Schädelbasis.
- Er verläuft bis zum Ansatz der Spina ossis sphenoidalis der Ala major und der Pars petrosa des Os temporale und umfasst die horizontale Wurzel des Proc. zygomaticus mit der Fossa mandibularis, der Facies articularis und dem Tuberculum articulare.
- Die schräge Achse der Fossa mandibularis verläuft von außen-oben-vorn nach innen-unten-hinten. Dorsomedial von der Fossa liegt eine Fissur, die Fissura petrotympanica (Glaser). Sie bietet einen Durchtritt für die Chorda tympani.
- Am Proc. articularis setzt die Gelenkkapsel für das Kiefergelenk an.
- Zwischen der hinteren Wand des knöchernen Gehörgangs und der Pars squamosa ist die Fissura tympanosquamosa erkennbar.

Proc. zygomaticus

- Er entspringt mit 2 Ursprungswurzeln von der Squama und verläuft zunächst für eine kurze Strecke horizontal nach außen. Er ist dabei von oben nach unten abgeflacht.
- Zwischen den beiden Wurzeln liegt inferior eine Grube für das Unterkieferköpfchen, die Fossa mandibularis: nach vorn begrenzt durch eine walzenförmige Erhebung, das Tuberculum articulare, nach hinten begrenzt durch einen kleinen Fortsatz (Proc. retroarticularis). Die Fossa mandibularis ist vorn überknorpelt.
- Bei der Geburt ist die Fossa mandibularis noch flach, und es ist noch kein Tuberkulum vorhanden. Dieses entwickelt sich erst nach dem Erscheinen der bleibenden Zähne um das 7. Lebensjahr.
- Der obere Teil des horizontalen Teils ist rinnenförmig ausgehöhlt für den Verlauf des hinteren M. temporalis.
- Die Rinne dient zusätzlich als Treffpunkt für die Fascia temporalis und die Fascia masseterica.
- Der hintere obere horizontale Teil der Anheftung an die Squama verläuft als Crista supramastoidea über dem Ohrkanal und geht in die Linea temporalis inferior über.
- Der nach vorn gerichtete Teil des Proc. zygomaticus ist von medial nach lateral abgeflacht.
- Seine äußere Seite ist leicht konvex, die innere Seite leicht konkav, sie dient als Anheftungspunkt für den M. masseter und die Fascia temporalis.
- Vorn artikuliert er mit dem Fortsatz des Os zygomaticum.

Facies cerebralis der Squama

- Innen sind stark ausgeprägte Vertiefungen, die Juga cerebralia und die Impressiones digitatae sowie ein tiefer Sulcus arteriosus für die Äste der A. meningea media zu erkennen.
- Die Fissura petrosquamosa verläuft im unteren Bereich zwischen der Pars squamosa und der Pars petrosa.

5.6.4 Pars mastoidea

Die Pars mastoidea liegt im unteren hinteren Bereich des Os temporale, hinter der Pars tympanica. Das vordere Drittel wird von der Pars squamosa, die hinteren zwei Drittel werden von der Pars petrosa gebildet. Auf die Pars mastoidea werden aufgrund der sich dort befindenden Muskelansätze, statomotorische Einflüsse insbesondere vom Becken übertragen. Ein Hinweis auf diese Verbindung stellt auch die relativ zeitgleiche Bildung des Proc. mastoideus mit der Aufrichtung des Kindes dar.

Exokranial

▸ Abb. 5.36

- konvex
- Der Proc. mastoideus verläuft nach unten, vorn und etwas nach medial.
- Von oben-hinten nach unten-vorn verläuft auf dem Proc. mastoideus eine äußerlich sichtbare Trennungslinie. Oberhalb von ihr wird das Mastoid von der Squama gebildet und membranösen Ursprungs, unterhalb davon wird sie von der Pars petrosa gebildet und knorpeligen Ursprungs.
- Von der Pars tympanica ist er durch die Fissura tympanomastoidea getrennt. In ihr tritt der R. auricularis des N. vagus aus.
- Das Foramen mastoideum für eine V. emissaria liegt im hinteren oberen Bereich.
- Die hintere untere raue Fläche dient u. a. als Anheftungspunkt für den M. sternocleidomastoideus und den M. splenius capitis.
- Medial unten und hinten am Proc. mastoideus liegt die Incisura mastoidea, Ansatzstelle für den M. digastricus.
- Hinter und oberhalb vom Ohrkanal befindet sich die Spina supra meatum, eine Anheftungsstelle für den Ohrknorpel, über ihr liegt ein gleichnamiges Grübchen.
- Der Proc. mastoideus entwickelt sich erst im Verlauf des 1. Lebensjahres.
- Die Cellulae mastoideae sind in Zahl und Größe variable Hohlräume im Inneren des Proc. mastoideus. Diese wurden von der Paukenhöhle her pneumatisiert. Zu kleine Warzenfortsätze und eine schlechte Pneumatisierung stehen in Verbindung mit chronischer Otitis media. **Anmerkung:** Nach Erfahrung des Osteopathen Fulford soll die Pars mastoidea nicht selten mit Traurigkeit in Verbindung stehen [33].

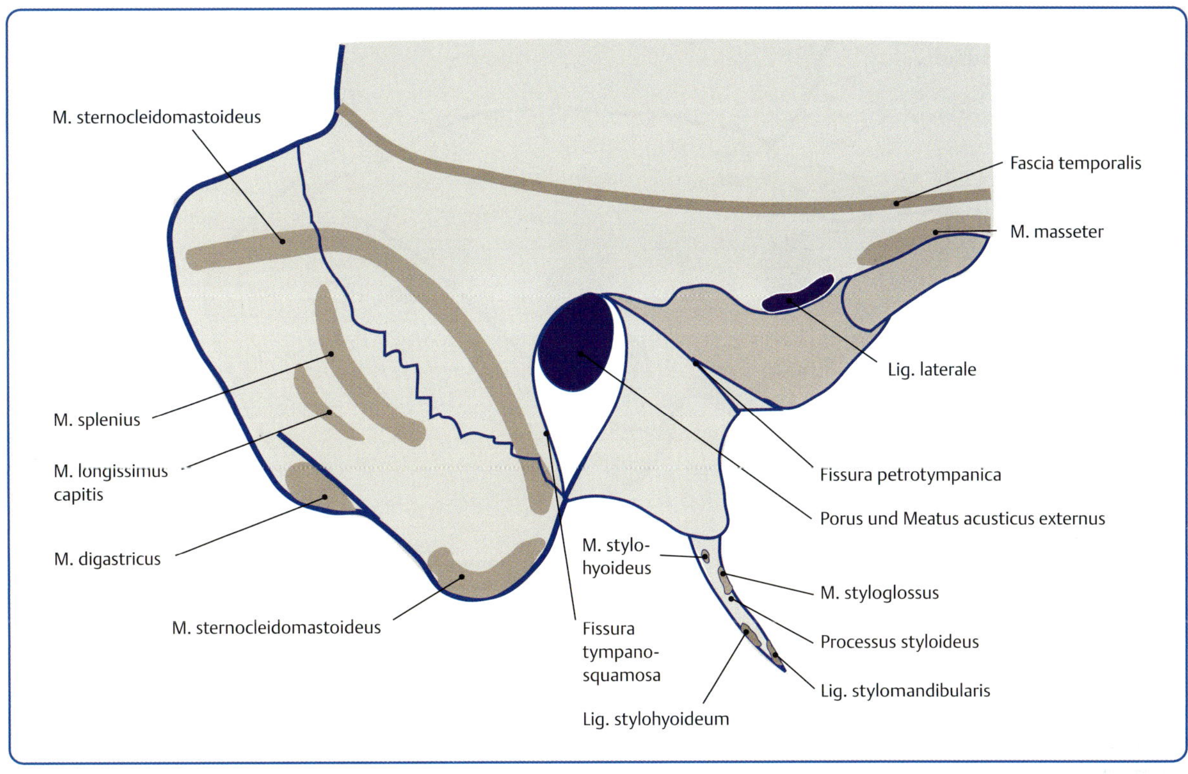

▶ **Abb. 5.36** Pars mastoidea und Pars tympanica (von außen).

Endokranial

▶ **Abb. 5.37**

- Der innere Teil der Pars mastoidea ist an der Bildung der hinteren Schädelgrube beteiligt.
- In ihr verläuft der Sulcus sinus sigmoidei für den gleichnamigen Sinus.
- Im Sulcus befindet sich eine kleine Öffnung, das Foramen mastoideum, für eine V. emissaria.
- Anterior von der Pars mastoidea befindet sich die Pars petrosa.

5.6.5 Pars petrosa

Die Pars petrosa (Felsenbein) verläuft schräg nach vorn-innen wie die Kondylen des Os occipitale und liegt zwischen Os sphenoidale und Os occipitale (▶ **Abb. 5.37**). Die Basis befindet sich außen hinten, während die Spitze (Apex partis petrosae) innen vorn liegt. Die Pars petrosa hat die Form einer vierseitigen Pyramide.

Facies anterior

- Die Fläche ist nach außen-vorn-oben gerichtet.
- Die Vorderfläche der Pars petrosa nimmt an der Bildung der mittleren Schädelgrube teil. In ihr liegt der Lobus temporalis.
- In der vorderen Region liegen die Foveolae granulares, Grübchen, die von den Granulationes arachnoideales gebildet werden.
- In der Vorderwand der Felsenbeinspitze befindet sich die Impressio trigeminalis, eine kleine durch das Ganglion trigeminale gebildete Vertiefung.
- Nach innen ist sie durch eine kleine Knochenlamelle vom Canalis caroticus getrennt.
- Durch den Canalis semicircularis anterior (vorderer Bogengang) ist die vordere obere Fläche der Pars petrosa vorgebuckelt: Eminentia arcuata.
- Seitlich von der Eminentia arcuata verläuft eine dünne Knochenplatte zur Pars squamosa. Diese Platte bildet das mediale Dach der Paukenhöhle: Tegmen tympani.
- Vorn befinden sich 2 Öffnungen des Sulcus nervi petrosi majoris und des Sulcus nervi petrosi minoris:

Im Hiatus canalis nervi petrosi majoris befinden sich der gleichnamige Nerv (ein Ast des N. facialis), der sekretorische Fasern in das Ganglion pterygopalatinum führt, und der Ramus der A. meningea media. Lateral davon und parallel zum Letztgenannten verläuft der Hiatus canalis nervi petrosi minoris für den gleichnamigen Nerv und den R. tympanicus superior der A. meningea media.

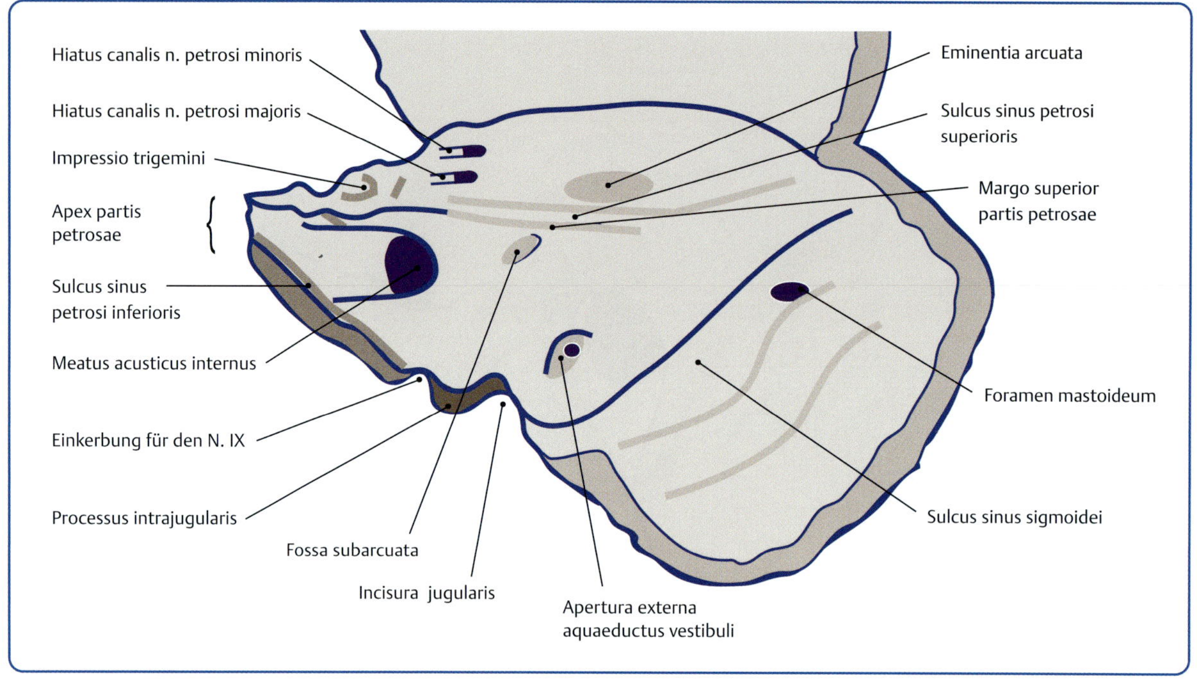

► **Abb. 5.37** Pars mastoidea und Pars petrosa (von innen).

Facies posterior

- Sie bildet die vordere Wand der hinteren Schädelgrube, in der sich ein Teil des Kleinhirns befindet.
- Der obere Rand der Pars petrosa (Margo superior partis petrosae) dient als Anheftungspunkt für das Tentorium cerebelli.
- Im oberen Rand verläuft der Sulcus sinus petrosi superioris, eine Knochenrinne für den gleichnamigen Sinus.
- Der untere mediale Rand bildet mit der Pars basilaris des Os occipitale den Sulcus sinus petrosi inferioris.
- An der Hinterwand der Pars petrosa liegt die Öffnung des inneren Gehörgangs: Porus acusticus internus.
- Durch den inneren Gehörgang (Meatus acusticus internus) ziehen der N. facialis (VII), N. intermedius, der N. vestibulocochlearis (VIII), die Aa. labyrinthi und die Vv. labyrinthi (Äste zum Sinus petrosus inferior).
- Die Fossa subarcuata ist eine Grube, die sich oben und lateral von der Öffnung des inneren Gehörgangs befindet. Bei Neugeborenen dient sie als Fortsatz der Dura mater. Bei Erwachsenen zieht nach von Lanz und Wachsmuth die A. subarcuata in diese Spalte.
- Hinter der Öffnung des inneren Gehörgangs liegt die Apertura externa aquaeductus vestibuli (Apertura canaliculi vestibuli), eine kleine Spalte, in der der Ductus endolymphaticus schräg nach vorn-unten verläuft. An der Apertura kommt die Dura mater mit dem Ductus in Kontakt.
- Unterhalb der Öffnung des inneren Gehörgangs öffnet sich schlitzförmig ein Kanal, in dem der Ductus perilymphaticus verläuft: Apertura externa canaliculi cochleae.
- Der Proc. jugularis teilt das Foramen jugulare in einen lateralen hinteren und in einen inneren vorderen Teil. Dieser Fortsatz ist in Form und Größe sehr variabel.

Facies inferior

Die Unterfläche hat in etwa eine dreieckige Form. Sie wird geprägt durch die großen Gefäß- und Nervenkanäle sowie durch die Tubenöffnung. Die posterioren zwei Drittel der Unterfläche werden von der Pars tympanica überdeckt.

- Lateral von der Verbindungsstelle mit dem Proc. jugularis des Os occipitale befindet sich eine längliche, nach vorn-unten gerichtete Säule, der Proc. styloideus. Spekulativ ist auf der Basis von mikroskopischen Untersuchungen die Annahme eines Drainagekanals für den Innenohrbereich, der durch den Proc. styloideus und den M. stylohyoideus ziehen soll [4].
- Medial vom Proc. styloideus befindet sich eine meist querovale Fossa jugularis. Diese Erweiterung des Foramen jugulare wird durch den Bulbus venae jugularis superior gebildet.
- Das Foramen stylomastoideum liegt posterior vom Proc. styloideus, zwischen dem Proc. mastoideus und der Fossa jugularis. Vom Porus acusticus internus führt der Canalis facialis zu dieser Öffnung, durch die der N. facialis und die A. stylomastoidea heraustreten.
- Die Fossula petrosa ist ein Grübchen zwischen der Fossa jugularis und dem Canalis caroticus. In ihm befindet sich das Ganglion inferius des N. IX. Aus der Fossula führt der Canaliculus tympanicus in die Paukenhöhle.

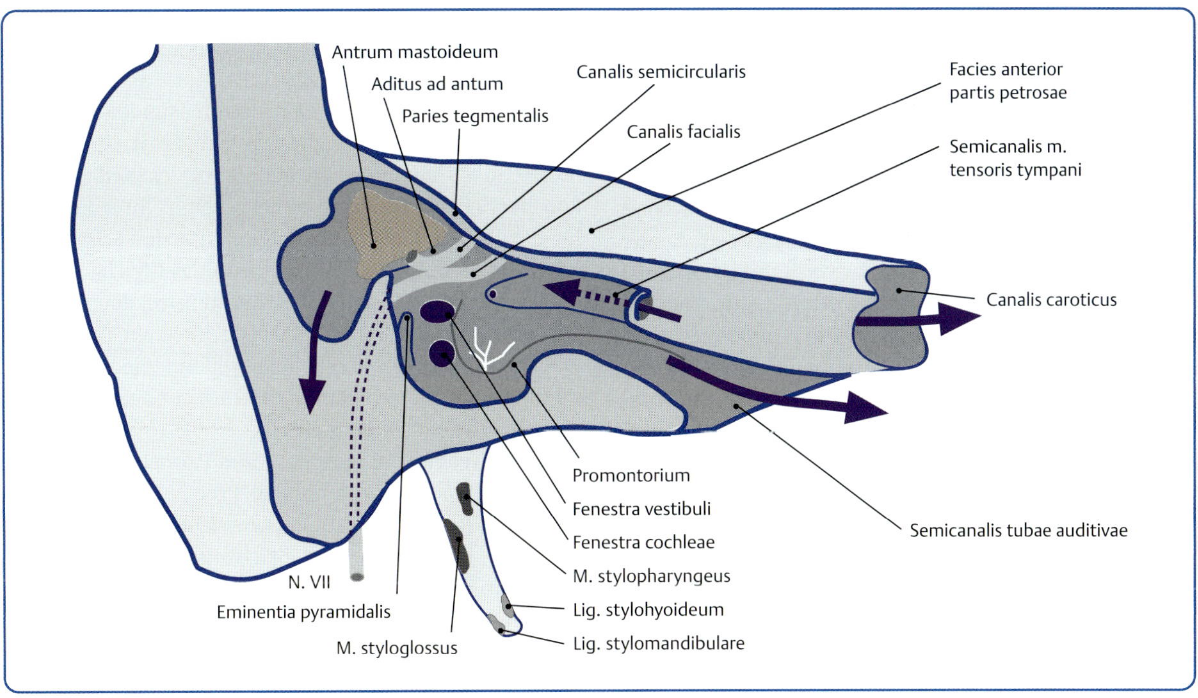

▸ **Abb. 5.38** Pars petrosa mit Paukenhöhle (von innen, ohne Pars tympanica).

Kanäle der Pars petrosa

▸ Abb. 5.38

- Ein Canaliculus mastoideus führt von der Fossa jugularis über den Canalis facialis zur Fissura tympanomastoidea. In ihm verläuft der R. auricularis des N. vagus.
- Der Canalis caroticus zieht von der Unterseite der Pars petrosa bis zur Lingula des Os sphenoidale. In ihm verlaufen die A. carotis interna und sympathische Nervengeflechte.
- Der Canalis musculotubarius liegt vor dem Canalis caroticus und führt die Tuba auditiva und den M. tensor tympani mit sich. Dieser Kanal teilt sich in einen Semicanalis für den M. tensor tympani und in einen Semicanalis für die Tuba auditiva.
- Der Canalis facialis führt zum Foramen stylomastoideum: N. VII, A. stylomastoidea.
- Geniculum canalis facialis bezeichnet einen Knick des Canalis facialis.
- Zwischen dem Canalis facialis und der Paukenhöhle verläuft der Canaliculus chordae tympani, ein dünner Kanal für die Chorda tympani.
- Die Canaliculi caroticotympanici sind feine Kanälchen in der Wand des Canalis caroticus für Arterien und Nervenäste zum Mittelohr.
- Im Hiatus canalis nervi petrosi majoris, einer Öffnung an der Vorderseite der Pars petrosa, und im Sulcus nervi petrosi majoris, vom Hiatus nach innen zum Foramen lacerum, verläuft der N. petrosus major (N. VII).
- Im Hiatus canalis nervi petrosi minoris, einer Öffnung an der Vorderseite der Pars petrosa, und im Sulcus nervi petrosi minoris, vom Hiatus nach innen zum Foramen ovale, verläuft der N. petrosus minor, (N. IX) → Ganglion oticum → Glandula parotidea.
- Canaliculus cochleae: dünnes Kanälchen für den Ductus perilymphaticus, der Verbindungsweg des perilymphatischen Raums zum Subarachnoidalraum [3]
- Meatus acusticus internus: N. VII, N. VII, N. VIII, A. und Vv. labyrinthi
- Der Canaliculus tympanicus führt die A. tympanica inferior sowie den N. tympanicus (aus N. IX) aus der Fossula petrosa in die Paukenhöhle, die er als N. petrosus minor wieder verlässt.

5.6.6 Pars tympanica

▸ Abb. 5.36

- Der Anulus tympanicus mit seinem relativ großen Durchmesser verengt sich zwischen dem 6. und 12. Lebensmonat durch Einwachsen von Knochenvorsprüngen zum Porus acusticus externus (Öffnung des äußeren Gehörgangs).
- In ihm verläuft der Sulcus tympanicus, eine Rinne zur Anheftung an das Trommelfell.
- Die Vorderfläche der Pars tympanica ist an der Bildung der Fossa mandibularis beteiligt. Sie bildet den hinteren, nicht artikulären Teil der Fossa bis zur Fissura petrotympanica.
- Die Vagina processus styloidei ist eine Halbrinne, die der Wurzel des Proc. styloidei anliegt.

Cavum tympani (Paukenhöhle)

- Die spaltförmige luftgefüllte Paukenhöhle befindet sich zwischen dem knöchernen Labyrinth und dem Trommelfell. Sie ist der zentrale Teil des Mittelohrs, zwischen dem Trommelfell und dem Labyrinth gelegen.
- Nach vorn medial ist das Cavum tympani über die Tuba auditiva (Ohrtrompete) mit dem Nasen-Rachen-Raum verbunden. Die Tuba auditiva ist ein ca. 4 cm langer knorpelig-knöcherner Kanal. Der vordere Teil der Tuba auditiva wird insbesondere über den M. tensor veli palatini und den M. levator veli palatini reguliert.
- Nach hinten oben ist das Cavum tympani über das Antrum mastoideum mit den luftgefüllten Cellulae mastoideae verbunden.
- Die Wände des Antrums sind siebartig durchlöchert.
- Vom äußeren Gehörgang ist das Cavum tympani durch das Trommelfell getrennt.
- 6 Wände können unterschieden werden.

5.6.7 Ränder

- Margo occipitalis (posterior inferior): zum Os occipitale gerichteter Rand
- Margo superior: obere Kante der Pars petrosa
- Margo inferior: Der untere Rand ist von der Pars tympanica bedeckt.

5.6.8 Morphologie des Os temporale nach Rohen

Schon bei der Form fallen die Ähnlichkeiten zwischen dem embryonalen Beckenknochen und dem Os temporale auf. So ist das Os ilium mit der Squama temporalis vergleichbar, das Os ischii und Os pubis mit dem Proc. mastoideus und zygomaticus, und das Azetabulum ist in seiner Erscheinung dem Kiefergelenk und dem Gehörgang ähnlich. Aber die reine Beschreibung analoger Einzelelemente oder Homologien hilft für das Verständnis der Strukturen nicht wirklich weiter. Wesentlich ist es, die funktionale Dynamik, inklusive der Entwicklungsbewegungen und der Wachstumsgestik der Gewebe, zu verstehen. In der Bewegung offenbart sich das tiefere Verständnis der Dinge, sie ist auch der Beginn der Form [34].

So offenbart sich im Os temporale eine ganz ähnliche Dynamik und polare Gestaltungsgeste wie im Becken. Das flächenhaft ausgebreitete Os ilium stellt eine Öffnung nach oben dar, die mit einer Lösung vom Raum, Aufrichtung und Leichtigkeit einhergeht, während sich im Os ischii eine Knochenverdichtung nach unten ausdrückt, die mit einer Verfestigung, Statik und Eingliederung in den Raum einhergeht.

Das Os temporale zeigt in seiner Entwicklung und Erscheinung einen ganz ähnlichen Ausdruck. Die Pars squamosa gehört zum Schädeldach. Sie verknöchert membranös, beginnend von einem Punkt etwa auf Höhe des äußeren Gehörgangs mit zum Schädeldach gerichteter, strahlenförmiger Ausbreitung. Sie zeigt eine ähnlich flächenhaft ausgebreitete und nach oben geöffnete Erscheinung wie das Os ilium.

Die Pars petrosa bzw. Pars petromastoidea hingegen entwickelt sich völlig gegensätzlich zu der nach oben geöffneten Pars squamosa. Sie gehört zur Schädelbasis, verknöchert enchondral und schiebt sich in ihrer Entwicklung keilförmig nach unten und innen in den Schädel. Die Pars petrosa umgibt schon sehr früh das Gleichgewichts- und Hörorgan und ist der am frühesten verknöcherte Anteil des Schädels und der härteste Knochen im Körper, was der Name „Felsenbein" sehr treffend wiedergibt. Zusätzlich bildet sich an der Pars petrosa der nach unten gerichtete Proc. mastoideus aus.

Der zwischen Pars squamosa und Pars petromastoidea horizontal nach vorn gerichtete Proc. zygomaticus hält die beiden Polaritäten im Gleichgewicht.

So wie das Becken die gleichgewichtbildende Basis zwischen Bewegungen von oben und unten darstellt, werden diese Polaritäten im Os temporale vereinigt.

Das Becken ist die gleichgewichtschaffende und gleichgewichthaltende Basis nach oben und nach unten. Von ihm beginnt die in den Raum greifende Bewegungsdynamik der unteren Extremitäten. Während also das Hüftgelenk sozusagen das Tor nach außen darstellt, macht der Hörvorgang die innere Natur der Raumeswelt bewusst, der äußere Gehörgang stellt somit das Tor nach innen dar.

Die Pneumatisation der Pars petrosa beginnt im 8. Monat i. u. mit einer Epitheleinsprossung in das Mittelohr, die sich schnell vergrößert und das Mesenchym verdrängt. Dieser Prozess ist bis zur Geburt abgeschlossen, setzt sich dann aber bis in den Innenohrbereich fort. Die Pars petrosa wird im Laufe der Entwicklung sozusagen so weit absterben, dass sie zum härtesten und leblosesten Knochen des Körpers wird und ganz im Gegensatz zu anderen enchondralen Knochen keine Umbau- und Anpassungsvorgänge mehr möglich sind.

5.6.9 Ossifikation

▸ **Abb. 5.39**, ▸ **Tab. 5.5**, [47]

- knorpelige Anlage: Pars petrosa
- membranöse Anlage: Pars squamosa und Pars tympanica

Die Pars petrosa ist der am frühesten verknöchernde Knochen im Schädel. In der 16. Fetalwoche beginnt die Ossifikation um das auditorische System herum, und in der 22. Fetalwoche ist die Pars petrosa schon komplett verknöchert.

Bei der Geburt sind die Pars squamosa und die Pars tympanica bereits teilweise miteinander verbunden. Dabei entsteht die Fissura tympanosquamosa, die eine mögliche Stelle für intraossale Dysfunktionen darstellt.

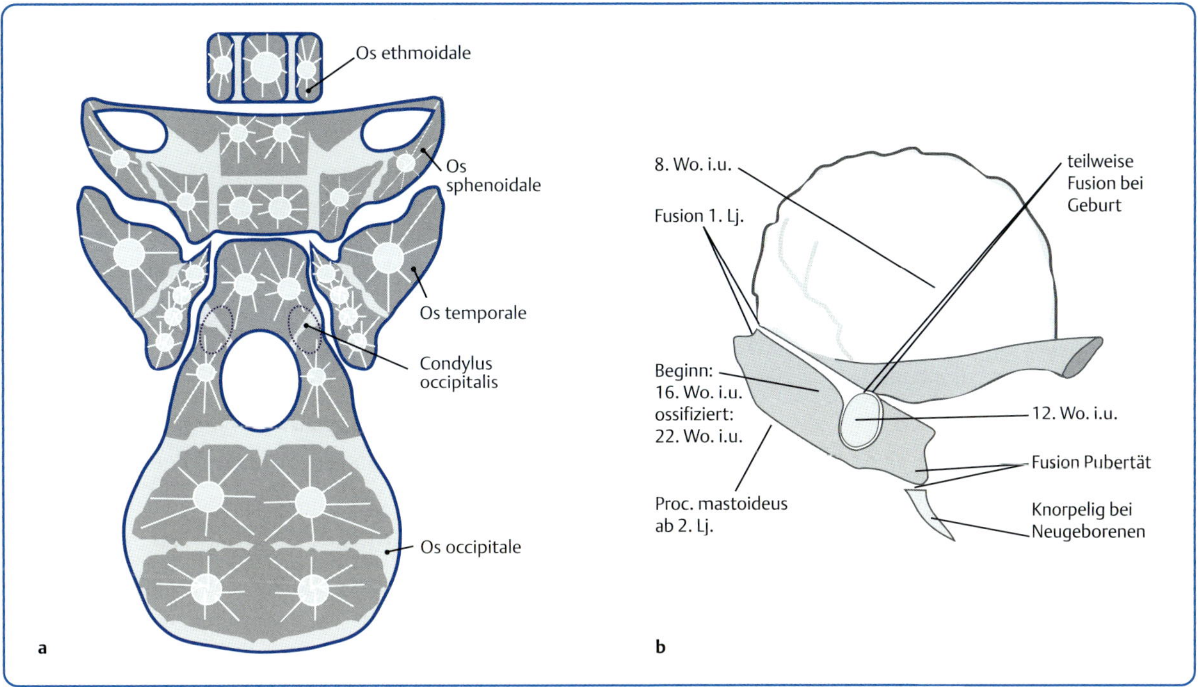

► **Abb. 5.39** **a** Ossifikationszentren, **b** Ossifikation des Os temporale.

► **Tab. 5.5** Ossifikationszentren des Os temporale nach Sperber (1992).

membranöse Anlage	knorpelige Anlage	erstes Auftreten
Pars squamosa (1)		8. Woche i. u.
Pars tympanica (4)		12. Woche i. u.
	Pars petrosa (14)	16. Woche i. u.
	Proc. styloideus (2)	perinatal i. u.

Die Pars squamosa, die Pars petrosa und der Proc. styloideus verschmelzen während des 1. Lebensjahres miteinander. Der Proc. mastoideus entwickelt sich erst nach dem 2. Lebensjahr und kann beim Neugeborenen noch nicht palpiert werden. Er bildet sich aufgrund des Zuges vom M. sternocleidomastoideus.

Bis zum 6. Lebensjahr kommt es zu zahlreichen Veränderungen:

- Die trompetenähnlichen Form des äußeren Gehörgangs entwickelt sich; seine inferiore Verlaufsrichtung ändert sich zu einem mehr sagittalen Verlauf.
- Dabei verlagert sich die Fossa mandibularis von einer anterioren zu einer inferioren Ausrichtung.
- Die Fossa mandibularis ist bei der Geburt noch flach und wird erst im Verlauf der Entwicklung des Tuberculum articulare vertieft.
- Die Pars petrosa wird länger.
- Der Proc. styloideus ist beim Neugeborenen noch knorpelig, sein proximaler und distaler Teil verwachsen erst in der Pubertät miteinander.
- Der Proc. styloideus verlängert sich durch Zug der dort entspringenden Muskeln.
- Der Canalis caroticus bildet sich postnatal; sein zunächst relativ vertikaler Verlauf verändert sich zu einer Kurve von etwa 90°.
- Die Tuba auditiva verändert ihre Verlaufsform von zunächst horizontal zu schräg.

Praxistipp

Dysfunktionen

Durch Traumata, z. B. während der Geburt, können zwischen den verschiedenen Ossifikationszentren und den Fissuren intraossale Dysfunktionen auftreten.

5.6.10 Muskuläre Verbindungen

Am Proc. mastoideus

► Abb. 5.36

- M. sternocleidomastoideus: vom Oberrand des Sternums und von der Klavikula zum Proc. mastoideus, seitlich an die Linea nuchalis superior
- M. splenius capitis: vom Proc. spinosus von C 4 bis Th 3, seitlich an die Linea nuchalis superior und an den Proc. mastoideus
- M. digastricus (Venter posterior): von der Incisura mastoidea über eine sehnige Schlinge am Os hyoideum zur Fossa digastrica der Mandibula
- M. longissimus capitis

Am Proc. styloideus

► Abb. 5.38

- M. stylohyoideus: zum Cornu minus ossis hyoidei
- M. styloglossus: in die seitliche Partie der Zunge
- M. stylopharyngeus: zu Schlundwand, Epiglottis und zum Schildknorpel

Kaumuskeln

- M. temporalis: von der Fossa temporalis zum Proc. coronoideus der Mandibula
- M. masseter: aus 2 bzw. 3 Teilen bestehend, vom Proc. zygomaticus des Os temporale und vom Os zygomaticum zur Mandibula

Weitere Muskeln

- M. levator veli palatini: Ursprung vor der unteren Öffnung des Canalis caroticus der Pars petrosa, Ansatz an der Gaumenaponeurose
- M. tensor tympani: Trommelfellspanner, im Semicanalis m. tensoris tympani
- M. stapedius

5.6.11 Ligamentäre Verbindungen

► Abb. 5.36, ► Abb. 5.38

- Lig. sphenopetrosum (= Lig. Grüber): vom Apex partis petrosae ossis temporalis zum Proc. petrosus des Dorsum sellae vom Os sphenoidale
- Lig. stylohyoideum: zum Cornu minus ossis hyoidei
- Lig. stylomandibulare: zum Angulus mandibulae
- Lig. laterale: außen am Kiefergelenk
- Lig. mallei anterius: vom Proc. anterius des Hamulus in die Fissura petrotympanica. Einige Fasern führen zur Spina ossis sphenoidalis und weiter mit dem Lig. sphenomandibulare zum Ramus der Mandibula.
- Pintus-Ligament: unregelmäßiges Vorkommen; vom Hamulus durch die Fissura petrotympanica zum Caput mandibulae

5.6.12 Fasziale Verbindungen

s. a. Kap. 16

- Fascia temporalis: von der Linea temporalis superior, den M. temporalis bedeckend, zum Jochbeinbogen verlaufend
- Lamina superficialis fasciae cervicalis: über die muskuläre und ligamentäre Anheftung am Proc. styloideus
- Lamina praevertebralis fasciae cervicalis: an der Sutura occipitotemporalis und am Canalis caroticus
- interpterygoidale Aponeurose: auf der Fissura petrotympanica
- Pharynx: am Foramen lacerum und an der unteren Fläche der Pars petrosa bis zum Foramen caroticum
- „Rideau-Stylien“: entlang des vorderen Randes des Proc. mastoideus und am Proc. styloideus

5.6.13 Intrakraniale Membranen

- Tentorium cerebelli: entlang des Proc. mastoideus und am oberen Rand der Felsenbeinpyramide

5.6.14 Beziehungen zu Hirnnerven und Zerebrum

► Abb. 5.37, ► Abb. 5.38

- Lobus temporalis: in der mittleren Schädelgrube
- Kleinhirn: an der Hinterseite der Pars petrosa
- N. oculomotorius (III): am Margo superior der Pars petrosa
- N. trochlearis (IV): am Margo superior der Pars petrosa
- N. trigeminus (V): das Ganglion trigeminale in einem Duralsack in der Impressio trigemini an der Vorderfläche der Pars petrosa
  - R. auriculotympanicus (V_3): N. meaticus acustici interni, Rr. membranae tympani: sensorische Innervation, Teile der Ohrmuschel, Boden, Vorderwand, Dach des Meatus acusticus internus, Großteil des Trommelfells
  - R. meningeus (V_3): sensorische Innervation der Cellulae mastoideae
- N. abducens (VI): am Apex der Pars petrosa
- N. facialis (VII) und N. intermedius: durch den inneren Gehörgang im Canalis facialis; Vereinigung an der Umbiegestelle: Ganglion geniculatum; in der Chorda tympani Abzweigung sensorischer und sensibler Fasern; Hauptteil des N. VII durch das Foramen stylomastoideum
  - VII, Rami vom Ganglion geniculatum:
    - N. petrosus major: präganglionäre Fasern zum Ganglion pterygopalatinum
    - Ramus zum Plexus tympanicus
    - Ramus zum Sympathikus der A. meningea media
  - Rami vom deszendierenden Teil des Canalis facialis: N. stapedius

- Chorda tympani (VII): vom Canalis facialis in die Paukenhöhle; sie verlässt den Schädel an der Fissura petrotympanica, medial posterior vom Kiefergelenk
- kleiner Ramus zum N. auricularis (X)

- N. vestibulocochlearis (VIII): durch den inneren Gehörgang zum Gleichgewichts- und Hörorgan
- N. glossopharyngeus (IX), N. vagus (X), N. accessorius (XI): an der Incisura jugularis mit dem Proc. intrajugularis
- Nn. petrosi majoris und minoris: im gleichnamigen Sulcus
- N. petrosus minor (IX): in Fissura sphenopetrosa
- N. glossopharyngeus (IX): N. tympanicus zum Plexus tympanicus
- Plexus tympanicus: autonomer Plexus in der Paukenhöhle mit Fasern vom N. tympanicus (IX) durch den Canaliculus tympanicus und dem sympathischen N. caroticotympanicus aus dem Plexus caroticus internus; er gibt Äste ab in die Paukenhöhle, Cellulae mastoideae, Tuba pharyngotympanica, zum N. petrosa major, zum N. petrosa minor
- N. petrosus minor (IX): (erhält auch einen Ramus vom N. VII vom Ganglion geniculatum) zum Ganglion oticum, innerviert die Glandula parotidea
- N. vagus (X): R. auricularis aus dem Ganglion superius lateral in der Fossa jugularis in den Canaliculus mastoideus und durch die Fissura tympanomastoidea zur sensorischen Innervation zum Ohr und zum hinteren Teil des Meatus acusticus externus
- Plexus caroticus internus: im Canalis caroticus und weiter als N. caroticotympanicus im gleichnamigen Kanal

Praxistipp

Dysfunktionen

- Der VI. Hirnnerv ist faserig mit dem Lig. sphenopetrosum verbunden und verläuft zwischen dem Ligament und der Pars petrosa hindurch. Deshalb ist der VI. Hirnnerv besonders anfällig für Spannungen, die vom Tentorium und vom Lig. sphenopetrosum herrühren. Folge können Augenstörungen sein, z. B. Ermüdungsschielen (Kap. 25.13). Es ist auch möglich, dass dieses Ligament verknöchert (s. a. Kap. 5.2.11, Kap. 5.6.11).
- Dysfunktion am Lig. stylomandibulare könnte bei Zahnextraktionen entstehen.
- Es sind Wechselwirkungen zwischen Trommelfell und Parasympathikus möglich, z. B. kann das Hören durch den Tonus des vegetativen Nervensystems beeinflusst werden.

5.6.15 Gefäßverbindungen

- A. carotis interna: durch den Canalis caroticus
- A. meningea media: in der Facies cerebralis der Squama

Beachte

Am Übergang zur Ala major (Sutura sphenosquamosa) befindet sich eine empfindliche Stelle mit möglicher Beziehung zur Migräne.

- A. occipitalis: im Sulcus a. occipitalis, medial von der Incisura mastoidea
- A. tympanica anterior, superior, posterior, inferior aus Ästen der A. carotis externa
- A. labyrinthi: aus der A. basilaris
- V. jugularis: am Foramen jugulare
- Sinus sigmoideus: im gleichnamigen Sulcus am unteren hinteren Winkel der Pars petrosa und an der Pars mastoidea
- Sinus petrosus superior: im gleichnamigen Sulcus, superior am hinteren Rand der Pars petrosa ossis temporalis
- Sinus petrosus inferior: im gleichnamigen Sulcus, unterhalb der Öffnung des inneren Gehörgangs
- Vv. labyrinthi: in den Sinus petrosus inferior

5.7 Os parietale/Scheitelbein

▸ Abb. 5.40, ▸ Abb. 5.41

- paarig

5.7.1 Begrenzung

- anterior: Os frontale
- inferior-lateral: Os temporale und Os sphenoidale
- posterior: Os occipitale
- medial: gegenüberliegende Ossa parietalia

5.7.2 Anteile

- Facies externa: äußere Fläche
- Facies interna: innere, dem Gehirn zugewandte Fläche

5.7.3 Facies externa

- konvex
- Das Tuber parietale liegt ungefähr in der Mitte des Knochens.
- Seitlich unten befinden sich die Lineae temporales superior und inferior.
- Zwischen den beiden Linien setzt die Fascia temporalis an.
- Nahe dem oberen hinteren Rand befindet sich eine kleine Öffnung (Foramen parietale) für eine V. emissaria (Santorini) und einen R. meningeus der A. occipitalis.

5.7.4 Facies interna

▶ Abb. 5.42

- konkav
- Fossa parietalis, eine Vertiefung in der Mitte, entsprechend dem Tuber parietale
- Von unten nach oben sind Sulci arteriosi für die Äste der A. meningea media erkennbar.
- Vom vorderen unteren Winkel zieht die Crista (von Sylvius) nach hinten-oben.
- Am oberen Rand befindet sich eine Halbrinne, die mit der Halbrinne der Gegenseite den Sulcus sinus sagittalis superioris bildet.
- Sulcus sinus sigmoideus am unteren hinteren Winkel

5.7.5 Ränder

- Margo occipitalis: zum Okziput gerichteter Rand
- Margo squamosus: zum Os temporale gerichteter Rand

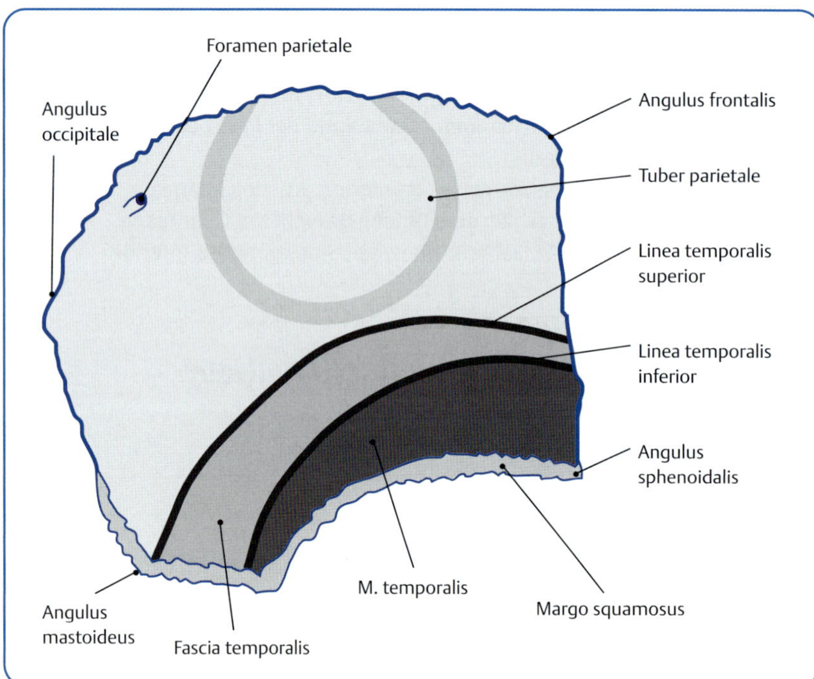

▶ **Abb. 5.40** Os parietale (von außen).

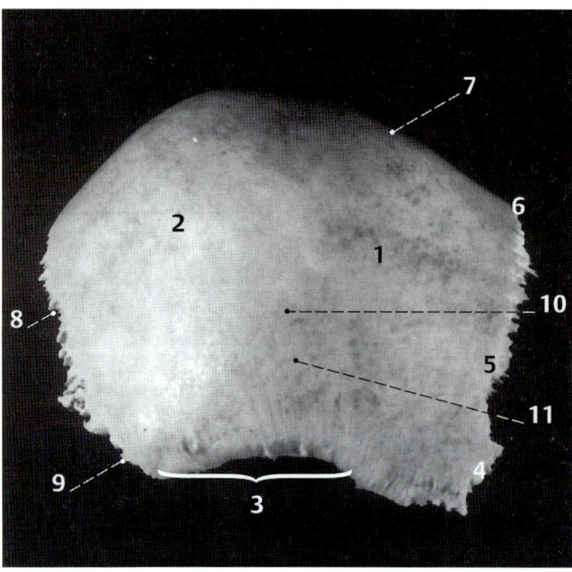

▶ **Abb. 5.41** Os parietale (von außen). 1 = Facies externa, 2 = Tuber parietale, 3 = Margo squamosus, 4 = Angulus sphenoidalis, 5 = Margo frontalis, 6 = Angulus frontalis, 7 = Margo sagittalis, 8 = Margo occipitalis, 9 = Angulus occipitalis, 10 = Linea temporalis superior, 11 = Linea temporalis inferior

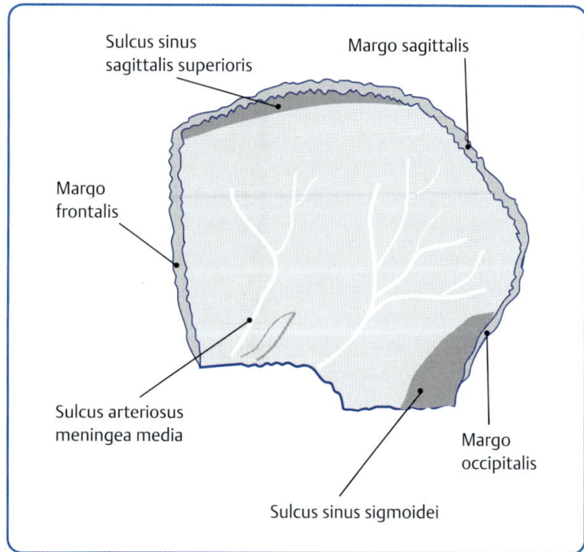

▶ **Abb. 5.42** Os parietale (von innen).

- Margo sagittalis: zum gegenüberliegenden Os parietale gerichteter Rand
- Margo frontalis: zum Os frontale gerichteter Rand

5.7.6 Winkel

- Angulus frontalis: vorderer oberer Winkel (Bregma)
- Angulus sphenoidalis: vorderer unterer Winkel (Pterion)
- Angulus occipitalis: hinterer oberer Winkel (Lambda)
- Angulus mastoideus: hinterer unterer Winkel (Asterion)

5.7.7 Morphologie des Os parietale und des Schädeldaches nach Rohen

Das Os parietale ebenso wie das gesamte Schädeldach verknöchern ähnlich wie die Kompakta der Röhrenknochen von außen und sind kosmisch orientiert [35]. Allerdings verläuft die Verknöcherung nicht wie in den Röhrenknochen als Knochenmanschette ab. Am Schädeldach beginnt die Ossifikation punktförmig von einem Zentrum. Von dort wachsen Knochenbälkchen strahlenförmig aus. Die Verbindung der Verknöcherungspunkte ergibt das Bild eines Fünfecks, für Rohen Ausdruck dominierender Formkräfte.

Die Willenskräfte, die in der Bewegung der Extremitäten ihren Ausdruck finden, haben sich im Kopfbereich zu Denkkräften metamorphosiert. Diese Willenskräfte befinden sich außen am Schädel und spiegeln sich im innen liegenden Gehirn – nach Rohen ein vollständiger Umstülpungsprozess von den Extremitäten zum Kopfbereich.

Für Stone zeigt das Os parietale die energetischen polaren Reflexe der Seiten des Körpers [36].

5.7.8 Ossifikation

- membranöse Anlage
- je 1 Ossifikationszentrum auf Höhe des Tuber parietale
- Beginn ab dem 2. Fetalmonat

5.7.9 Muskuläre Verbindungen

- M. temporalis: von der Linea temporalis inferior und der Margo squamosus

5.7.10 Fasziale Verbindungen

- Lamina superficialis über die Fascia temporalis: zwischen der Linea temporalis inferior und superior

5.7.11 Intrakraniale Membranen

- Falx cerebri: an den Rändern des Sulcus sinus sagittalis superioris
- Tentorium cerebelli: entlang einer kurzen Strecke mit seiner oberen Lage am Angulus mastoideus des Os parietale ansetzend. Die untere Insertion befindet sich am Proc. mastoideus des Os temporale.

Beachte

Eine sehr wichtige Stelle! Suturale Fixationen können den venösen Rückfluss im Sinus sigmoideus beeinträchtigen.

5.7.12 Beziehungen zu Hirnnerven und Zerebrum

- Lobus parietalis

5.7.13 Gefäßverbindungen

- A. meningea media: vom Foramen spinosum entlang der Facies interna des Os parietale
- Sinus sagittalis superior: an der Sutura sagittalis
- Sinus sigmoideus: am Sulcus sinus sigmoidei des Margo mastoideus
- Vv. meningeae mediae: an der Facies interna

Praxistipp

Dysfunktionen

Spannungen am Foramen spinosum oder an der Sutura sphenoparietalis und sphenosquamosa können nach osteopathischer Erfahrungen möglicherweise die A. meningea media beeinflussen und Migräne und intrakranialen Hochdruck mitverursachen. Simultan auftretende Bewegungseinschränkungen von Os parietale und Brustkorb sind nicht selten zu beobachten.

5.8 Maxilla/Oberkiefer

Die paarige, sehr unregelmäßig gestaltete Maxilla ist der zentrale Knochen des oberen Gesichtsanteils. Sie ist an der Bildung der Nasenhöhlenseitenwand, dem größten Bodenabschnitt der Nasenhöhle und des harten Gaumens beteiligt. Sie bildet den größten Anteil des unteren Orbitabodens. Der Proc. alveolaris ist wichtig für den Kauakt. Mit der Zunge zusammen ist die Maxilla für das Sprechen notwendig. Sie ist also an den Nasenhöhlen, der Mundhöhle und der Augenhöhle und deren jeweiligen Funktionen beteiligt.

Praxistipp

Dysfunktionen

Dysfunktionen des Os maxillare sollen häufig durch lokale Verletzungen und zahnärztliche Eingriffe hervorgerufen werden und zu Störungen in nasalen, postnasalen und pharyngealen Regionen führen [25].

5.8.1 Begrenzung

- superior: Os frontale
- superior-medial: Os ethmoidale
- lateral: Os zygomaticum.
- superior-posterior: Os lacrimale
- posterior: Os palatinum
- superior-anterior: Os nasale
- superior: Vomer
- medial: Maxilla der Gegenseite und Concha nasalis inferior

5.8.2 Anteile

▶ **Abb. 5.43**, ▶ **Abb. 5.44**, ▶ **Abb. 5.45**

- Korpus
- 3 Fortsätze: Proc. frontalis, zygomaticus und palatinus

5.8.3 Korpus

- Er stellt den größten Teil des Oberkieferknochens.
- Mit der Facies nasalis (medialis) bildet er einen Teil der seitlichen Nasenwand.

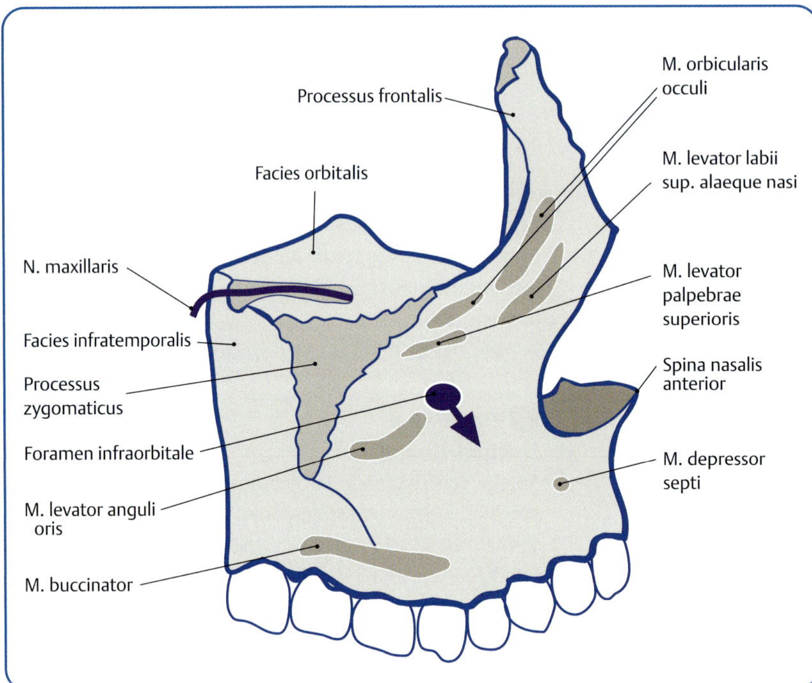

▶ **Abb. 5.43** Maxilla (von vorn).

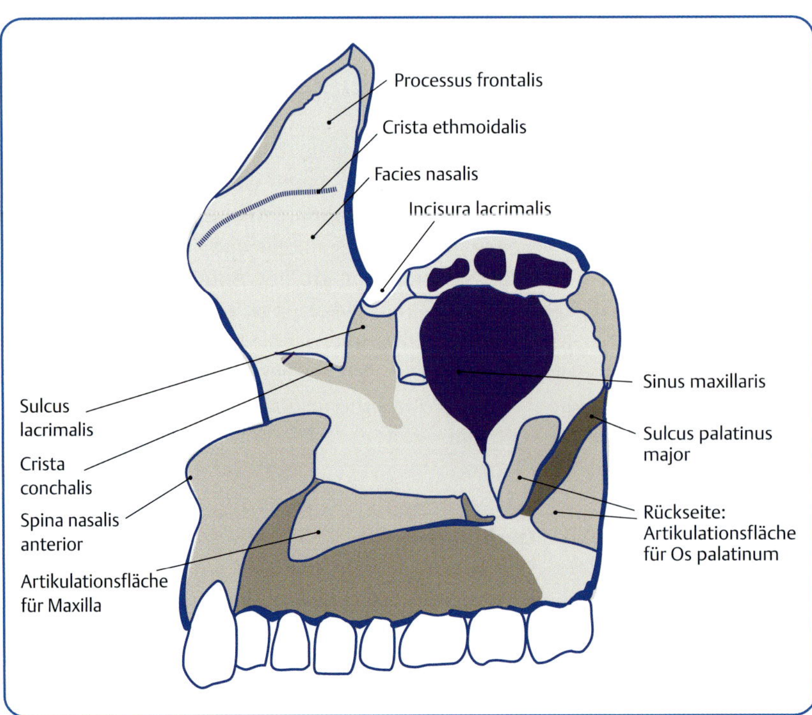

▶ **Abb. 5.44** Maxilla (von medial).

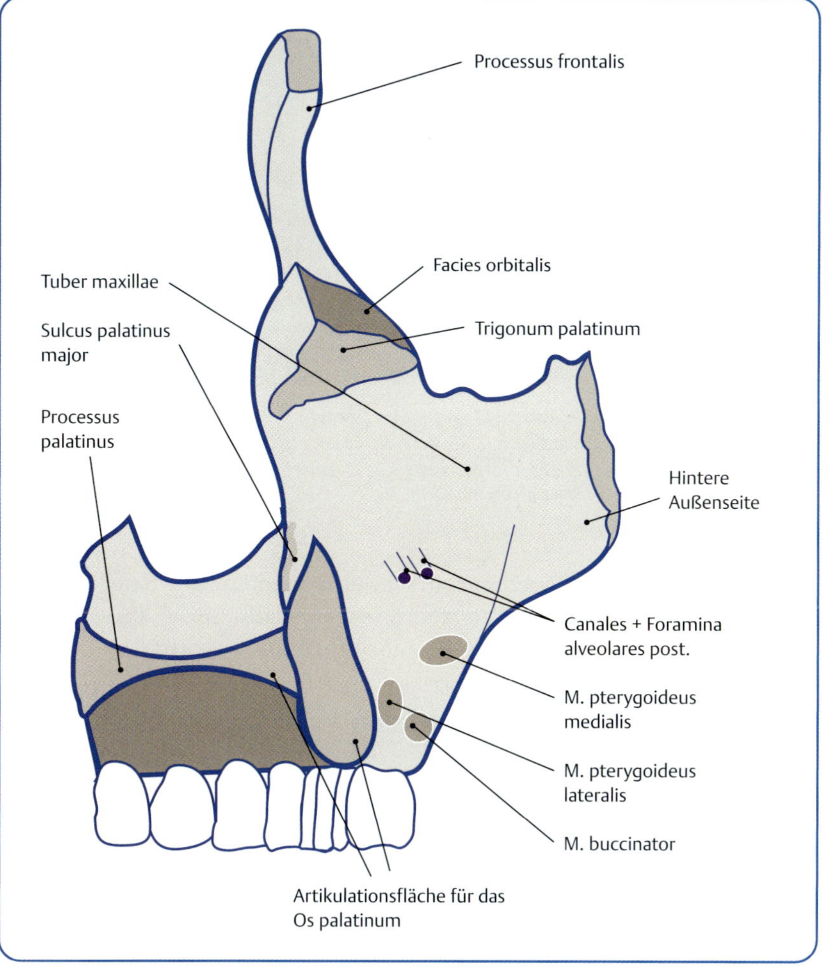

▸ **Abb. 5.45** Maxilla (von hinten).

- Mit der dreieckigen Facies orbitalis bildet er den größten Teil des Orbitabodens.
- Die Facies anterior (molaris) bildet die Vorderfläche des Knochens und die Grundlage der Wange: Foramen infraorbitale auf der Vorderseite der Maxilla. Unterhalb des Foramens: Fossa canina, Ansatzfläche für den M. levator anguli oris.
- Vorn befindet sich die Spina nasalis anterior, ein Dorn zur Befestigung des knorpeligen Nasenseptums.
- Die konvexe Facies infratemporalis (posterior) begrenzt nach vorn die Unterschläfengrube und die Fossa pterygopalatina.
- Im Korpus befindet sich die größte Nasennebenhöhle, der Sinus maxillaris; dieser vergrößert sich bis zum 20. Lebensjahr.
- Medial hat der Sinus eine große Öffnung: Hiatus maxillaris.
- Anterior von der Öffnung verläuft die Rinne für den Tränen-Nasen-Gang, den Sulcus lacrimalis. Dieser wird nach vorn vom Margo lacrimalis des Stirnfortsatzes begrenzt. Das Os lacrimale bildet zusammen mit der unteren Nasenmuschel den medialen Teil des Tränen-Nasen-Gangs.

Facies orbitalis

- Die dreiseitig begrenzte Fläche im Orbitaboden bildet den vorderen medialen Rand der Fissura orbitalis inferior.
- Nach lateral artikuliert die Facies orbitalis mit dem Os zygomaticum.
- Nach medial grenzt sie an das Os lacrimale und das Os ethmoidale.
- Von der Fissura orbitalis inferior führt eine kleine Furche zu Sulcus und Canalis infraorbitalis. Der Kanal führt zum Foramen infraorbitale auf der Vorderseite der Maxilla. Durch ihn laufen die A. und der N. infraorbitalis (V_2). Vor dem Foramen infraorbitale zweigen kleine Canales alveolares für feine Nervenästchen ab, die zur Nasenhöhle und zu den Schneidezähnen führen.

5.8.4 Proc. frontalis

- Der zum Os frontale gerichtete Fortsatz überträgt den Kaudruck der Eckzähne auf das Schädeldach.
- Nach vorn artikuliert er mit dem Os nasale.
- Nach hinten artikuliert er mit dem Os lacrimale.

- Seine Innenfläche begrenzt die Nasenhöhle und bildet 2 horizontale Leisten für die Anheftung der medialen und unteren Nasenmuschel: Crista ethmoidalis und Crista conchalis.
- An der Außenseite des Proc. sind zahlreiche kleine Gefäß- und Nervenaustrittsstellen erkennbar.
- Nach Sutherland führt eine Dysfunktion des Proc. frontalis zu einer Enge in den Nasenmuscheln [25].

5.8.5 Proc. zygomaticus

- nach lateral gerichteter Fortsatz zur Artikulation mit dem Os zygomaticum

5.8.6 Proc. palatinus

▶ Abb. 5.46, ▶ Abb. 5.47

- Diese horizontale Knochenplatte entspringt der Facies nasalis und bildet den größten Teil des harten Gaumens. In ihr verlaufen kleine Rinnen, Sulci palatini, für Nerven und Gefäße aus dem Foramen palatinum majus des Os palatinum. Diese werden von kleinen Knochenleisten, den Spinae palatinae, getrennt.
- Nach oben bildet der Proc. palatinus den Boden der Nasenhöhle. Die Crista nasalis stellt einen Knochenkamm für die Anheftung der Nasenscheidewand dar.
- Nach medial trifft er auf den gegenüberliegenden Proc. palatinus.
- Nach hinten artikuliert er mit der horizontalen Fläche des Os palatinum.
- Nach vorn ist er mit dem Os incisivum (Zwischenkieferknochen) verbunden.
- Anterior verläuft der Canalis incisivus für den gleichnamigen Nerv. Nasal befinden sich 2 Öffnungen, auf jeder Gaumenseite eine.

5.8.7 Proc. alveolaris

- Dieser kammartige Fortsatz hat Vertiefungen zur Aufnahme der Zahnwurzeln und Knochenkämme zwischen jeweils 2 Alveolaren.

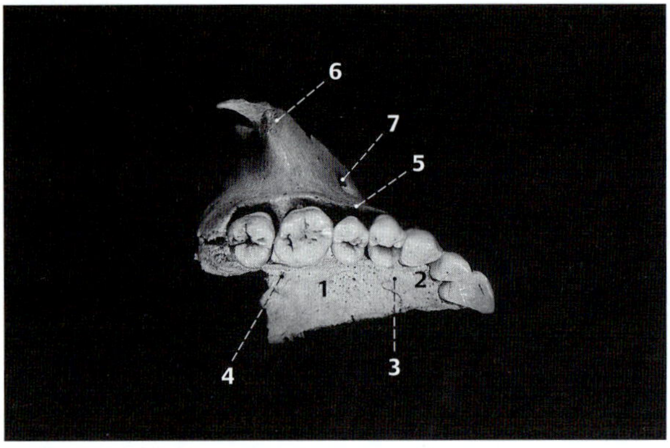

▶ **Abb. 5.47** Maxilla (von unten). 1 = Proc. palatinus, 2 = Os incisivum, 3 = Sutura incisiva, 4 = Sulci palatini, Spinae palatinae, 5 = Proc. alveolaris/Arcus alveolaris, 6 = Proc. zygomaticus, 7 = Canalis infraorbitalis

- Nach außen sind ein bogenförmiger freier Rand erkennbar, der Arcus alveolaris, sowie Vorwölbungen aufgrund der Zahnfächer (Juga alveolaria).

5.8.8 Morphologie der Maxilla nach Rohen

In der Maxilla werden die Bewegungsdynamiken der oberen Extremitäten in einer Gesamtgestalt zum Ausdruck gebracht [37].

Durch die Aufrichtung gewinnt die obere Extremität einen Freiraum zwischen oben und unten. Für Rohen offenbaren sich in der Hand 2 Urgesten: das Greifen, das in der Welt bzw. im Erdenraum handelnde, und eine geöffnete Hand, die eine Geste des sich Öffnens und des Empfangens ausdrückt.

Auch in der Gestalt der Maxilla mit ihren 4 Fortsätzen wird diese gegensätzliche Bewegungsdynamik sichtbar.

Der schmale, nach oben schwingende Proc. frontalis entspricht der geöffneten Hand und ist an der Bildung der Nasenwurzel beteiligt, die sich in der Region der stärksten Konzentration des Ich-Bewusstseins befindet. Gleichzeitig, indem er die Nasenhöhle umschließt, hat er auch Anteil am rhythmischen System.

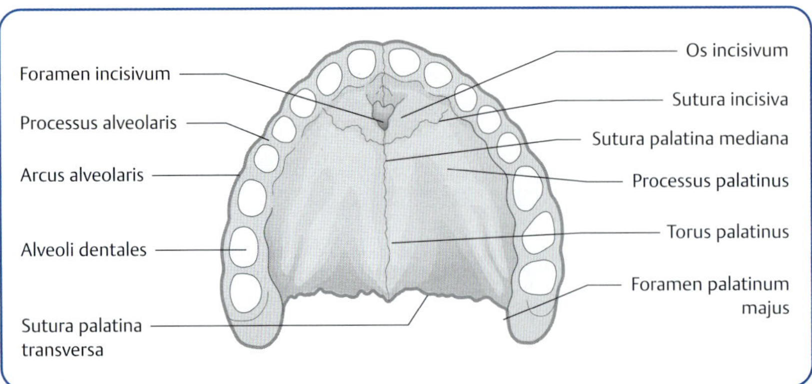

▶ **Abb. 5.46** Maxilla (von unten).

Unten entwickelt sich der Proc. alveolaris, der die Zähne aufnimmt und so am Kauvorgang, d. h. mit an der Verarbeitung stofflicher Aspekte beteiligt ist. In ihm ist die Geste der Faust zu erkennen.

Zwischen beiden Polaritäten nehmen der nach medial gerichtete Proc. palatinus und der nach lateral gerichtete Proc. zygomaticus eine Mittelstellung ein. Der Proc. palatinus stellt nach Rohen das Zwerchfell des Kopfes dar, indem es Mund- und Nasenhöhle voneinander trennt, während der Proc. zygomaticus den Gesichtsschädel mit dem Hirnschädel verbindet.

Die Maxilla kann allerdings ihre integrierende Ausdruckskraft nur durch ihre Abstützung nach hinten gegenüber der Schädelbasis über das Os zygomaticum und nach oben gegenüber dem Schädeldach über das Os frontale erlangen.

Für Stone reflektiert die Maxilla polare Reflexe des vorderen Beckens und der seitlichen Hüfte [36].

5.8.9 Ossifikation

- membranöse Anlage
- Korpus: 1 primäres Ossifkationszentrum, 7. Woche i. u.
- Proc. zygomaticus: 1 sekundäres Ossifikationszentrum, 8. Woche i. u.
- Proc. frontalis: 1 sekundäres Ossifikationszentrum, 8. Woche i. u.
- Proc. nasopalatinus: 1 sekundäres Ossifikationszentrum, 8. Woche i. u.
- Prämaxilla für das Os incisivum: 1 primäres Ossifikationszentrum, 7. Woche i. u.
- Abschluss der Ossifikation: 10. Woche i. u. (Proc. alveolaris/palatinus deutlich ossifiziert) [31]
- Wachstumsabschluss: 16.–19. Lebensjahr (nach kaudal), 17. Lebensjahr (sutural) [38] [39]
- Wachstumsschübe des nasomaxillären Komplexes: 1.–4. Lebensjahr; Mädchen: – 9. Lebensjahr, 12.–13. Lebensjahr, Abschluss 15. Lebensjahr; Jungen: 8.–10. Lebensjahr, 14. Lebensjahr, Abschluss 18. Lebensjahr [31]

Bei Geburt

- kurz und breit, transversaler und anteroposteriorer Durchmesser größer als vertikaler; Verlängerung in den ersten Lebensjahren
- Proc. alveolaris und v. a. Sinus maxillaris zunächst sehr klein; nehmen erst später deutlich an Größe zu

5.8.10 Muskuläre Verbindungen

▸ Abb. 5.43, ▸ Abb. 5.45

- M. nasalis: oberhalb von Eckzahn und seitlichem Schneidezahn
- M. depressor septi: über dem mittleren Schneidezahn
- M. orbicularis oculi: an der Außenfläche des Proc. frontalis
- M. obliquus inferior oculi: seitlich neben dem Canalis nasolacrimalis
- M. levator labii superioris alaeque nasi: an der Außenfläche des Proc. frontalis
- M. levator anguli oris: in der Fossa canina
- M. orbicularis oris
- M. buccinator
- M. pterygoideus medialis

5.8.11 Fasziale Verbindungen

- Fascia buccopharyngea: auf dem M. buccinator

5.8.12 Beziehungen zu Hirnnerven

▸ Abb. 5.43

- N. maxillaris (V_2): an der Fissura orbitalis inferior
- N. infraorbitalis (V_2): am Foramen infraorbitale. Der N. maxillaris kommt von der Fossa pterygopalatina, tritt in den Canalis infraorbitalis ein und verlässt diesen als N. infraorbitalis.
- Nn. alveolares superiores (V_2): in den Canales alveolares an der Rückseite der Facies infratemporalis. Vom N. infraorbitalis in der Fossa pterygopalatina zweigen die Äste für die Versorgung der Zähne und des Zahnfleisches an der Maxilla ab.
- N. palatinus major: im Canalis palatinus major

5.8.13 Gefäßverbindungen

▸ Abb. 5.46

- A. und V. infraorbitalis: im Canalis infraorbitalis und Foramen infraorbitale
- Aa. alveolares superiores anteriores: vom Canalis infraorbitalis durch den Knochen zu den vorderen Zähnen verlaufend
- A. alveolaris superior posterior: von hinten in die Maxilla, zur Kieferhöhle und zu den oberen Mahlzähnen
- A. palatina major: am Foramen palatinum majus
- A. palatina descendens: im Canalis palatinus major

5.9 Os palatinum/Gaumenbein

Das paarige Os palatinum besteht aus 2 dünnen Knochenplatten, die bei der Bildung der Nasenscheidewand und des Nasenbodens beteiligt sind.

> **Praxistipp**
> **Dysfunktionen**
> Das Os palatinum vermittelt zwischen Os maxillare und Os sphenoidale und integriert Spannungen zwischen Gesichts- und Hirnschädel. Dysfunktionen dieses Knochens sind in der Regel sekundär zu Dysfunktionen der Maxilla oder des Os sphenoidale [25].

5.9.1 Begrenzung

- anterior: Maxilla
- posterior: Os sphenoidale
- superior: Vomer und Os ethmoidale
- medial: Concha nasalis inferior

5.9.2 Anteile

- Lamina horizontalis
- Lamina perpendicularis

5.9.3 Lamina horizontalis

▸ **Abb. 5.48**, ▸ **Abb. 5.49**, ▸ **Abb. 5.50**, ▸ **Abb. 5.51**

- Die viereckige horizontale Knochenplatte bildet das hintere Drittel des harten Gaumens und des glatten Nasenhöhlenbodens (Facies nasalis).
- Die raue Unterfläche bildet das hintere Drittel des harten Gaumens, die Facies palatina.
- Am hinteren äußeren Bereich bildet es mit dem Gegenstück der Maxilla das Foramen palatinum majus.
- Hinter dem Foramen palatinum majus befinden sich kleine Öffnungen für die Canales palatini minores. Dort treten die gleichnamigen Nerven und Arterien hindurch.

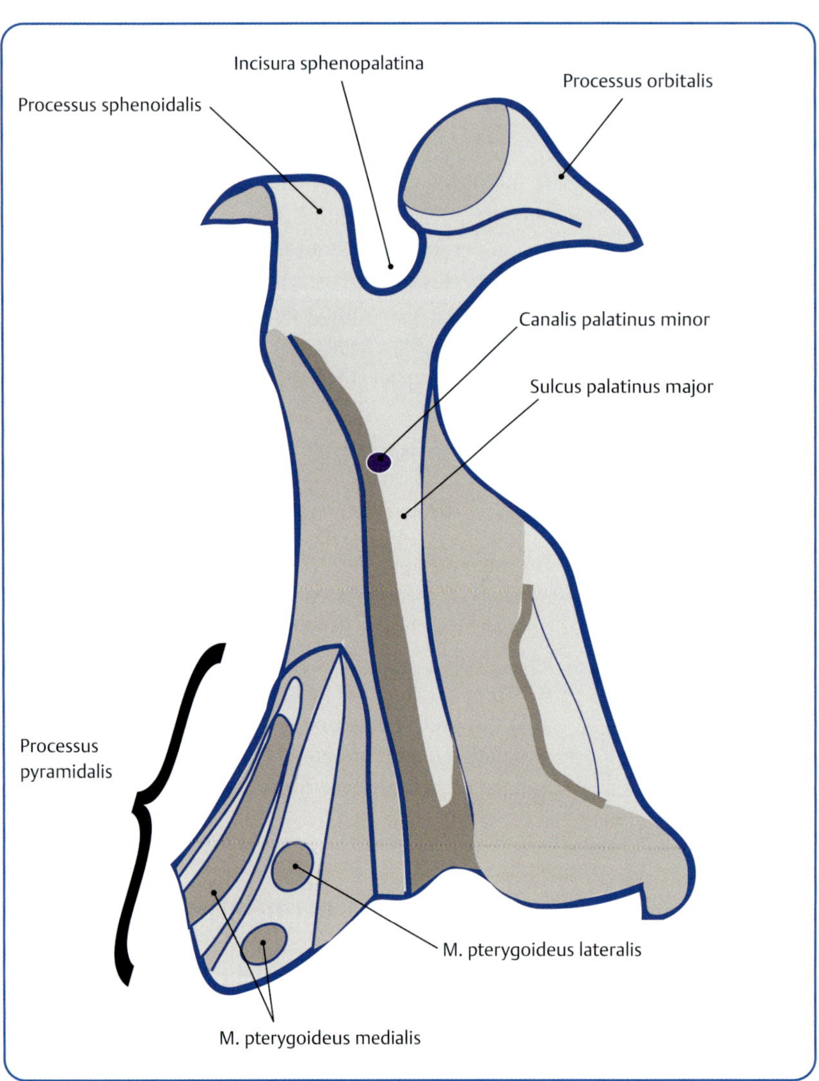

▸ **Abb. 5.48** Os palatinum (von lateral).

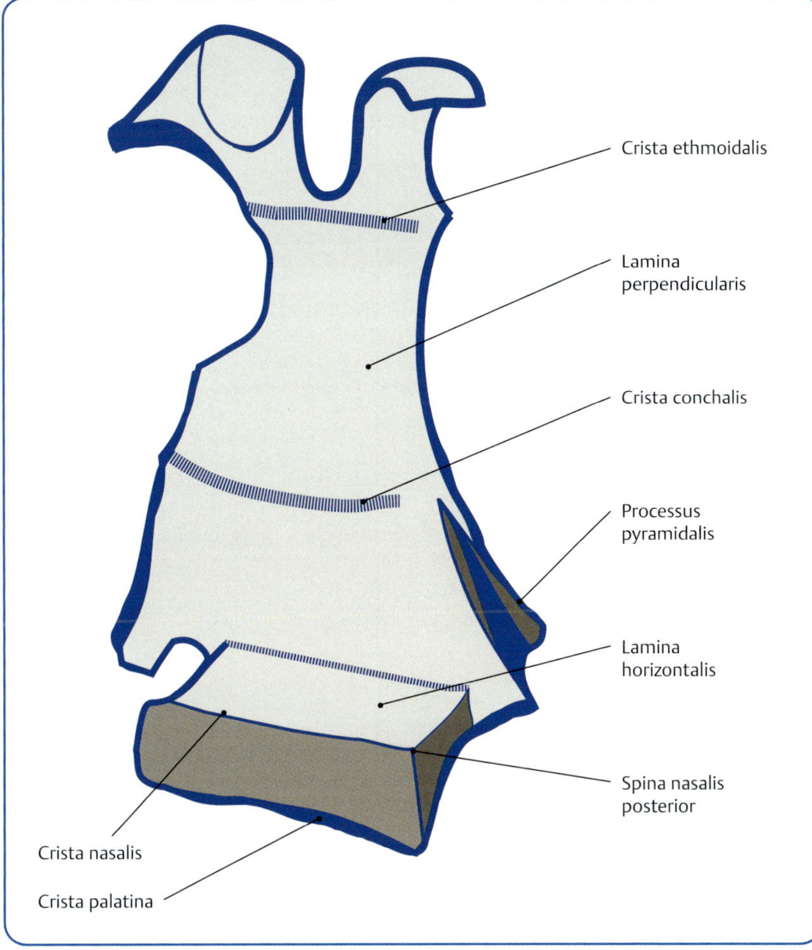

► **Abb. 5.49** Os palatinum (von innen).

- Der innere Rand bildet mit der Gegenseite nach oben die Crista nasalis für den Kontakt zum Vomer und nach unten die Crista palatina.
- Die Crista nasalis läuft nach hinten in die Spina nasalis posterior aus.
- Nach vorn artikuliert die Lamina mit der Maxilla.

5.9.4 Lamina perpendicularis

Innenfläche

- Sie bildet den seitlichen Rand der Nasenhöhle.
- obere Leiste (Crista ethmoidalis): zur Anheftung der mittleren Nasenmuschel; unterhalb von ihr verläuft der mittlere Nasengang
- untere Leiste (Crista conchalis): zur Anheftung der unteren Nasenmuschel; unterhalb von ihr verläuft der untere Nasengang

Außenfläche

- Diese artikuliert mit der Maxilla.
- Von der Fossa pterygopalatina verläuft schräg von hinten-oben nach unten-vorn der Sulcus pterygopalatinus, der mit dem Gegenstück der Maxilla und nach hinten vom Proc. pterygoideus des Os sphenoidale vervollständigt wird. Er mündet in das Foramen palatinum majus: Durchtritt für den N. palatinus major (V_2) und die A. palatina descendens.

Proc. pyramidalis

- Der etwa dreikantige Proc. pyramidalis befindet sich unten an der Abwinkelung der Lamina perpendicularis und der Lamina horizontalis.
- Er fügt sich in die Incisura pterygoidea des Os sphenoidale und beteiligt sich am Aufbau der Fossa pterygoidea.

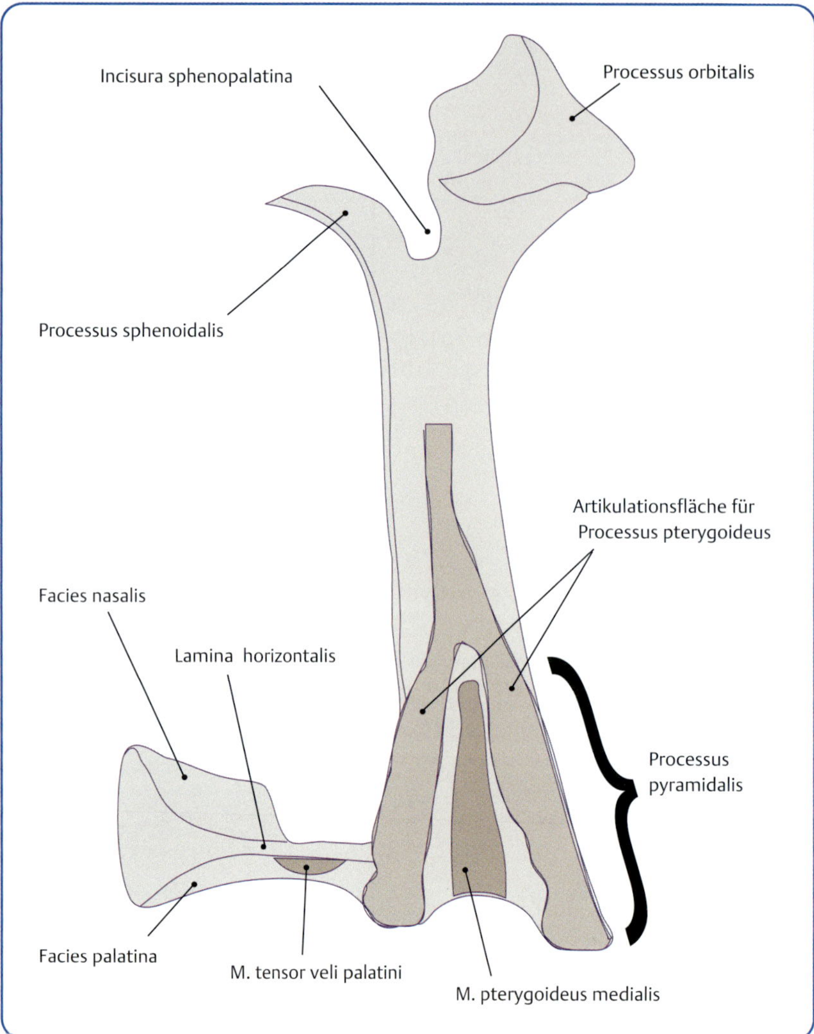

▶ **Abb. 5.50** Os palatinum (von hinten).

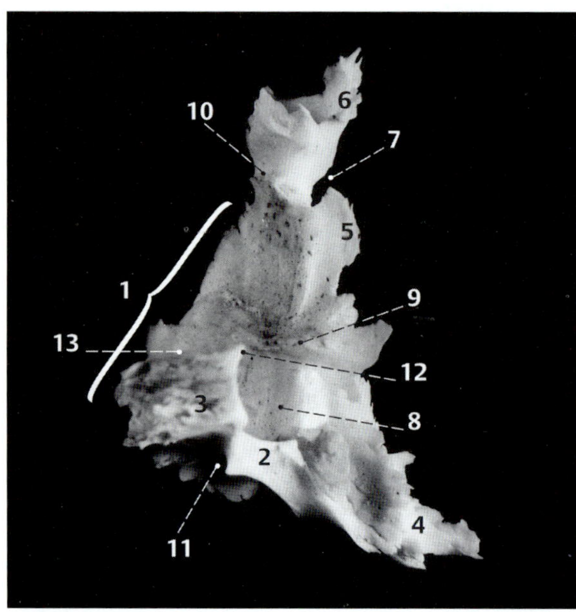

▶ **Abb. 5.51** Os palatinum (von medial unten). 1 = Lamina perpendicularis, 2 = Lamina horizontalis, 3 = Verbindungsfläche zum Os palatinum, 4 = Proc. pyramidalis, 5 = Proc. sphenoidalis, 6 = Proc. orbitalis, 7 = Incisura sphenopalatina, 8 = Facies nasalis, 9 = Crista conchalis, 10 = Crista ethmoidalis, 11 = Facies palatina, 12 = Spina nasalis posterior, 13 = Crista nasalis

Proc. orbitalis

▶ Abb. 5.52

- Er befindet sich oben anterior an der Lamina perpendicularis.
- Mit seiner oberen vorderen Fläche artikuliert er mit dem Os ethmoidale (inferiore Fläche des Siebbeinlabyrinths).
- Mit seiner hinteren oberen Fläche artikuliert er mit dem Os sphenoidale (vordere untere Fläche des Keilbeinkorpus).
- Seine untere innere konkave Fläche ist nach medial gerichtet und artikuliert mit der Maxilla.
- Die obere Fläche bildet den hintersten Bereich des Orbitabodens.

Beachte

Eine kleine, aber sehr wichtige Stelle, da der Proc. orbitalis nach Sutherland ausgleichend auf die Spannung des N. infraorbitalis wirken soll [25].

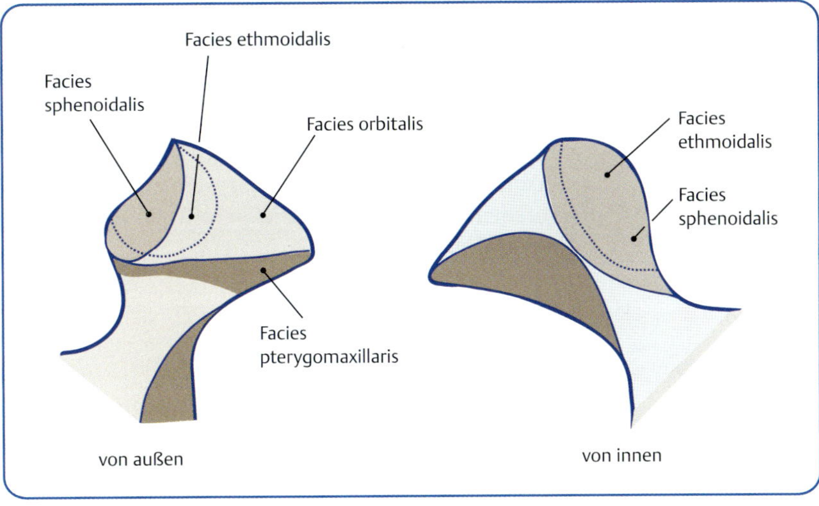

► **Abb. 5.52** Proc. orbitalis.

Proc. sphenoidalis

(s. a. ► **Abb. 5.48**)

- Der dünne rechteckige Fortsatz befindet sich hinter der Incisura sphenopalatina.
- Seine obere äußere Seite artikuliert mit der Lamina medialis des Proc. vaginalis.
- Der Proc. sphenoidalis bildet mit dem Proc. vaginalis des Os sphenoidale den Canalis palatovaginalis: Durchtritt für den R. pharyngeus nervi maxillaris und die A. pharyngea ascendens.
- Sein hinterer Rand verbindet sich mit der Ala vomeris.
- Seine untere mediale konkave Fläche ist an der Bildung der oberen Nasenhöhlenwand beteiligt.
- Sein vorderer Rand ist die hintere Grenze der Incisura sphenopalatina.

5.9.5 Ossifikation

- membranöse Anlage
- Beginn (1 Ossifikationszentrum pro Seite): 6.–8. Woche i. u.
- später 2 Ossifikationszentren:
  - Lamina horizontalis: 1 Ossifikationszentrum
  - Lamina perpendicularis: 1 Ossifikationszentrum
- Abschluss der Ossifikation: 10. Woche i. u. (Proc. horizontalis deutlich ossifiziert) [31]
- Wachstumsabschluss des Längenwachstums: 16.–18. Lebensjahr [40]

Bei Geburt

- Proc. orbitalis und sphenoidalis aus spongiosem Knochen
- Lamina horizontalis und perpendicularis fast gleich groß (beim Erwachsenen Letztere doppelt so lang wie Erstere)

5.9.6 Muskuläre Verbindungen

► **Abb. 5.48**, ► **Abb. 5.50**

- M. pterygoideus lateralis: an der äußeren Fläche des Proc. pyramidalis
- M. pterygoideus medialis: am hinteren äußeren Rand des Proc. pyramidalis
- M. tensor veli palatini: am unteren hinteren Bereich der Lamina horizontalis

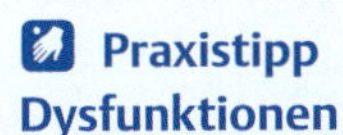

Praxistipp
Dysfunktionen
Bei starker Spannung der Mm. pterygoidei laterales/mediales kann es zu Dysfunktionen zwischen dem Proc. pyramidalis und dem Proc. pterygoideus kommen.

5.9.7 Fasziale Verbindungen

- Aponeurosis palatina: am hinteren Rand der Lamina horizontalis

5.9.8 Beziehungen zu Hirnnerven

- N. palatinus major (V_2): im Canalis palatinus major und am Foramen palatinum majus zum harten Gaumen und den Drüsen
- Nn. palatini minores (V_2): in den Canales palatini minores und Abzweigung zu den Foramina palatina minora in den weichen Gaumen
- N. nasopalatinus: durch das Foramen sphenopalatinum in die Nase, entlang des Nasenseptums
- R. pharyngeus nervi maxillaris: im Canalis palatovaginalis
- Ganglion pterygopalatinum (ein parasympathisches Ganglion): in der Flügelgaumengrube, die nach oben durch das Os sphenoidale und medial durch die Lamina perpendicularis begrenzt ist

5.9.9 Gefäßverbindungen

- A. palatina descendens (Ast der A. meningea media): am Canalis palatinus major
- A. sphenopalatina (Ast der A. maxillaris): am Foramen sphenopalatinum
- A. pharyngea ascendens (Ast der A. maxillaris): am Canalis palatovaginalis

5.10 Os zygomaticum/Jochbein

▶ Abb. 5.53, ▶ Abb. 5.54, ▶ Abb. 5.55

Das Os zygomaticum soll nach Sutherland ebenso wie das Os palatinum zwischen dem Os sphenoidale und dem Os maxillare vermitteln („Speed Reducer"). Abnorme Spannungen sind häufig am Os zygomaticum palpierbar [25]. Das paarige Os zygomaticum ist an der Bildung der seitlichen Orbitawand beteiligt und stellt eine wichtige Verbindungsstelle zu den Gesichtsknochen dar.

5.10.1 Begrenzung

- anterior: Maxilla
- posterior: Os temporale
- superior: Os frontale
- medial: Os sphenoidale

5.10.2 Anteile

- 3 Flächen
- 4 Winkel
- 4 Ränder

5.10.3 Flächen

Facies lateralis/malaris

▶ Abb. 5.53, ▶ Abb. 5.55

- konvex
- Die seitliche etwa viereckige Fläche ist relativ glatt.
- inkonstanter Höcker für den M. zygomaticus major
- Foramen zygomaticofaciale: Durchtritt für den R. zygomaticofacialis des N. zygomaticus (V_2)

Facies orbitalis

▶ Abb. 5.54, ▶ Abb. 5.55

- konkav und relativ glatt
- Sie ist an der Bildung der seitlichen und unteren Augenhöhlenwand beteiligt.
- vordere seitliche Begrenzung der Fissura orbitalis inferior
- nach medial hinten mit der Ala major verbunden
- Foramen zygomaticoorbitale: Durchtritt für den N. zygomaticus (V_2). Es führt zum Canalis zygomaticofacialis und zygomaticotemporalis.

Facies temporalis

▶ Abb. 5.55

- glatt, konkav
- in die untere und obere Schläfenbeingrube gerichtete Rückfläche des Os zygomaticum
- Foramen zygomaticotemporale: Durchtritt für den gleichnamigen Nerv (V_2). Nach Liebreich verläuft der rechte Fortsatz meist rechtwinklig, während der linke mehr gerundet erscheint.

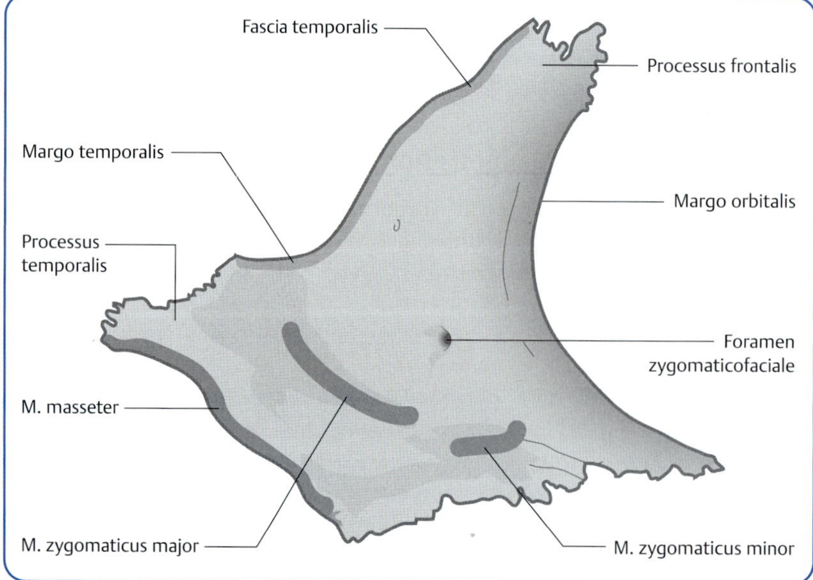

▶ **Abb. 5.53** Os zygomaticum (von außen).

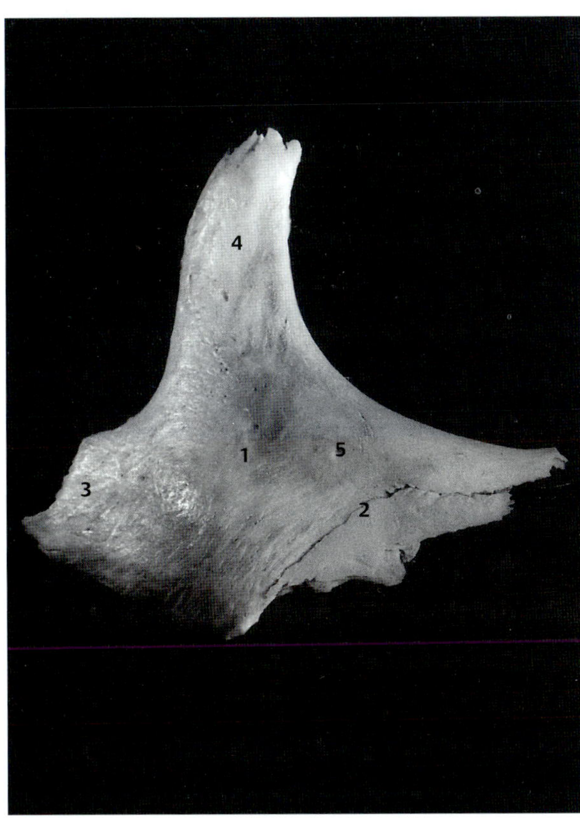

► **Abb. 5.54** Os zygomaticum (von außen). 1 = Facies lateralis, 2 = Proc. maxillaris, 3 = Proc. temporalis, 4 = Proc. frontalis, 5 = Foramen zygomaticofaciale.

5.10.4 Winkel

Proc. frontalis

- zum Os frontale gerichteter Fortsatz
- inferior-medial: Artikulation mit dem Ala major

Proc. temporalis

- plattgedrückter Fortsatz zur Artikulation mit dem Proc. zygomaticus des Os temporale
- schräg nach hinten-unten gerichteter Rand
- vorderer oberer maxillärer Winkel: spitz
- vorderer unterer maxillärer Winkel: abgerundet
- Beide werden durch den Proc. maxillaris gebildet und artikulieren mit der Maxilla.

5.10.5 Ränder

- anterior-superiorer Rand: beteiligt an der Bildung des äußeren unteren Orbitarandes
- anterior-inferiorer Rand: nach schräg unten-außen-hinten verlaufend, zur Artikulation mit der Maxilla
- posterior-superiorer Rand: leicht S-förmig, Ansatz für die Fascia temporalis
- posterior-inferiorer Rand: raue Ansatzstelle für den M. masseter

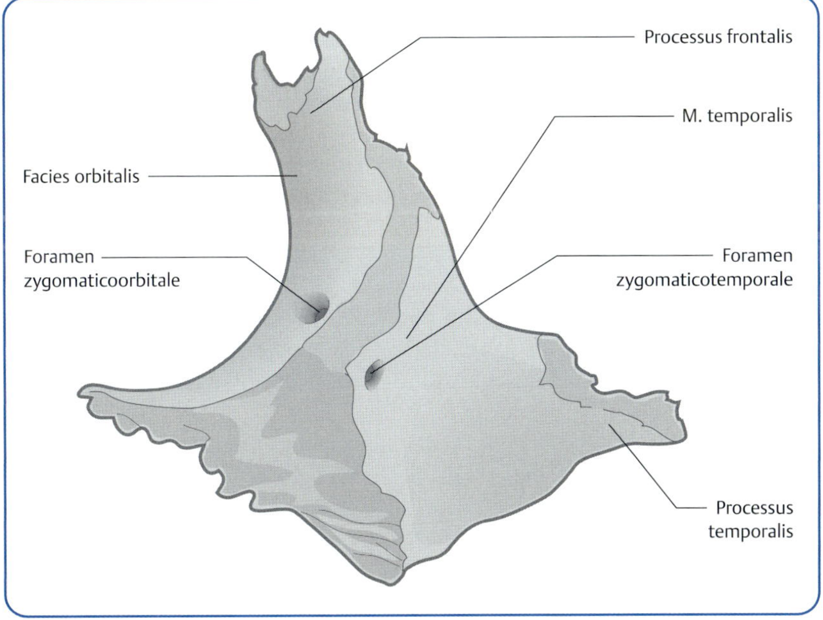

► **Abb. 5.55** Os zygomaticum (von innen).

5.10.6 Morphologie des Os zygomaticum nach Rohen

Die Bewegungsdynamik des Os zygomaticum entspricht der Klavikula [41]. Die Maxilla wird durch das Os zygomaticum vom Hirnschädel, ähnlich wie die obere Extremität durch die Klavikula vom Thorax, abgegrenzt. Es verbindet die Maxilla mit dem Os frontale und dem Os temporale. Durch dieses werden die Ausdruckskräfte dieser 3 Knochen zusammengebunden, sodass das Os zygomaticum entscheidend an der Physiognomie des Gesichts mitwirkt. Das Os zygomaticum dient als Integration von Gesichts- und Hirnschädel, genauer gesagt von Gesichtsschädel, Schädeldach und Schädelbasis. Erst durch die beim Menschen phylogentisch entstandene Wanderung der Augen nach vorn ist binokulares Sehen und damit die Wahrnehmung der Raumeswelt möglich. Das Os zygomaticum ist an der Abgrenzung der Orbita zur Seite gegenüber der Schläfenhöhle beteiligt.

5.10.7 Ossifikation

- membranöse Anlage
- Beginn (1 Ossifikationszentrum pro Seite): ca. 8. Woche i. u.
- Abschluss der Ossifikation: pränatal [31]
- intraossale Spannungen selten, nach Carreiro nur bei abnormaler Position i. u. [45]

Bei Geburt

- relativ flach (beim Erwachsenen durch Kräfte des M. zygomaticus minor/major und M. masseter vorgewölbt)
- stärkstes Wachstum im Bereich der Proc. frontalis, maxillaris und sphenoidalis

5.10.8 Muskuläre Verbindungen

- M. temporalis: an der Facies temporalis für die vorderen Muskelfasern (▶ **Abb. 5.55**)
- M. masseter: am hinteren und unteren Rand des Proc. temporalis (▶ **Abb. 5.53**)
- Mm. zygomatici major und minor: an der Facies lateralis (▶ **Abb. 5.53**)

5.10.9 Fasziale Verbindungen

- Fascia temporalis: am Proc. temporalis

5.10.10 Beziehungen zu Hirnnerven

- N. zygomaticus (V_2): am Foramen zygomaticoorbitale in der Facies orbitalis, aus der Fossa pterygopalatina kommend. Er spaltet sich in die folgenden Rami (▶ **Abb. 5.55**).
- R. zygomaticotemporalis (V_2): am Foramen zygomaticotemporale in der Facies temporalis (▶ **Abb. 5.55**)
- R. zygomaticofacialis des N. zygomaticus (V_2): am Foramen zygomaticofaciale der Facies lateralis (▶ **Abb. 5.53**)

5.11 Mandibula/Unterkiefer

Die unpaarige Mandibula ist der einzige Gesichtsknochen mit einem echten Gelenk.

5.11.1 Begrenzung

- superior: Os temporale

5.11.2 Anteile

- Korpus
- 2 Rr. mandibulae

5.11.3 Korpus

Außenseite

▶ **Abb. 5.56**, ▶ **Abb. 5.57**

- Der horizontale Korpus ist hufeisenförmig gebogen.
- Die Symphysis mentalis ist die mediane Bindegewebsbrücke zwischen der linken und der rechten Unterkieferhälfte. Sie verknöchert im Laufe des 1. Lebensjahres.
- Unterhalb der Symphyse ragt der Kinnvorsprung hervor: Protuberantia mentalis.
- Beidseitig davon befindet sich je ein Höcker, das Tuberculum mentale.
- Unterhalb vom 2. Prämolaren liegt das Foramen mentale für einen gleichnamigen Nerv und eine Arterie.
- Vom Ramus steigt die Linea obliqua schräg nach vorn-unten ab. Oberhalb von ihr setzt der M. buccinator in einer Rinne am Knochen an.

Innenseite

▶ **Abb. 5.58**, ▶ **Abb. 5.59**

- Median befinden sich 1 oder 2 Spinae mentales, Ansatzstellen für den M. genioglossus und den M. geniohyoideus.
- Lateral von der Spina befindet sich die Fossa digastrica, eine erbsen- bis bohnengroße Grube für den M. digastricus.
- Von schräg-oben-hinten nach unten-vorn in Richtung Fossa verläuft die Linea mylohyoidea, Ansatzstelle für den M. mylohyoideus. In ihrem hinteren Bereich setzt der M. constrictor pharyngis superior mit seiner Pars mylopharyngea an.
- Oberhalb der Linea verläuft eine feine Rinne für den N. mylohyoideus.

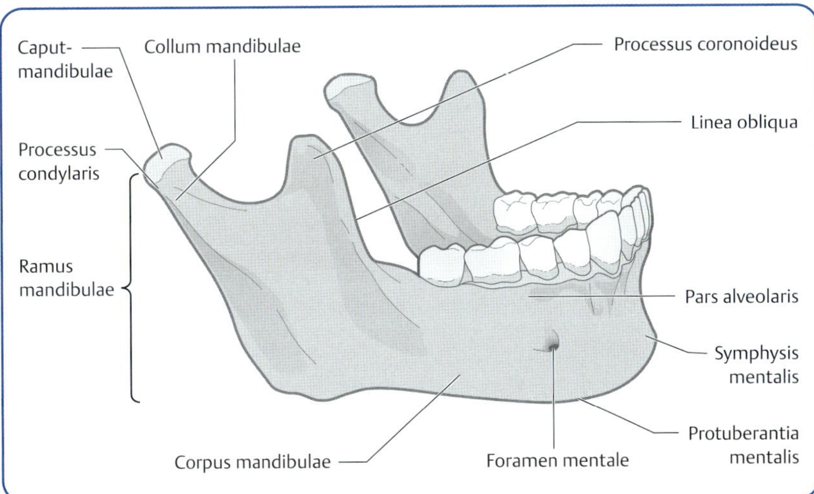

▸ **Abb. 5.56** Mandibula (von außen).

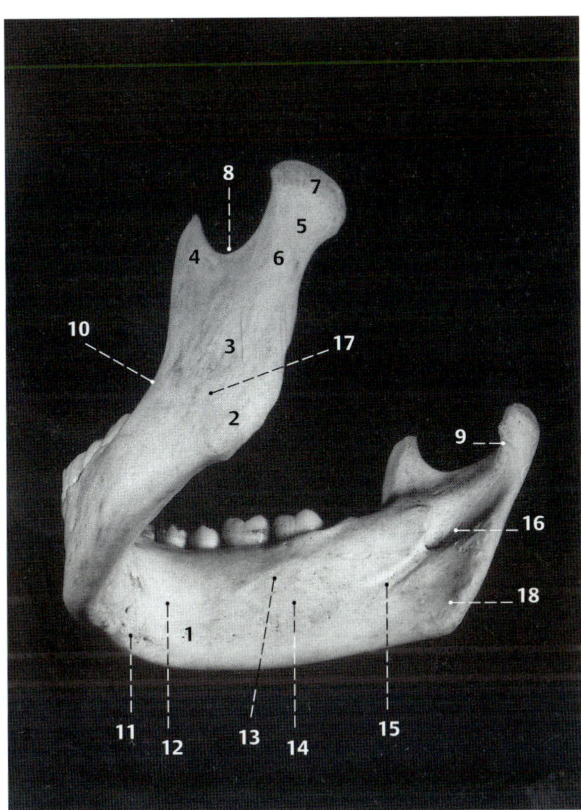

▸ **Abb. 5.57** Mandibula (von außen unten). 1 = Korpus, 2 = Angulus mandibulae, 3 = R. mandibulae, 4 = Proc. coronoideus, 5 = Proc. condylaris, 6 = Collum mandibulae, 7 = Caput mandibulae, 8 = Incisura mandibulae, 9 = Fovea pterygoidea, 10 = Linea obliqua, 11 = Fossa digastrica, 12 = Fovea sublingualis, 13 = Linea mylohyoidea, 14 = Fovea submandibularis, 15 = Sulcus mylohyoideus, 16 = Foramen mandibulae, 17 = Tuberositas masseterica, 18 = Tuberositas pterygoidea

- Oberhalb der Linea liegt im vorderen Bereich die Fovea sublingualis für die Glandula sublingualis.
- Unterhalb der Linea liegt im hinteren Bereich die Fovea submandibularis für die Glandula submandibularis.

Pars alveolaris

- kammartiger Fortsatz zur Aufnahme der Zahnwurzeln
- Er liegt auf dem basalen Teil des Korpus.
- Er besteht aus einem bogenförmigen freien Rand (Arcus alveolaris), aus Vertiefungen zur Aufnahme der Zahnwurzeln (Alveoli dentales) sowie kleinen Knochenkämmen zwischen den Alveoli (Septa interalveolaria).
- Nach außen sind Vorwölbungen sichtbar, die durch die Zahnwurzeln verursacht wurden (Juga alveolaria).

5.11.4 Ramus mandibulae

- Am Unterkieferwinkel (Angulus mandibulae) sind die Rami mit dem Korpus verbunden. Der Winkel beträgt beim Erwachsenen etwa 120°.
- Der rechteckige Unterkieferast verläuft nach schräghinten leicht aufsteigend.
- An der Außenseite hat er in der Nähe des Angulus eine Rauigkeit (Tuberositas masseterica): Ansatz für den tiefen Teil des M. masseter.
- An der Innenseite des Angulus liegt die Tuberositas pterygoidea: Ansatz für den M. pterygoideus medialis.
- Ungefähr in der Mitte des Ramus liegt das Foramen mandibulae, eine Öffnung für den N. alveolaris inferior (V_3) und die gleichnamigen Gefäße.
- Das Foramen mandibulae führt in den Canalis mandibulae, einen Knochenkanal in der Mandibula für den N. aloveolaris inferior. Der Kanal läuft bogenförmig unter den Zahnwurzeln entlang, bis in die Nähe der Medianlinie, mit einem Angang zum Foramen mentale. Er

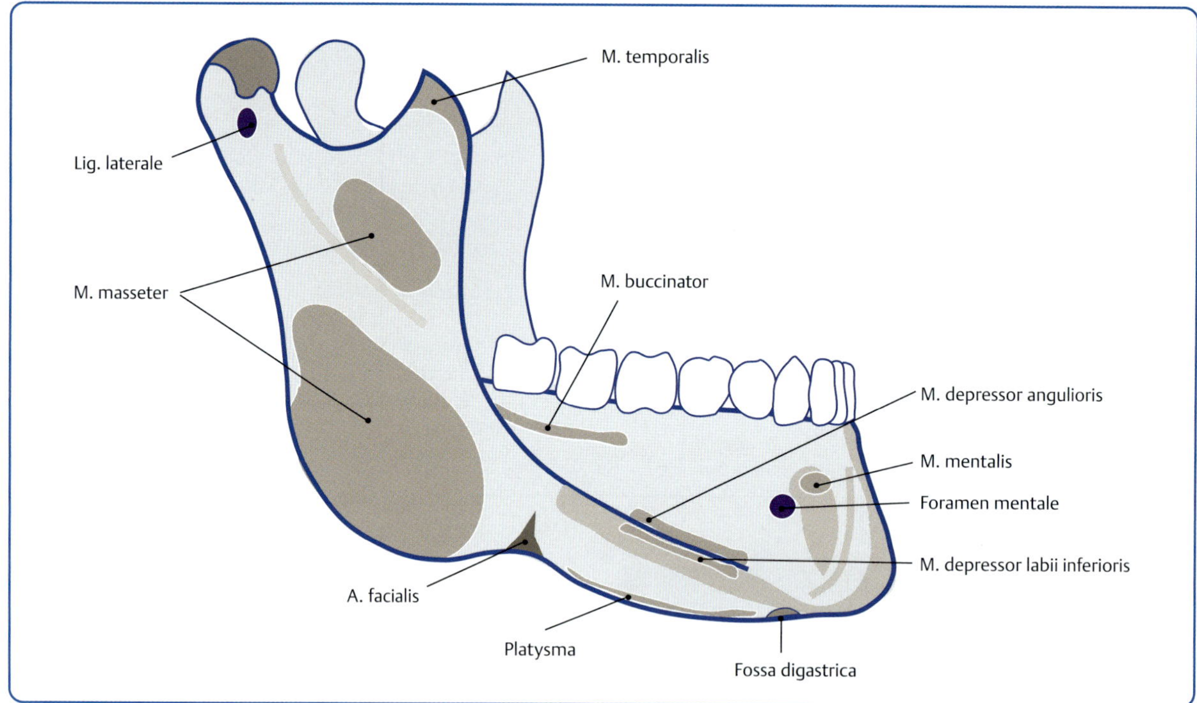

▸ **Abb. 5.58** Mandibula (von außen).

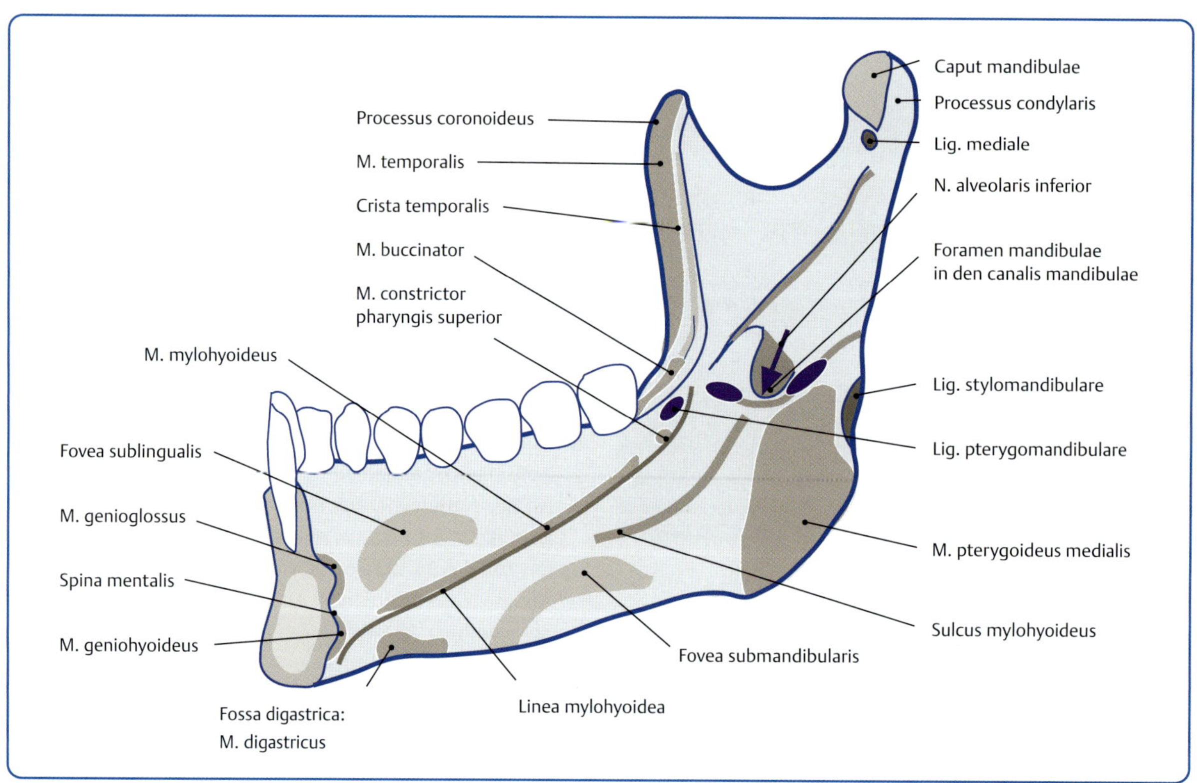

▸ **Abb. 5.59** Mandibula (von innen).

nimmt in seinem Verlauf die sensiblen Nerven aller Unterkieferzähne auf.

- Vor dem Foramen mandibulae befindet sich eine kleine Knochenschuppe, die Lingula mandibulae.
- Der Sulcus mylohyoideus schiebt sich rinnenförmig von dieser Öffnung schräg nach unten für den N. mylohyoideus (aus dem N. alveolaris inferior).
- Am hinteren konvexen Rand des Ramus setzt das Lig. stylomandibulare an.
- Am vorderen Rand des Ramus befinden sich 2 Leisten für die Anheftung des M. temporalis.
- Zwischen den beiden Leisten liegt eine Rinne mit der Crista buccinatoria für den Ansatz des M. buccinator.
- Nach oben verlaufen 2 Fortsätze: Der Proc. condylaris und der Proc. coronoideus. Beide sind voneinander getrennt durch eine Einbuchtung, die Incisura mandibulae.
- Durch die Incisura mandibulae verlaufen die A. masseterica und der N. massetericus (V_3).

Proc. condylaris

▸ Abb. 5.60

- Der Gelenkfortsatz des Ramus hat eine konvexe Oberfläche, das Caput mandibulae.
- Der nach vorn oben gerichtete vordere Teil des Kaputs ist mit Knorpel bedeckt und artikuliert mit dem Tuberculum articulare des Os temporale. Zwischen beiden befindet sich der Discus articularis.
- In der embryonalen Entwicklung setzt sich der Diskus nach vorn in die Sehne des M. pterygoideus fort. Nach hinten ist seine obere Lamina im Bereich der Fissura petrosquamosa befestigt, während die mittlere Lamina durch die Fissura hindurch bis zum Malleus und dem Lig. mallei anterius im Mittelohr zieht und die untere Lamina des Meniskus am Kondylus ansetzt. Der Diskus unterteilt das Kiefergelenk in eine obere und eine untere Kammer und bildet die funktionelle Gelenkpfanne.

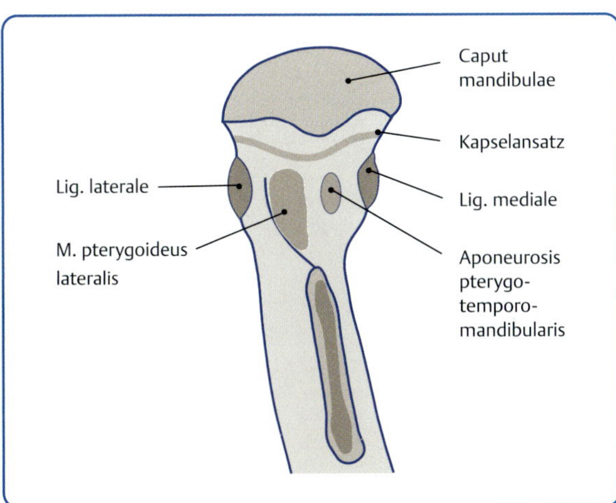

▸ **Abb. 5.60** Rechter Proc. condylaris (von vorn).

- Der hintere glatte Teil des Kaput verläuft nach hinten oben und artikuliert nicht.
- Um den Proc. condylaris herum verläuft der Kapselansatz des Gelenks.
- Unterhalb des Kaputs verläuft das schlankere Collum mandibulae.
- An der Vorderfläche des Kollums befindet sich, dicht unterhalb des Kaputs, eine kleine Grube (Fovea pterygoidea) für den Ansatz des M. pterygoideus lateralis.

Proc. coronoideus

- An den spitzen platten Fortsatz heftet sich die Sehne des M. temporalis an.

5.11.5 Morphologie der Mandibula nach Rohen

Die Mandibula kann wie eine Extremität des Schädels angesehen werden. Es sind folgende strukturelle Ähnlichkeiten festzustellen:

- das Becken mit den unteren Extremitäten in Verbindung mit dem Beckenknochen
- die Brust mit den oberen Extremitäten in Verbindung mit der Skapula
- der Schädel mit der Mandibula in Verbindung mit dem Os temporale

In der Funktion der unteren Extremitäten werden 2 Gestaltungsprinzipien deutlich: die Unterstützung des aufrechten Körpers durch Gewölbestrukturen und die Fortbewegung durch Nutzung von Winkelhebeln. Nach Rohen [42] finden diese Funktionen der unteren Extremitäten metamorphische Entsprechungen in der Dynamik der Mandibula. Während in den unteren Extremitäten das funktionell notwendige Zusammenwirken beider Beine (im Gegensatz zu den Armen) nur dynamisch in Erscheinung tritt, ist dieses in der Mandibula insofern vollendet, als beide Mandibulahälften im Verlauf der Embryonalentwicklung zu einem Knochen zusammenwachsen.

Die Bogenarchitektur der Mandibula mit ihren aufgelagerten Alveolarfortsätzen und dem Proc. coronoideus, dem sog. Muskelfortsatz, entspricht metaphorisch den tragenden und stützenden Bogengebilden der unteren Extremitäten.

Allerdings sind die genannten mandibulären Strukturen hauptsächlich für die Kauarbeit zuständig. Nach Rohen ist diese Kauarbeit als Beginn der Verdauung Ausdruck einer „Auflösung der Raumkörper" und steht so im Gegensatz zu der Funktion der unteren Extremitäten, die sich eher durch eine „Einordnung in den dreidimensionalen Raum" auszeichnet.

Auch das Prinzip der Winkelhebel, das für die Fortbewegung von großer Bedeutung ist, kann in der Mandibula wiedergefunden werden, z. B. in ihrer nicht zu übersehenden winkligen Gestalt und dem zum Kiefergelenk verlaufenden Proc. condylaris. Allerdings kehren sich nach Rohen auch hier die Verhältnisse insofern um, als das Kiefergelenk beim Menschen durch die Verlängerung des Winkelhebels von mechanischen Beanspruchungen während des Kauvorgangs weitgehend entlastet bleibt. So haben wir ein relativ frei bewegliches Kiefergelenk, das mit einer Art physiologischer Luxation bei jeder größeren Mundöffnung einhergeht und dem durch den Diskus zusätzlich weitere Bewegungskombinationen ermöglicht werden.

So führt die besondere Winkelkonstruktion der Mandibula, anders als in den unteren Extremitäten, zu einer Loslösung vom dreidimensionalen Raum. Im Zusammenwirken mit der Ausbildung eines gewölbten Gaumens, einer geschlossenen Zahnreihe, einer beweglichen Zunge und der Absenkung des Kehlkopfes stellt das bewegliche, druckentlastete Kiefergelenk außerdem die Grundlage für die Ausbildung einer Sprache dar. Diese Dynamik könnte als eine Art Antibewegung bezeichnet werden, die durch die Ausbildung von Sprache ein neues Gestalten der raumbildenden Kräfte darstellt.

5.11.6 Ossifikation

- membranöse Anlage
- 9 Ossifikationszentren
- Das Mesenchym vom Oberkieferfortsatz um den 1. Schlundbogen (Meckel-Knorpel) verdichtet sich. So entsteht durch desmale Ossifikation die Mandibula.
- Kleinere Teile der Mandibula wie der Proc. condylaris und die Kinnpartie entstehen durch enchondrale Ossifikation.
- zuerst 2 knorpelige Zentren
- für jede Mandibulahälfte: je 1 Ossifikationszentrum
- Symphysis mentalis: 1 Ossifikationszentrum
- Proc. condylaris und Kollum: je 1 Ossifikationszentrum
- Proc. coronoideus: je 1 Ossifikationszentrum

5.11.7 Muskuläre Verbindungen

▸ Abb. 5.58, ▸ Abb. 5.59, ▸ Abb. 5.60

- M. temporalis: am Proc. coronoideus
- M. masseter: Pars profunda: vom hinteren Drittel des Jochbeinbogens nahezu senkrecht an die Tuberositas masseterica des Ramus; Pars superficiale: von den vorderen zwei Dritteln des Jochbeinbogens schräg an den Angulus mandibulae
- M. pterygoideus lateralis: an der Vorderseite des Kollums, in der Fovea pterygoidea und am Diskus
- M. pterygoideus medialis: an der Innenseite des Angulus, an der Tuberositas pterygoidea
- M. mylohyoideus: in der Linea mylohyoidea der Korpusinnenfläche
- M. constrictor pharyngis superior: hinterer Teil der Linea mylohyoidea
- M. genioglossus und M. geniohyoideus: an der Spina mentalis der Korpusinnenfläche
- M. digastricus (Venter anterior): Fossa digastrica der Korpusinnenfläche
- M. buccinator: oberhalb der Linea obliqua der Korpusaußenfläche

5.11.8 Ligamentäre Verbindungen

▸ Abb. 5.61, ▸ Abb. 5.60

- Lig. stylomandibulare: vom Proc. styloideus des Os temporale zum Angulus
- Lig. sphenomandibulare: von der Spina des Os sphenoidale zum Foramen mandibulae an der Innenseite des Ramus
- Raphe pterygomandibulare: oberhalb der Linea mylohyoidea der Korpusaußenfläche
- Gelenkkapsel
- Lig. laterale: von hinten-unten nach vorn-oben verlaufender Bandapparat
- Lig. mediale: Verstärkung der medialen Kapselanteile
- Pintus-Ligament: unregelmäßig; vom Hammer durch die Fissura petrotympanica zum Caput mandibulae

5.11.9 Fasziale Verbindungen

- Lamina superficialis fasciae cervicalis
- Fascia masseterica: auf dem M. masseter
- Fascia buccopharyngea: auf dem M. buccinator
- Aponeurosis pterygotemporomandibularis
- Pharynx: an der Linea mylohyoidea

5.11.10 Beziehungen zu Hirnnerven

- N. alveolaris inferior (V_3): im Canalis mandibulae
- N. mentalis (Ast des N. alveolaris inferior): am Foramen mentale

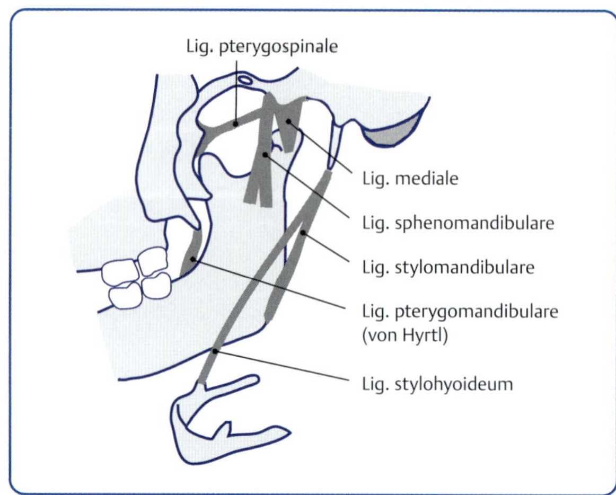

▸ **Abb. 5.61** Ligamente des Kiefergelenks.

- N. mylohyoideus (Ast des N. alveolaris inferior): im Sulcus mylohyoideus
- N. massetericus (V_3): an der Incisura mandibulae

5.11.11 Gefäßverbindungen

- A. alveolaris inferior (Ast der A. maxillaris): im Canalis mandibulae
- A. mentalis (Ast der A. alveolaris inferior): am Foramen mentale
- A. mylohyoidea (Ast der A. alveolaris inferior): im Sulcus mylohyoideus
- A. masseterica (Ast der A. maxillaris): an der Incisura mandibulae

5.11.12 Beziehungen zu Weichteilen

- Zungenmuskel
- Glandula sublingualis und submandibularis

5.12 Os nasale/Nasenbein

► Abb. 5.62, ► Abb. 5.63, ► Abb. 5.64

5.12.1 Begrenzung

- superior: Os frontale
- lateral: Maxilla
- posterior: Os ethmoidale
- medial: Os nasale der Gegenseite

5.12.2 Anteile

- Die variabel langen, rechteckigen Knochen haben eine äußere konvexe und eine innere konkave Fläche.
- In der Mitte sind sie meist eingeschnürt.
- Die innere Fläche stellt die obere Bedeckung der Nasenhöhle dar.
- Nach medial verbinden sich die beiden Ossa nasalia und bilden in der Mitte eine Leiste (Crista nasalis interna), die sich am Septum nasi beteiligt.
- Der hintere Teil des Knochenkammes vom Os nasale artikuliert mit der Lamina perpendicularis des Os ethmoidale.
- An der Unterseite verläuft eine Rinne für den R. nasalis externus des N. ethmoidalis anterior und eine Begleitarterie: der Sulcus ethmoidalis.

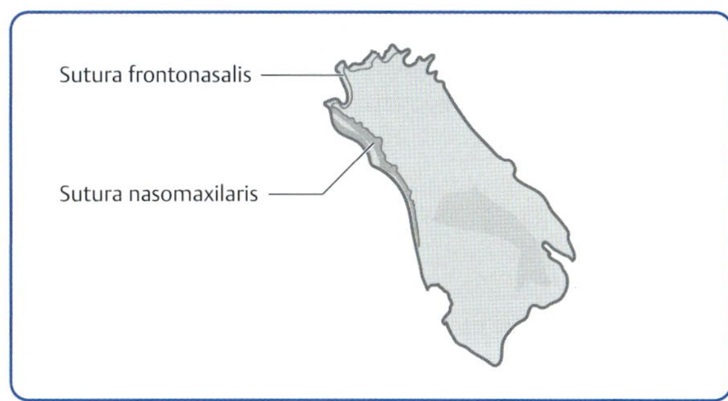

► **Abb. 5.62** Rechtes Os nasale (von außen).

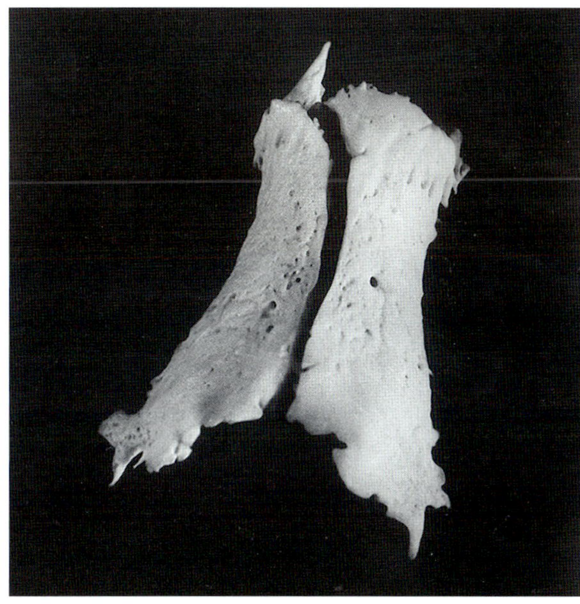

► **Abb. 5.63** Os nasale (von vorn).

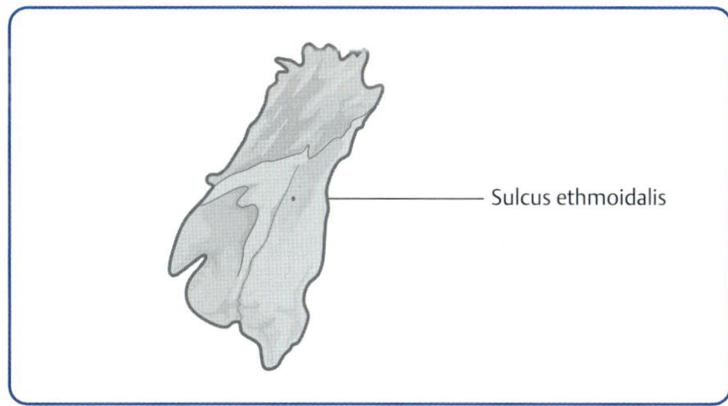

► **Abb. 5.64** Rechtes Os nasale (von innen).

5.12.3 Ossifikation

- membranöse Anlage
- Beginn (1 Ossifikationszentrum pro Seite): 8.–9. Woche i. u.
- Abschluss der Ossifikation: pränatal [31]

5.13 Os lacrimale/Tränenbein

- paarig

5.13.1 Begrenzung

► Abb. 5.65, ► Abb. 5.66, ► Abb. 5.67
- anterior und inferior: Maxilla
- posterior: Os ethmoidale
- superior: Os frontale
- inferior: Concha nasalis inferior

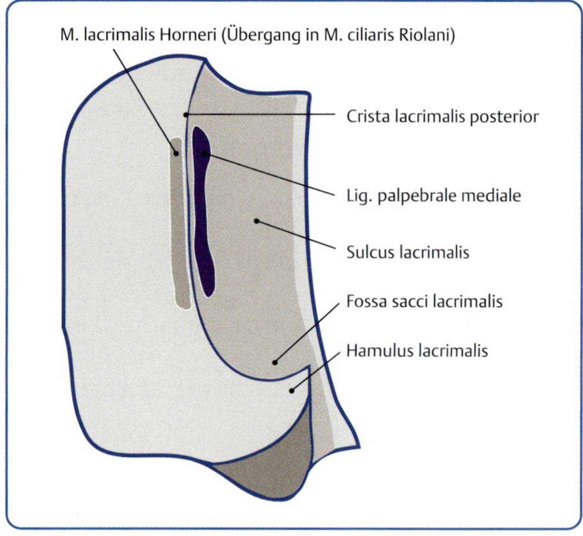

► **Abb. 5.65** Os lacrimale (von außen).

5.13.2 Anteile

Äußere Fläche

- Das Os lacrimale ist an der Bildung der Orbitainnenwand und der äußeren Nasenwand beteiligt.
- Sie bildet vorn oben eine Rinne, den Sulcus lacrimalis. Dieser ist nach hinten durch die Crista lacrimalis posterior begrenzt.
- Vorn unten erweitert sich der Sulcus zur Fossa sacci lacrimalis und bildet mit der Maxilla den Tränen-Nasen-Kanal.
- Nach hinten verbindet sich das Os lacrimale mit dem Os ethmoidale und beteiligt sich an der Orbitawand.

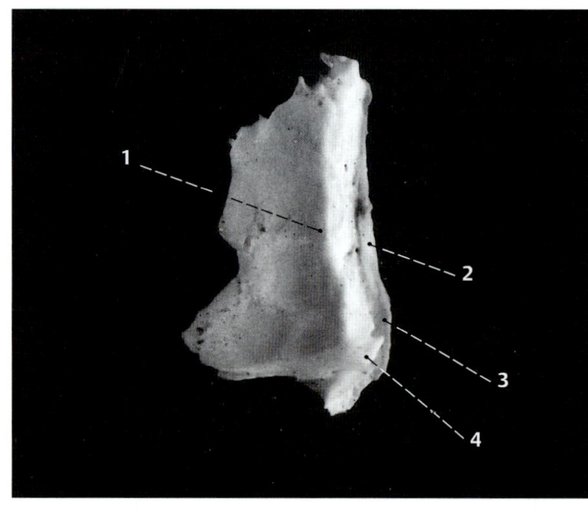

► **Abb. 5.66** Os lacrimale (von außen). 1 = Crista lacrimalis posterior, 2 = Sulcus lacrimalis, 3 = Fossa sacci lacrimalis, 4 = Hamulus lacrimalis

5.13.3 Ossifikation

- membranöse Anlage
- Beginn (1 Ossifikationszentrum pro Seite): ca. 8. Woche i. u.
- Abschluss der Ossifikation: pränatal [31]
- Treffpunkt gegensätzlicher Spannungen von Schädelbasis und Gesicht (Druck vom Os ethmoidale nach anterior oder vom Proc. frontalis ossis maxillaris nach posterior)
- häufigste Störung: Dakrystenose (Stenose des Tränengangs, z. B. bei Geburt in Gesichtslage)

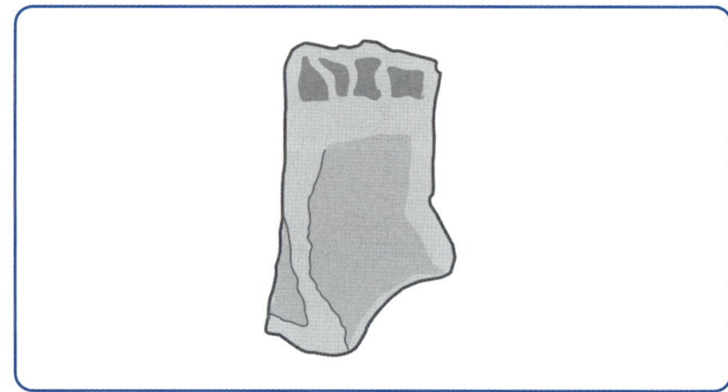

► **Abb. 5.67** Os lacrimale (von innen).

5.14
Concha nasalis inferior

- paarig

5.14.1 Verbindungen

- Os ethmoidale
- Maxilla
- Os palatinum
- Os lacrimale

5.14.2 Anteile

▶ Abb. 5.68, ▶ Abb. 5.69

- Die untere Nasenmuschel ist eine nach medial konvexe Platte. Ihr Unterrand ist lateral etwas eingerollt.
- Ihre seitliche glatte Fläche begrenzt mit der Nasenhöhlenseitenwand den unteren Nasengang.
- Die Koncha setzt die mediale Wand des Tränen-Nasen-Kanals nach unten fort, sodass dieser sich unter der unteren Nasenmuschel öffnet.
- Proc. lacrimalis: ein nach superior-anterior gerichteter Fortsatz, der mit dem Os lacrimale artikuliert
- Proc. maxillaris: ein seitlicher Fortsatz zur Artikulation mit der Maxilla
- Proc. ethmoidalis: ein Fortsatz, der mit dem Proc. uncinatus des Os ethmoidale verbunden ist

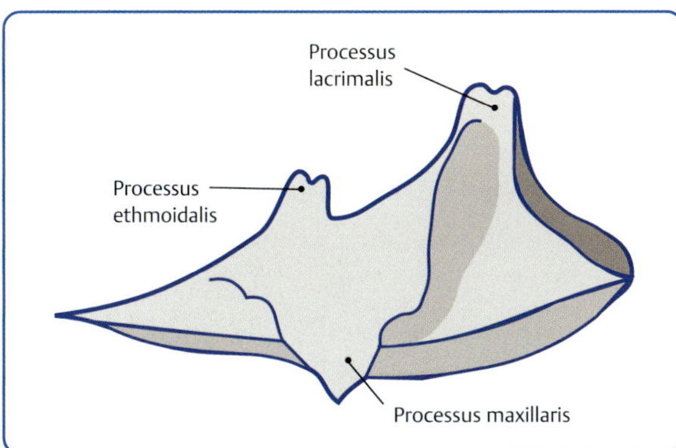

▶ **Abb. 5.68** Rechte Concha nasalis inferior (von lateral).

5.14.3 Ossifikation

- knorpelige Anlage
- Verknöcherung etwa im 5.–7. Fetalmonat

5.15
Os hyoideum/Zungenbein

Das Os hyoideum ist ein hufeisenförmiger, quer verlaufender Knochen an der Knickstelle des Mundboden-Hals-Winkels, auf Höhe von C3. Verbunden ist das Os hyoideum mit anderen Knochen nur über Muskeln und Ligamente. Auch wenn das Os hyoideum nicht direkt zum Schädel zu zählen ist, ist es aufgrund seiner muskulären und ligamentären Beziehungen aufs Engste mit dem Schädel verbunden.

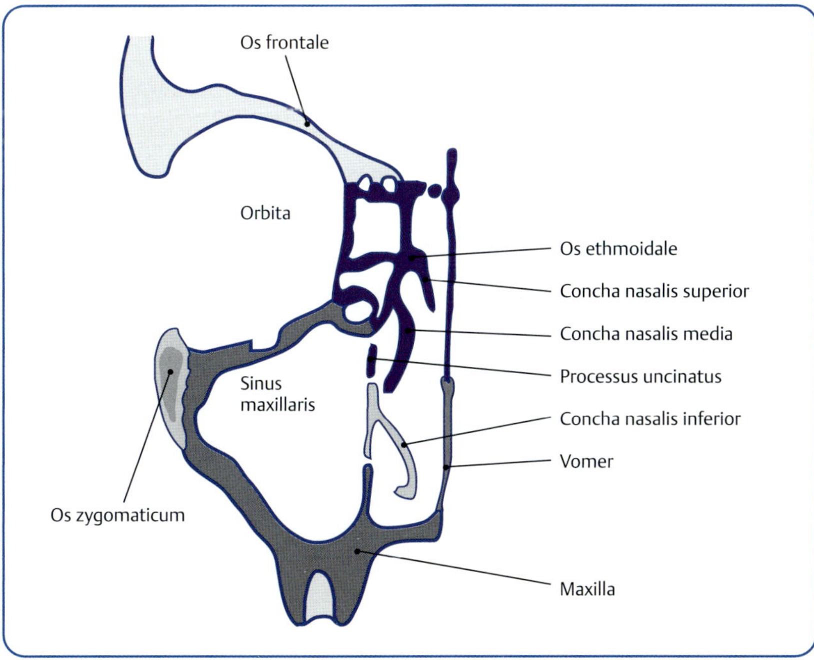

▶ **Abb. 5.69** Frontalschnitt auf Höhe der Mitte des Os ethmoidale.

5.15.1 Anteile

▸ Abb. 5.70, ▸ Abb. 5.71

- Das Os hyoideum besteht aus einem schlanken Körper (Korpus) und seitlich einem großen Zungenbeinhorn (Cornu majus).
- Schräg nach hinten-oben entspringt ein kleiner Fortsatz, das Cornu minus.

5.15.2 Ossifikation

- knorpelige Anlage: Korpus, Cornu minus (aus dem Reichert-Knorpel entstanden)
- membranöse Anlage: Cornu majus (aus dem 3. Schlundbogenknorpel)
- Korpus: 2 Ossifikationszentren, bei der Geburt
- Cornu majus: je 1 Ossifikationszentrum, 38. Woche i. v.
- Cornu minus: je 1 Ossifikationszentrum, 2. Lebensjahr

5.15.3 Muskuläre Verbindungen

▸ Abb. 5.72

Obere Zungenbeinmuskulatur

- M. geniohyoideus: von der Spina mentalis der Mandibula zum Korpus des Os hyoideum
- M. mylohyoideus: von der Linea mylohyoidea der Mandibula zum Korpus des Os hyoideum
- M. digastricus: von der Incisura mastoidea des Os temporale, über eine sehnige Schlinge am Os hyoideum, zur Fossa digastrica der Mandibula
- M. stylohyoideus: vom Proc. styloideus des Os temporale zum Cornu minus
- M. hyoglossus: von Korpus und Cornu majus des Hyoids in die seitlichen Partien der Zunge
- M. chondroglossus: vom Cornu minus in die seitlichen Partien der Zunge

Untere Zungenbeinmuskulatur

- M. sternohyoideus: vom oberen Sternum und von der Art. sternoclavicularis zum Korpus des Os hyoideum
- M. thyrohyoideus: vom Schildknorpel zum Cornu majus und Korpus des Os hyoideum
- M. omohyoideus: vom Oberrand der Skapula zum Korpus des Os hyoideum

Hinter dem Os hyoideum gelegene Muskeln

- M. constrictor pharyngeus medius
- M. stylohyoideus: vom Proc. styloideus zum Cornu minus
- M. digastricus (hinterer Bauch)

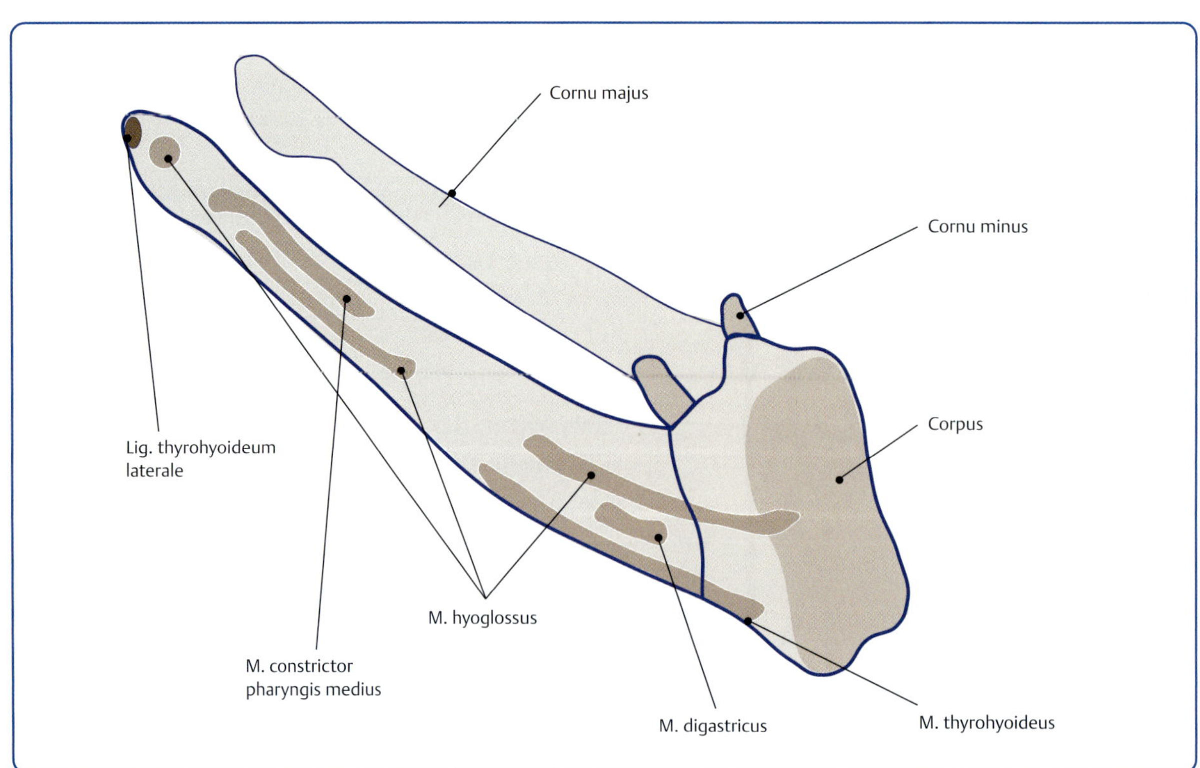

▸ **Abb. 5.70** Os hyoideum (von lateral).

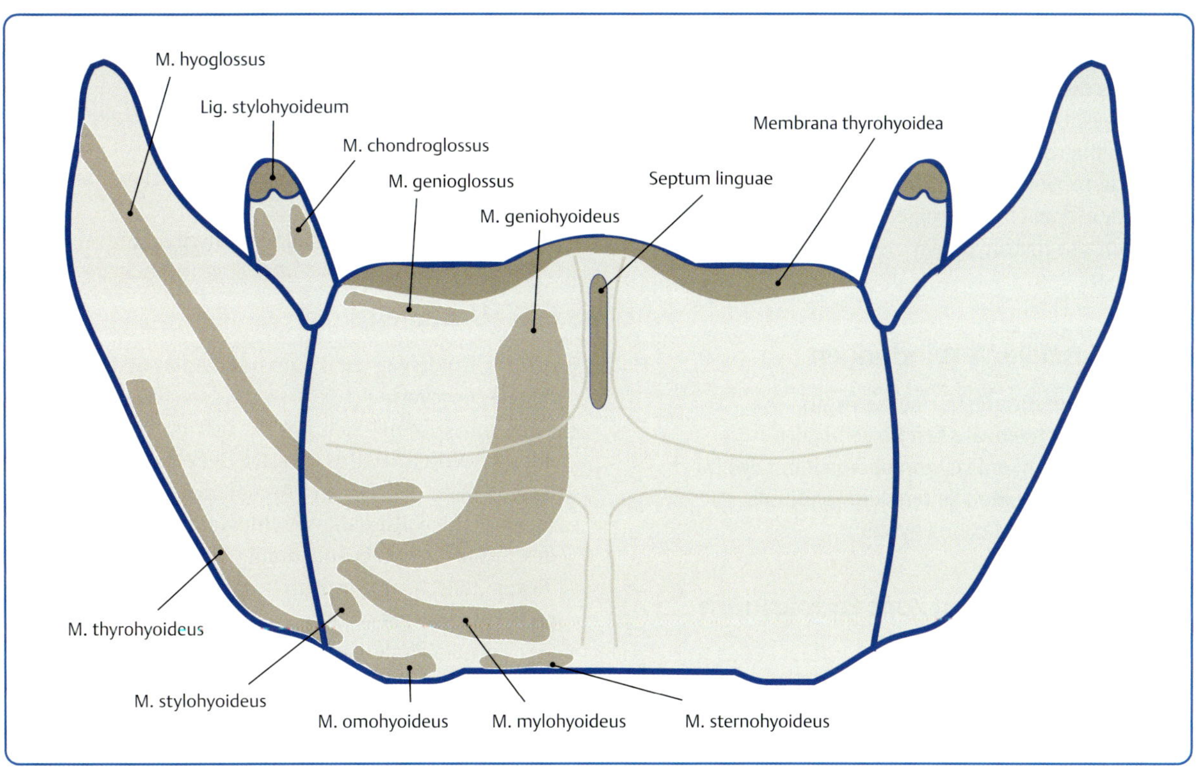

▸ **Abb. 5.71** Os hyoideum (von vorn).

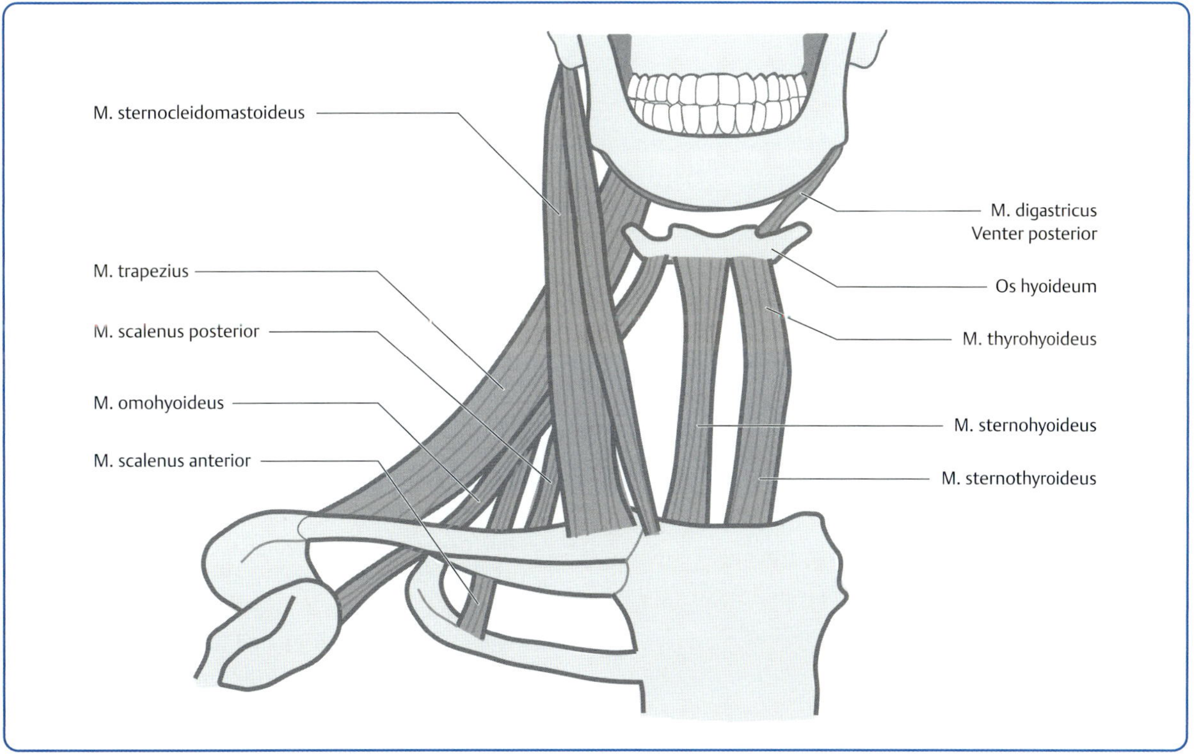

▸ **Abb. 5.72** Hyoidale Muskulatur.

5.15.4 Ligamentäre Verbindungen

- Lig. stylohyoideum: vom Cornu minus zum Proc. styloideus des Os temporale
- Lig. thyrohyoideum laterale: vom hinteren Ende des Cornu majus zum Cornu superius des Schildknorpels
- Lig. thyrohyoideum medianum: mittlere Verstärkung der Membrana thyrohyoidea
- Membrana thyrohyoidea: zwischen Hyoid und Schildknorpel

5.15.5 Fasziale Verbindungen

- Lamina superficialis fasciae cervicalis
- Lamina praetrachealis fasciae cervicalis
- Lamina suprahyoidea: vom oberen Rand des Os hyoideum zu beiden Seiten der Mandibula.
- Pharynx: an den Cornua hyoidea

5.15.6 Beziehungen zum Endokrinum

- Glandula thyroidea
- Glandula parathyroidea

5.16 Os sacrum/Kreuzbein

- unpaarig

5.16.1 Begrenzung

- superior: L5
- lateral: Os coxae
- inferior: Os coccygis

Die 5 Sakralwirbel sind zu einem abgeplatteten Knochen verbunden. Das Os sacrum weist beim Erwachsenen meist deutliche Geschlechtsunterschiede auf. Bei der Frau ist es kürzer und breiter als beim Mann. Die vordere Konkavität des Os sacrum ist bei der Frau stärker als beim Mann ausgeprägt.

5.16.2 Anteile

► Abb. 5.73, ► Abb. 5.74

- 1 Ober- und 1 Unterseite
- Facies pelvina
- Facies dorsalis
- 2 Partes laterales

5.16.3 Oberseite

- An der Oberseite artikuliert die Basis ossis sacri über eine keilförmige Zwischenwirbelscheibe mit dem L5.
- Der weit in das Becken vorgestülpte Rand des 1. Sakralkörpers wird Promontorium genannt.
- Die untere Fortsetzung des Wirbelkanals im Os sacrum ist der dreieckige Kreuzbeinkanal (Canalis sacralis). In ihm verlaufen:
  - die Dura mater spinalis: zum 2. Sakralwirbel und zum Os coccygis
  - das Filum terminale: Ende des Rückenmarks, zur Rückfläche des Os coccygis
  - die Cauda equina: Spinalnervenwurzeln

5.16.4 Unterseite

- An der Unterseite artikuliert der Apex ossis sacri mit dem Os coccygis.
- Nach unten öffnet sich das Os sacrum in Höhe des 3. oder 4. Wirbels: Hiatus sacralis. Der Hiatus entsteht dadurch, dass der Bogen (Arcus) des 4. Sakralwirbels meist nicht vollständig geschlossen ist und der Bogen des 5. Sakralwirbels vollständig fehlt. Überbrückt wird dieser Zwischenraum durch das Lig. sacrococcygeum posterius superficiale.
- Das Cornu sacrale ist ein unterer beidseitiger Fortsatz des Os sacrum zur Artikulation mit dem Os coccygis.
- Durch die T-förmigen Knochenkanäle verlaufen die Nn. sacrales.
- Die Nn. sacrales I–IV mit ihren Rr. ventrales und dorsales verlassen das Os sacrum anschließend durch die vorderen und hinteren Austrittsöffnungen: die Foramina sacralia anteriora und posteriora.

5.16.5 Facies pelvina

- An der vorderen konkaven Fläche sind Verschmelzungslinien der Sakralwirbelkörper erkennbar: Lineae transversae.
- Die vorderen, paarigen 4 Austrittsöffnungen beidseitig der Nn. sacrales anteriores sind nach unten und innen gerichtet.

5.16.6 Facies dorsalis

- An der nach hinten gerichteten konvexen Fläche sind mediale Dornfortsatzrudimente (Crista sacralis mediana), Rudimente der Gelenkfortsätze (Crista sacralis intermedia) sowie Rudimente der Procc. transversi (Crista sacralis lateralis) erkennbar.
- An der Crista sacralis mediana ist die oberflächliche Schicht der Fascia thoracolumbalis befestigt.
- Die hinteren, paarigen 4 Austrittsöffnungen beidseitig der Nn. sacrales anteriores sind nach unten und innen gerichtet. Sie sind kleiner als die vorderen Foramina.

5.16.7 Pars lateralis

- Diese ist die aus Resten von Querfortsätzen, Rippenrudimenten und verknöcherten Bändern entstandene seitliche Fläche des Os sacrum.

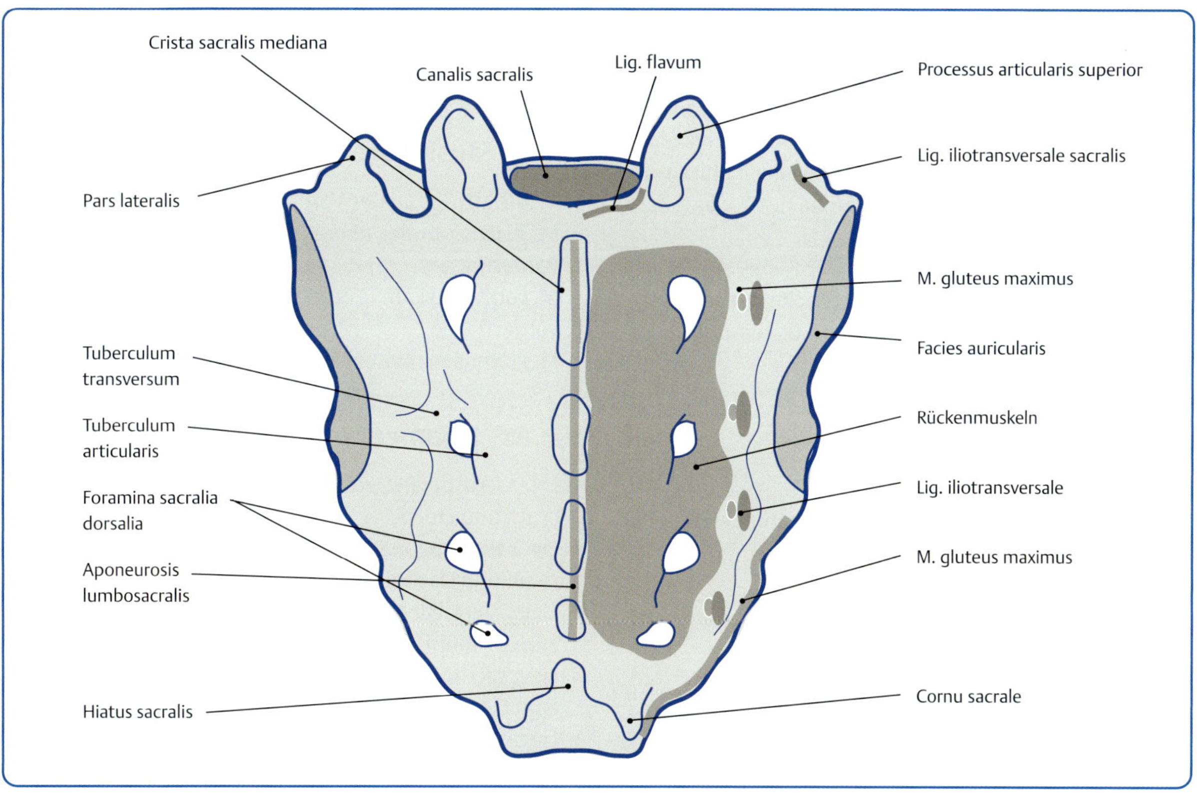

▸ **Abb. 5.73** Os sacrum (von hinten).

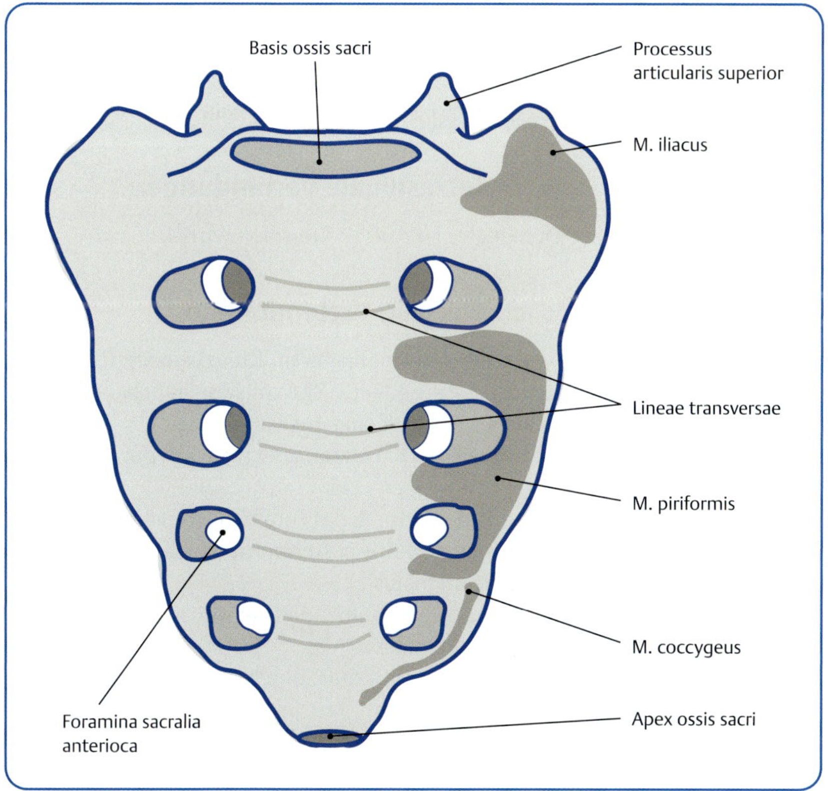

▸ **Abb. 5.74** Os sacrum (von vorn).

- In Höhe der ersten 2–3 Kreuzbeinwirbel liegt die Facies auricularis, eine ohrmuschelartige L-förmige Gelenkfläche zur Artikulation mit dem Os ilium.
- Die Gelenkfläche hat einen kurzen Arm, der von hinten-oben schräg nach vorn-unten verläuft, und einen langen Arm, der von vorn-oben schräg nach hinten-unten verläuft. Sie treffen sich auf Höhe des 2. Sakralwirbels.
- Die raue Fläche beidseitig hinter der Facies auricularis, die Tuberositas sacralis, ist Ansatzfläche der intraossalen Bänder zwischen Os sacrum und Os ilium: Ligg. sacroiliaca interossea.

5.16.8 Ossifikation

- 58–60 Ossifikationszentren
- Die Ossifikation verläuft in einem organisierten zeitlichen Muster.

Pränatal

- in der Regel 5 Wirbel, teilweise 6, wenn L 5 mit „sakralisiert", selten nur 4, wenn S 1 nicht fusioniert
- Jede Ebene hat 5 primäre Ossifikationszentren (1 Zentrum, 2 posteriore Neuralbögen und 2 laterale Rippenfortsätze; Höhe S 5 fehlen die beiden Kostalfortsätze).
- Die Ossifikation der Zentren verläuft in kaudaler Richtung.
- S 1–S 3 ossifizieren zwischen 10. und 12. Woche (Gestationsalter).
- S 4 und S 5 ossifizieren zwischen dem 5. und 8. Monat (Gestationsalter).
- Ossifikation der Neuralbögen ebenfalls nach kaudal
- Zum Ossifikationsalter differieren die Angaben: 10.–12. Woche vs. 19.–29. Woche [48]
- Die Kostalfortsätze ossifizieren spätesten im 6.–8. Fetalmonat (Gestationsalter).

Postnatal

- Die postnatale Fusion erfolgt zwischen dem 3. Monat und 7. Lebensjahr [48].
- Das Zentrum von S 1 ossifiziert zwischen der Geburt und einem Alter von 6 Jahren, die Neuralbögen erscheinen zwischen der Geburt und einem Alter von 15 Jahren.
- Fusion der primären und sekundären Zentren oft nicht seitensymmetisch (kostale Epiphysen)
- Die rudimentären Disci intervertebrales fusionieren nach kranial.
- S 1/S 2 und S 2/S 3 fusionieren zwischen dem 18. und 25. Lebensjahr, S 4/S 5 fusionieren vor dem 15. Lebensjahr [48].
- Fusion zwischen S 5 und Kokzyx sehr variabel: zwischen 15. und 28. Lebensjahr
- Fusion der lateralen Elemente ist ca. mit dem 18. Lebensjahr abgeschlossen, Ausnahme: S 5/Kokzyx teilweise erst mit 27 Jahren.

5.16.9 Muskuläre Verbindungen

- M. piriformis: an der Vorderfläche des Sakrums
- M. iliacus: an der oberen seitlichen Ecke der Sakrumvorderfläche
- M. coccygeus: am unteren seitlichen Rand der Sakrumvorderfläche
- M. gluteus maximus: an der Hinterfläche des Sakrums

5.16.10 Ligamentäre Verbindungen

- Lig. sacrospinale: von der Spina ischiadica zum Os sacrum und Os coccygis
- Lig. sacrotuberale: vom Tuber ischiadicum zum Os sacrum und Os ilium
- Ligg. sacroiliaca ventralia: vom 1. und 2. Sakralwirbel zum Os ilium
- Ligg. sacroiliaca interossea: von der Tuberositas sacralis zum Os ilium
- Ligg. sacroiliaca posteriora: dorsal zwischen Os sacrum und Os ilium
- Lig. sacrococcygeum posterius profundum
- Lig. sacrococcygeum posterius superficiale
- Lig. sacrococcygeum laterale
- Lig. sacrococcygeum ventrale
- Lig. von Trolard: Verbindung zwischen Os sacrum und Filum terminale
- Lig. sacrouterinum: Verbindung zwischen Os sacrum (S 2–S 4) und dem Gebärmutterhals

5.16.11 Intraspinale Verbindungen

- Dura mater spinalis: 2 Kreuzbeinwirbel

5.16.12 Nervale Verbindungen

Die nervalen Verbindungen im Kreuzbeinbereich sind so zahlreich, dass sie hier nicht vollständig behandelt werden können. Es folgt eine Auswahl:

- Nn. sacrales I–IV: Foramina sacralia anterior und posterior
- N. ischiadicus: durch das Foramen ischiadicum majus
- N. cutaneus femoris posterior: durch das Foramen ischiadicum majus
- N. gluteus superior und inferior: durch das Foramen ischiadicum majus
- N. obturatorius internus: durch das Foramen ischiadicum majus
- N. musculi quadrati femoris: durch das Foramen ischiadicum majus
- N. pudendus: durch das Foramen ischiadicum majus
- N. femoralis: am oberen Ende der Art. sacroiliaca

5.16.13 Gefäßverbindungen

Auch die Gefäße im Kreuzbeinbereich sind so zahlreich, dass sie hier nicht vollständig erwähnt werden können. Es folgt eine Auswahl:

- V. iliaca communis: von L 4 bis zur Art. sacroiliaca
- A. und V. pudenda interna: durch das Foramen ischiadicum majus
- A. und V. glutea superior: durch das Foramen ischiadicum majus
- A. und V. glutea inferior: durch das Foramen ischiadicum majus
- A. und V. rectalis inferior: aus der A. und V. pudenda interna

Über das Lig. sacrospinale und das Lig. sacrotuberale werden die Foramina ischiadicum majus und minus gebildet, durch die diese Arterien und Venen verlaufen. Sie versorgen den Beckenboden und die Gesäßregion.

5.16.14 Beziehungen zu Weichteilen

- Uterus: über ligamentäre Verbindungen zum Os sacrum

5.17 Os coccygis/Steißbein

▶ Abb. 5.75, ▶ Abb. 5.76

- Das Os coccygis ist aus 3–4 rudimentären Wirbeln zusammengesetzt.
- Sein nach oben gerichteter Gelenkfortsatz (Cornu coccygeum) artikuliert nicht direkt mit dem Os sacrum, sondern ist mit ihm durch das Lig. sacrococcygeum articulare verbunden.
- Die obere Fläche des 1. Steißbeinwirbelkörpers verbindet sich mit dem Os sacrum.

5.17.1 Ossifikation

- 8 Ossifikationszentren
- Ossifikation und Fusion erfolgen in einem organisierten zeitlichen Muster von der Fetalperiode bis zum 30. Lebensjahr.
- Das Os coccygis besteht aus maximal 4 Segmenten, die Anzahl variiert.
- Der 2., 3. und 4. Kokzygealwirbel werden nur aus den Zentren geformt, die in kaudaler Richtung zwischen dem 16. Monat und 18. Lebensjahr ossifizieren.
- Der 1. Steißbeinwirbel entwickelt sich wie S 5, und die Zentren fusionieren zwischen dem 6. und 30. Lebensjahr [48].

5.17.2 Muskuläre Verbindungen

- M. coccygeus: von der Spina ischiadica zur Seitenfläche des Os coccygis und Os sacrum
- M. pubococcygeus
- M. iliococcygeus

5.17.3 Ligamentäre Verbindungen

- Lig. anococcygeum: zwischen Anus und Os coccygis
- Lig. sacrococcygeum posterius profundum
- Lig. sacrococcygeum posterius superficiale
- Lig. sacrococcygeum laterale
- Lig. sacrococcygeum ventrale

5.17.4 Nervale Verbindungen

- Filum terminale: an der Rückseite des Os coccygis befestigt
- N. coccygeus: Austrittsstelle zwischen dem Os coccygis und Os sacrum
- Plexus coccygeus
- Nn. anococcygei: aus dem Plexus anococcygeus

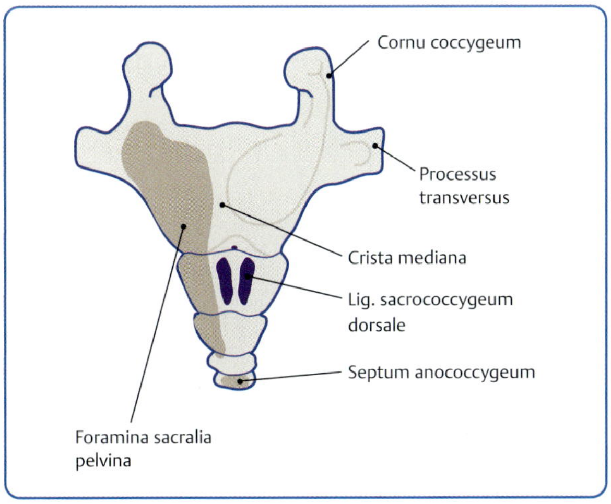

▶ **Abb. 5.75** Os coccygis (von hinten).

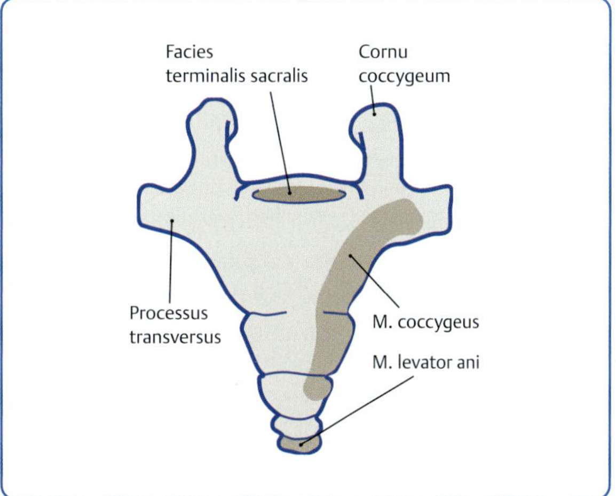

▶ **Abb. 5.76** Os coccygis (von vorn).

5.17.5 Beziehungen zu Weichteilen

- Prostata und Vagina: über den M. levator prostatae bzw. pubovaginalis

Verwendete Literatur

[1] Still AT: Osteopathy, research and practice. Seattle: Eastland; 1992: 7.

[2] Still AT: Philosophy and mechanical principles of osteopathy. Kansas: Hudson Kimberly; 1902. Reprint: Kirksville: Osteopathic Enterprise; 1986: 65.

[3] Benninghoff A: Anatomie. Bd. 1. Hrsg.: Drenckhahn D, Zenker W. München: Urban & Schwarzenberg; 1994: 496.

[4] Firniss M: Anatomische Hypothese über den M. stylohyoideus und den Proc. styloideus. Ulm: College Sutherland; 2000.

[5] Rohen JW: Morphologie des menschlichen Organismus. 2. Aufl. Stuttgart: Verlag Freies Geistesleben; 2002: 362–365, 387f.

[6] Kuta AJ, Laine FJ: Imaging the sphenoid bone and basioocciput: Anatomic considerations. Semin. Ultrasound. CT MRI. 1993; 14(3): 146–159.

[7] Lustrin ES, Robertson RL, Tilak S: Normal anatomy of the skull base. Neuroimag. Clin. North. Am. 1993; 4(3): 465–478.

[8] Sutherland WG: The Cranial Bowl. J. Am. Osteopath. Assoc. 1944: 348–353.

[9] Eser-Bindl U: Os sphenoidale und Os ethmoidale – Entwicklung, Verknöcherung und Frage nach der Möglichkeit einer Mobilität [Diplomarbeit]. München: COE; 2002.

[10] Sperber GH: Embryologie des Kopfes. Berlin: Quintessenz; 1992: 121.

[11] Mann SS, Naidich TP, Towbin RB, Doundoulakis SH: Imaging of postnatal maturation of the skull base. Neuroimaging. Clin. North. Am. 2000; 10(1): 1–21.

[12] Rohen JW: Morphologie des menschlichen Organismus. 2. Aufl. Stuttgart: Verlag Freies Geistesleben; 2002: 362–365.

[13] Stone R: Polaritätstherapie. 2. Aufl. München: Hugendubel; 1994: 204.

[14] Sperber GH: Embryologie des Kopfes. Berlin: Quintessenz; 1992: 100.

[15] Sasaki H, Kodama G: Developmental studies on the postsphenoid of the human sphenoid bone. In: Bosma JF (Ed.): Symposium on development of the basicranium. Bethesda: DHEW publication; 1976; (NIH) 76–989: 177–191.

[16] Eser-Bindl U: Os sphenoidale und Os ethmoidale – Entwicklung, Verknöcherung und Frage nach der Möglichkeit einer Mobilität [Diplomarbeit]. München: COE; 2002.

[17] Madeline LA, Elster AD: Suture closure in the human chondrocranium. CT assessment. Radiolog. 1995; 196: 747–756.

[18] Mann SS, Naidich TP, Towbin RB, Doundoulakis SH: Imaging of postnatal maturation of the skull base. Neuroimaging. Clin. North. Am. 2000; 10(1): 1–21.

[19] Melsen B: The cranial base. The postnatal development of the cranial base studied histologically on human autopsy material. Acta Odontol. Scand. 1974; 32: 1–126.

[20] Madeline LA, Elster AD: Suture closure in the human chondrocranium. CT assessment. Radiolog. 1995; 196: 747–756.

[21] Mann SS, Naidich TP, Towbin RB, Doundoulakis SH: Imaging of postnatal maturation of the skull base. Neuroimaging. Clin. North. Am. 2000; 10(1): 1–21.

[22] Kodama G: Development studies on the body of the human sphenoid bone. In: Bosma JF (Ed.): Symposium on development of the basicranium. Bethesda: DHEW publication; 1976; (NIH) 76–989: 156–165.

[23] Sasaki H, Kodama G: Developmental studies on the postsphenoid of the human sphenoid bone. In: Bosma JF (Ed.): Symposium on development of the basicranium. Bethesda: DHEW publication; 1976; (NIH) 76–989: 177–191.

[24] Nakamura S, Savara BS, Thomas DR: Norms of size and annual increments of the sphenoid bone from four to sixteen years. Angle Orthod. 1972; 42(1): 35–43.

[25] Sutherland WG: The Cranial Bowl. J. Am. Osteopath. Assoc. 1944: 348–353.

[26] Eser-Bindl U: Os sphenoidale und Os ethmoidale – Entwicklung, Verknöcherung und Frage nach der Möglichkeit einer Mobilität [Diplomarbeit]. München: COE; 2002.

[27] Krmpotic-Nemantic J, Vinter I, Jalsovec D, Hat J: Relation of the ethmoidal cells to the floor of the 28 anterior cranial fossa. Ann. Anat. 2000; 182(6): 533–536.

[28] Vinter I, Krmpotic-Nemanic J, Hat J, Jalsovec D: The frontal sinus and the ethmoidal labyrinth. Surg. Radiol. Anat. 1997; 19(5): 295–298.

[29] Rohen JW: Morphologie des menschlichen Organismus. 2. Aufl. Stuttgart: Verlag Freies Geistesleben; 2002: 391f.

[30] Eser-Bindl U: Os sphenoidale und Os ethmoidale – Entwicklung, Verknöcherung und Frage nach der Möglichkeit einer Mobilität [Diplomarbeit]. München: COE; 2002.

[31] Lippmann C: Knochen und Suturen im nasomaxillären Bereich des Schädels. Entwicklung, Ossifikation, Wachstum und Mobilität [Diplomarbeit]. München: COE; 2004.

[32] Melson B: Histological analysis of the postnatal development of the nasal septum. Angle Orthod. 1977; 47(2): 83–96.

[33] Fulford RC: From Center to Periphery. American Academy of Osteopathy Convention. 1980; 11.

[34] Rohen JW: Morphologie des menschlichen Organismus. 2. Aufl. Stuttgart: Verlag Freies Geistesleben; 2002: 370ff.

[35] dto. 387ff.

[36] Stone R: Polaritätstherapie. 2. Aufl. München: Hugendubel; 1994: 207.

[37] Rohen JW: Morphologie des menschlichen Organismus. 2. Aufl. Stuttgart: Verlag Freies Geistesleben; 2002: 366f.

[38] Braun S, Rudman RT, Murdoch HJ, Hicken S, Kittleson R, Ferguson DJ: C-axis: a growth vector for the maxilla. Angle Orthod. 1999; 69(6): 539–542.

[39] Björk A, Skieller V: Growth of the maxilla in three dimensions as revealed radiographically by implant method. Br. J. Orthod. 1977; 4(2): 53–64.

[40] Melson B: Palatal growth studied on human autopsy material. Am. J. Orthod. 1975; 68(1): 42–54.

[41] Rohen JW: Morphologie des menschlichen Organismus. 2. Aufl. Stuttgart: Verlag Freies Geistesleben; 2002: 367.

[42] dto. 368f.

[43] Bosma JF: Postnatal ontogeny of performances of the pharynx, larynx, and mouth. Am. Rev. Respir. Dis. 1985; 131(5): S 10–S 15.

[44] Carreiro JE: Pädiatrie aus osteopathischer Sicht. München: Elsevier; 2004.

[45] dto.

[46] Vu HL, Panchal J, Parker EE, Levine NS, Francel P: The timing of physiologic closure of the metopic suture: a review of 159 patients using reconstructed 3 D CT scans of the craniofacial region. J. Craniofacial Surg. 2001; 12: 527–532.

[47] Sperber GH: Embryology des Kopfes. Berlin: Quintessenz; 1992: 97.

[48] Broome DR, Hayman LA, Herrick RC, Braverman RM, Glass RB, Fahr LM: Postnatal maturation of the sacrum and coccyx: MR imaging, helical CT, and conventional radiography. Am. J. Roentgenol. 1998; 170(4): 1061–1066.

[49] Bonaz B, Sinniger V, Pellissier S: Anti-inflammatory properties of the vagus nerve: potential therapeutic implications of vagus nerve stimulation. J. Physiol. 2016; 594(20): 5 781–5 790.

Weitere Literatur

Brizon J, Casting J: Les feuillets d'anatomie, ostéologie de la tête, I und II. Paris: Maloine; 1953.

Buchet A, Cuilleret J: Anatomie, topographique descriptive et fonctionelle. I: Le Système nerveux central, la face, la tête et les organes des sens. II: Le cou, le thorax. Paris: Simep; 1991.

Busquet L, Gabarel B: Ophthalmologie et Osteopathie. Paris: Maloine; 1988.

Caporossi R, Peyralade F: Traite pratique d'osteopathie cranienne. Aix-en-Provence: Editions de Verlaque; 1992.

Cathie A: Applied anatomy of the skull and its neurovascular contents. J. Am. Osteopath. Assoc. 1945; 44: 945.

Cathie A: Growth and nutrition of the body with special reference to the head. AAO Yearbook. 1962; 62: 149–153.

Feneis H: Anatomisches Bildwörterbuch. 6. Aufl. Stuttgart: Thieme; 1988.

Heitzmann C, Zuckerkandl E: Atlas der deskriptiven Anatomie des Menschen, Bd. 1. 9. Aufl. Wien: Braumüller; 1902.

Hyrtl J: Lehrbuch der Anatomie des Menschen. Wien: Braumüller; 1889.

Lang J: Klinische Anatomie des Kopfes. Berlin: Springer; 1982.

von Lanz T, Wachsmuth W: Praktische Anatomie, Bd. 1, Teil A. Berlin: Springer; 1985.

von Lanz T, Wachsmuth W: Praktische Anatomie, Bd. 1, Teil B. Berlin: Springer; 1979.

Lignon A: The cranial puzzle – le puzzle cranien. Aix-en-Provence: Editions de Verlaque; 1989.

Magoun HI: Newer knowledge of the skull. J. Am. Osteopath. Assoc. 1973; 73: 250–252.

Magoun HI: Osteopathy in the Cranial Field. 3 rd ed. Kirksville: Journal Printing Co.; 1976.

Magoun HI: The temporal bone: Troublemaker in the Head. J. Am. Osteopath. Assoc. 1974; 73: 825–835.

McCatty RR: Essentials of craniosacral osteopathy. Bath: Ashgrove; 1988.

Naylor CL: Symposium on the plastic basicranium. I. The basicranium. J. Am. Osteopath. Assoc. 1937; 37: 94–97.

Netter FH: Farbatlanten der Medizin, Bd. 5. Stuttgart: Thieme; 1987.

Northrup TL: The temporal lesion. AAO Yearbook. 1943–44; 25–28.

Perlemuter L, Waligora J: Cahiers d'anatomie 1, Système nerveux central. Paris: Masson; 1980.

Pernkopf E: Topographische Anatomie des Menschen. Bd. III. München: Urban Schwarzenberg 1952.

Pernkopf E: Topographische Anatomie des Menschen. Bd. IV. 1. und 2. Hälfte. München: Urban & Schwarzenberg; 1957 und 1960.

Richard R: Lesions osteopathiques du sacrum. Paris: Maloine; 1978.

Sanborn EE: Symposium on the plastic basicranium. II: The intracranium. J. Am. Osteopath. Assoc. 1937; 37: 137–141.

Spalteholz W: Handatlas der Anatomie des Menschen, Bd. 1. Leipzig: Hirzel; 1910.

Sperber GH: Embryologie des Kopfes. Berlin: Quintessenz; 1992.

Sutherland WG: Teachings in the Science of Osteopathy. Fort Worth: Sutherland Cranial Teaching Foundation; 1991.

Testut L: Traite d'Anatomie humaine. Tome 1: Ostéologie, Arthrologie, Myologie. Paris: Octave Doin; 1899.

Ulrich NA: Symposium on the plastic basicranium. Obstetical lesioning of the base. J. Am. Osteopath. Assoc. 1938; 37: 248–252.

Upledger JE, Vredevoogd JD: Craniosacral therapy. Seattle: Eastland; 1983.

Upledger JE: Craniosacral therapy II, beyond the Dura. Seattle: Eastland; 1987.

Verheyen P: Kursaufzeichnungen.

White EC: Symposium on the plastic basicranium. III. Lesionability of the plastic basicranium. J. Am. Osteopath. Assoc. 1938; 37: 183–189.

White JE, White JS, Baldt G: The relation to the craniofascial bones to specifie somatic dysfunctions: A clinical study of the effects of manipulation. J. Am. Osteopath. Assoc. 1985; 84–85: 603–604.

Williams PL, Warwick R, Dyson M, Bannisater LM: Gray's Anatomy. 38th ed. New York: Churchill Livingstone; 1995.

6 Suturen

„Gründliche Kenntnisse der Position, der Umrisse und der gelenkigen Struktur mit besonderem Augenmerk auf die Ränder jedes kranialen Knochens sind unentbehrlich für das Verständnis seiner physiologischen Bedeutung.“
H. I. Magoun [1]

6.1 Aufbau, Form und Dysfunktion der Suturen

Die Sutur ist die Verbindung zwischen 2 aneinandergrenzenden Schädelknochen. Die Muster der Suturen ebenso wie der übrige Körperbau stellen für jedes Individuum einzigartige Merkmale dar und können sogar zur forensischen Identifikation herangezogen werden [23]. Die These von Monroe, unterstützt von Kellie, besagt, dass der Erwachsenenschädel ein unbewegliches, verknöchertes und rigides Ganzes darstellt. Diese Monroe-Kellie-Hypothese stützt sich auf die Annahme, dass der intrakraniale Druck sich kaum verändere. Nach Monroe und Kellie verschieben sich die intrakranialen Flüssigkeiten entweder in den spinalen Duralsack, oder das Blutvolumen, das Hirnvolumen und später auch das Volumen der Hirnflüssigkeit verschieben sich nur untereinander, ohne dass der intrakraniale Gesamtdruck zunähme. Die These, dass der Schädel eines Erwachsenen im Normalfall unbeweglich sei, wurde bislang in der Medizin fast widerspruchslos akzeptiert.

Hingegen stellte Bolk fest, dass sich die Suturen beim Menschen niemals völlig verschließen.

Lebourg und Seydel [2] beschrieben die Sutur nicht nur als die Stelle, an der die Schädelknochen sich verbinden, sondern insbesondere bei Kindern auch als eine Stelle der Beweglichkeit und erwähnten die herausragende Bedeutung der Suturen für das Wachstum membranösen Knochens des kraniofazialen Skeletts [24]. Moss postuliert eine Beweglichkeit zwischen Schädelknochen und weist gleichzeitig darauf hin, dass die Randung und die Interdigitation eine Spreizung der Sutur verhindern sollen [25]. Petrovic, Charlier und Hermann [3] belegten durch Forschungen die adaptative Funktion der Suturen. Die Studie von Pritchard, Scott und Girgis [4] über die Struktur und Entwicklung von Suturen bei Säugetieren stimmt mit der Annahme von Sutherland überein, dass die Suturen auch in späteren Jahren eine minimale, aber klinisch bedeutsame Beweglichkeit haben. Nach Prichard et al. kommt es zur völligen suturalen Ossifikation nur, wenn kein Wachstum mehr vorhanden ist. Suturen sind minimal biegsamer als Schädelknochen [26]. Auch Untersuchungen von Suturen erwachsener Ziegen zeigen gegenüber Schädelknochen eine höhere energieabsorbierende Fähigkeit und unterstützen die Hypothese, dass erwachsene Suturen schockabsorbierend wirken könnten [27]. Delaire [5] und Le Diascorn nehmen an, dass suturale Beweglichkeit in der Jugend und selbst im Erwachsenenalter noch möglich ist, je nach Kräften, die auf die Suturen einwirken. Diese Studien wurden in weiteren Forschungen von Retzlaff et al. sowie Van der Kolk und Beaty [117] im Wesentlichen bestätigt. Retzlaff, Michael, Roppel und Mitchell [6] konnten bei allen 10 von ihnen untersuchten Saimiri-Affen keinerlei Anzeichen für eine völlige Verknöcherung der Suturen finden. Im Gegenteil: Sie konnten in den Suturen ausgewachsener Affen kollagene und elastische Fasern, Nerven und sensorische Nervenendigungen sowie Blutgefäße lokalisieren. Ein Großteil ihrer Forschungen befasste sich mit der Suche nach geeigneten histologischen Techniken zur Erforschung suturaler Präparate. Kleine Bewegungsmöglichkeiten der Gesichtsschädelknochen sollen mitverantwortlich dafür sein, dass die kräftigen Bisskräfte im Schädel verteilt werden, ohne die Gesichtsknochen zu überlasten [28]. Durch Kontraktion des M. temporalis wird eine Knochenspannung entlang des Schädeldaches zur parasagittalen Region übertragen. Selbst geringe Kauaktivitäten führen so zu einer kurzfristigen Spreizung der Sutura sagittalis [29].

Kokich et al. kommen nach histologischen Studien zu dem Schluss, dass es erst in relativ fortgeschrittenem Alter zu teilweisem suturalem Verschluss kommen kann. Suturaler Verschluss konnte beim Menschen im Alter von 90 Jahren und beim Schweinsaffen, einer Makakenart, im 20. Lebensjahr registriert werden. Kragl et al. konnten mithilfe holografischer Aufnahmen Beweglichkeiten mazerierter Schädel nachweisen. Ihre Ergebnisse belegen eine Bewegung der einzelnen Schädelteile, die in Abhängigkeit zueinander stattfindet. Diese „hängt wahrscheinlich von der Morphologie der intersuturalen Gelenkflächen ab“ [21].

Auch in weiteren Studien konnte eine suturale Beweglichkeit in Reaktion auf biomechanische Kräfte in vitro [30] [31] und in vivo [32] registriert werden. Bei einem intrakranialen Druckanstieg um 15–20 mmHg konnte bei komatösen Patienten eine Weitung des bitemporalen Durchmessers um 0,78 und 3,7 mcm registriert werden (Heifetz, Weiss [33]). Bereits ein intrakranialer Druckanstieg von 2 mmHg führte zu einer Weitung an den Parietalknochen lebender Hunde [34]. Nach Babler und Persing reagieren Synchondrosen und Suturen des Schädels auf mechanische Kräfte und räumliche Umorientierungen [35]. Enlow [7] schreibt:

> *„Die alte Vorstellung, dass sich die Suturen in einem bestimmten Alter verschließen und die Knochen nur noch durch direkte Knochenappositionen auf den Flächen wachsen, hat sich als nicht zutreffend erwiesen."*

Pavlin und Vukicevic [36] registrierten suturale Gleit- und oder Rotationsbewegungen. Rotationsbewegung der Maxilla führt zur Spannungszunahme in der Sutura intermaxillaris (schwächer im anterioren, stärker im posterioren und mittleren Abschnitt). Die Sutura frontomaxillaris und nasomaxillaris und die Fissura pterygomaxillaris gleiten nach mediolateral. Die Sutura zygomaticomaxillaris gleitet in einer eher zirkulären Richtung.

1993 veröffentlichten Heisey und Adams [8] ihre Forschungsergebnisse über die Beweglichkeit von Schädelknochen. Mit einem speziell entwickelten Gerät wurde es möglich, kleinste Lateral- und Rotationsbewegungen der Ossa parietalia an der Sutura sagittalis von ausgewachsenen anästhesierten Katzen zu messen. Diese beiden Bewegungen ergaben zusammen eine suturale Beweglichkeit von 200 mcm. Die Wissenschaftler übten Druck von außen auf die Ossa temporalia aus, ein anderes Mal erhöhten sie den intrakranialen Druck, indem sie Flüssigkeit in die Seitenventrikel injizierten; jedes Mal prüften sie die Reaktion der Ossa parietalia. Beide Male konnte eine Bewegung an der Sutura sagittalis gemessen werden. Selbst eine Injektion von nur 0,1–0,2 ml Flüssigkeit in die Seitenventrikel reichte aus, um Bewegung in der Sutura auszulösen.

Weiterhin relativierten Heisey und Adams vorhergegangene Untersuchungen, die zu dem Ergebnis kamen, dass der Schädel unbeweglich sei, indem sie aufzeigten, dass bei einem Untersuchungsaufbau, der den Schädel einzwängte, die suturale Beweglichkeit nicht nachgewiesen werden konnte. Diese Art Untersuchungsaufbau wurde in der Vergangenheit stets benutzt. Sie schreiben [9]:

> *„Unsere Daten zeigen, dass intrakraniale vaskuläre Volumen und zerebrospinale Flüssigkeitsvolumen ebenso wie die kraniale Knochenbewegung mobilisiert werden können, um das zentrale Nervensystem gegen einen Anstieg des intrakranialen Druckes zu schützen […]."*

Wie stark die Ossa parietalia sich als Reaktion auf intrakraniale Volumen- und Druckveränderungen bewegen, ist nicht nur von den mechanischen Eigenschaften der Suturen abhängig, sondern auch von extrakranialen Restriktionen, die auf sie einwirken.

Moskalenko et al. konnten mithilfe von MRT-Untersuchungen spontane Bewegungen an Os parietale, Os temporale und Os occipitale feststellen. Serielle Röntgen- und MRT-Aufnahmen ergaben spontane intrakraniale Größenveränderungen von 0,38 mm, die alternierende sagittale und frontale Diameterschwankungen zeigten [37].

Mittels fotogrammatrischer Bewegungsmessungen an der Orbita konnten Schwankungen in der Vergrößerung und Verkleinerung des schrägen Durchmessers der Orbita registriert werden, deren Fourier-Analyse komplexe Wellenformen mit bis zu 8 Frequenzen zeigten [38]. Auch Zanakis et al. [10] maßen spontane Bewegungen an den Ossa parietalia und am Os frontale bei Testpersonen mithilfe eines Video-Computer-Versuchaufbaus.

Uneinigkeit herrscht darüber, welche Bedeutung die minimalen suturalen Beweglichkeiten für die Gesundheit bzw. bei Beschwerden und Krankheiten insbesondere im Erwachsenenalter haben und ob diese manueller Diagnostik und Behandlung zugänglich wäre [39].

Eine Belastung von 50 kg führt zu einer suturalen Verschiebung von 1 mm bei Kaninchen mit verspäteter kranialer Synostosis, die einer menschlichen Sutur eines 20- bis 30-Jährigen entsprechen würde. Normale Suturen von Kaninchen, die Suturen menschlicher Kinder entsprechen, benötigen 15 kg Belastung, um eine Verschiebung von 1 mm in den Suturen zu erreichen [40]. Nach McGrath müsste ein vielfacher intrakranialer Druck nötig sein, um palpable Veränderungen an den Schädelknochen hervorzurufen. Bereits Virchow beschrieb Korrelationen zwischen Schädelformen, Suturen und ihrer Verknöcherung [41]. Kontrovers ist, ob Synostosen der Schädelbasis oder des Schädeldaches für die Ausbildung pathologischer Schädelformen verantwortlich sind [42] [43] [44] [45] [46].

Nach Cohen stellen Kraniosynostosen der Schädelbasis eine primäre Komponente für das Auftreten kraniofazialer Dysostosen dar [47].

Fetale durch intrauterinen Druck hervorgerufene Schädeldeformierungen sind abhängig von der Stärke des Drucks, der Dauer der Druckeinwirkung, der Widerstandskraft des Schädels, dem Ort, auf den der Druck trifft, und der Größe der Fläche, auf die sich der Druck auswirkt [118].

Von 36 untersuchten Schädeln (mit einem Alter von 56–101 Jahren) zeigten 26 Schädel eine weniger als 100 %ige Fusion der Sutura coronalis, 24 der Schädel hatten eine nicht fusionierte Sutura sagittalis und 31 wiesen eine nicht fusionierte Sutura lambdoidea auf. Die verlängerte Durchgängigkeit an der Sutura lambdoidea könnte aufgrund der externen Kräfte durch die große Anzahl von Muskeln, die diese Sutur beeinflussen, verursacht sein [125].

6.1.1 Aufbau der Suturen

Jede Sutur besteht nach Prichard, Scott und Girgis, bestätigt durch Arbeiten von Retzlaff, aus 2 Verbindungslagen und 5 dazwischenliegenden Schichten, in denen bestimmte Zellen und Fasern vorkommen. Lebourg beschrieb 3 dazwischenliegende Lagen, die beim Embryo vorkommen und sich anschließend zu einer fünflagigen Struktur entwickeln (► **Tab. 6.1**, ► **Abb. 6.1**).

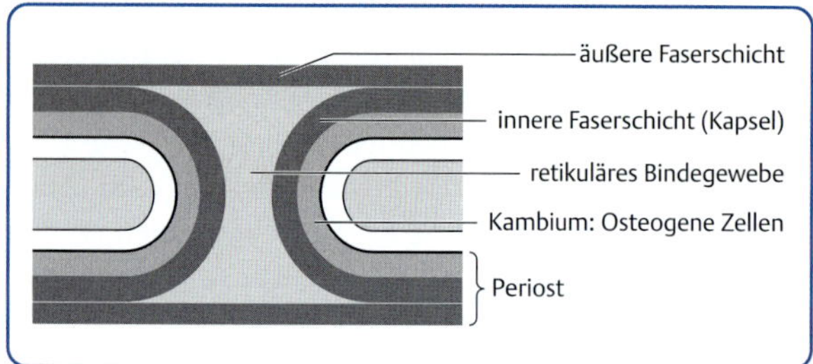

▶ **Abb. 6.1** Aufbau der Sutur.

▶ **Tab. 6.1** Das suturale Gelenk.

Lage	Bestandteile
äußere Lage	1. osteogene Zellen 2. Konjunktivagewebe als Kapsel
mittlere Lage	3. retikuläres Bindegewebe
innere Lage	4. Konjunktivagewebe als Kapsel 5. osteogene Zellen

Verbindungslagen

Die äußere Faserschicht des Periosts teilt sich an der Sutur in 2 Lagen. Die äußere bindegewebige Periostlage überbrückt die Suturenfuge an der Außen- und Innenfläche des Schädels und bildet so die Verbindungslagen an der Schädelaußen- und -innenseite. Kollagene Fasern sind die überwiegende Bindegewebsstruktur in der Sutur. Bündel kollagener Fasern, sog. Sharpey-Fasern, überbrücken die Suturenfuge und dringen in die beiden gegenüberliegenden Knochen ein. Dabei sind diese Fasern an jenen Stellen besonders zahlreich, die am stärksten auseinanderziehenden Kräften ausgesetzt sind. Eine Arteriole und eine oder mehrere nichtmyelinisierte Nervenfasern begleiten die Sharpey-Fasern und dringen in den Havers-Kanal des Knochens ein. Diese Fasern könnten als Schutz der Suturenränder gegen zu starke Bewegungsimpulse dienen, um so die Suturen zusammenzuhalten. Diese stellen eine Art Anker für die Schädelknochen dar, die eine feste und stabile, aber dennoch bewegliche Anheftung zwischen den Knochen bewirken. Entlang der Ränder der Sharpey-Fasern verlaufen elastische Fasern, die laut Retzlaff möglicherweise die Ausdehnung der Kollagenbündel kontrollieren, während das retikuläre Bindegewebe die Verankerung der Sharpey-Fasern im Knochen darstellt [126].

Nach Oudhof sind die Fasern in der Pars externa so angeordnet, dass sie den die Sutur weitenden und verengenden Kräften widerstehen können. Die Pars interna mit dem dicken suturalen Ligament kann als Pivot für oben genannte Bewegungen dienen. Die Suturen wirken sozusagen als Scharnier zwischen den Schädelknochen [49] [50].

An den Suturae planae und Suturae squamosae beginnen die kollagenen Fasern im Periost und setzen sich für eine kurze Strecke in den Knochen fort. Einige dieser Fasern kehren um und verlaufen parallel zur langen Knochenachse.

An den Suturae serratae und denticulatae führen die kollagenen Fasern von Knochen zu Knochen, dringen in ihn ein und verlaufen anschließend in den Havers-Kanälen [22].

Zwischenschichten

Die innere bindegewebige Periostlage stülpt sich von der Außen- und Innenfläche des Schädels nach innen in die Sutur und bedeckt als fibröse Kapsel die Knochenränder. Auch diese Periostlage besteht ebenso wie die bereits beschriebenen Verbindungslagen aus kollagenen Faserbündeln. Zwischen den beiden Kapseln liegt eine zentrale Zone, die locker mit Bindegewebe gefüllt ist. Die retikulären Anteile in dieser Zone könnten dazu dienen, feine Bewegungen zwischen den Schädelknochen zu ermöglichen. Auch elastisches Gewebe wurde von Retzlaff [11] in Suturen gefunden, das die kollagenen Faserbündel überkreuzt und eventuell eine Art kontraktiles Element darstellt. Innerhalb dieser Zone wurden auch Blutgefäße mit ihren zugehörigen Nerven für die vasomotorische Kontrolle nachgewiesen. Diese Gefäße sind zur Zeit der Geburt und in der frühen Kindheit noch zahlreich und nehmen im Laufe des Wachstums ab. Auch das Gewebe in dieser Zone wird mit zunehmendem Alter fester.

Sowohl das Konjunktivagewebe wie auch die osteogenen Zellen gehen in das Periost des Schädelknochens über.

Entwicklung der Suturen

Die Morphogenese des Schädels und des Gehirns wird laut Richtsmeier und Flaherty (2013) durch eine Informationsweiterleitung über Transmitter in noch unbekannter Weise koordiniert [127]. Eine weitere herausragende Stellung bei der evolutionären Entwicklung des Schädels schreiben die Autoren den Neuralleistenzellen zu, da sie durch ihre Pluripotenz verschiedene Körpergewebe, u. a. Knochen und Knorpel, bilden können.

Der knöcherne Schädel bezieht sein Ursprungsgewebe zum einen der Neuralleiste und zum anderen dem paraxialen Mesoderm. Der Gesichtsschädel entsteht v. a. durch eine desmale Ossifikation mit Ursprungszellen aus der Neuralleiste. Die Schädelbasis verknöchert über den Weg der chondralen Ossifikation. Dabei enstammen die Ursprungszellen im vorderen Anteil aus der Neuralleiste und im hinteren Anteil aus dem paraxialen Mesoderm. Knochen des Neurokraniums werden durch desmale Ossifikation gebildet. Das Knochenwachstum der Schädelknochen soll an den Suturenrädern stattfinden.

Beachte

Da die Mesenchymzellen kein intrinsisches Wachstumspotenzial haben, wird das Knochenwachstum an den Suturenrändern durch eine Interaktion der Dura mater, der Mesenchymzellen und der Schädelknochen induziert und gesteuert.

Für die Übertragung von Signalen soll laut Richtsmeier und Flaherty (2013) mechanischer Druck verantwortlich sein, der das Zytoskelett der Zelle verformt und bis zum Zellkern weitergeleitet wird, in dem dann bestimmte Genexpressionen aktiviert werden [127] (s. a. Kap. 24).

Nach Delaire [12] hängt das Wachstum der Suturen von der Bildung des intrasuturalen Konjunktivgewebes ab, das wiederum von Spannungen abhängig ist, die auf die Sutur einwirken. Diese Spannung entsteht durch die Verschiebung bzw. Spreizung der an der Sutur befindlichen Schädelknochen. Das Wachstum der Suturen ist laut Sperber sozusagen „eine Kompensation gegenüber den auseinanderziehenden Kräften, die primär das Schädelwachstum bestimmen" [13]. Diese bestehen in **Zug- und Druckkräften**, die auf den Knochen durch embryologische Wachstumsbewegungen von Organen und durch Muskelzüge einwirken. Die Kollagenfasern in der Sutur orientieren sich parallel zu den Wachstumskräften. Nimmt die Spannung in der Sutur während der Entwicklung zu, entsteht ab einem bestimmten Moment sekundärer Knorpel [117].

Beachte

Während sich das suturale Gewebe in einer nach innen gerichteten, zentripetalen Richtung entwickelt, vollzieht sich die Verknöcherung der Schädelknochen in entgegengesetzter Richtung.

Suturen erlauben während des Wachstums eine Translation von Knochen und eine marginale Knochenanwachsung. Während einer Muskelaktivität wird eine relative Bewegung eines Knochens gegenüber einem anderen Knochen möglich [63]. Nach Opperman et al. sind durch die Schädelbasis induzierte biochemische Interaktionen verantwortlich dafür, dass Suturen als nicht ossifizierte Wachstumszentren aufrechterhalten werden können [119]. Die **lokale Dura mater cranialis** determiniert die Suturenbiologie [120] und verhindert die suturalen Ossifikationen [119] [121].

Die Dura mater cranialis an den Suturen hat dabei **osteoblastische Eigenschaften** (Produktion von alkalischer Phosphatase, Kollagen I und Knochenkernbildung in vitro) [122].

Apoptosis ist Teil der normalen Suturenentwicklung. Abnormale Apoptosis führt zu prämaturem Suturenverschluss [123].

Entwicklungsarten von Suturen

Eine Möglichkeit der Suturenklassifikation besteht in der Einteilung aufgrund der unterschiedlichen Kräfte, die ihre Entwicklung determinieren: Ausdehnungsgelenk, Bruchgelenk und Wachstumsgelenk.

Ausdehnungsgelenk

An den Stellen, an denen die Knochen sich voneinander entfernen, ist die Sutur Kräften der Ausdehnung (Zugkräften) ausgesetzt, sodass es an der Sutur durch Bildung konjunktivalen Gewebes zu einem Festhalten und Nachregulieren kommt sowie zu einem Stimulus für die Knochenbildung. Die Sutur bildet eine zugadaptive Wachstumszone (▶ Abb. 6.2).

Bruchgelenk

An den Stellen, an denen die Schädelknochen gegensinnigen Kraftlinien ausgesetzt sind, kann der Knochen nicht fest zusammenwachsen, und es entsteht eine Sutur (▶ Abb. 6.3).

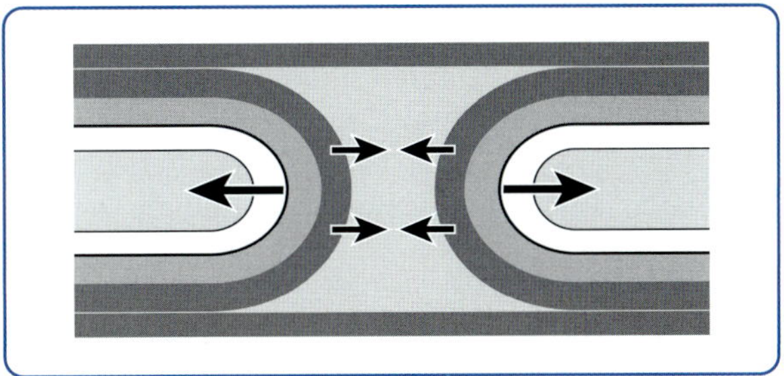

▶ **Abb. 6.2** Aufbau der Sutur, Ausdehnungsgelenk. (Retzlaff EW: The CranioSacral Therapy Slide Series. © 1986 The Upledger Institute. Genehmigter Abdruck des Upledger Institute, Palm Beach Gardens/USA.)

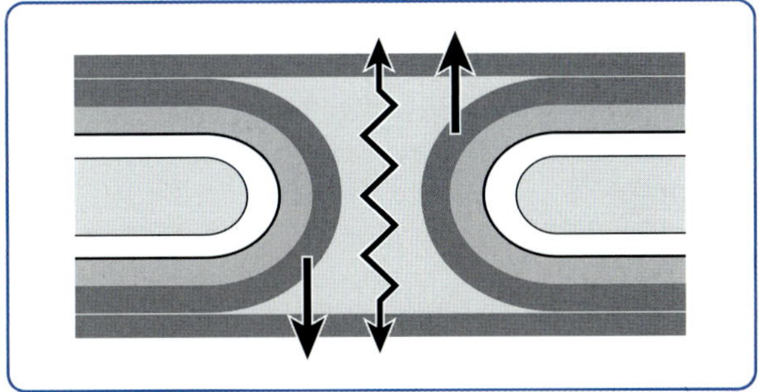

▶ **Abb. 6.3** Aufbau der Sutur, Bruchgelenk. (Retzlaff EW: The CranioSacral Therapy Slide Series. © 1986 The Upledger Institute. Genehmigter Abdruck des Upledger Institute, Palm Beach Gardens/USA.)

Wachstumsgelenk

Die Synchondrosen behalten selbst bei Druck noch ihre Wachstumsaktivität und führen dadurch zu einem Auseinanderwachsen der Knochen. Dies führt zu einem Zug auf die Suturen mit nachfolgendem Knochenwachstum. Die Synchondrose bildet eine druckadaptive Wachstumszone.

Suturen in Kindheit und Alter

Bis zum 6. Lebensjahr ist das intrasuturale Gewebe noch sehr locker und sehr mobil. Seine Entwicklung ist noch nicht abgeschlossen. Stabilität und Integrität des Schädels werden in diesem Stadium noch zum allergrößten Teil durch die intrakranialen Membranen aufrechterhalten.

Ab dem 6./7. Lebensjahr ist das intrasuturale Gewebe ausreichend straff, um die Funktion der Stabilität und gleichzeitig der Mobilität und Anpassung der Schädelknochen zu ermöglichen. In diesem Stadium verbleibt die Sutur bis ins hohe Alter.

Das Wachstum der Suturen ist hauptsächlich von Zugkräften abhängig. Die spätere postnatale Entwicklung der Suturen kann auch von der Ernährung, von statischen (Gravitation) und dynamischen Kräften (Fortbewegung) sowie von Kauvorgängen beeinflusst werden. Wenn die Trennungskräfte im Bereich der Suturen nachlassen, z. B. durch Abschluss des Hirnwachstums, beginnt der langsame Verschluss der Hirnschädelsuturen. Gesichtssuturen bleiben länger offen als Hirnschädelsuturen (bis zum 60.–80. Lebensjahr).

Fusionierung: Zunahme der Verzahnung suturaler Ränder, Bildung von Knochenbrücken, Verlaufsänderung der Suturen (von geradlinig zu sinusartig), Zunahme der fibrösen Komponente der Suturen (quer verlaufende kollagene Faserbündel) [53].

Verschluss der Suturen

Der Verschluss der Suturen ist abhängig von genetischen, vaskulären, hormonellen, mechanischen und lokalen Faktoren.

Zum Beispiel konnten Ozaki et al. biomechanische Krafteinflüsse bei der Entstehung von Synostosen belegen [124].

Angaben zur Fusion von Suturen weichen je nach angewandter Untersuchungsmethode voneinander ab, z. B. kann eine Sutur radiologisch fusioniert erscheinen, histologisch aber keine Anzeichen einer Fusionierung aufweisen.

Verschluss von Suturen des Neurokraniums

Sukekawa untersuchte humane Suturae sagittalis Erwachsener und unterscheidet präadhäsierte und postadhäsierte Suturen. Präadhäsierte Suturen sind gekennzeichnet durch eine große Anzahl von Blutgefäßen, die kalzifizierte Matrixfaserbündel umgeben. Diese Bündel sind parallel angeordnet und nicht fusioniert.

Postadhäsierte Suturen von Erwachsenen zeigen kalzifizierte Bündel, die entweder irregulär oder parallel orientiert sind. Erwachsene Suturen befinden sich in einer Art Ruhezustand, haben einen deutlichen Rand und sind eher adhärent als verschmolzen [51].

Nach Cohen verbinden sich die Suturen mit zunehmenden Alter durch die Bildung von Knochenspitzen (Spicula) zunehmend miteinander. Spiculae überbrücken eine Sutur teilweise oder komplett. Es können auch unregelmäßig azelluläre Kalzifizierungen in der Sutur auftreten, die als Anheftung für die Spiculae dienen [52].

Alle Untersuchungen deuten darauf hin, dass die SSB weitaus früher verknöchert als in der traditionellen osteopathischen Literatur angenommen. Die Ossifikation der SSB beginnt bereits im Alter zwischen 6 und 13 Jahren [54] [55] [56] [57] [58] [59]. Vollständig ossifiziert ist die SSB zwischen dem 13. und 17. Lebensjahr [59] [60] [61] [62]. Nur in 2 von 1469 untersuchten Fällen ist die SSB nach dem 18. Lebensjahr nicht vollständig verknöchert [62].

Verschluss von Suturen des Viszerokraniums

Definitive Aussagen zu Fusionen des nasomaxillären Bereichs sind gegenwärtig nicht zu machen. Die Fusion verläuft über Jahre und weist keine signifikanten Geschlechtsunterschiede auf. Ein Zusammenhang zu funktionellen Anforderungen besteht (z. B. von Organen, Hohlräumen, z. B. von Sinus, Muskeln und Zähnen).

Die Sutura incisiva verknöchert bereits prä-, spätestens aber postnatal, die Suturae palatina mediana und transversa etwa ab dem 30. Lebensjahr und die Sutura frontozygomatica erst ab dem 80. Lebensjahr [62].

6.1.2 Suturen und Nerven

Es wurden 2 Arten von Nervenfasern gefunden, die in Beziehung zur Vaskularisation der Suturen stehen:

Der eine Typ hat synaptische Vesikel und verläuft parallel zu den arteriellen Gefäßen. Er könnte als Reflexübermittler des autonomen Nervensystems, zur vasomotorischen Kontrolle dienen. Der andere Typ wurde in den Venenwänden und im Sinus sagittalis superior gefunden. Diese Nervenfasern könnten als sensorische Rezeptoren in den Venen fungieren. Bei Affen konnten in der Sutura sagittalis einzelne Nervenaxone lokalisiert werden, die bis in den 3. Ventrikel führten [14]. Dieser Nerv könnte bei der Regulation der Füll- und Entleerungsphasen der Ventrikel mitbeteiligt sein (Kap. 3.2.5).

Nichtmyelinisierte autonome Fasern innervieren die Arteriolen in den Suturen und in der Dura. Nach Retzlaff [15] kontrollieren diese die Gefäßkonstriktion und haben eine neurosekretorische Funktion. Freie Nervenendigungen mit unmyelinisierten Fasern in den Suturen, in allen

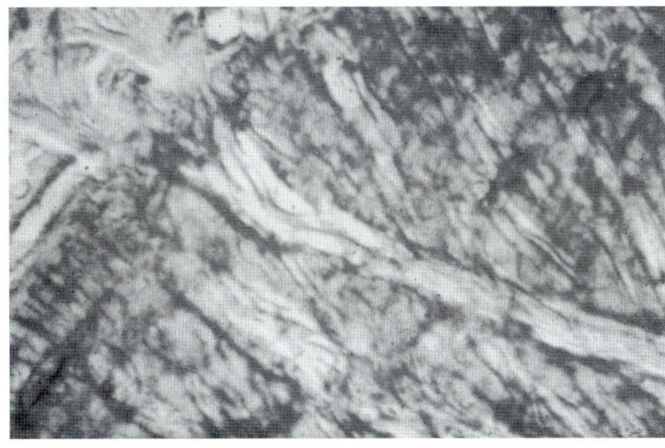

▶ **Abb. 6.4** Intrasuturales Blutgefäß. Oben links sieht man den parasuturalen Knochen. Dieses Foto wurde als Glücksgriff beschrieben. Diagonal verlaufend ist ein Blutgefäß in der Sutur zu erkennen. Die dunklen Striche entlang des Verlaufs des Blutgefäßes sind die Nn. vasorum, die vegetative Innervation des Blutgefäßes.

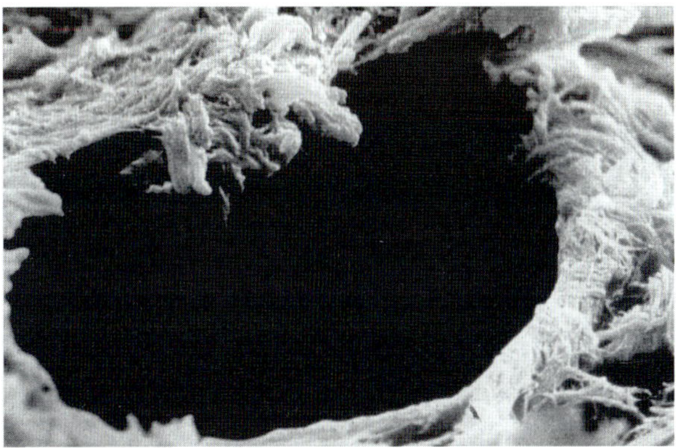

▶ **Abb. 6.5** Intrasuturales Blutgefäß.

großen Gefäßen und in den Wänden des 3. Ventrikels könnten unter Umständen die Schmerzwahrnehmung und Übermittlung ermöglichen (▶ **Abb. 6.4**, ▶ **Abb. 6.5**).

6.1.3 Funktion der Suturen

Suturen ermöglichen

- eine minimale, aber bedeutsame Beweglichkeit des Schädels,
- das Schädelwachstum,
- die Verbindung und den Zusammenhalt der einzelnen Schädelknochen (zusammen mit der intrakranialen Dura).
- Die gesamten Knochenstrukturen bieten Widerstand und Schutz gegen mechanische Einflüsse wie Schläge, Stürze, Kompressionen usw. durch Resorption kinetischer Energie [64] [65] [66].
- Durchtritt durch den Geburtskanal durch ihre Beweglichkeit bei der Geburt zusammen mit den Fontanellen

6.1.4 Dysfunktion der Suturen

Hippokrates und Galen sahen kraniale Deformationen als konstitutionelle Anomalien an. 1839 beschrieb Somering Parallelen zwischen Schädeldeformationen und dem Zusammenwachsen der Suturen. Auch nach Virchow wurde vermindertes, unregelmäßiges und abnormes Wachstum der Schädelknochen durch vorzeitige Verknöcherung der Suturen verursacht. Im Jahr 1851 klassifizierte er verschiedene Geistesstörungen in Beziehung zum Ausmaß der vorzeitigen Verknöcherung. Er erkannte also schon vor über einem Jahrhundert die Bedeutung der Suturen für das normale Funktionieren des Nervensystems [41]. Und 1924 untersuchte Ehrenfest Ursachen von Geburtstraumata und kam zu dem Ergebnis, dass diese von Problemen an den Beckenknochen der Mütter herrührten, während Little schon 1843 das Auftreten zerebraler Erkrankungen nach besonders lang dauernden und schwierigen Geburten bemerkte.

Mechanischer Stress zeigt kurz- und langfristige Auswirkungen auf die Suturen. Kurzzeitig einwirkende Kräfte führen zu einer Veränderung in intersuturalen Geweben, die auch bestehen bleiben, wenn die Kräfte nicht mehr anwesend sind. Während in normalen nicht gestressten (non-stressed) Suturen Kollagen Typ I synthetisiert wird, wird unter mechanischem Stress Kollagen Typ III produziert. Innerhalb von 6 h kommt es zu einer Zunahme von Proteinen. Mechanischer Stress scheint die Biosynthese zu modulieren [67].

Stress führt auch zu einer Beeinträchtigung der Enzyme, die für die kollagenspezifische Hydrolyse verantwortlich sind [68]. Es besteht eine Wechselbeziehung zwischen kranialen Suturen und Strukturen, die mechanische Kräfte übertragen. Diese Beziehung scheint nach Blum eine matrixholografische Organisation zu haben [69]. Mechanischer Stress an Schädelknochen und Suturen kann piezoelektrische Wirkungen hervorrufen. Diese reichen aus, um in assoziierten Knochen und Weichgeweben Veränderungen in der Enzymproduktion, in der Osteoblasten-Osteoklasten-Aktivität und in neuroelektrodynamischen Dynamiken hervorzurufen [69].

Aufgrund vielfacher Forschungen kommt Retzlaff zu dem Schluss, dass Dysfunktionen am Kranium zu einer Kompression der intrasuturalen Blutgefäße, Nervenfasern und Nervenendigungen führen.

Suturale Kompressionen führen demnach immer auch zur Ischämie in den Suturen und diese wiederum über die unmyelinisierten Nervenfasern zu Schmerzen. Außerdem vermutet Retzlaff, dass die intrasuturale Kompression und Gewebeischämie die Endorphinproduktion bzw. Endorphinwirkung in der Sutur beeinträchtige, die wiederum die Schmerzwahrnehmung beeinflusst. Auch die durch die suturalen Gefäße und Nervenfasern versorgten Hirnbereiche könnten nach Retzlaff [16] in ihrer Funktion gestört werden. Weiterhin ist es möglich, dass Nervenfasern mit noch nicht bekanntem Ziel mitverantwortlich

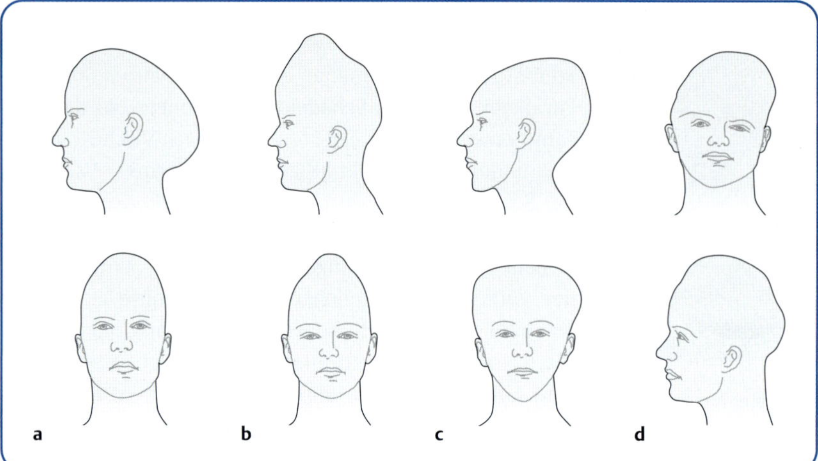

▶ **Abb. 6.6** Schädeldeformationen bei vorzeitigem Suturenverschluss. **a** Sutura sagittalis (Skaphozephalus = Kahnschädel), **b** Sutura coronalis (Oxyzephalus = Spitzschädel), **c** Sutura frontalis (Trigonozephalus = Dreiecksschädel), **d** asymmetrische Nahtfusion, meist Sutura coronalis (Plagiozephalus = Schiefschädel). (aus Schünke M, Schulte E, Schumacher U. Prometheus, LernAtlas der Anatomie. Kopf, Hals und Neuroanatomie. Illustrationen von M. Voll und K. Wesker. 4. Aufl. Stuttgart: Thieme; 2015)

sind für Funktionsbeeinträchtigungen des ZNS, mit der Folge von Verhaltens- und emotionalen Störungen.

Allerdings ist eine biomechanische Sichtweise der Suturen zu relativieren. **Schädelknochen als Ganzes** verziehen sich in normaler Funktion und während eines Traumas. Abgesehen von traumatischen Ursachen ist laut Gabutti und Draber-Rodi die Hauptursache für Schädelverformungen die Schädelmuskulatur. Die Suturen können die Art der Schädelverformung zwar beeinflussen (▶ **Abb. 6.6**), aber der Schädel wird sich verformen, auch wenn die Suturen ossifiziert sind [70].

Während die Festigkeit des Schädels auf der einen Seite für den venösen Rückfluss notwendig ist, wäre es nach Farasyn denkbar, dass Fixationen der Schädelknochen lokal zu einer **verminderten venösen Blutzirkulation** führen. Diese würden wiederum an einer anderen Stelle zu einer kompensatorischen Zunahme der Zirkulation führen [71].

Einige der Erfolge kraniosakraler Techniken, die zur Dekomprimierung der Suturen führen, könnten möglicherweise durch die Veränderungen des **vasomotorischen Tonus der Arteriolen** und durch die Regulierung der Schmerzempfindungen, die vom venösen Teil des zerebralen Gefäßsystems herrührt, erklärt werden [17].

Zu Studien zum Erfolg kranialer Manipulationen s. Kap. 3.4.

Plagiozephalie

Eine Klassifizierung und eine Definition der Pathogenese von Plagio- und Brachyzephalie nach Captier et al. (2011) hat das Ziel, diese besser diagnostizieren sowie Präventivmaßnahmen und ein gezieltes Behandlungsmodell entwickeln zu können. Hierzu haben sie die Daten von 181 Säuglingen mit Schädeldeformitäten analysiert. Sie klassifizierten eine frontookzipitale Plagiozephalie, okzipitale Plagiozephalie und posteriore Brachyzephalie und stellten fest, dass Schädeldeformitäten seit der Empfehlung, Säuglinge zur Prävention des plötzlichen Kindstodes nur in Rückenlage schlafen zu lassen, zunehmen. Laut den Autoren ist die Unterscheidung von myogener und neurogener Muskelhypertrophie nicht immer eindeutig [128].

Das Fehlen einer Kontrollgruppe und der retrospektive Studienansatz erschweren die Beurteilung der perinatalen Risikofaktoren. Ein wichtiger Risikofaktor ist für die Autoren eine mangelhafte HWS-Mobilität, sobald sich die Säuglinge in Rückenlage befinden. Schädeldeformitäten, die während der Geburt entstehen, können sich im Verlauf bei normalen Bedingungen zurückbilden.

Laut den Autoren sind in den ersten Lebenswochen jede Art von Muskelhypertrophie und Muskelspasmus, die zur eingeschränkten Beweglichkeit der HWS führten, manuell zu behandeln.

Zusammenhang von Kraniosynostosen und Schädelasymmetrie

Laut Richtsmeier und Flaherty (2013) ist bei der Kraniosynostose, dem vorzeitigen Suturenschluss, das Gehirnwachstum nicht primär durch diese beeinträchtigt [127]. Es handelt sich auch um eine genetische Störung. Dabei sollen Gene beteiligt sein, die für die Kommunikation von Gehirn und Schädelknochen zuständig sind. Die betroffenen Gene verändern auch die Gehirnmorphologie, und zwar unabhängig von der äußeren Form des Schädels. Deshalb vermuten die Autoren beim Gehirn und Schädel ein partiell unabhängiges Wachstum, das durch Zellkommunikationen – ähnlich einem Stein, der ins stille Wasser fällt – koordiniert wird. Dysmorphe Kopfformen können demnach nicht nur auf eine genetische Störung reduziert werden, sondern haben laut Richtsmeier und Flaherty (2013) ihre Ursachen eher in einer **Kommunikationsstörung zwischen Gehirn, Meningen und Knochen** [127]. Das zentrale Schlüsselelement für diese Interaktion zwischen Knochen und Gehirn sollen die **Meningen** sein. So exprimieren sie bei einer Zugbelastung, wie sie bei einem wachsenden Gehirn entsteht, verschiedene Wachstumsproteine, Kalziumionen und erhöhen außerdem die Zellplasmapermeabilität. Jedoch bleibt der genaue Mechanismus für die Interaktion zwischen dem Gehirn und den Schädelknochen bisher unbekannt.

Ziel der Studie von DeLeon und Richtsmeier (2009) war es herauszufinden, ob die sagittale Kraniosynostose – die häufigste Form von Schädeldeformitäten – mit einer instabilen Entwicklung des Schädels zusammenhängt. Hierzu wurden 44 Schädel anhand von CT-Aufnahmen vermessen: 22 davon waren Kinder mit Kraniosynostose in einem Durchschnittsalter von 32,5 Wochen, 22 bildeten die Kontrollgruppe mit einem Durchschnittsalter von 33,4 Wochen. Es wurde angenommen, dass die Schädelasymmetrie bei der Gruppe mit Kraniosynostose größer sein wird als bei der Kontrollgruppe. Laut den Autoren sind sagittale Kraniosynostosen auf eine vorzeitige Verwachsung der beiden Ossa parietalia an der Sutura sagittalis zurückzuführen, die mit einer prominenten Stirnvorwölbung und einer länglichen Kopfform einhergeht. Die Autoren vermuten, dass die **Entwicklung einer Asymmetrie mit Spannungen der Dura mater** zusammenhängt. Allerdings konnte das nicht im Gesamten bestätigt werden; nur an einzelnen Messpunkten differierten die Messwerte signifikant [129].

Herlin et al. (2011) versuchen, eine neue Messmethode zur Darstellung von Variationen an der Schädelbasis, deren Bewegung und deren Wachstum zu etablieren. Ihre Methode erscheint gut, da keine Punkte auf dem Schädel markiert werden müssen. Allerdings ist ungeklärt, um welche Größenordnung diese neue Methode die Messfehler reduziert [130].

Schädelvermessung mit einer Vielzahl an relevanten Knochenpunkten erscheint nach vorliegenden Studien schwierig und die Definition und Diagnose von Schädelfehlbildungen und Deformitäten widersprüchlich. Die Relevanz für die praktische Anwendung dürfte aber aufgrund der gestiegenen Häufigkeit der genannten Deformitäten gegeben sein [128] [129]. Laut Lessard et al. (2011) und Sergueef et al. (2006) werden Patienten mit diesen Beschwerdebildern regelmäßig in der osteopathischen Praxis behandelt [131] [132].

Die Pilotstudie von Lessard et al. (2011) an 12 Säuglingen mit okzipitaler Plagiozephalie ohne Synostose verdeutlicht den Einfluss einer kranialen osteopathischen Behandlung auf diese Störung [131]. Sergueef et al. (2006) und Captier et al. (2011) weisen in ihren Studien darauf hin, dass sich durch die Plagiozephalie auch Folgeschäden entwickeln können, beispielsweise psychomotorische Retardierung, Dysfunktionen des Nervensystems, Probleme im orofazialen System und Probleme mit den Augen und Ohren [132] [128]. Eine **präventive Behandlung** erscheint daher gegen die Entwicklung von oben beschriebenen Schädeldeformitäten indiziert. Dabei sollte darauf geachtet werden, das Risiko des plötzlichen Kindstodes nicht zu erhöhen und gleichzeitig eine gute und frühe Behandlung von entstandenen Plagiozephalien zu gewährleisten, um Folgebeschwerden zu verhindern.

6.1.5 Synchondrosen, Syndesmosen und Formen der Suturen

Synchondrose

Dies ist eine knorpelige Verbindung zwischen 2 Knochen. Beispiele: SSB, Sutura petrojugularis.

Syndesmose

Dies ist eine bandhafte oder Suturenverbindung (▶ Abb. 6.7).

Die Suturen variieren stark in Form und Struktur. Ihre Aufgabe besteht mit großer Wahrscheinlichkeit darin, spezifische minimale Bewegungen zwischen den Schädelknochen aufgrund der unterschiedlichen Suturformen zu gewähren und die Wölbung der Schädelknochen während des Wachstums zu ermöglichen.

- **Sutura squamosa** (Schuppennaht): Bei dieser Sutur überlagern sich breite abgeschrägte Knochenkanten schuppenartig. Bei Druck oder Kompression ermöglicht sie eine gleitende, scherenartige Bewegung, indem die eine suturale Fläche über der anderen gleitet. Beispiel: Sutura squamosa. Eine abgeschrägte Sutur kann, im Gegensatz zu einer nicht abgeschrägten, Spannungskräften und komprimierenden Kräfte besser widerstehen.
- **Sutura serrata** (Sägenaht) oder **Sutura denticulata**: eine gezahnte Sutur. Die Suturen mit den größten Zacken stellen die aktivsten Wachstumszonen dar. Diese Wachstumsaktivität scheint in Relation zur Beweglichkeit der Suturen zu stehen, denn je größer die Zacken bei der Verzahnung sind, desto größer ist die Bewegungsmöglichkeit. Diese Sutur könnte nach Retzlaff eine minimale Drehbewegung wie bei einem Scharniergelenk ermöglichen. Beispiele: Sutura sagittalis, Sutura temporozygomatica [126].

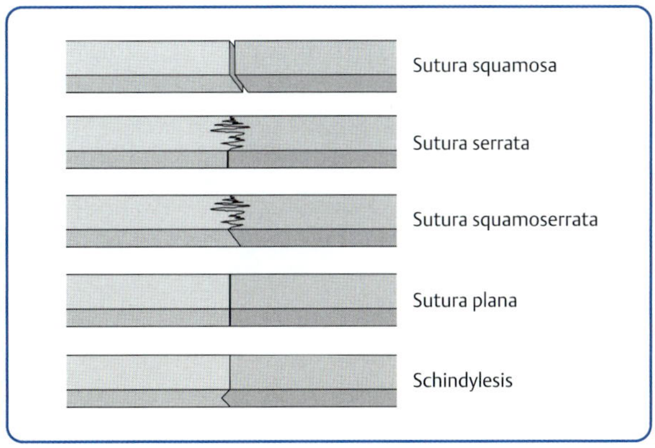

▶ **Abb. 6.7** Form der Suturen.

(Einige Autoren beschreiben die Sutura denticulata als eine gezahnte Sutur, die sich von der Sutura serrata darin unterscheidet, dass sich die zahnähnlichen Formen an ihrem Ende erweitern, sodass eine noch bessere Verzahnung zwischen den Knochen erreicht wird. Beispiel: Sutura lambdoidea.)

- **Sutura lumbosa = Sutura squamoserrata:** Verzahnung mit einer schrägen Gelenkfläche, sodass die Knochen sich nicht nur verzahnen, sondern auch überlappen. Beispiele: Sutura lambdoidea, Sutura coronalis.
- **Schindylesis:** Eine Sutur, bei der die eine Fläche des Schädelknochens in die Leiste des angrenzenden Schädelknochens passt. Beispiel: Sutura sphenovomeralis.
- **Sutura plana** (harmonische Naht): Eine glatte Suturenstruktur, die ebenso wie die Sutura squamosa eine Art gleitende und spreizende Bewegung ermöglicht. Beispiel: Sutura lacrimomaxillaris.
- **Syndesmose im engen Sinne:** Eine spezielle ligamentäre Gelenkverbindung. Beispiel: Synchondrosis sphenopetrosa.
- **Gomphosis:** Eine dübelartige Verbindung, bei der eine konusartige Knochenendigung in einer Tasche des angrenzenden Schädelknochens steckt. Beispiel: Zahnfixation in den Alveolarfortsätzen, ursprüngliche intrauterine Verbindung von Proc. styloideus und Os temporale.

Pivot

Pivot bezeichnet die Stelle, an der sich nach innen und nach außen gerichtete Gelenkränder treffen, bzw. die Stelle, an der die Neigungsrichtung der Gelenkränder wechselt. Diese Stellen sind mögliche Achsen für Adaptationen zwischen Schädelknochen.

Beispiel: Der sphenosquamöse Pivot (SSP): Der horizontale Teil des Margo squamosus der Ala major hat einen nach innen orientierten Rand, der vertikale vordere Teil einen nach außen orientierten Rand. Dieser Wechsel der Suturenränder findet seine Entsprechung am Margo sphenoidalis, dem Vorderrand des Os temporale. Der Wechselpunkt der Suturenränder ist der SSP.

Die Kenntnis von der Richtung der Suturenränder ist von Bedeutung für die Anwendung kranialer Techniken. Die Arbeitshypothese könnte hier lauten: Kenntnis der Suturenränder ermöglicht die adäquate Anwendung von Kraftvektoren, um dysfunktionelle intrasuturale Spannungen zu lösen, oder die Nutzung der Schädelknochen als Hebel, um intrakraniale Membranspannungen zu behandeln (► Abb. 6.8, ► Abb. 6.9).

Die wichtigsten Suturen bzw. Synchondrosen, v. a. die von außen palpablen Schädelnähte, werden hier aufgeführt (► Abb. 6.10, ► Abb. 6.11, ► Abb. 6.12, ► Abb. 6.13):

- **SSB:** Verbindung zwischen Os sphenoidale und Os occipitale; Typus: Synchondrose, zwischen dem 13. und 17. Lebensjahr Synostose
- **Sutura coronalis** (Kranznaht): Sutur zwischen Os frontale und Os parietale; Typus: Sutura squamoserrata
- **Sutura sagittalis** (Pfeilnaht): in der Mittellinie zwischen den beiden Ossa parietalia; Typus: Sutura serrata oder Sutura denticulata
- **Sutura lambdoidea** (Lambdanaht): Sutur zwischen Os occipitale und den Ossa parietalia; Typus: Sutura squamoserrata
- **Sutura squamosa:** Sutur zwischen Os parietale und Pars squamosa ossis temporalis; Typus: Sutura squamosa

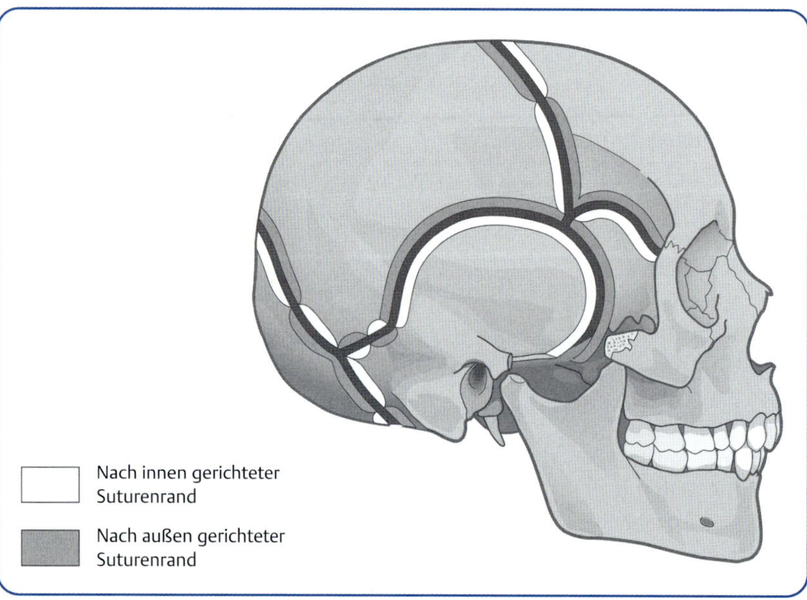

► **Abb. 6.8** Richtung der Suturenränder.

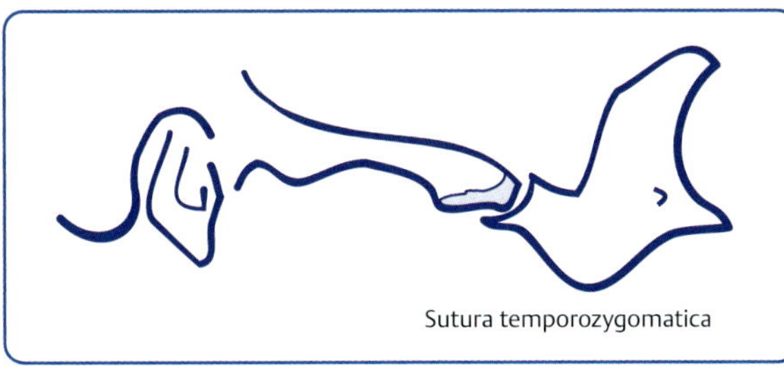

► **Abb. 6.9** Richtung der Suturenränder.

- **Sutura parietomastoidea:** Sutur zwischen Os parietale und dem Proc. mastoideus ossis temporalis
- **Sutura occipitomastoidea:** Sutur zwischen Os occipitale und Os temporale; Typus: unregelmäßig
- **Sutura metopica:** Sutur zwischen den beiden Ossa frontalia; Typus: Sutura serrata

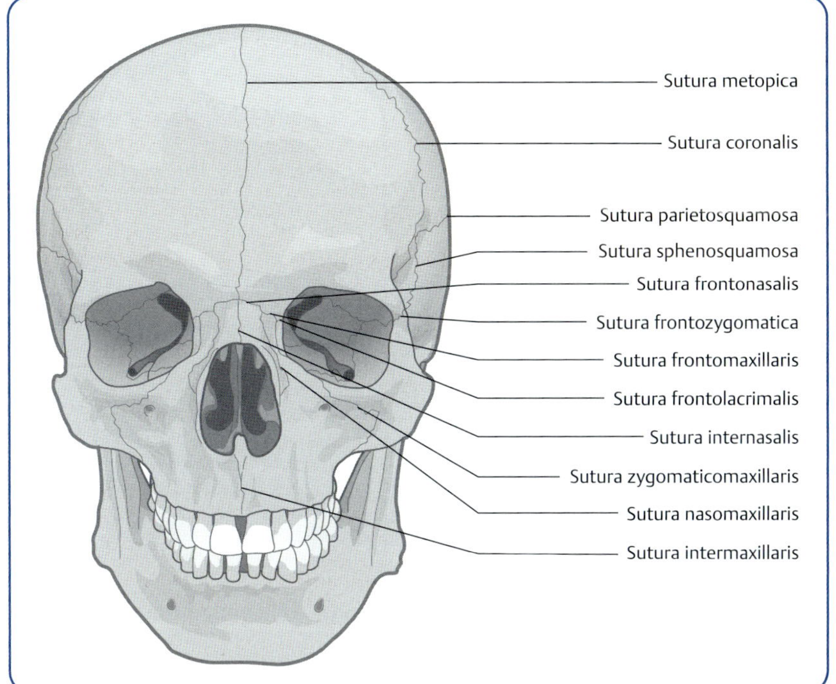

► **Abb. 6.10** Schädel von vorn mit Suturen.

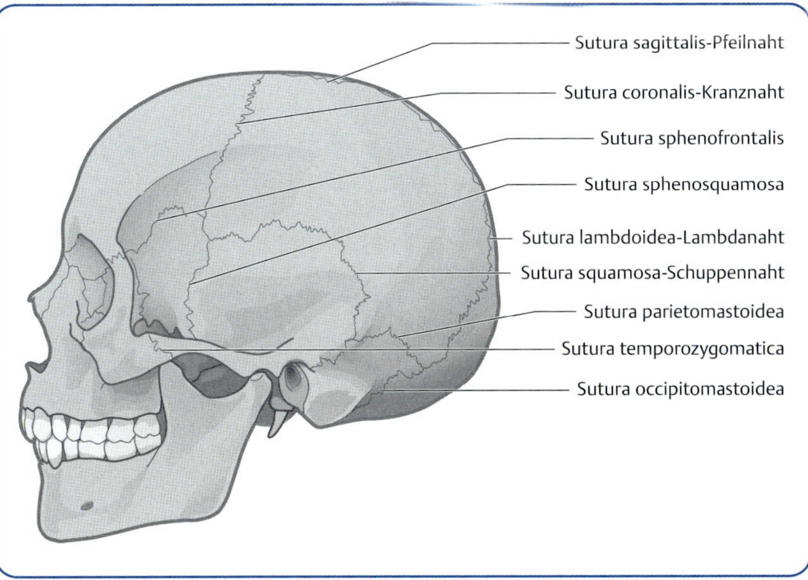

► **Abb. 6.11** Schädel von lateral mit Suturen.

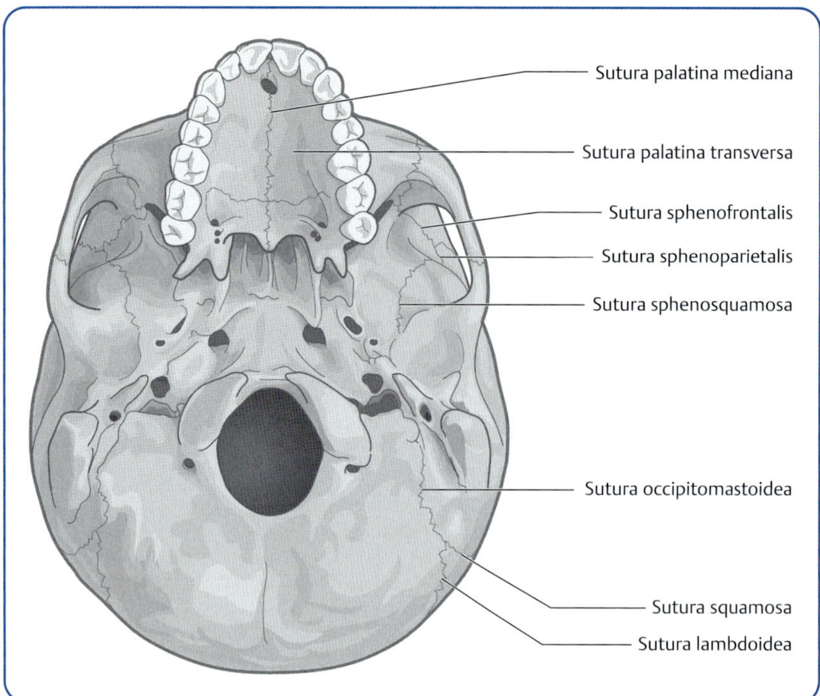

▸ **Abb. 6.12** Schädel von unten mit Suturen.

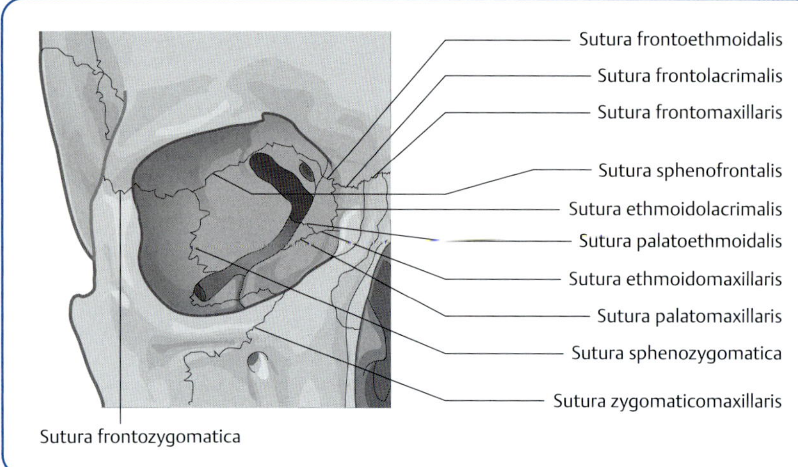

▸ **Abb. 6.13** Rechte Orbita von vorn mit Suturen.

6.2 Übung zur Palpation der Suturen

Außer dem anatomischen Studium und der Untersuchung der unterschiedlichen Suturformen an den einzelnen Schädelknochen ist es wichtig, die Suturen auch am Schädel lebendiger Menschen zu palpieren. Dazu dient die im Folgenden beschriebene Übung. Benutzen Sie zur Palpation nicht die Fingerspitzen, sondern die aufgelegten Fingerbeeren, damit Sie eine größere Wahrnehmungsfläche haben.

6.2.1 Bregma

Palpieren Sie eine kleine Vertiefung in der Mitte der Sutura coronalis. Das Bregma ist von der Haaransatzlinie ungefähr so weit entfernt, wie der Haaransatz von der Augenbraue entfernt ist. Eine andere Methode, den Bregma aufzusuchen, besteht darin, die Handwurzel auf die Glabella zu legen, sodass das Endglied des Mittelfingers in der Nähe des Bregmas zu liegen kommt.

6.2.2 Sutura coronalis

Palpieren Sie mit beiden Fingern von der Stirn nach posterior, bis Sie eine feine Rinne, seltener eine Vorwölbung wahrnehmen. Dieser folgen Sie von medial nach lateral bis etwa 2 Querfinger posterior des lateralen Augenrandes. Achten Sie auf die spezifischen Suturenränder (s. a. Kap. 6.1.5, Pivot). Der Wechsel der Suturenrandung befindet sich etwa am Kreuzungspunkt mit der Linea temporalis superior.

6.2.3 Sutura sagittalis, Vertex, Lambda

Vom Bregma palpieren Sie nach posterior entlang der sägezahnförmigen Sutura sagittalis. Ungefähr 2 Finger breit posterior des Bregmas liegt der Vertex, der höchste Punkt des Schädels. Am Ende der Sutura sagittalis palpieren Sie eine kleine Vertiefung auf der Rückseite des Schädels: Lambda, die Vereinigungsstelle zur Sutura lambdoidea.

6.2.4 Asterion

Palpieren Sie etwa 2 Querfinger hinter dem und 1–2 Querfinger oberhalb vom Porus acusticus externus Asterion, die Vereinigungsstelle von Os occipitale, Os parietale und Os temporale. Asterion ist im Gegensatz zum Pterion eher eine mobile Zone.

6.2.5 Sutura lambdoidea

Die Verbindungslinie zwischen Asterion und Lambda ist die Sutura lambdoidea.

6.2.6 Sutura occipitomastoidea

Vom Asterion entlang des Hinterrandes der Pars mastoidea ossis temporalis nach kaudal können Sie die Sutura occipitomastoidea ertasten. Folgen Sie dieser Sutur so weit nach kaudal, bis Muskelansätze eine weitere Palpation verhindern.

6.2.7 Sutura parietomastoidea

Vom Asterion nach anterior entlang des Oberrandes der Pars mastoidea palpieren Sie zwischen Os parietale und Os temporale die Sutura parietomastoidea.

6.2.8 Sutura squamosa

Anterior der Sutura parietomastoidea verläuft halbkreisförmig zwischen Os parietale und der Pars squamosa des Os temporale, etwa 2–3 Querfinger oberhalb des Ohrlochs bis zum Pterion, die Sutura squamosa. Diese wird vom kräftigen M. temporalis bedeckt. Leichter zu palpieren ist diese Sutur, wenn der Osteopath sich seitlich neben den Patienten stellt und seine Finger sich dem halbkreisförmigen Rand anpassen.

6.2.9 Sutura sphenosquamosa

Folgt man dem Rand der Sutura squamosa nach anterior, trifft man auf den vertikal verlaufenden Teil der Sutura sphenosquamosa. Diese befindet sich zwischen der Ala major und der Pars squamosa ossis temporalis, superior und leicht posterior der Sutura temporozygomatica, etwa 2 Querfinger posterior des lateralen Augenrandes.

Der horizontal verlaufende Teil ist nicht direkt zu palpieren.

6.2.10 Sutura frontozygomatica

Deutlich palpierbar ist die Sutura frontozygomatica am lateralen Augenrand.

6.2.11 Sutura sphenofrontalis

Die Sutura sphenofrontalis, zwischen Ala major und Os frontale, befindet sich in einer Linie, die von der Sutura frontozygomatica etwa 1 Daumenbreite nach posterior und minimal nach kranial verläuft. Diese und die folgende Sutur sind wegen des M. temporalis nur schwer palpierbar.

6.2.12 Sutura sphenoparietalis

Am Treffpunkt der Sutura sphenofrontalis und der Sutura coronalis befindet sich das anteriore Ende der Sutura sphenoparietalis – eine kleine Stelle am vorderen unteren Winkel des Os parietale.

6.2.13 Pterion

Etwa 2 Querfinger posterior der Sutura frontozygomatica können Sie das Pterion palpieren. Dies ist eine Region zahlreicher Varianten und Seitendifferenzen (Kap. 21.2.4). In der etwa 1 cm^2 großen Region vereinigen sich zu etwa 77 % das Os frontale, Os parietale, Os sphenoidale und Os temporale. Pterion ist eher eine fixe Zone.

6.2.14 Art. temporomandibularis

Palpieren Sie die Art. temporomandibularis unmittelbar anterior vom Tragus des Ohrs.

6.2.15 Sutura temporozygomatica

Die Sutura temporozygomatica, eine kleine Rinne, ist am Arcus zygomaticus, etwa 3 Querfinger vom Tragus, gut palpierbar.

6.2.16 Sutura zygomaticomaxillaris

Legen Sie etwa 2 Querfinger unterhalb der Sutura frontozygomatica entlang der Orbita auf. Von dort verläuft die Sutura zygomaticomaxillaris schräg nach lateral und kaudal.

6.2.17 Sutura frontonasalis, Sutura frontomaxillaris, Sutura frontolacrimalis

An der Pars nasalis ossis frontalis ist die Sutura frontonasalis zu palpieren, daran anschließend die Sutura frontomaxillaris. Lateral setzt sich die Sutura frontolacrimalis fort.

6.2.18 Sutura internasalis, Sutura nasomaxillaris

In der Medianlinie ist die Sutura internasalis palpierbar. Zwischen dem Os nasale und der Maxilla verläuft die Sutura nasomaxillaris.

6.2.19 Sutura lacrimomaxillaris

Wird dem inferior-medialen Orbitarand nach kranial gefolgt, trifft man auf die Sutura lacrimomaxillaris. Sie verläuft zwischen der Maxilla und dem Os lacrimale.

6.2.20 Sutura intermaxillaris

Zwischen den beiden Maxillae palpieren Sie die Sutura intermaxillaris.

6.2.21 Sutura metopica

Die Sutura metopica ist median bei 10–15 % der Erwachsenen im unteren Bereich der Squama ossis frontalis zu palpieren.

6.2.22 Sutura palatina transversa

Intraoral verläuft die Sutura palatina transversa transversal zwischen Maxilla und Ossa palatina.

6.2.23 Sutura palatina mediana der Maxilla und des Os palatinum

Palpieren Sie intraoral die Sutura palatina mediana zwischen beiden Maxillae in der Medianlinie von anterior nach posterior bis zur Sutura palatina transversa und daran anschließend die Sutura palatina mediana zwischen beiden Ossa palatina.

Durch die Auflage des M. temporalis ist die Sutura sphenozygomatica auch von außen nicht zu palpieren, innen wird die Palpation durch den Bulbus verhindert.

Nicht direkt zu palpieren sind u. a. die SSB, die Suturae petrojugularis, petrobasilaris (= petrooccipitalis), sphenopetrosa, sphenopalatina und frontoethmoidalis.

6.3 Suturale Verbindungen der Schädelknochen

„Wir müssen die genaue Position und den Zweck jedes Knochens kennen und völlig vertraut sein mit jeder seiner Verbindungen. Wir müssen eine vollständige Vorstellung der normalen Verbindungen und Gelenke haben, die wir korrigieren möchten.“ A. T. Still [18]

Die vielfältigen suturalen Gelenkflächen ermöglichen gemeinsam mit den elastischen intraossalen Gewebequalitäten die Adaptation an vielfache Krafteinflüsse. Im Folgenden werden die Verbindungen der einzelnen Schädelknochen zueinander detailliert beschrieben. Diese Strukturen sollten nicht nur theoretisch erarbeitet, sondern v. a. auch am lebenden Körper palpiert und visualisiert werden. In späteren Kapiteln wird die Beziehung zu den intrakranialen Membranen erörtert.

Beachte
Die suturalen Konfigurationen sind keinesfalls immer der folgenden Beschreibungen entsprechend anzutreffen! Sie sind im Gegenteil durch eine große Anzahl variabler Erscheinungen gekennzeichnet (z. B. umgekehrte Überlappungen der Sutura coronalis). Deshalb ist es nötig, jede Sutur individuell zu untersuchen.

6.3.1 Os occipitale

▶ Abb. 6.14, ▶ Abb. 6.15

Das unpaarige Os occipitale bildet mit 6 Knochen gelenkige Verbindungen:

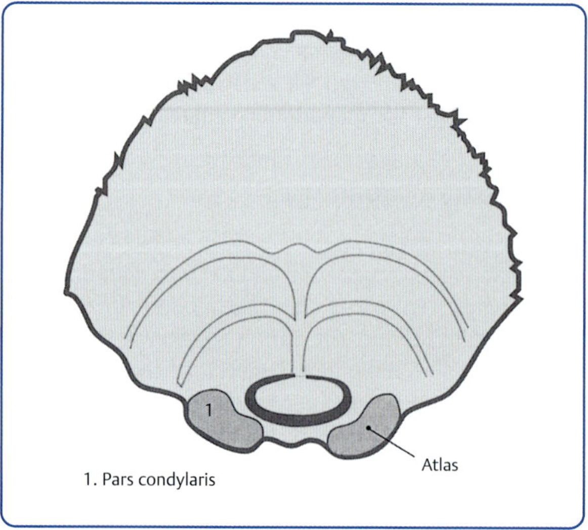

▶ **Abb. 6.14** Suturale Verbindungen des Os occipitale (von außen).

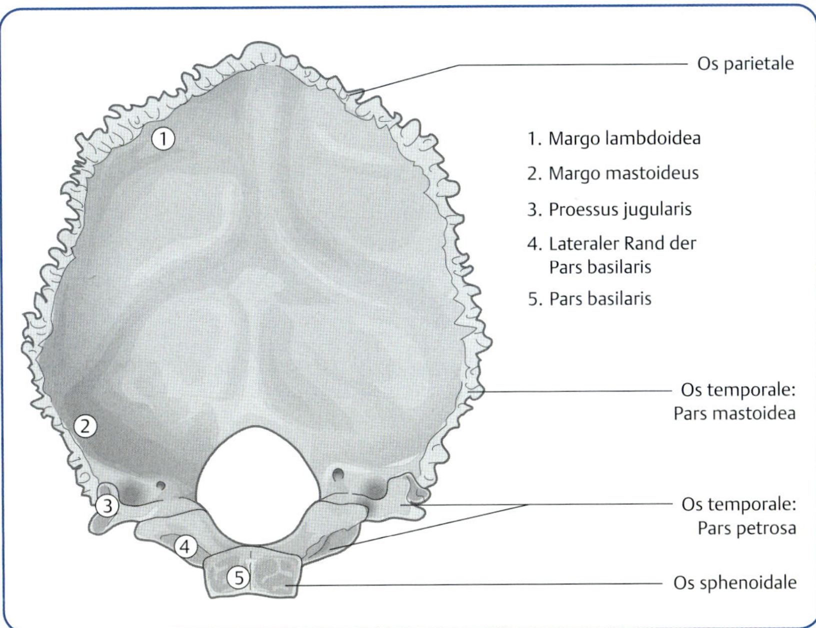

▸ **Abb. 6.15** Suturale Verbindungen des Os occipitale (von innen).

- Os sphenoidale
- Os parietale (2)
- Os temporale (2)
- Atlas

Verbindungen zum Os sphenoidale

- SSB:
  - Die Pars basilaris ossis occipitalis artikuliert mit der hinteren Fläche des Keilbeinkörpers.
  - Suturenart: Synchondrose (später Synostose); diese verknöchert zwischen dem 16. und 17. Lebensjahr
  - Mobilität: Bis zur Mitte oder bis zum Ende der Jugend (Synchondrose) ermöglicht diese vielfache dreidimensionale Mobilitäten. Danach (Synostose) besteht eine gewisse Flexibilität durch Pneumatisation und trabekuläre Strukturen.

Verbindungen zum Os parietale

- Sutura lambdoidea:
  - Der Margo lambdoideus (zum Os parietale gerichteter Rand) artikuliert mit dem Hinterrand des Os parietale.
  - Der Suturenrand ist nach innen gerichtet in der medialen oberen Hälfte, nach außen gerichtet in der lateralen unteren Hälfte. An der Stelle des Richtungswechsels des Suturenrandes (Pivot) befindet sich eine deutlich ineinandergreifende Verzahnung.
  - Im lateralen unteren Ende der Sutur kann es vorkommen, dass die suturale Ausstülpung des Os occipitale nicht nur außen vom Os parietale bedeckt, sondern gleichzeitig von innen umfasst wird.
  - Suturenart: Sutura squamoserrata
  - Mobilität: Weitung der Sutur bei posteroinferiorer Bewegung der Squama occipitalis und Kompression bei anterosuperiorer Bewegung der Squama [72].

Verbindung zum Os temporale

- Sutura occipitomastoidea:
  - Der konkave Margo mastoideus (zum Os temporale gerichteter Rand) liegt zwischen dem Angulus lateralis (lateraler Winkel des Os occipitale) und dem Proc. jugularis (knöcherner Vorsprung seitlich des Foramen jugulare). Der Rand des Okziputs artikuliert mit dem konvexen Hinterrand der Pars mastoidea des Os temporale.
  - Normalerweise ist der Rand des Os occipitale im superioren Bereich nach außen gerichtet und im unteren Teil nach innen gerichtet. Der Wechsel der Suturenränder wird kondylosquamomastoider Pivot (CSMP) genannt.
  - Suturenart: unregelmäßig; eine Kompression an dieser Sutur führt zu einer entgegengesetzten Anpassung des Os temporale in Bezug zum Os occipitale, d. h., dass das Os occipitale sich in Flexion, das Os temporale dagegen in Innenrotation adaptiert.
  - Mobilität: adaptative Schaukeladaptation [73]; das Mastoid kann von anteromedial nach posterolateral gleiten. In Flexion/Außenrotation des Os occipitale kommt es zur Öffnung des posterosuperioren Suturenrandes und zur Schließung des anteroinferioren Randes. In Extension/Innenrotation kommt es zur Schließung des posterosuperioren Suturenrandes und zur Öffnung des anteroinferioren Randes.

- Synchondrosis petrooccipitalis:
  - Sie verläuft von der anterioren Begrenzung des Foramen jugulare zur SSB. Die lateralen Ränder der Basis des Os occipitale bilden eine Leiste. Diese Leiste/Feder artikuliert mit einer Rinne/Nut am hinteren unteren Teil der Pars petrosae.
  - Suturenart: Synchondrosis
  - Mobilität: Scharnier- und Gleitadaptation [74] (besonders anteriore und posteriore Rotation des Os temporale unterstützend); von anteromedial nach posterolaterales Gleiten, von superior nach inferior pivotartige Rotation [75].
- Sutura petrojugularis:
  - Der Proc. jugularis verbindet sich mit der jugularen Gelenkfläche der Pars petrosa. Diese Stelle kann als Pivot angesehen werden, an dem sich das Os occipitale und das Os temporale anpassen.
  - Suturenart: Synchondrosis
  - Mobilität: Pivot-Fulcrum-Funktion überträgt außen- und innenrotationelle Kräfte.

Verbindung zum Atlas

- Art. atlantooccipitalis:
  - Die Pars condylaris des Os occipitale artikuliert mit der Fovea articularis superior des Atlas.
  - Gelenkart: Diarthrose (▶ **Abb. 6.15**)

6.3.2 Os sphenoidale

Das unpaarige Os sphenoidale bildet mit 12 Knochen gelenkige Verbindungen (▶ **Abb. 6.16**, ▶ **Abb. 6.17**, ▶ **Abb. 6.18**):

- Os occipitale
- Os temporale (2)
- Os parietale (2)
- Os frontale
- Os zygomaticum (2)
- Os ethmoidale
- Vomer
- Os palatinum (2)

Verbindung zum Os occipitale

- Die hintere Fläche des Keilbeinkörpers artikuliert mit der Pars basilaris des Os occipitale (SSB).
- Suturenart: Synchondrose (ab 13.–17. Lebensjahr Synostose)
- Mobilität: Bis zur Mitte oder bis zum Ende der Jugend (Synchondrose) ermöglicht diese vielfache dreidimensionale Mobilitäten. Danach (Synostose) besteht eine gewisse Flexibilität durch Pneumatisation und trabekuläre Strukturen.

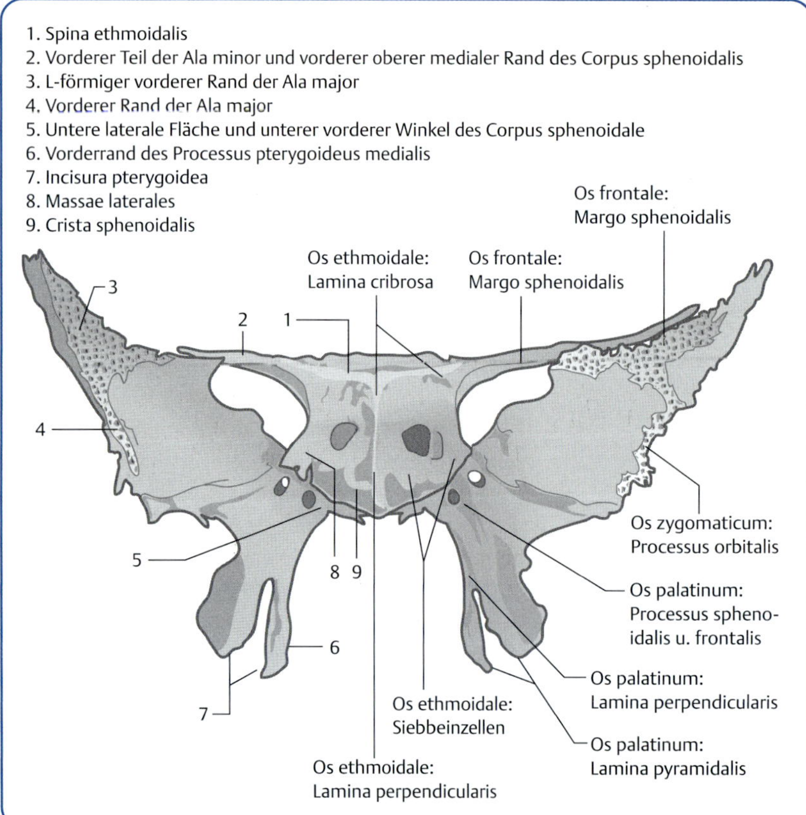

▶ **Abb. 6.16** Suturale Verbindungen des Os sphenoidale (von vorn).

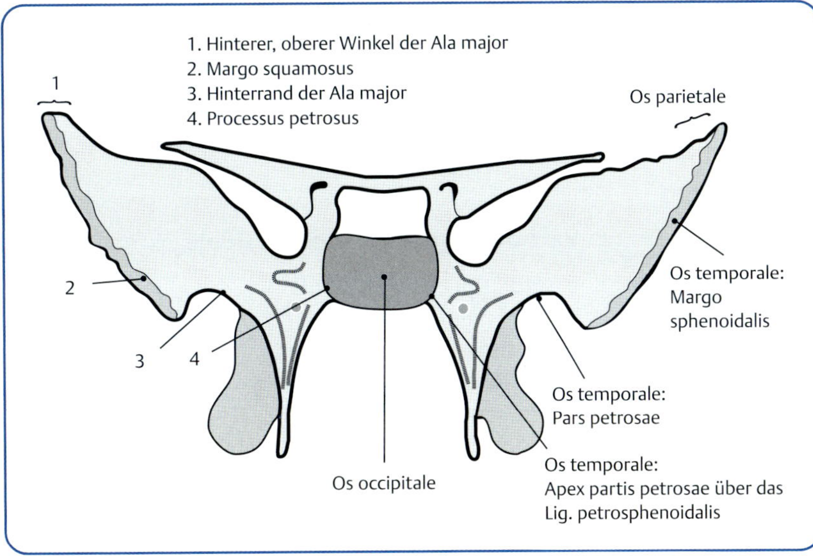

▶ **Abb. 6.17** Suturale Verbindungen des Os sphenoidale.

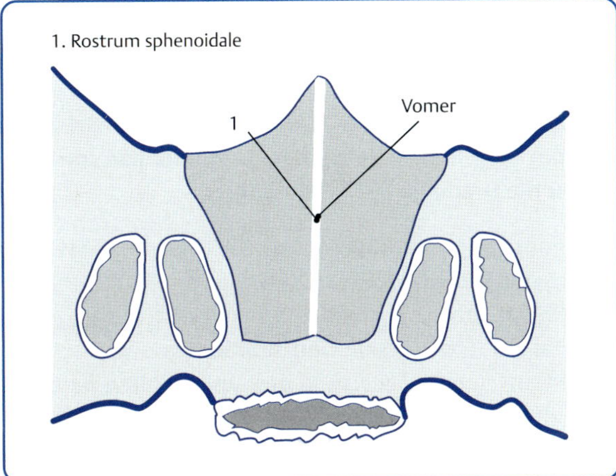

▶ **Abb. 6.18** Suturale Verbindungen des Os sphenoidale (von unten).

Verbindung zum Os temporale

- Sutura sphenosquamosa:
  - Der Margo squamosus, der hintere Rand des Ala major, artikuliert mit dem vorderen und unteren Rand des Margo sphenoidalis des Os temporale.
  - Der nach außen gerichteter Rand liegt im vorderen vertikalen Teil, der nach innen gerichtete im hinteren horizontalen Teil. Der Wechselpunkt der Suturenränder ist der SSP (s. a. Kap. 6.1.5, Pivot).
  - Suturenart: oberhalb des SSP die Sutura squamosa, unterhalb des SSP die Sutura squamoserrata; die Sägezahnstruktur ist schräg, von posterolateral nach anteromedial gerichtet.
  - Mobilität: Außen- und Innenrotation beider Knochen, anteromediale posterolaterale Richtung (etwa parallel zum Verlauf der Pars petrosa), v. a. im unteren Bereich, minimale anteroposteriore Rotation.
- Synchondrosis sphenopetrosa:
  - Sie verläuft zwischen dem hinteren Rand der Ala major und dem anteromedialen Drittel der Pars petrosa.
  - Der relativ ebene Hinterrand der Ala major bedeckt eine ebenfalls ebene Kante des anteromedialen Drittels der Pars petrosa. Diese sind allerdings nur zum Teil miteinander verbunden.
  - Nicht selten artikuliert zusätzlich eine Stelle am anteromedialen Ende des Apex partis petrosae ossis temporalis mit der posterosuperior-lateralen Ecke des Corpus sphenoidale und umfasst diese leicht.
  - Der Apex der Pars petrosa ist mit dem Dorsum sellae (Rückwand der Hypophysengrube) über das Lig. sphenopetrosum/Lig. Grüber (Verdickung des Tentorium cerebelli) verbunden (zur Pathologie s. Kap. 5.2.11, Kap. 5.6.14). Zwischen beiden Knochen liegt das Foramen lacerum, sodass sie den vorderen und hinteren Rand dieser Öffnung bilden.
  - Das Foramen lacerum ist durch die Lingula sphenoidalis in 2 Abschnitte unterteilt: Außen ist es offen, innen durch Faserknorpel (der Fibrocartilago basilaris) verschlossen. Darauf liegt die A. carotis interna.
  - Mobilität: anteromedial-posterolaterales Gleiten, Schaukeladaptation am anteromedialen Ende des Apex partis petrosae ossis temporalis

Verbindung zum Os parietale

- Sutura sphenoparietalis:
  - Der hintere obere Winkel der Ala major artikuliert mit dem vorderen unteren Winkel des Os parietale.
  - nach innen gerichteter Rand
  - Im anterior-inferioren Anteil der Sutur artikulieren nicht selten anteroinferior gerichtete keilförmige Randvorwölbungen am Os parietale mit flachen Furchen des Os sphenoidale.

- Suturenart: Sutura squamosa
- Mobilität: Anteriore, mediale und laterale suturale Mobilisation blockiert die Sutur und wirkt stabilisierend, die anterosuperiore und posteroinferiore Mobilisation des Os sphenoidale ist eingeschränkt [76].

Verbindung zum Os frontale

- Sutura sphenofrontalis:
  - Der L-förmige anterosuperiore Rand der Ala major ist sägezahnartig (schräg von posteromedial nach anterolateral verlaufend) mit dem L-förmigen anterolateralen Winkel des Os frontale (Margo sphenoidalis) verbunden. An der Schädelaußenseite ist der squamose Margo frontalis der Ala major nach innen, der Margo sphenoidalis des Os frontale nach außen gerichtet.
  - Suturenart: Sutura squamoserrata
  - Mobilität: Fulcrum für eine begrenzte Mobilität, für die Schaukeladaptation des Os sphenoidale unter dem Os frontale, von posteromedial nach anterolateral gerichtete Gleitadaptation, mediale oder laterale Mobilität wird durch die sägezahnartige Verbindung verhindert [78].
  - Der vordere Rand der Ala minor (kleiner Keilbeinflügel) und der vordere superiore Rand des Corpus ossis sphenoidalis artikulieren mit dem Margo sphenoidalis des Os frontale, der sich an der Rückseite der Pars orbitalis befindet. Im lateralen Drittel der fast ebenen und kaum gezahnten Sutur bedeckt die Ala minor von superior den Margo sphenoidalis des Os frontale dachziegelartig. Im medialen Bereich der Sutur umfassen in der Regel ein oberer und ein unterer sägezahnartiger Rand der Ala minor und des Korpus den Margo sphenoidalis des Os frontale.
  - Suturenart: Sutura squamoserrata
  - Mobilität: Anpassung an Expansion [77], Gleitadaptation der beiden Gelenkflächen, in Verbindung mit der Flexibilität der lamellenartigen Struktur der Alae minores, von anterior nach posterior Gleitadaptation, superior nach inferior Schaukeladaptation [79]

Verbindung mit dem Os zygomaticum

- Sutura sphenozygomatica:
  - Der vordere Rand der Ala major artikuliert mit dem hinteren Rand der Facies orbitalis des Os zygomaticum. Die etwa vertikal verlaufende Sutur führt von der Sutura frontozygomatica zur Fissura infraorbitalis.
  - Obere Hälfte der Sutur: Der sphenoidale furchenartige squamoserrate Rand umfasst den keil- und sägezahnförmigen Rand des Os zygomaticum.
  - Oberes Viertel der unteren Hälfte: Der nach außen gerichtete Rand des Os sphenoidale wird vom Os zygomaticum bedeckt.
  - Unteres Viertel der unteren Hälfte: Der Rand des Os sphenoidale mit nach innen gerichtetem Rand liegt dem Rand des Os zygomaticum auf [80].
  - Suturenart: Sutura serrata
  - Mobilität: anteromedial nach posterolateral scharnierartige Mobilität [81]

Verbindung zum Os ethmoidale

- Sutura sphenoethmoidalis:
  - Der Vorderrand des Jugum sphenoidale artikuliert mit dem Hinterrand der Lamina cribrosa und dem oberen Hinterrand des Labyrinthus ethmoidalis. Die zum Os ethmoidale gerichtete Spitze des Os sphenoidale (Spina ethmoidalis) und die medialen Unterseiten der Alae minores im Bereich des Jugum sphenoidale liegen mit nach innen gerichtetem Rand im medialen Bereich dem Hinterrand der Lamina cribrosa des Os ethmoidale und im lateralen Bereich den kondylaren, leicht konvexen Oberflächen des Os ethmoidale auf.

Beachte

Die Spina wurde von Sutherland als besonders wichtig angesehen für die Übertragung von Elastizität vom Os sphenoidale auf das Os ethmoidale sowie für die Drainage der Nasenhöhlen.

- Fusionsbeginn: 4.–24. Monat, Abschluss: 15.–19. Lebensjahr [82] [83] [84]
- Mobilität: anteroposteriore Schaukeladaptation, Flexibilität für transversale und multidirektionale schräge Gleitbewegungen aufgrund des ausgehöhlten Baus des Os ethmoidale [85]
- Die Crista sphenoidalis (anteriore mediane Knochenleiste) wird von der sich posterior gabelnden Lamina perpendicularis des Os ethmoidale (vertikale Knochenlamelle) umfasst. Nach Pick bietet sie Schutz gegen laterale Instabilität, nach Magoun ermöglicht sie laterale Flexibilität [77] [86].
- Die nach vorn mündenden Öffnungen der Keilbeinhöhle (Apertura sinus sphenoidalis) artikulieren mit den hinteren nierenförmigen leicht konkaven Rückseiten der Siebbeinzellen (Cellulae ethmoidales).
- Die seitlichen posterioren Ränder des Labyrinthus ethmoidalis sind in ihrem superioren Bereich sägezahnartig und in ihrem inferioren Abschnitt squamös. Die nach innen gerichteten seitlichen anterioren Ränder des Os sphenoidale bedecken die nach außen gerichteten Ränder des Labyrinthus ethmoidalis.
  - Fusionsbeginn: 1. Woche (Mädchen) bis 3. Monat (Jungen), Abschluss: 3. Lebensjahr.
  - Mobilität: anteroposteriore Gleitadaptation; die sphenoidale Überlappung soll ein Disengagement bei der inspiratorischen Expansionsphase verhindern [87].

Verbindung mit dem Vomer

- Sutura sphenovomeralis:
  - Das Rostrum sphenoidale (Fortsetzung der Crista sphenoidalis) und die Unterseite des Corpus sphenoidale artikulieren mit dem Vomer. Beide bilden den Canalis vomerorostralis.
  - Suturenart: Schindylesis
  - Der Proc. vaginalis (eine kleine Knochenleiste medial der Wurzel der Lamina medialis des Proc. pterygoideus) überlappt die Alae vomeris im posterioren Bereich, wird aber nicht selten im anterioren Bereich von der Alae überlappt.
  - Mobilität: Vielfache Mobilitäten werden ermöglicht [88] [89]; Gleiten von anteroinferior nach posterosuperior (inbesondere über die Fulcrumfunktion des Rostrums), anterosuperiore posteroinferiore Schaukeladaptation, lateral-transversale Gleitadaptation (letztgenannte Mobilitäten sollen über die Verbindung zwischen Proc. vaginalis und Ala vomeris möglich werden), posteriores oder kaudales Abrutschen des Vomers wird verhindert.

Verbindung zum Os palatinum

- Sutura sphenopalatina:
  - Die untere laterale Fläche des Keilbeinkörpers (Corpus sphenoidale) artikuliert mit dem Proc. sphenoidalis des Os palatinum (oberer Fortsatz, posterior der Incisura sphenopalatina).
  - Der untere vordere Winkel des Keilbeinkörpers (Corpus sphenoidale) artikuliert mit dem Proc. orbitalis (nach vorn gerichteter Fortsatz des Os palatinum).
  - Der Vorderrand des inneren Flügelfortsatzblattes (Lamina medialis processus pterygoidei des Os sphenoidale) artikuliert mit dem hinteren Rand der vertikalen Gaumenbeinplatte (Lamina perpendicularis).
  - Die Incisura pterygoidea (Einschnitt zwischen Lamina medialis und lateralis) artikuliert mit dem unteren Fortsatz des Os palatinum (Proc. pyramidalis).
  - Die Lamina medialis hat einen eher planen Rand, die Lamina lateralis einen eher sägezahnartigen. Diese Sutur ermöglicht eine Schaukelmobilität [77].
  - Suturenart aller 4 Verbindungen: zum größten Teil Sutura plana
  - Mobilität: superolaterale nach inferomediale Gleitadaptation (im oberen Bereich), superomediale nach inferolaterale Gleitadaptation (im unteren Bereich). Ein Fulcrum befindet sich in der Mitte der Lamina perpendicularis, die die Mobiliäten im oberen und unteren Bereich in Form einer Schaukeladaptation integriert [90].

Die Spitzen der Flügelfortsätze (Procc. pterygoidei) adaptieren sich in den Furchen auf dem Rücken der kleinen Ossa palatina. Die Procc. pterygoidei konvergieren vorn und laufen hinten auseinander.

Außerdem befindet sich zwischen Os sphenoidale und Os palatinum das Ganglion pterygopalatinum. Es liegt in der Flügelgaumengrube (Foramen sphenopalatinum). Es ist ein parasympathisches Ganglion, das die Tränendrüse und die Drüsen des Nasen-Rachen-Raums und des Gaumens innerviert. Seine sympathischen Fasern innervieren das Gefäßsystem dieses Bereichs, und seine sensiblen Fasern versorgen die Schleimhäute der Nase, des Rachens, des Gaumens und die Öffnung der Tuba auditiva (Ohrtrompete). Dieses Ganglion hängt in dieser Grube wie eine „Straßenampel“, ist oben an 2 Ästen befestigt.

Beachte

Schläge oder Stürze auf das Os frontale oder Os zygomaticum sowie auf die Maxilla können das kleine Os palatinum in das Ganglion stoßen, den Platz für das Ganglion einengen und seine Funktion beeinträchtigen. Dies ist nach Sutherland eine bedeutende Kleinigkeit in der kranialen Osteopathie.

6.3.3 Os ethmoidale

Das unpaarige Os ethmoidale bildet mit 13 Knochen, knorpeligen Anteilen, gelenkige Verbindungen (▸ **Abb. 6.19**, ▸ **Abb. 6.20**):

- Os sphenoidale
- Vomer
- Os frontale
- Os nasale (2)
- Maxilla (2)
- Os palatinum (2)
- Os lacrimale (2)
- Cartilago septi nasi
- Concha nasalis inferior (untere Nasenmuschel) (2)

Verbindung zum Os sphenoidale

- Sutura sphenoethmoidalis:
  - Der Hinterrand der Lamina cribrosa des Os ethmoidale und der obere Hinterrand des Labyrinthus ethmoidalis (mit nach außen gerichtetem Rand) werden vom Vorderrand des Jugum sphenoidale überlappt.
  - Mobilität: anteroposteriore Schaukeladaptation, Flexibilität für transversale und multidirektionale schräge Gleitbewegungen aufgrund des ausgehöhlten Baus des Os ethmoidale [91]
- Die posterior sich gabelnde Lamina perpendicularis des Os ethmoidale umfasst die Crista sphenoidalis. Nach Pick bietet sie Schutz gegen laterale Instabilität, nach Magoun ermöglicht sie laterale Flexibilität [77] [86].
- Die hinteren nierenförmigen leicht konkaven Rückseiten der Siebbeinzellen (Cellulae ethmoidales) artikulieren mit den nach vorn mündenden Öffnungen der Keilbeinhöhle. Ihre seitlichen posterioren Ränder sind in ihrem superioren Bereich sägezahnartig und in ihrem

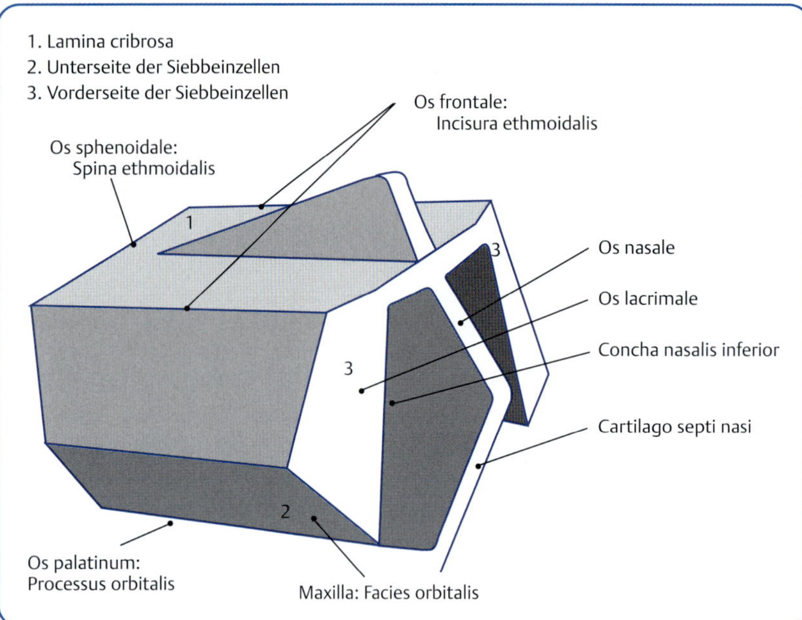

▸ **Abb. 6.19** Suturale Verbindungen des Os ethmoidale (von rechts vorn).

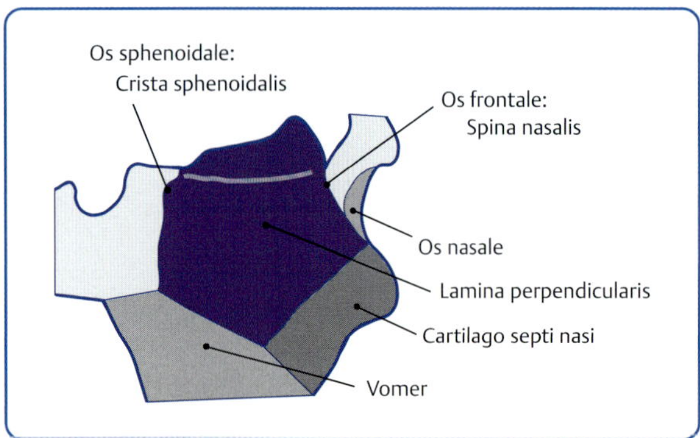

▸ **Abb. 6.20** Suturale Verbindungen des Os ethmoidale: Lamina perpendicularis.

inferioren Abschnitt squamös. Sie sind nach außen gerichtet und werden von den nach innen gerichteten seitlichen anterioren Rändern des Os sphenoidale bedeckt.

- Mobilität: anteroposteriore Gleitadaptation; die sphenoidale Überlappung soll ein Disengagement bei der inspiratorischen Expansionsphase verhindern [87].

Verbindung zum Vomer

- Sutura vomeroethmoidalis:
  - Die hintere Hälfte des unteren Randes der Lamina perpendicularis des Os ethmoidale verbindet sich mit dem vorderen Rand des Vomers. Sie bilden dann den hinteren Teil der ossären Nasenscheidewand.
  - Anteriorer Bereich: In der Regel liegen beide Kanten aufeinander. Selten ist die Lamina perpendicularis gegabelt, während der Vomer einen vorstehenden Rand ausbildet, nach Pick [92] eine Folge genetischer, traumatischer, arthritischer Einflüsse oder suturaler Stressfaktoren aufgrund von Schädeldysfunktionen.
  - Posteriorer Bereich: Häufig befindet sich die Lamina im gegabelten Vomer. Diese Verbindung soll laterale Verlagerungen des Vomers verhindern.
  - Suturenart: Sutura plana und Schindylesis
  - Mobilität: anteroposteriores Gleiten, sagittale Trennung oder Kompression, transversale Schaukeladaptation

Verbindung mit dem Os frontale

- Sutura frontoethmoidalis:
  - Vordere horizontale Verbindung: Eine anterior-inferior vorstehende Auszackung an der vorderen Unterseite der Crista galli des Os ethmoidale liegt von oben dem horizontalen sägezahnartigen Bereich der Incisura ethmoidalis des Os frontale auf. Der vordere obere Bereich der Lamina perpendicularis des Os ethmoidale artikuliert mit einer frontalen Unterfläche, nahe der Spina nasalis des Os frontale. Das Os frontale wird dadurch sozusagen im vorderen queren Bereich von oben und von unten vom Os ethmoidale umfasst.
  - Seitliche Verbindungen: Die Lamina cribrosa passt sich in die Incisura ethmoidalis ein. Die Oberseite der Siebbeinzellen wird von oben vom Os frontale bedeckt. Dieser Verlauf kann nach Pick in 3 Anteile untergliedert werden [93]. Feine sägezahnförmige Auszackungen am posterioren Drittel des Randes des Os frontale verlaufen posteroinferior im Os ethmo-

idale. Im mittleren und anterioren Bereich des seitlichen Randes bilden sich mediale und laterale artikuläre Ränder. Der von diesen Rändern gebildete Innenraum wird durch quer verlaufende Plättchen in segmental intraossale Taschen unterteilt. Die ethmoidale konvexe Fläche ragt in diese Taschen hinein und verbindet sich mit den inneren und äußeren Rändern.
  - Suturenart aller 3 Suturen: zum größten Teil Sutura plana
  - Mobilität: von anteroinferior nach posterosuperior verlaufende Schaukeladaptation (im queren transversalen suturalen Verlauf), inferomediale-superolaterale Mobilitätsrichtung des Os frontale auf dem Os ethmoidale (an den seitlichen suturalen Flächen) [94]

Verbindung zum Os nasale

- Sutura ethmoidonasalis:
  - Der vordere Rand der Lamina perpendicularis des Os ethmoidale artikuliert mit dem hinteren Teil des Knochenkammes des Os nasale (Crista nasalis).
  - Inferiorer suturaler Verlauf: Nach Pick artikuliert diese meist mit der Crista nasalis des rechten Os nasale [95]. Die Suturenränder liegen Kante an Kante auf.
  - Superiorer Verlauf: Die Lamina perpendicularis teilt sich gabelförmig auf. Während die rechte Sutur zur Seite abweicht, fügt sich in der Regel die linke Crista nasalis mit ihren feinen sägezahnförmigen Auszackungen in die Gabelung.
  - Suturenart: zum größten Teil Sutura plana
  - Mobilität: posterosuperiore-anteroinferiore Gleitadaptation

Verbindung mit der Maxilla

- Sutura ethmoidomaxillaris:
  - Die Unterseite der Massae laterales artikuliert mit dem medialen Rand der Facies orbitalis der Maxilla; nur von außen zu sehende, leichte vertikale sägezahnförmige Auszackung, innen ist die Sutur plan.
  - Die Vorderseiten der Massae laterales des Os ethmoidale artikuliert mit dem Hinterrand des Stirnfortsatzes der Maxilla (Proc. frontalis).
  - Die mittlere Nasenmuschel des Os ethmoidale (Concha nasalis media) artikuliert mit einer schrägen Leiste, die sich an der medianen Seite der Maxilla befindet (Crista ethmoidalis)
  - Suturenart aller 3 Suturen: Sutura plana
  - Mobilität: superomediale nach inferolaterale Mobilität (aufgrund der sägezahnförmigen Auszackungen) [96]

Verbindung mit dem Os palatinum

- Sutura palatoethmoidalis:
  - Die Unterseite der Massae laterales artikuliert mit dem Proc. orbitalis des Os palatinum.
  - Die Sutur befindet sich im posteromedioinferioren Bereich der Orbitawand. Der Proc. orbitalis bildet eine stuhlartige Fläche mit einer hohen „Rückenlehne“, die die posterior-inferiore Ecke des Os ethmoidale umfasst [97].
  - Suturenart: Sutura plana (am orbitalen Rand befinden sich jedoch feine Zerklüftungen, die ein anteroposteriores Gleiten verhindern sollen)
  - Mobilität: Schaukeladaptation (von posteromedial nach anterolateral)
  - Die mittlere Nasenmuschel artikuliert mit der Crista ethmoidalis des Os palatinum.

Verbindung mit dem Os lacrimale

- Sutura lacrimoethmoidalis:
  - Die Vorderseite der Cellulae ethmoidales artikuliert mit dem Hinterrand des Os lacrimale.
  - In der Regel ist der Rand des Os lacrimale nach innen gerichtet und liegt dem Os ethmoidale auf.
  - Suturenart: Sutura plana (allerdings weisen feinste horizontale sägezahnförmige Auszackungen am Os ethmoidale auf eine minimale Verzahnung beider Knochen hin)
  - Mobilität: anteroposteriores Gleiten

Verbindung mit der Cartilago septi nasi

- Sutura ethmoidoseptalis:
  - Der vordere untere Rand der Lamina perpendicularis artikuliert mit dem hinteren oberen Rand der knorpeligen Nasenscheidewand.
  - Suturenart: Sutura plana

Verbindung mit der Concha nasalis inferior

- Sutura ethmoidoconchalis:
  - Ein hakenförmiger nach unten zeigender Fortsatz des Os ethmoidale (Proc. uncinatus) verbindet sich mit der unteren Nasenmuschel.
  - Suturenart: Sutura plana

6.3.4 Vomer

Der unpaarige Vomer bildet mit 6 Knochen gelenkige Verbindungen (▸ Abb. 6.21, ▸ Abb. 6.22):

- Os sphenoidale
- Os ethmoidale
- Maxilla (2)
- Os palatinum (2)
- Cartilago septi nasi

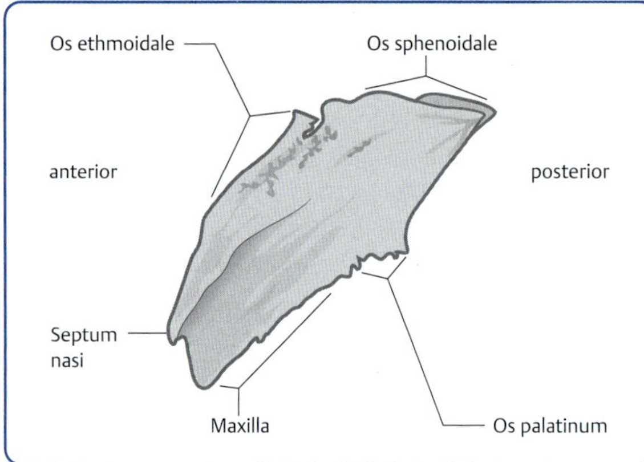

▸ **Abb. 6.21** Suturale Verbindungen des Vomers.

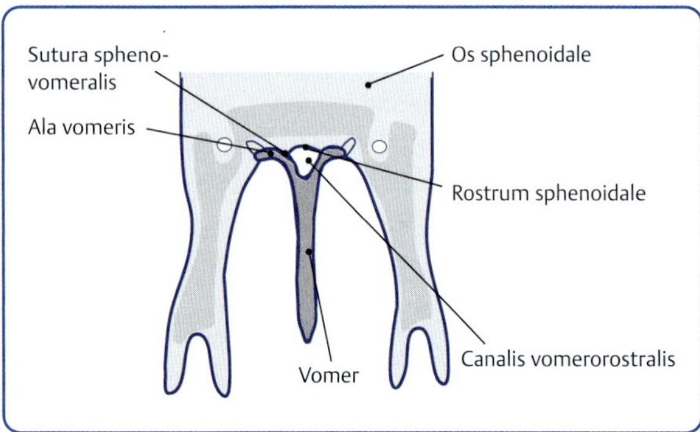

▸ **Abb. 6.22** Sutura sphenovomeralis.

Verbindung mit dem Os sphenoidale

- Sutura sphenovomeralis:
  - Die Alae vomeris umfassen das Rostrum des Os sphenoidale (Fortsetzung der Crista sphenoidalis) und bilden den Canalis vomerorostralis.
  - Suturenart: Schindylesis
  - Lateral verbinden sich die Alae vomeris mit dem Proc. vaginalis, einer medial von der Wurzel der Lamina medialis liegenden Knochenleiste (medial werden die Alae vomeris überlappt; lateral findet nicht selten eine Umkehrung der Überlappung statt).
  - Mobilität: s. a. Kap. 6.3.2; vielfache Mobilitäten möglich [89]

Verbindung zum Os ethmoidale

- Sutura vomeroethmoidalis:
  - Der vordere Rand des Vomers ist mit der hinteren Hälfte des unteren Randes der Lamina perpendicularis des Os ethmoidale verbunden.
  - Anteriorer Bereich: In der Regel liegen beide Kanten aufeinander.
  - Posteriorer Bereich: Häufig umfasst der gegabelte Vomer die Lamina. Diese Verbindung soll laterale Verlagerungen des Vomers verhindern.
  - Suturenart: Sutura plana und Schindylesis
  - Mobilität: anteroposteriores Gleiten, sagittale Trennung oder Kompression, transversale Schaukeladaptation

Verbindung zur Maxilla

- Sutura vomeromaxillaris:
  - Unten wird der vordere Teil des Vomers zwischen den Cristae nasales der Maxilla umfasst. Es kommt auch vor, dass sich im mittleren bzw. hinteren Bereich der untere Rand des Vomers aufgabelt und die Crista umfasst.
  - Suturenart: Sutura plana
  - Mobilität: anteroposteriore sagittale Schaukeladaptation (diese kann je nach Position der Sutura vomeromaxillaris und vomeropalatina zugelassen oder verhindert werden) [98]

Verbindung mit dem Os palatinum

- Sutura vomeropalatina:
  - Unten wird der hintere Teil des Vomers zwischen den Cristae nasales der Ossa palatina umfasst.
  - Suturenart: Sutura plana
  - Mobilität: anteroposteriore sagittale Schaukeladaptation (diese kann je nach Position der Sutura vomeromaxillaris und vomeropalatina zugelassen oder verhindert werden) [98]
- Der vordere Anteil der Ala vomeris hat Kontakt zum Proc. sphenoidalis.

Verbindung mit der Cartilago septi nasi

- Sutura vomeroseptalis:
  - Verbindung des unteren Vorderrandes mit der knorpeligen Nasenscheidewand
  - Suturenart: Sutura plana

6.3.5 Os frontale

Das unpaarige Os frontale bildet mit 12 Knochen gelenkige Verbindungen (▸ **Abb. 6.23**, ▸ **Abb. 6.24**):

- Os sphenoidale
- Os ethmoidale
- Os parietale (2)
- Maxilla (2)
- Os zygomaticum (2)
- Os nasale (2)
- Os lacrimale (2)

Verbindung zum Os sphenoidale

- Sutura sphenofrontalis:
  - Der L-förmige vordere laterale Winkel des Os frontale (Margo sphenoidalis) artikuliert sägezahnartig mit dem L-förmigen vorderen oberen Rand der Ala major

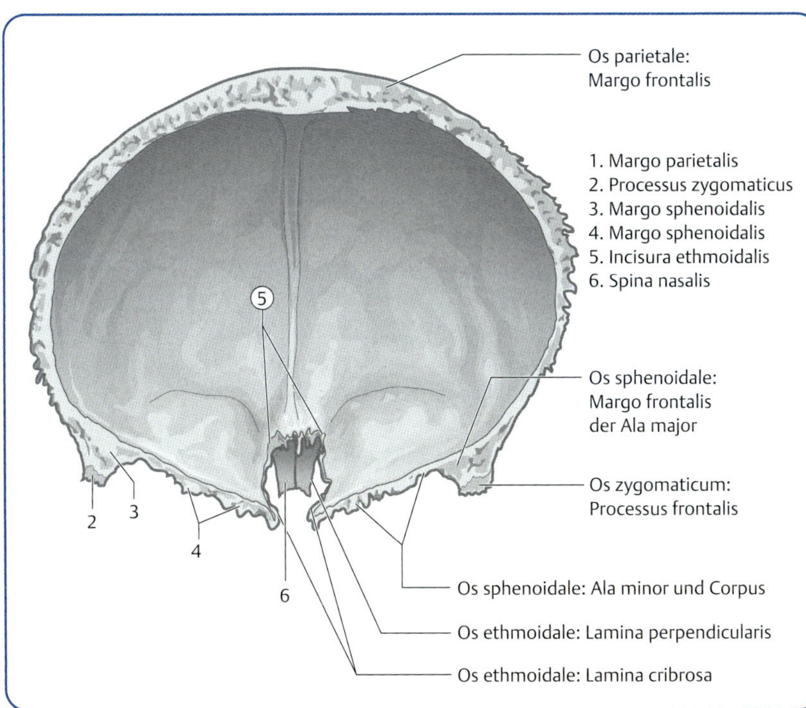

▶ **Abb. 6.23** Suturale Verbindungen des Os frontale (von innen).

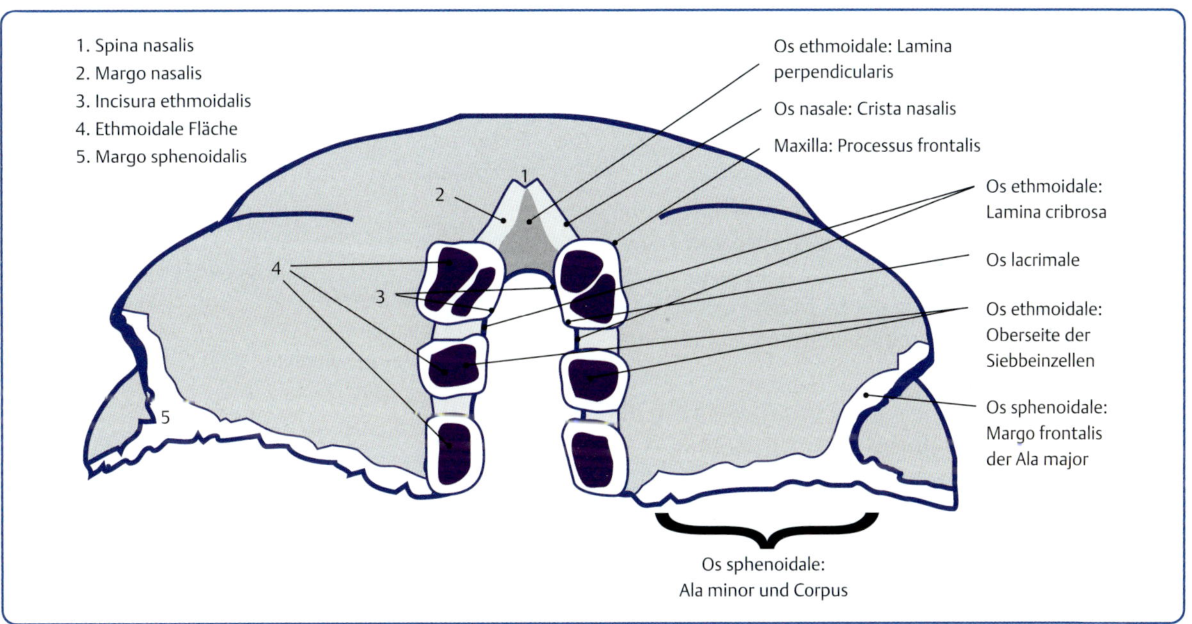

▶ **Abb. 6.24** Suturale Verbindungen des Os frontale (von unten).

(Margo frontalis). An der seitlichen Schädelaußenseite wird das Os frontale (nach außen gerichteter Rand) vom Os sphenoidale bedeckt.

- Suturenart: Sutura squamoserrata
- Mobilität: Fulcrum für eine begrenzte Mobilität, für die Schaukeladaptation des Os sphenoidale unter dem Os frontale [77], von posteromedial nach anterolateral gerichtete Gleitadaptation. Mediale oder laterale Mobilität wird durch die sägezahnartige Verbindung verhindert [78].
- Die Rückseite der Pars orbitalis des Os frontale (Margo sphenoidalis) artikuliert mit dem vorderen Rand der Ala minor und dem vorderen superioren Rand des Corpus ossis sphenoidalis. Im lateralen Drittel der fast ebenen und kaum gezahnten Sutur wird der Margo sphenoidalis von der Ala minor dachziegel-

artig bedeckt. Im medialen Bereich wird der Margo sphenoidalis des Os frontale von einem oberen und unteren sägezahnartigen Rand der Ala minor und des Corpus ossis sphenoidalis umfasst.
- Suturenart: Sutura squamoserrata
- Mobilität: Anpassung an Expansion [77], Gleitadaptation der beiden Gelenkflächen, in Verbindung mit der Flexibilität der lamellenartigen Struktur der Alae minores, von anterior nach posterior Gleitadaptation, von superior nach inferior Schaukeladaptation [79]

Verbindung zum Os ethmoidale

- Sutura frontoethmoidalis:
  - Vordere horizontale Verbindung: Der horizontale sägezahnartige Bereich der Incisura ethmoidalis des Os frontale wird von einer Auszackung an der Unterseite der Crista galli des Os ethmoidale bedeckt. Eine frontale Unterfläche nahe der Spina nasalis artikuliert mit dem vorderen oberen Bereich der Lamina perpendicularis des Os ethmoidale. Das Os frontale wird dadurch sozusagen im vorderen queren Bereich von oben und von unten vom Os ethmoidale umfasst.
  - Seitliche Verbindungen: In die Incisura ethmoidalis des Os frontale fügt sich die Lamina cribrosa ein. Das Os frontale bedeckt von oben die Oberseite der Siebbeinzellen (s. a. Kap. 6.3.3).
  - Suturenart aller 3 Suturen: zum größten Teil Sutura plana
  - Mobilität: von anteroinferior nach posterosuperior verlaufende Schaukeladaptation (im queren transversalen suturalen Verlauf), inferomediale-superolaterale Mobilitätsrichtung des Os frontale auf dem Os ethmoidale (an den seitlichen suturalen Flächen) [94]

Verbindung zum Os parietale

- Sutura coronalis:
  - Der hintere Rand des Os frontale verbindet sich mit den Ossa parietalia. Der obere mediale Rand ist nach innen gerichtet, der untere laterale Rand nach außen.
  - Suturenart: Sutura squamoserrata
  - Mobilität: anteroposteriores Gleiten

Verbindung zur Maxilla

- Sutura frontomaxillaris:
  - In die seitlichen Teile der Pars nasalis des Os frontale ragen sichelförmig die sägezahnförmigen Auszackungen des Proc. frontalis der Maxilla hinein.
  - Suturenart: Sutura serrata
  - Mobilität: kaudale Mobilität, begleitet von einem anterioren Shift (reine kaudale Mobilität ist aufgrund der sichelförmigen Auszackungen nicht möglich) [99]

Verbindung zum Os zygomaticum

- Sutura frontozygomatica:
  - Der seitlich an der Orbita gelegene Proc. zygomaticus des Os frontale artikuliert nach unten mit dem Proc. frontalis des Os zygomaticum.
  - Der nach außen gerichtete Rand des Os frontale wird vom Os zygomaticum bedeckt. Im 2. Lebensjahrzehnt bilden sich – nur im Querschnitt zu erkennende – ineinandergreifende hammerartige dentikuläre Verzahnungen.
  - Suturenart: Sutura serrata
  - Mobilität: Eine komplette Disartikulation ist nur bis zum 2. Lebensjahrzehnt möglich; Schaukeladaptation von superior-anteromedial nach inferior-posterolateral [100], Flexibilität.

Verbindung zum Os nasale

- Sutura frontonasalis:
  - In den medialen Teil der Pars nasalis des Os frontale ragen sichelförmig die sägezahnförmigen Auszackungen im oberen Bereich des Os nasale.
  - Suturenart: Sutura serrata
  - Mobilität: kaudale Mobilität, in Verbindung mit einem anterioren Shift (reine kaudale Mobilität ist aufgrund der sichelförmigen Auszackungen nicht möglich), Scharnierfunktion [21]
  - Der mediane spitze Vorsprung des Os frontale (Spina nasalis) artikuliert mit dem Knochenkamm des Os nasale (Crista nasalis).
  - Suturenart: Sutura plana

Verbindung zum Os lacrimale

- Sutura frontolacrimalis:
  - Das vordere Viertel der Incisura ethmoidalis des Os frontale (mit nach innen gerichtetem Rand) bedeckt den oberen Teil des Os lacrimale.
  - Suturenart: Sutura squamosa
  - Mobilität: inferolateral nach superomedial gerichtetes Gleiten des Os frontale (aufgrund der von superomedial nach inferolateral verlaufenden winkelförmigen Sutur des Os frontale), medial nach laterale gerichtete Schaukeladaptation [102]
  - Fusion: erst im späten Lebensalter

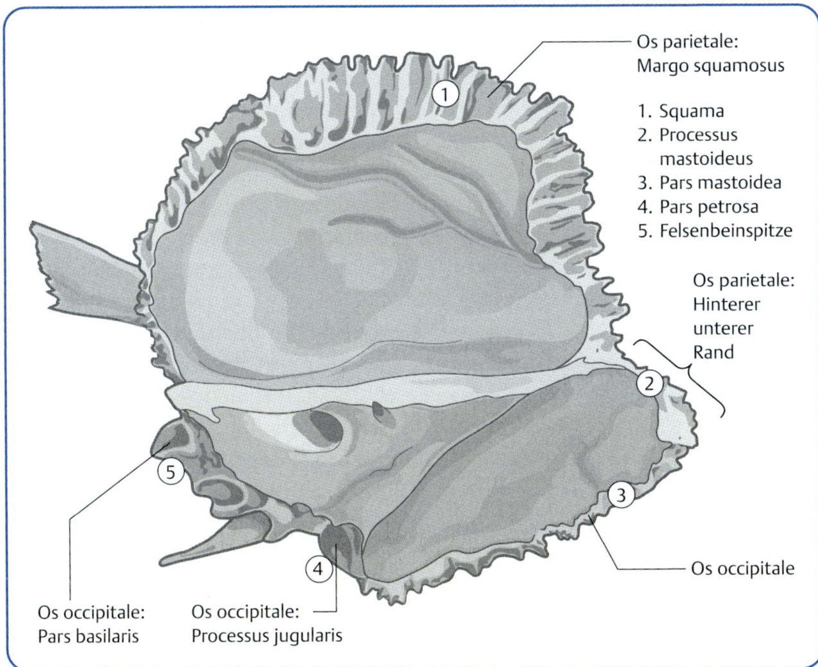

► **Abb. 6.25** Suturale Verbindungen des Os temporale (von medial).

6.3.6 Os temporale

Das paarige Os temporale bildet mit 5 Knochen gelenkige Verbindungen (► **Abb. 6.25**):

- Os occipitale
- Os zygomaticum
- Os sphenoidale
- Os mandibulare
- Os parietale

Verbindung zum Os occipitale

- Synchondrosis petrooccipitalis:
  - Die Rinne/Nut am hinteren unteren Teil der Pars petrosa artikuliert mit der Leiste/Feder am lateralen Rand der Pars basilaris des Os occipitale (Pars anterior des Foramen magnum).
  - Suturenart: Synchondrosis
  - Mobilität: Scharnier- und Gleitadaptation [74] (besonders die anteriore und posteriore Rotation des Os temporale unterstützend), von anteromedial nach posterolaterales Gleiten [66], superior nach inferior pivotartige Rotation [75]
- Sutura petrojugularis:
  - Die jugulare Gelenkfläche der Pars petrosa artikuliert mit dem Proc. jugularis des Os occipitale (Knochenvorsprung seitlich vom Foramen jugulare).
  - Suturenart: Synchondrosis
  - Mobilität: Pivot-Fulcrum-Funktion überträgt außen- und innenrotationelle Kräfte.
- Sutura occipitomastoidea:
  - Der konvexe hintere Rand der Pars mastoidea artikuliert mit dem konkaven Teil des Okziputs. Die beiden Gelenkflächen können eine Gleitadaptation in entgegengesetzter Richtung zueinander ausführen. Normalerweise ist der Rand des Mastoids im superioren Bereich nach innen gerichtet und im unteren Teil nach außen. Der Wechselpunkt der Suturenränder wird CSMP genannt.
  - Suturenart: unregelmäßig
  - Mobilität: adaptative Schaukeladaptation [73]; das Mastoid kann von anteromedial nach posterolateral gleiten. In Außenrotation des Os temporale entsteht eine Öffnung des posterosuperioren Suturenrandes und eine Schließung des anteroinferioren Randes (in Innenrotation umgekehrt).

Verbindung zum Os sphenoidale

- Sutura sphenosquamosa:
  - Der vordere und untere Rand der Squama temporalis verbindet sich mit dem Margo squamosus der Ala major. Der Rand in der oberen vorderen Hälfte ist nach innen gerichtete, der in der unteren Hälfte nach außen. Der Richtungswechselpunkt der Ränder ist der SSP.
  - Suturenart: oberhalb des SSP: Sutura squamosa, unterhalb des SSP: Sutura squamoserrata; die Sägezahnstruktur ist schräg, von posterolateral nach anteromedial gerichtet.
  - Mobilität: Außen- und Innenrotation beider Knochen, anteromedial-posterolaterale Richtung (etwa parallel zum Verlauf der Pars petrosa) v. a. im unteren Bereich, minimale anteroposteriore Rotation

- Synchondrosis sphenopetrosa:
  - Sie verläuft zwischen dem hinteren Rand der Ala major und dem anteromedialen Drittel der Pars petrosa. Die ebene Kante am anteromedialen Drittel der Pars petrosa wird vom ebenfalls ebenen Hinterrand der Ala major bedeckt. Diese sind allerdings nur zum Teil miteinander verbunden. Nicht selten artikuliert zusätzlich eine Stelle am anteromedialen Ende der Apex partis petrosae mit der posterosuperioren lateralen Ecke des Corpus sphenoidale und umfasst diesen leicht. Der Apex der Pars petrosa ist mit dem Dorsum sellae über das Lig. sphenopetrosum (Lig. Grüber) verbunden (zur Pathologie s. Kap. 5.2.11, Kap. 5.6.14).
  - Mobilität: anteromediales-posterolaterales Gleiten, Schaukeladaptation am anteromedialen Ende des Apex partis petrosae ossis temporalis (Kap. 6.3.2)

Verbindung zum Os parietale

- Sutura squamosa:
  - Die Squama temporalis artikuliert mit nach innen gerichtetem Rand mit dem Margo squamosus des Os parietale. An einigen wenigen Stellen der Sutur sind grabenartige Furchen des Os temporale mit Kanten der parietalen suturalen Fläche verbunden.
  - Suturenart: zum größten Teil Sutura squamosa
  - Mobilität: mediales und laterales Gleiten während der Außen- und Innenrotation, posterosuperiores und anteroinferiores Gleiten
- Sutura parietomastoidea:
  - Der obere Rand des Proc. mastoideus verbindet sich mit dem hinteren unteren Rand des Os parietale.
  - 1. anteriores Viertel: leicht gezackter mastoider Rand von innen und hinterer squamöser Rand von außen keilen das Os parietale ein. Das Os parietale wird also von innen und außen eingekeilt.
  - 2. anteriores Viertel: Auf dem nach außen gerichteten Rand des Mastoids liegt das Os parietale auf. In anteromedial-posterolateral gerichteten Furchen der Pars mastoidea ist das Os parietale verhakt. In der Mitte der Sutur befindet sich an der Pars mastoidea häufig ein vorstehender keilförmiger Graben.
  - Posteriore Hälfte: Die Pars mastoidea ist zwar häufig nach innen gerichtet, aber das Os parietale überragt dabei meist den superfiziellen Suturenrand des Mastoids.
  - Suturenart: unregelmäßig, mehr squamös als sägezahnartig
  - Mobilität: Außen- und Innenrotation beider Knochen, Adaptation an Schaukeladaptationen des Os parietale, Adaptation für rotatorische Mobilitäten der Pars petrosa

Verbindung zum Os zygomaticum

- Sutura temporozygomatica:
  - Der Fortsatz des Os temporale verbindet sich mit dem Fortsatz des Os zygomaticum.
  - Pick untergliedert die Sutur in 3 Teile [103]: anteriorer Teil (mit inferiorem suturalem Verlauf), medialer Teil (mit horizontalem plateauartigem Verlauf) und posteriorer Teil (mit inferiorem Verlauf). In den superioren beiden Dritteln der Sutur wird das Os temporale (mit nach außem gerichtetem Rand) vom Os zygomaticum bedeckt, im inferioren Drittel der Sutur bedeckt das Os temporale (mit nach innen gerichtetem Rand) das Os zygomaticum.
  - Suturenart: Sutura serrata
  - Mobilität: anteroposteriores Gleiten [104], geringere rotationelle Bewegung (Außen- und Innenrotation des Os temporale) [104], adaptive Schaukelbewegung [105]. Diese Sutur funktioniert als eine Art Scharniergelenk [106].

Verbindung zum Os mandibulare

- Art. temporomandibularis:
  - Die Grube des Os temporale (Fossa mandibularis) und die Erhebung vor der Grube (Tuberculum articulare) verbinden sich mit dem Gelenkfortsatz der Mandibula (Proc. condylaris).
  - Gelenkart: Diarthrose

6.3.7 Os parietale

Das paarige Os parietale bildet mit 5 Knochen gelenkige Verbindungen (► Abb. 6.26):

- Os parietale
- Os occipitale
- Os sphenoidale
- Os temporale
- Os frontale

Verbindung zum Os parietale

- Sutura sagittalis:
  - Die Oberränder der beiden Ossa parietalia verbinden sich miteinander. Pick differenziert 3 Anteile der Sutur: im anterioren Abschnitt v. a. plan mit Elementen einer Schindylesis, im mittleren Abschnitt v. a. sägezahnartig (nach posterior oft eine leichte Schräge) und im hinteren Abschnitt sägezahnartig.
  - Suturenart: Sutura denticulata
  - Mobilität: laterale Expansion mit Trennung der suturalen Flächen und Kontraktion mit Kompression der suturalen Flächen, Außenrotation (mit Abflachung der Sutur und Hebung der lateralen parietalen Anteile) und Innenrotation (mit Anhebung der Sutur und Absenkung der lateralen parietalen Anteile). Nach Pick entsteht bei Außenrotation eine Spreizung des

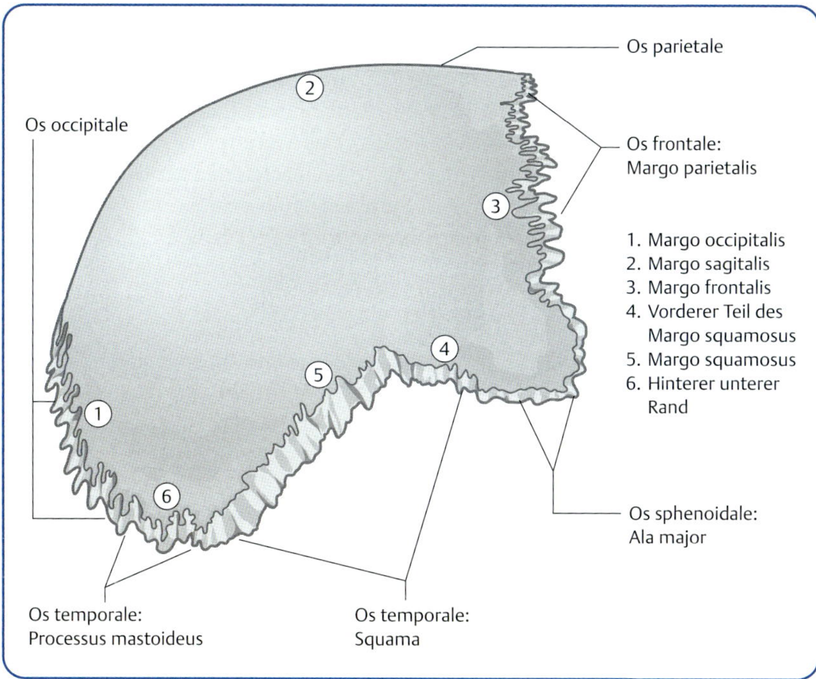

▶ **Abb. 6.26** Suturale Verbindungen des Os parietale (von außen).

anterioren und posterioren Suturenbereichs. Aufgrund der Suturenstruktur im mittleren Abschnitt entsteht dort eine Spreizung in der inneren Randung und Kompression in der äußeren Randung. Innenrotation führt zu einer Kompression des anterioren und posterioren Suturenbereichs und der inneren Randung des mittleren Bereichs sowie zu einer Spreizung der äußeren Randung des medialen Bereichs (▶ **Abb. 6.27**) [107]. Die Zacken werden nach hinten breiter und ermöglichen ein Auseinanderspreizen der Sutur, wobei sich der hintere Teil stärker öffnen kann als der vordere. Nach Sutherland sollen diese eine Kompensationsmöglichkeit für weitende und verengende Kräfte am hinteren Teil der Sutur darstellen [108].

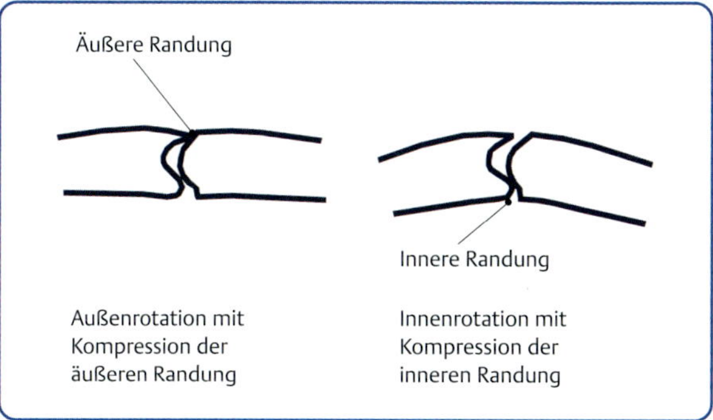

▶ **Abb. 6.27** Suturenrandung im mittleren Bereich der Sutura sagittalis.

Verbindung zum Os occipitale

- Sutura lambdoidea:
  - Der hintere Rand des Os parietale (Margo occipitalis) verbindet sich mit dem Os occipitale. Der Rand ist medial nach außen orientiert und lateral nach innen gerichtet. Der laterale Teil der Sutur kann sich stärker öffnen als der mediale Teil. An der Stelle des Richtungswechsels des Suturenrandes (Pivot) befindet sich eine deutliche ineinandergreifende Verzahnung. Im lateralen unteren Ende der Sutur kann es vorkommen, dass das Os parietale das Os occipitale nicht nur von außen bedeckt, sondern gleichzeitig von innen umfasst.
  - Suturenart: Sutura squamoserrata
  - Mobilität: Weitung der Sutur bei posteroinferiorer Adaptation der Squama occipitalis und Kompression bei anterosuperiorer Adaptation der Squama [72].

Verbindung zum Os sphenoidale

- Sutura sphenoparietalis:
  - Der vordere Teil des unteren Randes (Margo squamosus) verbindet sich mit der Ala major.
  - Nach außen gerichteter Rand: Im anterior-inferioren Anteil der Sutur artikulieren nicht selten keilförmige Randvorwölbungen am Os parietale mit flachen Furchen des Os sphenoidale.
  - Suturenrand: Sutura squamosa
  - Mobilität: Anteriore, mediale und laterale suturale Mobilisation blockiert die Sutur und wirkt stabilisierend, die anterosuperiore und posteroinferiore Mobilisation des Os sphenoidale ist eingeschränkt [76].

Verbindung zum Os temporale

- Sutura parietomastoidea:
  - Der hintere untere Rand des Os parietale verbindet sich mit dem oberen Rand des Proc. mastoideus.
  - 1. anteriores Viertel: Rand des Os parietale ist außen vom hinteren Teil der squamösen Gelenkfläche und innen vom vorderen leicht gezackten Bereich des Mastoids eingekeilt.
  - 2. anteriores Viertel: Der nach innen gerichtete Rand des Os parietale liegt dem Mastoid auf. Das Os parietale ist mit anteromedial-posterolateral gerichteten Furchen der Pars mastoidea verbunden.
  - Posteriore Hälfte: Die Pars mastoidea ist zwar häufig nach innen gerichtet, aber das Os parietale überragt dabei meist den superfiziellen Suturenrand des Mastoids.
  - Suturenart: unregelmäßig, mehr squamös als sägezahnartig
  - Mobilität: Außen- und Innenrotation beider Knochen, Adaptation an Schaukeladaptationen des Os parietale, Adaptation für rotatorische Mobilitäten der Pars petrosa
- Sutura squamosa:
  - Der Rand des Os parietale artikuliert mit der Squama temporalis. Der Rand ist nach außen gerichtet.
  - Suturenart: zum größten Teil Sutura squamosa
  - Mobilität: mediales und laterales Gleiten während Außen- und Innenrotation, posterosuperiores und anteroinferiores Gleiten

Verbindung zum Os frontale

- Sutura coronalis:
  - Der vordere Rand des Os parietale (Margo frontalis) artikuliert mit dem hinteren Rand des Os frontale (Margo parietalis). Der obere Teil des Randes ist nach außen, der untere Teil nach innen gerichtet.
  - Suturenart: Sutura squamoserrata
  - Mobilität: anteroposteriores Gleiten

6.3.8 Maxilla

Die paarige Maxilla bildet mit 9 Knochen gelenkige Verbindungen (▸ Abb. 6.28, ▸ Abb. 6.29):

- Os frontale
- Os nasale
- Os ethmoidale
- Vomer
- Os zygomaticum
- Concha nasalis inferior
- Os lacrimale
- Maxilla der Gegenseite
- Os palatinum

Verbindung mit dem Os frontale

- Sutura frontomaxillaris:
  - Sägezahnförmige Auszackungen des Proc. frontalis der Maxilla ragen in den seitlichen Teil der Pars nasalis des Os frontale hinein.
  - Suturenart: Sutura serrata

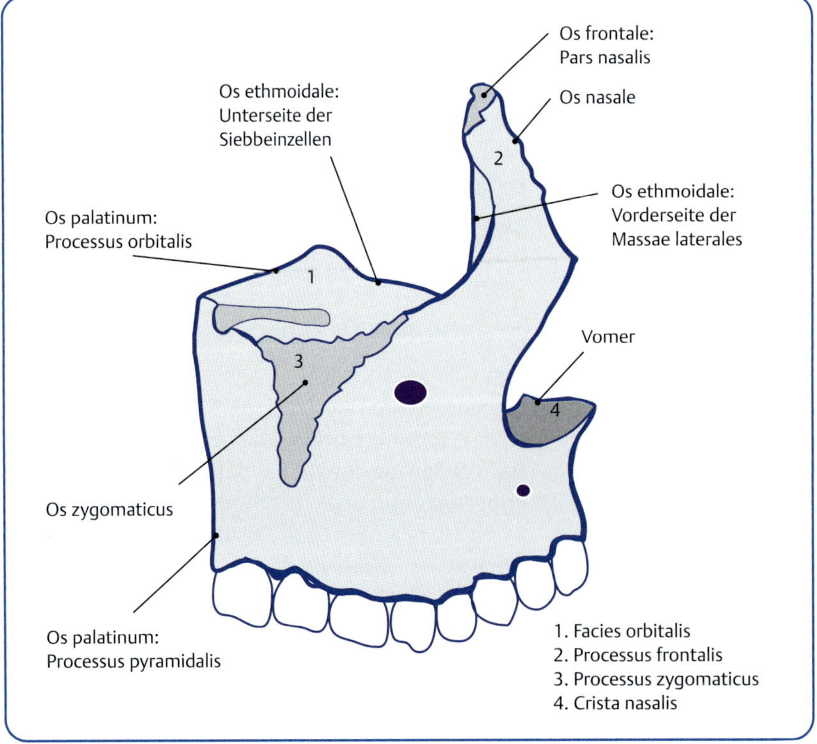

▸ **Abb. 6.28** Suturale Verbindungen der Maxilla (von lateral).

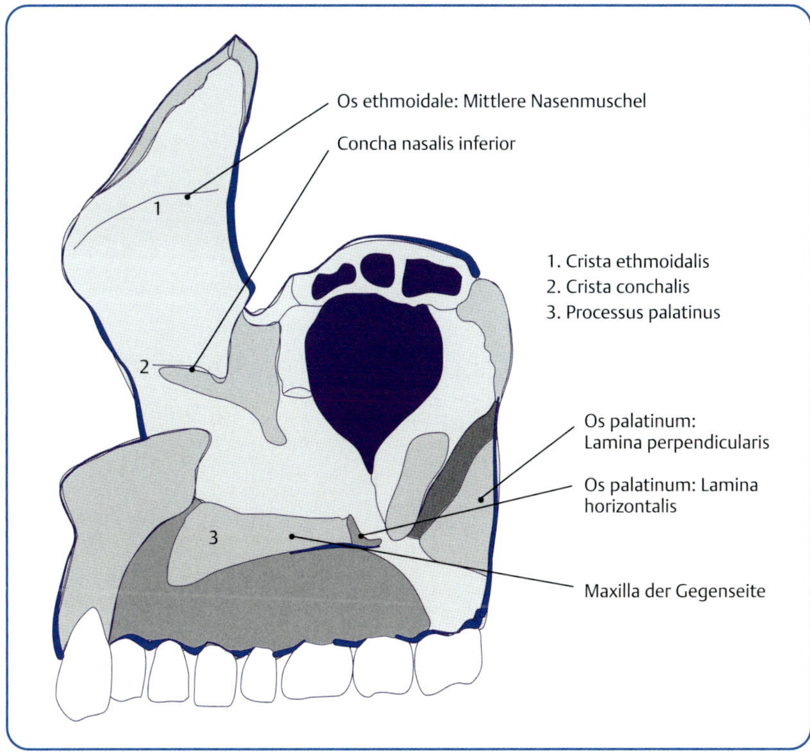

▶ **Abb. 6.29** Suturale Verbindungen der Maxilla (von medial).

- Mobilität: kaudale Mobilität, begleitet von einem anterioren Shift (reine kaudale Mobilität ist aufgrund der sichelförmigen Auszackungen nicht möglich) [99]

Verbindung mit dem Os ethmoidale

- Sutura ethmoidomaxillaris:
  - Der median gelegene Rand der Facies orbitalis der Maxilla artikuliert mit der Unterseite der Siebbeinzellen. Nur von außen ist eine leichte vertikale sägezahnförmige Auszackung zu sehen, innen ist die Sutur plan.
  - Der Hinterrand des Proc. frontalis ossis maxillaris verbindet sich mit der Vorderseite der Massae laterales des Os ethmoidale.
  - Die Crista ethmoidalis artikuliert mit dem vorderen Teil der mittleren Nasenmuschel.
  - Suturenart aller 3 Suturen: Sutura plana
  - Mobilität: superomediale nach inferolaterale Mobilität (aufgrund der sägezahnförmigen Auszackungen) [96]

Verbindung mit dem Os zygomaticum

- Sutura zygomaticomaxillaris:
  - Die Sutur verläuft vom Zentrum des unteren Augenrandes nach lateral kaudal zum unteren Rand des Os zygomaticum. Der seitlich gelegene Proc. zygomaticus der Maxilla artikuliert mit dem Os zygomaticum.

Die suturale Fläche der Maxilla hat eine pfeilartige Form, deren Spitze nach anterior gerichtet ist. Es können 3 Ränder unterschieden werden (▶ **Abb. 6.30**) [109].

- posteriorer Rand (Basis des Pfeils): zeigt etwa 3 unterschiedlich kleine Fortsätze, ermöglicht nach Pick eine Scharnieradaptation
- superomedialer Rand: von der superomedialen Ecke des posterioren Suturenrandes entlang des inneren lateralen Randes des Orbitabodens zum Zentrum des unteren Augenrandes
- anterolateraler Rand: von der inferolateralen Ecke des posterioren Suturenrandes nach anteromedial verlaufend und auf den superomedialen Rand im Zentrum des unteren Augenrandes treffend; vier Fünftel des anterolateralen und posterioren Randes der Maxilla sind nach innen gerichtet und umfassen die keilförmige suturale Fläche des Os zygomaticum.
- Suturenart: unregelmäßig gebildete Sutur
- Mobilität: scharnierartige Adaptation im Sinne einer Außen- und Innenrotation, holografische Studien belegen die Scharnierfunktion der Sutura zygomaticomaxillaris [21].

Verbindung zum Os lacrimale

- Sutura lacrimomaxillaris:
  - Die hintere Kante des Proc. frontalis ossis maxillaris artikuliert mit dem Vorderrand des Os lacrimale. Im oberen Viertel der Sutur verläuft eine innere Leiste

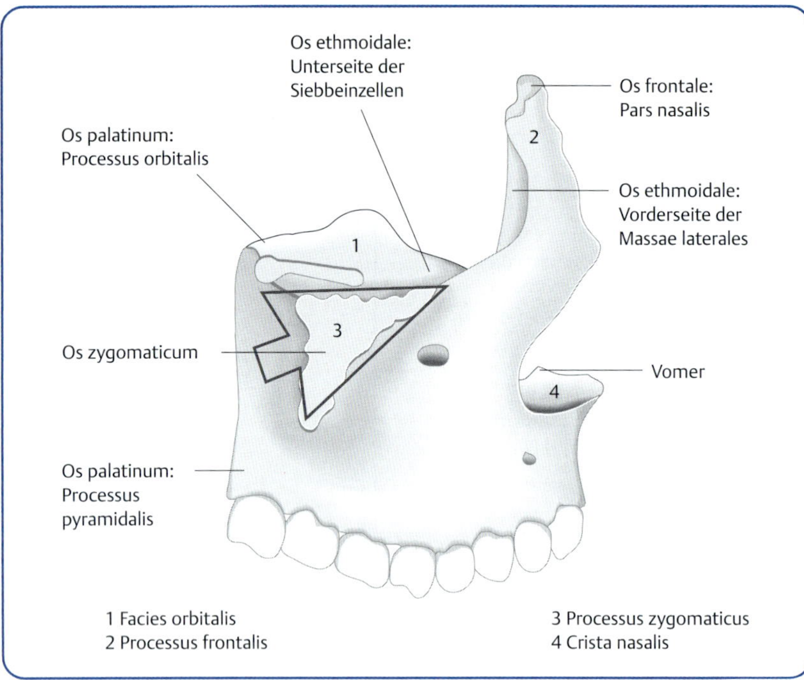

► **Abb. 6.30** Pfeilartige Struktur.

mit einigen wenigen Zacken. Im Bereich des inferioren Suturenendes wird die Maxilla von dem nach innen gerichteten Rand des Os lacrimale bedeckt.
- Suturenart: Sutura plana
- Mobilität: In posterosuperior-lateraler Richtung (Öffnung der Sutur), in anteroinferior-medialer Richtung (Komprimierung der Sutur)

Verbindung zum Os palatinum

- Sutura palatina transversa:
  - Der hintere Rand des Proc. palatinus der Maxilla verbindet sich mit dem Vorderrand der Lamina horizontalis des Os palatinum; nach oben gerichteter Rand.
  - Suturenart: Sutura plana, allerdings mit feinen oberflächlichen anteroposterior verlaufenden sägezahnförmigen Auszackungen (verhindern mediolaterale Mobilitäten)
  - Mobilität: Gleitadaptation, v.a. anteroposteriores Gleiten
  - Die Fusion beginnt ab dem 15. Lebensjahr, ab dem 30. Lebensjahr sind deutliche Zeichen vorhanden.
- Sutura palatomaxillaris:
  - Die hintere mediale Seite der Facies orbitalis der Maxilla artikuliert mit dem vorderen Teil des Proc. orbitalis des Os palatinum (an der Augenhöhle beteiligter Fortsatz des Os palatinum).
  - Suturenart: Sutura plana (trotz einiger feinster kammartiger Erhebungen an der maxillaren Fläche)
  - Mobilität: medial-laterale Mobilität
- Der hintere Oberkieferhöhlenrand artikuliert mit der seitlichen Kante der Lamina perpendicularis des Os palatinum. Ein kleiner vertikaler Kamm an der maxillären Gelenkfläche verläuft von anteroinferior nach posterosuperior.
  - Suturenart: Sutura plana
  - Mobilität: Gleitadaptation (aufgrund des maxillären Kammes v.a. anteroinferior und posterosuperior), medial-laterale Mobilität [110]
- Die untere raue Fläche des medialen Hinterrandes der Maxilla artikuliert mit der lateralen Fläche des Proc. pyramidalis des Os palatinum.
  - Suturenart: Sutura plana, teilweise unregelmäßig
  - Mobilität: Gleiten, besonders posteromedial nach anterolateral
  - Mobilität aller 3 Anteile, inklusive der Sutura transversa: anterorposteriores Gleiten [110]

Verbindung zum Os nasale

- Sutura nasomaxillaris:
  - Der vordere Teil des Proc. frontalis ossis maxillaris artikuliert mit dem Os nasale. Im superioren Bereich nimmt die Dicke der Suturenfläche zu, im übrigen Bereich beträgt sie nur etwa 1–2 mm. Die Maxilla (mit nach innen gerichtetem Rand) liegt dem Os nasale auf. Allerdings wird das Os nasale in großen Bereichen beidseitig (von posterior und anterior) von der maxillären furchigen Sutur umfasst.
  - Suturenart: Sutura squamosa
  - Mobilität: anteroinferiore und posterosuperiore Gleitadaptation (allerdings wird diese durch die von anterior sichtbare Flaschenhalsform beider Ossa nasalia stark eingeschränkt) [111], globale Außen- und Innenrotation beider Ossa nasalia

Verbindung zum Vomer

- Sutura vomeromaxillaris:
  - Der Knochenkamm in der Mittellinie (Crista nasalis) artikuliert mit dem vorderen Abschnitt des unteren Randes des Vomers. Der Vomer wird zwischen den Cristae nasales der Maxillae umfasst. Es kann vorkommen, dass sich im mittleren bzw. hinteren Abschnitt der Sutur der untere Rand des Vomers aufgabelt und die Crista umfasst [112].
  - Suturenart: Schindylesis
  - Mobilität: anteroposteriore sagittale Schaukeladaptation (diese kann je nach Position der Sutura vomeromaxillaris und der Sutura vomeropalatina zugelassen oder verhindert werden) [98].

Verbindung mit der Concha nasalis inferior

- Sutura conchomaxillaris:
  - Die fast horizontale Leiste der Maxilla (Crista conchalis) verbindet sich mit der unteren Nasenmuschel.
  - Suturenart: Sutura plana

Verbindung zur Maxilla der Gegenseite

- Sutura intermaxillaris:
  - von der Spina nasalis anterior nach kaudal verlaufend
- Sutura palatina mediana:
  - Beide Procc. palatini der Oberkieferknochen verbinden sich miteinander (intraoraler Verlauf).
  - Die Fusion beginnt ab dem 15. Lebensjahr, ab dem 30. Lebensjahr sind deutliche Zeichen vorhanden. In den ersten 30 Lebensjahren ist die suturale Fläche, die sich anterior der Fossa incisiva befindet, relativ plan. Nahe der Sutura intermaxillaris befinden sich allerdings vertikale Rinnen und Kämme in anteroinferiorer und posterosuperiorer Richtung, parallel zur Fossa incisiva, die auch nach dem 30. Lebensjahr noch bestehen bleiben. Mitte des 3. Lebensjahrzehnts kommt es zu einer Zunahme unregelmäßiger Rinnen und Kämme, und es bildet sich eine unregelmäßige kavernöse Form auf einer Knochenseite mit der entsprechenden Vorwölbung am anderen Knochen [113]. Posterior der Fossa incisiva wird die suturale Fläche deutlich kleiner, mit vertikalen flachen Rinnen und länglichen schmalen Sägen.
  - Suturenart: Sutura serrata
  - Mobilität: laterale Expansion und mediale Kompression, Aufsteigen und Absenken der Sutur (vertikales Shifting), adaptive Außenrotation (anteriore Kompression, posteriore Öffnung) und Innenrotation (anteriore Öffnung und posteriore Kompression) [114]

Verbindung zum Os incisivum

- Sutura incisiva:
  - meist nur in der Entwicklung sichtbare Sutur
  - Fusion: pränatal (fazialer Anteil), im 25. Lebensjahr komplett

6.3.9 Os palatinum

Das paarige Os palatinum bildet mit 5 Knochen gelenkige Verbindungen (▶ **Abb. 6.31**, ▶ **Abb. 6.32**, ▶ **Abb. 6.33**):

- Os sphenoidale
- Maxilla
- Vomer
- Os ethmoidale
- Os palatinum
- Concha nasalis inferior

Durch seine Stellung zwischen dem Os sphenoidale und der Maxilla wirkt dieser Knochen integrativ zwischen Schädelbasis und Gesichtsschädel und ist an der Resorption von Krafteinwirkungen beteiligt („Speed Reducer").

Verbindung mit dem Os sphenoidale

- Sutura sphenopalatina:
  - Der Proc. sphenoidalis des Os palatinum artikuliert mit der unteren lateralen Fläche des Corpus ossis sphenoidalis.
  - Der Proc. orbitalis des Os palatinum verbindet sich mit dem unteren vorderen Winkel des Corpus ossis sphenoidalis.
  - Der hintere Rand der vertikalen Lamina perpendicularis artikuliert mit dem Vorderrand der Lamina medialis processus pterygoidei des Os sphenoidale.
  - Der untere Fortsatz des Os palatinum (Proc. pyramidalis) fügt sich in die Incisura pterygoidea des Os sphenoidale. Die Lamina medialis hat einen eher planen Rand, die Lamina lateralis einen eher sägezahnartigen. Diese Sutur ermöglicht eine Art Schaukelmobilität [77].
  - Suturenart aller 4 Verbindungen: zum größten Teil Sutura plana.
  - Mobilität: Gleitadaptation von superolateral nach inferomedial (im oberen Bereich), superomediale nach inferolaterale Gleitadaptation (im unteren Bereich) [90]. Ein Fulcrum befindet sich in der Mitte der Lamina perpendicularis, die die Mobiliäten im oberen und unteren Bereich in Form einer Schaukeladaptation integriert.

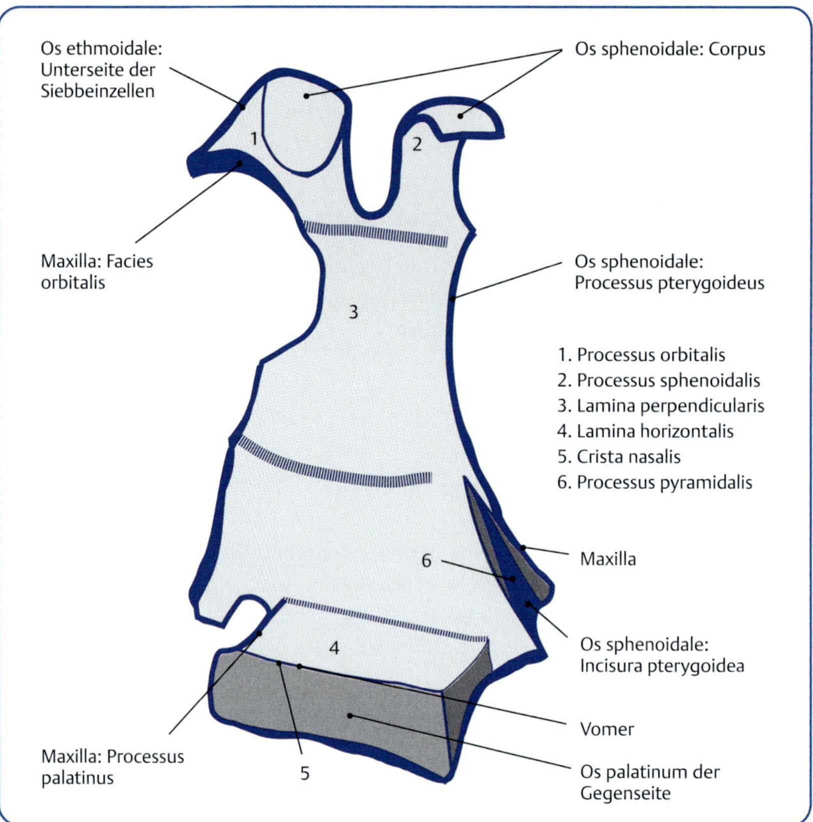

▸ **Abb. 6.31** Suturale Verbindungen des rechten Os palatinum (von medial).

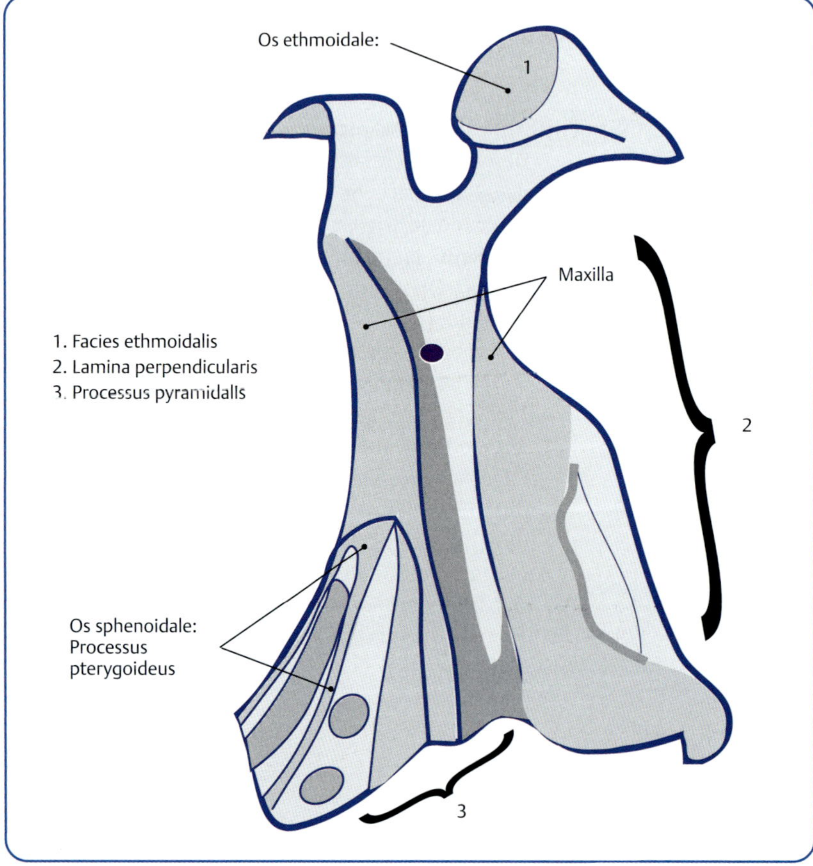

▸ **Abb. 6.32** Suturale Verbindungen des Os palatinum (von lateral).

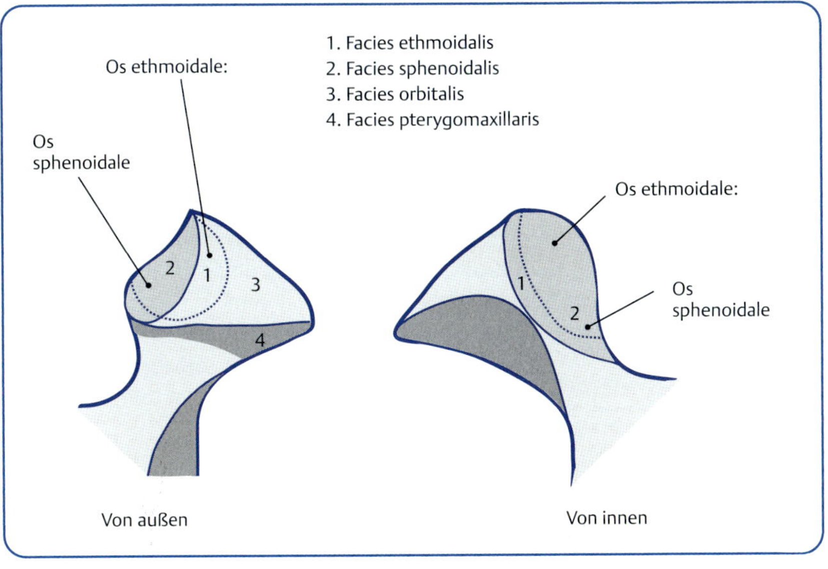

▶ **Abb. 6.33** Suturale Verbindungen des Proc. orbitalis.

Verbindung zur Maxilla

- Sutura palatina transversa:
  - Die Lamina horizontalis verbindet sich mit dem Proc. palatinus der Maxilla. Nach unten gerichteter Rand.
  - Suturenart: Sutura plana, allerdings mit feinen oberflächlichen anteroposterior verlaufenden sägezahnförmigen Auszackungen (verhindern mediolaterale Mobilitäten)
  - Mobilität: Gleitadaptation, v. a. anteroposteriores Gleiten
- Sutura palatomaxillaris:
  - Der vordere Teil des Proc. orbitalis artikuliert mit der hinteren medialen Seite der Facies orbitalis der Maxilla.
  - Suturenart: Sutura plana
  - Mobilität: medial-laterale Mobilität
- Der N. maxillaris zieht vom Foramen rotundum über die Fossa pterygopalatina und die Fissura orbitalis inferior in die Orbita. Dort läuft er um den kleinen Proc. orbitalis des Os palatinum herum, um dann erst in den Kanal der Maxilla einzudringen und an die Oberfläche zu kommen. Der Proc. orbitalis soll laut Sutherland wie ein Spannungsregulator für diesen Nerv wirken, demzufolge sei er auch bei der Behandlung von Augenstörungen zu berücksichtigen [20].
- Die seitliche Kante der Lamina perpendicularis des Os palatinum artikuliert mit der hinteren Rückseite der Maxilla. Ein kleiner vertikaler Kamm an der maxillären Gelenkfläche verläuft von anteroinferior nach posterosuperior.
  - Suturenart: Sutura plana
  - Mobilität: Gleitadaptation (aufgrund des maxillären Kammes v. a. anteroinferior und posterosuperior), medial-laterale Mobilität [110]
- Die laterale Fläche des Proc. pyramidalis des Os palatinum artikuliert mit einer unteren rauen Fläche des medialen Hinterrandes der Maxilla.
  - Suturenart: Sutura plana, teilweise unregelmäßig
  - Mobilität: Gleiten, v. a. posteromediale nach anterolaterale Mobiliät
- Mobilität aller 3 Anteile, inklusive der Sutura transversa: anteroposteriores Gleiten [110]

Verbindung zum Vomer

- Sutura vomeropalatina:
  - Die Cristae nasales der Ossa palatina umfassen den hinteren Bereich des Vomerunterrandes.
  - Suturenart: Sutura plana
  - Mobilität: anteroposteriore sagittale Schaukeladaptation (diese kann je nach Position der Sutura vomeromaxillaris und vomeropalatina zugelassen oder verhindert werden) [98]
- Der Proc. sphenoidalis grenzt nach hinten an den vorderen Anteil der Ala vomeris.

Verbindung mit dem Os ethmoidale

- Sutura palatoethmoidalis:
  - Der Proc. orbitalis des Os palatinum artikuliert mit der Unterseite der Siebbeinzellen. Er bildet eine stuhlartige Fläche mit einer hohen Rückenlehne, die die posterior-inferiore Ecke des Os ethmoidale umfasst.
  - Suturenart: Sutura plana (am orbitalen Rand befinden sich jedoch feine Zerklüftungen, die ein anteroposteriores Gleiten verhindern sollen)
  - Mobilität: Schaukeladaptation (von posteromedial nach anterolateral)
- Die Crista ethmoidalis des Os palatinum artikuliert mit der mittleren Nasenmuschel.

Verbindung zum Os palatinum der Gegenseite

- Sutura palatina mediana:
  - Suturenart: Sutura serrata
  - Mobilität: laterale Expansion und mediale Kompression, Aufsteigen und Absenken der Sutur (vertikales Shifting) [115], posteroinferior-anterosuperiore Adaptation [116], adaptive Außenrotation und Innenrotation des Os palatinum

6.3.10 Os zygomaticum

Das paarige Os zygomaticum bildet mit 4 Knochen gelenkige Verbindungen (▶ Abb. 6.34):

- Os sphenoidale
- Os temporale
- Os frontale
- Maxilla

Verbindungen zum Os sphenoidale

- Sutura sphenozygomatica:
  - Der hintere Rand der Facies orbitalis des Os zygomaticum artikuliert mit dem vorderen Rand der Ala major. Die etwa vertikal verlaufende Sutur führt von der Sutura frontozygomatica zur Fissura infraorbitalis.
  - Obere Hälfte der Sutur: Der keilförmige sägezahnartige Rand des Os zygomaticum wird vom sphenoidalen furchenartigen squamoserraten Rand umfasst.
  - Oberes Viertel der unteren Hälfte: Der nach innen gerichtete Rand des Os zygomaticum bedeckt die artikuläre Fläche des Os sphenoidale.
  - Unteres Viertel der unteren Hälfte: Der nach außen gerichtete Rand des Os zygomaticum wird vom Rand des Os sphenoidale bedeckt [80].
  - Suturenart: Sutura serrata
  - Mobilität: anteromediale nach posterolaterale, scharnierartige Mobilität [81]

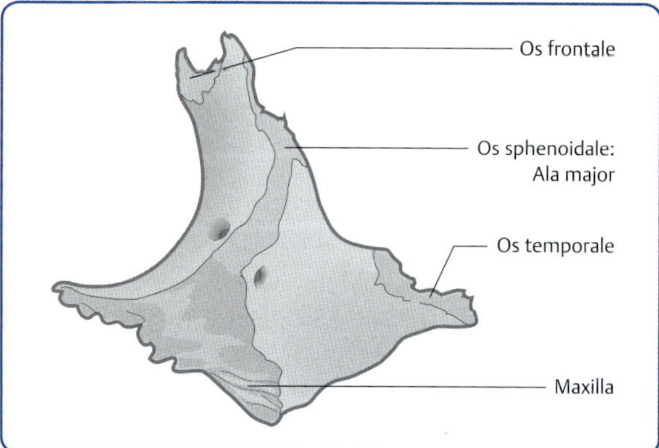

▶ **Abb. 6.34** Suturale Verbindungen des Os zygomaticum (von innen).

Verbindung mit dem Os temporale

- Sutura temporozygomatica:
  - Der nach hinten gerichtete Proc. temporalis des Os zygomaticum verbindet sich mit dem Fortsatz des Os temporale. Pick untergliedert die Sutur in 3 Teile [103]: anteriorer Teil (mit inferiorem suturalem Verlauf), medialer Teil (mit horizontalem plateauartigem Verlauf) und posteriorer Teil (mit inferiorem Verlauf). In den superioren beiden Dritteln der Sutur bedeckt das Os zygomaticum (mit nach innen gerichtetem Rand) das Os temporale, im inferioren Drittel der Sutur wird das Os zygomaticum (mit nach außen gerichtetem Rand) vom Os temporale bedeckt.
  - Suturenart: Sutura serrata
  - Mobilität: anteroposteriores Gleiten [104], geringere rotationelle Adaptation (Außen- und Innenrotation des Os temporale) [104], adaptive Schaukeladaptation [105]; diese Sutur funktioniert als eine Art Scharniergelenk [106].

Verbindung mit dem Os frontale

- Sutura frontozygomatica:
  - Der nach innen gerichtete Rand des Os zygomaticum bedeckt den nach außen gerichteten Rand des Os frontale.
  - Suturenart: Sutura serrata
  - Mobilität: Eine komplette Disartikulation ist nur bis zum 2. Lebensjahrzehnt möglich (aufgrund sich bildender ineinandergreifender hammerartiger Verzahnungen); Schaukeladaptation von superior-anteromedial nach inferior-posterolateral [100], Flexibilität [101]

Verbindung zur Maxilla

- Sutura zygomaticomaxillaris:
  - Der zur Maxilla weisende Fortsatz des Os zygomaticum artikuliert mit dem seitlich gelegenen Fortsatz der Maxilla (s. a. Kap. 6.3.8).
  - Suturenart: unregelmäßig gebildete Sutur
  - Mobilität: scharnierartige Adaptation im Sinne einer Außen- und Innenrotation, Scharnierfunktion [21]

6.3.11 Mandibula

Die unpaarige Mandibula bildet mit 2 Knochen gelenkige Verbindungen (▶ Abb. 6.35):

- Os temporale (2)

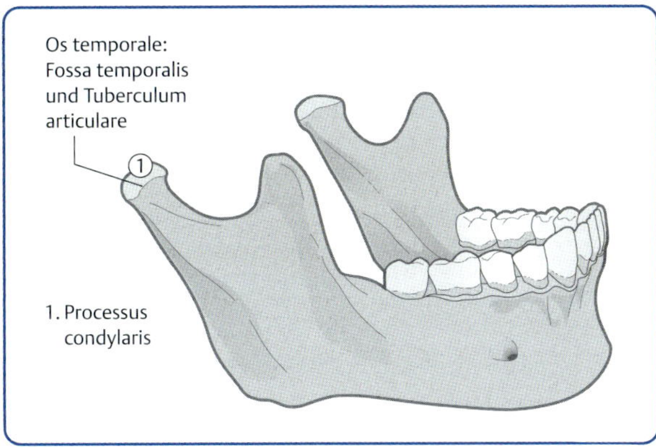

▶ **Abb. 6.35** Artikuläre Verbindungen der Mandibula (von lateral).

Verbindung mit dem Os temporale

- Art. temporomandibularis:
  - Der Proc. condylaris der Mandibula artikuliert mit der Fossa mandibularis des Os temporale und der anterioren Erhebung (Tuberculum articulare).
  - Gelenkart: Diarthrose

6.3.12 Os nasale

Das paarige Os nasale bildet mit 4 Knochen gelenkige Verbindungen (▶ **Abb. 6.36**, ▶ **Abb. 6.37**):

- Os frontale
- Os ethmoidale
- Maxilla
- Os nasale

Verbindung zum Os frontale

- Sutura frontonasalis:
  - Die sägezahnförmigen Auszackungen im oberen Bereich des Os nasale ragen sichelförmig in den medialen Teil der Pars nasalis des Os frontale hinein.
  - Suturenart: Sutura serrata
  - Mobilität: kaudale Mobilität in Verbindung mit einem anterioren Shift (reine kaudale Mobilität ist aufgrund der sichelförmigen Auszackungen nicht möglich), Scharnierfunktion [21].
  - Die Crista nasalis des Os nasale artikuliert mit dem medialen spitzen Vorsprung des Os frontale (Spina nasalis).
  - Suturenart: Sutura plana

Verbindung zum Os ethmoidale

- Sutura ethmoidonasalis:
  - Der hintere Teil des Knochenkammes des Os nasale artikuliert mit dem vorderen Rand der Lamina perpendicularis des Os ethmoidale.
  - Inferiorer suturaler Verlauf: Meist ist die rechte Crista nasalis in Kontakt mit der ebenen Lamina perpendicularis [95].
  - Superiorer Verlauf: Häufig fügt sich die linke Crista nasalis mit ihren feinen sägezahnförmigen Auszackungen in eine Gabelung der Lamina perpendicularis.
  - Suturenart: zum größten Teil Sutura plana
  - Mobilität: posterosuperiore-anteroinferiore Gleitadaptation

Verbindung zur Maxilla

- Sutura nasomaxillaris:
  - Das Os nasale artikuliert mit dem vorderen Teil des Proc. frontalis ossis maxillaris. Der Suturenrand des Os nasale wird von der Maxilla (mit nach innen gerichtetem Rand) bedeckt und in großen Bereichen sogar beidseitig (von posterior und anterior) von der maxillären furchigen Sutur umfasst.
  - Suturenart: Sutura squamosa
  - Mobilität: anteroinferiore und posterosuperiore Gleitadaptation (allerdings wird diese durch die von anterior sichtbare Flaschenhalsform beider Ossa nasalia stark eingeschränkt) [111], globale Außen- und Innenrotation beider Ossa nasalia

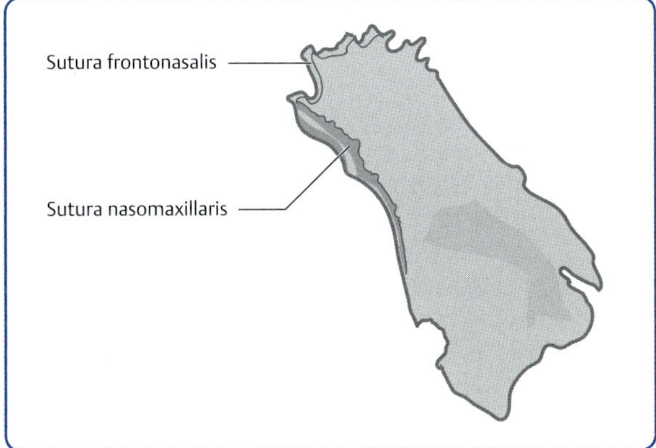

▶ **Abb. 6.36** Suturale Verbindungen des rechten Os nasale (von außen).

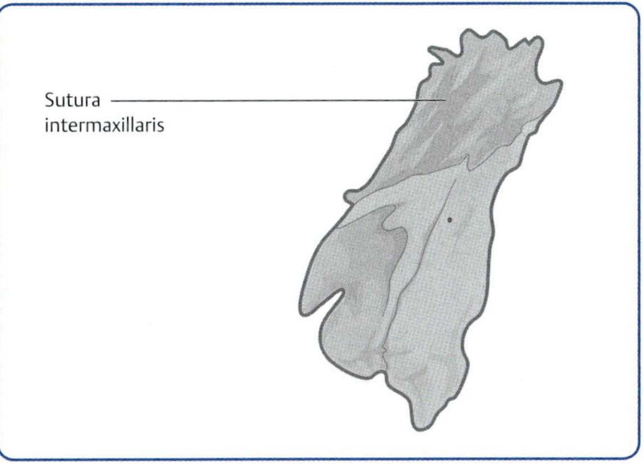

▶ **Abb. 6.37** Suturale Verbindungen des rechten Os nasale (von innen).

Verbindung zwischen beiden Ossa nasalia

- Sutura internasalis:
  - Im superioren Drittel weist sie eine ineinander verhakte Zickzackform auf, die Gleitadaptationen verhindert; im weiteren Verlauf teilweise abwechselnde Suturenrandung. Nach posterior liegen die suturalen Flächen flächig aufeinander.
  - Der suturale Kontakt ist im superioren und mittleren Bereich dicker, während er im inferioren Bereich nur noch etwa 1 mm beträgt.
  - Suturenart: Sutura serrata
  - Mobilität: scharnierartige anteroposteriore Mobilität (Außen- und Innenrotation), laterale Mobilität

Verbindung des Os nasale mit der knorpeligen Nasenscheidewand

- Sutura nasoseptale:
  - Suturenart: Sutura plana

Verwendete Literatur

[1] Magoun HI: Osteopathy in the Cranial Field. 3 rd ed. Kirksville: Journal Printing Company; 1976: 12.

[2] Lebourg L, Seydel S: Nature, evolution, et role des articulations de la face-leurs importance physiologique. Rev. Stom. 1932; 34: 193–210.

[3] Petrovic A, Charlier JP, Herrmann J: Les mechanismes de Croissance du Crâne. Bull. Ass. Anat. 1969; 143: 1376–1382.

[4] Pritchard JJ, Scott JH, Girgis FG: The structure and development of cranial and facial sutures. J. Anat. 1956; 90: 73–86.

[5] Delaire J: L'articulation fronto-maxillaire. Rev. Stomatol. 1976; 921.

[6] Retzlaff EW, Michael D, Roppel R, Mitchell F: The structures of cranial bone sutures. J. Am. Osteopath. Assoc. 1976; 75: 607–608.

[7] Enlow DH: Handbuch des Gesichtswachstums. Berlin: Quintessenz: 1989: 172.

[8] Heisey SR, Adams T: Measurement of cranial bone mobility. Kopf Carrier. 1992: 1–5.

[9] Heisey SR, Adams T: Role of cranial bone mobility in cranial compliance. Neurosurg. 1993; 33: 869–877.

[10] Zanakis MF, Lewandowski MA, Marmora M, Dowling CT, Kircher KT, Cebelnsky RM, Banihashem M: Cranial mobility in humans. Manuskript zur Veröffentlichung in: J. Am. Osteopath. Assoc. 1996/97.

[11] Retzlaff EW, Michael D, Roppel R, Mitchell F: The structures of cranial bone sutures. J. Am. Osteopath. Assoc.1976; 75: 607–608.

[12] Delaire J: Considerations sur la croissance faciale. Rev. Stomatol. 1971; 72: 60.

[13] Sperber GH: Embryologie des Kopfes. Berlin: Quintessenz; 1992: 150.

[14] Upledger JE, Vredevoogd JD: Lehrbuch der CranioSacralen Therapie. 2. Aufl. Heidelberg: Haug; 1994: 23.

[15] Retzlaff EW, Michael D, Roppel R, Mitchell F: The structures of cranial bone sutures. J. Am. Osteopath. Assoc. 1976; 75: 607–608.

[16] Retzlaff EW, Mitchell F jr., Upledger JE: Efficacy of cranial sacral manipulation: The physiological mechanism of the cranial sutures. J. Soc. Osteopaths. 1982–83: 10.

[17] Retzlaff EW, Michael D, Roppel R, Mitchell F: The structures of cranial bone sutures. J. Am. Osteopath. Assoc. 1976; 75: 608.

[18] Still AT: Osteopathy, research and practice. Kirksville: Journal Printing Company; 1898: 40.

[19] Sutherland WG: Teachings in the Science of Osteopathy. Fort Worth: Sutherland Cranial Teaching Foundation; 1991: 78.

[20] dto. 90.

[21] Kragt G, Ten Bosch JJ, Borsdroom PCF: Measurement of bone displacement in a macerated human skull induced by orthodontic forces; a holography study. J. Biomech.1979; 12: 905–910.

[22] Retzlaff EW, Mitchell FL, Upledger JE, Biggert T: Sutural collagenous bundles and their innervation in Saimuri sciureus. Anat. Rec. 1977; 187: 692.

[23] Chandra Sekharan P: Identification of skull from its suture pattern. Forensic. Sci. Int. 1985; 27(3): 205–214.

[24] Opperman LA: Cranial sutures as intramembranous bone growth sites. Dev. Dyn. 2000; 219(4): 472–485.

[25] Moss ML: Extrinsic determination of sutural area morphology in the rat calvaria. Acta Anat. 1961; 44: 263–272.

[26] Hubbard RP: Flexure of layered cranial bone. J. Biomech. 1971; 4: 351–363.

[27] Jaslow CR: Mechanical properties of cranial sutures. J. Biomech. 1992; 23: 313–321.

[28] Buckland-Wright JC: Bone structure and the patterns of force transmission in the cat skull. J. Morphol. 1978; 155(1): 35–61.

[29] Behrents RG, Carlson DS, Abdelnour T: In vivo analysis of bone strain about the sagittal suture in macaca mulatta during masticatory movements. J. Dent. Res. 1978; 57(9–10): 904–908.

[30] McElhaney JH, Fogle JL, Melvin JW, Haynes RR, Roberts VL, Alem NM: Mechanical Properties of cranial bones. J. Biomech. 1970; 3: 495–511.

[31] Wood J: Dynamic response of cranial bones. J. Biomech. 1971; 4: 1–12.

[32] Blum C: Biodynamics of the cranium: A survey. J. Craniomand. Practices. 1985; 3: 164–171.

[33] Heifetz MD, Weiss M: Detection of skull expansion with increased intracranial pressure. J. Neurosurg. 1981; 55: 811–812.

[34] Pitlyk PJ, Piantanida TP, Ploeger DW: Noninvasive intracranial pressure monitoring. Neurosurg. 1985; 17: 581–584.

[35] Babler WJ, Persing JA: Experimental alteration of cranial suture growth: Effects on the neurocranium, basicranium, and midface. Prog. Clin. Bio. Res. 1982; 101: 333–345.

[36] Pavlin D, Vukicevic D: Mechanical reactions of facial skeleton to maxillary expansion determined by laser holography. Am. J. Orthod. 1984; 85(6): 498–507.

[37] Moskalenko YE, Kravchenko TI, Gaidar BV, et al.: The periodic mobility of the cranial bones in man. Fiziol Cheloveka. 1999; 25(1): 62–70.

[38] Myers R: Measurement of small rhythmic motions around the human cranium in vivo. J. Aus. Ost. Ass. 1998; 9(2): 6–13.

[39] McGrath MC: Viewpoint to A review of the physiology of cranial osteopathy (Ferguson A). J. Osteop. Medic. 2003; 6(2): 84–86.

[40] Losken HW, Mooney PM, Zoldos J, et al.: Coronal suture response to distraction osteogenesis in rabbits with delayed-onset craniosynostosis. J. Craniofac. Surg. 1999; 10(1): 27–37.

[41] Virchow R: Über den Cretinisimus, namentlich in Franken, und über pathologische Schädelformen, Verh. Phys. Med. Ges. Würzburg; 1851–1852.

[42] Guillaume JP: Entwicklungen und Perspektiven der kraniofaszialen Osteopathie. Osteopath. Med. 2002; 2: 9–12.

[43] Currarino G: Premature closure of the frontozygomatic suture: unusual frontoorbital dysplasia mimicking unilateral coronal synostosis. Am. J. Neuroradiol. 1985; 6(4): 643–646.

[44] Moss M: Functional anatomy of cranial synostosis. Child's Brain. 1975: 191–204.

[45] Persson M, Roy WA, Persing JA, Rodeheaver GT, Winn HR: Craniofacial growth following experimental craniosynostosis and craniectomy in rabbits. J. Neurosurg. 1979; 50 (2): 187–197.

[46] Babler WJ, Persing JA: Experimental alteration of cranial suture growth: Effects on neurocranium, basicranium and midface. Prog. Clin. Biol. Res. 1982; 101: 333–345.

[47] Cohen MM jr.: Craniosynostoses: phenotypic/molecular correlations. Am. J. Med. Genet. 1995; 56(3): 334–339.

[48] Martius G, Heidenreich W: Hebammenlehrbuch. Stuttgart: Hippokrates; 1999.

[49] Oudhof HA: Sutural growth. Acta Anat. 1982; 112(l): 58–68.

[50] Markens IS, Oudhof HA: Morphological changes in the coronal suture after replantation. Acta Anat. 1980; 107(3): 289–296.

[51] Sukekawa R: Scanning electron microscopic observation on the sagittal suture of the human skull. Shikwa Gakuho 1979; 79: 1059–1064.

[52] Cohen SP, MacLean RE: Craniosynostosis-diagnosis, evaluation and management. 2nd ed. Oxford: University Press; 2000.

[53] Lippmann C: Knochen und Suturen im nasomaxillären Bereich des Schädels. Entwicklung, Ossifikation, Wachstum und Mobilität [Diplomarbeit]. München: COE; 2004.

[54] Melsen B: Time and mode of closure of the spheno-occipital synchondrosis determined on dry skulls. A radiographic craniometric study. Acta Odont. Scand. 1968; 27: 73–90.

[55] Melsen B: Time of closure of the spheno-occipital synchondrosis determined on dry skulls. A radiographic craniometric study. Acta Odontol. Scand. 1969; 27(1): 73–90.

[56] Melsen B: Time and mode of closure of the spheno-occipital synchrondrosis determined on human autopsy material. Acta Anat. 1972; 83(1): 112–118.

[57] Powell TV, Brodie AG: Closure of the spheno-occipital synchondrosis. Anat. Rec. 1963; 147: 15–23.

[58] Ingervall B, Thilander B: The human spheno-occipital synchondrosis. The time of closure appraised macroscopically. Acat. Odont. Scand. 1972; 30: 349–356.

[59] Madeline LA, Elster AD: Suture closure in the human chondrocranium. CT assessment. Radiolog. 1995; 196: 747–756.

[60] Schalkhaußer A: Schließung und Mobilität der Synchondrosis sphenooccipitalis [Diplomarbeit]. München: COE; 2000: 26–27.

[61] Meneses M, Laude M, Casero LG: Age of closure of the spheno-occipital junction of the clivus. Determination by MRI. Bull. Assoc. Anat. 1994; 78(241): 27–29.

[62] Okamoto K, Ito J, Tokiguchi S, Furusawa T: High resolution CT findings in the development of the sphenooccipital synchondrosis. AJNR Am. J. Neuroradiol. 1996; 17: 117–120.

[63] Story E: Tissue response to the movement of bones. Am. J. Orthod. 1973; 64(3): 229–247.

[64] Moss M: Functional anatomy of cranial synostosis. Child's Brain. 1975: 191–204.

[65] Dorheide J, Hoyer H: Holographic investigation of the impact response of human heads. J. Neurosurg. 1984; 60: 718–723.

[66] Jaslow CR: Mechanical properties of cranial sutures. J. Biomech. 1992; 23: 313–321.

[67] Meikle MC, Reynolds JJ, Sellers A, Dingle JT: Rabbit cranial sutures in vitro: a new experimental model for studying the response of fibrous joints to mechanical stress. Calcif. Tissue Int. 1979; 28(2): 137–144.

[68] Meikle MC, Sellers A, Reynolds JJ: Effect of tensile mechanical stress on the synthesis of metalloproteinases by rabbit coronal sutures in vitro. Calcif. Tissue Int. 1980; 30(1): 77–82.

[69] Blum CL: The effect of movement, stress and mechanoelectric activity within the cranial matrix. Int. J. Orthod. 1987; 25(1–2): 6–14.

[70] Gabutti M, Draper-Rodi J: Osteopathic decapitation: Why do we consider the head differently from the rest of the body? New perspectives for an evidence-informed osteopathic approach to the head. Int. J. Osteopath. Med. 2014; 17(4): 256–262.

[71] Farasyn A: New hypothesis for the origin of cranio-sacral motion. J. Bodyw. Mov. Ther. 1999; 3: 229–237.

[72] Pick MG: Cranial sutures. Seattle: Eastland; 1999: 162.

[73] Magoun HI: Osteopathy in the Cranial Field. 3 rd ed. Kirksville: Journal Printing Company; 1976: 48.

[74] dto. 49

[75] Pick MG: Cranial sutures. Seattle: Eastland; 1999: 416.

[76] dto. 114

[77] Magoun HI: Osteopathy in the Cranial Field. 3 rd ed. Kirksville: Journal Printing Company; 1976: 46.

[78] Pick MG: Cranial sutures. Seattle: Eastland; 1999: 107.

[79] dto. 392.

[80] dto. 392ff.

[81] dto. 385.

[82] Madeline LA, Elster AD: Suture closure in the human chondrocranium. CT assessment. Radiolog. 1995; 196: 747–756.

[83] Mann SS, Naidich TP, Towbin RB, Doundoulakis SH: Imaging of postnatal maturation of the skull base. Neuroimaging. Clin. North. Am. 2000; 10(1): 1–21.

[84] Eser-Bindl U: Os sphenoidale und Os ethmoidale – Entwicklung, Verknöcherung und Frage nach der Möglichkeit einer Mobilität [Diplomarbeit]. München: COE 2002.

[85] Pick MG: Cranial sutures. Seattle: Eastland; 1999: 401.

[86] dto. 322.

[87] dto. 325.

[88] dto. 356.

[89] Magoun HI: Osteopathy in the Cranial Field. 3 rd ed. Kirksville: Journal Printing Company; 1976: 47.

[90] Pick MG: Cranial sutures. Seattle: Eastland; 1999: 372.

[91] dto. 401.

[92] dto. 446.

[93] dto. 296f.

[94] dto. 300.

[95] dto. 314.

[96] dto. 309.

[97] dto. 330.

[98] dto. 341.

[99] dto. 359.

[100] dto. 235.

[101] Magoun HI: Osteopathy in the Cranial Field. 3 rd ed. Kirksville: Journal Printing Company; 1976: 186.

[102] Pick MG: Cranial sutures. Seattle: Eastland; 1999: 266.

[103] dto. 187f.

[104] dto. 190.

[105] Magoun HI: Osteopathy in the Cranial Field. 3 rd ed. Kirksville: Journal Printing Company; 1976: 148.

[106] Dermant LR, Beerden L: Effects of class II elastic force on a dry skull measured by holographic interferometry. Am. J. Orthod. 1981; 79(3): 296–304.

[107] Pick MG: Cranial sutures. Seattle: Eastland; 1999: 173f.

[108] Sutherland WG: The Cranial Bowl. J. Am. Osteopath. Assoc. 1944: 348–353.

[109] Pick MG: Cranial sutures. Seattle: Eastland; 1999: 196.

[110] dto. 228.

[111] dto. 240.

[112] dto. 338.

[113] dto. 206f.

[114] dto. 208.

[115] dto. 216.

[116] Magoun HI: Osteopathy in the Cranial Field. 3 rd ed. Kirksville: Journal Printing Company; 1976: 197.

[117] Vander Kolk CA, Beaty T: Etiopathogenesis of craniofacial anomalies. Clin. Plast. Surg. 1994; 21(4): 481–488.

[118] Amiel-Tison C, Stewart A (Eds.): L'enfant nouveau-né, un verveau pour la vie. Paris: Les Editions INSERM. 1995: 132–140.

[119] Opperman LA, Sweeney TM, Redmon J, Persing JA, Ogle RC: Tissue interactions with underlying dura mater inhibit osseous obliteration of developing cranial sutures. Dev. Dyn. 1993; 198(4): 312–322.

[120] Levine JP, Bradley JP, Roth DA, McCarthy JG, Longaker MT: Studies in cranial suture biology: regional dura mater determines overlying suture biology. Plast. Reconstr. Surg. 1998; 101(6): 1441–1447.

[121] Opperman LA, Chhabra A, Nolen AA, Bao Y, Ogle RC: Dura mater maintains rat cranial sutures in vitro by regulating suture cell proliferation and collagen production. Craniofac. Genet. Dev. Biol. 1998; 18(3): 150–8.

[122] Mehrara BJ, Greenwald J, Chin GS, Dudziak M, Sagrioglu J, Steinbrech DS, Saadeh PB, Gittes GK, Longaker MT: Regional differentiation of rat cranial suture-derived dural cells is dependent on association with fusing and patent cranial sutures. Plast. Reconstr. Surg. 1999; 104(4): 1003–1013.

[123] Rice DP, Kim HJ, Thesleff I: Apoptosis in murine calvarial bone and suture development. Eur. J. Oral. Sci. 1999; 107 (4): 265–275.

[124] Ozaki W, Buchman SR, Muraszko KM, Coleman D: Investigation of the influences of biomechanical force on the ultrastructure of human sagittal craniosynostosis. Plast. Reconstr. Surg. 1998; 102(5): 1385–1394.

[125] Sabini RC, Elkowitz DE: Significance of differences in patency among cranial sutures. Am. J. Osteopath. Assoc. 2006; 106 (10): 600–604.

[126] Retzlaff EW, Mitchell FL jr. (Eds.): The cranium and its sutures. Berlin: Springer; 1987: 5–12.

[127] Richtsmeier JT, Flaherty K: Hand in glove. Brain and skull in development and dysmorphogenesis. Acta Neuropathol. 2013; 125(4): 469–489.

[128] Captier G, Dessauge D, Picot M-C, Bigorre M, Gossard C, El Ammar J, Leboucq N: Classification and pathogenic models of unintentional postural cranial deformities in infants: plagiocephalies and brachycephalies. J. Craniofac. Surg. 2011; 22(1): 33–41.

[129] DeLeon VB, Richtsmeier JT: Fluctuating asymmetry and developmental instability in sagittal craniosynostosis. Cleft. Palate. Craniofac. J. 2009; 46(2): 187–196.

[130] Herlin C, Largey A, deMatteï C, Daurès JP, Bigorre M, Captier G: Modeling of the human fetal skull base growth: interest in new volumetrics morphometric tools. Early Hum. Dev. 2011; 87(4): 239–245.

[131] Lessard S, Gagnon I, Trottier N: Exploring the impact of osteopathic treatment on cranial asymmetries associated with nonsynostotic plagiocephaly in infants. Complement. Ther. Clin. Pract. 2011; 17(4): 193–198.

[132] Sergueef N, Nelson KE, Glonek T: Palpatory diagnosis of plagiocephaly. Complement. Ther. Clin. Pract. 2006; 12(2): 101–110.

Weitere Literatur

Adams T, Heisey SR, Smith MC, Briner BJ: Parietal bone mobility in the anesthetized cat. J. Am. Osteopath. Assoc. 1992; 5: 599–622.

Arbuckle BE: Cranial reinforcements from a manipulative Standpoint. Articulations stress bands – buttresses. J. Am. Osteopath. Assoc. 1949; 49: 188–194.

Bolk L: On the premature obliterations of sutures in the human skull. Am. J. Anat. 1915; 17: 495–523.

Brizon J, Casting J: Les feuillets d'anatomie, osteologie de la tete, I und II. Paris: Maloine; 1953.

Buckland-Wright JC: The shock-absorbing effect of cranial sutures in certain mammals. J. Dent. Res. 1972; 51: 1241.

Burstone CG, Shafer WG: Sutural expansion by controlled mechanical stress in the rat. J. Dent. Res. 1959; 38: 534–540.

Dalaire J, Le Diascorn H, Lenny Y: La Croissance der la face. Rev. Odontostom. 1972; 5: 363–391.

Dolan KJ: Cranial suture closure in two species of South American monkeys. Am. J. Physic. Anthrop. 1971; 35: 109–118.

Gehin A: Atlas of manipulative techniques for the cranium and Face. Seattle: Eastland; 1981.

Giblin N, Alley A: Studies in skull growth. Coronal suture fixation. Anat. Rec. 1944; 88: 143–153.

Greenman PE (Ed.): Concepts and mechanism of neuromuscular functions. Berlin: Springer; 1984.

Greenman PE: Principles of manual medicine. Baltimore: Williams & Wilkins; 1989.

Heisey SR, Adams T: Role of cranial bone mobility in cranial compliance. Neurosurg. 1993; 33: 869–877.

Herring SW: Sutures – a tool in functional cranial analysis. Acta Anat. 1972; 83: 222–247.

Hewitt WF, Lippincott HA, Rankin WC, Woods JM, Moore LD: Motion at cranial sutures: A method for its mechanical amplification and registration, with preliminary report of frontozygomatic motion in man. J. Osteopath. Cranial Assoc. 1957–1958: 51–53.

Hoover MA: Sutures of the Cranial Vault. J. Osteopath. Cranial Assoc. 1948.

Isotupa K, Koski K, Makinen L: Changing architecture of growing cranial bones at sutures as revealed by vital staining with Alizarin Red S in the rabbit. Am. J. Physic. Anthrop. 1965; 23: 19–22.

Jones L, Retzlaff E, Mitchell FL jr., Upledger JE, Walsh J: Significance of nerve fibers interconnecting cranial suture vasculature, the superior sagittal sinus, and the third ventricle. J. Am. Osteopath. Assoc. 1982; 82: 113.

Kokich VG: Age changes in the human frontozygomatic suture fom 20 to 95 years. Am. J. Orthodont. 1976; 69: 411–430.

Kokich VG, Shapiro PA, Moffett BC, Retzlaff EW: Craniofacial sutures. Aging in nonhuman primates. New York: Van Nostrand Reinhold; 1979.

Koskinen L, Isotupa K, Koski K: A note on craniofacial sutural growth. Am. J. Physic. Anthrop. 1976; 45: 511–516.

Latham RA: The sliding of cranial bones at sutural surfaces during growth. J. Anat. 1968; 593.

Latham RA, Burston WR: The postnatal patterns of growth at the sutures of the human skull. Dent. Practii. 1966; 17; 61–67.

Lay E: An Outline of osteopathy in the Cranial Field. Theory and Methods (KCOM). Kirksville: Department of Osteopathy; 1981.

Lang J: Klinische Anatomie des Kopfes. Berlin: Springer; 1982.

von Lanz T, Wachsmuth W: Praktische Anatomie, Bd. 1, Teil A. Berlin: Springer; 1985.

von Lanz T, Wachsmuth W: Praktische Anatomie, Bd. 1, Teil B. Berlin: Springer; 1979.

Lippincott HA, Lippincott RC: A manual of cranial technique. Cranial Academy; 1995.

Magoun HI: The temporal bone: Trouble maker in the Head. J. Am. Osteopath. Assoc. 1974; 73.

Markens LS, Oudhof HAJ: Morphological changes in the coronal suture after replantation. Acta Anat. 1980; 107: 289–296.

Michael DK, Retzlaff EW: A preliminary study of cranial bone movement in the squirrel monkey. J. Am. Osteopath. Assoc. 1975; 74.

Moss ML: Experimental alteration of sutural area morphology. Anat. Rec. 1957; 127: 569–589.

Moss ML: Fusion of the frontal suture in the rat. Am. J. Anat. 1958; 102: 141–165.

Moss ML: Inhibition and Stimulation of sutural fusion in the cat calvaria. Anat. Rec. 1960; 136: 457–467.

Moss ML: The pathogenesis of premature cranial synostosis in man. Acta Anat. 1959; 37: 351–370.

Moss ML, Baer MJ: Differential growth in the rat skull. Growth. 1956; 20: 107–120.

Moss ML, Young RW: A functional approach to craniology. Am. J. Physic. Anthrop. 1960; 18: 281–292.

Oudhof HAJ: Sutural growth. Acta Anat. 1982; 112: 58–68.

Oudhof HAJ, van Doorenmaalen WJ: Skull morphogenesis and growth: hemodynamic influences. Acta Anat. 1983; 117: 181–186.

Pernkopf E: Topographische Anatomie des Menschen, Bd. IV. München: Urban & Schwarzenberg; 1957 und 1960.

Persson M: Closure of facial sutures: a preliminary report. Transactions of the European Orthodontic society; 1976.

Persson M, Thilander B: Palatinal suture closure in man from 15 to 35 years of age. Am. J. Orthodont. 1977; 72: 42–52.

Popevec JP, Biggert TP, Retzlaff EW: Histological techniques for cranial bone studies. J. Am. Osteopath. Assoc. 1976; 75: 606–607.

Quigley MB: Perforating (Sharpey's) fibers of the periodontal ligament and bone. Ala. J. Med. Sci. 1970; 7: 336–342.

Retzlaff EW: Structural and functional concepts of craniosacral mechanisms. In: Greenman PE (Ed.): Concepts and mechanisms of neuromuscular functions. Berlin: Springer; 1980.

Michael DK, Retzlaff: Preliminary study of cranial bone movement in the squirrel monkey. J. Am. Osteopath. Assoc. 1975; 75: 133–138.

Retzlaff EW, et al.: Temporalis muscle action in parieto-temporal suture compression. J. Am. Osteopath. Assoc. 1978; 78: 127.

Retzlaff EW, Jones L, Mitchell FL, Upledger JE, Walsh J: Possible automatic innervation of cranial sutures of primates and other mammals. Anat. Rec. 1982; 202: 156A.

Retzlaff EW, Michael DK, Roppel R: Cranial bone mobility. J. Am. Osteopath. Assoc. 1975; 74: 866–869.

Retzlaff EW, Mitchell FL: The cranium and its sutures. Berlin: Springer; 1987.

Retzlaff EW, Mitchell FL, Upledger JE: Nerve fibers present with the parietal cranial bones of primates. J. Am. Osteopath. Assoc. 1981; 80: 753–754.

Retzlaff EW, Mitchell FL, Upledger JE: Sutural collagenous bundles and their innervation in Saimuri sciureus. Anat. Rec. 1977; 187: 692.

Retzlaff EW, Mitchell FL, Upledger JE, Biggert T: Aging of cranial sutures in Macaca nemestrina. Anat. Rec. 1978; 190: 52.

Retzlaff EW, Mitchell FL, Upledger JE, Vredgevoogd J, Walsh J: Light scanning microscopy of nerve fibers within the parietal bones of primates. Anat. Rec. 1981; 1999: 210A.

Retzlaff EW, Mitchell FL, Walsh J, Wendecker A: The role of cranial ligaments in primates. Anat. Rec. 1985; 211: 159–160.

Retzlaff EW, Upledger JE: Sutures of primates including man. AOA Research Conference; 1981.

Retzlaff EW, Upledger JE, Mitchell FL, Walsh J: Aging of cranial sutures in humans. Anat. Rec. 1979; 193(3).

Retzlaff EW, Upledger JE, Mitchell FL, Walsh J, Vredgevoogd J: Age related changes in human cranial sutures. Ann. Am. Osteopath. Assoc. 1979; 23: 14.

Retzlaff EW, Upledger JE, Vredgevood J: Cranial suture morphology. Second World Congress on Pain. Int. Assoc. Study Pain. 1978; 1: 68.

Retzlaff EW, Upledger JE, Vredgevoogd J, Walsh J: Neurovascular mechanisms in cranial sutures. J. Am. Osteopath. Assoc. 1980; 80: 218–219.

Retzlaff EW, Walsh J, Mitchell FL, Vredgevoogd J: Histological detail of cranial sutures as seen in plastic embedded specimens. Anat. Rec. 1984; 208: 145A.

Scott JH: Growth at facial sutures. Am. J. Orthodont. 1956; 42: 381–387.

Simmons DR, Peyton WT: Premature closure of the cranial sutures. J. Pediatr. 1947; 31: 528–547.

Singer R: Estimation of age from cranial suture closure – a report on its unreliability. J. Forens. Med. 1953; 1: 52–59.

Smith HG, McKeown M: Experimental alteration of the coronal sutural area: A histological and quantitative microscopic assessment. J. Anat. 1974; 118: 543–559.

St. Pierre N, Roppel RM, Retzlaff EW: The detection and relative movement of cranial bones. J. Am. Osteopath. Assoc. 1976; 76: 289.

Sutherland WG: The Cranial Bowl. Mankato: Free Press; 1939.

Tamboise E, Tamboise A: Localisation et rôle des osteoclast es dans la morphogenese des sutures du crâne. Annales de Medecine Osteopathique. 1985; 1: 1.

Testut L: Traite d'Anatomie humaine. Tome 1: Ostéologie, Arthrologie, Myologie. Paris: Octave Doin; 1899.

Todd TW, Lyon DW jr.: Endocranial suture closure. Am. J. Physic. Anthrop. 1924; 7: 325–384.

Todd TW, Lyon DW jr.: Cranial suture closure – its progress and age relationship. Part II. Ectocranial closure in adult males of white stock. Am. J. Physic. Anthrop. 1925: 8: 23–45.

Todd TW, Lyon DW jr: Cranial suture closure – its progress and age relationship. Part IV. Ectocranial closure in adult males of negro stock. Am. J. Physic. Anthrop. 1925; 8: 149–168.

Toglia JU, Rosenberg PE, Ronis ML: Post traumatic dizziness, vestibular, audiologic and medicolegal aspects. Arch. Otolaryngol. 1970; 92: 435–492.

Williams PL, Warwick R, Dyson M, Bannisater LM: Gray's Anatomy. 38th ed. New York: Churchill Livingstone; 1995.

Young RW: The influence of cranial contents on postnatal growth of the skull in the rat. Am. J. Anat. 1959; 105: 383–415.

7 Hirn- und Rückenmarkshäute

„Sie (die Schädelknochen) besitzen ein spezielles intrakraniales membranöses Gewebe, das nicht nur als Verbindungsmedium dient, sondern auch als reziprokes Spannungsmedium fungiert, dass das normale Ausmaß ihrer artikularen Beweglichkeit begrenzt."
W. G. Sutherland [1]

7.1 Wachstumsdynamiken der Dura nach Blechschmidt

Ein Verständnis embryologischer Dynamiken ermöglicht das Verstehen vieler struktureller, physiologischer, funktioneller und dysfunktioneller Zusammenhänge [114] [139] [140], die für die Palpation und Therapie von großer Bedeutung sind. Der Osteopath bekommt im Folgenden ein Verständnis von den duralen Wachstumsprozessen bzw. der Entwicklungsdynamik der Dura in Wechselwirkung zur Entstehung anderer Gewebestrukturen. Mit diesem Verständnis können strukturelle Dysfunktionen zum Zeitpunkt der Untersuchung in Beziehung zueinander gebracht werden sowie ebenso zum Faktor Zeit, zur Dynamik von prä- und postnatal entstehenden Relationen und formgebenden Prozessen wahrgenommen, palpiert, verstanden und behandelt werden.

- Bereits in der 4. Woche, zum Zeitpunkt der Entstehung der Somiten, umfasst die Dura das Neuralrohr ventral schon relativ fest und verdickt im Laufe der Entwicklung ventral weitaus deutlicher als dorsal.
- Die Dura strafft sich ventral so extrem, dass sie dort sehr zugfest wird und somit als Halteapparat wirkt. Durch ihren Wachstumszug löst sie dorsal am Neuralrohr die Bildung der großen sensiblen Ganglien und der dorsalen Nervenwurzeln aus.
- In der 8. Woche ist das Gehirn am Ort des geringsten Widerstands exzentrisch vergrößert, besonders in der antibasalen Region, in der sich noch keine zugfeste Dura entwickelt hat.
- Nur in der basalen Region hat sich eine zugfeste und kräftige Dura gebildet (▸ **Abb. 7.1** a, b, ▸ **Abb. 7.2**). Die basale Dura flacht sich durch das zunehmende Wachstum des Gehirns ab. Die Folge ist eine Verdichtung des an der Basalseite der Dura anliegenden Mesenchyms. Dieses stellt ein Kontusionsfeld für die vorknorpelige Schädelbasis dar. Gleichzeitig übt die basale kurzgestraffte Dura eine gewisse Haltefunktion gegenüber dem Gehirn aus. (Die Dynamik eines Kontusionsfeldes entspricht einer Gitterstruktur, die zusammengedrückt wird, sodass die Maschen schmäler und höher werden.)

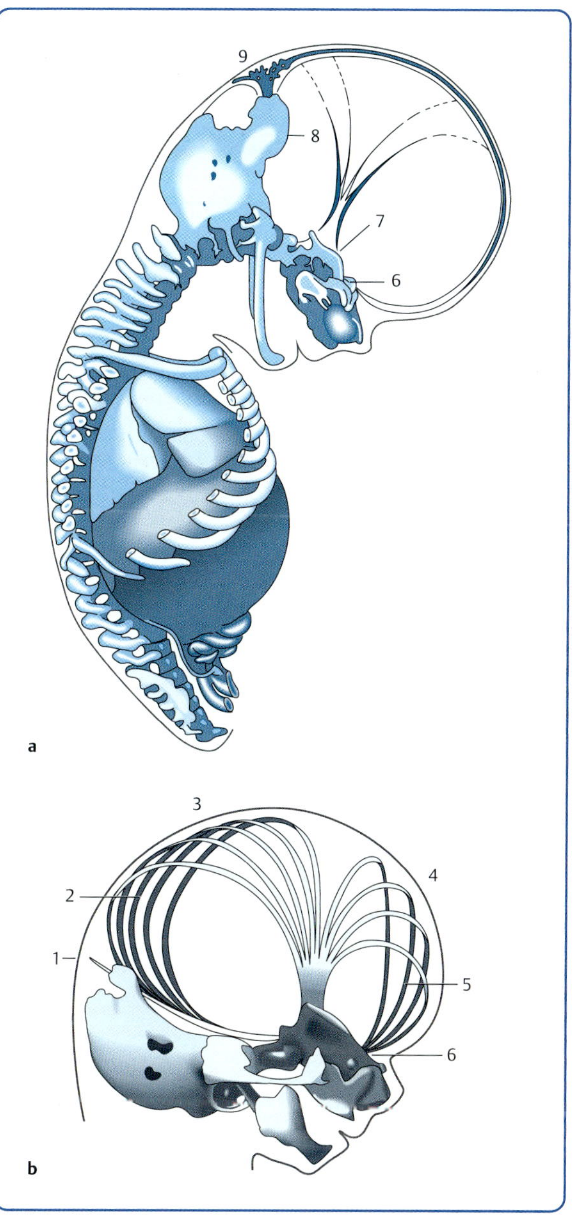

▸ **Abb. 7.1 a** und **b** Duragurte, Fetus 40 mm, 3. Monat. Schnittserienkonstruktionen des desmalen und chondralen Skeletts (Liem T, Hrsg. Morphodynamik in der Osteopathie. 2. Aufl. Stuttgart: Haug; 2014): 1–5 Duragurte, Hauptzüge des desmalen Schädelskeletts, gestrafftes Bindegewebe in den großen Furchen des Gehirns: 1 = Tentorium cerebelli, 2 = Falx cerebri (Pars post.), 3 = parietaler Duragurt, 4 = frontaler Duragurt, 5 = Falx cerebri (Pars ant.). Die Schenkel der Duragurte sind basal nach außen gekippt. An der Außenseite der Schenkel hat sich das Mesenchym verdickt und verdichtet und ist im Inneren knorpelig geworden: 6 = Crista galli, 7 = Ala orbitalis, 8 = Ala otica des Chondrokraniums, 9 = Confluens sinuum.

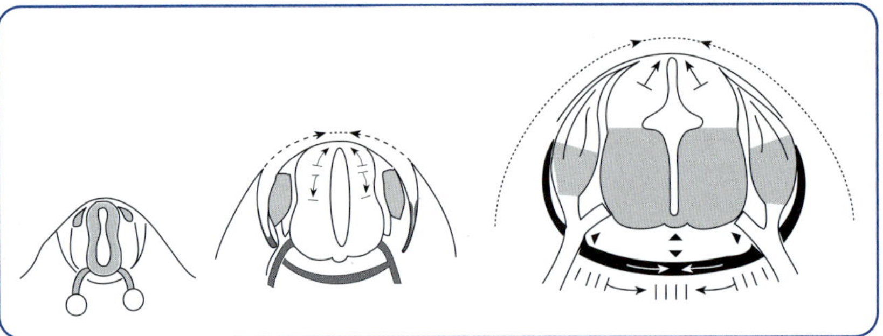

▶ **Abb. 7.2** Dura und die Entwicklung der Spinalganglien.

- Durch zunehmendes exzentrisches Wachstum des Gehirns steigen nach und nach die Wachstumswiderstände auch in der antibasalen und laterodorsalen Kopfwand so weit an, dass die Hirnregionen gegeneinander abknicken. Es entstehen die Fissuren, in denen Falx und Tentorium gestrafft werden. Die Falx cerebri und das Tentorium cerebelli entstehen, indem im Laufe des embryonalen Hirnwachstums mesenchymales Gewebe zwischen den beiden Großhirnhemisphären und zwischen Groß- und Kleinhirn flachgepresst wird. Das embryonale Herz folgt dem Zwerchfell in einer deszendierenden Bewegung, während das Gehirn in seinem Wachstumsprozess aufsteigt.
- Die Dura verfestigt sich schließlich zwischen den sich unterschiedlich verdickenden Teilen des Gehirns zum sog. Duragurtsystem (▶ **Abb. 7.1** a).
- Anschließend ist flächenhaftes Hirnwachstum nur noch in den Fenstern zwischen den Duragurten möglich. Aussparungen in den antibasalen Regionen zwischen den Duragurten werden zu Fontanellen und sind also schon vor Beginn der Bildung des knöchernen Schädels angelegt (▶ **Abb. 7.1** a, b).
- Gegenzug der Dura gegenüber dem Deszensus der Organe:
  - Entstehung des Langgesichts: Das embryonale Herz folgt dem Zwerchfell in einer deszendierenden Bewegung, während das Gehirn in seinem Wachstumsprozess aufsteigt. Die Dura des Oberkopfes mit der Falx entfernt sich während der aszendierenden Wachstumsbewegung des Gehirns von dem deszendierenden Ligamentsystem der Halseingeweide. Dadurch strafft sich das Gesichtsbindegewebe zwischen Falx und Hyoid maulkorbartig, und es entsteht schließlich das Langgesicht.
  - Dura als Haltefunktion für die Crista galli: Durch die Haltefunktion der Falx cerebri und die antibasale Dura bleibt die Crista galli während des ungleichmäßigen embryonalen Wachstums der Großhirnhemisphären am Plattenmesenchym der Schädelbasis verankert.
  - Dynamiken in der Nasenkapsel: Der bindegewebige Boden der Nasenkapsel deszendiert hingegen – über die Verbindung des Stromas der Wangen mit den zugstarken Leitungsbahnen der viszeralen Halsstrukturen – mit dem Kehlkopf-Rachen-Trakt.
  - Die Dura agiert als Gegenzug zu dieser deszendierenden Bewegung.
  - Entstehung der Fila olfactoria als Zugstrukturen: Durch das Auseinanderweichen von Obergesicht und Mundboden entstehen die Fila olfactoria als Zugstrukturen. Diese wirken als Haltestruktur für die – durch das Wachstum der epithelialen Nasengänge – maulkorbartig gestraffte Nasenkapsel.
- Unterschiedliche Wachstumsgeschwindigkeiten des ventralen und dorsalen Neuralrohrs und Duraentwicklung [141] [142]: Die Wachstumsgeschwindigkeit des Nervensystems ist regional unterschiedlich. Bei dünner Körperwand (im dorsalen Bereich des Nervensystems) entsteht kaum Wachstumswiderstand gegenüber dem Neuralrohr, sodass unter dem dünnen Ektoderm nur flachzelliges zartes Plattenmesenchym gefunden werden kann (▶ **Abb. 7.2**). So kann das zentrale Nervensystem des Embryos v. a. im dorsalen Bereich gut wachsen und an Umfang zunehmen, wohingegen ventral im Bereich der Bodenplatte kaum Wachstum festzustellen ist. Diese ungleichen Entwicklungsdynamiken sind mitverantwortlich für die kyphotische Krümmung des Embryos. Als Begleiterscheinung des dorsalen starken Wachstums des Neuralrohrs wird sich die embryonale Dura (das Mesenchym des Neuralrohrs) im Laufe der embryonalen Entwicklung ventral mehr verdicken als dorsal. Die Wachstumsexpansion des Neuralrohrs nimmt ventralwärts immer mehr zu. In der Folge wird die Dura extrem gestrafft und zugfest und funktioniert dann als Halteapparat (▶ **Abb. 7.2**, weiße Pfeile). Die Dura leitet schließlich durch Wachstumszug dorsal am Neuralrohr die Entstehung der großen Spinalganglien und der dorsalen Nervenwurzeln ein (▶ **Abb. 7.2**, links). Dieser Prozess wird im Rücken durch die allmählich kurzbleibenden metameren Rr. dorsales aortae, deren Ausläufer in der Pia und im Kopfbereich durch die Pharyngealbogengefäße verankert sind, unterstützt.
- Die Meningen umhüllen und unterstützen das Hirn- und Rückenmark. Sie werden durch 3 Häute geformt: Die innerste Schicht ist die Pia mater, darauf folgt die Arachnoidea und die äußerste Schicht bildet die Dura mater an der Innenseite des Schädels bzw. im Wirbelkanal.

7.2
Intrakraniales Membransystem

► Abb. 7.3, ► Abb. 7.4

7.3
Pia mater (weiche Hirnhaut)

Die Pia mater, die **gefäßführende** Hirnhaut, ist die innerste der 3 Meningen. Sie besteht aus einer dünnen Schicht Bindegewebe mit vielen elastischen Fasern und schmiegt sich eng an die Windungen der Hirnsubstanz, allerdings ohne mit dieser verwachsen zu sein. Von ihr gehen Gefäße ins Hirninnere ab. Außerdem bildet sie zottenartige Adergeflechte, die **Plexus choroidei**, die sich in die Ventrikel des Gehirns vorstülpen und den LCS bilden.

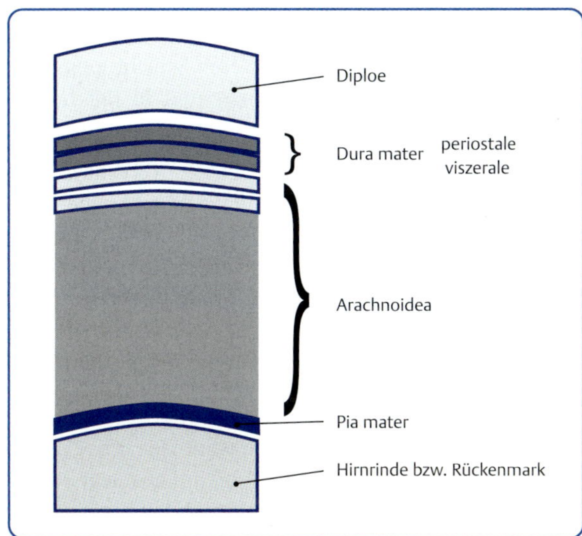

► **Abb. 7.3** Strukturschema der Meningen.

7.3.1 Arachnoidea (Spinngewebehaut)

Sie ist eine gazeartige, schwammartige Struktur. Es können 2 Schichten differenziert werden. Die äußere liegt der inneren Dura mater an, ohne mit dieser verwachsen zu sein. Getrennt wird sie von ihr nur durch einen sehr dünnen Spalt, den **Subduralraum**, durch den einige Venen und Nerven verlaufen. Die innere Schicht besteht aus vielen feinen Trabekeln.

Zwischen der Arachnoidea und der Pia mater befindet sich der **Subarachnoidalraum**. Durch die Trabekel und Septen im Subarachnoidalraum ist die Arachnoidea mit der Pia mater verbunden. Der Subarachnoidalraum ist mit Liquor gefüllt und bildet die äußeren Liquorräume. Er ist am Schädeldach schmal. Da die Arachnoidea der Pia mater folgt, entstehen in einigen Bereichen, an denen das Hirngewebe weiter von der Schädelinnenseite entfernt ist, erweiterte Räume. Diese erweiterten, mit Liquor gefüllten Räume sind an der Schädelbasis anzutreffen und werden **Zisternen** genannt:

- **Cisterna cerebellomedullaris:** Sie ist die größte Zisterne und liegt zwischen dem Kleinhirn und der Medulla.
- **Cisterna interpeduncularis:** Sie ist im Winkel zwischen Zwischenhirnboden, Pedunculus cerebri (Hirnstiel) und Pons (Brücke) lokalisiert.
- **Cisterna chiasmatica:** Sie befindet sich am Chiasma opticum.
- **Cisterna ambiens:** Sie liegt zwischen Kleinhirnoberfläche, Vierhügelplatte und Epiphyse.
- **Cisterna fossae lateralis cerebri:** Sie liegt zwischen Insel, Stirn-, Schläfen- und Scheitellappen und ist über den Sulcus lateralis erreichbar.

In die venösen Abflüsse des Schädelinneren, v. a. des Sinus sagittalis, schieben sich Wucherungen der Arachnoidea vor, die **Arachnoidalzotten**. Über diese Zotten kann der LCS in das venöse System abfließen.

Die Arachnoidea setzt sich in das **Perineurium** der aus dem Schädel führenden Nerven fort.

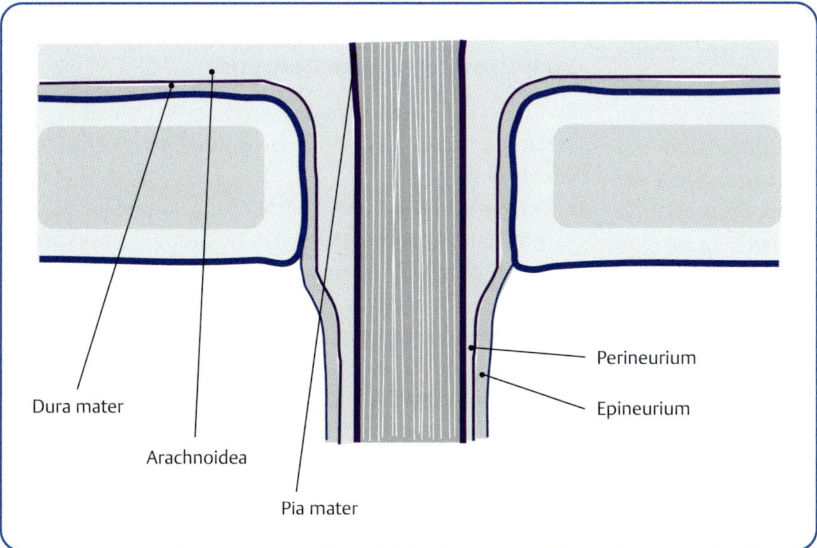

► **Abb. 7.4** Nervenaustrittsstelle am Schädel: fasziale Kontinuität.

7.3.2 Dura mater (harte Hirnhaut)

Sie besteht aus kompaktem und unregelmäßigem, sehr festem Bindegewebe mit vielen kollagenen Fasern. Sie ist sehr straff und undurchlässig für die Hirn- und Rückenmarksflüssigkeit. Eine spezialisierte Lage von ausgedehnten und abgeflachten Fibroblasten ohne extrazelluläres Kollagen und extrazellulären Raum befindet sich als durale Grenzschicht am Übergang zwischen Dura und Arachnoidea [2]. Man unterscheidet eine **Dura periostalis** und eine **Dura meningealis**. Ein Epiduralraum wie im Wirbelkanal besteht nicht. Die Dura mater setzt sich im **Epineurium** der aus dem Schädel führenden Nerven fort. Über Vv. emissariae besteht eine Verbindung zwischen der Kopfschwarte und der Dura. Möglicherweise können über diese Venen abnorme Spannungen übertragen werden. Im Bereich der Cellulae ethmoidales, im Tegmen und im Sinus sigmoideus ist die Dura besonders dünn. Die innere Duralage (Dura meningealis) ist strukturell schwächer im Vergleich mit der äußeren Duralage und der Arachnoidea [3]. Die Dura eines Erwachsenen hat einen größeren Widerstand gegenüber Krafteinwirkung als die Dura eines Neugeborenen [4]. Für Arbuckle [5] ermöglicht die Faserstrukturierung der intrakranialen und intraspinalen Duralmembran die Weiterleitung verschiedenster Kräfte. Diese „Pathways For Transmission Of Forces" finden ihre Strukturen in der Faserstrukturierung, den sog. „Stressfibers" der Duralmembran. Die Faserstrukturierung ist nach Arbuckle in definierten Gruppierungen angeordnet: horizontal, vertikal, transversal und zirkulär. Die Faserstrukturierung in der Dura mater cranialis ist vermutlich auf die in der Entwicklung auftretenden mechanischen Kräfte zurückzuführen, indem sich die Kollagenfasern in Richtung des Zuges ausrichten [135].

Dura periostalis

Die Dura periostalis bezeichnet das Periost des Schädels. Bis zum Schluss der Suturen ist die Dura das wichtigste Haltesystem der noch sehr beweglichen Schädeldachknochen. Die Stärke der Anheftung der Dura mater an den kranialen Schädelknochen variiert zwischen 30 und 1800 g/cm [6]. Bei Kindern ist die Dura fest mit den Suturen verwachsen (bei Neugeborenen insbesondere an den Fontanellen). Mit zunehmendem Alter (insbesondere mit Verschluss der Fontanellen und der Suturen) kann die Dura leichter vom Knochen gelöst werden. Es gibt große Unterschiede in der Stärke der Duralanheftung an den verschiedenen Bereichen des Schädels. Fest ist die Dura insbesondere an den Schädelöffnungen sowie an den Suturen, an der Schädelbasis, an der Crista galli, den Procc. clinoidei, den Alae minores und an der Pyramidenkante des Os temporale am Knochen fixiert [7]. Die Dura periostalis setzt sich an den Schädelöffnungen in das Perikranium und an der Fissura orbitalis superior in das Periost der Orbita fort.

Dura meningealis

Die Dura meningealis besteht zum größten Teil aus derben Kollagenfasern in straffem, geflechtartigem Verband [8]. Die **Dura meningealis** löst sich an manchen Stellen von der äußeren Duraschicht, sodass Hohlräume für die großen **venösen Blutleiter** geschaffen werden. Diese stellen das venöse Abfluss- und Drainagesystem des Schädelinneren dar. Die Dura meningealis der einen Seite läuft dann mit der Dura meningealis der gegenüberliegenden Seite im Schädelinneren zusammen (Duplikatur). Durch diese Einstülpung bildet sie starke **Septen**: die vertikal verlaufenden Falx cerebri und Falx cerebelli und die beiden horizontal verlaufenden Schenkel des Tentorium cerebelli.

Die Dura meningealis setzt sich im **Epineurium** der aus dem Schädel führenden Nerven fort. Die Dura mater umhüllt den N. opticus (Vagina externa nervi optici). Die Hüllschicht löst sich an der Apertura orbitalis des Canalis opticus ab und umhüllt den N. opticus bis zu seinem Eintritt in die Sklera. Die durale Umhüllung ist 0,3–0,5 mm dick und besteht aus kollagenen Fasern und wenigen elastischen Fasern, die in der äußeren Schicht longitudinal, in der Zwischenschicht schräg und in der Innenschicht zirkulär verlaufen [9]. Die durale Umhüllung des N. opticus setzt sich in die Sklera des Bulbus oculi fort. Der Sehnenring der 4 geraden Augenmuskeln ist fest mit der duralen Umhüllung des N. opticus und dem sich dort befindenden Periost verbunden. Außerdem setzt der M. rectus oculi superior und medialis zusätzlich an der Dura des N. opticus an [10]. Dadurch ist es möglich, dass die Dura durch den Tonus der Augenmuskeln ebenso wie die Augenmuskeln durch durale Spannungen beeinflusst werden. Die inneren Scheiden des N. opticus (Vagina interna nervi optici) gehören der Arachnoidea und Pia mater an. Zwischen Pia mater und Arachnoidea liegt ein Liquorraum, der mit der Cavitas subarachnoidalis cranii in Verbindung steht. Dieser ist bei Kindern weiter und kann bei Erwachsenen zumindest teilweise verschlossen sein. Bei intrakranialem Druckanstieg scheint sich der N. opticus (bzw. seine Hüllen) zu verdicken [9].

Strukturen im Zwischenraum

Zwischen der Dura periostalis und der Dura meningealis verlaufen außer den venösen Blutleitern noch andere wichtige Strukturen:

- Der **endolymphatische Sack** ist ein sog. Blindsack des Ductus endolymphaticus, der sich an der rückseitigen Wand der Pars petrosa zwischen den beiden Duraschichten befindet.
- Die **meningealen arteriellen Gefäße** sind terminale Äste der inneren und äußeren Carotiden.
- Die **sympathischen Nervenfasern** verlaufen zwischen den duralen Schichten intrakranialer Gefäßwände (vom Ganglion cervicale superius und vom Plexus caroticus kommend). Auch sensible Fasern des V. und X.

Hirnnervs und des 1. und 2. zervikalen Nervs verlaufen dort.

- **Cavum trigeminale (von Meckel):** Diese Duraaussackung für das Ganglion des V. Hirnnervs (Ganglion trigeminale [semilunare, Gasseri]) liegt anterior an der Spitze der Pars petrosa über dem Foramen lacerum.

7.3.3 Horizontales und vertikales Duralsystem

Die intrakranialen Membranen sind sowohl anatomisch wie auch funktionell miteinander verbunden und beeinflussen sich gegenseitig (▶ **Abb. 7.5**, ▶ **Abb. 7.6**, ▶ **Abb. 7.7**, ▶ **Abb. 7.8**). Sie können jedoch aufgrund ihrer unterschiedlichen Lage und Verlaufsrichtung in 4 **Septen** unterteilt werden:

- Falx cerebri
- Tentorium cerebelli
- Falx cerebelli
- Diaphragma sellae

Kollagene Faserbündel der Falx cerebri und der Falx cerebelli beschreiben Bögen in 3 Bereichen: anterior, medial und posterior. Sie überkreuzen sich im 90°-Winkel. Im Laufe des Wachstums differenziert sich die Organisation der Fasern vom 45°- zum 90°-Winkel [11].

Nach Delaire [115] wirkt das horizontale System (Tentorium cerebelli, Diaphragma sellae) als Spanner der Schädelbasis, während das vertikale System (Falx cerebri, Falx cerebelli) als Spanner des Schädeldaches fungiert. Die Spannung des horizontalen und vertikalen Duralsystems wird v. a. durch den kontinuierlichen Tonus der Na-

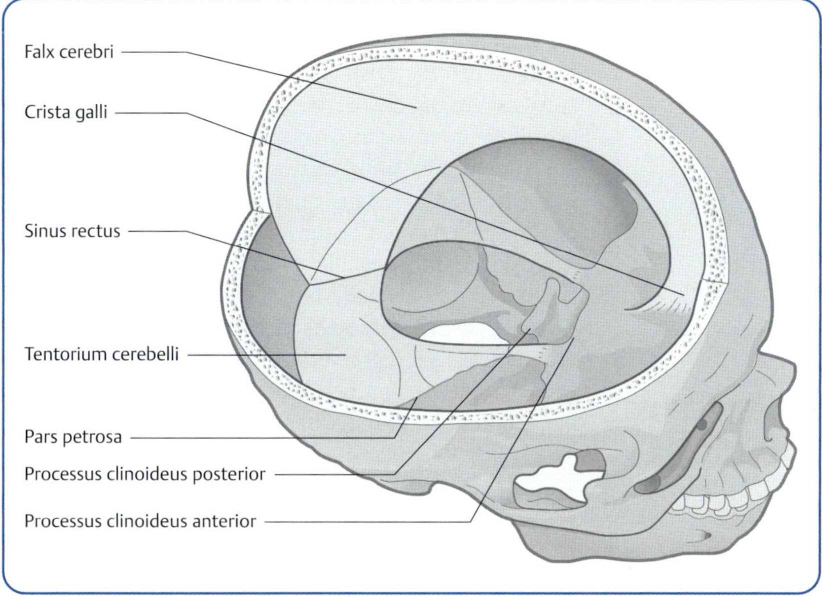

▶ **Abb. 7.5** Intrakraniales Duralmembransystem.

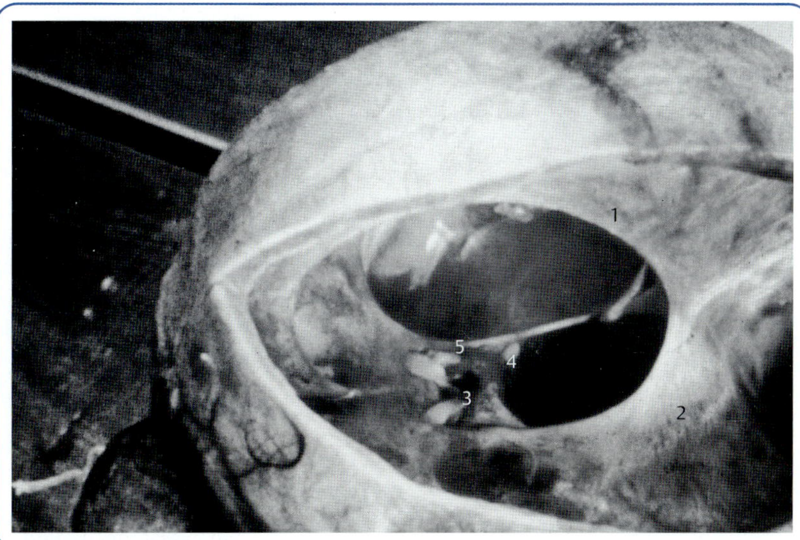

▶ **Abb. 7.6** Intrakraniales Duralmembransystem (Ansicht von lateral vorn). 1 = Falx cerebri, 2 = Tentorium cerebelli, 3 = Sella turcica, 4 = Proc. clinoideus posterior, 5 = Proc. clinoideus anterior. (Retzlaff EW: The CranioSacral Therapy Slide Series. © 1986 The Upledger Institute. Genehmigter Abdruck des Upledger Institute, Palm Beach Gardens/USA.)

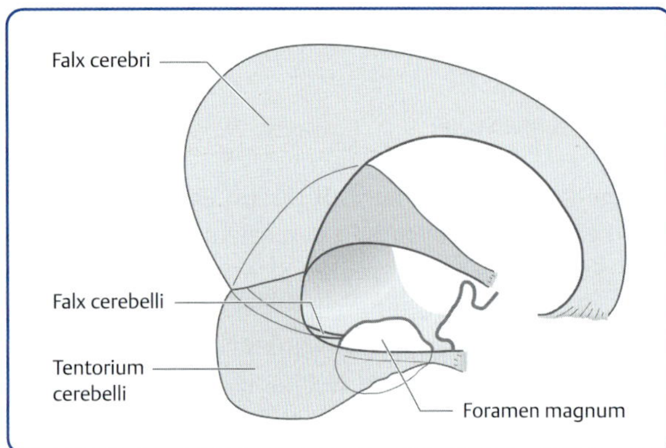

► **Abb. 7.7** Intrakraniales Duralmembransystem.

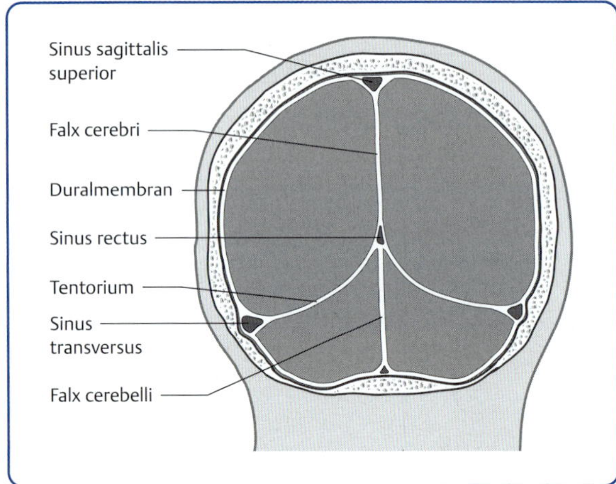

► **Abb. 7.8** Intrakraniale Duralmembran und Sinus (von vorn).

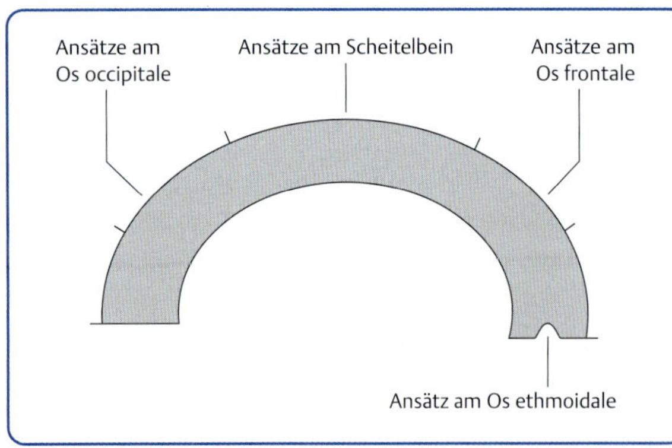

► **Abb. 7.9** Ansatzstellen der Falx cerebri.

ckenmuskulatur und des M. sternocleidomastoideus aufrechterhalten und reguliert. Allerdings wird dies kontrovers diskutiert. So sollten nach Ferrè et al. [116] Bewegungen der Nackenmuskeln v. a. über die Galea aponeurotica übertragen werden können. Dort ist jedoch nur eine sehr schwache und sekundäre Bewegung wahrnehmbar, obwohl die Galea aponeurotica deutlich verschiebbar ist, im Gegensatz zu der recht unbeweglichen Falx cerebri und Falx cerebelli.

Nach Sutherland können Spannungen in jedem Teil dieses Membransystems durch die strukturelle Verbindung aller Membranen auch alle anderen Teile dieses Systems beeinflussen. Die Duralmembranen sichern, insbesondere in früher Kindheit, aufgrund ihrer Anheftung an den Hirnschädelknochen die Integrität des Schädels bei Krafteinwirkungen. Jeder Zug an einer Seite der Membran verändert die gesamte Einheit und führt zu einem neuen Gleichgewicht.

Falx cerebri

Die Falx cerebri trennt die beiden Hirnhemisphären voneinander. Der vordere untere Rand der Falx setzt an der Crista galli des Os ethmoidale an (► **Abb. 7.9**). Sie verläuft weiter über das Foramen caecum, die Crista frontalis und die Ränder des Sulcus sinus sagittalis superioris des Os frontale, über die Crista parietalis der Ossa parietalia, den Sulcus sagittalis des Os occipitale bis zur Protuberantia occipitalis interna des Os occipitale. Dort ist die Falx an der Bildung des Sinus rectus beteiligt. Am Sinus rectus trennen sich die beiden Septen der Falx cerebri voneinander und gehen in das Tentorium cerebelli über.

An den Ossa parietalia bildet es den Sinus sagittalis. Der inferiore freie Rand bildet den Sinus sagittalis inferior. Die Falx cerebri steht in Nachbarschaft zum Gyrus praecentralis, zum prämotorischen (inklusive des Augenfeldes zur Steuerung der Augenmuskeln) und zum supplementären prämotorischen Kortex.

Tentorium cerebelli

Das Tentorium cerebelli („La Tente“, Winslow [117]) trennt das Kleinhirn und das Großhirn voneinander und spannt sich zeltförmig über das Kleinhirn. Oberhalb des Tentoriums befinden sich außer den Großhirnhemisphären die subkortikalen Nuklei und der Thalamus. Das Tentorium beginnt ebenso wie Falx cerebelli und Falx cerebri am Sinus rectus und ist dort auch mit diesen verbunden. Das Tentorium cerebelli ist posterior an der Protuberantia occipitalis interna und beidseitig an den Querleisten des Os occipitale befestigt, wo es den Sinus transversus bildet. Lateral führt es entlang der Sinus über die Sutura parietomastoidea und setzt für eine kurze Strecke mit seiner oberen Lage am unteren hinteren Winkel des Os parietale an, während sich seine untere Anheftung am Proc. mastoideus des Os temporale befindet. Dies ist eine sehr wichtige Stelle. Von dort verlaufen seine Ansatzstellen weiter entlang des Proc. mastoideus und am Margo superior partis petrosae. An der Pars petrosa bildet das Tentorium den Sinus petrosus superior.

Vorn sind die unteren lateralen Schichten des Tentoriums an den beiden hinteren Procc. clinoidei des Corpus

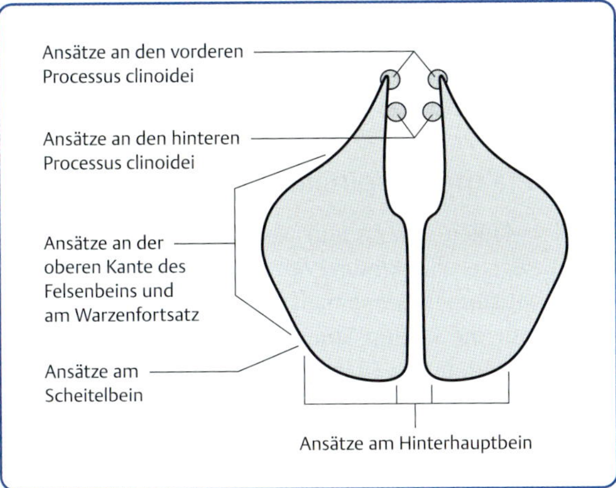

▸ **Abb. 7.10** Ansatzstellen des Tentorium cerebelli.

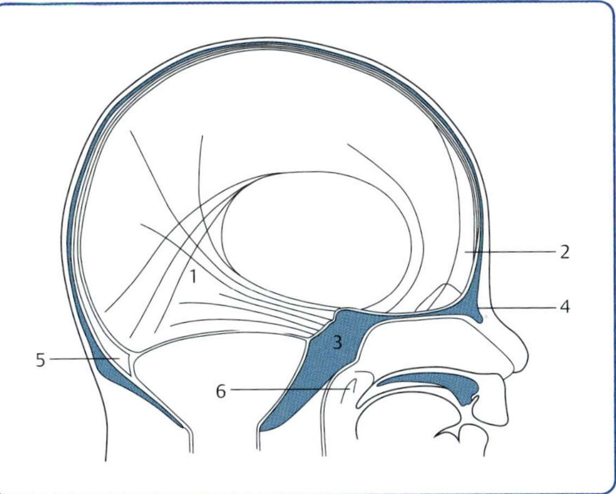

▸ **Abb. 7.11** Schema der Haltegurte des Os sphenoidale (Blechschmidt 1973). 1 = Tentorium cerebelli, 2 = Falx cerebri, 3 = Verknöcherung in der knorpeligen Schädelbasis, hier Entstehungsgebiet des Sinus sphenoidalis, 5 = Confluens sinuum, 6 = Tuba auditiva (Eingang in die als 1. Pharyngealtasche vorentwickelte Nebenhöhle des Pharynx). Im desmalen Skelett des Schädeldaches sind jetzt durch die Duragurte mehrere Felder abgegrenzt, in denen sich einzelne Knochenkerne als flache „Bindegewebsknochen" differenzieren. Im desmalen Skelett der Schädelbais enthält der knorpelige (chondrale) Teil des Kopfes ebenfalls mehrere Knochenkerne. Die Zugsysteme des Desmokraniums im Gesichtsbereich sind noch nicht so kräftig, dass unter dem Einfluss ihres biomechanischen Wachstumszuges die Nebenhöhlen der Nase entstehen können. (Liem T. Morphodynamik in der Osteopathie. 2. Aufl. Stuttgart: Haug; 2013)

ossis sphenoidalis befestigt. Die inneren Ränder des Tentoriums setzen sich nach anterior fort, überqueren die vorderen unteren Schichten des Tentoriums und sind an den vorderen Procc. clinoidei der Alae minores befestigt. An der Stelle, an der die inneren Schenkel des Tentoriums die äußeren Schenkel überkreuzen, liegt der N. abducens. Dieser kann durch Spannungen des Tentoriums gestört werden. In der Nähe zum Tentorium befindet sich außerdem das Ganglion trigeminale.

Durch die Incisura tentorii treten im vorderen Bereich das Mittelhirn und die Cisterna interpeduncularis und im hinteren Bereich das Splenium des Corpus callosum.

Nach Klinthworth hat sich das Tentorium erst relativ spät in der Evolution entwickelt. Es entstand als bilaterale symmetrische Falte der Dura mater beidseitig des Hirnstamms in der zerebrozerebellären Fissur. Zunehmend hat sich die Falx mit dem Tentorium verbunden und einen Sinus an dieser Verbindungsstelle gebildet. Die weitere phylogenetische Ausbildung des Tentoriums ging einher mit einer Längenzunahme des Sinus rectus [118]. Die Funktion des Tentoriums besteht u. a. in der Stützung des Großhirns. Aufgrund der phylogenetischen Zunahme der Hirnhemisphären und des Prozesses der Aufrichtung ist das Tentorium beim Menschen deutlich stärker als bei jeder anderen Spezies ausgebildet [119].

Die inneren Schenkel lassen eine weite Öffnung (Incisura tentorii) für den Durchtritt des Hirnstamms. Zusätzlich zu seinen horizontalen Fasern wird das Tentorium cerebelli an seiner oberen Anheftung durch vertikal verlaufende Fasern der Falx cerebri verstärkt. Das Tentorium ist also die Stelle, an der sich 2 Faserrichtungen kreuzen.

Falx cerebelli

Die Falx cerebelli unterteilt die beiden Kleinhirnhemisphären. Sie setzt an der Unterseite des Tentoriums an und verläuft von der Protuberantia occipitalis interna entlang der Crista occipitalis bis zum Foramen magnum. Dort beteiligt sie sich an der Bildung eines kräftigen Faserrings, der das Foramen umgibt, und setzt sich als Dura mater spinalis im Rückenmark fort. Auch sie beteiligt sich an der Bildung des Sinus rectus.

Diaphragma sellae

Das kleine horizontale Diaphragma sellae bedeckt die Sella turcica, ist an ihren Seitenrändern befestigt und verschmilzt dort mit der Dura mater. Sie umhüllt die Hypophyse und bindet diese an die Sella turcica. Sie ist über die Anheftung des Tentoriums am Os sphenoidale auch mit diesem verbunden. Durch den Hiatus diaphragmaticus lässt sie den Hypophysenstiel hindurchgleiten (▸ **Abb. 7.11**, [120]).

Anteriorer Duragürtel

Diese Bezeichnung wird meist nur in der frühen embryologischen Entwicklung benutzt. Bei Geburt wird diese Referenz Septum transversum genannt. Ein Teil des anterioren Duragürtels bildet am hinteren Rand der Ala minor eine Duraduplikatur, die zum Os parietale, posterior der Sutura coronalis, zieht und den Sinus sphenoparietalis beherbergt.

Intrakraniale Membranen beim frühkindlichen Schädel

Vor der Geburt und in der frühen Kindheit haben sich die Gelenkflächen der Schädelknochen noch nicht richtig ausgebildet. Der Schädel ist in seiner knöchernen Struktur zu dieser Zeit noch sehr wenig entwickelt. Die intrakranialen Membranen stellen in dieser Entwicklungsphase das Hauptelement dar, das die Integrität und Einheit des Schädels, der knorpeligen und der bindegewebigen Vorstufen der Schädelknochen gewährleistet und das Gehirn schützt. Während des Geburtsvorgangs widerstehen sie den auf den Schädel einwirkenden Spannungen und Kräften und verhindern dadurch mögliche Verletzungen des Nervensystems.

7.4 Extrakraniales Membransystem

► Abb. 7.12, ► Abb. 7.1

7.4.1 Pia mater spinalis

In ihr verlaufen Gefäße und Nerven. Von der Pia mater zieht beidseits eine Bindegewebeplatte, das **Lig. denticulatum**, zur Dura mater spinalis. Es fixiert das Rückenmark und trennt die beiden Spinalwurzeln voneinander. Die Pia mater verläuft im Filamentum terminale zum Os coccygis und umschließt es nach innen.

7.4.2 Arachnoidea spinalis

Die Arachnoidea ist „extrem kapillararm und nervenfrei“. Sie begleitet mit der Dura mater die Spinalwurzeln, die somit von LCS umspült werden. Die Häute folgen den Nerven in die Zwischenwirbelöffnungen, wo sie das Spinalganglion umhüllen. Die Arachnoidea setzt sich dann in das **Perineurium** der Spinalnerven fort.

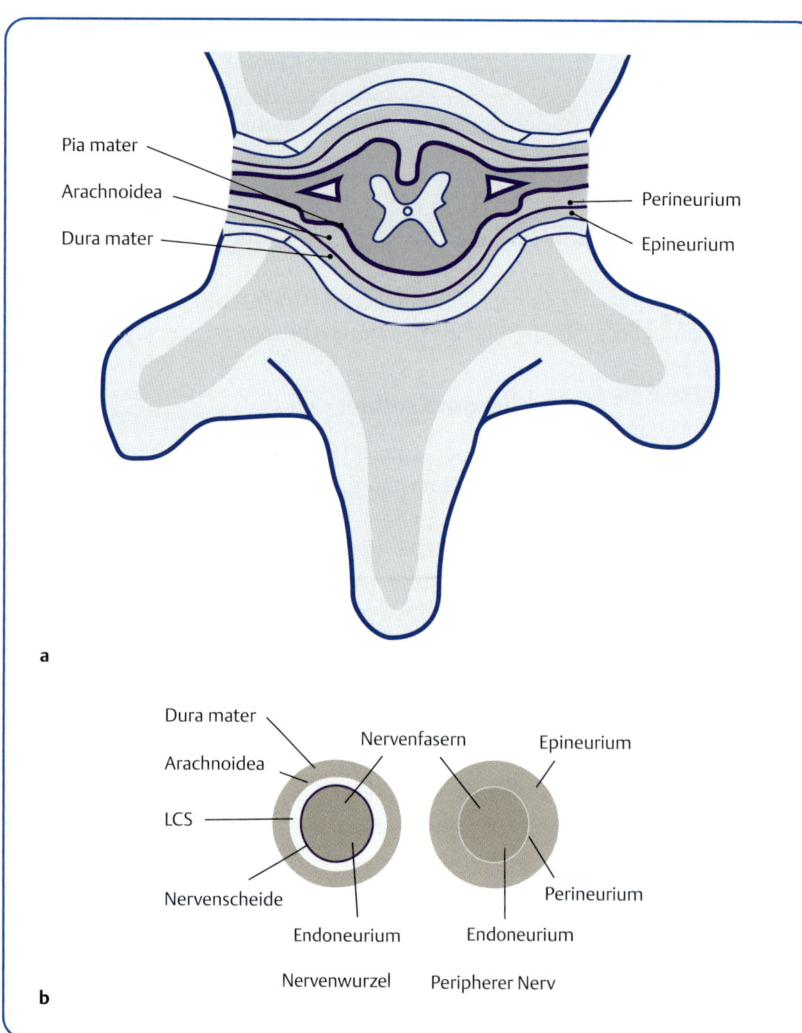

► **Abb. 7.12 a** Rückenmarksnerven am Foramen intervertebrale: fasziale Kontinuität. **b** Querschnitt einer Nervenwurzel und eines peripheren Nerven.

7.4.3 Dura mater spinalis

Die Dura mater spinalis bildet einen straffen kollagenfaserigen Schlauch. Dieser führt vom Foramen magnum des Os occipitale, an dem er befestigt ist, bis in den Canalis sacralis und geht in Höhe von S 3 in das Filum durae matris spinale über, das sich fächerförmig am Periost des Os coccygis anheftet. Er folgt in seiner Lage den Krümmungen des Wirbelkanals (► **Abb. 7.13**, ► **Abb. 7.14**, ► **Abb. 7.15**).

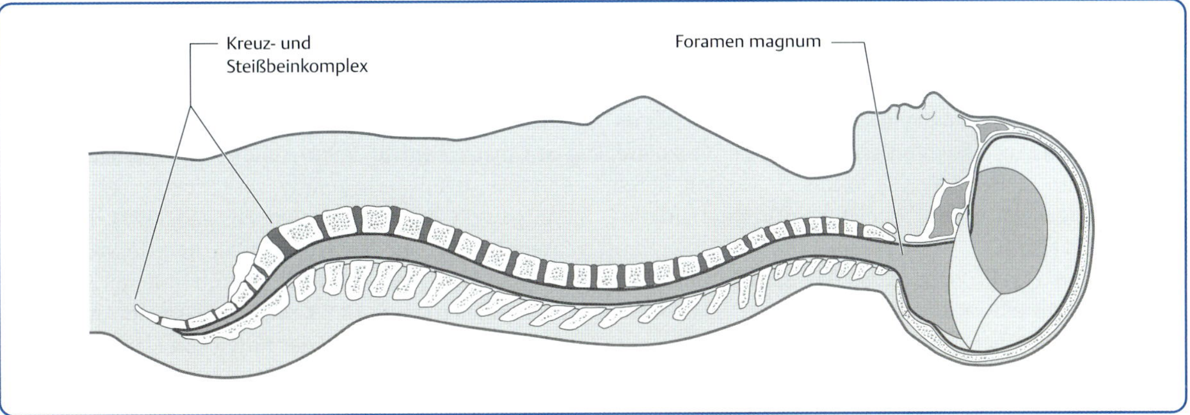

► **Abb. 7.13** Kontinuität der intrakranialen und intraspinalen Duralmembran.

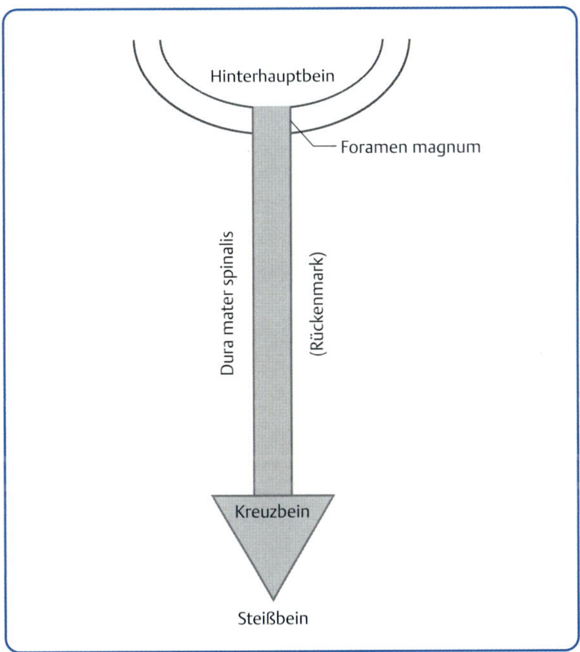

► **Abb. 7.14** Kontinuität der intrakranialen und intraspinalen Duralmembran.

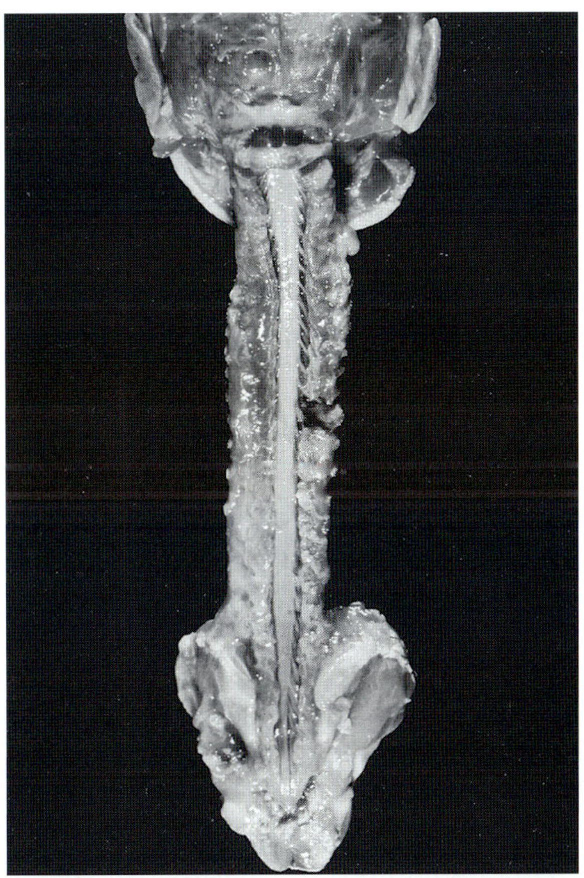

► **Abb. 7.15** Kontinuität der intrakranialen und intraspinalen Duralmembran von Dombard. Dura mater spinalis von hinten, mit ihrer Befestigung am Hinterhaupt, an C 1–C 3, am 2. Kreuzbeinsegment sowie zusammen mit dem auslaufenden Ende des Filum terminale am Os coccygis. (Dombard, L-Ph. Brüssel-Overijse/Belgien)

Epiduraler Raum

Am Übergang vom Foramen magnum zum Wirbelkanal können 2 durale Schichten, eine äußere periostale und eine innere, die eigentliche Dura mater spinalis, unterschieden werden. Zwischen beiden befindet sich der Epiduralraum, der die durale Gleitbewegung zwischen Dura und Wirbelsäule ermöglicht.

Aufgrund seiner Lage (zwischen 2 Durablättern) müsste er genau genommen als Interduralraum bezeichnet werden. Der epidurale Raum ist eine fiktive Kavität [12] [13], ein „True Potential Space“ [13], in dem sich fibroadipöses Gewebe [144] und die Plexus venosi vertebrales interni befinden. Auch konnten gelegentlich perivaskuläre, vaskularisierte sensible Nerven lokalisiert werden, deren Nervenendigungen wahrscheinlich sensorische Funktionen erfüllen [15].

Im oberen Zervikalbereich ist das spinale epidurale Fettgewebe nur schwach entwickelt [14].

Bei Feten mit einer Länge von 60 mm ist der epidurale Raum vollständig mit Bindegewebe ausgefüllt [41]. Mit zunehmendem fetalem Wachstum reduziert sich dieses Bindegewebe zu topografischen Strukturen. So konnten posteriore, laterale und anteriore Ligamente lokalisiert werden. Atlantodurale und sakrale Ligamente sind kontinuierlich vorhanden und dienen zur Fixierung des Duralsackes. Diese Fixierungen können bei Auftreten einer Protrusion für die Kompression der Nervenwurzel verantwortlich sein. Die meisten dorsalen Bänder werden hingegen während der Entwicklung des Fetus resorbiert.

Ultrastruktur der Dura mater spinalis

Die Ultrastruktur der Rückenmarkshäute stimmt weitgehend mit der der Hirnhäute überein. Allerdings sind die Dura und die Arachnoidea in den Rückenmarkshäuten eng miteinander verbunden, sodass kein natürlicher Subduralraum existiert [15]. Die Dura besteht aus einer äußeren, locker angeordneten fibroelastischen Schicht, einer mittleren, hauptsächlich fibrösen Schicht und einer inneren zellulären Schicht („Dural Border Cell Layer“) mit vielen ineinander verzahnten Zellfortsätzen ohne extrazelluläres Kollagen und mit deutlichem extrazellulärem Raum sowie wenigen Zellverbindungen [15]. Die äußere durale Schicht ist durch dünne und lange Zellausläufer gegenüber dem Epiduralraum abgegrenzt.

Die äußere arachnoidale Zellschicht stellt aufgrund ihrer zahlreichen Tight Junctions eine anatomische und physiologische Barriere gegenüber dem LCS im Subarachnoidalraum und der Blutzirkulation in der Dura dar.

(Weitergehende Studien zur Ultrastruktur der Hirn- und Rückenmarkshäute s. [16] [17] [18] [19] [20] [21] [22] [23] [24] [25] [26] [27] [28] [29].)

Es gibt keine völlige Übereinstimmung über den Aufbau der menschlichen Dura mater, insbesondere über die Ausrichtung der kollagenen Fasern, die für die biomechanische Funktion verantwortlich sind.

Befestigungen der Dura mater spinalis

Die Dura mater spinalis hat eine longitudinale Orientierung [30], in deren Verlauf sich die Lamellen aus Kollagen und Elastin angeordnet haben [30] [31]. Die longitudinale Zugfestigkeit und Steifheit waren deutlich größer als die transversale. Längsspannungen, die durch Längsverschiebungen bei Bewegungen in der Wirbelsäule entstehen, werden durch die größtenteils longitudinal verlaufenden Kollagenfasern aufgenommen und nach kranial und kaudal an benachbarte Strukturen weitergeleitet. Im hochzervikalen Bereich zeigt das Bindegewebe allerdings v. a. einen transversalen Verlauf [32]. Kollagene Fasern (der Dura mater spinalis beim Hund) sind in longitudinalen Bündeln organisiert, gerade ausgerichtet bei Dehnung und gewellt im ungedehnten Zustand [121]. Elastische Fasern haben eine multidirektionale netzwerkartige Ausrichtung. Der Anteil von Elastin ist im hinteren Anteil der Dura mater spinalis 13,8 % und im vorderen Anteil 7,1 %. Im thorakalen Bereich ist der Anteil von Elastin höher als in jeder anderen Region [33].

Die Dicke der Dura mater spinalis ist auf Höhe des kraniozervikalen Übergangs und auf Höhe der lumbalen Wirbelsäule am stärksten ausgebildet [34].

Die Dura mater spinalis ist bis auf ihre kranialen und kaudalen Anheftungen nur sehr locker am Spinalkanal befestigt, sodass Verschiebungen der Dura gegenüber dem Wirbelkanal ermöglicht werden [35] [36]. Es wird angenommen, dass sie dadurch die feinen Bewegungen des CRI vom Kranium auf das Sakrum übertragen kann.

Die Dura mater spinalis inseriert als Fortsetzung der Falx cerebelli und der intrakranialen Dura fest am Foramen occipitalis. Die Dura ist nach von Lanz [37] an folgenden Strukturen besonders befestigt:

- ventral an der Pars basilaris des Os occipitale (verläuft dabei durch die Membrana tectoria), am Lig. transversum atlantis und am Lig. longitudinale posterius
- dorsal am Periost der Squama occipitalis an den Arcus des Atlas und Axis
- lateral an den Artt. atlantooccipitalis und atlantoaxialis

Außerdem ist die Dura auch fest an C 3 befestigt [38] [39], nach unseren Untersuchungen allerdings nicht regelmäßig [40].

Lig. craniale durae matris spinalis

Von Lanz [42] bezeichnet die Befestigung am Os occipitale und am Periost der oberen Halswirbeln als Lig. craniale durae matris spinalis.

Die Dura ist kranial nach von Lanz (1929) [42] [43] [44] mittels fibröser Fasern an folgenden Strukturen besonders befestigt (▶ Abb. 7.16):

- ventral an der Pars basilaris des Os occipitale, am Lig. transversum atlantis und am Lig. longitudinale posterius

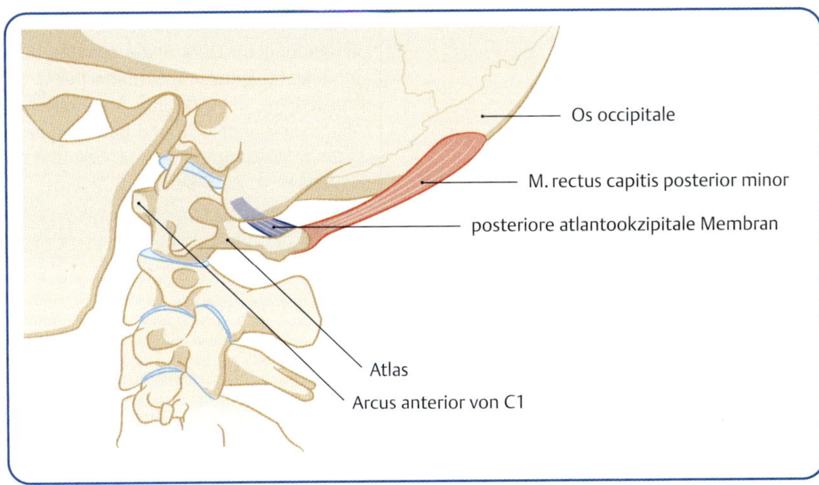

▶ **Abb. 7.16** Die 3 Stockwerke der Anheftungen des Lig. craniale durae matris spinalis.

- dorsal am Periost der Squama occipitalis und am Arcus des Atlas und Axis
- lateral an den atlantookzipitalen und atlantoaxialen Gelenken

Im Gegensatz zu Upledger (1994) [145] konnte der Autor nur unregelmäßige Befestigungen an C3 feststellen [146] [147].

Rutten et al. [44] konnten zudem weitere Fasern lokalisieren, die v. a. von den Ligg. flava zwischen C1/C2 und C2/C3 ausgehen und manchmal Fasern zwischen dem Arcus von C2 und C3 zur Dura verlaufend. Kaudal von C3 konnten keine dieser Verbindungen gefunden werden.

Die Fasern des Lig. craniale durae matris spinalis ziehen einige Millimeter nach kaudal und bilden einen Stützapparat für den Duralsack. Mediale Fasern des Lig. craniale durae matris spinalis ziehen in den tiefen Teil des Lig. nuchae [44]. Die ligamentären Fasern des Lig. craniale durae matris spinalis sind kräftiger als die bindegewebige Verbindung zwischen dem M. rectus capitis posterior minor und der Dura (s. u.).

Kutten et al. vermuten, dass Teile des Lig. craniale durae matris spinalis die Funktion haben, während Bewegungen die obere HWS zu spannen. Auch möglich wäre, dass der M. rectus capitis posterior minor (reiche Innervation und hohe Anzahl von Muskelspindeln) die Spannung in der Dura mater registriert und das Lig. craniale durae matris spinalis durch ihre elastischen und kollagenen Fasern die Faltung reguliert. Rutten et al. vermuten, dass dieser Mechanismus die durale Faltung zu verhindern hilft. Hack et al. unterstützen diese Hypothese und stellen fest, dass es bei Traumata zu Atrophien des M. rectus capitis posterior minor kommt mit der Folge des Versagens des Antifaltungsmechanismus.

Im Weiteren ist die Dura mater spinalis mit den posterioren Ligamenten zwischen Atlas und Os occipitale, mit den Ligamenten bzw. Membranen zwischen Atlas und Axis sowie Os occipitale und Axis verbunden [45].

Verbindung zwischen Dura mater spinalis und subokzipitalen Muskeln

Anhand der gegenwärtigen Forschungslage besteht kein Zweifel, dass es muskuläre Verbindungen mit der Dura gibt (▶ **Abb. 7.17**, ▶ **Abb. 7.18**). Für ihre Funktionen, die im Weiteren aufgegriffen werden, sind die neurale Versorgung und neuroanatomische Eigenschaften von Relevanz. Einen großen Beitrag zur zervikalen spinalen neuromuskulären Kontrolle leisten hier u. a. primär-afferente Fasern (s. u.).

Myodurale Verbindungen bzw. myofasziale Kontinuitäten konnten zwischen der Dura mater und 3 subokzipitalen Muskeln, dem **M. rectus capitis posterior minor** [47] [155] [157] [158] [159] [185], **M. rectus capitis posterior major** [46] [162] [165] und **M. obliquus capitis inferior** [163] [164] mit der Dura mater spinalis nachgewiesen werden [149]. Der M. rectus capitis posterior minor kann über die Membrana atlantooccipitalis posterior am Atlantookzipitalgelenk lokalisiert werden [44] [46] [47].

Es gibt auch Tierstudien, die die Anwesenheit von analogen Strukturen bei niedrigeren Spezies beweisen [150].

Kahn et al. (1992) erwähnten in einem kurzen Bericht eine fasziale Verbindung in dem hinteren Intervertebralraum des zervikalen kraniovertebralen Gelenks. Es wurde jedoch von den Autoren darauf hingewiesen, dass eine echte Membran, die den hinteren Atlasbogen mit den Laminae des Axis verbindet, nicht existiere, sondern 2 Faserebenen, die diesen Raum durchtrennen [148].

Muskel und Membran agieren als eine membranöse Einheit und bilden einen Komplex aus der Membrana atlantooccipitalis posterior und der Dura mater spinalis [47]. Der M. rectus capitis posterior major verläuft durch den atlantoaxialen Zwischenraum zur posterioren Dura mater [166] und der M. obliquus capitis inferior zum posterolateralen Teil der Dura mater [163] [164]. Der M. rectus capitis posterior minor soll über seine Verbindung zur Membrana atlantooccipitalis die Biomechanik der Dura mater spinalis direkt beeinflussen [50]. Die Fasern der bindegewebigen Verbindung vom M. rectus capitis

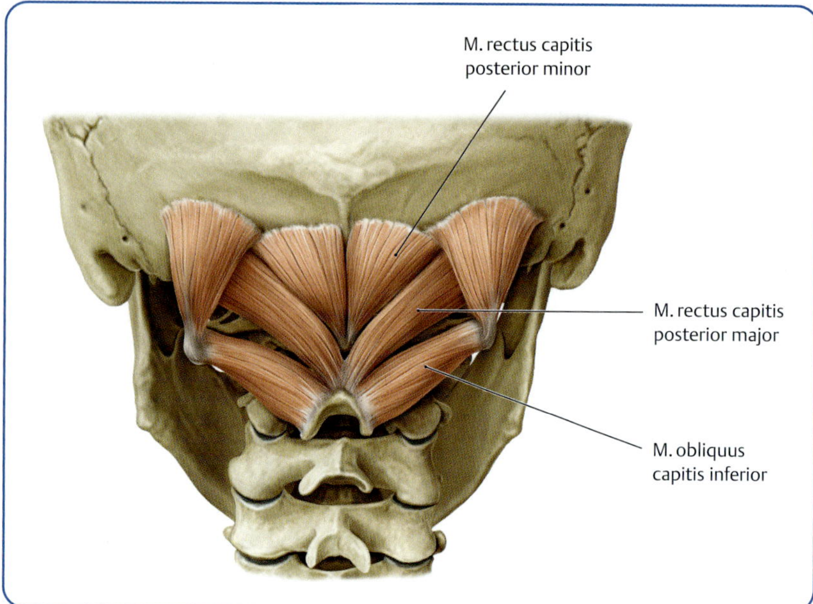

► **Abb. 7.17** Subokzipitale Muskeln mit Verbindung zur Dura mater spinalis. (Aus Schünke M, Schulte E, Schumacher U. Prometheus, LernAtlas der Anatomie. Allgemeine Anatomie und Bewegungssystem. Illustrationen von M. Voll und K. Wesker. 4. Aufl. Stuttgart: Thieme; 2014)

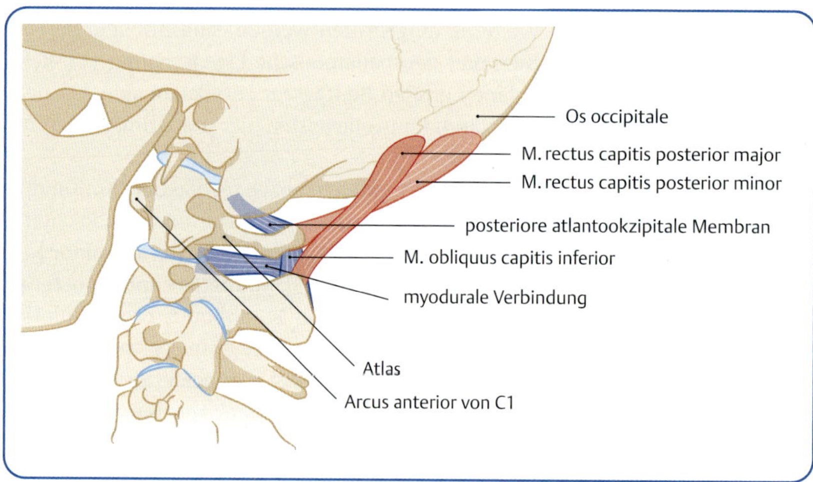

► **Abb. 7.18** Myodurale Verbindungen zu den subokzipitalen Muskeln.

posterior minor zur Dura sind zum Teil senkrecht zur Dura orientiert.

Primär-afferente Fasern leisten den größten Beitrag zur zervikalen spinalen neuromuskulären Kontrolle. Die subokzipitalen Muskeln weisen eine hohe Muskelspindeldichte auf. Beispielsweise enthält der M. obliquus capitis inferior etwa 242 Spindeln/g Muskelgewebe, der M. trapezius (Haltungsmuskel) nur etwa 2,2 Muskelspindeln/g [167]. Diese hohe Dichte dient der Feinmotorik sowie der Kontrolle von kinästhetischen Veränderungen, der Aufrechterhaltung konstanter Kraft für exzentrische Kopfhaltung und zur Durchführung von schnellen phasischen Bewegungen. Dank dieser Eigenschaften können die subokzipitalen Muskeln reflektorisch auf unfreiwillige und unerwartete Bewegungen des Kopfes und des Nackens reagieren.

Die muskulären Anteile der myoduralen Brücke zeichnen sich durch eine große morphologische Plastizität aus, die die neurologischen Eigenschaften und dadurch auch das potenzielle Schmerzempfinden mit beeinflusst. Ein Wechsel der Muskelmorphologie mehr in die Richtung des glykolytischen Muskelfasertyps trägt dazu bei, dass der Muskel empfindlicher auf Fazilitation (Bahnung) reagiert [151]. Dieser Wechsel kann die Entladung von primär-afferenten Impulsen im ZNS verändern und dadurch die neuromuskuläre Kontrolle modulieren. Der Verlust der propriozeptiven Hemmung der Nozizeptoren im Dorsalhorn des Rückenmarks kann zu chronischen Schmerzen führen [152].

Enix et al. (2014) erstellten eine Zusammenfassung von Forschungsergebnissen, die belegen, dass die zentralen Kerne, die die Kontrolle über die tiefen subokzipitalen Muskeln (einschließlich des M. rectus capitis posterior major und minor sowie des M. obliquus inferior) ausüben, auch in der Lage sind, reflektorisch als Feedbackkontrolle der duralen Spannung zu reagieren [167]. Allem Anschein nach bieten die zuvor erwähnten myoduralen Brücken eine passive und aktive Verankerung des Rückenmarks und könnten so auch an der Erstellung eines Spannungskontrollsystems beteiligt sein, das die durale Einfaltung verhindert und die Aufrechterhaltung der Durchgängigkeit des Rückenmarks gewährleistet [167]. Die Modulation von duralen Spannungen könnte über einen sensorischen Reflex, der an das kontraktile Muskelgewebe gelangt, initiiert werden [167]. Laut Hallgren et al. (1997), Hack et al. (1995), Alix u. Bates (1999) und von Lüdinghausen (1967) soll die myodurale Verbindung des M. rectus capitis posterior minor zur Dura mater dadurch die bei Extension von Nacken und Kopf entstehende Faltung der hinteren Dura mater spinalis in Richtung Rückenmarkskanal verhindern können [186] [47] [48] [49].

Klinisch bedeutsam könnte sein, dass sich übermäßige Spannungen durch die myodurale Brücke über den M. rectus capitis posterior minor und major sowie den M. obliquus capitis inferior auf die Dura übertragen und als zervikaler Kopfschmerz manifestieren [47] [48] [162] [163] [164] [165] [166] [172] [187] [188]. Hochzervikale durale exzessive Spannung könnte aufgrund ihrer Innervation durch die ersten 3 Spinalnerven, die zum Nucleus tractus spinalis konvergieren, für die Schmerzentstehung eine Rolle spielen [173]. In einem Fall führte eine chirurgische Trennung der myoduralen Brücke des M. rectus capitis posterior minor zu Verbesserung bei chronischem zervikalem Kopfschmerz [159]. Ein verminderter Tonus der myoduralen Brücke des M. rectus capitis posterior minor und major sowie des M. obliquus capitis inferior könnte hingegen zu einer duralen Einfaltung [190] mit subarachnoidaler Kompression führen, in deren Folge eine Behinderung des LCS-Durchflusses im Bereich der Cisterna magna mit Veränderung des intrakranialen Drucks eintritt [163] [164] [186].

Kopfschmerzen [191] [192], z. B. chronischer Art, in Assoziation mit einer Hypertrophie des M. rectus capitis posterior minor wurden beschrieben [193]. Dabei bestehen Verbindungen subokzpitialer Muskeln mit dem Lig. nuchae [194].

Verbindung zum M. rectus capitis anterior

Es besteht bislang nur eine geringe Evidenz über die Existenz einer myoduralen Brücke zwischen dem M. rectus capitis anterior und der Dura [155]. Eine Weichteilverbindung zwischen dem M. rectus capitis anterior und der Dura mater konnte bislang nur in einer Studie festgestellt werden [185], die jedoch eine myodurale Brücke zwischen dem M. rectus capitis anterior und der Dura mater bei über 30 Kadavern bestätigte, die seziert und anschließend histologisch untersucht wurden.

Verbindung zum Lig. nuchae

Im oberen Zervikalbereich besteht in der Mittellinie eine Kontinuität zwischen dem Lig. nuchae und dem hinteren Teil der Dura mater spinalis [44] [48] [51].

Es konnte in der Mittellinie auf Höhe von C 1/C 2 eine Kontinuität zwischen der posterioren Dura mater spinalis und dem Lig. nuchae beobachtet werden [44] [48] [51] [134]. Nach Mitchell et al. [51] ist diese Verbindung von besonderem Interesse für die Biomechanik der HWS, besonders für Rotationsbewegungen des Kopfes in sagittaler und transversaler Ebene (▶ **Abb. 7.19**).

Laut eines Reviews von Palomeque-Del-Cerro et al. (2016) sind die Funktionalität der Verbindung zwischen der Dura mater spinalis und dem Lig. nuchae sowie eine mögliche Verbindung zwischen dem oberen Teil des M. trapezius, dem M. splenius capitis, dem M. rhomboideus minor, dem M. serratus posterior superior und der Dura mater durch das Lig. nuchae umstritten und werden kontrovers diskutiert [149]. Während beispielsweise Zhang und Lee (2002) eine feste fibröse Bandstruktur identifi-

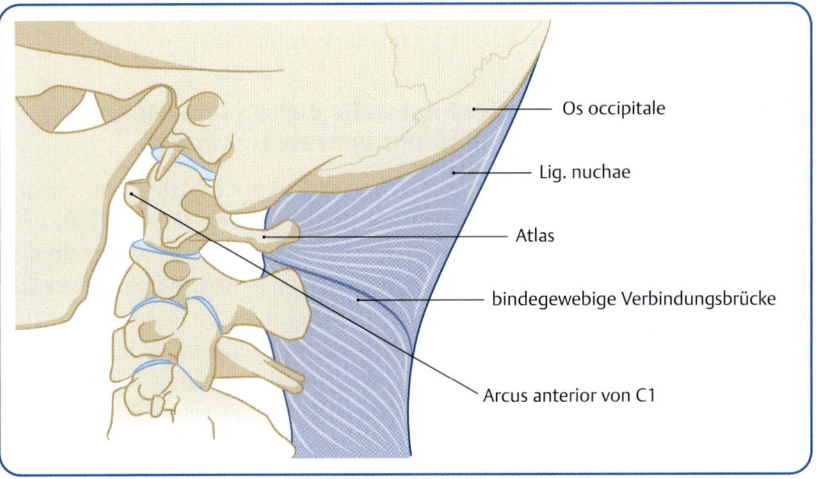

▶ **Abb. 7.19** Verbindung zwischen Lig. nuchae und Dura mater spinalis auf Höhe von C 1/C 2.

zieren, sehen Johnson et al. (2000) den oberen Teil des Lig. nuchae eher als lockeres fettes Bindegewebe an [150] [153].

Verbindung zwischen Dura mater spinalis und Ligg. interspinalia durae matris

In den oberen Halswirbeln befinden sich die Ligg. interspinalia durae matris, die seitlich vom Wirbelkanal (bis Höhe C 6) zur Dura verlaufen – eine einheitliche Platte von epiduralen Verstärkungszügen und duralen Nervenscheiden [160]. Rotationen der HWS sollen über diese Ligamente direkt auf den Duralschlauch übertragen werden [51].

Laut von Lanz (1929) werden die dorsalen und intersegmentalen Züge des Ligaments auf der Rotationsseite gespannt und auf der Gegenseite entspannt. Bei Seitneigung sollen kontralaterale Fasern nach kranial, homolaterale Fasern im Beugebereich transversal und kaudal davon ebenfalls nach kranial gezogen werden [160].

Beugung von C 0/C 1 mit gleichzeitiger Streckung der übrigen HWS führt zu einer starken kraniokaudalen Ablenkung der interspinalen Ligamente.

Verbindung zum Lig. flavum

Die Plica mediana dorsalis durae matris, eine mediale Falte in der Dura mater spinalis auf Höhe der LWS verbindet diese mit dem Lig. flavum und am hinteren Wirbelbogen [52] [53].

Diese Struktur variiert zwischen Fasern aus Bindegewebe bis zu einer kompletten Membran. Es verlaufen auch Fasern von den Ligg. flava zwischen C 1/C 2 und C 2 / C 3 und am zervikothorakalen Übergang [54] [55] zur Dura. Die Ligg. epidurales cervicales posteriores verbinden die posteriore Dura mater spinalis auf Höhe der HWS mit dem Lig. flavum [56] (▶ **Abb. 7.20**). Fehlende Ligg. epidurales cervicales posteriores führen dazu, dass die Dura sich bei Flexion der Wirbelsäule nach anterior verschiebt, sodass Myelopathien in Flexionshaltung entstehen.

Lig. longitudinale posterius und meningovertebrale Ligamente

Das Lig. longitudinale posterius (▶ **Abb. 7.21**) verläuft an der Rückseite der Wirbelkörper und verbindet die Bandscheiben miteinander. Seine oberflächliche Schicht verbindet sich mit der Dura mater spinalis [57] (s. a. Lig. craniale durae matris, Ligg. dorsolateralia duralia und Trousseaux Fibreux de Soulié).

Es wird vermutet, dass die oberflächliche Schicht des Lig. longitudinale posterius nicht so sehr als herkömmliches Ligament, sondern eher als Schutzmembran für die weichen Strukturen innerhalb des Wirbelkanals angesehen werden kann [58]. Zwischen der Dura mater spinalis und dem Lig. longitudinale posterius verlaufen sinuvertebrale Nerven [59].

Meningovertebrale Ligamente sind unregelmäßig, verstärken sich nach kaudal [122] und sind besonders auf Höhe des Conus medullaris (Ankerfunktion) lokalisiert [66]. Es handelt sich um lateral und ventral gelegene segmentale fibröse Bänder, die zwischen der Dura mater spinalis und dem Endostium des Wirbelkanals und dem Lig. longitudinale posterius liegen. Am deutlichsten ausgeprägt ist der anteriore Anteil, der von der Vorderwand der Dura zum Lig. longitudinale posterius verläuft (s. a. Hofmanns Ligamente und das Lig. sacrodurale anterius).

Die Anheftung des Duralsackes am posterioren Teil der Wirbelkörper und am Lig. longitudinale posterius könnte bei einer Protrusion oder einem Prolaps eine Traktion auf den Duralsack ausüben und für das Vorhandensein unterer Rückenschmerzen verantwortlich sein [122].

Außerdem strahlen vereinzelt dünne kollagene Seilzüge von der Rückseite des Wirbelkanals in die Dura mater spinalis ein [40]. Es existieren auch einige faserige Verbindungen zum Lig. sacrococcygeum anterius.

Folgende Differenzierungen wurden beschrieben:

Lig. sacrodurale anterius (von Trolard)

Das Lig. sacrodurale anterius ist ein festes sagittal angeordnetes Septum mit lateralen faszialen Aufzweigungen [60] (▶ **Abb. 7.14**; s. u. meningovertebrale Ligamente).

Hofmanns Ligamente

Diese Ligamente verlaufen zwischen der Dura mater spinalis und der oberflächlichen Schicht des Lig. longitudinale posterius [61] [62] [63] [64]. Auf Höhe von L 5 sind diese Ligamente sehr schmal, manchmal fehlend auf Höhe von S 1. In der Regel befindet sich pro Segment auf jeder Seite ein Ligament. Nach kranial hin werden die Ligamente breiter und erreichen auf Höhe von L 2 eine Breite von etwa 1 cm [65]. Nach Wiltse et al. [65] haben diese Ligamente die Funktion, bei Kindern die Dura während des Wachstums kaudal zu halten. Eine weitere Funktion ist, die Dura anterior gegen die Wirbelsäule gerichtet zu halten. Die Hofmann-Ligamente und das Lig. sacrodurale anterius (von Trolard) werden auch meningovertebrale Ligamente genannt [66] (s. o.).

Ligg. dorsolateralia duralia (von Hofmann) oder Hofmanns laterale Ligamente

Spencer et al. [67] beschreiben zudem laterale ligamentäre Verbindungen, die nur im unteren lumbalen Niveau zu finden sind und eine Verbindung zwischen der duralen Umhüllung des Spinalnervs und dem Wirbelperiost darstellen (s. a. ▶ **Abb. 7.23**). Sie nannten diese „Lateral Hofmann's Ligaments". Diese Ligamente sollen bei einer Protrusio des Diskus den Spinalnerv daran hindern, nach posterior auszuweichen (mit der Folge von Schmerz).

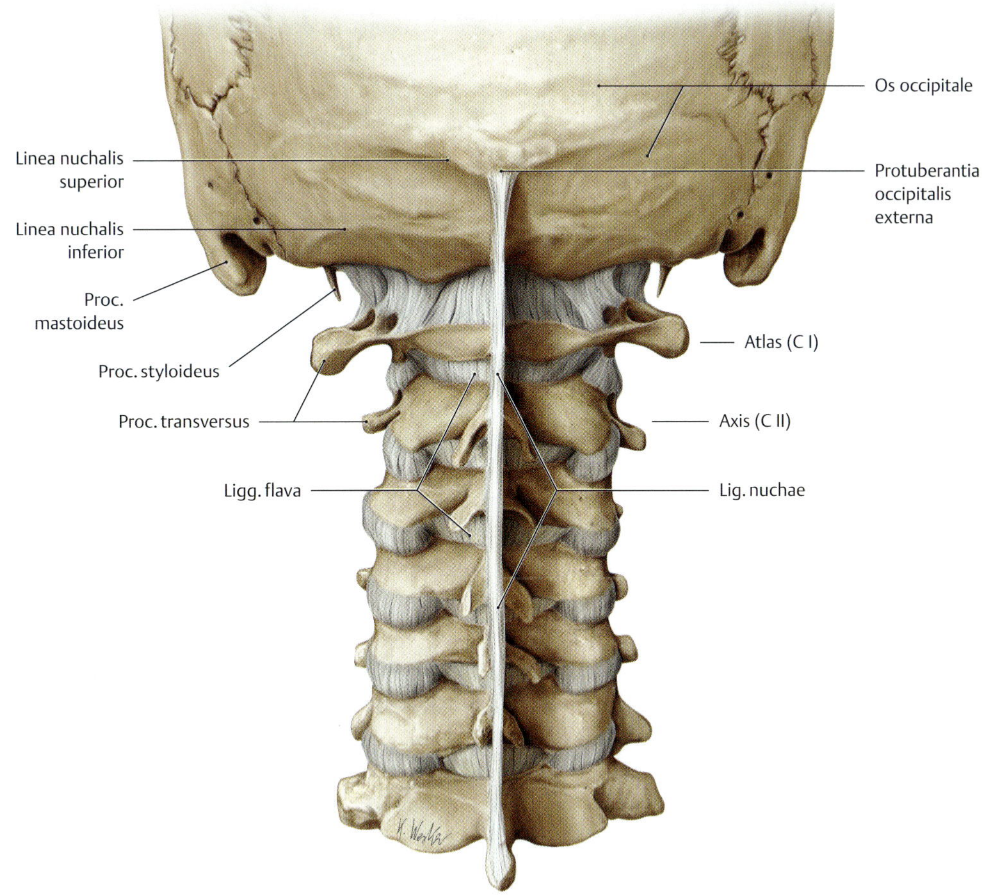

Linea nuchalis
superior
Linea nuchalis
inferior
Proc.
mastoideus
Proc. styloideus
Proc. transversus
Ligg. flava
Os occipitale
Protuberantia
occipitalis
externa
Atlas (C I)
Axis (C II)
Lig. nuchae

▸ **Abb. 7.20** Lig. flavum und Dura mater spinalis auf Höhe von C 1/C 2 und C 2 / C 3. (Aus Schünke M, Schulte E, Schumacher U. Prometheus, LernAtlas der Anatomie. Allgemeine Anatomie und Bewegungssystem. Illustrationen von M. Voll und K. Wesker. 4. Aufl. Stuttgart: Thieme; 2014)

Klivus
Canalis hypoglossalis
Dens axis
Lig. longitudinale posterius

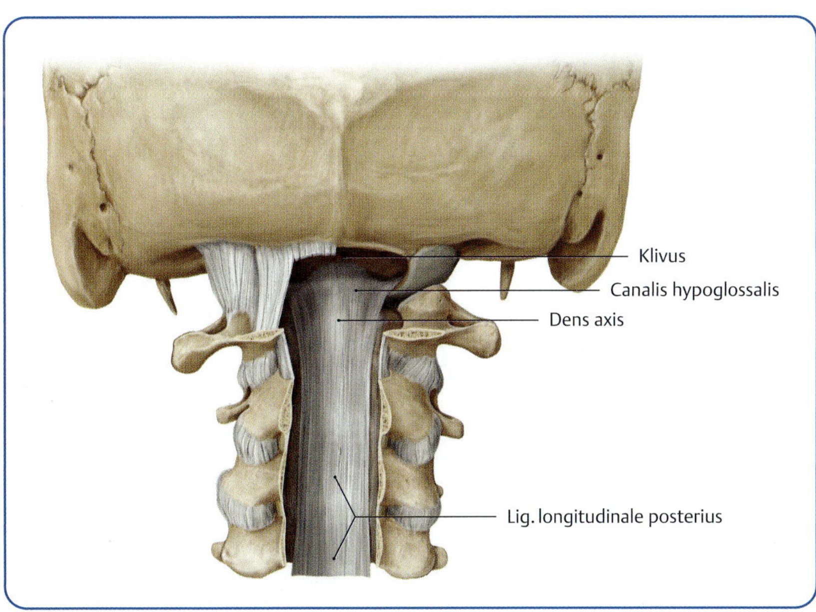

▸ **Abb. 7.21** Lig. longitudinale posterius und Dura mater spinalis. (Aus Schünke M, Schulte E, Schumacher U. Prometheus, LernAtlas der Anatomie. Allgemeine Anatomie und Bewegungssystem. Illustrationen von M. Voll und K. Wesker. 4. Aufl. Stuttgart: Thieme; 2014)

Trousseaux Fibreux De Soulié

Diese kräftigen faszialen Verbindungen verbinden einerseits die Dura mater mit dem Lig. longitudinale posterius, andererseits die Dura mater spinalis mit dem Periost. In beiden Fällen wird der Plexus venosus epiduralis anterior umhüllt [60].

Duralscheiden der Spinalnerven

An den Stellen, an denen die Rückenmarksnerven durch die Foramina intervertebralia das Rückenmark verlassen, werden sie einige Millimeter von der Dura umhüllt. Duralscheiden verspannen den Duralsack als federnde Gurte im Hinblick auf die von der Wirbelsäule ausgelöste kraniale und kaudale Zugbeanspruchung. Diese Zugbeanspruchung durch Bewegungen der Wirbelsäule überträgt sich zum großen Teil auf die Duralscheiden der Nervenwurzeln und auf das Epineurium der Spinalnerven [160]. Die Faserung in den Ursprungskegeln der Duralscheiden ist zervikal am komplexesten (▶ **Abb. 7.22**).

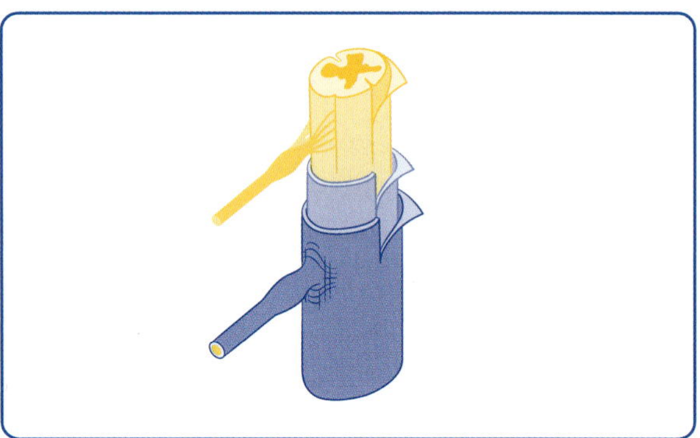

▶ **Abb. 7.22** Zervikale Form der Faserung in den Ursprungskegeln der Duralscheiden.

Sie zeigen in den oberen Abschnitten der Wirbelsäule eine deutliche Querfaserung (diese erstreckt sich auch intersegmental auf das epidurale Verstärkungsband), während sie kaudalwärts immer mehr in Längsrichtung verlaufen. Die hochzervikalen transversalen Verläufe widersetzen sich den Bewegungen der Duralröhre weniger als die länglich angeordneten duralen Nervenscheiden. Das erklärt die stärkere Spannungsübertragung der unteren Duralscheiden.

Die Spinalnerven des Plexus brachialis mit ihren großen Ganglien füllen im Gegensatz zu anderen Plexus in der Wirbelsäule das Foramen intervertebrale fast vollständig aus.

Bei einer Flexion der HWS kommt es zum Zusammenfalten von Rückenmark und Nervenwurzel, bei einer Extension zur Entfaltung von Rückenmark und Nervenwurzel.

Opercula von Forestier und Ligg. transforaminales

Auf Höhe jedes Foramen intervertebrale befinden sich die Opercula von Forestier (▶ **Abb. 7.23**). Diese stellen eine Verbindung zwischen der duralen Umhüllung des austretenden Spinalnervs und dem Periost des jeweiligen Wirbels dar [60] [68] [69]. Die Opercula umschließen das Foramen intervertebrale von innen und von außen, d. h., sie liegen innen am Wirbelkanal und auch außerhalb des

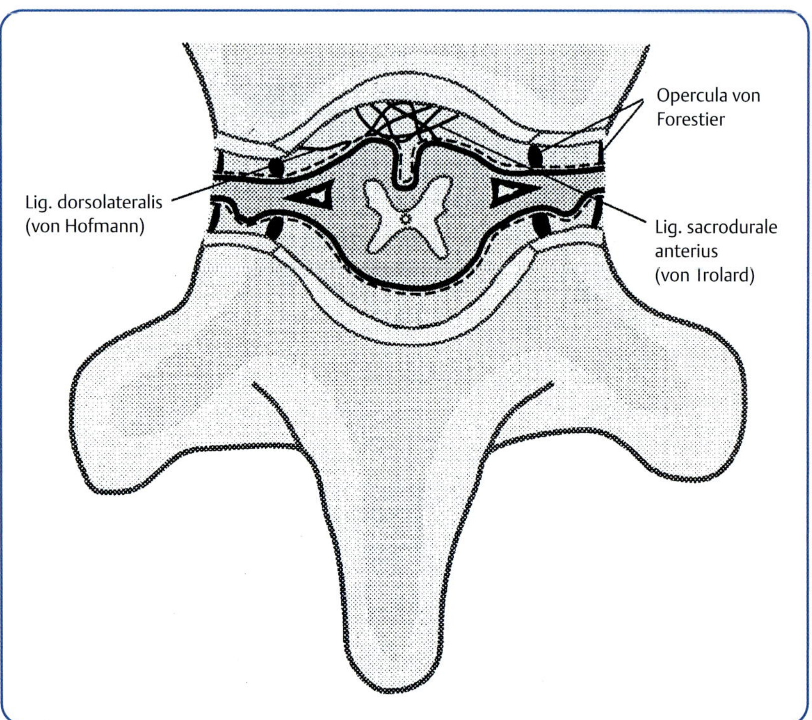

▶ **Abb. 7.23** Ligamentäre Verbindungen der Dura mater spinalis.

Wirbelkanals. Durch die Opercula von Forestier treten der Spinalnerv mit dem R. meningeus recurrens hindurch.

Neuere Untersuchungen zeigen, dass das Foramen intervertebrale nicht, wie herkömmlich beschrieben, durch eine straffe Membran verschlossen ist, da nur perforierte Ausdehnungen die Nervenwurzel am Foramen befestigen [40] [70]. Die Anheftungsstellen der Nervenwurzeln sind die Dura mater und die fibröse Ausdehnung, die durch das Foramen zur Scheide des N. spinalis zieht. Es gibt 2 unterscheidbare Kompartimente. Bewegungen in einem Kompartiment werden nicht in das andere weitergeleitet, solange die Anheftungen unverletzt sind.

Ligg. transforaminales umspannen das Foramen intervertebrale längs der Außenseite. Sie werden beschrieben als die dickeren Teile der Opercula von Forestier oder als eine unvollständige Opercula oder „False Ligaments" [71].

Lig. denticulatum

Es verläuft von der Pia mater zur Dura mater und verbindet das Rückenmark beidseitig vom Os occipitale bis in Höhe von L2 mit der Dura (▶ **Abb. 7.24**). Es stellt einen Aufhängeapparat dar, der das Rückenmark im LCS in der Schwebe hält. Die Verbindungen zwischen Dura und Pia mater sind wie auch die anderen duralen Befestigungen im Rückenmarkskanal außerhalb der oben genannten Befestigungen relativ dünn. Das Lig. denticulatum ist avaskulär, hat kollagene und elastische Fasern und ist wie auch die Pia mater mäßig elastisch [72]. Die Befestigung an der Dura mater ist sehr fest und löst bei Dehnung der Dura mater spinalis eine longitudinale Falte in der Dura aus. Während das Lig. denticulatum an der Pia mater eine ununterbrochene Ursprungslinie zeigt, erreicht es die Dura mater nur mit einzelnen Zacken. Die Anheftungszacken des Ligaments überqueren lateral den subarachnoidalen Raum, durchdringen die Arachnoidea und sind an der Dura mater im Bereich zwischen den Duralscheiden der Rückenmarksnerven fixiert [73]. Je Seite befinden sich durchschnittlich 21 Zacken vom Foramen magnum bis zum Abgang des 3. lumbalen Nervs. In der Regel setzt die oberste Anheftungszacke an der Dura etwas kranial und posterior vom Durchtritt der A. vertebralis durch die Dura mater spinalis an. Die 2. Zacke ist etwas posterior zwischen dem Austrittsbereich der 1. und 2. Nervenwurzel befestigt. Die beiden obersten Zacken haben lateral Verbindungen zur A. vertebralis und A. spinalis posterior sowie zur 1. Zervikalnervenwurzel.

Die Verlaufsrichtung der Ligamente passt sich an vorhandene Spannungsverhältnisse an. Sie sind im zervikalen Bereich nach kranial (nach Rossitti [74] nur der oberste Teil, während die übrigen Ligamente im zervikalen Bereich horizontal verlaufen), im thorakalen Bereich horizontal und im lumbalen Bereich nach kaudal gerichtet [38].

Extension und Flexion der Wirbelsäule sollen zum Teil von der Dura mater spinalis über das Lig. denticulatum auf die Pia mater übertragen werden [82] (▶ **Abb. 7.25**), wobei die meisten Kräfte allerdings direkt auf das Rückenmark über dessen kraniale und kaudale Anheftungen transferiert werden [161]. Flexion des Kopfes und der Wirbelsäule üben eine mechanische Belastung auf das Lig. denticulatum aus, sodass sich ihre Zacken voneinander entfernen. Die Zugspannungen, die durch die Ligamente übertragen werden, haben eine transversale Komponente, die das Rückenmark im Zentrum des Wirbelkanals stabilisiert und eine axiale Komponente, die die axiale Spannung gleichmäßig überträgt (durch die Neigung der Zacken in frontaler Ebene). Es wird angenommen, dass die axiale Komponente die Größe der axialen Spannung im Rückenmark reduziert [75] [76]. Die oberste Zacke ist von großer Bedeutung bei der Stabilisierung des Rückenmarks und der Medulla bei Flexion [74]. Extension führt zu einer Entspannung des Lig. denticulatum. Außerdem soll das Lig. denticulatum die Bewegung des Rückenmarks in kraniokaudaler Richtung limitieren [77] [78]. Reibung zwischen Nervensystem und Dura mater spinalis wird durch ihre simultane Deformation aufgrund der Funktion des Lig. denticulatum und der Pufferwirkung des LCS verhindert.

„Rautenförmiges Halfter"

Das „rautenförmige Halfter" [79] [80] ist eine rhombusartige Bindegewebeplatte, die auf der anterioren Seite untere Teile der Medulla oblongata und das obere Rückenmark umfasst.

Es tritt zusammen mit den oberen beiden Zacken des Lig. denticulatum (nicht regelmäßig mit dem obersten Zacken) in die Dura mater ein. Die ventralen Wurzeln des 2. Zervikalnervs sollen posterior und die ventralen Wurzeln des 1. Zervikalnervs anterior oder posterior des „rautenförmigen Halfters" liegen. Die kaudale Rautenspitze verläuft meist bis zur Gegend der Fissura mediana anterior im Bereich des 4. Halssegments [81]. Innerhalb des „rautenförmigen Halfters" befinden sich keine elastischen Fasern. Lang beobachtet häufig einen Übergang des Halfters in die Pia mater der Vorderstränge. Das „rautenförmige Halfter" soll ebenso wie die oberen Zacken des Lig. denticulatum den kranialen Bereich des Rückenmarks und den unteren Bereich der Medulla oblongata während der Nackenflexion vom Dens des Axis, dem abdeckenden Bandapparat und den Aa. vertebrales entfernt halten [81] [82].

Kaudal ist die Dura mater spinalis fest an der Rückseite des 2. Sakralwirbelkörpers befestigt (Lig. sacrale durae matris). In der Regel fusioniert die Dura mit dem Filum terminale auf Höhe von S2 (mit einer Variationsbreite von L5–S3 [83]).

Das auslaufende Ende des Rückenmarks (Filum terminale) führt mit der eng anliegenden Dura mater aus dem

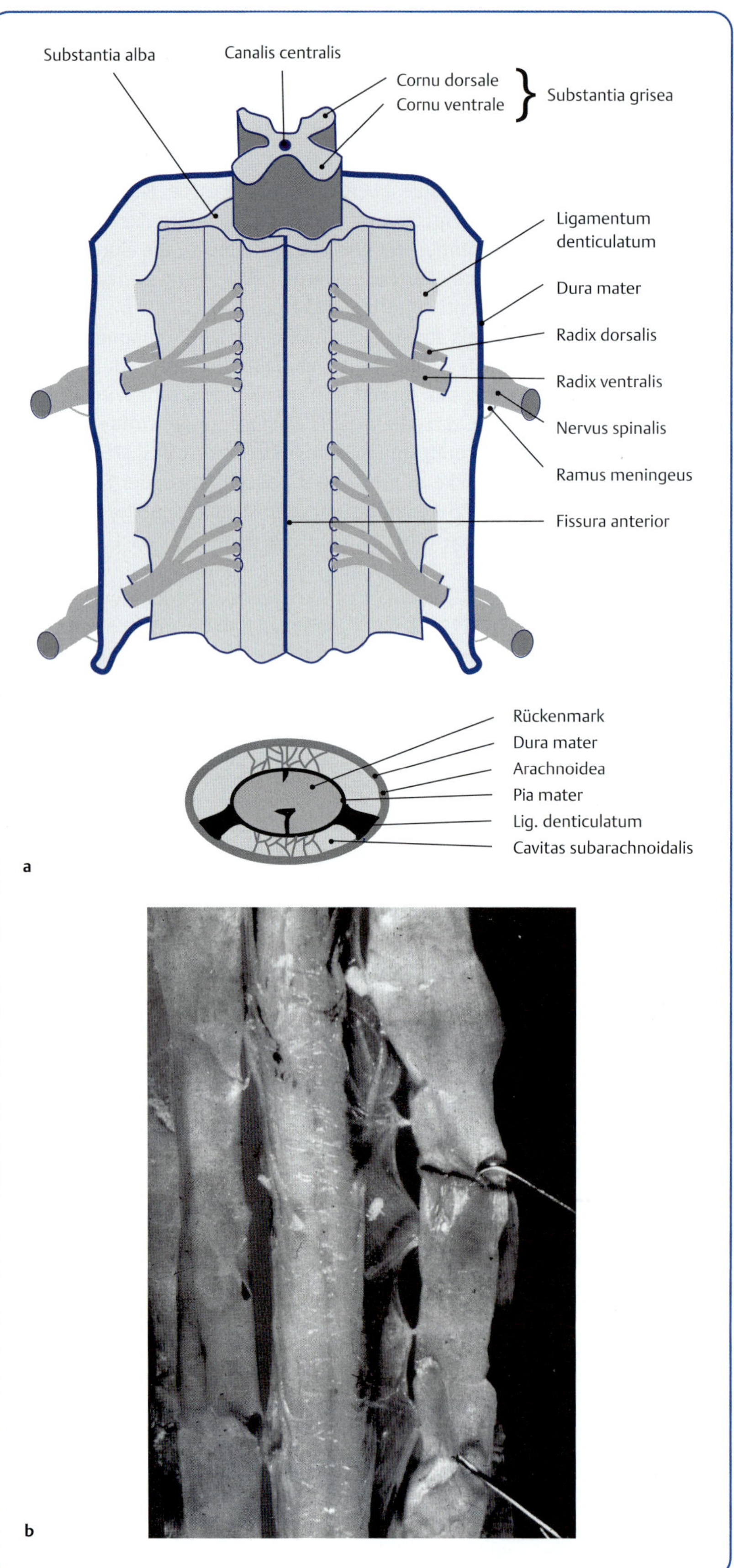

► **Abb. 7.24** **a** Dura mater spinalis und das Lig. denticulatum. **b** Lig. denticulatum (Kriebel, RM. Philadelphia/USA).

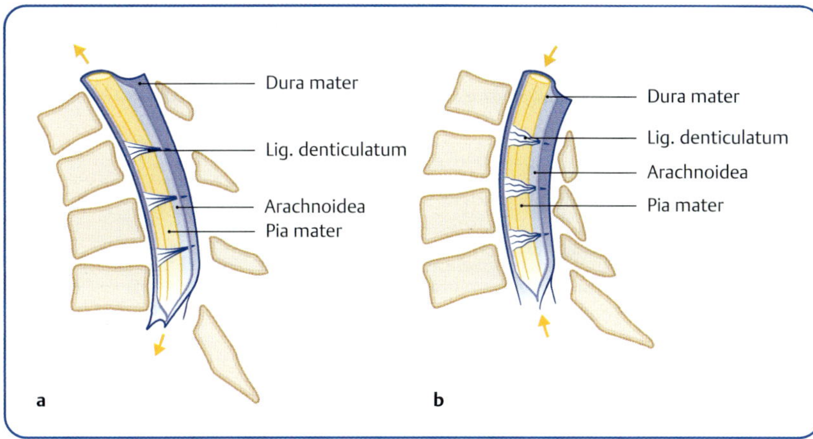

► **Abb. 7.25** Spannungsveränderung des Lig. denticulatum während Flexion und Extension der Wirbelsäule und sein Einfluss auf das Rückenmark; Bewegung der Wirbelsäule soll zum Teil von der Dura mater spinalis über das Lig. denticulatum auf die Pia mater übertragen werden (Breig 1978). Allerdings werden die meisten Kräfte über kraniale und kaudale Anheftungen direkt auf das Rückenmark übertragen.

Hiatus sacralis heraus und verbindet sich an der Hinterseite der Steißbeinkörper mit dem Periost sowie mit dem Lig. sacroiliacum und dem Lig. sacrotuberale [84].

Im Wirbelkanal durchdringen Rückenmarksnerven auf ihrem Weg zur Peripherie oder von der Peripherie zum ZNS die Dura mater. An den Stellen, an denen die Rückenmarksnerven durch die Foramina intervertebralia das Rückenmark verlassen, werden sie einige Millimeter von der Dura umhüllt und beschützt. Die Dura setzt sich dann ins Epineurium dieser Nerven fort. Diese Duralumhüllungen liegen in den oberen Abschnitten der Wirbelsäule relativ transversal, während sie kaudalwärts immer mehr in Längsrichtung verlaufen.

Die transversalen Verläufe widersetzen sich den Bewegungen der Duralröhre weniger als die länglich angeordneten duralen Nervenscheiden. Das erklärt die stärkere Spannungsübertragung der unteren Duraumhüllungen. So kann v. a. eine Traktion des N. ischiadicus zu einer erhöhten Spannung im duralen System führen [45].

Kräftige Befestigungen der Dura mater spinalis

- Foramen magnum
- Korpus von C 1, C 2, (C 3)
- Korpus von S 2
- Korpus vom Os coccygis

Außerhalb dieser Regionen ist die Dura relativ frei beweglich (► **Tab. 7.1**).

An der unteren Wirbelsäule ist ein spinaler Duralsack lokalisiert, der nach Forschungen von Martins, Wiley und Myers [85] eine wesentliche Rolle in der Dynamik der Liquordruckveränderungen spielt (Kap. 9).

Praxistipp

Dysfunktionen

Die Folge ist:

- Bewegungseinschränkungen des Sakrums (inklusive ilio- und lumbosakraler Komplex [84]) können unter Umständen auch das Okziput in seiner Beweglichkeit einschränken, und umgekehrt können Okziputdysfunktionen das Os sacrum beeinträchtigen.
- Jede Positionsveränderung des Os coccygis führt – aufgrund der Anheftung des Filum terminale mit der Dura mater am Os coccygis – zu Spannungen in der Dura mater spinalis und der intrakranialen Membran.
- Spannung in der Dura mater spinalis kann Spannung am Austritt der Spinalnerven an den Foramina intervertebralia erzeugen.

Über die starke Befestigung der Dura mater an C 1 und C 2 (eventuell C 3) können häufig ausgeführte chiropraktische Manipulationen an der HWS unter Umständen zu Spannungen in der hinteren Schädelgrube führen. Außerdem erklären diese Befestigungen die Zusammenhänge zwischen einem Zervikalsyndrom und Kopf- bzw. Kreuzschmerzen.

Dysfunktionen am Schädel, am Okziput-Atlas-Axis-Gelenk und am Kreuzbein-Steißbein-Komplex können aufgrund ihrer anatomisch funktionellen Verbindung zu Störungen des kraniosakralen Systems führen. Zudem kann jede dieser Dysfunktionen über die Dura an die anderen duralen Befestigungen weitergeleitet werden.

▸ **Tab. 7.1** Durale Verbindungen nach verschiedenen Autoren.

Autor	Durale Verbindungen
Parkin, Harrison (1985) [35], Hogan, Toth (1999) [36]	bis auf hochzervikale und sakrale Anheftungen nur locker im Wirbelkanal befestigt und beweglich
Klein (1986) [38], Upledger (1994) [39]	feste Verbindung am Korpus von C3
Hinson und Zeng (1999) [123]	Lig. longitudinale posterius auf Höhe C1–C2, unterhalb davon deutlich geringer oder fast völlig fehlend feste Verbindungen am Os sacrum und Os coccygis
von Lanz (1928/29) [42], Lang (1987) [43]	über Lig. craniale durae matris spinalis am hinteren Rand der Artt. atlantooccipitales, einem Teil des Foramen magnum, dem Arcus posterior des Atlas und dem Arcus des Axis
Rutten et al. (1997) [44]	über Lig. craniale durae matris spinalis an Ligg. flava zwischen C1/C2 und C2/C3 und manchmal zwischen dem Arcus von C2 und C3
Klein (1986) [45]	posteriore Ligamente zwischen Atlas und Os occipitale, zwischen Atlas und Axis und zwischen Os occipitale und Axis
Kahn et al. (1992) [46], Hack et al. (1995) [47], Rutten et al. (1997) [44]	über Membrana atlantooccipitalis posterior am M. rectus capitis posterior minor
Kahn et al. (1992) [46]	anteriore Faszie des M. obliquus inferior und Periost des Arcus posterior des Atlas
Scali et al. (2011) [162], Pontell et al. (2013) [163], Pontell et al. (2013) [164], Scali et al. (2013) [165], Scali et al. (2013) [166], Enix et al. (2014) [167], Palomeque-Del-Cerro et al. (2016) [168]	passive und aktive Verankerung des Rückenmarks durch myodurale Brücken: M. rectus capitis posterior major, M. rectus capitis posterior minor, M. obliquus capitis inferior
Palomeque-Del-Cerro et al. (2016) [168]	beschränkte Evidenz einer Weichteilverbindung zwischen dem M. rectus capitis anterior und der Dura mater
Rutten et al. (1997) [44], Mitchell et al. (1998) [51], Alix, Bates (1999) [48], Dean, Mitchell (2002) [134]	Lig. nuchae zwischen C0/C1 und C1/C2
Palomeque-Del-Cerro et al. (2016) [168]	widersprüchliche Evidenz einer Verbindung zwischen Nackenmuskeln und der Dura mater durch das Lig. nuchae
Mitchell et al. (1998) [51]	über Ligg. interspinalia durae matris am Wirbelkanal (in oberer HWS)
Luyendijk (in: Morisot 1992) [52]	über Plica mediana dorsalis durae matris am hinteren Wirbelbogen (Höhe LWS)
Blomberg (1986) [53]	über Bindegewebe am Lig. flavum (auf Höhe LWS)
Rutten et al. (1997) [44]	Ligg. flava zwischen C1/C2 und C2/C3
Kubo et al. (1994) [54], Hirabayashi et al. (1997) [55], Shinomiya et al. (1996) [56]	Ligg. flava an unterer HWS
Plaisant et al. (1996) [57]	oberflächliche Schicht des Lig. longitudinale posterius (stärker kaudal = Lig. von Trolard)
Trolard (1988) (in: Girardin 1996) [60]	Lig. sacrodurale anterius (von Trolard) (Höhe LWS, Sacrum)
Hofmann (1898) [61], Fick (1904) [62], Doppmann et al. (1969) [63], Schellinger et al. (1990) [64]	über Hofmanns Ligamente am Lig. longitudinale posterius
Scapinelli (1990) [66]	Hofmanns Ligamente und Lig. sacrodurale anterius (von Trolard) werden auch meningovertebrale Ligamente genannt Verbindung am Endostium des Wirbelkanals, Lig. longitudinale posterius
Spencer et al. (1983) [67]	über Ligg. dorsolateralia duralia (von Hofmann) am Wirbelperiost
Trolard (1988) (in: Girardin 1996) [68]	über Trousseaux Fibreux de Soulié am Lig. longitudinale posterius und am Periost
Forestier, Lazorthes, Trolard (1922, 1981, 1890 in: Girardin 1996) [69]	Opercula von Forestier: Verbindung zwischen der duralen Umhüllung des austretenden Spinalnervs und dem Periost des jeweiligen Wirbels
Liem (2000) [40]	vereinzelt dünne kollagene Seilzüge von der Rückseite des Wirbelkanals
Nicholas und Weller (1988) [138]	über Lig. denticulatum an Pia mater vom Os occipitale bis Höhe L2
Duby (1985) [84]	Lig. sacroiliacum und Lig. sacrotuberale
Lang und Emminger (1963) (in: von Lanz, Wachsmuth 1979) [80]	„rautenförmiges Halfter" (Höhe obere HWS)

7.5

Gefäßversorgung der Meningen

7.5.1 Intrakranial

Arterien

Arteriell wird das durale System v. a. von den Meningealarterien – terminale Äste der inneren und äußeren Carotiden – versorgt. Sie verlaufen zwischen der Dura und dem Knochen:

- **vordere Schädelgrube:**
  - A. meningea anterior – Ast der A. ethmoidalis anterior (A. ophthalmica, A. carotis interna); Eintritt: Lamina cribrosa
- **mittlere Schädelgrube:**
  - A. meningea media – Ast der A. maxillaris (A. carotis externa); Eintritt: Foramen spinosum
- **hintere Schädelgrube:**
  - A. meningea posterior – Ast der A. carotis externa; Eintritt: Foramen jugulare
  - Rr. meningeae der A. vertebralis; Eintritt: Foramen magnum
  - Rr. meningeae der A. occipitalis

Venen

- Vv. meningeae mediae zum Plexus pterygoideus, zur V. maxillaris oder vom Plexus pterygoideus zur V. ophthalmica inferior zum Sinus cavernosus
- Vv. meningeae direkt oder indirekt über die Sinus in die V. jugularis

7.5.2 Intraspinal

Arterien

Der Verlauf und das Volumen der Rückenmarksarterien sind sehr variabel:

- Aa. spinales posteriores, paarig (Ast der A. cerebelli inferior posterior oder der A. vertebralis)
- A. spinalis anterior (Ast der A. vertebralis)

Die A. vertebralis zieht vom Sulcus arteriae vertebralis durch die Membrana atlantooccipitalis, die Dura mater spinalis und die Arachnoidea. Auch die beiden obersten Zacken des Lig. denticulatum haben lateral Verbindungen zur A. vertebralis und zur A. spinalis posterior.

Meningeale Blutgefäße werden von peptidreichen unmyelinisierten C-afferenten Fasern innerviert, im kaudalen Nukleus des Trigeminus mündend. Aktivierung von trigeminovaskulären Fasern triggert nozizeptive Reaktionen mit möglichen Folgen von abnormer muskulärer Spannung oder Aktivität (s. a. Kap. 22.3.17).

Venen

- Plexus venosi vertebrales interni anterior und posterior im Epiduralraum

Die Plexus venosi vertebrales interni sind bei Körpertemperatur in halbflüssigem Fett eingebettet.

Die klappenlosen Plexusvenen sind von besonderer physiologischer und dysfunktioneller Bedeutung. Sie haben Verbindungen über die Zwischenwirbelkanäle mit den Vv. lumbales, Vv. intercostales, der V. azygos und hemiazygos sowie mit Venenplexus im Nackenbereich (Sinus marginalis und occipitalis). Zervikal erfolgt der venöse Abfluss über den Plexus vertebralis. Dieser anastomosiert mit dem venösen System der Hirnvenen und Sinus des Schädels (Sinus marginalis und occipitalis). Der Abfluss findet über Venenplexus außerhalb der Wirbelsäule und segmentale Venen statt. Die genannten Anastomosen ermöglichen ohne Stau den Abfluss des venösen Blutes in alle Richtungen.

7.6

Innervation der Meningen

7.6.1 Intrakranial

Der obere Teil des duralen Systems wird v. a. von Ästen des N. trigeminus, der untere Teil durch die ersten 3 Zervikalnerven und Äste des N. vagus versorgt (▶ **Abb. 7.26**).

Alle meningealen Nerven haben postganglionäre sympathische Fasern, die über den Plexus caroticus internus, den Plexus maxillaris und mit der A. meningea media entweder direkt oder indirekt vom Ganglion cervicale superius abstammen. Neben Noradrenalin enthalten sympathische Axone auch Neuropeptid Y und Serotonin. Interessanterweise fehlt in der Dura weitgehend eine parasympathische cholinerge/nitrerge Innervation.

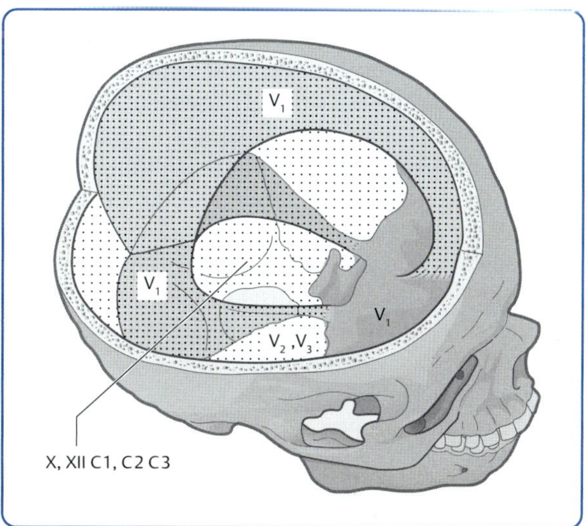

▶ **Abb. 7.26** Innervation der intrakranialen Meningen.

Parasympathisch wird die Dura durch den N. petrosus major (aus dem parasympathischen Anteil des N. VII) und die Äste des N. vagus innerviert.

- **vordere Schädelgrube:**
  - N. ophthalmicus (V_1): Rr. meningei der Nn. ethmoidales; Eintritt: Foramina ethmoidales anterius und posterius
  - N. maxillaris (V_2): R. meningeus medius (Schädelseitenwand); Eintritt: Dieser verlässt den N. maxillaris bereits intrakranial, noch vor Eintritt in das Foramen rotundum.
- **mittlere Schädelgrube:**
  - Rr. meningei des N. maxillaris (V_2) und des N. mandibularis (V_3); Eintritt: Foramen spinosum (V_3)
  - Filamente vom Ganglion trigeminale
- **hintere Schädelgrube:**
  - Rr. meningei des N. vagus (X); Eintritt: Foramen jugulare
  - Filamente vom Ganglion trigeminale [169]
  - Rr. meningei aus C 1, C 2 und C 3 zum Teil über den N. hypoglossus (XII): für den Klivus und das Foramen magnum; Eintritt: anterior am Foramen magnum (C 1, C 2), Foramen jugulare (C 2, C 3)
- **Tentorium cerebelli:**
  - Rr. tentorii des N. ophthalmicus (V_1); Eintritt: Ein R. tentorius verlässt den N. ophthalmicus bereits intrakranial und zieht in der Wand des Sinus cavernosus – dem N. trochlearis angelagert – nach hinten.
- **Falx cerebri:**
  - Rr. meningei des N. ophthalmicus (V_1)
- **Innervation Zusammenfassung:**
  - Dura mater cranialis supratentoriell (inklusive gesamtes Schädeldach): Endäste von V_1, V_2 und V_3
  - Dura mater cranialis infratentoriell: Rami des Ganglion trigeminale, X, XII, Rr. meningei C 1–C 3

▸ **Tab. 7.2** Schmerzempfindlichkeit der Duralmembranbereiche und Gebiete der Schmerzausstrahlung.

schmerzempfindlicher Durabereich	Schmerzausstrahlung
vordere Schädelgrube	
(insbesondere Rinne des N. olfactorius, Alae minores, Dorsum sellae, Basis der Proc. clinoideus anterior)	homolaterales Auge oder hinter dem Auge
mittlere Schädelgrube	
Cavum trigeminale	Gesichtsregion
Sella turcica	Scheitelgebiet
Diaphragma sellae	hinter dem Auge
hintere Schädelgrube	
Gebiet des Sinus transversus und sigmoideus	hinter dem Ohr
Gebiet um das Foramen magnum	Hinterkopf und Nacken
Falx cerebelli	Nackenregion
Falx cerebri	
insbesondere im hinteren Drittel und entlang des Sinus sagittalis superior, oberhalb der Crista galli	homolaterales Auge
Tentorium cerebelli	
Druck von oben	Auge und Gebiet des äußeren Vorderkopfes
Druck von unten	hinter dem Ohr, Vorderkopf und Auge
Dura oberhalb des Tentoriums	schmerzunempfindlich, außer entlang der Sinus durae matris und im Verlauf der A. meningea media

Schmerzempfindung des intrakranialen duralen Systems

Durch Stimulation (z. B. elektrisch oder mechanisch) bestimmter Gebiete der Duralmembran konnten ausstrahlende Schmerzsensationen provoziert werden. Die Duralmembran des Schädels sind besonders im Bereich der Schädelbasis, des Tentoriums sowie in der Umgebung der Äste der A. meningea media schmerzempfindlich. Andere Bereiche der Dura scheinen wiederum kaum schmerzempfindlich zu sein. Auch Kompressionen und Zerrungen von Blutgefäßen, des Plexus choroideus, der Pia mater und der Sinus durae matris können Schmerzen hervorrufen. Im Folgenden werden die Schmerzempfindlichkeit der Duralmembranbereiche sowie die Gebiete der Schmerzausstrahlung beschrieben (▸ **Tab. 7.2**).

Die Dura hat CGRP-positive (Calcitonin Gene-Related Peptide) trigeminale sensorische Axone, und die glatte Muskulatur der Duraarterien weisen CGRP-Rezeptoren, die Calcitonin-Receptor-Like-Rezeptoren (CLR), auf [171]. Neben CGRP enthalten Duraafferenzen zudem Substanz P. Auch Mastzellen haben einen CGRP-Rezeptor.

Diese Morphologie erklärt sowohl die Vasodilatation als auch die Mediatorfreisetzung aus Mastzellen durch CGRP. Umgekehrt könnten auch die diversen Mastzellmediatoren (Histamin, Serotonin etc.) auf die trigeminalen Afferenzen zurückwirken. Diese Vorgänge sind generell bei Kopfschmerzen von Bedeutung.

7.6.2 Intraspinal

- R. meningeus der Spinalnerven
- Nervengeflecht des Lig. longitudinale posterius
- perivaskuläre Nervengeflechte der Wurzelarterien

Die Innervation der Dura mater spinalis ist ausgiebig untersucht [173] [174] [176] [177] [178] [180] [181] [182]. Sie ist autonom [176] [177] und sensibel [181] innerviert.

Im Vergleich zur Dura mater cranialis ist die Dura mater spinalis weniger innerviert, zudem ist die Dura mater spinalis dorsal deutlich weniger innerviert als anterior [181] [182]. Das Vorhandensein von somatosensorischen Fasern in der Dura mater spinalis ist belegt [182]. Der ventrale Nervenplexus der Dura mater spinalis zeigt Verbindungen zu sinuvertebralen Nerven, zum Nervenplexus des Lig. longitudinale posterius und zu den radikulären Ästen segmentaler Arterien [181].

Segmental wird die Dura von außerhalb der Wirbelsäule liegenden Ästen versorgt. Diese treten durch die Foramina intervertebralia in den Wirbelkanal und teilen sich in eine A. radicularis anterior und eine A. radicularis posterior, die jeweils mit den Nervenwurzeln verlaufen und mit den längs verlaufenden Gefäßen anastomosieren.

Dorsale durale Nerven sind in geringerer Anzahl vorhanden, bilden keinen deutlichen Plexus und erreichen nicht die mediale Region der dorsalen Dura. Sie stammen vom ventralen duralen Plexus [180].

Die Dura mater spinalis und das Lig. longitudinale posterius haben eine unterschiedliche sensible und sympathische Innervation [175]. Laut Yamada et al. (2001) verlaufen sensorische Fasern in jedem zervikalen Bereich, während im Bereich des Lig. longitudinale posterius die segmentalen Grenzen übertreten werden. Sympathische Fasern sind nicht nur in der Gefäßwand lokalisiert, sondern manchmal auch gemeinsam mit sensiblen Fasern in der Dura mater spinalis und im Lig. longitudinale posterius [175].

Die sensible Innervation erfolgt über Rr. meningei der Nn. spinales, die rückläufig durch die Foramina intervertebralia hindurchtreten, sich in einen auf- und absteigenden Ast aufteilen und in einem Geflecht (N. sinuvertebralis) die Dura multisegmental innervieren.

Schmerzempfindung des intraspinalen duralen Systems

Die Pathogenese von Schmerz in Bezug zur Dura mater spinalis wird kontrovers diskutiert. Laut Kumar et al. (1996) soll die Dura mater spinalis v. a. als protektive Membran fungieren, Rückenmark und LCS umhüllen und im Gegensatz zur Dura mater cranialis eine geringere Rolle in der Pathogenese von Schmerz spielen [181]. Aufgrund der oben genannten anatomischen Verhältnisse ist die Dura mater spinalis laut Johnson (2004), Bogduk (2001), Grgić (2007) hingegen durchaus an der Entstehung von ausstrahlenden Schmerzen und zervikalem Kopfschmerz mitbeteiligt [172] [173] [174] (vgl. ▶ **Tab. 7.2**; s. a. Kap. 22.3.19).

7.7 Aufgaben des Duralmembransystems

- Zusammen mit der Hirnflüssigkeit dient das Duralmembransystem der Aufrechterhaltung und Stützung der Hirnform.
- Sicherung der Schädelform, insbesondere in der frühen Kindheit
- Spanner des Neurokraniums
- Schutz bei mechanischen Traumata
- erschütterungsfreies Auffangen mechanischer Belastungen des Schädels durch Zuggurtung (gemeinsam mit der Elastizität der Knochen, der Pfeilerkonstruktion des Schädels, der schwingungsdämpfenden Nasennebenhöhlen und der Anheftung des Splanchnokraniums am Neurokranium) [124].
- Die Dura scheint auch eine bedeutende Rolle zu spielen bei der Morphogenese und Instandhaltung der Suturen während des Schädelwachstums [111]. Das Knochenwachstum an den Suturenrändern wird durch eine Interaktion der Dura mater, der Mesenchymzellen und der Schädelknochen induziert und gesteuert.
- DeLeon und Richtsmeier (2009) vermuten, dass die Entwicklung einer Schädelasymmetrie mit Spannungen der Dura mater zusammenhängt. Allerdings konnte das nicht im Gesamten bestätigt werden; nur an einzelnen Messpunkten differierten die Messwerte signifikant [183].
- Die Dura mater scheint ein wichtiger Faktor zu sein, damit die Suturen nicht ossifizieren [112].
- Beteiligung an der Thermoregulation des Gehirns: Die hochvaskularisierte Dura mater könnte die venöse Kühlung von der Haut in den LCS und in das Hirnparenchym übertragen [125].
- Immunfunktion: Erst 2015 wurde nachgewiesen, dass funktionelle Lymphgefäße im Gehirn die duralen Sinus auskleiden (Kap. 8.4).
- Koordinierung der Schädelknochen- und Kreuzbeinbewegung (kontrovers diskutiert und unbelegt): Ferguson [86] und viele andere sind beispielsweise der Ansicht, dass die Dura mater spinalis kaum in der Lage ist, kleinste Bewegungen zwischen Schädel und Sakrum zu übertragen. Die Dura zwischen Okziput und Sakrum muss große Wirbelsäulenbewegungen ermöglichen und hat seiner Meinung nach zu viel Bewegungsspielraum und ist zu locker [86]. Untersuchungen von Royo-Salvador geben einen Hinweis, dass Spannungen zwischen dem Schädel und dem Sakrum möglicherweise über das Rückenmark übertragen werden [126] [127] [128].
- Vermittler des Kräftegleichgewichts zwischen dem Gewicht des Gesichtsschädels und dem kompensierenden Tonus der Nackenmuskeln; Umverteilung von äußeren Kräften gegenüber der Schädelkalotte (Dura mater cra-

nialis), indem sie mit ihren Duplikaturen Quer- und Längsverstrebungen zwischen den Schädelknochen bilden. Kollagene Fasern bilden dabei Trajektorien und leiten Kräfte weiter (s. a. Kap. 7.3.3).

7.8 Reziproke Spannungsmembran

▸ Abb. 7.27, ▸ Abb. 7.28, ▸ Abb. 7.29

Die Dura mater stellt den **Bandapparat des knöchernen Schädels** dar, und die beiden Duraschichten zusammen können als funktionell mechanische Einheit angesehen werden. Nach Delaire [87] wirkt das horizontale System (Tentorium cerebelli, Diaphragma sellae) als Spanner der Schädelbasis, während das vertikale System (Falx cerebri, Falx cerebelli) als Spanner des Schädeldaches fungiert. Die Spannung des horizontalen und vertikalen Duralsystems wird v. a. durch den kontinuierlichen Tonus der Nackenmuskulatur und des M. sternocleidomastoideus aufrechterhalten und reguliert.

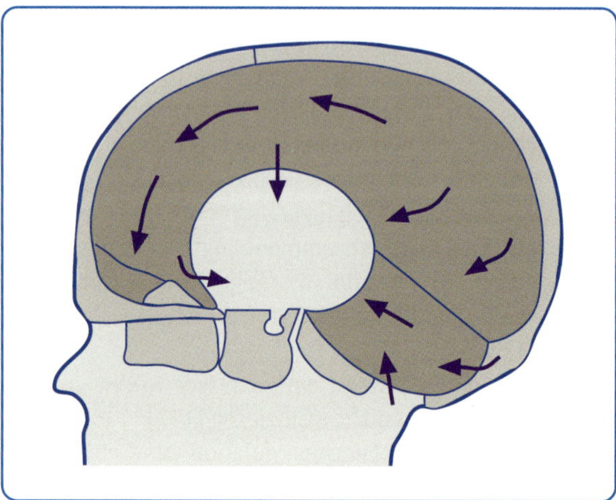

▸ **Abb. 7.27** Bewegung und Spannungsänderung der intrakranialen Membran während der Inspirationsphase des PRM.

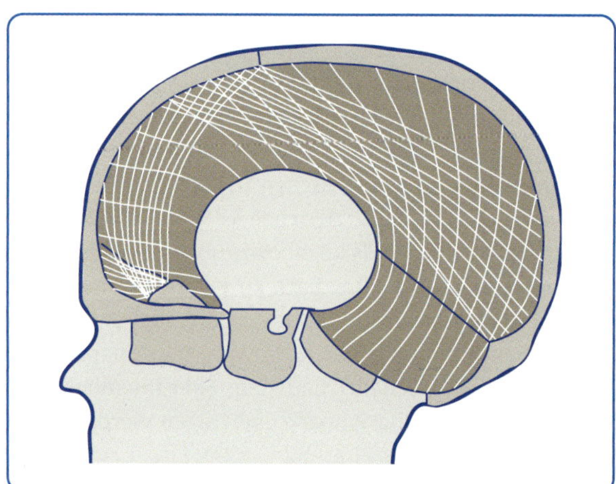

▸ **Abb. 7.28** Faserstruktur der intrakranialen Membran.

Sutherland [88] nannte dieses Duralmembransystem, insbesondere die Dura meningealis, ein **„reziprokes Spannungsmembransystem"** (Reciprocal Tension Membran System). Damit soll die funktionelle Einheit dieser Membran verdeutlicht werden. Die reziproke Spannungsmembran des Hirn- und Rückenmarks stellt eine strukturelle Verbindung der einzelnen Schädelknochen untereinander dar mit der Aufgabe, die Bewegung dieser Knochen zu leiten und zu begrenzen. Durch die strukturelle Verbindung aller Membranen können Spannungen in jedem Teil dieses Membransystems auch alle anderen Teile dieses Systems beeinflussen. Die Duralmembranen regulieren aufgrund ihrer Anheftung am Schädel und am Os sacrum die unwillkürliche artikuläre Bewegung der einzelnen Schädelknochen und des Os sacrum im kraniosakralen Rhythmus. Diese sich reziprok zueinander bewegenden Membranen sind ständig auf der Suche nach einem optimalen Gleichgewicht. Jeder Zug an einer Seite der Membran verändert die gesamte Einheit und führt zu einem neuen Gleichgewicht. Anzumerken ist auch die Veränderung der Spannung der intrakranialen Duralmembran durch die Lungenatmung, z. B. bewegt sich das Tentorium cerebelli in Synchronizität mit dem Zwerchfell.

7.8.1 Sutherland-Fulcrum

Um das Gleichgewicht der Membranbewegung und -spannung in allen Richtungen zu gewährleisten, konvergieren die Membranen in einem **Fulcrum**, einem Ruhepunkt (s. a. Glossar, Kap. 30). Dieser Ruhepunkt ist schwebend aufgehängt, um bestmöglich Spannungen verteilen

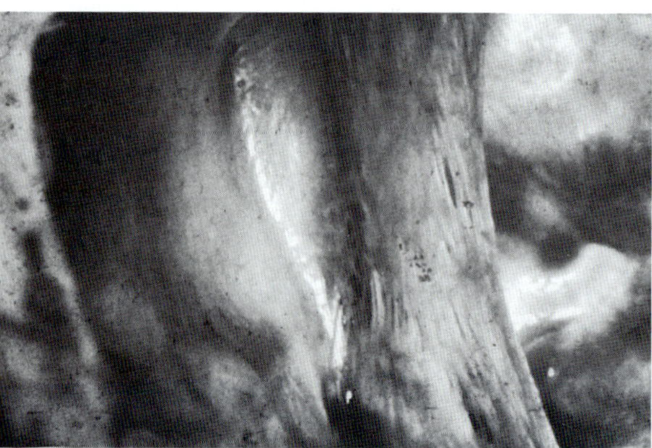

▸ **Abb. 7.29** Falx cerebri an ihrer vorderen Befestigung am Os frontale. Gut zu erkennen ist die Orientierung der Faserstruktur der Membran. Deutlich sichtbar sind die Risse in der Membran, die wahrscheinlich eine Folge von erhöhten vertikalen Zugkräften waren. (Retzlaff EW: The CranioSacral Therapy Slide Series. © 1986 The Upledger Institute. Genehmigter Abdruck des Upledger Institute, Palm Beach Gardens/USA.)

zu können, damit eine gleichmäßige physiologische Adaptation der Schädelknochen gesichert ist, wenn Veränderungen auftreten, z. B. äußere Zugkräfte.

Das Zentrum dieses intrakranialen Membransystems ist ein fiktiver Punkt, der sich an einer Stelle im Verlauf des Sinus rectus befindet, der durch die Vereinigung der Falx cerebri mit dem Tentorium cerebelli und der Falx cerebelli gebildet wird. Dieser Ruhepunkt wird auch als **Sutherland-Fulcrum** [89] oder als **Automatic Shifting Suspended Fulcrum** bezeichnet. In diesem Bereich werden die dynamischen Kräfte, die auf die Membranen wirken, verteilt. Und um diese Stelle adaptieren und organisieren sich die intrakraniale (und möglicherweise intraspinale) Duraspannungsmembran und somit auch die intraossalen und intrasuturalen Adaptationen der Schädelknochen ebenso wie die Einflüsse, die von außerhalb des kranialen Systems kommen. „Das Sutherland-Fulcrum ist eine zentrale Anheftungsstelle, die gleichzeitig mobil und anpassungsfähig ist", schreibt der französische Osteopath Raymond Richard [90]. Eine weitere Konvergenz der Falx cerebri, Falx cerebelli und Tentorium cerebelli ist im Bereich des Confluens sinuum lokalisiert.

Die supratentorielle Dura konvergiert zum Os sphenoidale. Sie umfasst die Dura des Schädeldaches oberhalb des Sulcus sinus transversus sowie Falx cerebri und Tentorium cerebelli.

Die infratentorielle Dura konvergiert zur Protuberantia occipitalis interna und umfasst das untere Tentoriumblatt, die Falx cerebelli und das innere Blatt der Dura unterhalb des Sulcus sinus transversus. Die supra- und infratentoriellen Duraanteile fusionieren im Sutherland-Fulcrum.

Durch die Anheftung der Dura mater an den Schädelknochen sollen sich, nach osteopathischen Spekulationen, diese nicht nur entsprechend den Spannungsverhältnissen in der Dura anpassen, sondern es sollen auch Zugkräfte nach außen in extradurale, extrakraniale Systeme weitergeben oder äußere Zugkräfte, z. B. der Faszien, auf die Dura übertragen können. Über die vielfachen kranialen Öffnungen an der Schädelbasis ist die intrakraniale Dura direkt mit den extrakranialen Faszien verbunden. Auf diesem Weg könnten extrakraniale Spannungen über die Umhüllungen von Gefäßen und Nerven ins Schädelinnere weitergegeben werden und dort kraniale Dysfunktionen verursachen. Es scheint auch möglich, dass z. B. Verspannungen der Nackenmuskulatur das Hinterhaupt in seiner suturalen Beweglichkeit einschränken und dadurch das innere Membransystem und die suturale Bewegung der anderen Schädelknochen beeinträchtigen.

Über die Anheftung der Dura mater spinalis – die spinale reziproke Spannungsmembran – am 2. Sakralwirbel wird historisch in der Osteopathie die hypothetische, synchrone, unwillkürliche Bewegung des Os sacrum im kranialen Modell mit dem Schädel erklärt. Während das Os sacrum sich an statische und dynamische Spannungsverhältnisse im Becken, der unteren Extremitäten, der Wirbelsäule und des Schädels anpassen muss, adaptiert sich der Schädel an Spannungsverhältnisse der oberen Extremitäten, der Wirbelsäule und des Os sacrum. Dieser gesamte Komplex wird als eine Funktionseinheit angesehen, die sich um das Fulcrum von Sutherland orientiert. Es bestehen Vermutungen, dass auch andere Faktoren beteiligt sind (Kap. 23.6). Vor der Geburt und in der frühen Kindheit haben sich die Gelenkflächen der Schädelknochen noch nicht richtig ausgebildet und der Schädel ist in seiner knöchernen Struktur noch nicht ausgereift. In dieser Zeit stellen diese intrakranialen Membranen das Hauptelement dar, das die Integrität und Einheit des Schädels, der knorpeligen und der bindegewebigen Vorstufen der Schädelknochen gewährleistet und das Gehirn schützt. Während des Geburtsvorgangs widerstehen sie den auf den Schädel einwirkenden Spannungen und Kräften und verhindern dadurch mögliche Verletzungen des Nervensystems.

7.8.2 Fünfzackiger Durastern

Praxistipp

Mögliche Folgen abnormer duraler Spannungen

- venöse Abflussstörungen des Schädels über die venösen Sinus
- verminderte Drainage des Gehirns
- Einfluss auf die Immunität des Gehirns
- Beeinträchtigung der lymphatischen Drainage des Gehirns
- vaskuläre Versorgungsstörungen der Hirngewebe
- Störung der Fluktuation der Hirn- und Rückenmarksflüssigkeit
- Kopfschmerzen, intrakraniale und retroorbitale Schmerzen über die sensible Innervation der Duralmembran (Hirnnerv V, X sowie 1., 2. und 3. Zervikalnerv)
- Gesichtsschmerzen und abnorme Spannungen der Kaumuskeln über den Hirnnerv V sowie über das Ganglion trigeminale, das von Dura bedeckt und für durale Spannungen anfällig ist
- Funktionsbeeinträchtigung aller Hirnnerven und Hirnnervenganglien, z. B. an den Durchtrittsstellen im Schädel und an den intrakranialen Duralmembranen sowie durch die durale Umhüllung der Hirnnerven
- Beeinträchtigung des Schädelwachstums und möglicherweise Beteiligung bei der Entstehung von Schädelasymmetrien
- Bewegungs- und Beweglichkeitseinschränkungen der Schädelknochen, des Os sacrum und Os coccygis
- Funktionsstörung der Spinalnerven (Durchtrittsstellen der Spinalnerven in der Dura mater)
- Weiterleitung der duralen Spannungen über Faszienverbindungen und das Epineurium der Spinalnerven
- Abnorme Spannungen in einer der Duraduplikaturen beeinträchtigen immer auch die anderen duralen Anteile.
- Beeinträchtigung der Hypophyse (Diaphragma sellae)
- Beeinträchtigung der Thermoregulation des Gehirns

Eine weitere Konvergenz der meningealen Dura mater cranialis besteht laut Carreiro in der Region des Corpus ossis sphenoidalis. Diese erscheint wie ein fünfzackiger Stern:

- Zacke 1: Falx cerebri; Ansatz an der Crista galli
- Zacke 2 und 3: anteriorer Duragürtel; Ansatz an den Procc. clinoidei anteriores (inklusive Duraduplikatur am hinteren Rand der Ala minor)
- Zacke 4 und 5: oberes Blatt des Tentorium cerebelli; Ansatz an den Procc. clinoidei posteriores

Den vorliegenden Studien zufolge (▶ Tab. 7.3) können verschiedene Mechanismen bei der Kompensation einer Verlängerung des Wirbelkanals in Flexion auftreten:

- Abnahme der Faltung, Elastizität
- kraniokaudale Verschiebung, anteroposteriore Verschiebung
- Zunahme des anteroposterioren Durchmessers des Duralschlauches in der LWS

▶ **Tab. 7.3** Beweglichkeit und Zugübertragung der Dura mater spinalis (und cranialis). DMS = Dura mater spinalis.

Autor	Studien
Illi (1951) [91]	Bewegung der DMS von 3–4 mm, ohne weitere Angaben
O'Connell (1946) [92]	Flexion des Nackens: kraniale DMS-Verschiebung Extension des Nackens: kaudale DMS-Verschiebung anteriore DMS-Bewegung (abhängig von Abnahme der lumbalen Durafaltung)
Reid (1960) [93]	Flexion des Nackens: kraniale DMS-Verschiebung und Dehnung der DMS Flexion der gesamten WS: s. o., nur im unteren Bereich und auf Höhe von Th 12 kaudale DMS-Verschiebung
Decker (1960) [94]	Flexion der Wirbelsäule: Verschiebung der DMS zervikal und lumbal nach anterior
Louis (1967, 1981, 1984) [95]	Flexion der Wirbelsäule: auf Höhe hochlumbal: DMS nach kaudal; auf Höhe sakrolumbal: DMS nach kranial
Adams und Logue (1971) [96]	Flexion des Nackens: DMS-Verschiebung nach kranial (⅔), Abnahme der duralen Faltung (⅓), Dehnung Abhängigkeit der DMS-Bewegungsamplitude von Lage der extrathekalen Nervenwurzeln und Bewegung der Intervertebralgelenken
Martins et al. (1972) [97]	Elastizität des Duralsackes: Volumenänderung entsprechend vorhandenen Druckverhältnissen (LCS, Blut)
Tunituri (1977) [129]	Gewicht von 0–50 g große Verschiebung der DMS (bei Hunden): elastischer Modulus 4 × 10 (6) dynes/cm²; vergleichbar der elastischer Fasern Gewicht von 50–150 g kleine Verschiebung der DMS: elastischer Modulus 5 × 10(8) dynes/cm²; vergleichbar der kollagener Fasern
Breig (1978) [98]	keine kraniokaudale Bewegung der DMS, nur Dehnung aufgrund Elastizität; Ausdehnung und Zusammenziehung ähnlich einer Ziehharmonika Extension und Flexion der Wirbelsäule sollen zum Teil von der Dura mater spinalis über das Lig. denticulatum auf die Pia mater übertragen werden.
Penning und Wilmink (1991) [99]	lumbale Extension: anteriore Verschiebung der DMS
Santi Rao und Rodegerdts (1983) [100]	thorakale Extension; anteriore Verschiebung der DMS Axiale Bewegung ist uneinheitlich.
Tencer et al. (1985) [101]	Flexion der Wirbelsäule: DMS übt 3,5–4,5 N auf vordere Wand des Wirbelkanals aus (Maximum L 3)
Parkin und Harrison (1985) [35], Hogan und Toth (1999) [102]	Lockere Befestigung der DMS sollte Verschiebung der DMS bei Wirbelsäulenbewegungen ermöglichen.
Klein (1986) [45]	Verlängerung des Wirbelkanals: Abnahme der Durafaltung, Dehnung, kraniokaudale Verschiebung, anteroposteriore Verschiebung Flexion des Nackens: Abflachung und Dehnung der DMS und longitudinale Verschiebung Flexion der Wirbelsäule: Dehnung der DMS, Abnahme des transversalen und anteroposterioren Durchmessers; untere Halsregion: kraniale Verschiebung; Th 4: kaum Bewegung; untere LWS: kaudale Verschiebung bei Rotation: Verwringung der DMS Hebung des gestreckten Beins: Zug nach kaudal auf der betroffenen Seite (nur eine komplette Flexion erbrachte eine longitudinale Verschiebung)
Ishida et al. (1988) [103]	Extension des Nackens: Abflachung der DMS auf Höhe C 5/C 6, C 6/C 7
Dai et al. (1989, 1991) [104]	Flexion der LWS: größeres Fassungsvermögen des duralen Sackes, Zunahme des sagittalen Durchmessers, Extension der LWS: kleineres Fassungsvermögen, Abnahme des sagittalen Durchmessers, DMS nach kaudal
Mihale et al. (1990) [105]	Flexion der LWS: Vergrößerung des anteroposterioren Durchmessers der DMS

▸ **Tab. 7.3** Fortsetzung.

Autor	Studien
Kostopoulos und Keramidas (1992) [130]	Anterior gerichteter Zug am Os frontale von 642 g führt zu einer Verlängerung der Falx um 1,097 mm. Kranial gerichteter Zug am Os parietale führt zu einer Verlängerung der Falx um 1,08 mm.
Smith et al. (1993) [106]	Hebung des gestreckten Beins: Spannungszunahme und Bewegung der DMS (weniger Bewegung als intrathekale Nervenwurzel)
Li (1993) [107]	Flexion und Extension des Nackens: Bewegung und Formänderung der DMS
Yoshiyama et al. (1994) [108]	Flexion des Nackens: Verlängerung der DMS (posterior stärker als anterior)
Pradhan, Gupta (1997) [109]	Flexion des Nackens: keine anteriore Bewegung der DMS
Upledger (1998) [110]	Stopp der Bewegung am Os parietale durch wenig Druck auf Os sacrum und Os coccygis, Auflösung von Bewegung an Falx cerebri: Zug von 50–75 g am Os frontale, Zug von 175 g am Os sacrum (Forschung nicht zugänglich)
Yuan et al. (1998) [143]	Halsflexion führt zu einer Verlängerung des zervikalen Rückenmarks von 6–10 % mit einer durchschnittlichen Verschiebung um 1–3 mm.
Mitchell (1998) [51]	Rotationen der HWS sollen über Ligg. interspinalia durae matris direkt auf den Duralschlauch übertragen werden.
Liem (2000) [40]	Hinweise auf Bewegungs- und Spannungsübertragung von DMS auf intrakraniale Dura und periorbitale Strukturen
Pontell et al. (2013) [163], Pontell et al. (2013) [164], Venne et al. (2017) [190]	Verminderter Tonus der myoduralen Brücke der subokzipitalen Muskeln kann eventuell zu einer duralen Einfaltung führen.
Hack et al. (1995) [47], Alix, Bates (1999) [48], Tagil et al. (2005) [187], Grgić (2007) [172], Fernández-de-la-Peñas et al. (2007) [188], Scali et al. (2011) [162], Pontell et al. (2013) [163], Pontell et al. (2013) [164], Scali et al. (2013) [165]	Übermäßige Spannungen könnten sich durch myodurale Brücke der subokzipitalen Muskeln auf die Dura übertragen.

Auch eine Beweglichkeit der Dura mater spinalis konnte belegt werden. Die anatomischen Verhältnisse bieten eine Voraussetzung für eine durale Beweglichkeit gegenüber dem Wirbelkanal. Es wurden außerdem Hinweise dafür gefunden, dass Spannungen außerhalb des duralen Systems auf dieses übertragen werden können (Zug am N. ischiadicus, Flexion der Hüfte) [45]. Außerdem gibt es einen Hinweis darauf, dass unter Umständen kleinste Traktionen über die Dura mater übertragen werden können [130]. Die Studie von Upledger [110] ist, obwohl von ihm zitiert, nicht zugänglich, sodass ihre Methodik nicht nachvollziehbar ist.

7.9 Offene Fragestellungen

Wesentliche Fragen zur Funktion der Dura mater spinalis in der kraniosakralen Osteopathie und zu Wechselwirkungen anderer Strukturen sind noch ungeklärt [131]:

- Ist eine Weiterleitung von Spannung/Bewegung von der Dura mater spinalis auf die Dura mater cranialis möglich? Untersuchungen in Zusammenarbeit mit Prof. Dr. Breul geben Hinweise, dass dies ebenso wie die Übertragung von Bewegung/Spannung auf periorbitale Strukturen möglich ist. Eine Studie von van den Berghe kommt zu gegensätzlichen Ergebnissen.
- Ab welcher Zugstärke findet eine Bewegungsübertragung in der Dura mater spinalis statt?
- Welche Auswirkungen haben unterschiedliche Konservierungs- bzw. Fixierungsmethoden der Präparate auf die Eigenschaften des Gewebes (v. a. hinsichtlich der Spannungs-/Bewegungsübertragung)? Die vorliegenden Untersuchungen wurden mit wenigen Ausnahmen nur an Präparaten durchgeführt.
- Können Spannungen bindegewebiger Strukturen oder peripherer Nerven außerhalb des duralen Systems auf dieses übertragen werden und umgekehrt? Und, wenn ja, auf welche Weise und mit welcher funktionellen und klinischen Bedeutung?
- Können sich kleinste Bewegungen/Spannungen bzw. feinste rhythmische Impulse – wie in der kraniosakralen Osteopathie angenommen – über die Dura mater spinalis beim lebenden Menschen fortsetzen? Nach Klein [45] und Ferguson [86] ist die Dura mater spinalis kaum in der Lage, kleinste Bewegungen zwischen Schädel und Sakrum zu übertragen, da die Dura zwischen Okziput und Sakrum große Wirbelsäulenbewe-

gungen ermöglichen muss und zu viel Bewegungsspielraum hat bzw. zu locker ist. Persönliche Messergebnisse weisen demgegenüber auf die Möglichkeit der Bewegungsübertragung von kleinsten Bewegungen hin, umso mehr, wenn in Betracht gezogen wird, dass die Dura mater spinalis beim Lebenden durch den inneren Druck und die Pulsationen des LCS gespannt gehalten wird [74] [98]. Nach Untersuchungen von Royo-Salvador [136] [137] werden Spannungen zwischen Kranium und Sakrum nicht über die Dura, sondern über das Rückenmark übertragen (Kap. 17.1).

- Gibt es weitere Mechanismen bei der Bewegungs- bzw. Spannungsübertragung zwischen Sakrum und Kranium, z. B. über das Rückenmark, das Lig. longitudinale anterius und das Lig. longitudinale posterius oder über myofasziale Verbindungen?
- Welche Rolle spielt die fluide Kontinuität (LCS) zwischen Kranium und Sakrum bei der Übertragung von minimalen Bewegungsimpulsen?

Verwendete Literatur

[1] Sutherland WG: The Cranial Bowl. Mankato: Free Press; 1939: 45.

[2] Haines DE, Harkey HL, al Mefty O: The "subdural" space: A new look at an outdated concept. Neurosurgery. 1993; 32(1): 111–120.

[3] Willat DJ, Yung MW, Helliwell TR: A correlation of the surgical anatomy of the dura to head and neck surgery. Arch. Otorhinolaryngol. 1987; 243(6): 403–406.

[4] Dragoi G: The mechanical properties of new born dura mater. J. Leg. Med. 1995; 3/4: 368–374.

[5] Arbuckle BE: The selected writings of Beryl E. Arbuckle. Indianapolis: American Academy of Osteopathy. 1994: 74, 91.

[6] Murzin VE, Goriunov VN: Study of the strength of the adherence of the dura mater to the bones of the skull. Zh. Vopr. Neirokhir. 1979; (4): 43–47.

[7] Leonhardt H, Tillmann B, Töndury G, Zilles K (Hrsg.): Anatomie des Menschen. Bd. III. Nervensystem. Stuttgart: Thieme; 1987: 177.

[8] dto. 176.

[9] Lang J: Klinische Anatomie des Kopfes. Berlin: Springer; 1981: 92.

[10] Sevel D: The origins and insertions of the extraocular muscles: development, histologic features, and clinical significance. Trans. Am. Ophthalmol. Soc. 1986; 84: 488–526.

[11] Dragoi G: The mechanical properties of new born dura mater. J. Leg. Med. 1995; 3/4: 368–374.

[12] Parkin IG, Harrison GR: The topographical anatomy of the lumbar epidural space. J. Anat. 1985; 141: 211–217.

[13] Newell RL: The spinal epidural space. Clin. Anat. 1999; 12(5): 375–379.

[14] Breig A: Biomechanics of the central nervous System. Some basic normal and pathologic phenomena. Stockholm: Almqvist and Wiksell; 1960.

[15] Vandenabeele F, Creemers J, Lambrichts I: Ultrastructure of the human spinal arachnoid mater and dura mater. J. Anat. 1996; 189(2): 417–430.

[16] Pease DC, Schultz RL: Electron microscopy of rat cranial meninges. Am. J. Anat. 1958; 102: 301–321.

[17] Nelson E, Blinzinger K, Hager H: Electron microscopic observations on subarachnoid and perivascular spaces of the syrian hamster brain. Neurol. 1961; 11: 285–295.

[18] Andres KH: Die Feinstruktur des subduralen Neurotheis der Katze (Felis catus L.). Naturwissenschaften. 1966; 8: 204–205.

[19] Andres KH: Über die Feinstruktur der Arachnoidea und Dura mater von Mammalia. Z. Zellforsch. 1967; 79: 272–295.

[20] Klika E: L'ultrastructure des meninges en ontogenése de l'homme. Z. Mikrosk. Anat. Forsch. 1968; 79: 209–222.

[21] Klika E: The ultrastructure of méninges en vertebrates. Acta Univ. Carol. Med. (Praha). 1967; 13: 53–71.

[22] Himango WA, Low FN: The fine structure of a lateral recess of the subarachnoid space in the rat. Anat. Rec. 1971; 171: 1–20.

[23] Cloyd MW, Low FN: Scanning electron microscopy of the subarachnoid Space in the dog. I. Spinal cord levels. J. Comparat. Neurol. 153 (1974) 325–368.

[24] Nabeshima S, Reese TS, Landis DM: Junctions on the meninges and marginal glia. J. Comparat. Neurol. 164 (1975) 127–170.

[25] Malloy JJ, Low FN: Scanning electron microscopy of the subarachnoid Space in the dog. IV. Subarachnoid macrophages. J. Comparat. Neurol. 1976; 167: 257–283.

[26] Oda Y, Nakanishi I: Ultrastructure of the mouse leptomeninx. J. Comparat. Neurol. 1984; 225: 448–457.

[27] Orlin JR, Osen KK, Hovig T: Subdural compartment in pig: a morphologic study with blood and horseradish peroxidase infused subdurally. Anat. Rec. 1991; 230: 22–37.

[28] Frederickson RG: The subdural space interpreted as a cellular layer of meninges. Anat. Rec. 1974; 230: 38–51.

[29] Raspanti M, Marchini M, Della Pasqua V, Strocchi R, Rugeria A: Ultrastructure of the extracellular matrix of bovine dura mater, optic nerve sheath and sclera. J. Anat. 1992; 181(2): 181–187.

[30] Patin DJ, Eckstein EC, Hamm K, Pallares VS: Anatomie and biomechanical properties of human lumbar dura mater. Anesth. Anaig. 1993; 76(3): 535–540.

[31] Runza M, Pietrabissa R, Mantero S, Albani A, Quaglini V, Contro R: Lumbar dura mater biomechanics: experimental characterization and scanning electron microscopy observations. Anesth. Anaig. 1999; 88 (6): 1317–1321.

[32] von Lanz T: Über die Rückenmarkshäute. II. Die beziehungskausale Entwicklungsmechanik primitiver Rückenmarkshäute, dargestellt an Hypogeophis alternans und rostratus. Verhandlungen der Anatomischen Gesellschaft. Anat. Anz. 1929; 67: 130–139.

[33] Nakagawa H, Mikawa Y, Watanabe R: Elastin in the human posterior longitudinal ligament and spinal dura: A histologic and biochemical study. Spine. 1994; 19(19): 2164–2169.

[34] Lazorthes G, Poulhes J, Gaubert J: Les variations regionales de l'epaisseur de la dure-mere. Comptes Rendus de l'Association des Anatomistes. 1953; 78: 169–172.

[35] Parkin IG, Harrison GR: The topographical anatomy of the lumbar epidural space. J. Anat. 1985; 141(8): 211–217.

[36] Hogan Q, Toth J: Anatomy of soft tissues of the spinal canal. Reg. Anesth. Pain Med. 1999: 24(4): 303–310.

[37] von Lanz T: Über die Rückenmarkshäute. II. Die beziehungskausale Entwicklungsmechanik primitive Rückenmarkshäute, dargestellt an Hypogeophis alternans und rostratus. Verhandlungen der Anatomischen Gesellschaft. Anat Anz. 1929; 67: 130–139.

[38] Klein P: Contribution á l'étude biomechanique de la moelle épinière et de ses enveloppes. Brüssel: Mémoire; 1986.

[39] Upledger JE, Vredevoogd JD: Lehrbuch der CranioSacralen Therapie. 2. Aufl. Heidelberg: Haug; 1994.

[40] Liem T: Osteopathische und biomechanische Untersuchung zur Zugübertragung der Dura mater auf die bindegewebigen Strukturen der Periorbita. Hamburg: OSD; 2000.

[41] Munkacsi I: The epidural ligaments during fetal development. Acta Morphol. Hung. 1990; 38(3–4): 189–197.

[42] von Lanz T: Zur Struktur der Dura mater spinalis. Ver. Anat. Ges. Anat Anz. 1928; 66: 78–87.

[43] Lang J: The craniocervical junction-Anatomy. In: Voth, Glees, P. (Hrsg.): Diseases in the craniocervical junction. Berlin: Walter de Gruyter; 1987.

[44] Rutten HP, Szpak K, van Mameren H, Ten Holter J, de Jong JC: Anatomie relation between the rectus capitis posterior minor muscle and the dura mater. Spine. 1997; 22(8): 924–926.

[45] Klein P: Contribution á l'étude biomechanique de la moelle épinière et de ses enveloppes. Brüssel: Mémoire; 1986.

[46] Kahn JL, Sick H, Koritke JG: Les espaces intervertebraux posterieurs de la jointure cranio-rachidienne. Acta Anat. 1992; 144(1): 65–70.

[47] Hack GD, Koritzer RT, Robinson WL, Hallgren RC, Greenman PE: Anatomie relation between the rectus capitis posterior minor muscle and the dura mater. Spine. 1995; 20: 2484–2486.

[48] Alix ME, Bates DK: A proposed etiology of cervicogenic headache: The neurophysiologic basis and anatomic relationship between the dura mater and the rectus posterior capitis minor muscle. J. Manip. Physiol. Ther. 1999; 22/8: 534–539.

[49] von Lüdinghausen M: Die Bänder und das Fettgewebe des Epiduralraumes. Anat. Anz. 1967; 121: 294–312.

[50] McPartland JM, Brodeur RR: Rectus capitis posterior minor: A small but important suboccipital muscle. J. Bodyw. Mov. Ther. 1999; 3(1): 30–35.

[51] Mitchell BS, Humphreys BK, O'Sullivan E: Attachments of the ligamentum nuchae to cervical posterior spinal dura and the lateral part of the occipital bone. J. Manip. Physiol. Ther. 1998; 21: 145–148.

[52] Luyendijk in Morisot P: L'espace peridural lombaire posterieur est-il cloisonne? Ann. Fr. Anesth. Reanim. 1992; 11(1): 72–81.

[53] Blomberg R: The dorsomedian connective tissue band in the lumbar epidural space of humans: An anatomical study using epiduroscopy in autopsy cases. Anesth. Analg. 1986; 65(7): 747–752.

[54] Kubo Y, Waga S, Kojima T, Matsubara T, Kuga Y, Nakagawa Y: Microsugical anatomy of the lower cervical spine and cord. Neurosurgery. 1994; 34(5): 895–890.

[55] Hirabayashi Y, Saitoh K, Fukuda H, Igarashi T, Shimizu R, Seo N: Magnetic resonance imaging of the extradural space of the thoracic spine. Br. J. Anaesth. 1997; 79(5): 563–566.

[56] Shinimiya K, Dawson J, Spengler DM, Konrad P, Blumenkopf B: An analysis of the posterior epidural ligament role on the cervical spine cord. Spine. 1996; 21(18): 2081–2088.

[57] Plaisant O, Sarrazin JL, Cosnard G, Schill H, Gillot C: The lumbar anterior epidural cavity: The posterior longitudinal ligament, the anterior ligaments of the dura mater and the anterior internal vertebral venous plexus. Acta Anat. 1996; 155(4): 274–281.

[58] Hayashi K, Yabuki T, Kurokawa T, Seki H, Hogaki M, Minoura S: The anterior and the posterior lonitudinal ligaments of the lower cervical spine. J. Anat. 1977; 124(3): 633–636.

[59] Parke WW, Watanabe R: Adhesions of the ventral lumbar dura. An adjunet source of discogenic paind? Spine. 1990; 15(4): 300–303.

[60] Trolard P (1888; 1890). In: Girardin M: Die caudale durale Insertion und das Ligamentum sacrodurale anterius (Trolard). Naturheilpraxis. 1996; 4: 528–536.

[61] Hofmann M: Die Befestigung der Dura mater im Wirbelkanal. Arch. Anat. Physio. 1898; 403.

[62] Fick R: Anatomie und Mechanik der Gelenke. Jena: Gustav Fischer; 1904.

[63] Doppmann JL, Di Chiro G, Ommaya AK: Selective arteriography of the spinal cord. St. Louis: Warren H. Green; 1969: 34–35.

[64] Schellinger D, Manz HJ, Vidic B, Patronas NJ, Deveikis JP, Muraki AS, Abdullah DC: Disk fragment migration. Radiology. 1990; 175(3): 831–836.

[65] Wiltse LL, Fonseca AS, Amster J, Dimartino P, Ravessoud FA: Relationship of the dura, Hofmann's ligaments. Batson's plexus, and a fibrovascular menbrane lying on the positerior surface of the vertebral bodies and attaching to the deep layer of the posterior longitudinal ligament. An anatomical, radiologic, and clinical study. Spine. 1993; 18(8): 1030–1043.

[66] Scapinelli R: Anatomical and radiologic studies on the lumosacral menigo-vertebral ligaments of humans. J. Spinal Disord. 1990; 3(1): 6–15.

[67] Spencer D, Irwin G, Miller J: Anatomy and significance of fixation of the lumbosacral nerve roots in sciatica. Spine. 1983; 8(6): 672–679.

[68] Forestier J (1922). In: Girardin M: Die caudale durale Insertion und das Ligamentum sacrodurale anterius (Trolard). Naturheilpraxis. 1996; 4: 528–536. – Grimes PF, Massie JB, Garfin SR: Anatomic and Biomechanical Analysis of the Lower Lumbar Foraminal Ligaments. Spine. 2000; 25(16): 2009–2014.

[69] Lazorthes G. In: Girardin M: Die caudale durale Insertion und das Ligamentum sacrodurale anterius (Trolard). Naturheilpraxis. 1996; 4: 528–536.

[70] De Peretti F, Micalef JP, Bourgeon A, Argenson C, Rabischong P: Biomechanics of the lumbar spinal nerve roots and the first sacral root within the intervertebral foramina. Surg. Radiol. Anat. 1989; 11(3): 221–225.

[71] Girardin M: Die caudale durale Insertion und das Ligamentum sacrodurale anterius (Trolard). Naturheilpraxis. 1996; 4: 528–536.

[72] Tunturi AR: Elasticity of the spinal cord, pia, and denticulate ligament in the dog. J. Neurosurg. 1978; 48 (6): 975–979.

[73] Key A. In: Rossitti S: Biomechanics of the Pons-Cord Tract and its Enveloping Structures: an Overview. Acta Neurochirugica. 1993; 124: 144–152.

[74] Rossitti S: Biomechanics of the Pons-Cord Tract and its Enveloping Structures: An Overview. Acta Neurochirugica: 1993; 124: 144–152.

[75] Breig A: Biomechanics of the central nervous system. Some basic normal and pathologic phenomena. Stockholm: Almqvist and Wiksell; 1960.

[76] White P. In: Rossitti S: Biomechanics of the pons-cord tract and its enveloping structures: an overview. Acta Neurochirurgica. 1993; 124: 144–152.

[77] Stoltmann HF, Blackwood W: An anatomical study of the role of the dentate ligaments in the cervical spinal canal. J. Neurosurg. 1966; 23: 43–46.

[78] Cusick JF, Ackmann JJ, Larson SJ: Mechanical and physiological effects of dentatotomy. J. Neurosurg. 1977; 46: 767–775.

[79] Key A und Retzius G. In: Lang J: Klinische Anatomie des Kopfes. Berlin: Springer; 1981: 436.

[80] Lang J, Emminger A: Über die Textur des Ligamentum denticulatum und der Pia mater spinalis. Z. Anat. Entwickl.-Gesch. 1963; 123: 505–522.

[81] Lang J: Klinische Anatomie des Kopfes. Berlin: Springer; 1981: 436

[82] Breig A: Adverse mechanical tension in the central nervous system. An ananlysis of cause and effect. Relief by functional neurosurgery. Stockholm: Almqvist and Wiksell; Stockholm: 1978.

[83] Hansasuta A, Tubbs RS, Oakes WJ: Filum terminale fusion and dural sac termination: Study in 27 cadavers. Pediatr.-Neurosurg. 1999; 30(4): 176–179.

[84] Duby P: Contribution à l'étude anatomique du cul-de-sac dural. Implication en médecine ostéopathique. Annales de Médecine Ostéopathique. 1985; 1(1): 9–14.

[85] Martins AN, Wiley JK, Myers PW: Dynamics of the cerebrospinal fluid and the spinal Dura Mater. J. Neurol. Neurosurg. Psychiatry. 1972; 35: 468–473.

[86] Ferguson A: Cranial Osteopathy: A new perspective. AAO Journal. 1991; 1(4): 12–16.

[87] Delaire J: L'analyse architecturale et structurale craniofaciale (de profil). Rev. Stom. 1978; 798: 6.

[88] Sutherland WG: The Cranial Bowl. Mankato: Free Press; 1939: 45.

[89] Magoun HI: Osteopathy in the Cranial Field. 3 rd ed. Kirksville: Journal Printing Company; 1976: 27.

[90] Richard R: Lesions osteopathiques du Sacrum. Paris: Maloine; 1978: 167.

[91] Illi FW: The vertebral column: Life-line of the body. Chicago: National College of Chiropractic; 1951.

[92] O'Connell JEA: The clinical signs of meningeal irritation. Brain. 1946; 69: 9–21.

[93] Reid JD: Effects of Flexion-Extension movements of the head and spine upon the spinal cord and nerve roots. J. Neurol. Neurosurg. Psychiatry. 1960; 23: 214–221.

[94] Decker R: La mobilité de la moelle epiniere a l'interieur du canal vertebral. Ann. Radiol. 1961; 83: 883–888.

[95] Louis. In: Klein P: Contribution à l'étude biomechanique de la moelle épinière et de ses enveloppes. Brüssel: Mémoire; 1986.

[96] Adams CBT, Logue V: Studies in vervical spondylotic myelopathy. Brain. 1971; 94: 557–568.

[97] Martins AN, Wiley JK, Myers PW: Dynamics of the Cerebrospinal Fluid and the Spinal Dura Mater. J. Neurol. Neurosurg. Psychiatry. 1972; 35: 468–473.

[98] Breig A: Adverse mechanical tension in the central nervous system. An analysis of cause and effect. Stockholm: Almqvist and Wiksell; 1978: 129–130.

[99] Penning L, Wilmink JT: Biomechanics of lumbosacral dural sac. A study of flexion-extension myelography. Spine. 1981; 6(4): 398–408.

[100] Santi-Rao D, Rodegerdts U: Functional myelograhy in spondylolisthesis. Arch. Orthop. Trauma-Surg. 1983; 101(2): 75–82.

[101] Tencer AF, Allen BL, Ferguson RL: A biomechanical study of thoracolumbar spine fractures with bone in the canal. Part III. Mechanical properties of the dura and its tethering ligaments. Spine. 1985; 10(8): 741–747.

[102] Parkin IG, Harrison GR: The topographical anatomy of the lumbar epidural space. J. Anat. 1985; 141: 211–217. – Hogan Q, Toth J: Anatomy of soft tissues of the spinal canal. Reg. Anesth. Pain Med. 1999; 24(4): 303–310.

[103] Ishida Y, Suzuki K, Ohmori K: Dynamics of the spinal cord: An analysis of functional myelography by CT scan. Neuroradiology. 1988; 30(6): 538–544.

[104] Dai LY, Xu YK, Zhang WM, Zhou ZH: The effect of flexion-extension motion of the lumbar spine of the capacity of the spinal canal. An experimental study. Spine. 1989; 14(5): 523–525.

[105] Mihale J, Bartko D, Turcani P, Novakova Z: Specific aspects of mobility and changes in the shape of the dural sac in functional lumbosacral myelography. Cesk. Neurol. Neurochir. 1990; 53(4): 257–263.

[106] Smith SA, Massie JB, Chesnut R, Garfin SR: Straight leg raising. Anatomical effects on the spinal nerve root without and with fusion. Spine. 1993; 18(8): 992–999.

[107] Li MG: Anatomical observation and experimental studies on changes in structure and volume of intravertebral canal during backward extension of neck. Chung-Hua-Wai-Ko-Tsa-Chih. 1993; 31(8): 468–469.

[108] Yoshiyama Y, Tokumaru Y, Katayama K, Mochizuki M, Hirayama K: Juvenile muscular atrophy of the bilateral upper limbs associated with peculiar transformation of the dural tube induced by neck flexion. Rinsho. Shinkeigaku. 1994; 34(1): 65–71.

[109] Pradhan S, Gupta RK: Magnetic resonance imaging in juvenile asymmetric segmental spinal muscular atrophy. J. Neurol. Sci. 1997; 142(2): 133–138.

[110] Upledger JE. In: Ferguson AJ: Cranial Osteopathy and craniosacral therapy: current opinions. J. Bodyw. Mov. Ther. 1998 (1).

[111] Smith DW, Tondury G: Origin of the calvaria and its sutures. Am. J. Dis. Child. 1978; 132(7): 662–666.

[112] Opperman LA, Sweeney TM, Redmon J, Persing JA, Ogle RC: Tissue interactions with underlying dura mater inhibit osseous obliteration of developing cranial sutures. Developmental Dynamics. 1993; 198(4): 312–322.

[113] Levine JP, Bradley JP, Roth DA, McCarthy JG, Longaker MT: Studies in cranial suture biology: Regional dura mater determines overlying suture biology. Plast. Reconstr. Surg. 1998; 101(6): 1441–1447.

[114] Blechschmidt E: Die pränatalen Organsysteme des Menschen. Stuttgart: Hippokrates; 1973: 112.

[115] Delaire J: L'analyse architecturale et structurale craniofaciale (de profil). Rev. Stom. 1978; 79: 6.

[116] Ferrè JC, Chevalier C, Lumineau JP, Barbin JY: L'ostéopathie crànienne, leurre ou réalité. Odontologie et Stomatologie. 1990; 5: In: Corriat R: Sutherland ou l'approche cranienne en medicine ostéopathique. Kursskript des COC an der V.U. B. 1992–1993: 31–38.

[117] Winslow JB: Exposition anatomique de la structure du corps humain. Paris: Desprez et Desseartz; 1732.

[118] Klintworth GK: The ontogeny and growth of the human tentorium cerebelli. Anat. Rec. 1967; 158: 433–441.

[119] Bull JWD: Tentorium cerebelli. Section of Radiol. 1909; 62(12): 1301–1310.

[120] Blechschmidt E: Die pränatalen Organsysteme des Menschen. Stuttgart: Hippokrates; 1973: 120.

[121] Tunituri AR: Elasticity of the spinal cord dura in the dog. J. Neurosurg. 1977; 47(3): 391–396.

[122] Bashline SD, Bilott JR, Ellis JP: Meningovertebral ligaments and their putative significance in low back pain. J. Manipulative Physiol. Ther. 1996; 19(9): 592–596.

[123] Hinson R, Zeng ZB: Epidural attachments in the upper cervical spine. Chiropr. Res. J. 1999; 6(1): 31–32.

[124] Drenkhahn D, Zenker W (Hrsg.): Anatomie. Bd. 1. 15. Aufl. München: Urban & Schwarzenberg; 1994: 489.

[125] Zenker W, Kubik S: Brain cooling in humans-anatomical considerations. Anat. Embryol. 1996; 193: 1–13.

[126] Royo-Salvador MB: Aportación a la etiología de la siringomielia idioática. Barcelona: Tesis Dortoral; 1992.

[127] Royo-Salvador MB: Siringomielia, escoliosis y malformación de Arnaol-Chiari idiopáticas. Etiología Común. Rev. Neurol. (Barc). 1996; 24: 937–959.

[128] Ruiz de Azua A: La force de traction médullaire. Apostill. 2002; 11/12: 7–14.

[129] Tunituri AR: Elasticity of the spinal cord dura in the dog. J. Neurosurg. 1977; 47(3): 391–396.

[130] Kostopoulos K: Changes in elongation of falx cerebri during craniosacral therapy techniques applied on the skull of an embalmed cadaver. Cranio. 1992; 10(1): 9–12.

[131] Liem T: Dura mater spinalis: Bedeutung in der Osteopathie, Untersuchung der Bewegungs- und Spannungsübertragung. Osteopath. Med. 2001; 4: 14–19.

[132] Breig A: Adverse mechanical tension in the central nervous system. An analysis of cause and effect. Stockholm: Almqvist and Wiksell; 1978: 129–130.

[133] Rossitti S: Biomechanics of the pons-cord tract and its enveloping structures: an overview. Acta Neurochirugica. 1993; 124: 144–152.

[134] Dean NA, Mitchell BS: Relation between the nuchal ligament (ligamentum nuchae) and the spinal dura mater in the craniocervical region. Clin. Anat. 2002; 15(3): 182–185.

[135] Hamann MC, Sacks MS, Malinin TI: Quantification of the collagen fibre architecture of human cranial dura mater. J. Anat. 1998; 192(Pt 1): 99–106.

[136] Royo-Salvador MB: Aportación a la etiología de la siringomielia idioática. Barcelona: Tesis Dortoral; 1992.

[137] Royo-Salvador MB: Siringomielia, escoliosis y malformación de Arnaol-Chiari idiopáticas. Etiología común. Rev. Neurol. (Barc). 1996; 24: 937–959.

[138] Nicholas DS, Weller RO: The fine anatomy of the human spinal meninges. A light and scanning electron microscopy study. J. Neurosurg. 1988; 69(2): 276–282.

[139] Blechschmidt E: Die pränatalen Organsysteme des Menschen. Stuttgart: Hippokrates; 1973.

[140] Blechschmidt E: Anatomie und Ontogenese des Menschen. Wiesbaden: Quelle & Meyer; 1978.

[141] Blechschmidt E: Humanembryologie – Prinzipien und Grundbegriffe. Stuttgart: Hippokrates; 1974: 49f.

[142] Blechschmidt E: Anatomie und Ontogenese des Menschen. Wiesbaden: Quelle & Meyer; 1978: 72.

[143] Yuan Q, Dougherty L, Margulies SS: In vivo human cervical spinal cord deformation and displacement in flexion. Spine. 1998; 23: 1677–1683.

[144] Williams PL, Warwick R, Dyson M, Bannisater LM: Gray's Anatomy. 38th ed. New York: Churchill Livingstone; 1995.

[145] Upledger JE, Vredevoogd JD: Lehrbuch der CranioSacralen Therapie. 2. Aufl. Heidelberg: Haug; 1994

[146] Liem T: Dura mater spinalis: Bedeutung in der Osteopathie, Untersuchung der Bewegungs- und Spannungsübertragung. Osteopath. Med. 2001; 4: 14–19.

[147] Liem T: Anatomie der Dura mater spinalis und ihrer Beziehungen. Osteopath. Med. 2000; 1: 15–20.

[148] Dean NA, Mitchell BS: Anatomic relation between the nuchal ligament (ligamentum nuchae) and the spinal dura mater in the craniocervical region. Clin. Anat. 2002; 15: 182–185.

[149] Palomeque-Del-Cerro L, Arráez-Aybar LA, Rodríguez-Blanco C, Guzmán-García R, Menendez-Aparicio M, Oliva-Pascual-Vaca Á: A systematic review of the soft-tissue connections between neck muscles and dura mater: the myodural bridge. Spine (Phila Pa 1976). 2017; 42(1): 49–54.

[150] Zhang M, Lee ASJ: The investing layer of the deep cervical fascia does not exist between the sternocleidomastoid and trapeziusmuscles. Otolaringology Head. Neck Surg. 2002; 127: 452–457.

[151] Uhlig Y, Weber BR, Grob D, Muntener M: Fiber composition and fiber transformations in neck muscles with dysfunction of the cervical spine. J. Orthop. Res. 1995; 13(2): 240–249.

[152] Palmgren PJ, Andreasson D, Eriksson M, Hägglund H: Cervicocephalic kinesthetic sensibility and postural balance in patients with nontraumatic chronic neck pain – a pilot study. Chiropr. Osteopat. 2009; 17: 6.

[153] Johnson GM, Zhang M, Jones DG: The fine connective tissue architecture of the human ligamentum nuchae. Spine. 2000; 25: 5–9.

[154] Dean NA, Mitchell BS: Anatomic relation between the nuchal ligament (ligamentum nuchae) and the spinal dura mater in the craniocervical region. Clin. Anat. 2002; 15: 182–185.

[155] Kahkeshani K, Ward PJ: Connection between the spinal dura mater and suboccipital musculature: Evidence for the myodural bridge and a route for its dissection – a review. Clin. Anat. 2012; 25: 415–422.

[156] Luszczyk MJ, Blaisdell GY, Wiater B P, Bellabarba C, Chapman JR, Agel JA, Bransford RJ: Traumatic dural tears: what do we know and are they a problem? Spine J. 2014; 14(1): 49–56.

[157] Nash L, Nicholson H, Lee AS, Johnson GM, Zhang M: Configuration of theconnectivetissue in the posterior atlanto-occipital interspace: A sheetplastination and confocalmicroscopystudy. Spine (Phila Pa 1976). 2005; 30(12): 1359–1366.

[158] Zumpano MP, Hartwell S, Jagos CS: Soft tissue connection between rectus capitus posterior minor and the posterior atlanto-occipital membrane: a cadaveric study. Clin. Anat. 19(6): 522–527.

[159] Hack GD, Hallgren RC: Chronic headache relief after section of suboccipital muscle dural connections: a case report. Headache. 44(1): 84–89.

[160] von Lanz T: Über die Rückenmarkshäute. 1929: 271.

[161] Eriksen K: Upper cervical subluxation complex: a review of the chiropractic and medical literature. Baltimore: Lippincott Williams & Wilkins; 2004.

[162] Scali F, Marsili ES, Pontell ME: Anatomical connection between the rectus capitis posterior major and the dura mater. Spine (Phila Pa 1976). 2011; 36(25): E1612–E1614.

[163] Pontell ME, Scali F, Marshall E, Enix D: The obliquus capitis inferior myodural bridge. Clin. Anat. 2013; 26(4): 450–454.

[164] Pontell ME, Scali F, Enix DE, Battaglia PJ, Marshall E: Histological examination of the human obliquus capitis inferior myodural bridge. Ann. Anat. 2013; 195(6): 522–526.

[165] Scali F, Pontell ME, Enix DE, Marshall E: Histological analysis of the rectus capitis posterior major's myodural bridge. Spine J. 2013; 13(5): 558–563.

[166] Scali F, Pontell ME, Welk AB, Malmstrom TK, Marshall E, Kettner NW: Magnetic resonance imaging investigation of the atlanto-axial interspace. Clin. Anat. 2013; 26(4): 444–449.

[167] Enix DE, Scali F, Pontell ME: The cervical myodural bridge, a review of literature and clinical implications. J. Can. Chiropr. Assoc. 2014; 58(2): 184–192.

[168] Palomeque-Del-Cerro L, Arráez-Aybar LA, Rodríguez-Blanco C, Guzmán-García R, Menendez-Aparicio M, Oliva-Pascual-Vaca Á: A systematic review of the soft-tissue connections between neck muscles and dura mater: the myodural bridge. Spine (Phila Pa 1976). 2017; 42(1): 49–54.

[169] Keller JT, Saunders MC, Beduk A, Jollis JG: Innervation of the posterior fossa dura of the cat. Brain Res. Bull. 1985; 14: 97–102.

[170] Lennerz JK, Rühle V, Ceppa EP, Neuhuber WL, Bunnett NW, Grady EF, Messlinger K: Calcitonin receptor-like receptor (CLR), receptor activity-modifying protein 1 (RAMP1), and calcitonin gene-related peptide (CGRP) immunoreactivity in the rat trigeminovascular system: differences between peripheral and central CGRP receptor distribution. J. Comp. Neurol. 2008; 507(3): 1277–1299.

[171] Gasik R: Cervicogenic headache. Pol. Merkur Lekarski. 2008; 24(144): 549–551.

[172] Grgić V: Cervicogenic headache: etiopathogenesis, characteristics, diagnosis, differential diagnosis and therapy. Lijec. Vjesn. 2007; 129(6–7): 230–236.

[173] Bogduk N: Cervicogenic headache: anatomic basis and pathophysiologic mechanisms. Curr. Pain. Headache. Rep. 2001; 5(4): 382–386.

[174] Johnson GM. The sensory and sympathetic nerve supply within the cervical spine: review of recent observations. Man. Ther. 2004; 9(2): 71–76.

[175] Yamada H, Honda T, Yaginuma H, Kikuchi S, Sugiura Y: Comparison of sensory and sympathetic innervation of the dura mater and posterior longitudinal ligament in the cervical spine after removal of the stellate ganglion. J. Comp. Neurol. 2001; 434(1): 86–100.

[176] Ahmed M, Bjurholm A, Kreicbergs A, Schultzberg M: SP- and CGRP-immunoreactive nerve fibers in the rat lumbar spine. Neuroorthopedics. 1991; 12: 19–28.

[177] Ahmed M, Bjurholm A, Kreicbergs A, Schultzberg M: Neuropeptide Y, tyrosine hydroxylase and vasoactive intestinal polypeptide-immunoreactive nerve fibers in the vertebral bodies, discs, dura mater, and spinal ligaments of the rat lumbar spine. Spine. 1993; 18(2): 268–273.

[178] Bogduk N: The innervation of the lumbar spine. Spine. 1983; 8: 286–293.

[179] Edgar MA, Ghadially JA: Innervation of the lumbar spine. Clin. Orthop. Relat. Res. 1976; (115): 35–41.

[180] Groen GJ, Baljet B, Drukker J: The innervation of the spinal dura mater: anatomy and clinical implications. Acta. Neurochir. (Wien). 1988; 92(1–4): 39–46.

[181] Kumar R1, Berger RJ, Dunsker SB, Keller JT: Innervation of the spinal dura. Myth or reality? Spine (Phila Pa 1976). 1996; 21(1): 18–26.

[182] Wyrke B (1980): The neurology of low back pain. In: Jayson MIV (Ed.): The lumbar spine and back pain. 2nd ed. Tunbridge Wells: Pitman Medical; 1980: 265–339.

[183] DeLeon VB, Richtsmeier JT: Fluctuating asymmetry and developmental instability in sagittal craniosynostosis. Cleft. Palate. Craniofac. J. 2009; 46(2): 187–196.

[184] Carreiro JE: Pädiatrie aus osteopathischer Sicht: Anatomie, Physiologie und Krankheitsbilder. München. Elsevier Urban & Fischer; 2004: 63.

[185] Humphreys BK, Kenin S, Hubbard BB, Cramer GD: Investigation of con-nective tissue attachments to the cervical spinal dura mater. Clin. Anat. 2003; 16: 152–159.

[186] Hallgren RC, Hack GD, Lipton JA: Clinical implications of a cervical myo-dural bridge. AAO Journal. 1997; 7: 30–34.

[187] Tagil SM, Ozcakar L, Bozkurt MC: Insight into understanding the anatomical and clinical aspects of supernumerary rectus capitis posterior muscles. Clin. Anat. 2005; 18: 373–375.

[188] Fernández-de-la-Peñas C, Bueno A, Ferrando J, Elliot JM, Cuadrado ML, Pareja JA: Magnetic resonance imaging study of the morphometry of cervicalextensor muscles in chronic tension type headache. Cephalalgia. 2007; 27: 355–362.

[189] Becker RF: Cranial therapy revisited. Osteopath. Ann. 1977; 5: 13–40.

[190] Venne G, Rasquinha BJ, Kunz M, et al.: Rectus capitis posterior minor: histological and biomechanical links to the spinal dura mater. Spine 2017; 42(8): E466–E473.

[191] Kahkeshani K, Ward PJ: Connection between the spinal dura mater and suboccipital musculature: evidence for the myodural bridge and a route for its dissection – a review. Clin. Anat. 2012; 25(4): 415–422.

[192] Palomeque-Del-Cerro L, Arraez-Aybar LA, Rodriguez-Blanco C, et al.: A systematic review of the soft -tissue connections between neck muscles and dura mater: the myodural bridge. Spine 2017; 42(1): 49–54.

[193] Yuan X-Y, Yu S-B, Liu C, et al.: Correlation between chronic headaches and the rectus capitis posterior minor muscle: a comparative analysis of cross-sectional trail. Cephalalgia 2016; 37(11): 1051–1056.

[194] Yuan X-Y, Li C, Sui J-Y, et al.: The second terminations of the suboccipital muscles: an assistant pivot for the to be named ligament. PLoS One 2017; 12(5): e017 7120.

Weitere Literatur

Alcolado R, Weller RO, Parrish EP, Garrod D: The cranial arachnoid and Pia mater in man: Anatomical and ultrastructural oberservations. Neuropath. Appl. Neurobiol. 1988; 14: 1–17.

Becker RE: Glenard's Syndrome and the Sutherland Fulcrum. J. Osteopath. Cranial Assoc. 1954; 31–35.

Bering EA: Choroid plexus and arterial pulsation of cerebrospinal fluid: Demonstration of choroid plexuses as a cerebrospinal fluid pump. Arch. Neurol. Psychiatry. 1955; 73: 165–173.

Blackfan KD, Dandy WE: An experimental and clinical study of internal hydrocephalus. JAMA. 1913; 61: 2216.

Bowsher D: Cerebrospinal fluid dynamics in health and disease. Springfield: C. C. Thomas, Publisher; 1960.

Brierley JB: Metabolism of the nervous system. New York: Pergamon; 1957.

Brierley JB: The penetration of particulate matter from the cerebrospinal fluids into the spinal ganglia, peripheral nerves, and the perivascular spaces of the central nervous system. J. Neurol. Neurosurg. Psychiatry. 1950; 13: 202–215.

Britt RH, Rossi GT: Quantitative analysis of methods for reproducing physiological brain pulsations. J. Neurosci. Methods. 1982; 6(3): 219–229.

Cardoso ER, Rowan JO, Galbraith S: Analysis of the cerebrospinal fluid pulse wave in intracranial pressure. J. Neurosurg. 1983; 59: 817–821.

CIBA Foundation: CIBA Foundation Symposium of cerebrospinal fluid production, circulation and absorption. Boston: Little, Brown Publishing; 1958.

Hogan Q, Toth J: Anatomy of soft tissues of the spinal canal. Reg. Anesth. Pain Med. 1999; 24(4): 303–310.

Klinthworth GK: The ontogeny and growth of the human Tentorium cerebelli. Anat. Rec. 1967; 158: 433–441.

von Lanz T, Wachsmuth W: Praktische Anatomie, Bd. 1, Teil A. Berlin: Springer; 1985.

von Lanz T, Wachsmuth W: Praktische Anatomie, Bd. 1, Teil B. Berlin: Springer; 1979.

Pernkopf E: Topographische Anatomie des Menschen. Bd. IV. München: Urban & Schwarzenberg; 1957 und 1960.

Petrovic A, Charlier JP, Herrmann J: Les mechanismes de Croissance du Crâne. Bull. Ass. Anat. 1969; 143: 1376–1382.

Sutherland WG: Teachings in the Science of Osteopathy. Portland: Rudra; 1991.

Testut L: Traite d'Anatomie humaine. Tome 2: Angéologie, Systeme nerveux central. Paris: Octave Doin; 1899.

Williams PL, Bannister LH, Berry MM, Collins P, Dyson M, Dussek JE, Ferguson MW: Gray's Anatomy. 38th ed. Edinburgh: Churchill Livingstone; 1995: 1210–1218.

8 Vaskularisation und Lymphabflüsse des Schädels

„Das Blut muss ohne Behinderung kommen und gehen können. Die Arbeit des Osteopathen ist es, sicherzustellen, dass das Blut einen ungehinderten Fluss durch die Arterien, Kapillaren und Venen nimmt." A. T. Still [1]
„Der Körper ist Gottes Apotheke. In ihm sind alle Flüssigkeiten, Heilmittel, befeuchtenden Öle, Opiate, Säuren, Basen und jede Qualität der Heilmittel vorhanden, die die Weisheit Gottes als notwendig erachtete für die Gesundheit und das Glück des Menschen." A. T. Still [2]

Die freie Zirkulation der Flüssigkeit ist nach McCatty in der Physiologie genauso wichtig wie ein ungehinderter Ölfluss im Automotor [16]. Wenn die Ölwege blockiert sind, wird die Maschine nicht effizient arbeiten. Ähnlich ist es mit dem Körper: Ernährung, Abtransport von Stoffwechselprodukten, Energiespeicherung, Leitung usw. – alles ist abhängig von einem gut funktionierenden, obgleich komplizierten Gleichgewicht der Flüssigkeitszirkulation, damit der Gesamtorganismus seine homöostatische Integrität aufrechterhalten kann. Fließt das Blut im Körper frei und ungehindert, sodass die Gewebe und Nerven ausreichend mit Blut versorgt werden, sind die Gewebe in der Lage, optimal zu arbeiten. Dies gilt für die Strukturen des kraniosakralen Systems ebenso wie für alle anderen Körperstrukturen.

A. T. Still kam zu der Erkenntnis, dass ein natürlicher Blutfluss Gesundheit gewährleistet, wohingegen lokale oder allgemeine Blutflussstörungen Krankheiten erzeugen. Aus diesem Grund ist es unumgänglich, den Verlauf der arteriellen und venösen Gefäße zu kennen, um zu verstehen, warum bestimmte Störungen auftreten, wie diese Störungen mit anderen Körperstrukturen in Verbindung stehen und was notwendig ist, um die Behinderungen des freien Fließens zu beseitigen. In der Osteopathie versucht der Therapeut, den Druck auf Nerven, Arterien, Venen usw. zu beheben, um so wieder die Voraussetzung für eine gesunde Physiologie zu schaffen. Er tut dies, indem versucht wird, Einschränkungen der Drainage, Bewegung und vaskulärer Mobilitäten sowie dysfunktionelle Spannungen, Elastizitäts- und Dichteveränderungen introssärer, artikulärer, muskulärer, faszialer, ligamentärer, viszeraler und vaskulärer Strukturen – unter Berücksichtigung der jeweiligen Innervation – zu beheben.

8.1 Arterielles System

Der Schädel wird über 2 arterielle Systeme versorgt, über die **A. carotis** und die **A. vertebralis.** Diese beiden Systeme sind über den **Circulus arteriosus cerebri Willisii** miteinander verbunden.

Die **A. carotis communis** geht links direkt aus dem Aortenbogen und rechts aus dem Truncus brachiocephalicus hervor. Sie teilt sich ungefähr auf Höhe von C4 in die A. carotis externa und interna.

8.1.1 A. carotis externa

Sie gibt mehrere Äste ab:

- anterior:
  - A. thyroidea superior
  - A. lingualis
  - A. facialis
- medial:
  - A. pharyngea ascendens
- dorsal:
  - A. occipitalis
  - A. auricularis posterior
- Endäste:
  - A. maxillaris
  - A. temporalis superficialis

8.1.2 A. carotis interna

Sie steigt nach oben in das Foramen caroticum durch den Canalis caroticus und dringt am Foramen lacerum in das Schädelinnere. Sie verläuft S-förmig im Sinus cavernosus seitlich am Korpus des Os sphenoidale. Dieser S-förmige Verlauf könnte die Funktion der Druckregulation in der Arterie haben. Medial vom Proc. clinoideus anterior durchdringt die Arterie die Dura mater. Von ihr zweigen ab:

- im Canalis caroticus:
  - Aa. caroticotympanicae
- im Sulcus caroticus:
  - Äste zur Sinus-cavernosus-Wand, zur Hypophyse, zum Ganglion trigeminale und zum Kleinhirnzelt
- medial vom Proc. clinoideus:
  - A. ophthalmica
  - A. choroidea anterior
  - A. communicans posterior
  - A. cerebri anterior
  - A. cerebri media

8.1.3 A. vertebralis

Sie steigt in den Procc. transversi von C6–C1 nach kranial, verläuft auf dem hinteren Wirbelbogen von C1 und dringt durch die Membrana atlantooccipitalis posterior in den Subarachnoidalraum. Von dort gelangt sie durch das Foramen magnum in die hintere Schädelgrube. Die beidseits verlaufenden Aa. vertebrales vereinigen sich auf dem Klivus zur unpaarigen A. basilaris.

- **Intrakraniale Äste der A. vertebralis:**
  - Rr. meningei
  - A. spinalis posterior und anterior
  - A. cerebelli inferior posterior
  - Äste zum Plexus choroideus des 4. Ventrikels
  - Äste zum verlängerten Rückenmark

8.1.4 A. basilaris

Die A. basilaris ist die Vereinigung der beiden Aa. vertebrales. Sie verläuft im Sulcus basilaris und setzt sich in ihre beiden Endäste fort, die linke und rechte **A. cerebri posterior**.

- **Äste der A. basilaris** vor ihrer Endaufteilung in die A. cerebri posterior:
  - A. cerebelli inferior anterior
  - Aa. pontis
  - Aa. mesencephalicae
  - A. cerebelli superior

8.1.5 Circulus arteriosus cerebri Willisii

Er ist ein Arterienring, der sich an der Hirnbasis befindet und die A. carotis mit der A. vertebralis verbindet (► **Abb. 8.1**). Der Circulus stellt eine wichtige Sicherung der arteriellen Blutversorgung des Gehirns dar. Allerdings sind die Anastomosen aufgrund ihres geringen Durchmessers nicht ausreichend, um akute Verschlüsse der A. carotis zu überbrücken. Seine Funktion besteht v. a. darin, das Zwischenhirn zu versorgen.

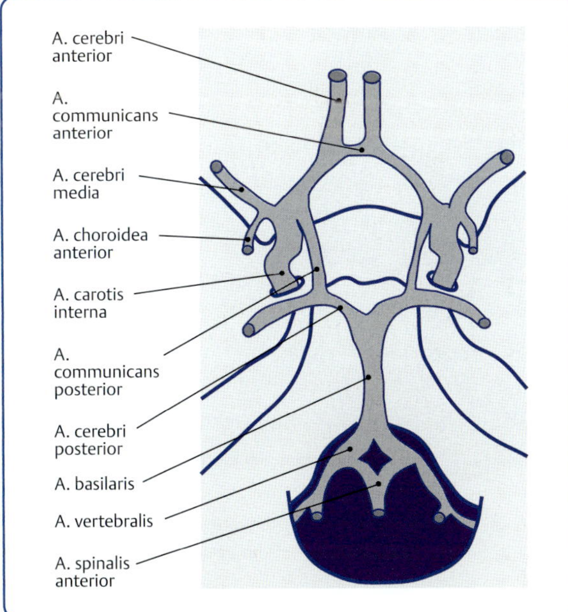

► **Abb. 8.1** Circulosus arteriosus cerebri.

Der Circulus arteriosus cerebri Willisii umfasst folgende Bestandteile:

- A. cerebri anterior
- A. communicans anterior
- A. carotis interna
- A. cerebri media
- A. communicans posterior
- A. cerebri posterior
- A. basilaris

8.1.6 Arterien des Großhirns

- A. cerebri anterior: vorderer Endast der A. carotis interna
- A. cerebri media: lateraler Endast der A. carotis interna
- A. cerebri posterior: Endast der A. basilaris
- A. ophthalmica aus der A. carotis interna
- A. choroidea anterior aus der A. carotis interna

8.1.7 Arterien des Kleinhirns

- A. cerebelli superior aus der A. basilaris
- A. cerebelli inferior anterior aus der A. basilaris
- A. cerebelli inferior posterior aus der A. vertebralis

Der Muskeltonus der Hirnarterien wird wie bei allen Arterien durch neurovaskuläre Reflexmechanismen kontrolliert. Diese reagieren bei Hirnarterien auf den Sauerstoff-, Kohlendioxidgehalt und den pH-Wert des Blutes und der LCS-Flüssigkeit. Außerdem haben die Hirnarterien einen zusätzlichen neurovaskulären Reflex, den „Myogenic Autoregulatory Reflex Mechanism". Dieser reagiert auf den lokalen arteriellen Druck mit dem Ziel, beim Auftreten systemischer Blutflussveränderungen die Hirndurchblutung relativ konstant zu halten. Fällt der Blutdruck unter eine kritische Grenze, wird ein systemischer Blutdruckanstieg ausgelöst. So kann der zerebrale Blutfluss auch bei Verminderung des arteriellen Drucks sowie bei Druckzunahme im LCS oder in der V. jugularis bis zu einem bestimmten Schwellenwert konstant gehalten werden [4].

8.1.8 Arterien der Meningen

Die meningealen arteriellen Gefäße sind terminale Äste der inneren und äußeren Carotiden. Sie verlaufen zwischen der Dura und dem Knochen.

- vordere Schädelgrube:
  - A. meningea anterior (A. carotis interna); Eintritt: Lamina cribrosa

- mittlere Schädelgrube:
  - A. meningea media (A. carotis externa); Eintritt: Foramen spinosum
- hintere Schädelgrube:
  - A. meningea posterior (A. carotis externa); Eintritt: Foramen jugulare
  - Rr. meningea der A. vertebralis; Eintritt: Foramen magnum
  - Rr. meningea der A. occipitalis

Praxistipp

Dysfunktionen

Vor allem die A. meningea media ist ein häufiges Betätigungsfeld der kranialen Osteopathen. Sie kann aufgrund ihres Verlaufs über die Sutura sphenosquamosa und parietosquamosa möglicherweise durch Dysfunktionen an diesen Suturen beeinträchtigt werden.

8.2 Venöses System

8.2.1 Sinus venosi durales

Die intrakranialen venösen Blutleiter sind die Hauptkanäle für die Drainage und den Abfluss des venösen Blutes aus dem Schädel. Ihre Wände werden nur durch die Dura gebildet, sie haben also keine typischen venösen Gefäßwände. Die Blutleiter (Sinus) zwischen den beiden Schichten der Dura mater nehmen 95 % des venösen Blutes aus dem Gehirn und den Hirnhäuten auf. Die Venen des Gehirns münden in die venösen Blutleiter. 6 **unpaarige, median gelegene** und 5 **paarige lateral gelegene Blutleiter** leiten das venöse Blut in die V. jugularis und durch das Foramen jugulare aus dem Schädel heraus. Der LCS gelangt über die Resorption an den arachnoidalen Zotten in die venösen Hohlorgane, v. a. in den Sinus sagittalis superior (► **Abb. 8.2**, ► **Abb. 8.3**).

Die venösen Blutleiter im Kranium unterscheiden sich stark von anderen venösen Strukturen im Körper:

- Sie haben keine Klappen im Gegensatz zu anderen Körpervenen.
- Es gibt dort keinen Muskeltonus von umliegenden Muskeln, der den venösen Blutfluss unterstützen könnte.
- Es ist keine glatte Muskulatur im Sinus vorhanden, die sich kontrahieren könnte. Zudem sind die venösen Sinus relativ unelastisch.
- Die Venen des Gehirns münden meist im rechten oder sogar im spitzen Winkel in die venösen Hohlvenen. Das bedeutet, dass sie zum Teil entgegengesetzt zum venösen Fluss in den Sinus einmünden.
- Der allergrößte Teil des venösen Blutes führt nur durch eine Öffnung, die sich zwischen 2 Knochen befindet, aus dem Schädel heraus. Das Foramen jugulare ist so-

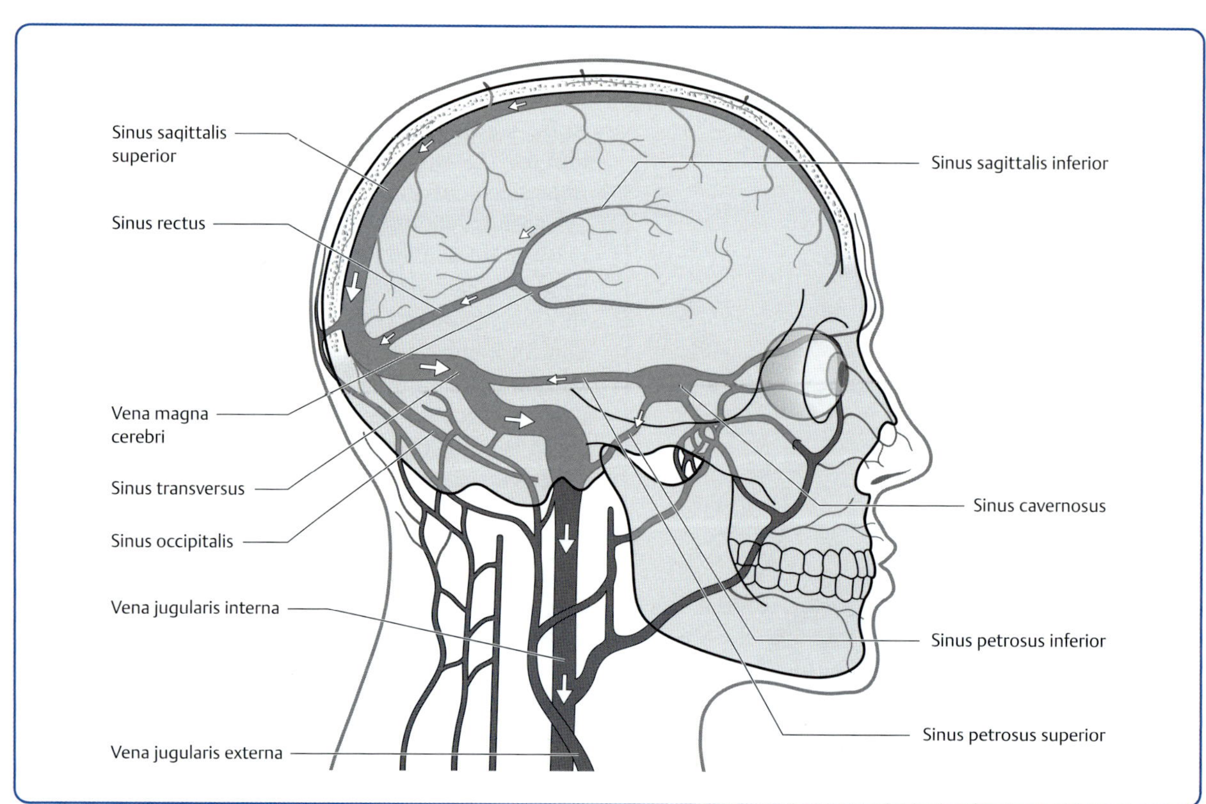

► **Abb. 8.2** Sinus durae matris (von lateral).

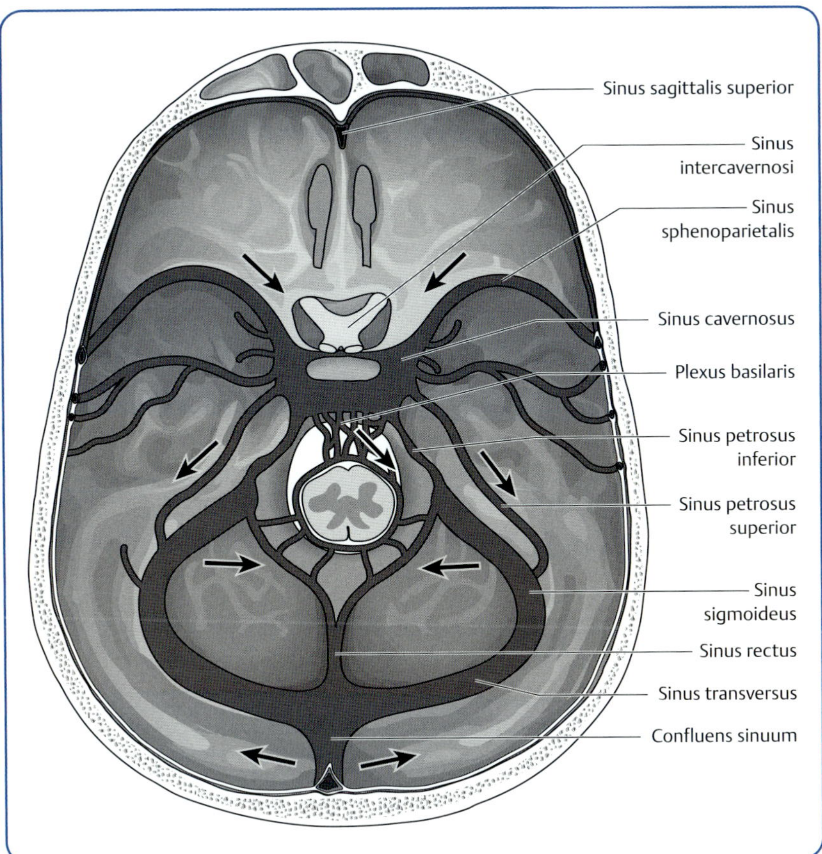

▶ **Abb. 8.3** Sinus durae matris (von oben).

zusagen eine verbreiterte Sutur zwischen Os occipitale und Os temporale und kann als solche leicht bei Dysfunktionen der beiden Knochen beeinträchtigt werden.

Phylogenetisch korreliert der Beginn des aufrechten Zweifüßlerstands mit einer Zunahme der Möglichkeit der venösen intrakranialen Drainage in die Plexus venosi vertebrales. Diese Verbindungen zum vertebralen Plexussystem beinhalten ein verstärktes Sinussystem der hinteren Schädelgrube, die Canales hypoglossales sowie zahlreiche Öffnungen für die Vv. emissariae [5]. Die Bewegung des LCS ist abhängig von dem kleinen Druckgefälle, das zwischen dem LCS-Druck der Ventrikel und dem Sinus sagittalis superior existiert. (Der Flüssigkeitsdruck des Sinus sagittalis superior ist wiederum abhängig von den Flüssigkeitsdynamiken im Wirbelkanal.)

Über die Verbindung der Plexus venosi vertebralae mit den Sinus durae durch Vv. emissaria kann ein erhöhter Druck in den Plexus venosi vertebrales zu einem erhöhten Druck im Sinus sagittalis superior führen mit der Folge einer Verminderung des Druckgradienten zum LCS und somit einer veränderten Resorption des LCS im Sinus sagittalis superior. Der knöcherne Schädel erzeugt in Verbindung mit den verschiedenen Weichgewebeschichten und Liquorflüssigkeitsfilmen zwischen Periost und Dura mater einen negativen Druck in den Sinus des Schädels [6]. Durch das Gefälle eines hohen arteriellen und niedrigen venösen Drucks wird der venöse Rückfluss unterstützt. Vor dem 11. Lebensjahr hat der Schädel noch nicht die dazu erforderliche Festigkeit [7] [8], sodass bis zu diesem Alter noch kein negativer Druck in den Jugularvenen besteht [9] [10]. Je größer die betroffene Knochenfläche bei einer Schädeltrepanation ist, desto stärker treten später Kopfschmerzen auf. Eine mögliche Erklärung dafür ist ein dadurch beeinträchtigter negativer Druck im venösen Gefäßsystem [11].

Während im aufrechten Stand der venöse Abfluss aus dem Schädelinneren von der Schwerkraft, dem arteriovenösen Druck und den Bestandteilen des PRM bestimmt wird, sind in horizontaler Lage insbesondere die Strukturen des PRM mit den duralen Spannungsverhältnissen für die venöse Drainage des Schädels verantwortlich. Wenn wir uns daran erinnern, dass die Durablätter die venösen Sinus bilden, wird deutlich, welchen großen Einfluss die Duralmembranen für die venöse Drainage des Kraniums haben. Außerdem wird verständlich, wie anfällig das venöse Abflusssystem des Gehirns für Läsionen des Duralsystems oder der Schädelknochen ist. Spannungen der Dura können den Durchmesser der Sinus einschränken und so den venösen Abfluss behindern.

8.2.2 Median gelegene venöse Blutleiter

Sinus sagittalis superior

Er verläuft im Oberrand der Falx cerebri zwischen der Dura periostalis und der Dura meningealis. Er führt von der Crista galli posterior zur Protuberantia occipitalis interna in den Confluens sinuum.

Sinus occipitalis

Er führt vom Foramen magnum zur Protuberantia occipitalis interna in den Confluens sinuum. Er ist mit dem Venengeflecht am Foramen magnum und mit den Plexus venosi vertebrales interni verbunden. Während dieser Sinus bei Neugeborenen sehr groß ist, ist der bei Erwachsenen der kleinste der Sinus im Schädel. Dies gibt einen Hinweis auf die Bedeutung dieser Region, insbesondere für das Wachstum.

Sinus sagittalis inferior

Er wird vom unteren freien Teil der Falx cerebri gebildet und zieht zum Sinus rectus. Er ist kleiner und feiner als der Sinus sagittalis superior.

Sinus rectus

Dieser liegt am Schnittpunkt der Falx cerebri, der Falx cerebelli und des Tentorium cerebelli. Er verläuft vom Zusammenfluss des Sinus sagittalis inferior mit der V. magna schräg nach hinten-unten zum Confluens sinuum. Die **V. magna** entsteht aus dem Zusammenschluss der beiden Vv. interna cerebri und nimmt später auch die beiden Vv. basales auf. Verschiedene Autoren [17] [18] [19] beschreiben arachnoidale Zotten (Pacchioni-Granulationen), die in den Sinus rectus hineinragen und eine Art ballonartigen Klappenmechanismus darstellen. Sie könnten sich bei Liquorfüllung vergrößern und den Blutabstrom aus der V. magna steuern.

Plexus basilaris

Dieses Venengeflecht liegt auf dem Klivus. Es verbindet den Sinus cavernosus und den Sinus petrosus mit den Venengeflechten des Wirbelkanals.

Confluens sinuum

Damit wird die Stelle an der Protuberantia occipitalis interna bezeichnet, an der sich die venösen Abflüsse des Sinus sagittalis superior, des Sinus rectus, des Sinus transversus und des Sinus occipitalis treffen. Vom Confluens sinuum fließt das Blut über den Sinus transversus und Sinus sigmoideus in die V. jugularis interna.

Sinus intercavernosus

Er umgibt die Hypophyse und kommuniziert mit dem paarigen Sinus cavernosus.

8.2.3 Lateral gelegene venöse Blutleiter

Sinus transversus

Vom Confluens sinuum fließt das venöse Blut an der lateralen Befestigung des Tentorium cerebelli in den Sinus transversus und weiter in den Sinus sigmoideus. Der rechte Sinus transversus ist meist deutlich größer als der linke [20] [21].

Sinus sigmoideus

Dieser S-förmige Sinus verläuft in der Pars mastoidea und in der Pars petrosa des Os temporale und führt vom Sinus transversus zur V. jugularis interna. Nur das obere Knie des S-förmigen Verlaufs liegt dem Tentorium cerebelli an. In seinem weiteren Verlauf ist er von der Dura am Boden der hinteren Schädelgrube bedeckt.

Sinus petrosus superior

Er verläuft an der Oberkante der Pars petrosa und zieht vom Sinus cavernosus zum oberen Teil des Sinus sigmoideus. Die Eintrittsstelle in den Sinus sigmoideus befindet sich an der Befestigungszone des Tentorium cerebelli.

Sinus petrosus inferior

Auch dieser kommt vom Sinus cavernosus. Er verläuft zwischen der Felsenbeinpyramide außen und den Partes basilares des Os sphenoidale und Os occipitale entlang, indem er den synchondrotischen Verbindungen folgt. Er mündet meistens am vorderen medialen Teil des Foramen jugulare in die V. jugularis interna oder nahe dem Foramen jugulare in den unteren Teil des Sinus sigmoideus. Beide Sinus petrosi beziehen Blut von der V. ophthalmica.

Sinus cavernosus

Dieser Sinus ist ein schwammiger Venenraum, der beidseitig des Corpus sphenoidale liegt, zwischen der Fissura orbitalis superior und der medialen Spitze der Pars petrosa. In den Sinus cavernosus münden anterior die Augenvenen. Er leitet das venöse Blut weiter in den Sinus petrosus. In der medialen Wand dieses Sinus liegen die A. carotis und der VI. Hirnnerv. In der lateralen Wand verlaufen der III. und IV. Hirnnerv und der N. ophthalmicus (V_1) des N. trigeminus. Der N. maxillaris ist an der äußeren Wand des Sinus so stark befestigt, dass einige Autoren annehmen, er verlaufe in der Wand. Der Sinus cavernosus bildet mit dem vorderen und hinteren **Sinus intercavernosus** einen Venenring um die Hypophyse.

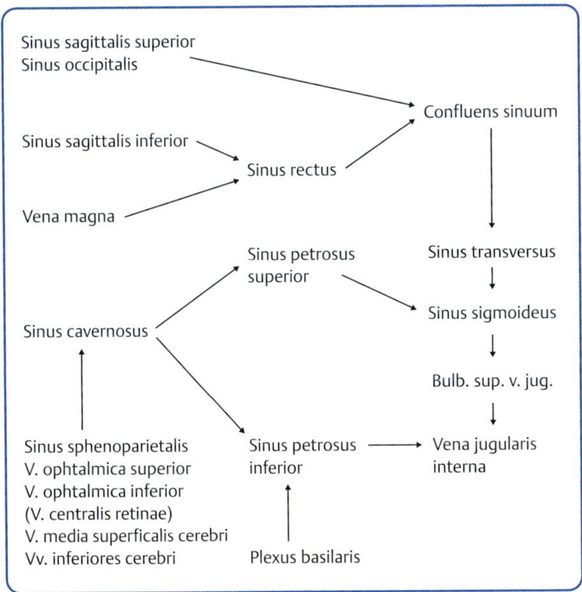

► **Abb. 8.4** Schema der venösen Abflusswege im Schädel.

85–95 % des gesamten intrakranialen venösen Blutes fließen am Foramen jugulare in die V. jugularis interna. Die restlichen 5–15 % werden über die orbitalen Venen drainiert. Aufgrund dieses großen Anteils des venösen Abflusses am Foramen jugulare und der sich dort befindenden Hirnnerven (der IX., XI. und v. a. der X. Hirnnerv) ist das Foramen jugulare von großer Bedeutung in der Behandlung des kraniosakralen Systems (► **Abb. 8.4**).

8.2.4 Venöse Verbindungen

- in den **Sinus sagittalis superior** münden:
  - Vv. cerebri superiores
  - Vv. meningeae
  - Vv. diploicae
  - Venen der Kopfschwarte
- in den **Sinus sagittalis inferior** münden:
  - Venen aus der Facies medialis hemispherii
  - Venen aus dem Corpus callosum
- in den **Sinus rectus** münden:
  - Sinus sagittalis inferior
  - V. cerebri magna
  - Vv. cerebelli superiores
  - Venen der Falx cerebri
  - Brückenvenen
- in den **Sinus transversus** münden:
  - Vv. cerebelli superiores und inferiores
  - Vv. cerebri inferiores
  - Vv. diploicae
  - Vv. anastomoticae inferiores
- in den **Sinus petrosus superior** münden:
  - Vv. petrosae
  - Vv. cerebelli inferiores
  - Venen aus der Cavitas tympanica
  - Sinus paracavernosus
  - V. basalis
- in den **Sinus petrosus inferior** münden:
  - Vv. labyrinthi aus dem Innenohr über V. aquaeductus cochleae (Vv. der Medulla, Pons und der Unterfläche des Zerebellums)
- in den **Sinus cavernosus** münden:
  - Sinus sphenoparietalis (am Hinterrand der Ala minor)
  - V. ophthalmica superior (aus der Orbita)
  - V. ophthalmica inferior bzw. ein Ast dieser Vene
  - V. centralis retinae (falls sie nicht in die V. ophthalmica mündet)
  - Vv. media superficiales und inferiores cerebri (von den oberflächlichen Hirnvenen)

Außerdem bestehen Verbindungen zum vorderen inneren Wirbelvenengeflecht und zum Plexus pterygoideus.

Zusammenfassung

Strukturen des **Schädeldaches** werden über die Sinus sagittales superior und inferior, den Sinus sphenoparietalis, den Sinus rectus, den Sinus transversus sowie über den Confluens sinuum drainiert. Die Strukturen der **Orbita** und der **Schädelbasis** werden über den Sinus cavernosus, den Sinus petrosus superior und inferior und den Sinus occipitalis drainiert. Von klinischer Bedeutung kann auch die venöse Drainage des Innenohrs über den Sinus petrosus inferior sein.

Bei Abflussbehinderungen im Sinussystem können über die Venen die entsprechenden Drainagegebiete schlechter versorgt werden und dadurch in ihrer Funktion beeinträchtigt werden, mit den jeweils möglichen Folgesymptomen.

8.2.5 Venöse Thermoregulation

Das venöse System des Schädels ist an der Thermoregulation im Kopf beteiligt. Venöses Blut kann durch klappenlose Vv. emissariae zwischen äußeren und inneren Kopfvenen fließen. So erschien in Präparaten venöses Blut nach Massage der Kopfhaut im Schädelinneren. Vv. emissariae sind venöse Verbindungen zwischen einem Sinus venosus, Diploevenen und oberflächlichen Schädelvenen.

Bei normaler oder niedriger Körpertemperatur fließt kaum Blut durch die Vv. emissariae und wenn, dann nur vom Gehirn in Richtung Kopfhaut [12]. Bei Hyperthermie, z. B. durch Körperübungen, wurde hingegen ein starker venöser Fluss in parietalen und mastoiden Vv. emissariae von der Kopfhaut in Richtung Gehirn registriert mit dem Ziel der Kühlung der Hirnkerntemperatur. Der venöse Druck war sehr niedrig und kollabierte bereits bei einem leichten Druck von 4 g. Ein temperaturabhängiger venöser Fluss konnte auch bei der V. ophthalmica festgestellt

► **Tab. 8.1** Vv. emissariae.

Vv. emissariae	Verbindung von	Verbindung zum	durch
V. emissaria parietalis	V. temporalis superficialis	Sinus sagittalis superior	Foramen parietale (im hinteren Bereich des Os parietale, nahe der Sutura sagittalis)
V. emissaria mastoidea	V. occipitalis	Sinus sigmoideus	Foramen mastoideum (unmittelbar posterior des Proc. mastoideus)
V. emissaria condylaris	Plexus venosus vertebralis externus	Sinus sigmoideus	Canalis condylaris
V. emissaria occipitalis	V. occipitalis	Confluens sinuum	

► **Tab. 8.2** Schmerzsensationen der Sinus und Venen.

schmerzempfindlicher Sinus	Schmerzausstrahlung
Sinus sagittalis superior und zuführende Venen	frontoparietale Region und Augenregion
Sinus transversus und Confluens sinuum	homolaterales Vorderkopfgebiet und Auge
Sinus petrosus superior und Sinus transversus	Regio temporalis
Sinus cavernosus	homolaterales Augen- und Oberkiefergebiet (usw. über den N. maxillaris)
Sinus sagittalis inferior	Schmerzauslösung nicht möglich

werden [13]. Kühleres Blut eines schwitzenden Gesichts wurde zur Abkühlung in Richtung des Sinus cavernosus geleitet, während sich bei hypothermen Bedingungen der venöse Fluss umkehrte. Die hochvaskularisierte Dura mater könnte die venöse Kühlung von der Haut in den LCS und in das Hirnparenchym übertragen [14] (► **Tab. 8.1**).

8.2.6 Schmerzempfindung der Sinus durales und der Hirnvenen

Von Lanz und Wachsmuth [3] beschreiben Untersuchungen, die die Schmerzempfindlichkeit der Sinus durales und der Hirnnerven zum Gegenstand hatten. Während die Arachnoidalzotten schmerzunempfindlich sind, vermitteln die Venen und Sinus Schmerzsensationen in bestimmte Regionen (► **Tab. 8.2**).

8.3 Lymphatisches System

Auch die Drainage des Lymphsystems ist für ungestörte physiologische Abläufe im Bereich des Kopfes, insbesondere für die Elemente des Gesichtsschädels, wichtig. Lymphstauungen können eine Vielzahl von Symptomen im Kopfbereich hervorrufen. Natürlich gilt dies ebenso für die übrigen Körperstrukturen. Ist der lymphatische Fluss gestört, entstehen ödematös gestaute Gewebe. Jede Stauung führt zu einer Ansammlung von Stoffwechselprodukten im extrazellulären Milieu und somit zu einem gestörten Zellmetabolismus mit Prädisposition für die Entstehung von Dysfunktion und Krankheit [15]. Aus diesem Grund ist ein gut funktionierendes lymphatisches System von essenzieller Bedeutung für die Gesundheit und die Funktion des Immunsystems (s. a. Kap. 9.10).

8.3.1 Funktion des Lymphsystems

- Immunabwehr und Reinigung
- Drainage interstitieller Flüssigkeit (ISF) ins venöse System
- Transport u. a. von Nahrungsfetten aus dem Darm

8.3.2 Faktoren für Stauungen des Lymphsystems

- **Muskelaktivität:** fehlende oder verminderte Muskelaktivität oder hypertone Muskulatur. Da der Lymphfluss zum großen Teil von der Muskelaktivität abhängig ist, sollten insbesondere die Ursachen für Muskelfehlspannungen behoben werden.
- **Zwerchfell:** Das Zwerchfell ist die primäre lymphatische Pumpe. In der pulmonalen Einatemphase wird die Lymphe weitergepumpt. In der Ausatemphase füllen sich die tief gelegenen Lymphplexus.
- **Darmperistaltik:** Diese wirkt als Pumpe für einen Großteil der Lymphflüssigkeit.
- **Arterieller Gefäßpuls:** Der Pulsschlag der Blutgefäße wirkt als Lymphpumpe.
- **Innervation:** Das autonome Nervensystem innerviert die Lymphgefäße und führt zu rhythmischen Kontraktionen auf Höhe des Ductus thoracicus und anderer großer Lymphgefäße. Über die α-Rezeptoren an den Lymphknoten können sympathische Impulse den Lymphfluss an Lymphgefäßen und Lymphknoten beeinflussen.
- **Differenz zwischen der Filtrationsrate:** Differenz zwischen der Filtrationsrate des Blutes vom Gefäß in das Gewebe und dem **Abtransport** der Gewebeflüssigkeit.

- **Spannungszustand:** Spannungszustand der Bindegewebe und Faszien
- **Thorakozervikales Diaphragma:** Letztlich kehrt die Lymphe im linken (und rechten) Venenwinkel hinter der A. sternoclavicularis zurück in den venösen Blutkreislauf, sodass der Zustand des thorakozervikalen Diaphragmas, insbesondere des M. sternocleidomastoideus, der A. sternoclavicularis, der oberen thorakalen Wirbel und der oberen Aa. sternocostales für den Lymphrückfluss von besonderem Interesse sind.

8.3.3 Lymphgefäße im Gehirn

Bis 2015 war Forschungsstand, dass im ZNS ein klassisches Lymphdrainagesystem fehle. Eine Studie von Louveau et al. (2015) konnte zeigen, dass außerhalb des Hirnparenchyms reguläre Lymphgefäße in den meningealen Membranen existieren [22]. Obwohl mittlerweile Konsens darüber bestand, dass das ZNS unter konstanter Immunüberwachung steht, die im meningealen Kompartment abläuft, waren die Steuerungsmechanismen für die Ein- und Ausfuhr von Immunzellen im ZNS weiterhin unklar. Auf der Suche nach Ein- und Austrittspforten für T-Zellen in den Meningen entdeckten die Forscher der School of Medicine an der University of Virginia 2015 funktionelle Lymphgefäße, die die **duralen Sinus** auskleiden [22]. Die Gefäßstrukturen zeigen alle molekularen Eigenschaften lymphatischer Endothelzellen. Diese Lymphgefäße befördern die Abfallprodukte mit dem Abfluss von LCS aus dem glymphatischen System weiter. Sie sind in der Lage, Flüssigkeit und Immunzellen aus dem zerebrospinalen Liquor zu transportieren, und sind mit den **tiefen zervikalen Lymphknoten** verbunden.

Klinische Relevanz: Die Entdeckung des lymphatischen Systems im ZNS sollte dazu aufrufen, die Grundannahmen zur Neuroimmunologie zu überprüfen, und wirft ein neues Licht auf die Erforschung und Behandlung von neuroinflammatorischen und -degenerativen Erkrankungen, die mit Immunprozessen assoziiert sind, wie Autismus, Alzheimer und multiple Sklerose sowie auf die Möglichkeiten osteopathischer Behandlungen. So könnte möglicherweise mittels manueller lymphatischer Drainage des Halses, insbesondere der tiefen zervikalen Lymphknoten, und mittels der Behandlung der meningealen Strukturen des Gehirns die lymphatische Drainage im Gehirn verbessert werden. Um diese Hypothese zu prüfen, sind allerdings weitere Untersuchungen erforderlich [22].

8.3.4 Lymphabflusswege des Kopfes und Halses

Ebenso wie der Osteopath die Nervenkompressionen und die Behinderungen des Blutflusses zu beseitigen bestrebt ist, kann er auch im Hinblick auf das lymphatische System regulierend einwirken. Von besonderer Bedeutung ist dabei, dass an Kopf und Hals sehr viele der Lymphknoten lokalisiert sind. Im Folgenden werden deshalb die wichtigsten Lymphabflusswege und Lymphknoten des Kopf- und Halsbereichs und ihre Drainagegebiete aufgeführt (► **Abb. 8.5**, ► **Tab. 8.3**).

Gewebestauungen

Stauungen im Gewebe (► **Abb. 8.6**) können auf eine Dysfunktion im jeweiligen Bereich hinweisen. Gewebestauungen können lokalisiert werden, indem die terminalen lymphatischen Drainagepunkte palpiert werden. Ödematöse Verquellungen an den in ► **Tab. 8.4** beschriebenen Stellen deuten auf Dysfunktionen und Stauungen hin, die mit einer schlechten lymphatischen Drainage im entsprechenden Bereich einhergehen.

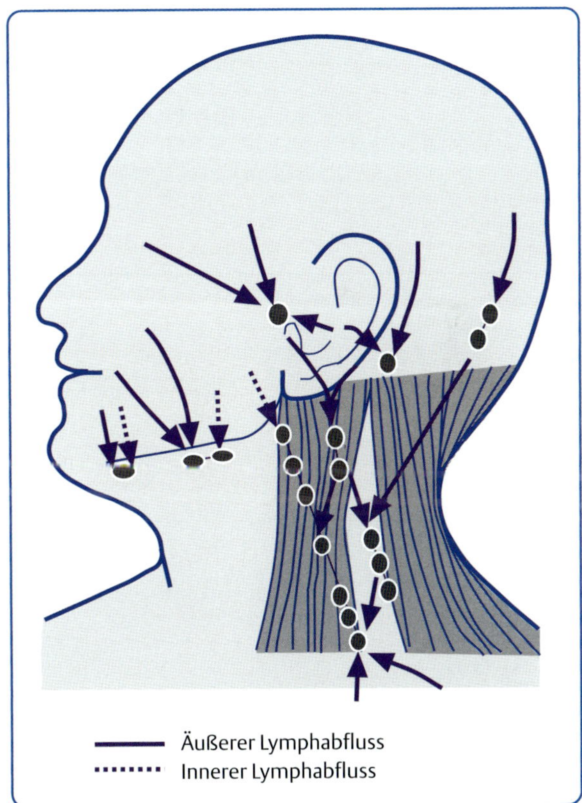

► **Abb. 8.5** Lymphabflusswege des Schädels.

▶ **Tab. 8.3** Lage und Hauptzuflüsse der Lymphknoten im Gesichts- und Halsbereich.

Lymphknoten	Lage	Hauptzuflüsse
Nodi lymphatici occipitales	Linea nuchalis superior	Scheitel, Hinterhaupt, Nacken
Nodi lymphatici mastoidei	Proc. mastoideus	Proc. mastoideus, Cellulae mastoideae, Rückfläche Ohrmuschel
Nodi lymphatici parotidei superficiales	auf der Fascia parotidea	Stirn, Schläfe, Ohrmuschel, Bindehaut, Augenlider lateral
Nodi lymphatici parotidei profundi	unter der Fascia parotidea, Glandula parotidea	Paukenhöhle, äußerer Gehörgang, Glandula parotidea, Bindehaut, Augenlider lateral
Nodi lymphatici submandibulares	Glandula submandibularis	Augenlider medial, Bindehaut, Stirn, Nase, Nasenhöhle, Epipharynx, Gaumen, Zähne, Zahnfleisch, Zunge, Mundboden
Nodi lymphatici submentales	zwischen den beiden vorderen Bäuchen der Mm. digastrici	Unterlippenmitte, Zungenspitze, Mundboden, Kinn, Zahnfleisch der vorderen Mandibula
Nodi lymphatici retropharyngeales	Seiten- und Hinterwand des Pharynx auf Höhe C 1	Tuba auditiva, Paukenhöhle, Nasenhöhle hinten, hinterer oberer Pharynx
Nodi lymphatici cervicales anteriores superficiales	entlang der V. jugularis anterior	Halsvorderseite
Nodi lymphatici cervicales anteriores profundi	Membrana thyrohyoidea, Lig. cricothyroideum, vor und seitlich der Trachea, nahe der Vv. thyroideae inferiores, Glandula thyroidea	Kehlkopf, Glandula thyroidea, Trachea des Halses
Nodi lymphatici cervicales laterales superficiales	entlang der V. jugularis externa	Ohrmuschel unten, Glandula parotidea unten, seitlicher Hals
Nodi lymphatici cervicales laterales profundi	entlang der V. jugularis interna	aus der Umgebung und Hauptabfluss aller Kopf- und Hals-Lymphknoten

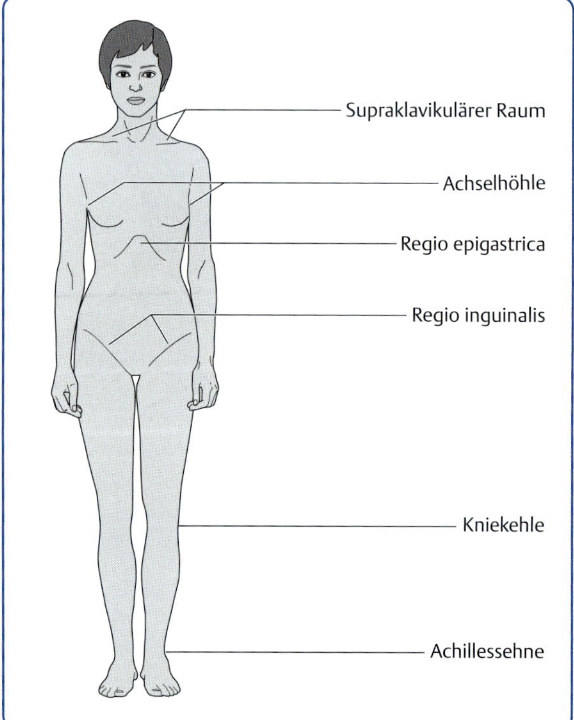

▶ **Abb. 8.6** Terminale lymphatische Drainagepunkte.

▶ **Tab. 8.4** Verquellungen als Hinweis auf Lymphabflussstörungen in abhängigen Arealen.

Verquellungen, Ödeme	betroffene Areale
supraklavikulärer Raum	Kopf und Nacken
Achselhöhle	obere Extremitäten
Regio epigastrica	Abdomen
Regio inguinalis	untere Extremitäten
Kniekehle	untere Extremitäten
Achillessehne	Fuß

8.4 Primo-Gefäßsystem

Bereits in den frühen 1960er-Jahren entdeckte und beschrieb der Physiologe und Chirurg Bong Han Kim ein neues Gefäßsystem. 2002 initiierte eine Gruppe von Wissenschaftlern um Dr. Kwang-Sup Soh eine Reihe von Experimenten, die viele Beobachtungen von Dr. Bong Han Kim bestätigten [23].

Das Primo-Gefäßsystem („Primo Vascular System") stellt ein drittes Gefäßsystem dar, das weder dem Blutgefäß- noch dem lymphatischen System zugeordnet werden kann. Die in diesem System enthaltene Flüssigkeit (Primo-Flüssigkeit) unterscheidet sich von der im Blut- und Lymphgefäßsystem. Primo-Gefäße (▶ **Abb. 8.7**) und Primo-Knoten bilden ein dichtes Netzwerk, das den ganzen Körper durchzieht. Sein Verlauf ist unabhängig, folgt aber manchmal Nerven sowie Blut- und Lymphgefäßen. Das Primo-Gefäßsystem verläuft an den Oberflächen und im Inneren von Organen, in der Unterhaut, innerhalb von Lymph- und Blutgefäßen sowie entlang von Nerven.

Ein Review von Vodyanoy et al. (2015) beleuchtet historische, anatomische und physiologische Grundlagen dieses Gefäßnetzes [23]. Kim unterschied 4 verschiedene Typen von Primo-Gefäßen:

1. interne oder intravaskuläre Primo-Gefäße, die in den Blut- und Lymphgefäßen schwimmen
2. Primo-Gefäße, die unabhängig von Blut- und Lymphgefäßen sowie neuronalen Axonen über die Oberfläche von Organen verteilt sind, auch intraexterne Primo-Gefäße genannt
3. externe oder extravaskuläre Primo-Gefäße, die entlang der äußeren Schicht von Blut- und Lymphgefäßen verlaufen
4. neurale Primo-Gefäße, die innerhalb des internen und peripheren Nervensystems verteilt sind und durch den Zentralkanal des Rückenmarks und die zerebralen Ventrikel ziehen

Die anatomische Struktur der unterschiedlichen Primo-Gefäße variiert, einige Eigenschaften teilen sich die 4 Typen jedoch: Ein Primo-Gefäß ist zusammengesetzt aus 1–20 kleineren Gefäßstrukturen („Primo-Subvessels") mit einem Durchmesser von 3–25 µm, deren Bündel von einer Schicht Endothelzellen ummantelt sind. Zwischen den Primo-Gefäßen sitzen sog. Primo-Knoten, in denen sich hämatopoetische Vorläuferzellen und multipotente Stammzellen befinden. Diese Zellen werden in einer speziellen Flüssigkeit zusammen mit Hormonen, Aminosäuren, Fetten, Zucker, Proteinen und Hyaluronsäure innerhalb des Gefäßsystems transportiert.

Die Funktion des Primo-Gefäßsystems ist bislang nicht geklärt: Die hohe Dichte von Mastzellen in den Knoten deutet möglicherweise auf eine Bedeutung für die Immunfunktion und Allergien hin, das Vorliegen von sog. P-Mikrozellen auf eine Beteiligung an regenerativen Prozessen. Auch der Entstehungsprozess der Primo-Flüssigkeit ist unbekannt, u. a. wird ein aktiver Flüssigkeitstransport durch peristaltische Wellen bzw. Gefäße vermutet.

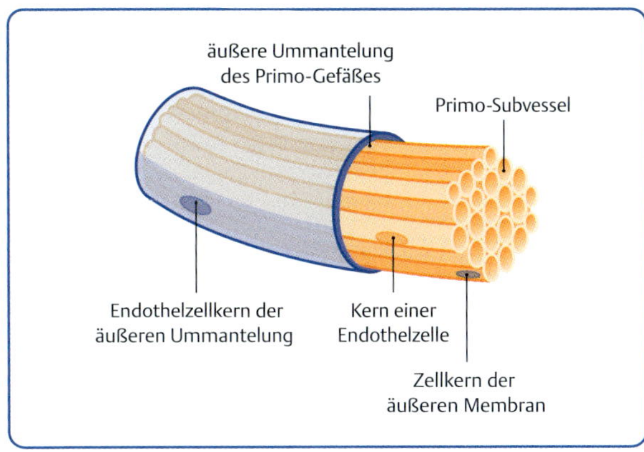

▶ **Abb. 8.7** Primo-Gefäß. (Vodyanoy V, Pustovyy O, Globa L, Sorokulova I: Primo-vascular system as presented by Bong Han Kim. Evid. Based. Complement. Alternat. Med. 2015; 2015: 361974.)

Die Autoren des Reviews sehen einen großen Nutzen dieser Erkenntnisse für ein besseres wissenschaftliches Verständnis von Akupunktur, osteopathischer manipulativer Medizin, Schmerzmanagement, Entwicklungsbiologie, Geweberegeneration, Organrekonstruktion, Diabetes mellitus sowie für die Prävention und Behandlung von Krebs [23].

Verwendete Literatur

[1] Still AT: Osteopathy, research and practice. Seattle: Eastland; 1992: 50.

[2] Still AT: Autobiography of A. T. Still. Indianapolis: American Academy of Osteopathy; 1981: 182.

[3] von Lanz T, Wachsmuth W: Praktische Anatomie, Bd. 1, Teil A. Berlin: Springer; 1985: 627.

[4] Wagner EM, Traystman RJ: Hydrostatic determinants of cerebral perfusion pressure. Crit. Care Med. 1986; 14(5): 484–490.

[5] Falk D: Evolution of cranial blood drainage in hominids: enlarged occipital/marginal sinuses and emmissary foramina. Am. J. Phys. Anthropol. 1986; 70(3): 311–324.

[6] Farasyn A: New hypothesis for the origin of cranio-sacral motion. J. Bodyw. Mov. Ther. 1999: 3: 229–237.

[7] Ericson S, Myrberg N: The morphology of the sphenooccipital synchondrosis at the age of eight evaluated by tomography. Acta Morfol. Neerl. Scand. 1973; 1: 197–208.

[8] Moss M: Functional anatomy of cranial synostosis. Child's Brain. 1975: 191–204.

[9] Hamit H, Beall A, De Bakey M: Hemodynamic's influences upon brain and C.S.F. pulsations and pressures. J. Trauma. 1965; 5: 174–184.

[10] Edvinsson L, Höggestät E, Uddman R, Auer L: Cerebral veins: Fluorescence histochemistry, Elctron Microscopy and in vitro reactivity. J. Cereb. Blood Flow Metabol. 1983; 3: 226–230.

[11] Fodstad H, Love J, Ehstedt J, Friden H, Liliequist B: Effect of Cranioplasty on cerebrospinal fluid hydrodynamics in the patients with the syndrome of trephined. Act. Neuroch. 1984; 70: 21–30.

[12] Cabanc M, Brinnel H: Blood flow in the emissary veins of the human head during hyperthermia. Eur. J. Appl. Physiol. 1985; 172–176.

[13] Caputa M, Perrin G, Cabanac M: Ecoulement sanguin reversible dans la veine ophtalmique: mecanismes de refroidissement selectiv du cerveau humain. Seanc. Acad. Sci. Paris. 1978; 287: 1011–1014.

[14] Zenker W, Kubik S: Brain cooling in humans-anatomical considerations. Anat. Embryol. 1996: 1–13.

[15] Degenhardt BF, Kuchera ML: Update on osteopathic medical concepts and the lymphatic system. J. Am. Osteopath. Assoc. 1996; (96)2: 97.

[16] McCatty RR: Essentials of Cranio-Sacral Osteopathy. Bath: Ashgrove; 1988: 58.

[17] Le Gros Clark WE: On the pacchioian bodies. J. Anat. 1920; 55: 40–46.

[18] Takeshige Y: Die Bedeutung des Venensystems für die Hämodynamik des Hirnstamms. Anat. Anz. 1973; 125: 166–195.

[19] Berquist E, Willen R: Cavernous nodules in the dural sinuses. J. Neurosurg. 1974; 40: 330–335.

[20] Rüdinger N: Über den Abfluss des Blutes aus der Schädelhöhle. In: von Lanz T, Wachsmuth W: Praktische Anatomie, Kopf. Teil A: übergeordnete Systeme. Berlin: Springer; 1876.

[21] Le Double AF: Traité des Variations des Os du Crâne de l'Homme. Paris: Vigot; 1903.

[22] Louveau A, Smirnov I, Keyes TJ, Eccles JD, Rouhani SJ, Peske JD, Derecki NC, Castle D, Mandell JW, Lee KS, Harris TH, Kipnis J: Corrigendum: Structural and functional features of central nervous system lymphatic vessels. Nature. 2016; 533: 278.

[23] Vodyanoy V, Pustovyy O, Globa L, Sorokulova I: Primo-vascular system as presented by Bong Han Kim. Evid. Based. Complement. Alternat. Med. 2015; 2015: 361974.

Weitere Literatur

Berquist E, Willen R: Cavernous nodules in the dural sinuses. J. Neurosurg. 1974; 40: 330–335.

Ganong WF: Review of medical physiology. Norwalk: 17th Appleton and Lange; 1995.

Kuchera WA, Kuchera ML: Osteopathy principles in practice. 2.A. Columbus: Greyden; 1993.

Kurz I: Lehrbuch der manuellen Lymphdrainage nach Dr. Vodder. Bd. 3. Heidelberg: Haug; 1980.

von Lanz T, Wachsmuth W: Praktische Anatomie. Bd. 1, Teil B. Berlin: Springer; 1979.

McCatty RR: Essentials of craniosacral osteopathy. Bath: Ashgrove; 1988.

Owman C, Edvinsson L (Eds.): Neurogenic control of the brain circulation. The proceedings of the International Symposium held in the Wenner-Gren-Center, Stockholm: Pergamon Press; 1977.

Richard R: Lesions osteopathiques du Sacrum. Paris: Maloine; 1978.

Sutherland WG: Teachings in the Science of Osteopathy. Portland: Rudra; 1991.

De Tersant CD: Les sinus veineux du crane une clé des migraines. Aix-en-Provence: Editions de Verlaque; 1993.

Wittlinger H, Wittlinger G: Lehrbuch der manuellen Lymphdrainage nach Dr. Vodder. Bd. 1. Heidelberg: Haug; 1978.

9 Anatomie und Physiologie der Hirnventrikel und des Liquor cerebrospinalis

„Die zerebrospinale Flüssigkeit ist der wertvollste Stoff, der im Körper enthalten ist, und solange das Gehirn diese Flüssigkeit nicht im ausreichenden Maß produziert, wird der Körper kraftlos bleiben." A. T. Still [1]

Das Nervensystem ist von einer klaren, farblosen und eiweißhaltigen Flüssigkeit, dem LCS, umgeben. Diese Flüssigkeit nimmt nicht nur die Abfallstoffe des Nervenstoffwechsels auf, sondern ist auch verantwortlich für die Ernährung des gesamten ZNS. Die Zusammensetzung des LCS hängt von der Blutzusammensetzung ab. Der Liquor füllt die Hohlräume im Inneren des Gehirns (die Hirnventrikel) aus und befindet sich im Subarachnoidalraum und in den Zisternen des Gehirns und Rückenmarks. Man kann innere und äußere Liquorräume unterscheiden, die auf Höhe des 4. Ventrikels miteinander kommunizieren.

Der im 2. Jahrhundert lebende Anatom Galen führte Untersuchungen an den Ventrikeln durch. Da sie leer vorgefunden wurden, vermutete er, dass sie etwas Luftähnliches enthalten mussten, das dem Seelischen nahestand. Der Inhalt ähnelte dem Pneuma, nach den alten Griechen der Atem, der aus dem Kosmos eingesogen wurde und zwischen Körper und Seele vermittelt. Bei Experimenten an lebenden Tieren übte Galen Druck auf den hinteren Ventrikelbereich aus und löste dadurch Starre und Benommenheit aus, ein Schnitt in diesen Bereich erzeugte unwiderrufliche Starre, während ein leichter Einschnitt in das Ventrikeldach Blinzeln erzeugte, das wiederum bei gleichzeitigem Druck auf den vorderen Ventrikel aufhörte.

Später im Mittelalter wurden den Ventrikeln verschiedene Funktionen zugesprochen. Der vorderste Ventrikel war zuständig für die Wahrnehmung, der mittlere Ventrikel für das Denken und der hinterste für das Gedächtnis. Im späten Mittelalter wurden bis über 10 Ventrikel beschrieben. In der Renaissance zeichnete Leonardo da Vinci die erste realistische Darstellung der Hirnventrikel. Im Laufe des 17. Jahrhunderts wurde angenommen, dass die Ströme des Spiritus animalis von den sensorischen Nerven in die Ventrikel fließen.

In der Osteopathie, insbesondere der kranialen Osteopathie, wurden Auffassungen von Swedenborg (1688–1772), einem schwedischer Wissenschaftler und Mystiker, übernommen, sodass in den Konzepten der kranialen Osteopathie zum Teil auch metaphysische Auffassungen bezüglich des LCS vertreten werden. (So vermische sich die von den Hirnzellen produzierte „geistige Flüssigkeit" bzw. „Essenz" laut Swedenborg in den Ventrikeln mit jener Flüssigkeit, die im Plexus choroideus entsteht und den Liquor cerebrospinalis bildet und schließlich in den Blutkreislauf gelangt, um von dort eine Belebung des gesamten Körpers zu erzeugen [2] [3]. Dies sind Ideen, die sich so auch bei Sutherland finden.)

Still [4] und Sutherland [5] vertraten die Auffassung, dass der LCS nicht nur für das ZNS, sondern auch für das physiochemische Gleichgewicht des gesamten Organismus Bedeutung habe.

Nach Sutherland [6] ist der LCS maßgeblich an der Bewegung und der Kontrolle seines Konzepts des PRM beteiligt. Der Osteopath Lippincott [7] betont, dass sich der LCS unter Druck und in dauernder Aktivität befindet. Er bezeichnet den LCS als das wichtigste Zentrum der Aktivität des Organismus.

Im Folgenden werden die anatomischen und physiologischen Grundlagen des LCS sowie sein großer Einfluss auf den Gesamtorganismus dargelegt, um seine besondere Bedeutung in der kraniosakralen Osteopathie verständlicher zu machen. Allerdings sind anhand von Tierversuchen erworbene Erkenntnisse zum LCS auf die Dynamiken im Menschen nicht immer übertragbar und deshalb in ihren Aussagen ggf. zu relativieren.

9.1 Liquorräume

▸ Abb. 9.1, ▸ Abb. 9.2, ▸ Abb. 9.3, ▸ Abb. 9.4

9.1.1 Innere Liquorräume (Ventrikel), intrakranial

Diese inneren Liquorräume werden aus 4 Ventrikeln gebildet:

- den 2 Seitenventrikeln (1. und 2. Ventrikel) im Großhirn
- dem 3. Ventrikel im Zwischenhirn
- dem 4. Ventrikel zwischen Brücke, Kleinhirn und Rückenmark

Die Seitenventrikel sind durch die Foramina interventricularia (Foramina Monroi) mit dem 3. Ventrikel verbunden. Der 3. Ventrikel kommuniziert über den Aquaeductus mesencephali (Sylvii), einem engen Kanal im Mittelhirn, mit dem 4. Ventrikel.

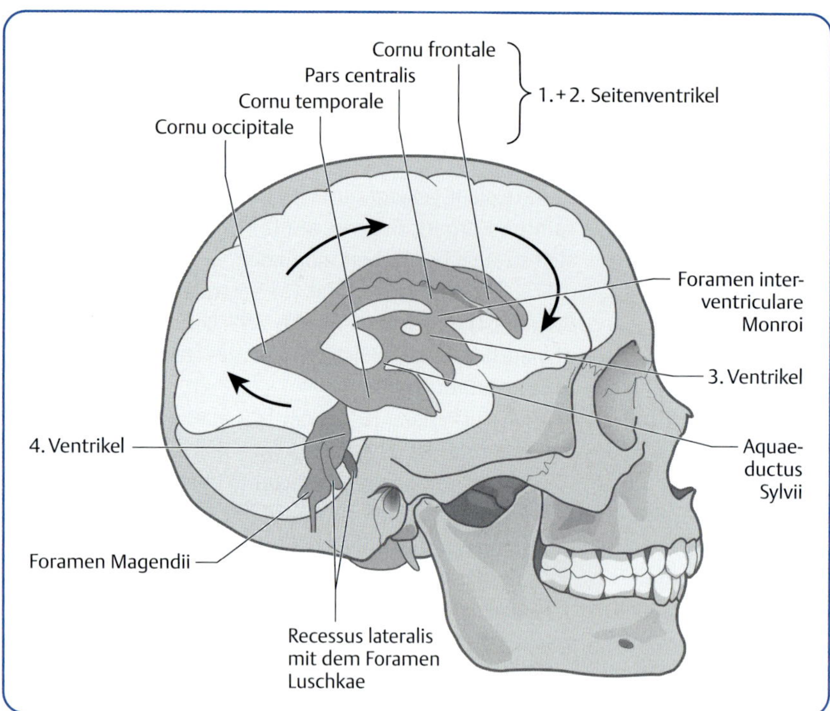

► **Abb. 9.1** Topografie der Hirnventrikel (von lateral).

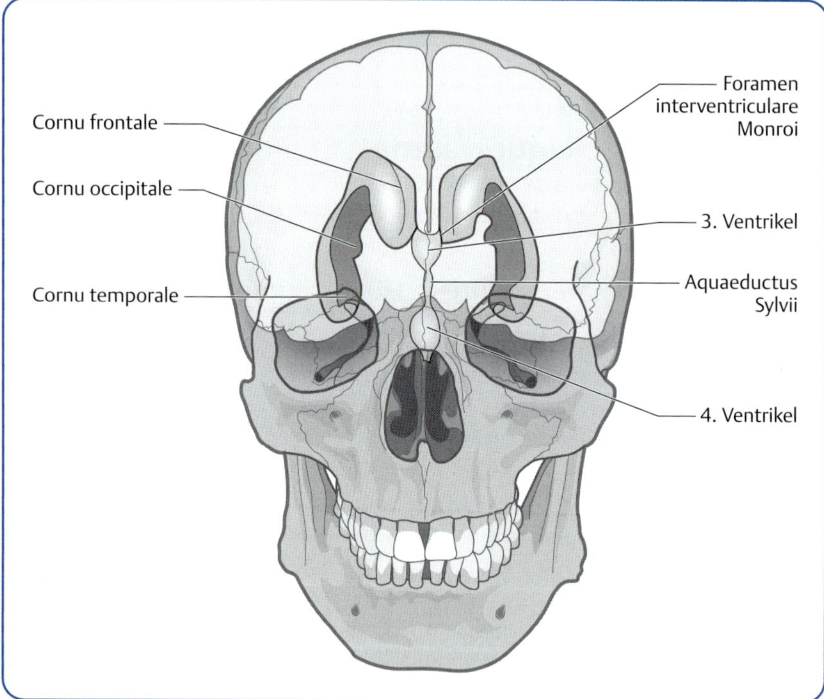

► **Abb. 9.2** Topografie der Hirnventrikel (von vorn).

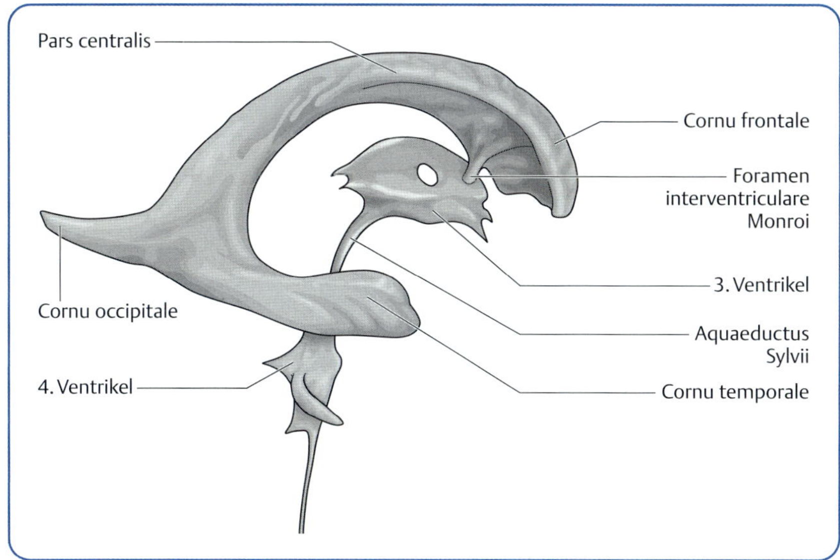

► **Abb. 9.3** Topografie der Hirnventrikel (von lateral).

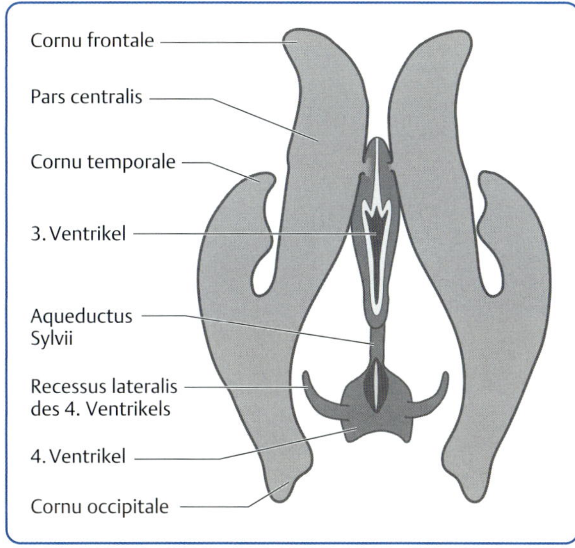

► **Abb. 9.4** Topografie der Hirnventrikel (von oben).

Seitenventrikel

Der 1. und 2. Ventrikel folgen in der Embryonalentwicklung der Großhirnbewegung und bilden so einen halbkreisförmigen Hohlraum. Es können das Vorderhorn im Frontallappen, ein zentraler Teil am Zwischenhirn, das Unterhorn im Temporallappen und das Hinterhorn im Okzipitallappen unterschieden werden.

Begrenzungen:

- nach unten: Sehhügel und Hippocampus
- nach oben: Radiatio corporis callosi
- seitlich: Nucleus caudatus
- nach medial: Septum pellucidum und Fornix

3. Ventrikel

Der 3. Ventrikel besteht aus einer kleinen Höhlung, gebildet durch den Thalamus und den Hypothalamus.

Begrenzungen:

- nach unten: Hypothalamus und Sehnervenkreuzung
- nach oben: Plexus choroideus
- seitlich: Thalamus und Hypothalamus
- nach vorn: Fornix cerebri (Hirngewölbe), Lamina terminalis (Endplatte), Commissura anterior
- nach hinten: Zirbeldrüse und Commissura posterior

Er hat 4 Fortsätze:

- Recessus opticus (erhöhter Liquordruck kann zu Sehstörungen führen)
- Recessus infundibuli (in den Hypophysenstiel)
- Recessus pinealis (zur Zirbeldrüse)
- Recessus suprapinealis (oberhalb der Zirbeldrüse)

4. Ventrikel

Der 4. Ventrikel wird durch das Kleinhirn und das obere Rückenmark begrenzt. Er besteht aus einer zeltförmigen Höhlung mit 2 langen lateral gelegenen Fortsätzen. An die beiden lateralen Fortsätze (Recessus laterales) schließen sich 2 Öffnungen, die Aperturae laterales (Foramen Luschkae) an. Im Dach des 4. Ventrikels liegt die Apertura mediana (Foramen Magendii). Diese Öffnungen verbinden die inneren mit den äußeren Liquorräumen.

Begrenzungen:

- nach unten: Tegmentum pontis und verlängertes Rückenmark
- nach oben: obere Kleinhirnstiele, oberes und unteres Marksegel, Kleinhirnwurm
- seitlich: N. facialis (VII), Endkerne des N. vestibulocochlearis (VIII)

9.1.2 Äußere Liquorräume, intrakranial

Diese mit Liquor gefüllten Spalten und Räume liegen zwischen der Arachnoidea und der Pia mater im sog. Subarachnoidalraum. Der Subarachnoidalraum ist ein schmaler Spalt mit einigen erweiterten Hohlräumen, den Zisternen. Da die Pia mater dem Gehirn eng anliegt, während die Arachnoidea der Dura mater folgt, entstehen an manchen Stellen mit tieferer Einsenkung die Zisternen. Diese Zisternen sind wie Wasserbetten, auf denen das Gehirn ruht (▸ **Abb. 9.5**).

Zisternen

- **Cisterna cerebellomedullaris:** Sie ist die größte Zisterne und liegt zwischen dem Kleinhirn und der Medulla.
- **Cisterna interpeduncularis:** Sie ist im Winkel zwischen Zwischenhirnboden, Pedunculus cerebri (Hirnstiel) und Pons (Brücke) lokalisiert.
- **Cisterna chiasmatica:** Sie befindet sich am Chiasma opticum.
- **Cisterna ambiens:** Sie liegt zwischen Kleinhirnoberfläche, Vierhügelplatte und Epiphyse.

9.1.3 Äußere Liquorräume der Wirbelsäule

Im Subarachnoidalraum umgibt der LCS auch das Rückenmark vom Foramen magnum bis zum 2. Sakralwirbel. Anterior liegen die austretenden sowie posterior die eintretenden Nerven, und von L1–S2 flottiert die Cauda equina (vom L2 an abwärts ziehende Spinalnervenwurzeln) im LCS (▸ **Abb. 9.5**).

An der unteren Wirbelsäule ist ein spinaler Duralsack lokalisiert. Forschungen von Martins, Wiley und Myers [8] lassen darauf schließen, dass der spinale Duralsack Elastizität hat, die es ihm ermöglicht, sich entsprechend vorhandenen Druckverhältnissen zu vergrößern oder zu verkleinern. Zum Beispiel zieht er sich bei einer Volumenreduzierung des LCS oder des intrakranialen Blutes zusammen und kollabiert zum Teil. Die Autoren nehmen deshalb an, dass der Duralsack als Reservoir für LCS dient und eine wesentliche Rolle in der Dynamik der Liquordruckveränderungen spielt. Es bestehen Verbindungen des epiduralen Venenplexus zum spinalen Duralsack. Deshalb folgern sie weiter, dass sich Veränderungen der intrathorakalen und intraabdominalen Druckverhältnisse über diese Verbindungen auf den Liquordruck auswirken

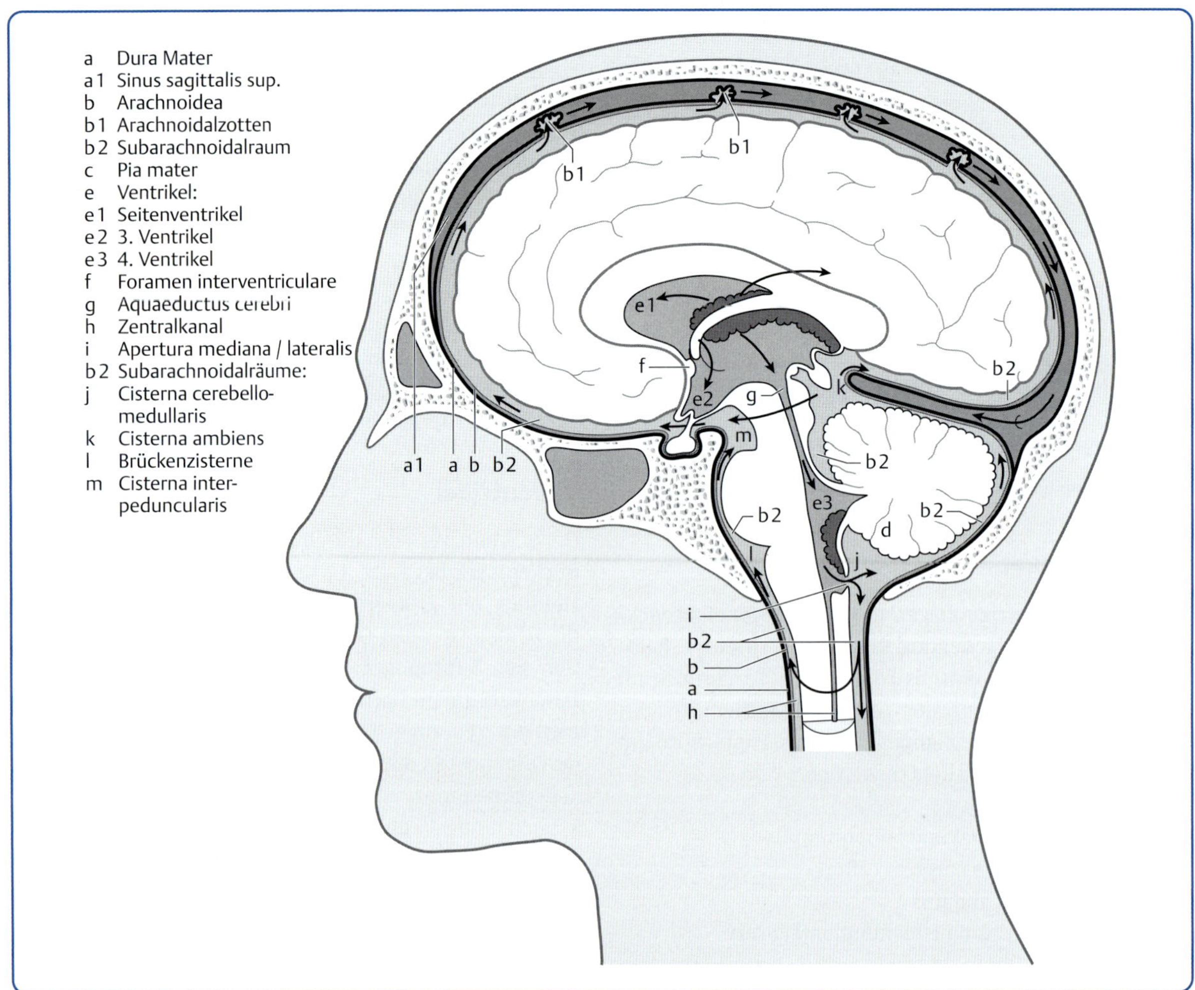

▸ **Abb. 9.5** Topografie der Hirnventrikel und Zisternen und Schema der Liquorzirkulation.

[8]. Diese Forschungsergebnisse deuten darauf hin, dass der spinale Duralsack auch bei der Rhythmizität des PRM von Bedeutung sein könnte.

9.2 Physiologie des Liquor cerebrospinalis

9.2.1 Zusammensetzung und pH-Wert

Der pH-Wert des LCS beträgt 7,32. Er weist geringere Schwankungen als der Blut-pH-Wert auf, um das einwandfreie Funktionieren des Gehirns zu gewährleisten.

Die Zusammensetzung des LCS ist in ▸ **Tab. 9.1** angegeben.

Sie ist relativ konstant und in ihrer Qualität der chemischen Zusammensetzung des Blutplasmas ähnlich.

In der Quantität seiner Bestandteile gibt es allerdings wichtige Unterschiede zum Blut. Der LCS enthält fast kein Cholesterin und nur wenig Eiweiß, obwohl die Globuline und die Präalbumine in höherer Konzentration vorkommen als im Blutplasma. Er enthält weniger Kalzium, Kalium und Glukose. Chlorid- und Magnesiumionen sind im Liquor in höherer Konzentration als im Blut vorhanden. Die Konzentration von Vitamin C ist im Liquor 4-mal, von Pantothensäure 10-mal und von Biotin 10^3-mal höher als im Blut. Niacinamid ist das Hauptvitamin im Blut sowie im Liquor, und das menschliche Gehirn ist sogar fähig, kleine Mengen dieses Vitamins zu synthetisieren. Auch bestimmte Hormone sind im LCS zu finden, z. B. neurohypophysäre, hypothalamanische, epiphysäre Substanzen und Endorphine sowie Neurotransmitter. Zudem konnten immunologisch wichtige Stoffe nachgewiesen werden.

9.2.2 Liquorproduktion

Gemäß den klassischen Vorstellungen wird der größte Teil des LCS durch zottenartige Adergeflechte, die **Plexus choroidei**, gebildet. Diese girlandenförmigen Kapillarschlingen aus der Pia mater stülpen sich in die Ventrikel vor. In den Seitenwänden der lateralen Ventrikel sind die Plexus am mächtigsten, kommen aber auch im Dach des 3. und 4. Ventrikels vor. Der Plexus choroideus hat eine externe und eine interne Schicht. Über die externe Schicht wird Plasma aus dem Blut filtriert. Aus diesem Ultrafiltrat wird über die interne Schicht (Astro- und Oligodendroglia) durch aktive Stoffwechselvorgänge der LCS produziert und sezerniert [89] [90].

Etwa zwei Drittel der LCS-Produktion sollen in den Plexus choroidei stattfinden [89] [91]. Ein Drittel des LCS entsteht laut Brown et al. (2004), Cserr (1989), Davson et al. (1987), Pollay u. Curl (1967) extrachoroidal [89] [90] [92] [93]. Diese klassische Sicht wurde durch neue Experimente infrage gestellt. Die Bedeutung des kapillären Endothel des gesamten ZNS in der Produktion des LCS wird gegenwärtig als bedeutsamer angesehen [98] [103] [104] [105].

Miyajima und Arai (2015) konnten anhand eines Literaturüberblicks aufzeigen, dass die Plexus choroidei nicht – wie bislang angenommen – die Hauptproduzenten des LCS darstellen, sondern dass der LCS größtenteils vermutlich im Parenchym des Gehirns gebildet wird [94].

▸ **Tab. 9.1** Zusammensetzung des LCS.

Substrat	Einheit	LCS	Plasma	LCS/Plasma
Na^+	mmol/l	147,0	150,0	0,98
K^+	mmol/l	2,9	4,6	0,62
Mg^{2+}	mmol/l	2,2	1,6	1,39
Ca^{2+}	mmol/l	2,3	4,7	0,49
Cl^-	mmol/l	113,0	99,0	1,14
HCO^{3-}	mmol/l	25,1	24,8	1,01
PCO_2	mmHg	50,2	39,5	1,28
pH		7,33	7,4	
Osmolarität	mosm/kg H_2O	289,0	289,0	1,00
Protein	mg/dl	20,0	6 000,0	0,003
Glukose	mg/dl	64,0	100,0	0,64
anorg. P	mg/dl	3,4	4,7	0,73
Harnstoff	mg/dl	12,0	15,0	0,80
Kreatinin	mg/dl	1,5	1,2	1,25
Harnsäure	mg/dl	1,5	5,0	0,30
Milchsäure	mg/dl	18,0	21,0	0,86
Cholesterin	mg/dl	0,2	175,0	0,001

So postulierten bereits Hakim et al. (1976) und Di Chiro (1964, 1966), dass LCS überall im ZNS produziert und resorbiert werden könne [95] [96] [97].

Laut Hypothesen von Bulat u. Klarica (2011), Klarica et al. (2009), Maraković et al. (2010), Orešković u. Klarica (2010, 2011), basierend auf zahlreichen Experimenten, findet die Produktion von LCS überwiegend in den Kapillaren des ZNS statt [106] [107] [108] [109] [110].

Die Sekretionsmenge beträgt etwa 20–40 ml/h. Das sind 500–1000 ml/Tag, sodass 3- bis 6-mal pro Tag ein völliger Austausch von LCS stattfindet. Etwa 140 ml LCS befinden sich in den inneren und äußeren Liquorräumen, weniger als 20 ml davon im Rückenmark. Die Sekretionsmenge kann sich erheblich verringern durch einen Anstieg des intrakraniellen hydrostatischen Drucks. Zu einer Erhöhung der Produktion kann es hingegen durch eine höhere Osmolarität des LCS kommen.

Die Produktion des LCS wird über das autonome Nervensystem beeinflusst. Die Stimulation des Ganglion cervicale superius führt zu einem Anstieg der LCS-Produktion [67] [68].

9.2.3 Rückresorption des Liquor cerebrospinalis

Gemäß den klassischen Annahmen findet die Rückresorption des LCS hauptsächlich in den arachnoidalen Zotten (Pacchioni-Granulationen) statt. Die größeren arachnoidalen Granulationen reichen direkt in das Lumen der Sinus, während die kleineren bis in den Subduralraum hineinragen. Pränatal sind noch keine Arachnoidalzotten vorhanden, allerdings müsste auch in dieser Zeit für die Abführung des LCS ein Mechanismus vorhanden sein [111] [112] [113] [114]. Neuere Untersuchungen konnten schließlich aufzeigen, dass die Arachnoidalzotten bei der Reabsorption des LCS nicht die Hauptrolle spielen, sondern bestenfalls – v. a. bei erhöhtem LCS-Druck – eine zusätzliche Funktion ausüben [115].

Auch eine Übersichtsarbeit von Miyajima und Arai (2015) kommt zu dem Schluss, dass neben Arachnoidalzotten ebenfalls andere Strukturen und Regionen an der Absorption des LCS beteiligt zu sein scheinen [116]. So zeigen laut den Autoren diverse Studien, dass die Absorption des LCS in den Kapillaren des Parenchyms, in den Wänden der Ventrikel oder auch im lymphatischen System stattfindet.

Letzteres drainiert mittels nasaler Lymphe, duraler Lymphe und mit Lymphgefäßen, die mit Hirnnerven- und Spinalnervenwurzeln assoziiert sind, in regionale Lymphknoten [117] [118] [119] [120] [121] [122]. Während bei Wirbeltieren mindestens 50 % des LCS in die Lymphe drainieren [119], ist der Anteil beim Menschen unbekannt [118]. Es wurden kürzlich bei Mäusen funktionelle Lymphgefäße der Dura bilateral entlang des Sinus sagittalis superior lokalisiert, die durch die Lamina cribrosa in die nasale Mukosa drainieren [117] [121]. Es ist nicht belegt, ob durale Lymphgefäße Flüssigkeiten, gelöste Stoffe und Zellen aus dem Hirnparenchym im Menschen drainieren. Laut Engelhardt (2016) ist es wahrscheinlich, dass durale Lymphgefäße für die Drainage des LCS mitverantwortlich sind [122]. Ein Transport von T-Zellen und antigenpräsentierenden Zellen aus dem LCS in die tiefen zervikalen Lymphknoten ist belegt [123] [124] [125] [126] [127].

Zudem benennen einige Studien den spinalen subarachnoidalen Raum als Produktions- und Absorptionsort des LCS. Neuere Studien heben die enge Beziehung von LCS und ISF hervor (Kap. 9.8). Eine Weiterleitung der antigenpräsentierenden Zellen über die ISF ist aufgrund der engen intramuralen perivaskulären Drainagewege allerdings unwahrscheinlich.

Statt zirkulierender Bewegungen wurde beobachtet, dass der LCS in großem Ausmaß in den paravaskulären Kapillaren absorbiert wird. Die Diffusion erfolgt hierbei maßgeblich in Abhängigkeit von der Molekulargröße der Stoffe. So können kleinere Moleküle wie Wasser im Gegensatz zu Makromolekülen das Parenchym des Gehirns ungehindert passieren [116]. LCS und ISF fließen jeweils auf unterschiedlichen Wegen zu den Lymphknoten ab (► **Abb. 9.6**) [122].

Zusätzlich können auch die Plexus choroidei etwa 10 % ihres eigenen Sekrets resorbieren [43] [98] [104] [99] [100] [101] [102].

Klinische Relevanz: Im Menschen gelangt LCS über Arachnoidalzotten in die Sinus venosi. Die lymphatische Drainage des LCS erfolgt über nasale und durale Lymphgefäße und entlang kranialer und spinaler Nervenwurzeln (in der Abbildung lila hervorgehoben). Kanäle, die aus dem Subarachnoidalraum durch die Lamina cribrosa führen, ermöglichen den Durchtritt von LCS (lila Linie), T-Zellen und antigenpräsentierender Zellen in die nasalen Lymphgefäße und Halslymphknoten. LCS aus dem lumbalen Subarachnoidalraum fließt in lumbale Lymphknoten ab. ISF aus dem Hirnparenchym fließt entlang der Basalmembranen der zerebralen Gefäßwände (grüne Pfeile) zu den Halslymphknoten, die direkt unter der Schädelbasis, entlang der A. carotis interna lokalisiert sind. Antigenpräsentierende Zellen dringen aber nicht durch diesen schmalen perivaskulären Spalt. Austausch zwischen LCS und ISF (Kap. 9.6) findet beim Durchtritt des LCS an der Gehirnoberfläche entlang penetrierender Arterien statt [122].

Die wichtigsten physiologischen Reabsorptionsregionen scheinen jedoch die LCS-Räume selbst zu sein. Insbesondere Studien von Bulat 1993, Bulat und Klarica 2005, Bulat et al. 2008 geben deutliche Hinweise, dass LCS mittels periventrikulärer Kapillaren rückresorbiert wird [128] [129] [130].

Der genaue Prozentsatz der LCS-Sekretion sowohl durch den Plexus chorioidei als auch durch die Hirnkapillaren ist weiterhin unklar, ebenso das Verhältnis bei der

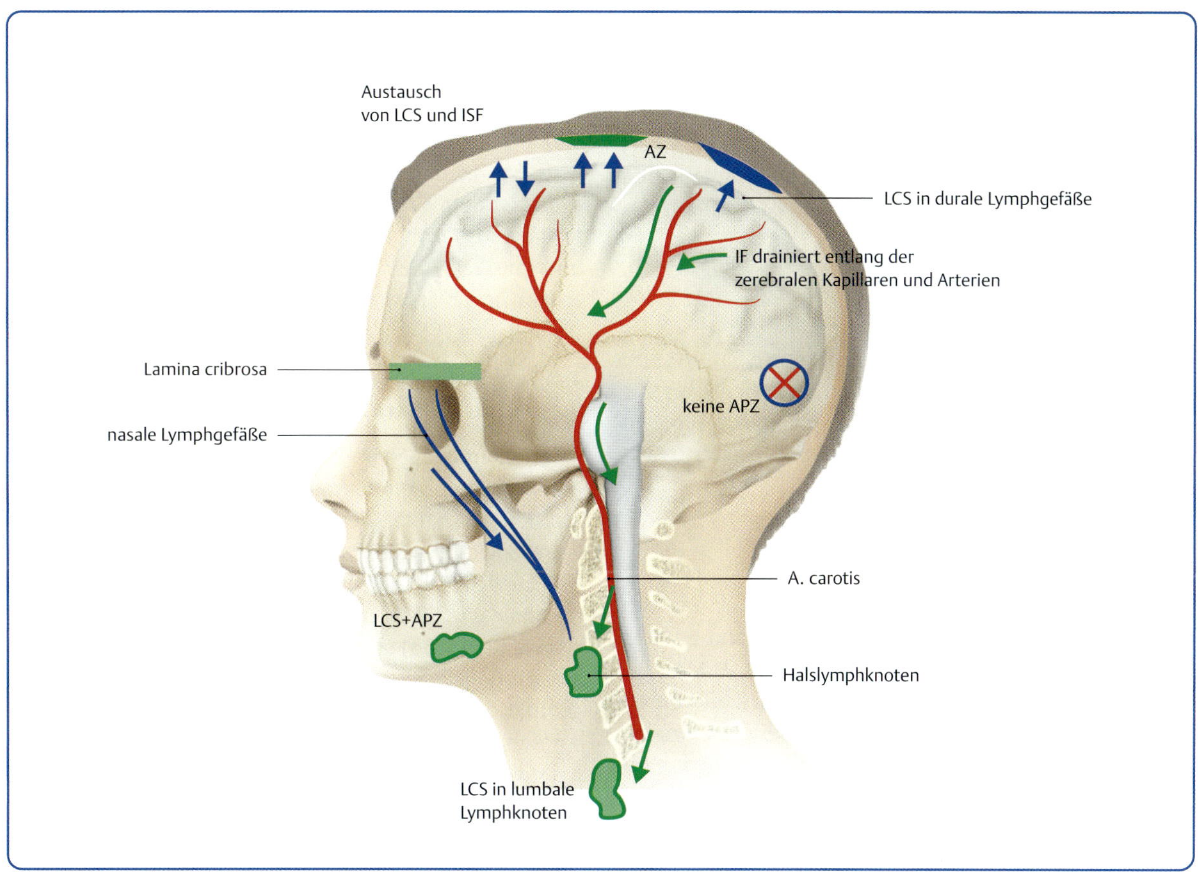

▸ **Abb. 9.6** Drainagewege des Liquor cerebrospinalis (LCS) und der interstitiellen Flüssigkeit (ISF) zu den Halslymphknoten. APZ = antigenpräsentierende Zellen, AZ = Arachnoidalzotten.

Reabsorption des LCS (mittels Lymphgefäße, Plexus chorioidei und kapillären Endothels).

Die Resorption des LCS ist abhängig von Druckverhältnissen im Liquor. Kortikosteroide können die Resorption von LCS steigern. Das ventrikuläre System ist ebenso wie das venöse ein Niedrigdrucksystem. Im Gegensatz zur arteriellen Hirndurchblutung kann die Hydrodynamik des LCS durch leichte Druckveränderungen in den Sinus durales, insbesondere des Sinus sagittalis superior, beeinträchtigt werden.

Bei Katzen ist der venöse Druck im Sinus sagittalis superior 0,5 mmHg niedriger als der LCS-Druck [69]. Der venöse Druck im Sinus sagittalis superior hat eine regulierende Wirkung auf den Druck des LCS. Versuche an Katzen zeigten, dass der Einfluss auf den Druck des LCS selbst bei deutlichen Veränderungen in der Hydrodynamik des LCS minimal bleibt, solange der venöse Druck im Sinus sagittalis superior stabil ist [69]. Der Druck im Sinus sagittalis superior ist somit ein entscheidender Faktor für die Resorption des LCS, den intrakranialen Druck und den zerebralen Perfusionsdruck. Der Druck des Sinus sagittalis superior ist seinerseits abhängig vom Druck im Wirbelkanal.

Erst kürzlich wurde nachgewiesen, dass die Resorption auf Höhe der **Lamina cribrosa** bei niedrigen intrakranialen Druckverhältnissen sogar den Hauptresorptionsort darstellt. Die Resorption über die arachnoidalen Zotten und andere lymphatische Wege nimmt hingegen nur bei erhöhten intrakranialen Druckverhältnissen zu [70]. 50 % oder mehr des LCS sollen zumindest bei Schafen und Ratten über das lymphatische System und nicht über die arachnoidalen Zotten resorbiert werden [71]. Zudem gibt es Hinweise dafür, dass etwa 25 % des LCS über den spinalen Subarachnoidalraum resorbiert werden sollen [72]. Von den peripheren Nervenscheiden gelangen Substanzen des LCS auch mit der extrazellulären Flüssigkeit in Kontakt.

9.2.4 Interstitielle Flüssigkeit (ISF) und glymphatisches System

Drainageweg der ISF im Gehirn

Die Drainage von ISF des ZNS-Parenchyms erfolgt in regionalen Lymphknoten. Eine intramurale perivaskuläre Drainage im Menschen konnte bei zerebraler Amyloidangiopathie belegt werden [131] (aus dem Hirnparenchym in den Extrazellularraum, weiter durch die Basalmembran zerebraler Arterien in die Tunica media der Arteriolen und Arterien bis in die zervikalen Lymphknoten).

Entstehung der ISF

Ein großer Teil der ISF stammt aus dem Blut. Es konnte kürzlich gezeigt werden, wie dieses passiv durch das Kapillarenendothel gelangt (mittels ATP-getriebener Natrium-Kalium-Pumpe [Na^+-K^+-ATPase] und Wasser) [132]. Zusätzlich enthält die ISF auch Gewebemetaboliten und sekretierte Proteine. Etwa 10 % der ISF könnten aus der Oxidation von Glukose stammen.

Fluss der ISF

Im Gehirn der Ratte beträgt der Fluss der ISF 0,1–0,3 µl/min × g [132]. Der Fluss der ISF wird durch die Bewegung von Wasser und wasserlöslichen Metaboliten verursacht [132] [133]. Im Kapillarbett erfolgt der bedeutendste Austausch zwischen Blut und ZNS.

Drainage der ISF

Die Drainage der ISF erfolgt im Extrazellularraum des ZNS über kapilläre Basalmembranen und dann entlang der Basalmembranen der zerebralen Arterien als Massenstrom („Bulk Flow"), d. h. aufgrund von Druckdifferenzen [134]. Dieser erfolgt auch entlang der Fasern der weißen Substanz. Die Extrazellularsubstanz dient dem interzellulären Austausch von Ionen und Molekülen. Die Bewegung der ISF in der Extrazellularsubstanz erfolgt über Diffusion.

Klinische Relevanz: Die Diffusion ebenso wie der Durchfluss von ISF entlang perivaskulärer Drainagewege werden bei altersabhängigen Veränderungen in den Arterienwänden und bei biochemischen Veränderungen der vaskulären Basalmembran, z. B. bei Hyperlipidämie, beeinträchtigt. Solche Veränderungen werden in Zusammenhang mit der Entstehung der Alzheimer-Erkrankung diskutiert [135]. Durch Hyperlipidämie hervorgerufene epigenetische Veränderungen der Proteine der extrazellulären Matrix könnten die Drainage von Flüssigkeiten und von gelösten Substanzen im Gehirn beeinträchtigen [136].

9.2.5 Regulation und funktionelle Einheit

Anhand der Experimente von Bulat, Klarica und Oresković u. a. können der LCS, die ISF, die Flüssigkeit im zerebralen Parenchym sowie in den Subarachnoidalräumen als eine funktionelle Einheit angesehen werden, die osmotischen und hydrostatischen Druckeinflüssen unterliegen [116].

Der Druck in den Liquorräumen beträgt 6–10 mmHg, das sind ungefähr zwei Drittel des hydrostatischen Drucks des Bulbus oculi. Wie bereits dargestellt, überwindet der LCS die arachnoidale Barriere erst bei pathologischem Druck und wird dann von Lymphgefäßen der Dura reabsorbiert,

Regulation erfolgt laut der Hypothese von Bulat u. Klarica (2005) [129] sowie Bulat et al. (2008) [130] insbesondere aufgrund folgender beider Faktoren: des osmotischen und des hydrostatischen Drucks in den Kapillaren und postkapillären Venen sowie in der ISF-LCS-Einheit. Bei Wasserfiltration aus arteriellen Kapillaren unter einem hohen hydrostatischen Druck verbleiben Plasmaosmolyte in den Kapillaren. Dieser osmotische Gegendruck ist dem Wasserfiltrationsdruck entgegengerichtet. Erreicht das hyperosmolare Plasma venöse Kapillaren und postkapilläre Venolen mit niedrigem hydrostatischem Druck, kommt es zur Wasserreabsorption aus der ISF und dem LCS [129] [130].

9.2.6 Perivaskuläre Drainagefunktion

Arterien und Venen im ZNS sind von flüssigkeitsgefüllten perivaskulären Räumen umschlossen. Diese perivaskulären Räume haben Verbindungen zum extrazellulären Raum sowie zum Subarachnoidalraum.

Bezüglich der Entstehung perivaskulärer Drainagefunktion wird vermutet, dass Pulsationen in den Arterienwänden [134] oder/und durch diese Pulsationen ausgelöste Gegenwellen [137] für die perivaskuläre Drainagefunktion im Gehirn verantwortlich sind. Diskutiert werden dabei auch die Ausrichtung von Molekülen in der Basalmembran, die eine klappenähnliche Funktion ausüben könnten, indem sie den Rückfluss verhindern würden [138].

Es können auch Stoffwechselprodukte des Gehirns über die perivaskulären Räume in den Subarachnoidalraum abfließen, sodass Guyton [10] von einer lymphatischen Funktion der perivaskulären Räume für das Gehirn spricht.

Klinische Relevanz: Die Zunahme der Gefäßsteifigkeit und Arteriosklerose im Alter würde die perivaskuläre Drainagefunktion im Gehirn beeinträchtigen [139] [140]. Ischämischer Apoplex und die Ansammlung von Amyloiden führen dementsprechend zu einem Versagen der perivaskulären Drainagefunktion in betroffenen Hirnhemisphären [141]. Prävention und Therapie könnten darauf ausgerichtet werden, die Faktoren für eine starke Pulsation und Vasomotion im Gehirn zu unterstützen.

9.3 Liquorzirkulation

Frühere Experimente zur Untersuchung von Liquorzirkulationen nutzten Makromoleküle. Hierbei wurde eine langsame unidirektionelle Liquorzirkulation von den Seitenventrikeln in den 3. und 4. Ventrikel und in die Subarachnoidalräume registriert.

Die Injektion von ^3H-Wasserstoff (Tritium) in das LCS-System zur Untersuchung von Liquorzirkulationen ergab jedoch völlig neue Einsichten in die Liquordynamik. Sie zeigte keinen Fluss von LCS von Ventrikel zu Ventrikel, sondern eine rasche multidirektionale Verteilung von

LCS und sehr schnelle Reabsorption in Nachbarhirnkapillaren [106] [142] [143] [144].

Da 98,5 % des Gesamtvolumens von LCS und ISF aus Wasser bestehen, wurden alle vorherigen Ergebnisse von Studien relativiert, die Makromoleküle zur Untersuchung nutzten.

Die Frage nach dem Ursprung der Liquorzirkulation konnte bisher noch nicht eindeutig geklärt werden. Die Mehrzahl der Forscher kommt zu dem Ergebnis, dass die Liquorpulsationen als Folge des rhythmischen arteriellen Bluteinströmens in das Schädelinnere entstehen. Einige Forscher sehen die Plexus choroidei als die Ursprungsstellen für die Pulsationen an. Seltener wird die Liquorpulsation als Resultat venöser Einflüsse angesehen. Folgende Ätiologien werden diskutiert:

9.3.1 Liquorpulsationen als Resultat venöser Einflüsse

Dunbar [11] konnte eine Liquorwelle im Rückenmarkskanal der LWS registrieren, nachdem der zervikale Flüssigkeitsweg verschlossen wurde. Diese registrierte Pulsation konnte ihren Ursprung also nicht im Schädelinneren haben, sodass zusätzlich zum Schädelinneren auch die spinalen Venen im Rückenmarkskanal als Ursache für Liquorpulsationen möglich erscheinen.

9.3.2 Liquorpulsationen als Resultat venöser und arterieller Einflüsse

Wiederum andere Forschungen, z. B. von Hamit et al. [12], konnten sowohl arterielle als auch venöse Einflüsse an den registrierten Liquorpulswellen erkennen. So kommen Du Boulay et al. [13] nach Untersuchungen an 190 Menschen und an einigen Tieren zum Schluss, dass die Pulsationen durch 2 Hauptpumpen ausgelöst werden, eine stärkere arterielle im Schädel sowie eine schwächere venöse im Rückenmarkskanal. Urayama vermutet aufgrund von Untersuchungen an Hunden als Ursache für lumbale zerebrospinale Pulsationswellen eine Kombination von intrakranialen Bewegungen und Pulsationen von Arterien anterior des Rückenmarks sowie venösen Pulsationen [73]. Für Portnoy [14] hingegen sind die zerebralen Venen als Ursprung für die Liquorwellen anzusehen. Er analysierte an Hunden die systemische arterielle und die zerebrospinale Pulswelle sowie die Pulswelle im Sinus sagittalis und kam zu dem Ergebnis, dass die Pulswelle über die Arterien in die Venen und von dort durch die pulsierenden dünnen Wände der intrakranialen Venen auf den Liquor übertragen werden.

9.3.3 Liquorpulsationen als Resultat arterieller Einflüsse

Greitz [15] sieht die Expansion des Gehirns als Grundlage für die Kompression der Ventrikel und somit für den Liquorfluss an. Die Expansion des Hirngewebes entsteht nach Greitz als Folge der arteriellen Expansion der Hirngefäße in der Systole. MRT-Untersuchungen von Greitz, Levy, DiChiro [16], Feinberg und Mark [17] u. a. deuten auf Beziehungen zwischen dem pulsierenden Liquorfluss und dem Herzrhythmus hin.

9.3.4 Kardiovaskuläre, respiratorische und vasomotorische Einflüsse auf die Liquorpulsation

Neue Untersuchungen zeichnen ein differenziertes Bild der LCS-Pulsationen. Kiviniemi et al. (2016) ist es gelungen, mithilfe ultraschneller Magnetresonanzenzephalografie (UF-MREG) unterschiedliche physiologische Mechanismen darzustellen, die die Pulsation des LCS beeinflussen [145]. Neben kardialen und respiratorischen Pulsationen konnten auch Pulse im langsamen und sehr langsamen Frequenzbereich identifiziert werden (▶ **Abb. 9.7**). Differenziert werden konnten 3 koexistierende physiologische Pulsationsformen mit spezifischen Fließmustern:

Kardiovaskuläre Pulsationen

Die bereits bekannten kardiovaskulären Pulsationen vermitteln ein negatives MREG-Signal, ausgehend vom basalen periarteriellen Raum um den Circulus arteriosus cerebri Willisii, und breiten sich zentrifugal mit einer positiven Signaländerung in die Hirnrinde aus. Kardiovaskuläre Pulsationen sind mit 0,8–1,2 Hz die schnellsten Pulsationen. Sie induzieren eine negative Veränderung des MREG-Signals in den periarteriellen Regionen, die sich zentrifugal ausbreitet und das gesamte Gehirn abdeckt.

Es ist jedoch auch bekannt, dass die kardiale Pulsation nicht mehr als 15–25 % der Antriebsenergie liefert, folglich müssen weitere Mechanismen für die konvektiven LCS-Flussdynamiken verantwortlich sein [165].

Ateminduzierte Signalveränderungen

Die ateminduzierten Signalveränderungen mit etwa 0,3 Hz dominieren den Kortex entlang des perivenösen Sammelsystems und zirkulieren zentripetal in Richtung Hirnzentrum. Während der Inspiration steigt und während der Exspiration sinkt der venöse Ausstrom aus dem Hirn in das venöse Niederdruck-Drainage-System. Während der Einatmung reduziert sich das Blutvolumen in den Venen, steigt im perivenösen Raum an und ermöglicht damit den glymphatischen Ausstrom aus dem interstitiellen Gewebe. Die Ausatmung kehrt diese Effekte um: Der intrathorakale Druck steigt an, die Venen weiten sich zunehmend und der perivenöse Raum schließt sich, was zu einer verminderten Drainage des glymphatischen Systems führt, sodass weniger LCS in den perivenösen Raum drainiert wird.

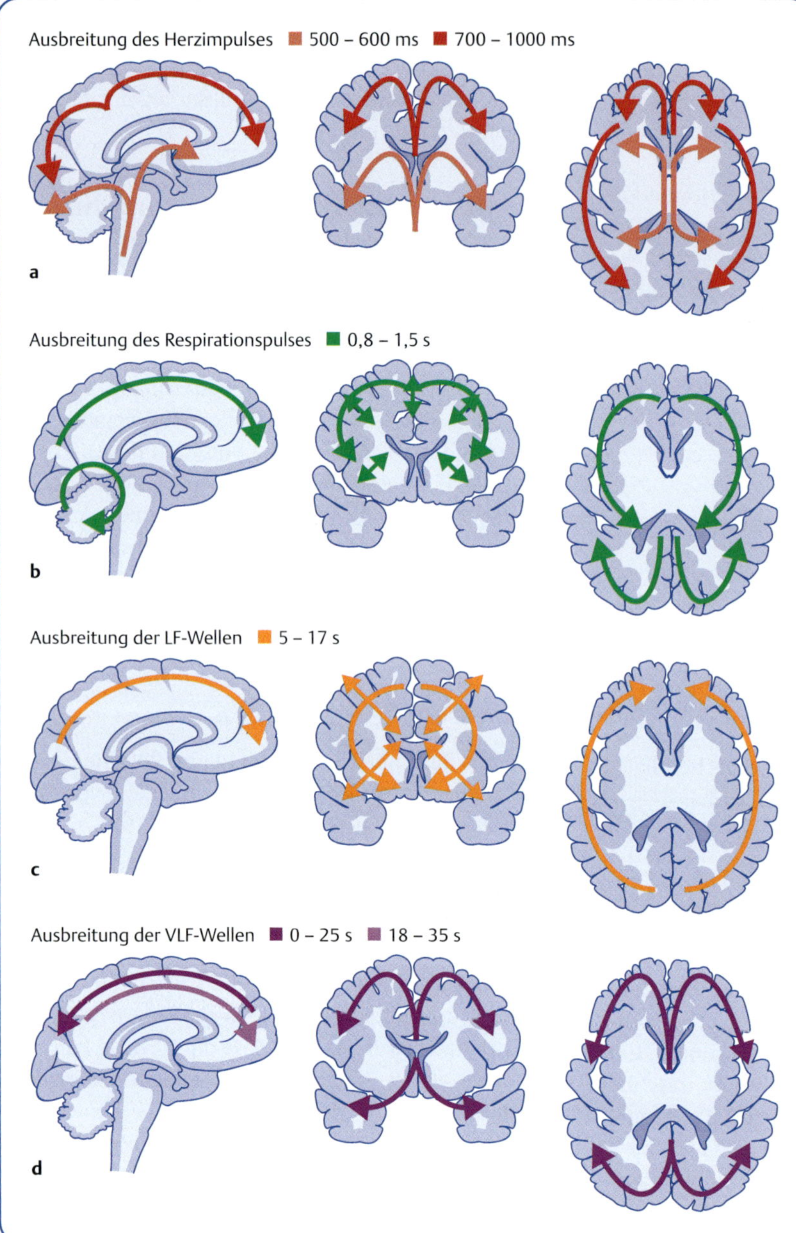

▶ **Abb. 9.7** Anatomische molekulare Neuroimaging-Aufnahme (NMI). Die Pfeile zeigen die Ausbreitungsrichtung des First-Pulse-Effekts; blau = negative, rot-orange = positive Veränderungen im MREG-Signal. **a** Der kardiale Impuls verursacht negative postsystolische Veränderungen, auf die positive Gegenpulseffekte in die gleiche Richtung folgen. **b** Die Effekte der Inspiration zeigen eine positive zentripetale Pulsation, markiert durch Doppelpfeile. **c** Die LF-Wellen induzieren breitere und uniforme Muster, die sich zur weißen Substanz ausdehnen. **d** Die VLF-Wellen zeigen uniforme, ausgedehnte Pulse, die sich intermittierend mit Netzwerkmustern des Ruhezustands vermischen. Zudem bewegen sich die VLF-Wellen in entgegengesetzte Richtungen im Vergleich mit anderen Pulsen: Initiale blaue Wellen laufen in okzipitale Gebiete, gefolgt von positiven gelben Wellen, die sich in frontale Richtung ausbreiten. (Kiviniemi V, Wang X, Korhonen V, Keinanen T, Tuovinen T, Autio J, LeVan P, Keilholz S, Zang YF, Hennig J, Nedergaard M: Ultra-fast magnetic resonance encephalography of physiological brain activity – Glymphatic pulsation mechanisms? J. Cereb. Blood. Flow. Metab. 2016; 36(6): 1033–1045.)

Vasomotorische Wellen

Vasomotorische Wellen stellen den langsamsten Pulsationstyp im niederfrequenten Bereich (VLF 0,001–0,023 Hz und LF 0,023–0,73 Hz) dar und zeigen einzigartige raumzeitliche Muster parasympathischen und sympathischen Ursprungs [145].

Die 3. Pulsationsart im Hirn – sehr langsame („Very Low Frequency", VLF) und langsame („Low Frequency", LF) Wellen – wurden in früheren Untersuchungen zum Teil als **Alias-Effekte** (Fehler in der Signalanalyse) kardiovaskulärer Pulsationen gedeutet. In der vorliegenden Untersuchung konnten sie jedoch als unabhängiges Phänomen identifiziert werden. Es herrscht wissenschaftlicher Konsens darüber, dass niederfrequente Fluktuationen im BOLD-Signal („Blood Oxygen Level Dependent") in funktional verbundenen Hirnregionen (oder Netzwerken) durch elektrophysiologische Aktivität gekoppelt mit neurovaskulärer Aktivität entstehen. Die detektierten quasiperiodischen Pulsationen erinnern an vasomotorische Frequenzbereiche, die theoretisch die glymphatische Konvektion des LCS beeinflussen könnten. Da der Druck der Arterienwand die Konvektion des LCS in das Gehirn deutlich beeinflusst, müssten langsame Wellen im vasomotorischen Tonus, z. B. durch die Kontraktibilität der glatten Muskelzellen in Gefäßwänden, die glymphatische Pulsation ebenfalls beeinflussen.

Vasomotorische Wellen haben 2 verschiedene **Frequenzbereiche** mit einem gemeinsamen Spitzenwert um 0,03 Hz. Die langsamere Vasomotoraktivität < 0,03 Hz steht in Verbindung mit sympathischer und parasympathischer Aktivität, während die schnellere Komponente relativ exklusiv der parasympathischen Aktivität in der autonomen Kontrolle der Hirnzirkulation zugeordnet wird.

VLF- und LF-Wellen zeigen verschiedene **raumzeitliche Muster**: Die LF-Wellen haben homogene, weitläufige periodische Muster, während die VLF-Wellen eher quasi-periodisch auftreten und komplexe Ruhezustand-Netzwerk-Muster, wiederholt vermischt mit großflächigen Wellen, zeigen. LF-Wellen scheinen globale einheitliche Veränderungen innerhalb des Gehirns auszulösen, binden jedoch – im Gegensatz zu den kardiorespiratorischen Pulsationen – verstärkt die weiße Substanz ein. Die VLF-Wellen zeigen weit ausgebreitete globale Signalveränderungen, gemischt mit alternierenden Ruhezustand-Netzwerk-Mustern und spezifischen Wellen, die sich in unterschiedliche Richtungen erstrecken. Die temporalen Fluktuationen der LF- und VLF-Wellen sind in der Hirnrinde gleichmäßiger, in den basalen LCS-Gebieten eher komplex.

9.3.5 Ursprünge der Liquorpulsationen in thalamischen Nuklei und im Kleinhirn

Bering beschreibt eine Bewegung des LCS, die ihren Ursprung in pulsativen Expansionen und Kontraktionen des Plexus choroideus hat [74]. Nach Poncelet et al. entsteht die treibende Kraft im LCS durch laterale Kompressionen in thalamischen Nuklei [75], während Enzmann und Pelc die Ursache in der anterokaudalen Bewegung des Kleinhirns während der Systole beschreiben [76] [77].

9.3.6 Verlauf des Liquorflusses

Greitz, Franck und Nordell [86] fertigten anhand von MRT-Aufnahmen Zeichnungen an, in denen sie den Liquorfluss in der jeweiligen Phase des Herzzyklus mit Pfeilen darstellen (▸ **Abb. 9.8**).

Bhadelia et al. registrierten in der HWS-Region eine normale kraniokaudale LCS-Pulsation mit oszillierenden Bewegungen [78].

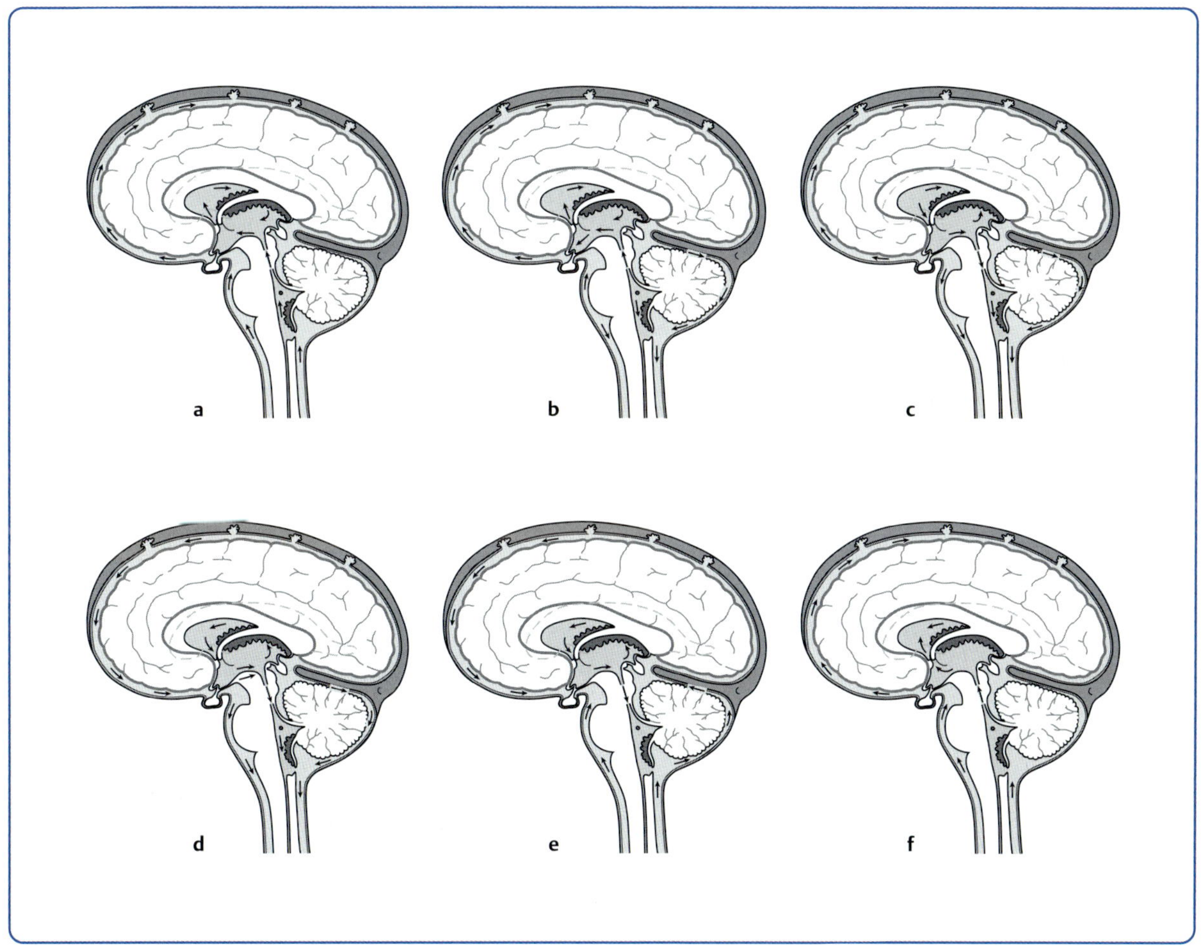

▸ **Abb. 9.8** Schema der Liquorzirkulation in Beziehung zum Herzrhythmus anhand von MRT-Untersuchungen, nach Greitz, Franck und Nordell (1993). **a** In der Präsystole findet ein Liquorfluss vom Rückenmarkskanal in die Schädelhöhle, inklusive der Hirnventrikel, statt. **b** In der früheren Systole 1 findet ein Rückfluss am Foramen magnum und an der Apertura mediana (Foramen Magendii) statt. Im 4. Ventrikel und in den Räumen, die präpontial und an der Mellula oblongata gelegen sind, sind entgegengesetzte Flussrichtungen festzustellen. **c** In der frühen Systole 2 startet der Rückfluss an der Cisterna interpeduncularis und am Aquaeductus mesencephali. **d** In der mittleren Systole ist der gesamte Liquorfluss aus der kranialen Kavität heraus in den Rückenmarkskanal gerichtet. **e** In der späten Systole beginnt Liquor durch das Foramen magnum in den Schädel zu fließen. **f** In der Diastole ist der gesamte Liquorfluss in die kraniale Kavität hinein gerichtet.

Laut Studien von Greitz, Franck und Nordell [86] folgt der systolische ebenso wie der diastolische Liquorfluss demselben Kanal im Subarachnoidalraum. Dieser befindet sich in den Konvexitäten des Rückenmarkskanals, d. h. anterior in der HWS, posterior in der BWS und wieder anterior in der LWS (▶ **Abb. 9.9**). Störungen im Fluss von LCS-Pulsationen stehen in Beziehung zum Grad der Myeolopathie [79].

Diese Untersuchungen wurden allerdings durch Studien von Yamada (2014) relativiert. Mittels MRT und einer speziellen Methode (Time-SLIP) konnte ohne Injektion von radioaktiven Stoffen oder von Kontrastmitteln die Hydrodynamik des LCS unter physiologischen Bedingungen untersucht werden [146]. So konnte festgestellt werden, dass LCS aus dem 3. in die lateralen Ventrikel fließt.

In Bezug auf die Absorption des LCS konnten keine Bewegungen oder Pulsationen des LCS beobachtet werden. Die Ergebnisse von Yamada (2014) lassen darauf schließen, dass der LCS im Gegensatz zum Blutkreislauf keiner erkennbaren Zirkulation unterliegt und damit nicht, wie in der gängigen medizinischen Literatur beschrieben, von einem Produktionsort zu einer Endstation fließt [146].

Eine Studie an der Princeton-Universität gibt Hinweise darauf, dass ein durch Genmutationen hervorgerufener irregulärer LCS-Fluss im Rückenmarkskanal mit einem bestimmten Typ von Skoliose bei Jugendlichen assoziiert sein kann. Dies ist der erste Hinweis auf biologische Mechanismen bei idiopathischer Skoliose [147].

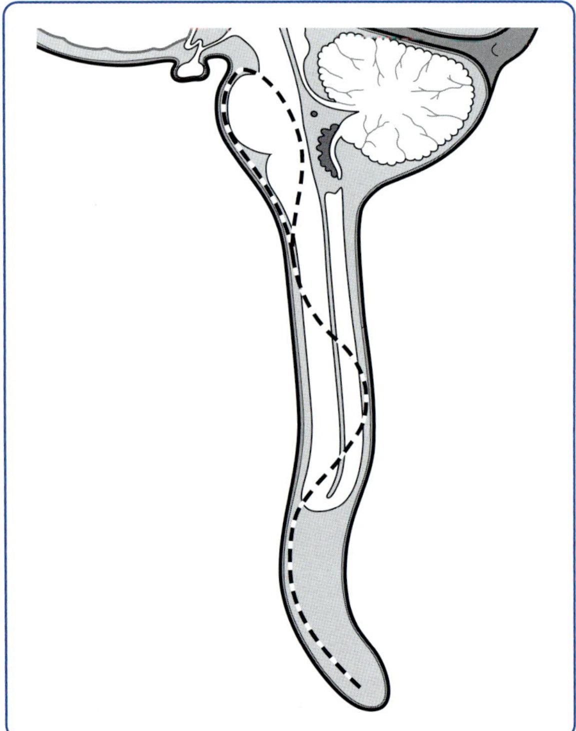

▶ **Abb. 9.9** Liquorfluss im Rückenmarkskanal.

Zusammenfassend konnten neue Einsichten in die Liquordynamik zeigen, dass – außer bei großmolekularen Stoffen – kein unidirektioneller Liquorfluss von Ventrikel zu Ventrikel, sondern eine rasche multidirektionale Verteilung von LCS und Reabsorption in Nachbarhirnkapillaren auftritt.

9.3.7 Weitere Einflüsse auf die Hydrodynamik des Liquor cerebrospinalis

Die Hydrodynamik der zerebrospinalen Flüssigkeiten wird durch Atmung, Körperposition (z. B. [148]), Körperübungen und bestimmte Krankheiten (Wirbelkanalstenose, Diskopathien, Tumor usw.) beeinflusst. Die Einflüsse der Atmung auf Druckverhältnisse im LCS wurden von Falkenheim und Naunyn, Becher u. a. untersucht.

Husten: Du Boulay et al. [19] konnten z. B. während des Hustens eine nach kranial gerichtete Zirkulation des LCS im Rückenmarkskanal feststellen.

Atmung: Während der Ausatmung strömt Blut von den kardiopulmonalen Gefäßen zu den Plexus venosi vertebrales mit einer Zunahme des venösen Drucks in den Sinus venosi, die sich auch auf den LCS auswirkt. Das bedeutet, dass während der Atmung der LCS rhythmisch fluktuiert [80]. Bei extremem intrathorakalem Druckanstieg, z. B. beim Valsalva-Manöver, steigt nicht nur der intrakraniale Druck, sondern es kommt auch zum Stopp des Abflusses auf Höhe der V. jugularis. Es wird aber angenommen, dass das Blut über die Plexus venosi vertebrales seinen Weg zum Herz findet. So wirken die Plexus venosi vertebrales auch als Ablassdrucksystem bei erhöhtem intrathorakalem Druck.

Die Atmung beeinflusst nicht nur die Sinus durales und dadurch den Sinus sagittalis superior (Resorption von LCS), sondern die Atemdruckfluktuationen haben auch Einfluss auf den arteriellen Hirnpuls. Dessen Bewegungen setzen sich wiederum in den paravaskulären Räumen und im Hirnparenchym fort und verstärken die Bewegungen des LCS.

Körperposition: Der Druck des LCS im lumbalen Epiduralraum verändert sich je nach Körperposition. Er ist im Stand höher als in Bauchlage. Der lumbale LCS-Druck im flektierten Stand ist ähnlich dem in Bauchlage. Im Stand mit überstreckter Körperhaltung besteht ein höherer Druck als im Stand mit aufrechter Körperhaltung [81]. Eine erhöhte Kopfposition führt zu einer Verminderung des intrakranialen und des venösen zerebralen Drucks [82] [83].

9.4
Hormonelle Einflüsse

Endorphine, körpereigene morphinähnliche Moleküle, wurden in den Regionen der Ventrikelwände und im Aquaeductus mesencephali lokalisiert.

Eine Stimulation dieser Zonen führt zu einem Anstieg der Endorphinkonzentration im LCS und zu relativer Schmerzunempfindlichkeit. Könnte dies vielleicht einen Teil der Wirkung der CV-4-Technik erklären? (Kap. 15). Die Neurone an diesen Zonen stehen in direktem Kontakt mit dem Chiasma opticum, dem Thalamus, der Epiphyse und dem Hypothalamus. Über diese Hirnzentren könnten sich unter Umständen – durch den LCS vermittelt – Einflüsse auf hormoneller, vaskulärer und neurovegetativer Ebene auswirken; damit wird die Homöostase des Körpers beeinflusst. Grant, Condon [66] und andere untersuchten den Einfluss des Zyklus bei Frauen auf den LCS. Es konnte ein deutlicher prämenstrueller Anstieg des intrakranialen LCS-Volumens (im Durchschnitt von 11,5 ml) festgestellt werden, möglicherweise als Folge der generalisierten Natrium- und Wasserretention in der prämenstruellen Phase.

Östrogen führt zu einem Anstieg des Liquorvolumens. **Vasopressin** und **Glukokortikoide** vermindern die Produktionsrate des LCS, **Kortikosteroide** führen zu einer gesteigerten Resorption von LCS.

9.5
Vegetative Einflüsse

Sympathische wie parasympathische Fasern konnten im Plexus choroideus lokalisiert werden. Sie innervieren sowohl die Blutgefäße als auch das Epithel. Die orthosympathischen Fasern stammen fast vollständig vom Ganglion cervicale superius ab. Ein erhöhter Sympathikotonus führt zu einer Verminderung der Liquorproduktion um bis zu 30 %, während der Parasympathikus die Liquorproduktion um maximal/annähernd 100 % erhöht.

9.6
Liquor und Lymphflüssigkeit

Zu den Lymphgefäßen im Gehirn s. a. Kap. 8.

Obwohl die Wissenschaft von Austauschprozessen zwischen LCS und Lymphe ausgeht, konnte bisher noch nicht bis ins letzte Detail geklärt werden, wie dieses Zusammenspiel aussieht. 50 % oder mehr des LCS sollen zumindest bei Schafen und Ratten über das lymphatische System und nicht über die arachnoidalen Zotten resorbiert werden [85].

Nachgewiesen werden konnte die Resorption des LCS in das Lymphsystem an den Nn. olfactorii (I) [20] [33]. Der im Subarachnoidalraum befindliche LCS gelangt, entlang des perineuralen Raums der Nerven, durch die Lamina cribrosa in die Nasenschleimhaut. Von dort tritt er in die nasalen Lymphgefäße und schließlich in die zervikalen Lymphknoten über. Wie bereits oben erwähnt, soll die Resorption wahrscheinlich insbesondere bei pathologischen Druckverhältnissen im LCS von Bedeutung sein.

Auch auf Höhe des N. opticus (II) [34] [35] [36] [37] [38] [39], des N. vestibulocochlearis (VIII) [41] und auf Höhe der Dura mater an den Austrittsstellen der Hirn- [40] und Rückenmarksnerven konnten Resorptionsvorgänge von LCS in die Lymphflüssigkeit nachgewiesen werden. Zudem besteht bei einem Stau der nasalen Lymphgefäße die Gefahr einer aufsteigenden Infektion des ZNS.

Dabei sind minimale biochemische Resorptionsvorgänge von Elektrolyten, Endorphinen, Enkephalinen, Prostaglandinen und Proteinen in die Mukosa der Nase oder im Auge feststellbar, sodass es zu einem Kontakt zwischen dem immunologischen System und dem LCS kommt. Eine gestörte Physiologie im 3. oder 4. Ventrikel könnte auf diese Weise unter Umständen auch einen Einfluss auf das Abwehrsystem haben (▶ **Tab. 9.2**, [42]).

Schon 1869 beschrieb Schwalbe [43] Verbindungen zwischen Liquorräumen und dem zervikalen Lymphsystem. Speransky [44], ein sowjetischer Wissenschaftler, und seine Mitarbeiter hatten in den 1920er-Jahren Forschungen unternommen, in denen sie die Bedeutung des Nervensystems, insbesondere des LCS, bei der Entstehung verschiedener Erkrankungen untersuchten. Sie wiesen Verbindungen zwischen dem Liquorraum des Rückenmarks und Lymphknoten des Brustkorbs, des Abdomens und des Beckens nach. Indem Speransky Tinte in die subarachnoidalen Räume von lebenden Hunden injizierte, konnte er einen Übertritt des LCS in die Lymphe belegen. Der Farbstoff wurde in großer Menge in den Lymphknoten wiedergefunden, insbesondere in den Lymphknoten entlang der Wirbelsäule. Auch im Ductus thoracicus und in den intestinalen Lymphwegen konnte der Farbstoff lokalisiert werden. Dies gilt als Beweis für eine direkte Verbindung zwischen LCS und der Lymphflüssigkeit.

▶ **Tab. 9.2** Unterstützung der LCS-Resorption an Hirn- und Rückenmarksnerven (nach Chikly 1998, modifiziert nach Liem).

LCS-Resorption über	Unterstützung durch lymphatische Drainage
Nn. olfactorii	intranasal, intraoral, retrophalangeal, Halsregion
N. opticus	Orbitae, periorbital, temporal, parotidal
N. vestibularis	präaurikulär, postaurikulär, äußeres Ohr
weitere Hirnnerven	Nacken- und Gesichtsregion
Rückenmarksnerven	interkostal, paraspinal, M. quadratus lumborum, zervikale, axilläre und inguinale Lymphknoten

Bei einem anderen Experiment, bei dem die Tinte in die Duralscheide des N. olfactorius injiziert wurde, konnte sie hinterher in der Schleimhaut der Nase wiedergefunden werden. Es wurden vorher stets alle Passagemöglichkeiten über den Blutweg und über Phagozytoseprozesse ausgeschaltet. Speransky et al. konnten allerdings nicht erklären, wie der Übergang der Tinte in die Lymphwege vor sich ging.

Schon vor über einem Jahrhundert, lange bevor Speransky seine Forschungen durchführte, nahm Still [45] an, dass die Lymphgefäße Hirnflüssigkeit aufnähmen.

Field und Brierley [46], beide englische Anatomen, fanden heraus, dass Tinte bei Kaninchen 6 h benötigte, um in die Lymphknoten nahe des Os sacrum zu gelangen, und 4 h, um die Nasenschleimhaut zu erreichen. Andere Studien registrierten eine Resorption von LCS in tiefe zervikale Lymphknoten innerhalb von 3 h beim Kaninchen [47] und 8 h bei Katze und Schaf [48] [49].

Auch vom Lymphsystem in Richtung Nervensystem scheint es Verbindungen zu geben, wie Orosz [50] und Czernjawska 1970 aufzeigten. Arnold, Ritter und Walter [51] veröffentlichten eine quantitative Untersuchung der Drainage des LCS in das lymphatische System bei Meerschweinchen (▶ **Tab. 9.3**). In den Liquorraum applizierte Lösungen erreichten dabei die zervikalen Lymphknoten schneller und in weitaus höherer Konzentration als über den Blutweg. Damit sei eine weit offene Verbindung zwischen Liquor und Perilymphe einerseits und Liquor und Lymphe andererseits erkennbar.

Nohara, Brown und Eurell [52] injizierten Tinte in die epiduralen Räume von Kaninchen, um in den epiduralen Räumen liegende Lymphgefäße nachzuweisen. Die Tinte konnte auch von diesen Forschern in den Lymphgefäßen des Körpers wiedergefunden werden. Naumenko und Moskalenko [53] fanden heraus, dass der Liquor durch ein netzartiges Geflecht von Röhrchen, sog. Mikrotubuli, in den gesamten Körper verteilt wird.

Von den Nervenscheiden kommt der LCS mit der Lymphe in Kontakt. Die Verteilung im ganzen Körper konnte mit kolloidalem Gold nachgewiesen werden, das in den subarachnoidalen Raum injiziert wurde. Innerhalb weniger Stunden hatte sich der Marker über den gesamten Körper verteilt. Es bestehen Verbindungen zwischen zerebralem Kortex und Adventitia der zerebralen Blutgefäße und zervikalen Lymphgefäßen [54] [55] [56] [57].

Bei Abklemmung der zervikalen Lymphknoten konnte bei verschiedenen Tieren eine Ödembildung in der Adventitia von intra- sowie extrazerebralen Gefäßen im Kranium beobachtet werden [58] [59] [60].

Verbindungen zwischen LCS und intraadventitialen bzw. perivaskulären Bahnen konnte ebenfalls mehrfach belegt werden [61] [62] [63].

Strittig ist, ob die Pia mater die intrazerebralen Blutgefäße umhüllt oder nicht und ob es eine Kontinuität zwischen dem Subarachnoidalraum und dem perivaskulären Raum gibt [64].

Die beschriebenen Forschungsergebnisse stellen nur eine Auswahl aus einer Vielzahl weiterer Untersuchungen dar, wovon die meisten in die gleiche Richtung weisen. Das Thema wurde so ausführlich behandelt, da dem LCS in der kraniosakralen Osteopathie eine wichtige Bedeutung nicht nur für das Nervensystem, sondern auch für die Körperimmunität zugewiesen wird. Anhand der vorliegenden Forschungsergebnisse kann zumindest belegt werden, dass es Verbindungswege von LCS in die Lymphe gibt, dass der Liquorfluss in die Lymphe allem Anschein nach größere Ausmaße annimmt als lange Zeit angenommen, sodass die Frage gestellt werden kann, ob die gegenwärtigen Konzepte der LCS-Zirkulation einiger Korrekturen bedürfen [65].

9.7 Glymphatisches System: Austausch zwischen Liquor cerebrospinalis und interstitieller Flüssigkeit

Das glymphatische Drainagesystem fördert den Abtransport der Gewebeflüssigkeit des ZNS und neurotoxischer Abfallstoffen, z. B. von β-Amyloid-Proteinen, sowie möglicherweise den Transport von kleinen Lipidmolekülen in das ZNS [156]. Es wurde 2012 entdeckt [157]. Ihm liegt eine Konvektion der zerebrospinalen Flüssigkeit zwischen dem periarteriellen und perivenösen Raum zu-

▶ **Tab. 9.3** Streptomycin-Konzentration (µg/kg) nach intrathekaler Injektion von 200 mg/kg Streptomycinsulfat (Arnold et al. 1973).

Minutenangabe nach der Injektion	1	5	10	15	30	60
Perilymphe	10000	7 000	5 400	1000	600	250
Serum	150	177	240	460	320	140
Lymphknoten	240	310	350	510	98	36
Herz	29	9,7	16	250	88	11
Leber	0	2,5	0	11	13	0
Muskel	19	9	22,5	105	160	20

grunde. Der treibende Motor des Konvektionsflusses wird teilweise den kardial induzierten Blutflusspulsationen entlang der Arterien zugeschrieben. Diese arteriellen Pulsationen treiben Wasser durch die Aquaporinkanäle und unterstützen den Stofftransport aus den periarteriellen Virchow-Robin-Räumen in das extrazelluläre Hirngewebe. Die Konvektionspulse durchwandern das Hirngewebe und spülen die Flüssigkeit in die perivenösen Räume. Durch die perivenösen Räume gelangen Abfallprodukte aus dem Hirn in das lymphatische System.

Liquor aus dem Ventrikel dringt in das Hirnparenchym und in den perikapillären Raum und von dort in die Astrozyten, die etwa 99 % aller Hirnkapillaren umgeben [164].

Das glymphatische System bezeichnet ein Drainagesystem mit ähnlicher Funktion wie das Lymphsystem im übrigen Körper. Es unterscheidet sich vom Lymphsystem dahin gehend, dass die Drainage langsamer erfolgt, keine Lymphgefäße vorhanden sind und somit auch keine Lymphflüssigkeit transportiert wird (▶ **Abb. 9.10**).

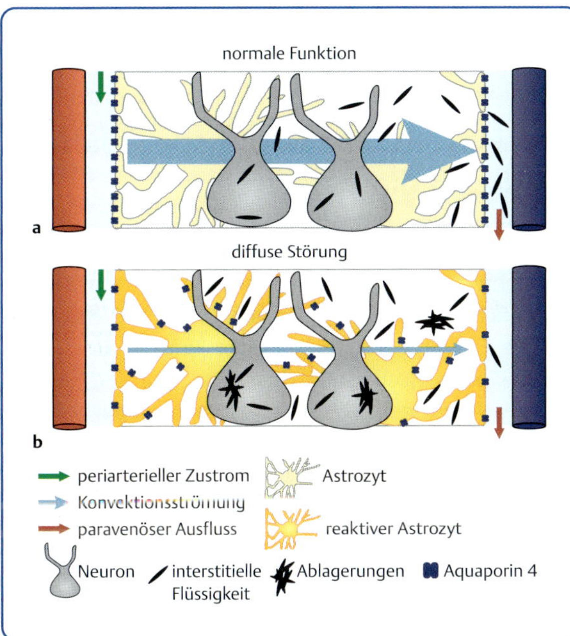

▶ **Abb. 9.10** Schematische Darstellung der Funktion glymphatischer Leitungsbahnen im gesunden und erkrankten Gehirn. **a** Gesundes Gehirn: Zerebrospinale Flüssigkeit (LCS) aus dem Subarachnoidalraum erreicht das Hirn, entlang der paraarteriellen Kanäle gelangt der LCS dann in den interstitiellen Raum, wo ein Austausch mit der interstitiellen Flüssigkeit (ISF) stattfindet. Entlang größerer drainierender Venen fließt er ab in den paravenösen Raum. Die Konvektion zwischen paraarteriellem LCS-Einstrom und paravenösem ISF-Ausstrom wird durch das polarisierte Aquaporin 4 aus den perivaskulären Zellfortsätzen der Astrozyten begünstigt. **b** Eine Astrogliose des Gehirns verursacht eine Fehlanordnung des Aquaporin 4 aus den Zellausläufern in das parenchymale und interstitielle Gewebe und resultiert in einer Akkumulation unerwünschter Metaboliten. (Aus Hui FK: Clearing your mind: a glymphatic system? World. Neurosurg. 2015; 83(5): 715–717. Mit freundlicher Genehmigung von Elsevier.)

9.8

Wechselbeziehung zwischen LCS und der interstitiellen Flüssigkeit (ISF)

Für Hui (2015) besteht der Flüssigkeitsaustausch zwischen LCS und ISF aus folgenden Komponenten [158]:

1. paraarterielle Zustromroute
2. paravenöse Klärungsroute für die ISF
3. transparachymale Komponenten, abhängig vom astroglialen Wassertransport über das Aquaporin 4

Ergebnisse mittels Lasertechnologie an Mäusen legen dar, dass sich der LCS an Kanälchen, die die Blutgefäße begleiten, ansammelt und dort v. a. im subarachnoidalen Raum das Parenchym des Gehirns passiert. Venenbegleitende Drainagewege unterstützen den Ausstrom der ISF, die zu 40 % zurück in den Subarachnoidalraum gelangt [164]. Größere Moleküle reichern sich v. a. an den paravaskulären Kanälchen an und werden aus dem Parenchym des Gehirns vorzugsweise ausgeschlossen. An diesem Filterungsprozess scheinen die sternförmigen Gliazellen (Astrozyten) wesentlich beteiligt zu sein. Die Astrozyten sind nicht nur an der Bildung der paravaskulären Kanälchen beteiligt, sondern regulieren über das Aquaporin 4 die Hauptflüssigkeitsströme im Gehirn. Aquaporin 4 spielt deshalb eine wichtige Rolle für den Flüssigkeitsaustausch [158] [159].

Klinische Relevanz: Gemeinsam mit Ergebnissen von Kiviniemi et al. (2016) [165] (Kap. 9.3.4) werden hier neue Einblicke in die Fließdynamiken des LCS und damit in die Funktion des glymphatischen Systems eröffnet. Die Darstellung der glymphatischen Pulsationsmechanismen könnte frühzeitige Informationen bei der Entstehung neurodegenerativer Erkrankungen liefern. So ist denkbar, dass einer Proteinanhäufung im Gehirn bei neurodegenerativen Erkrankungen wie Alzheimer ein Versagen der Drainage von Proteinen aus dem Gehirn und damit ein Versagen des glymphatischen Systems vorausgeht. Hier könnten möglicherweise eine frühzeitige Detektion und Intervention anknüpfen.

9.9

Schlaf und Liquor cerebrospinalis

Xie et al. (2013) konnten zeigen, dass eine Funktion des LCS darin besteht, das Gehirn von Stoffwechselmetaboliten aus dem interstitiellen Raum zu reinigen [159]. Das Forscherteam fand anhand von Versuchen an Mäusen heraus, dass der Anteil des interstitiellen Raums im Wachzustand nur 14 % des Gehirnvolumens beträgt, sich im natürlichen Schlaf (im Gegensatz zur Narkose) jedoch auf 60 % erhöht. Im Wachzustand zirkuliert der LCS eher nur an der Oberfläche, während er sich im Schlaf tief in das Gewebe ausdehnt. Durch die Gabe von adrenergen Antagonisten (einem noradrenalinstimulierenden Molekül) auf die Oberfläche des schlafenden Gehirns konnte eine Konstriktion des interstitiellen Raums und eine damit verbundenen Restriktion des LCS-Flusses initiiert werden.

Klinische Relevanz: Der Schlaf als bedeutender chronobiologischer Faktor in der osteopathischen Behandlung wurde bereits von Liem und Moser diskutiert [160]. Die Studie von Xie et al. wies auf die besondere Bedeutung des Schlafes für die Drainageprozesse des Gehirns hin [161]. Durch das Anschwellen des interstitiellen Raums und den damit verbundenen Anstieg des LCS-Flusses während des Schlafes wird das Gehirn v. a. von β-Amyloid gereinigt, einem Peptid, das sich im Wachzustand angesammelt hat und zu tun hat mit dem Fortschreiten der Alzheimer-Demenz und weiteren neurodegenerativen Erkrankungen. Neben dem β-Amyloid spielt wohl auch Adenosin, ein Metabolit mit neuronaler und glialer Aktivität, eine Rolle als schlafförderndes Molekül. Auch bei nur kurzem Schlaf kann eine gesteigerte Konzentration von Adenosin weggespült werden. Somit wird die immense Bedeutung des Schlafes für die Gehirnhomöostase verdeutlicht.

Herculano-Houzel (2013) spekuliert, dass größere Gehirne ein relativ größeres Volumen von interstitiellem Raum aufweisen, der als Puffer für die Akkumulation von schlaffördernden Molekülen dienen könnte, sodass größere Gehirne weniger Schlaf benötigen würden als kleinere Gehirne [162].

Bei neurologischen Verletzungen wie Trauma, Blutungen und Ischämie ist die Ausprägung des Aquaporin 4 chaotisch im Gegensatz zum normalen Zustand der Aquaporin-4-Aktivität. Dadurch ist die Clearance gestört, β-Amyloid und andere Aggregate können sich leichter ablagern, wodurch neurodegenerative Erkrankungen begünstigt werden [163].

Iliff et al. [164] stellten die Hypothese auf, dass eine Überansammlung von bestimmten Proteinen, wie sie bei Alzheimer-, Huntington- und anderen neurodegenerativen Erkrankungen wiederzufinden ist, auf ein fehlerhaftes „glymphatisches System“ zurückzuführen sein können. Dies wird allerdings kontrovers diskutiert.

9.10 Immunprivileg des ZNS

Das Immunprivileg des ZNS lässt sich laut Engelhardt et al. 2016 durch folgende Aspekte beschreiben [122]:

- Antigenpräsentierende Zellen können nur durch Lymphdrainage der LCS zu regionalen Lymphknoten transportiert werden (zu den Lymphgefäßen im Gehirn s. Kap. 8.3.3).
- Plasmafiltrate können nicht frei über die Blut-Hirn-Schranke oder die Blut-LCS-Schranke diffundieren, um ins ZNS zu gelangen.
- Der Zugang von Lymphozyten und anderen Entzündungszellen zum ZNS ist durch eine Blut-Hirn-Schranke und eine Blut-LCS-Schranke beschränkt. Der Zugang zum peripheren Gewebe ist dagegen weniger eingeschränkt. Polymorphkernige Leukozyten treten häufig als Reaktion auf bakterielle oder Pilzinfektionen auf und gelangen ebenfalls nicht direkt ins ZNS.
- Im Parenchym des ZNS selbst finden sich keine T-Zellen, jedoch in ventrikulären und subarachnoidalen Bereichen.
- Die Antigenpräsentation beim Fehlen von entzündungsfördernden Stimuli ist dadurch eingeschränkt, dass die Expression des Haupthistokompatibilitätskomplexes (MHC) der Klasse I und II im ZNS-Parenchym fehlt.
- Mikrogliazellen entstammen dem Dottersack und wandern während der fetalen Entwicklung ins ZNS. Sie übernehmen verschiedene Funktionen antigenpräsentierender Zellen in den perivaskulären Bereichen des ZNS und im LCS.

9.11 Blut-Hirn-Schranke mit speziellem Fokus auf die Perizyten

Die Blut-Hirn-Schranke stellt laut Sá-Pereira et al. (2012) eine komplexe und dynamische Schnittstelle dar, die sich aus verschiedenen Zellen zusammensetzt und eine funktionelle Einheit, die neurovaskuläre Einheit, bildet. Dazu zählen Endothelzellen der Basalmembran, der Neurone und der Astrozyten, weiterhin nehmen möglicherweise Mikroglia und Oligodendrozyten Einfluss auf die Funktion der Blut-Hirn-Schranke und somit auch auf neurodegenerative und immunologische Prozesse [150]. Perizyten sind demnach nicht nur maßgeblich an der Instandhaltung und Stabilisation der Blut-Hirn-Schranke beteiligt, sondern scheinen auch bei der Entwicklung der Blutgefäße eine wichtige Rolle zu spielen. Perizyten weisen außerdem kontraktile Elemente auf, die möglicherweise die Blutzirkulation in den Mikrogefäßen des Gehirns beeinflussen können. Außerdem berichten Sá-Pereira et al. (2012) über mögliche immunologische und phagozytotische Einflüsse sowie die Rolle der Perizyten in der Homöostase. In mehreren Studien konnte festgestellt werden, dass die Perizyten funktionell multipotente Stammzellen sind.

9.12
Liquor und Spinalnerv

Erstmals injizierten Key und Retzius [87] in Präparaten Gelantine unter Druck in den Subarachnoidalraum und beobachteten ihren Verlauf in einem Teil entlang der Spinalnerven. Diese Studie hat jedoch aufgrund des hohen angewendeten Drucks (60 mmHG) nur geringen Wert. Hassin [84] stellte fest, dass Farbstoff im Subarachnoidalraum auf Höhe des Spinalganglions durch die Meningen ins Epi-, Peri- und Endoneurium eindrang und sich bis zum Ende des Spinalnervs fortsetzte.

Steer und Horney [9] kamen zu dem Ergebnis, dass ein Liquorfluss entlang der Spinalnerven vorhanden sein muss. Sie injizierten blaues Pulver in den lumbalen Subarachnoidalraum von Schweinen und Schafen. 4–21 Tage später wurden Partikel dieses Pulvers in den brachialen und lumbosakralen Plexus und ihren Ästen sowie in den thorakalen Nerven und den durch sie innervierten Muskeln und der Haut gefunden. Nach Injektion des blauen Pulvers in die V. jugularis konnte dieses hingegen nur in der Lunge wiedergefunden werden.

Der LCS-Ausstrom an lumbalen Nerven wurde per Neuroradiologie dokumentiert. Es erscheint möglich, dass LCS-Signale dazu dienen, um mit den Nerven entlang der peripheren LCS-Ausstrombahn zu interagieren [151] (Kap. 9.13).

Klinische Relevanz: Dies, sollte es belegt werden, könnte klinisch relevant sein, da es eine Erklärung für bislang unbekannte Pathomechanismen in der Schmerzerzeugung liefern könnte. Experimentell festgestellte Berührungsüberempfindlichkeit bei lumbosakralen Schmerzen könnte durch die Freisetzung von Molekülen, Mikropartikeln oder Exosomen durch Mastzellen in den LCS erklärt werden. Diese Moleküle, Mikropartikel oder Exosome bewegen sich im Einklang mit der LCS-Ausströmung entlang der peripheren LCS-Ausstrombahn und interagieren mit Nerven. Sie können sogar einen retrograden Abbau von synaptischen Verbindungen anstoßen [151]. Ein osteopathischer Zugang zur Behandlung der Spinalnerven bzw. der Duralscheiden der Spinalnerven wurde von Liem vorgeschlagen [152].

9.13
Periphere LCS-Ausstrombahn als Erklärung für Berührungs- bzw. Schmerzüberempfindlichkeit?

Levy et al. (2012) untersuchten weitläufige Berührungs- bzw. Schmerzüberempfindlichkeit, die auf durch die Degranulation von Mastzellen aktivierte trigeminozervikale und lumbosakrale Schmerzbahnen zurückzuführen war. Es blieb aber unklar, welcher Mechanismus die Berührungsüberempfindlichkeit der Hinterpfoten von Ratten verursachte. Die gängige Hypothese erklärte z. B. nicht den zeitlichen Ablauf der beobachteten Veränderungen [153].

Die Hypothese der peripheren LCS-Ausstrombahn soll zu diesen Beobachtungen beitragen:

1. Generell läuft die Signalübertragung im LCS über gelöste Substanzen, insbesondere Proteine, Zellen, Exosome, Mikrovesikel, oder Mikropartikel, die einflussreiche Signalmoleküle enthalten [154] [155].
2. LCS läuft vom Subarachnoidalraum entlang der peripheren LCS-Ausstrombahn zwischen das Epi- und Perineurium. Der LCS verteilt sich in den Nerven entlang deren gesamten Verlaufs und ist auch in Kontakt mit den neuronalen Ganglien. Der LCS gelangt schließlich in das peripherere Gewebe, in dem die Nerven enden. Dort geht der LCS in die extrazelluläre Gewebsflüssigkeit über.
3. Jede Form von pathogenen LCS-Bestandteilen kann potenziell mit den Nerven der peripheren LCS-Ausstrombahn interagieren, sobald eine Interaktion möglich ist. Das hat pathogene Konsequenzen zur Folge, und zwar an verschiedenen Stellen, vom Subarachnoidalraum bis hin zu den Nervenendigungen und dem angrenzenden Gewebe.
4. Pathogene LCS-Bestandteile im Subarachnoidalraum können z. B. durch Mastzellen innerhalb der Meningen nahe des Subarachnoidalraums freigesetzt werden. Die durch die Degranulation von Mastzellen freigesetzten Moleküle und Partikel könnten dann über den LCS alle Teile der peripheren LCS-Ausstrombahn erreichen und so lokale Auswirkungen hervorrufen.

9.14
Pathologische Störungen des Liquor cerebrospinalis

Die Zusammensetzung des Liquors ist bei entzündlichen oder malignen Erkrankungen des ZNS (z. B. bakterieller, viraler Meningitis, multipler Sklerose, Neuroborreliose, Polyradikulitis) verändert.

Die reguläre Aquaporin-4-Aktivität ist bei neurologischen Verletzungen wie Traumata, Blutungen und Ischämie gestört. Dadurch ist die Beseitigung von Abfallstoffen vermindert, β-Amyloid und andere Aggregate können sich leichter ablagern, wodurch neurodegenerative Erkrankungen begünstigt werden [158].

Iliff et al. (2012) stellten die Hypothese auf, dass eine übermäßige Ansammlung von bestimmten Proteinen, wie sie bei Alzheimer, Huntington u. a. neurodegenerativen Erkrankungen zu finden sind, auf ein fehlerhaftes „glymphatisches System" zurückzuführen sein könnten [164]. Dies wird allerdings kontrovers diskutiert.

Störungen der Zirkulation äußern sich z. B. beim Krankheitsbild des Hydrozephalus [158] [164].

9.15 Aufgaben des Liquor cerebrospinalis

- Schutz des Gehirns und Rückenmarks („Stoßdämpfer")
- Ernährung und Drainage des Gehirns, der Pia mater und der Arachnoidea
- Abtransport der Abfallstoffe des Gehirns (lymphogene Funktion) bzw. Reinigung des Gehirns von Stoffwechselmetaboliten aus dem interstitiellen Raum
- Transport hypothalamischer und neurohypophysärer Substanzen
- Regelung der chemischen Zusammensetzung der Umgebung der Hirnzentren. Über die Veränderung der Elektrolytzusammensetzung und des pH-Wertes des LCS können der zerebrale Blutfluss und bestimmte Vitalfunktionen beeinflusst werden.
- Immunologische Aufgaben: Der LCS hält das Gehirn frei von Bakterien und Viren. Er erfüllt im Gehirn eine ähnliche Aufgabe wie die Lymphe.
- Hydrodynamischer Einfluss: Über die Fluktuation des LCS werden phasenweise unterschiedliche LCS-Druckverhältnisse hervorgerufen, die zusammen mit den arteriellen (und venösen) Druckveränderungen sowie der Lungenatmung die Drainage der Nervenzellen und der gesamten Bindegewebszellen bewirken.
- Bioelektrischer Einfluss: Die Leitfähigkeit von Mikroströmen in den Körperflüssigkeiten und Geweben wurde gerade in den letzten Jahren verstärkt zum Forschungsobjekt und wird z. B. in der Elektroakupunktur schon seit Längerem diagnostisch und therapeutisch eingesetzt. Der LCS beeinflusst die elektrische Leitfähigkeit über die phasenweise unterschiedliche Natriumionenkonzentration.
- Walsh und Wright von der Universität von Edinburgh wiesen in ihren Forschungen den Einfluss des LCS und der extrazellulären Flüssigkeit auf den Sol-/Gelzustand der Muskelfasern nach. Der Sol-/Gelzustand konnte durch Veränderung der hydrodynamischen und der chemischen Parameter des LCS sowie der extrazellulären Flüssigkeit verändert werden.
- Abschirmfunktion gegen innere und äußere elektrische Ladung: Kao (2015) stellte eine ähnliche Effizienz fest wie bei einem Faraday'schen Käfig [149]. Dieser ist ein Behälter, der mit einem leitfähigen Material bedeckt ist, das die äußeren statischen und nicht statischen Felder durch eine Kanalisierung der Elektrizität entlang und um das leitfähige Material blockiert, ohne dass Strom durch die Struktur fließt.

9.16 Fazit

Konzepte Sutherlands zum LCS können insbesondere auf physiologische Betrachtungen Swedenborgs aus dem 18. Jahrhundert zurückgeführt werden. Spekulative Sichtweisen zu Dynamiken des LCS innerhalb der Osteopathie sollten als solche identifziert und eine unreflektierte Übernahme dieser Annahmen vermieden werden. Dies umfasst auch eine Vereinnahmung einzelner physiologischer Erkenntnisse zur Stützung überholter kranialer bzw. spekulativer oder religiöser osteopathischer Modelle. Viele der oben genannten Studien können helfen, spekulative kraniale Ansätze bezüglich der LCS-Dynamiken mit Nähe zur Metaphysik zu relativieren und sie in physiologischen Diskussionen zu verorten.

Insgesamt deuten Forschungsergebnisse darauf hin, dass sich die Dynamiken und Wechselwirkungen des LCS weitaus differenzierter darstellen, als bis dato in der Osteopathie angenommen wurde. So konnten Greitz et al. z. B. einerseits Teile von Sutherlands Hypothese belegen, nämlich dass Hirngewebeexpansionen zumindest Anteil an Liquordynamiken haben. Andererseits, im Gegensatz zu Sutherlands Vermutungen, können diese laut Greitz et al. v. a. auf einen arteriellen Ursprung zurückgeführt werden und äußern sich in deutlich schnelleren Frequenzen. Kiviniemi et al. wiederum konnten zusätzlich zu atem- und herzsynchronen Pulsationen auch langsamere, unter neurovegetativer Kontrolle stehende Pulsationen registrieren. Moskalenko schlägt die Kombination von transkranieller Dopplersonografie und Bioimpedanzanalyse vor (Kap. 3.2.13). Nelson, Sergueef und Glonek untersuchen Einflüsse im Zusammenhang mit Gefäßdruckvariationen [166] (Kap. 3.2.16).

Die Ergebnisse von Greitz et al., Kiviniemi et al. und vielen anderen Autoren bieten auch für das spekulative Arbeitsmodell zu den Fluktuationen des LCS im Sinne des Konzepts des PRM in der kranialen Osteopathie neue interessante Hinweise und v. a. Anreize, weitere Forschungen durchzuführen, in denen Pulsationen des LCS z. B. im Hinblick auf messbare rhythmische Eigenschaften, deren zugrunde liegenden Mechanismen und Regulationen sowie deren klinischen Signifikanz untersucht werden. Weitere Palpationsstudien könnten klären, ob und inwieweit der Versuch der Palpation von Rhythmen am Schädel z. B. auf die von Greitz et al. oder Kiviniemi et al. gemessenen Rhythmizitäten zurückzuführen sind. Studien von Nelson et al. weisen in die richtige Richtung, indem sie beispielsweise Palpationserscheinungen in Bezug zu Traube-Hering-Meyer-Oszillationen untersuchen.

Verwendete Literatur

[1] Still AT: Philosophy and mechanical principles of osteopathy. Kansas: Hudson Kimberly; 1902. Reprint. Kirksville: Osteopathic Enterprise; 1986: 44.

[2] Swedenborg E, Tafel RL: Emanuel Swedenborg: The brain considered anatomically, physiologically, and philosophically (1882, Reprint). 1st Vol. New York, New York: Gryphon Editions; 1994.

[3] Swedenborg E, Dole GF, Larsen S: Emanuel Swedenborg: The universal human and soul-body interaction. New York: Paulist Press; 1984.

[4] Still AT: Philosophy and mechanical principles of osteopathy. Kansas: Hudson Kimberly; 1902. Reprint. Kirksville: Osteopathic Enterprise; 1986: 44.

[5] Sutherland WG: The Cranial Bowl. Mankato: Free Press; 1939: 56–57.

[6] Sutherland WG: Teachings in the Science of Osteopathy. Fort Worth: Sutherland Cranial Teaching Foundation; 1991: 13ff.

[7] Lippincott RC, Lippincott HA: A manual of cranial technique. Indianapolis: Cranial Academy; 1995: 7.

[8] Martins AN, Wiley JK, Myers PW: Dynamics of the cerebrospinal fluid and the spinal Dura Mater. J. Neurol. Neurosurg. Psychiatry. 1972; 35: 468–473.

[9] Steer JC, Horney FD: Evidence for passage of cerebrospinal fluid along spinal nerves. Canad. Med. Ass. J. 1968; 98: 71–74.

[10] Guyton AC, Hall JE: Textbook of medical physiology. 9th ed. Philadelphia: W. B. Saunders; 1996: 787.

[11] Dunbar HS, Gunthrie TC, Karpell B: A study of the cerebrospinal fluid pulse wave. Arch. Neurol. 1966; 14: 624–630.

[12] Hamit HF, Beall AC, De Bakey ME: Hemodynamic influences upon brain and cerebrospinalfluid pulsations and pressures. J. Trauma 1965; 5.

[13] Du Boulay G, O'Connell J, Currie J, Bostick T, Verity P: Further investigations on pulsatile movements in the cerebrospinal fluid pattern. Act. Rad. Diagn. 1972; 13: 496–523.

[14] Portnoy HD, Chopp M, Branch C, Shannon MB. Cerebrospinal fluid pulse wave-form as an indicator of cerebral autoregulation. J. Neurosurg. 1982; 56: 666–678.

[15] Greitz D, Franck A, Nordell B: On the pulsatile nature of intracranial and spinal CSF-circulation demonstrated by MR imaging. Acta Radiolog. 1993; 34: 321–328.

[16] Levy LM, DiChiro G: MR Phase imaging and cerebrospinal fluid flow in the head and spine. Neuroradiol. 1990; 32: 399–406.

[17] Feinberg DA, Mark AS: Human brain motion and cerebrospinal fluid circulation demonstrated with MR velocity imaging. Radiol. 1987; 163: 793–799.

[18] Greitz D, Franck A, Nordell B: On the pulsatile nature of intracranial and spinal CSF-circulation demonstrated by MR imaging. Acta Radiolog. 1993; 34: 321–328.

[19] Du Bouley G, O'Connell J, Currie J, Bostick T, Verity P: Further investigations on pulsatile movements in the cerebrospinal fluid pattern. Act. Rad. Diagn. 1972; 13: 496–523.

[20] Bradbury MWB, Cole DF: The role of the lymphatic System in drainage of the cerebrospinal fluid and aqueous humor. J. Physiol. 1980; 299: 353–365.

[21] Bradbury MWB, Cserr HF: Drainage of cerebral interstitial fluid and of cerebrospinal fluid into lymphatics. Amsterdam: Elsevier; 1985.

[22] Bradbury MWB, Westrop RJ: Factors influencing exit of substances from the cerebrospinal fluid into deep cervical lymph of the rabbit. J. Physiol. 1983; 339: 519–534.

[23] Casley-Smith JR, Clodius L: The effects of chronic cervial lymphostasis on regions drained by lymphatics and by prelymphatics. J. Pathol. 1978; 13: 13–17.

[24] Cserr HF, Harling-Berg CJ, Knopf PM: Drainage of brain extracellular fluid into blood and deep cervical lymph and its immunological significance. Brain Pathol. 1992; 2: 269–276.

[25] Ehrlich SS, McComb JG, Hyman S, Weiss MH: Ultrastructural morphology of olfactory pathway for cerebrospinal fluid drainage in the rabbit. J. Neurosurg. 1986; 64: 466–473.

[26] Kida S, Pantazis F, Weller RO: CSF drains directly from the subrachnoid space into nasal lymphatics in the rat. Neuropathol. Appl. Neurobiol. 1993; 19: 480–488.

[27] Leeds SE, Kong AK, Wise BL: Alternative pathways for drainage of cerebrospinal fluid in the canine brain. Lymphology. 1989; 22: 144–146.

[28] Lowhagen P, Johansson BB, Nordborg C: The nasal route of cerebrospinal fluid drainage in man: A light microscopic study. Neuropathol. Appl. Neurobiol. 1994; 20: 543–550.

[29] McComb JG: Recent research into the nature of cerebrospinal fluid formation and absorption. J. Neurosurg. 1983; 59: 369–383.

[30] McComb JG, Hyman S: Lymphatic drainage of cerebrospinal fluid in the primate. New York: Elsevier; 1990: 421.

[31] Shen JY, Kelly DE: Intraorbital cerebrospinal fluid outflow and the posterior uveal compartment of the hamster eye. Cell Tissue Res. 1985; 240: 77–87.

[32] Weed LH: Studies on cerebrospinal fluid no. III. The pathways of escape from the subarachnoid Spaces with particular references to the arachnoid villi. J. Med. Res. 1914; 31: 51–91.

[33] Yamazuni H: Infiltration of indian ink from subarachnoid space to nasal mucosa along olfactory nerves in rabbit. Nippon Jibiinkoka Gakkai Kaiho. 1989; 92: 608–616.

[34] Berens von Rautenfeld D, Kaiser HE, Földi M, Földi A: The leptomenigeal sheath of the optic nerve as an area of lymphatic resorption of cerebrospinal fluid. Lymphology. 1994; 27: 685–687.

[35] Bradbury MWB, Westrop RJ: Lymphatics and the drainage of cerebrospinal fluid. New York: Raven; 1984: 69.

[36] De La Motte DJ: Removal of horseradish peroxidase and fluorescin labelled dextran from csf space of rabbit optic nerve: A light and electron microscopic study. Exp. Eye Res. 1978; 27: 585–594.

[37] McComb GJ, Davson H, Hyman S, Weiss M: Cerebrospinal fluid drainage as influenced by ventricular pressure in the rabit. J. Neurosurg. 1982; 56: 790–797.

[38] McComb JG: Recent research into the nature of cerebrospinal fluid formation and absorption. J. Neurosurg. 1983; 59: 369–383.

[39] Shen JY, Kelly DE: Intraorbital cerebrospinal fluid outflow and the posterior uveal compartment of the hamster eye. Cell Tissue Res. 1985; 240: 77–87.

[40] Arnold W: The ear and the lymphatic Systems. In: Földi M, Casley-Smith JR, Arnold W (Hrsg.): Lymphangiology. Stuttgart: Schattauer; 1983.

[41] Arnold W, Nitze HR, Ritter R: Qualitative Untersuchungen der Verbindungswege des Subarachnoidalraumes mit dem lymphatischen System des Kopfes und des Halses. Acta Otolaryngol. 1972; 74: 411–424.

[42] Chikly B: Is human cerebrospinal fluid reabsorbed by lymph? AAO Journal. 1998; 8(4): 28–34.

[43] Schwalbe G: Der Arachnoidalraum, ein Lymphraum und sein Zusammenhang mit dem Perichoriodalraum. Zentralbiblio. Med. Wiss. 1869; 7: 465–467.

[44] Speransky AD: Basis for the theory of medicine. New York: International Publishers Inc.; 1943.

[45] Still AT: Philosophy of Osteopathy. 6th Reprint. Kirksville: American Academy of Osteopathy; 1986: 105.

[46] Brierley JB, Field EJ: The connections of the spinal subarachnoid Space with the lymphatic System. J. Anat. 1948; 82: 153–166.

[47] Yamada S: Albumin outflow into deep cervical lymph from different regions of the rabbit brain. Am. J. Physiol. 1991; 261: 1197–1204.

[48] Bradbury MWB, Westrop RJ: Lymphatics and the drainage of cerebrospinal fluid. New York: Raven; 1984: 69.

[49] Cserr HF: Convection of brain interstitial fluid. New York: Raven; 1984: 59.

[50] Orosz A, Földes I, Kósa C, et al.: Radioactive isotope studies of the connections between the lymph circulation of the nasal mucosa, the cranial cavity and cerebrospinal fluid. Acta Physiol. Hung. 1957; 11: 75–81.

[51] Arnold W, Ritter R, Wagner WH: Quantitative studies on the drainage of the cerebrospinal fluid into the lymphatic System. Acta Otolaryng. 1973; 76: 156–161.

[52] Nohara Y, Brown MD, Eurell JC: Lymphatic drainage of epidural space in rabbits. Orthop. Clin. North Amer. 1991; 22: 189–194.

[53] Moskalenko YE, Naumenko AI: Investigation of the character of CSF movement in normal animals. Fiziol. Zh. SSSR, 1959; 45: 562.

[54] Dubois-Ferriere H: Les voies d'ecoulement des liquides intra-craniens. Ann. d'Anat. Path. 1939/1940; 16: 1081–1114.

[55] Bradbury MWB, Cserr HF: Drainage of cerebral interstitial fluid and of cerebrospinal fluid into lymphatics. Amsterdam: Elsevier; 1985.

[56] Casley-Smith JR, Clodius L: The effects of chronic cervial lymphostasis on regions drained by lymphatics and by prelymphatics. J. Pathol. 1978; 13: 13–17.

[57] Casley-Smith JR: The prelymphatics pathways of the brain as revealed by cervical lymphatic obstruction and the passage of particles. Brit. J. Exp. Path. 1976; 57 (2): 5–179.

[58] Földi M, Csillik B, Zoltan OT: Lymphatic drainage of the brain. Experimentia. 1968; 24: 1283–1287.

[59] Hut F: General pathology of the lymphovascular System. In: Földi M, Casley-Smith JR (Eds.): Lymphangiology. Stuttgart: Schattauer; 1983.

[60] Kosma M, Zoltan OT, Csillik B: Die anatomischen Grundlagen des paralymphatischen Systems im Gehirn. Acta Anat. 1972; 81: 409–420.

[61] Zervas NT, Lisczak TM: Cerebrospinal fluid may nourish cereral vessels through pathways in the adventitia that may be analogous to systemic vasa vasorum. J. Neurosurg. 1982; 56: 475–481.

[62] Kida S, Weller RO, Zhang ET: Anatomical pathways for lymphatic drainage of the brain and their pathological significance. Neuropathol. Appl. Neurobiol. 1995; 21: 181–184.

[63] Weed LH: The absorption of cerebrospinal fluid into the venous system. Am. J. Anat. 1923; 31: 191–221.

[64] Chikly B: Is human cerebrospinal fluid reabsorbed by lymph? AAO Journal. 1998; 8(4): 28–34.

[65] Arnold W, Ritter R, Wagner WH: Quantitative studies on the drainage of the cerebrospinal fluid into the lymphatic System. Acta Otolaryng. 1973; 76: 160.

[66] Grant A, Condon B, Lawrence A, Hadley DM, Patterson J, Bone I, Teasdale GM: Is cranial CSF volume under hormonal influence? Journal of Computer Assisted Tomography. 1988; 12(1): 36–39.

[67] Shapiro K, Fried A, Takei F, Kohn I: Effect of the skull and dura on neural axis pressure-volume relationships and CSF hydrodynamics. J. Neurosurg. 1985; 63(1): 76–81.

[68] Lindvall M, Owman C: Autonomic nerves in the mammalian choroid plexus and their influence on the formation of cerebrospinal fluid. J. Cereb. Blood Flow Metab. 1981; 1(3): 245–266.

[69] Shapiro K, Fried A, Takei F, Kohn I: Effect of the skull and dura on neural axis pressure-volume relationships and CSF hydrodynamics. J. Neurosurg. 1985: 63(1): 76–81.

[70] Mollanji R, Bozanovic-Sosic R, Silver I, Li B, Kim C, Midha R, Johnston M: Intracranial pressure accommodation is impaired by blocking pathways leading to extracranial lymphatics. Am. J. Physiol. Regul. Integr. Comp. Physiol. 2001; 280(5): 1573–1581.

[71] Johnston M: Relationship between cerebrospinal fluid and extracranial lymph. Lymphology. 2000; 33(1): 1–3.

[72] Mollanji R, Bozanovic-Sosic R, Johnston M: Spinal and cranial contributions to total cerebrospinal fluid transport. Am. J. Physiol. Regul. Integr. Comp. Physiol. 2001; 281(3): 909–916.

[73] Urayama K: Origin of lumbar cerebrospinal fluid pulse wave. Spine. 1994; 19: 441–445.

[74] Bering EA jr.: Choroid plexus and arterial pulsations of cerebrospinal fluid: Demonstration of the choroid plexus as a cerebrospinal fluid pump. Arch. Neurol. Psychiatry. 1955; 73: 165–173.

[75] Poncelet BP, Wedeen VJ, Weisskoff RM, Cohen MS: Brain parenchyma motion: Measurement with cine echo planar MR imaging. Radiology. 1992; 185: 645–651.

[76] Enzmann DR, Pelc NJ: Brain motion measurement with phase-contrast MR imaging. Radiology. 1992; 185: 653–660.

[77] Enzmann DR, Pelc NJ: Normal flow patterns of intracranial and spinal cerebrospinal fluid defined with phase-contrast cine MR imaging. Radiology. 1991; 178: 467–474.

[78] Bhadelia RA, Bogdan AR, Kaplan RE, Wolpert SM: Cerebrospinal fluid pulsation amplitude and its quantitative relationship to cerebral blood flow pulsations: A phase-contrast MR flow imaging study. Neuroradiol. 1997; 39: 258–264.

[79] Shibuya R, Yonenobu K, Koizumi T, Kato Y, Mitta M, Yoshikawa H: Pulsatile cerebrospinal fluid flow measurement using phase-contrast magnetic resonance imaging in patients with cervical myelopathy. Spine. 2002; 10: 1087–1093.

[80] Eckenhoff JE: The physiological significance of the vertebral venous plexus. Surg. Gynecol. Obstet. 1970; 131(1): 72–78.

[81] Hanai K, Kawai K, Itoh Y, Satake T, Fujiyoshi F, Abematsu N: Simultaneous measurement of intraosseous and cerebrospinal fluid pressures in lumbar region. Spine. 1985: 10(1): 64–68.

[82] Eckenhoff JE: The physiological significance of the vertebral venous plexus. Surg. Gynecol. Obstet. 1970; 131(1): 72–78.

[83] Goldberg RN, Joshi A, Moscoso P, Castillo T: The effect of head position on intracranial pressure in the neonate. Crit. Care Med. 1983; 11(6): 428–430.

[84] Hassin GB: The cerebrospinal fluid pathways. J. Neuropath. Exp. Neurol. 1947; 6: 172–176.

[85] Johnston M: Relationship between cerebrospinal fluid and extracranial lymph. Lymphology. 2000; 33(1): 1–3.

[86] Greitz D, Franck A, Nordell B: On the pulsatile nature of intracranial and spinal CSF-circulation demonstrated By MR imaging. Acta Radiolog. 1993; 34: 321–328.

[87] Key A, Retzius G: Studien in der Anatomie des Nervensystems und des Bindegewebes. Stockholm: 1875.

[88] Hosobuchi Y, Rossier J, Bloom FE, Guillemin R: Stimulation of human periaqueductal gray for pain relief increases immunoreactive beta-endorphin in ventricular fluid. Science. 1979; 203: 279–281.

[89] Davson H, Welch K, Segal MB: Physiology and pathophysiology of the cerebrospinal fluid. Edinburgh: Churchill Livingstone; 1987.

[90] Brown PD, Davies SL, Speake T, Millar ID: Molecular mechanisms of cerebrospinal fluid production. Neurosci. 2004; 129(4): 957–970.

[91] McComb JG: Recent research into the nature of cerebrospinal fluid formation and absorption. J. Neurosurg. 1983; 59(3): 369–383.

[92] Cserr HF: Flow of CSF and brain interstitial fluid (ISF) into deep cervical lymph. In: Gjeris F (Ed.): Outflow of cerebrospinal fluid. Munksgaard, Copenhagen; 1989: 58–63.

[93] Pollay M, Curl F: Secretion of cerebrospinal fluid by the ventricular ependyma of the rabbit. Am. J. Physiol. 1967; 213 (4): 1031–1038.

[94] Miyajima M, Arai H: Evaluation of the production and absorption of cerebrospinal fluid. Neurol. Med. Chir. (Tokyo). 2015; 55(8): 647–656.

[95] Hakim S, Venegas JG, Burton JD, Eng C: The physics of the cranial cavity, hydrocephalus and normal pressure hydrocephalus: mechanical interpretation and mathematical model. Surg. Neurol. 1976; 5(3): 187–210.

[96] Di Chiro G: Movement of the cerebrospinal fluid in human beings. Nature. 1964; 204: 290–291.

[97] Di Chiro G: Observations on the circulation of the cerebrospinal fluid. Acta Radiol. Diagn. (Stockh). 1966; 5: 988–1002.

[98] Brightman MW: The intracerebral movement of proteins injected into blood and cerebrospinal fluid of mice. In: Lajth A, Ford DH (Eds.): Progress in brain research. Brain barrier system. Amsterdam: Elsevier; 1968: 19–40.

[99] Cserr HF: Physiology of the choroid plexus. Physiol. Rev. 1971; 51 (2): 273–311.

[100] Dodge PR, Fishman MA: The choroid plexus e two way traffic? N. Engl. J. Med. 1970; 283: 316–317.

[101] Foley F: Resorption of the cerebrospinal fluid by the choroid plexuses under the influence of intravenous injection of hypertonic salt solution. Arch. Neurol. Psychiatry. 1921; 5: 744–745.

[102] Wright EM: Mechanisms of ion transport across the choroid plexus. J. Physiol. 1972; 226(2): 545–571.

[103] Rall DP: Transport through the ependymal linings. Prog. Brain Res. 1968; 29: 159–172.

[104] Welch K: The principles of physiology of the cerebrospinal fluid in relation to hydrocephalus including normal pressure hydrocephalus. Adv. Neurol. 1975; 13: 247–332.

[105] Weller RO, Kida S, Zhang ET: Pathways of fluid drainage from the brain: morphological aspects and immunological signifi cance in rat and man. Brain Pathol. 1992; 2(4): 277–284.

[106] Bulat M, Klarica M: Recent insights into a new hydrodynamics of the cerebrospinal fluid. Brain Res. Rev. 2011; 65(2): 99–112.

[107] Klarica M, Oresković D, Bozić B, Vukić M, Butković V, Bulat M: New experimental model of acute aqueductal blockage in cats: effects on cerebrospinal fluid pressure and the size of brain ventricles. Neuroscience. 2009; 158(4): 1397–1405.

[108] Maraković J, Oresković D, Rados M, Vukić M, Jurjević I, Chudy D, Klarica M: Effect of osmolarity on CSF volume during ventriculoaqueductal and ventriculo-cisternal perfusions in cats. Neurosci. Lett. 2010; 484(2): 93–97.

[109] Orešković D, Klarica M: The formation of cerebrospinal fluid: nearly a hundred years of interpretations and misinterpretations. Brain Res. Rev. 2010; 64(2): 241–262.

[110] Orešković D, Klarica M: Development of hydrocephalus and classical hypothesis of cerebrospinal fluid hydrodynamics: facts and illusions. Prog. Neurobiol. 2011; 94(3): 238–258.

[111] Gomez DG, Ehrmann JE, Gordon PD, Pavese AM, Gilanian A: The arachnoid granulations of the newborn human: an ultrastructural study. Int. J. Dev. Neurosci. 1983; 1(2): 139–147.

[112] Johnston M, Zakharov A, Papaiconomou C, Salmasi G, Armstrong D: Evidence of connections between cerebrospinal fluid and nasal lymphatic vessels in humans, nonhuman primates and other mammalian species. Cerebrospinal Fluid Res. 2004; 1(1): 2.

[113] Koh L, Zakharov A, Johnston M: Integration of the subarachnoid space and lymphatics: is it time to embrace a new concept of cerebrospinal fluid absorption? Cerebrospinal Fluid Res. 2005; 2(1): 6.

[114] Osaka K, Handa H, Matsumoto S, Yasuda M: Development of the cerebrospinal fluid pathway in the normal and abnormal human embryos. Child's Brain. 1980; 6: 26–38.

[115] Boulton M, Flessner M, Armstrong D, et al.: Contribution of extracranial lymphatics and arachnoid villi to the clearance of a CSF tracer in the rat. Am. J. Physiol. 1999; 276(3): R818–R823.

[116] Miyajima M, Arai H: Evaluation of the production and absorption of cerebrospinal fluid. Neurol. Med. Chir. (Tokyo). 2015; 55(8): 647–656.

[117] Aspelund A, Antila S, Proulx ST, et al.: A dural lymphatic vascular system that drains brain interstitial fluid and macromolecules. J. Exp. Med. 2015; 212: 991–999.

[118] Johnston M, Zakharov A, Papaiconomou C, et al.: Evidence of connections between cerebrospinal fluid and nasal lymphatic vessels in humans, non-human primates and other mammalian species. Cereb. Fluid. Res. 2004; 1: 2–15.

[119] Cserr HF, Harling-Berg CJ, Knopf PM: Drainage of brain extracellular fl uid into blood and deep cervical lymph and its immunological significance. Brain. Pathol. 1992; 2: 269–276.

[120] Kida S, Pantazis A, Weller RO: CSF drains directly from the subarachnoid space into nasal lymphatics in the rat. Anatomy, histology and immunological signifi cance. Neuropathol. Appl. Neurobiol. 1993; 19: 480–488.

[121] Louveau A, Smirnov I, Keyes TJ, et al.: Structural and functional features of central nervous system lymphatic vessels. Nature. 2015; 523: 337–341.

[122] Engelhardt B, Carare RO, Bechmann I, et al.: Vascular, glial, and lymphatic immune gateways of the central nervous system. Acta Neuropathol. 2016; 132: 317–338.

[123] Hatterer E, Davoust N, Didier-Bazes, et al.: How to drain without lymphatics? Dendritic cells migrate from the cerebrospinal fluid to the B-cell follicles of cervical lymph nodes. Blood. 2006; 107: 806–812.

[124] Hatterer E, Touret M, Belin MF, Honnorat J, Nataf S: Cerebrospinal fluid dendritic cells infiltrate the brain parenchyma and target the cervical lymph nodes under neuroinflammatory conditions. PLoS One. 2008; 3: e3 321.

[125] Goldmann J, Kwidzinski E, Brandt C, et al.: T cells traffic from brain to cervical lymph nodes via the cribroid plate and the nasal mucosa. J. Leukoc. Biol. 2006; 80: 797–801.

[126] Kaminski M, Bechmann I, Pohland M, et al.: Migration of monocytes aft er intracerebral injection at entorhinal cortex lesion site. J. Leukoc. Biol. 2012; 92: 31–39.

[127] Oehmichen M, Gruninger H, Wietholter H, Gencic M: Lymphatic efflux of intracerebrally injected cells. Acta Neuropathol. 1979; 45: 61–65.

[128] Bulat M: Dynamics and statics of the cerebrospinal fluid: the classic and new hypothesis. In: Avezaat CJJ (Ed.): Intracranial Pressure VIII. Berlin, Heidelberg: Springer; 1993: 726–730.

[129] Bulat M, Klarica M: Fluid filtration and reabsorption across microvascular walls: control by oncotic or osmotic pressure? Period. Biol. 2005; 107(2): 147–152.

[130] Bulat M, Lupret V, Oreskovic D, Klarica M: Transventricular and transpial absorption of cerebrospinal fluid into cerebral microvessels. Coll. Antropol. 2008; 32 (Suppl. 1): 43–50.

[131] Carare RO, Hawkes CA, Jeffrey M, Kalaria RN, Weller RO: Review: cerebral amyloid angiopathy, prion angiopathy, CADASIL and the spectrum of protein elimination failure angiopathies (PEFA) in neurodegenerative disease with a focus on therapy. Neuropathol. Appl. Neurobiol. 2013; 39: 593–611.

[132] Abbott NJ: Evidence for bulk flow of brain interstitial fluid: significance for physiology and pathology. Neurochem. Int. 2004; 45: 545–552.

[133] Abbott NJ: Blood–brain barrier structure and function and the challenges for CNS drug delivery. J. Inherit. Metab. Dis. 2013; 36: 437–44.

[134] Carare RO, Bernardes-Silva M, Newman TA, et al.: Solutes, but not cells, drain from the brain parenchyma along basement membranes of capillaries and arteries: significance for cerebral amyloid angiopathy and neuroimmunology. Neuropathol. Appl. Neurobiol. 2008; 34: 131–144.

[135] Hawkes CA, Hartig W, Kacza J, Schliebs R, Weller RO, Nicoll JA, Carare RO: Perivascular drainage of solutes is impaired in the ageing mouse brain and in the presence of cerebral amyloid angiopathy. Acta Neuropathol 2011; 121: 431–443.

[136] Hawkes CA, Gentleman SM, Nicoll JA, Carare RO: Prenatal high-fat diet alters the cerebrovasculature and clearance of beta-amyloid in adult offspring. J. Pathol. 2015; 235: 619–631.

[137] Schley D, Carare-Nnadi R, Please CP, Perry VH, Weller RO: Mechanisms to explain the reverse perivascular transport of solutes out of the brain. J. Theor. Biol. 2006; 238: 962–974.

[138] Sharp MK, Diem AK, Weller RO, Carare RO: Peristalsis with oscillating flow resistance: a mechanism for periarterial clearance of amyloid beta from the brain. Ann. Biomed. Eng. 2016; 44(5): 1553–1565.

[139] Weller RO, Hawkes CA, Carare RO, Hardy J: Does the difference between PART and Alzheimer's disease lie in the age-related changes in cerebral arteries that trigger the accumulation of Abeta and propagation of tau? Acta Neuropathol. 2015; 129: 763–766.

[140] Hughes TM, Craft S, Lopez OL. Review of the potential role of arterial stiffness in the pathogenesis of Alzheimer's disease. Neurodegener. Dis. Manag. 2015; 5: 121–135.

[141] Arbel-Ornath M, Hudry E, Eikermann-Haerter K, et al.: Interstitial fluid drainage is impaired in ischemic stroke and Alzheimer's disease mouse models. Acta Neuropathol. 2013; 126: 353–364.

[142] Strikić N, Klarica M, Vladić A, Bulat M: Effect of active transport on distribution and concentration gradients of [3H] benzylpenicillin in the cerebrospinal fluid. Neurosci. Lett. 1994; 169(1–2): 159–162.

[143] Vladić A, Strikić N, Jurcić D, Zmajević M, Klarica M, Bulat M: Homeostatic role of the active transport in elimination of [3H]benzylpenicillin out of the cerebrospinal fluid system. Life Sci. 2000; 67(19): 2375–2385.

[144] Vladić A, Klarica M, Bulat M: Dynamics of distribution of 3H-inulin between the cerebrospinal fluid compartments. Brain Res. 2009; 1248: 127–135.

[145] Kiviniemi V, Wang X, Korhonen V, Keinanen T, Tuovinen T, Autio J, LeVan P, Keilholz S, Zang YF, Hennig J, Nedergaard M: Ultra-fast magnetic resonance encephalography of physiological brain activity – Glymphatic pulsation mechanisms? J. Cereb. Blood. Flow. Metab. 2016; 36(6): 1033–1045.

[146] Yamada S: Cerebrospinal fluid physiology: visualization of cerebrospinal fluid dynamics using the magnetic resonance imaging Time-Spatial Inversion Pulse method. Croat. Med. J. 2014; 55(4): 337–346.

[147] Zandonella C: Scoliosis linked to disruptions in spinal fluid flow. www.princeton.edu/main/news/archive/S46/55/01I26/index.xml?section=topstories. 2016.

[148] Klarica M, Rados M, Erceg G, Oreskovic D, Bulat M: The effect of body position on cerebrospinal fluid (CSF) movement and pressure. Abstracts of the Hydrocephalus 2008 Congress. Clin. Neurol. Neurosurg. 2008, S1–S41.

[149] Kao CC. Letter to the Editor: A Proposed New Function of the Cerebrospinal Fluid. Clinical Anatomy. 2015. doi: 10.1002/ca.22578.

[150] Sá-Pereira I, Brites D, Brito MA (2012): Neurovascular unit: a focus on pericytes. Mol. Neurobiol. 2012; 45(2): 327–347.

[151] Bechter K, Schmitz B: Cerebrospinal fluid outflow along lumbar nerves and possible relevance for pain research: case report and review. Croat. Med. J. 2014; 55(4): 399–404.

[152] Liem T: Osteopathic treatment of the dura. In: Liem T, Tozzi P, Chila A: Fascia in the Osteopathic Field. Edinburgh: Handspring; 2017: 539–550.

[153] Levy D, Kainz V, Burstein R, Strassman AM: Mast cell degranulation distinctly activates trigemino-cervical and lumbosacral pain pathways and elicits widespread tactile pain hypersensitivity. Brain Behav. Immun. 2012; 26: 311–317.

[154] Agnati LF, Guidolin D, Guescini M, Genedani S, Fuxe K: Understanding wiring and volume transmission. Brain Res. Rev. 2010; 64: 137–159.

[155] Fuxe K, Borroto-Escuela DO, Tarakanov A, Romero-Fernandez W, Manger P, Rivera A, et al.: Understanding the balance and integration of volume and synaptic transmission. Relevance for psychiatry. Neurol Psychiatry Brain Res. 2013; 19: 141–158.

[156] Rangroo Thrane V, Thrane AS, Plog BA, Thiyagarajan M, Iliff JJ, Deane R, Nagelhus EA, Nedergaard M: Paravascular microcirculation facilitates rapid lipid transport and astrocyte signaling in the brain. Sci. Rep. 2013; 3: 2582.

[157] Nedergaard M: Garbage truck of the brain. Science. 2013; 340(6140): 1529–1530.

[158] Hui FK: Clearing your mind: a glymphatic system? World. Neurosurg. 2015; 83(5): 715–717.

[159] Xie L, Kang H, Xu Q, Chen MJ, Liao Y, Thiyagarajan M, O'Donnell J, Christensen DJ, Nicholson C, Iliff JJ, Takano T, Deane R, Nedergaard M: Sleep drives metabolite clearance from the adult brain. Science. 2013; 342(6156): 373–377.

[160] Liem T, Moser M: Biologische Rhythmen und ihre Bedeutung für die Osteopathie. Osteopath. Med. 2016; 17(1): 22–26.

[161] Xie L, Kang H, Xu Q, et al.: Sleep drives metabolite clearance from the adult brain. Science. 2013; 342(6156): 373–377.

[162] Herculano-Houzel S: Sleep it out. Science. 2013; 342: 316f.

[163] Hui FK: Clearing your mind: a glymphatic system? World Neurosurg 2015; 83(5): 715–717.

[164] Iliff JJ, Wang M, Liao Y, Plogg BA, Peng W, Gundersen GA, Benveniste H, Vates GE, Deane R, Goldman SA, Nagelhus EA, Nedergaard M: A paravascular pathway facilitates CSF flow through the brain parenchyma and the clearance of interstitial solutes, including amyloid β. Sci. Transl. Med. 2012; 4(147): 147ra111.

[165] Kiviniemi V, Wang X, Korhonen V, Keinanen T, Tuovinen T, Autio J, LeVan P, Keilholz S, Zang YF, Hennig J, Nedergaard M: Ultra-fast magnetic resonance encephalography of physiological brain activity – Glymphatic pulsation mechanisms? J. Cereb. Blood. Flow. Metab. 2016; 36(6): 1033–1045.

[166] Nelson KE, Sergueef N, Glonek T: Recording the rate of the cranial rhythmic impulse. J. Am. Osteopath. Assoc. 2006; 106(6): 337–341.

Weitere Literatur

Adolf RJ, Fukusumi H, Fowler NO: Origin of cerebrospinal fluid pulsations. Am. J. Physiol. 1967; 212: 840–846.

Arnold W, von Ilberg C: Connections of the cerebrospinal fluid with the lymphatic System of head and neck. Frankfurt/M.: Zentrum der Hals-, Nasen- und Ohrenheilkunde der J.W. von Goethe Universität.

Becker RE: The cerebrospinal fluid as a dielectric envelope. J. Osteopath. Cranial Assoc. 1948; 40–46

Becker RE: A study in cerebrospinal fluid and nerve cell activity. J. Osteopath. Cranial Assoc. 1949; 15–21.

Berquist E, Willén R: Cavernous nodules in the dural sinuses. J. Neurosurg. 1974; 40: 330–335.

Davson H: Physiology of the cerebrospinal fluid. London: Churchill; 1967.

Edvinsson L, Nielsen KC, Owman C: Cholinergic innervation of choroid plexus in rabbits and cats. Brain Research. 1973; 63: 500–503.

Easa D, Tran A, Bingham W: Noninvasive intracranial pressure measurement in the new-born: an alternate method. Am. J. Dis. Child. 1983; 137: 332–335.

Ehrlich SS, McComb JG, Hyman S, Weiss MH: Ultrastructural morphology of olfactory pathway for cerebrospinal fluid drainage in the rabbit. J. Neurosurg. 1986; 64: 466–473.

Enzmann DR, O'Donohue J, Rubin JB, Cogen P, Silverberg G: CSF pulsations with non-neoplastic spinal cord cysts. Am. J. Roentgenol. 1987; 149(1): 149–157.

Erlingheuser RF: The circulation of the cerebrospinal fluid through the connective tissue system. AAO Yearbook. 1959; 59: 77–87.

Flexner LB: Some problems of the origin, circulation and absorption of the cerebrospinal fluid. Quart. Rev. Biol. 1933; 8: 397–422.

Foldes FF, Arrowhead JC: Changes in cerebrospinal fluid pressure under the influence of continuous subarachnoid infusions of normal saline. J. Clin. Invest. 1948; 27: 346.

Foltz EL, Aine C: Diagnosis of hydrocephalus by CSF pulse wave analysis: a clinical study. Surg. Neurol. 1981; 15: 283–293.

Fowler FD, Gammill JC, Martin J: Distribution of radioactive colloidal gold in cats. J. Neuropath. Exp. Neurol. 1954; 13: 435–447.

Haines DE, Harkey HL, Al-Mefty O: The subdural space: A new look at an outdated concept. J. Neurosurg. 1993; 32: 111–120.

Hamer J, Alberti E, Hoyer S, Wiedemann K: Influence of systemic and cerebral vascular factors on the cerebrospinal fluid waves. J. Neurosurg. 1977; 46: 36–45.

Hassin GB: Cerebrospinal fluid pathways, a critical note. J. Neuropath. Exp. Neurol. 1947; 6: 172–176.

Hayashi T, Shirozu T, Shojima T, Watanabe M, Tagaki S: Analysis of anterior fontanelle pulsation wave. 1. Relationship between the pulsation wave and intracranial pressure. No To Shinkei. 1976; 28 (3): 271–277.

Hoffmann E, Thiel W: Untersuchung vermeintlicher und wirklicher Abflusswege aus dem Subdural- und Subarachnoidalraum. Z. Anat. Entwicklungsgesetz. 1956; 119: 283–301.

Kaufmann B, David GJ: A method of intracranial volume calculation. Investig. Radiol. 1972; 7: 533–538.

Klose U, Requardt H, Schroth G, Deimling M: MR-tomographische Darstellung von Liquorpulsationen. Fortschritte auf dem Gebiet der Röntgenstrahlen und der Nuklearmedizin. 1987; 147(3): 313–319.

Love J, Friden H, Ekstedt J: The effect of corticosteroids at the level of the arachnoid villi. In: Recent progress in the study and therapy of brain edema. New York: Plenum; 1984.

Lignon A: Schematisation neuro-vegetative en Osteopathie. 2nd ed. Aix-en-Provence: Editions de Verlaque; 1989.

Marmarou A, Shulman K, La Morgese J: Compartment analysis of compliance and outflow resistance of cerebrospinal fluid system. J. Neurosurg. 1975; 43: 523–534.

Matzuzawa H, Hida K, Houkin K, Yoshinobu I, Abe H, Akino M, Saitoi H: Quantitative analysis of cerebrospinal fluid dynamics in syringomyelia using eine MRI with presaturation. No To Shinkei. 1992; 44(1): 24–29.

McComb GJ, Davson H, Hyman S, Weiss M: Cerebrospinal fluid drainage as influenced by ventricular pressure in the rabbit. J. Neurosurg. 1982; 56: 790–797.

Michael DK: Cerebrospinal fluid values for compliance and resistance to absorption. J. Am. Osteopath. Assoc. 1975; 74: 873–876.

Mollanji R, Bozanovic-Sosic R, Silver I, Li B, Kim C, Midha R, Johnston M: Intracranial pressure accommodation is impaired by blocking pathways leading to extracranial lymphatics. Am. J. Physiol. Regul. Integr. Comp. Physiol. 2001; 280(5): 1573–1581.

Naidich TP, Altman NR, Gonzales-Arias SM: Phase contrast cine magnetic resonance imaging: normal cerebrospinal fluid oscillation and applications to hydrocephalus. Neurosurg. Clin. N. Am. 1993; 4(4): 677–705.

Perronneaud-Ferre R: Osteopathie cranio-pelvienne. Aix-en-Provence: Editions de Verlaque; 1989.

Renneis M, et al.: Evidence for a „paravascular" fluid circulation in the mammalian CNS, provided by the rapid distribution of tracer protein throughout the brain from the subarachnoid space. Brain Res. 1985; 326: 47–63.

Rennels ML, Gregory TF, Blaumanis OR, Fujimoto K, Grady PA: Evidence for a ‚paravascular' fluid circulation in the mamalian central provided by the rapid distribution of tracer protein throughout the brain from the subarachnoid space. Brain Res. 1985; 326: 47–63.

Richard R: Lesions osteopathiques du Sacrum. Paris: Maloine; 1978.

Rubin RC, et al.: The production of cerebrospinal fluid in man and its modification by acetozolamide. J. Neurosurg. 1966; 25: 430–435.

Schmidt CF: The cerebral circulation in health and disease. Springfield: C. C. Thomas; 1950.

Somberg HM: The relation of the spinal sub-arachnoid and the perineural spaces. J. Neuropath. Exp. Neurol. 1947; 6: 166–176.

Wallace WK, Avant WS, McKinney WM, Thurstone FL: Ultrasonic techniques for measuring intracranial pulsations. Neurology. 1966; 16: 380–382.

Weed LH: The cerebrospinal fluid. Physiol. Rev. 1922; 2: 171–180.

Weed LH: The absorption of cerebrospinal fluid into the venous system. Am. J. Anat. 1923; 31: 191–221.

Weed LH: Positional adjustments of the pressure of cerebrospinal fluid. Physiol. Rev. 1933; 13: 80–88.

Welch K, Friedman V: The cerebrospinal fluid values. Brain. 1960; 83: 454–458.

Welch K, Sadler K: Permeability of the choroid plexus of the rabbit tp several solutes. Am. J. Physiol. 1966; 210: 652–660.

Williams B: Simultaneous cerebral and spinal fluid pressure recordings. 2. Cerebrospinal dissociation with lesions at the foramen magnum. Acta Neurochirurgica. 1981; 58(3–4): 167–185.

Zanakis MF, Lewandoski MA, Marmora M, Dowling CT, Kircher KT, Cebelnsky RM, Banihashem M: Cranial mobility in humans. Manuskript zur Veröffentlichung im J. Am. Osteopath. Assoc. (1997).

10 Biomechanische und entwicklungsdynamische Betrachtungen zur Schädelknochenmobilität/-flexibilität

Rhythmische Pulsationen, z. B. arterieller, respiratorischer oder vasomotorischer Art, wurden im LCS registriert. Auch THM-Oszillationen konnten als mögliche Erklärung osteopathischer Palpationen am Schädel gemessen werden. Mehrere Rhythmen (CRI [10- bis 14-mal/min], [6- bzw. 8- bis 12-mal/min], [2- bis 3-mal/min], „Long Tide“ [6- bis 10-mal alle 10 min], [1-mal alle 5 min] usw.) sind beschrieben worden. Ihr zyklischer Ausdruck wird im Modell der kranialen Osteopathie als In-/Exspiration bzw. In-/Exhalation bezeichnet. Entsprechend dem kranialosteopathischen Arbeitsmodell treten diese Pulsationen als rhythmische Dichte-, Spannungs-, Elastizitäts- bzw. Bewegungsveränderung auch am Schädel in Erscheinung. Einige Autoren haben die rhythmischen Äußerungen auch als Flexions- und Extensionsphase bezeichnet. Diese Bezeichnungen reduzieren allerdings die Prozesse während der in- und exspiratorischen Phase auf reine axiale Bewegungen. Inwieweit tatsächlich, wenn überhaupt, eine reine Flexion und Extension bzw. Außen- und Innenrotationsmobilität besteht, ist fragwürdig. Es wurde vorgeschlagen, den Begriff der Mobilität im kranialen Bereich durch Begriffe wie Elastizität oder Compliance zu ersetzen [12] [13] [14].

Ansichten über die Art der Spannungs- bzw. Bewegungsäußerungen ebenso wie über die Ontologie und Interpretationen unterschiedlicher Frequenzen sind in der Literatur uneinheitlich. Im Folgenden werden gängige und neue hypothetische biomechanische und entwicklungsdynamische Sichtweisen dargestellt.

Der Osteopath versucht wahrzunehmen, in welcher Phase der zyklischen Muster Einschränkungen oder abnorme Spannungen auftreten. Aufgrund der Kenntnisse aller beteiligten Gewebe und der suturalen Gelenkflächen wird versucht, Einschränkungen/Modifikationen zu palpieren und im Rahmen inhärenter oszillierender Muster zu beurteilen und zu behandeln. Im Weiteren kann der Osteopath versuchen zu beurteilen, ob die Flussrichtung der Lebenskraft eher nach außen oder nach innen dominiert. Dies sind zweifelsohne sehr subjektive Befunde.

10.1 Faktoren der Schädelknochenmobilität

Normale Mobilitätsverhältnisse der einzelnen Schädelknochen zueinander werden hauptsächlich durch 4 Faktoren gewährleistet:

10.1.1 Biegsamkeit bzw. Flexibilität jedes einzelnen Knochens

Darunter ist auch der fluide Aspekt eines Knochens zu verstehen. Jeder Knochen besteht zu einem großen Anteil aus Flüssigkeit und kann je nach Sensibilität als mehr oder weniger fluides Gebilde wahrgenommen werden. Auch medullärer Druck, piezoelektrische Effekte, stressgenerierte Potenziale (Verschiebung von Osteonen), Strömungspotenziale (in den Kanalikuli im Knochen) etc. könnten hier eine Rolle spielen.

Treten intraossale Verziehungen auf, bevor die Ossifikation des Knochens abgeschlossen ist, könnte die Fähigkeit des Knochens, sich an Kräfte, die z. B. beim Kauen auftreten, anzupassen, eingeschränkt werden. Schädeltraumata durch Stürze, Schläge, Autounfälle usw., aber auch Parafunktionen wie Bruxismus können die Flexibilität einzelner Schädelknochen verringern. Ein einzelner Schädelknochen kann dabei möglicherweise über suturale und durale Verbindungen auch die freie Adaptationsfähigkeit der Schädelknochen beeinflussen.

10.1.2 Mobilität in den Suturen

Eine gewisse Malleabilität in den Suturen ist nachgewiesen. Auch diese könnte sich in Dysfunktion befinden (Kap. 6).

10.1.3 Beweglichkeit der Dura

Die Dura in ihrer Funktion als reziproke Spannungsmembran könnte die Knochen des Hirnschädels mit beeinflussen. Adhäsionen der Dura könnten das feine Zusammenspiel zwischen Dura und Hirnschädel beeinträchtigen. Diese Beziehungsgefüge umfassen auch die ossären Befestigungen der Dura, z. B. die Schädelknochen, das Foramen magnum, C 1, C 2 und C 3, das Os sacrum und Os coccygis und die Foramina intervertebralia.

10.1.4 Außerkraniale Spannungsverhältnisse der Faszien, Sehnen und Bänder

Organische Störungen können sich über das Fasziensystem in Form von Fehlspannungen bis zur Schädelsphäre fortsetzen.

Chronisch verspannte Muskulatur oder ein hypertoner Bandapparat, z. B. der M. trapezius am Okziput oder der M. piriformis am Sakrum, können die freie Beweglichkeit der Schädelknochen oder des Os sacrum stark einschränken.

Besonders scheint es möglich, dass die direkt an den Schädelknochen und am Kreuzbein-Steißbein-Komplex ansetzenden Muskeln, Bänder, Faszien bei einem abnormen Spannungszustand in der Lage sind, die Knochenmobilität zu beeinträchtigen.

10.2 Analogie des Schädels zur Wirbelsäule

Der Schädel könnte als eine modifizierte Fortsetzung der Wirbelsäule angesehen werden. Schon 1790 schrieb das Universalgenie Goethe in einem Brief sehr detailliert über die Analogie zwischen dem Schädel und der Wirbelsäule. 1807 hielt Professor Oken an der Universität Jena eine Vorlesung, in der er die wirbelartige Bildung des Schädels hervorhob. Der Osteopath R. Richard [2] schrieb:

> *„Da das Enzephalon eine Ausdehnung des Rückenmarks darstellt, ist es völlig selbstverständlich zu behaupten, dass die umgebende Schädelhöhle auf die gleiche Weise als Fortsetzung der Wirbelsäule anzusehen ist."*

Es besteht eine gewisse Kontinuität vom Kranium zur Wirbelsäule. Zu Beginn unterschied Oken 3 kraniale Wirbel: das Os occipitale als ein okzipitaler Wirbel, der hintere Teil des Os sphenoidale und das Os parietale als ein mittlerer oder sphenoparietaler Wirbel und der vordere Teil des Os sphenoidale und das Os frontale als ein vorderer oder sphenofrontaler Wirbel. Später fügte er noch einen 4. Wirbel, den nasoethmoidalen Wirbel, hinzu. Weaver [3] kommt nach Betrachtung der Schädelstrukturen und ihrer embryonalen Entstehung zu dem Schluss, dass 3 Wirbel, unregelmäßig verändert und verteilt, den Schädel bilden. Die Foramina der Schädelbasis könnten im weiteren Sinne Entsprechungen der Foramina intervertebralia und der Foramina transversaria darstellen. Das Schädeldach würde den Rippenbögen entsprechen.

10.2.1 Offene Fragen

Eine Vielzahl von Forschungen konnte mittlerweile die Beweglichkeit oder besser Malleabilität der Schädelknochen auch im Erwachsenenalter belegen. Sowohl über die klinische Relevanz dieser Beweglichkeit als auch über die Art der Beweglichkeit besteht noch wenig gesichertes Wissen. So basieren die klassischen Beschreibungen der Mobilität zum großen Teil auf spekulativen Annahmen. Viele Fragen sind noch ungeklärt:

- Gibt es einen Bezug zwischen intrakranialen Pulsationen, z. B. der Arterien oder des LCS, und dem Versuch des Osteopathen, rhythmische Äußerungen am Schädel zu palpieren? Und, falls ja, wie stellt sich dieser dar? (Kap. 3, Kap. 6 und Kap. 9)
- Gibt es ein oder mehrere Ursprungsorte für rhythmische, möglicherweise palpable Erscheinungen?
- Wie bzw. über welche Medien wird ggf. welche rhythmischen Erscheinungen auf die Knochen oder andere Gewebe übertragen?
- Inwieweit besteht ein Core-Link zwischen Kranium und Sakrum? Und werden Bewegungen bzw. Spannungsphänomene über die Dura mater spinalis vom Kranium auf das Sakrum übertragen und umgekehrt? (Kap. 7.9, Kap. 23.6)
- Ist es tatsächlich möglich, dass rhythmische Äußerungen von Gehirn, LCS, Dura, Schädelknochen über fasziale und fluide Kontinuitäten auf den übrigen Körper und die Extremitäten übertragen werden?
- Entsprechen die klassischen biomechanischen Modelle der rhythmischen Schädelknochenmobilität/-malleabilität im Modell der kranialen Osteopathie der Wirklichkeit?
- Wie gleichmäßig und symmetrisch wären diese Bewegungen im Normalfall? Aufgrund der Tatsache, dass die Gewebe, z. B. intrasuturale oder intraossale Strukturen, unterschiedliche Festigkeit und Elastizität haben, wäre eine gleichmäßige Äußerung rhythmischer Erscheinungen eher unwahrscheinlich.
- In der Kindheit hat die Synchondrosis sphenooccipitalis Bedeutung als mobiles Fulcrum. Nach dem 13.–17. Lebensjahr ist die SSB ossifiziert, zeigt nur eine gewisse intraossale Elastizität und dient hingegen als Punctum fixum. Welche Rolle spielt die SSB also beim Erwachsenen in der osteopathischen Palpation?
- In jedem Fall wird die SSB eines 30-Jährigen mehr Widerstand als die SSB eines 4-Jährigen einer rhythmischen Äußerung entgegenbringen. Diese zeitliche Komponente sollte berücksichtigt werden.
- Inwieweit sind die klassischen biomechanischen Beschreibungen der Bewegungsachsen der einzelnen Schädelknochen hilfreich bei der Palpation kranialer Strukturen?
- Wenn eine Interrater-Reliabilität in der Palpation dieser rhythmischen Erscheinungen anscheinend nicht vorhanden ist (Kap. 3.5), wie ist der diagnostische Wert dieser Palpation zu bewerten?
- Verbessert die Anwendung des Modells der primären Respiration die Gesundheit des Patienten?

Im Folgenden werden klassische osteopathische biomechanische Modelle, eine auf entwicklungsdynamischen Wachstumsbewegungen der Schädelknochen basierende Sichtweise und weitere Betrachtungen dargestellt. Wenn im Folgenden von Bewegung gesprochen wird, sind minimale Elastizitätsveränderungen und Spannungsphänomene gemeint.

Beachte
Die folgenden Beschreibungen geben einen Überblick über die tradierten Modelle der kranialen Osteopathie zur Schädelknochenanpassung. Sie sind rein spekulativ und dienen als didaktische Hilfe bei der Palpation. Ihre Aussagekraft ist begrenzt.

10.3
Biomechanische Betrachtungen zur Schädelknochenmobilität/-flexibilität (inklusive weiterer Körperanteile)

10.3.1 Inspiratorische Phase

Die inspiratorische Phase wird auch als Expansionsphase bezeichnet. Dabei soll der Körper eine Flexion und Außenrotation ausführen: Strukturen der Mittellinie gehen in Flexion, bilaterale Strukturen führen eine Außenrotation aus (▶ Abb. 10.1). Der Schädel wird breiter und flacher (▶ Abb. 10.2).

10.3.2 Exspiratorische Phase

Die exspiratorische Phase wird auch als Kontraktionsphase bezeichnet. Dabei soll der Körper eine Extension und Innenrotation ausführen: Strukturen der Mittellinie gehen in Extension, bilaterale Strukturen in Innenrotation (▶ Abb. 10.3). Der Schädel wird schmaler und hoher (▶ Abb. 10.4).

Der Bereich der SSB lässt eine leichte Konvexität nach kranial erkennen. In der kranialen Inspirationsphase soll sich diese Konvexität verstärken, sodass man von einer Adaptation in Flexion spricht. In der Exspirationsphase soll sich die Konvexität vermindern, die SSB tendiert in die Extension (▶ Abb. 10.5, ▶ Abb. 10.6).

Klassische Beschreibung der Schädelknochenmobilität

Kraniale Inspirationsphase → Flexion der SSB – Außenrotation des Schädels und Flexion des Sakrums:

- Der anteroposteriore Schädeldurchmesser verringert sich.
- Der transversale Schädeldurchmesser vergrößert sich.
- Das Schädeldach sinkt ab.

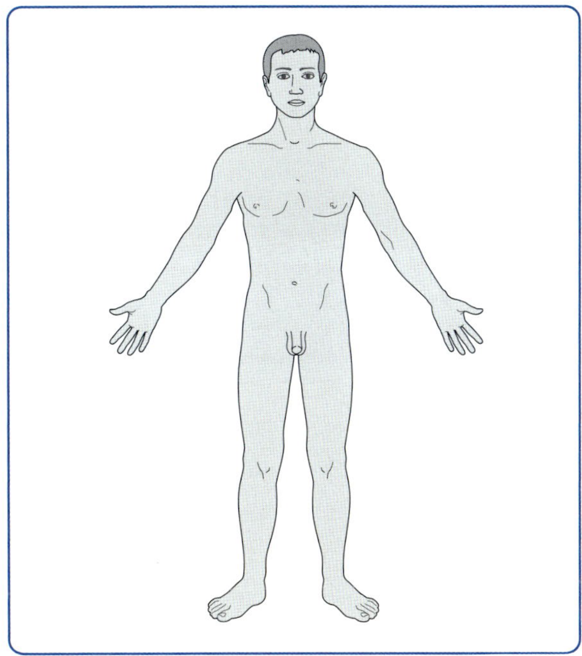

▶ **Abb. 10.1** Körperbewegung in der Inspirationsphase nach Upledger.

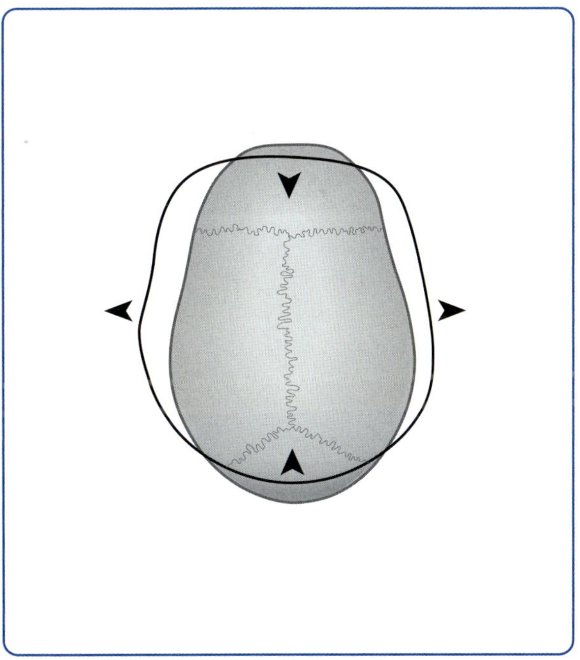

▶ **Abb. 10.2** Schädelbewegung in der Inspirationsphase (Ansicht von oben).

- Die Kreuzbeinbasis bewegt sich nach posterior und superior.
- Die Kreuzbeinspitze bewegt sich nach anterior und inferior.

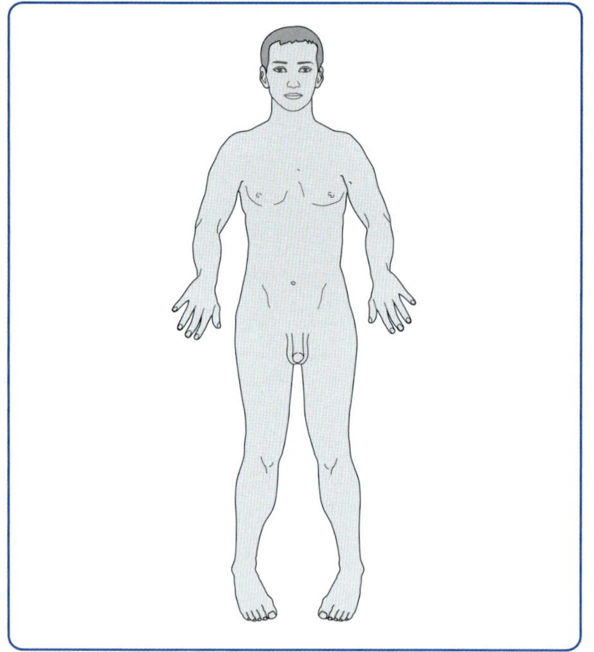

► **Abb. 10.3** Körperbewegung in der Exspirationsphase nach Upledger.

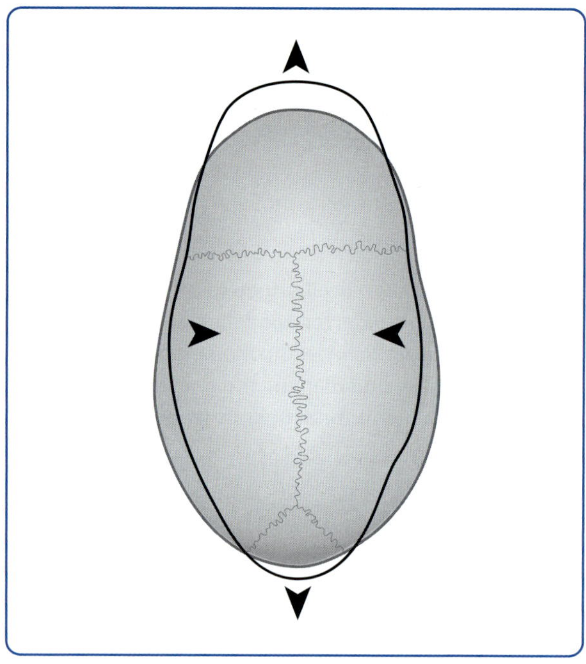

► **Abb. 10.4** Schädelbewegung in der Exspirationsphase (Ansicht von oben).

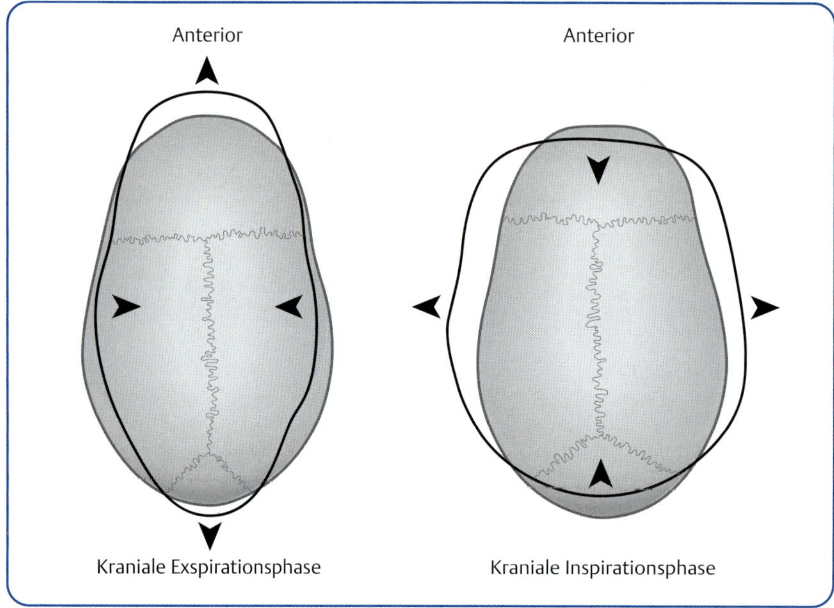

► **Abb. 10.5** Schädelbewegung in der Inspirations- und Exspirationsphase (Ansicht von oben).

Kraniale Exspirationsphase → Extension der SSB – Innenrotation des Schädels und Extension des Sakrums:

- Der anteroposteriore Schädeldurchmesser vergrößert sich.
- Der transversale Schädeldurchmesser verkleinert sich.
- Das Schädeldach steigt.
- Die Kreuzbasis bewegt sich nach anterior und inferior.
- Die Kreuzbeinspitze bewegt sich nach posterior und superior.

Anmerkung: Auch die Vorstellung einer allgemeinen Expansion während der Inspirationsphase und eine allgemeine Retraktion während der Exspirationsphase ist anwendbar:

- Inspirationsphase: Vergrößerung des transversalen und anteroposterioren Durchmessers und Erhöhung des Schädeldaches
- Exspirationsphase: Verminderung des transversalen und anteroposterioren Durchmessers und Abflachung des Schädeldaches

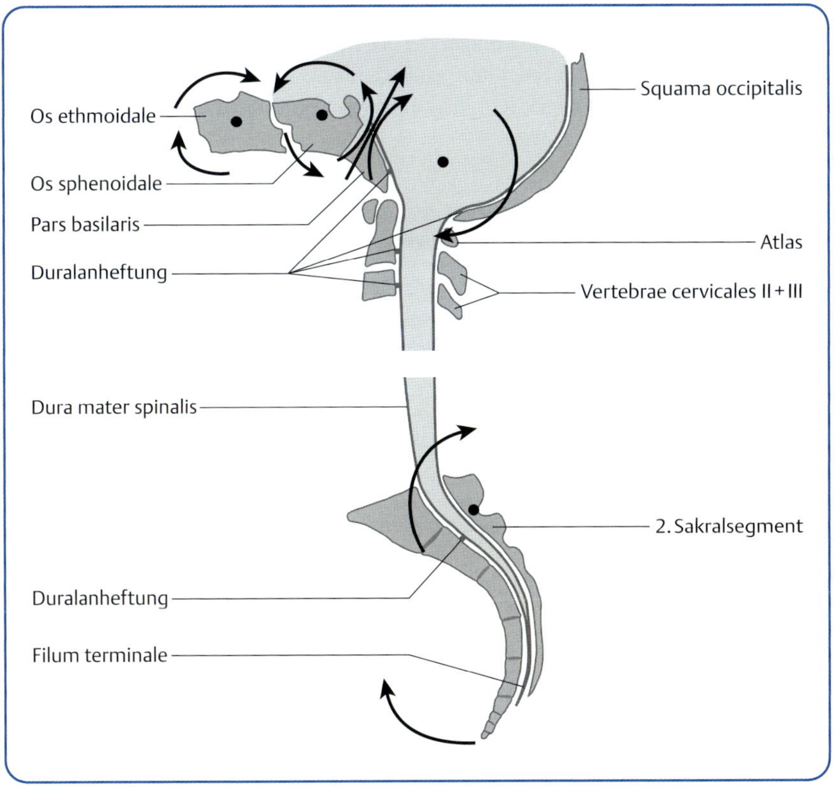

▶ **Abb. 10.6** Kraniosakrale Bewegung in der Inspirationsphase.

Wie oben erwähnt, sollen die in der medianen Linie gelegenen Knochen wie das Os occipitale, das Os sphenoidale, das Os ethmoidale und der Vomer eine Flexions- und Extensionsbewegung ausführen.

Die Schädelknochen der Peripherie wie das Os temporale, das Os frontale, das Os maxillare, das Os palatinum und das Os parietale sollen eine Außen- bzw. Innenrotationsbewegung ausführen.

Auch die lateralen Anteile der zentral gelegenen Schädelknochen, z. B. die Alae majores, sollen eine Außen- und Innenrotation ausführen. Die knöchernen Übergänge von medial nach lateral stellen Mischformen der reinen Flexions- und Außenrotationsbewegung bzw. Extensions- und Innenrotationsbewegung dar.

Im Folgenden wird die Inspirationsphase des Hirngewebes, der Hirnventrikel, der SSB und der adaptiven Bewegungen der peripheren Schädelknochen, des Os sacrum und anderer Körperteile beschrieben. Die Bewegungen in der Exspirationsphase verlaufen genau umgekehrt zu den beschriebenen Bewegungen in der Inspirationsphase. Die Restriktion eines Schädelknochens könnte unter Umständen ausreichen, um die normale Bewegung und die sog. Bewegungsachsen der anderen Schädelknochen und des Os sacrum zu verändern.

Es werden außerdem die sog. Hauptbewegungsachsen der einzelnen Schädelknochen beschrieben. Sie entstehen meist durch die jeweiligen Richtungswechsel der Suturenränder. Es ist jedoch wichtig zu verstehen, dass eine reine Bewegung entsprechend einer biomechanischen Achse in der Realität nicht anzutreffen ist. Die Flexibilität/Biegsamkeit der einzelnen Schädelknochen, die vielfältigen suturalen Verbindungen der Schädelknochen und die Anheftung der intrakranialen Membranen vervielfachen die möglichen Bewegungsachsen.

Auch die fluiden und embryologischen Einflüsse werden bei der Betrachtung der rein mechanischen Bewegungsachsen nicht berücksichtigt. Insbesondere die Knochen des Hirnschädels sind in direktem Kontakt zur Hirnflüssigkeit. Im Beziehungsgefüge der Schädelknochen sind u. a. das Gehirn, der LCS, intraossale Veränderungen sowie außerkraniale Restriktion der suturalen Verbindungen zu nennen.

Die spekulative Darstellung der Achsen und die folgenden Ausführungen in mechanische Bewegungsmuster der einzelnen Schädelknochen sind in Relation zum ossären suturalen Beziehungsgefüge zu verstehen. Diese stellen, wenn überhaupt, nur einen Teilbereich der wirklich vorhandenen Bewegungen dar.

Ein aufmerksames, geduldiges und nichtinvasives Palpieren rhythmischer Erscheinungen sollte sich nicht auf spekulative biomechanische Beschreibungen beschränken. Bei der Wahrnehmung und Differenzierung feinster oszillierender Kräfte, Pulsationen und Elastizitäten werden auch gewisse Eindrücke über weitere Einflüsse und über die Vielschichtigkeit psychophysischer Prozesse in der Wechselbeziehung zwischen Biografie und Struktur/

Haltung möglich. „Fühlende, denkende, sehende und erkennende Finger“ bedeutet, sich an diese Wechselbeziehungen mit Empathie und Verständnis anzunähern und auf die Reaktionen des Patienten zu achten.

10.3.3 Beziehungen der Schädelknochen zueinander

In der klassischen osteopathischen biomechanischen Beschreibung werden die vorderen Schädelknochen durch das Os sphenoidale, die hinten gelegenen Schädelknochen durch das Okziput beeinflusst. Dies erklärt sich durch das Verständnis von Sutherland und Magoun, dass die Knochen der Schädelbasis die Knochen des Schädeldaches und des Gesichtsschädels beeinflussen. Das Os sphenoidale übe entsprechend Einfluss auf das Os ethmoidale, das Os frontale, den Vomer, das Os zygomaticum, die Maxilla, das Os palatinum und das Os lacrimale aus. Über das Os occipitale werden das Os temporale, das Os parietale, die Mandibula, der C 1 und das Os sacrum beeinflusst.

Bei einer Flexionsbewegung des Os occipitale bewegen sich also das Os temporale, das Os parietale und die Mandibula in Außenrotation. Bei einer Flexionsbewegung des Os sphenoidale bewegen sich das Os frontale und die gesamten Gesichtsknochen, mit Ausnahme der Mandibula, in Außenrotation. In der Extensionsbewegung geschieht das Umgekehrte.

Das Os zygomaticum wird einerseits vom Os sphenoidale und andererseits über das Os temporale vom Okziput beeinflusst. Dadurch nimmt das Os zygomaticum eine gewisse Pufferfunktion zwischen dem Os sphenoidale und dem Os occipitale ein. Das Os temporale wirkt zum großen Teil als Vermittler des Os occipitale und überträgt seine Bewegungsimpulse auf die Ossa parietalia, die Mandibula und das Os hyoideum.

Das Os ethmoidale vermittelt nach diesem Modell zum großen Teil die Einflüsse des Os sphenoidale auf das Os frontale, den Vomer, das Os palatinum und die Maxilla.

Ein normaler Flexions- und Extensionsausdruck der SSB sei von bestimmten kompensatorischen Bewegungen der anderen Schädelknochen begleitet. Die Schädelknochen würden sich sozusagen an die Bewegungen der SSB anpassen.

Diese Sichtweise ist allerdings – zumindest für das Erwachsenenalter – nicht haltbar.

10.3.4 Hirnhemisphären

Beschrieben wurden in der Inspirationsphase eine Verkürzung der Hirnhemisphären in ihrem longitudinalen Durchmesser sowie eine Verbreiterung nach lateral. In der Exspirationsphase sollen sie sich in ihrem longitudinalen Durchmesser verlängern und lateral verengen. Das Zentrum der Motilität befindet sich in der Lamina terminalis. Auch das Rückenmark und der Hirnstamm zeigen eine Hinorientierung in Richtung Lamina terminalis. Eine widderhornartige Ein- und Entrollung wurde beschrieben, ähnlich der Dynamik während der embryonalen Entwicklung des Gehirns. Die Bewegung des Rückenmarks verglich Sutherland mit der Bewegung einer Kaulquappe [4].

Bewegung der Hirnventrikel und des Liquor cerebrospinalis

Vermutet wurde, dass die Verkürzung des anteroposterioren Hirngewebedurchmessers während der Inspirationsphase zu einer Vergrößerung der Ventrikel mit einer Kranialbewegung des 3. Ventrikels führen könnte. In der Inspirationsphase soll sich das Dach des 3. Ventrikels ausbreiten. Die Exspirationsphase soll mit einem „Uncoiling“ der lateralen Ventrikel und einer Verengung des 3. und 4. Ventrikels einhergehen [4] (▶ **Abb. 10.7**).

Nach Busquet geht die Inspirations-/Expansionsphase mit zentrifugalen LCS-Wellen und die Exspirations-/Retraktionsphase mit zentripedalen Wellen des LCS einher und soll für die Schädelknochenbewegung verantwortlich sein [5].

Demgegenüber s. Kap. 9 zu wissenschaftlichen Studien zum LCS.

10.3.5 Reziproke Spannungsmembran

▶ **Abb. 10.8**, ▶ **Abb. 10.9**, ▶ **Abb. 10.10**

Falx cerebri

- In der Inspirationsphase senke sich die Falx cerebri und verkürze sich ihr anteroposteriorer Durchmesser.
- An ihrer Anheftung an der Crista galli bewege sie sich nach posterior und superior.
- Zwischen dem Foramen caecum und der Crista frontalis bewege sie sich nach anterior und inferior.
- An der Crista frontalis bewege sie sich nach posterior.
- An der Sutura sagittalis bewege sie sich nach inferior. Diese soll als Folge ihrer Bewegung am Os ethmoidale, Os frontale und Os occipitale auftreten und mit einer Außenrotation der Ossa parietalia einhergehen.

Tentorium cerebelli

- Das Tentorium cerebelli senke sich, bewege sich nach anterior und nach lateral. Dies gehe einher mit einer Senkung der Falx cerebri und darauf bezogenen Bewegungen des Os sphenoidale und Os occipitale, an denen es befestigt ist.
- An den Procc. clinoidei, der vorderen Anheftung des Tentorium cerebelli, bewege es sich nach superior und anterior.
- An den oberen Kanten der Partes petrosae, seinen lateralen Anheftungen, verschiebe es sich nach lateral, anterior und superior. Dies gehe mit einer Außenrotation des Os temporale einher.

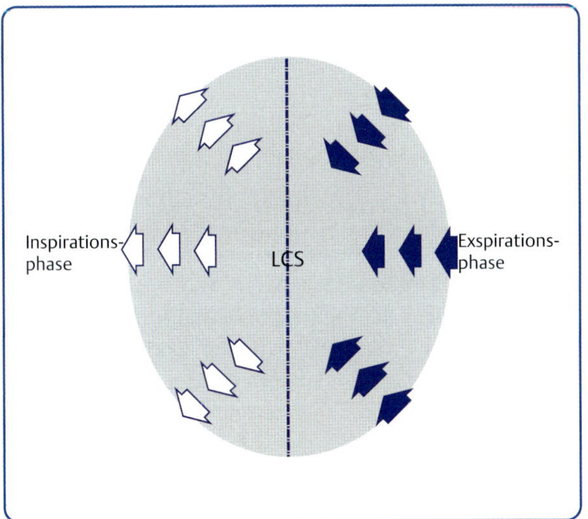

▶ **Abb. 10.7** Fluktuation des LCS in der Inspirations- und Exspirationsphase (Ansicht von oben).

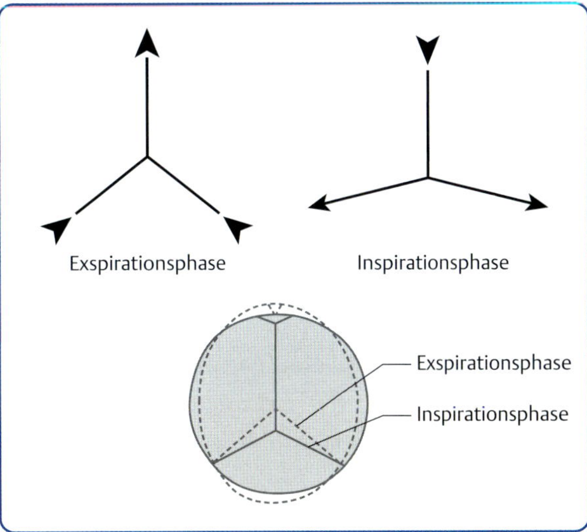

▶ **Abb. 10.8** Spannungsänderung der Falx cerebri und des Tentorium cerebelli in der Inspirations- und Exspirationsphase (Ansicht von vorn).

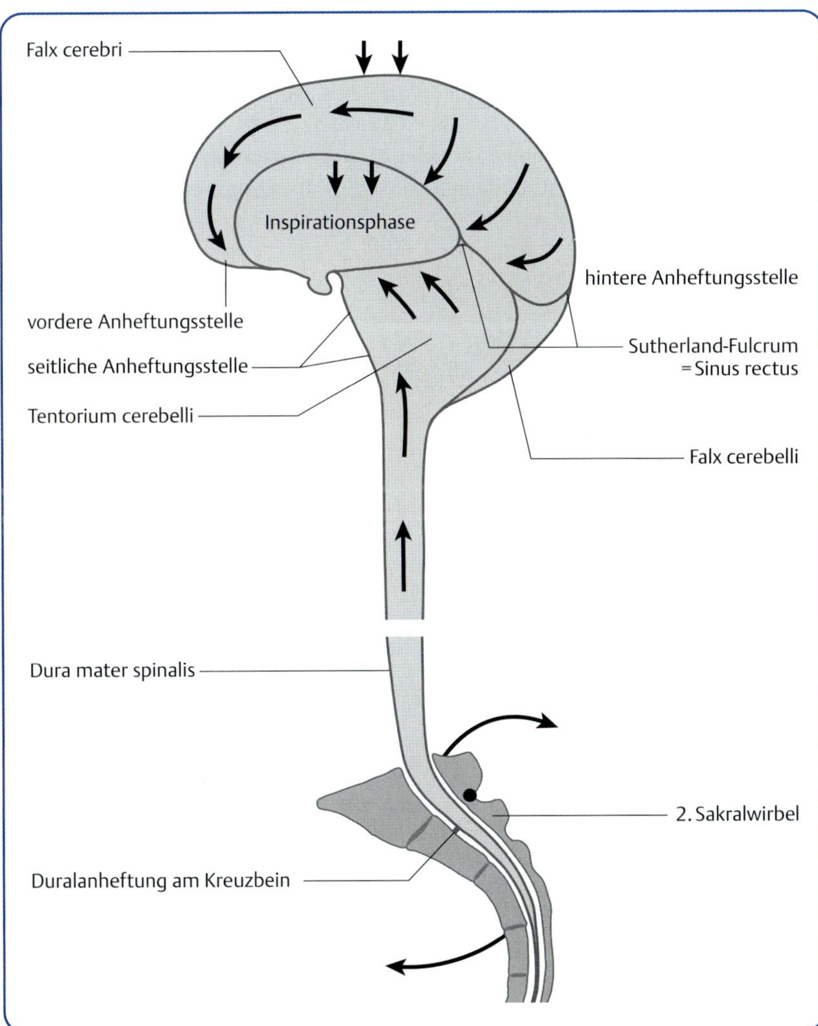

▶ **Abb. 10.9** Spannungsänderung der Duralmembran in der Inspirationsphase.

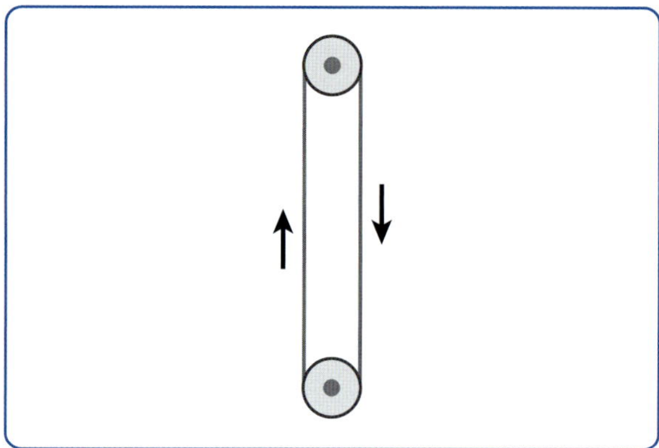

▶ **Abb. 10.10** Bewegung der Dura mater spinalis in der Inspirationsphase.

Falx cerebelli

An ihrer Anheftung am Okziput bewege sie sich nach anterior superior.

Diaphragma sellae

Es bewege sich mit der Sella turcica nach superior. Allgemein senke sich das kraniale Diaphragma in der Inspirationsphase ab.

Dura mater spinalis

Sie soll sich mit dem Lig. longitudinale anterior nach kranial bewegen, ihr anteriorer Teil stärker als der posteriore. In der Exspirationsphase soll das Umgekehrte geschehen.

Bewegung des Schädels allgemein

In der Inspirationsphase verkürze sich sowohl der anteroposteriore als auch der kraniokaudale Durchmesser des Schädels und verbreitere sich der transversale Durchmesser [4].

10.3.6 Adaptation der in den Medianen gelegenen Schädelknochen

Os occipitale

Das Os occipitale drehe sich um eine transversale Achse oberhalb des Foramen magnum auf Höhe des Proc. jugularis (▶ **Abb. 10.11**). Die Achse führe durch die beiden CSMP.

Das Okziput beeinflusse die Scheitel- und Schläfenbeinbewegung (▶ **Abb. 10.12**):

- Pars basilaris: nach superior und anterior
- Foramen magnum: nach superior und anterior, mit stärkerer Hebung des vorderen Randes
- Lambda und der kraniale Teil der Squama occipitalis: nach posterior und inferior
- Teil der Squama, der sich direkt hinter der Achse befindet: nach anterior und inferior
- periphere, laterale Teile des Os occipitale am Asterion: nach inferior und lateral; Außenrotation
- Gelenkverbindungen zum Atlas: nach anterior
- Margo mastoideus (Rand zum Os temporale): nach anterior

Os sphenoidale

Das Os sphenoidale bewege sich um eine transversale Achse vor der Sella turcica. Die Achse führe durch die beiden SSP. Das Os sphenoidale beeinflusse die gesamten Gesichtsknochen, mit Ausnahme der Mandibula (▶ **Abb. 10.13**):

- Corpus ossis sphenoidalis: Heben des hinteren Teiles, Senken des vorderen Teiles nach inferior
- Sella turcica, hinter der Achse gelegen: nach superior-anterior
- Procc. pterygoidei: nach hinten und außen
- peripher gelegene Alae majores: nach außen, vorn und unten; Außenrotation (▶ **Abb. 10.14**, ▶ **Abb. 10.15**)
- Minderung der rein kaudalen Bewegung der Alae majores durch das Os frontale an den L-förmigen Gelenkflächen, dadurch Induktion einer Außenrotationsbewegung

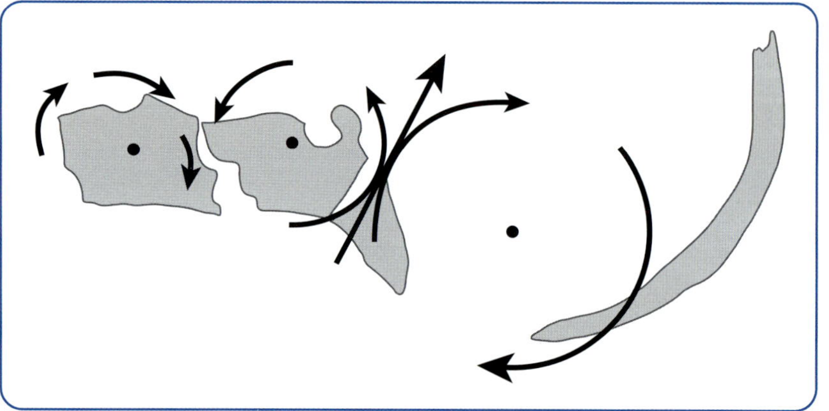

▶ **Abb. 10.11** Bewegung der Schädelbasis in der Inspirationsphase.

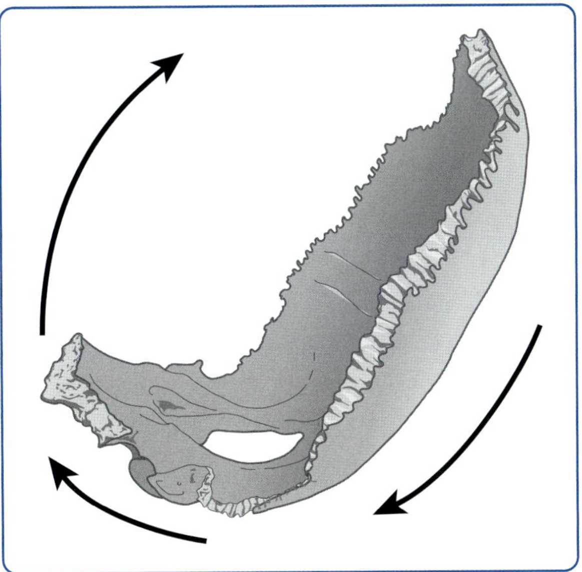

► **Abb. 10.12** Os occipitale in der Inspirationsphase (von lateral).

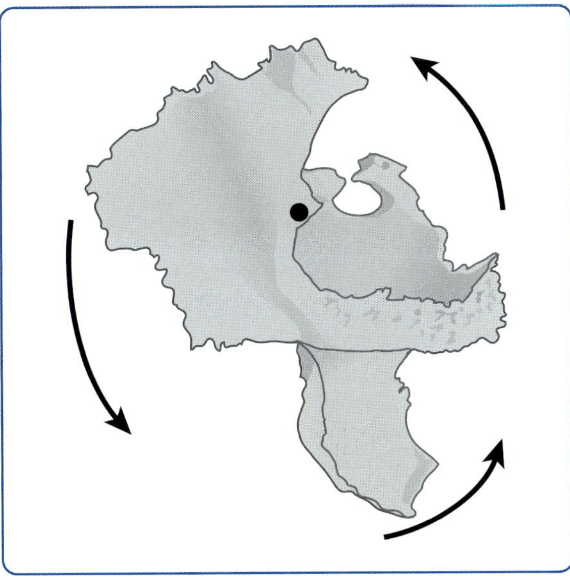

► **Abb. 10.13** Os sphenoidale in der Inspirationsphase (von lateral).

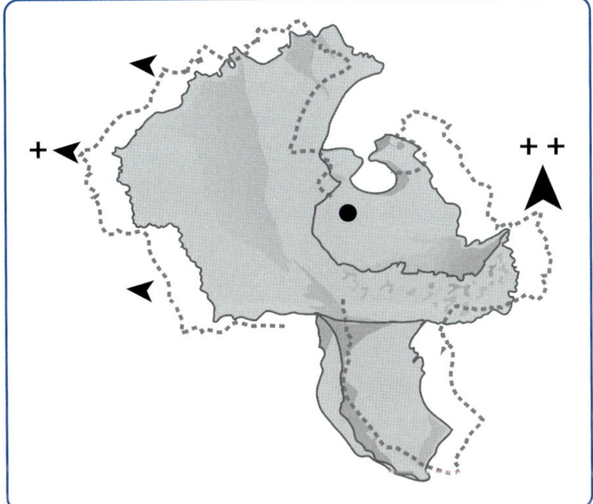

► **Abb. 10.14** Os sphenoidale in der Inspirationsphase (von lateral).

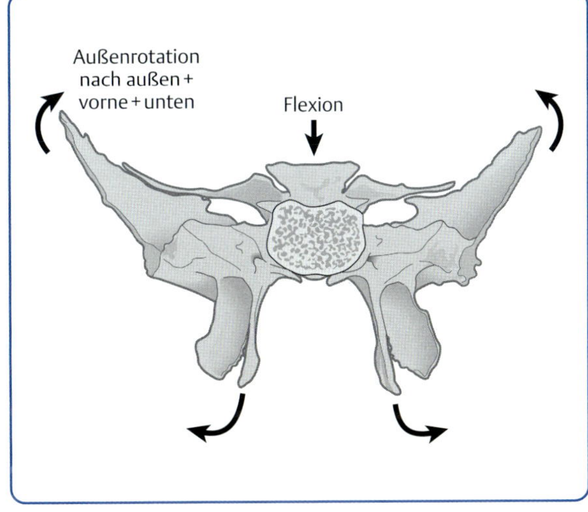

► **Abb. 10.15** Os sphenoidale in der Inspirationsphase (von hinten).

- Alae minores, unter der hinteren horizontalen Fläche des Os frontale gelegen: nach vorn, unten und außen
- Margo zygomaticus: nach anterior, inferior und lateral

Os ethmoidale

Das Os ethmoidale bewege sich um eine transversale Achse, die sich unterhalb der Lamina cribrosa befindet, in der Mitte der Lamina perpendicularis (► **Abb. 10.16**). Das Os ethmoidale würde vom Os sphenoidale, insbesondere über die Spina ethmoidalis des Os sphenoidale, beeinflusst (► **Abb. 10.17**):

- vorderer Teil mit der Crista galli: zusammen mit der Falx cerebri nach superior und posterior
- hinterer Teil der Lamina cribrosa: mit dem Os sphenoidale nach inferior
- Lamina perpendicularis: hinterer Teil mit dem Corpus ossis sphenoidalis nach inferior; vorderer Teil nach superior
- hinterer Anteil der seitlich gelegenen Cellulae ethmoidales: nach lateral in die Außenrotation, mit Öffnung der Nasenhöhlen (kontrolliert durch das Os frontale und die Maxilla), dadurch Drainage der Cellulae ethmoidales

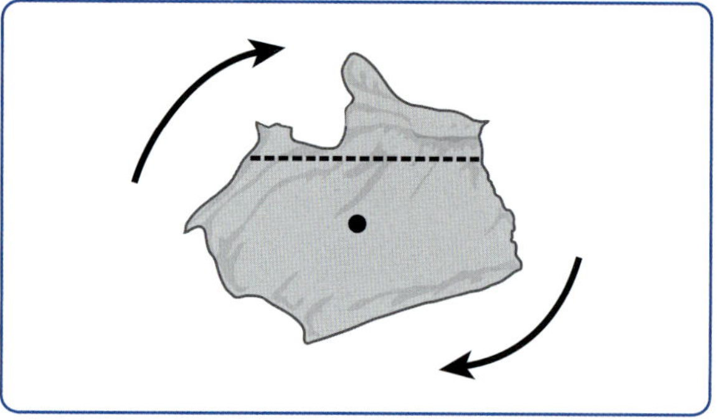

▶ **Abb. 10.16** Os ethmoidale in der Inspirationsphase (von lateral).

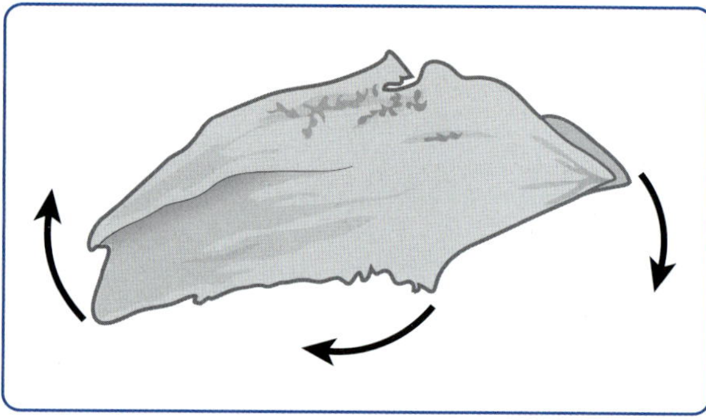

▶ **Abb. 10.19** Vomer in der Inspirationsphase.

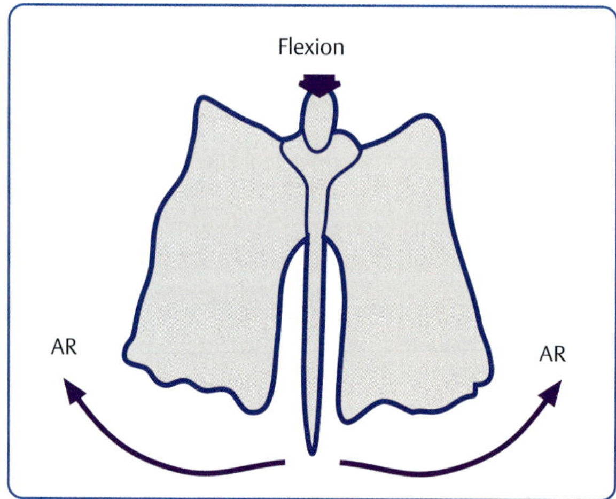

▶ **Abb. 10.17** Os ethmoidale in der Inspirationsphase (von oben).

Vomer

Der Vomer bewege sich um eine transversale Achse, die sich in der Mitte des Vomers befindet.

Der Vomer würde vom Os sphenoidale und Os ethmoidale kontrolliert (▶ **Abb. 10.18**, ▶ **Abb. 10.19**):

- Der Vomer vollziehe eine kreisförmige Bewegung. Guillot und Guionnet [15] sind hingegen der Ansicht, dass der Vomer aufgrund seiner Form und seiner Verbindungsflächen eher eine Translation als eine Rotation ausführt. Sie nehmen an, dass das Os ethmoidale den vorderen Teil des Vomers nach hinten-unten verschiebt, sodass dieser am Rostrum sphenoidale entlanggleitet.
- Rostrum des Os sphenoidale drücke in der Inspirationsphase den oberen Rand des Vomers nach unten und minimal nach hinten, dadurch senke sich der Gaumen.
- Hintere Teil des unteren Vomerrandes senke sich in Relation zum vorderen Teil des unteren Vomerrandes, der sich anhebt. Magoun [6] erwähnt eine Saugdrainagefunktion dieses Knochens („Plunger-like Action"), die die Drainage und Zirkulation im Sinus sphenoidalis und in der Nasenhöhle fördert.

10.3.7 Adaptation der paarigen Schädelknochen

Os frontale

Die Verknöcherung der Sutura metopica vereinigt das Os frontale zu einem Knochen. Dabei soll jedoch eine erhöhte Beweglichkeit an dieser Stelle erhalten bleiben. Als an der Peripherie gelegener Schädelknochen führt es eine Außen- bzw. Innenrotation aus. Als medial gelegener Knochen führe es eine Flexion und Extension aus.

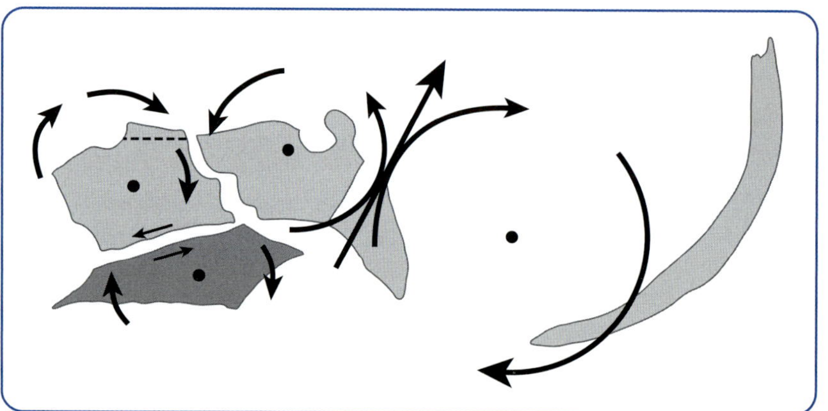

▶ **Abb. 10.18** Vomer und die Schädelbasis in der Inspirationsphase.

Die Außen- und Innenrotation des Os frontale organisiere sich um 2 vertikale Achsen, die durch beide Stirnbeinhöcker (Tubera frontalia) führen (▶ **Abb. 10.20**). Die Bewegung des Os frontale würde vom Os sphenoidale und der Falx cerebri beeinflusst (▶ **Abb. 10.21**):

- Glabella: entsprechend dem Zug der Falx cerebri nach posterior und superior
- Proc. zygomaticus des Os frontale: nach anterior, inferior und lateral
- Sutura metopica: Abflachung
- Incisura ethmoidalis: Aufweitung an ihrem posterioren Teil; Absenkung
- Alae majores geben auf Höhe der L-förmigen Gelenkflächen während der Flexion einen Impuls nach anterior, inferior, lateral, denen die L-förmigen Gelenkflächen des Os frontale folgen würden, sodass sich die Arcus superciliares des Os frontale nach außen und vorn bewegen.
- Durch den Sitz auf dem Os ethmoidale führe das Os frontale auch gleichzeitig eine Flexionsbewegung aus, sodass sich Bregma absenkt. Diese Bewegung finde um eine hypothetische transversale Achse statt.

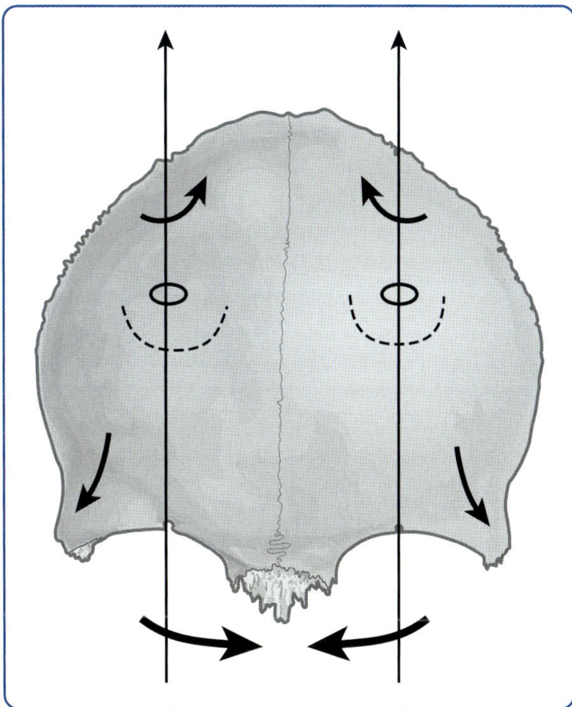

▶ **Abb. 10.20** Os frontale in der Inspirationsphase (von vorn).

Os temporale

Dieser Knochen nimmt ebenso wie das Os sphenoidale und Os occipitale eine Schlüsselposition im Schädel ein. Von Sutherland wird dieser Knochen aufgrund der Schlüsselposition und seiner häufigen Beteiligung an Dysfunktionen auch als „Störenfried“ [7] bezeichnet.

Das Os temporale hat je nach Autor mehrere Bewegungsachsen. Entsprechend Sutherland und Magoun [8] wird eine Achse beschrieben. Sie verläuft von der Artikulationsstelle mit dem Proc. jugularis bis zur Felsenbeinspitze (▶ **Abb. 10.22**).

Andere Autoren beschreiben folgende Bewegungsachsen:

- Eine Achse, die von hinten-unten-außen nach vorn-oben-innen verläuft, ungefähr im Winkel von 45° im Verlauf der Pars petrosa.
- Die anteroposteriore Achse verläuft zwischen dem SSP und dem CSMP. Die Schläfenbeinbewegung wird vom Okziput beeinflusst.

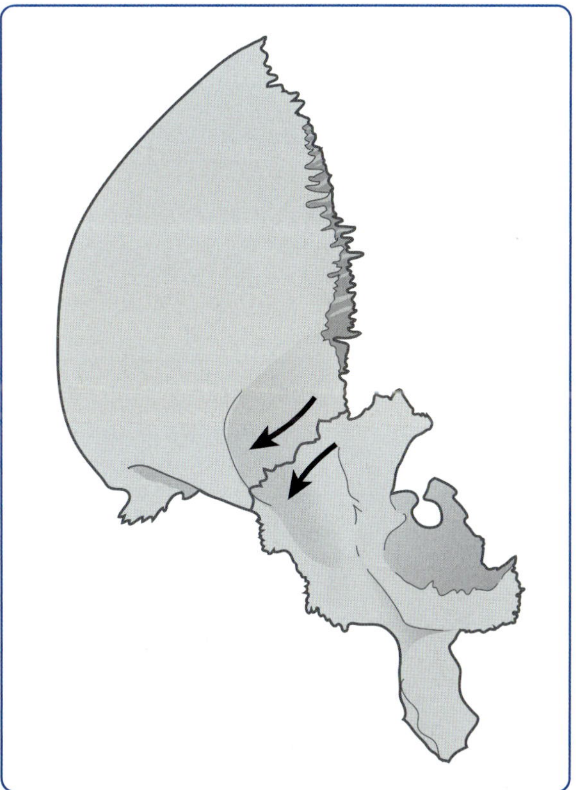

▶ **Abb. 10.21** Os frontale und Ala major in der Inspirationsphase (von lateral).

Bewegungen des Os temporale (▶ **Abb. 10.23**):

- petrobasilarer Teil: nach superior und anterior
- Squama temporalis, oberhalb der Achse des SSP/CSMP gelegen: nach lateral, anterior und leicht nach inferior
- Proc. mastoideus, unterhalb der Achse des SSP/CSMP gelegen: nach medial, posterior (und superior)
- Fossa mandibularis, unterhalb der Achse des SSP/CSMP gelegen: nach posterior medial
- Proc. zygomaticus: nach lateral; vorderer Teil zusätzlich nach anterior und inferior
- Durch die Kaudalbewegung der Falx cerebri entspanne und senke sich das Tentorium cerebelli, sodass es mit

seiner Anheftung an der oberen Felsenbeinkante die Außenrotation des Os temporale ermögliche. Andererseits würde das Tentorium auch durch die Außenrotation des Os temporale gesenkt.

- Durch die kraniale Verlagerung der Pars basilaris ossis occipitalis würde die Bewegung v. a. im Bereich der Procc. jugulares an der petrojugularen Verbindung auf das Os temporale übertragen, sodass dieses sich nach anterior-lateral bewege. Die petrojugulare Verbindung sei eine Art Pivot für die Bewegung dieser beiden Knochen.
- Sutura petrobasilaris: Die Rinne/Nut am hinteren Teil der Pars petrosa artikuliert mit der Leiste/Feder des Os occipitale. Diese Verbindung ermögliche eine Dreh- und Gleitbewegung und passe sich dadurch an die Bewegung des Os occipitale an.
- Sutura occipitomastoidea: Rand des Os occipitale nach anterior, Rand des Proc. mastoideus nach posterior. Okziput und Proc. mastoideus gleiten entgegengesetzt zueinander.
- Der vordere Teil des Proc. zygomaticus des Os temporale bewege sich nach außen-unten und minimal nach hinten, während sich der Proc. temporalis des Os zygomaticum nach außen-unten und minimal nach vorn bewege. Die Gleitbewegung der beiden Processus an der Sutura temporozygomatica integriere die Einflüsse von Os sphenoidale und Os occipitale miteinander.

Os parietale

Die Achse verlaufe beidseitig schräg von hinten-außen-unten nach vorn-innen-oben. Die Achsen sind auf die Wechsel der Gelenkränder (Pivot) der Sutura lambdoidea und der Sutura coronalis ausgerichtet (▶ **Abb. 10.24**, ▶ **Abb. 10.25**).

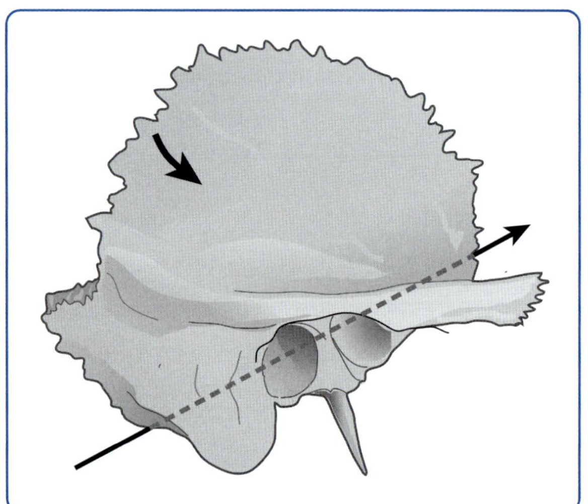

▶ **Abb. 10.22** Os temporale in der Inspirationsphase (von lateral).

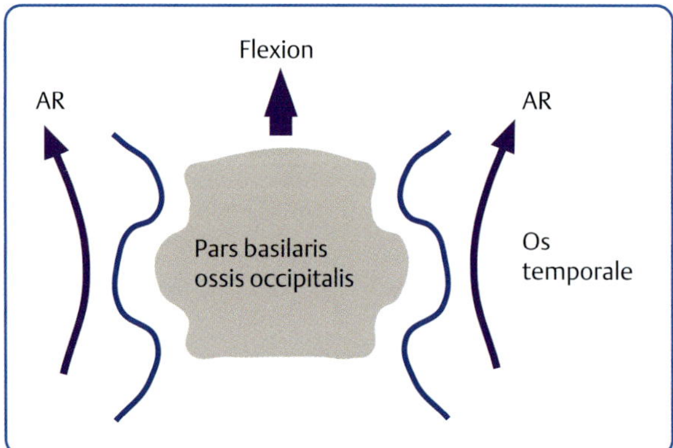

▶ **Abb. 10.23** Synchondrosis petrooccipitalis in der Inspirationsphase, Nut-und-Feder-System (Ansicht von oben).

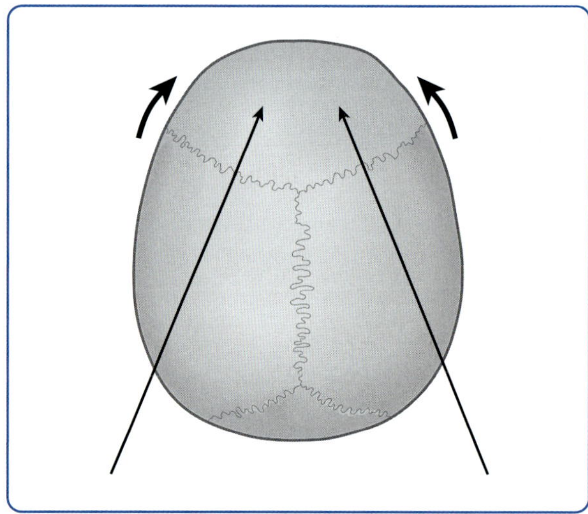

▶ **Abb. 10.24** Os parietale in der Inspirationsphase (von oben).

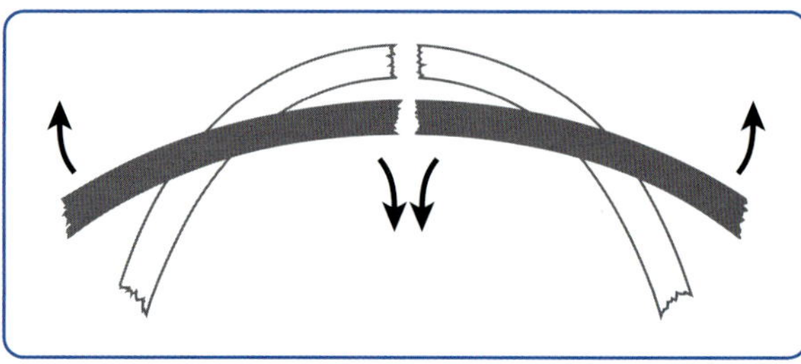

▶ **Abb. 10.25** Os parietale in der Inspirationsphase (von hinten).

Die Bewegung des Os parietale würde vom Os occipitale über das Os temporale beeinflusst:

- Bregma und Lambda: Absenkung
- Sutura sagittalis: Absenkung; beide Ränder entfernen sich voneinander (hinten stärker als vorn, da die Sutur hinten größere Zähne aufweist als vorn)
- Angulus sphenoidalis (vorderer unterer Winkel): nach außen und anterior
- Margo squamosus (zur Schläfenbeinschuppe weisender Rand): nach außen und anterior
- Angulus mastoideus (hinterer unterer Winkel): nach außen und anterior

10.3.8 Adaptation der Gesichtsknochen

Maxilla

Die Bewegung der Oberkieferknochen organisiere sich um 2 vertikale Achsen, die durch die Stirnfortsätze der Maxilla (Procc. frontales) führen (▶ **Abb. 10.26**). Sie führen eine Außen- bzw. Innenrotation aus.

Verantwortlich für die Bewegung der Maxilla sei das Os sphenoidale. Über die Ossa temporalia, den Vomer und die Ossa palatina induziert es die Bewegung der Maxilla. (Die Bedeutung der Ossa palatina bei der Bewegung der Maxilla wird von den Osteopathen unterschiedlich bewertet. Während Magoun [6] die Ossa palatina als die wichtigsten Bewegungsübermittler des Os sphenoidale ansieht, sind es für Busquet [5] eher die Ossa temporalia und der Vomer.):

- Maxilla: gleichlaufend mit dem Os frontale (▶ **Abb. 10.27**)
- Proc. zygomaticus: nach anterior-superior
- Sutura palatina mediana und Gaumendach: Absenkung (▶ **Abb. 10.28**).
- Proc. alveolaris: Verbreiterung an der lateralen Seite
- anteroposteriorer Durchmesser an der Sutura palatina mediana: Verkürzung
- Sutura intermaxillaris: nach posterior (▶ **Abb. 10.29**)

Os palatinum

Die Ossa palatina führen eine Außen- bzw. Innenrotation aus. Das Os palatinum bewege sich in Relation zum Os sphenoidale, Vomer und zur Maxilla (▶ **Abb. 10.30**):

- Gaumendach: Absenkung
- Sutura palatina mediana: Absenkung, nach posterior
- transversaler Durchmesser: Vergrößerung
- Proc. orbitalis und Proc. sphenoidalis: nach inferior, dem Corpus ossis sphenoidalis folgend
- Proc. pyramidalis: nach außen, unten und hinten, dem Proc. pterygoideus des Os sphenoidale folgend
- Das Os sphenoidale senke das Os palatinum über den Proc. pterygoideus und den Vomer.

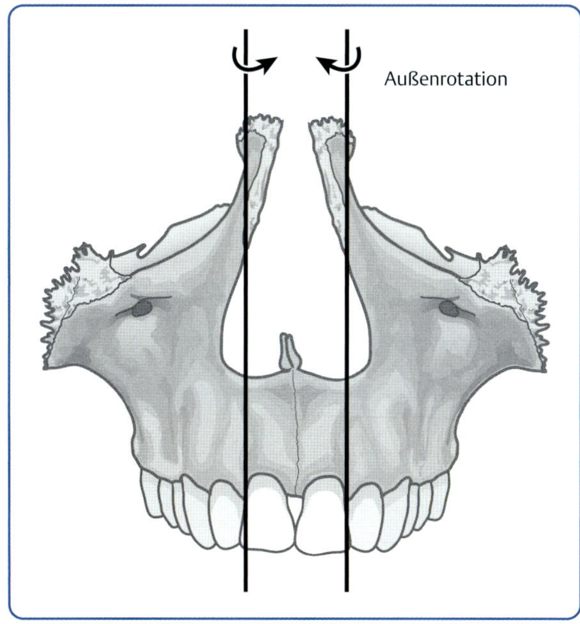

▶ **Abb. 10.26** Maxilla in der Inspirationsphase (von vorn).

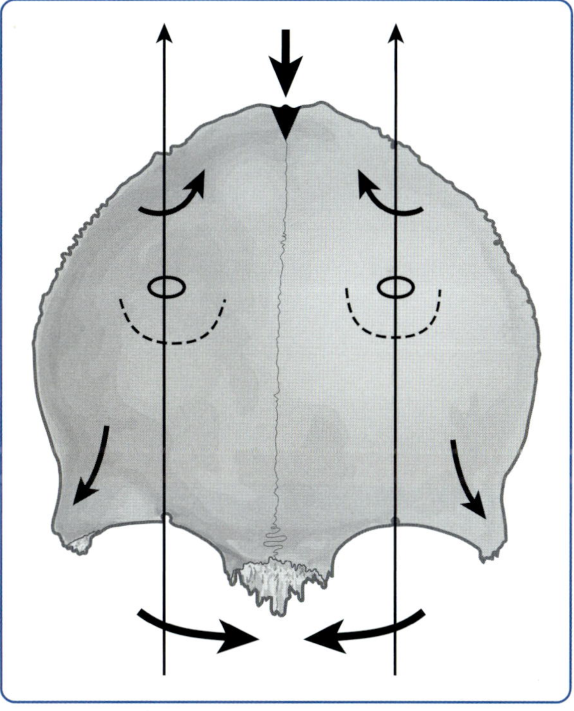

▶ **Abb. 10.27** Außenrotation der Maxilla und des Os frontale in der Inspirationsphase (von vorn).

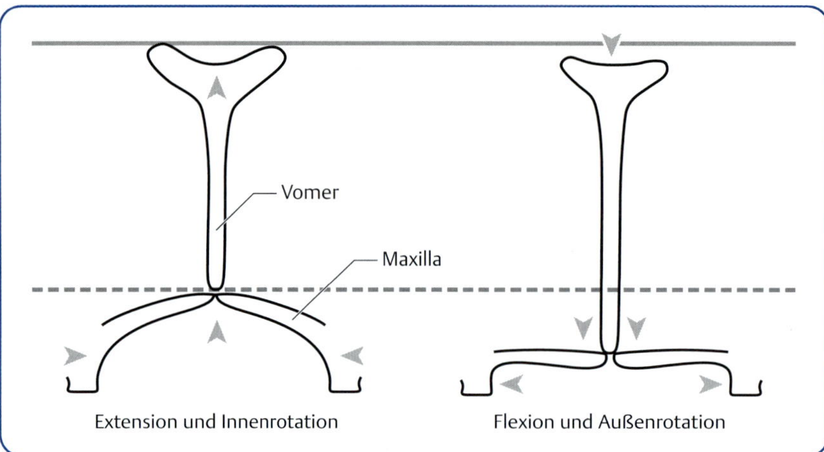

► **Abb. 10.28** Maxilla und Vomer in der Inspirations- und Exspirationsphase (von vorn).

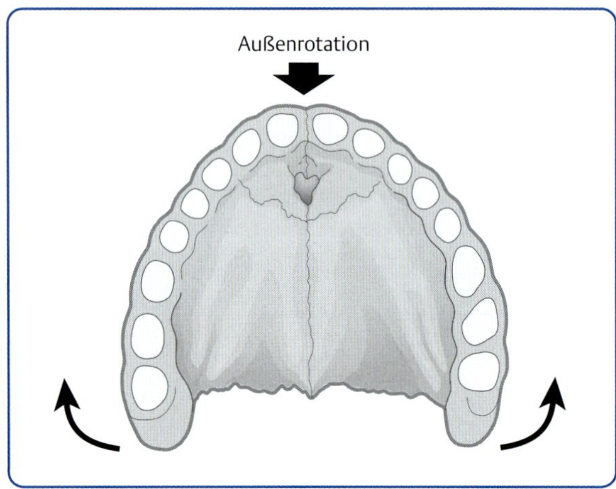

► **Abb. 10.29** Maxilla in der Inspirationsphase (von unten).

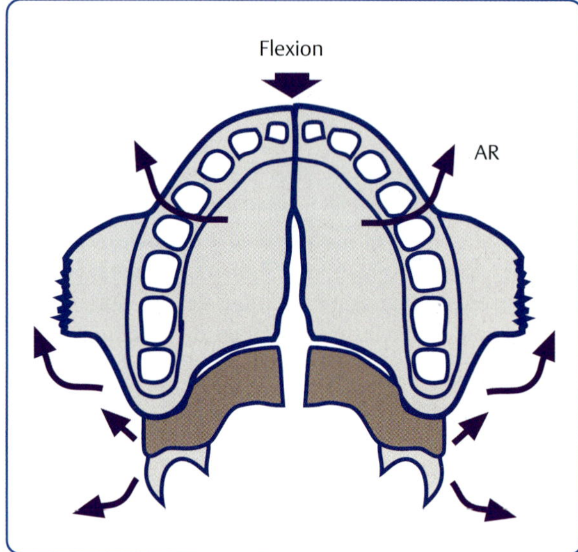

► **Abb. 10.31** Os palatinum zwischen der Maxilla und dem Proc. pterygoideus in der Inspirationsphase (Ansicht von unten).

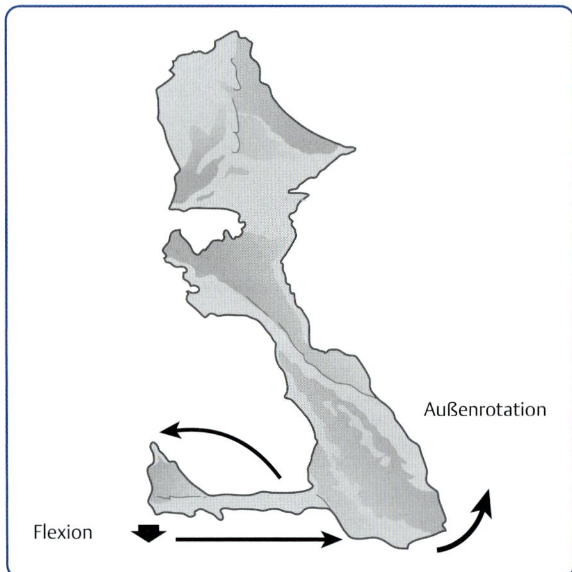

► **Abb. 10.30** Rechtes Os palatinum in der Inspirationsphase (von hinten).

- Das Os sphenoidale spreize über die Procc. pterygoidei die kleinen Ossa palatina auseinander und führe sie in die Außenrotation (► **Abb. 10.31**). Der Proc. pyramidalis des Os palatinum folge dem Proc. pterygoideus des Os sphenoidale, sodass er sich an seinem hinteren Rand nach lateral, unten und hinten bewege. Er führe eine pendelartige Gleitbewegung in der Incisura pterygoidea des Os sphenoidale aus. Der Proc. pyramidalis folge aber nicht völlig der Bewegung des Proc. pterygoideus, sondern führe eine Gleitbewegung unter diesem aus und wird aus diesem Grund von Magoun als „Geschwindigkeitsreduzierer“ [6] bezeichnet. Er wirke als Puffer zwischen dem Proc. pterygoideus und der Maxilla.
- Durch den nach unten gerichteten Druck des Vomers auf das Os palatinum senke sich das Gaumendach und bewegt sich der Knochen nach außen.

- Die Maxilla nimmt das Os palatinum mit nach außen und den seitlichen Anteil mit nach vorn.
- Am Proc. orbitalis führt der N. infraorbitalis und könne ihn dadurch beeinflussen.

Os zygomaticum

Das Os zygomaticum bewege sich um 2 Achsen (► Abb. 10.32):

- eine schräge Achse von hinten nach vorn und von außen nach innen
- eine vertikale Achse durch den Proc. frontalis, leicht schräg nach vorn-unten-innen verlaufend

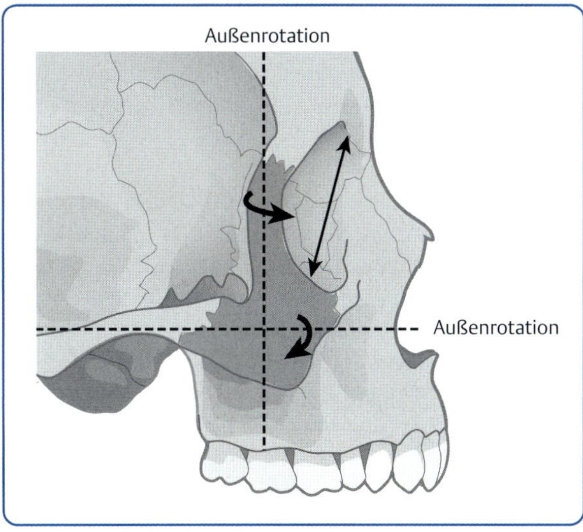

► **Abb. 10.32** Rechtes Os zygomaticum in der Inspirationsphase.

Die Bewegung des Os zygomaticum würde vom Os sphenoidale über die Alae majores induziert. Sie sei außerdem abhängig von der Bewegung des Os frontale, der Maxilla (► Abb. 10.33) und des Os temporale.

Das Os zygomaticum ist ein wichtiger Knochen, denn es verbindet die Gesichtsknochen unter Vermittlung des Os sphenoidale mit dem Os temporale unter dem Einfluss des Os occipitale. Es stellt gewissermaßen einen Puffer zwischen seinen 4 umgebenden Knochen dar. Es wird deshalb von Sutherland auch „Speed-Reducer" genannt. Außerdem übe seine Bewegung und Flexibilität eine pumpende Stimulation auf die Zirkulation in den Kieferhöhlen aus:

- Proc. frontalis, gemeinsam mit der Ala major ossis sphenoidalis und dem Proc. zygomaticus ossis frontalis: nach anterior und lateral
- Facies orbitalis: nach vorn, außen und leicht nach unten (unter dem Einfluss des Os sphenoidale)
- Die Folge sei die Vergrößerung der Orbita in ihrem schräg von oben-innen nach unten-außen verlaufenden Durchmesser.
- Außerdem vergrößere sich der Winkel zwischen Os zygomaticum und Os frontale.
- Proc. temporalis: nach außen-unten und leicht nach vorn (während der Proc. zygomaticus des Os temporale sich nach außen-unten und leicht nach hinten bewege; die Gleitbewegung der beiden Processus an der Sutura temporozygomatica integriert die Einflüsse von Os sphenoidale und Os occipitale miteinander)
- Proc. maxillaris: nach außen-vorn und leicht nach oben
- Facies orbitalis: nach oben
- lateraler Augenrand: nach außen

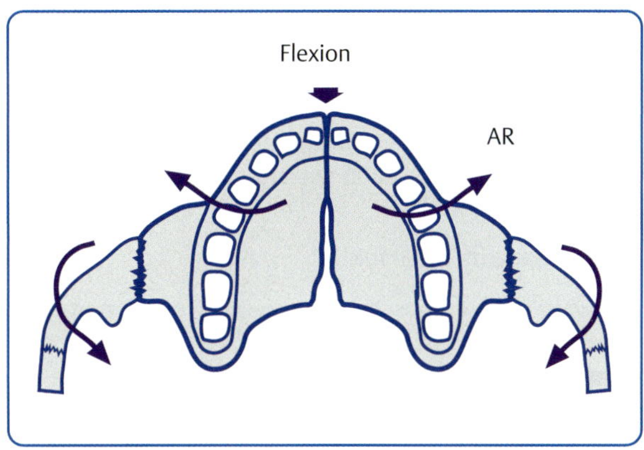

► **Abb. 10.33** Sutura zygomaticomaxillaris in der Inspirationsphase (Ansicht von unten).

Mandibula

Die Mandibula bewege sich um 2 vertikale, leicht schräge Achsen, die ungefähr durch den jeweils 1. Backenzahn verlaufen. Sie wird vom Os occipitale über die Ossa temporalia beeinflusst (► Abb. 10.34):

- Procc. condylares: Außenrotation nach innen-hinten-unten, der Fossa mandibularis des Os temporale folgend, die sich in der Inspirationsphase nach innen und hinten bewegt

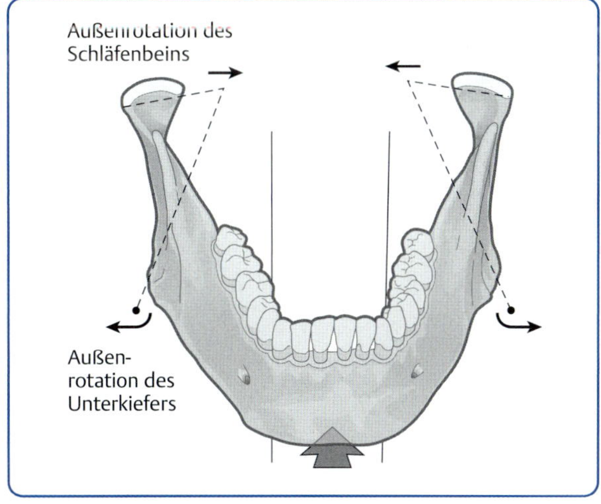

► **Abb. 10.34** Mandibula in der Inspirationsphase (von vorn).

- Angulus mandibulae: nach außen-vorn-unten
- Aufgrund der Knochenflexibilität würden sich die Unterkieferwinkel nach außen, die Gelenkfortsätze nach innen bewegen.
- Kinnspitze: nach hinten

Gelenkspiel: Bei Bewegungen mit kleiner Amplitude bleibt der Meniskus in der Grube des Os temporale. Die Bewegungen mit großer Amplitude bei der Mundöffnung können in 2 Phasen eingeteilt werden:

- 1. Phase: Rotation des Unterkieferköpfchens (unteres diskomandibulares Teilgelenk)
- 2. Phase: Nach-vorn-Gleiten des Meniskus und des Unterkieferköpfchens (oberes diskotemporales Teilgelenk)

Spezifischere Ausführungen zur Biomechanik des Kiefergelenks s. Liem T: *Praxis der Kraniosakralen Osteopathie.* Stuttgart: Haug.

Os nasale

Das Os nasale bewege sich um eine vertikale Achse. Es soll vom Os frontale und von der Maxilla beeinflusst werden:

- Os frontale: Rotation nach außen (▶ **Abb. 10.35**)
- Sutura internasalis: nach posterior (▶ **Abb. 10.36**)

Cornu nasalis inferior

Die untere Nasenmuschel bewege sich unter dem Einfluss des Os sphenoidale mit seinen umgebenden Knochen. In der Inspirationsphase würde die Passage für die Atemluft vergrößert.

Os lacrimale

Das Os lacrimale bewege sich um eine vertikale Achse. Es würde vom Os sphenoidale beeinflusst:

- Os lacrimale: Außenrotation, in Relation zum Stirnfortsatz der Maxilla (▶ **Abb. 10.37**)
- Ductus nasolacrimalis: vergrößert sich

Orbita

Die Orbita setzt sich aus mehreren Knochen zusammen. Durch die nach anterior gerichtete Bewegung der Alae mojores bewege sich das Auge ebenfalls nach anterior. In

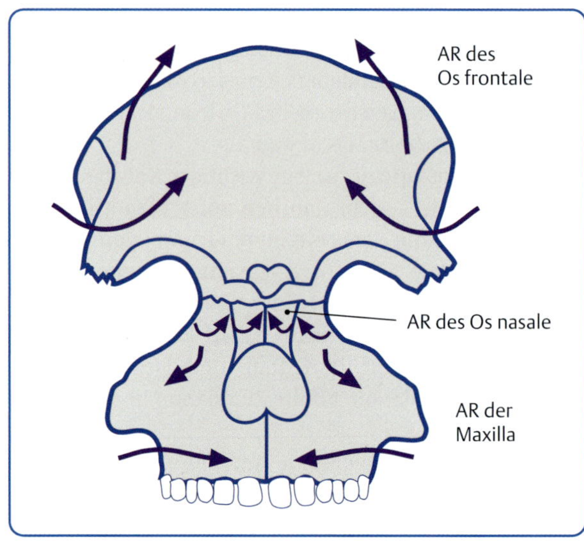

▶ **Abb. 10.36** Suturen nasomaxillaris, frontonasalis und frontomaxillaris in der Inspirationsphase (Ansicht von vorn).

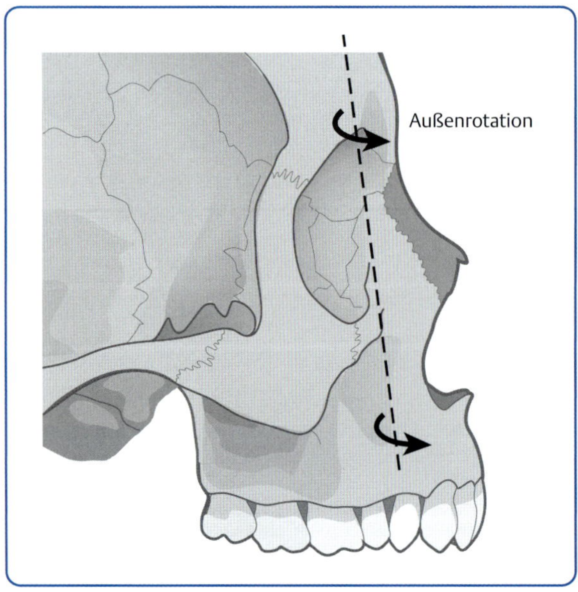

▶ **Abb. 10.35** Rechtes Os nasale in der Inspirationsphase (von lateral).

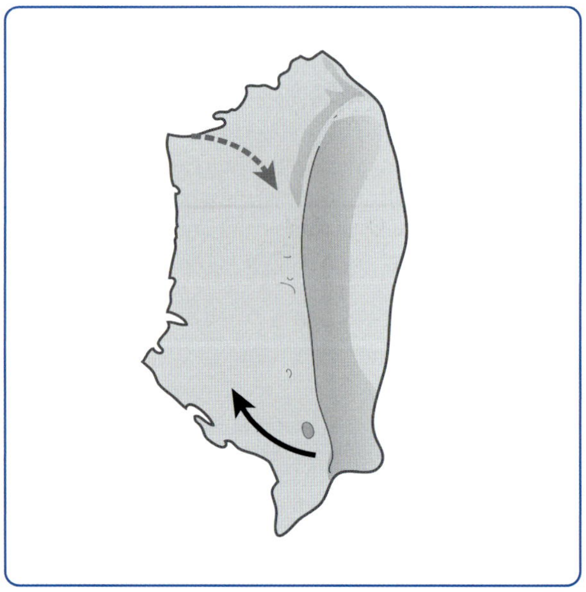

▶ **Abb. 10.37** Rechtes Os lacrimale in der Inspirationsphase (von lateral vorn).

der Inspirationsphase vergrößere sich der schräge Durchmesser der Orbita, verursacht durch die laterale und anterior-laterale Bewegung des Os zygomaticum und der Facies orbitalis der Maxilla (▶ Abb. 10.38). In geringerem Ausmaß verschiebe sich auch die mediale Orbitawand nach lateral.

Cavitas nasi

Auch die Nasenhöhle wird von mehreren Knochen gebildet. In der Inspirationsphase vergrößere sich durch die Außenrotation der lateralen Knochen der horizontale und vermindere sich der vertikale Durchmesser der Nasenhöhle (▶ Abb. 10.38).

Außerdem würde über die Ossa sphenoidales, Os frontale, Os ethmoidale und Ossa jugulares, den Vomer und die Maxilla eine Art pumpende Bewegung auf die Wände der Nasennebenhöhlen ausgeübt. Diese Pumpbewegungen gewährleisten eine regelmäßige Drainage dieser Höhlungen.

Os hyoideum

- Corpus ossis hyoidei, vorderer Teil: Anheben
- Cornua majora ossis hyoidei: Senkung, bewegen sich auseinander (▶ Abb. 10.39)

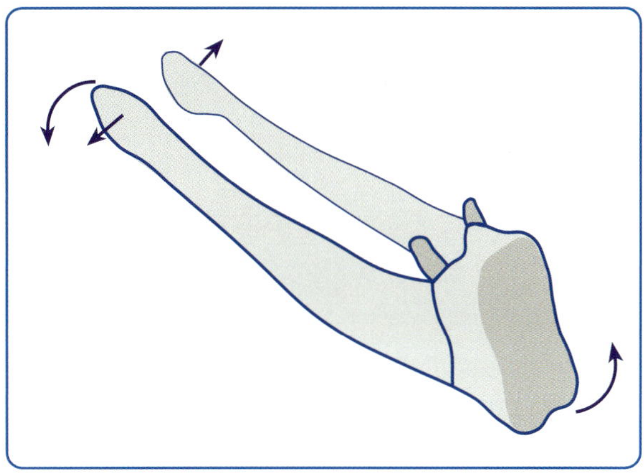

▶ **Abb. 10.39** Os hyoideum in der Inspirationsphase.

10.3.9 Adaptation des Os sacrum und Os coccygis

Os sacrum

Das Os sacrum orientiere sich um eine horizontale Achse auf Höhe des 2. Sakralwirbels (▶ Abb. 10.40). Diese Achse verlaufe durch den Treffpunkt des langen und des kurzen Arms der Gelenkflächen für die Ossa ilii:

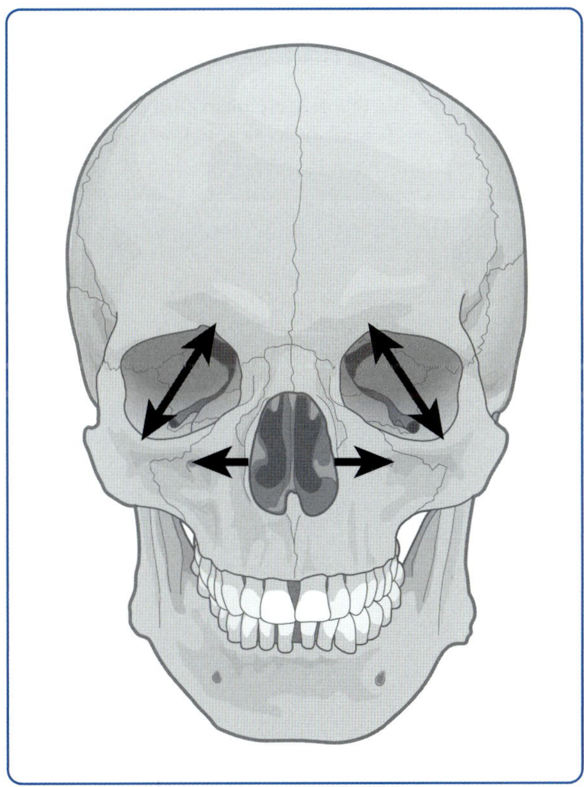

▶ **Abb. 10.38** Orbita und Cavitas nasi in der Inspirationsphase.

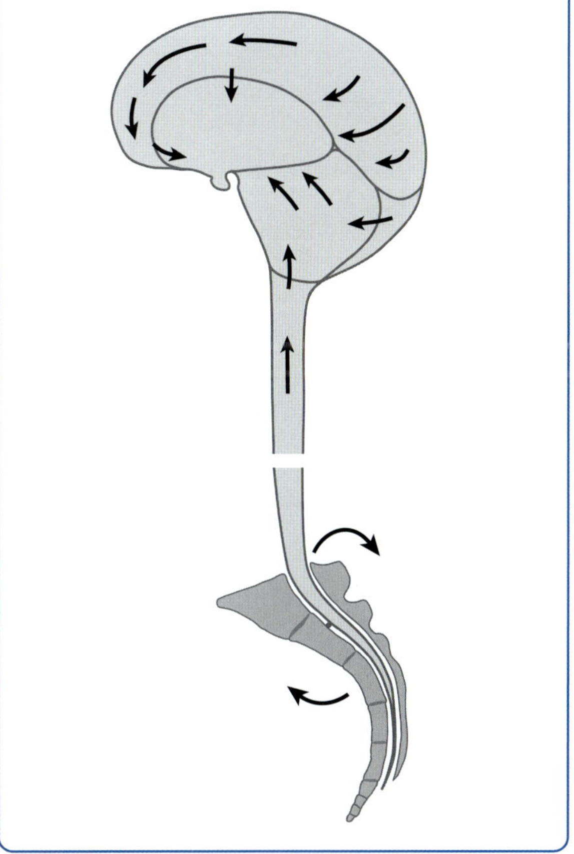

▶ **Abb. 10.40** Os sacrum in der Inspirationsphase.

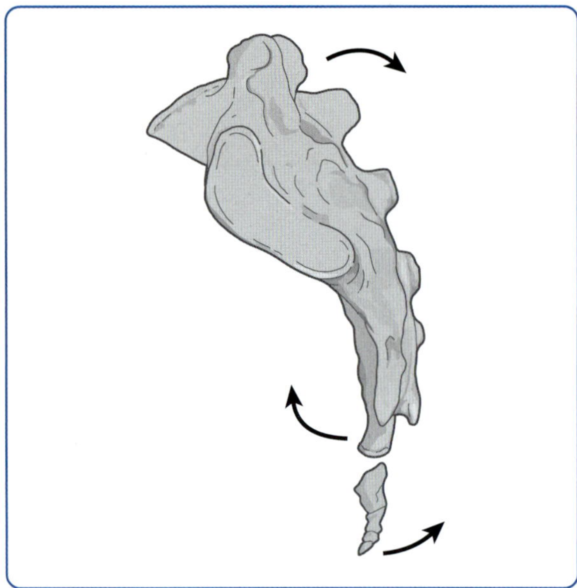

▶ **Abb. 10.41** Os coccygis und Os sacrum in der Inspirationsphase.

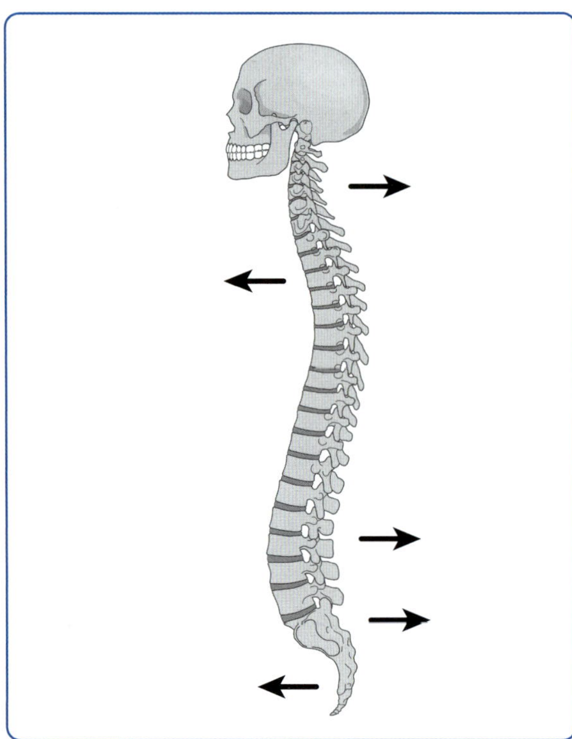

▶ **Abb. 10.42** Wirbelsäule in der Inspirationsphase.

- Os sacrum: Vertikalisierung (laut Magoun durch die feine Bewegungsänderung des Os occipitale mittels der Anheftung der Dura mater spinalis am Foramen magnum [6])
- Kreuzbeinbasis: nach posterior und superior
- Kreuzbeinspitze: nach anterior
- Foramen magnum: nach anterior und kranial

Os coccygis

- Os coccygis: Vertikalisierung (▶ **Abb. 10.41**)
- Steißbeinspitze: nach posterior

10.3.10 Bewegung weiterer Körperstrukturen

- **Wirbelsäule:** Abnahme der Wirbelsäulenkrümmung (▶ **Abb. 10.42**)
- **Sternum:** Absenkung

Diaphragmen

- **Zwerchfell:** globale Absenkung (der anteriore Teil stärker als der posteriore)
- Ossa ilii an ihrem vorderen Teil: nach kaudal-anterior und nach außen
- Symphysis pubica: nach kaudal (▶ **Abb. 10.43**)
- **Diaphragma pelvis:** Absenkung

Zentrale Sehne oberhalb des Zwerchfells

Alle Faszien, die an der Schädelbasis (Tuberculum pharyngeum) befestigt sind, bewegen sich ebenso wie die Dura mater spinalis nach kranial (▶ **Abb. 10.43**). Die **übrigen peripheren Körperstrukturen, Faszien und Muskelketten** bewegen sich in die Außenrotation und nach kaudal (▶ **Abb. 10.44**).

Zu erwähnen bleibt noch, dass sich auch während der Einatemphase der thorakoabdominalen Atmung die Schädelknochen aufgrund der faszialen Fortsetzung zur Schädelbasis und zur Mund- und Nasenhöhle in Flexion und Außenrotation bewegen. Während der Ausatmung geschieht das Umgekehrte.

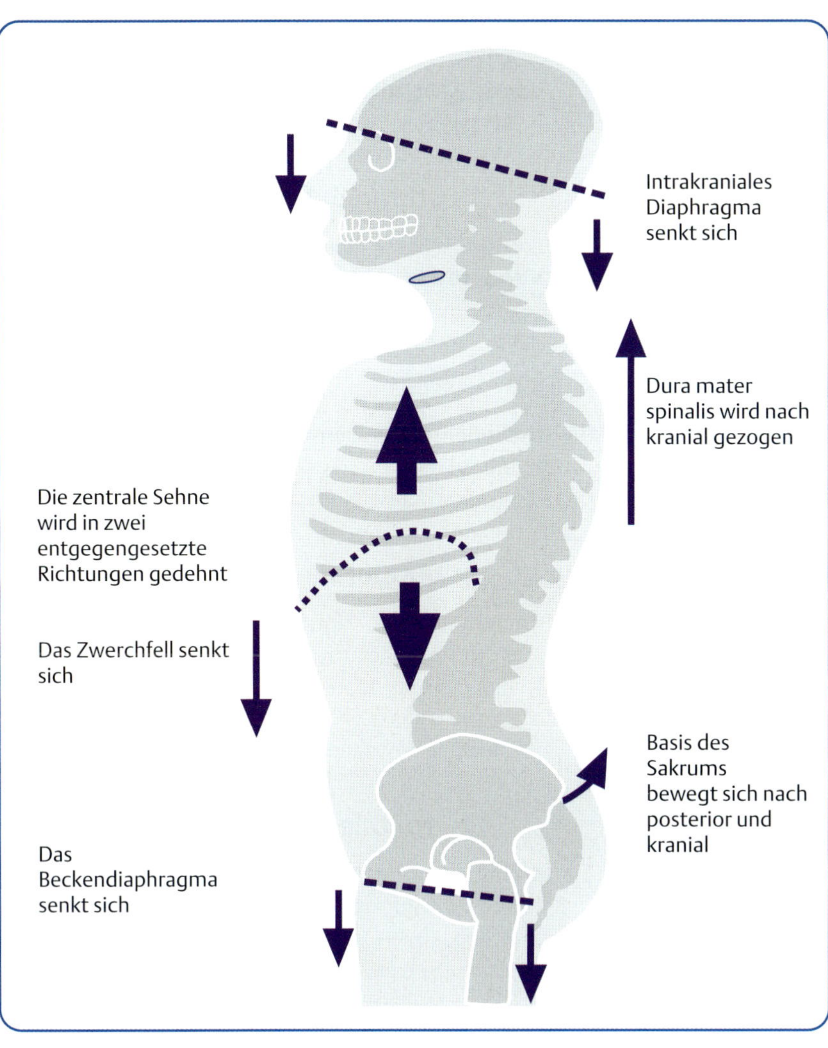

▶ **Abb. 10.43** Diaphragmen in der Inspirationsphase.

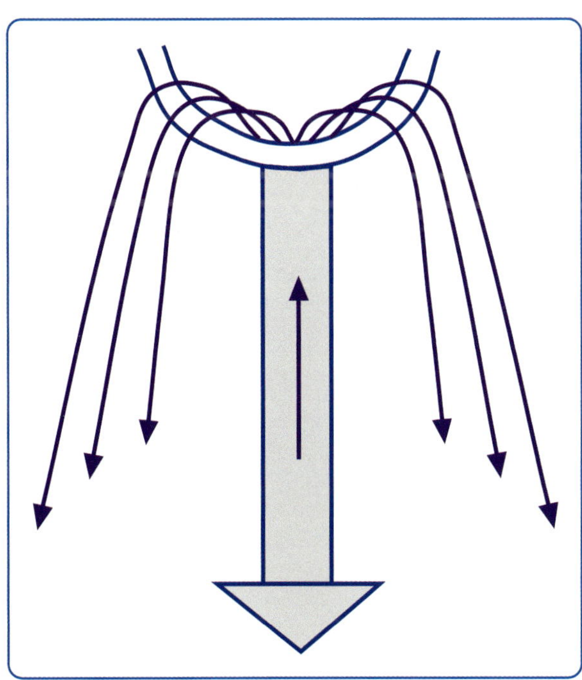

▶ **Abb. 10.44** Periphere Faszien in der Inspirationsphase.

10.4 Entwicklungsdynamische Betrachtungen zur Schädelknochen-mobilität/-flexibilität

Beschrieben werden die Normbewegungen der einzelnen Schädelknochen in der In- und Exspirationsphase der primären Respiration.

10.4.1 Os occipitale

- Inspirationsphase, Norm: Squama occipitalis: zentrifugale (auswärtige) Bewegung; Abnahme der Konvexität, Abflachung (▶ **Abb. 10.45**)
- Exspirationsphase, Norm: Squama occipitalis: zentripedale Bewegung; Zunahme der Konvexität

10.4.2 Os sphenoidale

- Inspirationsphase, Norm (▶ **Abb. 10.46**):
  - Os sphenoidale: nach anterior; Anheben des hinteren, Absenken des vorderen Teiles
  - Alae majores: nach lateral

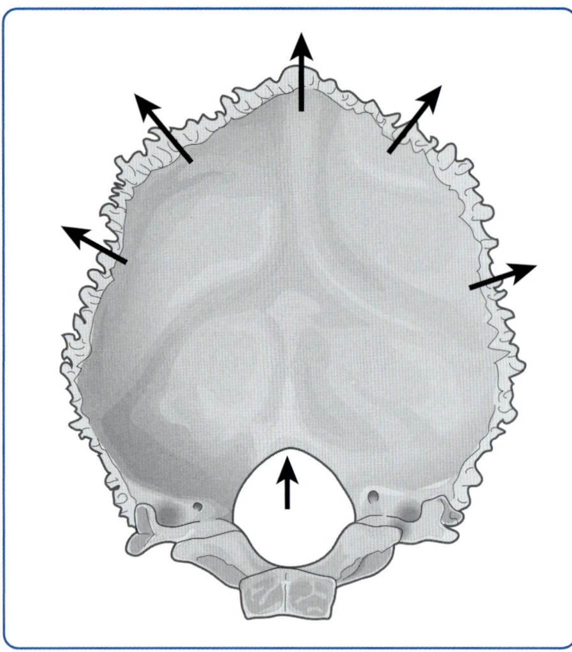

► **Abb. 10.45** Os occipitale – PRM-Inspirationsphase/biodynamisch.

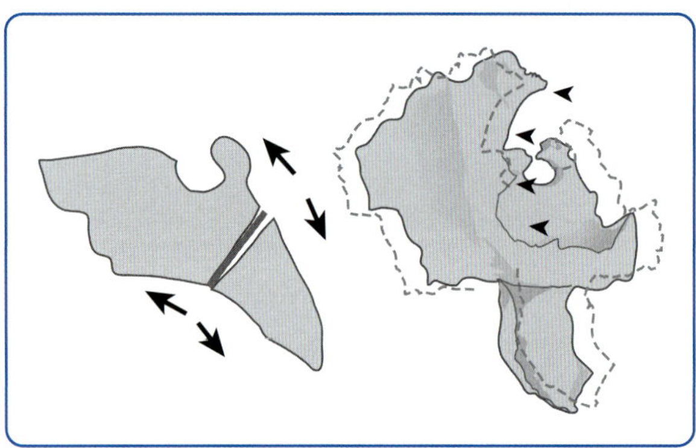

► **Abb. 10.46** Os sphenoidale – PRM-Inspirationsphase/biodynamisch.

- Exspirationsphase, Norm:
  - Os sphenoidale: nach posterior; Absenken des hinteren, Anheben des vorderen Teiles
  - Alae majores: nach medial

10.4.3 Os ethmoidale

- Inspirationsphase, Norm: nach vorn und unten (► **Abb. 10.47**)
- Exspirationsphase, Norm: nach hinten und oben

10.4.4 Vomer

- Inspirationsphase, Norm: nach vorn und unten (► **Abb. 10.47**)
- Exspirationsphase, Norm: nach hinten und oben

10.4.5 Os temporale

- Inspirationsphase, Norm: Squama ossis temporalis: zentrifugale Bewegung; Abnahme der Konvexität, Abflachung (► **Abb. 10.48**)
- Exspirationsphase, Norm: Squama ossis temporalis: zentripedale Bewegung; Zunahme der Konvexität

10.4.6 Os frontale

- Inspirationsphase, Norm: Expansion, nach anterior gerichtet, zentrifugale Bewegung; Abnahme der Konvexität (► **Abb. 10.49**)
- Exspirationsphase, Norm: Retraktion, nach posterior gerichtet, zentripedale Bewegung; Zunahme der Konvexität

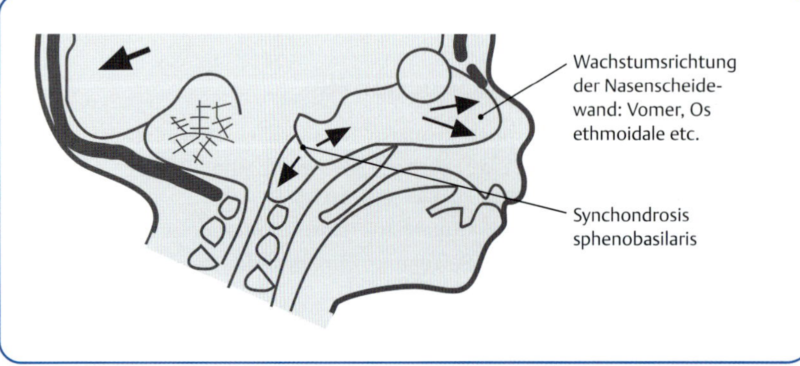

► **Abb. 10.47** Os ethmoidale, Vomer – PRM-Inspirationsphase/biodynamisch.

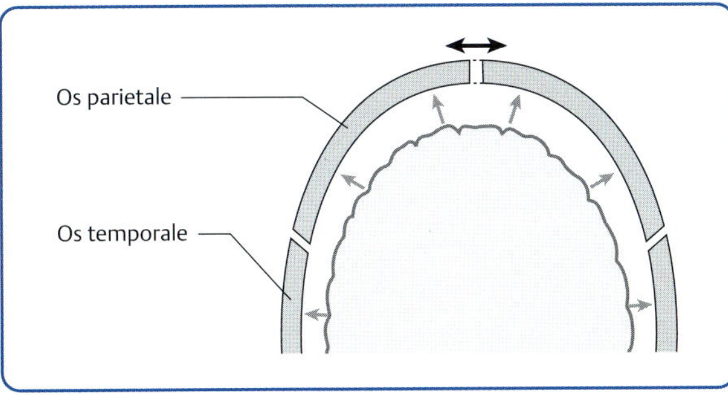

▶ **Abb. 10.48** Os temporale, Os parietale – PRM-Inspirationsphase/biodynamisch.

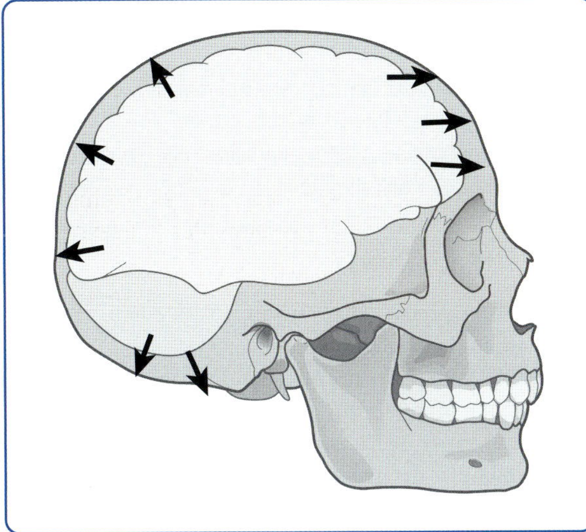

▶ **Abb. 10.49** PRM-Inspirationsphase/biodynamisch.

10.4.7 Os parietale

- Inspirationsphase, Norm: Expansion, nach kranial-lateral gerichtet, zentrifugale Bewegung; Abnahme der Konvexität (▶ **Abb. 10.50**)
- Exspirationsphase, Norm: Retraktion, nach kaudal-medial gerichtet, zentripedale Bewegung; Zunahme der Konvexität

10.4.8 Maxilla

- Inspirationsphase, Norm: Expansion, nach anterior und inferior gerichtet (▶ **Abb. 10.51**, ▶ **Abb. 10.52**)
- Exspirationsphase, Norm: Retraktion, nach posterior und superior gerichtet

10.4.9 Os palatinum

- Inspirationsphase, Norm: Expansion, nach anterior und inferior gerichtet (▶ **Abb. 10.53**)
- Exspirationsphase, Norm: Retraktion, nach posterior und superior gerichtet

10.4.10 Os zygomaticum

- Inspirationsphase, Norm: Expansion, nach anterior und inferior gerichtet (▶ **Abb. 10.54**)
- Exspirationsphase, Norm: Retraktion, nach posterior und superior gerichtet

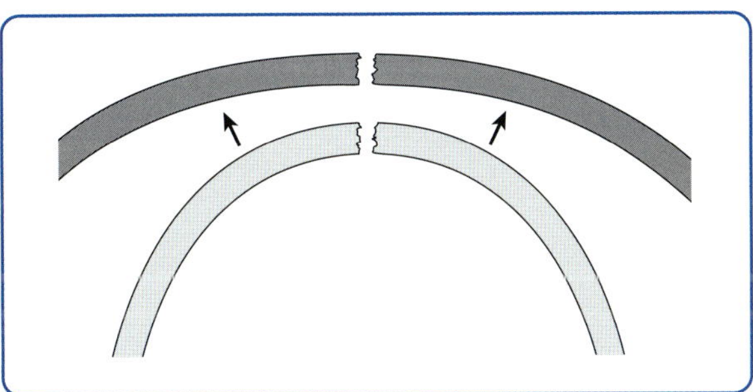

▶ **Abb. 10.50** Os parietale – PRM-Inspirationsphase/biodynamisch.

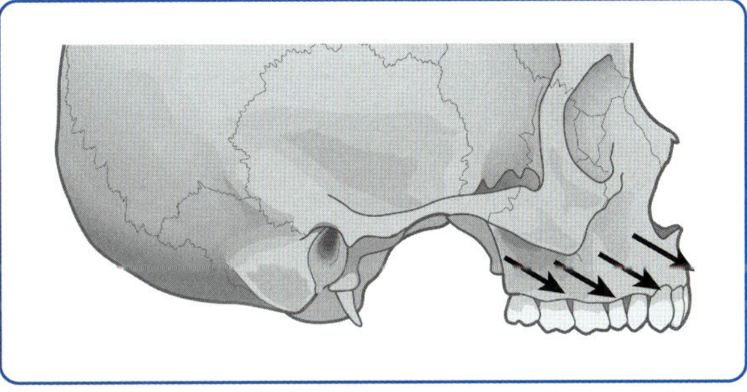

▶ **Abb. 10.51** Maxilla – PRM-Inspirationsphase/biodynamisch.

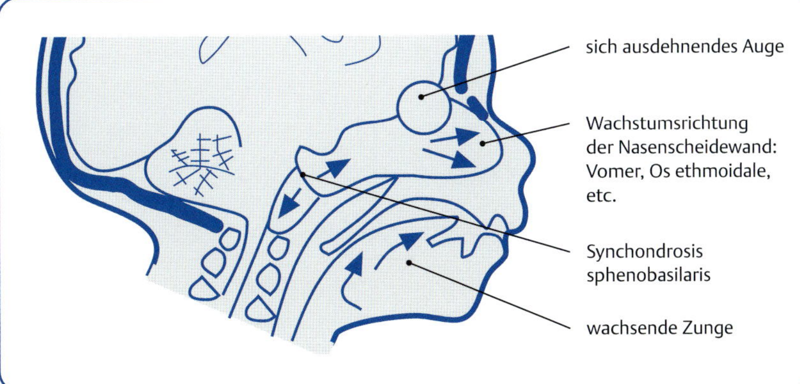

▶ **Abb. 10.52** PRM-Inspirationsphase/biodynamisch, Einflüsse auf den Oberkieferkomplex.

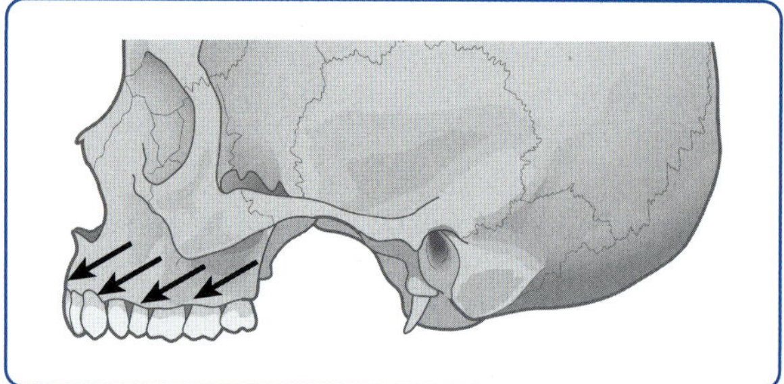

▸ **Abb. 10.53** Os palatinum – PRM-Inspirationsphase/biodynamisch.

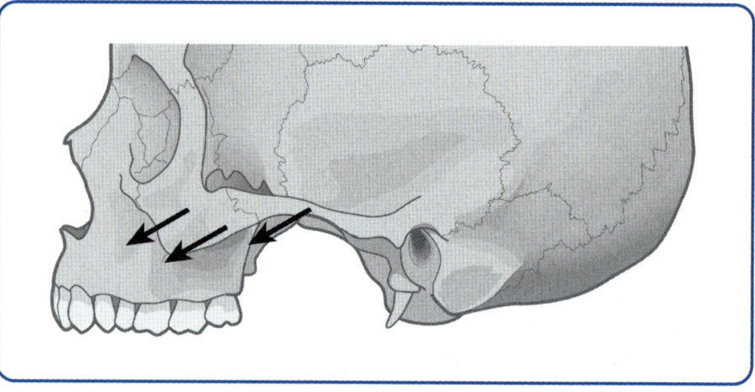

▸ **Abb. 10.54** Os zygomaticum – PRM-Inspirationsphase/biodynamisch.

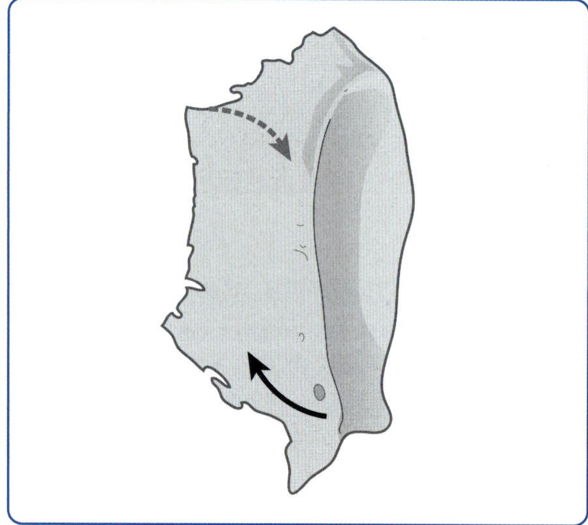

▸ **Abb. 10.55** Os lacrimale – PRM-Inspirationsphase/biodynamisch.

10.4.11 Os lacrimale

- Inspirationsphase, Norm: Rotation des Os lacrimale; inferiorer Teil nach lateral (▸ **Abb. 10.55**)
- Exspirationsphase, Norm: Rotation des Os lacrimale; inferiorer Teil nach medial

10.4.12 Mandibula

- Inspirationsphase, Norm (▸ **Abb. 10.56**, ▸ **Abb. 10.57**):
  - Mandibula: nach unten und vorn
  - beide Hälften des Corpus mandibulae: Auseinanderweichen im hinteren Bereich
- Exspirationsphase, Norm:
  - Mandibula: nach oben und hinten
  - beide Hälften des Corpus mandibulae: Annäherung im hinteren Bereich

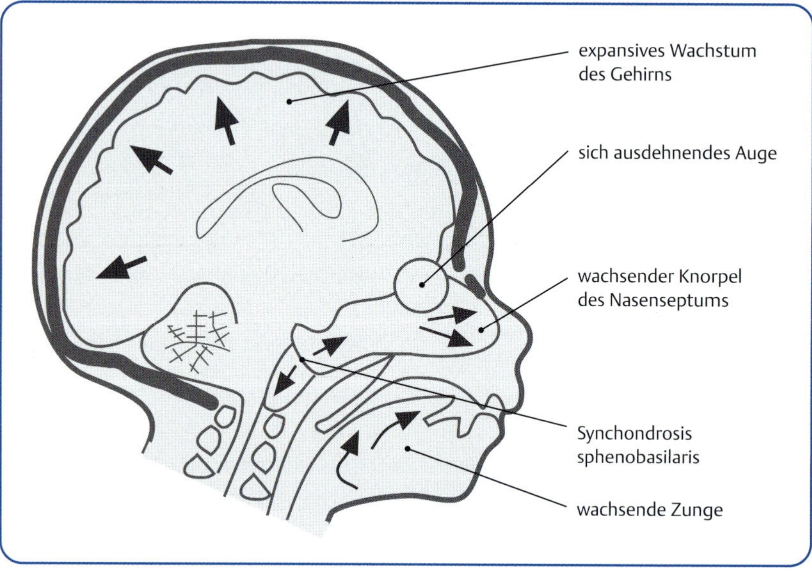

▸ **Abb. 10.56** PRM-Inspirationsphase/biodynamisch.

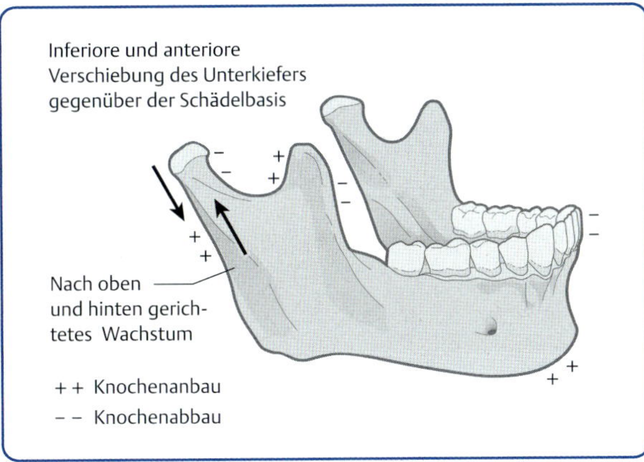

▶ **Abb. 10.57** Klassische Beschreibung des Einflusses des Os sphenoidale und Os occipitale auf die übrigen Schädelknochen.

10.5 Weitere Betrachtungen

Die oben genannten spekulativen Vorstellungen und Betrachtungen zur Biomechanik der Schädelknochen geben einen Überblick zur Historie der kranialen Osteopathie. Sie können möglicherweise als Hilfestellung für die palpatorische Annäherung an den Schädel dienen.

Einige Osteopathen nehmen auch an, dass sich die kraniale Bewegung in einer gegensinnigen Spannung äußert, d. h., dass während die rechte Ala major sich in Außenrotation bewegt, die linke Ala major sich in Innenrotation bewegt. Auf die gleiche Weise wären die übrigen Schädelknochen dieser gegensinnigen Spannungsorganisation unterworfen, sodass sich die rechte Schädelseite z. B. in die Außenrotation und die linke Seite in die Innenrotation bewegen würde. Diese könnte sich als myofasziale Spannungsübertragung bei der Fortbewegung äußern. In der Ruheposition wurde diese Hypothese der gegensinnigen Spannungsorganisation allerdings wieder relativiert, da es erstens nicht der palpatorischen Erfahrung der meisten Osteopathen entsprach und zweitens durch wissenschaftliche Messungen zwar keine völlig symmetrische, aber dennoch keine gegensinnige Bewegung an den Schädelknochen feststellbar war (z. B. [16]).

Auch eine spiralförmige Bewegung/Organisation wurde angenommen. Spiralförmige Wirkungen sind nicht nur in physiologischen Prozessen anwesend, sondern kommen auch zur Geltung, wenn Kräfte auf den Körper einwirken [1]. Besonders deutlich wird dies während des Geburtsprozesses.

Komplexe Modelle können die palpatorischen Annäherung an den Schädel erschweren, v. a. bei noch nicht gesichertem Wissen zu detaillierteren Darstellungen. Deshalb wird vom Autor, v. a. zu Beginn der Ausbildung, folgende Betrachtung bevorzugt:

Die organische, knochenelastische intrasuturale und intraossale Adaptation an funktionelle – rhythmische – Prozesse ist vielleicht eher durch eine generelle Expansion und Retraktion des Schädels zu beschreiben. Die palpatorische Erfahrung ähnelt einem mit Wasser gefüllten Ballon, dem rhythmisch minimale Wassermengen entzogen und zugeführt werden. Krafteinwirkungen könnten diese generelle Adaptation einschränken und lokale oder globale dysfunktionelle Elastizitätseinschränkungen und Dichteveränderungen hervorrufen.

▶ **Tab. 10.1** Oszillation der in- und exspiratorischen Phase.

Inspiration/Inhalation	Exspiration/Exhalation
Expansion, Ausdehnung	Retraktion*, Sammlung
natürliches Disengagement	zunehmende Nähe*
divergierende Bewegung	konvergierende Bewegung
Flexion, Außenrotation**	Extension, Innenrotation**
Flussrichtung der Lebenskraft von innen nach außen, zur Peripherie, zentrifugal	Flussrichtung der Lebenskraft von außen nach innen, zur Mitte, zentripedal
Extraversion, aus dem Zentrum herausgehen, über sich hinaus sein, sich entwickeln	Introversion, ins Zentrum kommen, zur Mitte vertiefen, zum Ursprung zurück
Weite	Nähe
sich neu entwickeln	Regression
Außenwelt	Innenwelt
expressiv	rezeptiv
interpersonal	intrapsychisch

* Diese Begriffe sollen eine natürliche spontane Bewegung bezeichnen, die auf das Zentrum ausgerichtet ist und in der eine zunehmende Nähe der Strukturen zueinander entsteht. Eine Retraktion im Sinne einer aktiven reaktiven Zusammenziehung oder Abgrenzung oder eines Zustands des Haltens, die einen freien Fluss und eine ungestörtere Körperphysiologie behindern, sind damit nicht gemeint. Dies sind eher Charakteristiken einer Dysfunktion.
** Inwieweit tatsächlich eine reine Außen- und Innenrotationsmobilität besteht, ist fragwürdig. Es wurde vorgeschlagen, den Begriff der Mobilität im kranialen Bereich durch Begriffe wie Elastizität oder Compliance zu ersetzen [12] [13] [14].

Die Inspiration zeichnet sich durch eine von der Mitte ausgehende Bewegung in Richtung Peripherie – eine Ausdehnung – aus (Ekstase = Ausdehnung). Die Exspiration beschreibt eine Bewegung, die von der Peripherie zur Mitte zurückkehrt (Enstase). Die Genese des rhythmischen Wechsels der in- und exspiratorischen Phase, verbunden mit einer oszillierenden Expansions- und Retraktionstendenz (▶ **Tab. 10.1**), sind nicht geklärt.

Verwendete Literatur

[1] Becker RE: Force factors with body physiology. AAO Yearbook. 1959: 89–97.

[2] Richard R: Lésions Ostéopathiques du Sacrum. Maloine: Paris; 1978: 124.

[3] Weaver C: The cranial vertebrae. Part I, J. Am. Osteopath. Assoc. 1936; 3: 328–336. Part II, J. Am. Osteopath. Assoc. 1936; 4: 374–379. Part III, J. Am. Osteopath. Assoc. 1936; 5: 421–424.

[4] Wales AL: Lecture III. Embryology of the central nervous system. 1987; 1.

[5] Busquet L: L'Osteopathie Cranienne. Paris: Maloine; 1985: 31ff., 350.

[6] Magoun HI: Osteopathy in the Cranial Field. Kirksville: Journal Printing Company; 1951: 57, 70, 148, 347.

[7] Sutherland WG: Teachings in the Science of Osteopathy. Fort Worth: Sutherland Cranial Teaching Foundation; 1991: 28.

[8] Magoun HI: Osteopathy in the Cranial Field. Kirksville: Journal Printing Company; 1951: 148.

[9] Busquet L: L'Osteopathie Cranienne. Paris: Maloine; 1985: 350.

[10] Magoun HI: Osteopathy in the Cranial Field. Kirksville: Journal Printing Company; 1951: 347.

[11] dto. 70.

[12] Schalkhaußer A: Schließung und Mobilität der Synchondrosis sphenooccipitalis [Diplomarbeit]. München: COE; 2000.

[13] Eser-Bindl U: Os sphenoidale und Os ethmoidale – Entwicklung, Verknöcherung und Frage nach der Möglichkeit einer Mobilität [Diplomarbeit]. München: COE; 2002.

[14] Lippmann C: Knochen und Suturen im nasomaxillären Bereich des Schädels. Entwicklung, Ossifikation, Wachstum und Mobilität [Diplomarbeit]. München: COE; 2004.

[15] Guillot JM, Guionnet JP: Médecin ostéopathique. Le crâne. Paris: Maloine; 1986: 116.

[16] Heisey SR, Adams T: Role of cranial bone mobility in cranial compliance. Neurosurg. 1993; 33: 869–877.

Weitere Literatur

Allen BK, Bunt EA: Dysfunctioning of the fluid mechanical craniosacral system as revealed by stress/strain diagnosis. Cape Town: International Conference on Bioengineering; 1977.

Austin JJM, Gooding CA: Roentgenographic measurement of skull size in children. Radiology. 1971; 99: 641–646.

Becker RE: Cranial therapy revisited. Osteopath. Ann. 1977; 5: 11–40.

Cardoso ER, Rowan JO, Galbraith S: Analysis of the cerebrospinal fluid pulse wave in intracranial pressure. J. Neurosurg. 1983; 59: 817–821.

Chan HS, Liu YK: The asymmetric response of a fluid filled sperical shell – a mathematical Simulation of a glancing blow to the head. J. Biomech. 1974; 7: 43–59.

CIBA Foundation: CIBA Foundation Symposium of cerebrospinal fluid produetion, circulation and absorption. Boston: Little, Brown; 1958.

Coffin GS: Asymmetric of the human head: Clinical observations. Clin. Pediatr. 1986; 25: 230–232.

Cohen D: The cranial rhythmic impulse. The American Chiropractor. 1989.

Cope MK, Dunlap SH: Calibration of a device for the measurements of CRI. J. Am. Osteopath. Assoc. 1983; 83: 69.

Crools CM, Kao FF, Llyod BB: Cerebrospinal fluid and the regulation of Ventilation. Philadelphia: Davis Publishing; 1965.

Cushing H: Third circulation and its channels. Lancet. 1925; 2: 851–857.

Du Boulay GH: Pulsatile movements in the cerebrospinal fluid pathways. Br. J. Radiol. 1966; 39: 255–262.

Dunbar HS, Gunthrie TC, Karpell B: A study of the cerebrospinal fluid pulse wave. Arch. Neurol. 1966; 14: 624–630.

Erlingheuser RF: The circulation of the cerebrospinal fluid through the connective tissue System. AAO Yearbook. 1959; 59: 77–87.

Flexner LB: Some problems of the origin, circulation and absorption of the cerebrospinal fluid. Quart. Rev. Biol. 1933; 8: 397–422.

Foldes FF, Arrowhead JC: Changes in cerebrospinal fluid pressure under the influence of continuous subarachnoid infusions of normal saline. J. Clin. Invest. 1948; 27: 346.

Frymann VM: Sacral Motions. Videotape. KCOM-AV-Dept., No. 53–4, 10–26–72.

Gaab MR: Die Registrierung des intracraniellen Druckes. Grundlagen, Techniken, Ergebnisse und Möglichkeiten. Fortschritte der Medizin. 1984; 102(38): 957–962.

Hamer J, Alberti E, Hoyer S, Wiedemann K: Influence of systemic and cerebral vascular factors on the cerebrospinal fluid waves. J. Neurosurg. 1977; 46: 36–45.

Hamit HF, Beall AC, De Bakey ME: Hemodynamic influences upon brain and cerebrospinal-fluid pulsations and pressures. J. Trauma. 1965; 5: 174–184.

Harakal JH: Dissection offers proof of Sutherlands concept. J. Am. Osteopath. Assoc. 1982; 82: 87.

Jones L, Retzlaff E, Mitchell FL jr, Upledger JE, Walsh J: Significance of nerve fibers interconnecting cranial suture vasculature, the superior sagittal sinus, and the third ventricle. J. Am. Osteopath. Assoc. 1982; 82: 113.

Karni Z, Upledger JE, Mizrahi J, Heller L, Becker E, Najenson T: Examination of the cranial rhythm in longstanding coma and chronic neurologic cases. Israel Institute of Technology; 1980.

Kennedy JJ: Tubular structure of collagen fibrills. Science. 1955; 121: 673–674.

Leusen L: Regulation of cerebrospinal fluid composition with reference to breathing. Physiology Review. 1972; 52: 1–56.

Levy LM, DiChiro G: MR phase imaging and cerebrospinal fluid flow in the head and spine. Neuroradiol. 1990; 32: 399–406.

Livingston RB, Woodbury DM, Patterson JL: Fluid compartments of the brain: Cerebral circulation. In: Ruch TC, Patten HD (Eds.): Physiology and biophysics. Philadelphia; W. B. Saunders; 1965: 939–858.

Michael DK: The cerebrospinal fluid: Values for compliance and resistance to absorption. J. Am. Osteopath. Assoc. 1975; 74: 874–876.

Mitchell FL, Roppel RM, St. Pierre N: Accuracy and perceptual decisional delay in motion perception. J. Am. Osteopath. Assoc. 1978; 78: 149.

Moskalenko YE, Naumenko AI: Movement of the cerebrospinal fluid in the cerebral and spinal cord spaces. Fiziol. Zh. SSSR. 1957; 10(43): 928–933.

Norton JM: Failure of tissue pressure model to predict cranial rhythm impulse frequency. J. Am. Osteopath. Assoc. 1992; 92 (10): 1285.

Page-Echols W, Retzlaff E, Mitchell F: Respiratory kinematics of ribs and sacrum: natural history and physical diagnosis interrater reliability. J. Am. Osteopath. Assoc. 1982; 82: 112.

Palmer DW, Haughton VM, Hellmann RS, Palmer SR, Rajnak SL: Accuracy and precision of radionuclide measurement of CSF oscillation in the spine. Investigat. Radiol. 1990; 25(1): 72–78.

Pomerat CM: Rhythmic contraction of Schwann cells. Science. 1959; 130: 1759.

Portnoy HD, Chopp M, Branch C, Shannon MB: Cerebrospinal fluid pulse waveform as an indicator of cerebral autoregulation. J. Neurosurg. 1982; 56: 666–678.

Rubin JB, Enzmann DR: Dyke award. Harmonic modulation of proton MR pressional phase by pulsatile motion: origin of spinal CSF flow phenomena. Am. J. Roentgeol. 1987; 148(5): 983–994.

Schooley TL: The Force Behind the Craniosacral Mechanism. J. Osteopath. Cranial Assoc. 1948; 3–7.

Schroth G, Klose U: Cerebrospinal fluid flow. I. Physiology of cardiac-related pulsation. Neuroradiology. 1992; 35(1): 1–9, 10–15.

Sica AL: Central mechanism of respiratory regulation in the newborn. In: Sutherland WG: Teachings in the Science of Osteopathy. Fort Worth: Sutherland Cranial Teaching Foundation; 1991.

Tettambel M, Ciora RA, Lay E: Recording of the cranial rhythmic impulse. J. Am. Osteopath. Assoc. 1978; 78: 149.

Thomas LM, et al.: Static deformation and volume changes in the human skull. Detroit: 12th Annual Conference. Stapp Car Crash Proceedings; 1968.

Travell JG: The myofascial genesis of pain. Postgrad. Med. 1952; 11: 425–434.

Trifaro JM: Contractile proteins in tissues originating in the neural crest. Neuroscience. 1978; 3: 1–24.

Upledger JE: Thermographic view of autism. Osteopath. Ann. 1983; 11: 356–359.

Upledger JE, Karni Z: Bioelectric and strain-gauge recording during transcutaneous acupuncture treatment. J. Am. Osteopath. Assoc. 1978; 77: 479–486.

Upledger JE, Karni Z, Retzlaff EW: Mechanicoelectrically recorded physiological patterns which relate to subjectively reported craniosacral mechanism phenomena. J. Am. Osteopath. Assoc. 1978; 78: 297.

Upledger JE, Karni Z: Bioelectric and strain measurements during cranial manipulation. J. Am. Osteopath. Assoc. 1978; 77: 476.

Upledger JE, Vredgevoogd JD, Retzlaff EW, Raynesford AK, Howard TF: Autistic children: preliminary, physiological, structural and craniosacral evaluations. Ann. Am Osteopath. Assoc. Res. Conv. 1983; 23: 34.

Wales AL: Cranial diagnosis. J. Osteopath. Cranial Assoc. Cranial Academy. 1948; 14–28.

Weaver C: Etiological importance of cranial intervertebral articulations. J. Am. Osteopath. Assoc. 1936; 35: 515–525.

Williams PL, Warwick R, Dyson M, Bannisater LM: Gray's Anatomy. 38th ed. New York: Churchill Livingstone; 1995.

Zanakis MF, Cebelnsky RM, Dowling DJ, Lewandoski MA, Lauder CT, Kircher KT, Marmora M: Method for objective quantification of cranial mobility in humans. Manuskript eingereicht zur Veröffentlichung im J. Am. Osteopath. Assoc. (1997).

11 Praxis der Palpation

„[…] Ich kann eine wissende Bewusstheit entwickeln von der Potenz und der Struktur-Funktions-Beziehung in den Geweben des Patienten. Diese Aufmerksamkeit geht über die physische Wahrnehmung mithilfe der fünf Sinne des Arztes hinaus. Es ist nicht, was ich durch meine Fingerberührung fühle. Das entspräche nur meiner Meinung. Sondern es ist das, was der Körper des Patienten durch meine Berührung berichtet […]. Das ist Bewusstheit.“ R. E. Becker [1]

11.1 Methodik der Palpation

Indem der Therapeut sich auf die unterschiedlichen Charakteristika und Wahrnehmungen der Palpation (und darüber hinaus, d. h. Gestik, Mimik, Erregungszustand etc.) einstimmt, kann er eine Vorstellung bekommen von der Organisation des Patienten im Allgemeinen und seinen Dysfunktionen und deren Bedeutung für die Gesamtpersönlichkeit im Besonderen.

Der erste Schritt in der Palpation besteht darin, sich auf das jeweilige Gewebe einzustellen. Im zweiten Schritt wird das zu untersuchende Gebiet in seiner Wahrnehmung verstärkt, vergrößert, um schließlich das Wahrgenommene zu interpretieren. Die Interpretation des Ertasteten gibt ihm Bedeutung, übersetzt das Wahrgenommene und stellt es in anatomische, physiologische oder pathologische und Zusammenhänge und Sinnkontexte (s. u.).

Dabei ist nötig, erstens ein umfassendes praktisches Wissen, nicht nur von kranialen Beziehungsgefügen, sondern von den gesamten Körperstrukturen zu erwerben, da der Körper eine unteilbare Ganzheit darstellt. Und zweitens ist es wichtig, sich vom unmittelbaren Kontakt zum Patienten leiten zu lassen. Dies benötigt die Unterweisung eines geschulten Lehrers.

11.2 Die Praxis des Palpierens

11.2.1 Günstige Bedingungen schaffen

- Eine beruhigende Einrichtung des Behandlungsraums unterstützt die Entspannung des Patienten und Gefühle von Vertrauen.
- Mögliche störende Geräuschquellen während der Behandlung ausschalten: z. B. Telefon ab- bzw. leise stellen.
- Grelles Licht abdämpfen.
- Für einen ausreichend geheizten Raum sorgen.
- Achten Sie auf warme, trockene, angenehm riechende Hände.

11.2.2 Vorbereitung des Therapeuten

Bevor Sie Hand anlegen, schließen Sie für einige Augenblicke Ihre Augen, entspannen Ihren Körper und lassen Ihre Atmung ruhiger, tiefer und entspannter werden. Werden Sie sich Ihrer **Körperhaltung**, ihrer **Vitalität**, ihrer eigenen **Erregungslage**, ihrer **emotionalen Verfassung** und momentanen **Gedanken** bewusst.

Eine meist unbewusste körperliche oder emotionale Stütze des Therapeuten auf den Patienten während der Palpation würde stets eine Reaktion im Patienten hervorrufen und dadurch die Palpation beeinflussen. Die Folge ist, dass der Therapeut die Reaktion des Patienten auf die genannte Stütze wahrnehmen würde und weniger die Organisation des Patienten an sich und in Relation zu seinem eigenen Umfeld. Außerdem: Je angespannter Sie sich konzentrieren und je stärker Sie sich verspannen, umso mehr Störreize werden Ihre Wahrnehmung trüben. Auch der Patient wird auf diese Anspannung mit eigenen muskulären und energetischen Anspannungen reagieren, was wiederum die Behandlung erschwert!

Je entspannter und erwartungsfreier Sie andererseits sind, desto mehr Impulse und feinste Bewegungs- und Spannungsmuster des Patienten können Sie wahrnehmen und desto leichter ist die Behandlung. Deshalb: Zentrieren Sie sich, wo immer Ihr Zentrum auch sein mag. Machen Sie sich frei von äußeren Eindrücken, werden Sie „leer“ und offen für neue Erfahrungen.

Spannen Sie Ihre Finger, Hände, Unterarme, Schultern und Brustmuskeln bewusst an, um sie dann in umgekehrter Reihenfolge wieder loszulassen. Durch diese bewusste An- und Entspannung der Finger wird der Druck der Hände bei der Annäherung an den Schädel bewusster dosierbar.

Es ist von großem Vorteil, diese oder eine ähnliche kurze Entspannungsübung nicht nur auszuführen, wenn sie sich besonders verspannt fühlen, sondern regelmäßig vor jeder einzelnen Behandlung.

11.2.3 Vorbereitung des Patienten

Helfen Sie Ihrem Patienten, sich zu entspannen. Bitten Sie ihn, die Schuhe auszuziehen, den Hosengürtel zu öffnen, Haarspangen und Ähnliches zu entfernen, eine bequeme Lage einzunehmen, und, falls die Behandlung im Liegen stattfindet, legen Sie wenn nötig ein Kissen unter den Kopf oder unter die Knie. Achten Sie bei Gebissträgern darauf, dass die Zahnprothese herausgenommen wird. Ermutigen Sie Ihren Patienten dazu, ein paar tiefe Atemzüge zu nehmen oder zu seufzen und sich zu entspannen.

11.2.4 Arbeitshaltung

Nehmen Sie eine stabile und entspannte Haltung ein:
- gute Arbeitshöhe der Liege, ein guter Stuhl
- guter Kontakt Ihrer Füße zum Boden
- stabile aufrechte Körperhaltung: Beugen Sie sich nicht über den Patienten!
- nicht auf den Patienten stützen
- den eigenen Körper während der „Arbeit" bewusst entspannen, v. a. die Schultern, den Rücken und die Hände

11.2.5 Position der Finger

Eine gute Positionierung an die jeweilig zu palpierenden Gewebe und Beziehungsgefüge ist die Voraussetzung für effizientes, erfolgreiches Arbeiten.

11.2.6 Kontaktaufnahme

Nähern Sie Ihre Hand sanft dem zu untersuchenden oder zu behandelnden Körperteil. Schmiegen Sie Ihre Hand an, ähnlich wie ein **Wasserbett**, das sich an Ihren Körper anpassen würde.

Für eine großflächige Handanlage, die sich der Körperform anschmiegt, ohne das volle Gewicht anzupressen, kann das Bild/die Vorstellung genutzt werden, die Finger wie „kleine weiche Pfannkuchen" anzulegen [9].

Signalisieren Sie Ihrem Patienten mit Ihrer Hand Vertrauen und Sicherheit. Mit Übung und mit zunehmender Bewusstheit für die eigene Intention und Energie und für die umgebende dynamische Stille kann der Therapeut lernen, statt seine eigene Energie und Intention in den Heilungsprozess einzubringen, offen zu werden und Vertrauen in die Prozesse zu gewinnen, die zwischen den Händen des Therapeuten und dem Gewebe des Patienten geschehen. Entschleunigung, geduldiges, aufmerksames Zulassen eröffnet Räume, in denen sich Prozesse und Dynamiken zeigen.

11.2.7 Fokus der Aufmerksamkeit im Brustbereich

Der Therapeut fokussiert seine Aufmerksamkeit während der Palpation – insbesondere zum Beginn seiner Ausbildung – nicht von seinem Stirnbereich, sondern eher vom **Brustbereich auf Höhe des Herzens**. Die Herzregion integriert und harmonisiert Energien von Körper und Geist, Erde und Himmel.

Dadurch wird verhindert, dass die Palpation und die therapeutische Interaktion mit einer zu angespannten invasiven Konzentration ausgeführt wird. Außerdem begünstigt es die Qualitäten von Mitgefühl und Gleichmut im Therapeuten und erleichtert den Zugang zum Erleben im Patienten sowie eine umfassende Wahrnehmung des Patienten und die Entstehung von Resonanz.

11.2.8 Intention, Energie, Fokus, Resonanz

Ist der Handkontakt da, ist es hilfreich, dass Sie sich deutlich vergegenwärtigen, welches Gewebe bzw. Beziehungsgefüge Sie durch Ihre Hände kontaktieren möchten.

Die **Energie** folgt der **Intention**: Wenn die Intention deutlich und klar ist, werden sich die Energie und die Aufmerksamkeit meist automatisch einstellen.

Ein guter **Fokus** setzt sichere anatomische Kenntnisse der zu untersuchenden Strukturen und ihrer Verbindungen zueinander voraus, ansonsten kann eine differenzierte Palpation im osteopathischen Sinne nicht erfolgen. Hier geht es darum, dass die richtige Schicht und das Beziehungsgefüge auch tatsächlich lokalisiert und die Qualitäten erkannt werden, damit sie entsprechend in den palpatorischen Fokus gelangen können. Versuchen Sie, eine detaillierte Wahrnehmung der zu untersuchenden Gewebe sowie einhergehenden Qualitäten und Merkmale zu entwickeln.

Resonanz entsteht, wenn die anderen Faktoren eingestellt sind und sich der Behandler auf die Dynamiken und Qualitäten der jeweiligen Beziehungsgefüge angemessen und differenziert einstimmt. Eine erfolgreiche Resonanz kann durch folgende Punkte unterstützt werden.

Das Gewebe zu mir kommen lassen

Lassen Sie das Innere des Körpers und der jeweiligen Beziehungsmuster in Ihre Hände dringen. Anstatt sich „hinein" zu konzentrieren, lassen sie diese zu sich dringen. Das heißt, vermeiden Sie, sich invasiv auf tiefere Regionen des Körpers zu konzentrieren, und arbeiten Sie eher mit der Vorstellung, sich dem Gewebe anzunähern, es auf sich zukommen zu lassen.

Schichtenpalpation

Das vorherige Prinzip ist insbesondere wichtig, wenn es darum geht, mit tieferen Schichten in Kontakt zu kommen. Hier kann zusätzlich versucht werden, **minimale Gleitbewegungen** zu testen.

Prinzipiell sind 2 Vorgehensweisen möglich: Zum einen können Sie sich anziehen lassen von einer Schicht, zum anderen können Sie schichtenweise Gleitbewegungen testen.

Eins werden

Um die Resonanz zu erhöhen, hilft die Vorstellung, dass die Hand und das jeweilige Gewebe eins werden und miteinander verschmelzen.

Kompression wie beim Tai-Chi-Ball und Drücken der Mango

Wie im Kap. 13 näher ausgeführt, kann eine sanfte Kompression aus verschiedenen Gründen ausgeübt werden. An dieser Stelle interessiert v. a. die Zunahme der Resonanz.

Ähnlich wie die Hände voneinander entfernt und mit den Handflächen zueinander gerichtet einen Energieball palpieren und diesen sanft drücken können, kann sich die Hand auf dem Körper aufliegend dem Gewebe annähern.

Eine andere Art von Kompression kann ausgeübt werden, indem die Hände einen Druck ausüben, der dem Druck ähnelt, mit dem wir eine Mango auf ihren Reifegrad hin untersuchen.

Wichtig ist es, diese Kompression während der gesamten Annäherung auch aufrechtzuerhalten. Weitere Ausführungsmöglichkeiten werden in Kap. 13 beschrieben.

Wahrnehmung und Wahrnehmungsverstärkung, Gewebetanz

Es geht darum, den unterschiedlichen Empfindungen, Strukturen und Bewegungen zuzuhören und die Wahrnehmung der zu untersuchenden Dynamiken im Beziehungsgefüge und -muster (kraniale, fasziale, muskuloskelettale, vaskuläre, neurale, viszerale, emotionale Strukturen) zu verstärken. Die Wahrnehmung kann verstärkt werden, indem sich der gesamte Körper, nicht nur die Hände, diesen Dynamiken öffnet, in Resonanz tritt und kopiert. Lassen Sie Ihren Körper den Dynamiken im Gewebe folgen, sich im Kontakt mit diesem bewegen. Ähnlich der Kontaktimprovisation lassen Sie Ihren Körper mit den jeweiligen Dynamiken der palpierten Beziehungsgefüge tanzen. Dadurch werden diese nicht nur viel deutlicher wahrnehmbar, sondern auch die Resonanz nimmt zu.

11.2.9 Interpretation des Wahrgenommenen

Erst jetzt, wenn die Informationen angekommen sind, beginnen Sie, diese in Ihre Sprache zu übersetzen und zu analysieren. Gehen Sie dabei stets vom Allgemeinen zum Speziellen: Beobachten Sie beispielsweise Rhythmus, Amplitude, Kraft, Symmetrie, Spannungen (s. u.). Ausgehend von der Kenntnis des Normalen bzw. des Normalzustands werden Sie in die Lage versetzt, dysfunktionelle Muster zu erkennen und ihr Eingebundensein und ihre Dynamik in innere und äußere Beziehungsgefüge des Patienten miteinzubeziehen. Therapeutisch richten Sie Ihre Aufmerksamkeit darauf, einerseits physiologische Qualitäten zu verstärken und andererseits möglicherweise dysfunktionelle Muster in Schlüsselstellen zu vermindern (Kap. 13).

11.2.10 Hinweis

Vermeiden Sie möglichst die Ausführung von hastigen Bewegungen. Der Patient reagiert darauf meist mit Verspannung. Dadurch wiederum werden Palpation und Therapie erschwert. Sollten möglicherweise schmerzhafte Techniken angewandt werden, ist es notwendig, den Patienten vorher darauf vorzubereiten und um Erlaubnis für diese Anwendungen zu bitten.

11.2.11 Einige Tipps für den Anfang

Bei Konflikten zwischen Kopf und Gefühl vertrauen Sie Ihrer Intuition und Ihren Händen. Stellen Sie sich vor, dass das, was Ihre Hände fühlen, wahr ist. Vor allem am Anfang seien Sie offen für das, was Sie spüren, und versuchen Sie, dieses nicht sofort anzuzweifeln. Ihr analytisches Hinterfragen ist am Anfang des Palpationserlernens häufig ein Hindernis, um in Kontakt mit diesen feinsten Bewegungen zu kommen.

Trotz unserer oder gerade wegen unserer bisherigen Schulung und Erziehung, die ein viel größeres Gewicht auf die Ausbildung von abstrakten und logisch-analytischen Denkprozessen legte, ist es nötig und sinnvoll, v. a. zu Beginn Ihrer osteopathischen Ausbildung, Ihrer intuitiven und ganzheitlich-synthetischen Auffassungsgabe Raum zu geben, um Erfahrungen sammeln zu können, ohne dabei ständig hinterfragt zu werden. Später werden Sie noch genügend Zeit haben, wenn Sie ausreichend Erfahrungen gesammelt haben, diese auch unter analytischen und logischen Gesichtspunkten zu beleuchten. In der osteopathischen Praxis arbeiten die intuitiven und ganzheitlich-synthetischen mit den logisch-analytischen Verarbeitungsprozessen zusammen, um die besten Resultate zu erzielen.

Vertrauen Sie sich, geben Sie sich den Raum, Erfahrungen zu sammeln, und erlauben Sie sich wahrzunehmen, was immer auch in Ihr Bewusstsein gelangt. Denken Sie daran, wie viele andere Menschen diese feinsten Bewegungen des kraniosakralen Rhythmus schon zu spüren gelernt haben, und dass es auch bei Ihnen nur eine Frage der Zeit ist, bis Sie sich sicher fühlen im Umgang mit diesen Bewegungen. Außerdem: Diese Bewegungen sind messbar.

11.2.12 Übungen zur Schulung des Palpationsempfindens

Übung 1: Haarpalpation

Legen Sie ein Haar unter mehrere Seiten eines Telefonbuches und versuchen Sie, es durch die Seiten zu ertasten. Dabei können Sie die Seitenanzahl zwischen dem Haar und Ihren Fingern langsam steigern [3].

Übung 2: Palpation von Schlüsseln, Knöpfen und Blättern

Mit geschlossenen Augen palpieren Sie verschiedene Gegenstände, die Ihr Partner Ihnen vorlegt oder die Sie durcheinandergewürfelt vor sich liegen haben, z. B. Knöpfe, Nägel, Schlüssel oder unterschiedliche Blattformen. Benennen Sie nicht nur die Gegenstände, sondern versuchen Sie auch, die Unterschiede und die individuellen Eigenschaften wahrzunehmen [4].

Übung 3: Palpation von Schädelknochen

Mit geschlossenen Augen palpieren und beschreiben Sie möglichst detailliert einen einzelnen Schädelknochen. Beachten Sie dabei v. a. die unterschiedlichen Artikulationsflächen dieses Knochens. Versuchen Sie, den Knochen nach seiner anatomischen Bezeichnung zu benennen. Je nach Wissensstand können Sie auch versuchen, einzelne Merkmale des Knochens anatomisch zu benennen [5].

Übung 4: Palpation ossärer Strukturen am Partner

Palpieren Sie mit geschlossenen Augen den gleichen Knochen am lebenden Menschen. Nehmen Sie die Form, die Suturen, die Qualität des Gewebes und seine Bewegung wahr. Versuchen Sie stets, einen möglichst großflächigen Kontakt, nicht bloß mit der Fingerspitze, sondern mit der Fingerbeere und der gesamten Hand zu gewinnen. Achten Sie darauf, keine neue Bewegung zu induzieren [5].

Übung 5: Schichtenpalption am Kopf

Legen Sie Ihre Hand auf ein kleines Gebiet Ihres Körpers, z. B. den Bauch, und werden Sie sich der unterschiedlichen Schichten des Gewebes unter Ihren Händen bewusst: Haut, Unterhaut, Faszie, Bauchfell, Organumhüllung, Organverbindungen, Organ usw. Am Schädel kann dementsprechend verfahren werden. Die Palpation erfolgt mit nichtinvasiver Aufmerksamkeit von außen nach innen: Kopfhaut, festes Bindegewebe, ggf. Muskeln, Galea aponeurotica, weiches Bindegewebe, Perikranium und ggf. Suturen, intrakraniales Duralmembransystem, kortikale Strukturen, Kommissuren, Ventrikeln und zentrale Nuklei. Versuchen Sie, die jeweilig palpierte Struktur zu benennen. Anschließend können Sie Ihre Aufmerksamkeit auf die Bewegungen der einzelnen Schichten, Gleitflächen und Gleitbewegungen der Gewebe richten. Sind diese identisch oder unterscheiden sie sich? Worin bestehen die Unterschiede? Sie können auch aktiv versuchen, minutiöse Gleitbewegungen zu induzieren. Notieren Sie alle wahrgenommenen Sensationen.

Sie können diese Übung auch mit einem Partner zusammen ausführen, dabei palpieren Sie eine Körperstelle Ihres Partners und umgekehrt. Am Ende vergleichen Sie Ihre Liste der wahrgenommenen Sensationen. Noch besser ist es, wenn ein erfahrener Lehrer zugegen ist, der mit Ihnen Ihre Liste bespricht und Ihre Aufmerksamkeit auf Strukturen oder Bewegungen richtet, die Ihnen während der Palpation entgangen sind [4].

Versuchen Sie, ohne Erwartung, was Sie vielleicht vorfinden könnten, Ihre Hand aufzulegen. Bleiben Sie jeden Moment offen für das, was sich Ihren Fingern offenbart, und lassen Sie sich überraschen. Im Laufe der Zeit kann man sich so jedem Körperteil annähern und seine spezifische anatomische Struktur und Bewegung erfühlen und verinnerlichen.

Übung 6: Palpation mit einem Körperteil

Führen Sie die gleiche Übung wie zuvor mit einem Partner aus, nur palpieren Sie diesmal nicht nur mit Ihrer Hand, sondern mit dem Arm, Bauch oder einem anderen Körperteil. Notieren Sie wiederum Ihre Wahrnehmungen.

Übung 7: Annäherung an rhythmische Erscheinungen

Erlauben Sie sich während der Übung, Ihrer Intuition und Ihren wahrgenommenen Sinneseindrücken zu vertrauen, und erlauben Sie sich, mit spielerischer Entspanntheit auf Entdeckungsreise zu gehen. Es ist von Vorteil, die Übung in einer ruhigen meditativen Atmosphäre stattfinden zu lassen. Während der verschiedenen Phasen der Übung sitzen Sie mit geschlossenen Augen, möglichst ruhig und entspannt. Ihre Hände ruhen dabei auf Ihren Oberschenkeln. Zwischen den einzelnen Phasen sollten Sie eine kurze Pause einlegen, um sich zu recken und zu strecken oder zu bewegen [5].

a) **Wahrnehmung des Herzrhythmus:** Stimmen Sie sich auf Ihr Herz und Ihren Herzschlag ein. Sie können zu Beginn auch Ihren Puls am Handgelenk palpieren. Legen Sie Ihre Finger auf den Radialispuls und nehmen Sie die Frequenz, die Schlagkraft, die Regelmäßigkeit des Pulses wahr. Achten Sie auch auf den Anstieg und Abfall einer Pulswelle und die Qualität der Pulsspitze. Sie brauchen keine Anstrengung zu unternehmen, um Ihren Herzrhythmus aufrechtzuerhalten. Dieser Herzschlag ist da, solange Sie leben, ob Sie bewusst daran denken oder nicht. Lösen Sie den Kontakt zu Ihrem Handgelenk wieder und nehmen Sie die kontinuierlichen rhythmischen Pulswellen des Herzens auch im übrigen Körper wahr, indem Sie in Ihren Körper hineinfühlen und hineinhören. Spüren Sie auf diese Weise Ihren Herzschlag im Gesicht, im Hals, in der Brust, im Bauch, in den Armen und Händen, in den Beinen und Füßen. Setzen Sie sich nicht unter Druck, unbedingt etwas fühlen zu müssen, bleiben Sie entspannt und freuen Sie sich über das, was Sie entdecken und wahrnehmen. Vielleicht können Sie auch Unterschiede der Pulswelle an den verschiedenen Körperstellen wahrnehmen.
b) **Wahrnehmung des Atemrhythmus:** Stimmen Sie sich auf Ihre Lunge und Ihren Atemrhythmus ein. Spüren Sie, wie sich Ihre Brust hebt und senkt, ohne die Atmung zu beeinflussen. Verfolgen Sie die Atemluft durch die Nase, die Kehle und die Luftröhre bis in die Lunge und wieder hinaus. Sie brauchen keine Anstrengung zu unternehmen, um Ihren Atemrhythmus aufrechtzuerhalten. Ihre Atmung bewegt sich rhythmisch und kontinuierlich, solange Sie leben, ob Sie bewusst daran denken oder nicht. Nehmen Sie auch den Nachhall der kontinuierlichen rhythmischen Atembewegung im übrigen Körper wahr, indem Sie

in Ihren Körper hineinfühlen und hineinhören. Spüren Sie auf diese Weise die Bewegung der Atmung im Gesicht, im Hals, in der Brust, im Bauch, in den Armen und Händen, in den Beinen und Füßen. Bleiben Sie entspannt und freuen Sie sich über das, was Sie gerade entdecken und wahrnehmen. Vielleicht können Sie auch Unterschiede der Atemwellen an den verschiedenen Körperstellen wahrnehmen.

c) **Wahrnehmung weiterer Rhythmen am Schädel:** Stimmen Sie sich auf Ihren Schädel und die Strukturen des PRM ein. Stimmen Sie sich auf die wechselnden rhythmischen Pulsationen am Schädel ein. Spüren Sie, wie der Schädel sich kontinuierlich und rhythmisch ausdehnt und wieder zusammenzieht. Nehmen Sie weitere langsame Rhythmen auch im übrigen Körper wahr, indem Sie in Ihren Körper hineinfühlen und hineinhören. Spüren Sie auf diese Weise die Bewegung inhärenter Rhythmen im Gesicht, im Hals, in der Brust, im Bauch, in den Armen und Händen, in den Beinen und Füßen. Bleiben Sie entspannt und freuen Sie sich über das, was Sie gerade entdecken und wahrnehmen. Vielleicht können Sie auch Unterschiede in den Pulsationen weiterer Rhythmen an den verschiedenen Körperstellen wahrnehmen. Es kann helfen, dass Sie und/oder der Patient den Atem anhalten, um die langsameren Rhythmen besser vom Atem unterscheiden zu können.

Übung 8: Oszillieren in der Wahrnehmung von Rhythmen

Legen Sie Ihre Hände auf den Brustkorb Ihres Partners und spüren Sie die Bewegung der Atmung am Brustkorb. Achten Sie auf die unterschiedlichen Qualitäten der Atmung. Nach einigen Atemzyklen richten Sie, ohne die Handposition zu verändern, Ihre Aufmerksamkeit auf die Herztätigkeit am Brustkorb. Nachdem Sie diese einige Momente wahrgenommen haben, gehen Sie mit Ihrer Aufmerksamkeit wieder zur Atmung zurück. Wechseln Sie noch einige Male zwischen der Herztätigkeit und der Atmung hin und her. Versuchen Sie jetzt, Ihre Aufmerksamkeit von diesen beiden Bewegungen zu lösen und offen zu werden für die Wahrnehmung von weiteren Rhythmen. Auch hier ist es möglich, dass Ihr Partner seinen Atem kurz anhält, um es Ihnen zu erleichtern, diesen Rhythmus zu spüren. Diese Übung trainiert Sie, Ihre Aufmerksamkeit gezielt auf verschiedene Bewegungen und Rhythmen zu richten. Sie lernen, das zu erfühlen, was Sie gerade beabsichtigen, und die Wahrnehmung durch Ihre Hände zu fokussieren.

Übung 9: Ballonpalpation nach Tricot

a) Legen Sie Ihre Hände beidseitig auf einen aufgeblasenen Ballon. Nach kurzer Zeit werden Sie eine rhythmische Weitung und Verengung am Ballon wahrnehmen. Nach Tricot [8] wird diese Bewegung von den Händen auf den Ballon übertragen. So ist diese Palpation eine Art Feedbacksystem für den eigenen Rhythmus.

b) Intention: Jeder physiologische Prozess kann durch Induktion beeinflusst werden. Den Einfluss, den wir auf die lebendige Struktur haben, ist allerdings auch von einer Vielzahl unbewusster Inhalte abhängig, z. B. von unseren Erfahrungen, Glaubensmustern, impliziten Modellen und Konzepten, die wir auf die Struktur projizieren. Versuchen Sie jedoch jetzt bewusst, Veränderungen in der Wahrnehmung der rhythmischen Äußerungen im Ballon zu induzieren, z. B. Flexions-, Extensions-, Torsions-, Seitneigungs- und Rotationsmuster usw. Dabei sind die Reaktionen der Gewebe auf die Induktion auch durch ihre jeweiligen spezifischen Eigenheiten determiniert.

c) Einfluss von positiven und negativen Bewusstseinsinhalten: Je nach Fokus der Aufmerksamkeit verändert sich die Wahrnehmung der Palpation. Nehmen Sie wahr, wie sich die Wahrnehmung der Amplitude am Ballon ändert, wenn Sie an positive oder negative Erlebnisse denken. Sie können auch Erlebnisse wachrufen, in denen Sie glücklich, traurig, ärgerlich oder ängstlich waren, und spüren, ob dies einen Einfluss auf Ihre Palpation der Amplitude am Ballon hat.

Übung 10: Wahrnehmung assoziierter Körperempfindungen, Erregungszustände und Gefühle in uns während der Palpation

Machen Sie die nächste Übung mit einer Person, der Sie vertrauen. Versuchen Sie, sich einfach „leer zu machen“, an nichts Bestimmtes zu denken und nichts Bestimmtes zu erwarten. Legen Sie dann Ihre Hände auf verschiedene Körperstellen und über Organe Ihres Partners und nehmen Sie eventuelle Empfindungen, Erregungszustände und Gefühle wahr, die bei Ihnen entstehen, wenn Sie die unterschiedlichen Regionen palpieren.

Übung 11: Wahrnehmung assoziierter Körperempfindungen, Erregungszustände und Gefühle im Patienten

Versuchen Sie, sich einfach „leer zu machen“, an nichts Bestimmtes zu denken und nichts Bestimmtes zu erwarten. Legen Sie dann Ihre Hände auf verschiedene Körperstellen und über Organe Ihres Partners und nehmen Sie eventuelle Empfindungen, Erregungszustände und Gefühle wahr, die bei Ihrem Partner entstehen, wenn Sie die unterschiedlichen Regionen palpieren. Achten Sie dabei auf Veränderungen in der Atmung, der Gesichtsmimik, Körperspannung etc.

Übung 12: Übung zur Sensibilisierung für die Intention des Berührens

Machen Sie die Übung mit einem Partner. Einer von Ihnen ist aktiv, der andere ist passiv. Angenommen, Sie sind zunächst passiv, dann stehen Sie mit dem Rücken zu Ihrem Partner. Dieser versucht jetzt, sich auf jeweils 1 der 4 folgenden Berührungsintentionen zu konzentrieren:

a) eine gebende Berührung, z. B. in Form von „Energie, Kraft oder Unterstützung geben"
b) eine nehmende Berührung, z. B. wenn ein Übermaß an Energie vorhanden wäre oder eine Stauung – diese abziehen, ausleiten usw.
c) eine miteinander verschmelzende Berührung
d) eine neutrale Berührung, möglichst ohne eine Intention des Nehmens, Gebens oder Verschmelzens

Ihr Partner übt diese Berührungsintentionen in einer willkürlichen Reihenfolge aus, indem er seine Hände auf Ihre Schultern legt, während Sie versuchen zu erspüren, welche Intention er gerade verfolgt. Schreiben Sie die jeweils erspürte Berührungsintention auf einen Zettel und vergleichen Sie hinterher miteinander die Ergebnisse. Diskutieren Sie und tauschen Sie sich bezüglich Übereinstimmungen, Unstimmigkeiten und Unterschieden aus. Teilen Sie sich mit, welche Aspekte der Wahrnehmung zu Ihrer Entscheidung geführt haben.

Die Übung dient außerdem dazu, bewusst und sensibel dafür zu werden, mit welcher Berührungsintention Sie sich Ihren Patienten nähern. Meistens machen wir uns nicht bewusst, auf welche Art wir jemanden berühren.

Übung 13: Palpation in Bewegung

Legen Sie Ihre Hand auf das Os sacrum Ihres Partners. Dieser hat die Aufgabe, sich ständig zu bewegen, vom Rücken auf den Vierfüßlerstand, in den Sitz oder Krabbeln etc. Versuchen Sie trotz der ständigen Bewegungen und Verrenkungen Ihres Partners, die Struktur und die inhärenten Bewegungen des Os sacrum zu erspüren [7].

Übung 14: Beschreiben der Palpationswahrnehmung

Um- und beschreiben Sie möglichst konkret und exakt die Empfindungen während der Palpation einer beliebigen Geweberegion Ihres Partners. Diese Übung sollte mindestens 20 min durchgeführt werden, und es ist wichtig, die vorher vereinbarte Zeit einzuhalten. Ein Schreibblock und ein Stift werden benötigt.

Der Partner befindet sich in Rückenlage auf der Liege, während Sie entspannt und aufrecht danebensitzen. Der Schreibblock wird so auf die Liege gelegt, dass die Schreibhand die Wahrnehmungen, die durch die palpierende Hand palpiert werden, unmittelbar niederschreiben können.

Legen Sie die palpierende Hand auf eine Region, z. B. den Unterbauch oder den Oberschenkel. Beginnen Sie nun, jede palpatorische Wahrnehmung niederzuschreiben. Dabei ist es nicht nötig, ganze Sätze zu bilden. Besonders wichtig in dieser Übung ist es, dass Sie Ihre Wahrnehmungen nicht zensieren und nicht analysieren! Jede Art von Bewusstseinsinhalt – auch Gefühle, die durch die Palpation entstehen – sollten niedergeschrieben werden. Versuchen Sie nicht, palpatorische Wahrnehmungen zu erklären oder in osteopathische Gedanken- bzw. Dysfunktionsmodelle einzuordnen usw., sondern bleiben Sie in der unmittelbaren Wahrnehmung verankert. Es sollte ein Aufmerksamkeitsfluss entstehen. Deshalb schreiben Sie auch andere Gefühle auf, die vordergründig vielleicht nichts mit der zu palpierenden Person bzw. dem zu palpierenden Gewebe zu tun haben, und richten Sie anschließend die Aufmerksamkeit wieder auf das zu palpierende Gewebe. Sollten Gedanken auftreten, die Sie von der unmittelbaren Erfahrung entfernen, notieren Sie nur „Gedanke" und richten anschließend Ihre Aufmerksamkeit wieder auf das zu palpierende Gewebe.

Palpationswahrnehmung, Beispiele:

- Die Oberfläche und die Qualitäten des Gewebes: warm – kühl, heiß – kalt, feucht – trocken, glatt – rau, fest – weich, hervortretend – zurückgezogen, durchlässig – undurchlässig, zusammengezogen – gedehnt, hingezogen in eine Richtung – abgestoßen, hölzern – steinig, lehmig – wässrig, kantig – rund, elastisch – fest, matschig – steinig, knotig – weich, eingefallen – straff, massiv – ätherisch, gespannt wie eine Stahlsaite – schlaff wie ein ausgeleitertes Hosenband, glücklich – unglücklich, fröhlich – traurig, hell – dunkel, agressiv – gelähmt…
- Die Bewegung/Beweglichkeit: drehend/torsioniert – geradlinig, hoch – runter, links – rechts, lateral – medial, vorwärts – rückwärts, auseinanderziehend – ineinanderziehend, expansiv – retraktiv, in die gleiche Richtung – in entgegengesetzte Richtungen, vibrierend – still, starr – beweglich, flink – träge, riesig große – unmerklich kleine Bewegungen, rollend – schlitternd, fließend – stampfend, schnell – langsam, ziehend – drückend, hineinsaugend – heraussprudelnd, einsinkend – abstoßend, scheu – wild, aufbäumend/aufwallend – zur Ruhe kommend, wütend – ängstlich, laut – leise, hell – dunkel, zögerlich – abrupt, kontrolliert – impulsiv, um tausend Winkel drehend – monoton, fließend – starr, strudelnd – gerichtet, aggressiv – sanft, brodelnd – stagnierend, Schutz suchend – herausfordernd, nehmend – gebend, beteiligt – unbeteiligt…

Am Ende können Sie sich mit Ihrem Partner austauschen, aber auch dabei geht es nicht darum, eine Erklärung für bestimmte Empfindung zu suchen. Ziel der Übung ist die Schulung der Aufmerksamkeit und Bewusstheit in der Palpation sowie der Fähigkeit, ohne Beurteilung wahrzunehmen. Dadurch entsteht eine Dynamik, die die Voraussetzungen für einen tiefen, nicht bewertenden, einfühlsamen und ganzheitlichen Kontakt zu sich und dem Patienten schafft.

Übung 15: Palpation von Patienten mit Krankheitsbildern

Wenn die Möglichkeit dazu besteht, sollte nach einer gewissen Phase der Palpation von weitgehend gesunden Probanden dazu übergegangen werden, Patienten mit bestimmten Krankheitsbildern zu palpieren. Dabei sollten wenn möglich so lange Patienten mit dem gleichen Krankheitsbild palpiert werden, bis die Essenz ihrer Gewebequalitäten verinnerlicht wurde. Palpieren Sie z. B. akut entzündliche Gelenke und vergleichen Sie die Qualität dieser Gewebe mit denen chronisch degenerativer Gelenke. Oder palpieren Sie Gewebe akut fiebrig Erkrankter und hyperthyreotischer Patienten oder von Diabetespatienten, Patienten mit chronisch immunologischen Krankheitsbildern wie Asthma, Morbus Crohn, Morbus Hodkgin usw.

Übung 16: Palpation bioenergetischer Felder

Sie stehen mit leicht gebeugten Knien oder sitzen mit gutem Bodenkontakt der Füße und entspannt aufgerichtet. Sie spüren deutlich die Erdung nach unten und die Aufrichtung gen Himmel.

a) Die Arme sind locker neben dem Körper, die Ellenbogen etwa 90° gebeugt. Die Handflächen sind zueinander gerichtet. Sie nähern sich an, bis eine Veränderung, ein deutlicher Widerstand ähnlich einer imaginären Kugel zwischen den Händen wahrgenommen werden kann. Diese imaginäre Kugel kann sich je nach Intention und Energiezustand ausweiten oder verengen. Zum Beispiel kann sich mit der Einatmung das Feld um die Hände herum weiten, während mit der Ausatmung die Präsenz und Bewusstheit in diesen erweiterten Raum des Feldes gezogen wird.
b) Jetzt werden die Handflächen zum eigenen Körper gerichtet und wieder so weit angenähert, bis eine Veränderung, ein Widerstand wahrgenommen wird, ohne dass dabei der Körper berührt wird. Dabei werden abwechselnd die Region unterhalb des Bauchnabels, des Ganglion coeliacum sowie die Herz-, Hals- und Stirnregion beurteilt. Anschließend kann die Hand auch fließend über den Körper bewegt werden, um Unterschiede in dem Widerstand des Feldes zu registrieren.
c) Die gleiche Übung kann anschließend partnerweise durchgeführt werden.
d) Die Hände werden wieder abgesenkt und ruhen auf den Oberschenkeln. Jetzt öffnet sich der Osteopath mit jeder Einatmung dem Raum um seinen gesamten Körper herum. Mit jeder Ausatmung nimmt er wahr, wie seine Bewusstheit und Präsenz in dieses Feld um den Körper herum gezogen wird.

Die gleiche Übung kann anschließend partnerweise durchgeführt werden. Die Atmung kann den Prozess wiederum unterstützen. Es sind das Geschehenlassen und das Zulassen der Offenheit und der Präsenz im Raum um den Körper herum und zwischen beiden Partnern, die schließlich den anderen Partner miteinschließen. Durch die Bewusstheit, die den Raum zwischen und um beide erfüllt, und durch die Dynamik des Geschehenlassens kann sich eine tiefe „Berührung" offenbaren, die das ganze Sein der beteiligten Personen zulässt und wertschätzt. Es geht dabei nicht darum, den anderen Partner in irgendeiner Weise zu behandeln. Dieser Zustand ist an sich heilsam. Am Ende der Übung wird die Aufmerksamkeit behutsam wieder in den eigenen Körper und Körpergrenze zurückgebracht. Anschließend werden die Augen geöffnet.

Übung 17: Fokus der Aufmerksamkeit

a) Lenken Sie Ihre Aufmerksamkeit bewusst von einer eher sehr lokal begrenzten Struktur (ein „kurzsichtiger" Fokus) weiter und lassen Sie Ihre Aufmerksamkeit graduell immer mehr Strukturen umfassen (ein „weitsichtiger" Fokus). Nehmen Sie dabei wahr, wie sich die Informationen, die Sie erhalten, bei dem jeweiligen Fokus der Aufmerksamkeit verschieben. Zum Beispiel werden Sie bei einem sehr globalen Fokus nur sehr unscharfe oder sogar gar keine Informationen über sehr eng umschriebene Regionen oder Prozesse wahrnehmen und umgekehrt, bei einer sehr auf das Detail gerichteten Aufmerksamkeit, kaum Informationen über globale Vorgänge erhalten. Lenken Sie Ihre Aufmerksamkeit von
   - der lokalen Struktur: z. B. der Sutura sagittalis,
   - auf die regionale Umgebung und Umgebungsrelationen: z. B. Ossa parietalia, Falx cerebri usw.,
   - auf die weitere regionale Umgebung: den gesamten Schädel,
   - auf den gesamten Körper,
   - auf das Feld um den Körper herum,
   - auf den Horizont, in die Weite ausbreitend,
   - bis jenseits des Horizonts.
b) Lassen Sie Ihre die Aufmerksamkeit in ihrem eigenen Rhythmus kontinuierlich zwischen einem sehr begrenzten Fokus und einem weiten Fokus oszillieren.
c) Lenken Sie den größten Teil Ihrer Aufmerksamkeit auf einen sehr begrenzten Fokus und lassen Sie nur einen geringen Teil Ihrer Aufmerksamkeit in einem weiten Fokus ruhen. Und umgekehrt: Lassen Sie den größten Teil Ihrer Aufmerksamkeit in einem weiten Fokus ruhen und nur einen geringen Teil auf einer lokalen Struktur fokussiert. Vergleichen Sie die Methoden b) und c) und nehmen Sie wahr, zu welcher Sie eine größere Affinität zeigen.
d) Registrieren Sie Beziehungen zwischen der lokalen Struktur und verschiedenen Fokussierungsstufen Ihrer Aufmerksamkeit und schreiben Sie diese auf.

Weitere Ausführungen zur Palpation s. Liem T: *Morphodynamik in der Osteopathie.* Stuttgart: Hippokrates [10].

Verwendete Literatur

[1] Becker RE: Diagnostic touch: Its principles and application. Part I. AAO Yearbook. 1963: 37.

[2] Eine in Kursen von Melicien Tettambel häufig gestellte Frage.

[3] Frymann VM: Palpation: Part I, II, III, IV. Its study in the Workshop. AAO Yearbook. 1963: 17.

[4] dto. 22.

[5] dto. 20.

[6] Upledger JE, Vredevoogd JD: Craniosacral therapy. Seattle: Eastland; 1983: 27–32.

[7] Sutherland WG: Teachings in the Science of Osteopathy. Fort Worth: Sutherland Cranial Teaching Foundation; 1991: 221.

[8] Tricot P: Le mécanisme respiratoire primaire existe-t-il? 1–13.

[9] Krause R: Tools zum Erlernen der Palpation. Unveröffentlichtes Manuskript. 2017.

[10] Liem T: Morphodynamik in der Osteopathie. Stuttgart: Hippokrates; 2006.

Weitere Literatur

Alexandersson O: Living water. Viktor Schauberger and the secrets of natural energy. Bath: Gateway; 1995.

Armitage P: Diagnostic touch: its principles and applications. Society of Osteopaths, Cranial Group. Newsletter. 1981; 11: 7–12.

Frymann VM: Motion – the difference between life and death. Indianapolis: The Northup Book, American Academy of Osteopathy; 1983: 35–44.

Frymann VM: Scott Memorial Lecture 1972, The law of mind, matter and motion. Scott Memorial Lectures. Indianapolis: American Academy of Osteopathy; 1985: 57–66.

Frymann VM: The whole patient needs a whole physician. J. Holistic Med. 1980; 2: 15–19.

Gerber R: Vibrational Medicine: New choices for healing ourselves. Santa Fe: Bear & Co.; 1988.

Heinrich S: Body watch: The importance of dialogue and myofascial unwinding in creating a safe place to heal. Physical Therapy Forum. 1990; Jan. 15.

Levine S, Alpert M, Lewis GW: Infantile experience and the maturation of the pituitary adrenal axis. Science. 1957; 126: 1347.

Petzold H, Heini H (Hrsg.): Psychotherapy und Arbeitswelt. Paderborn: Junfermann, 1983.

Ruegamer WR, Bernstein L, Benjamin JD: Growth, food utilisation, and thyroid activity in the albino rat as a function of extra handling. Science. 1954; 120: 184.

Sheldrake R: Die Wiedergeburt der Natur. Reinbek: Rowohlt; 1994.

Solomon GF, Levine S, Kraft JK: Early experience and immunity. Nature. 1968; 220: 821–822.

Upledger JE: Somatoemotional release and beyond. Palm Beach Gardens: UI Publishing; 1990.

12 Diagnoseprinzipien

„Die Anamnese ist […] andeutend […]. Die Inspektion ist aufschlussreich […]. Palpation mit fühlenden, denkenden, sehenden und wissenden Fingern ist bei Weitem das Entscheidende.“ Harold I. Magoun [1]

„In diagnosis and treatment: Be aware of 'Stillness' and allow body physiological function within to manifest its own unerring potency rather than the use of blind force from without.“ R. E. Becker [6]

Laut Sutherland nimmt die Diagnose eine bedeutsame Stellung in der Behandlung ein.

Die Diagnose in der Osteopathie sollte die Aufnahme der Fallgeschichte, die Inspektion des Patienten, unter Umständen die Auskultation und insbesondere die Palpation beinhalten. Außer einer genauen Anamnese dienen zur Diagnosefindung die Augen für eine genaue Beobachtung und Inspektion und die Ohren für eine genaue Auskultation und Perkussion. Die Berührung aber ist es, die uns am meisten über Funktion und Dysfunktion der einzelnen Gewebe und ihr Zusammenwirken mitteilt. Die Finger haben den direktesten Kontakt mit den Geweben und den verschiedenen Prozessen, die im Patienten stattfinden. Hier ist besonders auch die Differenzierung somatischer Dysfunktionen von Bedeutung. Zum geschichtlichen Hintergrund s. Liem (2016) [34].

Und auch unser Herz, mit seiner Einfühlungsgabe und seinem Verständnis, ist bei jeder Annäherung an den Patienten beteiligt.

Anne Wales [2] betont, dass eine kontinuierliche Routine bei der Wahrnehmungsschulung all unserer Sinne und inbesondere des Berührungssinnes nötig ist, um die Fähigkeit auszubilden, die gesamte Geschichte der Körper lesen zu können.

Der Körper formt sich je nachdem, wie man ihn benutzt, bewegt, ernährt, welche Körperhaltung eingenommen wird, wie geatmet wird, welche autonomen Erregungszustände längerfristig bestehen, mit welchen Gefühlsmustern und Glaubensmustern man sich identifiziert, welche Gestik man ausdrückt, wie man seinen eigenen Körper erfährt und von Eltern und dem soziokulturellen Umfeld erfahren hat, welche Anteile man an ihm mehr und welche weniger wertschätzt, wie man bestimmte Erfahrungen, Zustände und Krankheitssymptome interpretiert usw. Alle diese teils unbewussten, teils bewussten Entscheidungen und Erfahrungen prägen den Organismus und seine Gewebe, drücken sich über den Körper aus und können über die Inspektion, Palpation und spezifische Tests vom Therapeuten im Körper „gelesen“ werden.

Allerdings sind die diagnostischen Befunde und ihre Interpretationen stets immer auch subjektiv geprägt und von Erfahrungen, Glaubensmustern, impliziten Modellen und Konzepten und vom Kenntnisstand des Therapeuten abhängig. Dies umso deutlicher, je mehr es diesen Verfahren an Validität mangelt und je mehr sie sich auf funktionelle Erscheinungen beziehen. Deshalb sollte der Therapeut damit zurückhaltend sein, seine Befunde dem Patienten uneingeschränkt mitzuteilen und v. a. diese als unumstößliche Wahrheiten darzustellen. Jede Aussage seitens des Therapeuten wird aufgrund der therapeutischen Situation großen Einfluss auf den Patienten haben. Zu fördern ist die Wahrnehmung des Patienten für seinen eigenen Organismus und für die Wechselwirkung zwischen Innen- und Außenwelt.

Eine Diagnose, deren Ziel in der Sammlung von Symptomen besteht, aufgrund derer die jeweiligen Störungen ihren Namen erhalten, hat nur begrenzte therapeutische Bedeutung in der Osteopathie. Es ist an sich nichts dagegen einzuwenden, nur dass wir vermeiden sollten, unseren Fokus ausschließlich auf die Krankheitsbezeichnung bzw. deren Symptome zu richten. Eine gewisse Gefahr liegt zum einen darin, dass die Symptome eine Bedeutung bekommen, die diese ontogenetisch nicht haben, und zu symptomorientierten therapeutischen Unterdrückungsinterventionen führen, sowie zum anderen darin, den Patienten abhängig von seinen Krankheitsbezeichnungen zu machen. Die Symptome können in der Regel als eine Art Signallampe angesehen werden, die anzeigt, dass bestimmte physiologische Prozesse im Körper in ihrer Homöostase gestört wurden. Sie stellen eine äußere Manifestation innerer Prozesse dar. Der Osteopath kann anhand der Symptomatiken beurteilen, ob es sich um einen akuten oder chronischen Krankheitsverlauf handelt und er kann degenerative, entzündliche oder nekrotisierende Prozesse voneinander unterscheiden. Bei der Interpretation der Befunderhebung ist darauf zu achten, nicht die diagnostische Erfahrung auf linear mechanistische Vorgehen z. B. in der Suche nach der primären Dysfunktion zu reduzieren, sondern sie in eine integrale, ganzheitliche Sichtweise vom Patienten zu integrieren.

Eine besonders wertvolle Diagnose sollte stets eine bestimmte Idee vermitteln von den Ressourcen, den Veränderungen, die im Menschen stattgefunden haben, und von der Art der Restriktionen dieser Gewebe:

- Ressourcen: Welche Ressourcen und homöostatischen Kräfte sind anwesend? Werden diese wertgeschätzt? Wie können diese im Heilungsprozess genutzt werden?
- Die Funktion des Organismus in Beziehung zu vergangenen Ereignissen: Wie hat der Organismus in der Vergangenheit funktioniert und welche Einflüsse haben zu seiner jetzigen Funktionsweise geführt?

- Die Funktion und Organisation des Organismus in der Gegenwart: Welche Koordinations- und Organisationsformen halten die jetzige Homöostase des Organismus aufrecht? Welches Ungleichgewicht reflektieren bestimmte Dysfunktionen? Wo befindet sich das Gleichgewicht des Ungleichgewichts (sei es innerhalb oder außerhalb des Organismus)?
- Die Funktion des Organismus und der Körpergewebe in die Zukunft projiziert: Wie wird dieser Organismus mit seiner jetzigen Organisation in der Zukunft funktionieren? Wo ist das Ungleichgewicht hinorientiert, auf welches potenzielles Gleichgewicht ist es ausgerichtet? Was ist die potenzielle Herausforderung? Was sind die potenziellen Gefahren?

Bevor wir beginnen, die Spezifika der Untersuchung und Diagnose zu beschreiben, kann das folgende Beispiel aufzeigen, wie eine osteopathischer Ansatz zur Diagnosefindung aussehen könnte:

Fallbeispiel

Ein 18-jähriger Patient klagt über Kopfschmerzen, die schon seit der Kindheit hin und wieder auftraten, zunehmend aber seit 2 Jahren, sodass seine Abiturvorbereitung beeinträchtigt wird. Seit Kurzem bestehen leichte intermittierende Taubheitsempfindungen im linken Arm. Der Patient ist weitsichtig und trägt eine Brille.

Die Untersuchung ergibt eine Dysfunktion des Okziput-Atlas-Axis-Komplexes mit einer Kompression am Atlantookzipitalgelenk. Die SSB-Region zeigt Spannungsmuster sowie eine Kompression am Atlantookzipitalgelenk. Weitere Zeichen: mittlere BWS rechtskonkav, HWS leicht linkskonkav; die 1. linke Rippe ist anterior erhöht (in Einatmung fixiert). Der Patient berichtet, er sei vor 3 Jahren von einer Treppe auf den Hinterkopf gestürzt. Vor einem Monat bekam er bei einer Wandertour Zugluft an den Nacken mit der Folge von Verspannungen und Bewegungseinschränkungen im Nacken.

Außerdem hatte er durch seine Mutter erfahren, dass seine Geburt lang dauernd und schwierig gewesen war. Sein Kopf hatte sich im Geburtsvorgang nur inkomplett rotiert, sodass die Anwendung einer Geburtszange notwendig wurde. Nach der Geburt machten sich leichte Schwierigkeiten beim Stillen, genauer Saugen, bemerkbar. Schon in den Kinderjahren bildete sich eine leichte Skoliose in der BWS aus.

Die weiteren Untersuchungsergebnisse des Körpers werden nicht berücksichtigt, um das Beispiel möglichst einfach zu belassen.

Der Therapeut vermutet, dass schon Ereignisse bei der Geburt zu einer Dysfunktion an der Schädelbasis, insbesondere am Foramen jugulare, geführt hatten. Der Geburtsverlauf und die Symptomatik des Neugeborenen weisen darauf hin. Weiterhin ist es wahrscheinlich, dass die Geburt nicht nur Spannungen am Foramen jugulare zwischen dem Os occipitale und Os temporale, sondern auch intraossale Spannungen am Okziput bewirkt hatte. Die Folge könnte möglicherweise eine Spannungsweiterleitung über das Atlantookzipitalgelenk und über die Dura mater spinalis in die Wirbelsäule gewesen sein. Der Körper ist bestrebt, die Augen und das Gleichgewichtsorgan in der Horizontalen zu halten, sodass sich mit zunehmendem Wachstum eine Skoliose ausbildete, um die Dysfunktion an der Schädelbasis zu kompensieren. Durch den Sturz auf den Hinterkopf waren die Kompensationsmechanismen überfordert worden mit der Folge einer primär traumatischen Dysfunktion des Okziput-Atlas-Axis-Komplexes. Möglicherweise führte dieser Umstand zu einer Verschlimmerung der Kopfschmerzen. Die Sehschwäche mit einer Extensionshaltung des Kopfes und die Anspannung bei der Abiturvorbereitung begünstigen dies zusätzlich. Die Zugluft mit nachfolgender Nackenverspannung bewirkte eine stärkere Anspannung der Mm. scaleni und eine HWS-Skoliose. Die Folge ist eine Fixation der 1. linken Rippe in Einatmung mit Druck auf den Plexus brachialis, der die gelegentlichen Parästhesien im Arm erklärt.

Ohne Behandlung könnten sich v. a. bei Anspannung und Stress die Kopfschmerzen zunehmend verschlimmern. Über die Jahre bildet sich möglicherweise eine Arthrose im HWS-Bereich aus.

Erste Eindrücke: Die Diagnostik beginnt mit dem ersten Eintritt des Patienten in die Praxis und dem ersten Händeschütteln. Schon die Art des Gangbildes wie auch die Qualität und Kraft des Händedrucks können dem Behandler Hinweise für die weitere Untersuchung geben (Kopfhaltung, Schulter- und Beckenposition, Wirbelsäulenkrümmung usw.).

Wählen Sie anschließend als Sitzpositon eine leicht angewinkelte Position zu Ihrem Patienten, sodass dieser sich nicht in die Enge getrieben fühlt und genügend Raum vorhanden ist, dass er seinen Blick auch von Ihnen abwenden kann. Dazu gehört auch, dass Sie als Behandler sich dem Patienten räumlich in der Höhe angleichen, sodass der Patient während der Anamnese weder auf- noch hinunterblicken muss, um Augenkontakt herzustellen.

Es ist von großer Bedeutung, dem Patienten schon beim ersten Zusammentreffen das Gefühl zu vermitteln, wertgeschätzt und ernst genommen zu werden, und zeigen Sie ihm Ihr aufrichtiges Interesse, zuzuhören. Je stärker er dieses Gefühl empfindet, desto mehr wird er dazu bereit sein, mit uns zu kooperieren. In diesem Zusammenhang ist – wie in jeder Therapie – ein guter Rapport zwischen Therapeut und Patient von grundlegender Bedeutung für den Behandlungserfolg. Der Rapport bezeichnet den unmittelbaren Kontakt in Form einer „guten Wellenlänge“ oder eines „guten Drahtes“ zueinander. Dies wird sich automatisch einstellen und entwickeln, wenn echte Empathie anwesend ist, Therapeut und Patient beginnen, sich in Stimmtonalität, Lautstärke, Sprechrhythmus, -tempo und in der Wortwahl sowie durch die Atemfrequenz, die Körperhaltung, Gestik und Mimik anzugleichen. In Einzelfällen können diese Angleichungen auch gezielt eingesetzt werden, um einen „guten Draht“ zwischen sich und dem Patienten bewusst herzustellen.

In der Regel wird der Behandler zunächst Informationen sammeln, um Einsicht in die Wahrnehmung des Patienten, den Krankheitsverlauf und in die bisherigen Untersuchungen zu erlangen. Diese Informationen sollten bei der palpatorischen Untersuchung jedoch, so gut es geht, wieder „vergessen“ werden. Der Therapeut wird somit in die Lage versetzt, möglichst unvoreingenommen mithilfe seiner Sinnesorgane, insbesondere seiner Hände, sich der Geschichte, die der Körper und seine Gewebe erzählen, zu widmen.

Das Einfachste und Selbstverständlichste, was wir in unserem privaten Leben im Umgang mit Menschen und Freunden ausüben, scheint uns manchmal im therapeutischen Prozess sehr schwerzufallen und durch eine schier unerlernbare intellektuelle Anstrengung nicht erreichbar zu sein. Es ist sehr hilfreich, wenn wir uns erlauben, unsere gesamten Ressourcen, die wir im Alltag im Umgang mit Menschen ganz selbstverständlich und ohne nachzudenken benutzen, auch in der Praxis einzusetzen.

Viele Ansätze innerhalb der Osteopathie entsprechen salutogenetischen Sichtweisen. Dass Krankheit und Gesundheit gleichermaßen als Teil der Physiologie des Menschen angesehen werden, verdeutlicht eindrücklich Stills oft publiziertes Zitat [30]:

„To find health should be the object of the doctor. Anyone can find disease.“

In der **Salutogenese** wird nach Möglichkeiten gesunder Entwicklung gefragt. Sie stellt die Selbstregulation in den Mittelpunkt der Behandlung und sieht Krankheit und Gesundheit in einem dynamischen Verständnis als ein Kontinuum an [31]. In der Pathogenese wird hingegen nach der Ursache von Krankheit gefragt, werden analytische Sichtweisen und objektive Befunde genutzt und die Krankheit auf der Grundlage einer Dichotomie von gesund und krank bekämpft [32].

Auch bei der Anamnese ist das salugenetische Prinzip zu berücksichtigen, indem z. B. wertgeschätzt wird, dass auch die Befindensstörungen meist Ausdruck der Homöostase sind.

Hier ist es auch wichtig, zwischen Krankheit und Kranksein zu differenzieren. Das Kranksein lässt sich nicht auf das Krankheitsbild oder die somatische Dysfunktion/Läsion reduzieren. In der funktional-naturwissenschaftlichen Perspektive wird vergessen, dass Krankheiten mit der individuellen Erfahrung des Krankseins verknüpft sind. Krankheiten sind nicht von der Person zu trennen, die krank ist [31].

12.1 Anamnese

Die Anamnese beginnt mit dem Grund der Konsultation seitens des Patienten. Lassen Sie den Patienten zunächst frei erzählen und ermutigen Sie ihn ggf. zu genaueren Beschreibungen. Bei Unklarheiten ist es nötig, diese aufzuklären. Es kann sein, dass sich Patienten mit der Beschreibung von Gefühlen und Emotionen oder Stressoren zurückhalten, weil sie denken, sie gehörten nicht dazu. Teilen Sie ihnen mit, dass Sie an der Äußerung von Gefühlen ebenso interessiert sind wie an anderen Fakten.

Nachdem der Patient seinen spontanen Bericht beendet hat und Sie eine **chronologische** Ordnung seiner Befindensstörungen aufgenommen haben, fragen Sie gezielt nach noch offenen Unklarheiten im Verständnis seiner Problematik. Erstens suchen Sie Auslösefaktoren, übergeordnete Störfaktoren und Ursachen von Symptomen und zweitens Faktoren, die diese aufrechterhalten. Versuchen Sie, sich ein möglichst genaues Bild seiner Symptomatik zu machen, von der Dauer ihres Bestehens und dem Zeitpunkt, an dem sie zum ersten Mal auftrat, von ihrem Erscheinungsbild, ihrer Intensität und ihrem Fortschreiten. Gibt es andere Symptome, die mit der genannten Symptomatik in Beziehung stehen? Was verbessert die Symptomatik? Was verschlechtert sie? Welche Therapien wurden bisher durchgeführt? Eine systematische Aufnahme aller verfügbaren Informationen, die den Patienten betreffen, ist vorzunehmen.

Dabei ist es meist unumgänglich, sich Notizen zu machen, um einen Überblick zu erhalten und auch in nachfolgenden Behandlungen den Heilungsprozess einschätzen zu können. Insbesondere der Chronologie der Beschwerden, Unfälle, Infektionen usw. von der Kindheit bis zum jetzigen Zeitpunkt kommt besondere Bedeutung zu.

Die Anamnese sollte dem Behandler auch einen Hinweis darauf geben, welche großen Körpersysteme bei der aus dem Gleichgewicht geratenen Homöostase des Organismus besonders betroffen sind, z. B. das muskulofaszial-skelettale, das neurovegetative System, das zirkulatorische, das viszerale oder das endokrine System, ob äußere Einflüsse wie Ernährung, Umweltgifte oder psychische Belastungen usw. vorliegen und welche Wechselwirkungen zwischen diesen Systemen bestehen können. Diese Erkenntnisse geben eine Richtschnur dafür, welche Untersuchungen anschließend wesentlich und sinnvoll sind.

Im Folgenden werden die wichtigsten Punkte in der Anamnese stichwortartig aufgeführt:

12.1.1 Erblich bedingte oder epigenetisch übertragene Einflüsse

- Schäden der Keimzellen (z. B. durch Röntgenstrahlen, chemische Substanzen)
- Erkrankungen, Stoffwechselstörungen, Ernährung und Traumata der Eltern
- Erkrankungen, Stoffwechselstörungen, Ernährung und Traumata der Großeltern

12.1.2 Einflüsse während der Schwangerschaft

- Alter der Mutter
- Gesundheitszustand der Mutter: Röteln, Eklampsie usw.
- Mangelzustände
- Drogenkonsum (Alkohol, Rauchen), Schwermetallbelastungen, Pestizidbelastungen usw.
- Röntgenbestrahlung
- systemische Erkrankungen
- endokrine Störungen

12.1.3 Anzahl und Verlauf der vorherigen Schwangerschaften

- Fehl-, Tot- oder Missgeburten
- Früh- oder Spätgeburten

12.1.4 Geburtsvorgang

- Dauer und Stärke der Wehen
- Fruchtwassermenge
- Geburtslage: Gesichtslage (Folge: starke Extension), Hinterkopflage (Folge: starke Rotation)

12.1.5 Dauer der Geburt

- zu lange, z. B. bei verhärtetem Perineum, verkrampfter Zervix, Missverhältnis in der Größe des Feten und des Beckens der Mutter, extremer Lendenlordose der Mutter,
- zu schnell, z. B. bei Vielgeburten

12.1.6 Begebenheiten bei der Geburt

- schlechte Hygieneverhältnisse
- übermäßiger Gebrauch von Anästhetika
- übermäßiger Gebrauch wehenfördernder Mittel
- Zangen- oder Saugglockengeburt
- Kaiserschnitt

12.1.7 Erscheinung und Verhalten des Neugeborenen

- asymmetrische Schädelform
- überstarke Vorwölbungen oder Einbuchtungen der Schädelknochen
- bleibende Aufeinanderlagerung von Schädelknochen
- bläuliche Verfärbung der Haut (Zyanose)

12.1.8 Funktionsstörungen

- abnormes Schreien oder Weinen
- Unfähigkeit zu saugen
- Schluckstörungen
- Augenstörungen (Nystagmus, Strabismus usw.)
- Opisthotonus
- Spastik oder Lähmung der Extremitäten
- Konvulsionen
- Fieber, Tremor, übermäßige Schläfrigkeit

12.1.9 Entwicklung des Kindes

(Die besonders kritische Phase besteht vom 6. intrauterinen Monat bis zum 2. Lebensjahr.)

- unvollständiger Schluss der Fontanellen
- Bewegungsstörungen der Extremitäten und des Schädels
- Asymmetrien der Extremitäten oder anderer Körperstrukturen
- Augenstörungen
- Unfälle und Stürze
- abnormes Verhalten, z. B. Stoßen des Kopfes gegen Wände oder Türen

12.1.10 Schwere Krankheiten in der Kindheit

- Scharlach, Masern, Keuchhusten, Otitis media, Pneumonie, Enzephalitis, Meningitis u. a.

12.1.11 Schwere Erkrankungen im Erwachsenenalter

- Migräne, Kopfschmerz, Trigeminusneuralgien, Fazialisparese, Tinnitus, Sinusitis, allergische Rhinitis, Glaukom, Herpes zoster

12.1.12 Störungen am Schädel

- Störung des N. vagus mit Funktionsstörungen der inneren Organe, z. B. Verdauungsstörungen, Herzfunktionsstörungen, gewohnheitsmäßiges Tragen fester Stirnbänder

12.1.13 Traumata

Anamnestisch sind Unfälle des Patienten festzustellen, seien sie auch scheinbar unwichtig und klein. Diese können eine entscheidende Rolle bei der Entstehung der Krankheiten gespielt haben, selbst wenn der Patient sie schon längst vergessen hat. Das Gewebe des Patienten hat sie unter Umständen nicht vergessen. Auch eine Narbe nach einem Unfall oder nach einer Operation kann in Beziehung zu den jetzigen Beschwerden stehen.

Dazu zählen auch prä-, peri- und postnatale Traumata, da sie häufig erst nach Jahren oder Jahrzehnten, wenn die Kompensationsmöglichkeiten des Patienten erschöpft sind, Symptome hervorrufen. Zudem bringt das Wachstum der Körperstrukturen diese feinen Störungen und Spannungsveränderungen meist erst viel später deutlich zum Vorschein, während der Osteopath sie möglicherweise lange vor dem Erscheinen von Symptomen erspüren kann.

Stürze auf das Becken, das Os sacrum und Os coccygis können über zahlreiche Verbindungen des Os sacrum mit dem Kranium mit der Zeit auch zu Kopfsymptomatiken führen:

- Zeitpunkt des Traumas
- Kindheit: Unfälle, Stürze
- Jugend: z. B. Sportunfälle
- Erwachsenenalter: z. B. Autounfälle
- Art, Stärke, betroffene Körperregion und Richtung der Krafteinwirkung:
  - zahnärztliche Eingriffe wie Zahnextraktionen, Zahnbrücke, Zahnklammer
  - Operationen
  - Unfälle, Schleudertraumata, Gehirnerschütterungen, Frakturen
  - Sonnenstich, Hitzschlag, extreme Kälte
- Verhaltensänderungen und Symptomatiken im Anschluss an das Trauma

12.1.14 Symptom- und Schmerzcharakter sowie deren Lokalisation

- Beschreibung des Schmerzes (Symptoms) und seiner Lokalisation
- allgemeine Symptome: Leistungsminderung, Müdigkeit, Appetitlosigkeit, Gewichtsveränderungen
- Herz/Kreislauf: Herzklopfen, Arrhythmien, Brustschmerzen, Zyanose, Atemnot
- Atmungsorgane: Atemnot, Husten, Auswurf, Brustschmerzen, Heiserkeit
- Verdauungstrakt: Schmerzen, Druckgefühl, Übelkeit, Erbrechen, Aufstoßen, Blähungen, Koliken, Obstipation, Diarrhö, fettiger, blutiger, schleimiger Stuhl, Stuhlfarbe
- Urogenitalsystem: Urinfarbe, -geruch, -menge, blutiger Urin, Schmerzen beim Wasserlassen, Schmerzen in der Lendengegend, Gesichtsschwellungen
- Menstruation (Zykluslänge, Blutmenge, Schmerzen), Menopause, Libido
- Blut: Haut- und Schleimhautfarbe, Haut- und Nasenbluten, Hämatomneigung
- Nervensystem: Sensibilitätsstörungen, Schmerzen im Nervenverlauf, Reflexe
- Störungen des Sympathikus mit Funktionsstörungen der inneren Organe, abnorme Sinneswahrnehmungen in der Region der Sutur (Kap. 12.3.5)

12.1.15 Status praesens/Erhebung der momentanen Symptome

- Der Status praesens sollte bei jeder nachfolgenden Behandlung abgefragt werden, um den Verlauf der Behandlung beurteilen zu können.

12.1.16 Aktivitäten des Patienten

- Art der Arbeit
- Schlafposition
- Art und Ausmaß von sportlichen Aktivitäten
- Lebenssituation

12.1.17 Psychischer Status, soziales Umfeld, Familienanamnese

Das soziokulturelle Umfeld des Patienten und die dynamische Wechselbeziehung zwischen Individuum und Kollektiv werden in die Diagnose und Behandlung mit einfließen. Therapeutisch bedeutsam ist die Befundung, auf welche Art und Weise der innere körperliche Bedarf, der energetische Zustand und die psychischen Bedürfnisse mit den Bedingungen der Umwelt vom Patienten abgeglichen werden.

12.1.18 Bisher durchgeführte Therapien

Auch wenn der Osteopath seine Diagnose v. a. mit den Händen erstellt, ist die verbale Fallaufnahme eine hilfreiche und unabdingbare Unterstützung bei der Diagnosefindung, ebenso wie Blutdruck- und Temperaturmessungen, Laboruntersuchungen und Röntgenaufnahmen die Diagnose unterstützen können. Durch die Anamnese wird dem Behandler die Krankheit aus Sicht des Patienten erzählt. Mit Übung ist es dem Behandler möglich, die verschlüsselten Nachrichten in der Erzählung zu erkennen. Zudem kommt er durch die Anamnese in Kontakt mit der psychoemotionalen Erlebniswelt des Patienten.

Vor allem für den Anfänger der kranialen Osteopathie ist eine festgelegte Routine in der Anamnese sehr hilfreich.

12.1.19 Umstände, die eine Krankheit aufrechterhalten

Praxistipp

Wichtige zu differenzierende Aspekte bei der Anamnese

1. angeborene Konstitution: z. B. Enzympolymorphismen
2. Kondition und erworbene oder genetische Pathogene: z. B. die erworbene Abwehrfähigkeit
3. epigenetische Faktoren und übergeordnete Störfaktoren: Lebensumstände und Lebensgewohnheiten wie Ernährungsverhalten, Arbeitsbelastung etc., die Einfluss auf die Steuerung der genetischen Informationen haben (▶ Abb. 12.1):
   - psychologischer Stress und Schlafmangel
   - Bewegungsmangel oder exzessive sportliche Aktivitäten
   - Pestizide, Xenobiotika wie Schwermetalle
   - Genussstoffe
   - Bakterien, Pilze, Viren, Parasiten
   - oxidativer und nitrosativer Stress
   - Elektrosmog
   - Schimmel
   - Mikrobiom
4. Exposition und Lokalisation: die Dauer, Intensität und Toxizität von Belastungen und Toxinen, die unspezifisch oder möglicherweise spezifisch auf bestimmte Körpergewebe wirken
5. Summation von Störfaktoren: Zusatzbelastungen, Wechselwirkungen, Potenzierungen verschiedener Toxine, Unfälle und weitere Stressoren
6. Auslösefaktoren, die möglicherweise zur Ausbildung der jeweiligen Symptomatik geführt haben: Stürze, Unfälle, Traumata, aktive Pathogene wie eine akute bakterielle oder virale Erkrankung etc.
7. Bedingungen, die krankhafte Prozesse aufrechterhalten

Dazu zählen z. B. Angst vor einem Krankheitsanfall, übermäßiger Stress, gestörtes Darmmikrobiom sowie übertriebene Behandlungsformen, die zu weiteren Schädigungen führen.

12.2 Inspektion

Die Inspektion umfasst die allgemeine Betrachtung der Haltung und Bewegung des Patienten, um eine Vorstellung von der Organisation Körpers und möglicher Dominanzen in muskulofaszial-skelettalen und viszeralen dysfunktionellen Beziehungsgefügen zu erhalten.

Einzelne Strukturen werden genauer untersucht, ohne allerdings die Organisation des Körpers in seiner Gesamtheit zu vernachlässigen. Steht eine Schulter höher als die andere? Sind die Beckenknochen asymmetrisch? Wie sind die Positionen der Füße und der Knie? Welche Krümmungen sind in der Wirbelsäule vorhanden? Haltung des Kopfes? Zuckungen eines Augenlids oder des Massetermuskels? Rötung an einer umschriebenen Körperstelle? Eventuell kann man den Patienten auch Bewegungen ausführen lassen und die Amplitude vergleichen, um Einschränkungen festzustellen. Aus kraniosakraler Sicht wird außer der allgemeinen Inspektion v. a. auch der Organisation der Schädel- und Gesichtsform sowie der Schädelknochen, des Os sacrum und der intrakranialen und intraspinalen Membranen Bedeutung zugemessen.

Benennung der Dysfunktion: Die Dysfunktion erhält ihre Bezeichnung nach der Richtung, in die sich ein Knochen, ein Gefäß oder ein anderes Gewebe besser bewegen kann. Ist die Beweglichkeit eines Os frontale z. B. in die Außenrotation eingeschränkt, würde dies „Os frontale in Innenrotation" genannt werden.

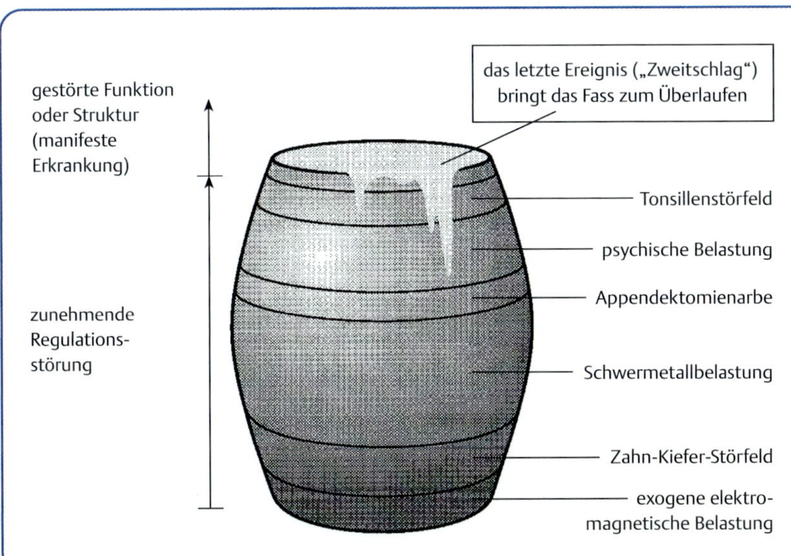

▶ **Abb. 12.1** Stressfaktoren. (Fischer L. Neuraltherapie. 4. Aufl. Stuttgart: Haug; 2014)

12.2.1 Gestik

Die Gestik bzw. die Ausdrucksmuster des Patienten sind in die Behandlung zu integrieren.

Gestik im Hinblick auf Geburtsmuster

Beispielsweise können Neugeborene und Kleinkinder mittels ihrer Körpergestik möglicherweise auf Stressmuster während bestimmter Geburtsphasen hinweisen (bei normaler Hinterhauptslage; ▶ Abb. 12.2):

1. Drücken, Berühren der linken Gesichtsseite oder auf den Kopf oder Drücken mit dem Kopf: eventuell Hinweis auf Dysfunktionen in der 1. Phase der Geburt:
   - Druck auf den Kopf des Babys während der Geburt
   - Druck an der linken Gesichtsseite durch Lage am Promontorium
2. Streichen über das Mittelgesicht (über die Augen und Nase) von links nach rechts oder Zickzackmuster im Mittelgesicht oder über die linke Schulter: eventuell ein Hinweis auf Dysfunktionen in der 2. Phase der Geburt
3. von kranial nach kaudal Streichen am Gesicht: eventuell Störung in der 3. Geburtsphase
4. Es können vom Baby auch Hinweise auf Spannungen im Bereich des Bauchnabels gegeben werden und möglicherweise auf Nabelschnur-„Dysfunktionen“ hinweisen.

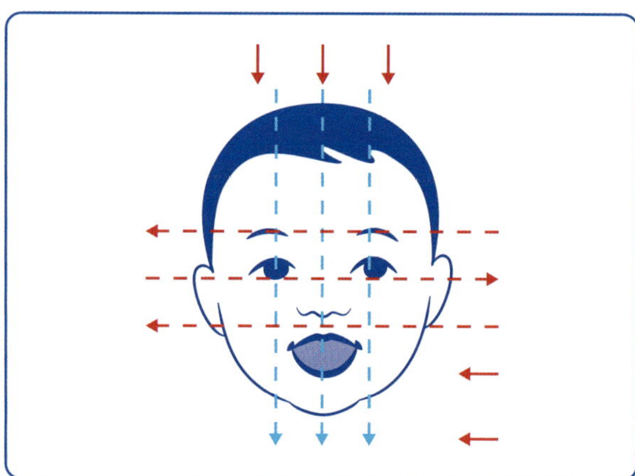

▶ **Abb. 12.2** Gestik im Hinblick auf Geburtsmuster.

Gestik im Hinblick auf Atmung

Welche Atmungsmuster zeigt der Patient? Atmet er flach oder tief, langsam oder tief, in den Brustkorb oder Bauchraum, paradoxal, d.h., wölbt sich der Bauch bei Ausatmung und wird bei Einatmung eingezogen? Atemmuster können auf die autonome Erregungslage hinweisen. Diese reagiert auch auf emotionale Stimuli und mentale Muster.

Weitere Gesten und Hinweise

Es folgen einige Beispiele für weitere Gesten und Hinweise seitens des Patienten und deren Behandlungsansätze. Diese gehen auf Beobachtungen des Osteopathen Stephen Typaldos und der Ärzte Janet G. Travell und David G. Simons zurück:

- **Linienartiger Schmerz:** Der Patient kann einen brennenden oder ziehenden Schmerz mit mehreren Fingern entlang einer Linie bezeichnen, z.B. am Nacken, an der Schulter, vom Nacken über den Schädel oder im Verlauf des M. masseter. Dabei können möglicherweise eine Bewegungseinschränkung in vielen, aber nicht allen Bewegungsrichtungen, Schwäche oder Verlust von Feingefühl auftreten. Dieser häufig in Schüben verlaufende linienartige Schmerz, der zur Chronizität neigt, kann durch einen langsamen tiefen faszialen Strich behandelt werden.
- **Großpunktueller Muskelschmerz:** Der Patient drückt mit Daumen oder mit mehreren Fingerkuppen auf ein bestimmtes Areal (z.B. am M. trapezius im Schulterbereich). In diesem Areal kann möglicherweise ein dumpfer Schmerz auftreten, der mit Bewegungseinschränkung der benachbarten Gelenke einhergeht (selten an Extremitäten) und in dem eine Art Gewebevorwölbung palpiert wird. Diese Stelle kann durch Daumendruck behandelt werden, so als würde man eine Vorwölbung wieder in das Gewebe hineindrücken.
- **Kneten oder Wischen, parästhesienartige Beschwerden:** Es treten auf dem Schädeldach oder im Gesichtsbereich nicht reproduzierbare Schmerzen (meist in nicht gelenkigen Bereichen) auf, wobei der Patient diesen Bereich knetet oder dort mit der Hand entlangwischt. Diese Schmerzen sind möglicherweise diffus, erscheinen wie taub, wie Ameisenlaufen oder wie ein Schwellungsgefühl, bizarr, tief im Körper oder springen von Ort zu Ort und können bei aktiver Bewegung auftreten, jedoch oft schmerzfreie passive Bewegungen zeigen (oder umgekehrt). Hier können massageähnliche Techniken, die brennnesselartige Empfindungen auslösen, angewendet werden.
- **Hand bzw. mehrere Finger umfassen das Gelenk mit Besserung in Kompression oder Dekompression:** Das Gelenk (z.B. Atlantoaxialgelenk oder Kiefergelenk) kann auch mit der Hand bzw. mehreren Fingern umfasst werden. Den Schmerz empfindet der Patient tief im Gelenk, ohne Bewegungseinschränkung, und er geht eventuell mit einem Gefühl von Instabilität einher. Hier kann getestet werden, ob eine Besserung in Kompression (manchmal reibt der Patient hier auch quer über das Gelenk) oder Dekompression (eventuell auch mit endgradigen Schmerzen bei passiven Bewegungen) eintritt. Die Behandlung wird indirekt ausgeführt, d.h., wenn die Kompression bessert, wird eine Technik in Kompression durchgeführt.

- **Punktförmiger Schmerz:** Mit der Spitze des Zeige- oder Mittelfingers wird auf einen bestimmten, meist gelenknahen, Punkt auf einem Knochen oder am Knochen-Ligament-Übergang gezeigt, z. B. im Kiefergelenk oder in den oberen Wirbelgelenken oder im Bereich von Suturen. Es können möglicherweise auch punktuelle stechende Schmerzen, verminderte Kraft im bezogenen Gelenk und Bewegungseinschränkung in einer Gelenksebene auftreten. Zur Behandlung kann ein meist sehr fester punktueller Druck mit dem Zeige- oder Mittelfinger ausgeübt werden.
- **Punktuelle Muskelschmerzen mit Ausstrahlung:** Weisen Patienten hingegen allodynische und hyperalgetische Muskelpunkte auf (z. B. paravertebral im Nackenbereich oder in der Kaumuskulatur, hyoidalen Muskulatur), die ausstrahlen, können hier punktuelle myofasziale Entspannungen, punktuelle Drucktechniken und punktuelle Inhibitionen ausgeübt werden.
- **Steifes Gelenk:** Der Patient kann auch über ein allgemein über die Zeit zunehmend steifes, meist schmerzfreies (oder sekundär schmerzhaftes) Gelenk klagen, das sich auch passiv nur mit verminderter Amplitude durchbewegen lässt und einen endgradig knöchernen Widerstand mit globalem Mobilitätsverlust zeigt. Dies kann z. B. bei Kiefergelenksarthrose/-ankylose auftreten. Der Patient kann dabei beispielsweise einen Gelenkteil greifen und daran rütteln. Hier kann in alle Bewegungseinschränkungen, meist mit Kompression, mobilisiert werden.

12.2.2 Schädelform

Die Form des Kraniums kann zur Differenzierung pathologischer oder funktioneller Störungen herangezogen werden (▶ Tab. 12.1, ▶ Tab. 12.2, [29]). Auch kann sie erste Hinweise auf die Schwere einer Dysfunktion geben.

Es können 4 normale Schädelformen unterschieden werden:

- brachiozephalischer Typ: runde, breite Form
- mesozephalischer Typ: mittlere Form
- dolichozephalischer Typ: längliche, schmale Form
- dinarischer Typ: vorn schmal, hinten breit

Diese Schädeltypen können weiter in Schädelformen mit hervorstehendem bzw. mit nur wenig hervorstehendem Kiefer unterteilt werden.

Die Schädelformen sind abhängig vom Alter des Menschen sowie von der jeweiligen Rassenherkunft und in keiner Weise pathologisch. Diese sind nicht mit dysfunk-

▶ **Tab. 12.1** Mögliche Auswirkungen der Geburtslage auf die Kopfform.

Geburtslage	Mögliche Kopfform
Scheitellage	Rundkopf, Turmschädel
Vorderhauptslage	Brachyzephalie
Stirnlage	Langkopf, Pyramidenform
Gesichtslage	Hyperdolichozephalie
hintere Okzipitallage	Hyper-/Hypodolichozephalie

▶ **Tab. 12.2** Prä-/perinatale Einflüsse der Beckenetagen auf den Schädel nach Martius/Heidenreich (1999).

Regelwidrigkeit	Ursachen im Beckeneingang
Hochstand des Kopfes	Mehrgebärende (physiologisch), spastisches unteres Uterinsegment, enges Becken, hoher Gradstand des Kopfes, Armvorfall, Placenta praevia
regelwidriger Verlauf der Sutura sagittalis	im geraden Durchmesser = hoher Gradstand; im schrägen Durchmesser mit b-Stellung (passagere Streckhaltung, hintere Okzipitallage)
asynklitischer Verlauf der Sutura sagittalis	vordere Parietaleinstellung, hintere Parietaleinstellung (unphysiologisch nach Wehenbeginn, verstärkter Asynklitismus bei spastischem unterem Uterinsegment und bei plattem Becken)
regelwidriger Fontanellenstand	vorzeitige Beugung, Streckung (beginnende Streckhaltung, nachfolgende vordere Hinterhauptslage, Stirn- oder Gesichtslage)
Regelwidrigkeit	**Ursachen in der Beckenhöhle**
Drehung der Sutura sagittalis durch den entgegengesetzten schrägen Durchmesser (bei 1. Lage durch den 2., bei 2. Lage durch den 1. schrägen Durchmesser)	Streckhaltung, hintere Okzipitallage
persistierender Beckenmittenquerstand	Makrosomie des Kindes, Kanalbecken
Regelwidrigkeit	**Ursachen im Beckenausgang**
regelwidriger Verlauf der Sutura sagittalis	tiefer Schrägstand (meist passager), tiefer Querstand (Folge ausgebliebener Beugung), tiefer Sagittalasynklitismus, innere Überdrehung (Verlauf der Sutura sagittalis im entgegengesetzten schrägen Durchmesser zur dorsoposterioren Einstellung)
regelwidriger Fontanellenstand	Scheitel-, Vorderhaupts-, Stirn- und Gesichtslage

tionellen Mustern oder organischen Erkrankungen am Schädel zu verwechseln. Im Zweifelsfalle können Familienbilder Auskunft geben über eventuell vererbte Schädelformen.

Dysmorphismus kann eines der ersten Anzeichen einer Kraniosynostose darstellen [7], ohne jedoch Aussagen über Kausalitäten zu ermöglichen. Es besteht allerdings Uneinigkeit darüber, ob Synostosen der Schädelbasis oder des Schädeldaches für die Ausbildung pathologischer Schädelformen verantwortlich sind.

Neben der Inspektion und der Palpation können zur Beurteilung der Schädelform auch Maßband, Fotografie, Röntgenbild, CT usw. herangezogen werden [7] [33].

Osteopathische Dysfunktionen der Schädelbasis können, v. a. wenn sie vor Verknöcherung der Schädelstrukturen auftraten, zu sichtbaren Veränderungen des Schädels führen. Diese werden ab Kap. 19.2 ausführlich beschrieben.

Geburt bzw. Geburtslage können sehr deutliche Einflüsse auf die Kopfform ausüben. An dieser Stelle werden weitere Möglichkeiten der sichtbaren Veränderungen dargestellt. Insbesondere bei Kleinkindern können anhand der Schädelform Therapieverläufe beurteilt werden.

12.2.3 Schädelform im kranialen Modell

Die Außen- (AR) und Innenrotation (IR) sind aus Gründen der Übersichtlichkeit im Folgenden abgekürzt.

Allgemeine kraniale Umrisse

- z. B. eine rhombusartige Form beim Lateral Strain oder eine Bananenform bei einer Lateralflexion-Rotation der SSB

Os frontale

- zurückgezogene/retrahierte Sutura metopica: AR des Os frontale
- hervortretende Sutura metopica: IR des Os frontale
- fliehende, abgeschrägte Stirn: AR des Os frontale
- hervorstehende Stirn: IR des Os frontale
- verstärkte vertikale supranasale Falte: IR der betroffenen Seite

Orbita

- Betrachtet wird der superomediale-inferolaterale Durchmesser der Orbita sowie der Bulbi oculi.
- Vergrößerung des Durchmessers und Hervortreten des Bulbus oculi: Flexion/AR der SSB
- Verkleinerung des Durchmessers und Zurückweichen des Bulbus oculi: Extension/IR der SSB
- einseitige asymmetrische Veränderung: Torsion oder Lateralflexion-Rotation der SSB
- einseitige Vergrößerung und Hervortreten des Bulbus oculi: Ala major dieser Seite anterior-inferior (AR)
- einseitige Verkleinerung und Verkleinerung des Bulbus oculi: Ala major dieser Seite posterior-superior (IR)
- Selbstverständlich müssen raumverdrängende Prozesse usw. in den Fällen eines hervortretenden Bulbus oculi ausgeschlossen werden.
- äußerer Augenrand nach außen gedreht: AR des Os zygomaticum
- beidseitig: Flexion der SSB
- einseitig: Torsion oder Lateralflexion-Rotation der SSB

Ohren

- abstehendes Ohr: AR des Os temporale
- anliegendes Ohr: IR des Os temporale
- einseitige abstehende oder anliegende Ohren: Torsion oder Lateralflexion-Rotation der SSB

Nasolabialfalte

- tief: AR der Maxilla
- keine: IR der Maxilla

Nase

- Weite oder enge Nasenöffnungen können die Folge eines Traumas oder einer Störung der Maxilla sein.

Os palatinum

- tiefer, flacher Gaumen: AR der Maxilla und des Os palatinum
- hoher Gaumen: IR der Maxilla und des Os palatinum
- einseitig tiefer oder hoher Gaumen: Torsion oder Lateralflexion-Rotation der SSB

Maxilla

- Schneidezähne nach posterior verschoben und auseinanderstehend, die restlichen oberen Zähne zur Seite abgeschrägt: AR der Maxilla
- Schneidezähne nach anterior verschoben und eng aneinanderstehend, die restlichen Zähne nach innen abgeschrägt: IR der Maxilla (hervorstehende vordere Zähne: eventuell intraossale IR der Prämaxilla)

Mandibula

- zurückgezogen: AR der Ossa temporalia
- vorgewölbt: IR der Ossa temporalia

Os occipitale

- angewinkelte Squama occipitalis: Os occipitale in Flexion
- flache Squama occipitalis: Os occipitale in Extension

12.3 Palpation

Zu Beginn der palpatorischen Untersuchung wird stets eine innere Haltung der Defokussierung eingenommen, oder anders ausgedrückt, jede Fokussierung wird bewusst vermieden und ein voraussetzungsfreier und absichtsloser Kontakt mit dem Gewebe, dem Organismus zugelassen. Die Palpation wird dabei möglichst ohne eine bestimmte vorgefasste Meinung an die Gewebe des Patienten ausgeführt.

Die palpatorische Befunderhebung vollzieht sich vom Allgemeinen zum Speziellen, vom Globalen zum Lokalen und wieder zurück zum Globalen. Im Weiteren wird sie sich in einer Art oszillatorischer Fokussierung und Defokussierung und rhythmischer Überprüfung der lokalen und globalen Interaktion immer genauer dem individuellen Organisationsmuster des Patienten annähern. So wird versucht, die Wechselwirkung zwischen dem Wirken der unmittelbaren Lebenskräfte bzw. der homöostatischen Kräfte und ihrer konditionierten Bündelung, Fixierung, aufgrund von Lebensumständen/-gewohnheiten, physischer oder psychischer Traumata, durchlebter Krankheiten usw. (biokinetische Energie) palpatorisch zu „erhören". Eine Möglichkeit, die Genauigkeit der Palpation zu verbessern, besteht darin, zunächst einen Ausgleich des autonomen Nervensystems (z. B. mittels herzfokussierter Palpation, osteopathischen „Felt-Sense", CV-4 etc.) einzuleiten, v. a. wenn die inhärenten Gewebedynamiken palpiert werden.

Nach Becker [3] treffen sich bei jedem Kontakt zwischen Therapeut und Patient 3 Ansichten:

- Die Ansichten und die Vorstellung des Patienten über die möglichen zugrunde liegenden Ursachen seiner Symptome: Er beschreibt seine Symptome und Empfindungen im Kontext seiner Lebensgeschichte und auf der Grundlage seiner medizinischen Allgemeinbildung. Er beschreibt seine Gefühle und seine Lebensgeschichte, die seiner Meinung nach in Zusammenhang mit seinen Störungen stehen. Der Patient ist sensibel für die verbale und nonverbale Verbindung zu seinem Therapeuten und für die Offenheit, die der Therapeut ihm entgegenbringt. Die Vorstellung des Patienten von seinem Problem ist ein wichtiger Teil auf dem Weg der Heilung. Nicht selten kreist der Patient mehr oder weniger unbewusst um sein eigentliches Problem herum, und es macht die Sensibilität und die Erfahrung des Therapeuten aus, diesen sog. „blinden Fleck" zu erkennen.
- Die Ansicht des Therapeuten über die Ursachen und zugrunde liegenden Prozesse der Symptome: Der Therapeut wird sich aufgrund seiner Ausbildung, Erfahrung und seiner Kenntnis der anatomischen, physiologischen, embryologischen, psychologischen Zusammenhänge ein bestimmtes Bild von den Störungen des Patienten machen. Er kann Laboruntersuchungen oder Röntgenbilder anfordern, körperliche oder bioelektrische Untersuchungen durchführen. Seine Erfahrung und sein Wissen in diesen Bereichen mögen größer als die des Patienten sein, aber nichtsdestotrotz entwickelt auch er nur ein gedankliches Konzept von der Organisation dieser Störungen und den gesamtkörperlichen Zusammenhängen.
- Das „Wissen" der anatomisch-physiologischen Ganzheit des Organismus und seiner Gewebe über das Problem des Patienten: Der Körper des Patienten beinhaltet das gesamte Spektrum der Zusammenhänge. Er beherbergt die Spannungen und Muster der Dysfunktionen durch die allgegenwärtige Wechselbeziehung zwischen Funktion und Struktur. In jedem seiner Organsysteme können diese Zusammenhänge zutage treten. Nachdem der Therapeut die Meinung und die Sichtweise des Patienten zum Geschehen aufgenommen hat, seine Diagnostik durchgeführt und seine eigene Idee dazu entwickelt hat, sollte er beides beiseitelegen und offen werden für das, was das Gewebe ihm zu erzählen hat. Durch die Palpation kann der Therapeut direkt mit den Informationen der Gewebe in Kontakt treten. Vom Gewebe erfährt der Therapeut, welche Prozesse im Körper ablaufen, wann die Störungen begonnen haben und wie sie sich weiterentwickeln werden. Das Gewebe erzählt selbst, wie, was, wo passiert ist. Weder Röntgenbilder noch CT-Aufnahmen oder chemische Analysen können uns die Informationen geben, die das Gewebe uns selbst durch die Palpation mitteilt. Die Hände des Therapeuten schmiegen sich durch eine einfühlsame und weiche Berührung dem Körper des Patienten an. Es ist weniger das, was ich durch meine Fingerberührung fühle, als das, was der Körper des Patienten mir durch meine Berührung mitteilt. Diese Bewusstheit zu entwickeln ist eine der hohen Künste der Osteopathie. Es ist relativ leicht, die Spannungen der Traumata und Störungen in den Geweben zu erfühlen, aber in diesen Manifestationen gibt es eine sog. Potenz, die diese Spannungen zentriert. In jeder Dysfunktion des Körpers existiert ein Ruhepunkt, der die Potenz dieser Dysfunktion verkörpert. Jede Veränderung in dieser Stelle hat eine Veränderung der Spannungsmuster in ihren strukturell funktionellen Zusammenhängen zur Folge.

Worauf ist zu achten?

Folgende Fragen helfen dem Therapeuten, mit dem Gewebe und dem Patienten Kontakt aufzunehmen:

Praxistipp

Fragen zur Kontaktaufnahme mit dem Gewebe und dem Patienten

- Wo befindet sich die Gesundheit im Patienten, die Stelle oder der Ort der Ursprünglichkeit im Patienten? (s. a. Kap. 13)
- Wo befindet sich das Gleichgewicht des Ungleichgewichts (sei es innerhalb oder außerhalb des Körpers)?
- Was möchte der Körper des Patienten mir sagen?
- Was ist das grundlegendste Bedürfnis des Patienten?
- Was ist geschehen?
- Wie ist die Qualität des Gewebes?
- Wohin möchte das Gewebe sich bewegen, wohin möchte es sich nicht bewegen?
- Wann ist diese Bewegungseinschränkung oder das Spannungsmuster zum ersten Mal aufgetreten?
- Welcher Erregungszustand tritt im Patienten bei der Palpation eines gewebigen Spannungsmusters auf?
- Welche Emotionen treten im Patienten bei der Palpation eines gewebigen Spannungsmusters auf?
- Welche Erinnerungen, Bilder etc. treten im Patienten bei der Palpation eines gewebigen Spannungsmusters auf?
- Welches Atemmuster tritt im Patienten bei der Palpation eines gewebigen Spannungsmusters auf?
- Ist die Bewegungseinschränkung oder die Spannung des Gewebes primär?
- Ist es die Folge einer anderen Bewegungseinschränkung oder Spannung?
- Wenn ja, woher kommt diese Spannung oder Bewegungseinschränkung? Welche anderen Körperstrukturen hängen mit diesem Spannungsmuster zusammen (Faszien, Muskeln, Suturen, LCS, Organe, Hirnstrukturen, Ligamente, Membranen)?
- Wie hat der Körper in der Vergangenheit funktioniert, und welche Einflüsse haben zu seiner jetzigen Funktionsweise geführt?
- Was ging in dem Menschen vor, als sich dieses Spannungsmuster oder diese Bewegungseinschränkung etablierte?
- Wie fühlt sich das Energiefeld der Dysfunktion und des Körpers an?
- Was hat sich seitdem verändert?
- Welche Koordinations- und Organisationsformen halten die jetzige Homöostase des Körpers aufrecht? Wie haben sich der Körper und der Mensch als Ganzheit an die neue Situation angepasst?
- Wie hat sich dadurch die Wahrnehmung der Welt geändert?
- Wie wird dieser Körper mit seiner jetzigen Organisation in der Zukunft funktionieren?
- Was änderte sich im Patienten, wenn diese Spannungsmuster nicht anwesend wären?
- Wo befindet sich das Potenzial, das die Dysfunktion aufrechterhält?
- Wo im Patienten liegt das Potenzial, die Dysfunktionen auflösen zu lassen, sich zu integrieren?
- Wo ist das Ungleichgewicht hin orientiert, auf welches potenzielle Gleichgewicht ist es ausgerichtet? Was ist die potenzielle Herausforderung?
- Nehmen wir wahr, wenn wir die natürliche Grenze zum Patienten überschreiten und invasiv werden oder den Kontakt zum Patienten verlieren?
- Ändert sich die Atmung im Verlauf der Behandlung?
- Kann der Patient im Verlauf der therapeutischen Interaktion entspannen, ohne in Dissoziation zu gehen?
- Warum möchte der Patient gesund werden?
- Ist die behandelte Struktur glücklich? [2]

12.3.1 Palpation bioenergetischer Felder

Die Handfläche der dominanten Hand ist zum Körper gerichtet und nähert sich dem Körper so weit an, bis ein Widerstand wahrgenommen wird (etwa 1–7 cm entfernt von der Körperoberfläche [11]). Die Hand sollte stets den Konturen des Körpers folgen, sodass die Handfläche sich parallel zur Körperoberfläche befindet. Ist dieser Widerstand wahrnehmbar, wird die Hand scheibenwischerartig über den gesamten Körper geführt. Der Osteopath beurteilt die Stärke und Qualität des Widerstands des Feldes im Allgemeinen und differenziert regionale und lokale Unterschiede des Feldes.

Die Hände werden zügig von den Füßen aufwärts auf die verschiedenen Körperbereiche gelegt. Der Therapeut vermeidet zu lange an einer bestimmten Stelle zu verweilen. An jeder Stelle bewertet er die Lebendigkeit des Gewebes, eine Art von feiner Schwingung, die jedem lebendigen Gewebe eigen ist. Die Körperbereiche, die die schwächste Potenz zeigen, werden zuerst behandelt.

12.3.2 Hörtest nach Barral

Ein globaler und lokaler Hörtest (Ecoute-Test) kann angewendet werden, um die Orte größter Spannung zu lokalisieren.

12.3.3 Thermische Diagnose nach Barral

J. P. Barral [4] hat die thermische Diagnose in der Osteopathie und die diagnostische Bedeutung der jeweiligen Wärmezonen differenziert. Obwohl die thermische Diagnose nach Barral nicht zu den klassischen Diagnosemethoden in der kranialen Osteopathie zählt, bietet sie eine zusätzliche Möglichkeit, um Dysfunktionen im kranialen Bereich zu lokalisieren.

Methode

1. Für die thermische Diagnose wird insbesondere die **Handinnenfläche der dominanten Hand** benutzt.
2. Meistens wird mit einer Fläche des **Daumenballens**, seltener des **Kleinfingerballens** oder mit dem **Mittel-**

punkt der Handinnenfläche** palpiert. Die thermosensibelste Stelle ist diejenige, die am stärksten auf eine feine mechanische Reizung reagiert. Diese Zone kann gefunden werden, indem mit einem Finger sanft auf der Handinnenfläche entlanggestrichen wird. Die empfindsamste Stelle stellt gleichzeitig die thermosensibelste Stelle dar.

3. Während der Wärmepalpation ist die Hand entspannt, Finger und Hand sind leicht gebeugt.
4. Die Hand befindet sich ungefähr **10 cm oberhalb der Hautoberfläche des Patienten**. Der Therapeut findet die Stelle, indem er an einer thermischen Zone die Hand beinahe auf die Haut auflegt und sie langsam anhebt bis zu der Stelle, an der die Wärmeausstrahlung am stärksten zu spüren ist. Von dort wird die Hand langsam wieder gesenkt, bis zu der Stelle, an der ein leichter Widerstand wahrnehmbar wird.
5. Während der Wärmediagnose sollte die Hand sich immer an die jeweilige Körperkontur anpassen, sodass sich ihre Handfläche senkrecht zur Hautoberfläche befindet.
6. Für die Diagnose bewegt sich die Hand pendelartig leicht von der einen zur anderen Seite. Es ist sehr wichtig, dass sich die Hand für die Diagnose nie zu lange an einer Stelle befindet, da sich ansonsten die Temperatur der untersuchten Hautstelle im Vergleich zu ihrer Umgebung durch die Wärmeausstrahlung der Hand des Therapeuten erhöht.

Wärmezonen

Nach Pick stellen Temperaturabnormalitäten in der Regel meist einen Hinweis auf Blutüberschuss oder Blutmangel dar [8].

Ausführung: Nach Barral wird zunächst die allgemeine Schädelkontur untersucht, um die Zonen zu lokalisieren, die am deutlichsten Wärme abstrahlen (▸ **Tab. 12.3**, ▸ **Tab. 12.4**). Es werden also stets die wärmsten Stellen gesucht! Im Gegensatz zu Barral beurteilt Pick sowohl wärmere als auch kältere Temperaturabnormalitäten (▸ **Tab. 12.5**).

- **Suturen und Kopfgelenke:** Dysfunktionen der Suturen äußern sich in Form scharf begrenzter, ca. 1–2 cm langer, linearer Hauterwärmungen, die sich auf der jeweiligen Sutur befinden:
  - bei Kleinkindern und Neugeborenen: meist eine Folge von Krafteinflüssen im Uterus sowie von Geburtstraumata
  - bei Erwachsenen: meist eine Folge traumatischer Einflüsse
  - Dysfunktion des Temporomandibulargelenks: scharf begrenzte kreisförmige Erwärmung mit einem Durchmesser von 1–1,5 cm am Art. temporomandibularis

▸ **Tab. 12.3** Thermische Diagnose: Wärmezonen.

Charakteristikum	diagnostischer Hinweis auf
punktförmig, scharf begrenzt	strukturelle Veränderungen: Tumoren, Kalzifizierungen
linear, scharf begrenzt	Suturen, arteriovenöse Gefäße, viszerale Kanäle
kreisförmig groß, scharf begrenzt	Teil eines Organs, z. B. Gehirnlappen, Leber usw.
linear groß, scharf begrenzt	längliche Strukturen: Ösophagus, Dünndarm usw.
kreisförmig groß, nicht scharf begrenzt	viszerale Funktionsstörungen oder emotionale Ursachen

▸ **Tab. 12.4** Thermalzonenwahrnehmung in Relation zur Entfernung von der Hautoberfläche.

Entfernung von der Hautoberfläche	Dysfunktion
etwa 10 cm	somatische, viszerale Dysfunktion*
20–30 cm	emotionale Dysfunktion**
100 cm	hereditäre Disposition

* in der Regel direkt oberhalb der betroffenen Struktur
** z. B. oberhalb des Tuber frontale
Am häufigsten sind signifikante Thermalzonen somatisch/viszeral, am zweithäufigsten emotional und ausgesprochen selten hereditär.

▸ **Tab. 12.5** Temperaturabnormalitäten an Suturen nach Pick.

Charakteristikum	diagnostischer Hinweis auf
zu viel Hitze	exzessiven Blutstau, akute Infektion oder akutes Trauma; bei akuter Infektion und Trauma in der Regel mit Ödem im benachbarten Gewebe
leicht erhöhte Temperatur	kleine Infektionen oder Dehydration des suturalen Kollagengewebes
zu viel Kälte	Blutmangel oder chronische degenerative Störungen (z. B. Kollaps der Trabekelstruktur des Knochens bei fortgeschrittener Osteoporose oder deutliche Anämie)
leicht verminderte Temperatur	Blutmangel durch Narbengewebe oder leichte Anämie

- **Intrakraniale Duralmembran:** Durale Membranspannungen der Falx cerebri, der Falx cerebelli und des Tentorium cerebelli äußern sich in präzisen länglichen Erwärmungen im Verlauf der Anheftung der Membran am Schädel.
- **Augen; Spannungen der Duralmembran oder der Augenmuskeln:** scharf begrenzte, punktförmige Wärmeausstrahlung an den Augenwinkeln (Hitze am medialen Augenwinkel deutet auf eine Kompression der SSB)

- **Nasennebenhöhlen, insbesondere der Sinus frontalis und maxillaris:** scharf begrenzte, kreisförmige Erwärmung mit einem Durchmesser von ungefähr 2 cm auf Höhe der Sinus

Auch weitere Wärmezonen am Schädel sind zu lokalisieren. Allgemein sind sie meist mit der Struktur und Funktion der dort lokalisierten jeweiligen Gewebe bzw. Gehirnlappen verbunden.

12.3.4 Palpation der Form (nach Magoun)

Im Folgenden wird v. a. auf die Strukturen des kranialen Systems eingegangen. Die Palpation aller anderen Körperstrukturen kann nach den gleichen Prinzipien ausgeübt werden. Die Palpation der Beweglichkeit wäre unvollständig ohne eine vorausgehende Palpation der Position/Form (s. a. Kap. 12.2.2).

Normalerweise würde eine Schädelbasis, die sich in einer Flexionsposition befindet, mit einer Außenrotation der peripheren Knochen einhergehen. Durch traumatische Einflüsse ist es allerdings auch möglich, eine Schädelbasis in Flexionsposition mit Schädeldachknochen in Innenrotation zu finden. Oder umgekehrt kann eine Schädelbasis in Extensionsposition mit Schädeldachknochen in Außenrotation vorkommen.

Palpation allgemeiner kranialer Umrisse s. Kap. 19.2.

12.3.5 Palpatorische Befunde an der Sutur nach Pick

- Vorwölbungen, Einbuchtungen oder Übereinanderschiebungen von Suturen, z. B. bei Neugeborenen
- Auch eine Starrheit und Unnachgiebigkeit an den Suturen kann wahrgenommen werden.

Die Verschiebung und Deformation von Suturen nach Pick [8] zeigen die ► **Abb. 12.3**, ► **Abb. 12.4**, ► **Abb. 12.5**, ► **Abb. 12.6**, ► **Abb. 12.7**, ► **Abb. 12.8**, ► **Abb. 12.9**, ► **Abb. 12.10**, ► **Abb. 12.11**.

Verschiebung der Sutur

- **suturales Stauchen** (ineinandergestauchte Sutur):
  - meist entlang der Sutur als Erhebung palpierbar
- **suturale Spreizung:**
  - meist entlang der Sutur als Spalt zwischen suturalen Flächen palpierbar
  - Scheinbefund möglich an der Sutura coronalis, lambdoidea, frontozygomatica; Differenzialdiagnostik: Schmerzempfindlichkeit bei Dysfunktion
- **suturale Obliteration:**
  - ossäre Überwachsung an Teilen einer Sutur, v. a. der Sutura sagittalis
- **suturale Überlappung:**
  - an einigen Suturen physiologisch
  - bei übermäßiger Stufe oder wenn die Überlappung entgegengesetzt zur normalerweise zu erwarteten Überlappung auftritt: Hinweis auf eine Störung

Deformation

Deformationen sind abnorme Bildungen, die in oder über dem artikulären Saum der Sutur verankert sind:

- fibröse Adhäsion:
  - drahtähnliche Formation, die den artikulären Saum einer Sutur kreuzt
- Knochensporn – knöcherner Sporn, der eine Sutur überkreuzt:
  - meist eine morphologische osteoblastische Veränderung, die von einer fibrösen Adhäsion in eine chronische Spornbildung übergeht
- biegsame knotige Adhäsionen:
  - weiches, fibröses oder biegsames Gewebe, das eine Sutur knotenförmig überlappt
  - Sie infiltrieren das Periost des Schädels und möglicherweise die Dura periostalis.
- solide knotige Adhäsionen:
  - harter knochenartiger Knoten
  - ein weiter fortgeschrittenes oder chronisches Stadium einer biegsamen knotigen Adhäsion
- fluidische knotige Adhäsionen:
  - eine Art ödematöser Knoten
  - ein Lipom oder eine zystische Bildung, die eine Sutur kreuzt
  - fixiert und unbeweglich; möglicherweise ein Hinweis, dass der Knoten bis tief in die Sutur oder sogar in die Dura periostalis hineinreicht

12.3.6 Abnorme Empfindungen und Schmerz in der Region der Sutur nach Pick

Es können manifestierte oder latente Empfindungsstörungen oder Schmerzen auftreten. Latenter Schmerz kann z. B. durch Druck, Hitze oder Vibration ausgelöst werden [8].

Tiefe der Empfindungsstörung

Die Tiefe der Empfindungsstörung gibt Hinweise auf das Niveau der suturalen Störung:

- oberflächlich bei externen Störungen
- tiefer leichter Schmerz bei intrakranialen vaskulären Störungen (weitere radiologische Untersuchung nötig)

Scharfer oder stechender Schmerz

- akutes Geschehen oder Blutstagnation

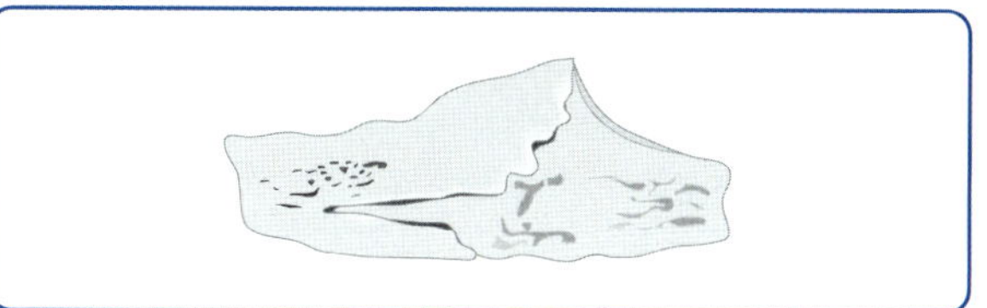

▸ **Abb. 12.3** Zusammendrücken der Suturenränder. Die palpable Spitze ist die Folge einer stressbedingten knöchernen Hypertrophie entlang der Gelenkfläche der Sutur.

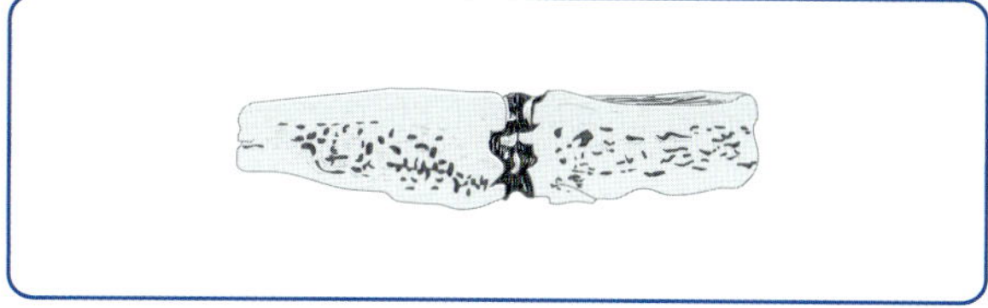

▸ **Abb. 12.4** Aufweitung der Suturenränder. Die palpable Furche ist die Folge eines Auseinanderweichens der Suturenränder.

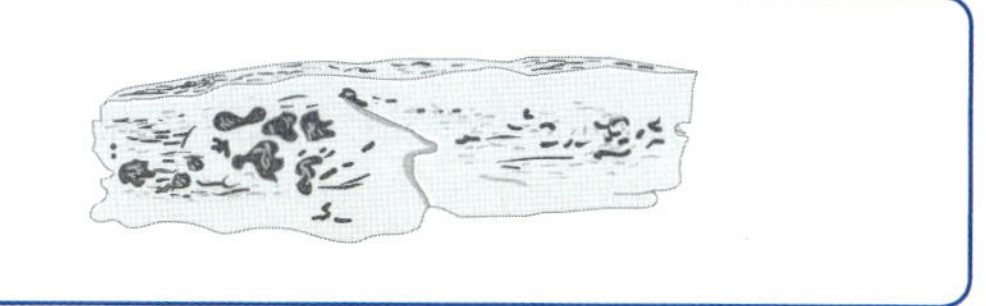

▸ **Abb. 12.5** Artikulärer Verschluss entlang der Suturenränder. Da diese Distorsion gewöhnlich genetischen Ursprungs ist, ist die Oberfläche normalerweise unauffällig und es fehlen palpable Hypertrophien.

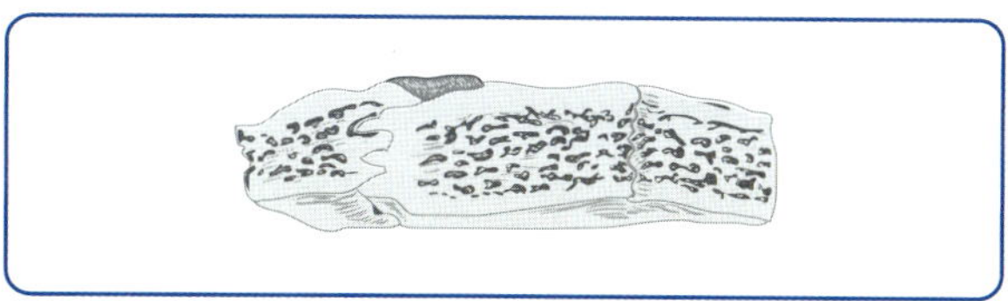

▸ **Abb. 12.6** Überlappung entlang der Oberflächen der Suturenränder. Diese Distorsion wird im Allgemeinen als Stufenbildung einer knöchernen Struktur entlang des Suturenrandes wahrgenommen.

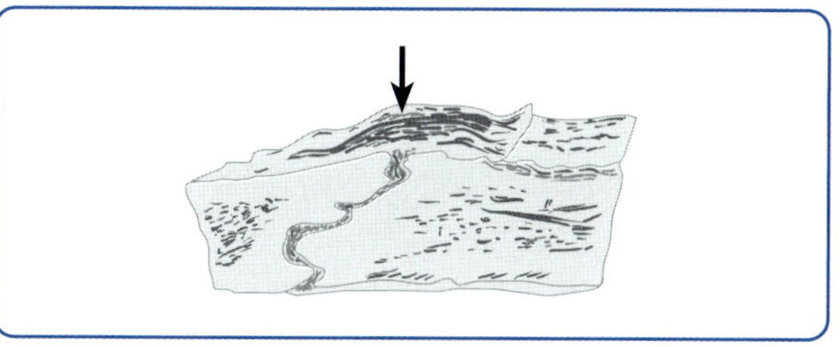

▸ **Abb. 12.7** Fibrinöse Adhäsionen queren den Gelenkspalt der Sutura.

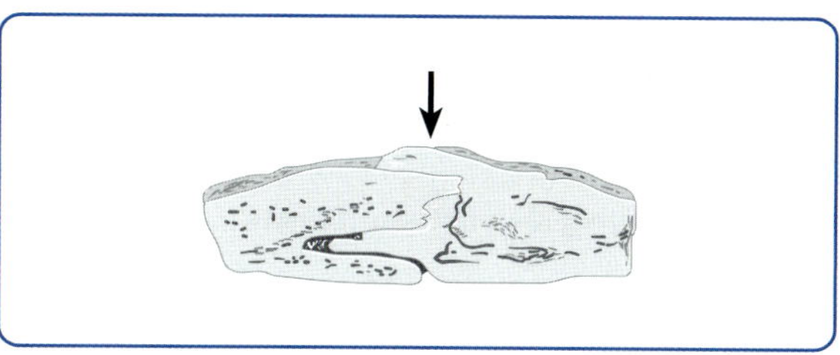

▸ **Abb. 12.8** Ein knöcherner Vorsprung erstreckt sich über den Gelenkspalt und verschließt die Sutura teilweise.

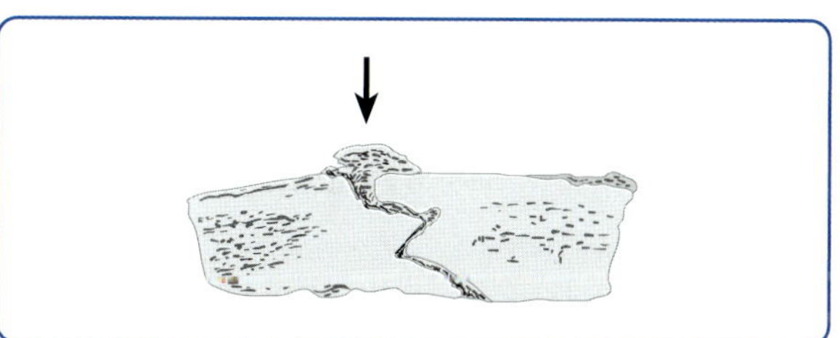

▸ **Abb. 12.9** Verformbare noduläre Adhäsion im Querschnitt mit Wurzel innerhalb der artikulären Formation einer Sutura.

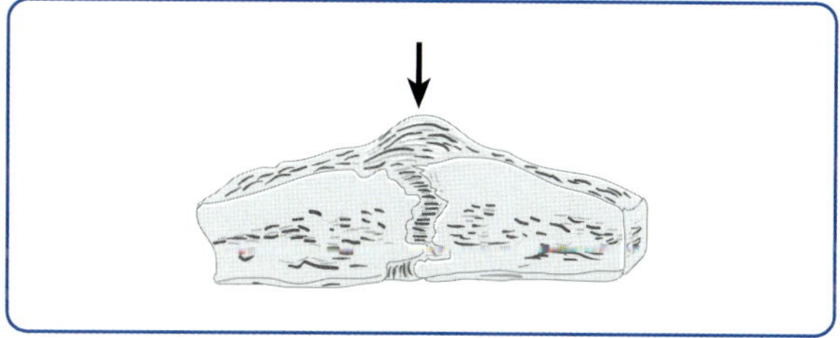

▸ **Abb. 12.10** Solide noduläre Adhäsion im Querschnitt. Sie infiltriert den Suturenspalt und erreicht das Gewebe der Dura mater an der Schädelinnenseite.

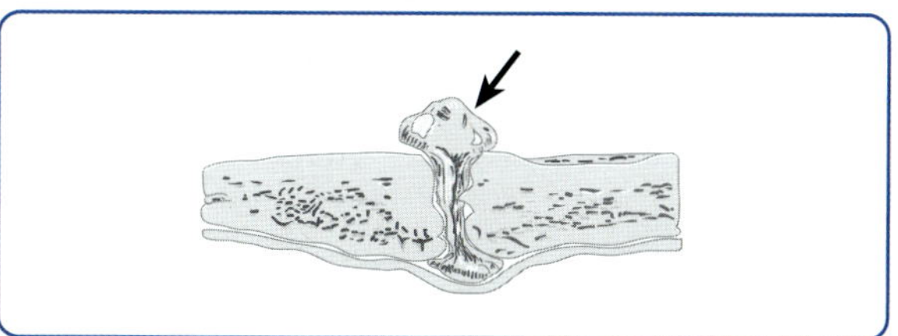

▸ **Abb. 12.11** Flüssigkeitsgefülltes Knötchen im Querschnitt mit Ausdehnung durch den Spalt bis zum Duragebiet. Das Knötchen führt zur Abhebung der periostalen Dura vom Schädelknochen.

Stumpfer oder unbestimmter Schmerz

- Ungleichgewicht des LCS, meningeale Spannungen oder chronischer Mangel in der betroffenen Region

Explosiver Schmerz

- übermäßige Aufnahme kranialen Blutes mit vermindertem Blutabfluss, z. B. bei Stenose der V. jugularis mit erhöhter kardiovaskulärer Aktivität
- keine lokale manuelle Behandlung bei Schmerzverschlimmerung durch Druck

Drückender Schmerz

- erhöhte kardiovaskuläre Drainage vom Schädeldach mit gleichzeitig vermindertem Blutfluss in das Kranium, z. B. bei arteriellen Spasmen

Taubheit

- Exposition von toxischen Chemikalien, Kompression, virale Infektionen, vaskuläre Insuffizienz, resultierend aus sensorischer Axonopathie oder neuronaler Destruktion, Erschöpfung der Ionenpumpe, Hyperpolarisation des Neurons usw.

Wahrnehmung des Muskeltonus

- z. B. des M. temporalis, des M. masseter, des M. pterygoideus lateralis und medialis

Palpation der Knochenelastizität

- Diese ist meist besser durch die Palpation in Bewegung zu testen.
- Eine Wahrnehmung von Härte und Starrheit des einzelnen Schädelknochens oder des gesamten Schädels kann festgestellt werden.

12.3.7 Palpation einzelner Strukturmerkmale

Die Außen- (AR) und Innenrotation (IR) sind aus Gründen der Übersichtlichkeit im Folgenden abgekürzt. Detaillierte Informationen zu den Bewegungen der Schädelknochen s. Kap. 10.3.6.

Os frontale

- vordere Kontur: abgeschrägt (Flexion) oder vorgewölbt (Extension)
- Tuber frontale: vorgewölbt oder retrahiert
- Sutura metopica: eingebuchtet (AR) oder vorgewölbt (IR)
- lateraler Winkel: nach anterior (AR) oder posterior (IR) verschoben
- Bregma: eingebuchtet, z. B. bei primär traumatischer Krafteinwirkung auf Bregma, oder hervorstehend

Os sphenoidale

- Ala major: erhöht (IR) oder erniedrigt (AR)
- Fossa temporalis: tief (IR) oder flach (AR)

Os zygomaticum

- hervorstehend (AR) oder zurückgewichen (IR)
- Augenrand: nach innen (IR) oder nach außen (AR) gekehrt
- Sutura temporozygomatica: nach unten-außen und leicht nach vorn (AR) oder nach oben-innen und leicht nach hinten (IR)

Maxilla

- Proc. orbitalis: abgeschrägt (AR) oder gerade (IR)
- Proc. palatinus: tief (AR) oder hoch (IR)
- Proc. alveolaris: vertikalisiert (IR) oder nach außen gedreht (AR)

Os palatinum

- Lamina horizontalis: tief (AR) oder hoch (IR)

Orbita

- superior-medialer und inferior-lateraler Durchmesser: verkleinert (IR) oder vergrößert (AR)
- Angulus frontozygomaticus: verkleinert (IR) oder vergrößert (AR)
- Bulbus oculi: zurückgewichen (IR) oder hervorstehend (AR)
- intraokularer Druck: normal oder erhöht

Os parietale

- Sutura sagittalis: eingebuchtet (AR), z. B. bei traumatischer Krafteinwirkung, oder vorgewölbt (IR)
- Tuber parietale: vorgewölbt oder flach
- Sutura lambdoidea: eingebuchtet (AR), z. B. bei primär traumatischer Krafteinwirkungen oder vorgewölbt (IR)
- Sutura coronalis: an Bregma erniedrigt und lateral nach vorn und außen verschoben (AR) oder an Bregma erhöht und lateral nach hinten und innen verschoben (IR)

Os temporale

- Proc. mastoideus: posterior-medial (AR) oder anterior-lateral (IR)
- Pars mastoidea: posterior-medial (IR) oder anterior-lateral (AR)

- Sutura squamosa: auseinandergeglitten und nach anterior-lateral verschoben (AR) oder Annäherung und nach posterior-medial verschoben (IR)

Mandibula

- Art. temporomandibularis: geöffnet und geschlossen palpieren Protuberantia mentalis: zur Seite des sich in AR befindenden Os temporale verschoben oder zur Seite der Dysfunktion der Art. temporomandibularis

Os occipitale

- Pars supraoccipitalis: superior (IR) oder inferior (AR) Kondylosquamöser Winkel: vergrößert oder verkleinert
- Protuberantia occipitalis externa: zur Seite verschoben oder nicht
- Pars condylaris: anteroposterior oder mediolateral komprimiert
- Lambda: eingebuchtet, z. B. bei primär traumatischer Krafteinwirkung oder hervorstehend
- Sutura occipitomastoidea: eingebuchtet oder hervorstehend

12.3.8 Palpation der Gewebedichte

Auch die Bewertung der Dichte und der Härte des Gewebes kann ein Hinweis auf den Schweregrad der Dysfunktion darstellen oder zur Begutachtung des Therapieverlaufs benutzt werden. Eine Verhärtung kann auch etwa auf chronische Vernarbungen oder ältere posttraumatische Verletzungen hinweisen.

Neben der Palpation können zur Beurteilung zusätzlich das Röntgenbild, die Sonografie u. a. herangezogen werden [7].

Über leichten Fingerdruck kann die Dichte/Härte des Knochens untersucht werden.

Dabei wird zunächst global (große Gewebebereiche) und dann lokal vorgegangen.

12.3.9 Palpation der Gewebeelastizität

Mithilfe der Gewebeelastizität können nicht nur Suturen, intraossale Strukturen, sondern auch Membranen, Viszera, Hirnstrukturen und Gefäße untersucht werden.

Körperscreening

Die Hände werden zügig von den Füßen aufwärts auf die verschiedenen Körperbereiche gelegt. Ähnlich eines sanften Recoils üben die Hände einen sanften kurzen Druck auf die jeweiligen Körperbereiche aus, der anschließend plötzlich gelöst wird. Bewertet werden die Reaktion des Gewebes auf diesen Druck (Resistenz: die Leichtigkeit und das Ausmaß der Verformung) sowie die Reaktion des Gewebes beim Lösen des Drucks (Resilienz).

Testung der Schädelknochen- und Suturenelastizität

Der Osteopath übt einen sanften Druck auf das Gewebe aus. Bewertet wird die Reaktion des Gewebes auf diesen Druck (Resistenz). Anschließend wird die Reaktion des Gewebes bewertet, wenn dieser Druck wieder plötzlich gelöst wird (Resilienz). Zunächst wird die Testung symmetrisch bilateral am Schädel mit der Handfläche ausgeübt. Es wird so der gesamte Schädel abschnittsweise von anterior nach posterior oder umgekehrt getestet. Spezifische Regionen und lokale Stellen, z. B. Suturen, können anschließend gezielt getestet werden.

12.3.10 Lokaler Druckschmerz

Lokale Druckschmerzhaftigkeit der Suturen kann ein Hinweis auf eine suturale Dysfunktion sein.

12.3.11 Palpation inhärenter rhythmischer adaptiver Spannungsvariation

Bei der Palpation der Bewegung oder Beweglichkeit bilateraler Strukturen ist es von Vorteil, die Hände von einem Fulcrum aus zu koordinieren. Am Schädel ist die Schädeldachhaltung die Handhaltung der Wahl, wobei die Daumen sich gegenseitig berühren. Dadurch wird die Wahrnehmung von Asymmetrien erleichtert. Am übrigen Körper können die Ellenbogen als Fixpunkt aufgestützt werden. Das Anlegen der Ellenbogen an den eigenen Körper wiederum unterstützt die Wahrnehmung von und die Resonanz mit Spannungsdynamiken im Patienten mittels dem Propriozeptivsystem des gesamten eigenen Körpers und nicht nur mit den Händen.

Biologische Rhythmen zeichnen sich durch Rückkopplungsvorgänge und Selbstorganisation aus. Es sollte vermieden werden, die zum Teil noch hypothetischen Rhythmen in der kranialen Osteopathie als isolierte von anderen Rhythmen entkoppelte rhythmische Erscheinungen darzustellen oder ihnen ohne Beweis gegenüber anderen rhythmischen Erscheinungen eine höhere physiologische Bedeutung zuzuweisen. Rhythmik ist ein universales Organisationsprinzip in der Natur [35]. Ein zentraler Taktgeber konnte allerdings nicht festgestellt werden, wohl aber eine Dominanz zentraler Oszillatoren. Deshalb steht nicht mehr die Frage nach einem zentralen Taktgeber im Vordergrund, sondern die Frage nach der Koordinationsdynamik zwischen eher umweltbezogenen und integrierenden Rhythmen (► Tab. 12.6). Diese Rhythmen drücken sich in rhythmischen Spannungsvariationen bzw. Bewegungen der Gewebe aus.

Die in der chinesischen oder tibetischen Medizin geübte Unterscheidung der Charakteristika des Radialispulses lässt sich von ihrer differenzierten Wahrnehmung her noch am ehesten mit der Wahrnehmung der inhärenten Rhythmen in der Osteopathie vergleichen. Die Wahrnehmung dieser (und Synchronisation mit diesen) Rhythmen

► **Tab. 12.6** Mehrere Rhythmen sind beschrieben worden (Studien s. Kap. 3.1.1; Erklärungsmodelle, z. B. zur THM-Oszillation usw. s. Kap. 3.2).

	Frequenz	nach
Herzrhythmen	60–80 Zyklen/min	
Atemrhythmus in Ruhe	12–18 Zyklen/min	
CRI (= kraniosakraler Rhythmus)	10–14 Zyklen/min, 6(8)–12 Zyklen/min [12] [13] [14] [15] [16] [17] [18] [19]	Magoun, Woods/Woods, Becker, Upledger
	1,5 Zyklus/min	Liem
	2–3 Zyklen/min [20]	Jealous
	4 Zyklen/min	Liem
große Gezeitenbewegung	0,6–1 Zyklus/min [21] [22]	Becker, Liem
	1 Zyklus in 5 min [23] [24]	Liem

► **Tab. 12.7** Rhythmen und Wahrnehmungszustände nach Jealous (1997), modifiziert.

Intellekt (6)8–14 Zyklen/min	Intuition 2–3 Zyklen/min	Instinkt 0,6–1 Zyklus/min	göttlich/heilig Stille
faszilitierter, unruhiger Geist	natürlicher ruhiger Geist	Wahrnehmung wird von der „Long Tide“ geleitet.	Einheitserfahrung
emotional instabil	Einfühlungsvermögen, Fluidpriorität	instinktive Bewusstheit eines größeren Geistes; Intention, dem größeren Willen zu folgen	unmittelbares Erfahren, Gehorchen des und Erwachen im Göttlichen
	Intuition entwickelt sich, ist aber noch anfällig für Emotionen.	Emotionen haben sich in Tugenden transformiert.	unmittelbares mystisches Erleben
Beobachter ist zielfixiert und läsionsorientiert.	Beobachter ist im Gleichgewicht, aber anfällig für Interpretationen.	Beobachter ist still.	Beobachter und Bewusstsein sind eins.

ist ein essenzieller Bestandteil in der Osteopathie (► Tab. 12.7) [9]. Es ist von Vorteil, den Organismus im bestmöglichen Gleichgewichtszustand des autonomen Nervensystems zu befunden. Vorgehensweisen hierfür sind in Kap. 13.24 beschrieben.

Es bestehen Klassifizierungsversuche der Rhythmen in der kranialen Osteopathie mit Zuordnung bestimmter Wesensmerkmale. Da die ontologische Klärung dieser Rhythmen noch aussteht (Kap. 3.2), sollten alle diese Klassifizierungsmodelle mit Bedacht genutzt werden, um die Gefahr einer dogmatischen Verengung unmittelbarer Erfahrung von Gewebequalitäten zu vermeiden. Auch wenn diese Klassifizierungen spekulativ sind, werden sie hier kurz zusammengefasst.

Die Palpation kann am gesamten Körper, z. B. am Kopf (Kap. 15.1), an den Füßen, Schienbeinen, Oberschenkeln, am Becken, am Sakrum (Kap. 15.3), an den Rippen, Schultern und Armen (sowie an den inneren Organen [10]) erfolgen.

Vorgang

Tiefere Lungenatmung des Patienten oder eine Apnoe am Ende der Einatmung kann die Wahrnehmung der vorhandenen Aktivitätsmuster in den dysfunktionellen Regionen erleichtern. Auch eine sanfte Kompression verstärkt und verdeutlicht das Dysfunktionsmuster (Kap. 13.17).

Didaktisch kann eine Palpation rhythmischer adaptiver Spannungsänderungen des gesamten Körpers, des Kraniums, der Region der Schädelbasis und des Schädeldaches sowie jedes einzelnen Schädelknochens zu seiner Umgebung (intersutural) und in sich (intrasutural) sowie Hirnstrukturen unterschieden werden.

- Der Therapeut bittet um Erlaubnis, sich Rhythmen und Pulsationen im Patienten anzunähern.
- Anschließend wird er sich seiner eigenen rhythmischen Phänomene, z. B. Herz, Atmung, THM-Oszillationen, vasomotorische Pulsationen des LCS, mehr oder weniger bewusst und lässt seine Bewusstheit in der Gegenwart ruhen.
- Der Therapeut synchronisiert sich mit der rhythmischen Erscheinung der Rhythmen und Pulsationen im Patienten. Dabei hält er den Kontakt zu seinen eigenen inhärenten Rhythmen.
- Er beobachtet, möglichst ohne zu beeinflussen oder zu bewerten.
- Er nimmt wahr bzw. lässt seine Aufmerksamkeit von den palpablen homöodynamischen Kräften im Patienten zu der Körperregion im Patienten lenken, in der diese Kräfte die deutlichste Aktivität zeigen. In dieser

Region findet in der Regel auch eine Veränderung der Qualitäten dieser rhythmischen Erscheinung statt.

- Seine Wahrnehmung ist gleichzeitig in die Weite und jenseits des Horizonts (Kap. 13.4) und auf die Art der Interaktion dieser homöodynamischen Kräfte in der sog. Problemzone des Patienten gerichtet.

Praxistipp

Mögliche Qualitäten der palpablen homöodynamischen Kräfte

- Symmetrie
- Frequenz
- Amplitude
- Endgefühl der jeweiligen Phase
- natürliches Disengagement am Ende der Inspirationsphase
- natürliche Kompression/Nähe am Ende der Exspirationsphase
- Leichtigkeit der Bewegung
- Kraft/Stärke der Bewegung
- zusätzliche asynchrone Bewegungen während der (Teil-)Phasen
- Zugspannungen

Symmetrie

Die Symmetrie oben genannter Rhythmen besteht im Vergleich der Rhythmuseigenschaften an bilateralen Körperstrukturen. Sie kann zur Auffindung von Dysfunktionen jeglicher Art im Organismus, z. B. von Narben, Gelenkstörungen, Verklebungen, bioenergetischen Differenzen usw. benutzt werden. Die Asymmetrie zeigt zwar den Ort, nicht aber die Art der Dysfunktion an. Die Auflösung der Asymmetrie kann als Indiz für die Lösung der Dysfunktion in diesem Bereich gedeutet werden. Dabei ist zu berücksichtigen, dass Asymmetrie auch ein wichtiges Organisations- und Regulationsprinzip im Körper darstellt.

Frequenz

Die Frequenz dieser Rhythmen kann sich je nach physiologischen Aktivitätszuständen, nach Erregungszustand und Emotionslage sowie bei bestimmten Krankheitsbildern oder durch bestimmte Medikamente verändern. Palpationsstudien von Woods und Woods erbrachten Hinweise zu Abweichungen der normalen Frequenz des CRI (▸ **Tab. 12.8**).

Hinweise zu Frequenzabweichungen der anderen oben genannten Rhythmen sind kaum vorhanden. Inwieweit der CRI als eigenständiger Rhythmus besteht oder durch Interaktion von Behandler und Patient beeinflusst wird, ist nicht geklärt.

Amplitude

Die Amplitude bezeichnet den Bewegungsausschlag der In- und Exspiration. Um zu beurteilen, ob die Inspiration, Flexions-/Außenrotationsbewegung/Spannungsvariation oder die Exspiration, Extensions-/Innenrotationsbewegung/Spannungsvariation von der Norm abweicht, muss erst die sog. neutrale Zone zwischen diesen Spannungsvariationen/Bewegungen wahrgenommen werden. Eine niedrige Amplitude könnte auf eine verminderte Vitalität bzw. ein niedriges energetisches Niveau des Organismus hinweisen. Das Vorhandensein einer niedrigen Amplitude des CRI mit einem kräftigen und stark beschleunigten CRI am Schädel könnte ein Hinweis für eine eingeschränkte Dehnbarkeit oder Verwachsung der Hirnhäute sein, z. B. nach entzündlichen Prozessen der Meningen. Die inhärenten Rhythmen müssen in diesen Fällen gegen erhöhte unphysiologische Widerstände arbeiten, da die Flexibilität der Hirnhäute eingeschränkt ist. Dabei kann der Patient durchaus eine gute allgemeine Vitalität haben.

Endgefühl

Läuft die Bewegung am Ende der Inspirations- und Exspirationsphase sanft aus oder findet ein harter Endpunkt der Bewegung statt? Welche Art der Härte? Knöcherig, gummiartig usw.

▸ **Tab. 12.8** Frequenzmodifikationen des CRI.

Frequenzanstieg des CRI	Frequenzverlangsamung des CRI
Fieber	psychiatrische Krankheitsfälle
Inhalation von Sauerstoff	Inhalation von Kohlendioxid
bestimmte Medikamente (z. B. Amphetamine)	Schlafmangel, v. a. mit Schmerzzuständen
Kinder haben physiologisch eine etwas höhere Frequenz.	intensive emotionale Erlebnisse, insbesondere bei Angst (→ Aussetzen des CRI)
hyperkinetische Kinder	Koma und chronische neurologische Schäden [25] (deutliche Verlangsamung)
Rückenmarksläsionen, ohne Innervation vom ZNS (20- bis 30-mal/min [3]); Läsion etwa 2 Segmente oberhalb der palpierten Frequenzzunahme [25]	traumatische Hirnschäden [26]
	Neugeborene nach schwerer Geburt [27]
	entwicklungsgestörte Kinder [28]

Natürliches Disengagement

Ist eine Lösung der Strukturen voneinander wahrzunehmen? Kann sich das eine Gewebe vom anderen (und umgekehrt) lösen und minimal entfernen? Wird z. B. das Os temporale vom Os occipitale losgelassen und wird das Os occipitale vom Os temporale losgelassen? Falls nicht, wer oder was hindert ihn daran bzw. wo befindet sich das dysfunktionelle Fulcrum? Und wo befindet sich das Potenzial zur Veränderung?

Natürliche Kompression/Nähe

Lassen die Strukturen sich annähern bzw. können sie die zwischen ihnen entstehende Nähe zulassen? Können sie die entstehende Entspannung genießen oder kommt es zur Spannungszunahme? Tritt in der entstehenden Nähe bzw. Enge ein Dysfunktionsmuster zwischen Strukturen in Erscheinung bzw. wird ein Dysfunktionsmuster deutlicher? Wenn ja, wo befindet sich das dysfunktionelle Fulcrum und wo befindet sich das Potenzial zur Veränderung?

Leichtigkeit der Bewegung

Diese gibt Aufschluss über die Widerstände im Gewebe, die die freie Äußerung der Rhythmizitäten behindern oder modifizieren.

Stärke

Die Stärke der rhythmischen Erscheinung, kräftig oder schwach, lässt möglicherweise Aussagen über die allgemeine Vitalität des Patienten zu.

! Beachte
Bei den Beschreibungen der Techniken befindet sich der Patient in Rückenlage, wenn nicht eine andere Lage angegeben wird.

12.3.12 Palpation der Beweglichkeit

Die feine Beweglichkeit/adaptive Spannungsvarianz des Schädels insgesamt, regionaler Bereiche des Schädels oder jedes Schädelknochens oder der Hirngewebe wird getestet.

Der Therapeut gibt einen sanften Impuls in die zu testende Richtung und folgt der induzierten Bewegung mit **passiver** Aufmerksamkeit zu ihrem Endpunkt. Außer dem anfänglichen Impuls wird die Bewegung nicht weiter vom Behandler gelenkt, sondern nur begleitet. Bei Strukturen der Mittellinie kann ein Impuls in die Flexion, Extension, Torsion, Seitneigung-Rotation, lateral und den Vertical Strain ausgeübt werden. Bei bilateralen Schädelstrukturen kann ein Impuls in die Außen- und Innenrotation gegeben werden. Der Therapeut nimmt wahr, ob die Bewegung zugelassen wird oder eingeschränkt ist, mit welcher Qualität, in welche Richtung und auf welche Art die Struktur auf den feinen Bewegungsimpuls reagiert. Im Weiteren achtet er auf das Anfangs- und das Endgefühl der Beweglichkeit. Da ab einem bestimmten Alter in den Suturen keine gelenkphysiologische Bewegung bzw. Mobilität im engen Sinne besteht, bevorzugt Guillaume den Begriff der Compliance und bezeichnet damit die Adaptationsfähigkeit/Dehnbarkeit an eine gegebene Krafteinwirkung [7].

Auch jede andere gelenkige Verbindung und die Gleitfähigkeit aller anderen faszialen Strukturen im Körper sowie die Symmetrie dieser Gleitfähigkeit können auf diese Weise getestet werden. Übt man eine Traktion aus, dann gibt die Faszie leicht nach und gleitet mit. Bei einer Dysfunktion, im Sinne einer Bewegungseinschränkung, kommt es mit der Zeit auch zu Veränderungen der Gewebestrukturen im Sinne einer chemischen Veränderung und Polymerisation, einer Zunahme der kollagenen Fasern sowie einer Verformung elastischer Faserstrukturen (Kap. 16.1.2). Deshalb ist bei Adhäsionen, Fibrosen, Entzündungen oder anderen dysfunktionellen Prozessen die feine Gleitbeweglichkeit der Faszien vermindert.

Eine andere Möglichkeit faszialer Bewegungstestung besteht darin, am Schädel eine feine Traktion in kranialer Richtung auszuüben oder von den Fersen und vom Becken einen feinen Zug nach kaudal auszuführen. Der Therapeut vergleicht die Symmetrie der Beweglichkeit und spürt, an welchen Stellen die Faszienbeweglichkeit eingeschränkt erscheint. Dabei nimmt die Einschränkung zu, je näher man der Störung kommt.

12.3.13 Ungerichtete Palpation inhärenter Faszienspannungen

Eine Dysfunktion bzw. eine fasziale Restriktion übt durch die oben beschriebenen Veränderungen einen zentripetalen Zug auf die umliegenden Gewebestrukturen aus, der vom Behandler zur Lokalisierung von Dysfunktionen genutzt werden kann.

Dabei wird die Hand des Untersuchers auf die zu untersuchende Region gelegt, z. B. auf die Bauchregion. Der Untersucher übt auf die Bauchregion einen minimalen Druck aus und folgt mit seiner Aufmerksamkeit dem ersten Impuls, der sich bemerkbar macht, zu seinem Ursprung. Er lässt sozusagen seine Hand – und mittels der Hand sein Körper – von den vorhandenen Gewebespannungen in die Richtung der größten Restriktion führen. Von größter Bedeutung ist es, dass der Untersucher bei Ausführung dieser Diagnosetechnik völlig unvoreingenommen und ohne gerichtete Projektion seiner Aufmerksamkeit in bestimmte Gewebe vorgeht. Er sollte sich mit passiver Aufmerksamkeit überraschen lassen, wohin seine Hand von der Zugspannung geführt wird. Erst dann übersetzt er seine Wahrnehmung in anatomische physiologische Zusammenhänge. Eine ähnliche Herangehensweise kann auch an der SSB (über einen Handkontakt an den Alae majores und am Okziput) ausgeübt werden.

Hintergrund ist, dass das fasziale System in gewissem Sinne an der SSB aufgehängt ist, sodass sich Dysfunktionen anderer Gewebe über das fasziale System möglicherweise an der Schädelbasis widerspiegeln. Der Untersucher kann über Kontaktaufnahme an der SSB den faszialen Spannungen zu ihrem Ursprungsort folgen, der Stelle, die verantwortlich für die Bewegungseinschränkung an der SSB ist. Es können also große Regionen des Körpers auf diese Weise nach abnormen Spannungen und Zugkräften untersucht werden sowie ursächliche Dysfunktionen für Bewegungseinschränkungen bestimmter spezifischer Strukturen wie bei der SSB oder einem Organ (z. B. Leber) erkannt werden. Es ist auch möglich, jede einzelne Gewebeschicht nach abnormen Spannungen zu untersuchen, dazu richtet der Therapeut seine Aufmerksamkeit auf die zu untersuchende Schicht: z. B. in der Bauchregion: Haut, Unterhaut, Faszie, Muskel, Bauchfell, Organumhüllung, Organ usw. Am Schädel würde der Behandler dementsprechend seine passive, nichtinvasive Aufmerksamkeit von der Kopfhaut zur Galea aponeurotica, zum Schädelknochen und zur Sutur, zum intrakranialen Duralmembransystem, zur Hirnflüssigkeit und zum Hirngewebe richten.

12.3.14 Palpatorische Differenzialdiagnostik I – Unterscheidung der Ebene der Dysfunktion

Der Therapeut unterscheidet, auf welcher Ebene sich die Dysfunktion befindet: ossäre, fasziale/membranöse, viszerale Ebene (Hirn/Rückenmark), fluide Ebene, elektrodynamische Felder, komplexe Wellenformen.

Entweder entscheidet sich der Therapeut bewusst, mit einer dieser Ebenen in Kontakt zu treten, indem er eine Resonanz zwischen seinen Händen und der jeweiligen Ebene herstellt, oder er lässt sich zu der Ebene geleiten, die sich in Dysfunktion befindet.

Auch elektrodynamische Felder, komplexe Wellenformen sowie Felder nicht physikalischer Energie (s. a. Kap. 13.25.2) können wahrgenommen werden. Für den Osteopathen kann es von Bedeutung sein festzustellen, auf welche Weise diese in Wechselwirkung mit den anatomischen Geweben des Körpers treten und ob diese in Beziehung zur Symptomatik des Patienten stehen.

Elektrodynamische Felder können diagnostiziert werden, indem sich die Hand aus einer Ausgangsposition deutlich oberhalb der Haut langsam bis zu der Stelle absenkt, an der ein Widerstand wahrnehmbar wird (ähnlich einer prall gefüllten Kugel). Der Therapeut empfindet ein ausgeglichenes Feld oder diagnostiziert abnorme Zerrungen und Bewegungen sowie Eindellungen usw.

Felder nicht physikalischer Energie

Die Felder nicht physikalischer Energie sind nicht mit den Händen zu palpieren. Der Therapeut kann Kontakt zu diesen herstellen, indem er seine innere Wahrnehmung auf die zu untersuchende Struktur richtet und auf auftauchende Inhalte, Bilder, Formen usw. in seinem Bewusstsein achtet (s. a. Kap. 13.25.2).

12.3.15 Palpatorische Differenzialdiagnostik II – Befundung von Wechselwirkungen und Prioritäten

In der Palpation inhärenter Faszienspannungen wurde bereits eine Möglichkeit beschrieben, um Zusammenhänge von Dysfunktionen und ihrer gegenseitigen Einflussnahme zu erkennen. Im Folgenden wird eine weitere Möglichkeit beschrieben, um zu unterscheiden, ob die Bewegungseinschränkung einer bestimmten Struktur (z. B. SSB) durch eine andere Körperstruktur (z. B. Leber) verursacht wird.

Während zunächst eine der beiden Strukturen (z. B. Leber) gestützt wird, ein Point of Balance (Kap. 13.9) in dieser Struktur eingestellt wird oder ihre Restriktion auf eine andere Weise entspannt wird, untersucht der Osteopath, ob sich die inhärente Bewegung oder Beweglichkeit der anderen Struktur (z. B. SSB) verändert. Normalisiert sich diese, d. h. in diesem Beispiel eine Zunahme der Amplitude und Symmetrie der inhärenten Bewegung der SSB und ihrer Beweglichkeit, gibt das einen Hinweis darauf, dass die Leber die SSB beeinträchtigt. Verschlechtert sich diese, gibt das einen Hinweis darauf, dass die SSB die Leber als Stütze oder zur Kompensation benutzt.

12.3.16 Diagnostik der Dura

Extrakraniale Dura

Der durale Zug ist eine von Rollin E. Becker benutzte Diagnosemethode (Kap. 22.3.1). Ähnlich wie die extraduralen Faszien nach Restriktionen untersucht werden, ist es auch möglich, die Dura mater spinalis zu testen.

Zur Erinnerung: Außer an den Befestigungen am Foramen magnum, am C 2 und C 3, am 2. Kreuzbeinsegment sowie am Os coccygis ist der Duralschlauch im Rückenmarkskanal relativ frei beweglich. Jede Einschränkung dieser freien Beweglichkeit lässt auf eine Restriktion schließen. Durch einen kranialen Zug am Okziput und/oder einen kaudalen Zug am Sakrum kann genauestens die Stelle ermittelt werden, an der die Beweglichkeit der Duralröhre eingeschränkt ist. Hierbei nimmt der Therapeut wahr, wie weit sich die Traktion bis zur Restriktion fortgesetzt hat. Für die Testung müssen das Atlantookzipitalgelenk sowie die Verbindung zwischen dem L 5 und dem Os sacrum frei beweglich sein. Zur Unterscheidung sekundärer und primärer Dysfunktionen kann entweder die Traktion an der Restriktion einige Zeit aufrechterhalten oder die Duralröhrenschaukel ausgeführt werden (Kap. 22.3.6). Verschwindet die Restriktion daraufhin, handelt es sich aller Wahrscheinlichkeit nach um eine sekundäre Dysfunktion oder eine Kompensation. Bleibt sie bestehen, ist anzunehmen, dass an dieser Stelle eine primäre Dysfunktion vorhanden ist.

Intrakraniale Dura

Es können eine Os-frontale- oder Os-parietale-Hebetechnik (Lift), eine SSB-Dekompression und eine Ohrzugtechnik ausgeübt werden, um zu testen, ob Restriktionen wahrgenommen werden können.

Alternativ werden die Finger im Verlauf der ossären Anheftungsstellen der Falx cerebri und der Falx cerebelli sowie anschließend im Verlauf der ossären Anheftungsstellen des Tentorium cerebelli umfasst, um die jeweiligen Duraduplikaturen in alle Richtungen auf Restriktionen zu testen (Kap. 22).

12.3.17 Palpation der Fluidabewegungen

Passive Palpation von Fluida

Man kann auch versuchen, Dynamiken der z. B. extrazellulären Flüssigkeit zu palpieren. Diese könnten möglicherweise durch Traumata verändert werden und abnorme Organisationsmuster aufweisen. Ähnlich wie bei der ungerichteten Palpation inhärenter Faszienspannungen richtet der Untersucher nunmehr die Aufmerksamkeit auf die fluiden Bestandteile einer Region und palpiert asymmetrische Dynamiken.

So können z. B. eingedrungene Kraftrichtungen erspürt werden. Dafür werden die Hände sanft auf den Körper aufgelegt. Dabei ist es von Vorteil, wenn man sich den Körper als eine Ansammlung von Flüssigkeiten vorstellt und die Hand wie auf einer Wasseroberfläche auf dem Körper ruhen lässt. Der Untersucher kann mit Übung mit seiner Hand eine leichte Strömung oder Richtung wahrnehmen, in die diese gezogen wird. Wohin die Hand gezogen wird, richtet sich nach der Richtung, aus der die traumatische Kraft auf den Körper auftraf.

Fluid-Drive-Diagnose

Bei der V-Spread-Diagnose wird ein sanfter Impuls über die Fluida auf die zu testende gelenkige Verbindung ausgeübt und die Reaktion der Fluidwellen an diesem Gelenk wahrgenommen und bewertet. Zum Beispiel wird eine Sutur getestet, indem auf der gegenüberliegenden Seite ein Impuls über den Knochen auf die Fluida in Richtung der zu testenden Sutur ausgeübt und palpiert wird, wie und mit welcher Qualität die gesendete Fluktuationswelle auf die Sutur auftrifft. Ist die Sutur offen, verspürt man eine Bewegung ähnlich einer an den Sandstrand angespülten Welle. Ist sie restringiert oder völlig verschlossen, ist die Empfindung eher wie bei einer an einen Felsen anschlagenden Welle (Kap. 13.23.1, Kap. 21).

Es kann auch ein Fluidimpuls direkt am Knochen ausgeübt werden, um zu erspüren, wie sich die Fluidwelle im Knochen ausbreitet. Damit kann die Elastizität und Dynamik intraossaler Strukturen (z. B. Os parietale oder Oberschenkelknochen) untersucht werden. Zum Beispiel kann der Untersucher den Oberschenkelknochen an seinen beiden Endigungen berühren und vom einen Ende des Knochens einen Impuls zur anderen Seite schicken. Die andere Hand nimmt wahr, ob und wie die Fluidwelle ankommt.

12.3.18 Erspüren der räumlichen Organisation

- Wie ist die Struktur organisiert, z. B. das Os temporale in seiner intraossalen Elastizität, inhärenten Bewegung?
- Wie ist die Struktur zu seiner lokalen Umgebung organisiert, z. B. das Os temporale in Beziehung zu seinen umgebenden Knochen; wie ist die Struktur in ihrem regionalen Umfeld organisiert, z. B. das Os temporale in Beziehung zum übrigen Kopf (über seine knöchernen, muskulären, ligamentären und faszialen Verbindungen)?
- Wie ist die Struktur zum übrigen Organismus organisiert, z. B. das Os temporale in Beziehung zum übrigen Körper?

Es kann im Weiteren auch die Organisation verschiedener Teile oder des Körpers als Ganzes auf die Schwerkraft palpiert werden.

Praxistipp

Methodik der Diagnostik

- Gestik
- Palpation bioenergetischer Felder und Kräfte
- Hörtest nach Barral
- thermische Diagnose
- Palpation der Form
- Palpation der Suturen
- Palpation einzelner Strukturmerkmale
- Palpation der Gewebedichte
- Palpation der Gewebeelastizität
- lokaler Druckschmerz
- Palpation inhärenter rhythmischer adaptiver Spannungsvariation:
  - Herz, Atmung, vasomatorische Rhythmen, TMH-Oszillationen, weitere rhythmische Erscheinungen etc.
  - mit Disengagement und/oder Kompression
- Testung von Beweglichkeit/Mobilitätstestung:
  - synchron mit rhythmischen Erscheinungen
  - unabhängig von rhythmischen Erscheinungen
- Palpation faszialer Spannungen
- palpatorische Differenzialdiagnostik I der Dysfunktionsebene
- palpatorische Differenzialdiagnostik II
- Diagnostik der extra-/intrakranialen Dura
- Palpation der Fluidabewegungen
- Erspüren der räumlichen Organisation

Verwendete Literatur

[1] Magoun HI: Osteopathy in the Cranial Field. 3 rd ed. Kirksville: Journal Printing Company; 1976: 73.

[2] Wales AL: Cranial diagnosis. In: Swan K (Ed.): J. Osteopath. Cranial Assoc. Meridian: The Cranial Academy; 1988: 19.

[3] Becker RE: Diagnostic touch: Its principles and application. Part I. AAO Yearbook: 1963: 33–34.

[4] Barral JP: Diagnostic thermique manuel. Paris: Maloine; 1994.

[5] Mitchell FL, Mitchell PKG: The muscle energy manual. East Lancing: MET; 1995: 69.

[6] Becker RE. In: Brooks RE (Ed.): The stillness of life. Portland: Stillness; 2000: 75.

[7] Guillaume JP: Entwicklungen und Perspektiven der kraniofaszialen Osteopathie. Osteopath. Med. 2002; 2: 9–12.

[8] Pick G: Cranial sutures. Seattle: Eastland; 1999: 3–8.

[9] Jealous J: Emergence of Originality. Apollo Beach: Kursskript; 1997: 38.

[10] Liem T, Dobler T, Puylaert M: Leitfaden viszerale Osteopathie. München: Elsevier; 2005.

[11] Eine in Kursen von Melicien Tettambel häufig gestellte Frage.

[12] Magoun HI: Osteopathy in the Cranial Field. 3 rd ed. Kirksville: Journal Printing Company; 1976: 25.

[13] Woods JM, Woods RH: A Physical Finding Related to Psychiatric Disorders. 1961; 60: 988–993.

[14] Becker RE: Craniosacral trauma in the adult. Osteopathic Ann. 1976; 4: 43–59.

[15] Upledger JE, Vredevoogd JD: Lehrbuch der CranioSacralen Therapie. 2. Aufl. Heidelberg: Haug; 1994: 292.

[16] Lay E: Cranial field. In: Ward RC (Ed.): Foundations for Osteopathic Medicine. Baltimore: Williams & Wilkins; 1997: 901–913.

[17] Lay EM, Cicorda RA, Tettambel M: Recording of the Cranial Rhythmic Impulse. J. Am. Osteopath. Assoc. 1978; 78(10): 149.

[18] Wirth-Pattullo V, Hayes KW: Interrater reliability of craniosacral rate measurements and their relationship with subjects and examiners heart and respiratory rate measurements. Phys. Ther. 1994; 67(10): 1526–1532.

[19] Nelson KE, Sergueef N, Lipinski CM, Chapman AR, Glonek T: Cranial rhythmic impulse related to the Traube-Hering-Mayer oscillation: Comparing laser Doppler flowmetry and palpation. J. Am. Osteopath. Assoc. 2001; 101(3): 163–173. – Upledger JE, Vredevoogd JD: Lehrbuch der CranioSacralen Therapie. 2. Aufl. Heidelberg: Haug; 1994: 18.

[20] Jealous J: Emergence of Originality, A biodynamic view of Osteopathy in the Cranial Field. Apollo Beach: Kursskript; 1997: 12, 35ff.

[21] Becker RE. In: Brooks RE (Ed.): Life in motion: The osteopathic vision of Rollin E. Becker. Portland: Stillness; 1997: 122f.

[22] Nelson KE, Sergueef N, Lipinski CM, Chapman AR, Glonek T: Cranial rhythmic impulse related to the Traube-Hering-Mayer oscillation: Comparing laser Doppler flowmetry and palpation. J. Am. Osteopath. Assoc. 2001; 101(3): 163–173.

[23] Liem T: Vortrag. München: OFM Symposium; 1998.

[24] Lewer-Allen K, Bunt EA, Lewer-Allen CM, Sorek S: Hydrodynamic studies of the human craniospinal system. London: Janus Publishing Company; 2000: 5.

[25] Upledger JE, Vredevoogd JD: Craniosacral Therapy. Seattle: Eastland; 1983: 13, 38, 280.

[26] Greenman PE, McPartland JM: Cranial findings and iatrogenesis from craniosacral manipulation in patients with traumatic brain syndrome. J. Am. Osteopath. Assoc. 1995; 95: 182–192.

[27] Frymann VM: Relation of disturbances of craniosacral mechanisms to symptomatology of the newborn, study of 1250 infants. J. Am. Osteopath. Assoc. 1966; 65: 1059–1075.

[28] Frymann VM, Carney RE, Springall P: Effect of osteopathic management on neurologic development in children. J. Am. Osteopath. Assoc. 1992; 92: 729–744.

[29] Martius G, Heidenreich W: Hebammenlehrbuch. Stuttgart: Hippokrates; 1999.

[30] Still AT: The Philosophy and Mechanical Principles of Osteopathy. Kirksville: Osteopathic Enterprise; 1986.

[31] Flatscher M, Liem T: What is health? What is disease? Thoughts on a complex issue. AAO. 2011; 21(4): 27–30.

[32] Petzold TD: Salutogenese und 20 Jahre Ottawa-Charta. In: Gesundheit Berlin (Hrsg.): Dokumentation 12. bundesweiter Kongress Armut und Gesundheit. Berlin: Gesundheit Berlin; 2007.

[33] Lessard S, Gagnon I, Trottier N: Exploring the impact of osteopathic treatment on cranial asymmetries associated with nonsynostotic plagiocephaly in infants. Complement. Ther. Clin. Pract. 2011; 17: 193–198.

[34] Liem T: A. T. Still's osteopathic lesion. Theory and evidence-based models supporting the emerged concept of somatic dysfunction. J. Am. Osteopath. Assoc. 2016; 116(10): 654–661.

[35] Liem T, Moser M: Biologische Rhythmen und ihre Bedeutung für die Osteopathie. Osteopath. Med. 2016; 17(1): 22–26.

Weitere Literatur

Arbuckle BE: Effects of the uterine forceps upon the fetus. J. Am. Osteopath. Assoc. 1954; 53: 499–508.

Armitage P: Diagnostic touch: its principles and applications. Society of Osteopaths, Cranial Group. Newsletter. 1981; 11: 7–12.

Bates B: A guide to physical examination and history taking. 4th ed. New York: Harper, 1987.

Besser-Siegmund C, Besser-Siegmund H: NLP-Kursunterlagen; 1993.

Chapmann JD: Perinatal factors causing brain injuries. Osteopath. J. Obstet. Gyn. 1962; X(1).

Dobbing J, Sands J: Vulnerability of developing brain. IX. The effect of nutritional growth retardation on the timing of the brain growth-spurt. Biol. Neonate. 1971; 19: 363–378.

Donovan JB: Nutrition and cranial problems. J. Osteopath. Cranial Assoc. Meridian: The Cranial Academy; 1958: 57–80.

Dovesmith E: Growing skull and injured child. AAO Yearbook. 1967; 34–40.

Drew EG: Diagnosis of acute brain injuries. J. Am. Osteopath. Assoc. 1937; 36: 517–518.

Frymann VM: The trauma of birth. Osteopath. Ann. 1976; 4: 8–14.

Gelb HL, Arnold GE: Syndromes of the head and neck of dental origin. AMA Archives Otolaryngol. 1959; 70: 681–689.

Gillespie B: Dental considerations of craniosacral mechanism. J. Craniomand. Pract. 1985; 3: 381–384.

Goodheart GJ jr.: The cranial sacral and nutritional reflexes and their relationship to muscle balancing. Detroit: Privately published; 1968.

Gross J, Schmitt FO: The structure of the human skin collagen as studied with the electron microscope. J. Exper. Med. 1948; 88: 555–568.

Kimberly PE: Osteopathic cranial lesions. J. Am. Osteopath. Assoc. 1948; 47: 261–262.

Lay E: An outline of osteopathy in the Cranial Field. Department of Osteopathy Theory and Methods, Kirksville: KCOM; 1981.

Magoun HI: Idiopathic adolescent spinal scoliosis: A reasonable etiology. D.O. Magazine. 1973; 13(6): 151–160.

McCatty RR: Essentials of craniosacral osteopathy. Bath: Ashgrove; 1988.

Page E: Diagnosis of intracranial lesions. J. Am. Osteopath. Assoc. 1926; 26: 55–56.

Page EL: Osteopathy fundamentals. London: Tamor Pierston; 1981.

Peters JE, Romine JS, Dykman RA: A Special neurological examination of children with learning disabilities. Dev. Med. Child Neurol. 1975; 15: 63–78.

Schooley TL: Correlated mechanics of the secondary respiratory mechanisms. J. Osteopath. Cranial Assoc. 1953; 1: 48–53.

Sutherland WG: The Cranial Bowl. Mankato: Free Press; 1939.

13 Behandlungsprinzipien

„Unsere Körper sind ein dynamischer Fluss von Energie, vom Moment der Empfängnis das ganze Leben hindurch wirkend, und innerhalb dieser Energiefelder gibt es bestimmte Augenblicke, Momente der Stille innerhalb dieser Energiefelder, Fulcrumpunkte der Zeit für verschiedenartige physiologische Bedürfnisse, und alle zentriert durch die Kraft der Stille als die treibende Kraft für die Handlung, die folgt. Diesen Mechanismus der Stille müssen wir verstehen und ihn für das Wohlergehen unserer Patienten anwenden." R. E. Becker [2]

Weitreichende Kenntnisse des gesamten Organismus sind fundamental für jede osteopathische Behandlung. Zum Beispiel war Still so vertraut mit jedem einzelnen Knochen im Körper, dass er das gesamte menschliche Skelett mit geschlossenen Augen passend zusammensetzen konnte. Unser Körper besteht aber auch aus Bändern, Muskeln, Weichgeweben, Nerven, Gefäßen, Organen usw., deren Zusammenspiel mit der Körperform, -spannung, -erscheinung, -haltung und -sprache (Gestik und Mimik) Ausdruck unserer Lebensgeschichte ist. Diese Wechselwirkung bezieht sowohl das innere Erleben/Bewusstsein mit ein als auch Einflüsse unseres kulturellen, gesellschaftlichen und biosozialen Umfeldes. Die Fähigkeit der Wahrnehmung, Differenzierung und Interpretation von Gewebequalitäten im Organismus sowie die Fähigkeit, diese Befunde in einen Gesamtkontext zu stellen, und die Umsetzung osteopathischer Prinzipien auf jede Art von Gewebe-Energie-Bewusstseins-Komplex könnten mögliche Behandlungszugänge einer osteopathischen Behandlung sein.

13.1 Zu beachtende Faktoren bei der Behandlung

Die folgenden Punkte sind für den Heilungsprozess von großer Bedeutung. Der Behandler kann hier als Begleiter und Impulsgeber wirken, während der Patient gefordert ist, wieder selbst für seine Gesundheit Verantwortung zu übernehmen und aktiv zu werden.

Therapeutische Ansätze wirken mittels vielerlei Zugänge. Beispielsweise könnten periphere nicht schmerzhafte Reize zu einer Hemmung der Aktivierung motorischer Vorderhornzellen und Hemmung der Weiterleitung von Schmerzinformationen im Rückenmark führen [45]. Möglich wäre auch, dass eine therapeutische Stimulation von Aβ-Fasern, z. B. mittels niedriger Reizfrequenzen, eine synaptische Langzeithemmung und eine Depotenzierung im Rückenmark bewirken [46].

Eine osteopathische Korrektur sollte am besten ohne Brille, in die Ferne schauend oder sogar mit geschlossenen Augen durchgeführt werden, da sich der myofasziale Tonus, der visuelle Tonus, die Akkommodation und der sympathische Tonus so bestmöglich entspannen können. Auch Nebenwirkungen auf das visuelle System durch eine osteopathische Behandlung können so weitgehend vermieden werden.

Nach Beendigung der osteopathischen Behandlung, wenn der Patient seine Brille wieder aufsetzt, sollte stets nach Veränderungen des Sehens gefragt werden. Hilfreich wären auch Sehtafeln, mit denen die Sehschärfe sofort nach der Behandlung kontrolliert werden kann.

Siehe auch Liem T, van den Heede P (Eds.): *Foundations of morphodynamics in Osteopathy. An integrative approach to cranium, nervous system and emotions*. Pencaitland: Handspring; 2017.

13.1.1 Allgemeine Hinweise

1. **Regulierung der Ernährungsgewohnheiten:** In der Osteopathie wurde der Ernährung als einem Faktor für Gesundheit oder Krankheit stets Beachtung geschenkt. Magoun [4] erwähnt die Forschungen von Weston A. Price, der direkte Beziehungen von Ernährungsgewohnheiten zu Deformitäten des Gesichts- und Hirnschädels wie Störung der Entwicklung des mittleren Gesichtsteils, zurückgezogene Mandibula, hoch oder tief stehender Gaumen und eingeengte Nasenhöhlen feststellen konnte. Schon 1958 schrieb der Osteopath John B. Donovan [5], dass der Behandlungserfolg bei kranialen Störungen ohne eine angemessene Ernährung stark eingeschränkt ist. Im Weiteren macht Donovan [6] den Vorschlag, dass jeder Leser für 6 Monate als Testperson in einem Ernährungsprogramm für natürliche nicht raffinierte Nahrung mitmachen sollte. Dadurch würde dieser selbst so viel Verbesserung seines eigenen Gesundheitszustands erleben, dass er mit genügend Begeisterung diese an seine Patienten weitergeben könnte. Einfache Hinweise sind hier bereits sehr hilfreich: Bevorzugung von ökologisch angebautem Gemüse als Hauptnahrungsmittel (ergänzt durch Obst, Fleisch, Fisch), weitgehender Verzicht auf raffinierten Zucker und konzentrierte Kohlehydrate und Milchprodukte, Meiden von hoch erhitztem Essen. Industriell gefertigte, nahrungsähnliche Substanzen gilt es möglichst zu vermeiden. Verringerung der Essensfrequenz (bei nicht Leistungssportlern) auf 3 Mahlzeiten bei Frauen und 6 Mahlzeiten bei Männern, intermittierendes Fasten von 12–16 h sind hilfreiche Regulationsmethoden um Insulinresistenz, Übergewicht, etc. zu behan-

deln. Auch das Trinkverhalten ist hier zu nennen, insbesondere gutes stilles Wasser und Kräutertee ohne Zuckerzusätze sollten den Wasserbedarf decken.

2. **Konsum von Nikotin, Alkohol und dauerhafte Medikamenteneinnahme** sind in ihren positiven und negativen Bedeutungen und Auswirkungen für den Gesamtorganismus zu erörtern und abzuwägen.
3. **Ausschaltung von Störfeldern:** In einigen Fällen, z. B. bei Arthritis, Neuritis u. a., ist es notwendig, den Herd von immer wiederkehrenden Infektionen zu lokalisieren und zu beheben: wurzelbehandelte Zähne, chronisch entzündete Mandeln, Nasennebenhöhlen, Blinddarm, Gallenblase usw. Dabei kommt es nicht selten vor, dass der Herd selbst keinerlei Symptome hervorruft. Auch chronische Schwermetallvergiftungen usw. sind zu berücksichtigen.
4. **Beachtung von Belastungen durch Bakterien, Viren, Pilze und Parasiten sowie Ausheilung von chronischen lokalen oder generalisierten Infektionen:** Auch auf Infektionen können osteopathische manuelle Behandlungen möglicherweise einen heilenden Effekt haben.
5. **Ausschaltung von toxischen Stoffen** wie Schwermetallbelastungen und Umweltgifte (Insektizide, Pestizide)
6. **Ausschaltung von Wohnungsgiften:** z. B. Holzlackierungen, giftige Teppichkleber, Lösungsmittel oder Schimmel
7. **Berücksichtigung von oxidativem und nitrosativem Stress**
8. **Berücksichtigung des Darmmikrobioms**
9. **Reduzierung von Elektrosmog:** z. B. WLAN-Netze zumindest nachts ausschalten, die Smartphone-Nutzung sollte möglichst nur bei Bedarf erfolgen, ebenfalls nur bei Bedarf WLAN und Bluetooth einschalten etc.
10. **Regulierung des Aktivität-Ruhe-Verhältnisses, des Wach-Schlaf-Rhythmus:** Ein individuell angepasstes Aktivität-Ruhe-Verhältnis und ein ausgeglichener Wach-Schlaf-Rhythmus gewähren dem Körper und Geist einerseits genügend Stimulation und andererseits ausreichend Zeit zur Regeneration und Erholung.
11. **Auflösung beteiligter emotionaler Muster an strukturellen und funktionellen Störungen:** Strukturelle Veränderungen können zu veränderten emotionalen Wahrnehmungen führen. Ebenso können vergangene und gegenwärtige, berufliche und private, kurzfristige traumatische oder lang anhaltende Erlebnisse, Erinnerungen und Glaubenssysteme an der Entstehung von abnormen Gewebespannungen und bei der spezifischen Bildung und Funktion von Zellgeweben beteiligt sein. Diese Erlebnisse können den Körper in seiner Ganzheit beeinflussen. Zum Beispiel führen Gedanken zur Produktion spezifischer Neurotransmitter und Hormone, die wiederum bestimmte Körperreaktionen und Gewebereaktionen hervorrufen. Die Gewebe erzeugen eine bestimmte Aktivität, Physiologie und Energie, die wiederum die Erlebnisse in gewisser Weise widerspiegeln. Diese Erlebnisse können die Entwicklung von abnormen Gewebespannungen, Krankheitssymptomen und Dysfunktionen einleiten und unterhalten. Indem der Patient sich der zugrunde liegenden emotionalen Einstellungen bewusst wird, seine verschiedenen, zum Teil widersprüchlichen Persönlichkeitsaspekte integriert und lernt, für seine eigene Kraft und seine eigenen Bedürfnisse einzustehen, wird Heilung möglich. Der Patient hat dafür zu lernen, seinen eigenen inneren Eindrücken und Wahrnehmungen zu vertrauen und diese zu respektieren [47].
12. **Ausübung** regelmäßiger **körpergerechter Bewegung möglichst an frischer Luft:** Körperliche Bewegung bringt nicht nur die Körpersäfte in Fluss, trainiert das Herz-Kreislauf-System, drainiert und vitalisiert die Körpergewebe, sondern hat auch einen ausgleichenden und positiven Effekt auf die Psyche, z. B. über die Produktion von Endorphinen. Waldluft verbessert zudem das Immunsystem (Anstieg der Killerzellen etc.), u. a. mittels der in dieser enthaltenen Terpene.
13. **Vermeidung langen Sitzens** durch regelmäßige 2-minütige Bewegungseinheiten sowie Nutzung variabler Sitzhaltungen oder von Stehschreibtischen.
14. **Sinnfindung:** Die Ausrichtung auf ein spirituelles Fulcrum, die Erkennung eines Sinnes in seinem Leben und die Wahrnehmung der Verbundenheit mit der übrigen Natur kann eine Richtschnur darstellen, sodass Wachstum eine Zunahme der unmittelbaren Bewusstheit für die Verbundenheit mit der übrigen Natur und den übrigen Menschen wie auch Integration verschiedener Persönlichkeitsaspekte darstellt. In diesem Sinne können auch Krankheitssymptome darauf hinweisen, dass die Lebensweise unter Umständen nicht in Einklang mit der psychischen und körperlichen Natur des Menschen steht und dem Patienten damit die Möglichkeit zur Veränderung und Wachstum auf ganzheitlicher Ebene geben.

13.1.2 Kontraindikationen

- Bei der Ausübung osteopathischer Prinzipien auf den Schädel bestehen kaum Kontraindikationen.
- Absolute Kontraindikationen in der Behandlung kranialer Strukturen sind akute Frakturen, akute Schädeltraumata, akute zerebrale Blutungen bzw. die akute Gefahr einer zerebralen Blutung.
- Zu beachten ist, dass während der Behandlung von Epilepsiepatienten ein Anfall ausgelöst werden kann.

13.2 Behandlungsschritte und Fulcrum

Einige wichtige Gewebe-Fulcra in der kranialen Sphäre, die eine gewisse organisierende Funktion ausüben und deshalb in der Diagnostik und Behandlung besonders beachtet werden, sind beschrieben worden. Hierzu gehören ein knöchernes Fulcrum in Höhe der SSB, ein membranöses Fulcrum in Höhe des Sinus rectus und ein nervales Fulcrum in Höhe der Lamina terminalis. Sutherland war der Meinung, auch ein Fulcrum in den Fluktuationen des LCS wahrgenommen zu haben [11]. Jedoch geht eine therapeutische Annäherung über diese Betrachtungen hinaus.

- **1. Schritt – Kontakt mit den Ressourcen:**
  - Der erste Schritt in der Behandlung besteht darin, Kontakt mit der inhärenten Stille im Patienten und den homöodynamischen Kräften und Ressourcen im Organismus aufzunehmen und zu stärken.
- **2. Schritt – Intention:**
  - Danach vergegenwärtigt sich der Behandler, was die jeweilige Intention in der therapeutischen Annäherung ist.
- **3. Schritt – Fokus:**
  - Dieser wird unter Berücksichtigung der anatomischen Eigenheiten, d. h. der jeweiligen Gewebe-/Physiologie-/Energie-/Erlebensentität, durchgeführt, die der Behandler anhand ihrer Resonanz (Geschwindigkeit, Amplitude etc.) beurteilt.
  - Die anormalen Spannungsmuster und feineren Energiemuster werden befundet und die Fulcra ermittelt, um die sich diese organisieren oder organisiert werden.
- **4. Schritt – Resonanz:**
  - Das anormale Spannungs-/Energiemuster wird kopiert. Dabei kommen verschiedene Ansätze zum Einsatz. Beispielsweise können Kompressionen (ähnlich einer Umarmung und schichtenweise wie bei Zwiebelschalen aufgebaut) ausgeübt werden, ein Spannungsgleichgewicht (Balanced Tension), ein Point of Balance in den Fluida oder eine reziproke Spannung in der Potency (Reciprocal Tension Potency; RTP) eingestellt sowie Spannungsmuster verstärkt werden etc. (Sutherland verwies darauf, das Fulcrum, den „Stillpunkt", in den Fluktuationen des LCS wahrzunehmen und die reziproke Spannungsmembran ebenso wie die Fluktuation der Flüssigkeit im Balance Point zu halten [10]) [13] [14]. Es können aber auch mechanische primäre und sekundäre Hebel getestet und angewendet werden (Kompression, Disengagement, Rotation, Torsion, Seitneigung, Translation, Flexion, Extension etc.) oder ein fließendes Einschwingen ähnlich dem der Kontaktimprovisation stattfinden.
  - Dies kann multimodal aktiv seitens des Patienten unterstützt werden, z. B. mit myofaszialen Bewegungen der Extremitäten, mit Atmung, bilateraler Stimulation, Wahrnehmung sensorischer und interozeptiver Dynamiken etc. Das heißt, Gewebespannungen werden dabei in Beziehung gesetzt zu den Dynamiken und Wechselwirkungen objektiver und subjektiver Faktoren sowohl der Innenwelt (Vitalität, Körperempfindungen, Interozeption, Erregungszuständen, emotionalen, mentalen und spirituellen Bewusstseinsebenen) wie auch der Außenwelt des Patienten (soziokulturelles Umfeld, Umwelteinflüsse usw.).
  - Es wird versucht, die dysfunktionellen Kräfte mit den homöostatischen in Verbindung zu bringen, z. B. indem sich mit Kräften innerhalb der Dysfunktionen synchronisiert wird oder indem die dysfunktionellen Dynamiken und Muster mit den Ressourcen in Verbindung gebracht werden. Dies kann synchron oder abwechselnd geschehen. Auch eine bifokale Integration® nach Liem kann angewendet werden.
- **5. Schritt – Processing:**
  - Hier entsteht durch die in Gang gesetzten Prozesse eine Art therapeutisches Fulcrum, um das sich das zeitlich und räumliche begrenzte Struktur-Funktions-Bewusstseinsmuster so organisieren kann, dass eine Integration höherer Ordnung entsteht. Die inhärenten homöodynamischen Kräfte werden durch dieses neu etablierte Fulcrum in die Lage versetzt, die dysfunktionellen Spannungs-/Energieverhältnisse in einen Gleichgewichtszustand höherer Ordnung (= größere Freiheit) umzuwandeln. Die Kräfte, die durch das anormale Spannungs-/Energiemuster gebunden waren, werden freigesetzt und können sich in das physiologische Agieren des Organismus einfügen.

Nur das Verständnis des Patienten aus seiner evolutionären oder involutionären Dynamik heraus ermöglicht ein adäquates therapeutisches Fulcrum. Das heißt, dass das neue Fulcrum nicht nur Ausdruck der lokalen Auflösung bzw. Integration von zugrunde liegenden Spannungen ist, sondern gleichzeitig auch in Beziehung zu den gesamten im Organismus wirkenden Kräfteverhältnissen steht, die lokale und globale homöodynamische Prozesse in Bezug zum Kontext der Umgebungsfaktoren aufrechterhalten müssen.

Deshalb bedeutet die Etablierung eines neuen Fulcrum auch keinesfalls die Rückkehr in ein ehemaliges vergangenes „ideales" Gleichgewicht.

13.3 Manuelle Regression, Erinnern

Es kann durchaus sinnvoll und notwendig sein, in einer Art manuellen Regressionstherapie alte zurückliegende abnorme Konditionierungen zu integrieren, insbesondere wenn Erlebnisse im Laufe der Behandlung spontan auftreten. Ganz entscheidend ist hier allerdings, dass es nicht darum geht, ehemals vergangene ontogenetische Entwicklungsstufen mit ihren ganz spezifischen Mustern von Gesundheit oder Persönlichkeit zurückzuholen und zu etablieren. Es geht vielmehr darum, fehlgeleitete Konditionierungen (woher sie auch immer stammen mögen), die einer gegenwärtig weiteren Entwicklung im Wege stehen, zu identifizieren, zu relativieren, abzulösen und in einen neuen, für den Patienten sinnvollen Kontext zu integrieren und ihm dadurch die Möglichkeit zu geben, mehr Energie zu spüren und sich mehr im Fluss zu fühlen. Ziel ist es, aus dem Verständnis des individuellen Wachstumsprozesses des Menschen, die in diesem Prozess wirkenden homöodynamischen Kräfte zu unterstützen.

Es kann für den Patienten zu einem bestimmten Zeitpunkt vielleicht nötig sein, einen roten Faden seiner eigenen Biografie zu erhalten, sich in seiner Lebensgeschichte einzuordnen. Es kann z. B. ein Raum dadurch entstehen, dass wir den gegenwärtigen Moment als Projektionsfläche für unsere Erfahrungen aus der Vergangenheit nutzen. Beispielsweise um ein Verständnis zu erhalten, wie unsere jetzigen Empfindungen und Gefühle in Beziehung zu uns selbst und zu anderen, zum Leben im Allgemeinen mit meiner Biografie assoziiert sind: Was hat meine jetzige Ängstlichkeit oder Traurigkeit mit meiner Lebensgeschichte, meiner Biografie zu tun? Dies ist aber immer auch eine Art Erzählung, eine Geschichte, ein Konstrukt.

Jeder Regressions- oder Erinnerungsprozess ist immer auch kreativer Prozess, der vergangene Ereignisse in der Gegenwart konstruiert und damit verändert. Jedes Mal, wenn wir uns erinnern, **kreieren wir etwas und ändern es** durch den Prozess der Erinnerung. Die Idee, dass wir eine Erfahrung aus dem 2. Lebensjahr noch einmal erleben können, ist nicht ganz richtig. Es ist unmöglich, zu wissen, wie wir uns wirklich im Alter von 2 Jahren gefühlt haben. Wir können nur sagen, wie wir uns fühlen und empfinden, wenn wir daran denken, wie wir uns im Alter von 2 Jahren gefühlt haben mögen, oder wie wir uns fühlen und empfinden, wenn Erinnerungen spontan auftreten, die wir auf ein Erlebnis im Alter von 2 Jahren beziehen. Ebenso ist es seitens des Therapeuten konstruiert, embryonale Gewebedynamiken mit unseren Händen fühlen zu können.

Es kann zu einem schlechten Gewohnheitsmuster werden, freie Energie zu investieren, um immer aufs Neue eine Erzählung von der Vergangenheit zu entwickeln. Wenn wir die Aufmerksamkeit ständig in die Vergangenheit richten, dann binden wir auch Energie. Diese Energie kann auch anders genutzt werden, z. B. in der Gegenwart empfundene Ängstlichkeit und Traurigkeit als einen Wegweiser aufzufassen, der mich irgendwo hinschickt. Gefühle und Empfindungen drehen sich um das Jetzt, um das Soziale, und es ist wesentlich, unsere interozeptiven Signale, Gefühle, Empfindungen im Jetzt zu verstehen.

Heilung kann nur in der Gegenwart und aus den Ressourcen der Gegenwart geschehen.

13.4 Aufmerksamkeit in der Palpation

13.4.1 Fokus der Aufmerksamkeit

Die Aufmerksamkeit wird zunächst nach innen gerichtet. Der Osteopath zentriert sich. Die Ausrichtung auf ein bestimmtes Fulcrum (z. B. Atmung, Dantian [etwa 1,5 cm unterhalb des Bauchnabels], Solarplexus, Herzregion, Leere, Mantra, innere Bilder) kann diesen Prozess unterstützen.

Der therapeutische Fokus kann auf größere Zusammenhänge (auf den Patienten als Ganzheit und gleichzeitig als Teil von anderen Ganzheiten) und Ordnungskräfte oder auf die in der Tiefe einer Dysfunktion vorhandenen Lebenskräfte gerichtet werden. In beiden Fällen wird unsere Aufmerksamkeit in den homöodynamisch wirkenden Kräften zentriert und die Relativität der dysfunktionellen Muster deutlich.

Bei der ersten Berührung ist im Wesentlichen eine möglichst nicht fokussierte Aufmerksamkeit nützlich, eine bewusste Unschärfe in der Aufmerksamkeit, um für möglichst alle Informationen des Organismus offen zu bleiben. Im 2. Schritt kann es dann nötig sein, die Aufmerksamkeit auf bestimmte Regionen und schließlich lokale Stellen zu fokussieren.

Der Osteopath lernt, seine palpatorische Aufmerksamkeit gezielt auf die zu behandelnde Struktur und seine Gewebequalitäten zu fokussieren, ohne dabei invasiv zu werden. Der Prozess einer sanften Palpation mit einer entspannten Aufmerksamkeit kann am besten so beschrieben werden, dass seine Hände nicht in die zu behandelnde Struktur eindringen, sondern im Gegenteil, der Therapeut das Gewebe in seine Hände kommen lässt. Dieser Vorgang kann als lokale Fokussierung bezeichnet werden.

> **Praxistipp**
>
> **Ausrichtung der Aufmerksamkeit in der Behandlung**
>
> **Fokus der Aufmerksamkeit:**
> - lokal auf der zu behandelnden Struktur
> - regional in Umgebung der zu behandelnden Struktur
> - global im gesamten Körper
> - Feld um den Körper herum
> - in die Weite ausbreitend
> - jenseits des Horizonts

Der Osteopath lernt außerdem, sich der regionalen Umgebung der zu behandelnden Struktur, des dynamischen

Spannungsgleichgewichts des gesamten Körpers und des Feldes um den Körper herum bewusst zu werden sowie seine Aufmerksamkeit in der Weite der Natur ruhen zu lassen. Letzteres bedeutet, dass der Osteopath seine Aufmerksamkeit entspannt bis an den Horizont ausbreiten bzw. in die Weite expandieren lässt, vergleichbar einem in die Ferne gerichteten, unfokussierten entspannten Blick. Schließlich ist es auch möglich, Wahrnehmung jenseits des Horizonts entstehen zu lassen.

Mit einiger Übung wird der Therapeut zunehmend in der Lage sein, nicht nur bewusst zu fokussieren, sondern auch den Grad und die Qualität des Fokus bewusst zu wählen. Weiter wird er zunehmend fähig, auch während der Ausübung von Techniken gezielter lokaler Fokussierung, gleichzeitig oder in kontinuierlichen Oszillationen seine Aufmerksamkeit auf der regionalen Umgebung der zu behandelnden Struktur, auf dem gesamten Körper, dem Feld um den Körper herum, in der Weite der Natur und jenseits davon ruhen zu lassen.

Die oszillierende Fokussierung der Aufmerksamkeit ist ähnlich der kontinuierlichen Oszillation der Linsenakkommodation, mit der ein ständiger Wechsel von Defokussierung und Fokussierung einhergeht (Kap. 11.2.12, Übung 17 „Fokus der Aufmerksamkeit").

Die Schulung der Palpationswahrnehmung (Kap. 11.2.12) ist die wesentliche Voraussetzung für die erfolgreiche Anwendung aller folgenden Techniken. Je bewusster die Wahrnehmung während der Palpation erfolgt, desto mehr Resonanz entsteht zwischen Hand und Gewebe. Je mehr dessen Menschsein in uns Widerhall findet und je unmittelbarer dieses Erfahrungsfeld zugelassen wird, desto mehr bildet sich reziprok dazu ein Kontaktfeld, das die Potenz der heilenden Berührung in sich trägt.

13.4.2 Verlagerung der Aufmerksamkeit

Während sich der Therapeut mit den homöodynamischen Kräften im Organismus synchronisiert, ist es möglich, dass sein Bewusstsein in einem bestimmten Behandlungsmoment wechselt. Dieser Bewusstseinswechsel weist darauf hin, dass bedeutsame Veränderungen im intertherapeutischen Prozess auftreten.

! Beachte

Jede Beschreibung therapeutischer Intervention in diesem und den darauffolgenden Kapiteln ist als Teil eines Dialoges mit dem Gewebe zu verstehen und stellt eine Art Einladung an das Gewebe dar. Es ist die Entscheidung des Gewebes und des Organismus, ob die Einladung angenommen wird. Es ist von großer therapeutischer Bedeutung, dass der Therapeut die Entscheidung respektiert. Nicht unkontrollierte forcierte Kraftanwendung, sondern ein bewusst geführter Dialog mit dem Gewebe öffnet einen Zugang zum Verständnis der organisierenden Kräfte und aktiviert das Heilungspotenzial im Organismus.

13.5 Bedeutung der Stille in der Behandlung

Stille ist in der Osteopathie [15] [36] ein wichtiger Aspekt: Stille (Stillness) ist für Rollin Becker der Schlüssel zum Verständnis der Lehre Sutherlands. Die Fähigkeit, Stille bewusst wahrzunehmen, ist nach Becker essenziell für die Behandlung und der eigentliche Faktor, der eine Veränderung bei der Behandlung bewirkt [16]. Die Stille ist es, die nach Becker die Quelle aller Energie darstellt sowie den gesamten Organismus und jedes seiner Moleküle zentriert. Die Physiologie sei der äußere Ausdruck dieser Stille. Es besteht ein auf das gesamte System bezogener ausgeglichener rhythmischer und dynamischer Auswechselprozess zwischen der Physiologie und der Stille bzw. zwischen der Gesundheit und der Stille. In Gesundheit ist es ein frei fließender Austausch. Aber auch Krankheit und Dysfunktionsmuster werden durch Stille organisiert [17]. Wie in einer Gezeitenbewegung fließt die Energie aus der Stille in die Körperphysiologie und von der Körperphysiologie in die Stille. Diese Wechselwirkung in beide Richtungen soll in jedem gesunden Gewebe zu erspüren sein. Auch im Falle einer Krankheit oder einer Dysfunktion kann die Wechselwirkung der Stille mit den krankheitsverursachenden Kräften im Gewebe erspürt werden [18].

Vorgang:

1. Zunächst richtet der Osteopath seine Aufmerksamkeit auf die Einheit der Stille des Gesamtorganismus. Die Stille an sich ist nicht mit den Händen palpierbar, aber es kann eine Bewusstheit für die Stille im Patienten und der Wechselwirkung (Interchange) zwischen der Stille und der Körperphysiologie entwickelt werden [19].
2. In gesundem Gewebe kann die freie Wechselwirkung mit der Stille erspürt werden.
3. Sobald sich der Osteopath der Stille, die die Dysfunktionsmuster organisiert, bewusst wird, beginnen die Hände eine Veränderung in diesem Dysfunktionsmuster zu palpieren [20].
4. Der Palpation zugänglich ist die Wahrnehmung der Veränderungen im Gewebe, deren treibende Kraft (Motive Power) in der Stille liegt. Es können Interaktionen zwischen den homöodynamischen Kräften und dem Problem bzw. der Dysfunktion im Patienten wahrgenommen werden. Diese Interaktionen sind darauf ausgerichtet, die biokinetischen Kräfte aufzulösen bzw. an die Außenwelt abzugeben [21]. Es ist die spezifische Art und Weise der Organisation der Körperphysiologie, die in Wechselwirkung mit der Stille und, stimuliert durch die Stille, eine Veränderung in einem Dysfunktionsmuster herbeiführt [22]. **Anmerkung:** Ein Stillpunkt kann einen Zugang darstellen, um mit der Stille in Kontakt zu treten.

Stille kann über die oben dargestellte Sichtweise von Becker und Sutherland hinausgehend eine Bedeutung in der osteopathischen Behandlung einnehmen [37].

Im Zustand der Stille kann sich eine Palpation ohne vorgefasste Meinung entwickeln, indem sich der Osteopath wie ein „leeres Gefäß" von den Eindrücken des Patienten berühren lässt. Zu berühren heißt für einen Osteopathen, zuzuhören, einfach da zu sein, mit sanfter Aufmerksamkeit auf den Moment zu warten, bis das Gewebe zu ihm spricht, und seine ihm eigene Geschichte verstehen zu lernen. Essenziell ist dabei die Fähigkeit des Therapeuten, einen Zustand der Stille einzunehmen bzw. für die Stille empfänglich zu sein. Je höher der Entwicklungsgrad des Bewusstseins im Therapeuten ist, desto mehr bzw. tiefer wird er in der Lage sein, sich mit der Stille zu synchronisieren.

Im zweiten Sutra in Patanjalis Sutrensammlung heißt es: Yogascittavrtthinirodhah [38] [39] [40] [41] [42]. Hier definiert Patanjali sein Verständnis von Yoga: die Erlangung der Fähigkeit, sich völlig zu fokussieren und in dieser Ausrichtung ohne Ablenkung zu verweilen, sodass der Geist von einem Zustand der Unruhe und Getriebenheit in einen Zustand der Ruhe, Stille und Klarheit gelangen kann. Diese Definition vermittelt einen Eindruck über die Tiefe der sich eröffnenden Stille eines auf diese Weise dekonditionierten Geistes.

Das Ausmaß des Vermögens, Stille erfahren zu können, steht in unmittelbarer Relation zur bewussten Differenzierung, Relativierung und Integration der eigenen Körperempfindungen, Erregungslagen sowie sensorischen, mentalen, psychoemotionalen Konditionierungen bzw. einschränkenden Wahrnehmungsmuster. Somit ist es Ausdruck der eigenen Bewusstseinsentwicklung und der Ebene der Integration und Emanzipation von eigenen dysfunktionellen Beschränkungen. Dies setzt gleichzeitig Energie frei und intensiviert das Empfinden dem Leben gegenüber. Auch hier benötigen wir Training, um diese unverbrauchte Energie und Intensivität überhaupt zulassen und erleben zu können.

Die konditionierten Sichtweisen und Einstellungen des Therapeuten können nicht von heute auf morgen willkürlich geändert werden, bedingen aber entscheidend das Ausmaß und die Qualität der Stille, zu der der Therapeut in Kontakt treten kann. Um diese Art von innerer Dekonditionierung zu erlangen, existiert in der Osteopathie allerdings keine methodologische Didaktik.

Hier könnten u. a. Ansätze aus dem Yoga, dem Buddhismus oder westlichen Meditationsansätzen etc. hilfreich sein, um die Kompetenz des Osteopathen zu entwickeln [43]. Alle yogischen Systeme sind beispielsweise darauf ausgerichtet, den Wahrnehmenden von verschleiernden konditionierten Sichtweisen zu lösen. Eine mögliche systematische Methodologie wird z. B. in den Yogasutren von Patanjali dargestellt (▶ **Abb. 13.1**) [44].

Das alles geht allerdings weit über die rein tägliche Berufspraxis des Osteopathen hinaus: Die Voraussetzung für eine echte Synchronisation mit tieferen Seinsebenen im anderen setzt ein eigenes authentisches Gewahrsein dieser Ebenen voraus, wobei **jeder** Lebensaspekt mit eingeschlossen ist (unsere Beziehung und Sichtweisen zu Körper, Lebenspartner, Kindern, Freunden, „Feinden", Sex, Essen, Urlaub, Geld, Macht etc.). Sicherlich ist dies nicht immer bequem und unter Umständen auch angstbesetzt, da aus dieser Sichtweise eine Trennung zwischen Beruf und Privat nicht besteht. Nicht zuletzt verbergen sich gerade im Privaten viele unserer Schatten.

Auf der anderen Seite – haben wir erst einmal begonnen, uns hier zu öffnen – wird uns eine weitaus größere Tiefe und Kohärenz als Ressource auch für die therapeutische Interaktion zugänglich und potenziert unser manuelles Handwerkszeug. Die eigene Reifung, unser eigenes inneres Gleichgewicht, die Zentriertheit in der Gegenwart, in der Stille und im „Sein", die Fähigkeit, sich dem Leben zu öffnen (anstatt es zu kontrollieren und manipulieren zu wollen), sich hingeben zu können, Polaritäten (aus)halten zu können, der Zugang zur eigenen Verletzlichkeit und Selbstbewusstheit wirkt sich unmittelbar auf die therapeutische Interaktion und auf ein wertungsfreies Palpieren aus. Sie bestimmen unsere Wahrnehmung der Struktur-Funktion-Erlebnis-Entitäten im Patienten und unsere assoziierten Reaktionen darauf (Mimik, Gestik, Tonfall, Gedanken etc.), inklusive des Ausmaßes an Aufmerksamkeit, Offenheit, Empathie und Resonanz, die wir dem Patienten entgegenbringen können.

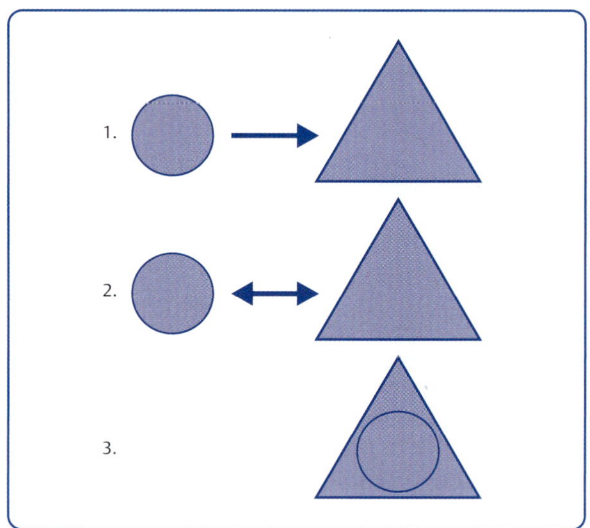

▶ **Abb. 13.1** Schritte von „Dharana" (Konzentration) über „Dhyana" (Meditation) zu „Samadhi". 1. Dharana: Ausrichtung des Geistes auf ein Objekt, den Atem, einen Körperbereich, einen Ton, den Begriff Mitgefühl etc. 2. Dhyana: Unser Geist verbindet sich mit diesem Objekt im Sinne einer kontinuierlichen Verbindung. 3. Samadhi: Unser Geist verschmilzt mit dem Objekt, wird eins, nondual. (Desikachar TKV: Yoga. Tradition und Erfahrung. Petersburg: Via Nova; 2005: 181.)

13.6 Spezielle Behandlungsprinzipien

Im kranialen Ansatz wird das Augenmerk bei der Behandlung v. a. auf die dynamischen Kräfte im Organismus des Patienten gerichtet [23]. Still und Sutherland richteten ihre Wahrnehmung auf die Mechanismen, die der Körper benutzt, um sich selbst zu heilen und zu korrigieren. Ausgehend von diesen Beobachtungen haben sie und weitere Osteopathen folgende Behandlungsprinzipien formuliert:

Praxistipp

Übersicht der Behandlungsprinzipien

- allgemein, in allen Ansätzen integrierbar: Fulcrum, Aufmerksamkeitsfokus, Stille
- Balanced Tension:
  - Point of Balanced Membranous/Ligamentous/(Fascial) Tension (PBMT/PBLT/[PBFT])
  - Einstellen eines lokalen, regionalen und globalen Point of Balanced Tension (PBT)
  - Dynamic Balanced Tension (DBT)
  - Balanced Fluid Tension (BFT)
  - Balanced Electrodynamic Tension (BET)

Mögliche Unterstützung einer Balanced Tension durch folgende Vorgehensweisen:

- Übertreibung
- direkte Technik
- Auseinanderziehen (Disengagement)
- Kompression/Dekompression
- entgegengesetzte physiologische Bewegung
- Modellieren (Molding)
- Recoil-Techniken, Low Thrust
- Viele-Hände-Technik
- Unterstützung der Selbstheilungskräfte durch LCS-Fluktuationen, Atmung und das myofasziale System
- Ausgleich des autonomen Nervensystems, beispielsweise mittels empathischer Beziehung, Schmetterlingsumarmung, neutralem Zustand nach Jealous, osteopathischem „Felt Sense", osteopathischer herzfokussierter Palpation
- komplexe Wellenformen nach Abehsera
- Behandlung von Feldern nichtphysikalischer Energie
- Erspüren der Gesundheit I und II

13.7 Haltung

Die Ellenbogen sollten, wann immer möglich, am Körper adduziert werden. So wird die Ausführung der jeweiligen Technik mittels des Körpers eingeleitet und durchgeführt. Dies hat außerdem den positiven Nebeneffekt, dass die Ausführung entschleunigt wird.

Der Therapeut stützt die palpatorische Annäherung auf eine stabile Haltung, auf Mobilität/Flexibilität seines Körpers und eine propriozeptive und interozeptive Wahrnehmung und Resonanz mittels des gesamten Körpers – nicht nur der Hände.

13.8 Ansatz der Balanced Tension

Der Ansatz der Balanced Tension nimmt eine Schlüsselstellung in der Behandlung ein. Diese bezeichnet z. B. als PBMT einen zeitlich und räumlich begrenzten Punkt/eine Stelle im Bewegungsausmaß einer Gelenkverbindung oder einen spezifischen Zustand, in dem sich die beteiligten faszialen Strukturen in einem Spannungsgleichgewicht befinden. Dieser befindet sich zwischen der normalen Spannung und den dysfunktionellen Faktoren oder der erhöhten Spannung.

Das Konzept der Balanced Tension ist nicht auf die faszialen Strukturen begrenzt, sondern ist auch auf fluide Strukturen und elektromagnetische Felder anwendbar. Das Prinzip der Balanced Tension wird therapeutisch eingesetzt, um abnormale Spannungen mit homöodynamischen Kräften in Resonanz zu bringen und die Spannungen dadurch zu integrieren und aufzulösen.

Die Etablierung einer Balanced Tension bzw. eines Gleichgewichtszustands führt zur Lösung der gebundenen Kräfte in der Dysfunktion, indem den Geweben ermöglicht wird, ihre Beziehung zueinander zu klären. Inhärente homöodynamische Kräfte kommen in der Dysfunktion zur Wirkung, ein dynamisches Gleichgewicht kann sich neu etablieren und in Kontakt mit den dysfunktionellen Fulcra Heilungsreaktionen in Gang setzen.

In einer Balanced Tension einer Dysfunktion müssen alle mit der Dysfunktion in Verbindung stehenden Kräfte und Erlebniswelten aufgewogen werden, die vorher auf die eine oder andere Weise unterdrückt oder verdrängt wurden. Eine Balanced Tension ist wirkungsvoller, je mehr sie sich in Beziehung zur Ganzheit orientieren kann und in Kontakt zu einer Vielzahl individueller und kollektiver Kräfte im Gewebe und in unterschiedlichen Bewusstseinsebenen treten kann. Es wäre inadäquat, diese Art von Balanced Tension auf die bloße Ausübung einer mechanischen Technik zu reduzieren. Die Wahrnehmung des Therapeuten während der therapeutischen Interaktion ist nicht nur auf den Gleichgewichts- bzw. Schwebezustand und die Interaktion der fixierenden und der lösenden Kräfte gerichtet. Er ruht außerdem in einem Zustand bedingungsloser Aufmerksamkeit.

Die Genauigkeit, mit der der Therapeut vorgeht, bestimmt das Ergebnis, aber es sind die inhärenten Kräfte im Körper [24], also die von innen agierenden korrigierenden Kräfte, die die Korrektur ausführen:

- das Disengagement am Ende jeder Inspirationsphase
- die Retraktion/Nähe am Ende jeder Exspirationsphase
- die Synchronisation (s. a. Entrainment-Modell)
- Umwandlungsprozesse usw.

Alle im Körper in irgendeiner Weise mit dem Dysfunktionsmuster involvierten bzw. gebundenen Kräfte und Gewebe können sich im Verlauf dieses Prozesses zu Wort melden (etwa in Form von Zugspannungen, aberranten Bewegungen oder durch sonstigen Ausdruck) und eine neue Beziehung zum betroffenen Gewebe und zu ihrer eigenen Umgebung herstellen. Wenn sich das dysfunktionelle Muster einer Region ändert, wird sich das Verhältnis des Ganzen oder bestimmter Körperregionen und Funktionskreise zu dieser Region verändern. Das wiederum wird zu weiteren Änderungen im Organismus führen. Dieser Prozess beginnt während der therapeutischen Interaktion, findet aber v. a. auch nach der Konsultation, im behandlungsfreien Intervall statt. Schließlich führt eine Balanced Tension dazu, dass gebundene Energien wieder an der Dynamik der gesamtorganisch wirkenden homöodynamischen Kräfte teilnehmen können, sich dysfunktionelle Fulcra auflösen oder vermindern und sich die Gewebe und ihre innewohnenden Kräfte wieder in Richtung der natürlichen Fulcra ausrichten können. Ein neues Gleichgewicht höherer Ordnung im Organismus kann sich etablieren.

! Beachte

Während im biomechanischen Ansatz Bewegungsgrenzen getestet und therapeutisch angegangen werden, wird in vitalistischen Ansätzen auf die Testung und Konfrontation von Bewegungsgrenzen sowohl bei der Diagnose bzw. Testung wie auch bei der therapeutischen Interaktion verzichtet.

13.9 Point of Balanced Membranous Tension (PBMT)

13.9.1 Bedeutung der Ligamente/Membranen

Die Aufgaben, die der Bandapparat für die Wirbelgelenke oder für andere periphere Knochengelenke erfüllt, werden im Schädel nach Sutherland [7] durch die Duralmembran gewährleistet (Schutz, Regulierung der unwillkürlichen Bewegung). Normalerweise befinden sich die Ligamente eines Gelenks oder die Duralmembran des Schädels in einem reziproken Spannungsgleichgewicht (Balanced Reciprocal Tension) und sind während der Bewegungsausführung niemals völlig entspannt, um so die Stabilität des Gelenks zu gewährleisten. In einer Mittelstellung des Bewegungsspielraums befindet sich ein Punkt, an dem die Spannungen am Gelenk am ausgeglichensten sind. In dieser Gelenkposition erscheint das Gelenk somit besonders locker. Diese Stelle wird Ruhestellung genannt.

Sutherland [7] war der Auffassung, dass jede Dysfunktion bzw. Zerrung eines Gelenks auch die zu ihm gehörigen bindegewebigen Strukturen beeinträchtige. Wenn das Gelenk über seinen Bewegungsspielraum hinaus bewegt wird, entsteht ein Ungleichgewicht in der ligamentären/membranösen Spannung. Die Aufgabe des Ligaments oder der Ligamente, die Bewegung in eine Richtung zu limitieren, wird dadurch geschwächt. Die Dysfunktion entsteht sodann durch die relativ höhere Spannung der gegenüberliegenden anderen Ligamente, die durch die Bewegung nicht gedehnt und geschwächt, sondern verkürzt werden und die sich zudem in einer Art Überkorrektur zusätzlich anspannen. Die ligamentäre/membranöse Spannung der gelenkigen Struktur ist aus dem Gleichgewicht und es kommt zu einer verminderten Beweglichkeit der betroffenen gelenkigen Struktur.

Die Beweglichkeit in die Richtung, in die das Gelenk mit Gewalt gebracht wurde, ist relativ größer als die Beweglichkeit auf der gegenüberliegenden Seite der Dysfunktion.

Es kommt zu einer Verschiebung des neutralen Beweglichkeitspunktes bzw. der Ruhestellung in Richtung zur entgegengesetzten Seite der Bewegungseinschränkung (= pathologische Ruhestellung).

In diesem Sinne bezeichnet Sutherland [7] Fehlspannungen und Dysfunktionen, die die Gelenke und ihre zugehörigen Ligamente betreffen, als ligamentäre Fehlspannungen (Ligamentous Articular Strain). Dysfunktionen, die die Knochen des kraniosakralen Systems und ihre zugehörigen intrakranialen und intraspinalen Duralmembran (Falx cerebri, Tentorium cerebelli, Falx cerebelli, Dura mater spinalis) betreffen, nennt er membranöse Gelenkfehlspannungen (Membranous Articular Strain). Dementsprechend richtet sich seine Behandlung v. a. darauf, diese Spannungsungleichgewichte sich lösen zu lassen. Das Behandlungsprinzip für ligamentäre und membranöse Spannungsungleichgewichte ist dabei gleich.

Ist bei einer Dysfunktion die Dura deutlicher betroffen, dann spricht man von einer membranös-ossären Dysfunktion. Ist die ossäre Artikulation primär betroffen, kann dies als ossär-membranöse Dysfunktion bezeichnet werden.

Auch wenn neurophysiologische Erkenntnisse über die Wirkmechanismen von Faszien und Bändern eher die Begriffe „fasziale Fehlspannungen" und „Point of Balanced Fascial Tension" sinnvoller erscheinen lassen, wurden im Folgenden die von Sutherland gewählten traditionellen Begriffe belassen.

13.9.2 Einstellen eines PBMT

Biomechanischer Ansatz

„Der Point of Balance in der Membranspannung ist definiert als der Punkt im Bewegungsausmaß einer Gelenkverbindung, an dem die Membranen sich im Gleichgewicht befinden. Dieser Punkt befindet sich zwischen der

normalen Spannung, sichtbar im freien Bewegungsausmaß, und der erhöhten Spannung als Folge von Zerrungen und Fixationen [...] Folglich ist es die bestmögliche neutrale Position unter dem Einfluss aller Faktoren, die für die bestehenden Muster verantwortlich ist.“
Harold I. Magoun [8]

Das wichtigste Prinzip bei der Behandlung von kranialen und allen anderen gelenkigen Strukturen ist der Point of Balance [9].

Es wird versucht, die sog. Gleichgewichtsposition (Point of Balance) der dysfunktionellen gelenkigen Strukturen zu finden – die Position also, in der sich die an der Dysfunktion beteiligten Ligamente, Membranen usw. im bestmöglichen Gleichgewicht zueinander befinden. Diese Position liegt zwischen dem normalen Bewegungsspielraum der einen Richtung und der blockierten Beweglichkeit der anderen Richtung. Der Point of Balance der membranösen und ligamentären Strukturen wird anschließend in Einklang mit dem fluiden Point of Balance gebracht. Indem die gelenkigen Strukturen im Point of Balance gehalten werden, kann die inhärente Kraft in der Spannung der Duralmembran oder der Ligamente und die potenzielle Kraft in den Fluida des Organismus am wirkungsvollsten arbeiten, um wieder größere Beweglichkeit zu erreichen.

Schematische Darstellung des Behandlungsprinzips. Die membranöse, ligamentäre, fasziale Spannung befindet sich im Gleichgewicht. Die Struktur B zwischen A und C kann sich frei in beide Richtungen bewegen (▶ Abb. 13.2).

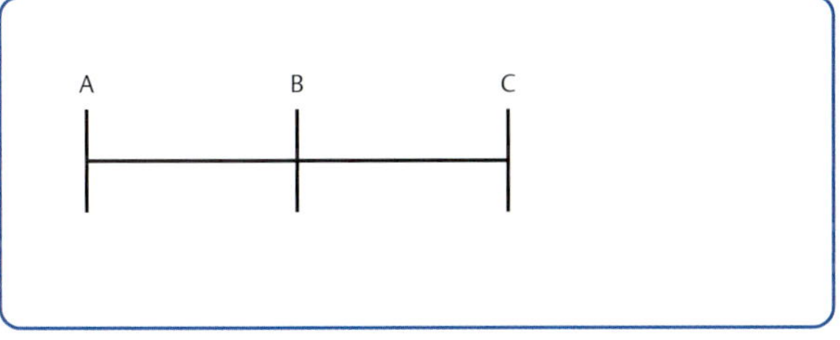

▶ Abb. 13.2

Die membranöse, ligamentäre, fasziale Spannung befindet sich im Ungleichgewicht. Die veränderten Spannungsverhältnisse üben eine Zug auf die Struktur B in Richtung A aus. Bei der Ausführung eines Bewegungstests kann sich B leichter nach A bewegen (B'), während seine Beweglichkeit in Richtung C eingeschränkt ist (▶ Abb. 13.3).

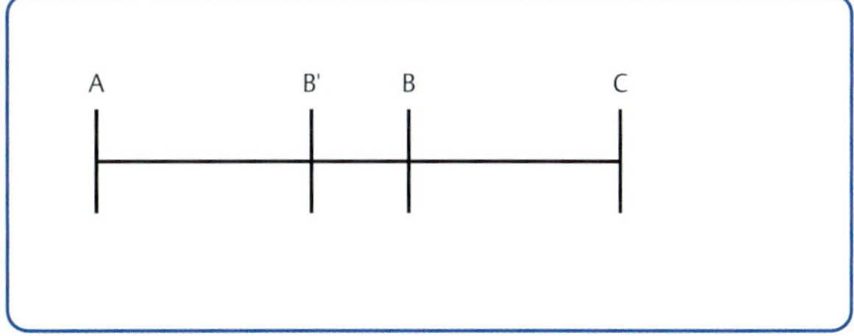

▶ Abb. 13.3

Einstellung des Point of Balance: Die Struktur B wird in Richtung A begleitet, also in die Richtung, in die B sich leichter bewegen lässt (B'). Der Therapeut bewegt die Struktur B gerade so weit in Richtung A, dass sich die membranöse/ligamentäre Spannung an B im bestmöglichen Gleichgewicht befindet. Das Gleichgewicht wird in den Grenzen der größten Beweglichkeit gefunden und gehalten.

Die Kraft des Handkontaktes passt sich an die Kräfte im Gelenk genau an, kopiert sie sozusagen. Dieses Spannungsgleichgewicht wird so lange gehalten, bis die Fluida die Kontrolle übernehmen [24]. Dadurch können die Membranen/Ligamente reagieren, und ein neues Spannungsgleichgewicht zwischen A und C wird ermöglicht.

Eine sanfte Kompression (seltener ein Disengagement) gewebiger und entwicklungsdynamischer Beziehungsmuster lässt die Kraftvektoren deutlicher hervortreten und unterstützt den Lösungsprozess dysfunktioneller Kraftvektoren und Beziehungsmuster. (Während der Kompression nimmt der Therapeut alle Dynamiken im Gewebe ohne einzugreifen wahr. In der Regel wird wahrnehmbar, wie sich ein Fulcrum zwischen beiden Regionen bildet. Nach Etablierung des Fulcrums wird ein Auseinanderbewegen der beiden Strukturen wahrnehmbar.) Ist der PBMT erreicht, spürt der Therapeut ein Gefühl von Leichtigkeit im Gewebe, eine Art Schwebezustand und das Einsetzen einer inhärenten chaotischen Gewebedynamik in den membranösen/ligamentären Strukturen. Anne Wales nannte dies „The Ligaments/Membranes Go Shopping“. Die Aufgabe des Therapeuten besteht im Weiteren darin, die Gelenkstrukturen so zu halten, dass dieses inhärente Spiel weiter ermöglicht wird (▶ Abb. 13.4).

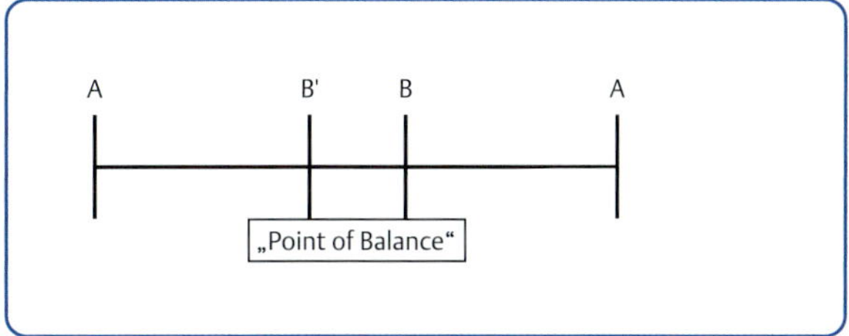

▶ Abb. 13.4

Jede Bewegung in Richtung des Point of Balance erhöht das Spannungsgleichgewicht im Gelenk. Jede Bewegung weg vom Point of Balance vermindert das Spannungsgleichgewicht (▸ Abb. 13.5).

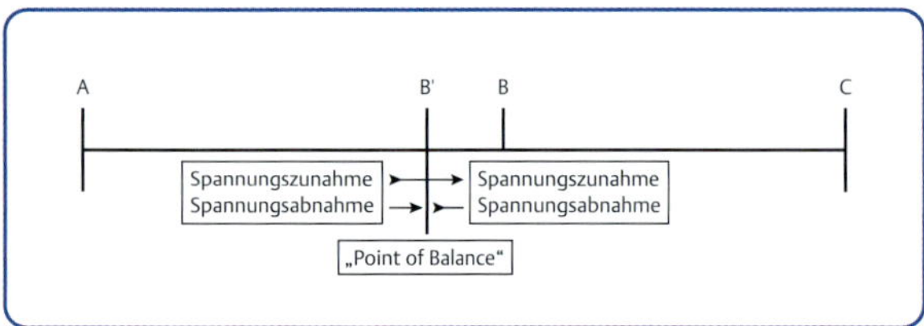

▸ **Abb. 13.5**

Nicht selten tritt während des Prozesses der Gewebedynamik/Spannungslösung ab einem bestimmten Moment eine Art Ruhe oder ein funktioneller Stillpunkt auf, in dem alle Bewegungen scheinbar zur Ruhe kommen und sich eine Änderung vollzieht. Becker benutzte für diese Situation den Ausdruck „Something Happens“. Anschließend wird Bewegung wieder palpierbar, und das dysfunktionelle Muster hat sich in Richtung Normalisierung und Gesundheit verändert und ein physiologischeres Spannungsgleichgewicht etabliert, bis eine Lösung der Blockade und eine Entspannung der reziproken Spannungsmembran (intrakraniale Duralmembran) oder Spannungsligamente wahrgenommen wird.

Vitalistische Ansätze

Im Unterschied zum biomechanischen Ansatz werden in den vitalistischen Ansätzen keine Bewegungsgrenzen angegangen, und die Einstellung eines Point of Balance findet ohne Testung der Gewebebarrieren statt.

Zudem stellt in vitalistischen Ansätzen eine im Therapeuten auftretende Bewusstseinsverlagerung eine Art Indikator für die Präsenz der primären Respiration dar, die als aktive und dirigierende Kraft in der therapeutischen Interaktion wirken soll.

Auch richtet der Therapeut seine Wahrnehmung auf das auftretende Automatic Shifting im Moment der Änderung.

Zum Erlernen und um ein Gefühl für einen Point of Balance zu bekommen, ist es sinnvoll, an einem einfachen Gelenk zu beginnen.

Biomechanischer Ansatz. Magoun [8] beschreibt die Einstellung eines Point of Balance an einem Fingerglied. Nachdem eine leichte Traktion am Fingerglied ausgeübt wird, um die Gelenkflächen voneinander zu entfernen, testet man zunächst die Rotation. Das Fingerglied wird nach links und nach rechts rotiert und die Beweglichkeit miteinander verglichen. Sollte die rotatorische Beweglichkeit in eine Richtung vermindert sein, z. B. nach links, besteht ein ligamentäres Ungleichgewicht. Der Behandler kann dann einen Point of Balance einstellen, indem das Fingerglied so weit nach rechts rotiert wird, also in die Richtung der größeren Beweglichkeit, bis sich die ligamentäre Gelenkspannung genau im Gleichgewicht zwischen linker und rechter Rotation befindet. In dieser Position wird das Fingerglied so lange gehalten, bis eine Entspannung wahrnehmbar wird. Anschließend werden die Flexion/Extension, Seitneigung und laterale Beweglichkeit getestet und eine Bewegungseinschränkung auf gleiche Weise behandelt. Dies kann einzeln oder gleichzeitig geschehen. Am wirkungsvollsten ist es, wenn gleichzeitig alle Bewegungskomponenten eines Gelenks so positioniert werden, dass ein Point of Balance entsteht.

> **Praxistipp**
>
> **Zusammenfassung der Einstellung eines PBMT**
>
> **Biomechanischer Ansatz:**
> - Testung der Bewegungsparameter und Folgen in Richtung der leichteren Beweglichkeit (eventuell mit Unterstützung einer leichten Kompression der gewebigen oder entwicklungsdynamischen Beziehungsmuster)
> - Inhärente Bewegungen/Spannungsäußerungen werden zugelassen: „Membranes/Ligaments Go Shopping“.
> - Es entsteht eine Art funktioneller Stillpunkt, in dem alle Bewegungen scheinbar zur Ruhe kommen und sich eine Änderung vollzieht („Something Happens“).
> - Bewegung wird wieder palpierbar: Auflösung der Gewebespannung, neues Spannungsgleichgewicht.
>
> **Vitalistische Ansätze:**
> - Einstellung des PBMT durch passives Folgen (ohne vorherige Bewegungstestung; eventuell mit Unterstützung einer leichten Kompression der gewebigen oder entwicklungsdynamischen Beziehungsmuster)
> - Inhärente Bewegungen/Spannungsäußerungen werden zugelassen: „Membranes/Ligaments Go Shopping“.
> - Wahrnehmung eines Bewusstseinswechsels während der therapeutischen Interaktion
> - Es entsteht eine Art funktioneller Stillpunkt, in dem alle Bewegungen scheinbar zur Ruhe kommen und sich eine Änderung vollzieht.
> - Wahrnehmung eines Automatic Shifting
> - Bewegung wird wieder palpierbar: Auflösung der Gewebespannung, neues Spannungsgleichgewicht.

Vitalistischer Ansatz. Hier findet an einem Fingerglied eine Einstellung des Point of Balance über passives Folgen der Gewebespannung statt ohne vorherige Bewegungstestung. Es können nacheinander die Komponenten der Balanced Tension am Fingerglied eingestellt werden (Rotation, Flexion/Extension, Seitneigung und laterale Beweglichkeit). Dabei folgt der Therapeut etwa der bevorzugten Rotation bis zur Balanced Tension. Schließlich kann der Behandler versuchen, sich direkt in eine globale Balanced Tension führen zu lassen.

Der Point of Balance kann durch die Mithilfe des LCS und der Atmung unterstützt werden.

Unterstützung durch Fluidimpuls und Atmung. Der Point of Balance kann durch einen Fluidimpuls und durch die Mithilfe der Atmung unterstützt werden.

Unterstützung durch einen Fluidimpuls. Ein Fluidimpuls kann vom entgegengesetzten Punkt der Dysfunktion ausgesendet werden.

Unterstützung durch die Atmung.

- Bei Flexions-/Außenrotationsdysfunktionen kann der Patient den Atem einige Zyklen in der Einatemphase anhalten.
- Bei Extensions-/Innenrotationsdysfunktionen kann der Patient den Atem einige Zyklen in der Ausatemphase anhalten.

Es kann auch ein Fluidimpuls vom Os sacrum oder vom Fußende der gegenüberliegenden Seite der Dysfunktion ausgesendet werden.

13.9.3 Einstellen eines lokalen, regionalen und globalen Point of Balanced Tension (PBT)

Zunächst wird ein lokaler PBT eingestellt, z. B. in der Sutura coronalis. Ein regionaler PBT wird anschließend zwischen dieser Sutur und dem Schädel eingestellt. In der Folge wird ein globaler PBT zwischen dieser Sutur und dem gesamten Körper eingestellt.

13.10 Dynamic Balanced Tension (DBT)

Der Osteopath nimmt wahr, wie die im Gewebe agierenden Kräfte wirken. Er kann diesen Kräften dabei helfen, ein Gleichgewicht im Gewebe entstehen zu lassen, um die Beziehung des Gewebes zum ursprünglichen Fulcrum wiederherzustellen.

Während der Inspirationsphase sollen nach Jealous selbstkorrigierende Kräfte den Zustand einer membranösen Gleichgewichtsspannung erzeugen, sodass während der Exspirationsphase hydraulische Kräfte in den Geweben das Gewebe und Fluida wieder in die normale Beziehung zum embryonalen Fulcrum und zu den Organisationsfulcra bringen kann [25]. Es ist in der Regel ausreichend, diese Homöodynamik während der Inspirationsphase sanft zu unterstützen und dann der Veränderung während der Exspirationsphase mit passiver Aufmerksamkeit beizuwohnen.

(Diese Ausführung entspricht weitgehend der von Jealous beschriebenen Ausführung einer „Balanced Membranous Tension".)

Vorgang:

- Synchronisation der Hände des Therapeuten mit Pulsationen im Patienten.
- Ein Großteil der Aufmerksamkeit verbleibt in den Wahrnehmung der Pulsationen, ein kleinerer Teil der Aufmerksamkeit ist auf die Qualitäten der Dysfunktion gerichtet.
- Es werden keine Geweberestriktionen bzw. Gewebebarrieren in der Dysfunktion angegangen.
- Ab einem bestimmten Moment der therapeutischen Interaktion tritt ein Bewusstseinswechsel im Therapeuten auf.
- Während der Inspirationsphase wird eine minimale Verstärkung der vorhandenen dysfunktionellen bzw. asymmetrischen, aberranten Bewegung/Spannung im Gewebe verursacht, ohne dass die Geschwindigkeit dieser Bewegungen geändert wird.
- Während der Exspirationsphase wird den Gewebespannungen nur passiv gefolgt.
- Dieser Vorgang wird wiederholt, bis am Ende einer Inspirationsphase ein spontanes, **nicht** vom Therapeuten ausgelöstes, deutlich wahrnehmbares Disengagement auftritt. (Dieses Disengagement ist deutlicher und größer als das am Ende jeder Inspirationsphase auftretende Disengagement.)
- In der Regel geht dieses einher mit einem Automatic Shifting.
- Nicht vom Therapeuten induzierte Kräfte beginnen zu wirken. Während der folgenden Exspirationsphase führen diese Kräfte das betroffene Gewebe aus der Dysfunktion heraus. Es entsteht sozusagen eine Selbstkorrektur.
- Es kann eine laterale Fluktuation auf Höhe des betroffenen Gewebes wahrnehmbar werden.
- Auch ein Übergang in einen Stillpunkt ist möglich.

Anmerkung 1: Die Kompression – als bedeutende Kraft in der Entstehung der Gewebe und des Geburtsprozesses – kann auch hier unterstützend eingesetzt werden, insbesondere bei entwicklungsdynamischen Kraftvektoren und Beziehungsmustern.

Anmerkung 2: In bestimmten Fällen scheint es sinnvoll, die minimale Verstärkung der vorhandenen Bewegung/Spannung im Gewebe auch während der Exspirationsphase auszuführen, nämlich dann, wenn die dysfunktionellen bzw. aberranten Bewegungen/Spannungen fast ausschließlich während der Exspirationsphase auftreten.

13.11 Balanced Fluid Tension (BFT) nach Jealous

Sutherland schreibt, dass nicht nur das Fulcrum in der reziproken Spannungsmembran, sondern auch der „Fulcrum-Point“, der Stillpunkt in der Fluktuation des LCS beachtet werden sollte oder dass die reziproke Spannungsmembran und die Fluktuation der Flüssigkeit im Point of Balance gehalten werden sollen [31]. Er erwähnt auch, dass der Therapeut durch die fluiden Fluktuationen zum Point of Balance geleitet wird, wodurch die Membranen/Ligamente/Faszien in die Lage versetzt werden, zu reagieren [32]. Laut Jealous ist diese Technik auf den fluiden Aspekt des Körpers ausgerichtet [33].

Vorgang:

- Resonanz zum fluiden Muster in der Dysfunktion: Es werden keine Geweberestriktionen bzw. Gewebebarrieren in der Dysfunktion angegangen. Die Hände folgen und verbleiben in der physiologischen „Bewegung“ der Fluida.
- Synchronisation der Hände des Therapeuten mit der Bewegung der Fluida und der Geschwindigkeit der Fluidabewegungen und mit dem inhärenten, spontan auftretenden Disengagement
- Ein Point of Balance der Fluida stellt sich ein.
- Wechselwirkung des lokalen fluiden Musters mit dem gesamten fluiden Körper
- Ab einem bestimmten Moment der therapeutischen Interaktion tritt ein Bewusstseinswechsel im Therapeuten auf. Die Aufmerksamkeit erweitert sich auch auf das Feld um den Körper herum.
- Ein Automatic Shifting tritt auf.

13.12 Balanced Electrodynamic Tension (BET)

Dysfunktionen können z. B. durch ungleichmäßig polarisierte Felder entstehen.

Ausgangsposition:

- Die Hand des Therapeuten befindet sich auf Höhe der zu behandelnden Struktur, oberhalb der Haut. Die Hand senkt sich langsam bis zu der Stelle, an der ein Widerstand wahrnehmbar wird.
- Es kann sich auch eine Hand hinten und die andere Hand vorn an der zu behandelnden Struktur befinden, dabei wird der Widerstand wie eine Art prall gefüllter Ballon oder ein kugelartiges Feld wahrgenommen.

Vorgang:

- Die Hände umfassen weiterhin das wahrgenommene Feld.
- Alle Arten von Bewegungen dieses Feldes werden zugelassen, bis diese zur Ruhe kommen bzw. eine symmetrische Bewegung wahrgenommen wird.
- Ab einem bestimmten Moment der therapeutischen Interaktion tritt ein Bewusstseinswechsel im Therapeuten auf.
- Ein Automatic Shifting tritt auf.

13.13 Weitere Methoden zum Erreichen einer Balanced Tension

Im Folgenden werden weitere Methoden dargestellt, die zur Erlangung einer Balanced Tension nötig werden können. Die Vorgehensweise ist abhängig von Alter und Kondition des Patienten, der Akutheit und der Art der Dysfunktionen. Die folgenden Manöver stellen eine Art „Einladung“ an das Gewebe dar. Sie dienen einerseits als Diagnose, indem der Osteopath die Reaktion des Gewebes auf diese „Einladungen“ wahrnimmt, und können andererseits auch als Behandlung zur Erlangung eines neuen dynamischen Spannungsgleichgewichts angewendet werden.

Vor allem 2 Grundtendenzen können im Dysfunktionskomplex vorherrschen:

- vom Organismus relativ isolierte, abgekoppelte Entität
- Verlust seiner relativen Autonomie, im Sinne einer Schwächung seiner natürlichen Abgrenzung

In beiden Fällen stehen das Gewebe bzw. seine Funktion dem Organismus nicht mehr optimal zur Verfügung. Diesem entweder in sich relativ verschlossenen oder eher mit seiner Umgebung relativ verschmolzenen Komplex nähert sich der Therapeut palpatorisch an, indem er zunächst seine Differenzierung fördert.

In sich abgekapselte Anteile können zu einer Beziehung mit ihrer Umgebung und dem Organismus eingeladen werden, indem die Gewebeteile sanft komprimiert werden bzw. eine Nähe zwischen ihnen induziert wird. Verschmolzene Anteile können zu einem Abstand zu ihrem beteiligten Partner oder ihrem Umfeld eingeladen werden, indem der Therapeut sanft Raum zwischen den beteiligten Geweben entstehen lässt.

In dieser Nähe oder in diesem Raum kann das bestehende Beziehungsmuster deutlicher werden, sich differenzieren, können sich die Kräfte einer Balanced Tension entfalten und kann die Abkapselung bzw. Verschmelzung letztlich überwunden werden.

Schließlich findet ein Prozess der Integration statt, indem die relativ abgekoppelte Entität wieder in dynamische Beziehung zum Organismus tritt und ihre Ressource dem Organismus zugänglich wird bzw. die relativ verschmolzenen Anteile die für ihre optimale Funktion notwendige relative Autonomie gegenüber ihrem Umfeld erhalten.

Diese Prozesse dürfen nicht forciert werden, weil dabei die jeweilig mit dem Dysfunktionskomplex in Beziehung stehenden subjektiven, intersubjektiven und objektiven Faktoren (Gewebedynamiken, Vitalität des Patienten, assoziierte Erregungszustände, interozeptive und propriozeptive Körperempfindungen, emotionale, mentale Muster etc.) berücksichtigt werden sollten. Das heißt, allen mit dem Dysfunktionskomplex in Verbindung stehenden Anteilen muss ausreichend Raum und Zeit gegeben werden, um sich zeigen und differenzieren zu können.

13.13.1 Kontraindikationen

- Am Schädel bei Kindern unter dem 5.–8. Lebensjahr seien indirekte Techniken im Allgemeinen kontraindiziert, da sich die Suturen zu dieser Zeit noch nicht richtig ausgebildet haben und die Entwicklung der Dura noch nicht abgeschlossen ist. Allerdings ist dies keine absolute Kontraindikation. Viele Osteopathen behandeln auch in diesem Alter indirekt.
- Eine Kontraindikation liegt unter Umständen bei akuten Traumata vor, wenn eine Verschlimmerung der Symptome durch eine zusätzliche Traktion der Ligamente oder Membran zu befürchten ist.

13.14 Übertreibung (Exaggeration)

Auch bei der Übertreibungstechnik sind mehrere Ausführungen möglich.

13.14.1 Biomechanischer Ansatz

Bei der Übertreibungstechnik wird ein Impuls auf das Gewebe oder den Knochen in die entgegengesetzte Richtung der Blockade, d. h. in die Richtung der größeren Beweglichkeit, ausgeübt.

Diesmal wird das Gewebe allerdings nicht nur bis zur Einstellung eines Point of Balance in die Richtung der größeren Beweglichkeit begleitet. Es wird ein Impuls ausgeübt, um das Gewebe oder den Knochen noch etwas weiter als beim Point of Balance in die entgegengesetzte Richtung der Blockade, bis an die physiologische Barriere heranzubewegen. Der Therapeut wartet auf eine Gewebeentspannung mit der Folge größerer Beweglichkeit und führt das Gewebe an die erneute physiologische Barriere heran. Dieser Vorgang wird so lange wiederholt, bis keine neuen Spannungslösungen mehr wahrnehmbar sind.

13.14.2 Schematische Darstellung der Technik

Die membranöse, ligamentäre, fasziale Spannung befindet sich im Gleichgewicht. Die Struktur B zwischen A und C kann sich frei in beide Richtungen bewegen (▶ Abb. 13.6).

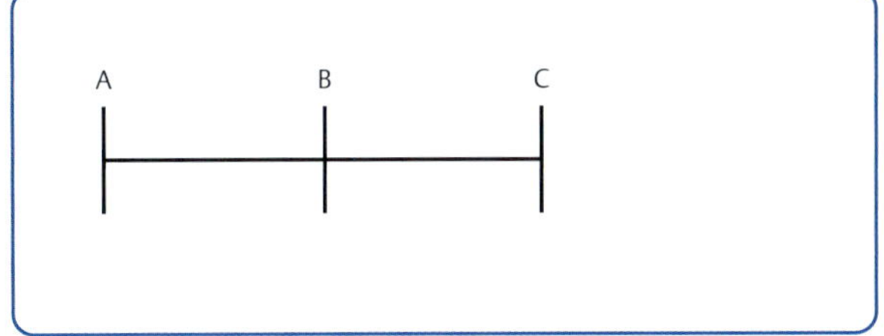

▶ **Abb. 13.6**

Die membranöse, ligamentäre, fasziale Spannung befindet sich im Ungleichgewicht. Die veränderten Spannungsverhältnisse üben einen Zug auf die Struktur B in Richtung A aus. Bei der Ausführung eines Bewegungstests kann sich B leichter nach A bewegen (B'), während seine Beweglichkeit in Richtung C eingeschränkt ist (▶ Abb. 13.7).

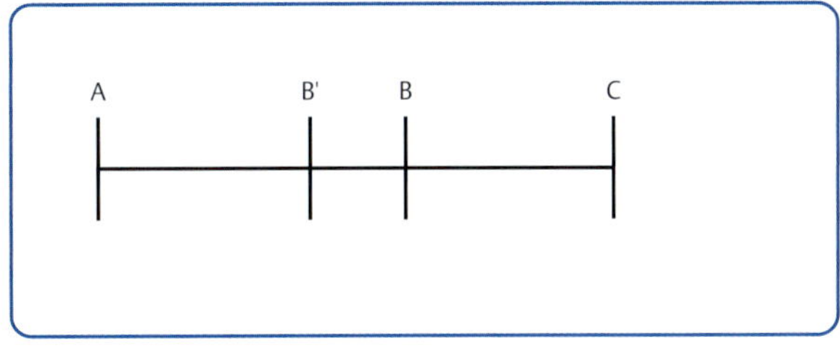

▶ **Abb. 13.7**

Mithilfe der Übertreibung wird auf die Struktur B ein Impuls in Richtung A ausgeübt, also in die entgegengesetzte Richtung der Blockade. Die Struktur B wird bis an die physiologische Barriere heranbewegt. Jeder neue Bewegungsspielraum nach einer Entspannung der ligamentären/membranösen Strukturen wird aufgefangen, indem das Gewebe an die erneute physiologische Barriere herangeführt wird (▶ Abb. 13.8).

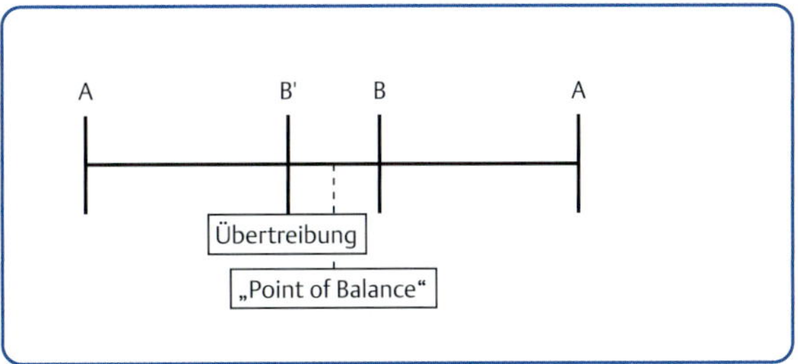

▶ **Abb. 13.8**

13.14.3 Vitalistischer Ansatz

Im Gegensatz zu strukturellen Ansätzen, in denen das Gewebe an die physiologische Grenze bewegt wird, wird hier das Gewebe, ohne Gewebebarrieren bzw. Bewegungsgrenzen zu konfrontieren, in entgegengesetzter Richtung zur Blockade sanft aus seinem Spannungsfeld/-zustand bewegt und den inhärent wirkenden Kräften gefolgt.

Vorgang

- Synchronisation mit Pulsationen
- Resonanz zum Dysfunktionsmuster
- Gewebe in entgegengesetzter Richtung zur Blockade aus dem Spannungsfeld bewegen
- dabei keine Gewebebarrieren angehen
- passive Wahrnehmung einsetzender Gewebedynamiken
- eventuell Wahrnehmung eines Bewusstseinswechsels während der therapeutischen Interaktion
- eventuell Wahrnehmung eines Automatic Shifting
- Ein neues Spannungsgleichgewicht stellt sich ein.

13.15 Direkte Technik

Bei der direkten Technik werden Druck oder Zug in die Richtung der Blockade ausgeübt. Das Gewebe bzw. die Struktur wird sanft in die Richtung des Bewegungsverlustes gebracht. Die Kraftanwendung bleibt stets unterhalb der Schwelle, an der die beteiligten Strukturen eine Gegenkontraktion ausführen. Vibrationen, Pulsationen des Herzens, der Atmung, der Vasomotorik, THM-Oszillationen wirken innerhalb der Ausführung der direkten Technik und tragen zu Lösung bei.

Auch die direkte Technik kann durch die Mithilfe der Atmung (Apnoe in Ein- oder Ausatmung) etc. unterstützt werden.

13.15.1 Indikationen

- Bei Kindern unter dem 4.–7. Lebensjahr ist die direkte Technik bei Schädeldysfunktionen angezeigt. Sie sollte allerdings mit sehr geringer Kraftanwendung ausgeführt werden. Es reicht in diesen Fällen meistens, einen minimalen Impuls zu geben, sodass die Lebenskraft des Kindes die übrige Arbeit verrichten kann.
- bei akuten Dysfunktionen traumatischer Ätiologie, da hier Übertreibungstechniken die Symptomatiken verschlimmern könnten
- bei Dysfunktionen am Gesichtsschädel, in Kombination mit indirekten Techniken

13.15.2 Kontraindikationen

- Es gibt keine absoluten Kontraindikationen.
- Es kann nützlich sein, die direkte Technik mit der indirekten zu kombinieren.

13.15.3 Schematische Darstellung der Technik

Die membranöse, ligamentäre, fasziale Spannung befindet sich im Ungleichgewicht. Die veränderten Spannungsverhältnisse üben einen Zug auf die Struktur B in Richtung A aus. Bei der Ausführung eines Bewegungstests kann sich B leichter nach A bewegen (B'), während seine Beweglichkeit in Richtung C eingeschränkt ist (► Abb. 13.9).

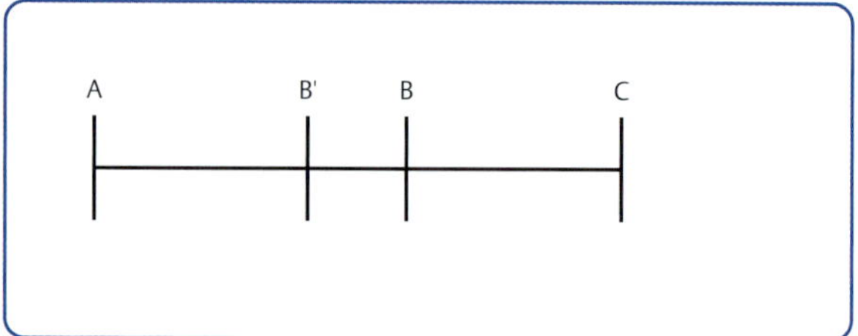

► Abb. 13.9

Mithilfe der direkten Technik wird die Struktur B in Richtung C geführt, also in die Richtung der eingeschränkten Beweglichkeit von B. Die Kraftanwendung bleibt unterhalb der Schwelle, an der die beteiligten Strukturen eine Gegenkontraktion ausführen (► Abb. 13.10).

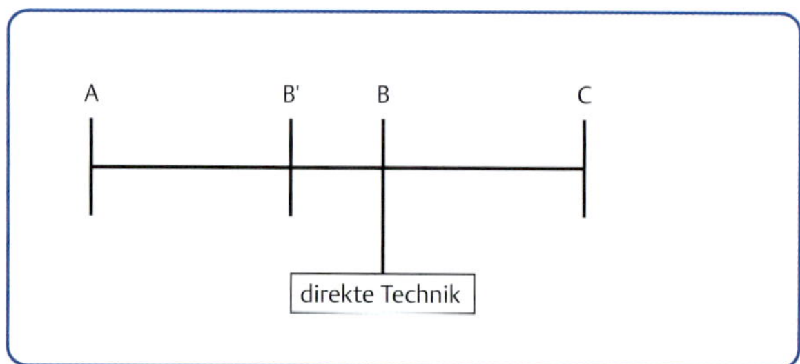

► Abb. 13.10

13.15.4 Vitalistischer Ansatz

Das Gewebe wird nur sanft in Richtung zur Blockade aus dem Spannungsfeld bewegt, ohne Gewebebarrieren bzw. Bewegungsgrenzen zu konfrontieren.

Vorgang

- Synchronisation mit Pulsationen
- Resonanz zum Dysfunktionsmuster

- Gewebe in Richtung des Bewegungsverlustes bzw. der Blockade sanft aus dem Spannungsfeld bewegen
- dabei keine Gewebebarrieren angehen
- passive Wahrnehmung einsetzender Gewebedynamiken
- eventuell Wahrnehmung eines Bewusstseinswechsels während der therapeutischen Interaktion
- eventuell Wahrnehmung eines Automatic Shifting
- Ein neues Spannungsgleichgewicht stellt sich ein.

13.16 Auseinanderziehen (Disengagement)

Dieser Vorgang stellt eine Einladung an das Gewebe dar, Raum zueinander entstehen zu lassen. Biomechanisch werden bei dieser Technik die beteiligten Gelenkflächen sanft entgegengesetzt zueinander bewegt und voneinander getrennt, damit sie für eine Balanced Tension zugänglich werden.

13.16.1 Indikation

Diese Technik wird benutzt, um Suturen, v. a. an Stellen von möglichen Drehpunkten (Achse, Pivot) oder an einer Sutura denticulata, aber auch um Gelenke an den Extremitäten zu lösen.

Bei traumatischen und starken chronischen Restriktionen kann es notwendig werden, zuerst diese Technik auszuführen, bevor weitere indirekte oder direkte Techniken angewendet werden.

Diese Technik kann außerdem zur Lösung von Bewegungseinschränkungen und Fibrosierungen an den Duralmembranen eingesetzt werden. Auch zur Dehnung von faszialen oder muskulären Strukturen, z. B. an den Extremitäten, kann diese Technik benutzt werden.

Dieses Behandlungsprinzip ist indiziert, wenn aufgrund des zugrunde liegenden Traumas in der Dysfunktion die vorhandenen Kräfte eine übermäßige Enge und Dichte hervorrufen (vergleichbar mit der Eskalation eines Streites, sodass neben Vorwürfen und Schuldzuweisungen kein Raum mehr vorhanden ist, um einander zuzuhören). Die kompressiven Kräfte sind zu stark, bzw. es besteht eine zu große Dichte der gebundenen Kräfte in der Dysfunktion, als dass eine Balanced Tension in diesem Gewebe die Kräfte aus ihrer Gebundenheit zu lösen imstande wäre und sie wieder der Dynamik physiologischer Kräfte zugänglich machen könnte. Es ist zwar noch möglich, wenn auch schwerer, über eine Balanced Tension in Kontakt mit den zugrunde liegenden dysfunktionellen Fulcra zu treten, aber dieser Kontakt reicht nicht aus, um den komprimierenden Kräften entgegenzuwirken.

Die Konfliktlösung von zwei sich im Streit befindlichen, eng miteinander verknüpften Personen kann zunächst damit beginnen, einen Raum zwischen den Konfliktparteien entstehen zu lassen, d. h., sie so weit voneinander zu trennen, dass ein gegenseitiges Zuhören wieder möglich wird. So wie abwechselnd zunächst ein Konfliktpartner seine Sicht des Konfliktes mitteilen kann, während der jeweils andere Partner aufgefordert wird, nicht zu unterbrechen, sondern nur zuzuhören, können Beziehungen zwischen Geweben „erhört" werden. Es geht dabei nicht darum, die beteiligten Strukturen und Kräfte mit Gewalt auseinanderzubewegen. Der Vorgang besteht vielmehr darin, dass erstens der Therapeut seine Aufmerksamkeit auf den noch vorhandenen Raum in der Dysfunktion richtet und dadurch eine Ausdehnung in Gang setzt. Zweitens werden die beteiligten Gewebe und Fluida durch Auseinanderbewegen in Resonanz zu den vorhandenen Kräften eingeladen, Raum zu schaffen. Die Art der Ausführung kann je nach Situation unterschiedlich sein, d. h. in einem Fall mehr eine Art Bewegung, in einem anderen Fall eine reine Intention eines Disengagements erfordern. Dieses Auseinanderbewegen geschieht ausdrücklich nicht, um die wirkenden Kräfte zu eliminieren, sondern um ihr Wirken und ihre innere Ordnung erfahren bzw. palpieren zu können, die dahinterliegenden Fulcra sichtbar werden und ein Agieren dieser Kräfte in einem Ansatz der Balanced Tension entstehen zu lassen. Ist dies erreicht, entsteht eine Eigendynamik, in deren Verlauf meist ein weiteres spontanes Disengagement auftritt und eine Integration der gebundenen Kräfte stattfindet.

> **Beachte**
> **Abgesehen von der Einladung des Disengagements sollte das Gewebe nicht in eine bestimmte Richtung bewegt oder gelöst werden, sondern es sollte inhärenten Bewegungen bzw. Spannungen ermöglicht werden, sich auszudrücken. Die Geschwindigkeit dieser Spannungsäußerungen wird nicht verändert, sondern erfolgt in ihrem eigenen Tempo.**

13.16.2 Biomechanischer Ansatz

Vorgang

- Synchronisation mit Pulsationen
- Zuhören, in Resonanz treten
- Einstellung einer Balanced Tension; eine inhärente Spannungslösung wird aber aufgrund anwesender, zu starker komprimierender Kräfte verhindert.
- Disengagement als Einladung an das Gewebe; Beispiel: 2 angrenzende Gelenkpartner werden voneinander gelöst:
  - Einstellung einer Balanced Tension
  - Aufmerksamkeit ist auf das Agieren der inhärenten homöodynamischen Kräfte gerichtet.

- Alternative Ausführung:
  - Halten eines Gelenkpartners und Lösen des anderen Knochens: Balanced Tension
  - Anschließend wird der andere Gelenkpartner gehalten und der erste gelöst.

13.16.3 Vitalistische Ansätze

Vorgang

- Synchronisation mit Pulsationen
- Zuhören, in Resonanz treten
- Einstellung einer Balanced Tension (keine Gewebebarrieren angehen); eine inhärente Spannungslösung wird aber aufgrund anwesender zu stark komprimierender Kräfte verhindert.
- Disengagement als Einladung an das Gewebe; Beispiel: 2 angrenzende Gelenkpartner werden voneinander gelöst:
  - Einstellung einer Balanced Tension (dabei keine Gewebebarrieren angehen)
  - Aufmerksamkeit ist auf das Agieren der inhärenten homöodynamischen Kräfte gerichtet.
  - eventuell Wahrnehmung eines Bewusstseinswechsels während der therapeutischen Interaktion
  - eventuell Wahrnehmung eines Automatic Shifting

Hier tritt während der Palpation homöodynamischer Kräfte auch die Wahrnehmung des Moments des Bewusstseinswechsels in der therapeutischen Interaktion in den Vordergrund. Ebenso ist die Wahrnehmung eines Automatic Shifting, in dem Moment, wo sich eine Änderung vollzieht, von therapeutischer Bedeutung.

Praxistipp

Fragen an das Gewebe bzw. Richtung der therapeutischen Aufmerksamkeit

- Wie viel Raum ist vorhanden?
- Wie ist die Qualität dieses Raums?
- Wie viel Enge ist vorhanden?
- Wie ist die Qualität dieser Enge?
- Wie viel Raum ermöglichen die beteiligten Kräfte? Wie reagieren die beteiligten Kräfte auf die Einladung des Disengagements?
- Wo befindet sich das Fulcrum dieser Dysfunktion?
- Wie agieren die Kräfte in der Balanced Tension?

(s. Fragen zum PBT)

13.16.4 Spontanes Disengagement

Hier tritt Disengagement spontan während des Prozesses einer Balanced Tension auf. Dabei ist diese nicht vom Therapeuten induziert, sondern Ausdruck von inhärenten Kräften, die Ausdruck und Teil der Selbstkorrektur des Körpers sind.

Vorgang

- Aufmerksamkeit des Therapeuten ist auf die Ganzheit des Organismus und auf das Feld um den Organismus gerichtet.
- Ausgleich des autonomen Nervensystems
- Sutur als Teil des Gesamtkörperspannungsfeldes
- Wahrnehmung der inhärenten dysfunktionellen Spannungen und des Fulcrums
- Balanced Tension
- Aufmerksamkeit ist auf den „Horizont" gerichtet.
- Wahrnehmung eines Bewusstseinswechsels während der therapeutischen Interaktion
- Long Tide: Die Potency des Breath Of Life von außerhalb tritt in die Midline und wirkt durch die dysfunktionellen Fulcra.
- Es entsteht ein spontanes Disengagement in der Sutur.

13.17 Kompression/Dekompression

Dieses Behandlungsprinzip findet seine Anwendung an allen stark blockierten Gelenken, Suturen, Membranen und speziell an der SSB. Das Gelenk wird zuerst komprimiert, in die Läsion hineinbewegt, um es anschließend in die entgegengesetzte Richtung zu dekomprimieren. In gewissem Sinne wird also die indirekte mit der direkten Technik kombiniert.

Man kann sich den Vorgang am Beispiel einer blockierten Schublade verdeutlichen. Die Schublade wird entblockt, indem sie zuerst wieder in die Lade geschoben wird, um sie dann ohne Gewalt herausziehen zu können. Sie wird also erst einmal in die entgegengesetzte Richtung zur Blockade gebracht, um die Blockierung zu lösen.

Die Kompression ändert zunächst das Dysfunktionsmuster nicht, führt aber zu einer ersten Entspannung. Sie wird ausgeführt, bis eine Art Aufatmen der Struktur wahrnehmbar wird. Anschließend findet ein fließender Übergang in die Dekompression statt. Durch die Dekompression erfolgt eine Gewebeentwirrung, vergleichbar der Entwirrung eines Telefonkabels durch das Zuggewicht eines herabhängenden Hörers.

Die Kompression kann aber auch in einem anderen Kontext angewendet werden. Mithilfe der Kompression kann ein Umfeld geschaffen werden, in dem die Beziehung zwischen Geweben intensiviert wird und dadurch verborgene Konflikte sichtbar werden.

Dieses Behandlungsprinzip ist indiziert, wenn die dysfunktionellen Kräfte und das dysfunktionelle Spannungsmuster nicht deutlich zum Vorschein kommen. Dies ist etwa bei lange bestehenden Dysfunktionsmustern anzutreffen, wenn sich die „biokinetischen" Kräfte in der Dysfunktion so organisiert haben, dass die Beziehung der beteiligten Strukturen zueinander „eingefroren" ist.

Nach Heede reagiert der Schädel auf eine therapeuteninduzierte Kompression mit seinem ursprünglichen Rotationsmuster und weist auf ein Fulcrum/einen mechanischen Balancepunkt für dieses Muster hin [26]. In diesem lokalisierten Fulcrum ist auch das Potenzial verborgen, das dieses Muster reorganisieren und gehaltene Energien wieder in fließende Energien umwandeln kann.

Stellen natürlich auftretender Kompression. Physiologische, während der Entwicklung und des Wachstums auftretende Kompressionsorte wirken als Balancepunkte für den Körper. Sie sind Teil des Ausdrucks homöostatischer mechanischer Organisation und haben die Fähigkeit, fehlgeleitete Energien aufzunehmen sowie als Stellen des Energieaustauschs zwischen unterschiedlichen Geweben zu agieren. Diese Stellen sind nicht zu verwechseln mit Kompressionsdysfunktionen aufgrund erhöhter pathologischer Krafteinwirkungen.

Die Lösung eines akuten Konfliktes zwischen zwei Personen, dessen zugrunde liegendes Muster kaum erkennbar ist, der mit einem Mangel an natürlicher Dynamik und Lebendigkeit einhergeht und der auf lange bestehenden, unterdrückten Beziehungsinhalten beruht, kann damit begonnen werden, diese Inhalte wieder ins Bewusstsein zu bringen. Der Therapeut unterstützt die Fokussierung bzw. bietet den beteiligten Personen die Möglichkeit einer „Enge", ähnlich eines „Retreats" in einem Kloster, um die Dynamik der bestehenden Muster zu erhöhen und deutlich werden zu lassen. Auf ähnliche Weise können Gewebedysfunktionen behandelt werden.

Es geht dabei nicht darum, die beteiligten Strukturen und Kräfte mit Gewalt zu komprimieren. Der Vorgang besteht vielmehr darin, dem Gewebe ein Umfeld der Enge zu ermöglichen und die beteiligten Gewebe und Fluida durch sanfte Kompression in Resonanz zu den vorhandenen Kräften zu bringen, eine Dynamik entstehen und die bestehenden Spannungsmuster deutlich werden zu lassen.

Es ist meist mehr eine Intention als ein Bewegen. Der Sinn der Kompression ist, das Wirken und die innere Ordnung der wirkenden Kräfte erfahren bzw. palpieren zu können und die dahinterliegenden Fulcra sichtbar werden und ein Agieren dieser Kräfte in einer Balanced Tension entstehen zu lassen. Ist dies erreicht, entsteht eine Eigendynamik, in deren Verlauf meist ein spontanes Disengagement auftritt und eine Integration der gebundenen Kräfte erfolgt.

Beachte

Abgesehen von der Einladung der „Enge" sollte das Gewebe in keine bestimmte Richtung bewegt werden, sondern es sollte den inhärenten Bewegungen oder Spannungen ermöglicht werden, sich auszudrücken. Die Geschwindigkeit dieser Spannungsäußerungen wird nicht verändert, sondern erfolgt in ihrem eigenen Tempo.

13.17.1 Biomechanischer Ansatz

Vorgang

- Synchronisation mit Pulsationen
- Zuhören, in Resonanz treten
- Einstellung einer Balanced Tension, aber Verhinderung einer inhärenten Spannungslösung durch erstarrte biokinetische Kräfte und undeutliches Dysfunktionsmuster
- Kompression als Einladung an das Gewebe; Beispiel: 2 angrenzende Gelenkpartner werden einander sanft angenähert:
  - Balanced Tension
  - Aufmerksamkeit ist auf das Agieren der inhärenten homöodynamischen Kräfte gerichtet.
- Alternative Ausführung:
  - Halten eines Gelenkpartners und Annähern des anderen Knochens: PBT
  - Anschließend wird der andere Gelenkpartner gehalten und Ersterer wird angenähert.

13.17.2 Vitalistische Ansätze

Vorgang

- Synchronisation mit Pulsationen
- Zuhören, in Resonanz treten
- Einstellung einer Balanced Tension (keine Gewebebarrieren angehen), aber Verhinderung einer inhärenten Spannungslösung durch erstarrte biokinetische Kräfte und undeutliches Dysfunktionsmuster
- Kompression als Einladung an das Gewebe; Beispiel: 2 angrenzende Gelenkpartner werden angenähert:
  - Einstellung einer Balanced Tension (dabei keine Gewebebarrieren angehen)
  - Aufmerksamkeit ist auf das Agieren der inhärenten homöodynamischen Kräfte gerichtet
  - eventuell Wahrnehmung eines Bewusstseinswechsels während der therapeutischen Interaktion
  - eventuell Wahrnehmung eines Automatic Shifting

Praxistipp

Fragen an das Gewebe bzw. Richtung der therapeutischen Aufmerksamkeit

- Wie viel Raum ist vorhanden?
- Wie ist die Qualität dieses Raums?
- Wie ist die Dynamik der beteiligten Kräfte?
- Wie deutlich ist das Dysfunktionsmuster wahrnehmbar?
- Wie reagieren die beteiligten Kräfte auf die Einladung einer Kompression?
- Wo befindet sich das Fulcrum dieser Dysfunktion?
- Wie agieren die Kräfte in der Balanced Tension?

(s. Fragen zum PBT)

13.18 Entgegengesetzte physiologische Bewegung

Diese Technik kann bei einigen sehr starken traumatischen Dysfunktionen zur Anwendung kommen und unterstützt in diesen Fällen die reziproke Spannungsmembran, ein neues Gleichgewicht zu erreichen.

Eine Gelenkfläche wird dabei in Richtung der eingeschränkten Beweglichkeit geführt (direkte Technik), während die andere Gelenkstruktur in die Richtung der größeren Beweglichkeit bewegt wird (indirekte Technik). Magoun [10] beschreibt das Beispiel einer komplizierten Dysfunktion an der Sutura occipitomastoidea durch einen Sturz auf die Squama des Os occipitale, wobei das Okziput in eine relative Flexionsposition gebracht wird, während das Os temporale in die Innenrotation gezwungen wird.

Um dieses Gelenk zu lösen, ist es nötig, das Okziput weiter in die Flexion zu bewegen (indirekte Technik), während das Os temporale in Außenrotation gehalten wird (direkte Technik). Es sei besonders darauf hingewiesen, dass nicht der Therapeut entscheidet, die entgegengesetzte physiologische Bewegung anzuwenden. Es sind vielmehr die Dysfunktionsmuster in den Gewebedynamiken, die dieses Behandlungsprinzip vorgeben, um einen Point of Balance zu erreichen.

13.18.1 Vitalistischer Ansatz

Das Gewebe wird nur sanft aus dem Spannungsfeld bewegt, ohne Bewegungsgrenzen zu konfrontieren. Eine besondere Beschreibung der Ausführung ist eigentlich nicht nötig, da es die Gewebedynamik ist, die dem Therapeuten die Vorgehensweise diktiert. Es sind die entsprechenden Ausführungen einer Balanced Tension.

13.19 Intraossale Behandlung

Der Knochen kann intraossal mittels Modellieren (Molding), V-Spread, Beugetechniken und Traktion, Kompression und Schub, Low Thrust, Recoil und sanften Balancings sowie Kombinationen dieser Ansätze behandelt werden.

Beim Modellieren wird beispielsweise versucht, die Knochenform und die Knochenbiegsamkeit durch Anwendung von äußerem Druck oder Zug zu verändern. Zum Beispiel kann das Tuber frontale am Os frontale auf einer Seite zu prominent oder zu flach erscheinen. Beim Modellieren werden Impulse gegeben, um die zu stark hervortretenden Stellen im Knochen abzuflachen und die zu flachen Stellen prominenter zu machen.

Es ist wichtig, vor oder nach intraossalen Behandlungen auch periphere Restriktionen zu lösen, z. B. an den umgebenden Suturen.

Einige der möglichen Effekte intraossaler Behandlung könnten durch fluidische Strömung und medullären Druck, piezoelektrische Effekte der Knochengewebe, Strömungspotenziale in den Kanalikuliwänden der Knochen, Biophotonen, subtil organisierte Energiefelder und stressgenerierte Potenziale der Osteone erklärt werden.

13.20 Recoil-Techniken

Die Recoil-Techniken zählen nicht zu den kranialen Behandlungsmethoden im engeren Sinne. Sie haben sich jedoch als sehr nützlich erwiesen zur Entspannung von stark restringierten Strukturen wie z. B. der oberen Thoraxapertur oder sogar zur Lösung von stark blockierten Suturen bzw. Duralmembranen oder Hirngewebe.

Mit der pulmonalen Ausatmung wird das Gewebe in Vorspannung gebracht, die während der Einatmung gehalten und mit der erneuten Ausatmung noch weiter verstärkt wird. Am Beginn einer erneuten Einatemphase wird die Spannung bzw. der Druck plötzlich losgelassen. Durch den plötzlichen Druckunterschied werden alte Bewegungsspannungen erst einmal gelockert und der weiteren Behandlung zugänglich gemacht. Außerdem kann diese Technik an der Thoraxapertur auch als Lymphpumpe angewendet werden.

Der Recoil kann mehrfach wiederholt werden.

Eine differenziertere Ausführung des Recoils wurde von Chauffour und Prat beschrieben [27].

Die unterschiedlichen Phasen stellen eine zunehmend komplexe Ausführung dar, wodurch der Recoil tiefere Wirkungen erzielen kann:

- 1. Phase: Testung von Druck und Zug am Gewebe bis zur faszialen Barriere. Durch einen sehr kurzen und sehr schnellen Impuls gegen die Barriere wird eine Art Schockwelle produziert, deren Vibration nicht nur die lokale Dysfunktion, sondern bei Behandlung einer Schlüsseldysfunktion auch die beteiligten Dysfunktionsketten aufzulösen imstande sein soll.
- 2. Phase: Es werden zusätzlich zur Einstellung in Phase 1 die vertikalen, horizontalen und rotationellen Komponenten der Zugrichtung in der Dysfunktion präzisiert.
- 3. Phase: Es wird untersucht, zu welchem Zeitpunkt der tiefen Ein- oder Ausatmung die Gewebespannung in der Dysfunktion die größte Spannung aufweist. Der Recoil wird während der Atemphase, in der die Spannung in der Dysfunktion zunimmt, durchgeführt. Die 3. und 4. Phase sollte nur bei einer primären Dysfunktion angewendet werden.
- 4. Phase: Der Patient atmet tief ein und aus. Der Osteopath registriert, in welcher Phase sich die Einschrän-

kungen der Dysfunktion verstärken. Zur Behandlung kann der Patient aufgefordert werden, in der Atemphase, die mit der stärksten Gewebespannung einhergeht, den Atem kurz anzuhalten. Der Recoil wird im Moment der Apnoe ausgeführt. Diese Ausführung soll noch effizienter sein und auch weiter entfernte beteiligte Dysfunktionen auflösen können.

- Gewebeatmung: Biorhythmen wie etwa die primäre Respiration werden in der Dysfunktion wahrgenommen. Das weitere Vorgehen entspricht der Phase 3: Es wird wahrgenommen, in welcher Phase der In- oder Exspiration die deutlichste Spannung in der Dysfunktion auftritt.
- Emotionale Integration: Auch eine Vorstellung eines emotionalen Problems seitens des Patienten ist möglich, und der Osteopath beurteilt gleichzeitig die Gewebespannung. Nimmt diese bei der Vorstellung eines emotionalen Problems oder einer Situation zu, wird der Patient aufgefordert, bei diesem zu verweilen. Ein Recoil wird im Moment des stärksten Gewebewiderstands ausgeführt.

13.21 Low Thrust

Es wird ein sanfter Druck in Richtung der Gewebeblockierung im Bereich von Suturen, Knochen, Muskeln, Faszien und anderen Weichgeweben ausgeübt. Es können auch kurz hintereinander mehrere Low Thrusts durchgeführt werden, wenn Bewegungseinschränkungen in unterschiedlichenen Richtungen vorgefunden werden.

13.22 Viele-Hände-Technik (Multiple Hand Technique)

Bereits 1939 beschrieb Sutherland die Vier-Hand-Technik zur Lösung schwieriger Dysfunktionen zwischen dem Os occipitale und dem Os temporale [28], während Arbuckle die Viele-Hände-Technik v. a. bei Patienten mit Zerebralparese anwendete [29]. Die Viele-Hände-Technik ist besonders bei der Behandlung schwerer oder sehr chronischer Dysfunktionen indiziert. Auch schwere Störungen bei Kleinkindern scheinen gut auf die Viele-Hände-Technik anzusprechen. Gemeint sind damit das gleichzeitige „Handanlegen“ und Behandeln durch 2 oder mehr Therapeuten. Diese zusätzliche Hilfe ist manchmal erforderlich, um ein membranöses Gleichgewicht entstehen zu lassen oder Fluktuationen zu dirigieren. Dadurch können Heilungsprozesse beschleunigt werden. Diese Technik wird entsprechend den oben beschriebenen Behandlungsprinzipien angewendet. Ähnliche osteopathische Erfahrungshintergründe und Behandlungsweisen der Therapeuten sowie ihre Bereitschaft, sich aufeinander einzustellen, sind dabei von Bedeutung.

13.23 Unterstützung der Selbstheilungskräfte

Außer der Wiederherstellung einer intra- wie extrakranial optimalen Membranspannung sind noch weitere wichtige Faktoren zu nennen, die die Heilungsprozesse beschleunigen können. Sie können zu den oben beschriebenen Techniken hinzukommen und diese unterstützen, indem sie die Selbstkorrektion des Organismus verstärken.

13.23.1 Unterstützung durch Fluidimpulse

Mithilfe von Fluidimpulstechniken werden sanfte Impulse über die Fluida des Körpers an die zu behandelnde Körperstelle gesendet:

V-Spread-Technik

Die V-Spread-Technik wurde ursprünglich von Sutherland entwickelt, um die Sutur zweier aneinandergrenzender Schädelknochen zu befreien. Sie hat im Laufe der Zeit eine Vielzahl von Abwandlungen erfahren. Bei der V-Spread-Technik kommt es zu einer Fokussierung der homöodynamischen Kräfte in Pulsationen im Kopf. Sutherland entdeckte, dass er mithilfe eines leichten Impulses seiner Finger eine Art Fluktuationswelle im LCS oder eine Art Energie zu der Stelle einer restringierten Sutur senden konnte, wodurch er die Restriktion zu befreien vermochte:

- V-Spread-Diagnose: Es wird ein sanfter Impuls über die Fluida (LCS, extrazelluläre Flüssigkeit usw.) auf die zu testende gelenkige Verbindung ausgeübt und die Reaktion der Fluidwelle an diesem Gelenk wahrgenommen und bewertet (Kap. 21.1.2).
- V-Spread-Behandlung: Bei der Behandlung wird so lange ein Fluidimpuls auf die restringierte Sutur gesendet und die Sutur mit den V-förmig aufgelegten Fingern geweitet, bis sich die suturale Dysfunktion auflöst (Kap. 21.1).

Fluidimpuls am Knochen

Es kann auch ein Fluidimpuls direkt am Knochen ausgeübt werden, sodass sich die Fluidwelle im Knochen ausbreitet. Damit kann die Elastizität und Dynamik intraossaler Strukturen (z. B. Os parietale oder Oberschenkelknochen) untersucht und behandelt werden. Zum Beispiel kann der Untersucher den Oberschenkelknochen an seinen beiden Endigungen berühren und von einem Ende des Knochens einen Fluidimpuls zum anderen Ende des Knochens schicken. Die andere Hand nimmt wahr, ob und wie die Fluidwelle ankommt.

Ist die Übertragung der Fluidwelle gestört, kann so lange ein Fluidimpuls gesendet werden, bis diese frei die andere Endigung des Knochens erreicht. Gleichzeitig wird der Knochen leicht dekomprimiert und ein Point of Balance eingestellt. Damit wird die Neuorganisation und Heilung intraossaler Strukturen angeregt.

13.23.2 Unterstützung durch die pulmonale Atmung

Zur Lösung von Restriktionen kann die thorakoabdominale Atmung unterstützend eingesetzt werden. Entstanden ist diese Technik aufgrund der Erfahrung, dass Auflösungen von Geweberestriktionen häufig am Ende von den jeweiligen Atemphasen, während des Hustens oder bei Kleinkindern während des Schreiens registriert wurden.

Zum Beispiel vermindert sich die starke Zugwirkung der zervikalen Muskeln an der Schädelbasis am Ende jeder Ausatemphase. In dieser Atempause entspannen sich auch die anderen Verteidigungsmechanismen und Widerstände des Körpers, sodass dieses Moment sehr gut als Unterstützung bei der Lösung abnormer Muskel- und anderer Gewebespannungen und zur Einstellung eines neuen Gleichgewichts der Membranspannung benutzt werden kann. Dies wiederum hat positive Auswirkung auf die Flüssigkeitsbewegung der Lymphe, des venösen Blutes oder anderer Körperflüssigkeiten:

- Bei Extensions-/Innenrotationsdysfunktionen kann der Patient den Atem ein oder mehrere Male so lange wie möglich in der Ausatemphase anhalten.
- Bei Flexions-/Außenrotationsdysfunktionen kann der Patient den Atem ein oder mehrere Male so lange wie möglich in der Einatemphase anhalten.
- Eine weitere Möglichkeit zur Unterstützung der Lösung von Restriktionen ist die Stufenatmung, eine schrittweise Ein- bzw. Ausatmung.

13.23.3 Unterstützung durch das myofasziale System

- Bei Extensions-/Innenrotationsdysfunktionen kann der Patient während der Ausatemphase der Lungenatmung oder unabhängig davon zusätzlich die Hände und Füße strecken (Plantarflexion).
- Bei Flexions-/Außenrotationsdysfunktionen kann der Patient während der Einatemphase der Lungenatmung oder unabhängig davon zusätzlich die Füße dabei beugen (Dorsalflexion).

13.24 Ausgleich des autonomen Nervensystems

Der Ausgleich des autonomen Nervensystems reduziert die Aktivitäten, die aus dem Alltag herrührenden Adaptationen und die Auswirkungen einer sympathischen Erregungslage. Es unterstützt den Prozess eines Übergangs zu einem besser ausbalancierten Grundzustand. Die reziproken Spannungen im Körper und die Aspekte des Körpers, der Seele und des Geistes interagieren kohärenter miteinander. Der Zugang zu Heilung und Umwandlung dysfunktioneller Muster wird so unterstützt.

Die Ansprechbarkeit des Patienten auf therapeutische Impulse scheint nach einem Ausgleich des autonomen Nervensystems erhöht zu sein. Negative Folgen einer Behandlung scheinen minimiert und das Ende der jeweiligen Technik leichter spürbar zu werden. Zudem scheint es für den Patienten in diesem Zustand leichter zu sein, seine Körperempfindungen, Emotionen und Gedankenmuster wahrzunehmen.

Mehrere Ansätze können hier angewendet werden wie die osteopathische herzfokussierte Palpation, der osteopathische „Felt Sense“, die Schmetterlingsumarmung und der neutrale Zustand nach Jealous.

13.24.1 Osteopathische herzfokussierte Palpation

Patient

- sitzend oder liegend

Therapeut

- seitlich neben dem Patienten stehend oder sitzend

Vorgang

- Zunächst wird der Patient dabei unterstützt, wahrzunehmen, wie es ihm geht, ohne dies zu bewerten: körperlich (Spannungen, propriozeptive und interozeptive Körperempfindungen), in Bezug auf seine Vitalität/sein Energieniveau, auf den Level an (neurovegetativer) Erregung, auf seine Emotionen und Kognitionen.
- Ein Teil der Aufmerksamkeit des Patienten ist während des gesamten Zeitraums der Übung/Praxis auf die Wahrnehmung von Änderungen dieser genannten Aspekte gerichtet.
- Die Praxis beginnt damit, dass der Therapeut eine Hand auf die Region etwa 1,5 cm unterhalb des Bauchnabels und die andere Hand auf die Region des Herzens zentral auf das Sternum legt.
- Während der Einatmung stellt sich der Patient vor, von der unteren Bauchregion Lebensenergie/Vitalität in die Herzregion zu lenken und mit der Ausatmung von der

Herzregion aus Liebe/Mitgefühl/Empathie in die untere Bauchregion zu atmen. Dies wird für mindestens 5 Atemzüge wiederholt.

- Anschließend wird ein V-Spread vom Sternum auf die Herzregion ausgeübt, bis sich die Wahrnehmung der Herzregion seitens des Patienten intensiviert.
- Beim sitzenden Patienten palpiert der Osteopath das Herzfeld. Dabei befindet sich eine Hand hinten und die andere Hand vorne auf Höhe des Herzens, ohne direkten Körperkontakt. Beim liegenden Patienten wird das Herzfeld nur mit einer Hand auf der Vorderseite des Patienten palpiert – ebenfalls ohne direkten Körperkontakt.
- Der Osteopath palpiert das Feld mit der ganzen Hand, aber besonders mit der Mitte des Handtellers.
- Während der Herzfeldannäherung wird der Patient gebeten, seine Aufmerksamkeit auf den Herzbereich im Zentrum der Brust zu richten. Dies umfasst beispielsweise die Wahrnehmung vom Schlagen des Herzens oder die Wahrnehmung von Änderungen der Körperempfindung, wenn die Aufmerksamkeit auf das Herz gebracht wird und der Osteopath das Herzfeld palpiert.
- Der Patient wird aufgefordert, seine Augen zu schließen und mit geschlossenen Augen in Richtung des Herzens schauen.
- Der Patient atmet in die Herzregion ein und aus und stellt sich einen roten Ballon vor, der sich synchron mit der Atmung füllt und entleert [35].
- In aller Regel stellt sich dabei eine langsamere und tiefere Atmung ein. Unter Umständen kann bewusst eine 5-sekündige Ein- und Ausatmung eingeleitet werden.
- Sowohl der Patient wie auch der Therapeut dehnen ihre Aufmerksamkeit um das Herz herum aus, in den Raum außerhalb des Körpers auf Herzhöhe.
- Der Patient gibt seinem Herzraum die „Erlaubnis", sich in alle Richtungen auszudehnen.
- Gleichzeitig ruhen die Wahrnehmung und das Gewahrsein von Patient und Therapeut in diesem sich expandierendem Herzraum bzw. in der Ausdehnung des Herzfeldes im Raum.
- Der Patient wird im Verlauf dieser Technik immer wieder dazu ermuntert, sich die Veränderungen der Wahrnehmung während der Palpation des Herzfeldes durch den Osteopathen sowie beim Fokussieren auf das eigene Herz bewusst zu machen.
- Der Osteopath folgt mit seinen Händen den Dynamiken des wahrgenommenen Herzfeldes.
- Die Intention seitens des Patienten wie auch seitens des Therapeuten ist sanft und einfühlsam. Eine rigide, harte oder invasive Konzentration ist zu vermeiden.
- Verändert sich die Wahrnehmung weg vom Herzen in den Kopf, wird die Aufmerksamkeit des Patienten auf das Herz und auf die Ausdehnung des Herzfeldes zurückgebracht.
- Die beiden folgenden Ausführungen sind möglich:
  - Entweder können sich die Hände dem Körper annähern und schließlich den auf den Brustkorb projizierten Bereich des Herzens berühren und den Gewebedynamiken des Herzens folgen, während der Osteopath mit den Augen weiterhin Kontakt zum Herzfeld hält.
  - Oder es wird ein Spannungsgleichgewicht im Bereich des Herzfeldes mit den Händen gehalten.
- Ein Endpunkt ist erreicht, wenn die Ausdehnung und Dynamiken des Herzfeldes und die Gewebespannungen in der Herzregion in einer dynamischen Stille münden und sich möglicherweise auftretende emotionale Prozesse seitens des Patienten ausgeglichen haben.
- Dann können die Augen langsam und bewusst geöffnet werden, während gleichzeitig Kontakt zum Herzraum gehalten wird.
- Die Aufmerksamkeit ruht auf dem Herzfeld und der inneren Wahrnehmung von Körperempfindungen, der Atmung, der Erregung, Gefühlen und Gedanken, während der Blick im Raum umherwandert oder möglicherweise auch Augenkontakt mit dem Osteopathen entsteht.
- Vertikales Balancing: Am Ende stellt sich der Patient vor, vom Scheitel einzuatmen, durch den gesamten Körper hindurch zu atmen und in der Beckenregion und über die Fußsohlen auszuatmen. Anschließend atmet er über die Fußsohlen und die Beckenregion ein und über den Scheitel aus. Dies wird für 3 Zyklen wiederholt.

13.24.2 Osteopathischer „Felt Sense"

Der Osteopath identifiziert durch Palpation die Regionen mit dem stärksten rhythmischen Fluss und der größten Vitalität. Diese können auch vom Patienten als stark und fließend wahrgenommen werden. Gleichzeitig konzentriert sich der Patient auf interozeptive sowie visuelle, auditive, kinästhetische, olfaktorische und geschmackliche Empfindungen in Bezug auf die palpierten Regionen. Der Osteopath beobachtet, ob diese Empfindungen das Wohlbefinden des Patienten verstärken und wie sich das innere Erleben im Patienten neu ausrichtet.

13.24.3 Schmetterlingsumarmung

Hier legt der Patient seine Hände auf die gegenüberliegenden Schultern und klopft abwechselnd auf die jeweilige Schulter. Er wiederholt dies etwa 20-mal.

13.24.4 Neutraler Zustand des Patienten nach Jealous

Vergleichbar mit einem Konzert, in dem die Töne der einzelnen Orchesterinstrumente zu einer Musik verschmelzen, sollen sich Spannungen im Körper homogenisieren.

Vorgang

- Der Therapeut legt seine Hände auf den Schädel, die Füße oder eine andere Körperstelle. Mit sanfter Aufmerksamkeit agiert er als passiver Beobachter.
- Seine Wahrnehmung öffnet sich allen Arten von Gewebedynamiken, ohne jedoch Bewegungen oder Dysfunktionsmuster zu verstärken, zu übertreiben, dagegen anzugehen, Unwinding zu induzieren oder auf irgendeine andere Art darauf zu reagieren. Auch auf der Behandlungsliege wirken im Patienten in der Regel Anforderungen der äußeren Umwelt nach. Diese äußern sich z. B. in Form von Gewebespannungsmustern und bestimmten neurovegetativen Aktivitätsmustern. Bewegungs- und Spannungsdynamiken werden als Reaktion auf diese nachwirkenden Reaktionslagen von der primären Respiration oder dem Nervensystem generiert, um ein bestmögliches Gleichgewicht im Patienten zu installieren. Um einen Zustand der größtmöglichen Rezeptivität zwischen Therapeut und Patient zu etablieren, ist es bedeutsam, sich nicht in die Gewebedynamik und das Spiel der an- und abstoßenden Kräfte mit einer Varietät von Geweberhythmizitäten hineinziehen zu lassen, da diese nur Ausdruck der Anstrengung und des Bestrebens des Organismus sind, einen Gleichgewichtszustand zu etablieren.
- Die Hände können sich dabei entsprechend den Gewebedynamiken auch über den Körper bewegen lassen und so auf immer anderen Regionen abgelegt werden.
- Ab einem bestimmten Moment kommen die unterschiedlichen Bewegungsimpulse und Spannungen in den Geweben des Patienten zur Ruhe.
- Mit zunehmender Übung kann der Osteopath beim Eintritt in den neutralen Zustand einen steten, höchst individuellen und einzigartigen Rhythmus palpieren, der unabhängig von den Gebrechen und Leiden des Patienten eine unmittelbare Verbindung zur Ganzheit und zum Universum darstellt. Nach Jealous wird ein Rhythmus von etwa 2,5-mal/min wahrnehmbar.
- Im neutralen Zustand soll sich aber nicht nur die Frequenz der Rhythmuspalpation ändern, weitere Änderungen betreffen
  - die Wahrnehmung der größtmöglichen Homogenität bzw. homogener Dichte im Organismus;
  - den gesamten Zustand des Neurovegetativums;
  - die Beziehung des Patienten zur externen Gegenwart der primären Respiration, der Organismus kann bestmöglich von der primären Respiration bewegt werden;
  - Fluida und fluide Muster, die transparenter und leichter wahrnehmbar werden; der fluide Körper tritt in einen automatischen spontanen Prozess ein;
  - die Gleichmäßigkeit des Rhythmus;
  - die Verbesserung der Unterscheidung zentrifugaler und zentripedaler Dynamiken im Patienten.

Der „neutrale Zustand“ ist als eine Art „Point of Balance“ der im Organismus befindlichen reziproken Spannungen palpierbar. Die Gesamtheit der reziproken Spannungen agiert als funktionelle Einheit. Der Organismus wird als Einheit erfahren, die sich in ihrem momentanen bestmöglichen Gleichgewicht befindet. Die Bildung dieses spezifischen Gleichgewichtszustands erlaubt dem gesamten Organismus größtmögliche Resonanz mit der primären Respiration. Die homöodynamisch heilende Wirkung der primären Respiration kann sich bestmöglich im Organismus entfalten und zu einer Neustrukturierung des Dysfunktionsprozesses führen.

In der Ebene, in der die Dysfunktionen entstanden sind und bestehen, sind die Lösungsmöglichkeiten deutlich eingeschränkter als bei einer anderen Intensitätsebene von Lebendigkeit (wie z. B. dem neutralen Zustand), in der sich die Dysfunktionen ohne Weiteres lösen könnten. So ist etwa das dysfunktionelle Störgeräusch erst in einem neutralen Zustand und einer relativen Stille in seiner gesamten Natur und in seiner Beziehung zum Ganzen erfahrbar.

Der neutrale Zustand kann auch etappenweise in Erscheinung treten. Das heißt, nachdem eine Art neutraler Zustand im Patienten wahrnehmbar wird, verharrt er eine Zeit lang in diesem und sinkt dann noch tiefer in diesen Zustand usw. [30]. Deshalb ist es sinnvoll, dass der Osteopath geduldig ist und ausreichend lange wartet, bis der neutrale Zustand vollständig eingetreten ist.

Während der gesamten folgenden Behandlung hält der Therapeut Kontakt zu diesem „neutralen Zustand“. Indem mit den Händen die Dichte, Tonalität und Frequenz des neutralen Zustands kopiert werden, kann die adäquateste therapeutische Interaktion induziert werden. Es sei möglich, aber nicht zwingend, dass im neutralen Zustand ein spontaner Stillpunkt auftritt.

! Beachte

In seltenen Fällen sei der neutrale Zustand nicht anzuwenden, so meist nach Bewusstseinsverlust oder extremer Gewaltanwendung mit der Folge von extremer Dissoziation zwischen Körper, Geist und Seele. Hier sei eine sanfte Erweiterung des 4. Ventrikels (EV-4) indiziert.

13.25 Weitere Behandlungsansätze

13.25.1 Komplexe Wellenformen nach Abehsera

Die moderne Physik wurde mit dem Paradoxon konfrontiert, dass auf niedrigster Ebene die Materie als Teilchen sowie auch als Wellenfeld erscheinen kann. Diese Erkenntnis angewendet auf den menschlichen Körper bedeutet nach Abehsera, dass dementsprechend jeder Bereich des menschlichen Organismus eine Ansammlung kleinster Teilchen wie auch komplexer Wellenformen, z. B. als wellenartige Leber darstellt.

Diese komplexen Wellenformen sind nicht direkt über die Hände palpierbar, deshalb ist die Handposition auch nicht ausschlaggebend. Um Kontakt zu diesen herzustellen, stellt der Osteopath ein holografisches Bild der betreffenden Struktur (Sutur, Ligament, Gelenk, Organ) des Patienten her. Der Osteopath projiziert dieses Bild, das sozusagen aus reinen Gedankenwellen entstanden ist, zwischen seine Hände. Über dieses holografische Bild kann der Osteopath Rhythmen, abnorme dysfunktionale Muster der betreffenden Struktur wahrnehmen und – entsprechend den bereits beschriebenen therapeutischen Prinzipien (PBT, direkte, indirekte Technik usw.) angewendet auf das holografische Bild – korrigieren. Abehsera konnte feststellen, dass die Ergebnisse umso effektiver waren, je präziser die Erstellung des Hologramms stattfand. Auf dieser Ebene der Wahrnehmung ist es leichter, die Interaktion des Organs mit anderen Bereichen des Organismus zu registrieren und zu beeinflussen. Der große Vorteil dieser Herangehensweise ist, dass so direkt der Informationsfluss zwischen den Organen beeinflusst werden kann.

13.25.2 Behandlung der Felder nicht physikalischer Energie

Morphogenetische Felder, Intention und Bewusstsein, Synchronizität

Handposition

Diese ist nicht ausschlaggebend. Es ist möglich, dass der Therapeut seine Hand auf die zu behandelnde Struktur legt, um die Wahrnehmung für diese Struktur zu erleichtern. Es ist auch möglich, ohne Handkontakt zu arbeiten.

Ausführung

- Die Aufmerksamkeit des Therapeuten ist auf die betreffende Struktur gerichtet. Es ist sehr wichtig, dass sich der Therapeut dabei nicht verkrampft oder mit starker invasiver Intention vorgeht. Es ist eher ein Sichöffnen für bzw. Sicheinstimmen und -einklingen auf die zu behandelnde Struktur. Erscheint kein Bild der Struktur oder ist der Vorgang mit sehr viel Anstrengung verbunden, sollte die Technik nicht ausgeführt werden!
- Wenn sich die betroffene Struktur im Bewusstsein des Behandlers zeigt, sollte der Behandler möglichst viele Einzelheiten davon wahrnehmen.
- Der Therapeut stellt innerlich Fragen an die betreffende Struktur: Bist du damit einverstanden, dass ich Kontakt zu dir herstelle? Wenn der Therapeut eine abweisende Reaktion wahrnimmt, sollte die Technik zu diesem Zeitpunkt nicht ausgeführt werden.
- Nimmt der Therapeut eine bejahende Reaktion wahr, bittet er die zu behandelnde Struktur innerlich, alles loszulassen und auszudrücken, was sie daran hindert, zu einem besseren Gleichgewichtszustand zu gelangen.
- Während der Therapeut Kontakt zu dieser Struktur hält, lässt er alle Körperempfindungen, Erregungszustände, Bilder, Wörter oder sonstigen Erscheinungen geschehen, die sich in seinem Bewusstsein zeigen. Er versucht nicht, diese festzuhalten, zu bewerten oder zu interpretieren.
- Der Therapeut lässt dies so lange geschehen, bis die Bilder und Erscheinungen zur Ruhe kommen bzw. bis die Bilder und Erscheinungen Ausgeglichenheit und Harmonie widerspiegeln.
- Am Ende richtet der Therapeut die nonverbale Frage an die Struktur, ob sie noch etwas benötigt, um heil und glücklich zu werden.
- Treten während des Prozesses Anstrengung und Verkrampfung auf, sollte der Therapeut die Technik beenden. Ebenso, wenn seine Hände eine abweisende/abstoßende Kraft wahrnehmen.
- Es kann vorkommen, dass die Technik in darauffolgenden Sitzungen weitergeführt wird.
- Wiederholen sich bestimmte stressbeladene Erscheinungen, kann der Therapeut direkt mit diesen in Dialog treten. Er bittet auch sie zunächst darum, mit ihnen in Kontakt treten zu dürfen. Wird dies bejaht, kann er damit beginnen, Fragen nach ihrer Entstehung, ihren Beweggründen sowie nach ihrem Verhältnis zur betroffenen Struktur oder zum Patienten zu stellen.

> **Beachte**
> **Die Intention des Behandlers ist ein sehr wichtiger Faktor in jeder therapeutischen Annäherung und ist in der Lage, alle anderen Ebenen zu durchdringen. Der Therapeut sollte sich seine Intention bei jeder Art von Kontaktaufnahme und Palpation bewusst machen.**

13.25.3 Erspüren der Gesundheit des Patienten I

Der Therapeut folgt den Bewegungen im Gewebe. Diese sind Ausdruck des vitalen Potenzials im Patienten. Sie sind der Zipfel seiner Gesundheit, die sichtbar an der

Oberfläche liegen. Der Therapeut hat nur die Aufgabe, ihnen durch die Schichten der Adaptationen an innere und äußere Einflüsse bis zu ihrem Entstehungsort zu folgen.

Ausführung

Der Therapeut nähert seine Hände dem Körper an. Diese werden an einer Körperstelle abgelegt, z. B. als Schädeldachhaltung.

Der Therapeut folgt den Gewebebewegungen stets in ihre freie Bewegungsrichtung. Er lässt sich nicht von den Bewegungseinschränkungen aufhalten. Wenn der Therapeut eine Bewegungseinschränkung wahrnimmt, welcher Art diese auch sein mag, richtet er seine entspannte Aufmerksamkeit wieder auf die Bewegung, die wahrnehmbar ist. Vielleicht erspürt er auch in der Bewegungseinschränkung selbst eine plötzlich wahrnehmbare Bewegung. Sehr wichtig ist, dass der Therapeut nichts tut, nicht aktiv wird und die Bewegung nicht zu lenken versucht oder ihr vorauseilt. Er ruht in einer rezeptiven, offenen, entspannten Wahrnehmung und folgt mit seinen Händen durch die Gewebestrukturen im Patienten dem Strom der Gesundheit bis zu ihrer Ursprungsquelle. Ist der Therapeut den Gewebebewegungen bis zu ihrem Endpunkt, zu ihrer Ursprungsquelle, dem vitalen Potenzial des Patienten gefolgt, wird eine qualitative Veränderung der Gewebepalpation in Erscheinung treten. Die Bewegung wird sich nicht mehr in eine bestimmte Richtung ausdrücken, sondern als eine rhythmische Expansion und Retraktion wahrnehmbar werden.

Hier kann sich der Organismus in einem unmittelbaren Erleben neu orientieren und vom Fulcrum der Krankheit zum Fulcrum der Gesundheit hinüberbewegen.

13.25.4 Erspüren der Gesundheit des Patienten II

Grundvoraussetzung ist, dass der Therapeut in Kontakt mit seinem eigenen Fließen, mit seiner eigenen Quelle der Vitalität ist. Erst wenn dieses eigene Fließen, dieses „Im-Fluss-Sein" wahrgenommen wird, beginnt der Therapeut seine liebevolle, nichtinvasive Achtsamkeit auf den Patienten zu richten, ohne jedoch den Kontakt zu seinem eigenen Fließen zu verlieren.

Ausführung

- Der Therapeut lässt seine Hände über den Körper des Patienten gleiten. Er richtet seine Aufmerksamkeit – nicht nur mithilfe seiner Hände, sondern mit all seinen Sinnen – auf die Bereiche im Körper, die besonders lebendig sind. Wo ist Bewegung? Wo ist Lebendigkeit? Wo ist Pulsation? Die Aufmerksamkeit des Therapeuten ist nicht darauf gerichtet, was starr, unlebendig, unbeweglich, verkrampft, dysfunktionell, blockiert und stagniert ist, sondern auf das, was weich/elastisch, lebendig, beweglich, entspannt, funktionell und frei ist und fließt. Hat der Therapeut diesen Bereich gefunden bzw. sich dorthin führen lassen, beginnt er, in diesem Bereich Kontakt zum Patienten aufzunehmen. Er legt seine Hände auf diesen Bereich und schenkt ihm Aufmerksamkeit und Anteilnahme. Allein dadurch wird das Lebendige und das Fließen im Patienten verstärkt. Was immer auch dieser Bereich höchster Gesundheit ausdrückt – sei es über das Gewebe oder darüber hinaus – lässt der Therapeut geschehen. Der Therapeut lässt sich „berühren" von der Lebendigkeit und Ursprünglichkeit des Patienten und gibt diese Berührung über seine Hände zum Ausdruck.
- Anschließend nimmt der Therapeut den Bereich im Körper wahr, an dem der freie Fluss auf Widerstände, Bewegungseinschränkungen und Kontraktionen trifft. Es ist wichtig, genau diese Stelle zu erspüren. Nicht die Stelle größter Bewegungslosigkeit, sondern die Stelle, an der noch relativ viel Fließen, Rhythmizität und Pulsation vorhanden sind, sozusagen die Grenzlinie zwischen Weichheit und Erstarrung. Die Erstarrung bzw. Bewegungslosigkeit ist hier noch nicht ausgereift. Genau an dieser Stelle unterstützt der Therapeut die inhärente Rhythmizität und das Fließen, denn hier kann sich die Gesundheit relativ leicht ausbreiten und die verminderte Beweglichkeit und die Widerstände aufweichen. Nur im Bereich des größten rhythmischen Fließens und höchster Lebendigkeit zu verbleiben wäre sinnlos, denn in diesem Bereich ist der freie Fluss schon vorhanden. Auf der anderen Seite wäre es invasiv und eher gewalttätig, an der Stelle eine Veränderung herbeiführen zu wollen, wo die Bewegungslosigkeit am ausgeprägtesten ist. Hier würde der Therapeut „machen", anstatt den Organismus des Patienten „machen zu lassen".

Durch das natürliche Bestreben der Lebendigkeit im Körper, sich auszuweiten, werden Bewegungseinschränkungen und Blockierungen aufgeweicht. Der Therapeut könnte ein Leben lang Blockierungen finden und diese lösen und doch der Gesundheit dadurch kaum näher kommen, ebenso wie man sich ein Leben lang mit den Widrigkeiten seines Lebens psychoanalytisch auseinandersetzen könnte und nur immer weitere Störungen aufdecken würde. Hier geschieht die Heilung von innen nach außen. Der Patient bekommt ein unmittelbares Erleben seiner Gesundheit, seines Fließens. Er erhält zunehmend die Bewusstheit und damit auch die Verantwortung, wie er mit seinem Leben bzw. seinem Organismus umgeht, um dieses Fließen zu unterstützen, anstatt es zu blockieren. Es ist nicht der Therapeut, der handelt. Diese Berührung spiegelt unmittelbar den Ausdruck Stills wider, dass unser vorrangiges Ziel sein sollte, Gesundheit zu finden – Krankheiten kann jeder finden.

Dabei ist eine wichtige Voraussetzung, dass der Therapeut in sich nachempfinden kann, was im Körper des anderen passiert. Das Erspüren der Gesundheit ist weniger als eine Art Technik oder Manipulation im herkömmlichen Sinne zu verstehen. Hier ist es vielmehr essenziell, dass der Therapeut Kontakt zu seinem Fließen und zu seiner eigenen Ursprünglichkeit hat und Bewusstheit für das eigene unmittelbare Empfinden entwickelt sowie die Fähigkeit, Intimität und Nähe zuzulassen, geschehen zu lassen, ohne intervenieren zu müssen. In dem Maße, wie er selbst Kontakt zu dieser Ursprünglichkeit, zu seinem eigenen Fließen hat, wird er in der Lage sein, diesen Kontakt zum Patienten herzustellen.

Praxistipp

Methodik der Behandlung

- Wahrnehmung der Stille
- Ausgleich des autonomen Nervensystems
- Resonanz zwischen Hand, Herz und Geist des Behandlers und der betroffenen Struktur und Ebene des Patienten
- Balanced Tension, Point of Balanced Tension (PBT): PBMT, PBLT, PBFT, PBET
- Methoden zum Erreichen des PBT: Übertreibungstechnik, direkte Technik, entgegengesetzte physiologische Bewegung, Auseinanderziehen (Disengagement) der Gelenkfacetten, Modellieren (Molding), Recoil, Low Thrust
- Unterstützung durch: Fluktuation des LCS und extrazellulärer Fluida, pulmonale Atmung, myofasziales System
- Einstellen eines lokalen, regionalen und globalen PBT
- Behandlung elektrodynamischer Felder: Unwinding, PBET
- Behandlung komplexer Wellenformen
- Behandlung der Felder nicht physikalischer Energie
- Erspüren der Gesundheit des Patienten

Ist dieser Kontakt zum Patienten hergestellt und das Fließen im Patienten gefunden, begrüßt und gewürdigt worden, kann der Therapeut – je nach Eigenart des Patienten – den Körper darin unterstützen, Dysfunktionen bzw. Bewegungseinschränkungen und Blockierungen zu lösen, die dem freien Fluss und der Homöostase entgegenstehen.

13.26 Zusätzliche Behandlungshinweise

- Jede Erst- sowie Folgebehandlung sollte stets zuerst mit der **Untersuchung** und Palpation des Gesamtorganismus und der zu behandelnden Strukturen begonnen werden.
- Die Sychronisation mit Gewebedynamiken wird über das Wahrnehmen und Folgen der Spannungen mit dem gesamten Körper, nicht nur mit den Händen, durchgeführt.
- Die Ellenbogen liegen, wann immer es möglich ist, auf dem Behandlungstisch als Fixpunkt oder sind adduziert am Körper. Beide Füße sind auf dem Boden aufgestellt, sodass diese zusammen mit den Sitzhöckern auf dem Behandlungsstuhl ein Fulcrum darstellen. Der Therapeut sitzt aufgerichtet und stützt sich weder physisch noch psychisch auf den Patienten. Sollte es nötig sein, im Stehen zu arbeiten, kann sich der Therapeut zusätzlich mit seinem Körper an der Behandlungsliege abstützen (Kap. 11).
- Bilaterale Handkontakte sind, wenn möglich, über ein Fulcrum verbunden (in der Regel über den Kontakt der Daumen miteinander).
- Von Robert Fulford wurde darauf hingewiesen, dass es für die Behandlung wichtig sein kann, dass der Behandler mit seiner rechten Hand die linke Körperhälfte des Patienten und mit seiner linken Hand die rechte Körperhälfte berührt. In der Beschreibung der Techniken wurde dieser energetische Polaritätsaspekt nicht berücksichtigt. Gegebenenfalls können die Techniken so geändert werden, dass der Therapeut stehend und zum Patienten gerichtet seinen Handkontakt ausführt.
- Der Therapeut sollte in jedem Moment der Behandlung besondere Aufmerksamkeit auf die Bedürfnisse und die Reaktionen des Patienten richten. Hinweise, die stattfindende Berührung zu beenden, geben folgende Wahrnehmungen:
  - Qualitatives Härterwerden der Haut des Patienten, ähnlich wie eine Art Rüstung/Panzerung und ein Gefühl des Abgestoßenwerdens. Da dieses Härterwerden der Haut in Reaktion auf zu invasive Berührung auftreten kann, versucht der Therapeut zunächst, weniger invasiv zu sein und sich mehr mit den inhärenten Gewebedynamiken zu synchronisieren. Falls sich die Gewebequalität daraufhin verändert, kann die Berührung fortgesetzt werden; wenn nicht, sollten die Hände entfernt werden. Erstarrung im Gewebe kann auch ein Hinweis für Dissoziation sein. Dabei vermindert sich das Atmen zu einem fast unmerklichen Atmen. Hier ist Vorsicht geboten, da möglicherweise eine Retraumatisierung stattfinden kann. Der Patient kann gebeten werden, tiefer zu atmen bei gleichzeitiger Vermittlung von Sicherheit. Notfalls die Therapie unterbrechen. Eine beschleunigte Atmung deutet auf einen erhöhten sympathischen Aktivitätszustand hin. Hier wird der Patient aufgefordert, langsamer zu atmen.
  - Eine Empfindung, den Kontakt zum Patienten als Ganzes zu verlieren. In dieser Situation ist es hilfreich, in die eigene Stille hineinzuhorchen und innerlich oder verbal zu erfragen, was gerade passiert und was der Patient in diesem Moment braucht. Plötzlich auftretende, schnelle laterale, hin und her schwingende Pulsationen deuten meist auf eine zu invasive Palpation des Therapeuten hin. Der Therapeut sollte seinen physischen Palpationsdruck vermindern und seine Intention und Konzentration sich entspannen lassen. Hilfreich ist es außerdem, die

Palpationsstelle zu wechseln. Anzeichen für Gewebeentspannung sind in Kap. 16.4.2 beschrieben.

- Es ist wichtig, kraniale Strukturen stets im Kontext mit dem gesamten Organismus zu betrachten. Eine Dysfunktion kranialer Strukturen kann primärer oder sekundärer Natur sein. Im letzteren Fall ist es notwendig, diese andere Struktur zu behandeln, da ansonsten nur palliative bzw. zeitweilige Erfolge erreicht werden. Das beinhaltet die Korrektur anderer struktureller Dysfunktionen (ossär, muskulär, ligamentär, faszial, viszeral), z. B. Beckenfixation oder Magenptose, die Auflösung psychischer Belastungen, die Regulierung der Ernährung oder die Behandlung von lokalen oder generalisierten Infektionen und Entzündungen.
- Morphogenetische Einflüsse, Geburtstraumata oder Unfälle in früher Kindheit können die Körperstruktur unter Umständen **irreparabel** verändert haben, sodass der Körper des Patienten seit Langem bestehende Kompensationsmuster entwickelt hat. Häufig sind diese Veränderungen symptomlos, bis die Summation von multikausalen Stressfaktoren so angestiegen ist, dass ein erneuter Stressfaktor, z. B. ein akutes Trauma, ein akutes Pathogen etc., die Kompensationsfähigkeit überfordert. Ein möglicher Zugang wäre, zunächst manualosteopathisch die strukturellen Veränderungen des akuten Auslösers zu behandeln und die alten Kompensationsmuster des Patienten nicht durcheinanderzubringen. Anschließend ist die osteopathische Behandlung darauf ausgerichtet, möglichst viele primäre Dysfunktionsmuster und Stressfaktoren zu vermindern.
- Nach einer Behandlung sollte der Patient die Möglichkeit bekommen, noch einen Moment auf der Behandlungsliege zu ruhen, und darauf hingewiesen werden, auch nachdem er die Praxis verlassen hat, sich noch möglichst Ruhe zu gönnen und stressbeladene Situationen zu vermeiden. Der Organismus ist unmittelbar nach einer Behandlung sensibler und verletzlicher (s. a. Kap. 14.2). Die Integration der Veränderungen während der Therapie oder die noch fortdauernden Prozesse nach der Therapiesitzung und die positiven Auswirkungen können leicht behindert, gemindert und gestört werden. Es benötigt anscheinend einige Zeit, bis diese neuen Erfahrungen im gesamten Organismus physisch wie psychisch integriert und gefestigt sind.

Verwendete Literatur

[1] Bochurberg C: Une aproche ostéopathique de l'angoise. Paris: Maloine; 1988: 66.

[2] Becker RE: Be still and know. A dedication to William G. Sutherland D. O. Cranial Academy Newsletter. 1965; 12: 7.

[3] Still AT: Autobiography of A. T. Still. Indianapolis: American Academy of Osteopathy; 1981: 182.

[4] Magoun HI: Osteopathy in the Cranial Field. 3 rd ed. Kirksville: Journal Printing Company; 1976: 98.

[5] Donovan JB: Nutrition and cranial problems. In: Keith Swan. (Hrsg.): J. Osteopath. Cranial Assoc. Meridian: The Cranial Academy; 1988: 47.

[6] Donovan JB: Nutrition and cranial problems. (1958) in Keith Swan. (Hrsg.) J. Osteopath. Cranial Assoc. Meridian: The Cranial Academy; 1988: 50.

[7] Sutherland WG: Teachings in the Science of Osteopathy. Fort Worth: Sutherland Cranial Teaching Foundation; 1991: 119, 120.

[8] Magoun HI: Osteopathy in the Cranial Field. 3 rd ed. Kirksville: Journal Printing Company; 1976: 99.

[9] Sutherland WG: Teachings in the Science of Osteopathy. Fort Worth: Sutherland Cranial Teaching Foundation; 1991: 47. – Magoun, HI: Osteopathy in the Cranial Field. 3 rd ed. Kirksville: Journal Printing Company; 1976: 99–100.

[10] Magoun HI: Osteopathy in the Cranial Field. 3 rd ed. Kirksville: Journal Printing Company; 1976: 101.

[11] Sutherland WG: Contributions of Thought. Fort Worth: Sutherland Cranial Teaching Foundation; 1967: 244f.

[12] dto. 166.

[13] dto. 208.

[14] Magoun HI: Osteopathy in the Cranial Field. Kirksville: Journal Printing Company; 1951: 59.

[15] Becker RE. In: Brooks RE (Ed.): The stillness of life. Portland: Stillness; 2000: 66–71.

[16] dto. 66, 67, 69.

[17] dto. 68, 70.

[18] dto. 71.

[19] dto. 68, 70, 72.

[20] dto. 69.

[21] dto. 70, 71, 72.

[22] dto. 72.

[23] Wales AL: Osteopathic dynamics. AAO Yearbook. 1946: 38–42.

[24] Miller A: Pandura and Endure: The core-link twins. Oakland, CA.

[25] Jealous J: Automatic shifting. Apollo Beach: Kursskript; 1989; 2.

[26] Heede VD: Der natürliche Geburtsvorgang. Osteopath. Med. 2001; 4: 10–12.

[27] Chauffour P, Prat E: Mechanical Link. Florida: North Atlantic Books; 2002: 46–52.

[28] Sutherland WG: The Cranial Bowl. Mankato: Free Press; 1939: 95.

[29] Arbuckle B: The selected writings of Beryl Arbuckle. Indianapolis: American Academy of Osteopathy; 1994: 171f.

[30] Jealous J: The Patient's Neutral. No. 1. Audio CD Series. Apollo Beach; 2001.

[31] Sutherland WG: Contributions of Thought. Fort Worth: Sutherland Cranial Teaching Foundation; 1967: 239, 244, 245, 349.

[32] Magoun HI: Osteopathy in the Cranial Field. Kirksville: Journal Printing Company; 1951: 73.

[33] Liem T: Ausbildungskurs Biodynamikkurs; 1997.

[34] Jealous J: The alchemical neutral. In: Biodynamics course-manual; Wales; 1997.

[35] Weblink: http://www.heartmath.com/

[36] Liem T: Morphodynamik in der Osteopathie. Stuttgart: Hippokrates; 2006.

[37] Liem T: Osteopathy and (hatha) yoga. J. Bodyw. Mov. Ther. 2011; 15: 92–102.

[38] Woods JH: The yoga-system of Patanjali. The Harvard oriental series, Vol. 17. Delhi: Motilal Banarsidass Publishers; 2007: 8ff.

[39] Desikachar TKV, Krusche H: Das verborgene Wissen bei Freud und Patanjali. Stuttgart: Theseus; 2007: 44ff.

[40] Veda Bharati: Yoga – sutras of Patanjali with the exposition of Vyasa. Vol. 1: Samadhi-pada. Pennsylvania: Himalayan Publishers; 1986: 93–113.

[41] Feuerstein G: The yoga-sutra of Patanjali. A new translation and commentary. Vermont: Inner Traditions International; 1989: 26ff.

[42] Bouanchaud B: The essence of yoga. Delhi: Sri Satguru Publications; 1997: 5.

[43] Liem T: Osteopathy and (hatha) yoga. J. Bodyw. Mov. Ther. 2011; 15: 92–102.

[44] Desikachar TKV: Yoga. Tradition und Erfahrung. Petersburg: Via Nova; 2005: 181.

[45] Melzack R, Wall PD: Pain mechanisms: a new theory. Science. 1965; 150: 971–979.

[46] Tyc F, Boyadjian A, Devanne H: Motor cortex plasticity induced by extensive training revealed by transcranial magnetic stimulation in human. Eur. J. Neurosci. 2005; 21(1): 259–266.

[47] Liem T: An osteopathic approach to the treatment of trauma and emotional integration. Liem T, van den Heede P (Eds.): Foundations of morphodynamics in Osteopathy. An integrative approach to cranium, nervous system and emotions. Pencaitland: Handspring; 2017.

Weitere Literatur

Beal MC: Stress and the muskulosketal System. Osteopath. Ann. 1977; 5(10): 11–15.

Gordon RB: Cranial treatment. AAO Yearbook. 1943; 44: 21–23.

Kimberley PE: The application of the respiratory principle to osteopathic manipulative procedures. J. Am. Osteopath. Assoc. 1949; 48: 331–334.

Lippincott HA: The Osteopathy technique of W. G. Sutherland. AAO Yearbook. 1949.

Lippincott RC: Types of cranial treatment and their application. Meridian: J. Osteopath. Cranial Assoc, Cranial Academy; 1949: 55–73.

Magoun HI: Osteopathy in the Cranial Field. 3 rd ed. Kirksville: Journal Printing Company; 1976: 99–100.

Mitchell FL, Pruzzo NA: Investigation of voluntary and primary respiratory mechanisms. J. Am. Osteopath. Assoc. 1971; 70: 1109–1113.

Stretch OM: Entrapments of fluid flow. In: Brookes D: Lectures on cranial osteopathy. A manual for practitioners and students. Wellingborough: Thorsons; 1981: 135–141.

Weiss PA, Taylor AC: Nerve has fluid drive. Medical World News. 1962; 58.

14 Behandlungssequenz und Behandlungsreaktionen

„Osteopathic Medicine: The science of medicine / The art of caring / The power of touch“ M. L. Kuchera D.O.

M. L. Kuchera D.O.

14.1 Sequenz der Behandlung

Bei der Abfolge von Techniken und der zu behandelnden Strukturen gibt es keine unumstößlichen Regeln. Es gehört zur Kunst der Osteopathie, zu entscheiden, in welchen Regionen mit der Behandlung begonnen wird und in welchen Regionen diese zu welchem Zeitpunkt fortgesetzt wird. Dies ist von vielerlei Faktoren abhängig, z. B. von der Akutheit oder Chronifizität der Befunde, den Gewebequalitäten, den Schmerzcharakteristiken und nicht zuletzt von den zugrunde liegenden jeweiligen Konzepten etc. Eine aufmerksame Anamnese, Inspektion und ein Palpieren sind dabei unentbehrlich.

Weniger die Manipulation eines Gewebes, sondern ein verständnisvolles „Zuhören“ in die Organisation des Organismus und die Synchronisation mit inhärent wirkenden homöodynamischen Kräften stehen an erster Stelle und bestimmen die therapeutische Interaktion.

Bei der Entscheidung, welche Struktur zuerst behandelt wird, sollte deshalb stets der gesamte Körper miteinbezogen werden. Der Organismus stellt eine funktionelle Einheit dar. Eine Unterteilung der Osteopathie in verschiedene Teilbereiche hat rein didaktische Gründe.

Verschiedene Sichtweisen, Modelle, Konzepte, Anwendungen und Techniken finden in der Osteopathie Anwendung. Es ist weder das Ziel dieser Ausführung, diese in ihrer Gesamtheit zu beschreiben, noch schließt sie aus, dass nicht auch andere Ansätze erfolgreich angewendet werden können.

Im Folgenden wird ein möglicher Behandlungsablauf vorgestellt:

1. Die erste Kontaktaufnahme ist auf die Gesundheit im Patienten gerichtet. Gemeint ist die Art von Gesundheit, die immer da ist, selbst bei einem noch so kranken Menschen. Hier können auch Ansätze zum Ausgleich des autonomen Nervensystems angewendet werden (Kap. 13.24).
2. Anschließend sind mehrere Vorgehensweisen möglich, z. B.:
   a) Befundung der Regionen guter Vitalität: Die Palpation beginnt mit der Kontaktaufnahme der homöodynamischen Kräfte und der Regionen und Ebenen im Organismus, in denen eine gute Vitalität und ein guter Fluss wahrnehmbar sind! Diesen Regionen wird besondere Aufmerksamkeit geschenkt. Durch palpable Kontaktaufnahme wird ihre Präsenz im Organismus gestärkt. Die Ressourcen im Organismus werden multimodal unterstützt.
   b) Befundung, in welchen Regionen oder Systemen im Organismus sich die homöodynamischen Kräfte bzw. die primäre Respiration mit krank machenden Kräften (= biokinetischer Energie) auseinandersetzt. Wo findet im Organismus bereits eine Behandlung statt? Der Osteopath lässt sich über seine Hände zur Region ihrer größten Aktivität leiten. Er wohnt der dynamischen Interaktion unwillkürlicher Bewegungen in dieser Region bei, ohne einzugreifen. Diesen homöodynamischen Kräften wird in der kranialen Osteopathie eine zielgerichtete Aktivität zugesprochen, die der Osteopath zu respektieren und durch Synchronisation zu assistieren hat. In dieser Region wird der Osteopath den Prozessen mit seinen Händen zuhören und ggf. durch sanfte Verstärkung der inhärenten Bewegung während der Inspirationsphase die Homöodynamik unterstützen.
   c) Eine weitere Möglichkeit besteht darin, die Behandlung in den Regionen und Ebenen fortzuführen, wo der freie Fluss von Energie und Vitalität behindert, aber noch stark genug ist, um diese Behinderung aufzuweichen. Die Hände werden auf diese Regionen gelegt und synchronisieren sich mit den dort wirkenden homöodynamischen Kräften. Zahlreiche Varianten sind möglich: indirekte, direkte Ansätze, Lösung von Bewegungseinschränkungen, Elastizität etc.
   d) Behandlung an der Stelle der stärksten bzw. deutlichsten Bewegungs-/Beweglichkeitseinschränkung/Dichte-Elastizitäts-Energieveränderung und möglicher assoziierter Erregungsmuster (emotionale und mentale Muster)
   e) Nach dem Modell der bifokalen Integration® kann der Fokus rhythmisch zwischen Regionen hoher Belastung/somatischer Dysfunktion und ressourcenreichen Regionen hin- und herpendeln.
   f) In akuten Phasen werden eher die Regionen der lokalen Beschwerdefelder und ihre angegliederten regionalen Beziehungsgefüge behandelt, ohne die konstitutionellen Beschwerdebilder anzugehen.
   g) Bei chronischen Beschwerden ist die Behandlung multimodal. Es sind möglichst viele Stressfaktoren und v. a. primäre Dysfunktionsmuster zu vermindern. Diese Stellen müssen nicht mit dem Beschwerdebereich bzw. dem Ort der Symptome übereinstimmen. Im Gegenteil – häufig wird die Lokalisation der Beschwerden nicht mit dem Ort der deutlichsten Bewegungseinschränkung übereinstimmen.

3. Eine weitere für die therapeutische Interaktion wichtige Frage ist folgende: Ist der Energiefluss im Organismus stärker nach innen oder nach außen gerichtet? Nimmt der Organismus mehr Energie auf, als er abgibt? Entstehen dadurch Stauungserscheinungen im Organismus? Oder gibt der Organismus kontinuierlich zu viel Energie ab? Erschöpft sich der Organismus durch dominierende katabole Vorgänge? Das vorherrschende Muster ist in der Behandlung zu berücksichtigen. Ein völlig erschöpfter Organismus wird anders behandelt als ein energetisch gestauter. Der Therapeut hat außerdem die Aufgabe, zu erkennen, ob der Organismus in der Lage ist, die therapeutischen Interaktionen zu integrieren.
4. Einige mögliche Differenzierungen in der Behandlung:
   a) Anwendung bei der Suche nach Schlüsselregionen findet dabei etwa der allgemeine Listening-Test nach Barral [9] (zur Befundung der deutlichsten Dysfunktion). Daran schließen sich eine regionale Untersuchung an (z. B. des Gesichtsschädels) und eine lokale bzw. segmentale (z. B. der Sutura frontozygomatica).
   b) Oder die primäre Dysfunktion wird aus allen gefundenen Dysfunktionen, die im inhibitorischen Balancetest nach Chauffour oder durch andere palpatorische Differenzialdiagnostiken auftreten, eruiert.
   c) Auch sind die verschiedenen Bereiche der Dysfunktionen zu differenzieren, z. B. die didaktische Unterteilung in knöcherig, membranös/ligamentär, fluid, viszeral und elektromagnetisch. Bedeutsam ist auch die Wahrnehmung emotionaler Komponenten und ihres Anteils an Dysfunktionsmustern.
   d) Ist der Dysfunktionskomplex durch dysfunktionelle Zunahme oder durch Verminderung seiner relativen Autonomie gegenüber seiner Umgebung und des Gesamtorganismus gekennzeichnet?
   e) Auch die Gestik des Patienten und die Beschwerde- und Schmerzcharakteristika können für die Behandlung wichtige Informationen enthalten.
   f) Strukturen der Mittellinien sind zu beachten [10]. Siehe für eine genauere Untersuchungsdifferenzierung Kap. 12.

Je nach Ausbildung des jeweiligen Osteopathen können auch psychische, soziale, hygienische, spirituelle Aspekte usw. in die Wechselwirkung mit palpablen Gewebequalitäten einbezogen werden.

Unbegrenzte Möglichkeiten von Dysfunktionsketten (viszerosomatische, somatoviszerale, viszeroviszerale, somatosomatische, fasziale, artikuläre, fluide, psychoneuroimmunologische, endokrinoneurovegetative, endokrinoviszerale usw.) resultieren aus der funktionell-strukturellen Wechselbeziehung und der funktionellen Einheit des Organismus. Diese Wechselwirkungen drücken sich in unterschiedlichen Gewebeeigenschaften aus. Palpable osteopathische Befunde dieser Gewebeeigenschaften bestimmen die weitere Abfolge der zu behandelnden Strukturen. Die Wahl der Behandlungsabfolge hängt vom Verständnis der zugrunde liegenden Dysfunktionsmuster ab. Selbstverständlich sind auch soziale, ernährungsbedingte und andere Faktoren zu berücksichtigen (s. a. Liem 2013 [11]).

14.2 Behandlungsreaktionen

Der therapeutische Prozess geht auch nach der Behandlung weiter. Einige Osteopathen sind sogar der Ansicht, dass er erst am Ende der Behandlung beginnt. Nach der Behandlung findet ein Prozess der Integration statt. Veränderungen, die während der Behandlung stattgefunden haben, werden im Gesamtorganismus integriert, verschiedene Anteile ändern auf vielfachen Ebenen (z. B. endokrin, vaskulär, neurovegetativ, faszial, postural) ihre Beziehung zueinander bzw. geänderte Beziehungen finden ihren Ausdruck im täglichen Leben oder lassen weitere dysfunktionelle gebundene Energien entwirren. Veränderungen in der Zeit nach der Behandlung sind deshalb besonders aufschlussreich für den Osteopathen. Ihre Deutung ist wichtig für die weitere Behandlung und für die Prognose.

14.2.1 Behandlungskomplikationen

Es existiert keinerlei methodologische Untersuchung über Komplikationen nach kranialen Behandlungen. Nur vereinzelt wurde von folgenden Komplikationen berichtet, die meist nur kurzfristig auftreten und durch Ruhe oder die Anwendung der CV-4-Technik aufgelöst werden können [2]:

- Übelkeit [2] [3]
- Schwindel [2] [4]
- Verwirrtheitszustände [2] [4]
- Kopfschmerz
- Appetitverlust
- Schlafstörungen
- Ein Fall von Hypophysenfunktionsstörung wurde nach Behandlung durch einen nichtprofessionellen Therapeuten beschrieben, die mit weiterer kranialer und hormoneller Behandlung aufgelöst wurde [2].
- ein Fall von Verschlimmerung bei Schädel-Hirn-Trauma
- Erbrechen
- Diarrhö
- Herzpalpitationen
- psychische Störungen [3]
- Fälle von Depression
- Diplopie

- Bewusstseinsverlust
- Trigeminusnervensymptome
- Hirnstammdysfunktionen
- Opisthotonus
- tonisch-klonische Krämpfe
- mögliche Fehlgeburt eines 12 Wochen alten Embryos [4]
- Kopfschmerzen nach kranialer Behandlung sollen auch auf eine nicht korrigierte Dysfunktion des Atlas oder Axis zurückgeführt werden können [5].
- Auch eine Vielzahl weiterer Nebenwirkungen wurde beschrieben, v. a. in Beziehung zu Hirnnervenfunktionen [1].
- Bekannt wurde ein Todesfall bei der Behandlung eines Kleinkindes bei einer kraniosakralen Manipulation durch einen Therapeuten [13], der allerdings kein Osteopath war. Der Todesfall ist auf falsches Handling von Kleinkindern und ein Versagen der Wahrnehmung von Auftreten und Fortschreiten neurologischer Symptome zurückzuführen. Die europäische Gesellschaft für Kinderosteopathie fordert seit Langem entsprechend einem Kompetenzkatalog eine Weiterbildung für Osteopathen für die Behandlung von Kleinkindern von mindestens 400 Studen.

14.2.2 Mögliche Ursachen für Behandlungskomplikationen

- Kontakt und Intention zu kraftvoll, forciert, invasiv oder anders inadäquat
- falsch gerichtete manuelle Zuganwendungen
- Nichtbehandlung beteiligter Spannungsmuster in anderen Regionen
- Überforderung der Integrationsfähigkeit des Organismus, z. B. weil der natürliche Endpunkt einer Behandlung nicht respektiert wurde, weil Dysfunktionen gelöst wurden, ohne in Resonanz zum gesamten Organismus zu treten, bei Überbehandlung
- Destabilisierung durch Wegnahme kompensativer Funktionsbereiche
- Desynchronisation des Patienten
- grenzüberschreitende invasive Behandlung

14.2.3 Deutliche Besserung oder Auflösung der Beschwerden

Kommt es zu einer deutlichen Besserung oder Auflösung der Beschwerden bei Behandlung am Ort der Beschwerden oder deren segmentaler Zuordnung, stimmt diese Schlüsselstelle im Dysfunktionsmuster in diesem Fall mit dem Ort der Beschwerden überein.

14.2.4 Beschwerdefreies oder beschwerdeärmeres Intervall

Solange dieses mit jeder weiteren Behandlung zunimmt, ist dies meist ein Indiz für einen positiven Heilungsverlauf, umso mehr, wenn dieses mit einem verbesserten Allgemeinbefinden und einem Gefühl von Klärung und Sinnhaftigkeit im Patienten einhergeht.

14.2.5 Passagere Verschlimmerung

Der Patient kann in seltenen Fällen unter Müdigkeit oder leichten Spannungen im Kopf sowie unter leichtem diffusem Wundheitsgefühl 1–2 Tage nach der Behandlung klagen [6].

Kopfschmerzen nach der kranialen Behandlung sollen auch auf eine nicht korrigierte Dysfunktion des Atlas oder Axis zurückgeführt werden können [5]. Es ist wichtig, dass der Therapeut den Patienten darauf hinweist, dass die Möglichkeit einer leichten Verschlimmerung besteht und, wenn möglich, keine Medikamente ohne vorherige Absprache eingenommen werden sollten.

14.2.6 Passagere Verschlimmerung ohne Besserung

Tritt nach der Behandlung eine zeitweilige Verschlimmerung auf, die nach einigen Tagen wieder zum Ausgangszustand zurückkehrt, wurden aktive primäre Dysfunktionskomplexe oder bedeutsame Stressfaktoren meist nicht lokalisiert und aufgelöst.

Verschlimmerung oder weitere Symptome wie Kopfschmerzen, Schwindel und Übelkeit können auch durch zu kraftvollen, forcierten, invasiven oder anders inadäquaten Kontakt und inadäquate Intention, falsch gerichtete Zuganwendungen, eine falsch positionierte Hand seitens des Therapeuten oder durch Nichtbehandlung beteiligter Spannungsmuster in anderen Regionen zustande kommen (s. a. Kap. 14.2.2).

14.2.7 Passagere Verschlimmerung und Regressionsphänomene mit Besserung

Nach einer Behandlung können sich ehemalige Störungen, Schmerzen oder Emotionen wieder bemerkbar machen, bestehende leicht verstärken oder kurzfristig neue Symptome auftreten.

So kann es etwa nach Behandlung des Os temporale und der oberen Kopfgelenke (C 0/C 1/C 2) in seltenen Fällen für einige Tage zu Schwindel und Übelkeit kommen, etwa bei Funktionsstörungen des Vestibularorgans oder des N. vagus nach einem Trauma. Besonders wenn der Schwindel Folge eines Traumas ist, kann während des Anpassungsprozesses des Vestibularorgans an den normalen Zustand vor dem Unfall eine leichte kurzfristige Verschlimmerung auftreten [6]. Wales beschreibt, dass bei der Behandlung akuter Krankheiten bei Kindern oft zunächst eine Verstärkung der Symptome eintritt, die bald mit einer Veränderung zur Normalität und einem tiefen Schlaf einhergeht [7].

Nicht richtig ausgeheilte oder (medikamentös/manualtherapeutisch) unterdrückte Krankheiten und emotionale Traumata können in vermindertem Maße erneut auftreten, chronische Beschwerdebilder können sich in akute zurückentwickeln.

Möglich wäre auch, dass diese Symptomatiken ein Teil der Instabilitätsphase sind, die nötig ist, damit sich alte und nicht mehr adäquate Ordnungsmuster desintegrieren können und sich eine neue Struktur bzw. Ordnung entwickelt. Oberflächlich kann dieser Prozess manchmal wie eine Desintegration des Patienten erscheinen.

Auch innerhalb einer Behandlungssitzung können solche Schmerzen, Körperempfindungen oder Emotionen temporär auftreten, um dann wieder zu verschwinden. Sie können dem Therapeuten wertvolle Informationen über die Organisierung der Dysfunktionen des Patienten geben. Der Patient sollte ermuntert werden, diese Wahrnehmungen mitzuteilen. Außerdem sollte er auf mögliche leichte Erstverschlimmerungen hingewiesen werden.

Diese Vorgänge sind positiv zu bewerten und Teil des Heilungsprozesses. Sie zeigen an, dass das Gewebe und der Organismus reagieren. Lösen sich diese Symptome nach einigen Tagen auf und tritt anschließend eine Besserung des Allgemeinbefindens oder Besserung oder Auflösung der Symptomatik auf, die für mindestens 1 Tag anhält, ist dies meist ein Hinweis darauf, dass ein primärer Dysfunktionskomplex behandelt wurde.

Wiederum sollte darauf geachtet werden, die Behandlungsabfolgen der Reaktion des Organismus anzupassen, ihm die nötige Zeit zur Integration der Behandlungsimpulse zu geben und nicht überzutherapieren.

14.2.8 Distanzreaktion

Treten nach Behandlung Symptome an einer entfernten Stelle auf, dann ist dies möglicherweise ein Hinweis auf den Ort einer primären Dysfunktion oder ein Hinweis auf einen interagierenden Dysfunktionskomplex.

14.2.9 Sofortige Beschwerdefreiheit

Tritt nach Behandlung eine sofortige Beschwerdefreiheit auf, die mindestens einen Tag anhält, dann ist es unter Umständen sinnvoll, die Behandlung an gleicher Stelle zu wiederholen. Dabei sollte das beschwerdefreie Intervall zunehmen.

14.2.10 Sofortige Beschwerdefreiheit mit unmittelbarer Rückkehr der Symptomatik

Hält die Beschwerdefreiheit nur einige Stunden an, dann wurde in der Regel nur symptomatisch behandelt. Es kann sein, dass eine lokale oder regionale Behandlung am Ort der Beschwerden oder deren segmentaler Zuordnung durchgeführt wurde und diese nicht dem Ort bedeutsamer Dysfunktionsmuster und -komplexe entspricht oder weitere bedeutsame Stressfaktoren unberücksichtigt blieben. Möglich ist auch, dass in Nähe einer primären Dysfunktion behandelt wurde oder zeitweilig eine sekundäre Dysfunktion gelöst wurde. Weitere Möglichkeiten sind die positive Einflussnahme durch Übertragung des Therapeuten, die zeitweilig die Beschwerden überlagert, oder eine gewisse Reaktionsstarre des Patienten aufgrund weiterer Faktoren (Ernährung, Drogenkonsum, Psyche, Lebensumstände usw.).

14.2.11 Spätreaktion

Tritt unmittelbar nach der Behandlung keine Veränderung auf, sondern erst 1 Tag bis 3 Wochen später, die mindestens mehrere Tage anhält, ist dies meist ein Hinweis dafür, dass aktive bedeutsame Dysfunktionsmuster behandelt wurden.

14.2.12 Merkmale eines Prozesses in Richtung Gesundheit

- eine Verbesserung des Gesundheitszustands im Allgemeinen, des subjektiven Allgemeinbefindens und der Grundstimmung (trotz des Auftretens eventuell möglicher temporärer Symptome wie Entgiftungszeichen oder Wiedererscheinen alter unterdrückter Symptome und Emotionen usw.)
- Verbesserung des psychoemotionalen/seelischen Grundempfindens (z. B. die Tendenz einer Entwicklung, die im Patienten ein Gefühl von mehr Klärung, Sinnhaftigkeit und Sicherheit entstehen lässt)
- Verbesserung des energetischen Befindens (z. B. schwungvoller, ruhiger und gelassener, energievoller, glücklicher)
- Verminderung der Einschränkung des täglichen Lebens durch die Beschwerdebilder oder positivere subjektive Interpretation der Einschränkung
- Verbesserung der klinischen Beschwerdebilder im täglichen Leben (z. B. schmerzfreier)
- leichtere und freiere Atmung
- stärkere Verankerung in der Gegenwart, im Hier und Jetzt, mit dem Gefühl, im Fluss zu sein
- (s. a. den generischen Fragebogen „SF-36“ für Lebensqualität [8])

14.2.13 Dauer und Häufigkeit der Behandlungen

Chronische Dysfunktionen erfordern meist eine längere Behandlungsdauer als akute. Das betrifft v. a. die Fälle, in denen mehrere traumatische Ereignisse und kompensatorische Veränderungen übereinandergeschichtet oder miteinander verwoben sind. Vor allem in diesen Fällen sollen niemals Veränderungen forciert werden, weil dies die Auflösung von Restriktionen nur behindern würde! Geben Sie dem Gewebe die nötige Zeit, sich aus diesen alten Spannungsmustern in seinem ihm eigenen Tempo zu lösen.

Bei chronischen Dysfunktionen genügt meist eine Behandlung alle 2 Wochen oder seltener, da das Gewebe Zeit braucht, um die neuen Behandlungsimpulse zu integrieren. Bei akuten Geschehen kann 1-mal pro Woche bis täglich behandelt werden [11].

Diese Zeitangaben sind allerdings variabel und die Häufigkeit der Behandlung ist abhängig von der Reaktion des einzelnen Patienten. Auf welche Art der Organismus auf den therapeutischen Impuls reagiert und wie sich dieser Impuls in den verschiedenen Regelsystemen des Organismus auswirkt, ist nie ganz genau vorhersehbar, da jeder Organismus anders auf einen Impuls reagiert, ebenso wie der gleiche Organismus zu einem anderen Zeitpunkt den gleichen therapeutischen Impuls auf unterschiedliche Weise verarbeiten und integrieren wird.

14.2.14 Reharmonisierende Griffe

Eine Reharmonisierung des Patienten kann am Ende der Behandlung durchgeführt werden, um sicherzustellen, dass der Patient keine Nebenwirkungen bekommt.

Es kann eine Duralröhrenschaukel oder ein Disengagement in Mittellinienstrukturen des Körpers durchgeführt werden, z. B. im Bereich von C 0/C 1/C 2, des Neuralrohrs, der Chorda dorsalis, zentraler prävertebraler Plexus, der anterioren Mittellinie etc. [12].

Verwendete Literatur

[1] Jealous J: The Biodynamics of Osteopathy. Rebalancing. No. 1 + 2. Audio CD Series. Apollo Beach: Marnee Jealous Long; 2001.

[2] DiGiovanna EL, Kuchera ML, Greenman PE: Efficacy and complications. In: Ward RC (Ed.): Foundations for Osteopathic Medicine. Baltimore: Lippincott, Williams & Wilkins; 1997: 1021.

[3] Greenman PE, McPartland JM: Cranial findings and iatrogenesis from craniosacral manipulation in persons with traumatic brain injury. J. Am. Osteopath. Assoc. 1995; 95: 182–191.

[4] McPartland JM: Side effects from cranial-sacral treatment: case reports and commentary. J. Bodyw. Mov. Ther. 1996; 1(1): 2–5.

[5] Jackson HE: Introduction to cranial technique. London: Yearbook of the Osteopathic Institute of Applied Technique; 1957: 1–52.

[6] Brooks RE: Osteopathy in the Cranial Field: The approach of WG Sutherland, D.O. In: Tomski MA: Physical Medicine and Rehabilitation: State of the Art Reviews. 2000; 1(14): 117f.

[7] Wales AL: The work of William Garner Sutherland, D.O., D.Sc. (Hon.). J. Am. Osteopath. Assoc.1972; 71(9): 788–793.

[8] Weblink: http://www.sf-36.org.

[9] Barral JP: Visceral manipulation II. Seattle: Eastland; 1989: 8–11.

[10] Liem T, van den Heede P (Eds.): Foundations of morphodynamics in Osteopathy. An integrative approach to cranium, nervous system and emotions. Pencaitland: Handspring; 2017: 391–406.

[11] Liem T: A. T. Still's osteopathic lesion. Theory and evidence-based models supporting the emerged concept of somatic dysfunction. J. Am. Osteopath. Assoc. 2016; 116(10): 654–661.

[12] Liem T, van den Heede P (Eds.): Foundations of morphodynamics in Osteopathy. An integrative approach to cranium, nervous system and emotions. Pencaitland: Handspring; 2017.

[13] Holla M, Ijland MM, van der Vliet AM, Edwards M, Verlaat CW: Death of an infant following "craniosacral" manipulation of the neck and spine. Ned. Tijdschr. Geneeskd. 2009; 153: 828–831.

15 Allgemeine Kopf- und Sakrumpalpation

„Ich wollte, dass ich mich von allem entwöhnen könnte, dass ich von neuem sehen, von neuem hören, von neuem fühlen könnte." Lichtenberg

Wann immer möglich, sitzen Sie aufrecht auf Ihren beiden Sitzbeinhöckern mit um 90° flektierten Knien. Mit beiden Füßen sollten Sie guten Kontakt zum Boden haben. Im Folgenden wird meist anstelle des Begriffs „Bewegung" der Begriff „Spannungsadaptation" oder „Spannungsvariation" benutzt, da die „Bewegungen" in der kranialen Sphäre im Vergleich mit Bewegungen echter Gelenke äußerst gering ist. Die folgenden „Bewegungsbeschreibungen" sind hypothetisch. Ein deutlicher Unterschied in der Beweglichkeit besteht in der Palpation des Schädels und der Schädelbasis von Kleinkindern gegenüber Erwachsenen.

Grifftechnik: Welcher Griff verwendet wird, hängt von persönlichen Vorlieben ab. Es gibt allerdings ein paar feine Unterschiede: Vor allem die Sutherland-Haltung ermöglicht den umfassendsten Griff. Die frontookzipitale Palpation erlaubt es, den Kopf besonders in der anteroposterior gelegenen Ebene zu palpieren. Die sphenookzipitale Palpation ist für die meisten Therapeuten eine unbequeme Position.

15.1 Kopfpalpation

15.1.1 Schädeldachhaltung nach Sutherland

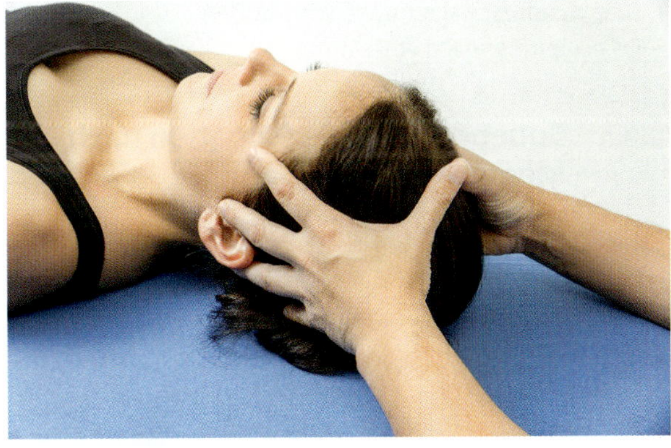

► **Abb. 15.1** Schädeldachpalpation nach Sutherland.

Therapeut

- am Kopfende des Patienten
- Ellenbogen auf dem Behandlungstisch aufliegend

Handposition

- Hände beidseitig am Schädel
- Zeigefinger auf Höhe der Alae majores, hinter dem lateralen Augenwinkel
- Mittelfinger an den Ossa temporalia, vor den Ohren
- Ringfinger an den Ossa temporalia, hinter den Ohren
- kleine Finger seitlich auf Höhe des Okziputs
- Die Daumen berühren sich nach Möglichkeit oberhalb des Schädels. Sie dienen als äußerer Fixpunkt (► **Abb. 15.1**).
- Gehen Sie entsprechend der Palpation inhärenter rhythmischer adaptiver Spannungsvariation vor (Kap. 12.3.11). Befunden Sie die Symmetrie, Frequenz, Amplitude, das Endgefühl, das natürliche Disengagement, die natürliche Kompression, die Leichtigkeit und Kraft der Bewegung, aberrante Bewegungen und Zugspannungen. Verschiedene inhärente Rhythmen können berücksichtigt werden (Kap. 1.1.2, Kap. 3.1, Kap. 12.3.11).

Nehmen Sie z. B. rhythmisches An- und Abschwellen eines Schädels wahr. In welchen Bereichen findet diese Bewegung/Spannungsadaptation gut statt? Gibt es Bereiche, in denen diese eingeschränkt oder modifiziert ist?

Wenn Sie nicht sicher sind, ob die wahrgenommene „Bewegung"/Spannungsvariation am Patienten seinem Atemrhythmus oder anderen inhärenten Rhythmen entspricht, lassen Sie ihn für einen Augenblick den Atem anhalten. Die jetzt wahrgenommene rhythmische und sanfte Bewegung, die den Schädel in seinem transversalen Durchmesser erweitert und annähert, wird von anderen Rhythmen hervorgerufen. Um die Rhythmen des Patienten von eigenen zu unterscheiden, ist es möglich, die Hände für einen Moment auf den eigenen Schädel zu legen und die eigenen Schädelbewegungen/Spannungsvariationen mit denen des Patienten zu vergleichen.

Sobald Sie gut vertraut mit dem allgemeinen An- und Abschwellen des Schädels sind, können Sie auch versuchen, Inspirations- und Exspirationsphase in der Region der Schädelbasis (SSB) zu erspüren.

Für die Inspirationsphase wurden folgende „Bewegungen"/Spannungsadaptationen beschrieben:

- Alae majores: nach inferior, anterior und lateral
- laterale Teile des Os occipitale: nach inferior und anterior
- (kranialer Teil der Squama occipitalis: nach inferior-posterior)

In der Exspirationsphase:

- Alae majores und Os occipitale: nach superior und posterior
- (kranialer Teil der Squama occipitalis: nach superior-anterior)

15.1.2 Okzipitosphenoidale Palpation nach Becker

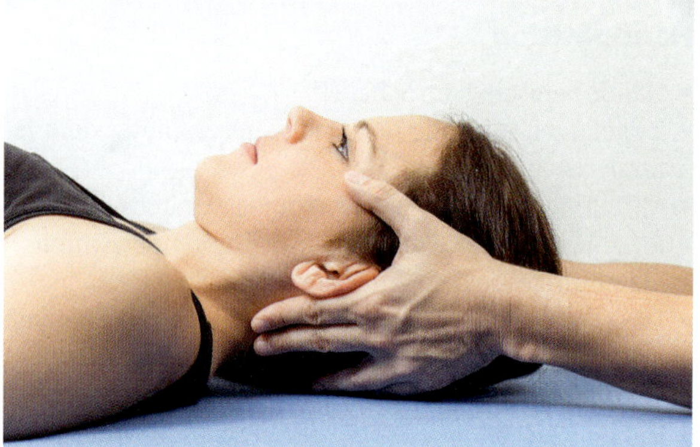

► **Abb. 15.2** Okzipitosphenoidale Palpation nach Becker.

Therapeut

- am Kopfende des Patienten
- Ellenbogen auf dem Behandlungstisch aufliegend

Handposition

- Daumen beidseitig an den Alae majores
- Zeigefinger hinter den Ohren, auf den Procc. mastoidei
- Mittelfinger hinter den Ohren, auf den Partes mastoideae
- Ringfinger hinter den Suturae occipitomastoideae auf dem Okziput
- kleiner Finger auf der Squama occipitalis

Für die Inspirationsphase wurden folgende Spannungsadaptationen beschrieben:

- allgemeine Expansion des Schädels mit stärkerer Bedeutung des transversalen Durchmessers
- Alae majores: nach unten-vorn-außen
- Procc. mastoidei: nach posterior-medial
- Partes mastoideae: nach anterior-lateral
- Os occipitale: nach vorn-unten

15.1.3 Okzipitosphenoidale Palpation nach Upledger

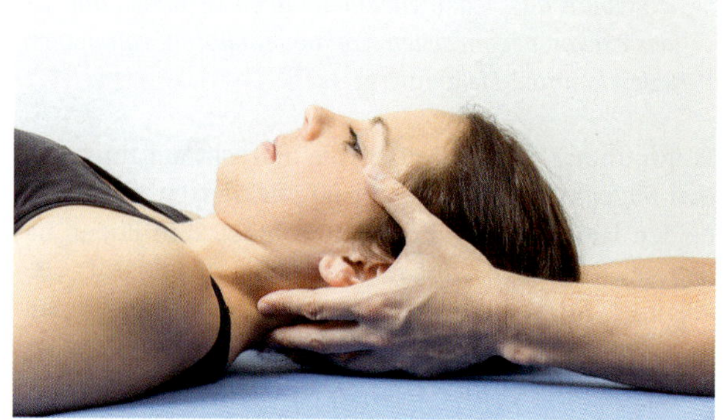

► **Abb. 15.3** Okzipitosphenoidale Palpation nach Upledger.

Sie ist eine etwas abgewandelte Form der okzipitosphenoidalen Palpation nach Becker.

Therapeut

- am Kopfende des Patienten
- Ellenbogen auf dem Behandlungstisch aufliegend

Handposition

- Daumen beidseitig an den Alae majores
- kleine Finger und Ringfinger beidseitig am Okziput (► Abb. 15.3)

Für die Inspirationsphase wurden folgende Spannungsadaptationen beschrieben:

- allgemeine Expansion des Schädels mit stärkerer Bedeutung des transversalen Durchmessers
- Alae majores: nach unten-vorn-außen
- Os occipitale: nach vorn-unten

15.1.4 Sphenookzipitale Palpation nach Magoun

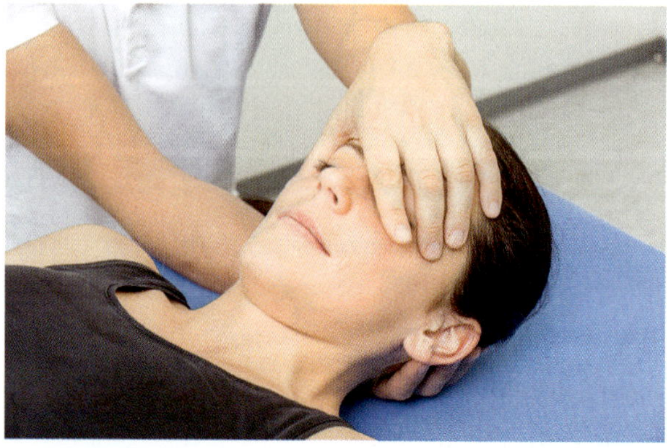

► **Abb. 15.4** Sphenookzipitale Palpation.

Therapeut

- am Kopfende schräg seitlich zum Patienten

Handposition

- Daumen und Mittelfinger (oder Zeigefinger) der oberen Hand umgreifen von lateral die Alae majores.
- Die untere Hand nimmt das Okziput in seine Handinnenfläche, die Finger zeigen nach lateral.

Für die Inspirationsphase wurden folgende Spannungsadaptationen beschrieben:
- allgemeine Expansion des Schädels mit stärkerer Bedeutung des transversalen Durchmessers
- Alae majores: nach inferior und anterior
- kranialer Teil der Squama occipitalis: nach inferior und posterior

In der Exspirationsphase:
- allgemeine Retraktion des Schädels mit stärkerer Bedeutung des transversalen Durchmessers
- Alae majores: nach superior und posterior
- Squama occipitalis: nach superior und anterior

15.1.5 Frontookzipitale Palpation nach Sutherland

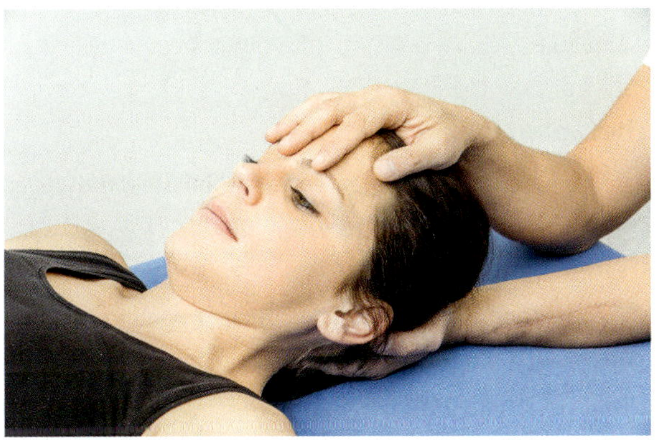

▸ **Abb. 15.5** Frontookzipitale Palpation.

Therapeut

- am Kopfende des Patienten

Handposition

- Obere Hand liegt auf dem Os frontale, Finger zeigen nach kaudal.
- Mittelfinger befindet sich auf der Sutura metopica oberhalb des Nasions.
- Die übrigen Finger liegen lateral daneben.
- Untere Hand umgreift das Okziput mit seiner Handinnenfläche, Finger zeigen nach kaudal (▸ **Abb. 15.5**).

Alternative Möglichkeit

- Therapeut seitlich am Kopfende des Patienten
- Obere Hand liegt von der Seite her auf dem Os frontale, Finger zeigen nach lateral.
- Untere Hand wird unter dem Okziput platziert, Finger zeigen nach lateral.

Während der Inspirationsphase:
- allgemeine Expansion des Schädels mit stärkerer Bedeutung des transversalen Durchmessers
- Arcus superciliares: nach anterior-inferior; laterale Teile der Arcus superciliares: nach außen (Außenrotation)
- kranialer Teil der Squama occipitalis: nach inferior und posterior

In der Exspirationsphase:
- Arcus superciliares: nach posterior-inferior; seitliche Teile der Arcus superciliares: nach innen (Innenrotation)
- Squama occipitalis: nach superior und anterior

15.2 Kopf- und Sakrumpalpation

15.2.1 Gleichzeitige Palpation am Schädel und am Sakrum

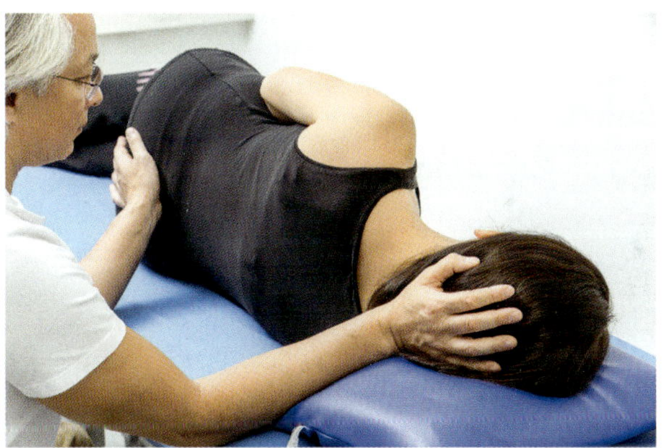

▸ **Abb. 15.6** Okziput-Sakrum-Palpation in Seitenlage.

Patient

- in Seitenlage

Therapeut

- an der dorsalen Seite des Patienten zwischen Okziput und Sakrum sitzend

Handposition

- Eine Hand befindet sich auf der Squama occipitalis, die Finger zeigen nach kranial.

- Die andere Hand liegt am Sakrum, die Finger zeigen nach kaudal.
- Die Procc. spinosi des Sakrums befinden sich zwischen Mittel- und Ringfinger (► **Abb. 15.6**).

Für die Inspirationsphase wurden folgende Spannungsadaptationen beschrieben:
- Arcus superciliares: nach anterior-inferior
- laterale Teile der Arcus superciliares: nach außen (Außenrotation)
- kranialer Teil der Squama occipitalis: nach inferior und posterior

In der Exspirationsphase:
- Arcus superciliares: nach posterior-inferior
- laterale Teile der Arcus superciliares: nach innen (Innenrotation)
- Squama occipitalis: nach superior und anterior

Mit etwas Übung können das Os occipitale und das Os sacrum auch in Rückenlage palpiert werden. Der Therapeut sitzt seitlich am Patienten und schiebt seine Hand unter das Os occipitale und das Sakrum.

Für die Inspirationsphase wurden folgende Bewegungen/Spannungsadaptationen beschrieben:
- Lambda nach inferior-posterior
- Basis sacralis nach superior-posterior

15.3 Sakrumpalpation

15.3.1 Palpation am Os sacrum

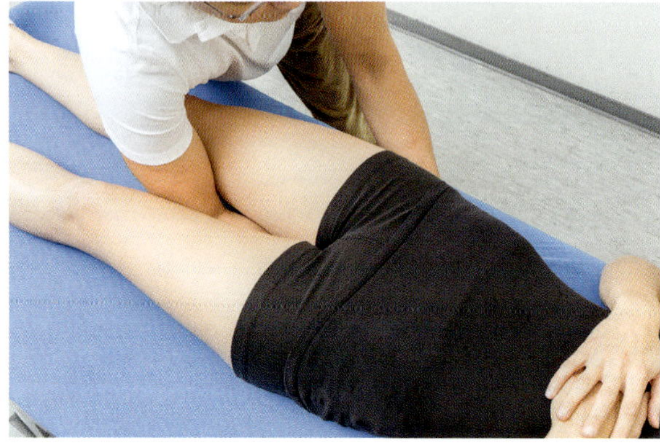

► **Abb. 15.7** Kreuzbeinpalpation in Rückenlage.

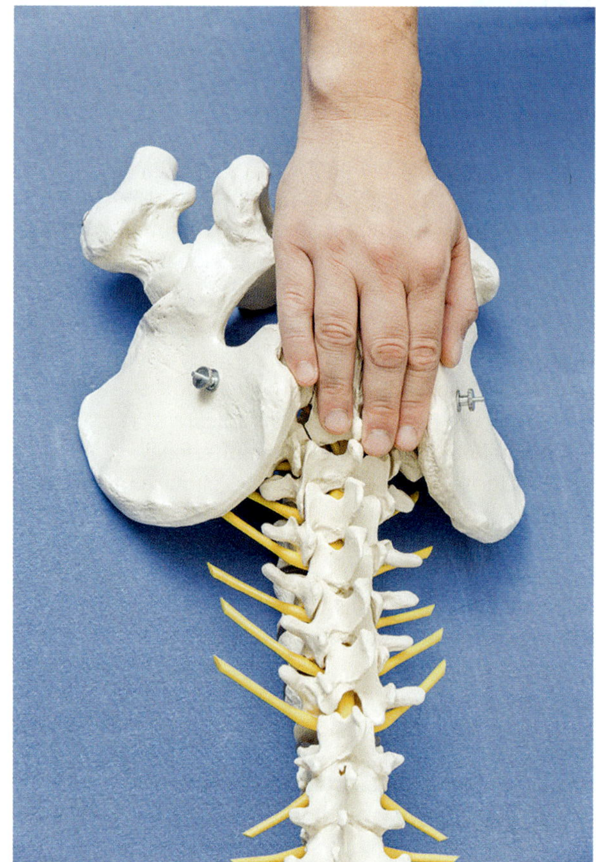

► **Abb. 15.8** Kreuzbeinpalpation in Bauchlage.

Therapeut

- seitlich neben dem Patienten, auf Höhe des Sakrums

Handposition

- flache Hand unter das Sakrum, Finger nach kranial gerichtet
- Sakrumspitze liegt in der Handfläche.
- Procc. spinosi des Sakrums zwischen Mittel- und Ringfinger
- Ellenbogen auf der Liege aufgestützt (► **Abb. 15.7**)

Für die Inspirationsphase wurden folgende Spannungsadaptationen beschrieben:
- Spitze des Sakrums nach anterior, Basis nach posterior

Alternative Möglichkeit

- Patient in Bauch- oder Seitenlage
- Die Positionierung der Finger am Sakrum entspricht der Fingerposition in Rückenlage (► **Abb. 15.8**).

Weitere Literatur

Gehin A: Atlas of manipulative techniques for the cranium and face. Seattle: Eastland; 1981.

Magoun HI: Osteopathy in the Cranial Field, 3 rd ed. Kirksville: Journal Printing Co.; 1976.

16 Anatomie und Behandlung transversaler Diaphragmen

Die Faszie. „Durch ihre Funktion leben und durch ihr Versagen sterben wir." Still [1]

„Die Faszie ist der Ort, an dem die Ursache von Krankheiten zu betrachten ist, und sie ist der Ort, der untersucht werden und an dem die Behandlung aller Krankheiten ansetzen sollte." Still [2]

Der Zustand faszialer Strukturen hatte für Still eine grundlegende Bedeutung für die Erhaltung der Gesundheit.

Dabei setzte er den Begriff „Faszie" nicht mit „Bindegewebe" gleich. Er benutzte den Begriff „Faszie" hingegen im Sinne von membranösem Gewebe. Dies beinhalte primär die epitheliale Auskleidung des Atem- und Verdauungssystems sowie die peritoneale Serosa. Von großer Bedeutung ist dabei, dass sein Augenmerk nicht so sehr auf Krankheiten des muskuloskelettalen Systems, sondern auf die Behandlung von infektiösen und inneren Erkrankungen gerichtet war [15].

Im Folgenden werden die 4 wichtigsten Fasziendefinitionen vorgestellt. Das Federative Committee on Anatomical Terminology definierte Faszie 1998 als untergliederbare Hüllen, wobei lockere Bindegewebsschichten ausgenommen wurden. Gray's Anatomy von 2008 wiederum spezifiziert Faszien aufgrund ihrer Faserausrichtung, der zufolge Bindegewebe eine verflochtene Struktur aufweisen. Bei dieser Definition werden in eine Richtung orientierte Gewebe wie Ligamente, Sehnen und Aponeurosen ausgeschlossen [18]. Fasziengewebe im weitesten Sinne beinhaltet alle faserigen, kollagenhaltigen Bindegewebsstrukturen, die ein körperweites zusammenhängendes Gewebe mit lokalen Anpassungen bilden. Faszien, Bänder, Sehnen, Sehnenplatten, Organkapseln, Muskelbindegewebe gehen dementsprechend fließend ineinander über. Fasziengewebe umfasst alles, was sich je nach lokaler Zugbeanspruchung verdickt und ausrichtet [56]. Laut einer funktionsassoziierten Definition faszialer Gewebe werden Muskeln, Organe, Nerven und Blutgefäße von diesen durchdrungen und umhüllt. Faszie ist demnach ein kontinuierliches, dreidimensionales Gewebenetz, das den gesamten Organismus mit einer wellenartigen Struktur durchdringt. Dabei variieren die Faserorientierung und -dichte im jeweiligen Gewebe abhängig von spezifischen Spannungsparametern [18]. Der Faszientonus wird durch Zellbotenstoffe und mechanische Stimulation reguliert.

Wir folgen letztgenannter Definition. Fasziales Gewebe kann demnach in eine oberflächliche, eine tiefe und eine organspezifische Faszienschicht untergliedert werden (► **Tab. 16.1**) [18].

► **Tab. 16.1** Fasziale Schichten nach Klingler, Bierbaum und Schleip (2017), modifiziert.

fasziale Schicht	Hauptinhalte	Hauptfunktion, Dysfunktion
Fascia superficialis	• subkutane Schicht • trennt obflächliches Kompartment vertikal verlaufender Septen von tiefem Kompartment mit schräg verlaufenden Septen [20] • durchgehende Hülle aus lockerem Bindegewebe • Mechanorezeptoren (Nozizeptoren und Propriozeptoren) • schmerzassoziierte Nerven • sympathische Nerven	• „Kommunikation" • Haltung und Bewegungswahrnehmung • Schmerzerzeugung • Interaktion mit dem autonomen Nervensystem • Formgebung des muskulären Körpers • bei Rigidität im oberflächlichen Kompartment: Schmerzhaftigkeit ohne Ausstrahlung • Dysfunktion tiefer gelegenes Kompartment: ausstrahlende Schmerzen • bei Fibromyalgie: Reizung offener Nervenendigungen durch Rigidität [20]
tiefe Faszie	• durchgehende Hülle aus überwiegend straffem, unregelmäßigem Bindegewebe • Fasern aus Kollagen und Elastin • Myofibroblasten • leicht vom Epimysium des Muskeln abtrennbar • Dicke der jeweiligen Schicht regionsabhängig	• Formgebung des Muskelkörpers • strukturelle Stützung • Spannungsübertragung • elastischer Recoil • Wundheilung • häufig involviert bei muskuloskelettalen Störungen, begleitend oder ursächlich • Restriktionen können zu Schmerzen führen. Dabei spielt die Hyaluronsäure eine große Bedeutung (Kap. 16.1.1). • Klinisch wird eine verminderte Beweglichkeit faszialer Strukturen befundet. Diese kann z. B. bei Narben, Adhäsionen, Rupturen etc. auftreten [21] [22].

▸ **Tab. 16.1** Fortsetzung.

fasziale Schicht	Hauptinhalte	Hauptfunktion, Dysfunktion
organspezifische Faszie	• Hülle von Muskeln, Nerven, Gefäßen und Knochen • Kapseln von inneren Organen und Gelenken	• Schutz der Organe • Muskelkraft • muskuläre Spannungsübertragung • strukturelle Integrität
intermuskuläre Septen	• dicht gepackte Bündel von Kollagenfasern	• Trennung verschiedener Muskelgruppen
intramuskuläre und extramuskuläre Aponeurosen	• multiple Lagen aus Kollagenbündeln mit verschiedenen Richtungen • Muskelfaseranheftung	• Kraftübertragung zwischen Muskelgruppen
interossäre Membranen	• dünne Kollagenmembran	• Verbindung zwischen 2 Knochen
neurovaskulärer Traktus	• dichte, unregelmäßige Hülle aus Bindegewebe für Gefäße und Nerven	• Schutz
Periost	• zweilagige Kollagenmembran des Knochens	• Blutversorgung

Pischinger [3], der die Funktion und Anatomie des Bindegewebes untersuchte, stellte in seinem Buch *Das System der Grundregulation* die herausragende Rolle des Bindegewebes und der extrazellulären Flüssigkeit für die Funktion der Organzellen heraus. In diese extrazelluläre Flüssigkeit wirken unmittelbar die Nerven, Kapillaren und Zellen hinein. Während seiner Forschungen kam er zu dem Schluss, dass der extrazelluläre Raum die primäre Steuerung und die Voraussetzung für die Funktion von Organzellen darstellt und nannte dieses System deshalb bezeichnenderweise „vegetatives Grundsystem".

Direkte Kontakte zwischen Gefäßen, Kapillaren und Nerven konnten nicht lokalisiert werden [4]. Diese müssen stets eine, wenn auch nur minimale, Strecke extrazellulären Raums überwinden. Es stellte sich sogar heraus, dass, je weiter man in der Peripherie untersucht, die Nerven und Gefäße mehr auseinanderrücken.

Das Bindegewebe setzt sich aus 3 Komponenten zusammen: Zellen, Fasern und Extrazellulärmatrix. Die Extrazellulärmatrix liefert die strukturelle Umgebung für die im Gewebe eingebetteten Zellen und bildet ein Gerüst für diese. Sie besteht aus Grundsubstanz und Fasern (kollagene, elastische, retikuläre). Die Grundsubstanz ist eine kolloidale Lösung aus Mucopolysacchariden, insbesondere der stark wasserbindenden Hyaluronsäure. Die Zusammensetzung der einzelnen Komponenten sowie das Mischungsverhältnis der 3 Komponenten macht die Eigenart des jeweiligen Bindegewebes aus.

16.1 Funktion der Faszien

- **Stabilisation und Schutz:** Faszien stabilisieren und schützen z. B. Gelenke und Organe durch die Bildung von Kapseln, Bändern, Ligamenten. Sie können traumatische Einflüsse abdämpfen, ausgleichen oder notfalls begrenzen, einkapseln und speichern (s. u.). Ebenso unterstützen sie auch den zellulären Schutz gegen Infektionen.
- **Unterteilung:** Faszien unterteilen bestimmte, funktionell eng miteinander verbundene Körperbereiche (s. u.). Gleichzeitig stellen sie auch die Verbindung zwischen den einzelnen Unterteilungen dar.
- **Umhüllung und Verbindung:** Faszien umhüllen jeden Muskel, jede Vene, jeden Nerv und alle Organe des Körpers. Sie bilden auch die durch den Körper ziehenden Verbindungsstrecken für die genannten Strukturen. Das weiche Bindegewebe (Mesoderm) ist das wichtigste Verbindungsmedium zwischen ekto- und entodermalen Strukturen.
- aktive und modulierende Funktion in der Kraftentwicklung und Kraftübertragung im muskuloskelettalen System sowie in der mechanosensiblen Feineinstellung [19]
- **Propriozeption und Interozeption, posturale Integrität:** Aufgrund von Propriozeptoren in den Körperfaszien sind diese bei der dynamischen Organisation der Körperhaltung mitbeteiligt. Interozeptive Wahrnehmung hat also nicht nur einen sensiblen, sondern auch einen affektiven motivationalen Charakter und steht in Verbindung zur Homöostase. Erkrankungen wie Angststörungen, Depression oder Reizdarmsyndrom werden als eine Störung der Interozeption beschrieben [57].
- **Übertragung von Bewegungsimpulsen:** Herzschlag, Atmung usw.

- **Übertragung, Regulation und Koordination von Spannungen:** Die faszialen Strukturen ermöglichen ein reziprokes Spannungsgleichgewicht der lokal beteiligten Strukturen und des Körpers als Ganzes. Dies gewährleistet dem jeweiligen Gewebe und dem Körper als Ganzes die größtmögliche Flexibilität und bestmögliche Funktion.
- **Zellstoffwechsel, Lymph- und Immunsystem:** Dysfunktionen der Faszien (Bewegungseinschränkung) führen zur Beeinträchtigung des zellulären Stoffwechsels (Zellatmung, Ernährung, Ausscheidung), des freien Flusses der Interzellulärflüssigkeit und der Lymphflüssigkeit sowie des Immunsystems. Damit wird der Boden bereitet, auf dem sich lokale und generalisierte Dysfunktionen und Symptome entwickeln können.
- **Anpassung an mechanische Krafteinwirkungen:** Kollagen, Fibrin, Retikulin lagern sich entsprechend der Richtung der Krafteinwirkung an. Erhöhte Gewebespannung stimuliert die Anlagerung von Kollagen und Fibrin. Die Faszie verändert ihre Elastizität, Plastizität und ihre Viskosität in Anpassung an äußere und innere Krafteinwirkung.
- **Bioelektrische Eigenschaften:** Die Faszie ist empfänglich für piezoelektrische Impulse. Traumata wie therapeutische Impulse wirken auch über die bioelektrischen Eigenschaften der Faszie.

Insbesondere den faszialen Verbindungen zwischen dem Schädel und dem übrigen Körper wurden im Konzept der kranialen Osteopathie besondere Beachtung geschenkt.

16.1.1 Beeinflussung der Fließeigenschaft von Hyaluronsäure im Bereich der Faszien durch manuelle Techniken

Hyaluronsäure, auch Hyaluronan genannt, liegt überall im extrazellulären Raum höher entwickelter Tiere, im menschlichen Skelettmuskel der unteren Extremitäten und im lockeren Bindegewebe vor. Das fasziale Netzwerk spielt eine wichtige Rolle bei der Übertragung mechanischer Kräfte, bei Veränderungen und zur Optimierung der Körperhaltung und anderen muskuloskelettalen Dynamiken. In den Bindegewebsfasern der Fascia cervicalis profunda bildet Hyaluronsäure in Verbindung mit dem Epimysium des Muskels eine Gleitoberfläche. Innerhalb von Gelenken verringert Hyaluronsäure v. a. die Kompression und erhöht die Volumenviskosität der Synovia, was die Lubrikation erhöht.

Inwiefern sich manuelle Techniken auf die Hyaluronsäure im faszialen Gewebe auswirken, ist bislang nicht vollständig verstanden, daher wurden von Roman et al. (2013) die mechanischen Eigenschaften von 3 verschiedenen Bewegungsformen berechnet, die Verwendung finden [23]:

- konstantes Gleiten
- senkrechte Vibration
- tangentiale Oszillation

Osteopathische Behandlungstechniken kombinieren diese Basisbewegungen häufig. Der Druck auf fasziale Schichten variiert, abhängig von der Bewegungsform, stark. Konstantes Gleiten beinhaltet eine komprimierende und tangentiale Kraft mit einer konstanten tangentialen Geschwindigkeit. Die senkrechte Vibration betrifft mehr die obere Faszienschicht. Bei einer tangentialen Oszillation, z. B. mittels faszialer Manipulation, übt der Therapeut schnelle Vor- und Rückbewegungen aus, um das Gewebe zu beeinflussen.

Roman et al. (2013) wendeten in ihrer Untersuchung das dreidimensionale Modell der Squeeze-Film-Lubrication-Theorie und Navier-Stokes-Gleichungen an, um den Fluss von Hyaluronsäure um die Faszie herum und innerhalb der Faszie während des konstanten Gleitens, der senkrechten Vibration und der tangentialen Oszillation auszuwerten. Das mathematische Modell ermöglicht es, den Effekt des Drucks zu errechnen, der von der Hyaluronsäure innerhalb des dünnen Films zwischen Muskel und Fascia cervicalis profunda bei diesen Bewegungen generiert wird. Die Autoren stellten dabei die Hypothese auf, dass der Druck einen potenziellen Wirkmechanismus manualtherapeutischer Techniken darstellen könnte [23].

Während der Verformung der Faszie durch manuelle Techniken steigt der Flüssigkeitsdruck der Hyaluronsäure insgesamt deutlich an. Es wurde ein höherer Druck bei der tangentialen Oszillation und senkrechten Vibration als bei den konstanten Gleittechniken berechnet. Die Druckunterschiede führen dazu, dass Hyaluronsäure während der Manipulation nahe an den Rändern der faszialen Gebiete entlangfließt, was wiederum in einer verbesserten Lubrikation resultiert. Der Druck, der in der Flüssigkeit zwischen Muskel und Faszie während osteopathischer Behandlungen entsteht, verursacht eine Vergrößerung der „Fluid Gap". Die Faszienschichten weisen also ein besseres Gleitverhalten auf, wodurch eine effizientere Muskelarbeit begünstigt wird.

Das verwendete mathematische Modell suggeriert, dass senkrechte Vibration und tangentiale Oszillation die Wirkung der Behandlung besser auf die extrazelluläre Matrix übertragen. Damit sind diese beiden Bewegungsformen eine sinnvolle Ergänzung zu den häufiger genutzten Gleittechniken, insbesondere in der Therapie des Fasziensystems.

! Beachte

Hypothese: Verletzung, Fehlspannung etc. → Anstieg von Hyaluronsäure → Zunahme der Viskosität und „Klebrigkeit" → Dysfunktion faszialer Schichten → biomechanische oder Muskeldysfunktion

Unter bestimmten Bedingungen von Stress, z. B. bei Gewebeverletzungen, wird Hyaluronsäure depolymerisiert und niedermolekulare Polymere generiert [24]. Stecco vermutet, dass therapeutisch ausgeübter Druck und Reibung von bestimmter Dauer eine spezifische Entzündungsreaktion stimuliert, durch die sich Hyaluronidase bildet, die gelförmige Hyaluronsäure (in Aggregatform) im betroffenen Gebiet abbaut [25].

16.1.2 Feder- und Stoßdämpfermodell

Um die Organisationen der Dysfunktionen von bindegewebigen Strukturen und ihre Behandlung anschaulicher zu machen, wird an dieser Stelle das von Little entwickelte Feder- und Stoßdämpfermodell beschrieben [5] (▸ Abb. 16.1, ▸ Abb. 16.2, ▸ Abb. 16.3). Es handelt sich hierbei um ein theoretisches Modell. Es basiert auf den Erfahrungen, die Osteopathen bei faszialen Techniken erworben haben. Dieses Modell ist ein Versuch, die Speicherung traumatischer und dysfunktioneller Einflüsse sowie psychischer Traumata im Gewebe besser verständlich zu machen. Ausgangsbasis für dieses Modell sind die überall im Gewebe anzutreffenden elastischen und kollagenen Faserstrukturen. Die elastischen Fasern der Gewebe reagieren entsprechend dem Federmodell. Die Stärke der Verformung steht in unmittelbarem Zusammenhang mit der Stärke der einwirkenden Kraft. Hingegen verhalten sich die kollagenen Fasern entsprechend dem Stoßdämpfermodell. Dabei wird die Verformung durch die Geschwindigkeit der einwirkenden Kraft bestimmt.

Im Bindegewebe haben die Kollagenfasern vom Typ I üblicherweise eine viel höhere kinetische Speicherkapazität als Elastin oder auch alle anderen Bindegewebselemente [26]. Sie stellen die deutlichsten „Springelemente" dar (Federmodell). Die Stärke der Verformung steht in unmittelbarem Zusammenhang mit der Stärke der einwirkenden Kraft. Hingegen wird die Stoßdämpferfunktion im Bindegewebe primär von der Grundsubstanz vermittelt. Dabei wird die Verformung durch die Geschwindigkeit der einwirkenden Kraft bestimmt [27].

Diese beiden Hauptkomponenten – Kollagen Typ I und Grundsubstanz – sind wie in einem „Verbundstoff" (Komposit) sowohl seriell als auch parallel zueinander gekoppelt. Die Viskosität der Grundsubstanz hängt u. a. von dem Anteil unterschiedlicher Hyaluronsäureformen ab sowie von den verschiedenen Crosslinks (enzymatische sowie durch „Advanced Glycation Endproducts"), die die viskoelastischen Dämpfungseigenschaften maßgeblich beeinflussen. Bei straffen parallelfaserigen Bindegewebe liegt die Bruchzone („Failure Zone") zumeist bei einer Dehnung zwischen 8 und 15 %, in Abhängigkeit von der Zugrichtung (anisotropisches Belastungsverhalten) [27].

Bindegewebige Strukturen verhalten sich wie ein Verbundstoff, d. h., es treten Kombinationen des Feder- und Stoßdämpfermodells auf.

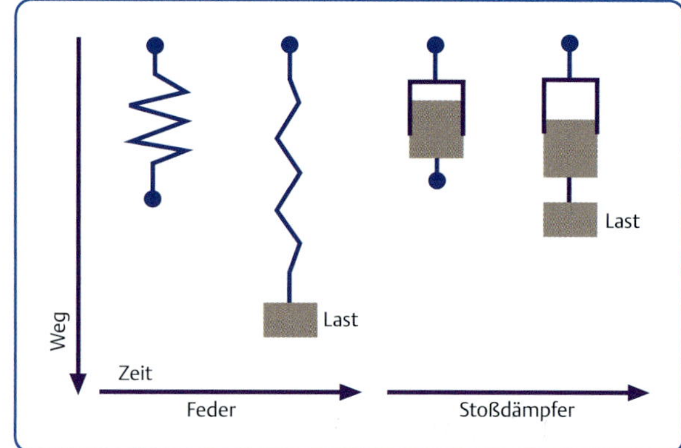

▸ **Abb. 16.1** Feder- und Stoßdämpfermodell nach Upledger.

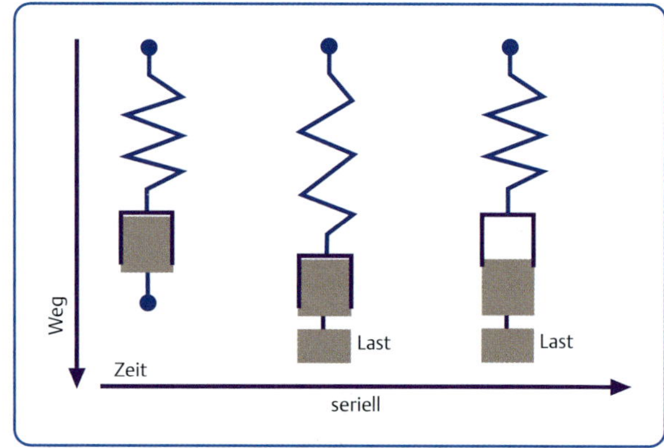

▸ **Abb. 16.2** Feder- und Stoßdämpfermodell nach Upledger.

Serienmodell

Nach einiger Zeit der Krafteinwirkung bzw. der Belastung entsteht eine bleibende Verformung des Bindegewebes. Diese bleibt auch dann noch bestehen, wenn die Krafteinwirkung längst nicht mehr stattfindet (▸ Abb. 16.3).

Erklärung: Bei einer Krafteinwirkung bzw. einer Belastung werden zunächst die Kollagenfasern vom Typ I (Feder) gedehnt. Nach einer gewissen Dauer der Krafteinwirkung bzw. der Belastung wird die viskose Stoßdämpferfunktion der Grundsubstanz die Zugeinwirkung ausgleichen, sodass das Kollagen Typ I (Feder) wieder in seine ursprüngliche Position zurückkehrt. Damit hat eine bleibende Veränderung stattgefunden, denn die elastische Zugkraft der Feder, die das Bindegewebe in seine Ausgangsposition hätte zurückbringen können, ist nicht mehr verfügbar.

Parallelmodell

Nach Beendigung der Krafteinwirkung bzw. der Belastung kehrt das Gewebe in seinen ursprünglichen Zustand zurück (▸ Abb. 16.2).

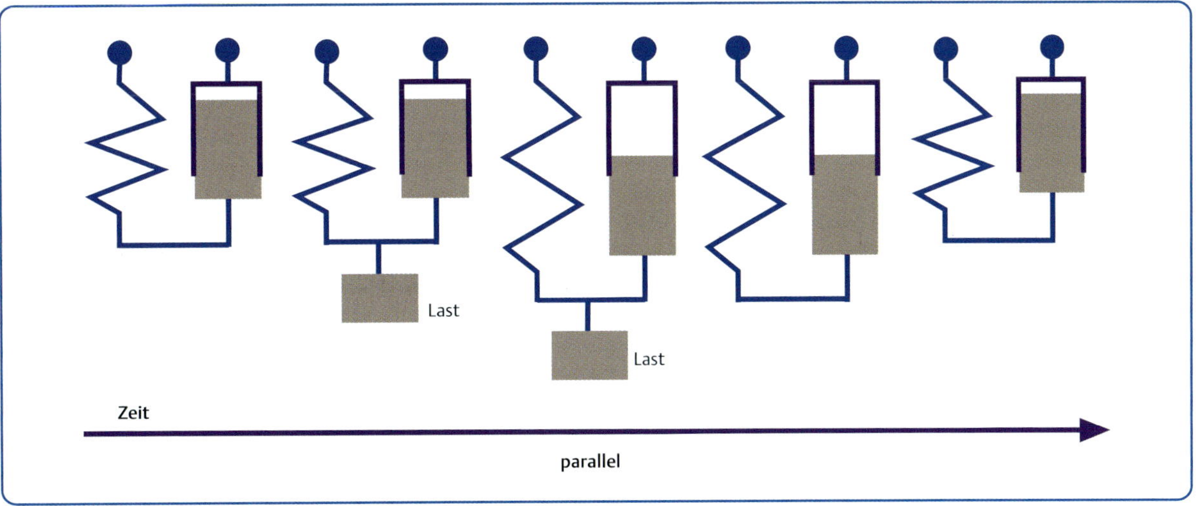

▶ **Abb. 16.3** Feder- und Stoßdämpfermodell nach Upledger.

Erklärung: Die Belastung muss eine bestimmte Zeit einwirken, ehe sich der Stoßdämpfer verformen wird. Findet schließlich eine Verformung des Stoßdämpfers statt, wird sich auch die Feder verformen. Wenn die gesamte Krafteinwirkung auf die Feder übertragen wurde, wird sich diese nach Beendigung der Krafteinwirkung bzw. Belastung aufgrund ihrer elastischen Eigenschaften in ihre Ausgangsposition zurückbewegen.

Eine Deformation wirkt sich unterschiedlich auf die faszialen Strukturen aus, je nachdem, ob sich das Gewebe um mehr oder weniger als 8 und 15 % seiner ursprünglichen Länge verändert hat. Bei einer Verformung faszialer Gewebe von weniger als 8–15 % der ursprünglichen Länge verhält es sich, als wären Feder und Stoßdämpfer seriell miteinander verbunden. Nach einer gewissen Dauer der Krafteinwirkung werden die kollagenen Fasern in diesem veränderten Zustand verbleiben. Bei einer Verformung faszialer Gewebe von mehr als 8–15 % ihrer ursprünglichen Länge und bei kräftiger Zugeinwirkung verhält es sich entsprechend dem Parallelmodell. Bei einer kurzfristigen Krafteinwirkung kehren die Gewebe aufgrund des Kollagens Typ I meist in ihre Ausgangsstellung zurück. Lang andauernde Krafteinwirkungen könnten jedoch zu Reizungen und Entzündungen mit physiochemischen Veränderungen der Fasern und ihrer umgebenden Grundsubstanz führen.

In der Therapie ist es von Bedeutung, den unterschiedlichen Eigenschaften der Fasern und Grundsubstanz Beachtung zu schenken. Der Therapeut wird schneller auf die Kollagenfasern vom Typ I einwirken können, während die Veränderung oder Normalisierung der Grundsubstanz meist eine längere Zeitdauer in Anspruch nimmt. Durch einen sanften kontinuierlichen Zug in Form der indirekten oder der direkten Technik ist der Therapeut imstande, die chemische Struktur der Grundsubstanz zu normalisieren und dadurch das sog. zelluläre Gedächtnis von traumatischen Einflüssen zu befreien. Dies gilt gleichermaßen für intra- wie auch für extrakraniale fasziale Strukturen. Nach Scott [6] bieten die Faserstrukturen Schutz gegenüber Zugkräften, wohingegen die Grundsubstanz Widerstand gegenüber Kompressionskräften leistet. Die verschiedenen Eigenschaften der Fasern und Grundsubstanz des Bindegewebes sollten in der Diagnose und Therapie berücksichtigt werden.

! Beachte

Die Elastinfasern dienen nicht der Speicherung von Bewegungsenergie. So zeigen das Lig. flavum, die spinale Dura mater oder andere stark elastinhaltige Gewebe nur eine relativ geringe (bzw. gedämpfte) kinetische Federungskapazität. Die Hauptfunktion der Elastinfasern könnte vielmehr eine Art Memory-Effekt bzw. verbesserte Repair-Funktion darstellen, wenn ein Gewebe einmal so stark überdehnt wird, dass die Kollagenfasern beginnen, auseinanderzureißen. Dann führen – so die Annahme – die parallel zu ihnen verlaufenden dünnen Elastinfasern die gerissenen Enden in den kommenden Stunden/Tagen eher in eine günstige Ausgangsstellung zurück, als das ohne die Elastinfasern der Fall wäre [27].

16.1.3 Fasziale Organisation

Die fasziale Organisation des menschlichen Körpers vollzieht sich hauptsächlich in longitudinaler Richtung. Innerhalb dieses sich longitudinal organisierenden Fasziensystems gibt es quer verlaufende horizontale Faszienebenen.

Die **longitudinale Organsiation** kann als Kontinuität von der Schädelbasis bis zum Beckenboden angesehen werden, in der die Faszien in reziprok strukturierten konzentrischen Ringen organisiert sind [28] und sich ebenso in Kontinuität mit der longitudinalen Faszienorganisation in den Extremitäten befindet. Diese Organisation bildet Kompartimente und Räume für Muskeln, Viszera, Gefäße und Nerven. Diese finden sich in endozervikalen, endothorakalen, endoabdominalen und endopelvischen Regionen [28].

Diese longitudinale Organistion wird von **quer verlaufenden transversalen Faszienebenen** unterteilt. Diese dienen einerseits als Stütze für das longitudinale System, können aber andererseits bei Störungen wie Hypertonus oder Verklebungen sehr leicht die feine Beweglichkeit der longitudinalen Faszien beeinträchtigen.

Die wichtigsten transversalen Ebenen sind

- die Plantaraponeurose,
- das Knie (Fascia poplitea, Kreuzbänder und transversale Bänder des Knies),
- die Beckendiaphragmen (der Beckenboden), einschließlich der sakralen Gelenkverbindungen,
- das thorakolumbale Diaphragma (Zwerchfell),
- das zervikothorakale Diaphragma, einschließlich Os hyoideum,
- das kraniozervikale Diaphragma (Atlantookzipitalgelenk),
- das intrakraniale horizontale Membransystem (Tentorium cerebelli, Diaphragma sellae).

Der Begriff Diaphragma für die genannten horizontalen faszialen Strukturen ist irreführend, da es sich hier nicht um einheitliche horizontale Strukturen handelt, die unterteilen und Grenzen für Körperhöhlen schaffen. Laut Fossum ist der Begriff Diaphragma in diesem Modell vielmehr als Metapher für einen anatomischen Raum, eine Art Übergangszone mit multiplen Strukturen (im Gegensatz zu einer einheitlichen Struktur) zu verstehen [29].

Während sich der Beckenboden und das Zwerchfell aus tendomuskulären Bestandteilen zusammensetzt, bestehen das zervikothorakale Diaphragma zum größten Teil und das kraniale Diaphragma ausschließlich aus membranösen Anteilen (Kap. 7.3.3; ▸ **Tab. 19.4** und ▸ **Tab. 19.5**, „reziproke Spannungsmembran").

Auch wenn die transversalen Faszienebenen nicht direkt zum kraniosakralen System zu zählen sind, sollten diese bei allen Funktionsstörungen des kraniosakralen Systems mit untersucht und ggf. behandelt werden.

16.2 Funktionelle Dreiecke

Es folgt eine kurze Beschreibung vom Aufbau der funktionellen Dreiecke, insbesondere im Hinblick auf ihre Beziehung und Verbindung zu den Diaphragmen. Die Einteilung in funktionelle Dreiecke stellt einen Versuch und ein Modell dar, die biomechanischen, arteriovenösen, nervalen, endokrinen und metabolischen Verbindungen und Wechselspiele im Gesamtorganismus nach physiologischen und strukturellen Gesichtspunkten zu unterteilen und zu erklären.

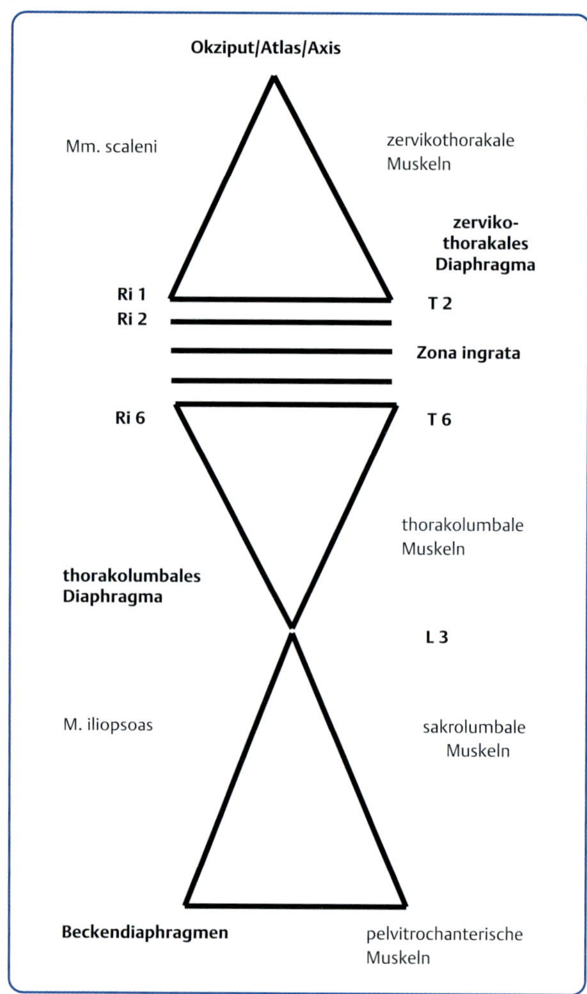

▸ **Abb. 16.4** Funktionelle Dreiecke.

Der Körper kann entsprechend diesem Modell in 3 funktionelle Bereiche unterteilt werden, schematisch dargestellt durch 3 Dreiecke. Alle Strukturen innerhalb eines Dreiecks sind funktionell, physiologisch und pathologisch eng miteinander verbunden. Getrennt werden die Dreiecke durch die genannten Diaphragmen. Der Zustand der Diaphragmen ist für ein einwandfreies Funktionieren der unterschiedlichen Dreiecke von größter Bedeutung, da diese über die Diaphragmen miteinander in Verbindung stehen (▸ **Abb. 16.4**).

16.2.1 Diaphragmale Begrenzung

- Beckendiaphragma unteres funktionelles Dreieck
- thorakolumbales Diaphragma mittleres funktionelles Dreieck
- zervikothorakales Diaphragma oberes funktionelles Dreieck
- kraniozervikales Diaphragma

16.2.2 Unteres funktionelles Dreieck

Ecken:
- vorn: Os pubis
- hinten: Art. sacroiliaca
- oben: L3

Verbindungslinien:
- nach unten: Beckendiaphragmen und pelvitrochantäre Muskeln
- nach vorn: M. iliopsoas und Gewicht der viszeralen Organe
- nach hinten: sakrolumbale Muskeln

16.2.3 Mittleres funktionelles Dreieck

Ecken:
- oben vorn: Art. sternocostalis VI
- oben hinten: Th6
- unten: L3

Verbindungslinien:
- vorn: Diaphragma
- hinten: thorakolumbale Muskeln
- oben: 6. Rippe

16.2.4 Oberes funktionelles Dreieck

Ecken:
- unten vorn: Art. sternoclavicularis
- unten hinten: Th2
- oben: Axis/Atlas/Os occipitale

Verbindungslinien:
- nach unten: 2. Rippe
- vorn: Mm. scaleni
- hinten: zervikothorakale Muskeln (besonders der M. splenius)

Das obere Dreieck enthält als wichtigste Strukturen die Lunge und das Herz, das mittlere Dreieck die Verdauungsorgane und das untere funktionelle Dreieck zusätzlich zu einem Teil des Darms die urogenitalen Organe. So wie der Schädel einen Schutz für das Gehirn darstellt, gewährt der knöcherne Thorax der Lunge und dem Herzen und das knöcherne Becken den Fortpflanzungsorganen einen Schutz.

Zwischen Th2 und Th6 befindet sich die Zona ingrata (undankbare Zone). Diese besonders rigide Zone liegt zwischen dem oberen und dem mittleren funktionellen Dreieck. Ihre Aufgabe ist es, von oben und unten kommende Belastungen zu absorbieren und die kardialen Nervengeflechte zu schützen.

Der 3. Lendenwirbel nimmt im Modell der funktionellen Dreiecke eine Schlüsselposition ein:

- Er verbindet das untere mit dem mittleren funktionellen Dreieck.
- Er stellt den Apex der lumbalen Wirbelsäule und das Zentrum der Schwerkraft dar. Er hat somit das meiste Gewicht zu tragen, obwohl er gleichzeitig als der 1. mobile lumbale Wirbel angesehen werden kann.
- Über seine gelenkigen Verbindungen zu L2 und durch den Ansatz des Zwerchfells auch an L3 ist er mit dem mittleren funktionellen Dreieck verbunden.
- Über seine Verbindungen zu L4, der wiederum über das Lig. iliolumbale mit dem Becken verbunden ist, hat L3 auch am unteren Dreieck Anteil.
- Über den M. iliopsoas, der an den Procc. transversi von L1–L4 seinen Ursprung nimmt, und über nervale Beziehungen zum N. femoralis und N. obturatorius hat er Verbindungen zur unteren Extremität.
- Der 3. Lendenwirbel hat einen besonders kräftigen Wirbelbogen, da an ihm auf- und absteigende Muskeln ansetzen. Er stellt den mobilen Punkt für die vom Os sacrum und Os ilium aufsteigenden Muskeln (M. longissimus) sowie den Fixpunkt für die kranial herunterziehenden Muskeln dar.
- Das Rückenmark läuft außerdem auf Höhe von L2 aus und geht in das Filum terminale über.
- Das Mesokolon (Nerven und Gefäße führendes Gekröse des Dickdarms) ist auf Höhe von L2/L3 fixiert.
- Die Bifurkation der Aorta abdominalis befindet sich auf Höhe von L3.
- Ebenso ist die Cisterna chyli nicht selten auf Höhe von L3 zu finden, sodass L3 auch auf den Lymphfluss Einfluss ausüben kann.

16.3 Anatomie der Diaphragmen

16.3.1 Beckendiaphragma

Die muskulären Beckendiaphragmen (▶ **Abb. 16.5**) werden unwillkürlich und willkürlich kontrolliert. Sie stehen insbesondere mit dem urogenitalen System in enger Verbindung und haben dadurch Einfluss auf die Ausscheidungsprozesse des Körpers, auf die Sexualität und die Fortpflanzung.

Beteiligte Strukturen

- knöchern: Os sacrum, Os coccygis, Os coxae (bestehend aus Os ilium, Os ischii und Os pubis)
- muskulär: M. levator ani, M. coccygeus, M. transversus perinei profundus und M. transversus perinei superficialis
- viszeral: Anus, Vagina, Prostata, Vesica urinaria, Urethra, Uterus, Ovar, Colon ascendens und Colon descendens, Rektum

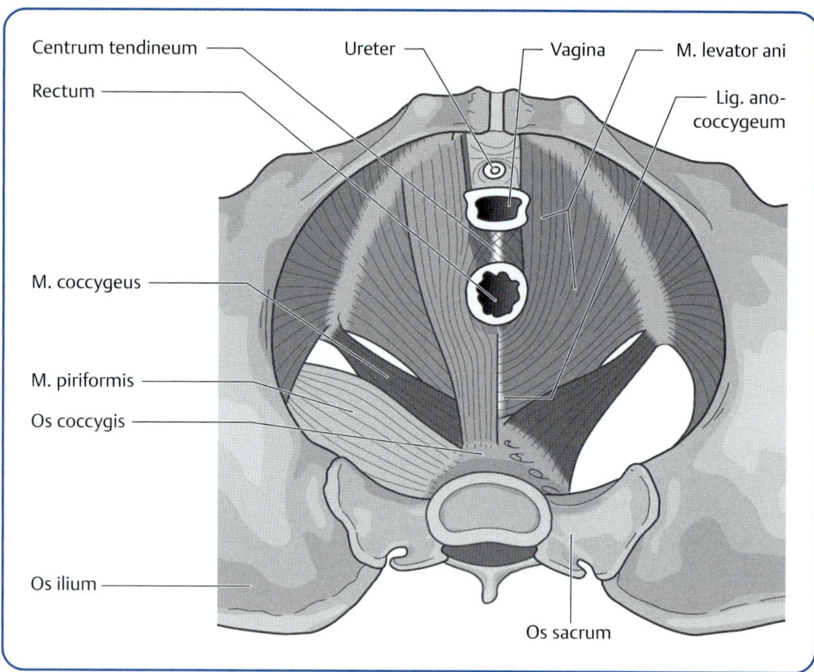

► **Abb. 16.5** Diaphragma pelvis (Ansicht von oben).

- nerval: Äste der Spinalnerven L4 bis S5, z. B. N. ischiadicus, N. cutaneus femoris posterior, N. gluteus inferior, N. pudendus; Ganglion impar, 3.–4. sakrale Grenzstrangganglien, Plexus hypogastricus, Nn. splanchnici pelvici
- vaskulär: Aa. und Vv. iliacae interna und externa sowie deren Äste und dazugehörige Lymphbahnen

Die Bauchhöhle wird kranial vom Zwerchfell und kaudal vom Diaphragma pelvis begrenzt.

Die Muskulatur des Beckenbodens ist dreischichtig und wird durch Faszien voneinander getrennt. Durchquert werden die Beckendiaphragmen vom Anus, von der Harnröhre und von der Vagina. Anatomisch und funktionell kann das Diaphragma pelvis vom Diaphragma urogenitale unterschieden werden.

Diaphragma pelvis

Es kann als ein Unterstützungssystem der Beckenorgane angesehen werden. Gebildet wird es vom M. levator ani, dem M. coccygeus und deren oberer und unterer Faszienbedeckung, Fasciae diaphragmaticae pelvis superior und inferior. Das trichterförmige Diaphragma verläuft hinter dem Os pubis, schräg nach unten über die Fascia obturatoria, die Spina ischiadica und das Lig. sacrospinale zum Os sacrum.

Der M. levator ani besteht aus einem äußeren Sphinkteranteil und einem inneren, den After anhebenden Teil. Er kann in 4 Bündel unterteilt werden. Die Ursprünge dieses Muskels liegen an der Hinterseite des Os pubis, am R. ischiopubicus, an der Linea arcuata und an der Spina

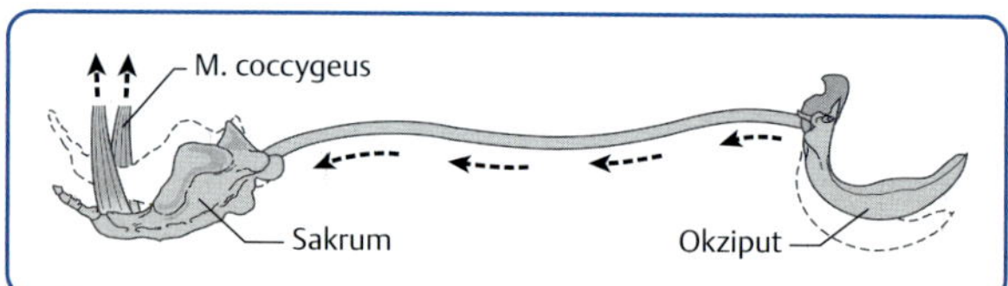

► **Abb. 16.6** Hypertonus des M. coccygeus verursacht eine Flexionsbewegung des Sakrums und des Okziputs.

ischiadica. In die Ursprungssehne strahlen zudem Sehnenzüge aus der Fascia obturatoria ein. Der M. levator ani inseriert an der retroanalen Kreuzung, dem Lig. anococcygeum, und seitlich am Os coccygis. Außerdem strahlt er in die Faszie der Prostata und in die Vaginalwand ein und kann so den Tonus dieser Strukturen mit beeinflussen. Innervation: Äste aus dem (II.) III. und IV. Sakralsegment.

Der M. coccygeus entspringt von der Spina ischiadica und setzt lateral am unteren Os sacrum und am Os coccygis an (► **Abb. 16.6**). Innervation: Äste vom IV. und V. Sakralsegment. Durch seine Ansätze am Os sacrum und am Os coccygis kann er diese bei Kontraktion oder starker Verspannung nach vorn ziehen und dadurch das kraniosakrale System in Flexion fixieren bzw. die Extension behindern.

Diaphragma urogenitale

Dieses Diaphragma ist eine bindegewebig-muskuläre, ca. 1 cm dicke Schicht, die zwischen dem linken und dem rechten R. inferior ossis pubis ausgespannt ist.

Der M. transversus perinei profundus bildet die Grundlage dieses Diaphragmas. Er wird, gemeinsam mit dem Sphincter urethrae sowie Nerven und Gefäßen, von der Fascia diaphragmatica urogenitale superior und inferior umhüllt. Sie stützt außerdem die Urethra. Am vorderen oberen Rand des M. transversus perinei profundus vereinigen sich die beiden Faszien und bilden das Lig. transversum perinei.

Am hinteren Rand des Diaphragma urogenitale verläuft der M. transversus perinei superficialis, eine unregelmäßige Abspaltung des M. transversus perinei profundus. Er verläuft vom Tuber ischiadicum zum Centrum tendineum.

Beide Muskeln werden vom N. pudendus innerviert.

Weitere Strukturen:

- Sphincter ani externus
- Mm. bulbospongiosi
- Excavatio rectovesicalis beim Mann: spaltförmige Ausbuchtung der Peritonealhöhle zwischen Harnblase und Rektum
- Excavatio rectouterina bei der Frau: tiefste Stelle des Peritonealraums zwischen Uterus und Rektum
- Excavatio vesicouterina bei der Frau: spaltförmiger Peritonealraum zwischen Uterus und Blase

Funktion der Beckendiaphragmen

- Lagesicherung der Becken- und Bauchorgane
- Passagefunktion
- sexuelle Funktion
- endokrine Funktion durch Einfluss auf den Uterus
- Übertragung von Kräften auf die Beine und Aufrechterhaltung des Gangs

Einflüsse auf die Funktion der Beckendiaphragmen

- Position des Os sacrum und des Os coccygis: wichtig für die ligamentären, nervalen und zirkulatorischen Verbindungen zum Beckenboden
- Stellung des Os pubis: Bei veränderter Position des Os pubis (z. B. bei erhöhtem Tonus der vorderen Bauchmuskulatur, Dysfunktion der benachbarten Gelenke) kann es zum Ungleichgewicht und zu einer Insuffizienz dieser Diaphragmen kommen.
- Position und Funktion der Art. coxofemoralis: bedeutsam für die muskulären Verbindungen (pelvitrochantäre Muskeln). Zudem kann das Hüftgelenk über den Verlauf der Kraftlinien die Biomechanik des Os sacrum, Os coccygis und Os pubis beeinflussen.
- Viszerale Organe: Die Beckendiaphragmen werden beeinträchtigt aufgrund der Folgen von Entzündungen der Beckenorgane, Vernarbungen oder Entbindungen. Auch eine Ptose der Verdauungsorgane kann zu einer verstärkten Belastung des Beckenbodens führen.
- Thorakolumbales Diaphragma: Durch Beeinträchtigung der statischen Funktion des Zwerchfells können verstärkt Kräfte auf den Beckenboden einwirken.

Aufgrund der zahlreichen dargestellten Strukturen und Funktionen sowie des Einflusses der Beckendiaphragmen u. a. auf die Beweglichkeit des Os sacrum und Os coccygis und auf die longitudinalen Faszien sowie aufgrund ihres Einflusses auf den Flüssigkeitsstrom in diesem Bereich ist die Entspannung dieses Diaphragmas bedeutsam.

16.3.2 Thorakolumbales Diaphragma (Zwerchfell)

Am thorakolumbalen Übergang liegt eine weitere, die wohl bekannteste quer verlaufende Struktur des Körpers. Bereits Still [7] wies darauf hin, dass das Diaphragma die Ursache von mehr Krankheiten sein kann als jeder andere Teil des Körpers, falls diese muskulotendinöse Struktur abnorme Spannungen aufweist oder sich ihre Anheftungen nicht an der richtigen Position befinden.

Das Zwerchfell ist eine kuppelförmige muskulös-sehnige Trennwand zwischen der Bauch- und Brusthöhle (▶ **Abb. 16.7**). Fast alle Körperstrukturen haben direkt oder indirekt mit dem Zwerchfell Kontakt. Die Zwerchfellmuskeln entspringen ringförmig an der unteren Thoraxapertur und ziehen bogenförmig aufwärts in eine zentrale Sehnenplatte. Das Zwerchfell ist der einzige quergestreifte Muskel, der auch in Ruhe aktiv ist. Das muskulär-ligamentäre Zwerchfell wird willkürlich und unwillkürlich kontrolliert. Es hat über die Atmung und den Verdauungstrakt Beziehung zu Austauschprozessen und zur Instandhaltung des Körpers.

Beteiligte Strukturen

- knöchern: die 6 unteren Rippen, L 1–L 4, Proc. xiphoideus des Sternums
- muskulär: M. psoas, M. quadratus lumborum
- viszeral: Herz, Speiseröhre, Leber, Magen, Dickdarm, Lunge
- nerval: N. vagus, N. phrenicus, N. splanchnicus major und minor, Grenzstrang des Sympathikus
- vaskulär: Aorta, A. thoracica interna, auch A. mammaria interna genannt, V. cava inferior, V. lumbalis ascendens, Vv. azygos und hemiazygos, Ductus thoracicus

Die muskulären Zwerchfellanteile kann man in die Pars lumbalis, Pars costalis und Pars sternalis unterteilen. Die kräftigen Schenkel der **Pars lumbalis** entspringen am Lig. longitudinale anterius der Wirbelsäule, rechts an der Vorderfläche von L 1–L 3 (L 4) und links an der Vorderfläche von L 1 und L 2 (L 3) und deren Bandscheiben. Außerdem entspringen sie auch seitlich an den entsprechenden Wirbelkörpern und an einem Sehnenbogen für den

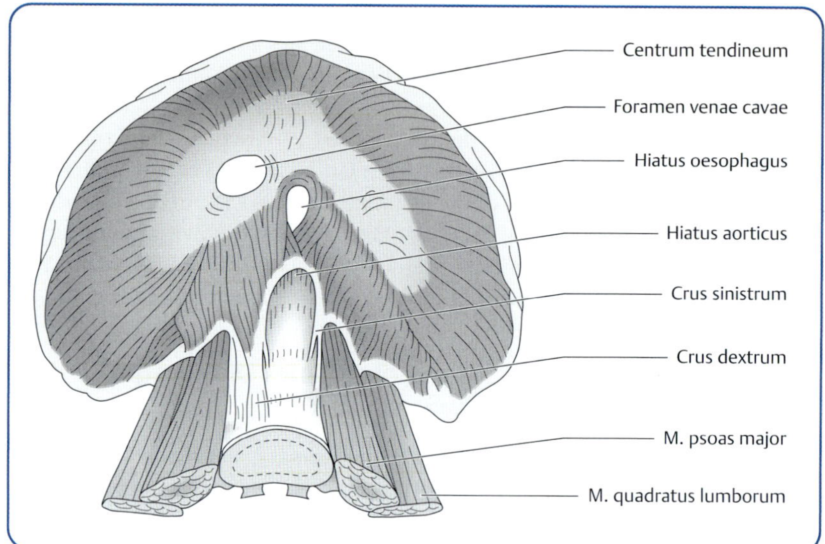

▶ **Abb. 16.7** Zwerchfell (Ansicht von unten).

Durchlass des M. psoas sowie an einem Sehnenbogen für den Durchgang des M. quadratus lumborum.

Die **Pars costalis** entspringt an der Innenfläche der 6 unteren Wirbel, die **Pars sternalis** an der Hinterseite des Proc. xiphoideus des Sternums. Sie setzen alle an einer V-förmigen zentralen Sehnenplatte, dem Centrum tendineum, an. Die rechte Zwerchfellkuppel steht einen halben Zwischenrippenraum höher als die linke. Unter der rechten Kuppel befindet sich die Leber und unter der linken der Magen.

Innervation: N. phrenicus aus dem Plexus cervicalis des 3.–5. Zervikalnerven und ventrale Äste der 9.–12. Nn. thoracici.

Das Zwerchfell mit seinem Centrum tendineum entsteht aus dem Septum transversum, das sich oberhalb der Somiten befindet und sich im Laufe der Entwicklung zunehmend absenkt, bis es zu seiner Endposition im Thoraxbereich gelangt. Dort wird es zwischen den sich annähernden und vergrößernden Organen (Leber und Herz) abgeflacht [8]. Weitere Anlagen des Zwerchfells sind zum kleinsten Teil die pleuroperitonealen Membranen und zum größten Teil das Material der Körperwand.

Durchtrittsstellen

- Hiatus oesophageus: links vom Hiatus aorticus, auf Höhe von Th 10, von Muskelfasern der Pars lumbalis gebildet. Durch ihn verlaufen der **Ösophagus** und die **Nn. vagi**.
- Hiatus aorticus: etwas links von der Mittellinie auf Höhe von Th 12, vom Lig. arcuatum medianum der Pars lumbalis gebildet. Durch ihn treten anterior die **Aorta descendens** und posterior der **Ductus thoracicus**.
- Foramen venae cavae: etwas rechts von der Mittellinie auf Höhe von Th 9, von fibrösen Strukturen des Centrum tendineum gebildet. Durch das Foramen treten die **V. cava inferior** und der rechte **N. phrenicus**.
- Zwischen den kostalen Anheftungen des Zwerchfells verlaufen die **Interkostalnerven**.
- Durch das Trigonum sternocostale verlaufen die **A.** und **V. thoracica interna** sowie einige lymphatische Äste.
- Zwischen dem Crus mediale und dem Crus intermedium der Pars lumbalis liegen die **Nn. splanchnici minor** und **inferior** sowie der **Grenzstrang des Sympathikus**.
- Durch das Trigonum lumbocostale treten **Lymphbahnen** vom Bauchraum in den Thoraxraum.
- Öffnung am lumbalen Zwerchfellursprung an der Psoasarkade für die rechte und linke **Vv. lumbales ascendentes**

Das bedeutet, dass jede eingenommene Nahrung, der arterielle Blutstrom für den gesamten unteren Körperbereich, der venöse Rückfluss aus dem unteren Körperbereich, die Lymphe aus den unteren Extremitäten und den Verdauungsorganen sowie das autonome Nervensystem mit seinen Nervenfasern das Zwerchfell überqueren müssen und bei Dysfunktionen in diesem Bereich beeinflusst werden können.

Verbindungen

- zur Leber: über das Lig. triangulare, das Lig. coronarium hepatis, das Lig. falciforme hepatis, das Lig. teres hepatis
- zum Duodenum: über den M. suspensorius duodeni (von Treitz)
- zum Magen: über das Lig. gastrophrenicum
- zum Dickdarm: Lig. phrenicocolicum
- zur Niere: über die Fascia renalis und Fascia retrorenalis

- zur Blase: über das Lig. falciforme hepatis und Lig. teres hepatis zum Bauchnabel und von dort weiter über die Chorda urachi zur Blase
- zum Os pubis: über die Linea alba abdominalis
- zum Herzen: Über das Lig. phrenicopericardiaca ist der mediale Teil des Centrum tendineum mit dem Perikard verwachsen.
- zur Lunge: über das Lig. phrenicopleurale
- zur Trachea: über das Lig. pulmonale
- zur Fascia endothoracica: über die fasziale Bedeckung des Zwerchfells
- zum Schädel: über die faszialen Verbindungen vom Zwerchfell zum Perikard und vom Perikard, z. B. über die Karotisscheide, weiter zum Os temporale und zur Mandibula; über die Anheftung des Zwerchfells am Lig. longitudinale anterius zur Pars basilaris des Os occipitale; über die Fascia phrenicopleuralis an die Pleurakuppel der Lungenspitze und weiter über die Lamina praevertebralis fasciae cervicalis zum Tuberculum pharyngeum des Os occipitale; über fasziale Verbindungen zum Ösophagus, weiter zur Fascia buccopharyngea mit Anheftung am Os occipitale, Os sphenoidale und Os temporale

Diese Beispiele erklären, warum bei einem chronischen Zwerchfellhypertonus die Beweglichkeit des kraniosakralen Systems meist eingeschränkt ist. Eine weitere enge Beziehung zum Schädel wird durch die embryologische Entwicklung des Zwerchfells deutlich. Das Centrum tendineum des Zwerchfells nimmt seinen Ursprung vom Septum transversum an der Region der Schädelbasis und beginnt von dort seinen Abstieg zu seiner späteren Position.

Beeinflussungsmöglichkeiten des Zwerchfells

Das Zwerchfell beeinflusst

- die Atmung,
- die Statik,
- die Zirkulation,
- die Verdauung,
- die Lautbildung.

Atmung. Bei der sekundär respiratorischen Einatmung stützt sich das Centrum tendineum des Zwerchfells auf die viszeralen Organe. Dadurch kommt es bei einer Kontraktion der Pars costalis zur Rippenhebung. Eine Kontraktion der Pars sternalis führt zur Dorsalbewegung des Xiphoids und eine Kontraktion der Pars lumbalis zur Abnahme der Konvexität der unteren thorakalen Wirbelsäule.

Statik. Das Zwerchfell nimmt in der Statik des Körpers eine Schlüsselposition ein, da es als Hebel zwischen der hinteren und vorderen Schwerkraftlinie des Körpers wirkt. Es ist für das Gleichgewicht in Ruhe wie auch in Bewegung zwischen der hinteren und vorderen Muskelkette sowie zwischen den gekreuzten Muskelketten verantwortlich. Indirekt führt die Kontraktion des Zwerchfells zu einer Abflachung der Wirbelsäulenkrümmung. Außerdem verbindet es die oberen mit den unteren Diaphragmen.

Form und Lage des Zwerchfells sind für seine Funktion und die seiner Nachbarorgane von besonderer Bedeutung. Deshalb werden im Folgenden die bestimmenden Faktoren für die Lage des Zwerchfells aufgeführt:

- Elastizität und Spannung der Zwerchfellmuskulatur und des Centrum tendineum
- ligamentäre Verbindungen zu Organen:
  a) der vom Brustraum auf das Zwerchfell wirkende Druck
  b) die Form der an das Zwerchfell angelagerten Brustorgane
- Position der 6 unteren Rippen, des Sternums und der oberen Lendenwirbel:
  a) der Einfluss der Schwerkraftlinie der Körperrückseite über die Pars lumbalis
  b) der Einfluss der Schwerkraftlinie der Körpervorderseite über die Pars sternalis
  c) der Einfluss der Schwerkraftlinie der lateralen Statik über seine gekreuzten Muskelfasern

Zirkulation. Bei der Inspiration entsteht eine Zunahme des abdominalen und Abnahme des intrathorakalen Drucks. Dadurch kommt es zu einem venösen Rückfluss zum Herzen. Auch der Lymphrückfluss in den Thorax wird so stimuliert.

Verdauung. Die Bewegung des Zwerchfells erleichtert die Passage im Ösophagus, die Vermischung des Mageninhalts sowie die Peristaltik des Darms. Durch Anspannung (Pressen) kann das Zwerchfell in Zusammenarbeit mit den Bauchwandmuskeln bei lumbaler Kyphose die Defäkation oder die Entbindung erleichtern.

Lautbildung. Zusammen mit dem M. transversus abdominis beeinflusst das Zwerchfell den Luftstrom im Kehlkopf (Vibration der Stimmbänder, Resonanz des Rachenraums usw.)

Beteiligung bei Krankheiten

Bei einer großen Anzahl von Krankheiten kann das Zwerchfell mit betroffen werden. Dabei kann es zu einem Zwerchfellhoch- oder -tiefstand oder zu anderen Störungen des Zwerchfells kommen, wodurch auch das kraniosakrale System und die fasziale Beweglichkeit beeinträchtigt werden, z. B. bei:

- Entzündung oder Erkrankung der Pleura, des Perikards, der Gallenblase/-gänge, der Leber
- Entzündungen der Strukturen, die das Zwerchfell durchqueren

- Blähbauch
- Störungen im Verlauf der Nervenversorgung des Zwerchfells, z. B. an der HWS
- Störungen der Ansatzstellen der Zwerchfellmuskulatur
- Störungen des M. psoas und des M. quadratus lumborum
- Störungen der faszialen Verbindungen zum Zwerchfell

Bei erhöhtem abdominalem Druck wird das Zwerchfell nach oben gedrängt, und es kommt zu einem spastischen Zwerchfell in Inspirationsposition. Bei erniedrigtem abdominalem Druck mit abdominaler Ptosis fehlt dem Zwerchfell die Stütze der Viszera, und es kommt zu einem Tiefstand des Zwerchfells mit der Folge von Fibrosierungen.

16.3.3 Zervikothorakales Diaphragma

Der zervikothorakale Übergang ist eine weitere Stelle quer verlaufender knöcherner (▸ **Abb. 16.8**), muskulärer und bindegewebiger Strukturen, die sowohl die longitudinale Faszienbeweglichkeit wie auch die feine Beweglichkeit der Schädelknochen beeinträchtigen können. Außerdem können der venöse Abfluss des Schädels über die V. jugularis interna und der arterielle Zufluss über die A. carotis interna sowie der lymphatische Abfluss behindert werden. Die anatomischen Strukturen in diesem Gebiet sind komplex.

Beteiligte Strukturen

- knöchern: Klavikula, Akromion der Skapula, Manubrium und Korpus des Sternums, die oberen Rippen, C 6–Th 2, Synchondroses sternocostales, Art. sternoclavicularis, Artt. costovertebrales C 7–Th 2, Os hyoideum
- muskulär: infrahyoidale Muskeln, Platysma, M. sternocleidomastoideus, Mm. scaleni, M. trapezius, M. deltoideus, M. levator scapulae, Mm. splenii, tiefe Nackenmuskeln usw.
- viszeral: Ösophagus, Trachea, Schilddrüse, Herz, Lunge
- nerval: N. vagus, N. phrenicus, N. laryngeus recurrens, Truncus sympathicus (Ganglion stellatum)
- vaskulär: Truncus brachiocephalicus, A. carotis communis, A. subclavia, A. vertebralis, A. thoracica interna, V. jugularis (Ductus thoracicus und der Venenwinkel auf Höhe der Klavikula)

Muskulatur des zervikothorakalen Übergangs

Die Muskulatur des zervikothorakalen Übergangs (▸ **Abb. 16.9**, ▸ **Abb. 16.10**) kann schematisch in 4 Seiten unterteilt werden:

- hintere Seite: der Raum zwischen dem Okziput, dem Akromioklavikulargelenk und den oberen Brustwirbeln
- vordere Seite: der Raum zwischen der Mandibula, dem Os hyoideum und dem Tuberculum anterius der Halswirbelquerfortsätze bis zur 1. und 2. Rippe, dem Sternum und der Klavikula
- seitliche Seiten: die Räume zwischen Okziput, Proc. mastoideus und dem Tuberculum posterius der zervikalen Procc. transversi bis zur Skapula und zu den Rippen

Einige Muskeln sind aufgrund ihres Verlaufs in mehreren Seiten anzutreffen. Die Liste der Muskeln ist nicht vollständig; es wurden nur die praxisrelevanten Muskeln aufgeführt (▸ **Tab. 16.2**, ▸ **Tab. 16.3**, ▸ **Tab. 16.4**).

Aufgrund des Verlaufs der zervikothorakalen Muskulatur ist festzustellen, dass sich die zervikale Wirbelsäule aus struktureller und pathophysiologischer Sicht bis zu Th 6 erstreckt.

Besondere Aufmerksamkeit sollte auf die Verbindung der 2. Rippe mit den Mm. scaleni gerichtet werden. Ein Hypertonus der Mm. scaleni kann die Nerven und Gefäßstrukturen zwischen der Klavikula und der 1. Rippe komprimieren mit der Folge von Brachialgien.

16.3.4 Halsfaszien

Bereits 1811 beschrieb Burns die Faszien des Kopfes und Nackens. Anatomische Beschreibungen und Termini im Bereich der Halsfaszien divergieren seit dem 19. Jahrhundert bis in die Gegenwart [30] [31].

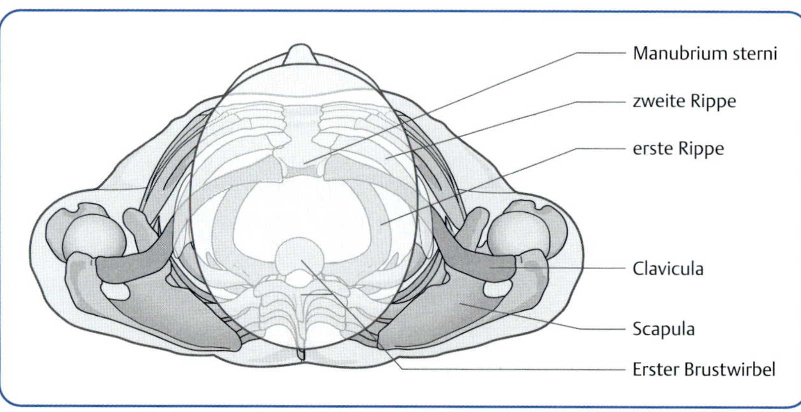

▸ **Abb. 16.8** Thoraxeingang (Ansicht von oben).

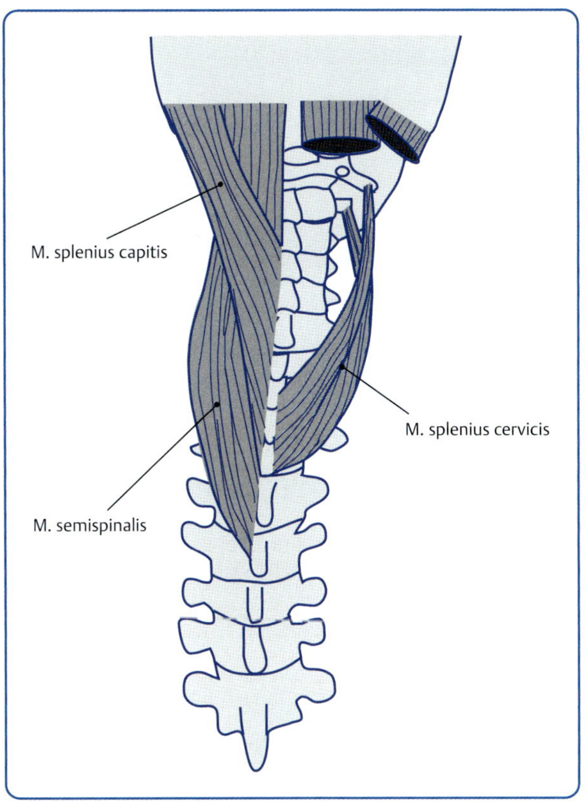

▶ **Abb. 16.9** Muskulatur des zervikothorakalen Übergangs.

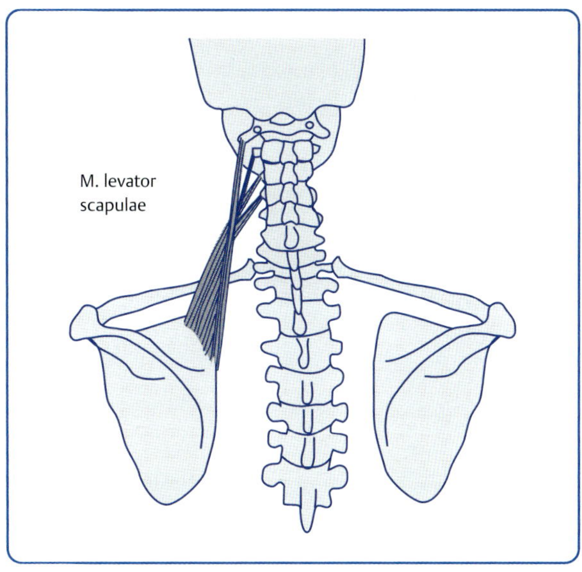

▶ **Abb. 16.10** M. levator scapulae.

▶ **Tab. 16.2** Hintere Seite.

Muskel und Innervation	Ursprung	Ansatz
M. longus capitis I: Rr. ventrales nn. cervicales I–V	Tuberculum anterius des Procc. transversi von C 3–C 6	Unterseite der Pars basilaris ossis occipitalis
M. rectus capitis anterior I: R. ventralis n. cervicalis I	Atlas	Unterseite der Pars basilaris ossis occipitalis
M. rectus capitis posterior major I: Rr. dorsales nn. cervicales I + II	Proc. spinosus des Axis	Linea nuchalis inferior des Os occipitale
M. rectus capitis posterior minor I: R. dorsalis n. cervicalis I	Tuberculum posterius des Atlas	Linea nuchalis inferior des Os occipitale
M. obliquus capitis superior I: Rr. dorsales nn. cervicales I + II	Proc. transversus des Atlas	oberhalb des M. rectus capitis posterior major
M. obliquus capitis inferior I: Rr. dorsales nn. cervicales I + II	Proc. spinosus des Axis	Proc. transversus des Atlas
Mm. interspinales und intertransversarii I: Rr. dorsales + ventrales nn. spinales		
M. spinalis I: Rr. dorsales nn. spinales		
M. semispinalis capitis I: Rr. dorsales nn. spinales	C 4–Th 6	Okziput zwischen Linea nuchalis superior und inferior
M. longissimus capitis I: Rr. dorsales nn. spinales	Procc. transversi von C 3–Th 6	Proc. mastoideus des Os temporale
M. longissimus cervicis I: Rr. dorsales nn. spinales	Procc. transversi von Th 1–Th 6	Procc. transversi von C 2–C 7
M. splenius capitis I: Rr. dorsales nn. cervicales	Procc. spinosi von C 4–Th 3	seitlich an Linea nuchalis superior und Proc. mastoideus

▶ **Tab. 16.2** Fortsetzung.

Muskel und Innervation	Ursprung	Ansatz
M. splenius cervicis I: Rr. dorsales nn. cervicales	Procc. spinosi von Th 3–Th 5	Tuberculum posterius der Procc. transversi von C 1 und C 2
M. levator scapulae I: N. dorsalis scapulae, Rr. ventrales nn. cervicales III–V	Procc. transversi von C 1–C 4	medialer Rand der Skapula
M. trapezius I: N. accessorius	Linea nuchalis superior, Protuberantia occipitalis, Lig. nuchae, Procc. spinosi von Th 1–Th 12	Spina scapulae, Akromion, Klavikula
Mm. rhomboidei I: N. dorsalis scapulae	Procc. spinosi von C 6–Th 4	medialer Rand der Skapula

▶ **Tab. 16.3** Laterale Seiten.

Muskel und Innervation	Ursprung	Ansatz
M. trapezius	▶ **Tab. 16.2**	▶ **Tab. 16.2**
M. scalenus medius I: Rr. ventrales nn. cervicales III–VIII, z. T. N. dorsalis scapulae	Procc. transversi von C 2–C 7	1. Rippe, hinter dem Sulcus a. subclaviae, evtl. + 2. Rippe
M. scalenus posterior I: R. ventralis n. cervicalis VII oder VIII	Procc. transversi von C 5, C 6	2. Rippe
M. sternocleidomastoideus I: N. accessorius	Oberrand des Sternums, Klavikula	Proc. mastoideus, seitlich an Linea nuchalis superior

▶ **Tab. 16.4** Vordere Seite.

Muskel und Innervation	Ursprung	Ansatz
M. longus colli I: Rr. ventrales nn. cervicales II–VI	Körper von C 5–Th 3, Procc. transversi von C 2–C 5	Procc. transversi von C 5–C 7, Körper von C 2–C 4, Tuberculum anterius des Atlas
M. scalenus medius	▶ **Tab. 16.3**	▶ **Tab. 16.3**
M. scalenus anterior I: Rr. ventrales nn. cervicales IV + VIII	Procc. transversi von C 3–C 6	Tuberculum m. scaleni anterioris der 1. Rippe
M. geniohyoideus I: Rr. ventr. ventrales nn. cervicales I + II über den N. hypoglossus	Spina mentalis der Mandibula	Corpus ossis hyoidei
M. mylohyoideus I: N. mylohyoideus aus N. mandibularis (V_3)	Linea mylohyoidea der Mandibula	Corpus ossis hyoidei
M. digastricus I: N. mylohyoideus und facialis	Incisura mastoidea des Os temporale	Fossa digastrica der Mandibula; über eine sehnige Schlinge am Os hyoideum verlaufend
M. stylohyoideus I: N. facialis	Proc. styloideus des Os temporale	Cornu minor ossis hyoidei
M. sternohyoideus I: Plexus cervicalis	oberes Sternum, Art. sternoclavicularis	Corpus ossis hyoidei
M. sternothyroideus	oberes Sternum	Cartilago thyroidea
M. thyrohyoideus	Cartilago thyroidea	Corpus und Cornu major ossis hyoidei
M. omohyoideus I. der letzten 4 Muskeln: Ansa cervicalis (C 1–C 4)	Oberrand der Skapula, medial der Incisura scapulae	Corpus ossis hyoidei
M. constrictor pharyngeus medius I: Plexus pharyngeus	Os hyoideum (Cornu minus und majus)	Raphe pharyngeus
M. subclavius I: N. subclavius	1. Rippenknorpel	Unterfläche der Klavikula

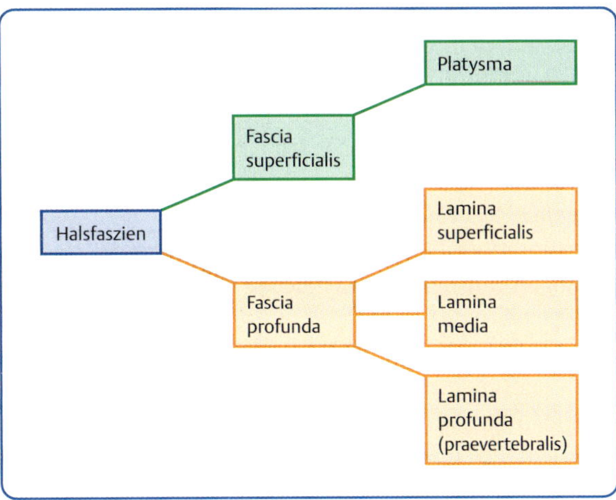

▶ **Abb. 16.11** Übersicht Halsfaszien nach Stecco.

Folgende Kompartmente können unterschieden werden (▶ **Abb. 16.11**):

- Kompartment im Bereich um die Wirbelsäule: Lamina profunda der Fascia cervicalis profunda. Der anteriore Anteil der Lamina wird als Fascia praevertebralis bezeichnet.
- viszerales Kompartment im Bereich des Ösophagus und der Trachea sowie der Schilddrüse: Fascia praetrachealis der Fascia cervicalis, Fascia buccopharyngea, Fascia alaris (Fascia intercarotica)
- vaskuläres Kompartment: Vagina carotica, von der Schädelbasis bis zum Aortenbogen bzw. der A. brachiocephalica verlaufend
- muskulofasziale Umhüllung: Lamina superficialis der Fascia cervicalis profunda und von außen die Fascia cervicalis superficialis: Platysma

Faszienverlauf

Die fasziale Kontinuität und der fasziale Verlauf sind für die Diagnose und Therapie des Osteopathen von besonderem Interesse. Deshalb werden sie im Folgenden etwas detaillierter beschrieben.

Die Hals- und Kopffaszien hängen funktionell eng zusammen.

Klinische Relevanz: Der funktionelle Zusammenhang der Hals- und Kopffaszien ist von klinischer Bedeutung bei folgenden Erkrankungen:

- kraniomandibuläre Dysfunktion (CMD) und Temporomandibulargelenkschmerzen sowie Schmerzen beim Kauen und Schlucken
- Spannungskopfschmerz, Nacken- und Schulterschmerzen
- Tinnitus, Schwindel
- Sehstörungen
- Sinusitis, Pharyngitis, Laryngitis

Beachte

Die Komplexität der Hals- und Kopffaszien darf nicht darüber hinwegtäuschen, dass sich die oberflächliche und die tiefe Faszie jeweils kontinuierlich fortsetzt und Umhüllungen, Taschen, Einschübe usw. für die dortigen Strukturen bildet. Für Osteopathen ist es v. a. wichtig zu verstehen, dass diese vielfältigen Strukturen eine große Anzahl von Möglichkeiten darstellen, das kraniosakrale System, die freie Faszienbeweglichkeit und die freie Flüssigkeitsbewegung zu beeinträchtigen. Aus diesem Grund ist es bedeutsam, Restriktionen in diesem Bereich zu lösen.

Am zervikothorakalen Übergang können laut Stecco [45] folgende Faszienblätter unterschieden werden (▶ **Abb. 16.12**):

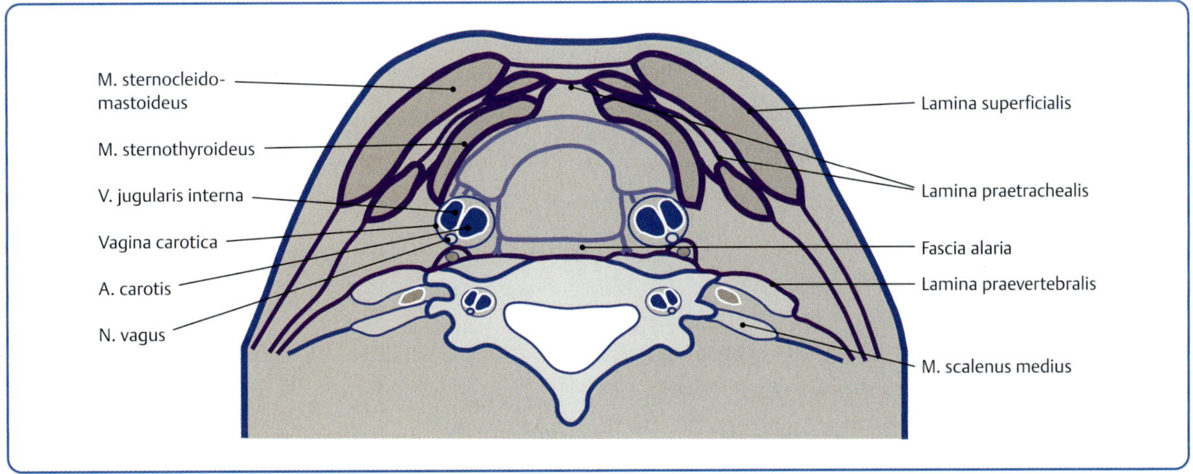

▶ **Abb. 16.12** Halsfaszie auf Höhe von C 6 (Ansicht von oben).

- Fasica cervicalis superficialis:
  - eine fibrös-fettige Schicht mit unterschiedlichen Dicken in unterschiedlichen Regionen
  - Umhüllung des Platysma
- Fascia cervicalis profunda:
  - Diese ist beteiligt bei Nacken- oder Spannungskopfschmerz, Nervenkompression und Verhärtung von Nackenmuskeln und für das Verständnis muskulärer, nervaler und vaskulärer Funktion des Nackens von Bedeutung [32].
  - Die Fascia cervicalis profunda wird in folgende 3 Blätter unterteilt:
    - Lamina superficialis fasciae cervicalis
    - Lamina praetrachealis/intermedialis fasciae cervicalis
    - Lamina praevertebralis/profunda (praevertebralis) fasciae cervicalis
  - Alle 3 Schichten der Fascia cervicalis profunda sind stark mit ihren darunterliegenden Muskeln adhäsiert. Die Funktion der jeweiligen Schicht ist von den zugehörigen Muskeladhäsionen abhängig.

Fascia cervicalis superficialis

- anterior fibromuskulär; umhüllt das Platysma (untrennbar mit diesem verbunden)
- Nach posterior wird die Faszie fibrös-fettig.
- Zwischen der Fascia cervicalis superficialis und Fascia cervicalis profunda befindet sich lockeres Bindegewebe, das Gleitbewegungen ermöglicht.
- Im Bereich der Linea alba und des Lig. nuchae fusionieren beide Faszienblätter miteinander.
- Im anterioren Bereich fusioniert das Platyma nach kranial mit dem superfiziellen muskuloaponeurotischen System (SMAS), insbesondere mit dem M. risorius. Das SMAS umhüllt die mimische Muskulatur (M. mentalis, M. risorius, M. depressor labii, M. orbicularis oris, M. nasalis, M. levator labii superioris alaeque nasi, M. corrugator, M. orbicularis oculi)
- Im anterioren Bereich bestehen nach kaudal Verbindungen mit der oberflächlichen Thoraxfaszie und der Regio deltoidea.
- Im posterioren Bereich ist sie nach kranial verbunden mit der Galea aponeurotica (M. occipitalis, M. auricularis, M. frontalis), nach kaudal mit der oberflächlichen derben Rückenfaszie.

Lamina superficialis fasciae cervicalis der Fascia cervicalis profunda

- Dies ist ein oberflächliches Blatt, das den M. sternocleidomastoideus sowie den M. trapezius umhüllt.
- Die Lamina superficialis liegt unter dem Platysma (▶ Abb. 16.14).
- Sie ist dicker im kranialen Bereich des M. sternocleidomastoideus, wo sie mit der Fascia cervicalis superficialis und der Sehne des M. sternocleidomastoideus verklebt ist (▶ Abb. 16.13).
- Der Corpus adiposum colli befindet sich zwischen dem M. sternocleidomastoideus und dem M. trapezius in der Fossa suprascapularis und bedeckt die supraklavikulären Lymphknoten.
- Anterior fusioniert die Lamina superficialis mit der gegenüberliegenden Lamina und der Fascia cervicalis superficialis und bildet die zervikale Linea alba.

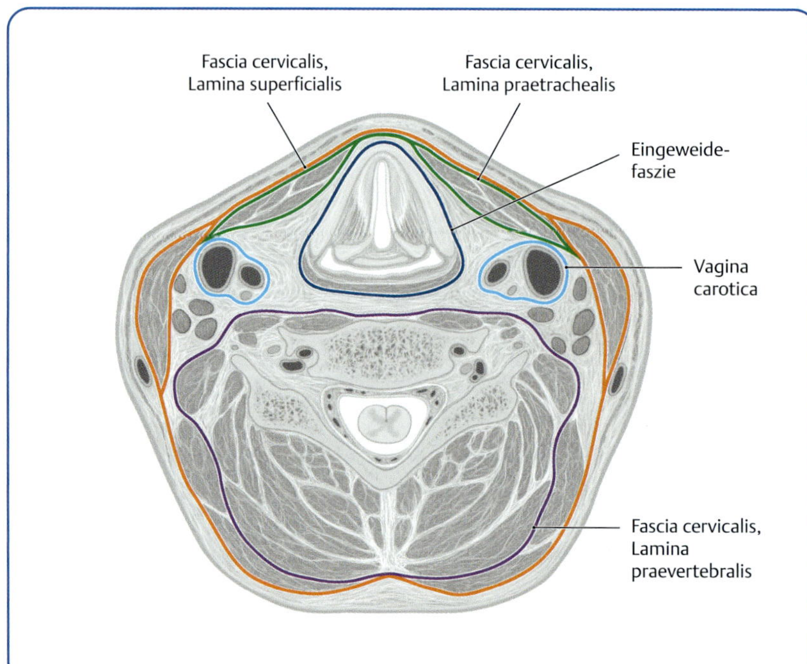

▶ **Abb. 16.13** Lamina superficialis fasciae cervicalis. (Aus Schünke M, Schulte E, Schumacher U. Prometheus, LernAtlas der Anatomie. Kopf, Hals und Neuroanatomie. Illustrationen von M. Voll und K. Wesker. 4. Aufl. Stuttgart: Thieme; 2015)

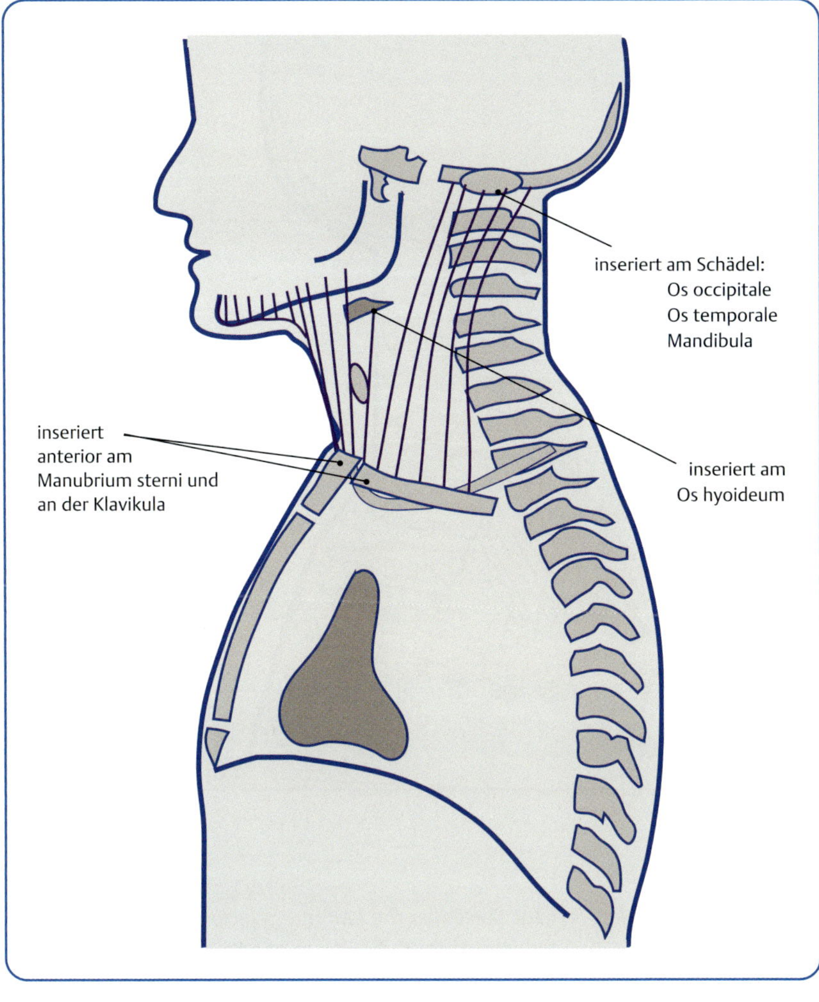

▶ **Abb. 16.14** Lamina superficialis fasciae cervicalis.

- Sie setzt am Hyoid und an der Mandibula an.
- Sie verläuft auf dem M. digastricus (Venter anterior).
- Sie gibt den submandibulären Speicheldrüsen Raum.
- Posterior ist sie am Proc. mastoideus, an der Linea nuchalis superior und an der Protuberantia occipitalis externa angeheftet.
- Kaudal vereinigt sie sich mit der Fascia pectoralis.
- Anterior geht sie in die Fasciae masseterica, parotidea, temporalis über.
- Zwischen Mandibula und M. sternocleidomastoideus befindet sich das Lig. angularis. Das Lig. angulare der Mandibula ist eine Verdickung der Lamina superficialis zwischen dem Angulus mandibulae und der Spitze des Proc. mastoideus.
- Sie bildet außerdem das Lig. stylomandibularis und ist mit weiteren Ligamenten und Muskeln am Proc. styloideus verbunden.
- Dorsal verbindet sie sich mit der epikranialen Faszie.
- Posterior ist sie über das Lig. nuchae mit der Fascia cervicalis superficialis verbunden.
- Das Lig. nuchae erhält Fasern des M. trapezius [33].
- Kaudal geht sie in die Fasciae pectoralis, deltoidea und Faszie des M. latissimus dorsi über und heftet an der Spina scapulae, am Akromion, an der Klavikula und am Vorderrand des Manubriums an.
- Durch den schrägen Verlauf dieser Faszie und der von ihr umhüllten Muskeln können über ihre knöchernen Anheftungen der Flüssigkeitsstrom und die fasziale Beweglichkeit der oberen Thoraxapertur beeinträchtigt werden.

Lamina praetrachealis/intermedia fasciae cervicalis der Fascia cervicalis profunda

- Die Lamina praetrachealis umhüllt die Mm. splenii, M. levator scapulae, Mm. rhomboidei, M. serratus posterior superior und M. serratus posterior inferior [33]. Die Faszie der Mm. rhomboidei fusioniert mit der Faszie des M. serratus anterior, wodurch die Lamina praetrachealis eine Kontinuität mit der Lamina media der Thoraxfaszie bildet [46].

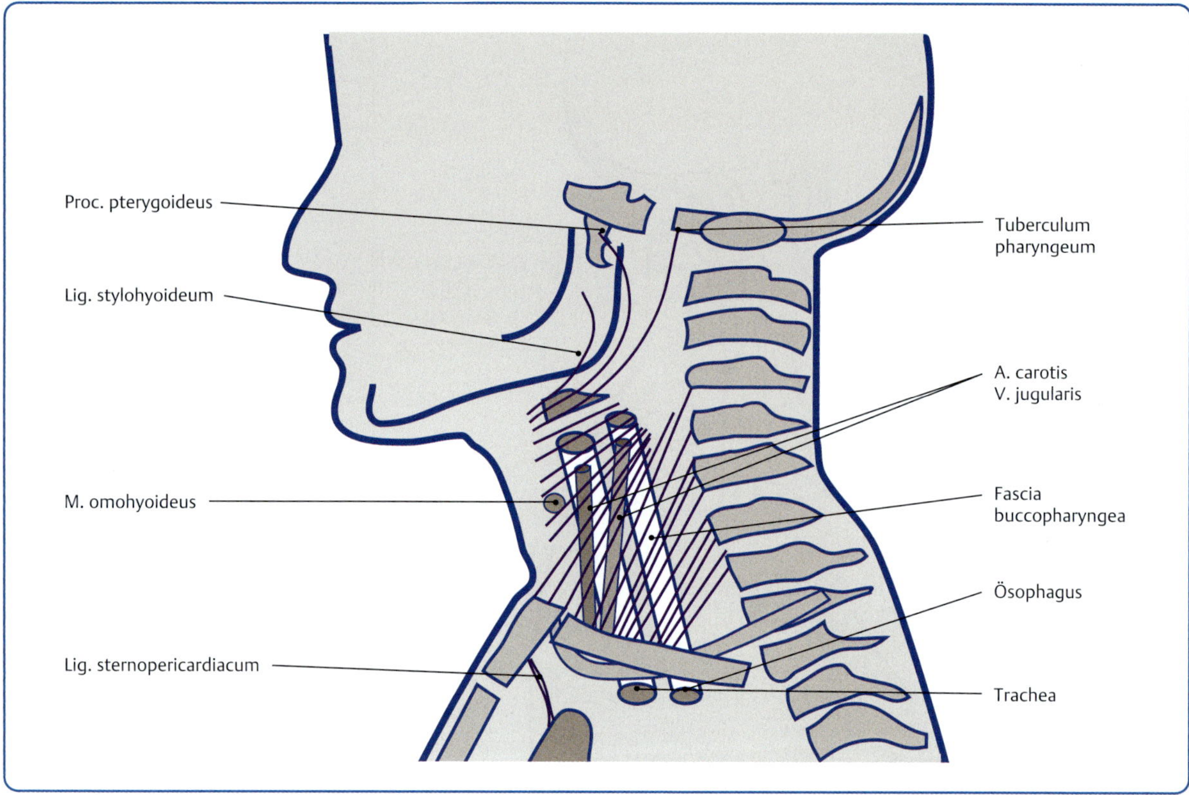

► **Abb. 16.15** Lamina praetrachealis fasciae cervicalis.

- Die Lamina praetrachealis umschließt die unteren Zungenbeinmuskeln und steht in Verbindung mit den Mm. digastrici.
- Die Lamina praetrachealis breitet sich zwischen den beiden Mm. omohyoidei aus, ist mit ihnen verwachsen und kann von ihnen gespannt werden. Anspannung des M. omohyoideus führt zu einer Erweiterung der V. jugularis interna.
- Sie liegt vor den Halseingeweiden.
- Die mittlere Halsfaszie beteiligt sich auch an der Bildung der Gefäß-Nerven-Scheide für V. jugularis, A. carotis und N. vagus. So kann durch einen erhöhten Muskeltonus und eine gesteigerte Faszialspannung in diesem Gebiet der venöse Abfluss aus dem Schädel behindert werden (s. a. ► **Abb. 16.12**).
- Angeheftet ist sie an der Rückseite der Klavikulae (umhüllt dort den M. subclavius), des Sternums und Hyoids.
- Weiter kaudal wird die Begrenzung der Suprasternalloge (mit dem Arcus venosus jugularis) gebildet.
- Sie ist in der Medianlinie zwischen Os hyoideum und Isthmus der Schilddrüse mit der Lamina superficialis verwachsen (► **Abb. 16.15**).
- Die Lamina praetrachealis bildet den Spatium viscerale. In diesem Raum befinden sich, von der Fascia praetrachealis begrenzt, die Halseingeweide.
- Laut Stecco ist die Lamina praetrachealis eine Muskelfaszie, während die Fascia praetrachealis eine viszerale Faszie darstellt [44].
- Posterior ist die viszerale Fascia praetrachealis mit der Fascia alaris verbunden, die als Fascia intercarotica die beiden Umhüllungen der Aa. carotides communes verbindet.
- Die Fascia praetrachealis umhüllt die Schilddrüse.
- Sie setzt sich distal in das Perikard fort.
- Sie setzt posterior am Hyoid an und tritt dort mit der Lamina praetrachealis in Kontakt.
- Die Halsfaszien, inklusive der viszeralen Fascia praetrachealis, sollen die Trachea offenhalten und eine gut funktionierende Atmung sicherstellen.

Lamina praevertebralis/profunda fasciae cervicalis der Fascia cervicalis profunda

- ein tief gelegenes Blatt, das den Kopf mit dem Brustkorb verbindet
- Die Lamina profunda definiert den retroviszeralen Raum.

Anteriorer Anteil der Lamina profunda der Fascia cervicalis praevertebralis

- Die Lamina praevertebralis/profunda wird im anterioren Bereich auch manchmal als Fascia praevertebralis bezeichnet [48].

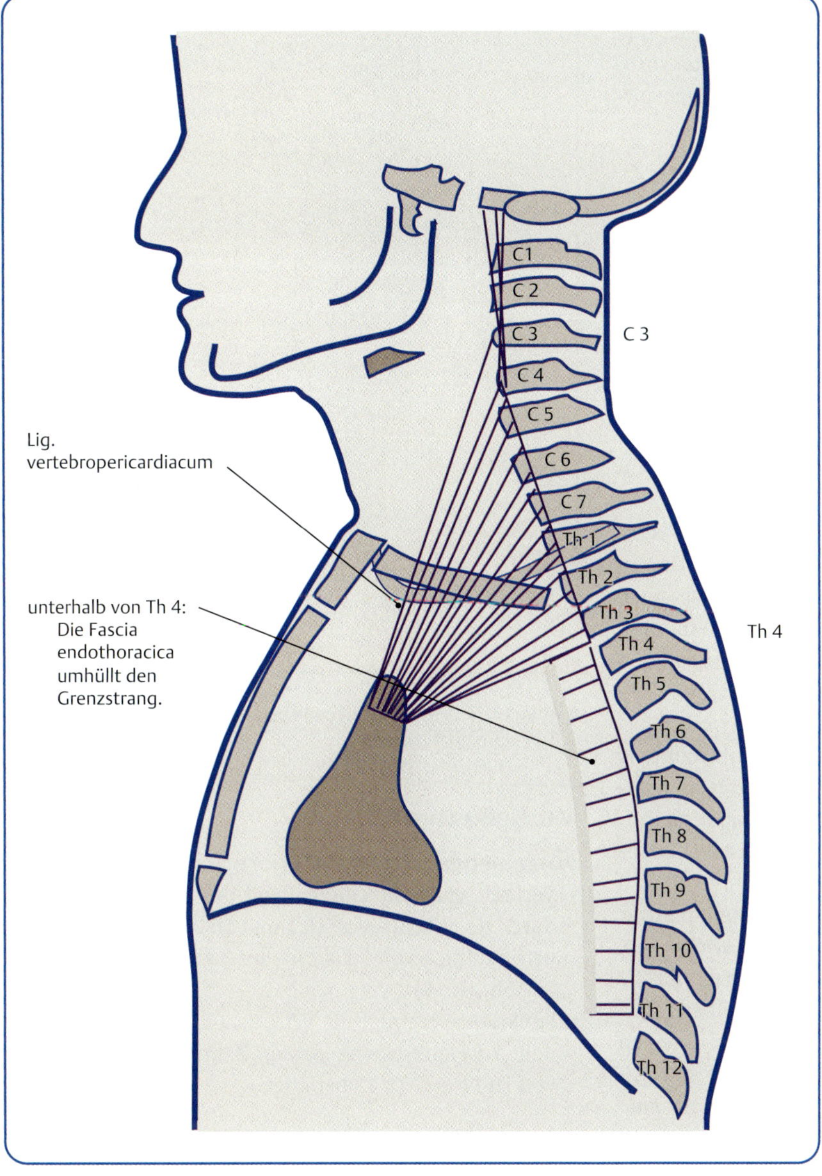

► **Abb. 16.16** Lamina praevertebralis/profunda fasciae cervicalis.

- Die Fascia praevertebralis befindet sich zwischen der viszeralen Loge (Ösophagus, Trachea, Schilddrüse), die wiederum am Zwerchfell verankert ist, und der Wirbelsäule (► **Abb. 16.16**).
- Die Anheftung an der Schädelbasis verläuft auf der Sutura occipitomastoidea, hinter der Fossa jugularis sowie parallel zur Synchondrosis petrooccipitalis und Synchondrosis petrojugularis.
- Die Fascia praevertebralis ist nahe dem Tuberculum pharyngeum des Os occipitale sowie den Procc. transversi der Wirbelkörper fixiert und zeigt eine Kontinuität bis etwa zu Th 3.
- Als anteriorer Teil der Lamina profunda umhüllt die Fascia cervicalis praevertebralis die prävertebralen Muskeln, u.a. die Mm. rectus und longus capitis und bildet die intermediäre Aponeurose des M. longus colli [35].
- Sie umhüllt den N. sympathicus.
- Sie extendiert lateral auf den Mm. scaleni anterior, medius und posterior [34].
- Sie setzt sich nach inferior zwischen dem Ösophagus und der Wirbelsäule bis zum posterioren Mediastinum fort.
- Hier ist sie mit dem Lig. longitudinale anterius der Wirbelsäule verwachsen, wodurch eine Kontinuität vom Schädel weiter über die vorderen Anteile der Wirbelfaszien bis zum Os coccygis besteht.
- Lockeres Bindegewebe trennt sie von der Fascia buccopharyngea und der Tunica adventitia des Ösophagus.
- Über die Mm. scaleni erreicht sie die Klavikula sowie den Brustkorb und geht in die Achselscheide über.
- In der Achselhöhle umhüllt sie die A. subclavia und umhüllt den Plexus brachialis. So entsteht eine fasziale Kontinuität bis zum Oberarm.

- Das tiefe Faszienblatt geht in die Faszie der Thoraxinnenmuskulatur und in die Fascia endothoracica (eine Verschiebeschicht zwischen Rippenfell und Brustkorb) über und bildet faserige Kuppeln über der Lungenspitze.

Posteriorer Anteil der Lamina profunda der Fascia cervicalis praevertebralis

- Der posteriore Anteil der Lamina profunda umhüllt den M. longissimus, den M. semispinalis capitis, die Mm. recti capites posterior major und minor, den M. obliquus capitis superior und den M. splenius capitis.
- Die tiefe Faszienschicht enthält außerdem den sympathischen Grenzstrang, die 3 Halsganglien und den N. phrenicus.
- Therapeutisch ist von Bedeutung, dass der Schädel von den ersten beiden Brustsegmenten des Rückenmarks sympathisch innerviert wird. Präganglionäre Fasern verlassen das Rückenmark und erreichen den Grenzstrang im Brustbereich, von wo sie in den Halsbereich aufsteigen. Dort führen postganglionäre Fasern über synaptische Verbindungen zu Muskeln, Blutgefäßen und Drüsen des Halses und des Schädels.

Klinische Relevanz: Chronisch verspannte subokzipitale Muskulatur könnte aufgrund ihrer hohen Anzahl an Muskelspindeln und Propriozeptoren in Kombination mit Mechanorezeptoren der zervikalen tiefen Faszie, der Intervertebralgelenke und ihres Bandapparates [49] zu Schwindel führen. Diese Propriozeptoren stehen in enger Verbindung mit den Augen und dem Gleichgewichtssinn. Faszial können sich Spannungen mittels dem Lig. nuchae von der tiefen auf die oberflächliche Faszie übertragen und umgekehrt. Auch Spannungskopfschmerzen können mittels peripherer und/oder zentraler Sensibilisierungsprozesse hier ihren Ursprung nehmen. Dabei ist eine hohe Anzahl von myofaszialen Triggerpunkten anwesend [50].

Beachte

Alle 3 Faszienschichten der Fascia cervicalis profunda sind direkt oder indirekt am Tuberculum pharyngeum an der Unterseite der Pars basilaris des Os occipitale befestigt!

16.3.5 Zentrale Sehne

Als zentrale Sehne werden die faszialen und muskulären Strukturen bezeichnet, die eine Verbindung herstellen zwischen dem Centrum tendineum des Beckenbodens und dem Tuberculum pharyngeum der Schädelbasis (► Abb. 16.17).

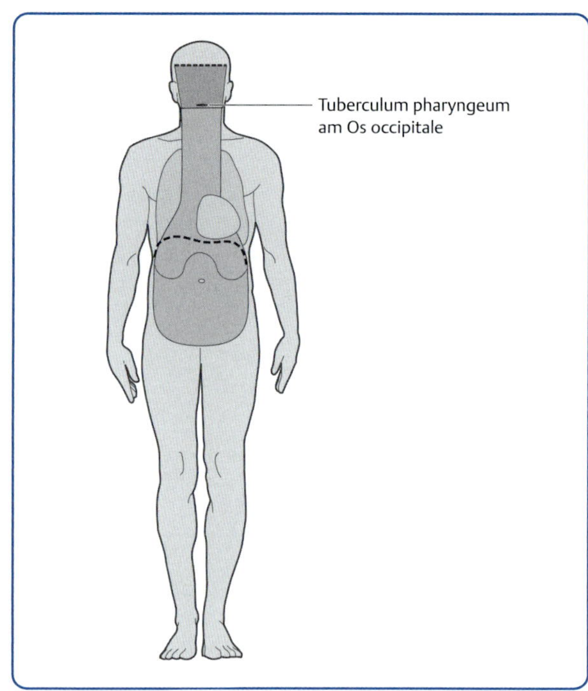

► **Abb. 16.17** Die zentrale Sehne und ihre Anheftung am Tuberculum pharyngeum.

Muskelkettenschema

Absteigende anteroposteriore Schwerkraftlinie

- Verlauf: vom anterioren Rand des Foramen magnum durch den Korpus von Th 1 und Th 2, durch die Gelenkverbindung von L 4/L 5 bis zur Steißbeinspitze (► Abb. 16.18)
- Funktion: vereinigt die Wirbelsäule zu einem funktionellen Gelenksystem, dessen Zentrum sich auf Höhe von Th 11 und Th 12 befindet

Aufsteigende posterior-anteriore Schwerkraftlinie

- Verlauf: Sie beginnt beidseitig im Hüftgelenk, durch den Druck des Femurkopfes im Azetabulum. Die Linien verlaufen anterior von L 3, anterior von Th 4 und enden am posterioren Rand des Foramen magnum (► Abb. 16.18).
- Funktion: Sie verstärkt die Stütze für die Becken- und Bauchorgane und lenkt die Kräfte am Atlantookzipitalgelenk zu Th 2 und zur 2. Rippe. Die Doppellinie entlastet L 3, indem sie Spannungen zum Femurkopf lenkt.

Spiralförmige Läsionsmuster nach B. Kropmann

- anteriore aufsteigende Spiralkette im Stand: M. tibialis anterior, M. tensor fasciae latae, M. obliquus internus, M. obliquus externus, M. serratus anterior, Mm. rhomboidei, M. semispinalis capitis

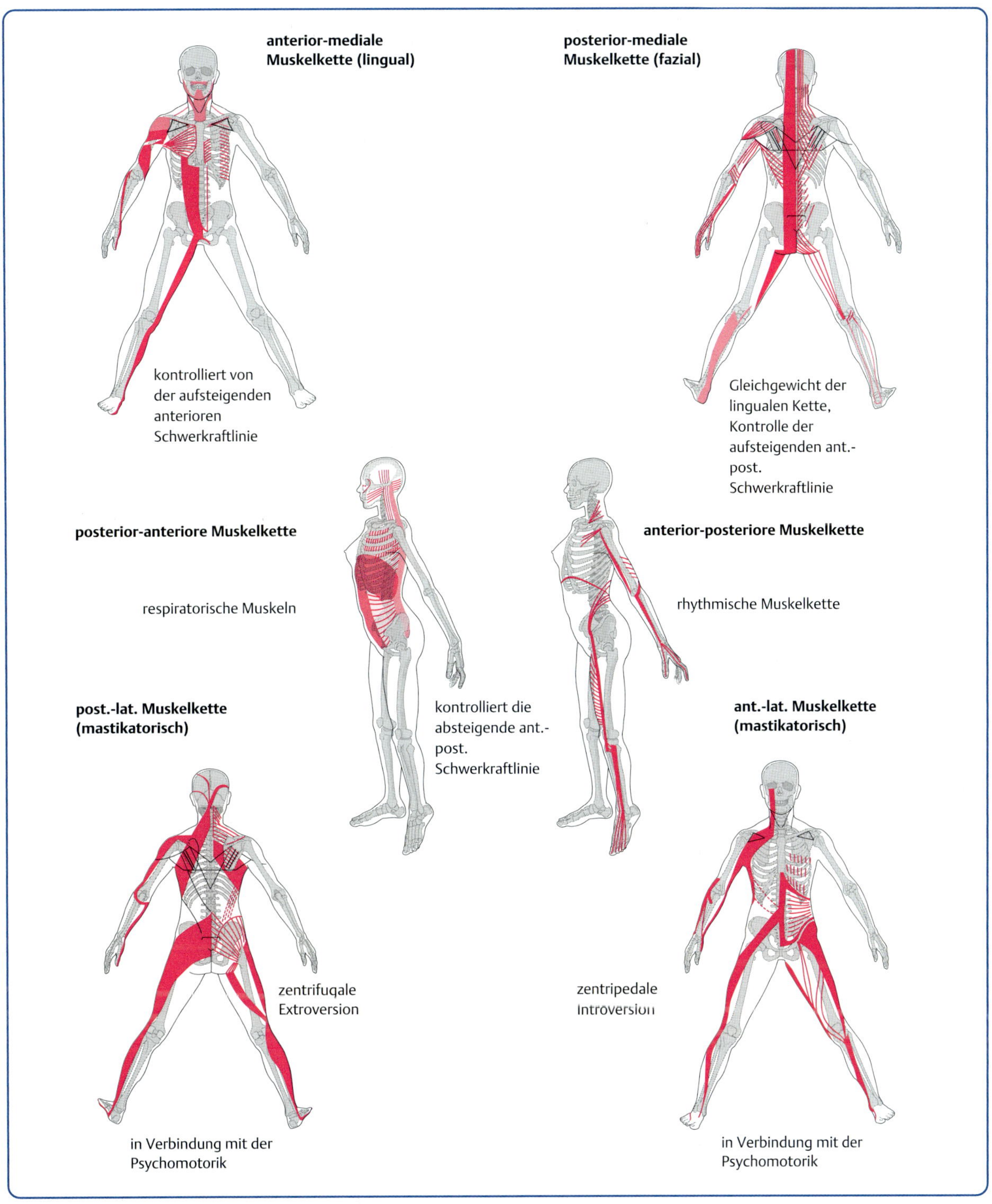

▶ **Abb. 16.18** Muskelkettenschema. (Aus Richter P, Hebgen E: Triggerpunkte und Muskelfunktionsketten in der Osteopathie und Manuellen Therapie. 2. Aufl. Stuttgart: Hippokrates; 2007.)

- posteriore aufsteigende Spiralkette im Stand: M. peroneus longus, M. biceps femoris, M. gluteus maximus, Fascia thoracolumbalis, M. latissimus dorsi, M. pectoralis major, M. sternocleidomastoideus

Beachte

Die Spiralketten sind auch bei dysfunktionellen Spannungen im Halsbereich zu berücksichtigen.

Schwerkraftlinien nach Littlejohn

Aufsteigende anteriore Schwerkraftlinie

- Verlauf: parallel zur absteigenden Schwerkraftlinie (▶ **Abb. 16.19**)
- Funktion: verbindet die Symphyse der Mandibula mit der Symphysis pubica

Absteigende zentrale Schwerkraftlinie

- Verlauf: vom Vertex, posterior der Procc. clinoidei, hinteres Drittel des Foramen magnum, Procc. transversi von C3–C6, anterior von Th3, Th4, am unteren Rand der 3. Rippe, Korpus L1–L4, Innenseite der Knie bis zu den Füßen (▶ **Abb. 16.19**)
- Funktion: L3 stellt das Zentrum der Schwerkraft im Körper dar.

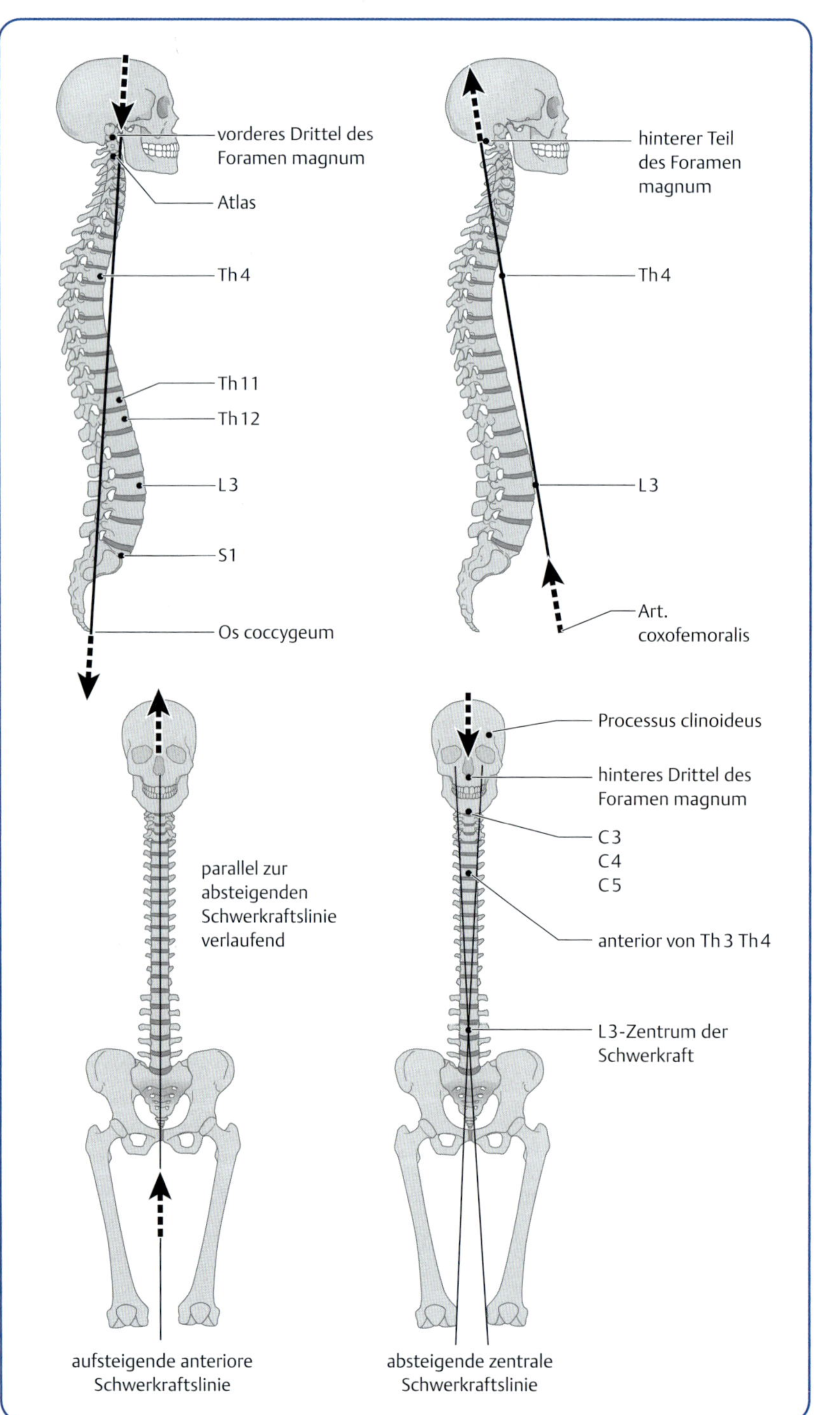

▶ **Abb. 16.19** Schwerkraftlinien nach Littlejohn.

16.3.6 Kopffaszien

Die Darstellung der Kopffaszien basiert auf der Arbeit von Stecco und folgt weitgehend ihrer Differenzierung der Kopffaszien [51].

Die Kopffaszie kann in eine oberfläche und eine tiefe Faszie unterteilt werden. Die einzelnen Abschnitte bzw. Bezeichnungen der oberflächlichen und tiefen Faszie dürfen nicht darüber hinwegtäuschen, dass sie eine Kontinuität darstellen.

Die Fascia superficialis ist durch quergestreifte Muskulatur gekennzeichnet, die die mimische Muskeln bildet. Sie differenziert sich im Bereich des behaarten Kopfes in die Galea aponeurotica, im Gesicht als superfizielles muskuloaponeurotisches System (SMAS) und setzt sich in die Fascia superficialis des Halses fort. Dort, wo sie keine Muskeln umhüllen, ist die Faszie derber. Im Gesichtsbereich und im Hals kommt nur wenig oberflächliches Fettgewebe vor.

Unter der Fascia superficialis liegt eine Schicht von lockerem areolärem Gewebe, die dem tiefen Fettgewebe des gesamten Körpers entspricht und als Gleitlager der oberflächlichen zur tiefen Faszienschicht fungiert. Das lockere areoläre Gewebe erfährt – im Gegensatz zur Faszie – über dem Arcus zygomaticus, der Glandula parotidea und anterior am M. masseter eine Unterbrechung, sodass die oberflächliche und tiefe Faszienschicht dort in Kontakt kommen.

Die tiefe Kopffaszie kann folgendermaßen differenziert werden: am Hirnschädel in die Fascia epicranialis und Fascia temporalis, an der Orbita die Vagina bulbi sowie am Gesichtsschädel in die Vagina bulbi, Fascia parotideomasseterica, Fascia pterygoidea, Fascia buccopharyngea (inklusive viszeraler Loge), Raphe pterygomandibularis, interpterygoidale Aponeurose, Aponeurosis pterygotemporomandibularis, Aponeurosis palatina sowie die „Rideau-Stylien“.

Galea aponeurotica der Fascia superficialis des Hirnschädels

- derb; aponeurotisch strukturiert; ähnlich einer Sehne, die die Kopfmuskeln (M. frontalis, M. occipitalis, M. auricularis superior zum Ohr und indirekt den M. orbicularis zum Auge) miteinander verbindet
- stark vaskularisiert
- Während bei Säugetieren die Hautmuskeln mit dem faszialen Gewebe verschmolzen ist, ist ein Hautmuskel beim Menschen nur noch vereinzelt vorhanden (z. B. Platysma), und so ist auch die Galea aponeurotica größtenteils fibrös strukturiert.
- viel oberflächliches Fettgewebe; mittels Hautbändern im oberflächlichen Fettgewebe kräftig an der Haut fixiert
- dünnes tiefes Fettgewebe, aus lockerem Bindegewebe ohne Fettzellen, das ein Gleiten zwischen oberflächlicher und tiefer Faszie ermöglicht
- Verbindungen:
  - nach kaudal in das SMAS und die Fascia cervicalis superficialis (mit Verbindungen in den Nacken, zu den Augen und Ohren).
  - an die Oberfläche mittels vieler vertikaler kräftiger Retinacula cutis superficialis zur Haut

Klinische Relevanz: Kopfschmerzen können auch auf eine erhöhte Spannung der Galea aponeurotica zurückgeführt werden. Spannungen der tiefen zervikalen Faszie könnten sich über das Lig. nuchae auf die oberflächliche zervikale Faszie und damit auf die Galea aponeurotica übertragen. Anhaltende nozizeptive Reize aus dem perikranialen Gewebe, z. B. bei chronisch verspannten Nackenmuskeln, können zu einer peripheren Sensibilisierung mit chronischen Spannungskopfschmerzen führen. Auch können Spannungen der tiefen subokzipitalen Muskulatur und der tiefen Halsfaszie mit Schwindel in Verbindung stehen (s. o.). Zudem können sich Spannungen der Galea aponeurotica myofaszial und mittels Sensibilisierungsprozessen in den Augen und den Ohren auswirken.

Fascia temporoparietalis superficialis der Fascia superficialis des Hirnschädels

- dünn, gut abgrenzbar; stark vaskularisiert, inbesondere durch Äste der Aa. temporales
- An der Oberfläche ist sie fest mit der Subkutis verbunden. Am Arcus zygomaticus ist die Verbindung lockerer. Die Verbindung nimmt scheitelwärts zu.
- In die Tiefe ist sie durch Fettgewebe von der Fascia profunda getrennt.
- Verbindungen:
  - nach ventral zum M. frontalis und M. orbicularis oculi
  - nach dorsal zum M. occipitalis und M. auricularis posterior
  - nach kranial am Oberrand zur Galea aponeurotica
  - nach kaudal zur SMAS
- Aa./Vv. temporales, N. auriculotemporalis, Rr. temporalis des N. facialis verlaufen in oder unmittelbar unter der Fascia temporoparietalis superficialis.

Superfizielles muskuloaponeurotisches System (SMAS) der Fascia superficialis des Gesichts

- fibroelastisch; peripheriewärts dünnschichtiger und in der Jugend reich an elastischen Fasern, die im Alter zunehmend abnehmen
- Sie bildet ein fibromuskuläres Netzwerk im Gesichtsbereich, da alle mimischen Muskeln durch SMAS umhüllt und verbunden werden [52].
- So wird das SMAS vereinzelt phylogenetisch als ein Platysma angesehen [53].

- Die oberflächliche Gesichtsfaszie wirkt quasi als zentrale Anheftung der mimischen Muskeln, die modulierend und übertragend auf Muskelanspannungen einwirkt und Bewegungen auf die Kutis vermittelt.
- Im Bereich des Gesichts ist das oberflächliche Fettgewebe in der Regel dünn und von Muskelfasern der Gesichtsmuskeln durchdrungen.
- Das tiefe Fettgewebe trennt das SMAS von der tiefen Faszie. Horizontal verlaufende Septen wirken als Stoßdämpfer für die in der Tiefe gelegene Muskulatur. Außerdem trennt sie die Kontraktionen der in der Tiefe gelegenen Kaumuskulatur gegenüber der oberflächlich gelegenen mimischen Muskulatur.
- Die Dicke des tiefen Fettgewebes variiert. Es ist besonders in der Wange stark und fettreich, während es im Bereich der Glandula parotis nicht verhanden ist (das SMAS lagert sich hier direkt der Fascia profunda an). In der Region des Arcus zygomaticus und der Nasolabialfalte ist es sehr dünn. Der M. buccinator und der M. zygomaticus durchqueren hier das tiefe Fettgewebe und verbinden die tiefe und oberflächliche Faszie.
- Verbindungen:
  - nach kaudal zum Platysma
  - nach kranial zur Galea aponeurotica und zur Fascia temporoparietalis superficialis
  - an die Oberfläche mittels im oberflächlichen Fettgewebe gelegener, vertikaler Retinacula cutis superficialis zur Dermis; Abnahme der Elastizität dieser Septen und der oberflächlichen Faszie im Alter mit der Folge von Hautptosen
  - in die Tiefe mittels im tiefen Fettgewebe gelegener, horizontaler elastischer Retinacula cutis profunda zur Fascia profunda

Fascia epicranialis der Fascia profunda des Hirnschädels

- fibrös; stark vaskularisiert
- äußeres Periost des Schädels
- zweischichtig: außen lockeres Gewebe mit Fibroblasten [54]
- Verbindungen:
  - nach kaudal zur Fascia temporalis (lateral) und zur Vagina bulbi (ventral)
  - an die Oberfläche mittels lockeren Bindegewebes zur Galea aponeurotica
  - in die Tiefe mittels fibröser Septen mit dem Knochen

Fascia temporalis der Fascia profunda des Hirnschädels

- bedeckt als fibröse Schicht den M. temporalis
- kranial teilweise an der Linea temporalis superior fixiert
- kaudal als Lamina superficialis außen und als Lamina profunda innen am Arcus zygomaticus fixiert
- Im dazwischengelegenen Fettpolster verlaufen die A. zygomaticoorbitalis (ein Ast der A. temporalis superficialis) und der R. zygomaticotemporalis (V_2).
- Superior des Arcus zygomaticus befindet sich das tiefe temporale Fettpolster, das sich nach kaudal ausbreitet. Es dient als Gleitlager für den M. temporalis und zum Schutz des Kauraums.
- Das temporoparietale Fettpolster ist im Zwischenraum der oberflächlichen Fascia temporoparietalis und der tiefen Fascia temporalis lokalisiert.
- Verbindungen:
  - nach kranial in die Fascia epicranialis
  - nach kaudal in die Fascia parotideomasseterica

Vagina bulbi der Fascia profunda der Orbita

- fibröse, unterschiedlich dicke Schicht zwischen Bulbus occuli und Fett der Orbita
- umhüllt den Bulbus vom Ziliarrand der Kornea nach hinten bis zu Papilla nervi optici
- dorsal schmaler und am Äquator des Bulbus occuli dicker
- Fibröse Verstärkungsbänder dienen als zusätzliche Ansätze für die Augenmuskeln, die die Muskelaktivitäten modulieren und die Kraft der einzelnen Muskeln einerseits verstärken und andererseits überstarke schädigende Kontraktionen der Augenmuskeln verhindern.
- Verbindungen:
  - nach ventral zur Rückseite der Konjunktiva
  - nach dorsal zum Fettkörper der Orbita
  - dazwischen eine mittlere Schicht, die sich in die Faszien der Augenmuskeln und des M. levator palpebrae fortsetzt
  - zum Saccus lacrimalis
  - superior zum Oberlid
  - mittels lockerem Bindegewebe zur Sklera

Klinische Relevanz: Das zur Sklera gerichtete lockere Bindegewebe hat eine lymphatische Drainagefunktion.

Fascia parotideomasseterica der Fascia profunda des Gesichts

- Sie verläuft vom Arcus zygomaticus nach kaudal.
- Sie ist dorsal an der Mandíbula fixiert.
- Sie bedeckt die Kapsel der Glandula parotidea und ventral den M. masseter.
- Verbindungen:
  - nach kranial in die Fascia temporalis
  - nach dorsal zum Meatus acusticus externus, Proc. styloideus ossis temporalis, Lig. stylomandibulare
  - nach dorsal kaudal zur Faszie des M. digastricus venter posterior, Faszie der A. carotis externa und V. facialis posterior
  - nach kaudal in die Lamina superficialis der Fascia profunda

- in die Tiefe mittels fibröser Septen zum M. masseter und in die Kapsel der Glandula parotidea, die wiederum Septen zwischen die Lappen der Glandula abgibt

Fascia pterygoidea der Fascia profunda des Gesichts

- Sie bedeckt die Mm. pterygoideus lateralis und medialis.
- Sie ist an der Lamina lateralis des Processus pterygoideus, an der Spina angularis, an der Fissura petrotympanica und an der Mandibula fixiert.

Verbindungen:
- nach lateral in die Kapsel des Temporomandibulargelenks und den Discus articularis
- kaudal über das Periost der Mandibula mit dem M. masseter

Klinische Relevanz: Der M. pterygoideus lateralis und seine Faszie könnte möglicherweise den Discus articularis während der Kieferbewegungen beeinflussen.

Fascia buccopharyngea und viszerale Loge

- Die Fascia buccopharyngea bedeckt den M. buccinator und setzt sich nach posterior in die Raphe pterygomandibularis sowie in die Faszie der Schlundschnürer fort.
- Verbindungen:
  - an die Oberfläche mittels des M. buccinator, dessen Fasern durch das oberfläche Fettgewebe verlaufen, zur Fascia superficialis und zur Haut (das SMAS ist im Bereich der Mundwinkel an der Haut fixiert)
  - mittels Muskelfasern des M. buccinator in das Corpus adiposum buccae und in das Bindegewebe der Lippen
- Anheftung der viszeralen Loge:
  - nach kranial als Fascia pharyngobasilaris am Tuberculum pharyngeum des Os occipitale fest verankert
  - an der inferioren Fläche der Pars petrosa des Os temporale bis zum medialen Rand des Canalis caroticus
  - am Foramen lacerum
  - am Lig. pterygomandibulare
  - an der Lamina medialis des Proc. pterygoideus
  - am hinteren Teil der Linea mylohyoidea
  - am Lig. stylohyoideum
  - an den Cornua des Os hyoideum
  - an der Membrana thyrohyoidea
  - an der hinteren Seite der Knorpelspangen des Kehlkopfes

▸ Abb. 16.20, ▸ Abb. 16.21, ▸ Abb. 16.22

Raphe pterygomandibularis

- Dieser Sehnenstreifen verläuft zwischen dem Hamulus pterygoideus des Os sphenoidale und der Mandibula. Er zieht zudem innen über das Temporomandibulargelenk.
- An seiner Hinterseite entspringt ein Teil der Schlundschnürer, während der M. buccinator an der Vorderseite entspringt.

Interpterygoidale Aponeurose

- Anheftung nach oben:
  - an der Fissura petrotympanica, die dorsomedial von der Kiefergelenksgrube liegt
  - an der Spina ossis sphenoidalis
  - an den medialen Rändern des Foramen spinosum und des Foramen ovale
  - am Lig. pterygospinale (das vom Proc. medialis des Proc. pterygoideus zur Spina des Os sphenoidale verläuft)
  - nach ventral: am hinteren Rand des Proc. pterygoideus (Lamina lateralis) bis zur Raphe pterygomandibularis
  - zwischen M. pterygoideus medialis und lateralis
  - nach inferior: am vorderen Teil des aufsteigenden Unterkieferastes befestigt
  - Dorsal befindet sich der freie Rand der Aponeurose, der sich mit dem Lig. sphenomandibulare verbindet (das Lig. sphenomandibulare verläuft von der Spina des Os sphenoidale zur Innenseite der Mandibula am Foramen mandibulae).

Aponeurosis pterygotemporomandibularis

- Anheftung:
  - nach dorsal am ventralen Rand des Collum processus condylaris der Mandibula
  - nach ventral an der Lamina lateralis des Proc. pterygoideus
  - Der superiore Rand wird durch das Ligament von Hyrtl verstärkt.
  - Der inferiore Rand ist frei. Er läuft auf der medialen Seite des M. pterygoideus lateralis aus.

Aponeurosis palatina

- Diese Sehnenplatte ist die Fortsetzung der Gaumenmuskeln und der Knochenhaut des harten Gaumens.
- Anheftung:
  - am dorsalen Rand der Lamina horizontalis der Ossa palatina
  - an der Lamina medialis des Proc. pterygoideus des Os sphenoidale

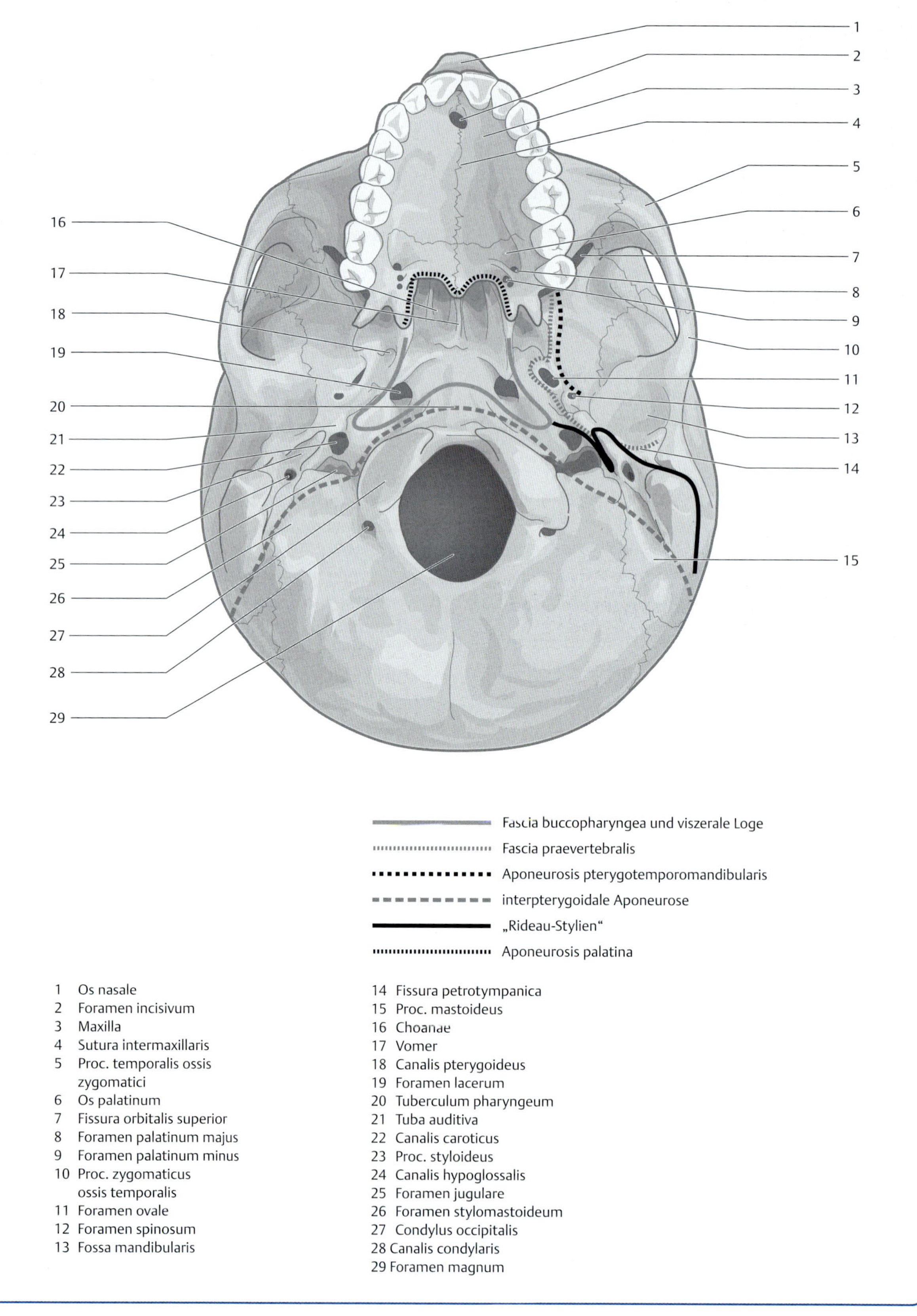

▸ **Abb. 16.20** Faszienanheftung an der Schädelbasis.

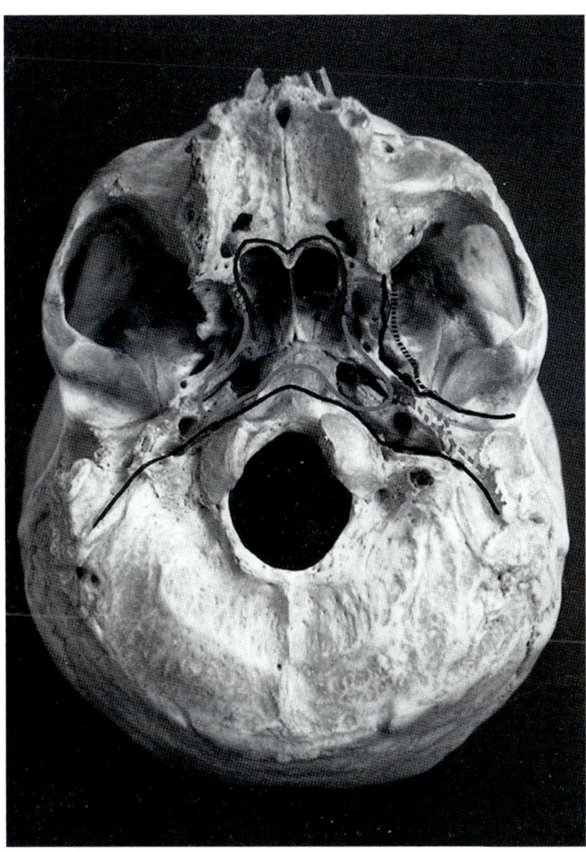

▶ **Abb. 16.21** Faszienanheftung an der Schädelbasis.

„Rideau-Stylien"

- Anheftung von posterior nach anterior:
  - entlang des vorderen Randes des Proc. mastoideus
  - am vorderen Rand des M. sternocleidomastoideus
  - am M. digastricus
  - am Proc. styloideus
  - am M. styloglossus: vom Proc. styloideus in den seitlichen Teil der Zunge
  - am Lig. stylomandibulare
  - am Lig. stylohyoideum
  - am M. stylohyoideus
  - vorbei am vorderen Rand des Canalis caroticus
  - Verbindung mit der Fascia buccopharyngea

16.3.7 Os hyoideum

Dieser hufeisenförmige, quer verlaufende Knochen befindet sich an der Knickstelle des Mundboden-Hals-Winkels auf Höhe von C 3. Verbunden ist das Os hyoideum mit anderen Knochen nur über Muskeln, Ligamente und Faszien: Mandibula, Os temporale, Sternum, Klavikula, Skapula, Wirbelsäule.

Die Zungenbeinmuskulatur und die anderen Verbindungen des Os hyoideum wurden bereits beschrieben (Kap. 5.15 und ▶ **Tab. 16.4**), sodass im Folgenden nur die Funktion des Os hyoideum und einige Beziehungen mit besonderer praktischer Bedeutung herausgestellt werden.

Das Os hyoideum schützt den Kehlkopf und den Rachen und hat einen gewissen Bewegungsspielraum, der sowohl beim Schluckakt wie auch bei der Bewegung der

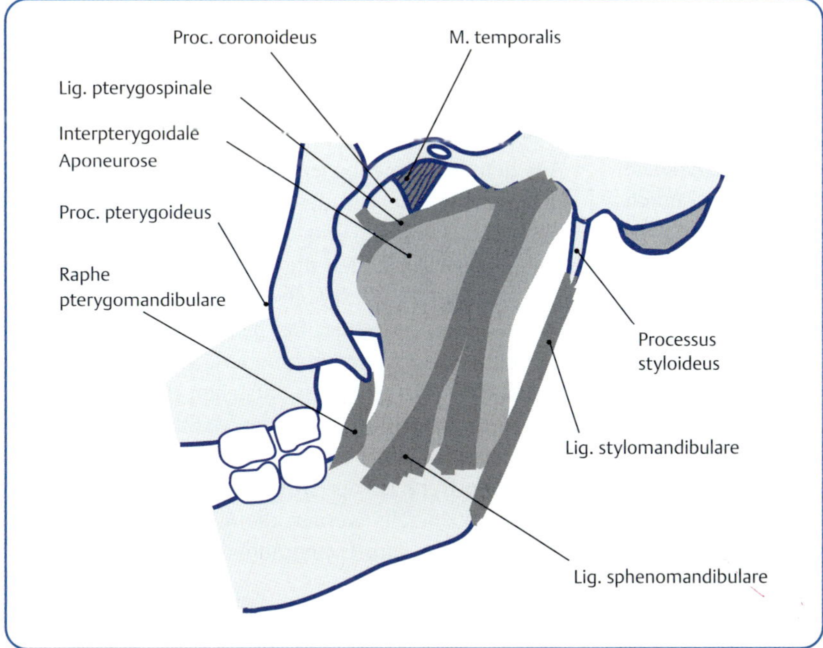

▶ **Abb. 16.22** Fasziale Verbindungen (Ansicht von medial).

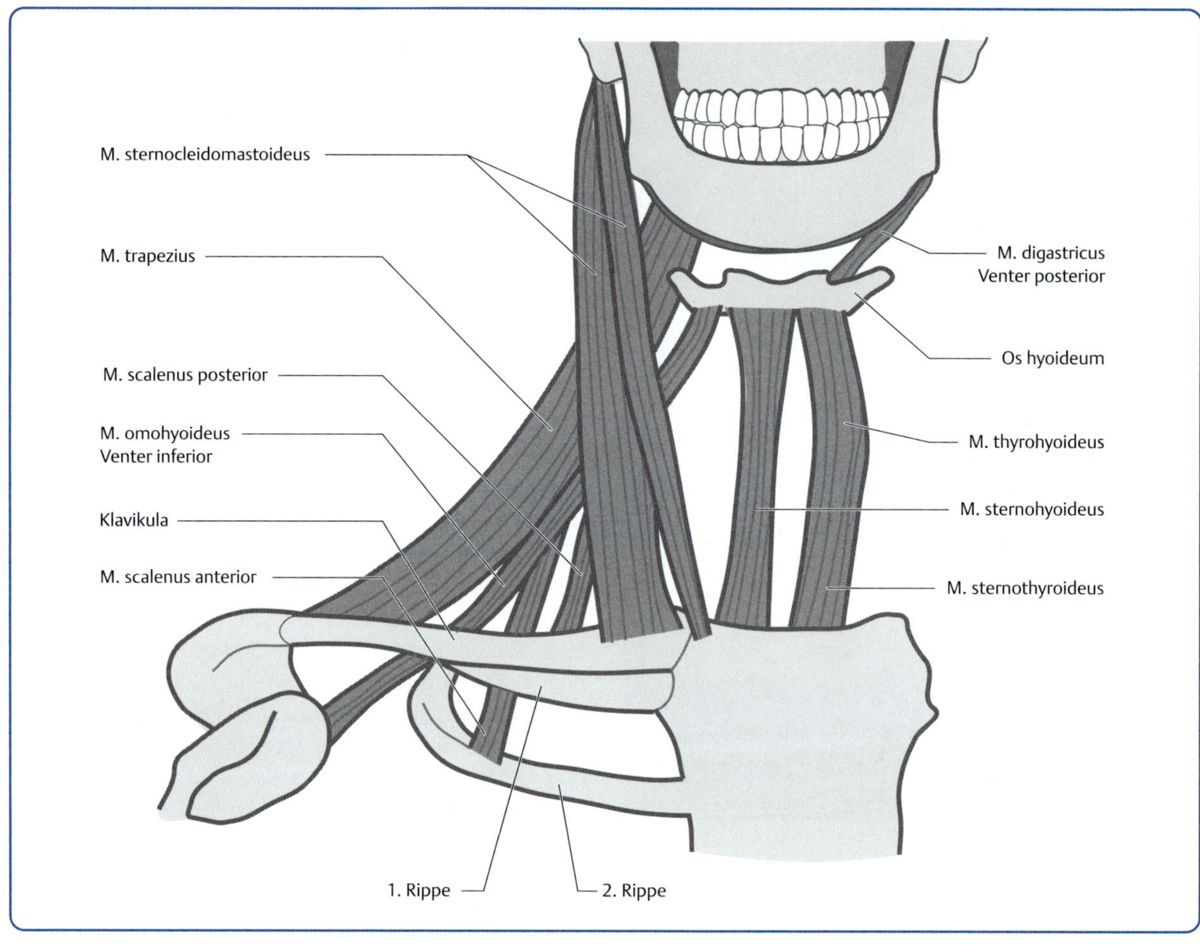

► **Abb. 16.23** Muskuläre Verbindungen am Os hyoideum.

Zunge und der HWS von Bedeutung ist. Das Os hyoideum bietet außerdem einen Stützpunkt für die Bewegung der Mandibula durch die supra- und infrahyoidalen Muskeln (► **Abb. 16.23**). Obwohl die suprahyoidalen Muskeln am Hals liegen, gehören sie zu den Kopfmuskeln und werden durch Hirnnerven innerviert, während die infrahyoidale Muskulatur die vordere Rumpfwand fortsetzt und durch die Zervikalnerven innerviert wird. Beim Schlucken wird das Os hyoideum nach oben und vorn bewegt, während die unteren Zungenbeinmuskeln das Os hyoideum und die Cartilago thyroidea nach unten ziehen. Durch die ligamentäre Anheftung an der Schädelbasis, dem Lig. stylohyoideum, kann das Os hyoideum nicht tiefer als bis C4 gelangen. Bei Abriss dieser Struktur kann das Os hyoideum auf den Kehlkopf sinken, wodurch es sich beim Schluckakt nicht mehr mit nach oben und vorn bewegt und die Gefahr des Verschluckens entsteht. Die Position des Os hyoideum ist Ausdruck der an ihm befestigten Muskeln, Ligamente und Faszien. Folglich kann jedes Ungleichgewicht und jede Spannungsänderung der genannten Strukturen sowie der Viszera zu einer Positionsänderung des Os hyoideum führen (► **Abb. 16.24**).

Embryonale Beziehungsgefüge des Os hyoideum

Beziehungsgefüge sind auch embryonal zu verorten. Bestandteile des Os hyoideum stammen aus dem 2. und 3. Kiemenbogen:

- Aus dem 2. Kiemenbogen entstehen der Cornu minus und der kraniale Teil des Corpus ossis hyoidei sowie der Proc. styloideus und der Stapes. Aus der Muskelanlage entwickeln sich die mimische Muskulatur, der M. stapedius, der M. stylohyoideus sowie der M. digastricus (Venter posterior). Der bezogene Nerv ist der VII. Hirnnerv (aus den Rhombomeren).
- Aus dem 3. Kiemenbogen entstehen der Cornu majus und der kaudale Teil des Corpus ossis hyoidei. Aus der Muskelanlage bildet sich der M. stylopharyngeus. Der bezogene Nerv ist der IX. Hirnnerv. Gemeinsam mit der Aorta dorsalis werden die A. carotis interna und zum Teil die A. carotis communis gebildet.

Es besteht eine direkte Kontinuität zwischen dem subhyoidalen Mesenchym, das die Basis des Herzens mit dem Hyoid verbindet (Bezug zur rhombomerischen Infor-

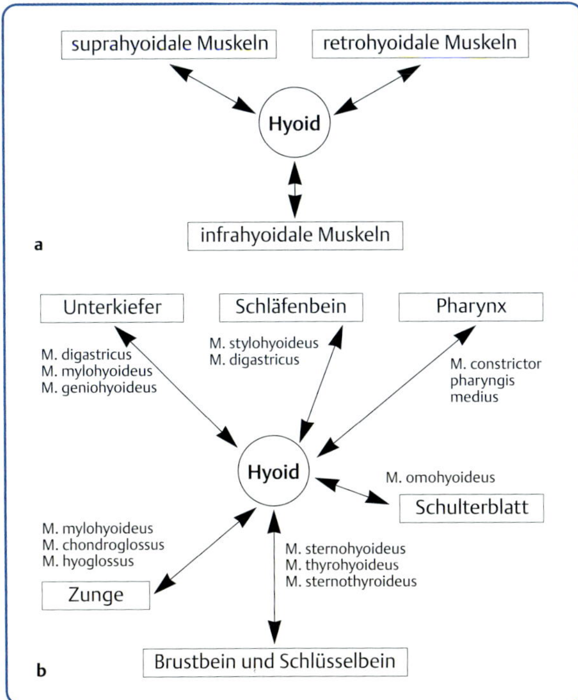

▶ **Abb. 16.24** Wechselbeziehungen **a** zwischen Os hyoideum und inserierender Muskulatur, **b** zwischen Os hyoideum, benachbarten Knochen, Zunge und Pharynx.

mation und zu kardialen Neuralleistenzellen), dem Proc. styloideus und dem Stapes des Mittelohrs. Bereits in der frühen Morphogenese ist das Hyoid als Balancepunkt über verschiedene Arten von Ursprüngen informiert.

Sowohl das Hyoid wie auch die Mandibula werden durch einen zentral gelegenen mesenchymalen Vorläufer, der den mittleren Teil dieser Strukturen repräsentiert, gebildet. Dieser dient als Attraktorfeld für mesenchymale Anteile, die medial konvergieren. Dieses Mesenchym ist anders informiert als die mesodermalen Seitenplatten. Es fungiert als neutrales Gleichgewicht für die Organisation und Integration lateraler mesodermaler Anteile (seitenplattenmesodermer Strukturen). Es beinhaltet segmentale sowie interbrachnomerische Informationen. Außerdem nimmt es Einfluss auf die Aufrichtung des Gehirns, die Reifung des Stimmapparates sowie, über den M. stylohyoideus, die Entwicklung des Proc. stylohyoideus.

So dient das Hyoid als Fulcrum und integriert Spannungen zwischen Corpus/Manubrium sterni und viszerosensiblem Kranium, zwischen intrathorakaler Aktivität (Herz, Lunge etc.) entfernter viszeraler Strukturen und viszerokranialen Anteilen sowie zwischen externen Mechaniken (z. B. Muskelketten) und vibratorischen Anteilen (z. B. Stimmbänder) [36].

Venöse Drainage des Schädels

Bei einem Hypertonus der infrahyoidalen Muskeln könnte möglicherweise die V. jugularis interna komprimiert werden, wodurch die venöse Drainage des Schädels beeinträchtigt wird. Dadurch können z. B. Kopfschmerzen entstehen. Die Zwischensehne des M. omohyoideus ist mit der Lamina praetrachealis fasciae cervicalis verwachsen, kann diese spannen, damit den Bulbus valvularis der V. jugularis interna etwas erweitern und somit den venösen Abfluss aus dem Schädel unterstützen.

Störungen vonseiten der Skapula

Der M. omohyoideus ist durch seinen Ansatz an der Skapula abhängig von Spannungsverhältnissen z. B. des M. levator scapularis und der Mm. rhomboidei. Der M. omohyoideus ist nicht selten an Schultergürtelproblematiken beteiligt. Sein unterer Teil kann einen zusätzlichen Ursprung an der Klavikula haben.

Beeinträchtigung der Karotisarterie

Die A. carotis communis (in einer Faszienscheide mit der V. jugularis und dem N. vagus) verläuft unter dem M. sternocleidomastoideus. Auf Höhe des Os hyoideum kann durch einen Hypertonus der sich dort befindenden Muskeln möglicherweise zu einer Beeinträchtigung der Arterie führen. Die Karotisscheide wird dort von einem muskulären Dreieck umgeben, das gebildet wird vom M. omohyoideus, dem M. sternocleidomastoideus und dem hinteren Teil des M. digastricus. Der Boden dieses Dreiecks wird von den Mm. scaleni anteriores und mediales gebildet. Bedeckt wird die Karotisscheide von der Lamina superficialis.

Auf Höhe der Abzweigung der A. carotis interna und externa befindet sich das Glomus caroticum, ein parasympathisches Ganglion, das über Chemorezeptoren an der Steuerung des Blutdrucks und der Atmung beteiligt ist.

Am Beginn der A. carotis interna befindet sich zudem der Sinus caroticus, an dessen Wände Pressorezeptoren für die Regulation des Blutdrucks lokalisiert sind. Beide werden vom R. sinus carotici (N. glossopharyngeus [IX]) innerviert, der auch mit dem N. vagus (X) und den sympathischen Halsganglien verbunden ist. Kompression der Karotisgabel kann zu sofortiger Bewusstlosigkeit führen (▶ **Abb. 16.25**).

Tentorium cerebelli

Das Lig. stylohyoideum, das vom Cornu minus zum Proc. styloideus des Os temporale verläuft, bietet einen Mechanismus zur Herstellung eines Gleichgewichts zwischen beiden Knochen. Über diese Verbindung übt das Os hyoideum auch einen regulativen Einfluss auf Spannungen am Tentorium cerebelli aus.

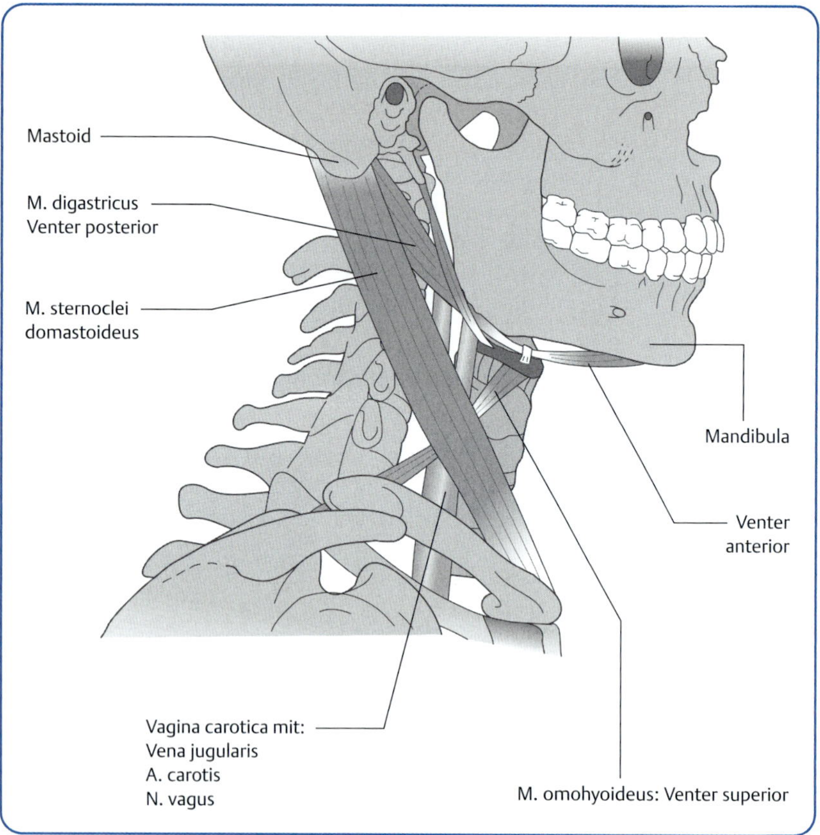

► **Abb. 16.25** Topografie von Muskeln, Nerven und Gefäßen am Os hyoideum.

Gefühl des Zusammenschnürens am Kehlkopf

Auf einen Hypertonus der suprahyoidalen Muskeln oder Ligamente können die infrahyoidalen Muskeln mit einer sekundären Spannungserhöhung reagieren, um Erstere auszugleichen. Die Folge ist, dass an der Kehle ein Gefühl des Zusammenschnürens entsteht. Dieses Zusammenschnüren kann primär strukturellen oder emotionellen Ursprungs sein.

So kann ein kontinuierlicher Hypertonus des M. geniohyoideus nach Upledger [8] entweder durch emotionale Probleme verursacht werden oder durch Probleme von C 1 über die Innervation des Muskels durch den 1. Zervikalnerv (und N. hypoglossus [XII]).

Auch der M. mylohyoideus kann nach Upledger bei einem Hypertonus indirekt zu einem Zusammenschnüren der Kehle führen, das mit Angst- und Hysteriezuständen in Verbindung steht. Auch hier ist die Genese entweder emotional oder die Folge von Störungen des N. mandibularis (V_3).

Schilddrüsenfunktion

Die hyoidalen Muskeln können durch ihren Tonus auch die Schilddrüsenfunktion beeinflussen. Gelegentlich strahlt sogar ein Muskelbündel vom M. thyrohyoideus in die Schilddrüsenkapsel ein (M. levator glandulae thyroideae).

Schluckstörung, Heiserkeit

Beim Schlucken verkürzen sich die infrahyoidalen Muskeln und ziehen den Kehlkopf wieder nach unten. Insbesondere der M. thyrohyoideus ist in der Lage, den Kehlkopf an das Os hyoideum heranzuziehen und die Stellung des Kehldeckels (Schluckakt) und des Stellknorpels (Stimmbildung) zu verändern.

Dysfunktionelle Spannungserhöhungen dieser Muskeln können zu Heiserkeit oder Schluckstörungen führen.

Zungensymptomatiken

Über den M. hyoglossus und den M. chondroglossus werden die Zungenbewegung und somit die Nahrungsweiterleitung, der Saugakt und die Stimm- und Lautbildung beeinflusst.

Störungen der Stimm- und Lautbildung

Aufgrund ligamentärer, faszialer und muskulärer Verbindungen zum Kehlkopf, insbesondere zum Schildknorpel, kann sich eine Bewegungseinschränkung des Os hyoideum unmittelbar auf die Phonation auswirken. Bereits erwähnt wurden die Einflüsse des Os hyoideum über die Zungenmuskeln.

Wirbelsäule

Es bestehen Wechselwirkungen zwischen dem Os hyoideum und der Wirbelsäule. Schon Littlejohn erwähnte, dass das Os hyoideum das Os occipitale und Th 4 beeinflussen kann (► Abb. 16.26, ► Abb. 16.27).

Bereits erwähnt wurde die nervale Verbindung des M. geniohyoideus zur Wirbelsäule.

Weiterhin ist das Os hyoideum über die Anheftung des M. omohyoideus an der Skapula mit der BWS indirekt verbunden.

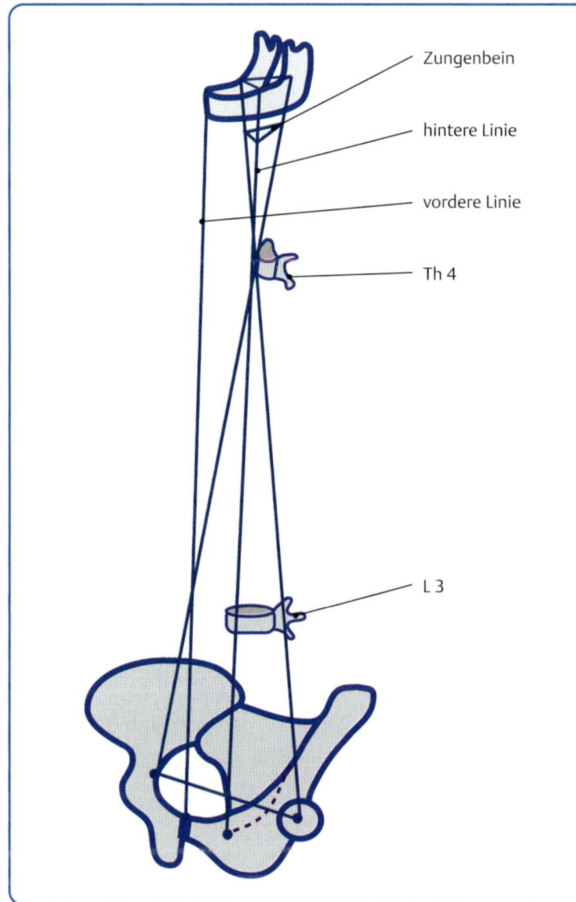

► **Abb. 16.26** Das Vieleck der Kräfte, die an der Wirbelsäule wirken, nach Littlejohn. Eine Linie führt vom Vorderrand des Foramen magnum zum Os coccygis. Diese steht im Gleichgewicht mit 2 Linien, die vom Hinterrand des Foramen magnum zum Azetabulum verlaufen, und kreuzt diese auf Höhe von Th 4. Dadurch bilden sich ober- und unterhalb von der 3. Rippe und Th 4 (Zentrum der Schwerkraft) jeweils ein Dreieck. Funktionelle Verbindungslinie zwischen Symphysis der Mandibula und der Symphysis pubica. Funktion: Die Dreiecke unterstützen die Wirbelsäule und die Organe. Das obere Dreieck beinhaltet die gelenkigen Strukturen, die in Verbindung mit dem Foramen magnum stehen. Sie stellt die Basis für den Schädel dar, der auf Th 4 balanciert wird. Rotationen des Schädels wirken bis zu Th 4. Ein Ungleichgewicht des Os hyoideum und seiner Muskeln beeinflusst die Funktion des oberen Dreiecks. Das untere Dreieck sichert die Bauchfunktion durch die rhythmische Aktivität des Thorax. Eine normale Beckenstatik (Basis des Dreiecks) ist die Voraussetzung für die Unterstützung der Bauchspannung.

Die suprahyoidalen Muskeln können die Mandibula nach posterior bewegen, wenn das Os hyoideum durch die infrahyoidalen, aber auch insbesondere durch den M. constrictor pharyngis medius fixiert wird. Der letztgenannte Muskel verläuft um den Hals herum und setzt an der Raphe pharyngis an, die wiederum am Tuberculum pharyngeum der Schädelbasis befestigt und über straffes Bindegewebe mit den Halswirbeln verbunden ist. Chronische Anspannung des M. constrictor pharyngis medius kann so zu einer Dysfunktion der oberen Halswirbel führen.

Einen großen Einfluss üben auch die Halsfaszien auf die Beweglichkeit des Os hyoideum aus: Lamina superficialis fasciae cervicalis, Lamina praetrachealis fasciae cervicalis, Lamina suprahyoidea (vom oberen Rand des Os hyoideum zu beiden Seiten der Mandibula) und indirekt die Fascia praevertebralis (anteriorer Anteil der Lamina profunda).

Jede kleinste Spannungsänderung seiner vielfältigen muskulären, ligamentären und faszialen Verbindungen können zu einer Positionsänderung und Bewegungseinschränkung des Os hyoideum führen, sodass es bei viszeralen oder somatischen Dysfunktionen häufig mit betroffen ist.

16.3.8 Kraniozervikales Diaphragma (Atlantookzipitalgelenk)

Das Atlantookzipitalgelenk, zusammen mit dem Atlantoaxialgelenk und mit ihren zahlreichen muskulären Befestigungen (► Abb. 16.28), verbindet die HWS mit der Schädelbasis und stellt eine wichtige Integrationsregion im Organismus dar. Alle Muskeln und Faszien, die am Okziput ansetzen, können bei hypertoner Spannung das kraniosakrale System mehr oder minder behindern oder

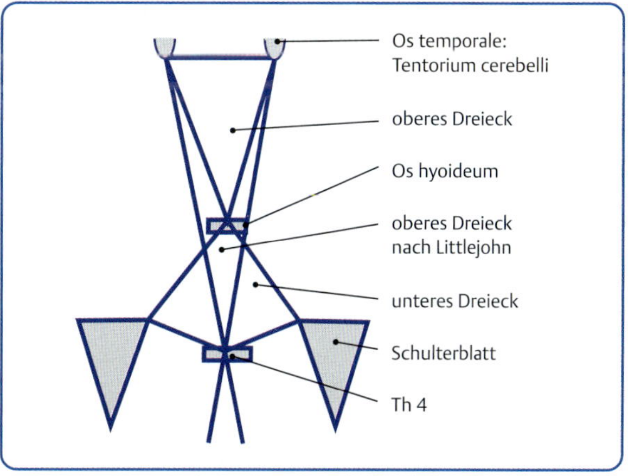

► **Abb. 16.27** Die Integration des Os hyoideum in die Mechanik, von Littlejohn. Oberes Dreieck: gebildet durch die beiden Ossa temporalia, das Os hyoideum und den M. digastricus. Unteres Dreieck: gebildet durch das Os hyoideum, die beiden Skapulae, Th 4, den M. omohyoideus und den M. rhomboideus major.

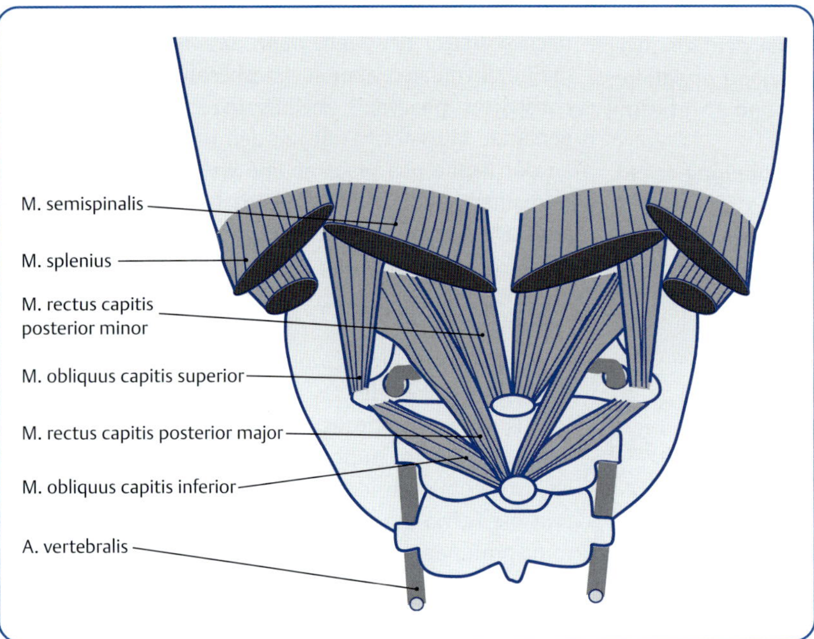

▸ **Abb. 16.28** Muskulatur am Atlantookzipitalgelenk.

blockieren. In dieser Region, auf Höhe des 4. Ventrikels, liegen die meisten Hirnnervenkerne sowie die Medulla oblongata, die das Atem- und Kreislaufzentrum und andere lebenswichtige Zentren beinhaltet. Zudem kreuzen sich ungefähr auf dieser Höhe die Pyramidenbahnen, sodass diese Stelle auch für die motorische Koordination von Bewegungen besondere Bedeutung erlangt. Auch für die Haltung und die neuroendokrine Funktion ist diese Region von Bedeutung.

Die Entwicklung des zervikookzipitalen Übergangs weist auf die besondere Bedeutung dieser Struktur hin. Dieses Gelenk ist der am frühesten angelegte Teil des Axialskeletts.

Beim Neugeborenen ist das Atlantookzipitalgelenk die einzige knöcherne Verbindung am Schädel.

Vor der Geburt ist nicht nur das Os occipitale längst nicht ossifiziert, sondern auch der Atlas weist noch Synchondrosen auf (▸ **Abb. 16.29**) [42]. Die neurozentralen Synchondrosen des Atlas fusionieren etwa zwischen dem 5. und 8. Lebensjahr, und die Synchondrose posterior des Atlas ossifiziert zwischen dem 3. und 5. Lebensjahr [37] [38] [39] [40] [41].

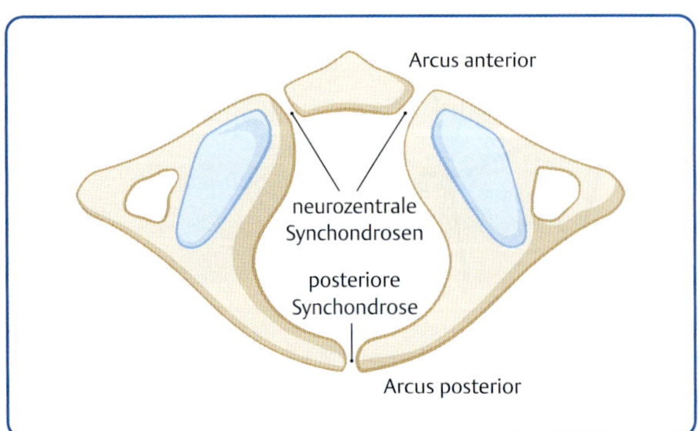

▸ **Abb. 16.29** Ossifikationszentren und Synchrondosen des Atlas.

Muskuläre Verbindungen

- M. longus capitis und des M. rectus capitis anterior (▸ **Abb. 16.30**, ▸ **Abb. 16.31**): Ein beidseitiger Hypertonus des M. rectus capitis oder des M. longus capitis könnte eine Extensionsdysfunktion des Schädels, ein einseitiger Hypertonus eine Torsionsdysfunktion der SSB ausüben.
- M. rectus capitis lateralis (▸ **Abb. 16.32**): Ein einseitiger Hypertonus neigt das Okziput zur Seite und übt so eine Torsionsspannung auf die SSB aus. Durch seine Nähe zum Foramen jugulare kann er bei einer Verengung dieser Öffnung beteiligt sein mit den Folgen des venösen Rückstaus ins Schädelinnere und Störungen des IX., X. und XI. Hirnnervs.
- M. rectus capitis posterior minor und major (▸ **Abb. 16.33**): Ein Hypertonus des M. rectus capitis posterior major oder minor führt zu einer Flexionsdysfunktion der Schädelbasis und zu einer Extension des Atlas. Ein einseitiger Hypertonus des M. rectus capitis posterior major könnte eine Torsion bewirken. Ein atrophischer M. rectus capitis posterior minor kann bei Nacken- und Kopfextension zu einer Faltung der hinteren Dura mater spinalis in Richtung Rückenmark mit eventueller komprimierender Wirkung führen. Auch der M. rectus capitis posterior major hat eine myodurale Verbindung.
- M. obliquus capitis superior (▸ **Abb. 16.34**): Ein beidseitiger Hypertonus des Muskels könnte zu einer Flexion der Schädelbasis, ein einseitiger Hypertonus eine

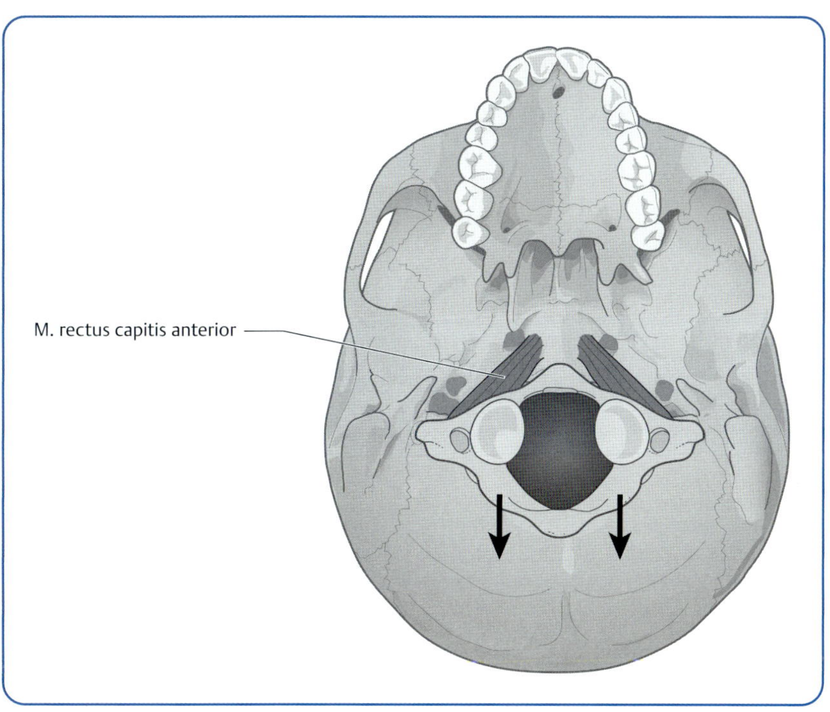

▸ **Abb. 16.30** Extensionsdysfunktion der SSB durch Hypertonus des M. rectus capitis anterior.

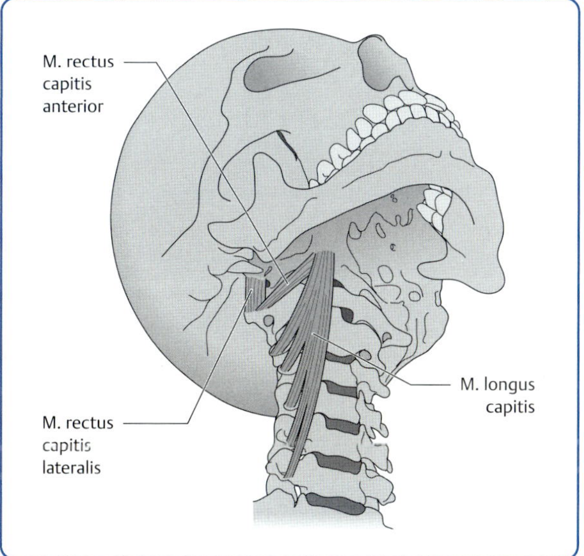

▸ **Abb. 16.31** M. longus capitis, M. rectus capitis anterior und lateralis.

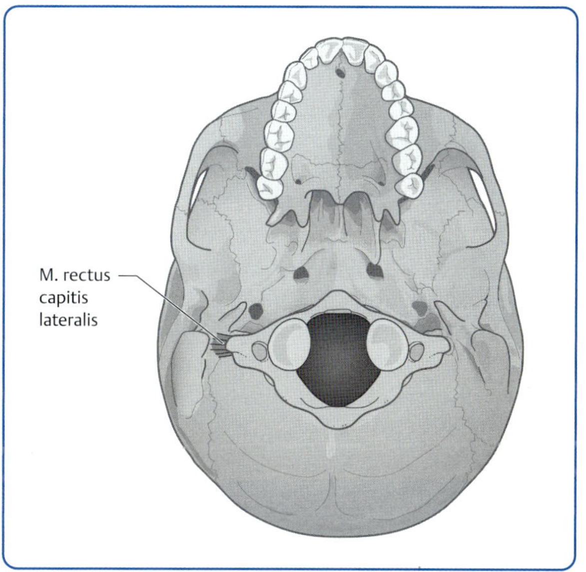

▸ **Abb. 16.32** Torsion rechts der SSB durch einseitigen Hypertonus des rechten M. rectus capitis lateralis.

Seitneigung-Rotation oder eine homolaterale Seitneigung von C 1 bewirken.

- M. obliquus capitis inferior: Er setzt nicht direkt an der Schädelbasis an, beeinflusst aber über den Atlas und den Axis das Okziput in seiner feinen Beweglichkeit. Außerdem kann eine einseitige Anspannung des M. obliquus capitis inferior zu einer homolateralen Rotation des Atlas führen.
- Nicht zu vergessen sind dabei die Befestigungen der Dura mater am Os occipitale und an C2 und C3. Die beiden letztgenannten Muskeln bilden zusammen mit dem M. rectus capitis posterior major das sog. subokzipitale Dreieck, in dessen Tiefe die A. vertebralis und der N. suboccipitalis verlaufen. Bei einem Hypertonus einer dieser Muskeln kann über den N. suboccipitalis unter Umständen auch der Tonus der anderen Muskeln er-

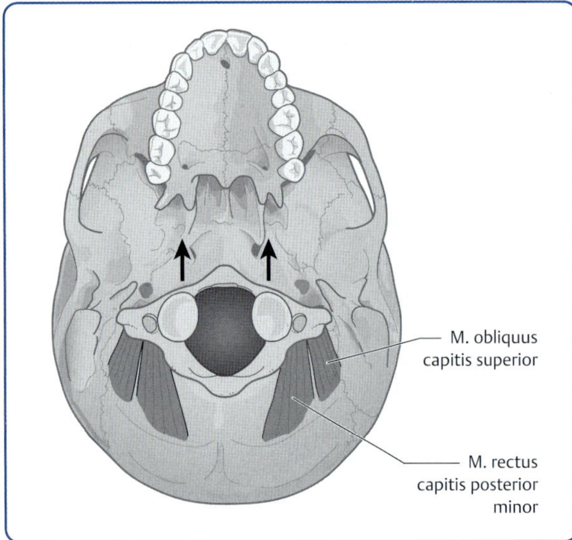

► **Abb. 16.33** Flexionsdysfunktion der SSB durch Hypertonus des M. obliquus capitis superior und des M. rectus capitis posterior minor.

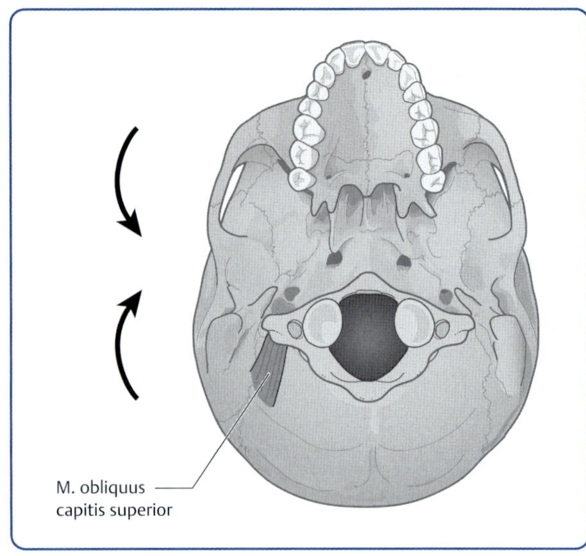

► **Abb. 16.34** Seitneigung-Rotation rechts der SSB durch Hypertonus des M. obliquus capitis superior.

höht werden mit der Folge einer Funktionsstörung der Schädelbasis. Auch dieser Muskel weist eine myodurale Verbindung auf.

- M. semispinalis capitis: Ein beidseitiger Hypertonus könnte eine Flexion, ein einseitiger Hypertonus eine Torsion an der Schädelbasis bewirken. Der M. constrictor pharyngis superior hat 4 Anteile, die von den Procc. pterygoidei des Os sphenoidale, der Raphe pterygomandibularis, der Mandibula und der Zungenmuskulatur zur Raphe pharyngis ziehen. Die Raphe pharyngis ist eine Bindegewebenaht, die am Tuberculum pharyngeum der Schädelbasis angeheftet ist und zwischen der Pharynxmuskulatur verläuft. Innervation: Plexus pharyngeus. Ein Hypertonus dieser Muskulatur kann zu Flexions- und Extensionsdysfunktionen der Schädelbasis führen.
- M. trapezius (► **Abb. 16.35**): Beidseitiger Hypertonus dieses Muskels könnte eine Flexion der Schädelbasis hervorrufen.
- M. sternocleidomastoideus: Da der M. sternocleidomastoideus quer über die Sutura occipitomastoidea verläuft, wird bei Hypertonus des Muskels die Beweglichkeit in dieser Sutur vermindert, was zu schwerwiegenden Störungen führen kann. Der XI. Hirnnerv verläuft durch das Foramen jugulare, das durch einen Hypertonus des M. sternocleidomastoideus oder des M. trapezius beeinträchtigt werden kann. Das wiederum kann über den XI. Hirnnerv zu zusätzlicher Erhöhung der Muskelspannung dieser beiden Muskeln führen.
- Der M. occipitofrontalis verläuft mit seinem okzipitalen Teil von der Linea nuchalis suprema in die Kopfschwarte. Nach Upledger [8] kann auch dieser Muskel an Bewegungsstörungen des Os occipitale beteiligt sein. Innervation: M. occipitofrontalis (Venter occipitalis): Äste des R. auricularis posterior des N. facialis; Venter frontalis: Äste des N. facialis

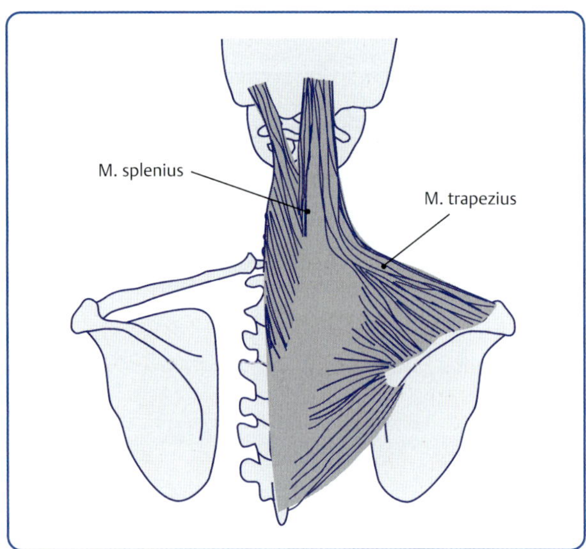

► **Abb. 16.35** Flexionsdysfunktion der SSB durch Hypertonus des M. trapezius.

- Mm. scaleni: Diese verbinden die HWS mit der 1. und 2. Rippe. Ein Hypertonus dieser Muskelgruppe kann die Mobilität der 1. und 2. Rippe sowie der HWS beeinträchtigen. Zudem können die arteriovenösen Gefäße und Nervenstrukturen, die zwischen der Klavikula und der 1. Rippe hindurchlaufen, komprimiert werden.

Ligamentäre, membranöse und fasziale Verbindungen

- s. Kap. 5.1.9

Durale Verbindungen

- Dura mater spinalis: befestigt am Foramen occipitale, an C 1–C 3
- Falx cerebri, Falx cerebelli, Tentorium cerebelli

Nervale Verbindungen

- Segment von C 1: Innervation der subokzipitalen Muskeln (N. suboccipitalis, Radix posterior von C 1) und Konvergenz der sensorischen afferenten Information der kraniozervikalen Region; sensible Afferenzen mittels der Ansa cervicalis zum Plexus cervicalis, mittels der Rr. communicantes grisei zum Ganglion stellatum sowie zum Nucleus spinalis nervi trigemini und zum N. IX, mittels N. phrenicus zu sub- und supradiaphragmalen Viszera und mittels Interneuronen vom Tractus spinothalamicus und Lemniscus medialis zu allen Körperregionen
- N. vagus (X): am Foramen jugulare für die parasympathische Innervation des Körpers und der linke N. vagus für antientzündliche Wirkungen und die Innervation des Magen-Darm-Trakts (auch N. glossopharyngeus [IX] und N. accessorius [XI])
- Afferenzen aus dem N. glossopharyngeus (z. B. Rr. tonsillares) und N. vagus (aus dem Plexus pharyngeus) führen zum Nucleus dorsalis nervi vagi und zum Nucleus tractus solitarii bis ins Halsmark. Verbindungen bestehen zum Nucleus tractus spinalis (V).
- Motorische Wurzelzellen des N. glossopharyngeus befinden sich zusammen mit dem N. vagus und N. accessorius im Nucleus ambiguus, der in das Halsmark hinabreicht.
- N. accessorius (XI): Verbindungen zu zervikalen Spinalnerven; Spinalwurzeln des N. accessorius am Foramen magnum
- N. trigeminus (V): vagale Afferenzen aus den Organen zu trigeminalen Kerngebieten; das spinale Kerngebiet des N. trigeminus (Nucleus spinalis nervi trigemini) reicht bis zur oberen Zervikalregion (C 2 / C 3) mit Verbindungen zu Vorderhornzellen dieser Region. Dadurch kann über den N. trigeminus (und indirekt über den N. vagus) der Spannungszustand der Halsmuskulatur beeinflusst werden.
- N. hypoglossus (XII): am Canalis hypoglossalis
- Medulla oblongata, Decussatio pyramidum am Foramen magnum
- Sympathikus:
  - Ganglion cervicale superius
  - Zwar ist im Halsbereich kein R. communicans albus vorhanden, aber sympathische Ganglien stehen über einen R. communicans griseus mit zervikalen Spinalnerven in Verbindung. Dadurch kann über den Sympathikus der Spannungszustand der Halsmuskulatur beeinflusst werden.
- Afferenzen über den N. trigeminus
- Fasciculus longitudinalis medialis: verbindet Augenmuskelkerne mit motorischen Kernen im oberen zervikalen Rückenmark (bis C 3)
- s. a. Kap. 5.1.12

Gefäßverbindungen

- A. vertebralis: durch die Foramina vertebralia verlaufend
- Canalis condylaris: V. emissaria, meningealer Ast der A. pharyngea ascendens
- Aa. spinales anteriores und posteriores
- V. jugularis interna

Endokrine Verbindungen

- Hypophyse: indirekt über die Synchondrosis sphenoidalis
- Glandula thyroidea: indirekte Verbindung über die Halsfaszien
- Glandula parathyroidea: indirekte Verbindungen über die Halsfaszien

Anmerkung: Die Glandula thyroidea reguliert den gesamten Metabolismus des Körpers, die Nebenschilddrüse den Kalziumhaushalt.

Dysfunktionen des Atlantookzipitalgelenks

Das Okziput ist während des Geburtsvorgangs unterschiedlich starken Einflüssen unterworfen, die unter Umständen zu atlantookzipitalen Gelenkveränderungen und zu Dysfunktionen des Okziput-Keilbein-Gelenks führen können.

Die Dysfunktionen des Os occipitale und die sphenookzipitalen Dysfunktionen wiederum beeinflussen die Entwicklung des lumbosakralen Übergangs und des Iliosakralgelenks.

Das Okziput und der Atlas bestehen zum Zeitpunkt der Geburt aus jeweils **4 Teilen**, die erst zwischen dem 4. und 8. Lebensjahr verknöchern. Verbindungslinien dieser unterschiedlichen Knochenteile verlaufen durch ihre jeweiligen Gelenkfacetten. Während des Geburtsvorgangs können die Anteile des Okziputs in eine abnorme Lagebeziehung zueinander gezwungen werden, wodurch sich an den Gelenkflächen abnorme Winkelstellungen der Facetten entwickeln können:

- Die **Squama occipitalis** kann sich von den beiden Seitenteilen des Os occipitale (Partes laterales) entfernen, sich über oder unter ihnen verschieben und dadurch unter Umständen das Rückenmark gefährden.

- Die **Partes laterales** mit den Kondylen können sich annähern, wodurch möglicherweise das Foramen magnum komprimiert und das Rückenmark beeinträchtigt wird. Im Verlauf der Geburt treten Rotationen auf, die den Winkel zwischen Schädel und Wirbelsäule verändern können.
- Ein **Kondylus** des Os occipitale kann im Verhältnis zum anderen mehr nach kranial und anterior verschoben werden, sodass sich die Lage der Pars basilaris des Os occipitale verändert.
- Die **Pars basilaris** kann rotieren, sich zur Seite neigen, nach oben oder unten kippen und dadurch sphenookzipitale Dysfunktionen verursachen.

Durch diese Veränderungen im Atlantookzipitalgelenk können entsprechende Dysfunktionen an den lumbosakralen Gelenkflächen auftreten. Die Ursache einer Skoliose ist in 90 % der Fälle unbekannt. Könnten die Dysfunktionen an der Schädelbasis die Ursache sein für den Beginn eines Teils dieser Wirbelsäulenveränderungen, ebenso wie für Dysfunktionen am lumbosakralen Übergang und am Iliosakralgelenk?

Geburtstraumata oder frühkindliche Traumata, die zu asymmetrischen Spannungsverhältnissen im Bereich des Os occipitale, der SSB, des Atlantookzipitalgelenks und in der Wirbelsäule führen und zu diesem Zeitpunkt noch so gut wie nicht klinisch in Erscheinung treten, werden sich möglicherweise deutlicher zeigen, je weiter das Wachstum voranschreitet. Schon Pope schrieb, dass der Baum sich so biegt, wie man den Zweig biegt.

16.3.9 Weitere transversal verlaufende Strukturen

Fast alle Gelenke des Körpers können durch ihre quere Strukturierung zu einer Behinderung der Beweglichkeit der longitudinalen Faszien führen und ggf. behandelt werden.

16.4 Behandlung der Diaphragmen

16.4.1 Behandlungsprinzipien

Bei der Behandlung wird nicht nur die Beweglichkeit der longitudinalen Faszien wiederhergestellt, sondern indirekt werden auch die mit den Diaphragmen in Beziehung stehenden Organe behandelt. Viszerale Organe können wie der Schädel als Kugel angesehen und dementsprechend zum Teil nach ähnlichen Prinzipien behandelt werden.

Die Techniken für die Behandlung der ersten 3 Diaphragmen sind sehr ähnlich. Der Therapeut folgt der Gewebespannung/-bewegung bis zu der Stelle, an der eine Barriere oder ein Widerstand wahrnehmbar ist. Dort hält der Therapeut das Gewebe in der Barriere. Es wird weder in eine Bewegungsrichtung forciert noch das Gewebe bedrängt, sich weiter in die blockierte Richtung hineinzubewegen. Der Therapeut verhindert nur, dass es sich in die gleiche Richtung zurückbewegt, aus der es gekommen ist, so lange, bis sich die Barriere auflöst und entspannt. Dadurch können sich alte dysfunktionelle Bewegungs-/Spannungsmuster des Gewebes auflösen. Das Gewebe erlangt wieder eine größere Bewegungsfreiheit und setzt seinen Weg fort zu einer neuen Barriere. Diese Technik nennt sich Gewebe- oder Faszien-Unwinding (= Gewebelösung).

16.4.2 Unwinding-Technik

Der Therapeut beginnt die Unwinding-Technik damit, sanften Druck auf das Gewebe auszuüben. Dieser Druck wird langsam gesteigert, bis sich das Gewebe zu bewegen beginnt. Es wird gerade so viel Druck angewendet, wie notwendig ist, um diese Eigenbewegung auszulösen und aufrechtzuerhalten. Um Gewebedysfunktionen erfolgreich beheben zu können, muss der Therapeut als Erstes lernen, die Lokalisation der Barrieren genau wahrzunehmen. An der Stelle der Barriere verhindert der Therapeut, dass sich das Gewebe wieder von ihr entfernt, und unterstützt es, sich mit dieser Barriere auseinanderzusetzen. Der Körper hat nicht nur Selbstheilungskräfte, sondern es können auch dysfunktionelle Verteidigungsmechanismen vorhanden sein, die versuchen, Auflösungen von Spannungen zu verhindern, die unangenehme Empfindungen, Erinnerungen oder Gefühle zur Folge haben könnten.

Wenn man nur den Spannungen des Gewebes folgt, wird es sich regelmäßig von den Barrieren wegbewegen und seine Kreise ziehen, ohne dass die tiefer liegenden Barrieren jemals aufgelöst werden.

Zwei häufig anzutreffende Fehler beim Erlernen des Unwinding bestehen darin, nur den oberflächlichen Gewebespannungen in ihren endlosen Bewegungskreisen zu folgen oder im Gegenteil dem Gewebe Bewegungen aufzudrängen, es zu forcieren und damit noch mehr zu verspannen. Die Kunst bei der Unwinding-Technik besteht darin, das Gewebe weder mit Gewalt in die Barriere zu bringen noch zuzulassen, dass es sich von der Barriere einfach zurückziehen kann.

Folgender weiterer wichtiger Aspekt ist beim Unwinding zu beachten: Sobald der Kontakt zum faszialen Gewebe aufgenommen wurde, darf er nicht wieder verloren gehen, sondern muss stetig beibehalten werden. So kann gewährleistet werden, dass man in immer tiefer gelegene dysfunktionelle Mechanismen eindringt und sich die Folgen traumatischer Einflüsse Schicht für Schicht lösen können. Wird der Kontakt nach kleineren Gewebeentspannungen immer wieder gelöst, vermindert sich der Behandlungserfolg, und der Zugang zu den wichtigeren, in der Tiefe gelegenen Dysfunktionen wird erschwert. Den Kontakt beizubehalten bedeutet in diesem Zusammenhang, eine feine Spannung aufrechtzuerhalten, während man den Gewebebewegungen folgt, ähnlich dem Versuch, eine Hundeleine sanft gespannt zu halten, während dem Hund erlaubt wird, umherzuspringen und sich zu bewegen. Es erfordert kontinuierliche Aufmerksamkeit, die Faszie immer wieder zu begleiten, ohne die Verbindung zu ihr zu verlieren oder „schlaff" werden zu lassen. Die Lösung von Spannungen in den Faszien kann mit dem Entrollen eines verdrehten Telefonkabels, wenn man den Hörer nach unten baumeln lässt, verglichen werden. Die Windungen, die der Hörer ausführt, während sich das verdrehte Telefonkabel entwirrt, ist vergleichbar mit den Windungen, die bei der Lösung intrakranialer oder extrakranialer Faszienspannungen auftreten.

Dieser Kontakt kann aufrechterhalten werden, indem der Therapeut eine leichte Traktion oder Kompression ausführt. Die Traktion wird v. a. an den Extremitäten, die Kompression v. a. am Körperstamm angewendet. Es wird dabei nur so viel Traktion oder Kompression ausgeübt, dass das Gewebe beginnt, sich zu bewegen. Es kann allerdings auch vorkommen, dass das Gewebe ohne diese sog. Initialzündung beginnt, sich zu entwirren.

Mögliche Zeichen einer Gewebeentspannung

- eine wahrnehmbare Verstärkung von Flüssigkeitsbewegung im Gewebe
- eine größere Wärmeausstrahlung des Gewebes
- ein Kühlerwerden des Gewebes
- Feuchtigkeitsbildung auf der Haut
- ein verstärkter Energiefluss im Gewebe
- eine wahrnehmbare Entspannung und ein Weicherwerden des Gewebes
- eine Veränderung im Atemrhythmus des Patienten, z. B. eine tiefere Atmung, Gähnen oder Seufzen
- ein plötzlicher Stopp des sog. kraniosakralen Rhythmus
- eine schaukelnde Bewegung (Wackeln) des Gewebes (Kap. 3.1.1)
- vom Patienten wahrgenommene Schmerzen oder andere unangenehme Empfindungen, die sich während der Therapie wieder auflösen
- Es können Erinnerungen oder Gefühlsausbrüche des Patienten kurz vor der Gewebeentspannung oder in ihrem Verlauf auftreten. Diese Emotionen können auf noch nicht genau geklärte Weise mit den Spannungen der Körpergewebe assoziiert sein. Es handelt sich meist um Erinnerungen, die für das Bewusstsein des Patienten mehr oder weniger unzugänglich waren.
- eine Art therapeutischer Puls

Therapeutischer Puls

Dieser Puls kann in Momenten der Selbstkorrektur und der Selbstheilung des Körpers auftreten, meist an der gerade behandelten Körperstelle [11]. Seine Frequenz soll zwischen 12 und 60 Zyklen/min liegen. Die Amplitude steigert sich, bis sie für den Therapeuten wahrnehmbar wird. Nachdem sie einen Höhepunkt erreicht hat, nimmt sie wieder ab und verschwindet. Upledger hat diesen Puls beschrieben. Solange er auftritt, sollte das, was der Therapeut gerade tut, auf jeden Fall beibehalten und nicht geändert werden.

Anzeichen dafür, dass eine Gewebeentspannung nicht nur lokal wirksam ist, sondern dem Gesamtorganismus in seiner psychisch-physischen Einheit zugutekommt, können laut Upledger folgende Merkmale sein:

- Verschwinden der Wahrnehmung des kraniosakralen Rhythmus an der berührten Stelle, ohne dass der Rhythmus gezielt verändert wurde (wie es z. B. bei der CV-4-Technik der Fall ist): Der kraniosakrale Rhythmus dient in diesem Fall als Indikator. Ein Aussetzen des Rhythmus kann als Zeichen gedeutet werden, dass sich der Gesamtorganismus in einem tief greifenden Veränderungsprozess befindet.
- Fehlen einer Abwehrspannung an der berührten Stelle: Eine Abwehrspannung bezeichnet eine Empfindung, als ob die berührten Gewebe des Patienten erstarren, sich zu einer Art Schutzpanzer verändern und als ob sie die Hand des Therapeuten wegdrücken wollten.

Eine Unwinding-Technik kann beendet werden, wenn keine neuen asymmetrischen Bewegungsmuster mehr im Gewebe wahrzunehmen sind oder wenn die mit der Gewebeentspannung aufsteigenden Empfindungen, Erinnerungen und Gefühle die momentanen Integrationsmöglichkeiten des Patienten übersteigen. Auch eine Abwehrspannung und ein Wiederauftreten des kraniosakralen Rhythmus sind Zeichen für den Therapeuten, zu diesem Zeitpunkt seine Hände zu entfernen.

Sollten sehr starke Dysfunktionen vorhanden sein, ist es eventuell notwendig, diese auch direkt mithilfe spezifischer Techniken zu behandeln.

16.4.3 Faszientechnik nach Becker

Für den Osteopathen Becker [12], der sich besonders den Faszientechniken widmete, spielen die Fulcrum-Positionen eine besondere Rolle. Der einzige Unterschied zur bereits beschriebenen Unwinding-Technik besteht darin, dass Becker keinen zusätzlichen Druck auf das Gewebe des Patienten ausübt. Seine am Patienten aufgelegten Hände üben einen gleichbleibenden Druck aus, unabhängig davon, ob er diese an die Oberfläche oder in die Tiefe der Gewebe dirigiert.

Verändert wird allein der Druck, der über einen Fulcrum- oder Festpunkt mit einem anderen Teil des Arms auf die Liege ausgeübt wird. Dieser Druck auf seinem Fixpunkt ermöglicht es Becker, Strukturen in der Tiefe des Körpers wahrzunehmen und zu behandeln bzw. den Unwinding-Prozess auszulösen, ohne jemals seinen Druck am Patienten zu verstärken.

16.4.4 Technik für die Beckendiaphragmen

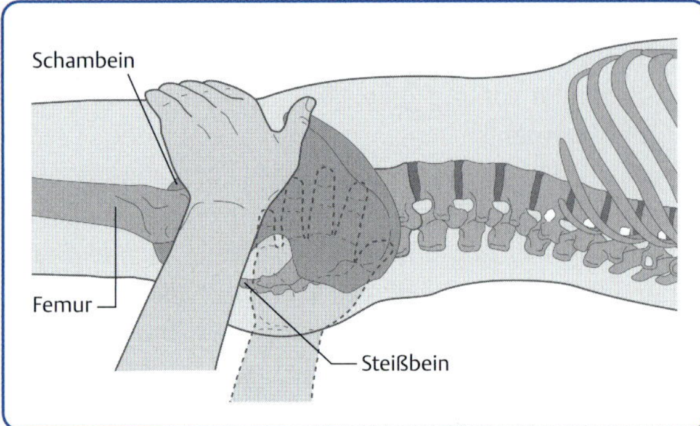

► **Abb. 16.36** Entspannungstechnik für das Beckendiaphragma.

Therapeut

- seitlich am Patienten, auf Höhe des Beckens

Handposition

- Die distale Hand liegt quer unter dem Os sacrum.
- Die proximale Hand liegt mit der ulnaren Seite auf dem Os pubis, sodass die restliche Handfläche den Unterbauch des Patienten bedeckt (► **Abb. 16.36**).

Ausführung

- Die oben aufliegende Hand übt leichten Druck von ventral nach dorsal aus, bis das Gewebe reagiert.
- Die obere Hand folgt dem Gewebe, entsprechend der eingangs beschriebenen Unwinding-Technik.
- Die untere Hand dient als Widerstand gegen den von ventral nach dorsal ausgeübten Druck.

Wirkung

- Die Technik wirkt auf das Becken und die Beckenorgane, das Sakrum und seine Gelenkflächen, auf L4, L5, die unteren Extremitäten sowie die Nebennieren und die Geschlechtsdrüsen.

16.4.5 Technik für das thorakolumbale Diaphragma

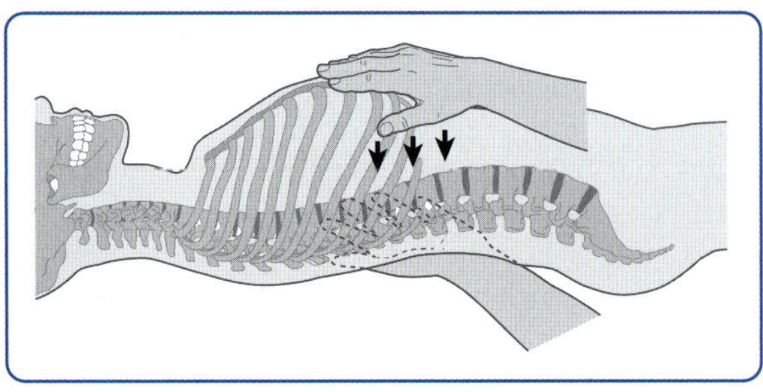

► **Abb. 16.37** Technik für den thorakolumbalen Übergang.

Therapeut

- seitlich am Patienten, auf Höhe des Zwerchfells

Handposition

- Die distale Hand liegt quer unter dem thorakolumbalen Übergang, auf Höhe von Th 12 und L 1–L 3.
- Die proximale Hand liegt auf dem Proc. xiphoideus, den unteren Rippenrändern und dem Epigastrium (► **Abb. 16.37**).

Ausführung

- Die oben liegende Hand übt sanften Druck nach posterior aus, bis das Gewebe reagiert.
- Dann folgt sie dem Gewebe, entsprechend der eingangs beschriebenen Unwinding-Technik.

Wirkung

- Die Technik wirkt auf das Zwerchfell und seine angrenzenden Organe, auf L 1, L 2, auf Beschwerden an den unteren Rippen, M. iliopsoas, M. quadratus lumborum, die 3.–5. Zervikalwirbel (über den N. phrenicus) und die Bauchspeicheldrüse.

16.4.6 Alternative Technik für das thorakolumbale Diaphragma und die unteren Rippen

Therapeut

- seitlich am Patienten, auf Höhe des thorakolumbalen Diaphragmas

Handposition

- Die Hände umgreifen beidseitig die unteren Rippen.

Ausführung

- Der Therapeut testet die Torsionsbewegung der unteren Rippen und des thorakolumbalen Diaphragmas.
- Er folgt in die Richtung, in die sich die Rippen und das Diaphragma leichter bewegen lassen.
- Dort wird der Point of Balance gesucht, bis eine Lösung der Spannung wahrnehmbar ist.

16.4.7 Technik für das zervikothorakale Diaphragma I

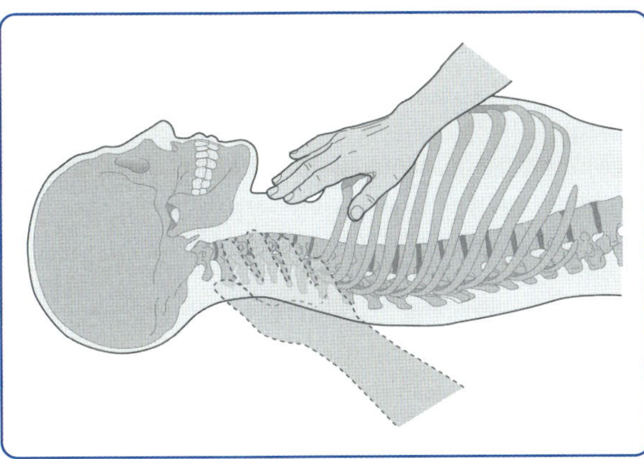

▶ **Abb. 16.38** Technik für das zervikothorakale Diaphragma.

Therapeut

- seitlich am Patienten, auf Höhe des zervikothorakalen Übergangs

Handposition

- Die distale Hand liegt quer unter dem zervikothorakalen Übergang, auf Höhe des Dornfortsatzes des 7. Halswirbels bis zum 2. Brustwirbel.
- Die proximale Hand liegt quer auf dem oberen Brustkorb. Sie berührt das Sternoklavikulargelenk, das Manubrium des Brustbeins und die oberen Rippenknorpel (▶ **Abb. 16.38**).

Ausführung

- Die oben aufliegende Hand übt sanften Druck nach posterior aus, bis das Gewebe beginnt, sich zu bewegen.
- Dann folgt sie dem Gewebe entsprechend der Unwinding-Technik.
- Die untere Hand dient als Widerstand gegen den von ventral nach dorsal ausgeübten Druck. Mit fortschreitender Übung kann auch die unten liegende Hand den faszialen Spannungsmustern folgen.

Wirkung

- auf den Schultergürtel, das Schlüsselbein, die 1. und 2. Rippe, den 7. Zervikal- bis 6. Thorakalwirbel
- auf die venöse, arterielle und lymphatische Zirkulation zwischen Schädel und Brustraum
- auf die Belüftung der Lunge und Funktion des Herzens
- auf die Thymusdrüse
- auf den lymphatischen Rückfluss in den linken und rechten Venenwinkel

16.4.8 Technik für das zervikothorakale Diaphragma II

Therapeut

- am Kopfende des Patienten

Handposition

- Die Daumen liegen beidseitig auf den Querfortsätzen des 1. Brustwirbels.
- Die Zeigefinger liegen beidseitig auf den 1. Rippen.
- Die Mittelfinger liegen beidseitig auf den 2. Rippen.
- Die Handinnenflächen liegen beidseitig auf den Schultern.

Ausführung

- Der Therapeut testet die Torsionsbewegung der Rippen und des oberen Brustkorbs.
- Er folgt in die Richtung, in die sich die Rippen und der Brustkorb leichter bewegen lassen.
- Der Kopf wird dabei leicht in die entgegengesetzte Richtung rotiert (aufgrund der Biomechanik der Wirbel-Rippen-Gelenke).
- Dort wird der Point of Balance gesucht, bis eine Lösung der Spannung wahrnehmbar ist.

16.4.9 Alternative: Recoil-Technik für den oberen Thoraxbereich

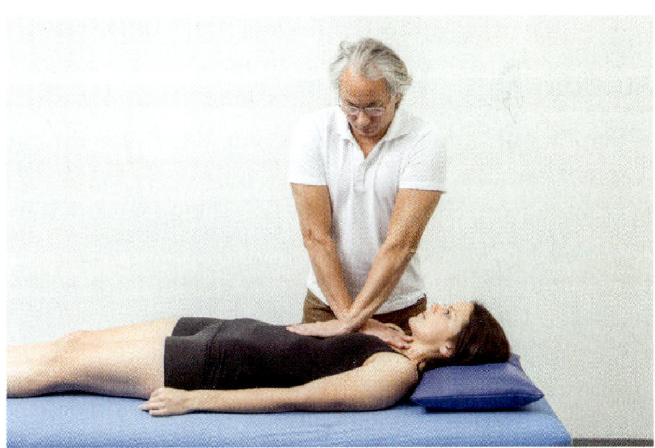

▶ **Abb. 16.39** Recoil-Technik des oberen Brustkorbs.

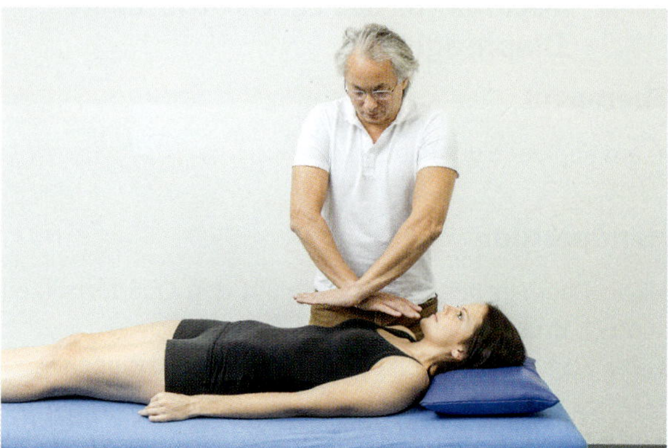

▶ **Abb. 16.40** Recoil-Technik des oberen Brustkorbs.

Diese Technik verbessert den Lymphabfluss am thorakalen Eingang und wird deshalb auch als Lymphpumpe bezeichnet (▶ **Abb. 16.39**, ▶ **Abb. 16.40**).

Therapeut

- seitlich neben dem Patienten stehend, auf Höhe des Sternums

Handposition

- Hände überkreuzt auf die Mitte des Sternums legen.
- Der Therapeut beugt sich so weit über den Patienten, dass sich seine Arme vertikal über dem Sternum befinden.

Ausführung

- Der Therapeut folgt der Ausatmung des Patienten mit seinen Händen.
- Während der Einatmung gibt der Therapeut am Sternum Widerstand.
- Während der Ausatmung folgt er erneut nach posterior.
- Nach 1–3 Zyklen wird der Kontakt am Sternum zu Beginn der Einatmung plötzlich und unerwartet gelöst. Es können dabei spontanes Pfeifen, Husten oder Lachen auftreten.
- Den gesamten Vorgang 3- bis 4-mal wiederholen.

Kontraindikationen

- fortgeschrittene Osteoporose
- Brüche der Rippen oder des Sternums
- fortgeschrittene Herzerkrankungen oder Herzschrittmacher

16.5 Techniken für die Halsfaszien

(s. a. Zungenbeintechniken, Kap. 16.6)

Indikationen (gemeinsam mit der Behandlung der Kopffaszien):

- CMD und Temporomandibulargelenkschmerzen sowie Schmerzen beim Kauen und Schlucken
- Spannungskopfschmerz, Nacken- und Schulterschmerzen
- Tinnitus, Schwindel, Sehstörungen
- Sinusitis, Pharyngitis, Laryngitis

16.5.1 Befunderhebung im Bereich der Halsfaszien

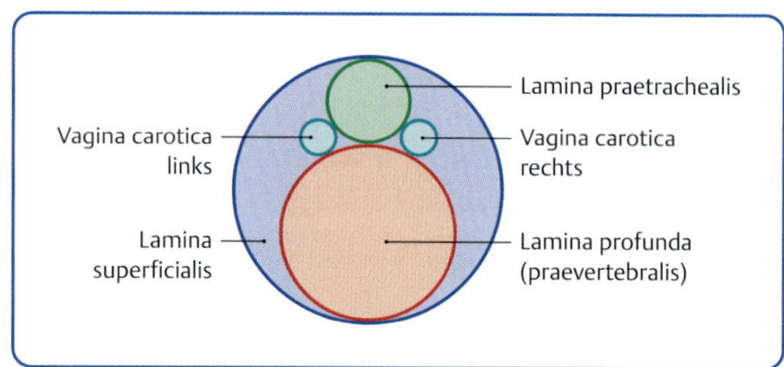

▶ **Abb. 16.41** Fünfzylindermodell nach Fossum 2004, modifiziert.

- Hörtest: Der Therapeut legt eine Hand auf den vorderen Halsbereich und erspürt, welche Faszienschicht sich zeigt (▶ **Abb. 16.41**).

16.5.2 Allgemeine Technik für die Halsfaszien

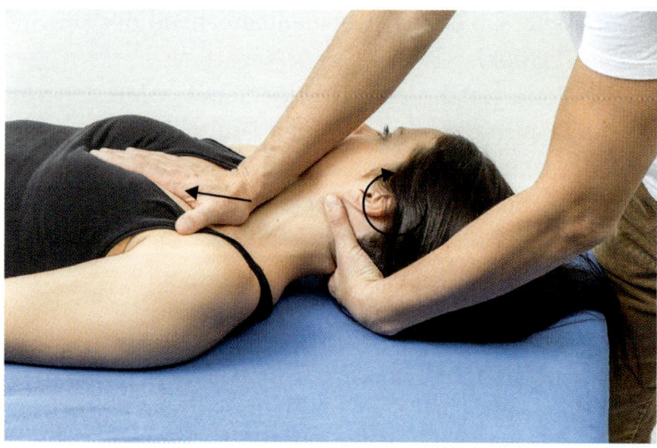

▶ **Abb. 16.42** Allgemeine Technik für die Halsfaszien.

Therapeut

- am Kopfende des Patienten

Handposition

- Seine rechte Hand befindet sich auf dem Thorax.
- Seine linke Hand umfasst das Os occipitale (► Abb. 16.42).

Ausführung

- Die Hand auf dem Brustkorb übt einen leichten Zug nach kaudal aus, während die kraniale Hand den Kopf nach links rotiert.
- Alle Gewebebewegungen werden zugelassen, ohne dass der sanfte Zug vermindert wird.
- Bei jeder Entspannung der Gewebe wird die neue Bewegungsgrenze durch weitere Kopfrotation oder Seitneigung aufgesucht.
- Anschließend wird die andere Seite behandelt.

16.5.3 Technik zur Spannungslösung des Platysmas

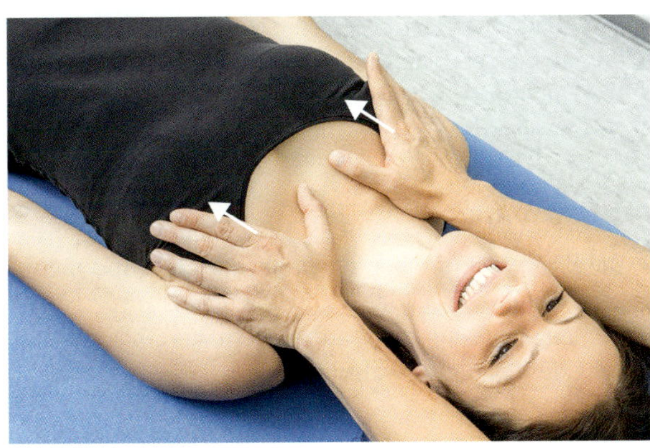

► **Abb. 16.43** Technik zur Spannungslösung des Platysmas.

Patient

- Der Kopf befindet sich in leichter Extension.

Therapeut

- am Kopfende des Patienten

Handposition

- Beide Hände liegen auf dem oberen Bereich des Thorax bzw. am Übergang zwischen Hals und Thorax (► Abb. 16.43).
- (Test: Der Patient atmet tief ein und hält den Atem an. Während der Apnoe wird mit den Händen ein kaudaler Zug ausgeübt und Restriktionen auf Höhe des Platysmas werden befundet.)

Ausführung

- Der Patient spannt seinen Mund an bzw. schneidet Grimassen, während die Hände einen sanften kaudalen Zug am oberen Thorax ausüben, um das Platysma nach kaudal zu fixieren.
- Die Hände folgen den Platysmabewegungen entsprechend der eingangs beschriebenen Unwinding-Technik.

16.5.4 Technik zur Spannungslösung des Platysmas, Variante

Therapeut

- am Kopfende des Patienten

Handposition

- Die Hände werden beidseitig auf den Halsbereich gelegt.
- Die Finger sind nach kaudal gerichtet.

Ausführung

- Die oben aufliegenden Hände üben einen sanften Druck nach posterior aus, bis das Platysma unter der Haut beginnt, sich zu bewegen.
- Die Hände folgen den Platysmabewegungen entsprechend der eingangs beschriebenen Unwinding-Technik.

16.5.5 Spannungslösung der Galea aponeurotica

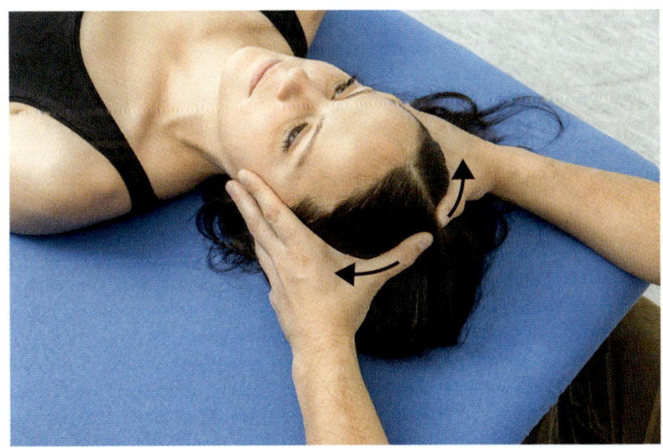

► **Abb. 16.44** Technik zur Spannungslösung der Galea aponeurotica.

Indikation: erhöhter Druckanstieg am Schädeldach, hervorgerufen durch chronische Anspannung des M. temporalis, die sekundär zur Zunahme der Querspannung der Galea aponeurotica führen kann, oder Spannungskopfschmerz, da im Bereich der Sutura coronalis Anastomosierungen von Ästen des N. occipitalis major mit Ästen des N. supraorbitalis medialis und lateralis vorliegen.

Therapeut

- am Kopfende des Patienten

Handposition

- Beide Daumen werden im Bereich der Sutura coronalis aufgelegt (► Abb. 16.44).

Ausführung

- Mit den Daumen wird quer die Spannung der Galea aponeurotica gelöst.

16.5.6 Testung der supra- und retrohyoidalen Muskulatur

Ausführung

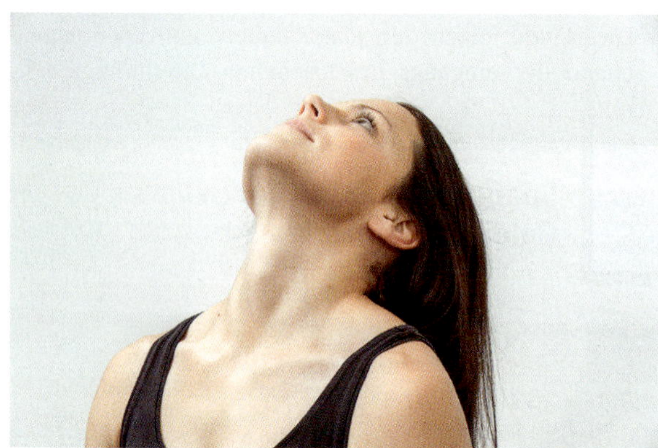

► **Abb. 16.45** Testung der supra- und retrohyoidalen Muskulatur.

- Mit Zahnkontakt wird der Patient aufgefordert, eine Nackenextension durchzuführen. Der Test ist positiv, wenn der Patient den Zahnkontakt verliert (► Abb. 16.45).

16.5.7 Technik zur Spannungslösung der suprahyoidalen Muskulatur

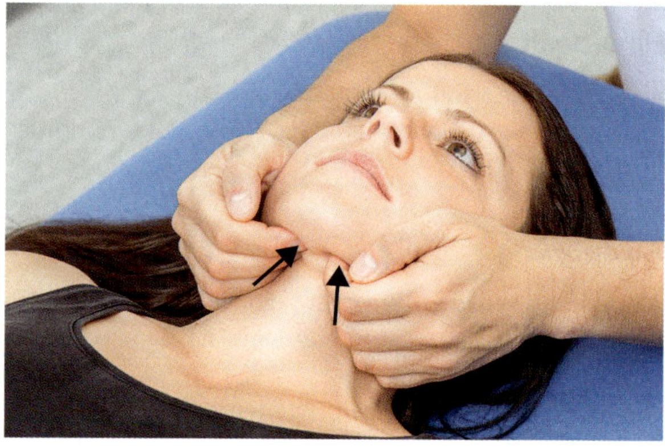

► **Abb. 16.46** Technik zur Spannungslösung der suprahyoidalen Muskulatur.

Therapeut

- am Kopfende des Patienten

Handposition

- Die Daumenballen befinden sich passiv seitlich auf dem R. massetericus und M. masseter.
- Die Fingerbeeren beider Hände liegen beidseits von inferior auf dem M. mylohyoideus (► Abb. 16.46).

Ausführung

- Die Fingerbeeren üben einen nach kranial und medial gerichteten Zug auf den M. mylohyoideus aus.
- Der Zug wird so lange aufrechterhalten, bis eine Lösung der Spannung wahrnehmbar ist.

16.5.8 Technik zur Spannungslösung der Lamina superficialis nach Buset

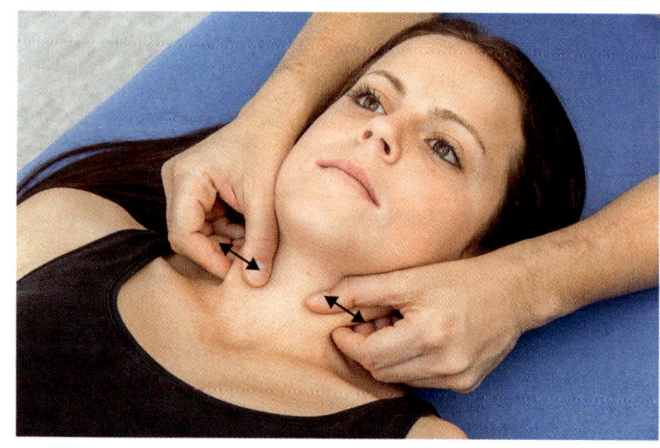

► **Abb. 16.47** Technik zur Spannungslösung der Lamina superficialis.

Therapeut

- am Kopfende des Patienten

Handposition

- Beidseitig wird der M. sternocleidomastoideus umgriffen (▶ Abb. 16.47).

Ausführung

- Der M. sternocleidomastoideus wird mitsamt der Lamina superficialis fasciae cervicalis nach lateral und medial bewegt und gegenüber der Lamina praetrachealis fasciae cervicalis und den Zungenbeinmuskeln mobilisiert [16].

16.5.9 Technik für die Lösung der Lamina media (praetrachealis) und der viszeralen Loge

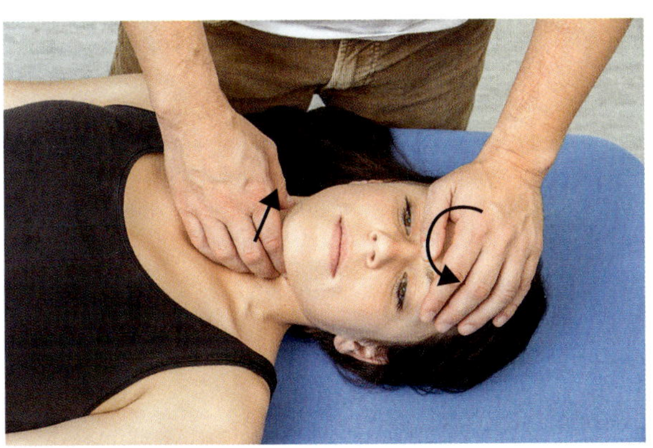

▶ **Abb. 16.48** Technik zur Spannungslösung der Lamina media (praetrachealis) und der viszeralen Loge.

Therapeut

- seitlich am Kopfende des Patienten, kontralateral zur behandelnden Seite

Handposition

- Die kaudale Hand medial vom M. sternocleidomastoideus und lateral der Eingeweide positionieren.
- Die kraniale Hand auf die Stirn legen (▶ Abb. 16.48).

Ausführung

- Die kaudale Hand zieht die Eingeweide zum Therapeuten.
- Die Hand auf der Stirn rotiert den Kopf zur Gegenseite (weg vom Therapeuten).
- Die kaudale Hand wird im Bereich des Halses von kranial nach kaudal verschoben, bis alle Bereiche der Faszie behandelt wurden.
- Die Technik wird ausgeführt, bis eine Gewebeentspannung palpierbar wird.

Hinweis: Diese Technik beeinflusst auch den Rückfluss der V. jugularis.

16.5.10 Technik zur Spannungslösung der interpterygoidalen Aponeurose

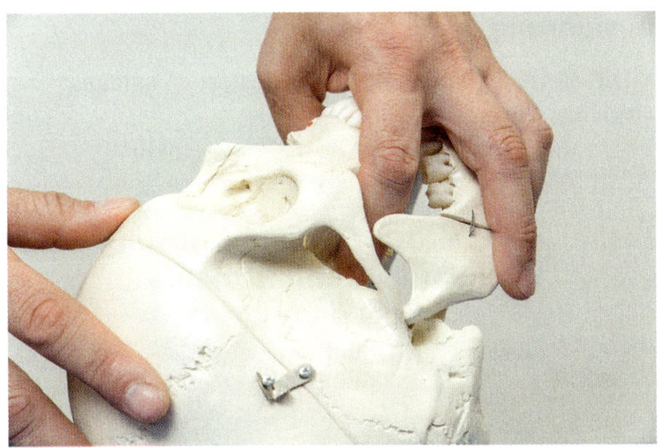

▶ **Abb. 16.49** Technik zur Spannungslösung der interpterygoidalen Aponeurose.

Handposition

- Mit dem Zeigefinger einer Hand posterior des letzten Molaren den Proc. pterygoideus palpieren (▶ Abb. 16.49).

Ausführung

- die Aponeurose zwischen M. pterygoideus lateralis und medialis quer lösen

16.5.11 Technik zur Spannungslösung der Lamina thyropericardia

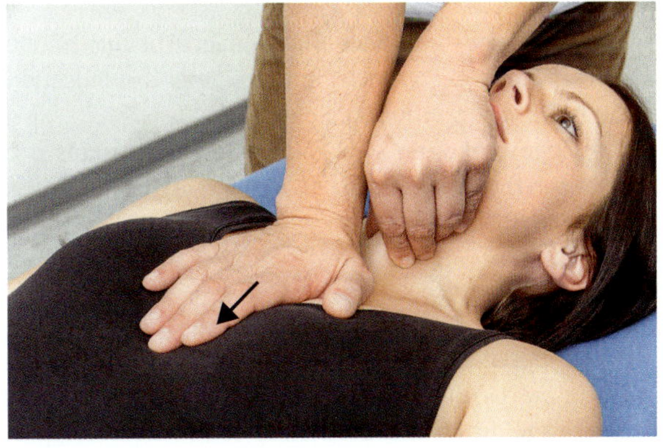

▶ **Abb. 16.50** Technik zur Spannungslösung der Lamina thyropericardia.

Therapeut

- am Kopfende des Patienten

Handposition

- Daumen, Zeige- und/oder Mittelfinger einer Hand umfassen die Cartilago thyroidea.
- Die andere Hand befindet sich auf dem Sternum (► Abb. 16.50).

Ausführung

- Die sternale Hand übt einen posterior-kaudalen Zug auf das Sternum aus.
- Test und Behandlung gehen ineinander über.

16.5.12 Technik zur Spannungslösung des vaskulären Kompartments

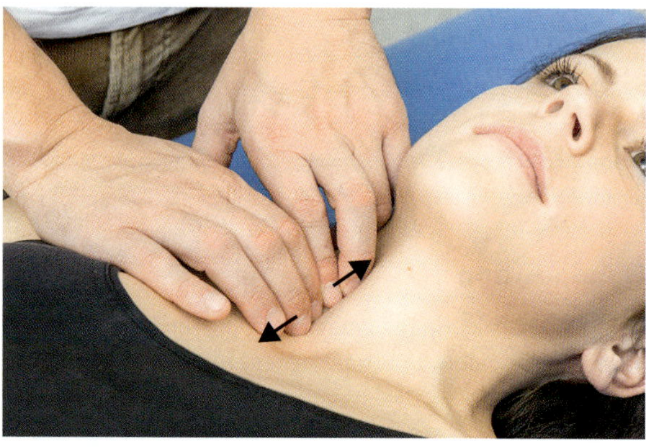

► **Abb. 16.51** Technik zur Spannungslösung der Vagina carotica.

Therapeut

- seitlich am Kopfende des Patienten, homolateral zur behandelnden Seite

Handposition

- Mit den Zeige- und/oder Mittelfingern beider Hände medial vom M. sternocleidomastoideus die Pulsation der A. carotis communis palpieren.
- Die Finger befinden sich kaudal des Oberrandes der Cartilago thyroidea (► Abb. 16.51).

Ausführung

- Die Hände so weit lösen, dass kaum noch eine Pulsation zu spüren ist. Die Hände bewegen sich dabei weniger in die Tiefe, vielmehr tritt die Struktur der Vagina carotica in die Hände. Die Hände üben einen divergierenden, sanften longitudinalen Zug aus, bis das fasziale Unwinding zum Ende gekommen ist.
- Diese Technik kann angewendet werden, um den venösen Rückfluss in der V. jugularis, die A. carotica communis und den N. vagus zu beeinflussen.

! Beachte
Die Vagina carotica ist mit der Lamina praetrachealis fasciae cervicalis verwachsen.

16.5.13 Technik für die Lösung der vorderen Halsmuskulatur und der viszeralen Loge gegenüber der Lamina praevertebralis nach Buset

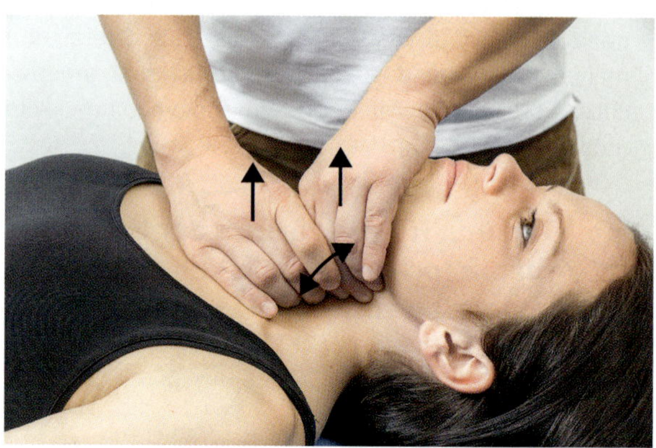

► **Abb. 16.52** Technik für die Lösung der vorderen Halsmuskulatur und der viszeralen Loge gegenüber der Lamina praevertebralis fasciae cervicalis.

Therapeut

- seitlich am Kopf des Patienten

Handposition

- Die Daumen befinden sich auf der einen Seite und die übrigen Finger auf der anderen Seite des Halses, so kranial wie möglich.
- Auf diese Weise wird mit beiden Händen die hyoidale Muskulatur mitsamt der viszeralen Loge umgriffen (► Abb. 16.52).

! Beachte
Wichtig: Nicht die Karotisarterie komprimieren!

Ausführung

- Beide Hände üben einen sanften, nach anterior gerichteten Zug aus.
- Zusätzlich werden die vordere Halsmuskulatur und die viszerale Loge transversal gegenüber der Nackenmuskulatur (Lamina praevertebralis) mobilisiert.
- Anschließend die Hände etwas nach kaudal versetzen und den übrigen Halsbereich behandeln [16].
- Diese Technik nur für ca. 30 s ausführen.

16.5.14 Technik für die Lösung der anterioren Anteile der Lamina profunda (Lamina praetrachealis)

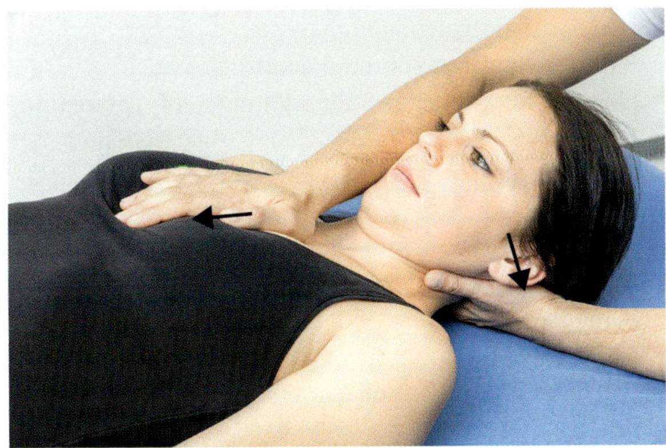

▶ **Abb. 16.53** Technik für die Lösung der anterioren Anteile der Lamina profunda (Lamina praetrachealis) fasciae cervicalis.

Therapeut

- am Kopf des Patienten

Handposition

- Eine Hand umfasst das Okziput.
- Die andere Hand wird auf das Sternum gelegt (▶ **Abb. 16.53**).

Ausführung

- Der Patient wird gebeten, das Kinn sanft nach posterior zu bewegen.
- Die Hand auf dem Sternum übt mit langsam steigender Kraft eine longitudinale Traktion aus.
- Die Hand am Okziput führt den Kopf sanft nach posterior.

16.5.15 Technik für die prävertebralen Muskeln (M. rectus capitis anterior, M. longus capitis, M. longus colli)

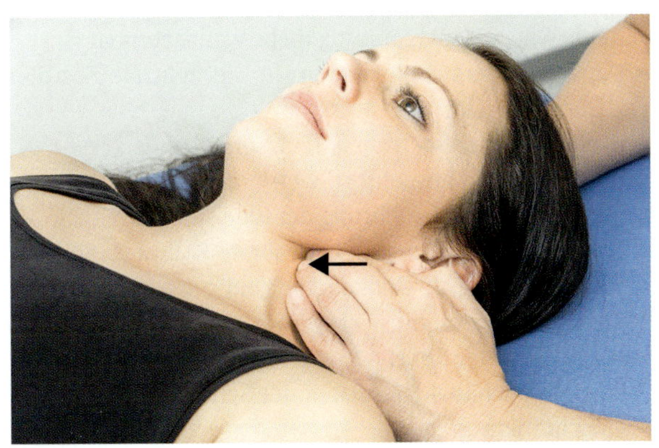

▶ **Abb. 16.54** Technik für die prävertebralen Muskeln.

Handposition

- Die Finger einer Hand liegen seitlich am Hals, anterior des Proc. transversus und der Wirbelkörper von C 1, C 2, C 3 (▶ **Abb. 16.54**).

Ausführung

- Für den **M. rectus capitis anterior** üben die Finger anterior vom Proc. transversus und vom Atlas einen nach medial gerichteten Druck auf den Muskel aus und folgen der myofaszialen Spannungslösung.
- Für den **M. longus capitis** üben die Finger anterior vom Korpus von C 1 und anterior vom M. rectus capitis anterior sowie M. longus colli einen nach medial gerichteten Druck auf den Muskel aus und folgen der myofaszialen Spannungslösung. Die Finger projizieren sich in die Tiefe der Halses.
- Für den **M. longus colli** üben die Finger anterior der gesamten Halswirbel- und oberen Brustwirbelkörper (und im oberen Bereich posterior des M. longus capitis weiter medial als beim M. longus capitis) einen nach medial gerichteten Druck auf den Muskel aus.

Beachte

Die Muskeln liegen in der Tiefe und paramedial. Die Palpation wird seitens des Patienten nicht selten als unangenehm empfunden. Die Ausführung dieser Technik ist insbesondere bei einer rigiden HWS bedeutsam.

16.6 Techniken für das Os hyoideum

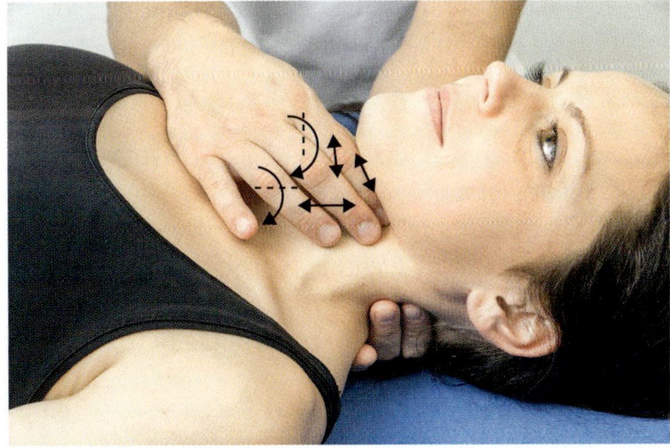

▶ **Abb. 16.55** Hyoidtechnik.

Aufgrund der Empfindlichkeit dieser Strukturen sollte man bei der Ausführung besonders vorsichtig sein. Dies gilt umso mehr bei direkten Techniken in diesem Bereich (▶ **Abb. 16.55**).

16.6.1 Grundpositionen

Therapeut

- seitlich am Patienten, auf Höhe des Os hyoideum

Handposition

- Eine Hand liegt dorsal an der HWS.
- Die andere Hand umgreift das Os hyoideum mit Zeigefinger und Daumen.

16.6.2 Strukturelle Manipulation

- Das Os hyoideum wird nach kaudal fixiert, während der Patient aufgefordert wird, langsam zu schlucken.
- Der durch den Schluckvorgang ausgelösten Aufwärtsbewegung des Os hyoideum wird Widerstand geleistet und so eine Dehnung der suprahyoidalen Strukturen hervorgerufen.
- Dieser Vorgang wird nur 1- bis 2-mal ausgeführt.

16.6.3 Funktionelle Ausführung

Befunderhebung

- Der Osteopath palpiert die Position des Os hyoideum.
- Der Osteopath beurteilt die Qualitäten während der In- und Exspirationsphase am Os hyoideum: Symmetrie, Amplitude, Endgefühl, das natürliche Disengagement am Ende der Inspirationsphase und die Nähe am Ende der Exspirationsphase, das Vorhandensein aberranter Bewegungen usw.
- Zugspannungen am Os hyoideum werden wahrgenommen, z. B.:
  - Zug nach kranial-posterior: M. digastricus (Venter posterior), M. stylohyoideus
  - Zug nach kranial-anterior-medial: M. digastricus (Venter anterior), M. geniohyoideus
  - Zug nach kranial-anterior in den Innenrand der Mandibula: M. mylohyoideus
  - Zug nach kranial Richtung Zunge: M. hyoglossus, M. chondroglossus
  - Zug nach posterior: M. constrictor pharyngis medius
  - Zug nach kaudal Richtung Cartilago thyroidea: M. thyrohyoideus
  - Zug nach kaudal Richtung Sternum: M. sternohyoideus
  - Zug Richtung Skapula: M. omohyoideus
- Die Beweglichkeit kann auch aktiv getestet werden, ohne Bewegungsgrenzen zu konfrontieren. Dabei wird ein sanfter Druck in die transversale und kraniokaudale Richtung gegeben und der weiteren Bewegung passiv gefolgt.
- Es werden die Lateralität, Rotation, Seitneigung, Kippung, kraniokaudale und anteriorposteriore Beweglichkeit getestet.

Ausführung

- Das Os hyoideum wird nur leicht aus der Spannung herausbewegt, ohne eine Bewegungsgrenze anzugehen, entweder indirekt oder direkt.
- Den dabei auftretenden inhärenten Gewebedynamiken wird gefolgt. Diese führen die Korrektur aus.
- Eine Art funktioneller Stillpunkt entsteht („Something Happens").
- Palpiert werden können auch Wechselwirkungen, die auf entwicklungsdynamische Beziehungsgefüge zurückzuführen sind: Es bestehen Beziehungen zum Herzen, zur Neuralleistenzelleninformation, zu rhombomerischer Information, zum Proc. styloideus, zum Stapes des Mittelohrs sowie zu segmentalen und interbrachnomerischen Informationen (Kap. „Rideau-Stylien").
- Und es kann als Fulcrum wahrgenommen werden für die Organisation und Integration lateraler mesodermaler Anteile, für das Gleichgewicht zwischen Corpus/Manubrium sterni und viszerosensiblem Kranium, zwischen intrathorakaler Aktivität (Herz, Lunge etc.) entfernter viszeraler Strukturen und viszerokranialen Anteilen sowie zwischen externen Mechaniken und vibratorischen Anteilen.

16.6.4 Biomechanische Ausführung: indirekte und direkte Technik

Im biomechanischen Modell wird, im Gegensatz zur funktionellen Ausführung, die seitliche Beweglichkeit bis an die Bewegungsgrenze getestet und indirekt und direkt behandelt (▶ **Abb. 16.55**).

Ausführung

- Palpation der Position des Os hyoideum (transversale oder kraniokaudale Verschiebung).
- Testung der seitlichen Beweglichkeit des Os hyoideum.
- anschließend Bewegung in Richtung der leichteren Verschieblichkeit (indirekte Technik)
- Bei einer Entspannung der Gewebe wird das Os hyoideum weiter in Lateralrichtung bewegt.
- Dieser Vorgang wiederholt sich so lange, bis keine erneute Gewebeentspannung mehr wahrnehmbar ist.
- Dann wird das Os hyoideum in die neutrale Position zurückgebracht.
- Um letzte Asymmetrien aufzulösen, kann jetzt eine direkte Technik ausgeführt werden; d. h., das Os hyoideum wird in die Richtung der Blockade bewegt.
- Zusätzlich kann in die Lateralität, Rotation, Seitneigung, Kippung, kraniokaudale und anteriorposteriore Beweglichkeit mobilisiert werden.
- Die Hand unter der HWS wird herausgenommen. Sie fixiert den Schädel lateral, auf der Seite der Bewegungseinschränkung.

- Mit großer Wahrscheinlichkeit hat sich die Bewegungsamplitude in dieser Richtung schon stark vergrößert und ausgeglichen.

> **Beachte**
> **Ein sanftes Vorgehen ist wichtig. Man sollte unterhalb der Schwelle bleiben, an der sich das Gewebe gegenkontrahiert.**

- Zum Abschluss können die Hände ober- und unterhalb des Halses aufgelegt und das Gewebe auf die gleiche Weise wie bei den bereits beschriebenen Diaphragmen entspannt werden.

Wirkung

- auf das Os hyoideum und dessen Muskulatur
- auf C 1–C 7
- auf den Schluckvorgang
- auf die Glandula thyroidea

16.6.5 Suprahyoidale Muskulatur

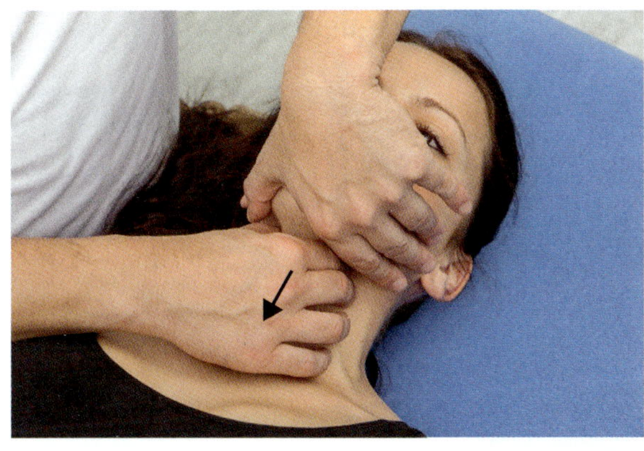

▶ **Abb. 16.56** Suprahyoidale Muskulatur.

Therapeut

- seitlich am Kopfende des Patienten

Handposition

- Die kraniale Hand umfasst die Mandibula.
- Die kaudale Hand umfasst das Os hyoideum (▶ **Abb. 16.56**).

Ausführung

- Am Os hyoideum wird ein Zug nach kaudal ausgeführt.

16.6.6 M. mylohyoideus

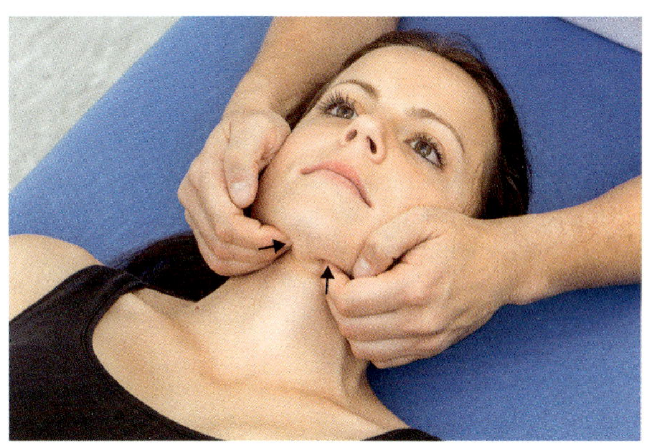

▶ **Abb. 16.57** Technik für die suprahyoidale Muskulatur.

Therapeut

- am Kopfende des Patienten

Handposition

- Die Hände liegen beidseits der Mandibula.
- Die Fingerspitzen beider Hände liegen von unten auf der Muskulatur des M. mylohyoideus (▶ **Abb. 16.57**).

Ausführung

- Die Finger üben einen Zug nach kranial und medial aus.
- Der Zug wird so lange aufrechterhalten, bis eine Lösung der Spannung wahrnehmbar ist.

16.6.7 M. digastricus (Venter anterior)

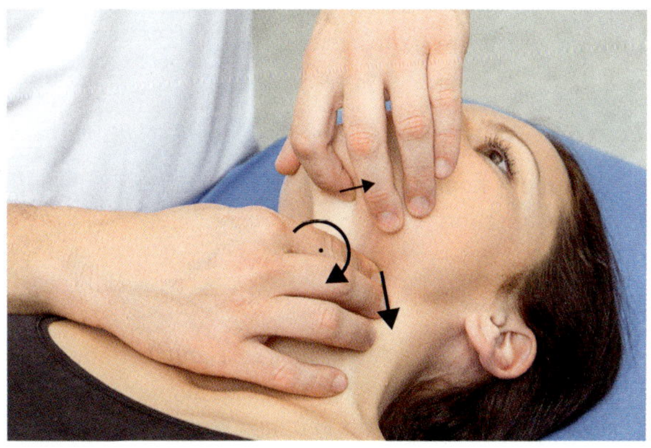

▶ **Abb. 16.58** M. digastricus (Venter anterior).

Patient

- Kopf in leichter Extension

Therapeut

- seitlich am Kopf des Patienten, kontralateral zur Seite der Dysfunktion

Handposition

- Der Zeigefinger der kranialen Hand hakt sich nahe dem Ursprung des M. digastricus (Venter anterior) an den Muskelbauch und zieht ihn leicht nach kranial.
- Die Cornua minores werden mit Zeigefinger und Daumen der kaudalen Hand beidseitig umgriffen (► Abb. 16.58).

Ausführung

- Beidseitig wird das Hyoid über die Cornua minores sanft nach posterior bewegt.
- Zusätzlich wird eine homolaterale Rotation am Os hyoideum (Rotation zur Seite der Dysfunktion) ausgeführt.

16.6.8 M. digastricus (Venter posterior)

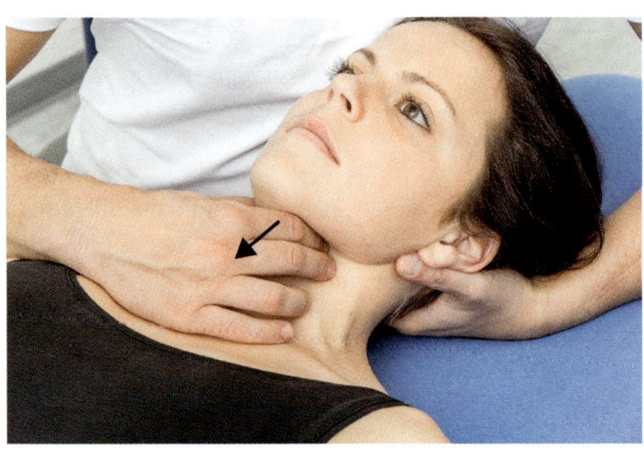

► **Abb. 16.59** M. digastricus (Venter posterior).

Therapeut

- seitlich am Kopf des Patienten, kontralateral zur Seite der Dysfunktion

Handposition

- Der Daumenballen der kranialen Hand befindet sich auf der Pars mastoidea, der Daumen auf der Spitze des Proc. mastoideus. Der Nacken liegt in der Handfläche.
- Die kaudale Hand umfasst das Os hyoideum (► Abb. 16.59).

Ausführung

- Am Os hyoideum wird ein Zug nach kaudal ausgeführt.

16.6.9 M. stylohyoideus/Lig. stylohyoideum

Therapeut

- seitlich am Kopf des Patienten, kontralateral zur Seite der Dysfunktion

Handposition

- Der Zeigefinger der kranialen Hand umgreift anterior den Proc. mastoideus und versucht, den M. stylohyoideus an seinem Ursprung am Proc. styloideus zu umfassen.
- Zeigefinger und Daumen der kaudalen Hand umfassen das Os hyoideum zwischen den Cornua majus und minor.

Ausführung

- Die kaudale Hand übt eine homolaterale Lateralflexion (auf der Dysfunktionsseite) und kontralaterale globale Rotation am Os hyoideum aus.

16.6.10 Technik für den M. omohyoideus

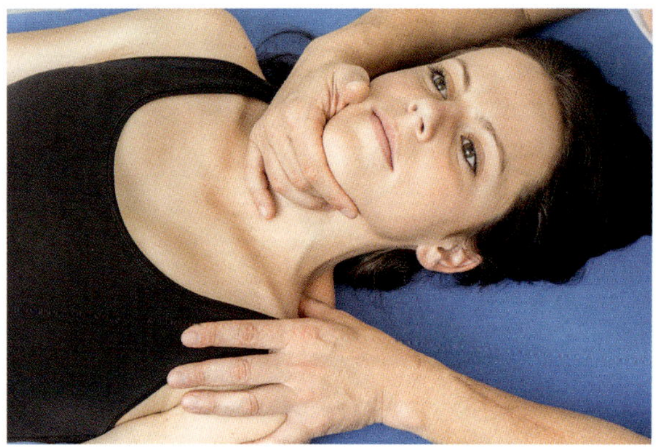

► **Abb. 16.60** Entspannung des M. omohyoideus.

Therapeut

- am Kopfende des Patienten

Handposition

- Der Daumen der einen Hand befindet sich an der posterioren Anheftung des Muskels an der Skapula.
- Die andere Hand liegt an der Unterseite des Hyoids (► Abb. 16.60).

Ausführung

- Die hintere untere Anheftung des M. omohyoideus kann nicht direkt behandelt werden. Der Daumen schiebt zunächst den M. trapezius nach posterior.
- Er platziert sich im Verlauf des M. omohyoideus.

- Über die Muskeln, die den hinteren Rand dieses Muskels bedecken, kann durch sanfte Anspannung gegen den Widerstand vom Therapeuten der Druck auf die V. jugularis gemindert werden.

16.6.11 Os hyoideum – Skapula

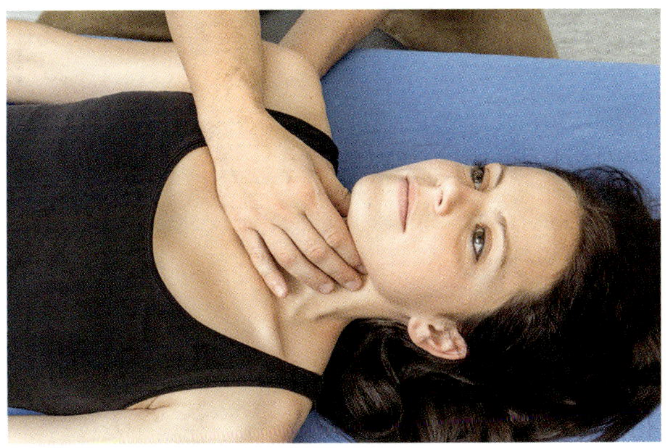

▸ **Abb. 16.61** Os hyoideum – Skapula.

Therapeut

- seitlich am Patienten

Handposition

- Die kraniale Hand befindet sich auf der Skapula.
- Die kaudale Hand umfasst das Os hyoideum (▸ **Abb. 16.61**).

16.6.12 Os hyoideum – Cartilago thyroidea

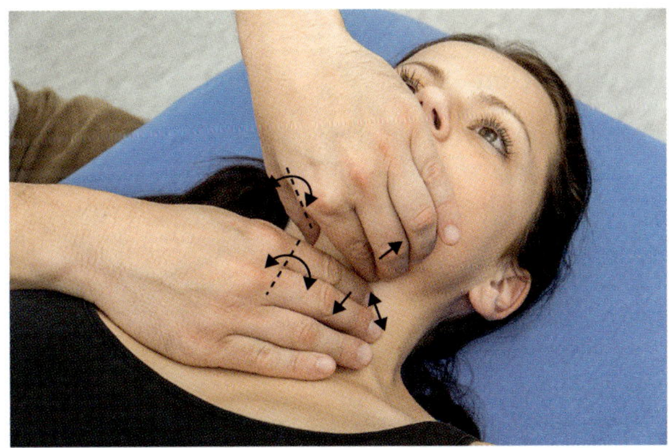

▸ **Abb. 16.62** Technik für die Lösung des Hyoids gegenüber dem Schildknorpel.

Handposition

- Die kraniale Hand umfasst das Os hyoideum.
- Die kaudale Hand umfasst mit Zeigefinger und Daumen die Cartilago thyroidea (▸ **Abb. 16.62**).

16.6.13 Os hyoideum – Sternum (Herz)

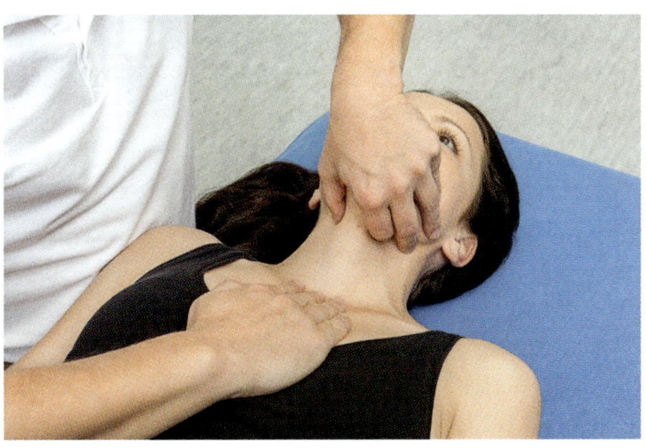

▸ **Abb. 16.63** Os hyoideum – Sternum.

Handposition

- Die kraniale Hand umfasst das Os hyoideum.
- Die kaudale Hand befindet sich auf dem Sternum, die Finger berühren die Artt. sternoclaviculares.
- Für die Verbindung zum Herz über die Lamina thyropericardiaca (in Kontinuität mit der Lamina praetrachealis fasciae cervicalis) wird die kaudale Hand etwas nach links verlagert, auf und neben das Sternum gelegt und in Kontakt mit dem Perikard getreten (▸ **Abb. 16.63**).

16.7 Techniken für das Atlantookzipitalgelenk

Untersucht wurde die Wirkung von sanften Weichgewebetechniken in der subokzipitalen Region auf den Blutfluss, um die sympathische Aktivität zu beurteilen. Messungen mittels der Strain-Gauge-Plethysmografie ergaben, dass die stärkste sympathische Runterregulierung durch eine sanfte, für den Probanden angenehm empfundene subokzipitale Behandlung erreicht wurde – v. a. im Vergleich zu unangenehm empfundenen Manipulationen [43].

Die Ergebnisse einer Studie zur Untersuchung des Einflusses durch Lösen (Release) des Atlantookzipitalgelenks auf die Herzratenvariabilität zeigen, dass bereits ein 2- bis 3-minütiger Release in Verbindung mit 2 vorbereitenden Weichteiltechniken (5 min) einen unmittelbaren Effekt auf die Herzfrequenzvariabilität im Sinne einer Optimierung der Funktion des N. vagus bei Gesunden haben kann [44].

Die Palpation subokzipitaler Muskelspannungen wurde auch differenzialdiagnostisch genutzt, um somatische Dysfunktionen im Bereich der kraniozervikalen Region zu detektieren. Dabei wurden mögliche kraniozervikale Bereiche durch Berührung inhibiert und die Spannung der subokzipitalen Muskulatur eruiert. Eine Erniedrigung der Spannung im subokzipitalen Bereich wurde als positives Testergebnis interpretiert [55].

Die ▶ **Abb. 16.64** zeigt das „Verkeilen" der Okziputkondylen in den Gelenkfacetten des Atlas.

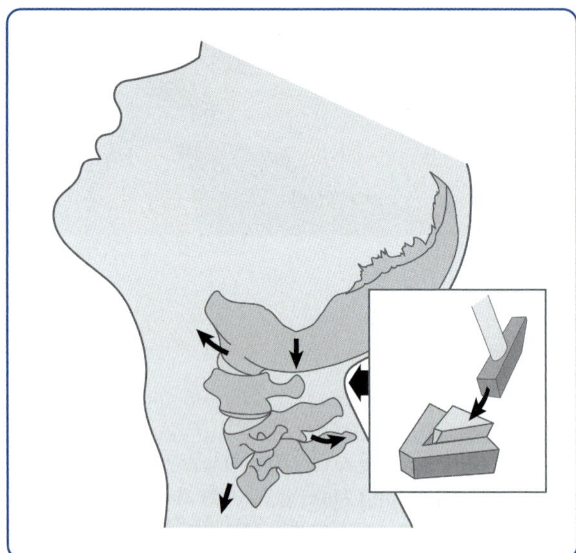

▶ **Abb. 16.64** „Verkeilen" der Okziputkondylen in den Gelenkfacetten des Atlas.

16.7.1 Technik für das Atlantookzipitalgelenk

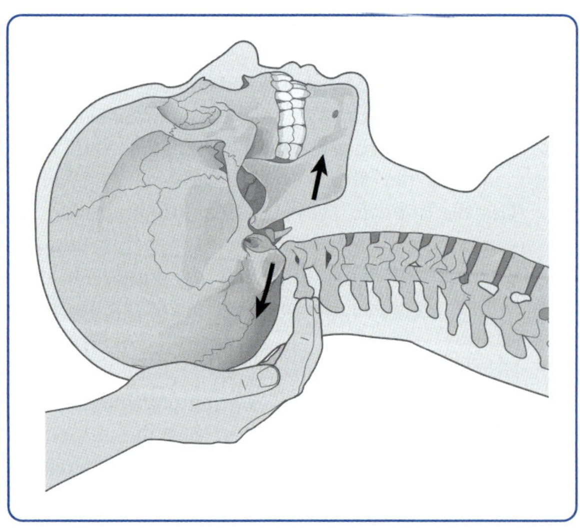

▶ **Abb. 16.65** Technik für das Atlantookzipitalgelenk.

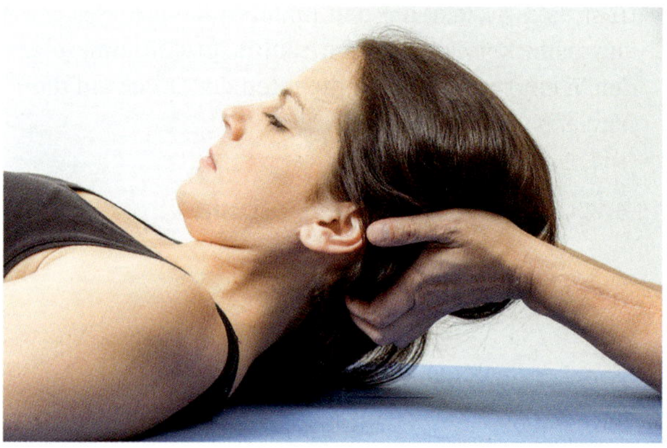

▶ **Abb. 16.66** Technik für das Atlantookzipitalgelenk, hochzervikale Flexion.

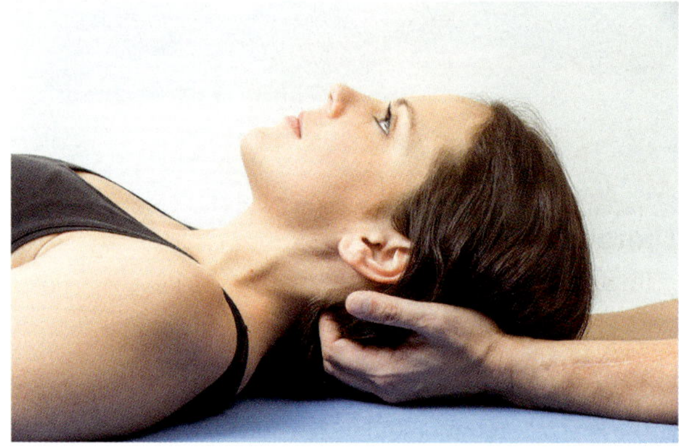

▶ **Abb. 16.67** Technik für das Atlantookzipitalgelenk.

Therapeut

- am Kopfende des Patienten

Handposition

- Kopf in hochzervikaler Flexion (▶ **Abb. 16.66**), um die Hände platzieren zu können, anschließend in leichte Extension bringen (▶ **Abb. 16.67**).
- Beide Hände liegen unter dem Okziput, mit den Handflächen nach anterior gerichtet.
- Die ulnaren Seiten beider Hände berühren sich.
- Das Okziput liegt zunächst in den Handflächen.
- Die Finger sind rechtwinklig aufgestellt, sodass sie streng nach anterior gerichtet sind.
- Die Fingerbeeren berühren den unteren Rand des Okziputs (▶ **Abb. 16.65**).

Ausführung

- Lösung der superfiziellen Muskelspannung: Zunächst wird durch sanften Druck die myofasziale Spannung des M. trapezius, M. splenius und M. semispinalis gelöst.

- Lösung der tiefen subokzipitalen Muskulatur: Nach Lösung der superfiziellen Muskulatur wird der Nacken leicht extendiert, um die superfizielle Muskelschicht zu entspannen.
- Die Finger identifizieren die Spannung der tiefen Nackenmuskulatur:
  - medial: M. rectus capitis posterior minor, daneben der M. rectus capitis posterior major
  - lateral: M. obliquus capitis superior
- Die myofasziale Entspannung des jeweiligen Muskels wird unterstützt.
- Mit zunehmender Entspannung der Nackenmuskeln kann der knöcherne Bogen des Atlas gespürt werden.
- Die Finger üben keinen zusätzlichen Druck aus. Nur durch das Eigengewicht des Schädels, mit den Fingern als Hebel, werden sich die Nackenmuskeln entspannen.
- Die Finger immer wieder rechtwinklig aufstellen, falls sie sich durch die Entspannung der Nackenmuskeln abschrägen.
- Zum Ende der Behandlung liegt der Schädel nicht mehr in der Handfläche, sondern wird nur noch durch die Finger am Atlas gestützt.
- Nach Entspannung der Nackenmuskulatur können die Hinterhauptkondylen zusätzlich vom Atlas gelöst werden, indem die Mittelfinger den Atlasbogen fixieren, während die Ringfinger und die kleinen Finger das Okziput sanft nach kranial ziehen.
- Danach werden die Hinterhauptkondylen transversal dekomprimiert. Die Finger werden auf das Okziput gelegt, so nahe wie möglich an den Hinterhauptkondylen. Sie sind in Richtung Foramen magnum in einem 45°-Winkel, entsprechend der Anordnung der Hinterhauptkondylen gerichtet. Auch wenn der Behandler die Kondylen nicht direkt erreichen kann, richtet er bei der Ausführung der Technik seine Aufmerksamkeit auf die Hinterhauptkondylen. Um diese zu dekomprimieren, lässt der Therapeut seine Ellenbogen sich annähern mit der Folge, dass die Hinterhauptkondylen auseinanderbewegt werden. Dies sollte so lange fortgesetzt werden, bis eine Erweichung und eine inhärente Bewegung der Gewebe wahrgenommen werden.

Rhythmische Längsdehnung

(Fossum C, 2016, OSD, Hamburg)

- Durch kreisförmige Bewegungen (von posterior nach anterior) wird eine rhythmische Längsdehnung durchgeführt.
- Diese fördert auch die Gewebeentstauung.

Muskelenergietechnik C 1/C 2

- Anschließend kann für den Atlas und den Axis eine Muskelenergietechnik mittels Einstellung über die Augen ausgeführt werden.
- Dabei wird die Rotation in Richtung der Einschränkung (direkte Technik) eingestellt und der Patient aufgefordert, in die entgegengesetzte Richtung zu blicken.

Kontraindikationen

- Densfraktur des Axis, z. B. bei einem Schleudertrauma
- Gefahr intrakranialer Blutungen, z. B. beim akuten Schlaganfall oder Aneurysma
- Schädelbasisfraktur

Wirkung

- Befreiung des Atlantookzipitalgelenks, Spannungslösung im Bereich der Foramina jugularia, dadurch Verbesserung des venösen Abflusses und der Funktion des IX., X. und XI. Hirnnerven.
- Durch sanfte Weichgewebetechniken in der subokzipitalen Region kann Einfluss genommen werden auf die Tätigkeit des Sympathikus (Runterregulierung), v. a. wenn die Behandlung vom Patienten als angenehm empfunden wird [43].

16.7.2 Alternative Technik I

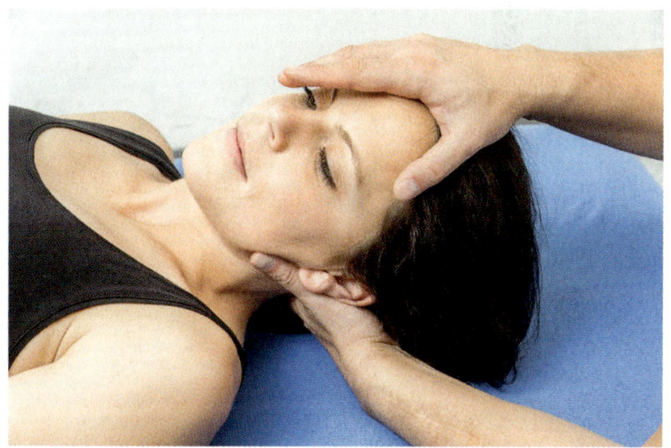

► **Abb. 16.68** Alternative Technik I für das Atlantookzipitalgelenk.

Wenn ein Kondylus sich nicht mit der beschriebenen Technik lösen lässt, kann er spezifisch behandelt werden (► Abb. 16.68).

Patient

- in Rückenlage, Schädel um 45° zur Seite des blockierten Kondylus gedreht

Therapeut

- am Kopfende des Patienten

Handposition

- Die Hand auf der Seite des blockierten Kondylus befindet sich unter dem Atlas und wird mit der Kleinfingerseite auf die Behandlungsbank aufgestellt.

- Das Grundgelenk des Zeigefingers ist in Kontakt v. a. mit der Gelenkfläche des Atlas, die blockiert ist. Der Daumen liegt seitlich am Hals, ohne Druck auf ihn auszuüben.
- Die andere Hand wird auf die Stirn gelegt.

Ausführung

- Der Schädel hat keinen Kontakt mit der Behandlungsbank, sondern wird nur durch die Hand unter dem Atlas gestützt.
- Es wird ein sanfter posteriorer Druck mit der Hand auf dem Os frontale, von der kontralateralen Seite des blockierten Gelenks, in Richtung dieses Gelenks ausgeübt.
- Dieser Druck wird so lange aufrechterhalten, bis sich das Okziput auf den Gelenkflächen des Atlas nach posterior bewegt, sodass sich das blockierte Gelenk öffnet.

16.7.3 Alternative Technik II

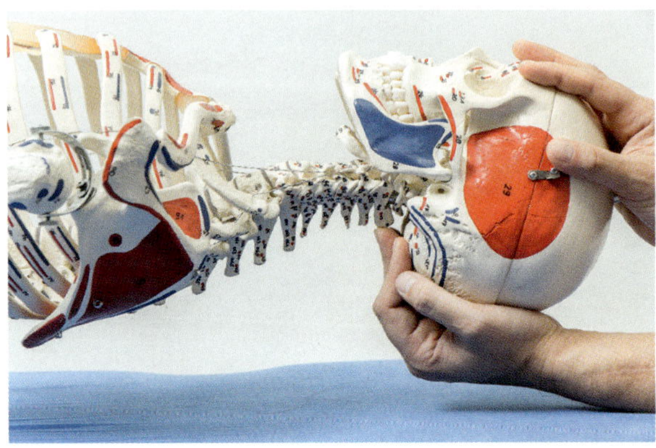

► **Abb. 16.69** Alternative Technik II für das Atlantookzipitalgelenk.

Patient

- in Rückenlage

Therapeut

- am Kopfende des Patienten

Handposition

- Der Mittelfinger der einen Hand befindet sich auf C 1.
- Die andere Hand befindet sich auf dem Os frontale (► **Abb. 16.69**).

Ausführung

- Der Patient wird aufgefordert, den Kopf in Richtung Kehle leicht zu flektieren, um eine Auseinandersetzung am Atlantookzipitalgelenk hervorzurufen.
- Gleichzeitig wird ein ligamentäres und membranöses Spannungsgleichgewicht (Point of Balance) am Atlantookzipitalgelenk eingestellt.
- Bei jeder Entspannung am Atlantookzipitalgelenk wird der Patient erneut aufgefordert, den Kopf noch etwas mehr in Richtung Kehle zu flektieren, um den Bewegungsspielraum aufzuholen.
- Die Hand am Os frontale dient als Beobachter und unterstützt die leichte Flexionsbewegung des Kopfes. Sie kann bei Bedarf einen Fluid-Drive-Impuls (V-Spread) in Richtung Atlantookzipitalgelenk senden.

16.7.4 Fahrstuhltechnik

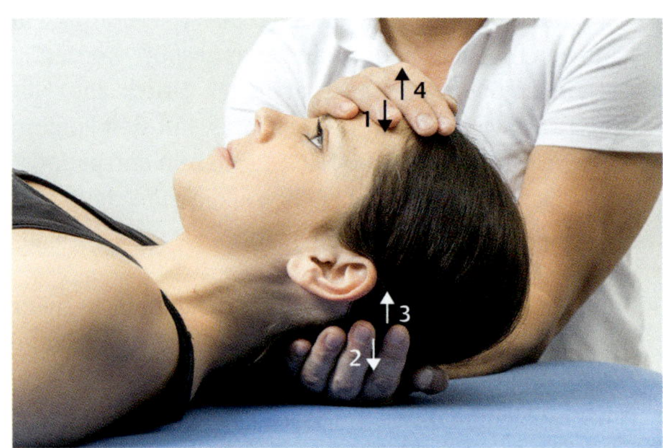

► **Abb. 16.70** Fahrstuhltechnik.

Indikationen

- Kopfschmerz
- Spannungskopfschmerz aufgrund einer Störung der oberen HWS
- manchmal auch bei Migräne hilfreich

Patient

- in Rückenlage

Therapeut

- seitlich am Kopfende des Patienten

Handposition

- Eine Hand wird auf der Stirn oberhalb der Augenbrauen positioniert.
- Die andere Hand befindet sich auf dem Os occipitale.
- Die Hände sind seitlich aufgelegt (► **Abb. 16.70**).

Ausführung

- Die oben liegende Hand drückt sanft nach posterior.
- Ist diese Bewegungsinduktion an der unten liegenden Hand wahrnehmbar, folgt diese der induzierten Bewegung nach posterior.
- So bewegen sich beide Hände nach posterior.
- Dieser Bewegung folgen, bis die unten liegende Hand keine weitere Bewegung nach posterior wahrnimmt.

- Dann beginnt die unten liegende Hand, eine Bewegung nach anterior zu induzieren.
- Die obere Hände folgt noch leicht weiter nach posterior und trifft die von der unten liegenden Hand nach anterior induzierte Bewegung, woraufhin sich die oben liegende Hand mit nach anterior bewegt.
- Beide Hände folgen nun nach anterior, bis die obere Hand an der Bewegungsgrenze angekommen ist und dort stoppt.
- Die untere Hände bewegt sich noch leicht weiter nach anterior.
- Dann beginnt die oben liegende Hand, sich sanft nach posterior zu bewegen, und trifft auf die sich nach anterior bewegende untere Hand. Die Kräfte heben sich auf, woraufhin sich auch die untere Hand mit nach posterior bewegt.
- Dies wird für etwa 10 Zyklen durchgeführt bzw. so lange, bis sich wahrgenommene Spannungen aufgelöst oder vermindert haben.

16.8 Allgemeine Technik zum Ausgleich der Schädel-, Thorax-, Bauch- und Beckenaktivität

Diese Technik wird eher zu den viszeralen Techniken gezählt, stellt aber dennoch eine gute Möglichkeit dar, eine kraniosakrale Behandlung ausklingen zu lassen.

Allgemein funktionelle Bedeutung des Schädel-, Thorax-, Bauch- und Beckenraums:

- Schädel (und die Wirbelsäule): Ausdruck der Neurosensorik
- Thorax mit dem Herz und der Lunge: Ausdruck der Rhythmizität
- Bauchraum mit dem Verdauungssystem: Ausdruck des Metabolismus
- Becken mit dem urogenitalen System: u. a. für die Fortpflanzung verantwortlich

16.8.1 Ausgleich der Schädel-, Thorax-, Bauch- und Beckenaktivität

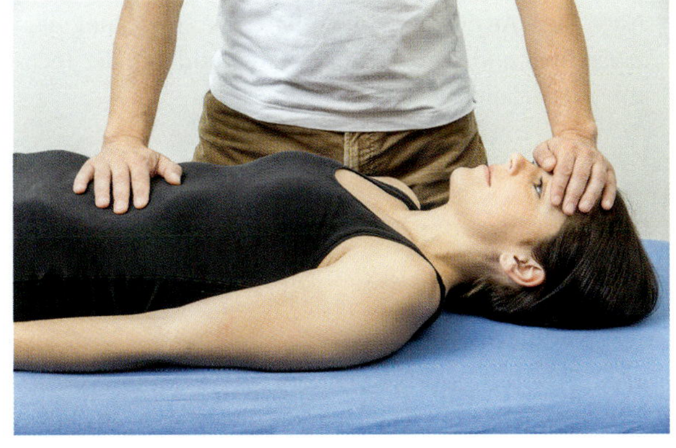

▶ **Abb. 16.71** Ausgleich der Bauch- und Schädelaktivität.

Patient

- in Rückenlage

Therapeut

- seitlich neben dem Patienten, in der Mitte zwischen dem Os sacrum und dem Schädel

Test

- Indem der Therapeut seine Hände nacheinander auf die 4 Bereiche legt, kann er die Temperatur, Aktivität und Vitalität dieser 4 Systeme miteinander vergleichen.

Ausführung

- Eine Hand auf den Schädel, die andere Hand auf den Bauch (oder das Becken) legen und die Aktivität dieser beiden Bereiche in den Brustbereich leiten (▶ **Abb. 16.71**).
- Dadurch können Dysbalancen zwischen der Neurosensorik (katabole Aktivität) und dem Metabolismus (anabole Aktivität) ausgeglichen werden.
- Diese Technik kann gut eine Behandlung abschließen.

16.9 Technik zur Harmonisierung des Beckenbodens, des Zwerchfells und des intrakranialen Diaphragmas

(nach Frymann [13] und Richard [14])

Das membranöse kraniale Diaphragma hat Beziehungen zum Groß- und Kleinhirn und somit zur Intelligenz und zur Gefühlswelt.

Das muskulär-ligamentäre Zwerchfell beeinflusst über die Atmung und den Verdauungstrakt v. a. Austauschprozesse und die Instandhaltung des Körpers. Das muskuläre Beckendiaphragma hängt mit Ausscheidungsprozessen, mit der Sexualität und der Fortpflanzung zusammen.

Diese Diaphragmen sind über die Dura mater spinalis und über die zentrale Sehne miteinander verbunden.

Befindet sich eines dieser Diaphragmen in Dysfunktion, so wird sich dies auch auf die anderen Diaphragmen auswirken, sodass über kurz oder lang auch ihre Funktion eingeschränkt sein wird. Deshalb ist die Behandlung aller Diaphragmen für die Heilung und Gesunderhaltung von größter Bedeutung. Nach Viola Frymann bewegen sich bei der primären ebenso wie bei der sekundären Atmung die 3 Diaphragmen synchron zueinander. Weil Aktivitäten der Diaphragmen physiologisch, strukturell und biomechanisch miteinander verknüpft sind, müssen sich diese Gewebe synchron bewegen, weil sonst das einwandfreie Zusammenspiel nicht mehr funktioniert. In diesem Fall ist es therapeutisch sinnvoll, dieses harmonische Zusammenspiel wiederherzustellen.

16.9.1 Test für das intrakraniale Diaphragma

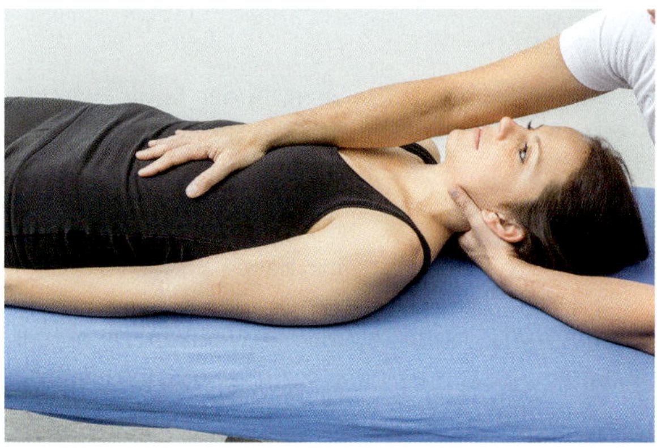

▸ **Abb. 16.72** Test der Beweglichkeit des intrakranialen Diaphragmas.

Therapeut

- am Kopfende des Patienten

Handposition

- Der Daumenballen der einen Hand liegt auf der Pars mastoidea des Os temporale.
- Der Daumen derselben Hand liegt auf der vorderen Spitze des Proc. mastoideus des Os temporale (▸ Abb. 16.72).
- Die andere Hand wird auf den unteren Rand des Rippenbogens auf dieselbe Seite wie die Kopfhand gelegt.

Ausführung

- Der Patient führt eine tiefe Einatmung aus: Dabei sollte sich das Zwerchfell senken und das Os temporale in Außenrotation bewegen. Das Tentorium ist gesenkt. Falls sich das Os temporale stattdessen in die Innenrotation bewegt, sollte es mit dem Zwerchfell harmonisiert werden.
- Der Patient führt eine tiefe Ausatmung aus: Dabei sollte sich das Zwerchfell heben und das Os temporale in Innenrotation bewegen. Falls sich das Os temporale stattdessen in die Außenrotation bewegt, sollte es mit dem Zwerchfell harmonisiert werden.

16.9.2 Technik für das intrakraniale Diaphragma

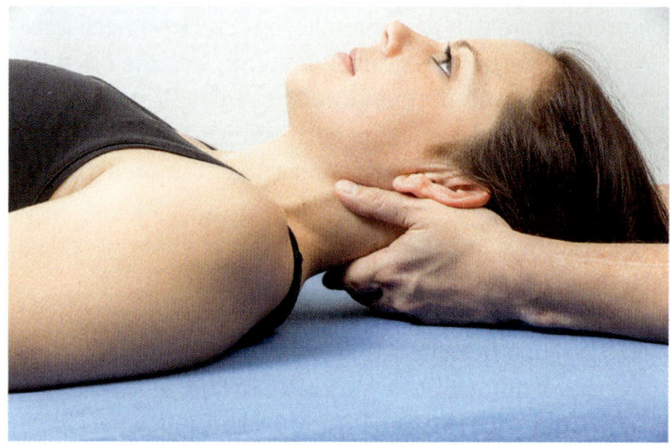

▸ **Abb. 16.73** Behandlung des intrakranialen Diaphragmas.

Handposition

- Die Daumenballen beider Hände liegen beidseitig auf.
- Die Daumenballen beider Hände liegen auf der Pars mastoidea ossis temporalis, die Daumen liegen auf der vorderen Spitze des Proc. mastoideus ossis temporalis (▸ Abb. 16.73).
- Die Technik kann ein- oder beidseitig ausgeführt werden.

Ausführung

- Der Therapeut bringt die Ossa temporalia in die Außenrotation, wodurch sich das Tentorium cerebelli senkt.
- Der Patient atmet gleichzeitig tief ein und hält den Atem am Ende der Einatemphase so lange wie möglich an. Das Zwerchfell und das Os temporale werden so beide in Einatemposition gebracht.
- Der Therapeut sucht jetzt den Point of Balance zwischen Zwerchfell und Tentorium cerebelli.
- In dem Moment, in dem der Atem nicht mehr länger angehalten werden kann und eine spontane Ausatmung einsetzt, senkt sich das Zwerchfell und bewegt sich das Os temporale automatisch mit in die Innenrotation.
- Nach der Ausführung nochmals die Bewegung von Zwerchfell und Os temporale testen und ggf. die Technik wiederholen.

16.9.3 Beckenbodentest

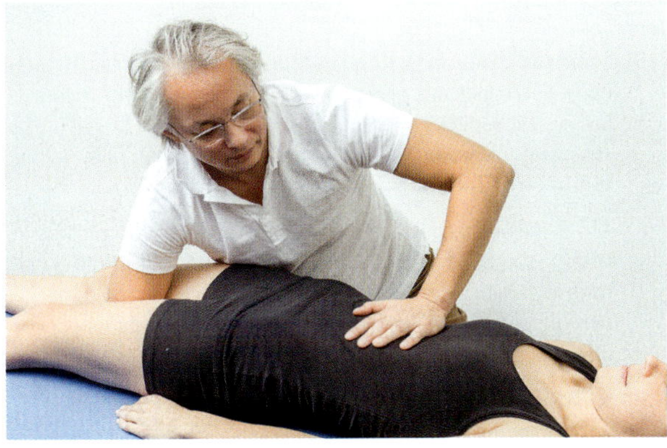

▶ **Abb. 16.74** Test der Beweglichkeit des Beckenbodens.

Therapeut

- seitlich neben dem Patienten, auf Höhe des Beckens

Handposition

- Entweder liegt die Hand unter dem Os sacrum oder die Mittel- und Zeigefinger der einen Hand liegen medial vom Sitzbeinhöcker in der Fossa ischiorectalis.
- Die andere Hand wird auf den unteren Rand des Rippenbogens auf dieselbe Seite wie die Hand am Beckenboden gelegt (▶ **Abb. 16.74**).
- Der Patient führt eine tiefe Einatmung aus: Dabei sollte sich das Zwerchfell senken und der Beckenboden nach inferior ausdehnen. Das Tentorium ist gesenkt. Das Os sacrum bewegt sich in die Flexionsposition.
- Falls sich der Beckenboden nicht senkt, sollte er mit dem Zwerchfell harmonisiert werden.
- Der Patient führt eine tiefe Ausatmung aus: Dabei sollte sich das Zwerchfell heben und der Beckenboden nach superior ausdehnen. Falls sich der Beckenboden nicht hebt, sollte er mit dem Zwerchfell harmonisiert werden.

16.9.4 Beckenbodentechnik

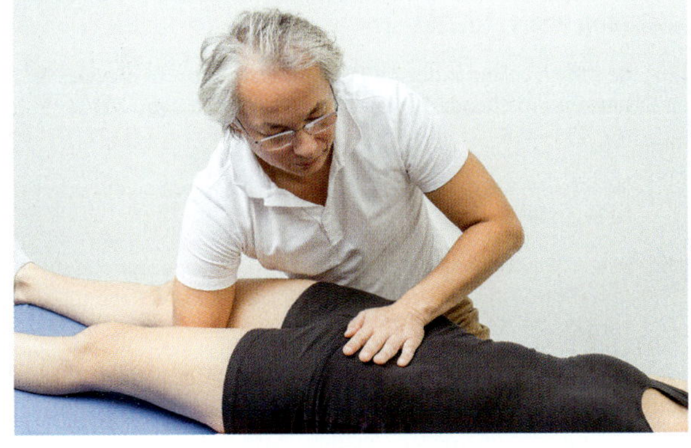

▶ **Abb. 16.75** Behandlung des Beckenbodens.

Handposition

- Für die Therapie wird die eine Hand unter das Os sacrum gelegt, oder die Mittel- und Zeigefinger befinden sich medial vom Sitzbeinhöcker in der Fossa ischiorectalis (▶ **Abb. 16.75**).
- Die andere Hand wird entspannt oberhalb der Symphysenfuge aufgelegt. Diese ist nur Beobachter während der Ausführung.

Ausführung

- Der Therapeut bringt das Os sacrum in Flexionsposition, wodurch sich das Beckendiaphragma senkt.
- Der Patient atmet gleichzeitig tief ein und hält den Atem so lange wie möglich an. Das Zwerchfell und der Beckenboden werden so gleichzeitig in Einatemposition gebracht.
- Der Therapeut sucht jetzt den Point of Balance zwischen Zwerchfell und Beckenboden.
- In dem Moment, in dem der Atem nicht mehr länger angehalten werden kann und eine spontane Ausatmung einsetzt, folgt das Beckendiaphragma mit dem Os sacrum der Ausatemphase und bewegt sich nach superior.
- Nach der Ausführung nochmals die Bewegung von Zwerchfell und Beckendiaphragma testen und ggf. die Technik wiederholen.

Falls 2 Behandler anwesend sind, können auch alle 3 Diaphragmen gleichzeitig harmonisiert werden. Dabei befindet sich ein Therapeut am Schädel, während der andere Kontakt zum Beckenboden aufnimmt.

Verwendete Literatur

[1] Still AT: Philosophy and Mechanical Principles of Osteopathy. Kansas: Hudson Kimberly; 1902. Reprint. Kirksville: Osteopathy Enterprises; 1986: 60.

[2] Still AT: zitiert von Truhlar RE: Doctor A. T. Still in the living. Ohio: Privately published; 1950: 104.

[3] Pischinger A: Das System der Grundregulation. Heidelberg: Haug; 1975.

[4] Pischinger A: Das System der Grundregulation. Heidelberg: Haug; 1975: 142.

[5] Upledger JE, Vredevoogd JD: Craniosacral Therapy. Seattle: Eastland; 1983: 128–130.

[6] Scott J: Molecules that keep you in shape. New. Scient. 1986; 24: 49–53.

[7] Still AT: Philosophy of Osteopathy. Kirksville. 6th Reprint. Ohio: American Academy of Osteopathy; 1986: 122.

[8] Blechschmidt E: Die pränatalen Organsysteme des Menschen. Stuttgart: Hippokrates; 1973: 39, 98, 141, 160.

[9] Upledger JE, Vredevoogd JD: Craniosacral Therapy. Seattle: Eastland; 1983: 228–229.

[10] dto. 210.

[11] dto. 287.

[12] Becker RE: Diagnostic Touch: Its Principles and Application, Part III, AAO Yearbook (162) 162, Part IV. AAO Yearbook. 1965; 165.

[13] Frymann VM: The core-link and the three diaphragms. J. Am. Osteopath. Assoc. 1968: 13–19.

[14] Richard R: Lesions Osteopathiques du Sacrum. Paris: Maloine; 1978: 199–205.

[15] Stark J: Still's Fascia: a quantitative investigation to enrich the meaning behind Andrew Taylor Still's concepts of fascia. Kanada: CCO; 2003.

[16] Buset F: Ausbildungskurs. Brüssel; 1996.

[17] Wernham J (Ed.): Yearbook 1956. Maidstone: Osteopathic Institute of Applied Technique; 1956: 32–33.

[18] Klingler W, Bierbaum J, Schleip R. Nomenclature of Fascia. In: Liem T, Tozzi P, Chila A (Eds.): Fascia in the Osteopathic Field. Edinburgh: Handspring; 2017: 17–22.

[19] Klinger W, Velders M, Hoppe K, et al.: Clinical relevance of fascial tissue and dysfunctions. Curr. Pain Headache Rep. 2014; 18(8): 439.

[20] Stecco A: Kursmitschrift. Hamburg: OSD; 2017.

[21] Bordoni B, Zanier E: Skin, fascias, and scars: symptoms and systemic connections. J. Multidiscip. Healthc. 2013; 7: 11–24.

[22] Swanson RL: Biotensegrity: a unifying theory of biological architecture with applications to osteopathic practice, education, and research—a review and analysis. J. Am. Osteopath. Assoc. 2013; 113: 34–52.

[23] Roman M, Chaudhry H, Bukiet B, Stecco A, Findley TW. Mathematical analysis of the flow of hyaluronic acid around fascia during manual therapy motions. J. Am. Osteopath. Assoc. 2013; 113(8): 600–610.

[24] Noble PW: Hyaluronan and its catabolic products in tissue injury and repair. Matrix Biol. 2002; 21: 25–29.

[25] Stecco A: Persönliche Mitteilung, 18.07.2017.

[26] Zorn A: Physical thoughts about structure: The elasticity of fascia. Structural Integration. 2007; (3): 15–17.

[27] Schleip R: Persönliche Kommunikation, 13.07.2017.

[28] Willard F, Fossum C, Standley P: The fascial system. In: Chila A. G. (Eds.). Foundations of Osteopathic Medicine. 3 rd ed. Philadelphia: Lippincott Williams & Wilkins; 2010.

[29] Fossum C: Clinical Integration of fascial approaches. In: Liem T, Tozzi P, Chila A (Eds.): Fascia in the osteopathic field. Edinburgh: Handspring; 2017: 472.

[30] Levitt GW: Cervical fascia and deep neck infections. Laryngoscope. 1970; 80: 409.

[31] Parviz J: Surgical anatomy of the head and neck. Boston: Harvard University Press; 2011.

[32] Melzack R, Stillwell DM, Fox EJ: Triggerpoints and acupuncture points for pain: correlations and implications. Pain. 1977; 3(1): 3–23.

[33] Testut JL, Jacob O: Précis d'anatomie topographique avec applications medicochirurgicales. Paris: Gaston Doin et Cie; 1905.

[34] Standring S: Gray's Anatomy: The anatomical basis of clinical Practice. 40th ed. New York: Elsevier Churchill Livingstone; 2008: 524–584.

[35] Myake N, Tekeuchi H, Cho BH, Murakami G, Fujimaya M, Kitano H: Fetal anatomy of the lower cervical and upper thoracic fasciae with special reference to the prevertebral fascial structures including the suprapleural membrane. Clin. Anat. 2011; 24(5): 607–618.

[36] van den Heede P, Jäkel A: Hyoid bone und anterior midline. In: Liem T, van den Heede P (Eds.): Foundations of morphodynamics in Osteopathy. An integrative approach to cranium, nervous system and emotions. Pencaitland: Handspring; 2017.

[37] Barkovich AJ: Pediatric neuroimaging. 3 rd ed. Philadelphia, PA: Lippincott Williams & Wilkins; 2000: 53–54.

[38] Gray H: Osteology. In: Howden R, Jex-Blake AJ, Fedden WF (Eds.): Anatomy, descriptive and applied. 18th ed. New York, NY: Lea & Febiger; 1913: 210.

[39] Childers JC Jr, Wilson F: Bipartite atlas: review of the literature and report of a case. J. Bone. Joint. Surg. Am. 1971; 53: 578–582.

[40] Ogden JA: Radiology of postnatal skeletal development. XI. The first cervical vertebra. Skeletal. Radiol. 1984; 12: 12–20.

[41] Macalister A: Notes on the development and variations of the atlas. J. Anat. Physiol. 1893; 27: 519–542.

[42] Junewick JJ, Chin MS, Meesa IR, Ghori S, Boynton SJ, Luttenton CR: Ossification patterns of the atlas vertebra. Am. J. Roentgenol. 2011; 197(5): 1229–1234.

[43] Purdy WR, Frank JJ, Oliver B: Suboccipital dermatomyotomic stimulation and digital blood flow. J. Am. Osteopath. Assoc. 1996; 96(5): 285–289.

[44] Giles PD, Hensel KL, Pacchia CF, Smith ML: Suboccipital decompression enhances heart rate variability indices of cardiac control in healthy subjects. J. Altern. Complement. Med. 2013; 19(2): 92–96.

[45] Stecco C: Atlas des menschlichen Fasziensystems. Münschen: Elsevier; 2016: 121, 131.

[46] dto. 131.

[47] dto. 134.

[48] dto. 135.

[49] Grgić V: Cervicogenic proprioceptive vertigo: etiopathogenesis, clinical manifestations, diagnosis and therapy with special emphasis on manual therapy. [Article in Croatian]. LijecVjesn. 2006; 128(9–10): 288–295.

[50] Bendtsen L, Fernández-de-la-Peñas C: The role of muscles in tension-type headache. Curr. Pain Headache Rep. 2011; 15 (6): 451–458.

[51] Stecco C: Atlas des menschlichen Fasziensystems. Münschen: Elsevier; 2016.

[52] Mitz V, Peyronie M: The superficial muscoloaponeurotic system (SMAS) in the parotid and cheek area. Plast. Recontr. Surg. 1976; 58(1): 80–88.

[53] Thaller SR, Kim S, Patterson H, Wildman M, Daniller A: The submuscularaponeurotic system (SMAS): a histologic and comparative anatomy evaluation. Plast. Reconstr. Surg. 1990; 86(4): 690–696.

[54] Habal MB, Maniscalco JE: Observations on the ultrastructure of the pericranium. Ann. Plast. Surg. 1981; 6(2): 103–111.

[55] Moser U: Tonustest der tiefen subokzipitalen Muskeln. Neue Perspektive für die osteopathische Behandlung somatischer Dysfunktionen im kraniozervikalen Bereich? Manuelle Medizin. 2016; 54: 109–114.

[56] Schleip R: Lehrbuch Faszien. München: Elsevier; 2014.

[57] Schleip R: Faszien und ihre Bedeutung für die Interozeption. Osteopath. Med. 2014: 25–30.

Weitere Literatur

Alcolado R, Weller RO, Parrish EP, Garrod D: The cranial arachnoid and Pia mater in man: Anatomical and Ultrastructural Observations. Neuropath. Appl. Neurobiol. 1988; 14: 1–17.

Allain A: Le complexe musculo-aponevrotique sous-hyoidien et al circulation veineuse de retour cranien, à propos de 10 études échotomographiques. Dijon: Mémoire; 1992.

Arbuckle BE: Effects of the uterine forceps upon the fetus. J. Am. Osteopath. Assoc. 1954; 53: 499–508.

Arbuckle BE: Scoliosis capitis. J. Am. Osteopath. Assoc. 1971; 70: 559–564.

Arbuckle BE: Selected writings. Indianapolis: American Academy of Osteopathy; 1994.

Arbuckle BE: The cranio-cervical area. J. Am. Osteopath. Assoc. 1952; 52: 415–422.

Becker RE: The Meaning of fascia and fascial continuity. Osteopath. Ann. 1975; 3: 8–32.

Bochurberg C: Traitement ostéopathique des rhinites et des sinusites chroniques. Paris: Maloine; 1986.

Buchet A, Cuilleret J: Anatomie, topographique descriptive et fonctionelle. I: Le système nerveux central, la face, la tête et les organes des sens. II: Le cou, le thorax. IV: L'abdomen, la région, rétro-péritonéale, le petit bassin, le périnée. Paris: Simep; 1991.

Cathie A: Fascia of head and neck as it applies to dental lesions. J. Am. Osteopath. Assoc. 1952; 51: 260–261.

Cathie A: The fascia of the body in relation to function and manipulative therapy. AAO Yearbook. 1974: 81–84.

Desforges G, et al.: Traumatic rupture of the diaphragm – Clinical manifestations and surgical treatment. J. Thoracic Surg. 1957; 34(6).

Frymann V: Persönliche Mitteilung anlässlich eines Basic Cranial Course. September 1995.

Greenman PE: Fascial considerations in treatment of the head and neck. Osteopath. Ann. 1975; 2: 34–42.

Heini H: Körpertherapie in der Praxis. In: Buchheim P, Cierpka M, Seifert Th (Hrsg.). Lindauer Texte. Berlin: Springer; 1992: 146–159.

Kapandji IA: Funktionelle Anatomie der Gelenke. Bd. 3, Rumpf und Wirbelsäule. Stuttgart: Enke; 1992.

Kuchera WA, Kuchera ML: Osteopathy Principles in Practice. 2nd ed. Columbus: Greyden; 1993.

Lang J: Klinische Anatomie der Halswirbelsäule. Stuttgart; Thieme; 1991.

Magoun HL: The cranio-cervical junction. D.O. Magazine. 1964; 5 (1): 101–103.

Northup GW: Osteopathy research: Growth and development. Am. Osteopath. Assoc. 1987.

Page E: The role of the fasciae in the maintenance of structural integrity. AAO Yearbook. 1952: 70–73.

Pernkopf E: Topographische Anatomie des Menschen. Bd. III. München: Urban & Schwarzenberg; 1952.

Schmitt FO, Hall CE, Jakus MA: Electron microscopy investigations of the structure of Collagen. J. Cell Comp. Physiol. 1942; 20: 11–33.

Struyff-Denys G: Les chaines musculaires et articulaires. Institut des Chaines musculaires et des Techniques G. D. S. Brüssel; 1991.

Sutherland WG: Teachings in the Science of Osteopathy. Fort Worth: Sutherland Cranial Teaching Foundation; 1991.

Wales AL: Cranial diagnosis. Meridian: J. Osteopath. Cranial Assoc. Cranial Academy; 1948; 14–23.

Wernham J: Lectures on osteopathy. Maidstone: Maidstone College of Osteopathy; o. J.

Wyckhoff RWG: The fine structure of connective tissues. Josiah Macy, Jr. Foundation. 1952; 3: 38–91.

Younoszi R, Frymann VM, Nordeil BE: Effects of temporal manipulation of respiration. J. Am. Osteopath. Assoc. 1981; 80: 751.

17 Anatomie und Behandlung der Sakralgelenke

„Das Kreuzbein ist in der Tat eine wichtige Körperstruktur, die direkt und indirekt das gesamte autonome Nervensystem beeinflusst und die ihre bedeutende Stellung in den osteopathischen Betrachtungen verdient."
Beryl E. Arbuckle [1]

17.1 Anatomie und Dysfunktion

Die Kreuzbeinbasis befindet sich auf gleicher Ebene wie der vordere Teil der Okziputbasis und ist über eine Bandscheibe mit dem L 5 verbunden.

Während der embryonalen Entwicklung verändert sich die Kreuzbeinregion kaum in ihrem prozentualen Anteil an der Gesamtlänge der Wirbelsäule, im Gegensatz zur zervikalen, thorakalen, lumbalen und kokzygealen Region. Somit ist die Kreuzbeinregion ebenso wie die Schädelbasis eine Art Fulcrum.

17.1.1 Iliosakralgelenk

Das Os sacrum hat seitlich gelegene Gelenkflächen zum Becken. Sie sind L-förmig und setzen sich zusammen aus einem oberen kurzen und einem unteren langen Arm. Zwischen beiden verläuft, auf Höhe des 2. Sakralwirbels, die Rotationsachse des Os sacrum. Außerdem befindet sich dort die Anheftung des Duralschlauches. Oberhalb der Rotationsachse nähern sich die Gelenkflächen nach anterior an, unterhalb dieser Achse entfernen sie sich voneinander.

Die Sutura occipitomastoidea hat einen ähnlichen Aufbau in ihren entsprechenden suturalen Gelenkfacetten wie die Gelenkflächen des Iliosakralgelenks.

Anatomische und physiologische Ähnlichkeiten zwischen Okziput, Sakrum und angrenzenden Strukturen sind in ▶ **Tab. 17.1** gegenübergestellt.

Das Os sacrum hat nicht nur nach kranial Verbindungen zur Wirbelsäule, sondern auch nach anterior zur Symphysis pubica und nach kaudal über die Artt. sacroiliacae und die Hüftgelenke zu den unteren Extremitäten. Die Iliosakralgelenke werden von kranial und kaudal durch Kraftlinien durchzogen. Sie stellen sozusagen Kreuzungspunkte dieser Kraftlinien dar und sind somit Integrationsstellen für Einflüsse von oben und unten. Aus diesem Grund ist das Iliosakralgelenk nicht nur bei primär traumatischen Ursachen betroffen, sondern zudem häufig als Folge anderer Störungen beeinträchtigt.

Verbindungen zwischen Schädel und Sakrum:

- Dura mater spinalis
- Rückenmark
- Faszien der Rückenmuskeln
- Lig. longitudinale posterius: vom Os occipitale zum Sakrum und übergehend in das Lig. sacrococcygeum posterius profundum
- Lig. longitudinale anterius: vom Os occipitale zum Sakrum und auslaufend als Lig. sacrococcygeum anterius
- Fascia praevertebralis: nahe des Tuberculum pharyngeum und an der Sutura occipitomastoidea über die vorderen Anteile der Wirbelfaszien bis zum Sakrum

Ebenso wie am Hirnschädel setzen auch am Sakrum kaum Muskeln an, mit Ausnahme des M. piriformis. Weitere ligamentäre, nervale, arteriovenöse und endokrine Verbindungen sind aus Kap. 5.16 zu ersehen. Mögliche Ursachen für Störungen des Os sacrum und Os coccygis sind

- Stürze auf das Os sacrum und Os coccygis,
- viszerale Störungen und Erkrankungen der Beckenorgane,
- sexueller Missbrauch,
- starke psychische Traumata,
- Geburtstraumata,
- unter Umständen Schädeltraumata,

▶ **Tab. 17.1** Anatomische und physiologische Entsprechungen zwischen Okziput und Sakrum.

Okziput	Sakrum
2 Gelenkflächen für den Atlas	2 Gelenkfortsätze für L 5
1 Gelenkfläche für das Os sphenoidale	1 Gelenkfläche für das Os coccygis
2 laterale Anteile mit Gelenkflächen für die Ossa temporalia	2 laterale Anteile mit Gelenkflächen für die Ossa ilii
1 Öffnung (Foramen magnum)	1 Öffnung (Canalis sacralis)
Verknöcherung zwischen Pars basilaris und Partes condylares: 7.–8. Lebensjahr (= Anheftung der Duralmembran am Foramen magnum)	Verknöcherung zwischen 1. und 2. Sakralsegment: 7.–8. Lebensjahr (= Anheftung der Duralmembran)
Okziput: Flexion und Extension Ossa temporalia: Außen- und Innenrotation	Sakrum: Flexion und Extension Ossa ilii: Außen- und Innenrotation
Schädelbasis: Fulcrum während intrauteriner Entwicklung	Kreuzbeinregion: Fulcrum während intrauteriner Entwicklung

- Dysfunktion der Wirbelsäule und der unteren Extremitäten (Beinlängendifferenz usw.).

In der klassischen kranialen Literatur sollen sich die minimalen Bewegungen des Os occipitale im Speziellen und des Kraniums im Allgemeinen mittels der Dura mater spinalis auf das Sakrum übertragen. Jede Positions- und Bewegungsänderung des einen Knochens soll sich am anderen Ende des Rückenmarkkanals in anderen Knochen widerspiegeln (vorausgesetzt, es bestehen keine schwerwiegenden Dysfunktionen im Verlauf der Dura mater spinalis).

In der Inspirationsphase der primären Respiration soll sich das Foramen magnum des Os occipitale nach anterior-superior bewegen und dadurch einen leichten Zug auf die Dura mater spinalis ausüben und das Sakrum flektieren: Die Sakrumbasis soll sich nach posterior-superior verschieben, die Spitze nach anterior (entsprechend in der Exspirationsphase umgekehrt).

Nach Upledger werden während der Flexionsphase der anteriore Teil des Duralschlauches und das Lig. longitudinale anterius nach kranial gespannt. In der Extensionsphase hingegen werden der posteriore Teil des Duralschlauches und das Lig. longitudinale posterius nach kranial gespannt [2].

Diese Beschreibungen sind spekulativ und werden kontrovers diskutiert (z. B. Norton [15], Sommerfeld [16], Moran und Gibbons [17]). So wird z. B. angezweifelt, ob überhaupt eine synchrone Bewegung zwischen Sakrum und Okziput existiert (s. a. Kap. 7.9). Royo-Salvador registrierte in seinen Studien wiederum eine über das Rückenmark und nicht über die Dura mater spinalis existierende Kraftübertragung vom Sakrum in das Schädelinnere [3] [4] [5].

Eine abnorme medulläre Traktion führt nach Royo-Salvador u. a. zu einem kaudalen Zug am Truncus cerebralis, zur Spannungszunahme der – den Truncus cerebralis umgebenden – duralen Meningen und periostalen Anheftungen der Meningen (z. B. des Tentorium cerebelli), zu einem kaudalen Zug und einer Kompression der Tonsillae cerebelli (mit Deformation des 4. Ventrikels), zum Anstieg des basalen Schädelwinkels, zur Deformierung des Klivus, zur Annäherung der Pars petrosa und des Sakrums sowie zur Eindrückung der zerebellären Hemisphären in die Fossa cranii posterior (mit Deformation des Foramen magnum). Auch auf Höhe der Wirbelsäule entstehen zahlreiche Veränderungen: Kompression von Nervengewebe in der HWS, idiopathische Skoliose, Deformation des vertebralen Bogens, Absenken des Conus medullaris und eine Spannungszunahme am Filum terminale.

17.1.2 Dysfunktionen am Sakrum

- Über neurale (Rückenmark), durale, ligamentäre (Lig. longitudinale anterius und posterius) und myofasziale Verbindungen können sich Dysfunktionen vom Schädel (SSB) und oberer HWS auf lumbosakrale und iliosakrale Gelenkflächen auswirken und umgekehrt sakrale und kokzygeale Dysfunktionen zu kranialen Dysfunktionen führen: insbesondere bei peri- und postnatalem Trauma.

17.1.3 Okzipitosakraler Einfluss

- Wenn ein Hinterhauptkondylus nach kranial und anterior verschoben ist, wird angenommen, dass das Sakrum die Tendenz hat, sich an der gleichen Seite nach kranial und posterior und an der gegenüberliegenden Seite nach kaudal und anterior zu bewegen. Allerdings sind diese und die meisten folgenden Annahmen nicht gesichert.

17.1.4 Sakrookzipitaler Einfluss

- Sakrum in Extension: Es wird vermutet, dass die Dura mater spinalis durch die Extensionshaltung des Sakrums nach kaudal gezogen und unter Spannung gesetzt werden könnte. Diese Spannung überträgt sich auf die intrakraniale Dura sowie auf die venösen Blutleiter, z. B. den Sinus rectus. Dadurch wird der venöse Blutfluss der V. magna verlangsamt. Es kommt zu venösen Stauungen im Gehirn und unter Umständen zu Funktionsstörungen der Hypophyse, mit einer Vielzahl von Auswirkungen auf die peripheren endokrinen Drüsen und den Gesamtorganismus. Auch die Fluktuationen des LCS können beeinträchtigt werden.
- Sakrum in Flexion: Wenn die Sakrumbasis nach posterior forciert wird, z. B. bei der Geburt, ist über durale, ligamentäre, myofasziale Verbindungen zum Okziput eine beidseitige Dysfunktion der Sutura occipitomastoidea möglich. Es wird vermutet, dass eine einseitige Blockierung des Iliosakralgelenks eine Blockierung der Sutura occipitomastoidea oder der SSB auf der gleichen Seite hervorrufen kann.
- Kopfschmerzen könnten entstehen bei: Kompression des lumbosakralen Übergangs, z. B. durch einen Sturz auf die sakrokokzygeale Verbindung, Blockierung oder Verkeilung des Os sacrum zwischen den beiden Beckenknochen, z. B. durch Sturz auf die Tubera ischiadica, sowie anteriore Flektierung der Steißbeinspitze, z. B. bei Sturz auf das Os coccygis. Selten treten diese Dysfunktionen symmetrisch auf, und meist spiegeln sich diese Dysfunktionen in der Schädelbasis wider.

17.1.5 Sakrum-Becken-Beziehung

- Das Sakrum nimmt eine zentrale Stellung im Becken ein. Aufgrund seiner gelenkigen Verbindungen zum Becken wird sich auch dieses verschieben und an die veränderten strukturellen Verhältnisse anzupassen versuchen, häufig mit der Folge von Gelenkveränderungen an der Hüfte und eines scheinbar verkürzten oder verlängerten Beins. Umgekehrt wird sich das Sakrum an Veränderungen der unteren Extremitäten oder der Hüfte anpassen, z. B. bei einer Verstauchung des Fußes mit einer eventuellen erhöhten Traktion am M. biceps femoris usw.
- Bei einer Fixation des Sakrums in Extensionshaltung verschiebt sich die Basis zwischen den beiden Beckenkämmen nach anterior-inferior und die Spitze nach posterior. Ursachen dafür können eine Utersussenkung, eine Beckenbodensenkung, eine Nieren- oder Magenptose sein.
- Aufgrund der Kraftverteilung vom Hüftgelenk, die über trabekuläre Strukturen des Beckens zum Iliosokralgelenk führt [6], können Hüftbeschwerden zu Dysfunktionen im Bereich der Iliosakralgelenke führen.

17.1.6 Zentrale Faszienkette des Körpers

- Faszien vom kleinen Becken und Abdomen verlaufen zum Zwerchfell (Schaltstelle Th 11–L 2), vom Zwerchfell zum Perikard, Mediastinum und zur Pleura (Schaltstelle C 6–Th 2) und weiter von der prävertebralen Faszie zur HWS und zum Schädel (Schaltstelle C 0–C 2) [7].

17.1.7 Sakrum-Thorax-Beziehung

- Bei lumbosakralen und iliosakrale Schmerzen sowie Schmerzen im Leisten- und Hüftbereich kann die Ursache ein thorakolumbales Syndrom sein [8].
- Das Sakrum reagiert im Sitzen und Stehen auf Spannungen des Thorax [9].

17.1.8 Intraossale Dysfunktion

- Das Sakrum besteht bei der Geburt aus 5 Segmenten. Die Verknöcherung dieses Knochens ist zwischen dem 25. und 28. Lebensjahr abgeschlossen. Schwere Traumata oder lang anhaltende dysfunktionelle Einflüsse in dieser Zeit können auch zu intraossalen Veränderungen des Sakrums führen.

17.1.9 Muskuläre Dysfunktionen

- Schmerzen im iliosakralen Bereich können durch folgende Muskeln verursacht werden: M. levator ani und M. coccygeus, M. gluteus medius, M. quadratus lumborum, M. gluteus maximus, M. multifidus, M. rectus abdominis [7].
- Triggerpunkte bei anterioren Beckenschmerzen: M. coccygeus, M. levator ani, M. obturator internus, M. adductor magnus, M. piriformis
- Triggerpunkte bei posterioren Beckenschmerzen: M. gluteus medius, M. quadratus lumborum, M. gluteus maximus, M. ilicostalis lumborum, M. piriformis, M. semitendinosus und M. semimembranosus, M. gluteus minimus, M. rectus abdominis, M. longissimus thoracicus
- Triggerpunkt bei schmerzhaftem Os coccygis: M. levator ani [10]
- Die Biomechanik des Beckens wird durch folgende Muskeln beeinflusst: M. psoas und iliacus, M. quadratus lumborum, primäre Außenrotatoren des Hüftgelenks (M. piriformis, M. obturatorius internus, Mm. gemelli, M. obturatorius externus, M. quadratus femoris), biartikuläre Muskeln des Oberschenkels (regulieren die sagittale Stabilität des Beckens), M. levator ani
- Eine Dysfunktion des Iliosakralgelenks kann durch Hypertonus des M. tensor fascia latae [11] und des M. piriformis verursacht werden.
- Eine Dysfunktion L 5/S 1 kann durch Spasmus des M. iliacus [10] und des M. piriformis über sakrale Torsionen [12] hervorgerufen werden.
- Ein Hypertonus der ischiokruralen Muskulatur kann zu einer Dehnung des Lig. sacrotuberale führen [13].
- Nach Upledger [14] kann ein Hypertonus des M. coccygeus durch seine Anheftung am Sakrum über die Dura mater spinalis die Schädelknochenbewegung beeinflussen. Allerdings ist es fraglich, ob dieser Muskel einen solchen Zug entwickeln kann, da er beim Menschen stark atrophiert ist.

17.1.10 Beziehung zwischen Sakrum und Organen

- Organptosen können die Beckenmechanik beeinträchtigen.
- Der Uterus (Lig. sacrouterinum), das Zäkum über die Mesoappendix und das Colon sigmoideum über das Mesosigmoideum können Dysfunktionen im Sakrum hervorrufen.
- Organe des Unterbauches können aus dem Becken entspringende Muskeln und deren Faszien beeinflussen und darüber v. a. die Mechanik der Lenden-Becken-Verbindung und des Hüftgelenks beeinträchtigen: Zäkum und Colon sigmoideum den M. iliacus, Uterus und Rektum den M. piriformis, Blase und Prostata den M. obturatorius internus sowie die Muskulatur des Diaphragma urogenitale [7].

17.1.11 Neurologische Beziehungen

- über den sakralen Parasympathikus (S 2–S 4): Wechselwirkungen zu Organen im kleinen Becken und zum Colon descendens

- Th 10–L 2: segmentale Integration des Beckens und der unteren Extremitäten: Umschaltung in Ganglia paravertebralia lumbale und sacrale, Weg in die Peripherie über N. spinalis (L 1–S 5) und A. femoralis
- N. obturatorius: Innervation der Hüftadduktoren

17.1.12 Vaskuläre Verbindungen

- Die Gabelung der Aa. iliacae interna und externa verläuft auf Höhe des Iliosakralgelenks.
- Die A. sacralis mediana zieht aus der Bauchaorta zum Corpus coccygeum.
- Der venöse Rückfluss in der V. iliaca communis sinistra oder die nervale Innervation des Beckens und der unteren Extremitäten könnte durch eine anteriore Verlagerung des Sakrums beeinträchtigt werden.

17.1.13 Weitere Einflüsse

Hormonelle Faktoren beeinflussen besonders die ligamentäre Integrität bzw. Stabilität des Iliosakralgelenks und des Beckens.

17.1.14 Kompressionen

An dieser Stelle sind 3 Kompressionen zu erwähnen, die möglicherweise gemeinsam auftreten. Es scheint hilfreich, alle 3 zu lösen, um einen dauerhaften Behandlungserfolg zu erlangen:

- Kompression der SSB
- Kompression des Atlantookzipitalgelenks
- Kompression des lumbosakralen Übergangs

Stürze auf das Os sacrum, Os coccygis oder die Beckenknochen verursachen nicht nur Spannungen in der Dura mater und abnorme Gelenkspannungen, sondern können auch bereits vorhandene, aber noch symptomlose Verschiebungen im Iliosakralgelenk und im lumbosakralen Übergang verstärken. Außerdem beeinflusst das Os sacrum direkt oder indirekt über die Nervenaustrittsstellen das autonome Nervensystem und die Versorgung der unteren Extremität. So besteht der sakrale Teil des Parasympathikus aus den Nn. splanchnici pelvici und den Ganglia pelvica (Plexus hypogastricus inferior). Die vom sakralen Parasympathikus innervierten Organe sind das Kolon ab dem letzten Teil des Colon transversum, das Rektum, die Harnblase, die männlichen und weiblichen inneren Geschlechtsorgane und die Schwellkörper von Penis und Klitoris.

Auch am Os coccygis, auf der Vorderseite des M. coccygeus, liegt ein Nervenplexus, der Plexus coccygeus; seine Nervenfäden ziehen zur Haut zwischen Steißbeinspitze und Anus. Zudem befindet sich vor dem Os coccygis das letzte Grenzstrangganglion, das Ganglion impar.

Für die Funktion des kraniosakralen Systems ist es deshalb sehr wichtig, eine normale Beweglichkeit des Os sacrum und des Os coccygis wiederzugewinnen.

Dysfunktionen des Os sacrum und deren Behandlung werden in der osteopathischen Literatur ausführlichst beschrieben.

Die Darstellung der entsprechenden Techniken würde den Rahmen dieses Buches sprengen. An dieser Stelle werden nur einige allgemeine Techniken für die Sakrumbehandlung erläutert, die aber nichtsdestotrotz den größten Teil der vorkommenden Dysfunktion zu beheben imstande sind.

17.2 Behandlung des lumbosakralen Gelenks

17.2.1 Dekompression des lumbosakralen Übergangs

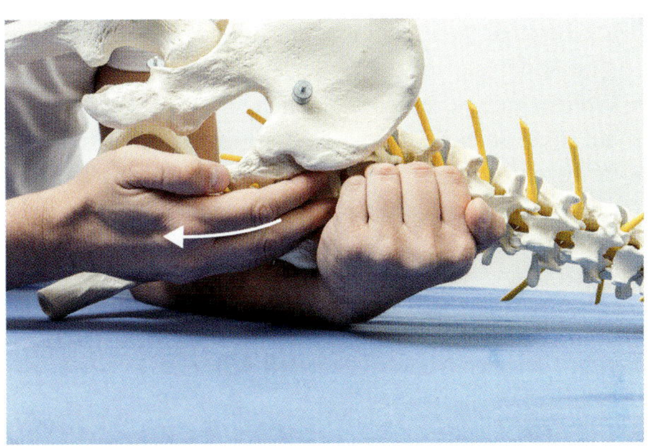

► **Abb. 17.1** Dekompression des lumbosakralen Übergangs.

Therapeut

- seitlich neben dem Patienten, auf Höhe von L 5/S 1

Handposition

- Die distale Hand liegt mit der Handfläche nach oben unter dem Os sacrum. Die Fingerspitzen sind nach kranial gerichtet und berühren L 4 oder L 5. Der Ellenbogen ist auf der Liege aufgestützt.
- Die sakralen Procc. spinosi befinden sich zwischen Ring- und Mittelfinger, die Sakrumspitze liegt in der Handfläche des Therapeuten.
- Die proximale Hand wird seitlich unter die LWS gelegt.
- Sie bildet eine Faust und fixiert die Procc. spinosi der unteren LWS zwischen den quer liegenden Fingern (► **Abb. 17.1**).

Biomechanische Ausführung

- Die proximale Hand fixiert die unteren Lendenwirbel, während die andere Hand einen sanften, nach kaudal gerichteten Zug am Os sacrum ausübt.
- Bei jeder Entspannung der Gewebe wird die neue Bewegungsgrenze des Os sacrum nach kaudal aufgesucht.
- Alle Arten von Sakrumbewegungen werden zugelassen, ohne den sanften Zug zu vermindern.

Vitalistische Ausführung

- Kaudaler Zug wird nur insofern ausgeführt, als man das Os sacrum aus seinem Spannungsbereich wegführt. Gewebebarrieren werden nicht konfrontiert.
- Einstellung einer Balanced Tension durch passives Folgen (ohne vorherige Bewegungstestung)
- Inhärente Bewegungen/Spannungsäußerungen werden zugelassen: „Ligament Goes Shopping".
- Wahrnehmung eines Bewusstseinswechsels während der therapeutischen Interaktion
- Es entsteht eine Art funktioneller Stillpunkt, in dem alle Bewegungen scheinbar zur Ruhe kommen und sich eine Änderung vollzieht: „Something Happens".
- Wahrnehmung eines natürlichen „Disengagements" auf Höhe von L 5/S 1 oder eines Automatic Shifting
- Bewegung wird wieder palpierbar: Auflösung der Gewebespannung, neues Spannungsgleichgewicht.
- Es können auch ein DBT oder ein BFT ausgeführt werden.

17.2.2 Alternative Technik für die L 5/S 1-Dekompression I

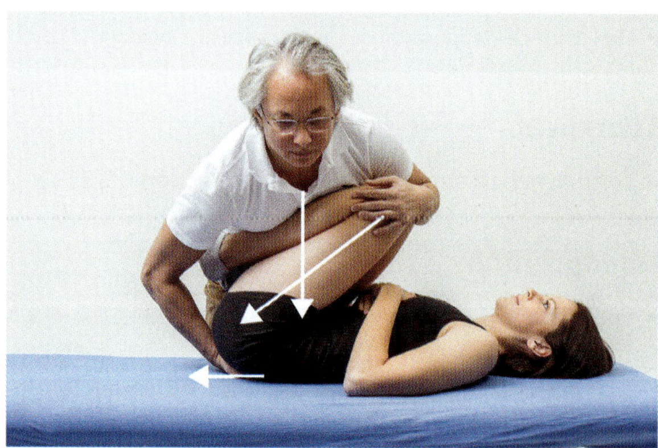

▶ **Abb. 17.2** Alternative Technik I für die Dekompression des lumbosakralen Übergangs.

Patient

- in Rückenlage, Hüfte und Knie flektiert

Therapeut

- seitlich neben dem Patienten stehend, auf Höhe von L 5/S 1

Handposition

- Die proximale Hand umgreift die Knie, während sich der Oberkörper auf den Schienbeinen befindet.
- Die distale Hand liegt unter dem Os sacrum, Procc. spinosi zwischen Ring- und Mittelfinger (▶ **Abb. 17.2**).

Ausführung

- Der Oberkörper übt einen vertikalen Druck auf die Unterschenkel aus.
- Die proximale Hand übt einen im Verlauf der Oberschenkel schräg nach unten gerichteten Druck in Richtung Knie aus.
- Die distale Hand zieht das Sakrum sanft nach kaudal und löst es dadurch von L 5.

Kontraindikationen

- starke Hüftgelenksarthrose/-arthritis
- Oberschenkelkopfveränderungen

17.2.3 Alternative Technik für die L 5/S 1-Dekompression II (nach Frymann)

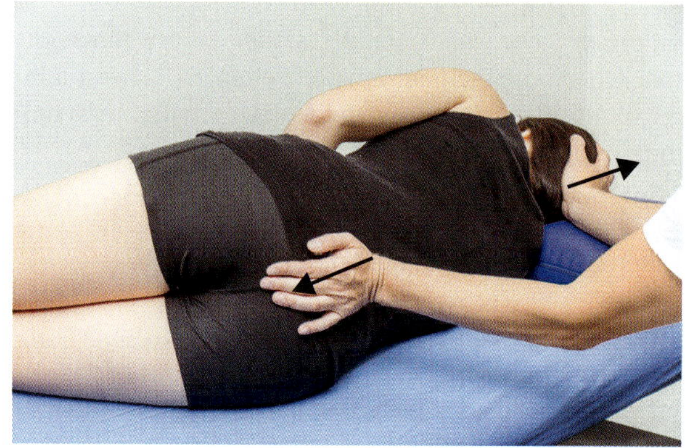

▶ **Abb. 17.3** Alternative Technik II für die L 5/S 1-Dekompression nach Frymann.

Patient

- in Seitenlage, Hüfte und Knie gebeugt

Therapeut

- hinter dem Patienten, in der Mitte zwischen dem Os sacrum und dem Schädel

Handposition

- Eine Hand befindet sich am Okziput, die andere Hand am Sakrum (▶ **Abb. 17.3**).

Ausführung

- Der Patient atmet tief ein. Dabei folgt der Therapeut mit seiner Hand der Aufwärtsbewegung des Os sacrum.
- Anschließend atmet der Patient tief aus und hält den Atem am Ende der Ausatemphase so lange wie möglich an. Dabei folgt der Therapeut mit seiner Hand der Abwärtsbewegung des Os sacrum.
- Bei der spontan einsetzenden Einatmung verhindert der Therapeut mit seiner Hand die Aufwärtsbewegung des Os sacrum.
- Dieser Zyklus kann 1- bis 3-mal wiederholt werden, je nach Schweregrad der Kompression.
- In der Ausatemphase folgt der Therapeut mit seiner Hand der Abwärtsbewegung des Os sacrum, während er in der spontan einsetzenden Einatmung mit seiner Hand der Aufwärtsbewegung des Os sacrum Widerstand leistet.
- Ein Indikator für die erfolgreich ausgeführte Dekompression ist eine wahrnehmbare Gewebeerweichung zwischen L 5 und S 1.

17.2.4 Alternative Technik für die L 5/S 1-Dekompression III

Patient

- in Bauchlage

Therapeut

- seitlich neben dem Patienten stehend, auf Höhe L 5/S 1

Handposition

- Die Hände liegen überkreuzt auf dem Os sacrum und der LWS.
- Die kraniale Hand befindet sich auf dem Os sacrum. Die kaudale Hand befindet sich auf der LWS.
- Der Therapeut beugt sich so weit über den Patienten, dass sich seine Arme vertikal über dem Os sacrum befinden.

Ausführung

- Während auf dem Os sacrum eine sanfte Traktion nach kaudal ausgeübt wird, wird auf L 5 ein Zug nach kranial ausgeführt.

In Bauchlage kann auch eine Recoil-Technik ausgeführt werden. Während einiger Atemzyklen wird sanft eine Dekompression an L 5/S 1 ausgeführt. Nach 1–3 Zyklen wird der Kontakt an L 5/S 1 plötzlich und unerwartet zu Beginn der Einatmungsphase gelöst.

Kontraindikation

- Prolaps, Schwangerschaft

17.2.5 Alternative Technik für die L 5/S 1-Dekompression IV

Patient

- in Seitenlage, Hüfte und Knie gebeugt

Therapeut

- vor dem Patienten stehend, auf Höhe L 5/S 1

Handposition

- Die kraniale Hand befindet sich auf der LWS, die kaudale Hand auf dem Os sacrum.
- Die Knie des Patienten liegen zwischen den Oberschenkeln des Therapeuten.

Ausführung

- Über die Knie des Patienten kann die Hüfte so weit gebeugt werden, dass eine Dekompression zwischen dem Os sacrum und L 5 entsteht.
- Diese Dekompression kann zusätzlich mit den Händen unterstützt werden.

17.3 Testung und Behandlung des iliosakralen Gelenks

17.3.1 Testung der Iliosakralgelenke

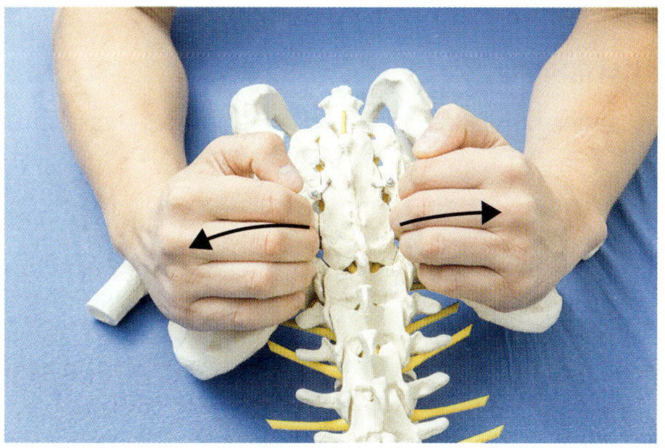

► **Abb. 17.4** Testung der Iliosakralgelenke.

Patient

- in Rückenlage

Therapeut

- seitlich neben dem Patienten, auf Höhe des Os sacrum

Handposition

- Die Hände werden jeweils medial an beide hinteren oberen Darmbeinstachel gelegt (▶ Abb. 17.4).

Ausführung

- Es wird eine nach lateral gerichtete Traktion an beiden Ossa ilii ausgeübt und ihre Beweglichkeit miteinander verglichen.
- Die Seite, die sich schwieriger nach lateral bewegen lässt, bezeichnet die Seite des eingeschränkten Iliosakralgelenks.

17.3.2 Befreiung des Iliosakralgelenks

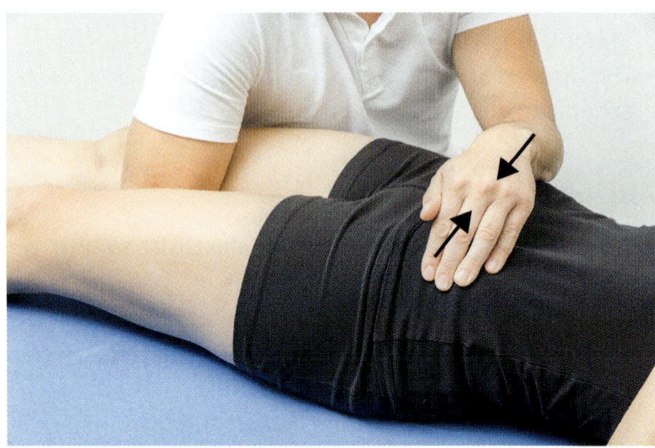

▶ **Abb. 17.5** Befreiung des Iliosakralgelenks.

Diese Beschreibung stellt eine Vereinfachung einer Technik dar, die von Cathie für die Behandlung eines bilateral flektierten Kreuzbeins beschrieben wurde.

Therapeut

- seitlich neben dem Patienten, auf Höhe des Os sacrum

Handposition

- Die distale Hand liegt unter dem Os sacrum, genauso wie bei der Lösung von L 5/S 1. Der Ellenbogen ist auf der Liege aufgestützt.
- Die proximale Hand umgreift mit dem Unterarm/Ellenbogen die Spinae iliacae anteriores superiores (SIAS; ▶ Abb. 17.5).

Biomechanische Ausführung

- Die distale Hand palpiert die Form und Spannung des Os sacrum. Der Therapeut führt mit seiner Hand und dem Unterarm/Ellenbogen eine mediale Kompression beidseitig der SIAS aus. Dadurch öffnet sich das Iliosakralgelenk.
- Gleichzeitig mobilisiert er das Sakrum, indem er es sanft nach kranial und kaudal bewegt oder indem er sanft die Flexions- und Extensionsbewegung des Os sacrum verstärkt.
- Bei Befreiung des Iliosakralgelenks spürt der Therapeut, wie das Os sacrum nach posterior in seine Hand zu sinken beginnt und sich das Os sacrum freier und mit größerer Amplitude in die Flexion und Extension bewegt.
- Sollten die beiden SIAS so weit voneinander entfernt liegen, dass sie der Therapeut nicht umfassen kann, können diese alternativ auch vom Patienten mit seinen eigenen Händen umgriffen und beidseitig nach medial zusammengedrückt werden.

Alternative Ausführung

- Der Therapeut führt mit seiner Hand und dem Unterarm/Ellenbogen eine mediale Kompression beidseitig der SIAS aus. Dadurch öffnet sich das Iliosakralgelenk.
- Das Sakrum wird in seiner Position fixiert. Gleichzeitig wird der Patient aufgefordert, tief einzuatmen und den Atem so lange wie möglich anzuhalten und dabei eine Dorsalflexion beider Füße auszuführen.
- Die inhärente Bewegung der Ossa ilii wird zugelassen.
- Anschließend wird der Patient aufgefordert, tief auszuatmen und den Atem so lange wie möglich anzuhalten und dabei eine Plantarflexion auszuführen.
- Wiederum werden die inhärenten Bewegungen der Ossa ilii zugelassen.
- Den Vorgang etwa 3-mal wiederholen.

Vitalistische Ausführung

- Mediale Kompression wird nur insofern ausgeführt, als man das Sakrum aus seinem Spannungsbereich von den Hüftknochen wegführt. Gewebebarrieren werden nicht konfrontiert.
- Weiteres Vorgehen entsprechend der Beschreibung der vorhergehenden Technik.

17.3.3 Alternative Technik für die Befreiung des Iliosakralgelenks

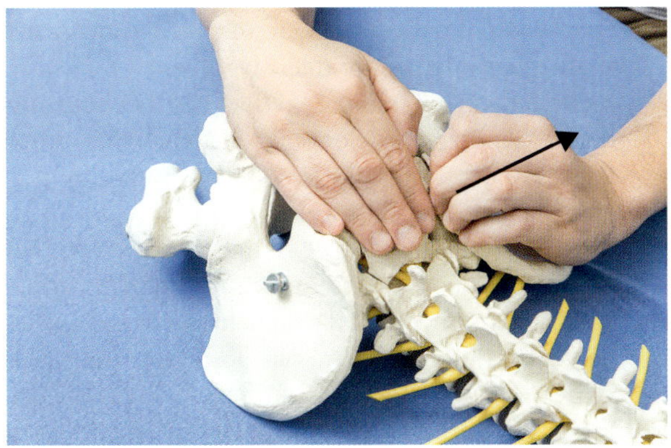

▶ **Abb. 17.6** Alternative Technik für die Befreiung des Iliosakralgelenks.

Diese Technik ist bei einem unilateralen, stark komprimierten Iliosakralgelenk angezeigt.

Patient

- in Rückenlage

Therapeut

- auf der Seite der Dysfunktion, auf Höhe des Os sacrum

Handposition

- Die distale Hand wird unter das Os sacrum gelegt.
- Die proximale Hand wird medial an die Spina iliaca posterior superior (SIPS) gelegt (▶ **Abb. 17.6**).

Ausführung

Point of Balanced Ligamentous Tension (PBLT):

- Der PBLT kann durch Disengagement (oder auch Annäherung) unterstützt werden: Hierzu wird eine lateral gerichtete Traktion am SIPS ausgeübt, während das Os sacrum leicht nach medial fixiert wird.
- Zur Einstellung des PBLT wird entweder das Os sacrum in Relation zum Os ilium oder das Os ilium in Relation zum Os sacrum eingestellt. Als Beispiel folgt die Einstellung des Os sacrum in Relation zum Os ilium.
- Das Os sacrum in die Position begleiten, in die es sich leicht bewegen lässt.
- Die unterschiedlichen Spannungsmuster der ligamentären Aufhängungen kopieren, indem die Krafteinwirkung der Hände ihnen ähnlich wird.
- Sind die vorhandenen Spannungen exakt kopiert und die Haltefunktion für die Ligamente und Faszien zwischen Os sacrum und Os ilium übernommen, nimmt man wahr, dass sich ein PBLT einstellt.
- Ist der PBLT erreicht, beginnen die Ligamente, ein neues Gleichgewicht zu suchen: Es entsteht der Eindruck, als würden im faszial-ligamentären Umfeld des Iliosakralgelenks oder auch weiter entfernt minimale Bewegungen stattfinden und der gesamte Körper oder Teile von ihm das durch den Therapeuten entstandene Fulcrum benutzen, um zu einer Neuorganisation zu gelangen.
- Alle im Körper in irgendeiner Weise mit dem Dysfunktionsmuster involvierten bzw. gebundenen Kräfte und Gewebe können sich im Verlauf dieses Prozesses zu Wort melden (z. B. in Form von Zugspannungen, aberranten Bewegungen oder durch sonstigen Ausdruck) und eine neue Beziehung zum betroffenen Gewebe und zu ihrer eigenen Umgebung herstellen, sodass sich eine neue Ordnung im Organismus etablieren kann.
- Nach einer Weile kommen diese Bewegungen zur Ruhe und das Fulcrum des Iliosakralgelenks kehrt wieder in seine physiologische Bewegungsamplitude zurück.
- Im Anschluss daran kann auch ein globaler Stillpunkt entstehen.
- Wenn die ligamentären und faszialen Verbindungen auf Höhe des Iliosakralgelenks ein neues Gleichgewicht gefunden haben und die inhärenten Bewegungen zur Ruhe gekommen sind, bringt der Therapeut das Os sacrum in die Ausgangslage zurück.

Weitere Methoden zur Unterstützung des PBLT:

- Körperhaltung des Patienten: Der Patient wird in der Regel so positioniert, dass die iliosakrale Dysfunktion verstärkt wird (indirekt); seltener wird er so positioniert, dass eine Kraft in Richtung der eingeschränkten Beweglichkeit ausgelöst wird (direkte Technik).
- Atmung: Bei einer Einschränkung der Beweglichkeit des Organs in der Exspiration (= Inspirationsdysfunktion) wird der Patient zusätzlich aufgefordert, am Ende der Einatmung den Atem so lange wie möglich anzuhalten (umgekehrt bei einer Exspirationsdysfunktion). In der Regel tritt am Ende der Apnoe am Übergang zur unwillkürlichen Ein- bzw. Ausatmung die Korrektur ein.

Vitalistische Ausführung

- Lateraler Zug wird nur insofern ausgeführt, als man das Os ilium aus seinem Spannungsbereich von den Hüftknochen wegführt. Gewebebarrieren werden nicht konfrontiert.
- Das weitere Vorgehen entspricht der Technik zur Dekompression des lumbosakralen Übergangs (Kap. 17.2.1).
- Nicht selten wird beobachtet, dass sakrale Dysfunktionen mit einem hypertonen oder verkürzten M. piriformis einhergehen. Der M. coccygeus kann bei Verkürzung die Sakrumspitze nach anterior bewegen und somit die Extensionsphase des kraniosakralen Systems behindern. In diesen Fällen ist es nötig, die genannten Muskeln zu behandeln und zu entspannen.

17.4
Behandlung des sakrokokzygealen Gelenks

17.4.1 Befreiung des sakrokokzygealen Gelenks

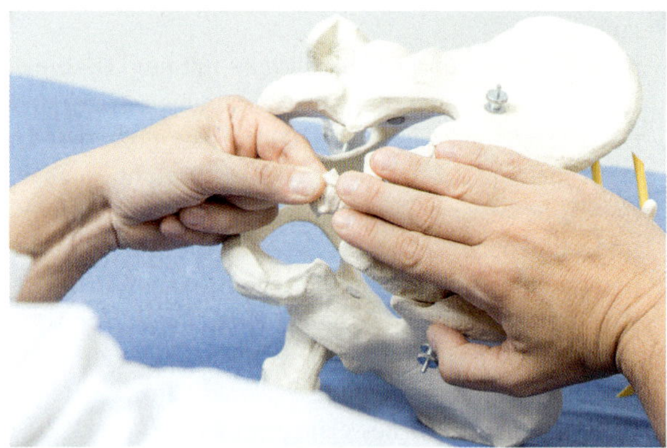

▸ **Abb. 17.7** Befreiung des sakrokokzygealen Gelenks.

Patient

- in Seitenlage, Hüfte und Knie leicht gebeugt

Therapeut

- dorsal vom Patienten, auf Höhe des Gelenks

Handposition

- Zeige- oder Mittelfinger sanft in den Anus des Patienten einführen und den Daumen der gleichen Hand von außen auf das Os coccygis legen.
- Das Os coccygis wird von beiden Fingern umgriffen.
- Die kraniale Hand befindet sich auf dem Os sacrum oder umgreift je nach palpierten Zugspannungen weitere Umgebungsstrukturen, z. B. lumbale Wirbelkörper, die Hautoberfläche der Fascia thoracolumbalis, das Lig. sacrotuberale, das Lig. sacrospinale, den M. gluteus maximus, M. coccygeus (▸ **Abb. 17.7**).

Ausführung

- allgemeiner Spannungsausgleich:
  - Mit einer leichten kaudalen Traktion am Os coccygis den Eigenbewegungen des Knochens folgen.
  - Es können mittels gezielter Dehnung zwischen Strukturen Läsionsmuster behandelt werden.
  - Entsprechend den Techniken zur Behandlung transversaler Diaphragmen werden nur sich wiederholende Bewegungen verhindert, um die Gelenkverbindungen von ihren abnormen Spannungsmustern zu befreien.
  - Zusätzlich oder alternativ kann mithilfe einer direkten Technik das Os coccygis sanft in die Richtung der eingeschränkten Bewegung gebracht werden.
  - Statt einer Traktion können die Strukturen auch sanft zueinander komprimiert werden.
  - Anschließend wird die Reaktion des Gewebes auf dieses Kompressionsfeld wahrgenommen und unterstützt.
- Weitere Behandlungsansätze:
  - Durch festen gezielten Druck mit dem Daumen auf ligamentäre und ossäre Strukturen können lokale Bandstrukturen direkt behandelt werden. Dies ist häufig bei den Ligg. sacroiliaca posteriora, aber auch an den Ligg. sacrococcygea indiziert.
  - Bei tiefen, linear auftretenden Schmerzen oder Dysfunktionen können die faszialen Strukturen mit dem Daumen, dem Schmerzverlauf folgend, langsam und tief gestrichen werden.

Diese Vorgehensweisen können auch zur gezielten Behandlung des dorsalen ligamentären und faszialen Systems sowie der Strukturen vom Os coccygis bis zum Epiduralraum im lumbosakralen Übergang angewendet werden.

Spannungsausgleich des dorsalen ligamentären und faszialen Systems

- Palpation von Hautspannungen (Subkutis) der in die Tiefe führenden vertikalen Fasern, die zu den oberflächlichen Bandstrukturen des Os coccygis ziehen
- Wahrnehmung von Spannungen zwischen dorsalen sakrokokzygealen Bändern und der Lamina superficialis der Fascia thoracolumbalis sowie dem Lig. sacrococcygeum articulare und dem Lig. sacrococcygeum laterale.
- Palpation des Lig. sacrotuberale und des Lig. sacrococcygeum posterius superficiale („sakrokokzygealer Komplex“)
- Palpation des Lig. sacrospinale und seine Verbindung lateral und ventral am Os sacrum und Os coccygis
- Palpation kaudal am M. gluteus maximus an seinen Verbindungen zum Os coccygis
- Palpation des Os coccygis über das Lig. anococcygeum bis zum M. puborectalis und zum M. coccygeus

Spannungsausgleich vom Os coccygis bis zum Epiduralraum im lumbosakralen Übergang

- Vom Os coccygis werden durale Spannungen über das Filum terminale, das Lig. lumbosacrale und das Lig. sacrodurale anterius (von Trolard) wahrgenommen.

Beachte

Die Spannungsübertragung von der Dura zu den Disci intervertebrales nimmt im Alter ab, da das Lig. lumbosacrale zunehmend löchriger wird.

- Eine BLT wird zwischen dem Os coccygis und dem Wirbel der LWS über das Lig. lumbosacrale eingerichtet.
- Vom Os coccygis können Spannungen des Lig. longitudinale posterius mittels des Filum terminale externum über die Ligg. sacrococcygea posteriora profunda wahrgenommen werden.
- Oder es werden Spannungen vom Os coccygis mittels des Filum terminale externum und der oberflächlichen Sehnenplatte der Ligg. sacrococcygea posteriora superficialia palpiert.
- Zudem nimmt der Osteopath über den Kontakt zwischen Sakrum und Lendenwirbelkörpern durale Spannungen über die Ligg. dorsolateralia duralia (von Hofmann) wahr.
- Palpation von ligamentären Spannungen zwischen Os coccygis und M. levator ani, M. coccygeus und M. sphincter ani externus mittels Ligg. sacrococcygea posteriora superficialia und profunda über die anokokzygeale Anheftung.

Vitalistische Ausführung

- Kaudaler Zug wird nur insofern ausgeführt, als man das Os coccygis aus seinem Spannungsbereich wegführt. Gewebebarrieren werden nicht konfrontiert.
- Das weitere Vorgehen entspricht der Technik zur Dekompression des lumbosakralen Übergangs (Kap. 17.2.1).

Verwendete Literatur

[1] Arbuckle B: The selected writings of Beryl Arbuckle. Indianapolis: American Academy of Osteopathy; 1994: 48.

[2] Upledger JE, Vredevoogd JD: Lehrbuch der CranioSacralen Therapie. 2. Aufl. Heidelberg: Haug; 1994: 146.

[3] Royo-Salvador MB: Aportación a la etiología de la siringomielia idiopática. Barcelona: Dissertation; 1992.

[4] Royo-Salvador MB: Siringomielia, escoliosis y malformación de Arnaol-Chiari idiopáticas. Etiología común. Rev. Neurol. (Barc). 1996; 24: 937–959.

[5] Ruiz de Azua A: La force de traction médullaire. Apostill. 2002; 11/12: 7–14.

[6] Kapandji IA: Funktionelle Anatomie der Gelenke. Bd. 3. Stuttgart: Enke; 1992: 48.

[7] Fossum C, Sommerfeld P: Osteopathische Beziehungen, Leitfaden Osteopathie. München: Urban & Fischer; 2002.

[8] Maigne R: Diagnosis and treatment of pain of vertebral origin. Baltimore: Williams & Wilkins; 1996.

[9] Bourdillon JF, Day EA, Bookhout MR: Spinal Manipulation. 5th ed. Oxford: Butterworth-Heinemann; 1992: 81.

[10] Lewit K: Manuelle Medizin. 6. Aufl. Leipzig: Barth; 1992: 149.

[11] Chaitow L: Muscle energy techniques. London: Churchill Livingstone; 1996.

[12] Yates H: Panel debate. Colorado Springs: Annual Convocation American Academy of Osteopathy; 1998.

[13] Busquet L: Les chaines musculaires. Tome III. Paris: Ed. Frison-Roche; 1993: 95.

[14] Upledger JE, Vredevoogd JD: Lehrbuch der CranioSacralen Therapie. 2. Aufl. Heidelberg: Haug; 1994: 63.

[15] Norton JA: Challenge to the concept of craniosacral interaction. AAO Journal. 1996; 6: 15–21.

[16] Sommerfeld P, Kaider A, Klein P: Inter- and intraexaminer reliability in palpation of the „Primary Respiration Mechanism" within the „Cranial Concept". Man. Ther. 2004; 9: 22–29.

[17] Moran RW, Gibbons P: Inter- and intraexaminer reliability for palpation of the cranial rhythmic impulse at the head and sacrum. J. Manipul. Physiol. Ther. 2001; 24: 183–190.

Weitere Literatur

De Jarnette B: Philosophy, Art and Science of Sacro-Occipital Technique. Leawood: Sacro Occipital Research Society; 1989.

Dobbing J, Sands J: Vulnerability of developing brain. IX. The effect of nutritional growth retardation on the timing of the brain growth-spurt. Biol. Neonate. 1971; 19: 363–378.

Greenman PE: Clinical aspects of sacroiliac function in walking. J. Man. Med. 1990; 5: 125–136.

Magoun HI: Idiopathic adolescent spinal scoliosis: A reasonable etiology. D.O. Magazine. 1973; 13(6): 151–160.

Magoun HI: As the twig is bent. Fort Worth: Sutherland Cranial Teaching Foundation; 1959.

Mitchell FL: Roentgenographic measurement of sacroiliac respiratory movement. J. Am. Osteopath. Assoc. 1970; 69; 81–82.

Perronneaud-Ferre R: Osteopathie cranio-pelvienne. Aix-en-Provence: Editions de Verlaque; 1989.

Richard R: Lesions osteopathiques du Sacrum. Paris: Maloine; 1978.

18 Techniken zur Verbesserung der Zirkulation

„Alle Gefäße, die zum Herzen hin- und vom Herzen wegführen, müssen von allen Behinderungen befreit werden. Kein Nerv kann seine Arbeit verrichten, solange er nicht gut versorgt wird." A. T. Still [1]

18.1 Behandlung der Arterien

18.1.1 Einleitung

Ralf Vogt

Gemäß dem A. T. Still zugeordneten Ausspruch „The Rule of the Artery is supreme" ist die Behandlung des arteriellen Systems eine der vordringlichsten Aufgaben einer osteopathischen Behandlung, da ein ischämisches oder minderdurchblutetes Gewebe mechanisch noch so frei sein kann: Es wird funktionseingeschränkt bleiben. Zur Behandlung der Arterien sollten allerdings ein paar Irrtümer ausgeräumt werden. Auch wenn die Idee theoretisch verlockend sein mag: Arterien sind weder kreisrund noch unendlich lang. Sie haben in der Tat eine innere Reibung, die Innenwände sind nicht glatt, sondern haben ähnlich einem Gewehrlauf so etwas wie einen „Drall" (haben also Züge und Felder). Außerdem fließt Blut hindurch, kein Wasser. Das ändert das Strömungsverhalten (Rheologie) drastisch. Blut ist eine sog. nichtnewtonsche Flüssigkeit, also nicht molekular wie Wasser, sondern ein Gemisch aus dem Serum und festen Bestandteilen (Erythrozyten, Leukozyten, Thrombozyten etc.). Dazu kommt, dass Arterienwände, anders als Venen, eine sehr starke Muskulatur aufweisen und ihre Kontraktion oder Öffnung rezeptorabhängig gesteuert wird. Beispielsweise sorgen dieselben α-Rezeptoren in der Lunge für eine Öffnung der Arterien, im Darm hingegen für eine arterielle Kontraktion (Sympathikus). Die Rezeptorenbesetzung hängt dabei von der Aufgabe des Gefäßes ab. Manche Stoffe können diese Rezeptoren jedoch auch „unbefugt" besetzen und so z. B. zu Gefäßreaktionen bis hin zu komplexen Immunreaktionen (Vaskulitis) führen. In der Regel wird aber die Durchblutung eines Gewebes durch seinen Bedarf gesteuert. Gewebshormone wie Stickstoffmonoxid oder bestimmte Angiotensine steuern lokal die Gefäßweite. Arterienwände haben zwar auch dehnungsabhängige Kalziumkanäle, die zu einer Muskelkontraktion führen können. Diese sind jedoch für die osteopathische Behandlung weniger sinnvoll, da meist eine Vasodilation bewirkt werden soll. Neben einer entspannten faszialen neurovaskulären Loge empfehlen sich hier also z. B. BLT-Behandlungen längs der Gefäßachse oder sogar fluidale Behandlungen über das Blut selbst.

18.1.2 Übersicht der Arterien im Gehirn

Die ▶ **Abb. 18.1** zeigt eine Übersicht der Hirnarterien.

18.1.3 Allgemeiner Behandlungsansatz

Zu den Techniken, die die Zirkulation verbessern, zählen die Fluktuationstechniken (Kap. 23) und die nachfolgend beschriebenen Techniken.

Ziel der Behandlung ist es, fasziale Spannungen der Gefäße zu ihren Umgebungen und Spannungen in der Gefäßwand zu normalisieren.

! Beachte

Arteriolen sind – im Gegensatz zu den großen Arterien – ein Niederdrucksystem.

Patient und Therapeut

- Der Patient befindet sich in Rückenlage. Falls nicht anders erwähnt, sitzt der Therapeut am Kopfende des Patienten.

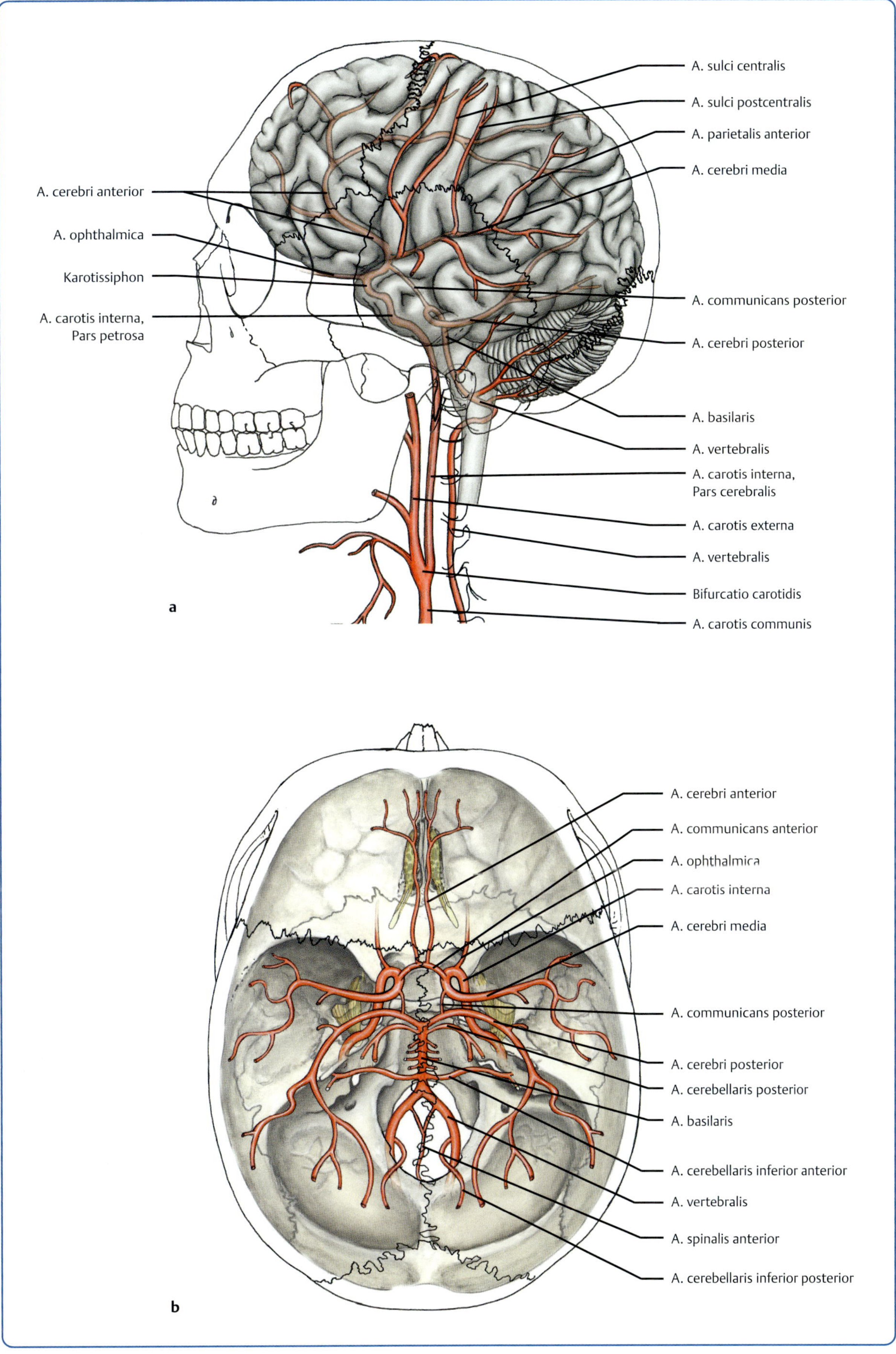

▶ **Abb. 18.1** Hirnarterien in der Ansicht **a** von lateral, **b** von oben.

18.1.4 Technik für die A. carotis communis in Anlehnung an Barral, modifiziert

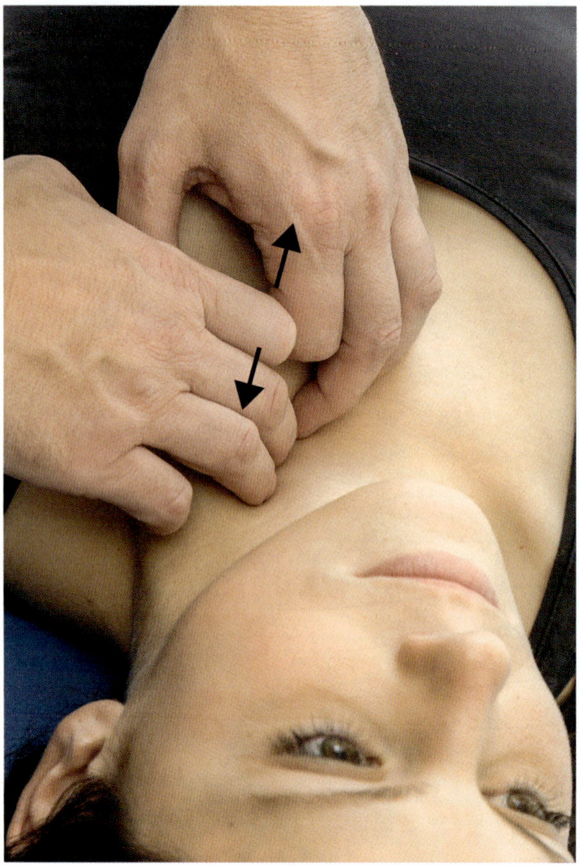

▶ **Abb. 18.2** Technik für die A. carotis communis.

Therapeut

- seitlich neben dem Patienten, auf Höhe der Halsregion

Handposition

- Die Mittelfinger beider Hände werden mit ihren Fingerbeeren medial des M. sternocleidomastoideus auf die A. carotis communis in den Bereich unterhalb von C 3 und C 6 gelegt (▶ **Abb. 18.2**).

Ausführung

- Eine leichte kontralaterale Seitneigung der HWS einstellen.
- Zunächst die Pulsation des Gefäßes ertasten, um das Gefäß genau zu lokalisieren.
- Anschließend werden die Finger so weit gelöst, dass kaum noch eine Pulsation zu palpieren ist, aber der Kontakt zur Gefäßwand palpabel bleibt.
- Es wird eine longitudinale Traktion ausgeführt, bis eine erste Gewebebarriere wahrnehmbar wird.
- Die Spannung wird gehalten und Mikrobewegungen zwischen Arterie und Umgebung bzw. umliegenden Geweben zugelassen, bis eine Entspannung auftritt und eine bessere Gleitfähigkeit der Arterie wahrgenommen wird.
- Zusätzlich kann auch die Elastizität der Gefäßwandung behandelt werden, indem sanft in die Wand gedrückt und beim Lösen der Spannung den Mikrobewegungen gefolgt wird.

18.1.5 Technik für die A. carotis interna in Anlehnung an Barral, modifiziert

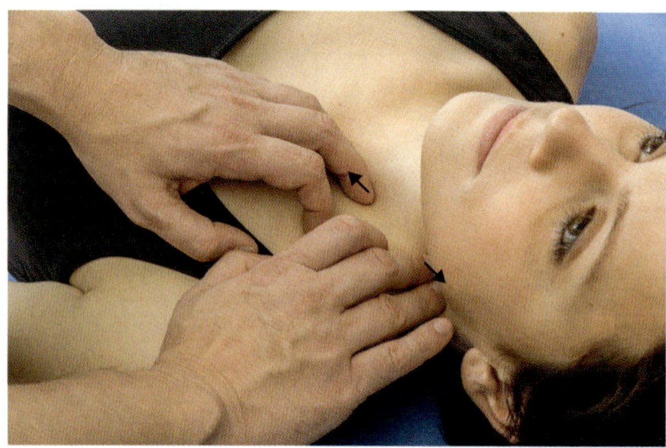

▶ **Abb. 18.3** Technik für die A. carotis interna.

Die A. carotis interna ist paarig angelegt und ein Ast der A. carotis communis. Hauptäste: A. chorioidea anterior, A. cerebri anterior, A. cerebri media; versorgen die Strukturen der vorderen und mittleren Schädelgrube (Karotisstromgebiet).

Ischämische Syndrome: entsprechend der Versorgungsgebiete der Äste; ipsilateraler Visusverlust; homonymer Gesichtsfeldausfall; Ausfälle den Thalamus betreffend (Ruhe- oder Intentionstremor, Bewegungsunruhe mit Kontrakturstellung der Hand), keine Sensibilitätsstörungen oder Schmerzen; kontralaterale Hemiparese und Hemihypästhesie, Hemianopsie; Hirnschwellung

Therapeut

- seitlich neben dem Patienten, auf Höhe der Halsregion

Handposition

- Der Mittelfinger der kaudalen Hand befindet sich auf Höhe der Cartilago thyroidea auf der A. carotis communis.
- Der Mittelfinger der kranialen Hand wird posterior der A. carotis externa auf Höhe des Hyoids zwischen dem M. sternocleidomastoideus und dem M. digastricus auf die A. carotis externa gelegt (▶ **Abb. 18.3**).

Ausführung

- Eine leichte kontralaterale Seitneigung der HWS einstellen.
- entsprechend der Beschreibung zur A. carotis communis (s. o.)

18.1.6 Technik für die A. carotis externa in Anlehnung an Barral

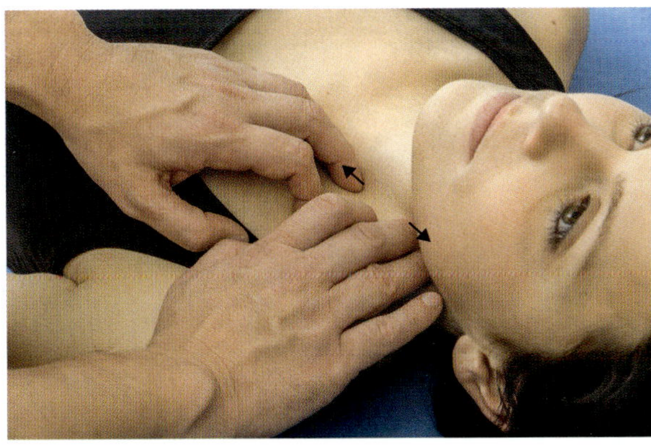

▶ **Abb. 18.4** Technik für die A. carotis externa.

Die A. carotis externa ist ein Ast der A. carotis communis und versorgt die Hals- und Gesichtsweichteile. Sie bildet u. a. Anastomosen mit der A. carotis interna.

Therapeut

- seitlich neben dem Patienten, auf Höhe der Halsregion

Handposition

- Der Mittelfinger der kaudalen Hand wird medial des M. sternocleidomastoideus, etwa auf Höhe der Cartilago thyroidea, auf die A. carotis communis gelegt.
- Der Mittelfinger der kranialen Hand wird auf Höhe des Hyoids zwischen dem M. sternocleidomastoideus und dem M. digastricus posterior auf die A. carotis carotis externa gelegt (▶ **Abb. 18.4**).

Ausführung

- entsprechend der Beschreibung zur A. carotis communis (s. o.)

18.1.7 Technik für die A. vertebralis nach Barral

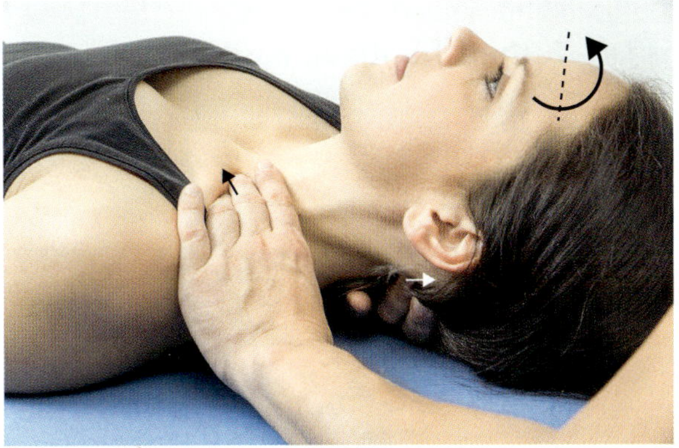

▶ **Abb. 18.5** Technik für die A. vertebralis.

Die A. vertebralis ist paarig angelegt und versorgt den Hirnstamm und das Kleinhirn sowie über die A. cerebri posterior die Großhirnareale im Bereich der hinteren Schädelgrube (vertebrobasiläres Stromgebiet).

Ischämische Syndrome: lebensbedrohlicher Anstieg des intrakraniellen Drucks, Hydrocephalus occlusus; Ataxie, Dysmetrie, Dysdiadochokinese, Nystagmus; Bewusstseinseintrübung, Erbrechen, Kreislauf- und Atemstörungen; Hemiplegia alternans (ipsilateral gelegene Hirnnervenausfälle und kontralaterale Halbseitensymptomatik)

Handposition

- Zunächst wird die A. vertebralis palpiert und der Puls links und rechts verglichen. (Die A. vertebralis kann im Trigonum suboccipitale palpiert werden: lateral vom M. rectus capitis posterior major, medial vom M. obliquus superior und superior vom M. obliquus inferior.)
- Der Daumen oder Mittelfinger einer Hand fixiert die A. subclavia posterior der Klavikula, lateral des Sternoklavikulargelenks.
- Die andere Hand wird quer unter den Nacken gelegt. Der Mittelfinger palpiert den Unterrand des Proc. transversus von C 1 (▶ **Abb. 18.5**).

Ausführung

- Es wird eine kontralaterale Seitneigung des Kopfes ausgeführt.
- Der Mittelfinger an C 1 führt einen Spannungsaufbau durch Kranialisierung des Proc. transversus von C 1 durch.
- Dadurch wird eine Traktion auf die A. vertebralis ausgeführt, bis eine Gewebebarriere wahrnehmbar wird.
- Die Spannung wird gehalten und Mikrobewegungen zwischen Arterie und Umgebung bzw. umliegenden

Geweben zugelassen, bis eine Entspannung auftritt und eine bessere Gleitfähigkeit der A. vertebralis wahrgenommen wird.

18.1.8 Technik für die A. basilaris

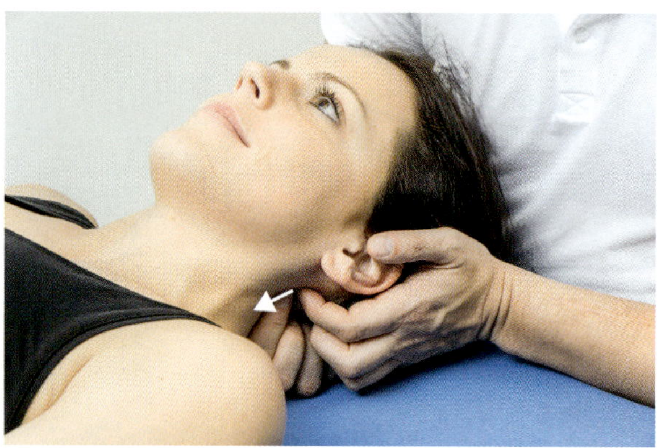

► **Abb. 18.6** Technik für die A. basilaris.

Die A. basilaris entsteht aus der Vereinigung beider Aa. vertebrales im Bereich des Klivus der Schädelbasis zwischen Medulla oblongata und Pons mit einem Gesamtverlauf von etwa 3 cm. Im Sulcus basilaris der Pons verläuft die Arterie durch die Cisterna pontis nach superior. Etwa in Höhe des Dorsum sellae teilt sie sich am Vorderrand des Pons bzw. in der Fossa interpeduncularis in die Aa. cerebri posteriores. Vor dieser Gabelung zweigen die beiden Aa. cerebelli superiores und Aa. pontis ab. Die Aa. pontis versorgen die medialen Anteile von Pons und Medulla oblongata. Seltener wird das Innenohr direkt über die Aa. labyrinthi versorgt.

Ischämische Syndrome: Schwindelgefühl, Tinnitus und Gleichgewichtsstörungen bei Minderversorgung des Innenohrs und der Kerngebiete des N. vestibulocochlearis in der Medulla oblongata, letztere Symptomatik auch bei Ischämien im Kleinhirn; Lähmungserscheinungen und Sensibilitätsstörungen (meist einseitig) bei Ischämie der großen auf- und absteigenden Bahnen; lebensbedrohlicher Notfall bei Basilaristhrombose

Handposition

- Die Fingerbeeren beider Zeigefinger liegen posterior des M. sternocleidomastoideus und der Massae laterales vom Atlas, nahe der Sutura occipitomastoidea, auf (► **Abb. 18.6**).

Ausführung

- Die Finger üben einen kaudal gerichteten Zug aus.
- Die Spannung wird gehalten und eine fasziale Entspannung der A. basilaris begleitet, bis eine Erweichung und eine inhärente Bewegung der umliegenden Gewebe wahrgenommen werden.

18.1.9 Technik für die A. occipitalis

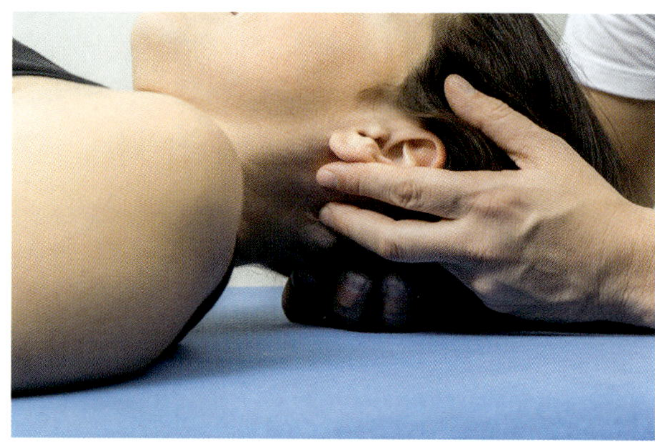

► **Abb. 18.7** Technik für die A. occipitalis.

Die A. occipitalis verläuft im Trigonum caroticum, von der Rückseite der A. carotis externa, etwa auf Höhe der A. facialis, bedeckt vom M. digastricus (Venter posterior) und M. stylohyoideus in Richtung Hinterkopf. In ihrem kranialen Verlauf windet sich der N. hypoglossus um sie und kreuzt die A. occipitalis, A. carotis interna, V. jugularis interna sowie den N. vagus und N. accessorius. Auf Höhe Atlas und Proc. mastoideus schwenkt sie nach posterior und zieht durch den Sulcus arteriae occipitalis des Os temporale, medial des M. digastricus (Venter posterior) und weiter entlang des hinteren Schädels, bedeckt vom M. sternocleidomastoideus, M. longissimus capitis und M. splenius capitis und auf dem M. rectus capitis lateralis, M. obliquus superior und M. semispinalis capitis. Im hinteren Bereich schwenkt die A. oocipitalis nach kranial und verläuft in die Regio occipitalis, wo ihr Endast den N. occipitalis major begleitet.

Handposition

- Der Mittelfinger der einen Hand liegt im Bereich der Sulcus arteriae occipitalis.
- Der Mittelfinger der anderen Hand wird im posterioren Bereich des Mastoids positioniert (► **Abb. 18.7**).

Ausführung

- Es wird eine Traktion ausgeführt und weiter entsprechend der Beschreibung der A. carotis communis fortgefahren (s. o.).

- Es ist wichtig, dysfunktionelle Spannungen folgender Muskeln zu lösen: M. digastricus (Venter posterior), M. stylohyoideus, M. sternocleidomastoideus, M. trapezius (sowie der gemeinsamen Insertion im Bereich des Linea nuchalis superior), M. longissimus capitis und M. splenius capitis.

18.1.10 Technik für das Trigonum caroticum

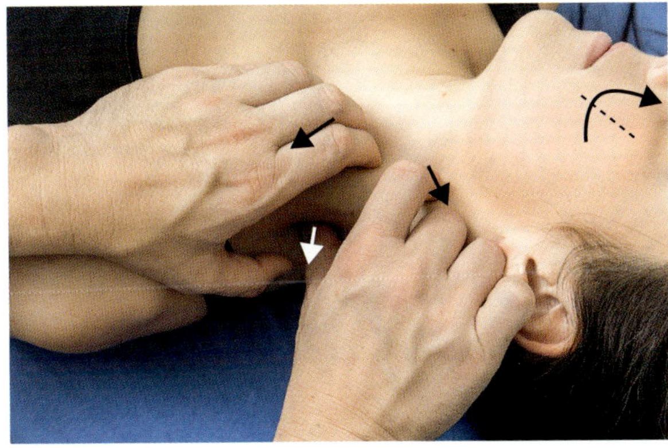

▶ **Abb. 18.8** Technik für das Trigonum caroticum.

Indikation:

Spannungslösung für die vaskulonervalen Strukturen im Bereich des Trigonums:

- A. thyroidea superior, A. lingualis, A. facialis, A. pharyngea ascendens
- R. sternocleidomastoideus
- V. jugularis interna
- N. vagus, N. accessorius, N. hypoglossus
- Ansa cervicalis profunda

Handposition

- Zeige-, Mittel-, Ringfinger einer Hand befinden sich medial am M. sternocleidomastoideus.
- Der Zeigefinger der anderen Hand liegt von kaudal dem M. digastricus (Venter posterior) am Kieferwinkel an, der Daumen superior nahe des Ursprungs des M. omohyoideus im Bereich der Incisura scapulae (unterhalb des M. trapezius; ▶ **Abb. 18.8**).

Ausführung

- Zeige-, Mittel- und Ringfinger üben einen dorsalateralen Zug auf den M. sternocleidomastoideus aus.
- Der Zeigefinger übt einen nach kranial-posterior (Richtung Ohr) gerichteten Zug auf den M. digastricus (Venter posterior) aus.
- Der Daumen übt einen nach posterior gerichteten Zug auf den M. omohyoideus aus.
- Gleichzeitig wird der Kopf kontralateral rotiert.

18.1.11 Technik für die A. cerebri anterior

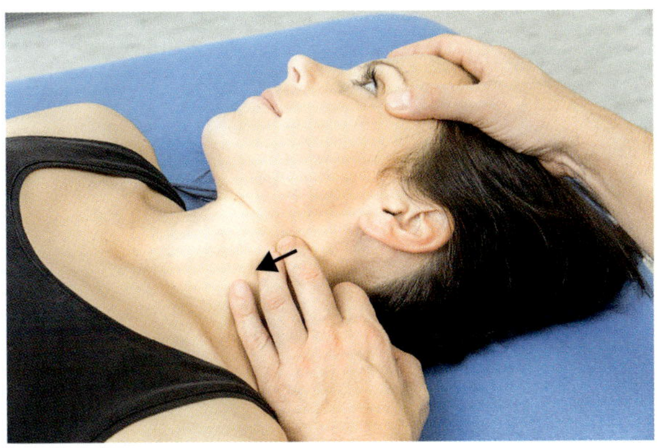

▶ **Abb. 18.9** Technik für die A. cerebri anterior.

Die A. cerebri anterior ist ein Ast der A. carotis interna und verläuft nach medial und rostral. Beide Seiten werden durch den R. communicans anterior verbunden. Sie stellt einen häufigen Bildungsort von Aneurysmen dar.

Ischämische Syndrome: isolierte Beinparese; Antriebsstörungen, neuropsychologische Defekte; Blasenstörungen; pathologische Reflexe

Handposition

- Der Mittelfinger einer Hand befindet sich medial des M. sternocleidomastoideus, oberhalb des Hyoids und posterior der A. carotis externa auf der A. carotis interna.
- Die Daumen der anderen Hand befindet sich posterior des Proc. zygomaticus des Os frontale auf dem Os frontale (▶ **Abb. 18.9**).

Ausführung

- Es wird eine kontralaterale Rotation des Kopfes ausgeführt.
- Gleichzeitig wird mit dem Mittelfinger eine sanfte kaudale Traktion auf die A. carotis interna ausgeübt.
- Dadurch wird eine Traktion auf die A. cerebri anterior ausgeführt, bis eine Gewebebarriere wahrnehmbar wird.
- Auftretende Mikrobewegungen/Gewebeentwirrungen werden zugelassen.

18.1.12 Technik für die A. cerebri media

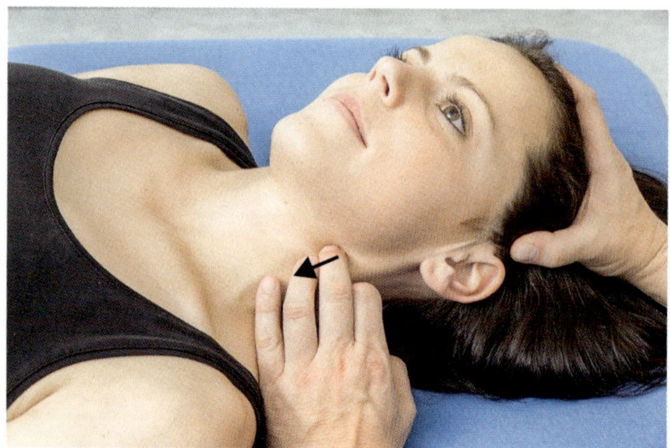

► **Abb. 18.10** Technik für die A. cerebri media.

Dies ist der größte Ast der A. carotis interna. Die A. cerebri media verläuft im Sulcus lateralis (Fissura sylvii) nach lateral. Es bestehen perforierende Äste zu den Stammganglien, zur Capsula interna und Capsula externa sowie zum Klaustrum. Zu den versorgten Kortexarealen gehören u. a. sensomotorische, geschmacks-, hör- und sprachrelevante Areale. Sie bildet Anastomosen mit den Aa. cerebri anterior und posterior.

Ischämische Syndrome: häufigster Ort eines Gefäßverschlusses mit weitreichenden zerebralen Durchblutungsstörungen und Hirndruckanstieg; kontralaterale Hemiparese und Hemihypästhesie, sensorische/motorische Aphasie, Akalkulie, Agrafie, motorische Apraxie; kontralaterale, fokale sensorische/motorische Ausfälle

Handposition

- Der Mittelfinger einer Hand befindet sich medial des M. sternocleidomastoideus, oberhalb des Hyoids und posterior der A. carotis externa auf der A. carotis interna.
- Der Daumen der anderen Hand befindet sich oberhalb des Meatus acusticus externus auf dem Os temporale (► **Abb. 18.10**).

Ausführung

- Es wird eine kontralaterale Seitneigung des Kopfes ausgeführt.
- Gleichzeitig wird mit dem Mittelfinger eine sanfte kaudale Traktion auf die A. carotis interna ausgeübt.
- weiteres Vorgehen entsprechend der A. cerebri anterior (Kap. 18.1.11)

18.1.13 Technik für die A. cerebri posterior

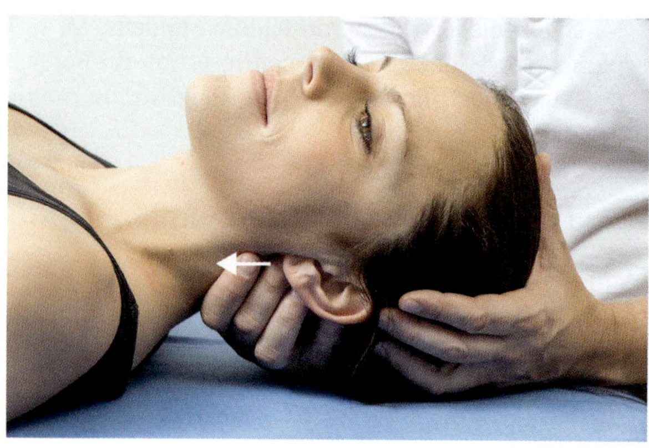

► **Abb. 18.11** Technik für die A. cerebri posterior.

Die A. cerebri posterior versorgt die Strukturen der vorderen und mittleren Schädelgrube. Zu den versorgten Kortexarealen gehören – variabel angrenzend – das Mediastromgebiet, die Sehrinde und die medialen Temporallappen.

Ischämische Syndrome: Skotome, homonyme Hemianopsie, Rindenblindheit

Therapeut

- sitzt kontralateral zur behandelnden Seite

Handposition

- Eine Hand wird quer unter den Nacken gelegt. Der Mittelfinger palpiert homolateral den Proc. transversus von C 1.
- Die andere Hand befindet sich homolateral am Schädel (► **Abb. 18.11**).

Ausführung

- Die Hand am Schädel übt eine homolaterale Rotation und kontralaterale Seitneigung aus.
- Gleichzeitig fixiert die Hand an C 1 den Wirbel und übt einen sanften Zug nach kaudal aus.
- weiteres Vorgehen entsprechend der A. cerebri anterior (Kap. 18.1.11)

18.2 Behandlung des Venensystems

18.2.1 Einleitung

Ralf Vogt

Der Behandlung des venösen Systems kommt in der osteopathischen Behandlung eine zentrale Rolle zu. Die venöse Drainage entlastet die Gewebe von Stoffwechsel endprodukten und Kohlendioxid und ist damit ein bedeutender Faktor im Säure-Base-Haushalt und im Gasaustausch der Gewebe. Im venösen Schenkel des Kapillarbettes gibt es meist nur Fließunterstützung durch Sogwirkung. Venolen und größere Venen haben zusätzlich eine dünne Muskelschicht. Die größere Wirkung geht hier aber meist von Muskelbewegungen, Arterienpulsation in die Gegenrichtung und der Sogwirkung des Zwerchfells aus. Dementsprechend beziehen sich osteopathische Behandlungsansätze häufig auf ein Entspannen des faszialen Venenumfeldes, da der Venenmuskulatur wenig Bedeutung zukommt und ein Kontraktionsmechanismus eher über neurovegetative oder parakrine hormonelle Mechanismen erfolgt. Die Venenfüllung wird von vielen Faktoren beeinflusst, u. a. von der Körperhaltung, dem arteriellen Blutdruck und dem intrathorakalen Druck. Bei Exspiration erhöht sich der Druck, die Venen stauen sich (z. B. beim Reden/Singen), während es bei Inspiration durch erniedrigten Druck zu einem erleichterten venösen Rückfluss kommt. Der physiologische zentrale Venenpuls ist ein Volumenpuls (keine Druckwelle) und daher nicht der Palpation, sondern nur der Inspektion zugänglich. Da er sich invers zum arteriellen Puls verhält, spricht man vom negativen Puls. Der Grund liegt darin, dass während der Systole eine Senkung der Klappenebene stattfindet, die die atriale Füllung fördert und einer venösen Entstauung entgegenwirkt. Umgekehrt liegt die Vorhofkontraktion in der ventrikulären Diastole und bedingt einen kurzzeitigen venösen Rückstau. Daher ist ein positiver (arteriensynchroner) Jugularvenenpuls immer ein pathologisches Zeichen. Ähnlich wie bei der Lymphe sollte auch im venösen System vom Herzen weg zur Peripherie gearbeitet werden, da es wenig sinnvoll ist, das Kapillarbett zu drainieren, wenn zum Herzen hin an der nächsten Station wieder ein Stau entsteht. Entsprechend kann unter der Venenbehandlung ein Freimachen des Rückstromweges zum Herzen (im Bauchraum zur Leber) verstanden werden.

18.2.2 Allgemeiner Behandlungsansatz

Die Behandlung ist von zentral in Richtung Peripherie gerichtet. Nachdem mögliche Entrapments des muskuloskelettalen Systems (z. B. 1. Rippe, Klavikula) sowie ggf. das Zwerchfell und die Atmung behandelt und Einflüsse des Neurovegetativums berücksichtigt wurden, kann der individuelle Verlauf der Venen gegenüber ihrem lokalen Umfeld untersucht und therapiert werden. Der Verlauf der Venen entspricht weitgehend dem der Arterien. Hier werden die Venen durch Längsdehnungen der Arterien in der Regel mitbehandelt. Große venöse Gefäße, die keine begleitende Arterie haben, können hingegen individuell behandelt werden.

Patient und Therapeut

- Der Patient befindet sich in Rückenlage. Falls nicht anders erwähnt, sitzt der Therapeut seitlich am Kopfende des Patienten.

18.2.3 Technik für die V. jugularis interna

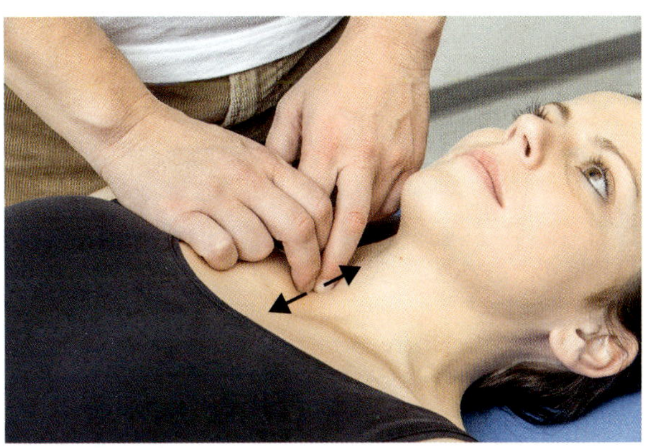

▶ **Abb. 18.12** Technik für die V. jugularis interna.

Die V. jugularis interna befindet sich in der Vagina carotica unter dem medialen Rand des M. sternocleidomastoideus. Neben oder zwischen seinem klavikulären und sternalen Ansatz ist sie gut zu palpieren. Sie drainiert die Region im Schädelinneren, im Gehirn und die Gesichtsregion.

Handposition

- Die Mittelfinger beider Hände werden mit ihren Fingerbeeren medial des M. sternocleidomastoideus, posterior der Klavikula, lateral des Art. sternoclavicularis positioniert (▶ **Abb. 18.12**).
- Die V. jugularis interna befindet sich lateral der A. carotis communis.

Ausführung

- Es wird eine divergierende longitudinale Traktion ausgeführt, bis die Gewebebarriere wahrnehmbar wird. Möglich ist es auch, mit dem kranialen Finger zu fixieren und mit dem kaudalen Finger eine Traktion auszuüben.

- Die Spannung wird gehalten und Mikrobewegungen zwischen der V. jugularis interna und ihrer Umgebung bzw. dem umliegenden Gewebe zugelassen, bis eine Entspannung auftritt und eine bessere Gleitfähigkeit der Vene wahrgenommen wird.

18.2.4 Technik für die V. jugularis externa

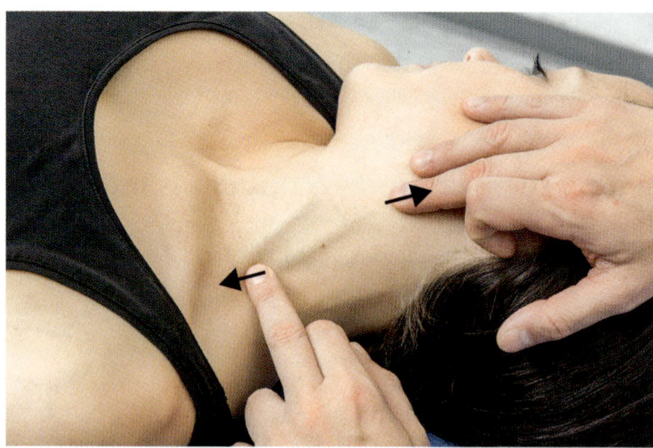

▸ **Abb. 18.13** Technik für die V. jugularis externa.

Die meist gut sichtbare, oberflächlich (epifaszial) verlaufende V. jugularis externa bildet sich innerhalb der Glandula parotis im Bereich des Angulus mandibulae. Sie erhält Zuflüsse aus der oberflächlichen hinteren Kopfregion. Sie verläuft parallel zum N. auricularis magnus und überquert den M. sternocleidomastoideus von kranial-medial nach kaudal-lateral. Sie durchdringt die Fascia cervicalis profunda in der Mitte der Klavikula. Anterior oder lateral des M. scalenus anterior mündet sie in der V. subclavia. Ein Sinus mit Venenklappe findet sich etwa 4 cm superior der Klavikula.

! Beachte
Wichtig für die Palpation ist, dass die Kopflage die Gefäßfüllung beeinflusst: Im Liegen ist sie gefüllt, im Sitzen/Stehen leer.

Handposition

- Ein Mittelfinger befindet sich posterior des Angulus mandibulae auf der Vene.
- Der andere Mittelfinger ist oberhalb der Mitte der Klavikula im kaudalen Bereich der Vene positioniert (▸ Abb. 18.13).

Ausführung

- Ausführung entsprechend der Technik für die V. jugularis interna (Kap. 18.2.2)

18.2.5 Technik für die V. jugularis anterior

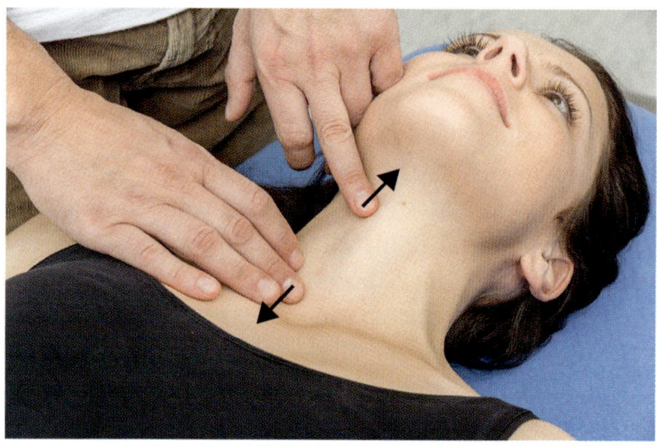

▸ **Abb. 18.14** Technik für die V. jugularis anterior.

Die sehr variable, paarige, klappenlose V. jugularis anterior verläuft anterior etwa von der Höhe des Hyoids entlang des ventralen Randes des M. sternocleidomastoideus nach kaudal. Sie überquert den Muskel nahe seines sternalen und klavikulären Ursprungs und mündet in die V. jugularis externa, selten direkt in die V. subclavia. Oberhalb des Sternums bilden beide Vv. jugulares anteriores den Arcus venosus jugularis. Sie verläuft oberflächlich, unter dem Platysma.

Handposition

- Mit einem Mittelfinger wird versucht, die V. jugularis anterior im Bereich des Hyoids zu palpieren.
- Der andere Mittelfinger ist auf der Vene nahe des sternalen Ursprungs des M. sternocleidomastoideus positioniert (▸ Abb. 18.14).

Ausführung

- Ausführung entsprechend der Technik für die V. jugularis interna (Kap. 18.2.2)

18.2.6 Technik für die V. facialis

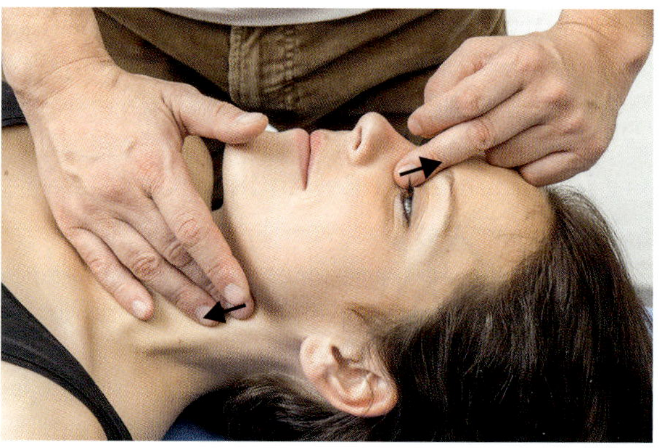

▸ **Abb. 18.15** Technik für die V. facialis.

Die V. facialis verläuft von lateral der Nasenwurzel (aus der V. angularis) nach kaudal zum Trigonum caroticum und mündet dort in die V. jugularis interna. Sie verläuft zunächst unter der A. facialis, unter dem M. zygomaticus major, dann anterior am Rand dieses Muskels. Nachfolgend liegt sie auf dem M. masseter, überquert den Unterkiefer, nimmt im Trigonum submandibulare die V. retromandibularis auf und mündet schließlich in die V. jugularis interna. Die V. facialis erhält Zuflüsse aus der V. palatina externa und V. profunda faciei.

Handposition

- Ein Mittelfinger liegt auf der V. facialis im lateralen Bereich der Nasenwurzel.
- Ein Mittelfinger befindet sich auf der V. facialis, oberhalb des Trigonum caroticum (▸ **Abb. 18.15**).

Ausführung

- Ausführung entsprechend der Technik für die V. jugularis interna (Kap. 18.2.2)

18.2.7 Technik für die V. ophthalmica superior

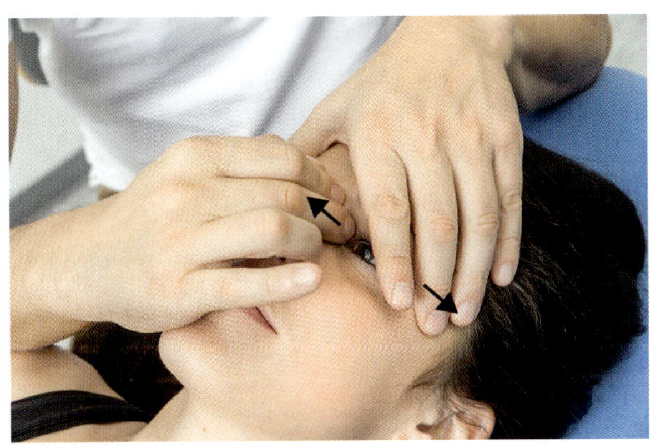

▸ **Abb. 18.16** Technik für die V. ophthalmica superior.

Die V. ophthalmica superior erhält Zuflüsse aus der Orbita, der Glandula lacrimalis und dem Auge (entsprechend dem Versorgungsgebiet der A. ophthalmica superior). Sie verläuft von medial der Orbita und weiter inferior des Oberlids zwischen dem M. rectus superior und dem N. opticus im lateralen Bereich der Fissura orbitalis superior und mündet schließlich in den Sinus cavernosus.

Therapeut

- seitlich auf Höhe des Kopfes des Patienten, kontralateral zur behandelnden Seite

Handposition

- Ein Mittelfinger befindet sich medial an der Orbita, die Vene palpierend.
- Die andere Hand umfasst mit Mittelfinger und Daumen die Alae majores (▸ **Abb. 18.16**).

Ausführung

- Während ein sanfter nach anterior gerichteter Zug auf die Vene ausgeübt wird, wird die homolaterale Ala major nach posterior bewegt.
- Gleichzeitig wird mit dem Körper von der Gegenseite ein sanfter Druck zur Öffnung der homolateralen Seite gegeben.
- Die Spannung wird gehalten und Mikrobewegungen zwischen der V. ophthalmica superior und ihrer Umgebung bzw. dem umliegenden Gewebe zugelassen, bis eine Entspannung auftritt und eine bessere Gleitfähigkeit der Vene wahrgenommen wird.

18.2.8 Technik für die V. ophthalmica inferior

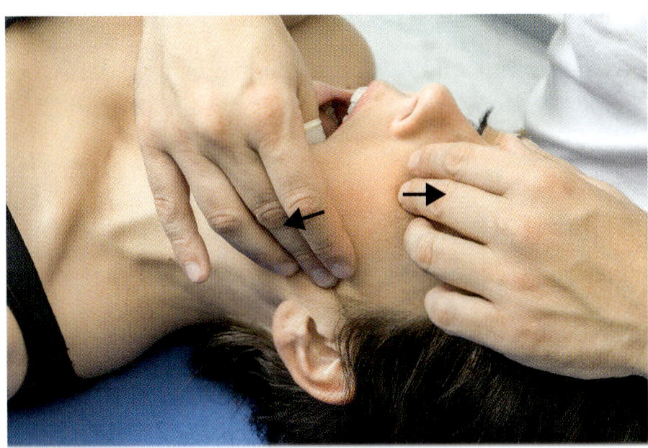

▸ **Abb. 18.17** Technik für die V. ophthalmica inferior.

Die V. ophthalmica inferior verläuft vom anterioren Orbitaboden nach dorsal und gibt 2 Äste ab. Ein durch die Fissura orbitalis inferior verlaufender Ast führt in den Plexus venosus pterygoideus. Der andere Ast zieht durch Fissura orbitalis superior und mündet in den Sinus cavernosus (über die V. ophthalmica superior oder seltener direkt). Die V. ophthalmica inferior erhält Zuflüsse vom M. rectus inferior, M. obliquus inferior sowie von den Tränensacken und Augenlidern.

Therapeut

- seitlich auf Höhe des Kopfes des Patienten, kontralateral zur behandelnden Seite

Handposition

- Der Mittelfinger der kranialen Hand liegt anterior am Orbitaboden, nahe der Vene.
- Der Daumen der kaudalen Hand liegt intraoral, der Mittelfinger von außen auf Höhe der Incisura mandibulae. Beide nähern sich dem Plexus venosus pterygoideus an (▶ **Abb. 18.17**).

Ausführung

- Es wird ein divergierender Zug zwischen kranialer und kaudaler Hand entsprechend der Technik für die V. jugularis interna ausgeführt.
- Gleichzeitig wird mit dem Körper von der Gegenseite ein sanfter Druck zur Öffnung der homolateralen Seite gegeben.
- Für die Verbindung zum Sinus cavernosus wird der Mittelfinger der kaudalen Hand anterior am Orbitaboden, nahe der Vene positioniert. Die andere Hand umfasst die Alae majores.
- weiteres Vorgehen entsprechend der Technik zur V. ophthalmica superior (Kap. 18.2.7)

18.2.9 Technik für die V. occipitalis

- Handposition und Ausführung entsprechend der A. occipitalis, jedoch ohne Behandlung der Gefäßwand (Kap. 18.1.9)

18.2.10 Technik für den Plexus venosus vertebralis

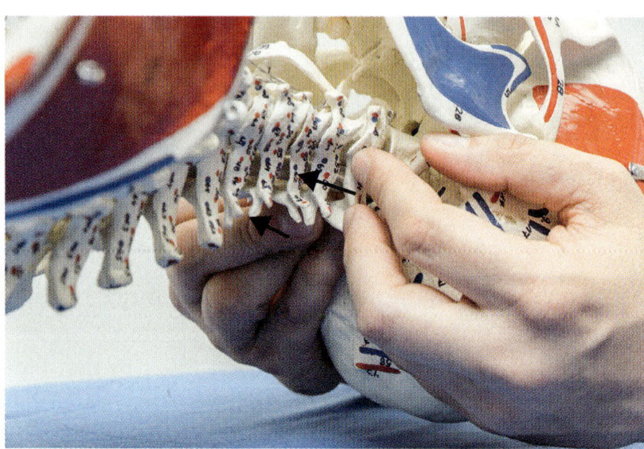

▶ **Abb. 18.18** Technik für den Plexus venosus vertebralis.

Therapeut

- am Kopfende des Patienten

Handposition

- Die kleinen Finger und Ringfinger beider Hände werden möglichst dicht am Arcus posterior, an den Facies articulares und im Bereich der Membrana atlantooccipitalis posterior positioniert. Die Daumen liegen an den Procc. transversi von C 1.
- Die Mittelfinger beider Hände befinden sich am Arcus vertebrae und den Ligg. flava, die Zeigefinger an den Procc. articulares inferiores von C 2 (▶ **Abb. 18.18**).

Ausführung

- Die Finger üben einen nach kaudal gerichteten rhythmischen Druck aus.
- Ziel ist es, den venösen Abfluss ventral aus dem Plexus basilaris und dorsal aus dem Sinus occipitalis und Confluens sinuum zu unterstützen.

18.2.11 Technik für den Plexus basilaris und Sinus marginalis

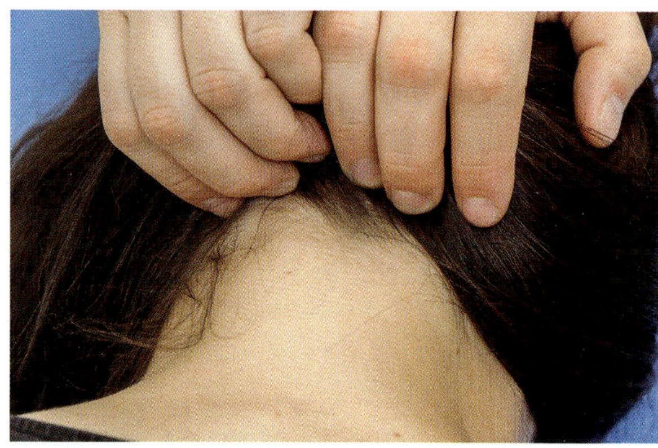

▶ **Abb. 18.19** Technik für den Plexus basilaris und Sinus marginalis (zur besseren Ansicht in Bauchlage gezeigt).

Therapeut

- am Kopfende des Patienten

Handposition

- Die Mittel-, Zeige- und Ringfinger beider Hände werden von posterior und von den Seiten so nah wie möglich am Foramen magnum positioniert (▶ **Abb. 18.19**).

Ausführung

- Die Finger üben einen rhythmischen Druck auf den Plexus basilaris am Klivus und in Richtung des Sinus marginalis um das Foramen magnum aus.
- Ziel ist es, den venösen Abfluss aus den Sinus petrosi superior und inferior und aus dem Sinus cavernosus in den Plexus basilaris und weiter in den Sinus marginalis zu unterstützen.

18.3 Sinus-venosus-Techniken

Die venösen Blutleiter des Schädels unterscheiden sich deutlich von den anderen venösen Gefäßen des Körpers. Sie werden von duralen Einstülpungen im Schädelinneren gebildet. Dies hat zur Folge, dass der venöse Abfluss aus dem Kranium zum großen Teil von den Spannungsverhältnissen der intrakranialen Duralmembranen ebenso wie von den duralen und knöchernen Verhältnissen am Foramen jugulare beeinflusst wird (Kap. 8.2.1).

Zudem liegen die Sinus nicht selten unter den Suturen (z. B. Sinus sigmoideus an der Sutura parietomastoidea) und können deshalb auch durch Bewegungseinschränkungen der Suturen in ihrer Funktion beeinträchtigt werden.

Beachte
Zirka 95 % des venösen Blutes verlassen den Schädel am Foramen jugulare. Es ist deshalb äußerst wichtig, den freien venösen Abfluss am Foramen jugulare wiederherzustellen. Das heißt, dass das Atlantookzipitalgelenk gelöst und die Okziputkondylen gespreizt würden (Kap. 16.7). Außerdem sind vorher der Plexus venosus vertebralis, Plexus basilaris und Sinus marginalis zu behandeln.

18.3.1 Allgemeiner Behandlungsansatz

Die venöse Drainage des Schädels und der Augen (Sinus cavernosus) sowie die Mobilität der Schädelknochen können mit den im Folgenden beschriebenen Techniken versucht werden zu verbessern. Ein verbesserter venöser Abfluss führt indirekt zu einem verbesserten Austausch zwischen Blut und Hirngewebe ebenso wie zu einer Verbesserung der Resorption des LCS, die wiederum den Austausch zwischen LCS und Hirngewebe optimiert. Das vegetative Nervensystem und die nervalen Impulse zu den Organen und den übrigen Körperstrukturen werden dadurch harmonisiert.

Indikationen

- Beeinträchtigung der venösen und lymphatischen Drainage sowie der Immunität des Gehirns
- sehr restringierter, fester Schädel
- schwere Dysfunktionen der Schädelbasis
- zahlreiche suturale Kompressionen
- intrakraniale Stauungserscheinungen aufgrund verminderter venöser Drainage
- intrakranialer Hochdruck
- retroorbitale Schmerzen und intrakraniale Schmerzen
- Migräneanfälle
- Verhaltensstörungen bei Kindern oder psychomotorische Entwicklungsstörungen
- depressive Stimmungslage

Patient und Therapeut

- Der Patient befindet sich in Rückenlage. Falls nicht anders erwähnt, sitzt der Therapeut am Kopfende des Patienten.

Ausführung

- Der Kontakt der Finger wird in jeder Position so lange aufrechterhalten, bis der Therapeut eine „Erweichung" des Knochens an seiner Fingerbeere und ein Einsetzen der inhärenten Bewegungen wahrnimmt.
- Es können auch rhythmische Kompressionen und Dekompressionen auf den jeweiligen Sinus ausgeübt werden.
- Bei sehr festen und komprimierten Schädeln kann es eine längere Zeit dauern, diese Technik zu beenden. Es sollte aber stets erst zum nächsten Behandlungsschritt weitergegangen werden, wenn eine „Erweichung" und der Beginn inhärenter Bewegungen festgestellt wurden.
- Der Therapeut nimmt wahr, ob sich der Knochen oder die Membran oder die Fluida der betroffenen Struktur deutlicher in Dysfunktion befindet.
- Einige zusätzliche Hinweise zur Ausführung werden bei den jeweiligen folgenden Techniken ergänzt.

18.3.2 Technik für den Confluens sinuum nach Frymann

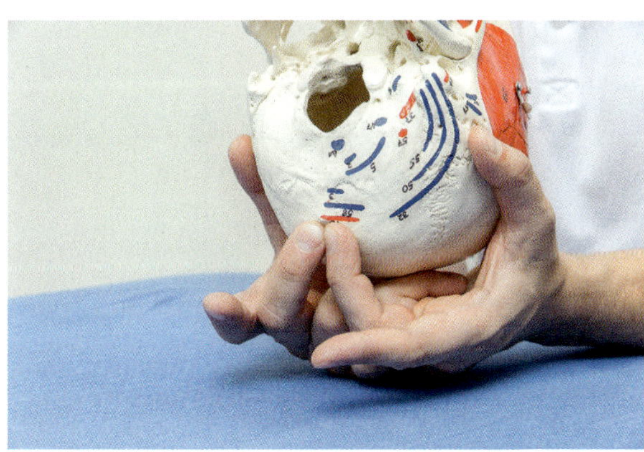

▸ **Abb. 18.20** Technik für den Confluens sinuum.

Handposition

- Die Mittelfinger beider Hände werden mit ihren Fingerbeeren unter die Protuberantia occipitalis externa gelegt.
- Die Finger sind vertikal aufgestellt, sodass das gesamte Gewicht des Schädels auf ihnen ruht (▸ **Abb. 18.20**).

Ausführung

- Der Kontakt der Finger wird so lange aufrechterhalten, bis der Therapeut eine „Erweichung" des Knochens an seiner Fingerbeere und ein Einsetzen der inhärenten Bewegungen wahrnimmt.

18.3.3 Technik für den Sinus occipitalis

Handposition

- Die Finger werden an der Mittellinie des Okziputs 1 Fingerbreite nach kaudal versetzt.

Ausführung

- Nach Wahrnehmung der Erweichung auch an dieser Stelle können die beiden Mittelfinger wiederum um 1 Fingerbreite im Verlauf des Sinus occipitalis nach kaudal versetzt werden.
- Dieser Vorgang setzt sich fort, bis die Finger aufgrund der Nackenmuskulatur nicht weiter in Richtung Foramen magnum angelegt werden können.

18.3.4 Technik für den Sinus transversus und Sinus rectus nach Frymann

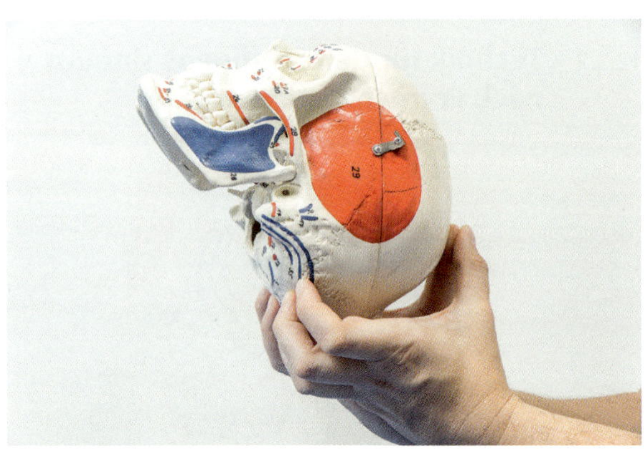

▶ **Abb. 18.21** Technik für den Sinus transversus und Sinus rectus.

Handposition

- Die Fingerbeeren der kleinen Finger beider Hände werden an die Protuberantia occipitalis externa gelegt, während die Fingerbeeren der übrigen Finger entlang der Linea nuchalis superior am Os occipitale angelegt werden.
- Das gesamte Gewicht des Schädels ruht wiederum auf den Fingern.
- Die Daumen werden an der Sutura sagittalis übereinandergelegt (▶ **Abb. 18.21**).

Ausführung

- Eine Verbindung von den Daumen zum vorderen Ende des Sinus rectus wird visualisiert.
- Der Kontakt der Finger wird so lange aufrechterhalten, bis eine Erweichung der Gewebe wahrnehmbar wurde.

18.3.5 Technik für den Sinus sagittalis superior nach Frymann

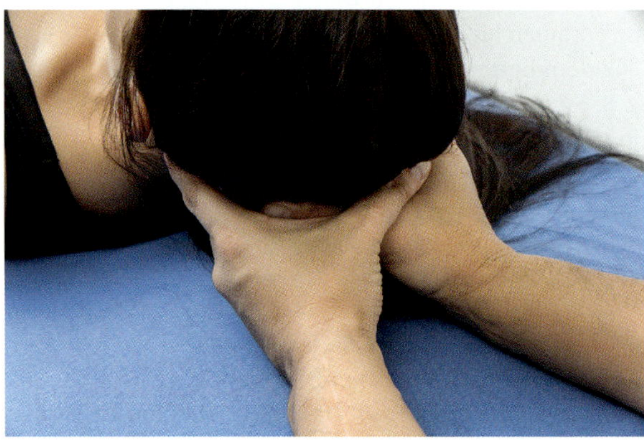

▶ **Abb. 18.22** Technik für den Sinus sagittalis superior.

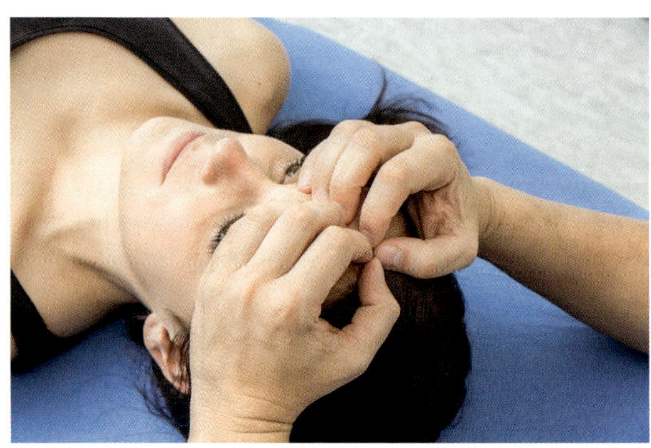

▶ **Abb. 18.23** Technik für den Sinus sagittalis superior.

Handposition

- Die Daumen der beiden Hände werden 1 Querfinger oberhalb der Protuberantia occipitalis externa aufgelegt.
- Sie werden überkreuzt auf die jeweils gegenüberliegende Seite beidseits der Mittellinie positioniert. Die Handflächen liegen währenddessen der Außenfläche des Kraniums auf (▶ **Abb. 18.22**, ▶ **Abb. 18.23**).

Ausführung

- Die Daumen üben eine leichte spreizende Krafteinwirkung auf Höhe des Sinus sagittalis superior aus.
- Die Daumen werden nach der Erweichung der Gewebe 1 Finger breit nach anterior verlegt, der Sutura sagittalis folgend, bis sie am Bregma ankommen.

- Zum Abschluss werden die Finger beider Hände entlang der Sutura metopica auf das Os frontale gelegt. Die Zeigefinger befinden sich anterior vom Bregma, die kleinen Finger oberhalb vom Nasion. Die übrigen Finger liegen dazwischen. Die Finger der rechten Hand befinden sich auf der rechten Seite der Sutur, die Finger der linken Hand auf der linken Seite.
- Wiederum werden ein leichter Druck und eine spreizende Kraft ausgeübt, bis ein Aufweichen und eine inhärente Bewegung wahrnehmbar sind.

18.3.6 Technik für den Sinus sigmoideus

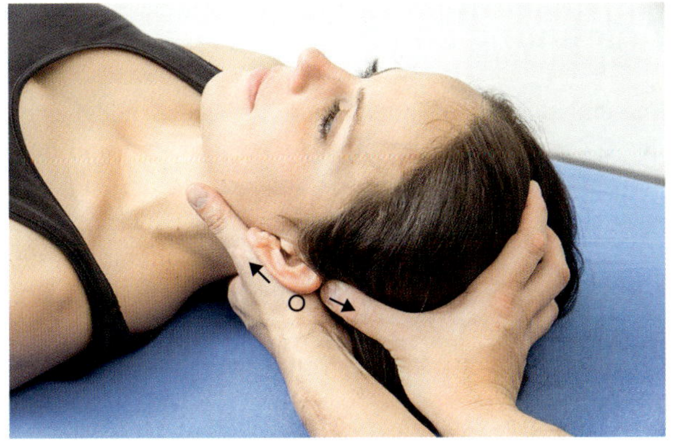

► **Abb. 18.24** Technik für den Sinus sigmoideus.

Der Sinus sigmoideus kann aus osteopathischer Sicht v. a. im Bereich der Sutura parietomastoidea beeinträchtigt werden. Hier kann die Sutur behandelt werden (► **Abb. 18.24**).

Handposition

- Der Daumen der kontralateralen Hand befindet sich oberhalb der Sutura parietomastoidea.
- Der Daumenballen der homolateralen Hand befindet sich posterior des Ohrs, direkt unterhalb der Sutura parietomastoidea, der Daumen entlang des Proc. mastoideus.

Ausführung

- Zunächst wird eine leichte spreizende Krafteinwirkung auf die Sutura parietomastoidea ausgeübt.
- Anschließend wird mit dem Daumenballen ein Druck auf den Knochen im Bereich der Sinus sigmoideus ausgeübt, wie oben dargestellt.

18.3.7 Technik für den Sinus petrosus inferior

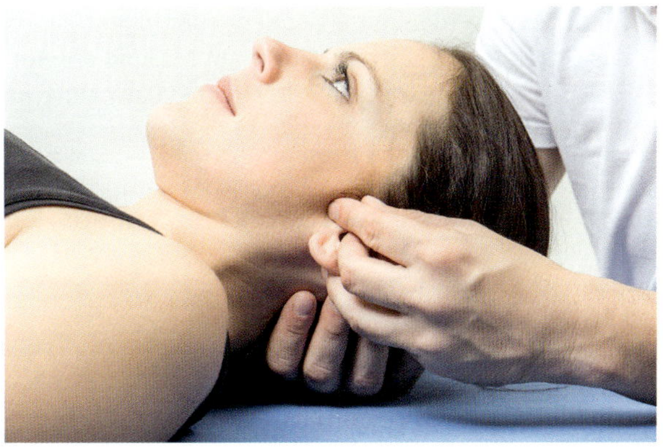

► **Abb. 18.25** Technik für den Sinus petrosus inferior.

Die Behandlung des Sinus petrosus inferior (► **Abb. 18.25**) kann durch die Technik für die Sutura petrooccipitalis erfolgen (Kap. 21.2.10).

18.3.8 Technik für den Sinus petrosus superior

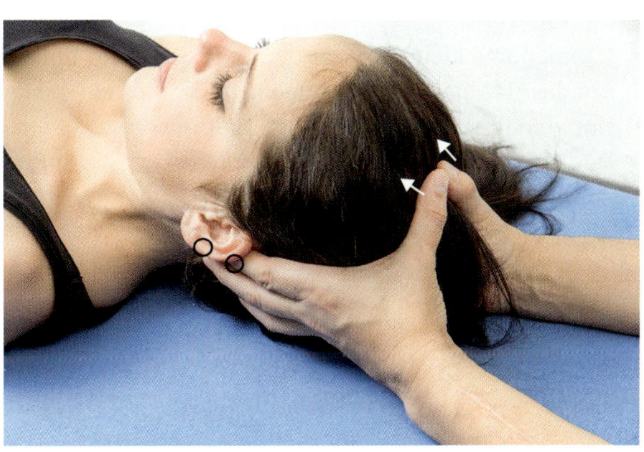

► **Abb. 18.26** Technik für den Sinus petrosus superior.

Der Sinus petrosus superior kann durch Ausbalancieren der Außen- und Innenrotation des Os temporale behandelt werden (► **Abb. 18.26**).

Handposition

- Die Daumen werden V-förmig im Verlauf des Sinus petrosus superior auf den Schädel aufgelegt. Dabei berühren sich die Daumenspitzen posterior vom Bregma.
- Zeige- und/oder Mittelfinger liegen auf dem Mastoid.

Ausführung

- Es wird ein nach kaudal gerichteter Druck mit den Daumen in Richtung Sinus petrosus superior ausgeübt.
- Gleichzeitig werden mittels Außen- oder Innenrotation des Os temporale über die Finger am Mastoid ein Aufweichen und eine Zunahme inhärenter Bewegung im Bereich des Sinus unterstützt.

18.3.9 Technik für den Sinus cavernosus

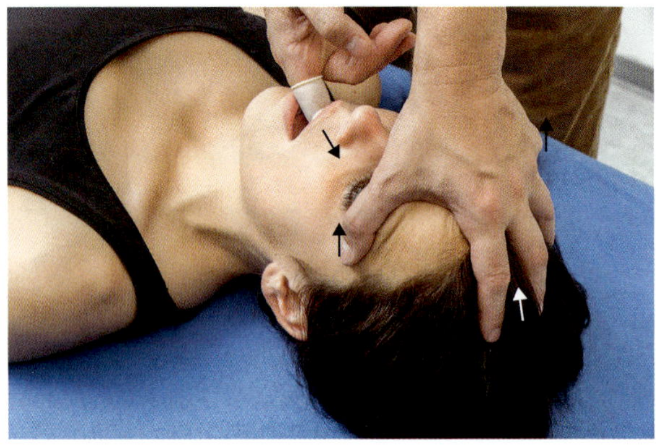

▶ **Abb. 18.27** Technik für den Sinus cavernosus.

Handposition

- Daumen und kleiner Finger der kranialen Hand umfassen die Alae majores. Der Zeigefinger liegt direkt posterior vom Bregma auf der Sutura sagittalis.
- Der Zeigefinger der kaudalen Hand wird auf die Sutura palatina mediana gelegt.

Ausführung

- Der Zeigefinger der kranialen Hand übt einen rhythmischen kaudalen Druck in Richtung Sinus cavernosus aus.
- Der Zeigefinger der kaudalen Hand übt einen rhythmischen kranialen Druck in Richtung Sinus cavernosus aus.
- Gleichzeitig üben die Daumen und kleinen Finger eine leichte anteriore Traktion auf das Os sphenoidale aus (▶ Abb. 18.27).

18.4 Techniken für die Vv. emissariae in Anlehnung an J.P. Barral

Vv. emissariae verbinden oberflächliche Schädelvenen der Galea aponeurotica mit den Vv. diploicae und dem Sinus durae matris. Diese relativ großkalibrigen Kurzschlussverbindungen unterstützen den Druckausgleich im Schädelinneren. Sie treten durch die Foramina parietale und mastoideum sowie durch den Canalis condylaris (▶ Abb. 18.28).

Die Behandlung dient der Verbesserung des Druckausgleichs:

- V. emissaria parietalis: Verbindung der V. temporalis superficialis mit dem Sinus sagittalis superior über das Foramen parietale. Mittels des Zeigefingers wird sanft die Region um das Foramen parietale drainiert.
- V. emissaria mastoidea: Verbindung der V. occipitalis mit dem Sinus sigmoideus über das Foramen masto-

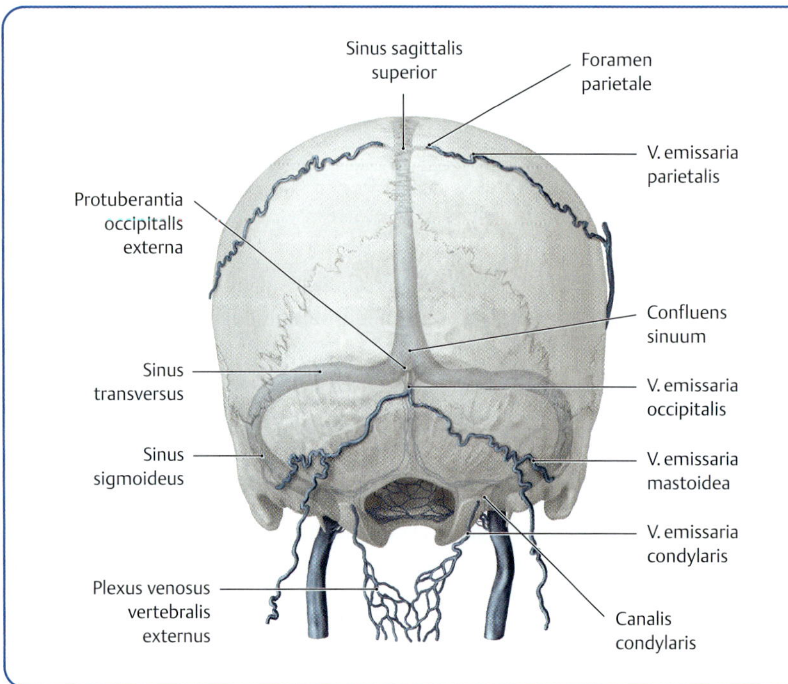

▶ **Abb. 18.28** Vv. emissariae und ihre Durchtrittsstellen am Hinterhaupt. (Aus Schünke M, Schulte E, Schumacher U. Prometheus, LernAtlas der Anatomie. Allgemeine Anatomie und Bewegungssystem. Illustrationen von M. Voll und K. Wesker. 4. Aufl. Stuttgart: Thieme; 2014)

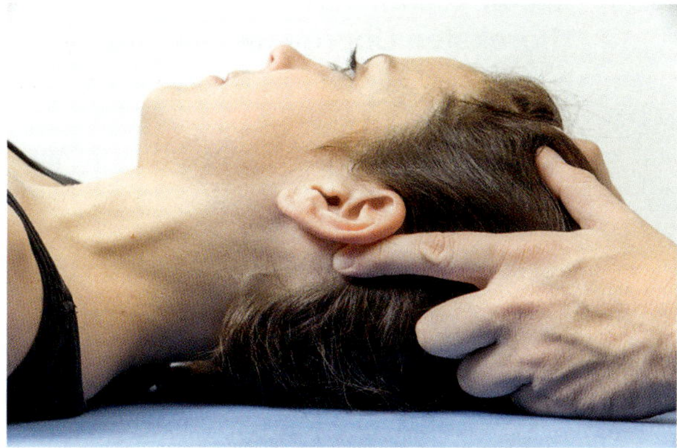

▶ **Abb. 18.29** Technik für die V. emissaria mastoidea.

ideum. Mittels des Zeigefingers wird sanft die Region um das Foramen mastoideum drainiert (▶ **Abb. 18.29**).

- V. emissaria condylaris: Verbindung des Plexus venosus vertebralis externus mit dem Sinus sigmoideus über den Canalis condylaris. Mittels des Zeigefingers wird sanft der Bereich um den Canalis condylaris drainiert.
- V. emissaria occipitalis: Verbindung des Plexus venosus vertebralis externus mit dem Confluens sinuum; sie verläuft durch die Protuberantia occipitalis. Mittels des Zeigefingers wird sanft die Protuberantia occipitalis externa drainiert.

18.5
Behandlung des Lymphsystems

18.5.1 Lymphgefäße im Gehirn und allgemeiner Behandlungsansatz

Die ▶ **Abb. 18.30** zeigt eine Übersicht der Lymphgefäße im Kopf-, Schulter und Thoraxbereich.

Die manuelle lymphatische Drainage des Halses mittels Behandlung der meningealen Strukturen des Gehirns und Stimulierung von LCS-Pulsationen könnte möglicherweise die lymphatische Drainage im Gehirn verbessern. Möglichkeiten osteopathischer Behandlungen könnten dabei bei neuroinflammatorischen und neurodegenerativen Erkrankungen, die mit Immunprozessen assoziiert sind, wie Autismus, Alzheimer und multipler Sklerose untersucht werden (zum Forschungsstand zu Lymphgefäßen des Gehirns s. Kap. 8.3.3).

Bereits im Jahr 1922 wurde eine ausführliche osteopathische Abhandlung über das Lymphsystem veröffentlicht [2]. Grundlegend für die Aktivierung des venösen, arteriellen und lymphatischen Systems waren bereits damals die tägliche regelmäßige Wiederholung von Muskelbewegungen [3]. Beschrieben werden z. B. auch intraorale Techniken für das Lymphsystem des Auges, des Ohrs, der Mundhöhle, des Larynx und des Pharynx [4].

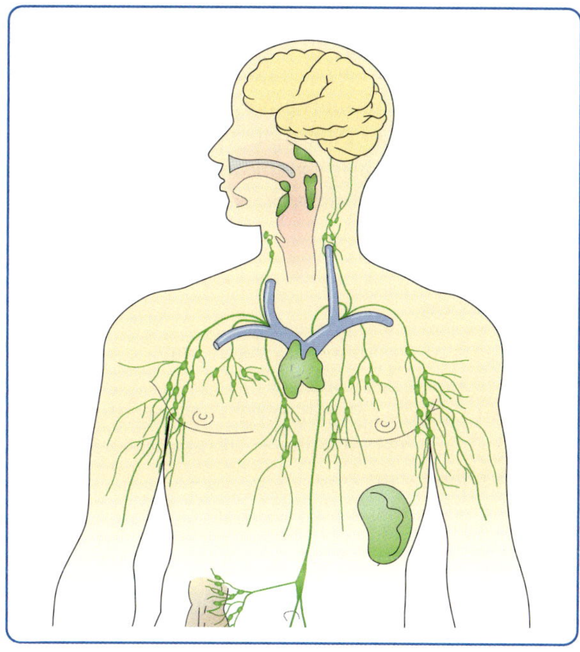

▶ **Abb. 18.30** Übersicht der Lymphgefäße im Kopf-, Schulter- und Thoraxbereich. (Aus: Faller A, Schünke M. Der Körper des Menschen. 17. Aufl. Stuttgart: Thieme; 2016)

Wenn die Lymphwege blockiert sind, kommt es meist zu einem therapieresistent erscheinenden Symptomenbild. Deshalb ist es sehr wichtig, Hindernisse zu lösen, die den Lymphfluss beeinträchtigen. Von Measel durchgeführte Forschungen über die Wirkung osteopathischer Lymphpumptechniken kamen zu dem Ergebnis, dass Behandlungen durch diese Techniken die Funktion des Immunsystems deutlich stärkten [5].

Dabei sind manuelle Lymphpumptechniken nicht nur für die Behandlung des kranialen Lymphabflusses hilfreich. Im Tierversuch konnte gezeigt werden, dass sie auch gegen bakterielle Pneumonie schützen [6].

Zudem kam es zu einem signifikanten Anstieg des Flusses im Ductus thoracicus, von Leukozyten im Ductus thoracicus, der Leukozytenanzahl, des Leukozytenflusses, von Interleukin 8, keratinozytenabhängigen Chemoattraktoren, Nitrit und Superoxiddismutase [7].

Laut Still kann eine Stimulierung des faszialen lymphatischen Systems durch Einwirkung auf den Blutkreislauf über die Nerven erreicht werden [8].

Bereits Anfang des 20. Jahrhunderts wurde von Osteopathen betont, dass bei Infektionskrankheiten Stauungen aller Lymphknoten im Gesicht und Nacken [9] sowie der Lymphfluss im Pharynx befreit werden sollten [10]. Auch die Milz und andere Regionen, die Antikörper produzieren, wären zu stimulieren [11]. Bei Halsschmerzen soll beispielsweise das Gewebe in Richtung der Lymphknoten mobilisiert werden [12]. Osteopathische Manipulationen – neben Ruhe und Diätempfehlungen – wurden bei der Behandlung von Infektionskrankheiten angewendet, um die natürlichen Abwehrkräfte zu steigern und die körperlichen Fehlfunktionen zu überwinden [13].

Der effizienteste Druck, um die ISF in das initiale lymphatische Netzwerk zu drainieren, liegt bei etwa 60–80 mmHg. Das ist ein deutlich höherer Druck als der, mit dem lymphatische Techniken normalerweise ausgeführt werden [14]. In einer Pilotstudie von Roth et al. (2015) konnte mithilfe einer kraniozervikalen manuellen Lymphdrainage der Hirndruck bei akuten Hirnerkrankungen gesenkt werden [15].

Indikationen

- Verbesserung des Immunsystems und der lymphatischen Drainage des Kopfes
- Unterstützung des Abtransports neurotoxischer Stoffe
- Unterstützung bei Infektionen, insbesondere der Kopf-Hals-Region

Kontraindikationen

Lymphatische Pumptechniken sind kontraindiziert bei
- nicht behandeltem malignem Tumor,
- akuten Entzündungen mit Fieber,
- Thrombosen,
- dekompensierter Herzinsuffizienz.

18.5.2 Durale Techniken, Sinus-venosus-Techniken, Drainage zervikaler Lymphknoten, Nackentechniken, LCS-Pulsationen

Die Lymphgefäße des Gehirns können mittels duraler Techniken (Kap. 22.2) und Sinus-venosus-Techniken (Kap. 18.2) sowie über lymphatische Drainagetechniken der tiefen zervikalen Lymphknoten und beispielsweise durch rhythmische Längsdehnung des Nackens (Kap. 16.7.1) und Stimulierung von LCS-Pulsationen (Kap. 23.4) behandelt werden.

18.5.3 Spannungslösung im zervikothorakalen Diaphragma

Diese Technik wirkt v. a. auf den Lymphabfluss aus dem Kopf, aber auch die Lymphbewegung im übrigen Körper wird stimuliert, da die Lymphe im linken (und rechten) Venenwinkel hinter dem Sternoklavikulargelenk zurück in das Venensystem abfließt.

Insbesondere müssen der M. sternocleidomastoideus, die Mm. scaleni, das Sternoklavikulargelenk, die oberen thorakalen Wirbel und die oberen Sternokostalgelenke untersucht und ggf. behandelt werden, z. B. mithilfe der Recoil-Technik für den oberen Thoraxbereich oder indirekter faszialer Techniken (Kap. 16.4.9).

18.5.4 Recoil-Technik am oberen zervikothorakalen Übergang

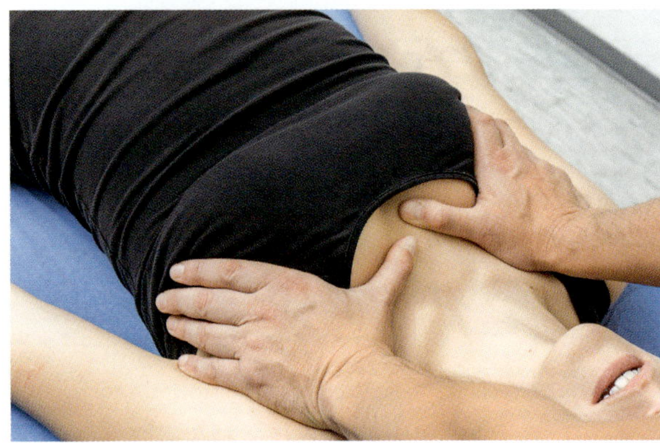

► **Abb. 18.31** Recoil-Technik.

Therapeut

- Er steht hinter dem Kopf des Patienten.

Handposition

- Daumen beidseitig unterhalb der Klavikulae auflegen.
- Die übrigen Finger liegen seitlich am Thorax (► Abb. 18.31).

Ausführung

- Der Therapeut folgt der Ausatmung des Patienten mit seinen Händen.
- Während der Einatmung gibt der Therapeut Widerstand am Brustkorb, insbesondere unterhalb der Klavikula.
- Während der Ausatmung folgt er erneut nach posterior.
- Nach 1–3 Zyklen wird der Kontakt am Brustkorb zu Beginn der Einatmung plötzlich und unerwartet gelöst. Dabei können spontanes Pfeifen, Husten oder Lachen auftreten.
- Den gesamten Vorgang 3- bis 4-mal wiederholen.

Alternative Ausführung

- Es ist auch möglich, kontinuierliche rhythmische Stöße nach posterior und kaudal auf den Brustkorb zu geben. Wichtig ist dabei, dass die Krafteinwirkung den Brustkorb sichtbar in Bewegung versetzt.
- Es sollten ungefähr 30 Stöße/min ausgeführt werden, für die Dauer von höchstens 3 min.

Kontraindikationen

- fortgeschrittene Osteoporose
- Brüche der Rippen oder des Sternums
- fortgeschrittene Herzerkrankungen, Herzschrittmacher

18.5.5 Lösen faszialer Spannungen

Jede lokale Behinderung des Lymphflusses durch Muskelhypertonus, Gewebespannung oder Knochenfehlstellungen usw. ist zu lösen.

18.5.6 Lösen von Zwerchfellspannungen (= primäre lymphatische Pumpe)

Die Funktion des Zwerchfells ist zu untersuchen und ggf. zu behandeln: Eine gute Beweglichkeit und Amplitude der Zwerchfellbewegungen sichern eine gute Drainage des Ductus thoracicus.

18.5.7 Verbesserung des Lymphabflusses in inneren Organen

Milz, Dünndarm und Blinddarmfortsatz sowie Leber und Gallenblase sind zu untersuchen und ggf. zu behandeln.

18.5.8 Lymphatische Pumpe im Brustbereich

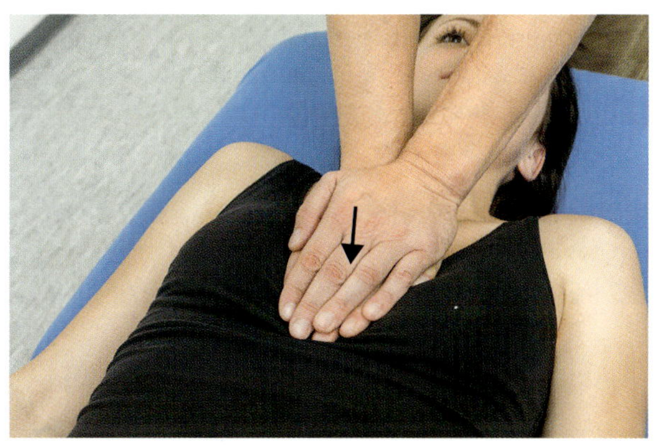

▶ **Abb. 18.32** Lymphatische Pumptechnik im Brustbereich.

Therapeut

- am Kopf des Patienten

Handposition

- Die Hände liegen übereinander auf dem Sternum und angrenzenden Strukturen.
- Die Finger sind nach kaudal gerichtet (▶ **Abb. 18.32**).

Ausführung

- Bei Ausatmung wird eine nach posterior-inferior gerichtete Pumpbewegung ausgeführt.

18.5.9 Lymphatische Pumpe im Bauchbereich

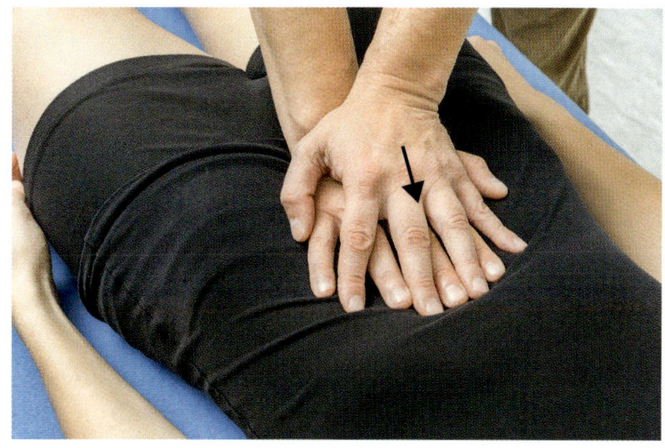

▶ **Abb. 18.33** Lymphatische Pumptechnik im Bauchbereich.

Therapeut

- seitlich im Bereich des Beckens des Patienten

Handposition

- Die Hände umgreifen den Bauchinhalt um den Bauchnabel herum.
- Die Finger sind nach kranial gerichtet (▶ **Abb. 18.33**).

Ausführung

- Bei Einatmung übt der Therapeut mit seinen Händen einen leichten Gegendruck aus.
- Bei Ausatmung wird eine nach posterior-superior gerichtete Pumpbewegung ausgeführt.
- Alternativ kann auch 1 Pumpbewegung/s ausgeführt werden [16].

18.5.10 Lymphatische Pumpe der Füße

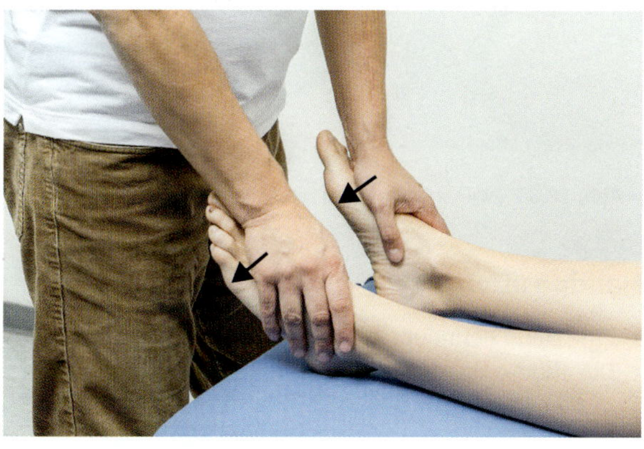

▶ **Abb. 18.34** Lymphatische Pumptechnik an den Füßen.

Therapeut

- an den Füßen des Patienten

Handposition

- Die Hände umgreifen beidseitig die Oberseite der Füße (▶ Abb. 18.34).

Ausführung

- Der Therapeut übt an den Füßen eine beidseitige rhythmische Kippbewegung in Richtung Plantarflexion aus.
- Alternativ kann auch eine rhythmische Dorsalflexion ausgeführt werden. Hier werden die Hände an die Fußsohlen gelegt.
- Die Rückbewegung der Füße aus der Plantarflexion erfolgt stets passiv.
- Diese rhythmische Bewegung sollte den gesamten Körper ins Schwingen bringen.
- Es wird etwa 1 Pumpbewegung/s ausgeführt.

Beachte

Die Dauer der 3 letztgenannten Pumptechniken sollte einzeln angewendet oder zusammen durchgeführt etwa 4 min betragen [16].

18.5.11 Drainage der tiefen zervikalen Lymphgefäße

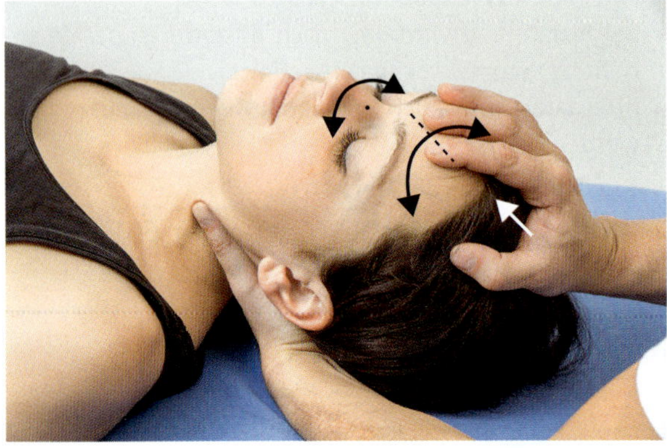

▶ **Abb. 18.35** Drainage der tiefen zervikalen Lymphgefäße.

Handposition

- Eine Hand befindet sich am Schädel.
- Die andere Hand umfasst den Nacken.

Ausführung

- Um die tiefen Lymphgefäße zu drainieren, wird der Nacken alternierend komprimiert und dekomprimiert (▶ Abb. 18.35), in Kombination mit Seitneigungs- und Rotationsbewegungen im Nacken.
- Dies 5- bis 10-mal wiederholen.
- Wichtig sind insbesondere die alternierenden Bewegungen im Bereich des Nackens (persönliche Kommunikation des Autors mit Jean-Paul Belgrado 2017 [18]).

18.5.12 Pumptechnik am Kranium nach Bjornaes

Siehe Kap. 23.

18.5.13 Technik zur Lymphflussverbesserung im Kopfbereich

Diese Abfolge kann dem Patienten auch als Selbsthilfetechnik gezeigt werden und ist etwa 2- bis 3-mal pro Tag auszuführen:

1. Supraklavikulär beidseitig die Finger auflegen. Während der Nacken herausgestreckt wird, üben die Finger sanften Druck in das Gewebe aus. Zusätzlich könnte ein Unterdruck erzeugt werden, indem nach kompletter Ausatmung mit dem Brustkorb eine Einatembewegung ausgeführt wird, ohne dabei Luft einzuatmen.
2. Anschließend je 3-mal am Gesicht, seitlich am Kopf, am Hinterkopf von kranial nach kaudal Richtung medialer Klavikula die Haut ausstreichen.
3. Vom Bauchnabel in Richtung Manubrium 3-mal nach oben streichen.

Schon Bewegung der Haut reicht aus, um den Lymphfluss um das 20-Fache zu erhöhen [17]. Deshalb ist es sinnvoll, den Patienten Selbsthilfetechniken ausführen zu lassen.

18.5.14 Selbsthilfetechnik zur Anregung des Lymphflusses

Die Zunge wird an den Gaumen gelegt. Nachdem einmal tief ein- und komplett ausgeatmet wurde, wird mit dem Brustkorb eine Einatembewegung ausgeführt, ohne dabei Luft einzuatmen. Dadurch wird ein Unterdruck im Thorax erzeugt und der Lymphfluss angeregt. Dies wird für etwa 5–10 s gehalten und 3-mal wiederholt.

18.6 Ansatz zur Behandlung von Primo-Gefäßen im Kopf-Nacken-Bereich

Hier können sanfte Dehnungen und Ausstreichungen sowie sanfte punktuelle Rotationen an Knotenstellen im Nacken- und Kopfbereich, beispielsweise im Verlauf von Meridianen, Gefäßen und Nerven, durchgeführt werden. Die Primo-Gefäße werden möglicherweise auch durch Behandlung der Arterien, venolymphatischen Strukturen und Nerven mitbehandelt. Allerdings ist noch nicht bekannt, ob und inwiefern Primo-Gefäße Dysfunktionen aufweisen können.

Verwendete Literatur

[1] Still AT: Philosophy of Osteopathy. 6th Reprint. Kirksville: American Academy of Osteopathy; 1986: 99.

[2] Millard FP: Applied anatomy of the lymphatics. Kirksville: International Lymphatic Research Society; 1922.

[3] Bush RE: The effects of exercise on the lymphatics. In: Millard FP: Applied anatomy of the lymphatics. Kirksville: International Lymphatic Research Society; 1922: 157–169.

[4] Edwards JD: Finger surgery in the treatment of the lymphatics of the eye, ear, nose and throat. In: Millard FP: Applied anatomy of the lymphatics. Kirksville: International Lymphatic Research Society; 1922: 197–228.

[5] Measel JW: The effect of the lymphatic pump on the immune response. J. Am. Osteopath. Assoc. 1982; 82: 28–31.

[6] Hodge LM, Creasy C, Carter KR, Orlowski A, Schander A, King HK: Lymphatic pump treatment as an adjunct to antibiotics for pneumonia in a rat model. J. Am. Osteopath. Assoc. 115 (5) 2015: 306–316.

[7] Schander A, Padro D, King HH, Downey HF, Hodge LM: Lymphatic pump treatment repeatedly enhances the lymphatic and immune systems. Lymphat. Res. Biol. 2013; 11(4): 219–226.

[8] Still AT: The philosophy and mechanican principles of osteopathy. Kansas City, Missouri: Hudson-Kimberly Publishing Company; 1902.

[9] Beitel WL: Ten finger osteopathy sufficent. The Osteopathic Physician. 1910, 18(4): 3–4.

[10] Millard FP: Applied Anatomy of the Lymphatics. Lymphatic Research Society. Kirksville, Missouri: The Journal Printing Company; 1922.

[11] Willard AM: “Scarlet Fever.” Herald of Osteopathy. 1927; 21(1): 14–15.

[12] McConnell CP: Clinical Osteopathy. Chicago, Illinois: The A.T. Still Research Institute; 1917.

[13] Ulrich NA: „Osteopathic Care of Scarlet Fever.“ Osteopathic Magazine. 1941; 28(5): 24–31.

[14] Belgrado J-P: Persönliche Kommunikation, im Mai 2015.

[15] Roth C, Stitz, H, Roth C, Ferbert A, Deinsberger W, Pahl R, Engel H, Kleffmann J: Craniocervical manual lymphatic drainage and its impact on intracranial pressure – a pilot study. Eur. J. Neurol. 2016; 23(9): 1441–1446.

[16] Schander A, Padro D, King HH, Downey HF, Hodge LM: Lymphatic pump treatment repeatedly enhances the lymphatic and immune systems. Lymphat. Res. Biol. 2013; 11(4): 219–226.

[17] Ikomi F, Hunt J, Hanna G, Schmid-Schönbein GW: Interstitial fluid, plasma protein, colloid, and leukocyte uptake into initial lymphatics. J. Appl. Physiol. 1985; 81(5): 2060–2067.

[18] Liem T: Update zur Liquorforschung und Drainage des Gehirns. Osteopath. Med. 2017; 18(3): 19–25.

Weitere Literatur

Frymann VM: Kursaufzeichnungen; 1994–1996.

Kuchera WA, Kuchera ML: Osteopathic principles in practice, 2. Aufl. Columbus: Greyden; 1993.

McCatty RR: Essentials of craniosacral osteopathy. Bath: Ashgrove; 1988.

19 Funktionsstörungen der Schädelbasis

„In der Palpation sollten wir darauf achten, nur das zu finden, was wirklich präsent ist, und nicht, was wir denken oder wünschen, was anwesend sein sollte."
Harrison H. Fryette [1]

Die gelenkige Verbindung zwischen Os occipitale und Os sphenoidale, die **Synchondrosis sphenooccipitalis (SSB)**, beginnt ungefähr ab dem 6. (13. bzw. 16.) Lebensjahr [7] [8] [9] [10] zu verknöchern. Ossifiziert ist sie zwischen dem 13. und 17. Lebensjahr [7] [8] [9]. Wie bereits von Magoun angenommen, ist es unwahrscheinlich, dass die ossifizierte SSB beim Erwachsenen artikuläre Bewegungen bzw. Beweglichkeiten aufweist [11]. Eine Vielzahl von Hinweisen zur Beweglichkeit in den Suturen des Schädeldaches ist hingegen vorhanden.

Als Faktoren der Stabilität in der Region der SSB sind die Dicke (einer der kräftigsten Bereiche im Schädel) und die umgebende dünne Kompaktaschicht anzusehen.

Ab der Jugend ist die Schädelbasis nicht mehr als knöcherner durchgebauter Balken anzusehen, sondern stellt einen mehr oder weniger durchgehend pneumatisierten Raum dar, der sich vom Os ethmoidale bis in die Pars basilaris ossis occipitalis erstrecken kann [12]. Nach Latkowski haben die Nasennebenhöhlen aufgrund ihres vielwandigen Baus, den elastischen Qualitäten des knöchernen Nasennebenhöhlensystems und ihrem Luftgehalt eine energieabsorbierende, gewaltaufnehmende bzw. dämpfende Funktion bei traumatischer Krafteinwirkung [13]. Einwirkende Kräfte könnten so verteilt werden. Während reine anguläre Bewegungen im Sinne einer Flexion/Extension in der SSB unwahrscheinlich erscheinen, wäre nach Eser-Bindl eine Mobilität im Sinne von Elastizität und Flexibilität einer globalen, mehr oder weniger stark pneumatisierten Schädelbasis vorstellbar [12]. Auch die trabekulären Strukturen im Bereich der SSB könnten auf eine gewisse Elastizität in dieser Region hinweisen.

Inwieweit nach dem 17. Lebensjahr tatsächlich weiterhin eine für die Palpation signifikante intraossale Beweglichkeit vorliegt, muss noch untersucht werden. Jedoch hat die Schädelbasis als zentrale Stelle in der Medianlinie des Schädels und als Anheftungspunkt einer Vielzahl faszialer Strukturen in späteren Jahren eine Bedeutung als stabiles Fulcrum/Fixpunkt und keinesfalls als irgendeine Art von mobiler Synchondrose wie im Kindesalter.

Cook (2005) vermutet, dass im Rahmen einer Befunderhebung an der Schädelbasis eher die Region zwischen dem Corpus und der Ala major des Os sphenoidale untersucht werden. Diese seien aufgrund des Sinus sphenoidalis und der orbitalen Fissurae laut Cook eher mobil [37].

Ein Review zur Bedeutung der Schädelbasis in der Osteopathie kommt zu dem Schluss, dass anhand der vorliegenden Studienliteratur keine eindeutigen Aussagen zur Bedeutung der SSB für Gesundheit und Erkrankung getroffen werden können. Außerdem entspricht hinsichtlich der Beweglichkeit an der sphenookzipitalen Verbindung die osteopathische Literatur nicht dem aktuellen wissenschaftlichen Standard [38].

Eine weitere Frage ist, was wir fühlen und wahrnehmen können, wenn wir mit indirekter Palpation die Region der SSB zu palpieren versuchen. Sind die klassischen Beschreibungen noch adäquat oder bedürfen diese einer Übersetzung in angemessenere Modelle oder sollten sie sogar aufgegeben werden?

Embryologie

Sicherlich kommt der SSB eine große diagnostische und therapeutische Bedeutung bei Neugeborenen und kleinen Kindern zu, weil

- viele prä-, peri- und postnatale Kräfte auf die Schädelbasis einwirken,
- dieser Bereich bei Neugeborenen und kleinen Kindern eine Synchondrose ist, die bis zum 13.–17. Lebensjahr noch nicht vollständig verknöchert ist,
- die Wachstumsmuster der Schädelbasis eine wichtige Rolle in der Entwicklung des Gesichtsschädels, des temporomandibulären Systems und des Sehorgans spielen,
- die Schädelbasis einen Einfluss auf die Schädelhöhle hat,
- möglicherweise eine Scoliosis capitis einen Einfluss auf die Entwicklung einer allgemeinen idiopathischen Wirbelsäulenskoliose hat.

Bei Erwachsenen ist die SSB nicht mehr synchondrotisch. Die oben aufgeführten Wechselwirkungen sind bei einer verknöcherten SSB weniger stark ausgeprägt. Deshalb scheint die therapeutische Bedeutung der Schädelbasis beim Erwachsenen begrenzt zu sein. Es ist vorstellbar, dass sie eine Rolle als knöchernes Fulcrum im Sinne eines Punctum fixum des Kopfes spielt, überdies ist sie verbunden mit der Hypophyse und der Aufhängung des Fasziensystems usw.

Mit der Palpation scheinen wir v. a. bei Älteren aufgrund der Besonderheiten in der Entwicklung mehr oder weniger den gesamten Bereich der Schädelbasis und nicht nur die SSB zu erreichen.

Die Schädelbasis könnte auch als ein Bereich für die Diagnostik des gesamten Körpers genutzt werden, z. B. aufgrund der Kontinuität der Faszien, die an der Schädelbasis ansetzen. Die unten beschriebenen Techniken könnten in dieser Art und Weise angewandt werden. Es sollte aber in der Regel vermieden werden (zumindest scheint es, wie so viele Dinge in der kranialen Osteopathie, fraglich zu sein), bei Erwachsenen die SSB als sog. primäre Dysfunktion anzusehen.

Die knorpelige Anlage der Schädelbasis entsteht ungefähr um den 40. Tag i. u. Sie ist der Boden, auf dem sich das Gehirn entwickelt. Dadurch, dass der zentral gelegene Hirnstamm und das zu ihm in Beziehung stehende Sphenookzipitalgelenk relativ langsam wachsen, bleibt die Schädelbasis im Vergleich zum Schädeldach und zum Gesicht relativ stabil.

Um diese stabile Schädelbasis herum kommt es aufgrund der enormen Vergrößerung des Stirn- und Schläfenlappens vom Großhirn sowie der Vergrößerung des Kleinhirns zu einem sehr starken Wachstum der vorderen, mittleren und hinteren Schädelgrube. Die Schädelbasis mit der SSB stellt also eine Art Fulcrum in der Entwicklung des Schädels dar.

Schädelbasiswinkel

Der untere Winkel setzt sich aus der Verbindung der Linie vom Nasion zur Sella turcica und der Linie von der Sella zum Basion zusammen. Oberhalb der Sella turcica ist der Schädelbasiswinkel leicht konvex, nach unten ist er leicht konkav. Nach von Lanz und Wachsmuth [2] beträgt der nach unten offene Schädelbasiswinkel eines Erwachsenen durchschnittlich 117,7°.

Die sog. rhythmische kraniale Bewegung der SSB wurde als Flexions- und Extensionsbewegung beschrieben. In der Inspirationsphase oder in der Flexionsdysfunktion organisiert sich die SSB nach kranial und verringert sich der untere Winkel, während sich der obere Winkel vergrößert. In der Exspirationsphase oder in der Extensionsdysfunktion geschieht das Umgekehrte. Die Deckknochen sind elastischer als die Knochen der Schädelbasis und könnten sich dadurch zumindest in der Kindheit an die feinen Bewegungen der SSB anpassen. Die SSB und die intrakranialen Membranen werden in der kranialen Osteopathie als Schlüssel zum Verständnis der gesamten kranialen Organisation angesehen.

Störungen im Bereich der Schädelbasis sollen sich auf die übrigen Schädelknochen und die gesamte Schädelmobilität auswirken. Sie könnten die kraniosakrale Beweglichkeit vermindern, mehr oder weniger stark das gesamte kraniosakrale System blockieren und den therapeutischen Erfolg bei der Behandlung anderer kraniosakraler Dysfunktionen vermindern. Andererseits können auch periphere extra- oder intrakraniale Störungen der erfolgreichen Behandlung der SSB im Wege stehen.

Im Gegensatz zu traditionellen Annahmen, die einen Bewegungsverlust der ossifizierten SSB beim Erwachsenen annehmen, scheint eine Art intraossaler Elastizitätsverlust der SSB wahrscheinlicher zu sein. Deshalb sollte man weniger von Bewegungen als von intraossalen elastizitären Spannungen auf Höhe der SSB sprechen.

Scoliosis capitis

Arbuckle benutzte diesen Begriff zur Beschreibung eines Kopfes mit einer einseitigen Abflachung am Hinterkopf sowie einer Abflachung auf der gegenüberliegenden Seite am Gesicht, die in der Regel auf eine fetale Fehlposition in den letzten Schwangerschaftsmonaten zurückzuführen war [14] [15].

Diese wird heute auch als sekundäre lagebedingte Plagiozephalie bezeichnet. Prädisponierende Faktoren sind: Tortikollis mit Rotation des Kopfes, asymmetrische länger andauernde Lagerung (z. B. nach Shuntoperation), asymmetrische Motorik (z. B. bei Plexusparesen oder Hemisyndrom), eine konsequente Rückenlage (wegen SIDS-Prophylaxe, „Sudden Infant Death Syndrome") sowie intrauterine Lageanomalien. Zusätzlich zu einer osteopathischen Behandlung sind folgende Maßnahmen hilfreich: Erkennung der prädisponierenden Faktoren, frühzeitige professionelle Instruktion im Handling und in der Lagerung, Physiotherapie und Bauchlage im Wachzustand („Tummy Time").

Auch abnorme Geburtskräfte oder postnatale Traumata können an der Entstehung einer Scoliosis capitis beteiligt sein. Ihre Entstehung steht in Zusammenhang mit asymmetrischen Spannungen auf Höhe der knorpelig angelegten Schädelbasis und den in der frühen Kindheit zahlreich vorhandenen intraossalen knorpelhaften Verbindungen [14]. Folgen einer Scoliosis capitis können nach Arbuckle und Schooley außer Nerven- und Gefäßsymptomatiken, Kopfschmerzen, mentale Beeinträchtigung, Störungen des Seh-, Atem-, Hör- und Gleichgewichtssystems sowie die Entstehung von Skoliose und Schulter- und Beckenasymmetrien sein [16].

Diese Zeichen werden in der Regel erst Jahre später sichtbar. Oder es treten Jahre oder Jahrzehnte nach einem Trauma (Sturz, Unfall usw.) unverhältnismäßig stärkere neurologische Symptome auf, als durch das Trauma oder den Unfall zu erwarten gewesen wären.

19.1 Mögliche Ursachen für Störungen an der Schädelbasis

19.1.1 Schädeltraumata

Vor allem während der Geburt ist der Schädel starken Kompressions- und Zugkräften ausgesetzt, die unter Umständen zu bleibenden Veränderungen, insbesondere an der Schädelbasis, führen können. Schuld daran sind meist beschleunigte oder verlangsamte Geburten, veränderte Zivilisationsgewohnheiten wie zu wenig Bewegung und schlechte Ernährung sowie Stürze der Mutter auf das Becken.

Stürze und Schläge auf den Schädel können, v. a. solange die Schädelknochen noch nicht verwachsen sind, aber auch in späteren Jahren, Dysfunktionen an der Schädelbasis verursachen. Die Stärke und die Richtung der Krafteinwirkung sowie der begleitende psychische Zustand bestimmen das Ausmaß der Störungen.

19.1.2 Hypertone Spannungen der Nackenmuskeln

Muskeln, die am Okziput ansetzen, und fasziale Spannungen können die Beweglichkeit dieser Knochen behindern. Diese Muskelspannungen können wiederum auch durch psychische Belastungen hervorgerufen werden.

19.1.3 Intrakraniale Spannungen der Dura

Diese sind über ihre Ansatzstellen am Os sphenoidale und Os occipitale verantwortlich für eine eingeschränkte Beweglichkeit der SSB.

19.1.4 Suturale Restriktion der Schädelknochen

Sie können die Bewegung der SSB blockieren. Zum Beispiel kann die Beweglichkeit des Os sphenoidale durch Krafteinwirkungen auf das Os zygomaticum oder Os frontale eingeschränkt werden, verbunden mit Restriktionen der suturalen Verbindungen zu diesen Knochen. Die Beweglichkeit des Okziputs kann durch Traumata des Os temporale oder des Atlas beeinträchtigt werden.

19.1.5 Unfälle und Stürze auf das Os sacrum oder Os coccygis

Diese können über die Dura mater spinalis ihre Dysfunktion auf die SSB übertragen.

19.1.6 Viszerale Dysfunktion

Viszerale Störungen, z. B. eine Magenptose, können sich über fasziale Verbindungen bis in die SSB auswirken.

19.1.7 Muskuloskelettale Dysfunktion

Diese können über myofasziale Verbindungen zur Schädelbasis die Beweglichkeit der SSB beeinträchtigen.

Letztlich können sich an der SSB eine Vielzahl von Störungen des Organismus widerspiegeln. In diesem Fall werden die Dysfunktionen an der SSB so lange immer wieder auftreten, bis die ihnen zugrunde liegende Störung behoben wird.

Insbesondere aufgrund muskulärer Verbindungen und der faszialen Anheftungen an der Schädelbasis (Kap. 16.3.2, Kap. 16.3.3) sind die Verhältnisse an der SSB Abbild der übrigen körperlichen Organisation. Zusammenfassend ist also festzustellen, dass sich die Organisationsmuster des Organismus an der SSB abbilden. Theoretisch würde ein völlig symmetrisches und harmonisches Spannungsverhältnis in der SSB voraussetzen, dass im untersuchten Organismus keinerlei dysfunktionelle Spannungen bestehen. Auf der anderen Seite bedeutet dieser Zusammenhang, dass mit zunehmendem Feingefühl und Verständnis der strukturellen Verbindungen im Organismus der Therapeut über die Palpation an der SSB in der Lage ist, nicht nur dysfunktionelle Spannungen im übrigen Körper zu lokalisieren, sondern auch die räumliche Organisation des Organismus über die SSB wahrzunehmen. Die Bedeutung der SSB in der Diagnose und Therapie geht weit über die folgende mechanische Beschreibung der SSB-Dysfunktionen hinaus. Zudem ist anzumerken, dass die SSB-Dysfunktionen selten isoliert, sondern in der Praxis meist kombiniert auftreten, d. h., dass verschiedene Dysfunktionen übereinandergelagert sind. Auch können die sog. traumatischen Dysfunktionen sekundäre Folgeerscheinungen sein und die sog. sekundären Dysfunktionen traumatischen Ursprung haben.

Schließlich sei daran erinnert, das wir nicht **eine** isolierte Struktur behandeln, sondern Gewebeinteraktionen und Beziehungsmuster gewebiger-energetischer Bewusstseinskomplexe.

19.2 Dysfunktionen der Synchondrosis sphenooccipitalis (SSB)

> **Beachte**
> **Die im Folgenden dargestellten diagnostischen Merkmale beziehen sich insbesondere auf die frühe Kindheit, unter Umständen auch auf die Zeit bis vor der Ossifikation der SSB.**

Die folgenden Darstellungen sind angelehnt an die klassischen Beschreibungen der SSB-Dysfunktionen nach Magoun und Sutherland. Wie bei allen schematischen Modellen ist auch ihre Aussagekraft beschränkt und keinesfalls sind diese dogmatisch umzusetzen. Ihr Sinn besteht v. a. darin, den Praktiker für die mannigfaltigen Möglichkeiten dysfunktionaler Muster auf Höhe der Schädelbasis zu sensibilisieren. Es sind alle Kombinationen der dargestellten Dysfunktionen vorstellbar. Keinerlei Hinweise gibt es, dass die Lateralflexion-Rotation immer als Kombination auftritt. Vor allem die Strains als dysfunktionelle Muster haben nach Lalauze-Pol klinische Bedeutung [17].

Greenman, Professor für Biomechanik, versuchte, anhand röntgenologischer Untersuchungen des Schädels Flexions-, Extensions-, Torsions- und Lateralflexionsdysfunktionen der SSB aufzuzeigen. Lateral-Strain- und Vertical-Strain-Dysfunktionen konnten dabei nur teilweise röntgenologisch dargestellt werden. Diese Studie ist jedoch aufgrund schlechter Beschreibung, interner und externer Validität und Analyse von geringer Qualität. Die Methoden zur Patientenrekrutierung und -analyse wurden im Allgemeinen nicht beschrieben und die Ergebnisse nicht adäquat dargestellt, eine statistische Analyse wurde nicht durchgeführt. Auch wurden die Ergebnisse dieser Studie nicht im Zusammenhang mit bisherigen Forschungsergebnissen diskutiert. Daher sind die Ergebnisse zweifelhaft.

Holland (1991) [39] untersuchte mithilfe von MRT-Aufnahmen das Vorhandensein eines Vertical Strain im kindlichen Schädel. Anhand von CT-Aufnahmen wurden orbitale und temporale Achsen sowie transversale und longitudinale Achsen durch das Os sphenoidale und das Os occipitale vermessen. In Übereinstimmung mit osteopathischer Diagnostik wurden bei einer Seitneigungs-Rotations-Dysfunktion eine Neigung der longitudinalen und transversalen Achse zur Dysfunktionsseite und ebenso eine Kompression des Kondylus in den Atlas auf dieser Seite festgestellt. Zudem begegneten sich die orbitalen und temporalen Achsen in einem spitzeren Winkel.

19.2.1 Übersicht

- Flexion
- Extension
- Torsion
- Lateralflexion-Rotation (LFR)
- Superior und Inferior Vertical Strain
- Lateral Strain
- Kompression

Die ersten 4 Dysfunktionen, einschließlich der LFR, seien meist sekundär als Kompensation anderer Dysfunktionen inner- oder außerhalb des kraniosakralen Systems entstanden, während die 3 nachfolgenden Dysfunktionen in der Regel eine Folge traumatischer Krafteinwirkung seien, mit entsprechend schwerwiegender Symptomatik. Diese Spekulationen sind zu relativieren. Es scheint z. B. vorstellbar, dass ein anteriorer kaudaler Zug an den Alae majores ein Superior-Vertical-Strain-Muster bildet. Nicht selten treten mehrere Dysfunktionen der SSB gleichzeitig auf und überlagern sich gegenseitig.

Die Dysfunktion bezeichnet die Richtung, in die die SSB leichter zu bewegen ist. Demnach würde sich die SSB bei einer Flexionsdysfunktion leichter in die Flexion/Außenrotation bewegen, während die Extensionsbewegung vermindert wäre.

Bestimmte Symptome wurden in der Klinik wiederholt mit bestimmten Dysfunktionen der SSB in Verbindung gebracht, sodass diese Symptome bei den jeweiligen Dysfunktionen angeführt werden. Allerdings sind diese Symptomatiken spekulativ und eher als Hinweise für mögliche Störungen der Schädelbasis zu bewerten. Bisher konnten diese hypothetischen Annahmen durch keine klinischen Studien belegt werden.

Ausschlaggebend für die Behandlung sind v. a. die palpatorischen Untersuchungen der SSB. Strukturelle Störungen können aufgrund einer Vielzahl von Wechselbeziehungen sehr vielfältige Symptome erzeugen, sodass in der Osteopathie selten von feststehenden Symptomen der jeweiligen Dysfunktion gesprochen wird. Vielmehr versucht man, die möglichen physiologischen und pathologischen Beziehungsgefüge der unterschiedlichen Strukturen zu verstehen. Dadurch ist es möglich, eine Vorstellung von den vielfältigen Äußerungen und zum Teil widersprüchlichen Symptomen der Dysfunktionen und von der Organisation eines Menschen zu bekommen.

Für das Verständnis der SSB-Dysfunktionen ist es wichtig, den möglichen Einfluss des Os occipitale und des Os sphenoidale auf die jeweiligen anderen Schädelknochen, Nerven und Gefäße zu kennen. Sowohl bei der physiologischen wie auch dysfunktionellen rhythmischen Bewegung des Kraniums soll das Os sphenoidale die vorderen Schädel- und Gesichtsknochen beeinflussen, während das Okziput Einfluss auf das Os temporale, das Os parietale, die Mandibula und das Sakrum ausübe.

Die Außen- (AR) und Innenrotation (IR) sind aus Gründen der Übersichtlichkeit im Folgenden abgekürzt.

19.2.2 Flexionsdysfunktion

- Bewegungsachsen: 2 transversale Achsen. Eine Achse verläuft durch das Os sphenoidale, anterior von der Sella turcica, die andere durch das Okziput, oberhalb des Foramen magnum auf Höhe des Proc. jugularis.
- Das Os sphenoidale bewegt sich leichter und mit größerer Bewegungsamplitude in die Flexion als in die Extension, d. h., der hintere Teil des Korpus bewegt sich nach superior. Der vordere Teil der Pars basilaris des Os occipitale bewegt sich leichter nach superior (▶ Abb. 19.1).

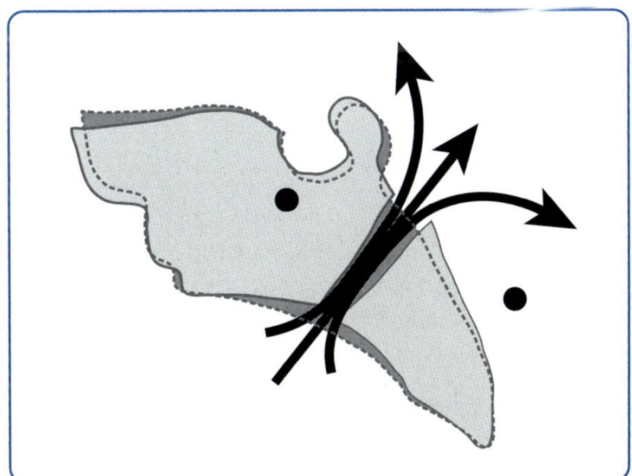

▶ **Abb. 19.1** Flexion der SSB.

Diagnostische Merkmale

► **Abb. 19.2**, ► **Abb. 19.3**, ► **Abb. 19.4**

- Alae majores: nach anterior, inferior und lateral
- transversaler Durchmesser des Schädels: vergrößert
- Stirn: abgeflacht und breit
- laterale Ränder der Procc. zygomatici des Os frontale: nach anterior
- Augen: treten hervor, aufgrund der Verminderung des anteroposterioren Durchmessers der Orbita
- schräger Durchmesser der Orbitae: von superior-medial nach inferior-lateral vergrößert
- Nasolabialfalten: tief aufgrund der AR der Maxillae
- Gaumendach: flach, breit und nach posterior verschoben
- horizontale Teile der Mandibula: verbreitert und nach posterior verschoben, da sich die Ossa temporalia in AR und die Fossae mandibulares posterior-medial befinden
- lateraler Winkel der Squama occipitalis: nach inferior-lateral
- Squama occipitalis: angewinkelt
- Ohren: abstehend, da sich die Ossa temporalia in AR befinden
- gesamter Schädel: in AR
- Kreuzbeinbasis: nach posterior und superior; Kreuzbeinspitze: nach anterior

19.2.3 Extensionsdysfunktion

- Bewegungsachsen: 2 transversale Achsen, die durch das Os sphenoidale und das Os occipitale verlaufen.
- Das Os sphenoidale bewegt sich leichter und mit größerer Bewegungsamplitude in die Extension. Der hintere Teil des Corpus ossis sphenoidalis bewegt sich nach inferior. Der vordere Teil der Pars basilaris des Os occipitale bewegt sich nach inferior (► **Abb. 19.5**).

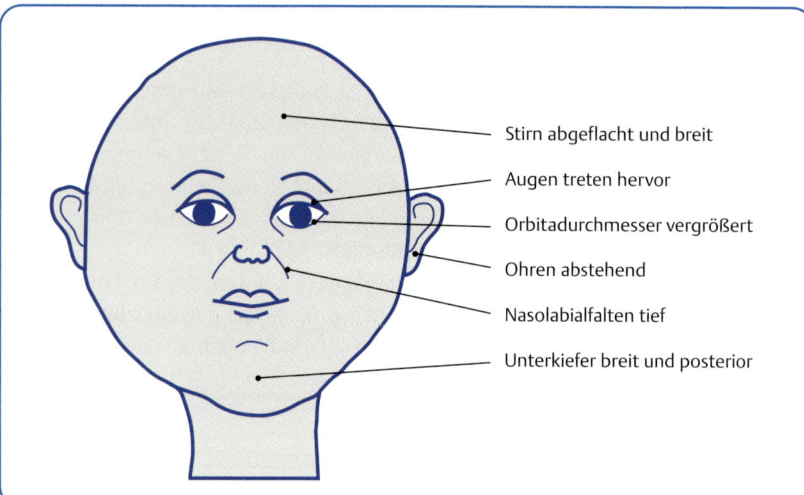

► **Abb. 19.2** Diagnostische Merkmale einer Flexion der SSB.

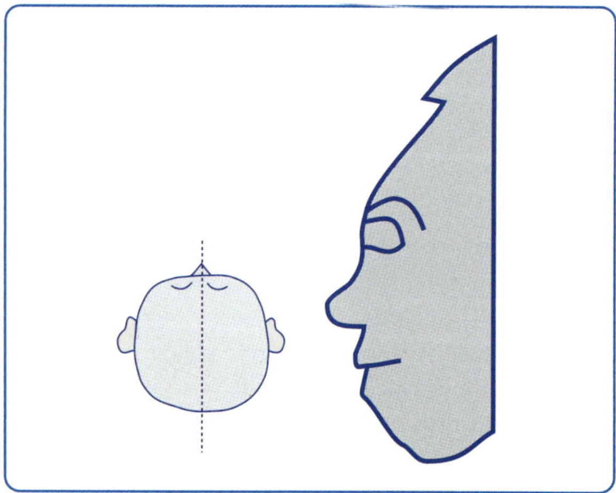

► **Abb. 19.3** Diagnostische Merkmale einer Flexion der SSB.

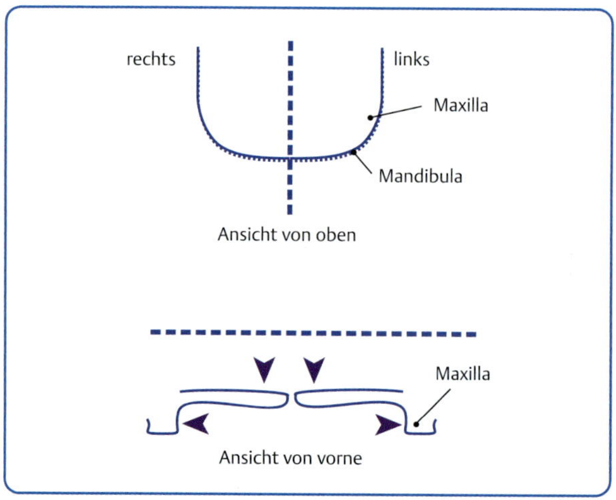

► **Abb. 19.4** Diagnostische Merkmale einer Flexion der SSB.

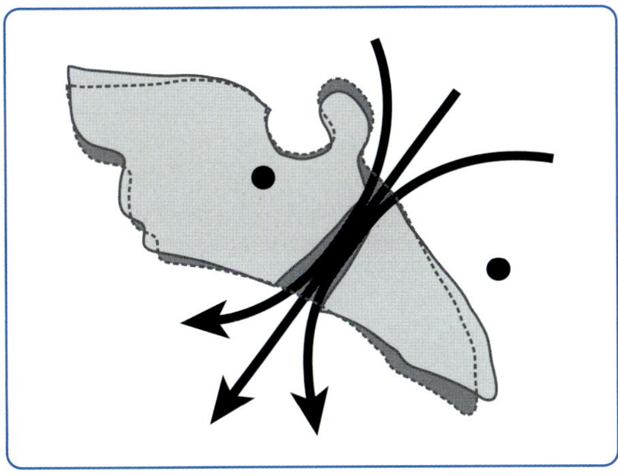

▸ **Abb. 19.5** Extension der SSB.

Diagnostische Merkmale

▸ **Abb. 19.6**, ▸ **Abb. 19.7**, ▸ **Abb. 19.8**

- Alae majores: nach posterior-superior
- transversaler Durchmesser: vermindert; anteroposteriorer Durchmesser: vergrößert
- Stirn: hoch, nach anterior gewölbt und schmal
- laterale Ränder der Procc. zygomatici des Os frontale: nach posterior
- Augen: treten zurück, aufgrund der Vergrößung des anteroposterioren Durchmessers der Orbita
- schräger Durchmesser der Orbitae: verkleinert
- Nasolabialfalten: weniger ausgeprägt aufgrund der IR der Maxillae
- Gaumendach: hoch, schmal und nach anterior verschoben

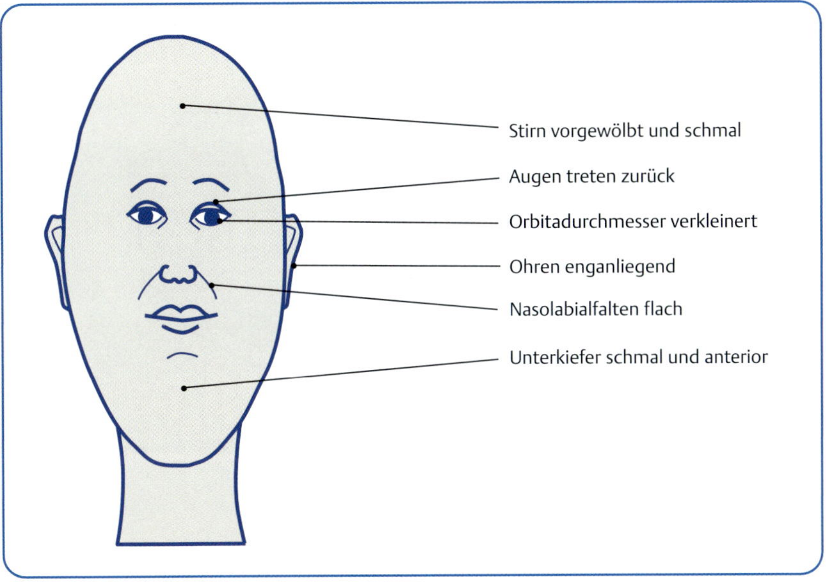

▸ **Abb. 19.6** Diagnostische Merkmale einer Extension der SSB.

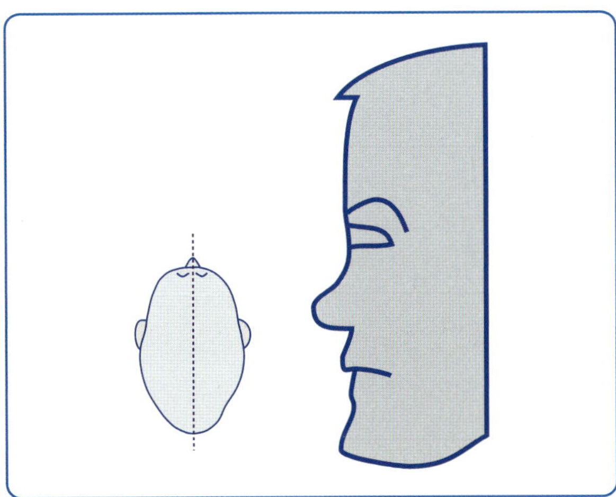

▸ **Abb. 19.7** Diagnostische Merkmale einer Extension der SSB.

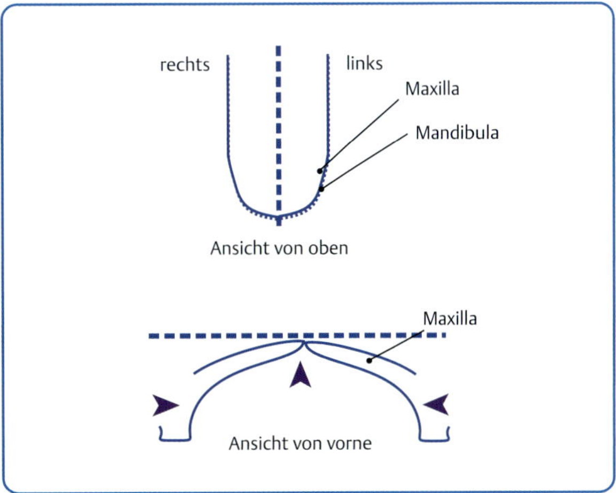

▸ **Abb. 19.8** Diagnostische Merkmale einer Extension der SSB.

- horizontale Teile der Mandibula: verschmälert und nach anterior verschoben, da sich die Ossa temporalia in IR und die Fossae mandibulares anterior-lateral befinden
- lateraler Winkel der Squama occipitalis: nach superior-medial
- Squama occipitalis: abgeflacht
- Ohren: eng anliegend, da sich die Ossa temporalia in IR befinden
- gesamter Schädel: in IR
- Kreuzbeinbasis: nach anterior-inferior; Kreuzbeinspitze: nach posterior

19.2.4 Torsionsdysfunktion

- Bewegungsachsen: eine anteroposteriore Achse, die durch die Mitte der SSB verläuft. Die Achse verläuft von anterior-superior (Nasion) nach posterior-inferior (Opisthion).
- Das Os sphenoidale und das Os occipitale rotieren in entgegengesetzte Richtungen.
- Die Seite der Dysfunktion wird nach der Seite bezeichnet, an der sich die rechte Ala major leichter nach kranial bewegt, d. h., „rechte Ala major kranial" bedeutet Torsion rechts (► **Abb. 19.9**).

Diagnostische Merkmale

Hier vorgestellt am Beispiel einer Torsion rechts: ► **Abb. 19.10**, ► **Abb. 19.11**, ► **Abb. 19.12**, ► **Abb. 19.13**

- rechte Ala major: nach kranial; linke Ala major: nach kaudal
- rechte Stirnbeinhälfte: abgeflacht und breit; linke Stirnbeinhälfte: hoch, vorgewölbt und schmal
- rechter äußerer Rand des Proc. zygomaticus des Os frontale: nach anterior verschoben; linker Rand: nach posterior
- rechtes Auge: hervortretend, aufgrund der Verringerung des anteroposterioren Durchmessers der Orbita; linkes Auge: zurücktretend, aufgrund der Vergrößerung des anteroposterioren Durchmessers der Orbita
- schräger Durchmesser der Orbita: rechts von superior-medial nach inferior-lateral vergrößert, links verkleinert

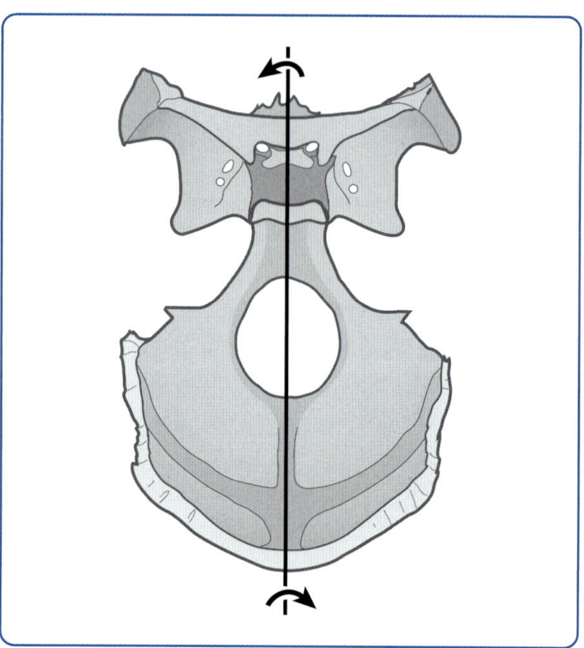

► **Abb. 19.9** Torsion rechts der SSB.

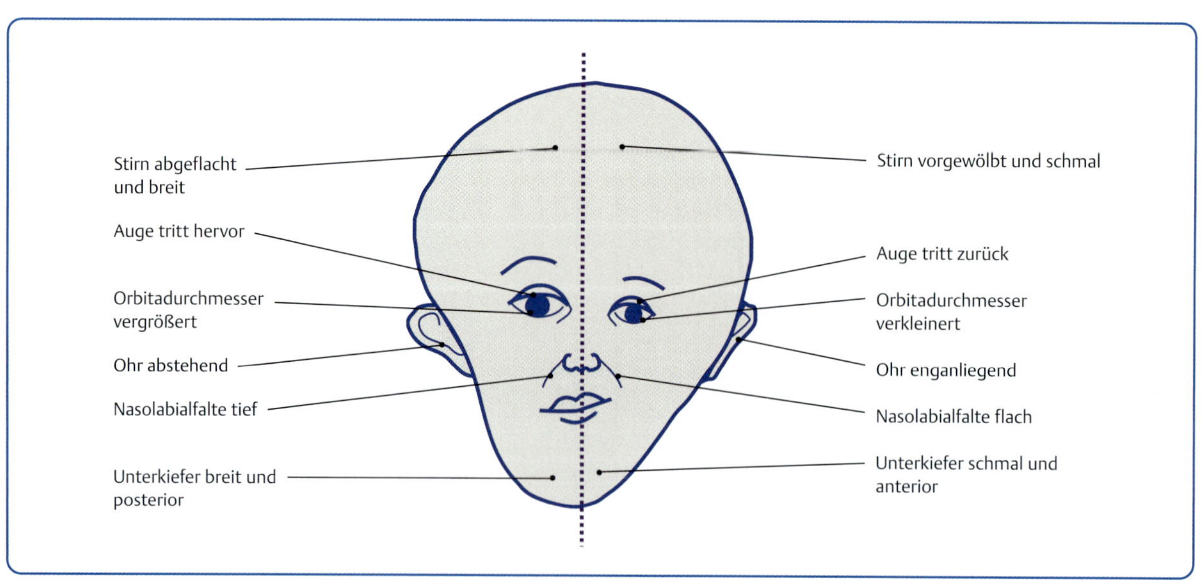

► **Abb. 19.10** Diagnostische Merkmale einer Torsion rechts der SSB.

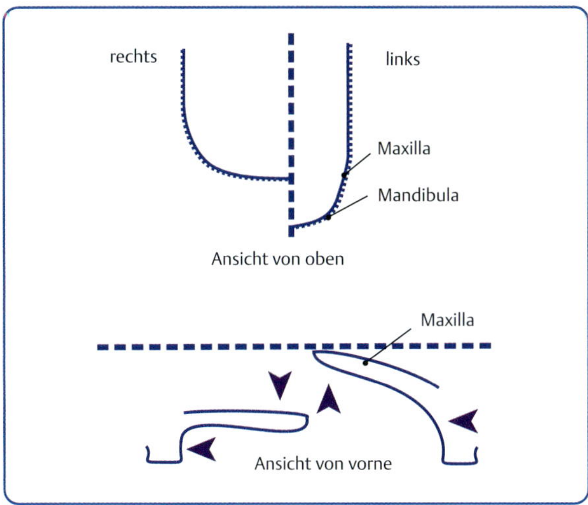

▶ **Abb. 19.11** Diagnostische Merkmale einer Torsion rechts der SSB.

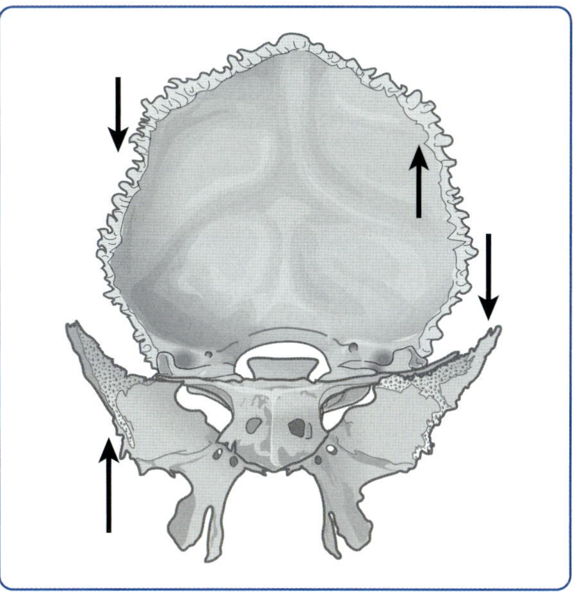

▶ **Abb. 19.13** Mögliche Krafteinwirkung bei einer Torsion rechts.

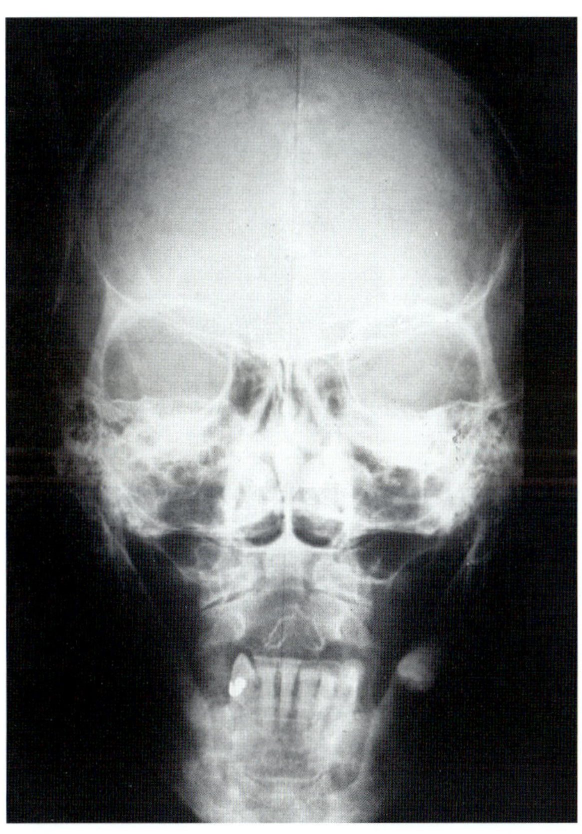

▶ **Abb. 19.12** Röntgenaufnahme einer Torsion rechts der SSB.

- rechte Nasolabialfalte: tiefer als die linke
- rechtes Gaumendach: breiter, abgeflacht und nach posterior verschoben; linkes Gaumendach: schmaler, höher stehend und nach anterior verschoben
- rechter horizontaler Teil der Mandibula: breit, flach und nach posterior verschoben; linker Teil: schmal, hoch und nach anterior verschoben
- Kinnspitze: nach rechts verschoben
- Biss bleibt folglich harmonisch.
- rechter lateraler Winkel der Squama occipitalis: nach inferior-lateral; linker lateraler Winkel: nach superior-medial
- rechtes Ohr: abstehend; linkes Ohr: anliegend, da rechtes Os temporale in AR und linkes Os temporale in IR
- rechter Proc. mastoideus: nach posterior-medial verschoben; linker Proc. mastoideus: nach anterior-lateral
- vorderer und hinterer rechter Quadrant: in AR; vorderer und hinterer linker Quadrant: in IR. Bei der Einteilung der Quadranten orientiert man sich am posterioren Teil des Corpus ossis sphenoidalis und am posterioren Teil des Okziputs.
- Os sacrum: bewegt sich weitgehend um eine vertikale Achse; rechte Kreuzbeinseite: nach kaudal und anterior

19.2.5 Lateralflexion-Rotation (LFR)

- Bewegungsachsen: Die Lateralflexion (Seitneigung) ist eine Bewegung um 2 vertikale Achsen. Die eine Achse führt durch die Mitte der Sella turcica, die andere durch die Mitte des Foramen magnum. Die Rotation findet um eine anteroposteriore Achse statt, die mitten durch die SSB verläuft.

- Die Lateralflexion führt aufgrund der spezifischen Beweglichkeit der Synchondrose zu einer Rotation der SSB.
- Die Seite der Dysfunktion wird nach der Seite der Rotation bezeichnet, an der die Ala major und die Squama occipitalis beide nach kaudal rotieren (► Abb. 19.14, ► Abb. 19.15).

Beachte

Es gibt keinerlei Hinweise, dass die LFR auf Höhe des SSB immer als Kombination auftritt. Im Gegenteil ist davon auszugehen, dass eine Lateralflexion getrennt von einer Rotation auftreten kann.

Diagnostische Merkmale

Hier vorgestellt am Beispiel einer LFR rechts (► Abb. 19.16, ► Abb. 19.17, ► Abb. 19.18, ► Abb. 19.19, ► Abb. 19.20, ► Abb. 19.21). Diese Dysfunktion bezeichnet eine Lateralflexion links der SSB. Diese Lateralflexion lässt die SSB auf der rechten Seite nach kaudal rotieren:

- rechte Ala major und rechte Squama occipitalis: entfernen sich voneinander; linke Ala major und linke Squama occipitalis: nähern sich an
- rechte Ala major und rechte Squama occipitalis: Rotation nach kaudal; linke Ala major und linke Squama occipitalis: Rotation nach kranial
- rechte Schädelseite: konvex; linke Schädelseite: konkav

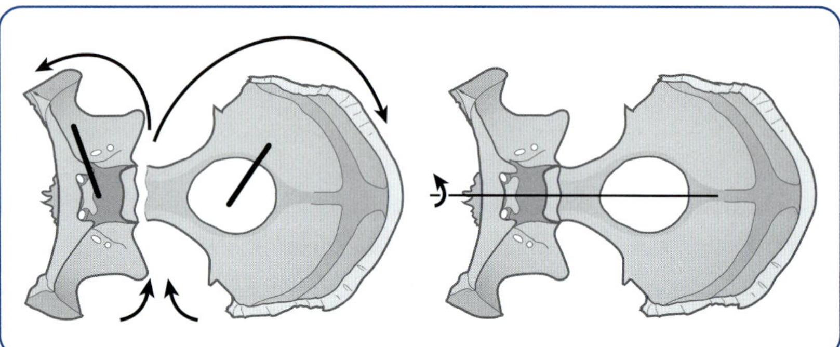

► **Abb. 19.14** Seitneigung-Rotation rechts.

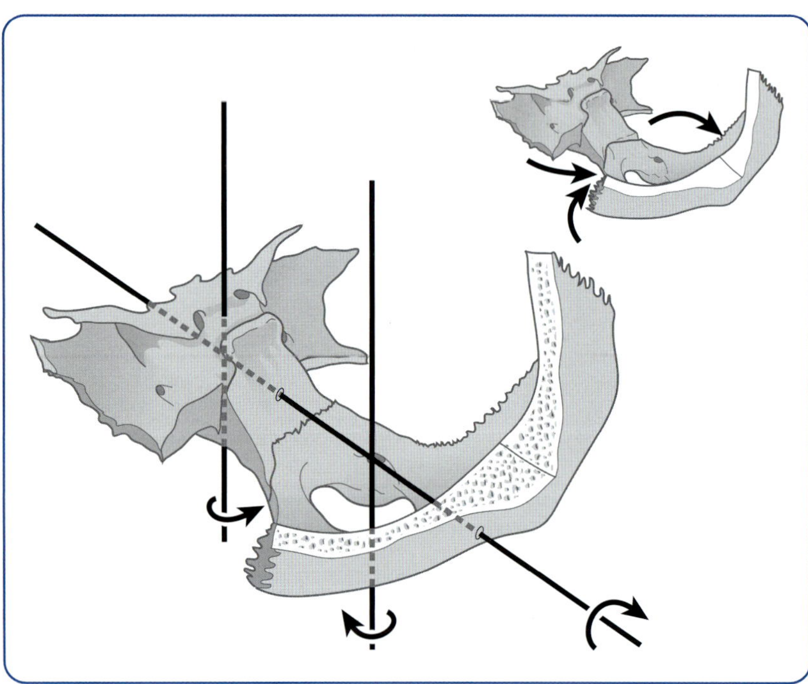

► **Abb. 19.15** Seitneigung-Rotation rechts.

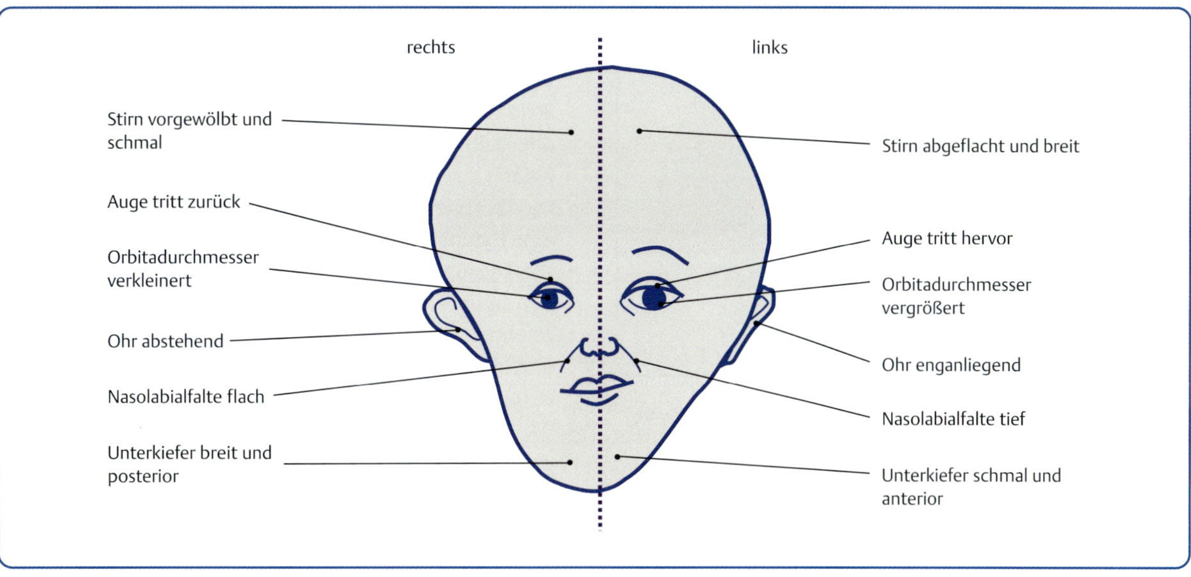

► **Abb. 19.16** Diagnostische Merkmale einer Seitneigung-Rotation rechts.

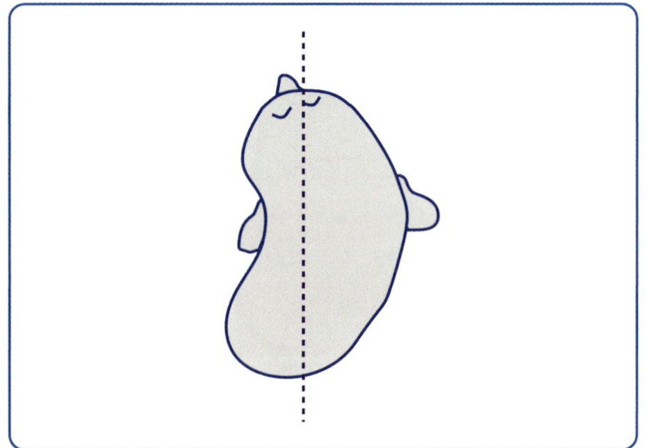

► **Abb. 19.17** Diagnostische Merkmale einer Seitneigung-Rotation rechts.

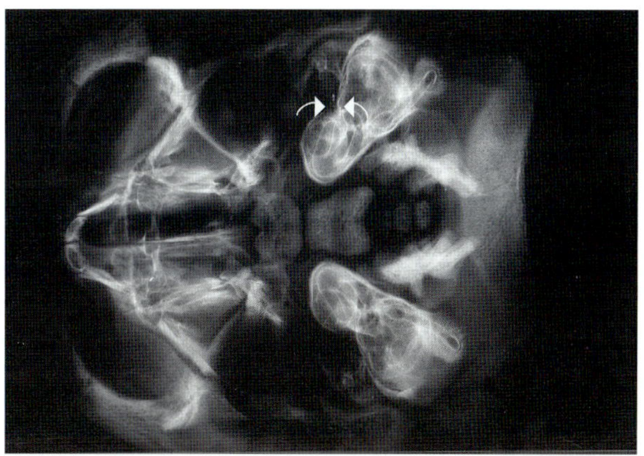

► **Abb. 19.19** Röntgenaufnahme einer Seitneigung-Rotation rechts. (Dombard, L-Ph. Brüssel-Overijse/Belgien.)

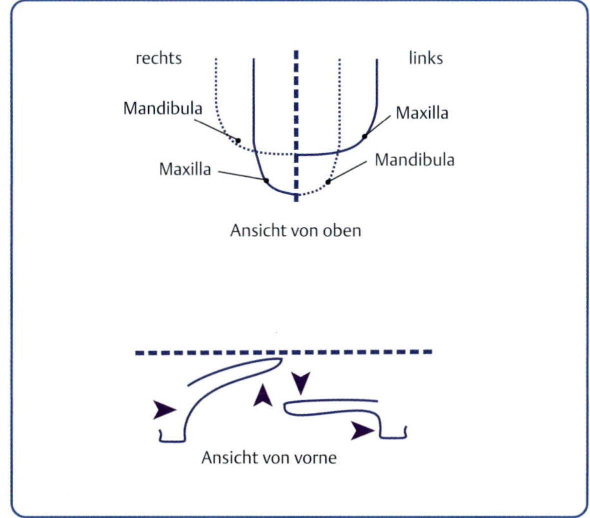

► **Abb. 19.18** Diagnostische Merkmale einer Seitneigung-Rotation rechts.

► **Abb. 19.20** Röntgenaufnahme einer Seitneigung-Rotation rechts. (Dombard, L-Ph. Brüssel-Overijse/Belgien.)

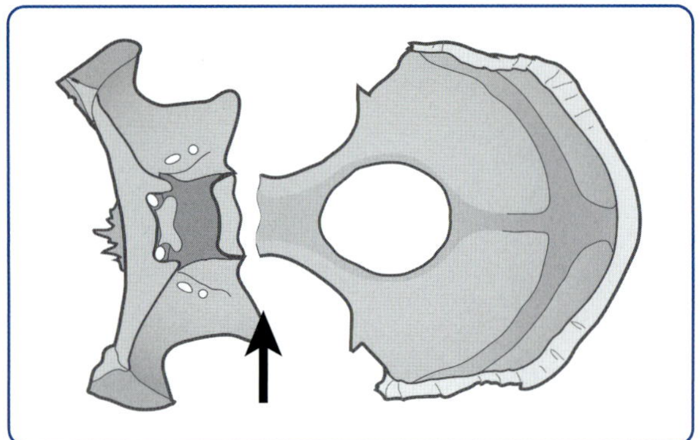

► **Abb. 19.21** Mögliche Krafteinwirkung bei einer Seitneigung-Rotation rechts.

- rechte Stirnbeinhälfte: hoch, vorgewölbt und schmal; linke Stirnbeinhälfte: abgeflacht und breit
- rechter äußerer Rand des Proc. zygomaticus des Os frontale: nach posterior verschoben; linker äußerer Rand: nach anterior
- rechtes Auge: zurücktretend; linkes Auge: hervorstehend
- schräger Durchmesser der Orbita: verkleinert sich rechts von superior-medial nach inferior-lateral, vergrößert sich links
- linke Nasolabialfalte: tiefer als die rechte
- rechtes Gaumendach: schmaler, höher stehend und nach anterior verschoben; linkes Gaumendach: breiter, abgeflacht und nach posterior verschoben
- rechter horizontaler Teil der Mandibula: breit, flach und nach posterior verschoben; linke Mandibula: schmal, hoch und nach anterior verschoben
- Kinnspitze: nach rechts verschoben
- Der Biss ist folglich asymmetrisch.
- rechter lateraler Winkel der Squama occipitalis: nach inferior-lateral; linker lateraler Winkel: nach superior-medial
- rechtes Ohr: abstehend; linkes Ohr: anliegend, da rechtes Os temporale in AR und linkes Os temporale in IR
- rechter Proc. mastoideus: nach posterior-medial verschoben; linker Proc. mastoideus: nach anterior-lateral
- vorderer linker und hinterer rechter Quadrant: in AR; vorderer rechter und hinterer linker Quadrant: in IR
- Die Dura mater spinalis bewegt sich rechts mit der erniedrigten Seite der Squama occipitalis nach kaudal. Die Folge ist eine Verschiebung der rechten Kreuzbeinbasis nach kaudal und nach posterior.

19.2.6 Superior Vertical Strain

- Bewegungsachse: 2 transversale Achsen. Eine Achse verläuft durch das Os sphenoidale, anterior von der Sella turcica. Die andere Achse führt durch das Okziput, oberhalb des Foramen magnum auf Höhe des Proc. jugularis.
- Das Os sphenoidale führt eine Flexion, das Os occipitale eine Extension aus.
- Die Dysfunktion wird nach der sich kranial befindenden hinteren Fläche des Corpus ossis sphenoidalis bezeichnet. Die Alae majores sind nach (anterior) inferior und die Squama occipitalis nach (posterior) superior verschoben (► **Abb. 19.22**).
- Bei bestimmten traumatischen Krafteinwirkungen ist es auch vorstellbar, dass die hintere Fläche des Os sphenoidale in Beziehung zum Okziput eine reine kraniale Verschiebung ohne Rotationskomponente erfährt (► **Abb. 19.23**).

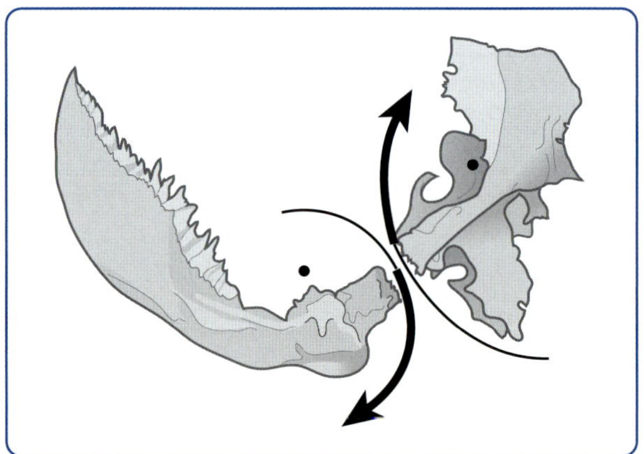

► **Abb. 19.22** Superior Vertical Strain.

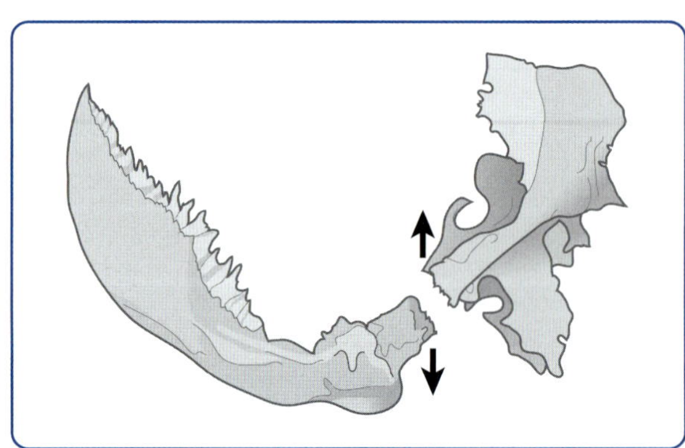

► **Abb. 19.23** Superior Vertical Strain.

Diagnostische Merkmale

▶ Abb. 19.24, ▶ Abb. 19.25, ▶ Abb. 19.26

- Alae majores: bewegen sich mit größerer Amplitude nach anterior-inferior; Squama occipitalis: nach posterior-superior
- Stirn: abgeflacht und breit
- äußere Ränder der Procc. zygomatici des Os frontale: nach anterior verschoben
- Augen: hervorstehend
- schräge Durchmesser der Orbitae: vergrößern sich von superior-medial nach inferior-lateral
- Nasolabialfalten: tief aufgrund der AR der Maxillae
- Gaumendach: flach, breit und nach posterior verschoben
- transversale Teile der Mandibula: hoch, schmal und nach anterior verschoben, da beide Ossa temporalia in IR
- Der Biss ist folglich asymmetrisch.
- Squama occipitalis: abgeflacht
- Ohren: anliegend aufgrund der Extension des Okziputs, da beide Ossa temporalia in IR
- vordere Quadranten: in AR; hintere Quadranten: in IR
- Kreuzbeinbasis: nach anterior; Kreuzbeinspitze: nach posterior (Extension des Sakrums entsprechend dem Okziput)

19.2.7 Inferior Vertical Strain

- Bewegungsachse: 2 transversale Achsen. Eine Achse verläuft durch das Os sphenoidale, anterior von der Sella turcica. Die andere Achse führt durch das Okziput, oberhalb des Foramen magnum auf Höhe des Proc. jugularis.
- Das Os sphenoidale führt eine Extension, das Os occipitale eine Flexion aus.
- Die Dysfunktion wird nach der sich kaudal befindenden hinteren Fläche des Keilbeinkörpers bezeichnet. Die Alae majores sind nach posterior-superior und die

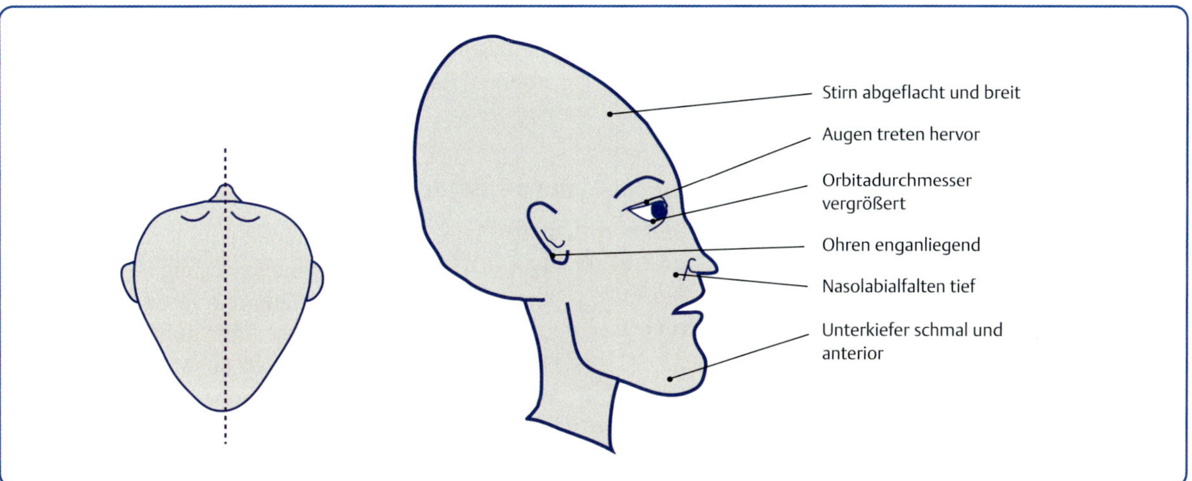

▶ **Abb. 19.24** Diagnostische Merkmale eines Superior Vertical Strain mit Sphenoid in Flexion.

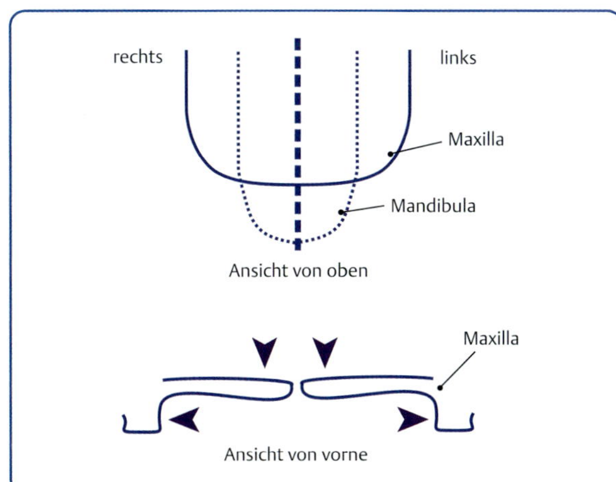

▶ **Abb. 19.25** Diagnostische Merkmale eines Superior Vertical Strain mit Sphenoid in Flexion.

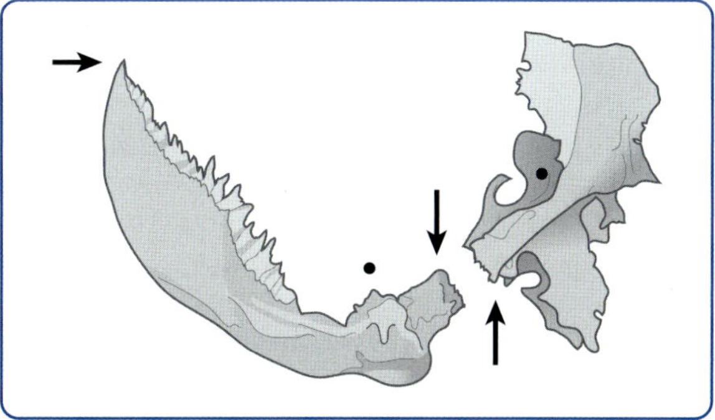

▶ **Abb. 19.26** Mögliche Krafteinwirkung bei einem Superior Vertical Strain.

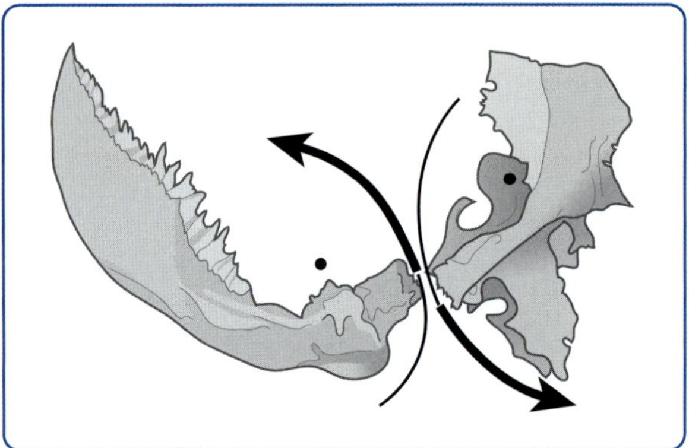

▶ **Abb. 19.27** Inferior Vertical Strain.

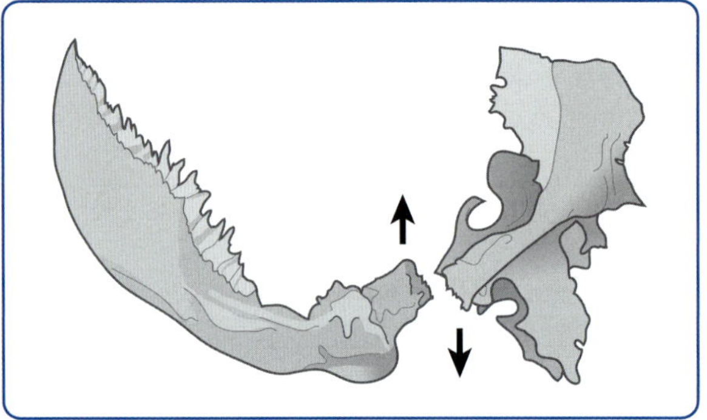

▶ **Abb. 19.28** Inferior Vertical Strain.

Squama occipitalis nach anterior-inferior verschoben (▶ Abb. 19.27).

- Bei bestimmten traumatischen Krafteinwirkungen ist auch vorstellbar, dass die hintere Fläche des Os sphenoidale, in Beziehung zum Okziput, eine reine kaudale Verschiebung ohne eine Rotationskomponente erfährt (▶ Abb. 19.28).

Diagnostische Merkmale

▶ Abb. 19.29, ▶ Abb. 19.30, ▶ Abb. 19.31, ▶ Abb. 19.32

- Alae majores: bewegen sich mit größerer Amplitude nach (posterior) superior; Squama occipitalis: nach (anterior) inferior
- Stirn: hoch und schmal
- äußere Ränder der Procc. zygomatici: nach posterior verschoben
- Augen: treten zurück
- schräge Durchmesser der Orbitae: verkleinern sich von superior-medial nach lateral-inferior
- Nasolabialfalten: weniger ausgeprägt aufgrund der IR der Maxillae
- Gaumendach: hoch, schmal und nach anterior verschoben
- transversale Teile der Mandibula: flach, breit und nach posterior verschoben, da beide Ossa temporalia in IR
- Biss ist folglich asymmetrisch.
- Squama occipitalis: angewinkelt
- Ohren: abstehend aufgrund der Flexion des Okziputs, da beide Ossa temporalia in AR
- vordere Quadranten: in IR; hintere Quadranten: in AR
- Kreuzbeinbasis: nach posterior; Kreuzbeinspitze: nach anterior (Flexion des Sakrums entsprechend dem Okziput)

19.2.8 Lateral Strain

- Bewegungsachse: Die Lateral-Strain-Dysfunktion kann man sich vorstellen als eine Bewegung des Os sphenoidale und des Os occipitale um 2 vertikale hypothetische Achsen. Die eine Achse führt durch die Mitte der Sella turcica, die andere durch die Mitte des Foramen magnum. Bei sehr starken traumatischen Krafteinwirkungen seitlich auf die Alae majores ist vorstellbar, dass sich die SSB nicht um 2 vertikale Achsen bewegt, sondern das Os sphenoidale wird relativ zur Gelenkfläche des Okziputs seitlich verschoben.

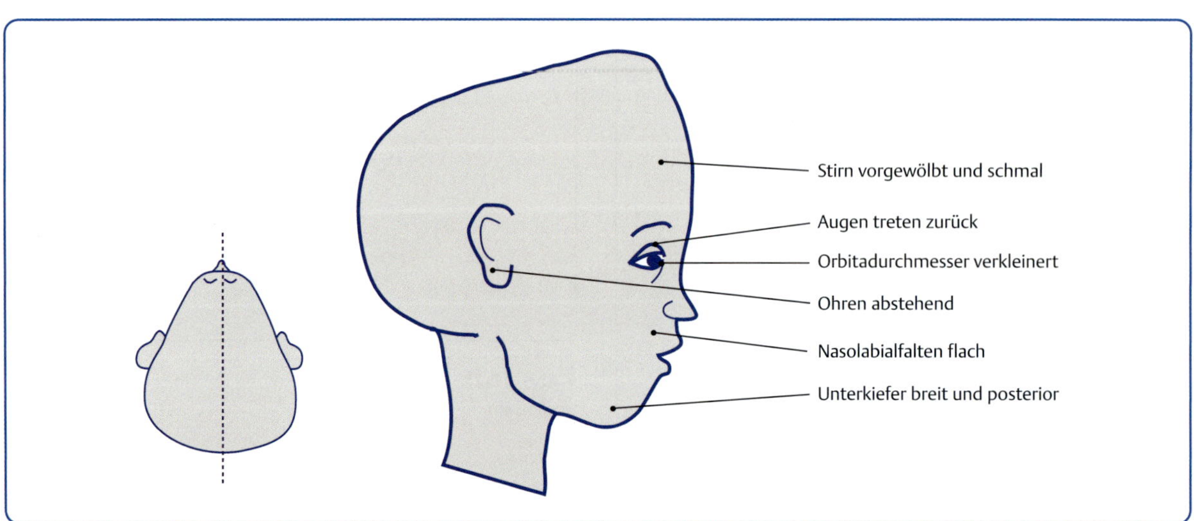

▶ **Abb. 19.29** Diagnostische Merkmale eines Inferior Vertical Strain mit Sphenoid in Extension.

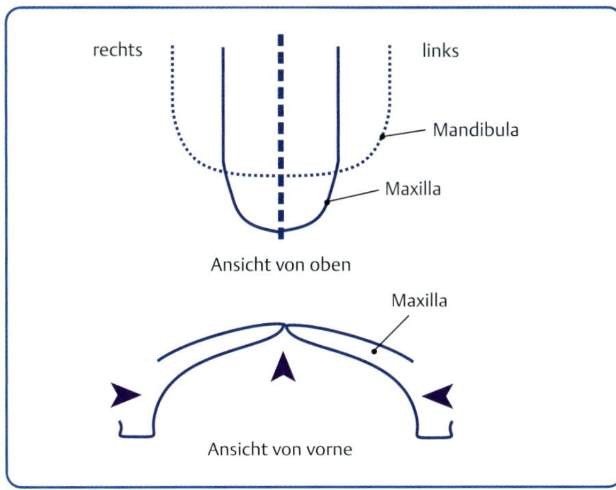

▶ **Abb. 19.30** Diagnostische Merkmale eines Inferior Vertical Strain mit Sphenoid in Extension.

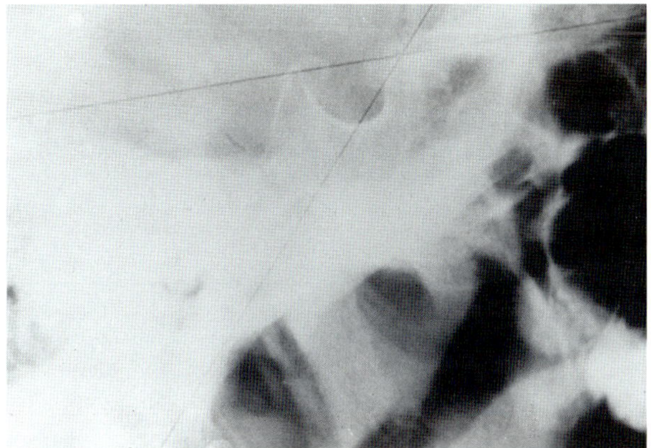

▶ **Abb. 19.31** Röntgenaufnahme eines Inferior Vertical Strain.

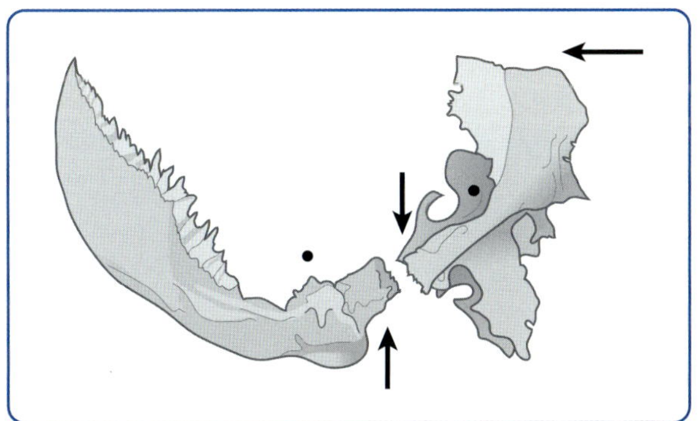

▶ **Abb. 19.32** Mögliche Krafteinwirkung bei einem Inferior Vertical Strain.

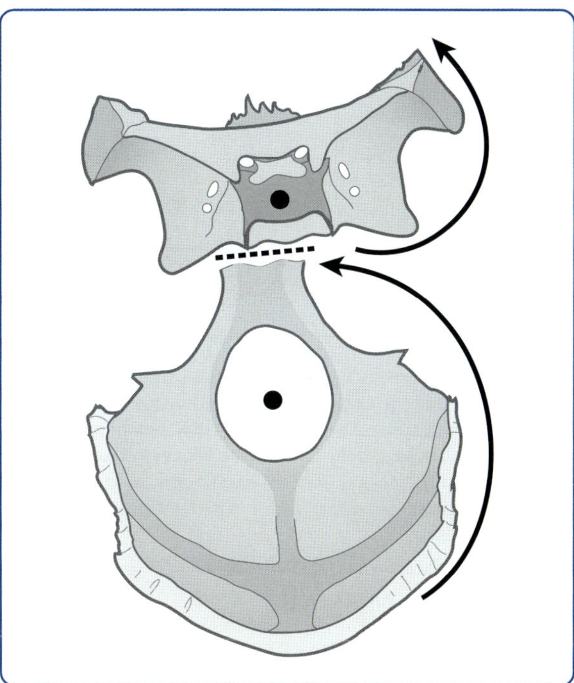

▶ **Abb. 19.33** Lateral Strain rechts.

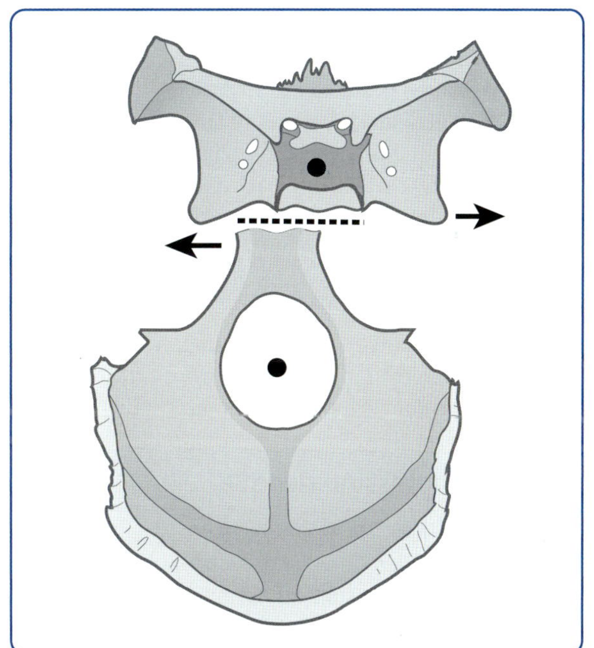

▶ **Abb. 19.34** Lateral Strain rechts.

- Das Os sphenoidale und das Os occipitale rotieren in dieselbe Richtung um diese beiden hypothetischen Achsen.

- Die Seite des Lateral Strain wird nach der Seite bezeichnet, an der der hintere Teil des Corpus ossis sphenoidalis in Beziehung zum Okziput nach lateral verschoben ist (▶ **Abb. 19.33**, ▶ **Abb. 19.34**).

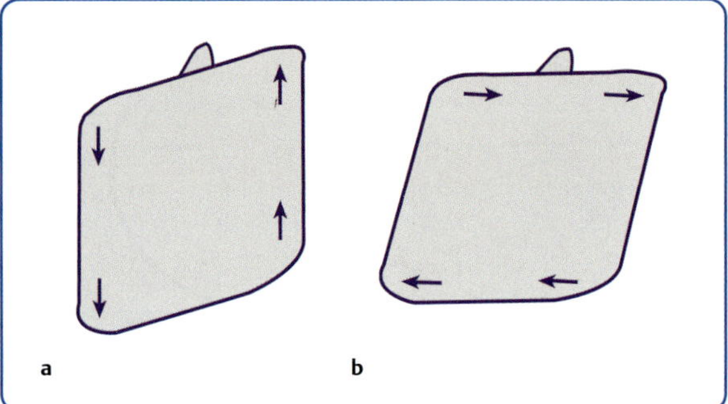

► **Abb. 19.35** Diagnostische Merkmale eines Lateral Strain rechts. **a** Diese rhombusartige Organisation ist meist anzutreffen. Je nach Krafteinwirkung können die Alae majores auch geringfügig nach rechts verschoben sein. **b** Bei sehr starken Krafteinwirkungen direkt seitlich auf die Alae majores entsteht eine Rhombusform, wobei die seitliche Verschiebung nach rechts in den Vordergrund tritt.

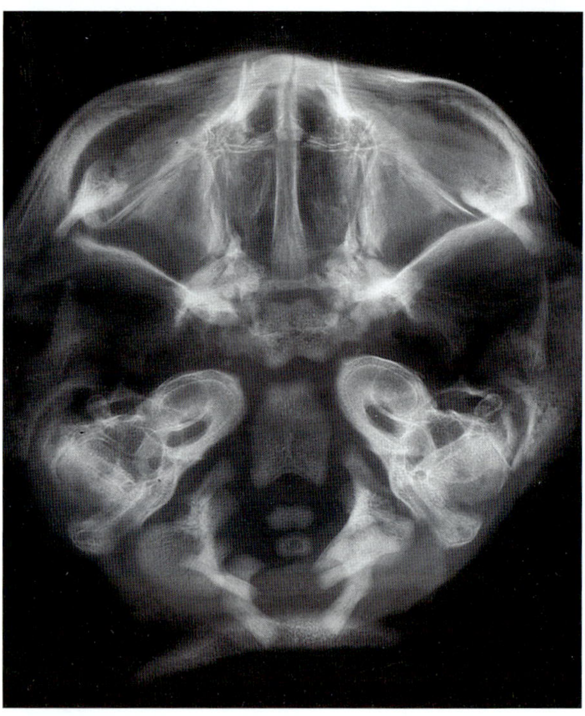

► **Abb. 19.36** Röntgenaufnahme eines Lateral Strain links. (Dombard, L-Ph. Brüssel-Overijse/Belgien.)

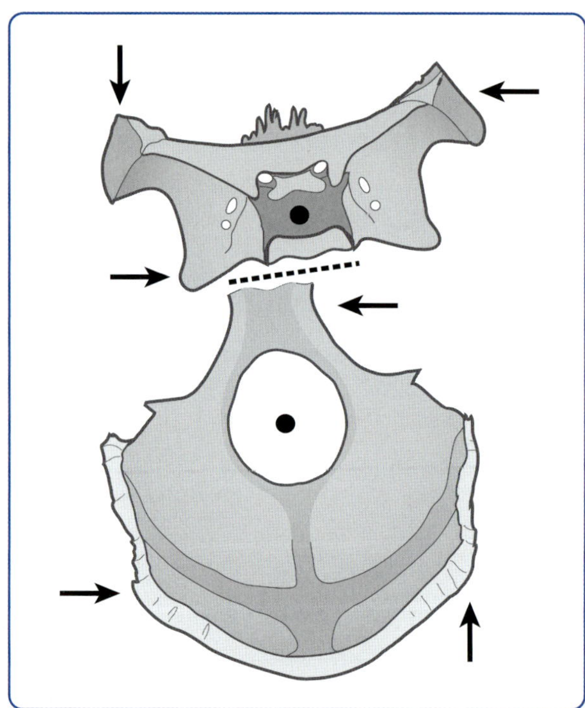

► **Abb. 19.37** Mögliche Krafteinwirkung bei einem Lateral Strain rechts.

Diagnostische Merkmale

Hier vorgestellt am Beispiel eines Lateral Strain rechts (► Abb. 19.35, ► Abb. 19.36, ► Abb. 19.37):

- linke Ala major: nach posterior; rechte Ala major: nach anterior
- linke Seite des Okziputs: nach posterior verschoben; rechte Seite des Okziputs: nach anterior verschoben
- Corpus ossis sphenoidalis: gegenüber der Hinterhauptbasis nach rechts verschoben
- Die Quadranten des Schädels sind nicht im Sinne einer AR oder IR verändert. Der rechte Teil der Stirn und die gesamte rechte Schädelhälfte wölben sich im Verhältnis zur linken Schädelhälfte nach anterior.
- Von kranial betrachtet entsteht am Schädel der Eindruck eines rhombusartigen Parallelogramms.
- Os sacrum: folgt der Richtung des Lateral Strain nach rechts
- (Im Falle extremer Krafteinwirkung, wenn sich die Dysfunktion nicht um 2 Achsen organisiert, könnte die rechte Ala major auch nach rechts verschoben sein.)

19.2.9 Kompression der SSB

► Abb. 19.38, ► Abb. 19.39, ► Abb. 19.40

- Die Rückseite des Corpus ossis sphenoidalis und die Basis des Okziputs sind komprimiert, mit der Folge, dass die rhythmische Flexions- und Extensionsbeweglichkeit der SSB eingeschränkt oder fast ganz blockiert wird.

Diagnostische Merkmale

- verminderte Flexions- und Extensionsbewegungen der SSB
- eventuell verminderte Frequenz des CRI
- meist scheinbar stärkere Bewegung des Schädeldaches im Verhältnis zur Schädelbasis

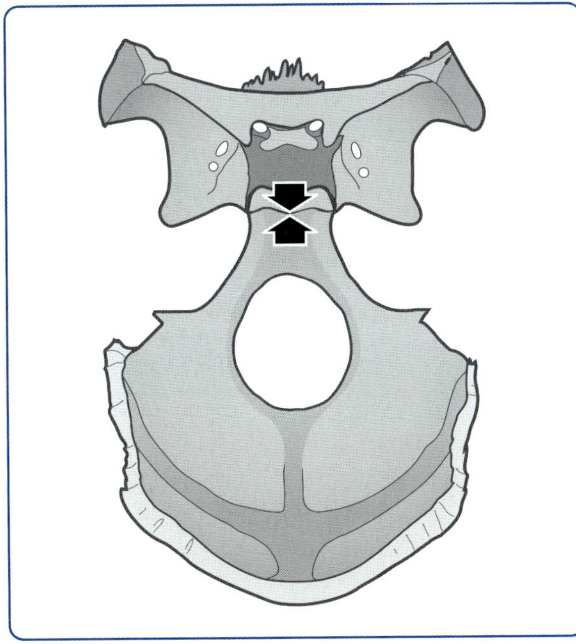

▶ **Abb. 19.38** Kompression der SSB.

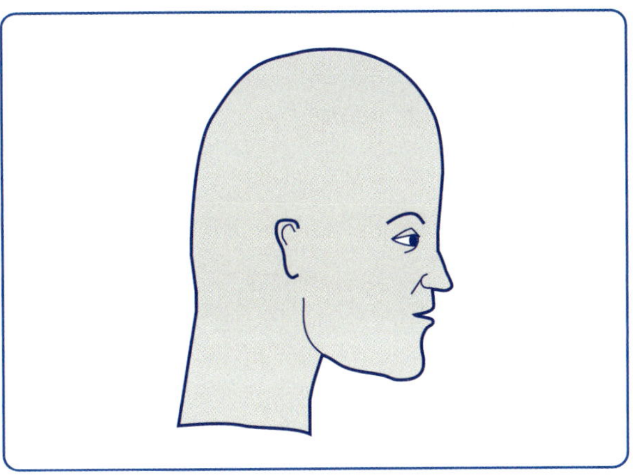

▶ **Abb. 19.39** Anteroposteriore Kompression der SSB.

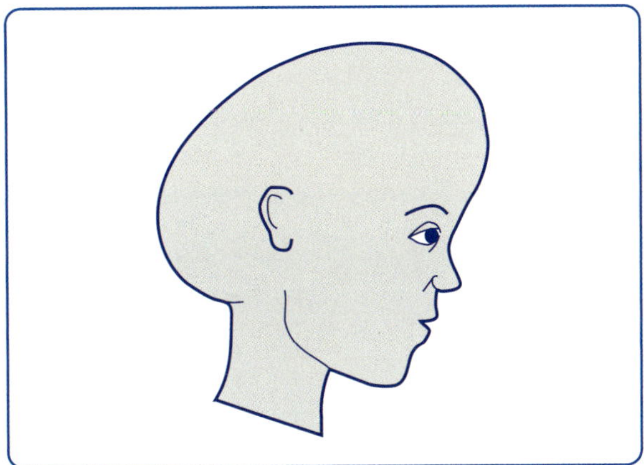

▶ **Abb. 19.40** Laterale Kompression der SSB.

19.3
Übersicht der Dysfunktionen der SSB

Eine Übersicht der Dysfunktionen der SSB vermittelt ▶ **Tab. 19.1**.

▶ **Tab. 19.1** Dysfunktionen der SSB.

Dysfunktion	Achsen	Ursachen	Klinik, spekulativ
Flexion	transversal 2	• meist kompensatorisch • viszerale oder andere Störungen • Geburtstraumata, schnelle Steißgeburt [19], zu lange Geburt [20], Krafteinwirkung vom Os pubis der Mutter auf Okziput • Überfunktion Nebenniere oder Schilddrüse → allgemein AR • Hydrozephalus • Hypertonus des M. coccygeus (Fixierung des Sakrums in Flexion)	• Weitsichtigkeit [21] • Symptome des Nervensystems [22] • Hydrozephalus [30]
Extension	transversal 2	• meist kompensatorisch • viszerale oder andere Störungen • Geburtstrauma oder intrauterine Kontraktionen • Hypophysenstörungen • Mikroenzephalie	• Hyperaktivität [23] • Sprachstörungen [36] • spastischer Typ der Zerebralparese [24] • enger Gaumen mit Platzmangel für die Zunge [25] • epileptische Störungen [26] • Hydrozephalus als Resultat einer Steißgeburt [20] • chronische generalisierte Urtikaria [27]

► **Tab. 19.1** Fortsetzung.

Dysfunktion	Achsen	Ursachen	Klinik, spekulativ
Torsion	longitudinal 1	• meist kompensatorisch • Störungen des Muskel-Faszien-Skelett-Systems • viszerale oder andere Störungen • seltener primär traumatisch	• Kopfschmerzen [18] • Schmerzsyndrome [18] • endokrine Störung [18] • Sehstörungen [18] • Sinusitis, Allergie [18] • Kinder mit respiratorischen Störungen oder zirkulatorischen Stasen [22] • seröse Otitis media [29] • Bissstörungen und TMG-Syndrom (TMG = temporomandibuläres Gelenk) [18] • Hydrozephalus [28]
Lateralflexion-Rotation	vertikal 2, longitudinal 1	• meist kompensatorisch • Störungen des Muskel-Faszien-Skelett-Systems • viszerale oder andere Störungen • seltener primär traumatisch	• Kopfschmerzen [18] • Schmerzsyndrome [18] • endokrine Störung [18] • Sehstörungen [18] • Sinusitis, Allergie [18] • Bissstörungen und TMG-Syndrom [18] • Hydrozephalus [30] • kompensatorische Skoliose [28] • Scoliosis capitis [29]
Vertical Strain	transversal 2	• primär traumatisch	• Lernstörungen [31] • ähnliche starke Einschränkung wie beim Lateral Strain [18]
Superior Vertical Strain		• Krafteinwirkung von kranial auf Pars basilaris oder von posterior auf Os occipitale • viszerale Störungen, z. B. Rachen	
Inferior Vertical Strain		• Krafteinwirkung von kranial auf Keilbeinbasis oder von anterior auf Os frontale • Sturz auf Becken oder Fersen • viszerale Störungen • Entwicklungsstörung der Zunge	
Lateral Strain	vertikal 2	• meist traumatisch, selten kompensatorisch • laterale Krafteinwirkung auf Ala major* oder auf Okziput* oder einseitig von anterior auf Os frontale oder von posterior auf Okziput • Uteruskontraktionen oder Geburtstrauma • membranöse Restriktionen • Traumata Os temporale oder Os occipitale • zahn- oder kieferorthopädische Eingriffe	• Sehstörungen [18] • starke Migräne • endokrine Störung • Gleichgewichtsstörung • latenter Strabismus convergens oder divergens [32] • Sprachstörung [28] • Lernstörung (Lesestörung) [18] • starke psychische Störung • spastische Zerebralparese [18]
Kompression		• starke uterine Kontraktionen, Geburtstraumata • Schädeltraumata • multiple Dysfunktionen an SSB oder an Suturen • Restriktion Duralmembran • Kompression L 5/S 1, C 0/C 1 • anteriore Verlagerung des Os coccygis • psychische Störungen	• verstärkt Kompression von präexistenten Mustern bei Kindern [33] • Down-Syndrom [34] [35] (auch rechter Lateral Strain; Inferior Vertical Strain) • Epilepsie [35] • Zephalgie [35] • chronische Sinusitis [35] • psychoemotionale Störung [35] • schwere Störung des Stoffwechsels • häufig depressive Zustände [18] • Autismus [18] • Ischialgie [18] • Allergien [18] usw.

* vor oder hinter vertikaler Bewegungsachse; vor oder nach Verknöcherung beider Knochen

19.4 Mögliche Folgen von SSB-Dysfunktionen

Gefäße und Nerven am Foramen jugulare können behindert werden. **Störung der willkürlichen Kontrolle** des muskulären Systems: Das Zentrum dieser Steuerung im Gebiet des Frontallappens wird durch die A. cerebri media versorgt, ein Endast der A. carotis interna. Die A. carotis interna verläuft durch den Canalis caroticus und kann v. a. bei Torsion und Lateralflexion der SSB gestört werden (▶ Tab. 19.2).

Störung der Fluktuation des LCS im Subarachnoidalraum: v. a. bei Torsion oder Lateralflexion der SSB.

Hirnnerven: Jeder Hirnnerv kann gestört werden, mit den entsprechenden Folgen und Symptomen:

- der N. olfactorius (I) bei seiner Überquerung des kleinen Keilbeinflügels
- der N. opticus (II) im Foramen opticum oder am Keilbeinkörper

Die motorischen Sehnerven wie der N. oculomotorius (III), der N. trochlearis (IV) und der N. abducens (VI) sowie der N. ophthalmicus (V_1) können bei Spannungen am Lig. petrosphenoidale, am Tentorium oder in der Fissura orbitalis superior betroffen sein (häufig beim Vertical Strain anzutreffen):

- der N. maxillaris (V_2) am Foramen rotundum
- der N. mandibularis (V_3) am Foramen ovale
- das Ganglion trigeminale (V) an der Kante der Pars petrosa
- der N. facialis (VII) und der N. vestibulocochlearis (VIII) bei ihrem Weg durch den Meatus acusticus internus
- der N. glossopharyngeus (IX), der N. vagus (X) und der N. accessorius (XI) am Foramen jugulare
- der N. hypoglossus (XII) am Canalis hypoglossalis

Der **N. petrosus major** kann beeinträchtigt werden: Er zieht im Sulcus nervi petrosi majoris zum Foramen lacerum, einer Öffnung in der Synchondrosis sphenopetrosa. Insbesondere beim Vertical Strain kann dieser Nerv, ein parasympathischer Ast des Fazialisnervs, abnormen Spannungen ausgesetzt sein. Nach Upledger kann eine Störung des N. petrosus superficialis major an diesem Foramen die Durchblutung im Lobus occipalis beeinträchtigen.

Bewegungsstörungen und Zittern: Diese können durch Störung der Versorgung und der Drainage der Basalganglien verursacht werden. Die Basalganglien werden durch den Sinus cavernosus und den Sinus rectus drainiert, Strukturen, die direkt mit dem Os sphenoidale, dem Os occipitale und dem Tentorium verbunden sind.

Das **Mittelhirn** und jede Verbindung zwischen Rückenmark und Hirnrinde müssen durch die Öffnung des Tentoriums oberhalb der SSB verlaufen. Bei Torsionen und Seitneigungsdysfunktionen können diese Strukturen gestört werden.

Der **Aquaeductus cerebri** kann bei Torsion verdreht und bei Seitneigungsdysfunktion geknickt werden, mit der Folge eines Hydrozephalus.

Das **Foramen interventriculare** kann blockiert werden, mit der Folge eines Hydrozephalus.

Der **Hypothalamus** kann bei Seitneigungsdysfunktion der SSB gestört werden.

Die Funktion der **Hypophyse** kann gestört werden: Sie hat ihren Sitz in der Sella turcica des Os sphenoidale und ist die Zentralstelle der humoralen Regelung. Veränderung der feinen Beweglichkeit des Os sphenoidale beeinflusst die Funktion der Hypophyse. Die Öffnung im Diaphragma sellae für den Hypophysenstiel vergrößert sich in der Inspirationsphase der SSB und verkleinert sich in der Exspirationsphase, sodass bei abnormen Spannungszuständen des Diaphragma sellae die Hypophyse gestört werden kann. Außerdem kann die Hypophyse über die Spannung an den Wänden des Sinus cavernosus beeinträchtigt werden.

Die **Hirnrindenzentren** können beeinträchtigt werden: Der große Keilbeinflügel kann den Geschmack, den Geruchs- und Gehörsinn, der kleine Keilbeinflügel das Sprachzentrum beeinträchtigen.

Die **Orbita** kann sich in ihrer Größe leicht verändern, und durch Restriktion der feinen Beweglichkeit und Lage

▶ **Tab. 19.2** Dysfunktionen der SSB und möglicher Einfluss auf den Blutfluss.

Dysfunktion der SSB	Blutfluss
Torsion und Seitneigung	Zunahme auf der Seite der Konvexität gegenüberliegend: Abnahme um 15–20 % (wahrscheinlich durch Spannung der A. carotis und A. vertebralis)
Flexion	Verminderung im vertebrobasilaren Bereich (A. basilaris)
Seitneigung, Rotation und Torsion	Kompression der Kondylen mit Verminderung auf der Seite der Seitneigung Torsionen: Verminderung entlang der A. carotis interna auf Seite der Dysfunktion bei reiner Seitneigung ohne Rotation keine Blutflussminderung
Extension	Zunahme in Aa. vertebrales
Superior und Inferior Vertical Strain	Verminderung in Aa. supratrochleares und im Circulus arteriosus cerebri

des Os sphenoidale können die Augenmuskeln beeinträchtigt werden.

Venöser Abfluss des Gehirns: Er kann gestört werden durch abnorme Spannungen in den Duralmembranen und durch Veränderungen am Foramen jugulare, an dem 95 % des gesamten venösen Blutes den Schädel verlassen. Die Folge sind Fluktuationsstörungen des LCS.

Alle Strukturen, die mit dem Okziput verbunden sind, können gestört werden.

Torsionen führen zu einer Verdrehung der Falx cerebri aufgrund ihrer Anheftung anterior am Os frontale und posterior am Os occipitale. Anterior entfernt sich die Falx von der kranialen Ala major, posterior nähert sie sich der Seite dieses Keilbeinflügels bzw. dem erniedrigten Okziput an. Das Tentorium cerebelli bewegt sich nach kaudal auf der Seite des erniedrigten Okziputs und nach kranial auf der gegenüberliegenden Seite. Die Dura mater spinalis bewegt sich nach kaudal auf der Seite des erniedrigten Okziputs.

Seitneigungs-Rotations-Dysfunktionen führen zu einer Neigung der Falx cerebri zur konvexen Seite, d. h. zur Seite der Dysfunktion. Das Tentorium neigt sich ebenfalls zur konvexen Seite. Die Dura mater spinalis bewegt sich nach kaudal auf der Seite des kaudalen Okziputs.

Diese abnormen Spannungen der intra- und extrakranialen Duralmembranen verursachen Störungen in der Drainage der venösen Abflüsse und der Plexus choroidei sowie in den durch die Dura umhüllten und begleiteten Hirnnerven.

Nach kranialer und zervikaler Behandlung soll sich die Hämodynamik in 75 % der Fälle normalisieren (gemessen anhand Dopplersonografie [6]).

19.5 Quadranteneinteilung

Zur besseren Übersicht der Auswirkungen von Dysfunktionen der SSB auf das Kranium kann der Schädel in Quadranten eingeteilt werden (▶ **Abb. 19.41**). Die vorderen 2 Quadranten entsprechen den linken und rechten vorderen Schädel- und Gesichtsknochen. Diese sollen vom Os sphenoidale beeinflusst werden.

Die hinteren beiden Quadranten entsprechen den linken und rechten hinteren Schädel- und Unterkieferknochen. Diese Knochen sollen vom Okziput beeinflusst werden.

Als Anhaltspunkt für die Einteilung in Außen- (AR) oder Innenrotation (IR) kann man sich an der relativen Position des hinteren Sphenoids und des hinteren Teils des Okziputanteils orientieren:

- In Flexion befinden sich das Hinterteil des Sphenoids superior und das Hinterteil des Okziputs inferior; die peripheren Schädelknochen/Knochenteile sind in AR.
- In Extension befinden sich das Hinterteil des Sphenoids inferior und das Hinterteil des Okziputs superior, die peripheren Schädelknochen/Knochenteile sind in IR.
- In Torsion rechts befinden sich das rechte Hinterteil des Sphenoids in Superiorität und das rechte Hinterteil des Okziputs inferior.
- Auf der linken Seite verhalten sich die Knochen genau umgekehrt. Folglich sind die rechten Schädelquadranten in AR und die linken in IR.
- In der Seitneigungs-Rotation rechts befindet sich der rechte hintere Teil des Sphenoids inferior und der rechte hintere Teil des Okziputs inferior. Folglich ist der rechte vordere Quadrant in IR und der rechte hintere Quadrant in AR.
- Auf der linken Seite befindet sich der vordere Quadrant in AR und der hintere Quadrant in IR.
- Beim superioren Vertical Strain mit dem Sphenoid in Flexion befinden sich der hintere Teil des Sphenoids und der hintere Teil des Okziputs superior. Folglich sind die vorderen Quadranten in AR und die hinteren Quadranten in IR.
- Entsprechend umgekehrt verhält es sich beim inferioren Vertical Strain mit dem Sphenoid in Extension.
- Beim Lateral Strain sowie bei der Kompression sind die Quadranten nicht im Sinne einer Außen- oder IR verändert.

Die Betrachtung der Dysfunktionen der Schädelbasis entsprechend der Quadranteneinteilung ist nur eine mechanische Annäherung an die wirklichen Veränderungen. Am ehesten entspricht diese bei der reinen Flexions- und Extensionsdysfunktion der Wirklichkeit.

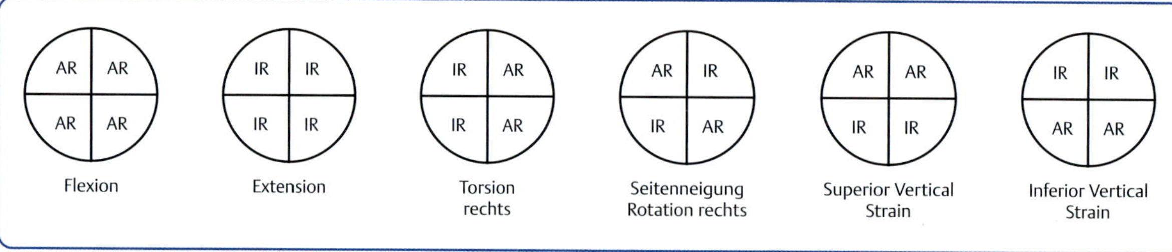

▶ **Abb. 19.41** Quadranteneinteilung bei den SSB-Dysfunktionen nach Magoun.

Zudem ist es ohne Weiteres möglich, dass die Quadranteneinteilung nicht in der beschriebenen Weise anzutreffen ist. Ein Beispiel: Normalerweise organisiert sich bei einer Torsion rechts der hintere rechte Quadrant in AR. Sind allerdings zudem Fixationen im Bereich der rechten Sutura occipitomastoidea oder der Sutura petrojugularis vorhanden, sodass sich das Os temporale nicht mehr gegenüber dem Os occipitale bewegen kann, wird sich der hintere rechte Quadrant in IR fixieren.

Ein anderes Beispiel: Die rechte Ala major bewegt sich bei einer Seitneigung-Rotation rechts nicht in einer reinen IR, sondern passt sich an das Os temporale an. Dieses Os temporale wiederum befindet sich ebenfalls nicht in einer reinen AR, sondern vermittelt zwischen dem sich in relativer AR befindenden rechten Okziput und der sich in relativer IR befindenden rechten Ala major. Der Schädel mit all seinen Strukturen zeigt ein typisches Spannungsmuster einer Seitneigung-Rotation-rechts-Dysfunktion.

Auch gibt es einige Differenzen bei der Beurteilung der Torsion und Seitneigungs-Rotationsdysfunktion in Bezug auf die Quadranteneinteilung. Busquet [4] kam aufgrund der Betrachtung der osteoartikulären Kinematik der Schädelknochen ebenso wie Chauffour [5] aufgrund der Betrachtung der faszialen Kinematik in Bezug auf die Schädelbasis zu einer umgekehrten Beurteilung der Quadranteneinteilung in der Torsions- und Seitneigungs-Rotations-Dysfunktion. Nach ihnen verhalten sich die homolateralen Quadranten in der Torsion entgegengesetzt zueinander, während sich in der Seitneigungs-Rotations-Dysfunktion die rechten und die linken Quadranten voneinander unterscheiden.

19.6 Fasziale und muskuläre Einflüsse bei SSB-Dysfunktionen

Die folgende Darstellung soll nur einen Eindruck geben von den vielfältigen faszialen Einflussmöglichkeiten auf die SSB. Sie ist weder vollständig noch werden die Einflüsse aus anderen Körperbereichen wie den unteren Extremitäten, des Beckenbodens, der Viszera oder des Zwerchfells beschrieben (s. a. Kap. 16.3.3 und Kap. 16.3.8).

19.6.1 Flexionsdysfunktion

Bilaterale Zugspannung der anterioren Lamina superficialis

- erhöhte Spannung des vorderen Teils der Lamina superficialis fasciae cervicalis, der Fasciae masseterica, parotidea und temporalis
- Diese Tonuserhöhung führt zur Vorwärtsneigung des Schädels/Okziputs auf dem Atlas.
- Die Fasern der genannten Faszien haben ihren Ansatz an den Ossa temporalia, parietalia und jugulares sowie an Os frontale und Mandibula. Durch den kaudalwärts gerichteten Zug werden diese Schädelknochen in die AR geführt.
- Das Os sphenoidale und die übrigen unpaarigen Schädelknochen werden durch die genannten Knochen in der Flexion fixiert. (Das Os occipitale wird über die AR des Os parietale und Os temporale in die Flexion geführt.)

Bilaterale Zugspannung der posterioren Lamina superficialis

- erhöhte Spannung des hinteren Teils der Lamina superficialis fasciae cervicalis, insbesondere der Faszie des M. trapezius
- Diese Tonuserhöhung führt zur Rückwärtsneigung des Schädels/Okziputs auf dem Atlas. Das entspricht der kraniosakralen Flexion des Okziputs.
- Die Flexion des Okziputs bringt die Ossa temporalia und Ossa parietalia in die AR.
- Das Os sphenoidale wird über die AR der paarigen Schädelknochen in die Flexion geführt.

Bilateraler Hypertonus der folgenden Muskeln

- M. rectus capitis posterior minor und major
- M. obliquus capitis superior
- M. semispinalis capitis
- M. trapezius

19.6.2 Extensionsdysfunktion

- Hypertonus der Fascia buccopharyngea und der viszeralen Loge sowie der Lamina praevertebralis fasciae cervicalis führen zu einem kaudalwärts gerichteten Zug am Tuberculum pharyngeum. Dadurch wird die SSB in die Extension gebracht, die wiederum die peripheren Schädelknochen in die IR führt.
- bilateraler Hypertonus des M. longus capitis und des M. rectus capitis anterior

19.6.3 Torsion (z. B. rechts)

Unilaterale Zugspannung der anterioren Lamina superficialis links und der posterioren Lamina superficialis rechts

- links: erhöhte Spannung des unilateralen vorderen Teils der Lamina superficialis fasciae cervicalis, der Fasciae masseterica, parotidea und temporalis
- rechts: unilaterale Zugspannung der Faszie des M. trapezius

Unilateraler Hypertonus der folgenden Muskeln

- M. longus capitis
- M. rectus capitis anterior
- M. rectus capitis lateralis
- M. rectus capitis posterior major
- M. semispinalis capitis
- M. trapezius

19.6.4 Lateralflexion-Rotation (LFR)

Unilaterale Zugspannung der anterioren und posterioren Lamina superficialis der gleichen Seite

- erhöhte Spannung des vorderen Teils der Lamina superficialis fasciae cervicalis, der Fasciae masseterica, parotidea, temporalis und der Faszie des M. trapezius

Unilateraler Hypertonus der folgenden Muskeln

- M. obliquus capitis superior

19.6.5 Superior Vertical Strain, Os sphenoidale in Flexion

Sehr starke bilaterale Zugspannung der anterioren Lamina superficialis

- stark erhöhte Spannung des vorderen Teils der Lamina superficialis fasciae cervicalis, der Fasciae masseterica und parotidea
- Diese Tonuserhöhung führt zu einer verstärkten AR der Ossa parietalia und zygomatica sowie des Os frontale und der Mandibula.
- Das wiederum führt zu einer verstärkten Flexion des Os sphenoidale.
- Auch die Vorwärtsneigung des Okziputs auf dem Atlas wird so stark erhöht, dass das Okziput auf dem Atlas in dieser Stellung fixiert wird. Diese Stellung des Okziputs auf dem Atlas entspricht einer kraniosakralen Extension des Okziputs.
- Während sich das Os sphenoidale in Flexion befindet, ist das Okziput relativ dazu in Extension: Superior Vertical Strain.

19.6.6 Inferior Vertical Strain, Os sphenoidale in Extension

Sehr starke bilaterale Zugspannung der posterioren Lamina superficialis

- eine stark erhöhte Spannung des hinteren Teils der Lamina superficialis fasciae cervicalis, insbesondere der Faszie des M. trapezius.
- Diese kann zu einer Fixierung des Okziputs in Rückwärtsneigung auf dem Atlas führen. Das entspricht einer kraniosakralen Flexion des Okziputs.

19.7 Tabellen zu Flexion, Torsion und Lateralflexion-Rotation der SSB

▸ **Tab. 19.3** Flexion der SSB.

Struktur	Bewegungsrichtung	Bemerkungen
Achse	2 transversale Achsen: • durch das Corpus sphenoidale vor der Sella turcica • oberhalb des Foramen magnum auf Höhe des Proc. jugularis	
SSB	nach superior	
Os occipitale		Das Os occipitale bewegt das Os temporale und das Os parietale.
Pars basilaris	nach anterior-superior	
Foramen magnum	erhöht, anterior mehr als posterior	
Pars condylaris	nach anterior	
oberer Winkel, Lambda	nach posterior-inferior	
lateraler Winkel, Asterion	nach inferior-lateral	
Margo mastoidea	nach anterior und lateral	

▸ **Tab. 19.3** Fortsetzung.

Struktur	Bewegungsrichtung	Bemerkungen
Os sphenoidale		
Ala major	nach anterior, inferior, lateral	
Margo petrosus	nach superior	
Margo squamosus:		Der Margo squamosus, unterhalb des SSP, hat seinen größten Ausschlag am unteren hinteren Teil der Sutura sphenosquamosa.
• unterhalb der SSP, nach innen gerichteter Rand	nach superior	
• oberhalb des SSP, nach außen gerichteter Rand	nach anterior und leicht nach lateral	
Margo parietalis, nach innen gerichteter Rand	nach anterior und leicht nach lateral	
Margo zygomaticus	nach anterior und leicht nach inferior	
Margo frontalis, die L-förmige Gelenkfläche	nach anterior und leicht nach inferior-lateral	Die langen Arme der Gelenkverbindung divergieren posterior, um die unteren Stirnbeinwinkel nach lateral zu bewegen und so die Incisura ethmoidalis zu weiten.
Facies orbitalis	nach anterior und leicht nach inferior	Die Orbita verkürzt sich, und der Bulbus wölbt sich nach anterior vor.
Facies temporalis	nach lateral; Fossa temporalis verkleinert	
Facies infratemporalis	nach posterior	
Ala minor: Facies orbitalis	nach anterior	Die Facies orbitalis bewegt das Foramen opticum und die Fissura orbitalis nach superior und überträgt Spannungen an den Wänden des Sinus cavernosus.
• anterior-mediale Fläche	nach anterior-inferior und lateral	Die anterior-mediale Fläche der Ala minor gleitet unter dem Os frontale.
• Verbindung zum Os frontale mit nach oben gerichtetem Rand	nach anterior und relativ nach lateral	
• laterale Fläche der Ala minor	nach superior und nach anterior-superior	
Korpus, hinterer Teil	nach inferior	
Sella turcica Korpus, vorderer Teil Spina ethmoidalis mit Lamina cribrosa	nach inferior	
Crista sphenoidalis mit Lamina perpendicularis	nach inferior	Der CRI hat eine Pumpwirkung auf die Augen.
Rostrum	posterior-inferior	
Fissura orbitalis superior	vergrößert	
Foramen opticum	vergrößert	
Fissura orbitalis inferior	vergrößert	
Proc. pterygoideus	nach inferior-lateral und posterior	Der Proc. pterygoideus führt eine Gleitbewegung mit dem Proc. pyramidalis des Os palatinum aus.
Os ethmoidale		
Spitze der Crista galli	nach posterior-superior mit der Falx	
Lamina cribrosa	• vorderer Teil: nach superior • hinterer Teil: nach posterior-inferior	
Lamina perpendicularis	• vorderer Teil: nach superior • hinterer Teil: nach inferior	

► **Tab. 19.3** Fortsetzung.

Struktur	Bewegungsrichtung	Bemerkungen
Labyrinthus ethmoidalis (lateral)	AR	Die lateralen Teile des Labyrinths öffnen durch ihre AR die Nasenhöhlen.
Vomer	• hinten: nach posterior-inferior • vorn: erhöht sich leicht	Der Vomer fördert die Zirkulation des sphenoidalen Sinus und ermöglicht die Ausdehnung des Corpus ossis sphenoidalis.
Os frontale		
Incisura ethmoidalis	verbreitet sich posterior und senkt sich	Die Glabella bewegt sich mit der Crista galli nach posterior-superior und wird durch die Falx und das Os sphenoidale beeinflusst.
Winkel der Sutura frontozygomatica	vergrößert sich	
Sutura coronalis	erniedrigt am Bregma, anterior-medial am Pterion	
Orbita	vergrößert	
Os temporale		
Margo superior partis petrosae	nach anterior-lateral	
Petrobasilare Zone	nach superior	
Spitze des Proc. mastoideus	nach posterior-medial	Die petrobasilare Zone erhöht sich zusammen mit der Apex partis petrosae, rotiert nach außen und entfernt sich von der ansteigenden Pars basilaris des Os occipitale (s. a. Kap. 7.4.3). Der Margo parietalis der Squama bewegt sich nach anterior-lateral.
Pars mastoidea	nach anterior-lateral	Während das Os temporale nach außen rotiert, bewegt sich der konvexe hintere Rand der Pars mastoidea nach posterior-superior. Während sich das Os occipitale in die Flexion bewegt, rotiert der konkave Margo mastoideus des Os occipitale nach anterior-inferior. Die beiden Gelenkflächen gleiten also in genau entgegengesetzter Richtung. Die Sutura occipitomastoidea schließt sich. Die umgekehrte Bewegung geschieht am Proc. jugularis des Os occipitale und der jugularen Gelenkfläche des Os temporale.
Fossa mandibularis	nach posterior-medial	Durch die Bewegung der Fossa mandibularis nach posterior wird die Mandibula nach posterior verschoben. Der Proc. zygomaticus mit nach außen gerichteter Gelenkfläche bewegt sich mit dem Proc. temporalis des Os zygomaticum nach anterior-lateral.
Os parietale		Das Os parietale wird vom Os occipitale und Os temporale bewegt.
Angulus mastoideus	nach anterior-lateral	
Margo squamosus	nach anterior-lateral • außen: nach anterior-lateral • innen: nach inferior	
Margo frontalis		Die Sutura sagittalis spreizt sich posterior stärker als anterior, da hinten die Zähne der Gelenkflächen größer werden als vorne.
Margo sagittalis	flacht sich ab	
Margo occipitalis	gleitet leicht auseinander	
Maxilla		
Proc. frontalis posterior	nach lateral (schräg)	Die Maxilla wird über die Ossa palatina vom Os sphenoidale kontrolliert, nach Busquet auch vom Vomer und den Ossa temporalia. Die Sutura intermaxillaris, eine mediane Naht, anterior zwischen linkem und rechtem Oberkieferknochen, bewegt sich nach posterior.
Proc. palatinus	nach inferior	

▶ **Tab. 19.3** Fortsetzung.

Struktur	Bewegungsrichtung	Bemerkungen
Proc. alveolaris	verbreitet sich nach lateral (hinten stärker als vorn)	Die Sutura palatina mediana bewegt sich nach posterior-inferior. Der Proc. palatinus horizontalisiert sich. Die Maxilla senkt zusammen mit dem Os palatinum und dem Vomer das Gaumendach.
Proc. zygometicus	nach anterior-superior	Der Proc. zygomaticus an der Sutura zygometicomaxillaris torquiert leicht. Ein Teil von ihm folgt dem Os zygomaticum, der andere Teil dem übrigen Oberkieferknochen.
Os palatinum		Das Os palatinum wird vom Os sphenoidale kontrolliert.
Proc. orbitalis	nach inferior	Der Proc. orbitalis reguliert die Spannung des N. infraorbitalis während der Flexions- und Extensionsbewegungen und übt einen Drainageeffekt auf diesen Nerv aus.
Lamina horizontalis	nach posterior-inferior	
Proc. pyramidalis, posteriorer Rand	nach lateral	Der Proc. pyramidalis wirkt als Bremse bei der Übertragung der Bewegung des Os sphenoidale auf die Maxilla. In der Gelenkfläche des Proc. pterygoideus bewegt er sich in einer pendelartigen Gleitbewegung, die es ihm ermöglicht, sich weniger als das Os sphenoidale zu bewegen.
Os zygomaticum		Das Os zygomaticum wird vom Os sphenoidale bewegt. Es wirkt als Puffer zwischen den Bewegungen des Os sphenoidale, des Os temporale und der Maxilla. Die pumpende Einwirkung des Os zygomaticum auf die Maxilla fördert die Drainage des Sinus maxillaris.
Facies orbitalis	nach anterior und leicht nach inferior	Durch die anterior-inferiore Bewegung der Facies orbitalis wird der Durchmesser der Orbita vergrößert.
Proc. frontalis	nach anterior	Die Facies orbitalis wird unter dem Einfluss der Ala major bewegt.
Proc. temporalis	nach inferior, lateral und leicht nach anterior	Der Proc. temporalis passt sich an die anterior-laterale Bewegung des Proc. zygomaticus des Os temporale an. Der Proc. maxillaris des Os zygomaticum bewegt sich nach oben in den Orbitaboden und ist dadurch mit an der Erweiterung der Orbita beteiligt.
reziproke Spannungsmembran		
Falx:	senkt sich	
• an der Crista galli	nach posterior und leicht nach superior	
Tentorium cerebelli:	senkt sich	
• an den Procc. clinoidei posteriores	steigen an	
• an den Margines superiores partis petrosae	nach superior-anterior-lateral	
Sinus rectus	leicht nach anterior	
Dura mater spinalis	nach superior, vorn stärker als hinten	

► **Tab. 19.4** Torsion der SSB (Beschreibung der Seite, an der die Ala major erhöht ist; auf der Seite der erniedrigten Ala major finden sich genau entgegengesetzte Zeichen!).

Struktur	Bewegungsrichtung	Bemerkungen
Achse	anteroposteriore Achse, durch die Mitte der SSB	
SSB	• Sphenoid: superior • Okziput: inferior	Torsion bezeichnet eine gegensinnige Rotation des Os occipitale und des Os sphenoidale.
Os occipitale		
Pars basilaris	nach inferior	
Foramen magnum	nach inferior	
Pars condylaris	nach inferior	
oberer Winkel, Lambda	nach inferior, lateral	
lateraler Winkel, Asterion	nach inferior-lateral	
Margo mastoidea	nach inferior-anterior	
Os sphenoidale		
Ala major	nach superior, AR	
Margo petrosus	AR	
Margo squamosus		
• unterhalb der SSP, nach innen gerichteter Rand	Annäherung an das Os temporale	
• oberhalb der SSP, nach außen gerichteter Rand	Entfernung vom Os temporale	
Margo parietalis, nach innen gerichteter Rand	Annäherung an das Os parietale	Dadurch wird die Sutura sphenoparietalis komprimiert.
Margo zygomaticus	nach superior	Indem sich der Margo zygomaticus nach oben bewegt, rotiert das Os zygomaticum nach außen, mit der Folge einer vergrößerten Orbita auf dieser Seite.
Margo frontalis, L-förmige Gelenkfläche	nach superior und leicht nach medial	Aufgrund der AR der Ala major befindet sich die Gelenkfläche in Beziehung zum Corpus ossis sphenoidalis leicht in Anteriorität.
Facies orbitalis	nach superior	
Facies temporalis	nach superior	
Facies infratemporalis	nach superior	
Ala minor: Facies orbitalis	nach superior	
• anterior-mediale Fläche, Verbindung zum Os frontale mit nach oben gerichtetem Rand	nach superior	
• laterale Fläche der Ala minor	nach superior	
Korpus, hinterer Teil	nach superior	
Sella turcica	nach superior	
Korpus, vorderer Teil	nach superior	
Spina ethmoidalis mit Lamina cribrosa	nach superior	
Crista sphenoidalis mit Lamina perpendicularis	zur erniedrigten Ala major geneigt	
Rostrum	zur erniedrigten Ala major geneigt	
Fissura orbitalis superior	vergrößert sich	Die Fissura orbitalis inferior vergrößert sich auf der Seite der erhöhten Ala major, da die Ala major sich durch die superiore Bewegung von der Maxilla entfernt.
Foramen opticum	vergrößert sich	
Fissura orbitalis inferior	vergrößert sich	

► **Tab. 19.4** Fortsetzung.

Struktur	Bewegungsrichtung	Bemerkungen
Proc. pterygoideus	nach superior und lateral	
Os ethmoidale		
Spitze der Crista galli	zur erniedrigten Ala major geneigt	
Lamina cribrosa	• vorderer Teil: nach superior • hinterer Teil: nach posterior-inferior	
Lamina perpendicularis	• vorderer Teil: zur erniedrigten Ala major geneigt • hinterer Teil: zur erniedrigten Ala major geneigt	
Labyrinthus ethmoidalis (lateral)	nach superior	
Vomer	zur erniedrigten Ala major geneigt	Das erhöhte Os ethmoidale auf der Seite der erhöhten Ala major erleichtert die Nasenatmung dieser Seite.
Os frontale		Durch die AR des Os parietale wird die Sutura coronalis nach anterior verschoben.
Incisura ethmoidalis	vergrößert sich	
Winkel der Sutura frontozygomatica	vergrößert sich	
Sutura coronalis	nach anterior	
Orbita	vergrößert	
Os temporale		Die Synchondrosis petrooccipitalis senkt sich mit der Pars basilaris des Os occipitale (im Gegensatz zur Flexion), sodass sich die Mandibula auf der Seite der erhöhten Ala major nach posterior verschiebt.
Margo superior partis petrosae	nach anterior-lateral	
petrobasilare Zone	nach inferior	
Spitze des Proc. mastoideus	nach posterior-medial	
Pars mastoidea	nach anterior-lateral	
Fossa mandibularis	nach posterior-medial	
Os parietale		durch die AR des Os parietale
Angulus mastoideus	Vorwölbung	
Margo squamosus	Vorwölbung	
Margo frontalis	nach anterior	
Margo sagittalis	anteriorer Teil zur Gegenseite, posteriorer Teil zur Seite der erhöhten Ala major	
Margo occipitalis	Vorwölbung	
Maxilla		Die Maxilla wird über die Ossa palatina vom Os sphenoidale kontrolliert, nach Busquet auch vom Vomer und den Ossa temporalia.
Proc. frontalis posterior	schräg nach lateral	
Proc. palatinus	nach inferior	
Proc. alveolaris	verbreitet sich nach lateral	
Proc. zygomaticus	nach superior	
Os palatinum		Das Os palatinum wird vom Os sphenoidale kontrolliert.
Proc. orbitalis	nach superior	
Lamina horizontalis	nach posterior-inferior	
Proc. pyramidalis, posteriorer Rand	nach lateral-superior	Der Proc. pyramidalis bewegt sich zusammen mit dem Proc. pterygoideus nach lateral-superior.

► **Tab. 19.4** Fortsetzung.

Struktur	Bewegungsrichtung	Bemerkungen
Os zygomaticum	AR	Das Os zygomaticum rotiert nach außen, da sich die Sutura sphenozygomatica hinter der Rotationsachse befindet. Dadurch weitet sich die Orbita.
Facies orbitalis		
Proc. frontalis		
Proc. temporalis		
reziproke Spannungsmembran		
Falx: an der Crista galli	Neigung zur erniedrigten Ala major	Posterior neigt sie sich, aufgrund ihrer Anheftung am Os occipitale und Os temporale, zur Seite der hochstehenden Ala major. Die Folge ist eine Torsion der Falx.
Tentorium cerebelli:		
• an den Procc. clinoidei posteriores	nach superior	
• am Margo superior partis petrosae	nach inferior	Das Tentorium neigt sich hinten zur Seite des erniedrigten Os occipitale.
Sinus rectus		
Dura mater spinalis	nach inferior	Die Dura mater spinalis senkt sich leicht auf der Seite des erniedrigten Os occipitale (= Ala major superior). Die Folge kann eine leichte Inferiorität des Os sacrum auf der Seite des erniedrigten Os occipitale sein.

► **Tab. 19.5** Lateralflexion-Rotation (LFR) der SSB (Beschreibung der Zeichen auf der konvexen Seite [Ala major und Okziput erniedrigt]. Auf der entgegengesetzten Seite sind die Zeichen genau umgekehrt).

Struktur	Bewegungsrichtung	Bemerkungen
Achse	• 1 anteroposteriore Achse (Nasion – Opisthion) • 2 vertikale Achsen durch Os sphenoidale und Os occipitale	An den 2 vertikalen Achsen vollzieht sich die Lateralflexion der SSB. An der anteroposterioren Achse vollzieht sich die Rotation der SSB. Auf der erniedrigten Seite entsteht eine Konvexität, auf der erhöhten Seite eine Konkavität.
SSB	divergent und nach inferior	Lateralflexion-Rotation rechts (LFR re.) = Seitneigung links und Rotation rechts mit Konvexität rechts; Lateralflexion-Rotation links (LFR li.) = Seitneigung rechts und Rotation links mit Konvexität links
Os occipitale		
Pars basilaris	nach posterior und inferior	
Foramen magnum	nach posterior und inferior	
Pars condylaris	nach posterior und inferior	
oberer Winkel, Lambda	Hervorwölbung	
lateraler Winkel, Asterion	Hervorwölbung	
Margo mastoidea	nach posterior-inferior	
Os sphenoidale		
Ala major	nach anterior-inferior	
Margo petrosus	nach inferior, Sutureenspreizung	
Margo squamosus:		
• unterhalb der SSP, nach innen gerichteter Rand	nach inferior	

▶ **Tab. 19.5** Fortsetzung.

Struktur	Bewegungsrichtung	Bemerkungen
• oberhalb der SSP, nach außen gerichteter Rand	nach lateral und relativ nach posterior	
Margo parietalis, nach innen gerichteter Rand	nach lateral und relativ nach posterior	Der Margo parietalis nähert sich dem Os parietale an.
Margo zygomaticus	nach inferior und lateral	
Margo frontalis, L-förmige Gelenkfläche	nach inferior und posterior	Die inferior-posteriore Bewegung des Margo frontalis ist in Relation zum Corpus ossis sphenoidalis und des Os frontale zu sehen. Ebenso sind die Bewegungen des Margo squamosus und des Margo parietalis in Relation zum Corpus ossis sphenoidalis zu verstehen.
Facies orbitalis	nach inferior und posterior	
Facies temporalis	nach inferior und leicht nach posterior	Durch die inferior-posteriore Bewegung der Facies temporalis ist die Einbuchtung der Fossa temporalis vermindert.
Facies infratemporalis	nach inferior-medial und anterior	
Ala minor		
Facies orbitalis anterior-mediale Fläche, Verbindung zum Os frontale mit nach oben gerichtetem Rand	nach inferior-medial nach medial	Die Facies orbitalis der Ala minor bewegt sich nach inferior-medial. Sie folgt dem hinteren Rand der Facies orbitalis des Os frontale. Das Foramen opticum ist nach medial verschoben. Etwas lateraler wird die vordere Oberfläche nach anterior verschoben.
laterale Fläche der Ala minor	nach posterior	Die nicht mehr artikulierende laterale Extremität der Ala minor wird durch das am Proc. clinoideus anterior anheftende Tentorium leicht nach posterior gezogen. Das kann zu einer Störung der A. cerebri media führen.
Korpus, hinterer Teil	nach inferior und anterior	Der hintere Teil des Corpus sphenoidale senkt sich mit dem Os occipitale auf der konvexen Seite. Die Folge ist ein Zug auf den Sinus cavernosus, auf die III., V. und VI. Hirnnerven und die A. carotis interna dieser Seite.
Sella turcica	nach inferior und anterior	
Korpus, vorderer Teil	nach inferior und anterior	
Spina ethmoidalis mit Lamina cribrosa		
Crista sphenoidalis mit Lamina perpendicularis		
Rostrum		
Fissura orbitalis superior	vergrößert	Während die Ala minor sich nach inferior-medial bewegt, bewegt sich die Ala major nach posterior-inferior, sodass sich die Fissura orbitalis superior weitet.
Foramen opticum	Verengung	
Fissura orbitalis inferior	Verengung	Der maxilläre Rand der Ala major bewegt sich nach anterior, sodass sich die Fissura orbitalis inferior verengt. Die Folge ist eine verminderte okulare Drainage.
Proc. pterygoideus	nach inferior-medial	
Os ethmoidale		
Spitze der Crista galli	Seitneigung	
Lamina cribrosa	komprimiert auf dieser Seite	

► **Tab. 19.5** Fortsetzung.

Struktur	Bewegungsrichtung	Bemerkungen
Lamina perpendicularis	bewegt sich zur gegenüberliegenden Seite	
Labyrinthus ethmoidalis (lateral)		
Vomer	bewegt sich zur gegenüberliegenden Seite	
Os frontale		Das Os frontale bewegt sich relativ nach anterior. Dies führt zu einer Verlängerung des Schädels auf dieser Seite.
Incisura ethmoidalis	nach medial	Die Incisura ethmoidalis bewegt sich in die Richtung der gegenüberliegenden Seite und verengt sich auf der konvexen Seite (= Ala major tief). Auf dieser Seite ist die Nasenatmung eingeschränkt.
Winkel der Sutura frontozygomatica	vermindert sich	Der Winkel der Sutura sphenozygomatica vermindert sich durch die IR dieses Knochens.
Sutura coronalis	nach anterior, lateral ausgebuchtet	
Orbita	verkleinert	
Os temporale		Der Margo superior partis petrosae rotiert nach anterior-lateral. Die Spitze bewegt sich nach kaudal und entfernt sich vom Os sphenoidale.
Margo superior partis petrosae	nach anterior-lateral	
petrobasilare Zone	nach inferior-lateral	Die Pars basilaris des Os occipitale bewegt sich an der Sutur stärker nach posterior.
Spitze des Proc. mastoideus	nach posterior-medial	
Pars mastoidea	nach anterior-lateral	
Fossa mandibularis	nach posterior-medial	Der Proc. zygomaticus bewegt sich nach inferior-lateral.
Os parietale		
Angulus mastoideus	Wölbung nach lateral	
Margo squamosus	Wölbung nach lateral	
Margo frontalis	nach superior und anterior-lateral (gering)	
Margo sagittalis	verschoben zur konvexen Seite	
Margo occipitalis	an Lambda: hervorstehend	
Maxilla		Die Organisation der Maxilla in IR wird insbesondere durch das halbseitige Os ethmoidale und das Os frontale verursacht. Die Sutura intermaxillaris neigt sich zur gegenüberliegenden Seite. Das Gaumendach steigt.
Proc. frontalis	sagittalisiert sich posterior	
Proc. palatinus	nach superior	
Proc. alveolaris	vertikalisiert sich	
Proc. zygomaticus	nach inferior-medial	
Os palatinum		
Proc. orbitalis		
Lamina horizontalis	nach superior	
Proc. pyramidalis, post. Rand	nach inferior-medial und leicht nach anterior	Der Proc. pyramidalis folgt dem Proc. pterygoideus des Os sphenoidale.

▶ **Tab. 19.5** Fortsetzung.

Struktur	Bewegungsrichtung	Bemerkungen
Os zygomaticum		Das Os zygomaticum rotiert nach innen. Die Orbita verengt sich.
Facies orbitalis	IR	
Proc. frontalis	nach medial, prominenter	
Proc. temporalis		
reziproke Spannungsmembran		
Falx: an der Crista galli	Neigung zur konvexen Seite	
Tentorium cerebelli:		
• am Procc. clinoidei posteriores	Neigung zur konvexen Seite	
• an den Margines superiores partis petrosae	Neigung zur konvexen Seite	
Sinus rectus	Neigung zur konvexen Seite	
Dura mater spinalis	nach inferior	

Verwendete Literatur

[1] Fryette HH: Principles of Osteopathy Technic. Indianapolis: American Academy of Osteopathy; 1954: 46.

[2] von Lanz T, Wachsmuth W: Praktische Anatomie. Bd. 1, Teil A. Berlin: Springer; 1985: 48.

[3] Upledger JE, Vredevoogd JD: CranioSacral Therapy. Seattle: Eastland; 1983: 92.

[4] Busquet L: L'osteopathie cranienne. Paris: Maloine; 1985: 59–70, 75–78.

[5] Chauffour P, Guillot JM: Le lien mecanique osteopathique. Paris: Maloine; 1985: 102ff.

[6] Persönliche Korrespondenz mit Andrianov V, Bespala N: Research. St. Petersburg: Academy of Child's development; 1999.

[7] Schalkhaußer A: Schließung und Mobilität der Synchondrosis sphenooccipitalis. München: COE; 2000: 26–27.

[8] Madeline LA, Elster AD: Suture closure in the human chondrocranium. CT assessment. Radiolog. 1995; 196: 747–756.

[9] Okamoto K, Ito J, Tokiguchi S, Furusawa T: High resolution CT findings in the development of the sphenooccipital synchondrosis. AJNR Am. J. Neuroradiol. 1996; 17: 117–120.

[10] Ingervall B, Thilander B: The human sphenooccipital synchondrosis. The time of closure appraised macroscopically. Acat. Odont. Scand. 1972; 30: 349–356.

[11] Magoun HI: Osteopathy in the Cranial Field. 3 rd ed. Kirksville: Journal Printing Co.; 1976: 45.

[12] Eser-Bindl U: Os sphenoidale und Os ethmoidale – Entwicklung, Verknöcherung und Frage nach der Möglichkeit einer Mobilität [Diplomarbeit]. München: COE; 2002.

[13] Latkowski B: Die Rolle der Nasennebenhöhlen bei der Verteilung und Dämpfung einwirkender Gewalten. Monatsschr. Ohrenheilkd. Laryngorhinol. 1967; 101(5): 218–222.

[14] Liem T: Scoliosis capitis und frühkindliche Traumata. Stillpoint. 1999; 10: 10–16.

[15] Arbuckle BE: Scoliosis capitis. J. Am. Osteopath. Assoc. 1971; 70: 559–564.

[16] Schooley T: Fetal distortion: Origins of adult dysfunction. Osteopathic Annals. 1979; 7(1): 45–48.

[17] Lalauze-Pol R: Persönliche Mitteilung: Hamburg: OSD; April 2005.

[18] Upledger JE, Vredevoogd JD: Lehrbuch der CranioSacralen Therapie. 2. Aufl. Heidelberg: Haug; 1994: 123, 127, 128, 134.

[19] Handy CL: The etiology and diagnosis of cranial lesions. J. Osteopath. Cranial Assoc. 1949: 47.

[20] Lippincott RC, Lippincott HA: A Manual of Cranial Technique. Indianapolis: The Cranial Academy; 1949 (Reprint 1995): 112.

[21] Brookes D: Lectures on Cranial Osteopathy, Wellingsborough: Thorsons; 1981: 108f.

[22] Frymann V: Relation of disturbances of craniosacral mechanisms to symptomatology of the newborn: study of 1.250 infants. J. Am. Osteopath. Assoc. 1966 (65) 8.

[23] Magoun HI: Osteopathy in the Cranial Field. 3 rd ed. Kirksville: Journal Printing Co.; 1976: 279.

[24] dto. 238.

[25] dto. 283.

[26] dto. 275.

[27] Capobianco A: Osteopathy in Practice: Chronic Urticaria. The Cranial Letter; 1993; 46 (3) 16–17.

[28] Becker RE: Craniosacral Trauma in the Adult. In: Feely R (Ed.): Clinical Cranial Osteopathy. Meridian: The Cranial Academy; 1988: 156f.

[29] Magoun HI: Osteopathy in the Cranial Field. 3 rd ed. Kirksville: Journal Printing Co.; 1976: 274.

[30] dto. 278.

[31] dto. 289.

[32] dto. 272.

[33] Sutherland WG: Teachings in the science of osteopathy. Fort Worth: Sutherland Cranial Teaching Foundation; 1991: 164.

[34] Sorrel M: The Osteopathic Treatment of Down Syndrome Children. The Cranial Letter; The Cranial Academy, 1995; 48(2): 4–7.

[35] Magoun HI: Osteopathy in the Cranial Field. 3 rd ed. Kirksville: Journal Printing Co.; 1976: 275–302.

[36] dto. 291.

[37] Cook A: The mechanics of cranial motion – the sphenobasilar synchondrosis (SBS) revisited. J. Bodyw. Mov. Ther. 2005; 9: 177–188.

[38] Liem T: Review zur Bedeutung der Schädelbasis in der Osteopathie. Osteopath. Med. 2018; 19(2): 2–9.

[39] Holland C: The biophysics of cranial osteopathy. Scottsdale: Video Medicine Labs Inc.; 1991.

Weitere Literatur

Arbuckle BE: Selected writings. Indianapolis: American Academy of Osteopathy; 1994.

Arbuckle BE: Through the cranial base. J. Am. Osteopath. Assoc. 1949; 48: 458–460.

Austin JJ M, Gooding CA: Roentgenographic measurement of skull size in children. Radiology. 1971; 99: 641–646.

Coffin GS: Asymmetry of the human head: Clinical observations. Clin. Pediatr. 1986; 25: 230–232.

Greenman PE: Roentgen findings in the craniosacral Mechanism. J. Am. Osteopath. Assoc. 1970; 70: 24.

Richard R: Lesions osteopathiques du Sacrum. Paris: Maloine; 1978.

Sperber GH: Embryologie des Kopfes. Berlin: Quintessenz; 1992.

Sutherland WG: Teachings in the Science of Osteopathy. Oregon: Rudra; 1991.

Wales AL: Cranial diagnosis. Indianapolis: J. Osteopath. Cranial Assoc.; 1948: 14–23.

20 Palpation und Behandlung der Synchondrosis sphenooccipitalis (SSB)

„Es kann nicht genug betont werden, dass in der Palpation der Position und der Bewegung, ebenso wie in der Behandlung eine leichte Berührung und ein sanftes Umgehen grundlegend sind." Harold I. Magoun [1]

20.1 Palpation der Inspirations- und Exspirationsphase

Die inhärenten Spannungen/Elastizitätseinschränkungen/Dysfunktionen an der SSB führen dazu, dass sich die Inspirations- und Exspirationsbewegungen an der SSB und eventuell am gesamten Schädel auf eine ganz bestimmte Art und Weise ausdrücken. Diese rhythmische Bewegung wird je nach vorhandener Dysfunktion mehr oder weniger stark verändert und spiegelt die zugrunde liegenden Gewebespannungen bzw. Elastizitäts-/Bewegungsverluste wieder.

- Der Therapeut folgt der In- und Exspirationsbewegung/-adaptation der SSB passiv mit einer der beschriebenen Schädelhaltungen (Kap. 15.1).
- Während der Inspirationsphase sollen sich die Alae majores und der untere Teil der Squama occipitalis nach inferior-anterior bewegen.
- Während der Exspirationsphase sollen sich die Alae majores und der untere Teil der Squama occipitalis nach superior-posterior bewegen.
- Die Amplitude der Flexions- und der Extensionsbewegung werden miteinander verglichen.
- Eine ungleiche Amplitude oder andere wahrgenommene Bewegungen der beiden Knochen (Torsionen, Seitneigung-Rotationen, Vertical Strain usw.) während der Inspirations- und Exspirationsphase weisen auf eventuelle Dysfunktionen der SSB hin.

Beachte

Durch eine leichte globale Kompression des Schädels wird das zugrunde liegende Muster deutlicher erscheinen. Allerdings ist zu beachten, dass je mehr Druck und Kraft aufgewendet werden, desto eher der Untersucher die Reaktion des Organismus auf diese Kräfte testen wird. Diese Tests können im Einzelfall zur Verdeutlichung und Klärung des Befundes benutzt werden. Dem sollte stets ein nichtinvasives Zuhören vorausgehen, um das Wirken von innen heraus zu verstehen.

20.2 Bewegungstestung der SSB

- Die Bezeichnung der Dysfunktion richtet sich nach der Seite oder Richtung mit der größeren Bewegungsamplitude und Beweglichkeit.
- Zwischen der Flexions- und Extensionsbewegung gibt es einen neutralen Punkt (= kurze Pause am Übergang von der Flexions- in die Extensionsbewegung). Ausgehend vom neutralen Punkt gibt der Therapeut einen kurzen Impuls in die zu testende Richtung und begleitet das Gelenk anschließend passiv und aufmerksam in die jeweils zu testende Richtung:
  - in die Flexion und Extension
  - in die linke und rechte Torsion
  - in die linke und rechte Seitneigung
  - in die superiore und inferiore vertikale Bewegungsrichtung
  - in die linke und rechte Rotation
  - in die linke und rechte laterale Bewegungsrichtung
- Anschließend werden die Leichtigkeit der Bewegungen und die beiden jeweiligen Bewegungsausschläge miteinander verglichen. So können Asymmetrien festgestellt, verglichen und bewertet werden, in welche Richtung die Bewegung eingeschränkt ist bzw. in welche Richtung sie leichter und mit größerer Amplitude auszuführen ist.
- Bei den ersten 4 eher kompensatorisch auftretenden SSB-Dysfunktionen sollten die Bewegungstests und Normalisierungen im Einklang mit körpereigenen Rhythmen begonnen werden, also zu Beginn der Inspirations- und Exspirationsphase.
- Die Kompressionsdysfunktion lässt sich nicht mit einer reziproken Bewegungsrichtung vergleichen, sie vermindert die Beweglichkeit in allen Testungen an der SSB. Indem der Therapeut die Kompressions-Dekompressions-Bewegung bei normal beweglicher SSB testet, diese Bewegung aufmerksam verfolgt und speichert, ist er später imstande zu erkennen, wenn eine echte Kompression vorliegt.

Während bei starken Kompressionen keinerlei Bewegung in der SSB wahrnehmbar ist, ist bei leichterer Kompression die Amplitude und Stärke der SSB-Adaptationen mehr oder weniger deutlich vermindert.

20.3 Korrektur der SSB-Dysfunktion

20.3.1 Beschreibung der Palpationserfahrungen auf Höhe der SSB

Je genauer sich die palpatorische Erfahrung mit dem bestehenden Dysfunktionsmuster synchronisiert und sich seinen Qualitäten anpasst, desto weniger therapeutischer Krafteinsatz ist nötig und desto gezielter kann die Korrektur stattfinden. Im Folgenden wird am Beispiel einer superioren Vertical-Strain-Dysfunktion eine phänomenologische Darstellung von qualitativen Palpationseindrücken beschrieben (s. a. Kap. 13.6).

Beachte

Die folgende Beschreibung bezieht sich besonders auf die Zeit vor der Ossifikation der SSB. Entsprechend lassen sich diese auch auf die Adaptationsfähigkeit der SSB sowie weitere Körpergewebe übertragen.

Zunächst kann eine Phasenabhängigkeit der Dysfunktion bewertet werden. Das Muster eines superioren Vertical Strain kann palpatorisch deutlicher während der In- oder der Exspirationsphase oder in beiden Phasen auftreten. Die Bewegungseinschränkung bzw. das abnorme Spannungsmuster kann sich deutlicher am Os sphenoidale oder am Os occipitale oder an beiden Knochen bemerkbar machen.

So ergeben sich verschiedene Möglichkeiten eines superioren Vertical Strain:

- in der Inspirationsphase mit deutlicherem Befund am Os occipitale (Os occipitale verharrt deutlicher in Extension)
- in der Exspirationsphase mit deutlicherem Befund am Os sphenoidale (Os sphenoidale verharrt deutlicher in Flexion)
- in der In- und Exspirationsphase mit gleichmäßigem Befund beider Knochen (Os sphenoidale verharrt in Flexion, das Os occipitale verharrt in Extension)

Bei der palpatorischen Beurteilung der Bewegung sollte auch berücksichtigt werden, dass die abnorme Bewegungseinschränkung bzw. eingeschränkte Adaptationsfähigkeit auch von den klassisch dargestellten achsenorientierten Bewegungen abweichen kann. Dann können auch weitere Möglichkeiten auftreten:

- in der Inspirationsphase mit deutlicherem Befund am Os sphenoidale
- in der Inspirationsphase mit gleichmäßigem Befund beider Knochen
- in der Exspirationsphase mit deutlicherem Befund am Os occipitale
- in der Exspirationsphase mit gleichmäßigem Befund beider Knochen
- in der In- und Exspirationsphase mit deutlicherem Befund am Os sphenoidale
- in der In- und Exspirationsphase mit deutlicherem Befund am Os occipitale

Es kann auch beurteilt werden, ob eine Frequenzänderung stattfindet. Bei einem Erstpatienten ist es allerdings schwer zu beurteilen, ob sich die Frequenz der primären Respiration als Folge eines Traumas geändert hat.

Die palpatorische Wahrnehmung kann exemplarisch an einer superioren Vertical-Strain-Dysfunktion in Inspiration, die sich ähnlich einer Bewegung um die Flexions-Extensions-Achse organisiert und einen deutlicheren Befund am Os occipitale zeigt, weiter differenziert werden:

Während der Inspiration bewegt sich das Os sphenoidale in Richtung Flexion. Auch das Os occipitale bewegt sich zunächst in die Flexionsrichtung, aber stoppt dann in seiner Bewegung früher als das Os sphenoidale. Das Os occipitale befindet sich dadurch in Relation zum Os sphenoidale in einer Extensionsposition. Der Moment, in dem eine Bewegungseinschränkung im Verlauf der Inspirationsphase des Os occipitale auftritt, ist wahrzunehmen. Auch die Wahrnehmung der Qualität dieses Stopps des Os occipitale im Verlauf der Flexionsbewegung ist von großer Bedeutung.

Praxistipp

Fragen an das Gewebe

- Wie ist die Frequenz?
- Ist es vorwiegend eine knöcherne, membranöse oder fluide Dysfunktion?
- Ist eine der beteiligten Strukturen deutlicher betroffen?
- Wie verläuft die Bewegung bzw. die Adaptationsfähigkeit an eine gegebene Krafteinwirkung?
- In welcher Phase und zu welchem Zeitpunkt der Phase tritt die Dysfunktion in Erscheinung? (In diesem Beispiel: Zu welchem Zeitpunkt im Verlauf der Inspirationsphase findet dieser Stopp statt?)
- Ist es ein plötzlicher abrupter Stopp oder eine langsam zunehmende Bewegungshemmung?
- Wie ist die Art dieser Bewegungshemmung, ist es z. B. ein hartes oder ein weiches, ein metallisches oder eher ein hölzernes Gefühl?
- Wie ist die Amplitude der Bewegung?
- Finden weitere asymmetrische Bewegungen in der SSB während der Inspirations- oder Exspirationsphase statt? Um welche handelt es sich?
- Wird die Bewegungshemmung an anderer Stelle im Körper bzw. von einer anderen Dysfunktion aufrechterhalten?
- Über welches (muskuläre, ligamentäre, membranöse, fluide) Medium wirkt sich diese Dysfunktion auf die SSB aus?
- Existiert ein gleichzeitig bestehendes Dysfunktionsmuster, das mehrere Strukturen miteinbezieht?
- Sind Kraftvektoren von ursprünglichen traumatischen Einflüssen wahrnehmbar?
- Ist es ein lokales, regionales oder globales Dysfunktionsmuster?

Diese Darstellung ist nicht abschließend. Sie dient als Inspiration dazu, in Kontakt, in Resonanz und in Synchronisation mit den anwesenden reaktiven und homöodynamischen spontanen Kräften und Geweben zu treten, unter Berücksichtigung von Frequenzänderungen und Phasenabhängigkeit und mit dem Ziel, Heilungsreaktionen im Gewebe zu unterstützen.

20.3.2 Klassische Behandlungsprinzipien für die Region der SSB

Im Folgenden werden die klassischen Behandlungsprinzipien für die Behandlung der SSB beschrieben. Die Behandlung der SSB wird in der Regel entsprechend dem Prinzip der Balanced Tension, z. B. als Point of Balance ausgeführt, insbesondere bei länger bestehenden Dysfunktionen. Eventuell kann diese mit der Übertreibungstechnik kombiniert werden. Klassisch wird erwähnt, dass bei akuten Traumata oder bei Kindern unter dem 4. Lebensjahr die direkte Technik indiziert ist. Allerdings existieren hierzu keine Untersuchungen. Im Gegenteil, eine Vielzahl von Osteopathen behandelt mit gutem Erfolg auch mit indirekten Techniken.

Point of Balance

- Synchronisation mit inhärenten Rhythmen: Zunächst palpiert der Therapeut die Extensions- und Flexionsbewegung der SSB passiv mit einer der beschriebenen Schädelhaltungen.
- Bei einer Flexions- oder Extensionsdysfunktion wird die Technik im Einklang mit den inhärenten Rhythmen ausgeführt. Bei allen anderen SSB-Dysfunktionen erspüren die Hände zunächst den Mittelwert/Mesor der Schwingungen (Kap. 2.7). Ausgehend von dem Mittelwert/Mesor begleiten die Hände die SSB in die Richtung der Dysfunktion, d. h. in die Richtung der größeren Beweglichkeit. Beispielsweise wird bei einer Torsion rechts die SSB in die Torsion rechts begleitet.
- Es wird versucht, die Position zu finden, in der sich die membranösen Gelenkfehlspannungen im bestmöglichen Gleichgewicht zueinander befinden (Point of Balance). Sie liegt zwischen dem normalen Bewegungsspielraum der einen Richtung und der blockierten Bewegung der anderen Richtung.
- Ein Hinweis für das Erreichen eines Point of Balance besteht, wenn sich inhärente Bewegungen bemerkbar machen („Ligaments Go Shopping"). Diese werden zugelassen.
- Der Point of Balance der membranösen und ligamentären Strukturen wird anschließend in Einklang mit dem fluiden Point of Balance gebracht. Dort wird die SSB gehalten.
- Durch diese Position, in der sich die reziproke Spannungsmembran und die fluiden Komponenten im Gleichgewicht befinden, können die Selbstheilungskräfte des Organismus die Korrektur ausführen.
- Die SSB wird so lange im Point of Balance gehalten, bis eine Lösung der Bewegungseinschränkung bzw. der restringierten Gewebe wahrgenommen wird. Ein Übergang in einen Stillpunkt ist möglich.
- Mit zunehmender Übung wird der Therapeut in der Lage sein, den lokalen Point of Balance an der SSB auszuweiten und einen Point of Balance der SSB in Beziehung zum kraniozervikalen Bereich und schließlich zu den gesamten übrigen Körperstrukturen sich einstellen zu lassen. Die Grundlage dafür besteht in der faszialen und fluiden Kontinuität des kraniosakralen Systems mit dem übrigen Körper.

Dynamic Balanced Tension (DBT)

- Synchronisation der Hände des Therapeuten mit dem PRM-Rhythmus/CRI des Patienten.
- Während der Inspirationsphase wird eine minimale Verstärkung der vorhandenen Bewegung/Spannung in der SSB ausgeführt, ohne Änderung der Geschwindigkeit dieser Bewegungen.
- Während der Exspirationsphase folgt der Therapeut der SSB nur passiv.
- Am Ende der Inspirationsphase tritt ein spontanes, nicht vom Therapeuten ausgelöstes Disengagement auf.
- Nicht vom Therapeuten induzierte Kräfte beginnen zu wirken. Während der folgenden Exspirationsphase führen diese Kräfte das betroffene Gewebe aus der Dysfunktion heraus.
- Eine laterale Fluktuation kann sich einstellen und ein Übergang in den Stillpunkt kann auftreten.

Point of Balanced Fluid Tension (PBFT) nach Jealous

- Resonanz zum fluiden Muster in der Dysfunktion: Es werden keine Geweberestriktionen oder Gewebebarrieren in der SSB angegangen. Die Hände folgen und verbleiben in der physiologischen „Bewegung" der Fluida.
- Synchronisation der Hände des Therapeuten mit der Bewegung der Fluida und ihrer Geschwindigkeit und dem inhärenten Disengagement.
- Ein Point of Balance der Fluida stellt sich ein.
- Wechselwirkung des lokalen fluiden Musters mit dem gesamten fluiden Körper. Die Aufmerksamkeit erweitert sich auch auf das Feld um den Körper herum.

Übertreibung (Exaggeration)

Diese stellt eine alternative Möglichkeit der Korrektur dar. Sie kann v. a. bei fibrotisierten Veränderungen der Gewebe angewendet werden.

- Zunächst wird die SSB in den Point of Balance begleitet.

- Biomechanischer Ansatz: Ausgehend vom Point of Balance wird eine Bewegung der SSB noch weiter in die Richtung der Dysfunktion bis an seine physiologische Bewegungsgrenze induziert. Beispielsweise wird bei einer Torsion rechts die SSB in die Torsion rechts geführt.
- Dort angekommen wird nur verhindert, dass sich das Gelenk zurück in die neutrale Lage bewegt.
- Alle anderen wahrnehmbaren Bewegungen des Os sphenoidale oder des Os occipitale wie Flexionen/Extensionen, Torsionen, Seitneigungen usw. werden zugelassen. Sie stellen „Entwirrungen" der membranösen Spannungen des Sphenoid-Okziput-Gelenks dar (und geben unter Umständen einen Hinweis auf weitere Dysfunktionen der SSB).
- Jeder neue Bewegungsspielraum in Richtung der Dysfunktion wird aufgefangen und das Gelenk in seine neue Bewegungsgrenze geführt.
- Nachdem ein Weicherwerden oder Loslassen des Gewebes erreicht ist und wenn sich keine neue Bewegungsgrenze in Richtung der Dysfunktion mehr einstellt, wird das Gelenk in die neutrale Lage zurückbegleitet.
- Vitalistischer Ansatz: Die SSB wird sanft in indirekter Richtung aus ihrem Spannungsbereich herausbewegt, ohne dabei Bewegungsgrenzen zu konfrontieren.

Direkte Technik

Die zusätzliche Anwendung direkter Techniken wird häufiger bei traumatischen Dysfunktionen der SSB, z. B. beim Vertical oder Lateral Strain oder bei einer Kompression, notwendig. Wenn nach der Anwendung der indirekten Techniken keine zufriedenstellende Verbesserung der SSB-Bewegung wahrgenommen wird, kann im Anschluss daran eine direkte Technik ausgeführt werden. Bei Kindern unter dem 4. Lebensjahr wurden SSB-Dysfunktionen eher mithilfe direkter Techniken behandelt.

- Zunächst palpiert der Therapeut die Extensions- und Flexionsbewegung der SSB passiv mit einer der beschriebenen Schädelhaltungen.
- Bei einer Flexions- oder Extensionsdysfunktion wird die Technik im Einklang mit den inhärenten Rhythmen ausgeführt. Bei allen anderen SSB-Dysfunktionen erspüren die Hände zunächst den neutralen Punkt.
- Vom neutralen Punkt wird die SSB zunächst in den Point of Balance begleitet.
- Ausgehend vom Point of Balance wird eine Bewegung der SSB in Richtung der Bewegungseinschränkung induziert, d. h. in die Richtung der verminderten Beweglichkeit. Beispielsweise wird bei einer Torsion rechts die SSB in die Torsion links geführt.
- Biomechanischer Ansatz: Die SSB wird bis an die Bewegungsgrenze geführt. Anschließend lässt man die SSB sich minimal zurückbewegen, damit sich die Duralmembranen entspannen können und sich der Kraftanwendung nicht widersetzen. Dort wird die SSB gehalten.
- Durch diese Position können die Selbstheilungskräfte des Organismus die Korrektur ausführen.
- Die SSB wird so lange in dieser Position gehalten, bis eine Lösung der Bewegungseinschränkung bzw. der restringierten Gewebe oder ein Stillpunkt wahrgenommen wird.
- Vitalistischer Ansatz: Die SSB wird sanft in direkter Richtung aus ihrem Spannungsbereich herausbewegt, ohne dabei Bewegungsgrenzen zu konfrontieren.

20.4 Wiederholte Testung

- Nach einem Zyklus der Extension/Innenrotation und Flexion/Außenrotation kann die Amplitude der jeweiligen SSB-Bewegungen erneut getestet werden. Eine 50 %ige Verbesserung der Symmetrie der Bewegungsamplituden kann als therapeutischer Erfolg bewertet werden.

20.5 Unterstützung der Selbstheilungskräfte

- Wann immer der Therapeut es für nötig ansieht, kann er mithilfe von Fluidimpulstechniken (V-Spread-Techniken) oder der Patient durch Atemtechniken die Behandlung unterstützen.

20.6 Weitere Hinweise

Falls die SSB-Dysfunktionen durch Bewegungseinschränkung des Os sacrum, durch periphere Störungen der übrigen Schädelknochen, der viszeralen Gewebe usw. hervorgerufen oder aufrechterhalten werden, sollte der Therapeut immer auch die primären peripheren Dysfunktionen behandeln. Es bestehen enge Beziehungen zwischen Kompressionen an der Schädelbasis, am atlantookzipitalen Gelenk und am lumbosakralen und iliosakralen Übergang. Diese können sich gegenseitig verursachen und treten möglicherweise gemeinsam auf. Deshalb scheint es sinnvoll zu sein, auch die übrigen Kompressionen zu lösen.

Es sind unterschiedliche Schädelhaltungen möglich, um die Mobilität der SSB zu testen und um die SSB zu behandeln. Zunächst sind alle beschriebenen Schädelhaltungen (Kap. 15.1) zu üben, ihre jeweiligen Vor- und Nachteile kennenzulernen und fähig zu werden, mit jeder von ihnen die SSB zu testen und zu behandeln.

Die Beschreibung der Testungen und der Behandlungen der SSB wird sich vorrangig an der Schädeldach- und der okzipitosphenoidalen Haltung orientieren. Die Testung und Behandlung der SSB mit den anderen Schädelhaltungen entspricht weitgehend der Beschreibung dieser Schädelhaltungen, bis auf die veränderte Handhaltung und die zum Teil veränderten Stellen der Bewegungsauslösung.

Verschiedene Autoren widersprechen sich zum Teil bei der Beschreibung der Flexions- und Extensionsbewegung der Squama occipitalis. Die Erklärung dafür ist, dass sich der kraniale Teil der Squama occipitalis anders als der kaudale Teil verhalten soll. In Flexion bewege sich der kraniale Teil (Lambda) nach posterior-inferior, während sich der kaudale, zur Basis des Okziputs weisende Teil nach anterior-inferior bewegen soll.

! Beachte

Bei der folgenden Beschreibung der Testung und Behandlung von Dysfunktionen werden die Bewegungsrichtung für die Testung, für den Point of Balance sowie für die indirekte Technik angegeben. Die Bewegungsinduktion bei der Behandlung mit der direkten Technik wäre genau entgegengesetzt zu der beschriebenen Bewegungsrichtung.

20.6.1 Palpation und Behandlung der SSB

Patient und Therapeut

Bei allen Testungen und Behandlungen der SSB befindet sich der Patient in Rückenlage, und der Therapeut sitzt am Kopfende des Patienten.

► **Tab. 20.1** Palpation und Behandlung der SSB.

Ala major/Squama occipitalis		**Ala major/Squama occipitalis**	
Flexion		**Extension**	
links	rechts	links	rechts
Ala major		**Ala major**	
inferior (anterior)	inferior (anterior)	superior (posterior)	superior (posterior)
inferior (anterior)	inferior (anterior)	superior (posterior)	superior (posterior)
Squama occipitalis		**Squama occipitalis**	
Torsion rechts		**Torsion links**	
links	rechts	links	rechts
Ala major		**Ala major**	
inferior	superior	superior	inferior
superior	inferior	inferior	superior
Squama occipitalis		**Squama occipitalis**	
Seitneigung Rotation rechts		**Seitneigung Rotation links**	
links	rechts	links	rechts
Ala major		**Ala major**	
superior (posterior)	inferior (anterior)	inferior (anterior)	superior (posterior)
superior (anterior)	inferior (posterior)	inferior (posterior)	superior (anterior)
Squama occipitalis		**Squama occipitalis**	
Superior Vertical Strain		**Superior Vertical Strain**	
links	rechts	links	rechts
Ala major		**Ala major**	
inferior (anterior)	inferior (anterior)	superior (posterior)	superior (posterior)
superior (posterior)	superior (posterior)	inferior (anterior)	inferior (anterior)
Squama occipitalis		**Squama occipitalis**	
Lateral Strain rechts		**Lateral Strain links**	
links	rechts	links	rechts
Ala major		**Ala major**	
posterior	anterior	anterior	posterior
posterior	anterior	anterior	posterior
Squama occipitalis		**Squama occipitalis**	

20.6.2 Schädeldachhaltung

- Die Zeigefinger befinden sich beidseitig an den Alae majores, hinter dem lateralen Augenrand.
- Die Mittelfinger liegen vor, die Ringfinger hinter dem Ohr auf dem Os temporale.
- Die kleinen Finger befinden sich auf Höhe des Okziputs.
- Die Daumen berühren sich nach Möglichkeit oberhalb des Schädels. Sie dienen als sog. „Fulcrum-" oder Fixpunkte.

Flexion

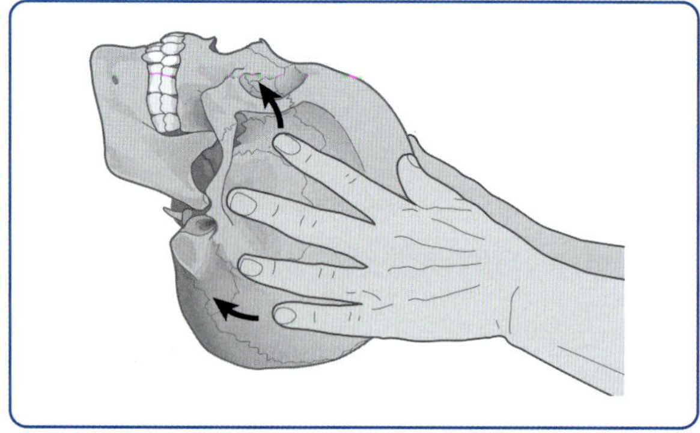

▶ **Abb. 20.1** Flexion der SSB.

- Flexionsdysfunktion: Die Amplitude der Flexionsbewegung ist größer als die Amplitude der Extensionsbewegung.
- Korrektur (▶ **Abb. 20.1**):
  - Die Zeigefinger führen die Alae majores nach inferior-anterior.
  - Die kleinen Finger führen den unteren Teil der Squama occipitalis nach inferior-anterior.

Für die Atemtechnik hält der Patient seinen Atem am Ende der Einatmung so lange wie möglich an, während seine Füße eine Dorsalflexion ausführen. Dies wird für einige Atemzyklen wiederholt.

Extension

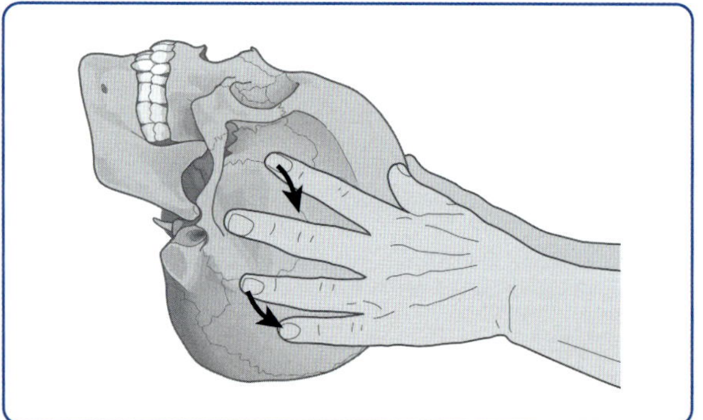

▶ **Abb. 20.2** Extension der SSB.

- Extensionsdysfunktion: Die Amplitude der Extensionsbewegung ist größer als die Amplitude der Flexionsbewegung.
- Korrektur (▶ **Abb. 20.2**):
  - Die Zeigefinger führen die Alae majores nach superior-posterior.
  - Die kleinen Finger führen den unteren Teil der Squama occipitalis nach superior-posterior.

Für die Atemtechnik hält der Patient seinen Atem am Ende der Ausatmung so lange wie möglich an, während seine Füße eine Plantarflexion ausführen. Dies wird für einige Atemzyklen wiederholt.

Torsion rechts

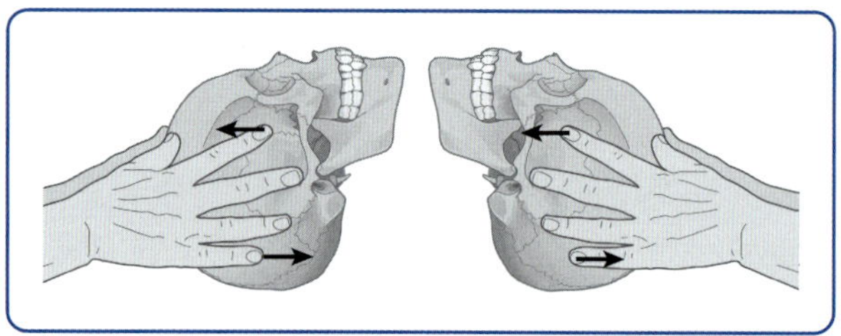

▶ **Abb. 20.3** Torsion rechts der SSB.

- Torsion rechts: Die Amplitude einer induzierten Torsion rechts ist größer als die einer induzierten Torsion links.
- Korrektur (▶ **Abb. 20.3**):
  - Der rechte Zeigefinger führt die rechte Ala major nach kranial.
  - Der rechte kleine Finger führt die rechte Seite des Okziputs nach kaudal.
  - Der linke Zeigefinger führt die linke Ala major nach kaudal.
  - Der linke kleine Finger führt die linke Seite des Okziputs nach kranial.

Torsion links

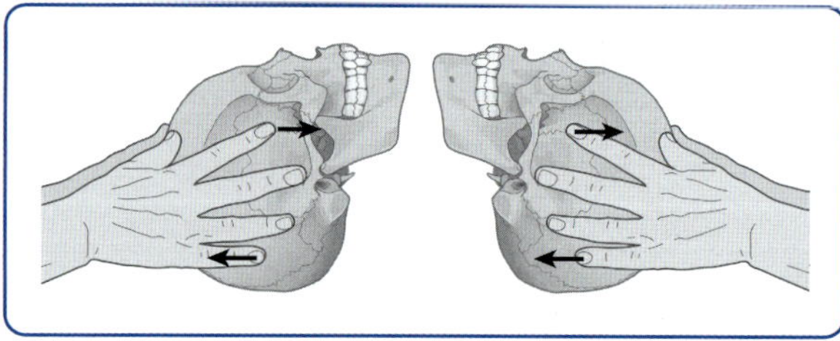

▶ **Abb. 20.4** Torsion links der SSB.

- Torsion links: Die Amplitude einer induzierten Torsion links ist größer als die einer induzierten Torsion rechts.
- Korrektur (▶ **Abb. 20.4**):

- Der linke Zeigefinger führt die linke Ala major nach kranial.
- Der linke kleine Finger führt die linke Seite des Okziputs nach kaudal.
- Der rechte Zeigefinger führt die rechte Ala major nach kaudal.
- Der rechte kleine Finger führt die rechte Seite des Okziputs nach kranial.

Lateralflexion-Rotation rechts (LFR rechts)

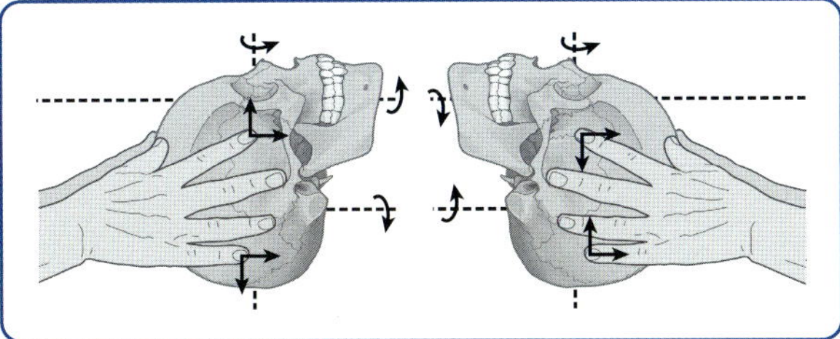

▸ **Abb. 20.5** Seitneigung-Rotation rechts.

- LFR rechts: Die Amplitude einer induzierten Seitneigung-Rotation rechts ist größer als die einer induzierten Seitneigung-Rotation links.
- Korrektur (▸ **Abb. 20.5**):
  - Rechte Hand: Der Zeigefinger und der kleine Finger entfernen sich voneinander. Die rechte Hand bewegt sich nach kaudal.
  - Linke Hand: Der Zeigefinger und der kleine Finger nähern sich an. Die linke Hand bewegt sich nach kranial.

! Beachte

Seitneigung und Rotation können auch getrennt voneinander auftreten.

Lateralflexion-Rotation links (LFR links)

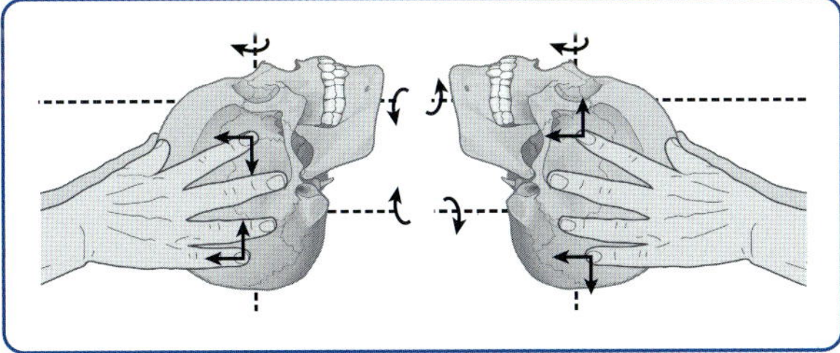

▸ **Abb. 20.6** Seitneigung-Rotation links.

- LFR links: Die Amplitude einer induzierten Seitneigung-Rotation links ist größer als die einer induzierten Seitneigung-Rotation rechts.
- Korrektur (▸ **Abb. 20.6**):
  - Linke Hand: Der Zeigefinger entfernt sich vom kleinen Finger. Die linke Hand bewegt sich nach kaudal.
  - Rechte Hand: Der Zeigefinger nähert sich dem kleinen Finger an. Die rechte Hand bewegt sich nach kranial.

Superior Vertical Strain

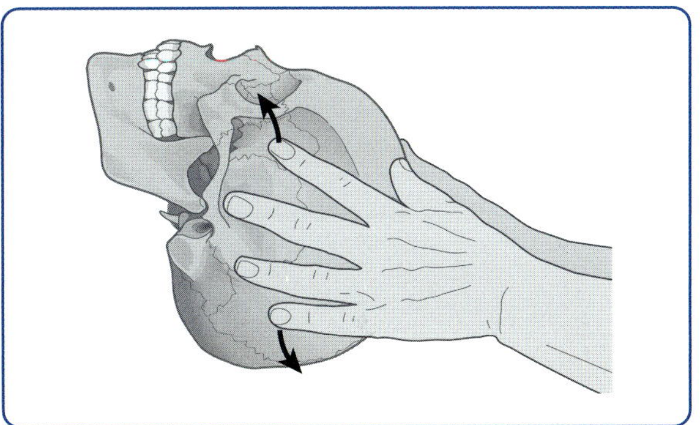

▸ **Abb. 20.7** Superior Vertical Strain.

- Superior Vertical Strain: Die Amplitude eines induzierten Superior Vertical Strain ist größer als die eines induzierten Inferior Vertical Strain.
- Korrektur (▸ **Abb. 20.7**):
  - Die Zeigefinger führen die Alae majores nach inferior-anterior (Flexion).
  - Die kleinen Finger führen die Alae majores nach superior-posterior (Extension).

Inferior Vertical Strain

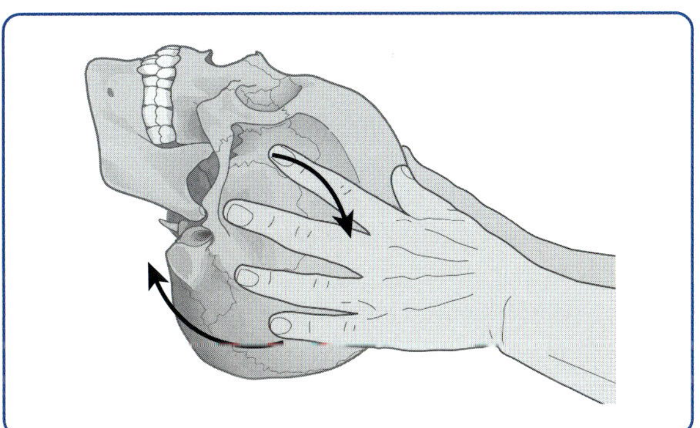

▸ **Abb. 20.8** Inferior Vertical Strain.

- Inferior Vertical Strain: Die Amplitude eines induzierten Inferior Vertical Strain ist größer als die eines induzierten Superior Vertical Strain.
- Korrektur (▸ **Abb. 20.8**):
  - Die Zeigefinger führen die Alae majores nach superior-posterior (Extension).
  - Die kleinen Finger führen die Alae majores nach inferior-anterior (Flexion).

Lateral Strain rechts

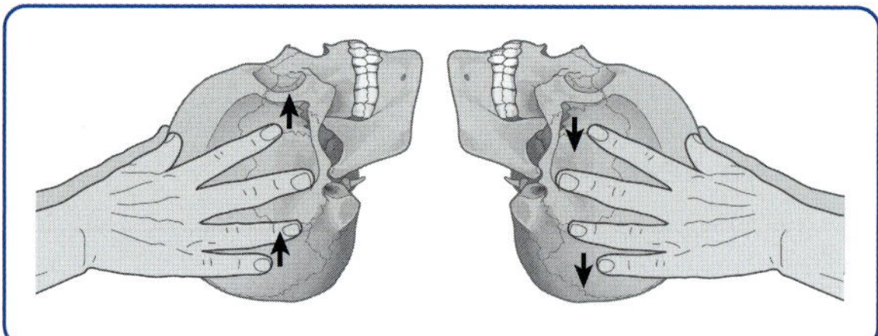

▶ **Abb. 20.9** Lateral Strain rechts.

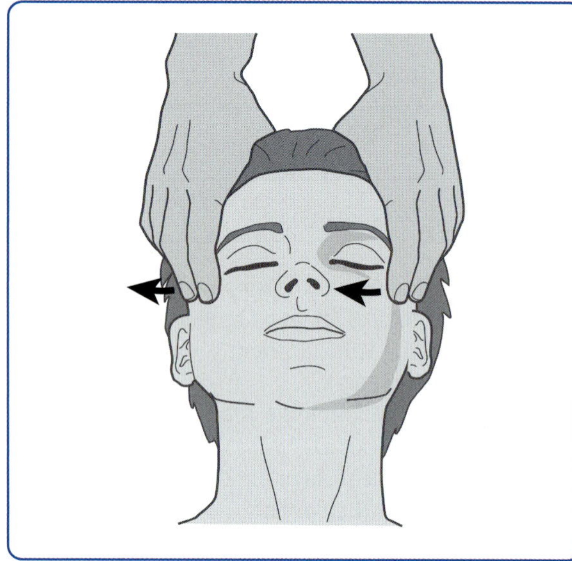

▶ **Abb. 20.10** Lateral Strain rechts.

- Lateral Strain rechts: Die Amplitude eines induzierten Lateral Strain rechts ist größer als die eines induzierten Lateral Strain links.
- Korrektur (▶ Abb. 20.9, ▶ Abb. 20.10):
  - Der rechte Zeigefinger führt die rechte Ala major nach anterior.
  - Der rechte kleine Finger führt die rechte Seite des Okziputs nach anterior.
  - Der linke Zeigefinger führt die linke Ala major nach posterior.
  - Der linke kleine Finger führt die linke Seite des Okziputs nach posterior.
  - (Oder bei extremer Krafteinwirkung ohne Dysfunktionsachsen: Rechter und linker Zeigefinger bewegen sich nach rechts.)

Lateral Strain links

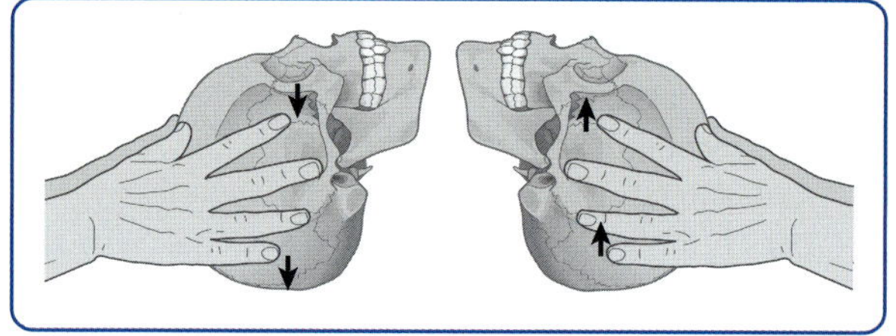

▶ **Abb. 20.11** Lateral Strain links.

- Lateral Strain links: Die Amplitude eines induzierten Lateral Strain links ist größer als die eines induzierten Lateral Strain rechts.
- Korrektur (▶ Abb. 20.11):
  - Der linke Zeigefinger führt die linke Ala major nach anterior.
  - Der linke kleine Finger führt die linke Seite des Okziputs nach anterior.
  - Der rechte Zeigefinger führt die rechte Ala major nach posterior.
  - Der rechte kleine Finger führt die rechte Seite des Okziputs nach posterior.
  - (Oder bei extremer Krafteinwirkung ohne Dysfunktionsachsen: Linker und rechter Zeigefinger bewegen sich nach links.)

Kompression der SSB

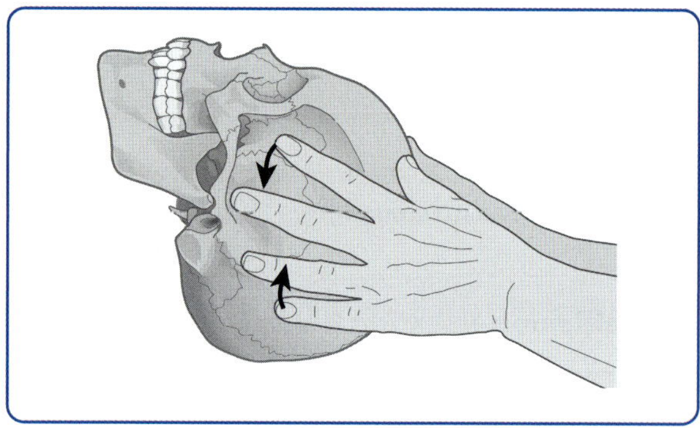

▶ **Abb. 20.12** Kompression der SSB.

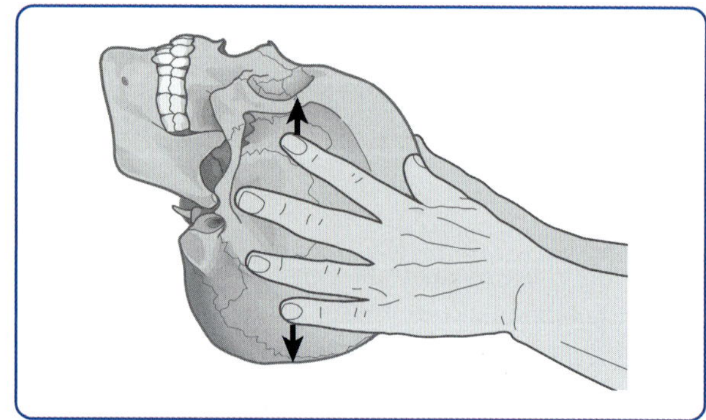

▶ **Abb. 20.13** Dekompression der SSB.

- Kompressionsdysfunktion: Das Os sphenoidale bewegt sich nach posterior, aber nicht nach anterior, d. h., es entfernt sich nicht vom Okziput.
- Korrektur:
  - Kompression: Zuerst bewegen sich die Zeigefinger nach posterior, während sich die kleinen Finger nach anterior bewegen (▶ **Abb. 20.12**).
  - Dekompression: Anschließend bewegen sich die Zeigefinger nach anterior, während sich die kleinen Finger nach posterior bewegen (▶ **Abb. 20.13**). Dieser Zug wird aufrechterhalten, bis sich die Membranspannung aufgelöst hat.

20.6.3 Okzipitosphenoidale Schädelhaltung

- Die Daumen befinden sich beidseitig an den Alae majores, direkt hinter dem lateralen Augenrand.
- Die kleinen Finger und Ringfinger liegen beidseitig am Okziput.
- Ausführung entsprechend der Schädeldachhaltung (Kap. 20.6.2).

Flexion

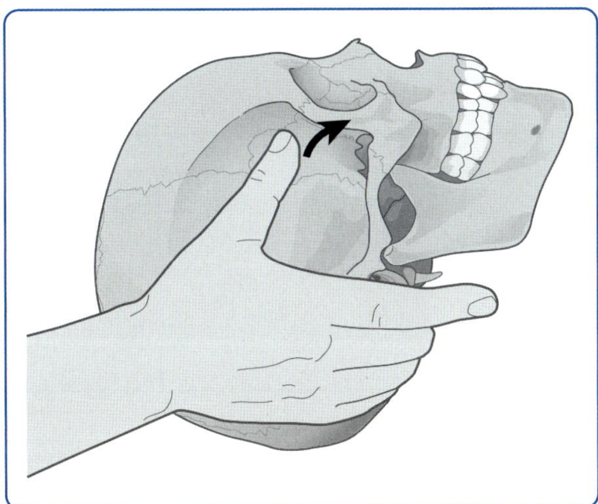

▶ **Abb. 20.14** Flexion der SSB.

- Korrektur (▶ **Abb. 20.14**):
  - Die Daumen führen die Alae majores nach inferior-anterior.
  - Die Ringfinger und die kleinen Finger führen das Okziput nach inferior-anterior.

Extension

- Korrektur:
  - Die Daumen führen die Alae majores nach superior-posterior.
  - Die Ringfinger und die kleinen Finger führen das Okziput nach superior-posterior.

Torsion rechts

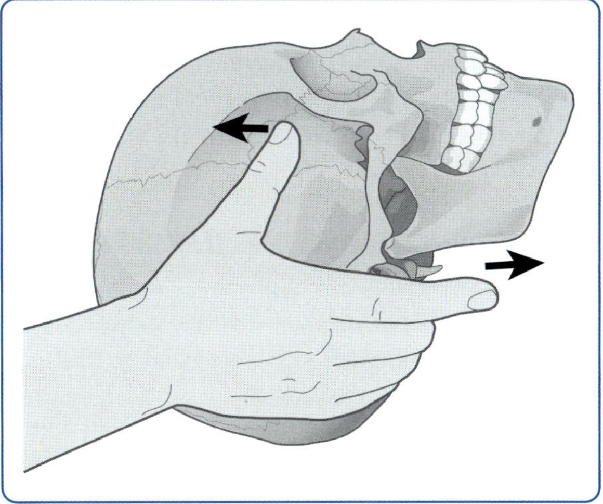

▶ **Abb. 20.15** Torsion rechts der SSB.

- Korrektur (▶ **Abb. 20.15**):
  - Der rechte Daumen bewegt sich mit der rechten Ala major nach kranial.
  - Der rechte kleine Finger und Ringfinger fixieren das Okziput oder bewegen es auf der rechten Seite nach kaudal.
  - Der linke Daumen bewegt sich mit der linken Ala major nach kaudal.
  - Der linke kleine Finger und der Ringfinger fixieren das Okziput oder bewegen es auf der linken Seite nach kranial.

Torsion links

- Korrektur:
  - Der linke Daumen bewegt sich mit der linken Ala major nach kranial.
  - Der linke kleine Finger und Ringfinger fixieren das Okziput oder bewegen es auf der linken Seite nach kaudal.
  - Der rechte Daumen bewegt sich mit der rechten Ala major nach kaudal.
  - Der rechte kleine Finger und Ringfinger fixieren das Okziput oder bewegen es auf der rechten Seite nach kranial.

Lateralflexion-Rotation rechts (LFR rechts)

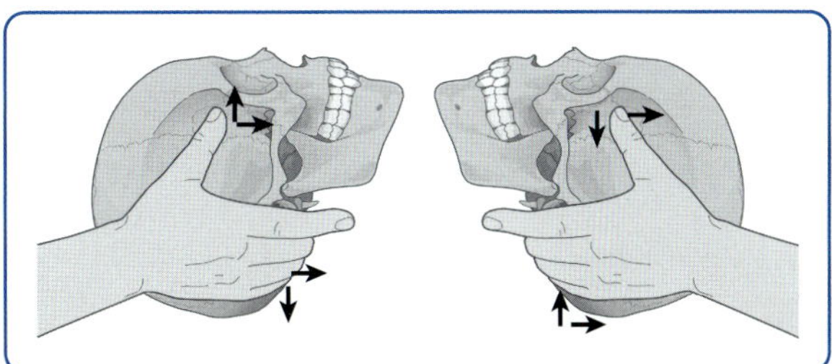

▶ **Abb. 20.16** Seitneigung-Rotation rechts.

- Korrektur (► Abb. 20.16):
  - Rechte Hand: Die Daumen und die kleinen Finger/Ringfinger entfernen sich voneinander. Die rechte Hand bewegt sich nach kaudal.
  - Linke Hand: Die Daumen und die kleinen Finger/Ringfinger nähern sich an. Die linke Hand bewegt sich nach kranial.

Lateralflexion-Rotation links (LFR links)

- Korrektur:
  - Linke Hand: Die Daumen und die kleinen Finger/Ringfinger entfernen sich voneinander. Die linke Hand bewegt sich nach kaudal.
  - Rechte Hand: Die Daumen und die kleinen Finger/Ringfinger nähern sich an. Die rechte Hand bewegt sich nach kranial.

Superior Vertical Strain

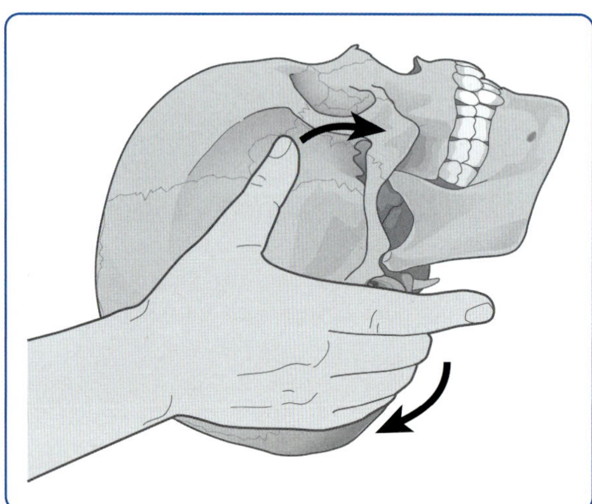

► **Abb. 20.17** Superior Vertical Strain.

- Korrektur (► Abb. 20.17):
  - Die Daumen führen die Alae majores nach inferior (anterior).
  - Die kleinen Finger und die Ringfinger führen die Squama occipitalis nach superior (posterior).

Inferior Vertical Strain

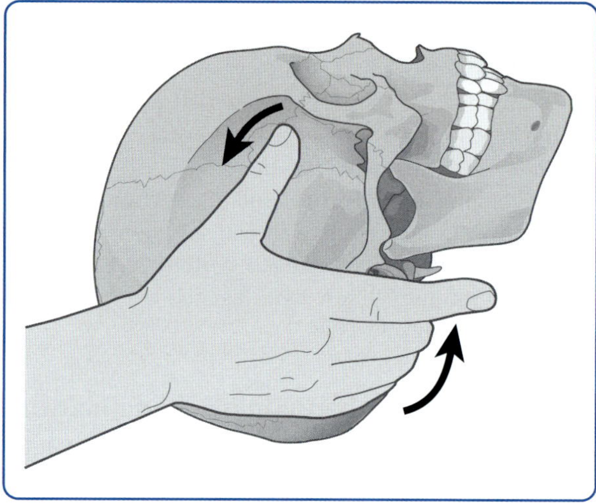

► **Abb. 20.18** Inferior Vertical Strain.

- Korrektur (► Abb. 20.18):
  - Die Daumen führen die Alae majores nach superior (posterior).
  - Die kleinen Finger und die Ringfinger führen die Squama occipitalis nach inferior (anterior).

Lateral Strain rechts

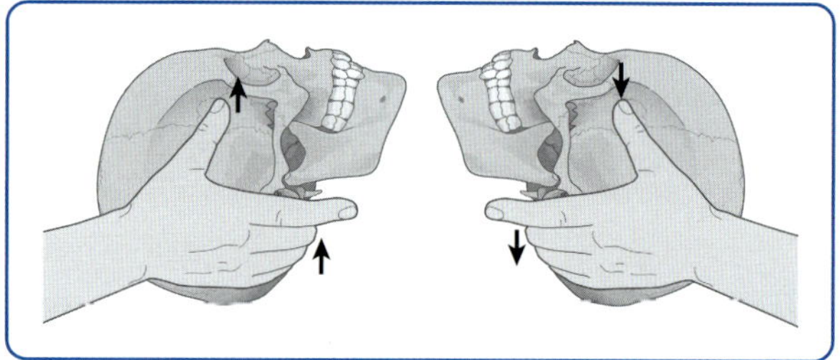

► **Abb. 20.19** Lateral Strain rechts.

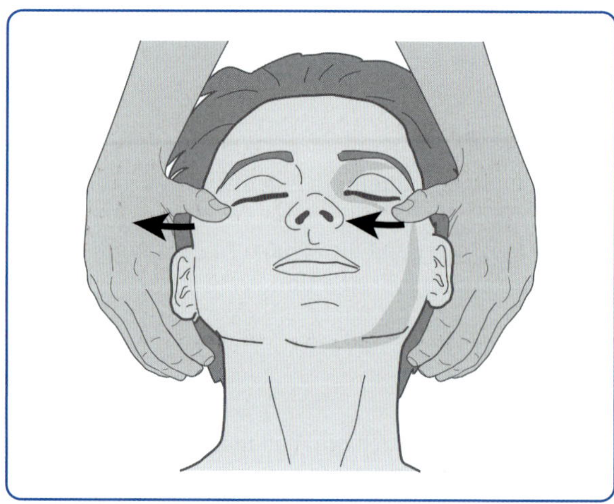

► **Abb. 20.20** Lateral Strain rechts.

- Korrektur (▶ Abb. 20.19, ▶ Abb. 20.20):
  - Der rechte Daumen führt die rechte Ala major nach anterior.
  - Die rechten kleinen Finger und Ringfinger führen den rechten Teil des Okziputs nach anterior.
  - Der linke Daumen führt die linke Ala major nach posterior.
  - Die linken kleinen Finger und Ringfinger führen den linken Teil des Okziputs nach posterior.
  - (Bei extremer Krafteinwirkung auf das Os sphenoidale ohne Dysfunktionsachsen: Rechter und linker Daumen bewegen sich nach rechts. Die kleinen Finger und Ringfinger bewegen sich nach links.)

Lateral Strain links

- Korrektur:
  - Der linke Daumen führt die linke Ala major nach anterior.
  - Die linken kleinen Finger und Ringfinger führen die linke Seite des Okziputs nach anterior.
  - Der rechte Daumen führt die rechte Ala major nach posterior.
  - Die rechten kleinen Finger und Ringfinger führen die rechte Seite des Okziputs nach posterior.
  - (Bei extremer Krafteinwirkung auf das Os sphenoidale ohne Dysfunktionsachsen: Rechter und linker Daumen bewegen sich nach links. Die kleinen Finger und Ringfinger bewegen sich nach rechts.)

Kompression der SSB

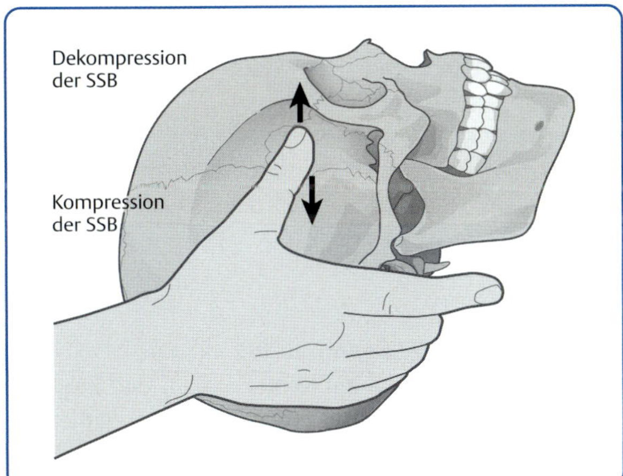

▶ **Abb. 20.21** Kompression und Dekompression der SSB.

- Korrektur (▶ Abb. 20.21):
  - Zuerst führen die Daumen das Os sphenoidale nach posterior und dekomprimieren es anschließend nach anterior.

20.6.4 Sphenookzipitale Schädelhaltung

- Der Daumen und der Mittelfinger (Zeigefinger) der oberen Hand umgreifen die Alae majores.
- Die untere Hand nimmt das Okziput in seine Handfläche, Finger zeigen nach lateral.
- Die Ausführung der Tests und der Techniken entspricht den Beschreibungen der okzipitosphenoidalen Haltung (Kap. 20.6.3).

20.6.5 Frontookzipitale Schädelhaltung

- Die frontookzipitale Schädelhaltung ist besonders zur Palpation der Torsionsdysfunktion der SSB geeignet.
- Die obere Hand umfasst das Os frontale, die Finger zeigen nach kaudal.
- Die untere Hand umgreift das Okziput, Finger zeigen nach kaudal.

Nach arthrokinematischen Beschreibungen soll sich das Os frontale in der Flexion, Extension und im Vertical Strain entgegengesetzt zum Os sphenoidale bewegen. Es bestehen auch (osteokinematische) Beschreibungen, wonach am Os frontale die gleiche Bewegung wie am Os sphenoidale palpiert werden kann.

Dies ist für die Testung und Behandlung der SSB mit dieser Schädelhaltung zu berücksichtigen. Im Folgenden wird der arthrokinematischen Bewegungsbeschreibung des Os frontale gefolgt. Ansonsten entsprechen die Bewegungsimpulse den bereits beschriebenen Ausführungen.

Flexion

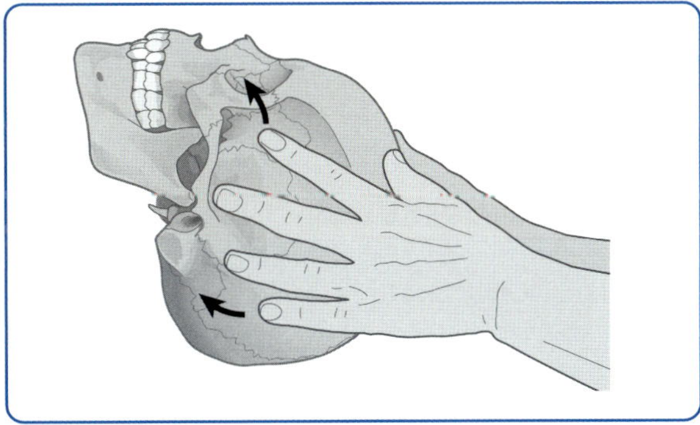

▶ **Abb. 20.22** Flexion der SSB.

- Korrektur (▶ Abb. 20.22):
  - Der kraniale hintere Teil der Squama frontalis wird nach kaudal geführt.
  - Der untere Teil der Squama occipitalis wird nach inferior-anterior bewegt.

Extension

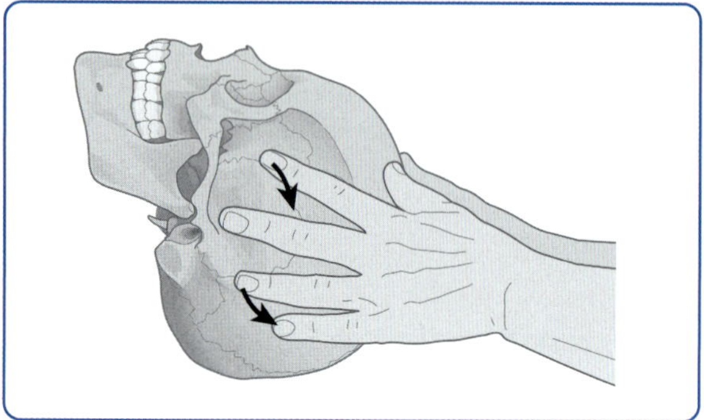

▶ **Abb. 20.23** Extension der SSB.

- Korrektur (▶ **Abb. 20.23**):
  - Der kraniale hintere Teil der Squama frontalis wird nach kranial geführt.
  - Der untere Teil der Squama occipitalis wird nach superior-posterior bewegt.

Superior Vertical Strain

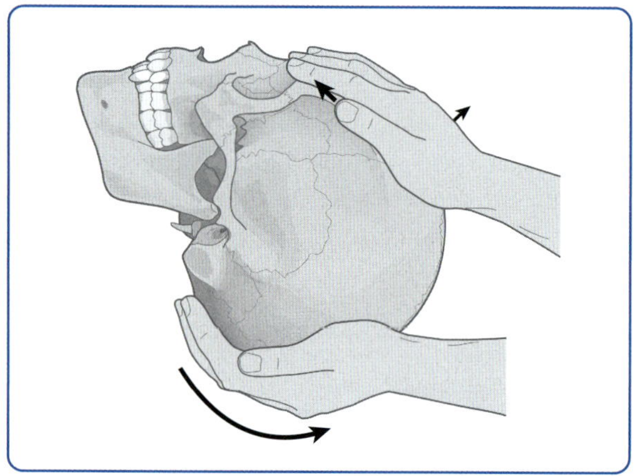

▶ **Abb. 20.24** Superior Vertical Strain.

- Korrektur (▶ **Abb. 20.24**):
  - Der kraniale hintere Teil der Squama frontalis wird nach kaudal geführt (Flexion).
  - Der untere Teil der Squama occipitalis wird nach superior-posterior geführt (Extension).

Inferior Vertical Strain

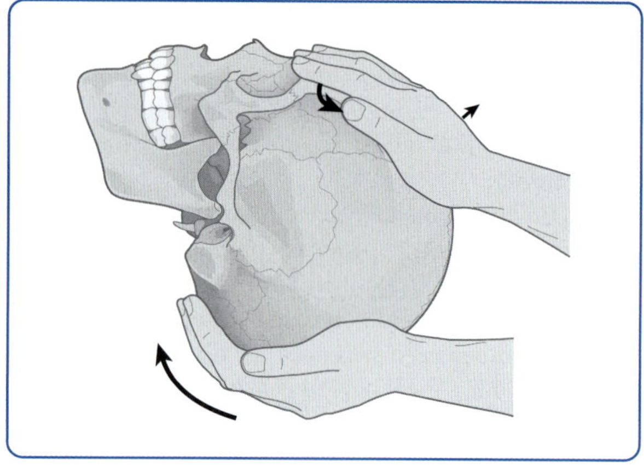

▶ **Abb. 20.25** Inferior Vertical Strain.

- Korrektur (▶ **Abb. 20.25**):
  - Der kraniale Teil der Squama frontalis wird nach kranial geführt (Extension).
  - Der untere Teil der Squama occipitalis wird nach inferior-anterior geführt (Flexion).

Viele-Hände-Technik (Multiple Hand Technique)

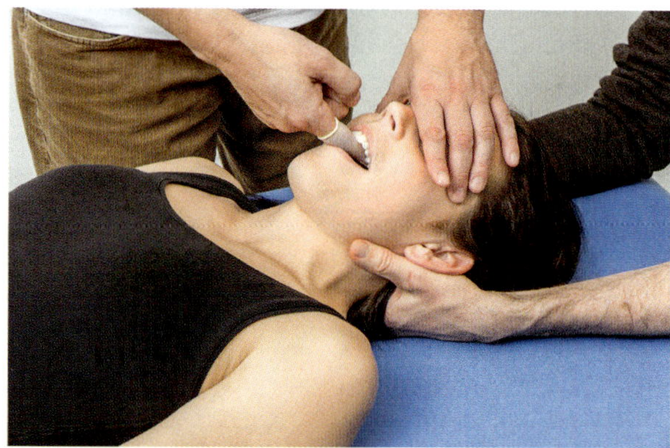

▶ **Abb. 20.26** Viele-Hände-Technik.

Kompression der SSB (▶ **Abb. 20.26**):

- **Therapeut 1:** seitlich am Kopf. Daumen und Zeigefinger seiner kranialen Hand umfassen beidseitig die Alae majores. Zeige- und Mittelfinger der kaudalen Hand befinden sich intraoral. Sie haken sich hinter die letzten Molaren ein.
- **Therapeut 2:** am Kopfende. Das Okziput liegt in den Handflächen. Die Daumen haken sich beidseitig an den vorderen Spitzen der Procc. mastoidei der Ossa temporalia ein.

Korrektur:

- **Therapeut 2** fixiert das Os occipitale über die Ossa temporalia, indem die Daumen einen sanften, nach posterior gerichteten Zug auf die Procc. mastoidei ausüben.
- **Therapeut 1** übt einen nach anterior gerichteten Zug auf die Maxillae und die Alae majores aus.

Verwendete Literatur

[1] Magoun HI: Osteopathy in the Cranial Field. 3 rd ed. Kirksville: Journal Printing Co.; 1976: 83.

Weitere Literatur

Busquet L: L'Osteopathie cranienne. Paris: Maloine; 1985.

Gehin A: Atlas of manipulative techniques for the cranium and face. Seattle: Eastland; 1981.

21 Behandlung der Suturen

„Gekantet wie die Kiemen eines Fisches als Zeichen einer Gelenkbeweglichkeit für einen respiratorischen Mechanismus." Sutherland [1]

Ursachen für suturale Restriktionen können traumatischer Natur sein, z. B. Stürze, zahnchirurgische Eingriffe oder Geburtstraumata, ebenso wie sie durch chronische Muskelanspannungen des M. temporalis oder seelische Anspannungen hervorgerufen werden können.

Eine sorgfältige Anamnese bringt häufig die Erklärung für besonders schwere suturale Restriktionen primär traumatischer Genese.

Biomechanische Betrachtungen in Bezug auf Suturen gehen auf Sutherland und Magoun zurück. Jedoch sollte die Bedeutung der Suturen für die Gesamtmobilität des Schädels nicht überbewertet werden. Der Schädel zeigt auch bei ossifizierten Suturen die Möglichkeit der Spannungsadaptation. Es sollte deshalb neben der Befunderhebung und Behandlung suturaler Dysfunktionen ebenso die Behandlung intraossaler Dysfunktionen durchgeführt werden.

Intraossale Dysfunktionen können indirekt und direkt mittels Beugetechniken und Traktion, Kompression und Schub, Low Thrust, Recoil, sanftem Balancing sowie V-Spread-Techniken behandelt werden.

Die Suturen können mittels V-Spread-Technik, Auseinanderziehen der Suturen (Disengagement; s. a. Kap. 13.16, Kap. 13.23.1), rhythmischer Mobilisierungen, Beugetechniken und Traktion, Kompression und Schub, Low Thrust, Recoil und sanftem Balancing, kombiniert mit einem PBT oder DBT etc., behandelt werden.

Bei der V-Spread-Technik werden mithilfe der Fluktuationen der Fluida die Suturen gelöst, beispielsweise bei akuten Traumata. Auseinanderziehen (Disengagement) in Kombination mit einem PBT oder DBT sowie rhythmischen Mobilisierungen, Beugetechniken und Traktion, Kompression und Schub, Low Thrust, Recoil und sanftes Balancing wirken direkt an den Suturen und sind insbesondere bei zurückliegenden Traumata mit starken chronischen suturalen Restriktionen indiziert.

Diese Techniken kommen beispielsweise zur Anwendung, wenn sich suturale Restriktionen während der Ausführung anderer Techniken, z. B. bei den Entspannungstechniken der intrakranialen Membranen, nicht lösen und die suturalen Dysfunktionen eine gezieltere Behandlung erforderlich machen.

21.1 V-Spread-Technik

Bei der Ausführung der V-Spread-Technik synchronisiert sich der Therapeut mit den homöodynamischen Kräften im Körper. Dies kann auf unterschiedliche Arten geschehen. Es können beispielsweise einerseits hydraulische Kräfte zur Lösung z. B. suturaler oder intraossaler Dysfunktionen genutzt werden. Es kann jedoch auch mit dem Konzept gearbeitet werden, „Potency" in den Fluida zu übertragen, bei denen es nicht darum geht, hydraulische Kräfte anzuwenden. Letzteres entspricht eher Sutherlands Ausführung in seinen späteren Lebensjahren. Oder es kann versucht werden, sich mit Rhythmen bzw. Pulsationen zu synchronisieren und diesen in ihren homöodynamischen Aktivitäten zu folgen. Unterschiedliche Ansätze können je nach Gewebereaktionen kombiniert werden.

Sutherland nannte diese Technik auch „Directing The Potency Of The Cerebrospinal Fluid." Er verwendete den Begriff „Transference Of Energy" (Übertragung von Energie) [4]. Er verglich die Fluktuationen des LCS gerne als Gezeitenbewegungen der Meere [2]. Diese inhärente Kraft im Menschen kann mithilfe der V-Spread-Technik genutzt werden, um selbst stärkste Restriktionen auf sanfteste Weise zu lösen. Wie bereits beschrieben, hat der Körper kolloidale Eigenschaften, d. h., er zeigt Sol- und Geleigenschaften. Je stärker Traumata oder Kräfte sind, die auf das Gewebe einwirken, desto mehr reagieren diese Gewebe wie ein fester Körper. Sanfte langsame therapeutische Fluidimpulse führen hingegen zu fließenden Reaktionen des Kolloids. Indem der Osteopath einen sanften Druck auf den Schädel ausübt, wird eine fluktuierende Bewegung oder Energieübertragung innerhalb des Schädels mittels des Liquors initiiert [4].

21.1.1 Lokalisierung der exakten Fingerposition

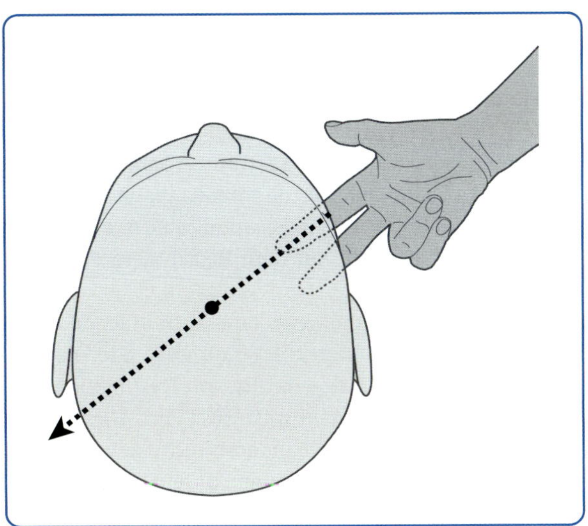

▶ **Abb. 21.1** V-Spread: Finger V-förmig an restringierter Sutur.

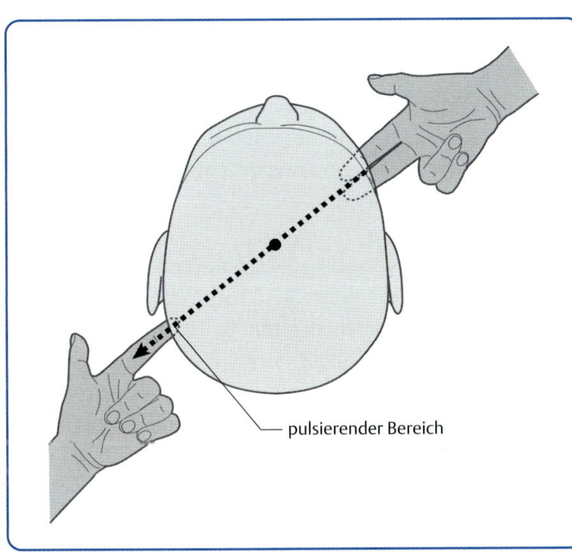

▶ **Abb. 21.2** V-Spread: Palpation der Pulsation.

Mittel- und Zeigefinger werden V-förmig an die restringierte oder zu testende Sutur gelegt. Genau an der **diametral gegenüberliegenden** Stelle mit dem weitesten Durchmesser wird eine sanfte Pulsation ertastet, dort, wo der Vektor der V-förmig angelegten Finger den Schädel verlässt (▶ **Abb. 21.1**, ▶ **Abb. 21.2**). Dies ist die optimale Stelle, von der aus ein Impuls in Richtung der restringierten Sutur gegeben werden kann.

21.1.2 Testung einer Sutur

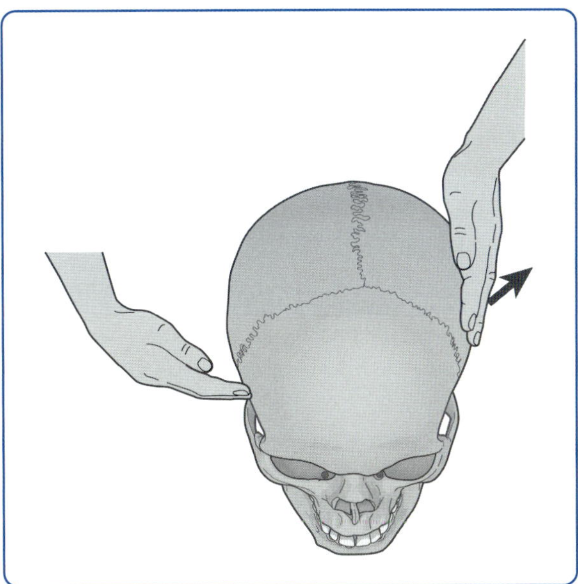

▶ **Abb. 21.3** V-Spread: Suturentestung.

Die Mittel- und Zeigefinger bilden ein V und platzieren sich über die zu testende Sutur. Die andere Hand wird an der diametral gegenüberliegenden Stelle angelegt. Die V-förmig angelegten Finger spüren die rhythmischen Fluktuationen der Fluida. Am Beginn der Inspirationsphase sendet die gegenüberliegende Hand durch einen feinen Impuls eine Welle in den Fluida gegen die zu prüfende Sutur (▶ **Abb. 21.3**):

- Entweder nehmen die V-förmig angelegten Finger eine Öffnung der Sutur wahr, vergleichbar mit der Empfindung einer an den Sandstrand angespülten Welle: Die Sutur ist offen.
- Oder die V-förmig angelegten Finger nehmen keine Öffnung der Sutur wahr. Ähnlich der Empfindung einer auf einen Felsen anschlagenden Welle stößt die durch die Fluida geleitete Welle gegen die restringierte Sutur: Die Sutur ist blockiert.

21.1.3 Befreiung der Sutur

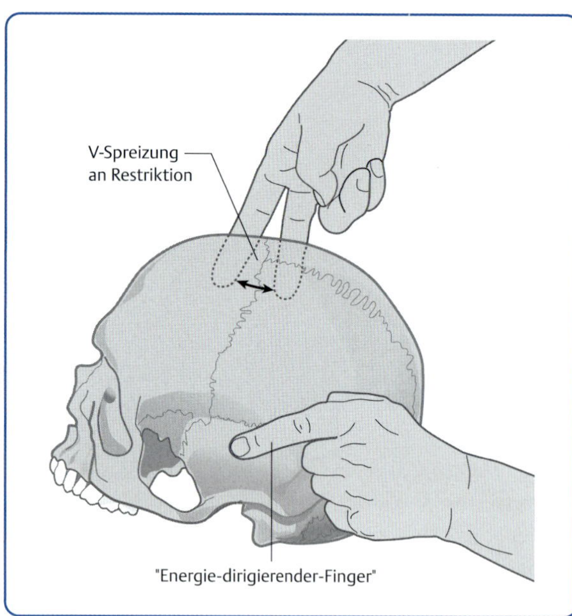

► **Abb. 21.4** V-Spread: Energiedirektion.

Während jeder Inspirationsphase sendet die der restringierten Sutur gegenüberliegende Hand durch einen sanften Impuls einer Fluidwelle an diese Sutur. Indem der Therapeut die natürlichen Expansionskräfte während der Inspirationsphase auf die betroffene Sutur richtet bzw. fokussiert, entstehen eine Bündelung und Potenzierung dieser Kräfte (► **Abb. 21.4**). Nicht der Therapeut verrichtet die Arbeit, sondern die inhärenten Expansionskräfte. Häufig fühlt es sich allerdings angenehmer und natürlicher an, den Fluida während der Exspirationsphase einen Impuls in Richtung der Sutur zu geben.

Zusätzlich spreizen die V-förmig angelegten Finger mit minimaler Kraftanwendung die Sutur, um deren Befreiung zu unterstützen (► **Abb. 21.4**). Dieser Vorgang stellt eine Einladung an das Gewebe dar, Raum zwischen den Knochen entstehen zu lassen. Die Spannungen im betroffenen Bereich werden auf diese Weise sozusagen weggeschmolzen.

Es kann auch während der In- und Exspirationsphase ein kontinuierlicher Impuls in Richtung der restringierten Sutur gesendet werden. Für einige Therapeuten scheint es hilfreicher und wirkungsvoller zu sein, sich vorzustellen, sie würden Energie in die restringierte Sutur schicken.

21.1.4 Weiterführende Techniken

Magoun [3] beschrieb, dass man einen Flüssigkeitsimpuls auch vom Os sacrum oder von den Füßen zur gegenüberliegenden Sutur senden könne:

- Zur Lösung von intrakranialen Membranrestriktionen kann man diese Flüssigkeitswelle entlang dieser Membranen oder an eine spezifische Stelle in diesen Membranen schicken, z. B. vom Sakrum zur Falx cerebri.
- Man kann nicht nur mit der Hand, sondern letztlich mit jedem Körperteil Fluktuationswellen durch den Körper schicken, z. B. mit dem Bauch, dem Fuß, dem Kopf.
- Diese sog. Fluktuationswelle kann auch in jeden anderen Teil des Körpers geschickt, dirigiert oder gelenkt werden, mit dem Ziel, jede Art von Dysfunktion und Fehlspannung im Organismus zu lösen. Dies erfolgt meist in Kombination mit anderen Techniken.
- Diese Fluktuationswellen können unter Umständen sogar von außerhalb des Körpers gelenkt werden. So erwähnt schon Sutherland, dass die Willenskraft fähig ist, auf die Körperflüssigkeiten einzuwirken. Es ist möglich, mit gezielter mentaler Konzentration die Körperstruktur zu beeinflussen, wie z. B. Larry Dossey in seinem Buch *Heilende Worte* an vielen Versuchen belegte.
- Upledger experimentierte damit, dass 2, 3, 4 oder noch mehr Personen, die hintereinander stehen und sich gegenseitig berühren, gemeinsam eine gebündelte Fluktuationswelle aussenden.

Es hat sich herausgestellt, dass eine genaue Visualisierung der zu behandelnden Strukturen die Behandlungserfolge verbessert. Auch die innere Haltung des Therapeuten sowie die Fähigkeit, sich zu konzentrieren und sich „leer“ zu machen, sind von großer Bedeutung für die erfolgreiche Anwendung dieser Techniken (► **Abb. 21.5** bis ► **Abb. 21.24**).

Behandlung weiterer Suturen:

- Synchondrosis petrooccipitalis: energiedirigierender Finger am Tuber parietale
- Sutura petrojugularis: energiedirigierender Finger seitlich vom Vertex
- Synchondrosis sphenopetrosa: energiedirigierender Finger am Tuber frontale
- Pterion: energiedirigierender Finger am Asterion

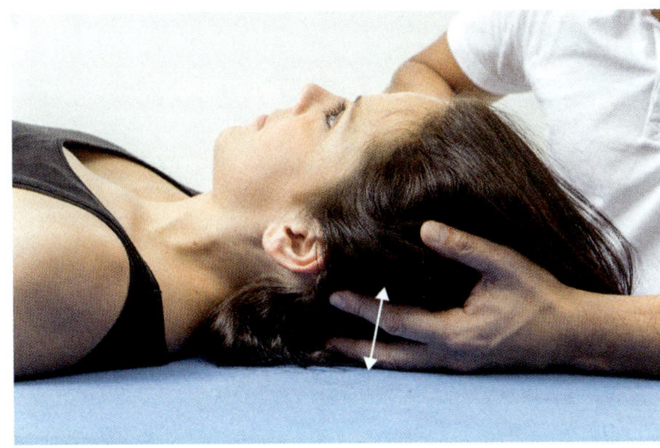

▸ **Abb. 21.5** Sutura lambdoidea: energiedirigierender Finger am Pterion.

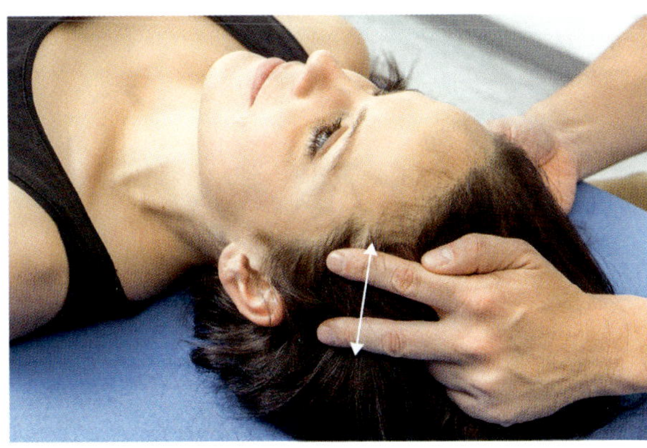

▸ **Abb. 21.6** Sutura coronalis: energiedirigierender Finger an der Squama occipitalis.

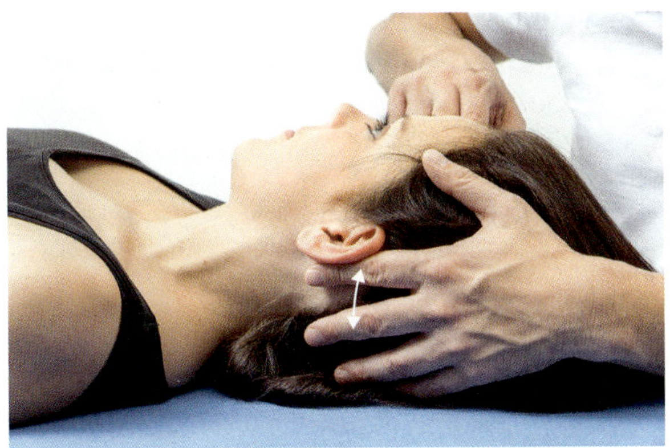

▸ **Abb. 21.7** Sutura occipitomastoidea: energiedirigierender Finger am Tuber frontale.

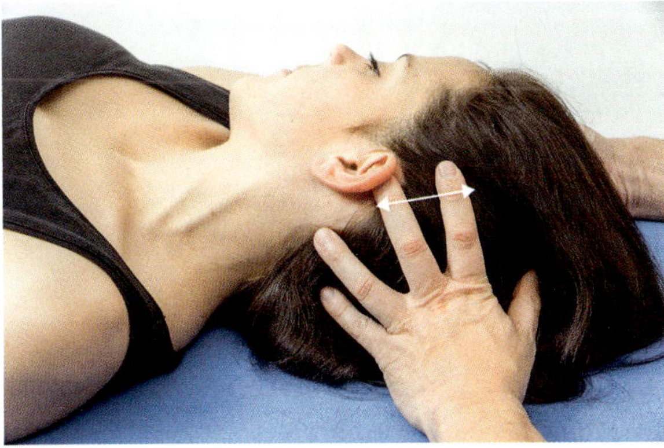

▸ **Abb. 21.8** Sutura parietomastoidea: energiedirigierender Finger am Pterion.

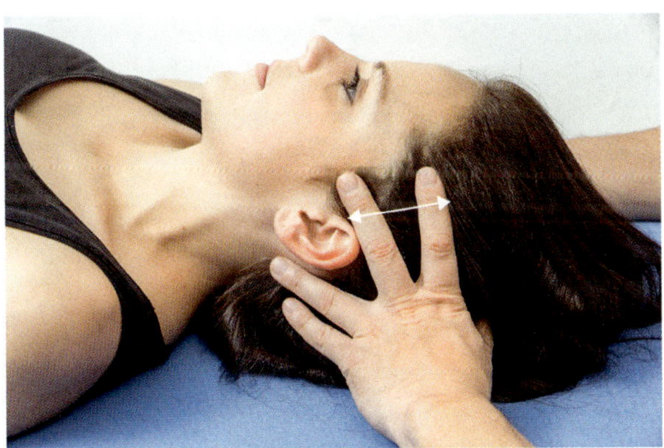

▸ **Abb. 21.9** Sutura squamosa: energiedirigierender Finger an der Sutura occipitomastoidea oder an der gegenüberliegenden Sutura squamosa.

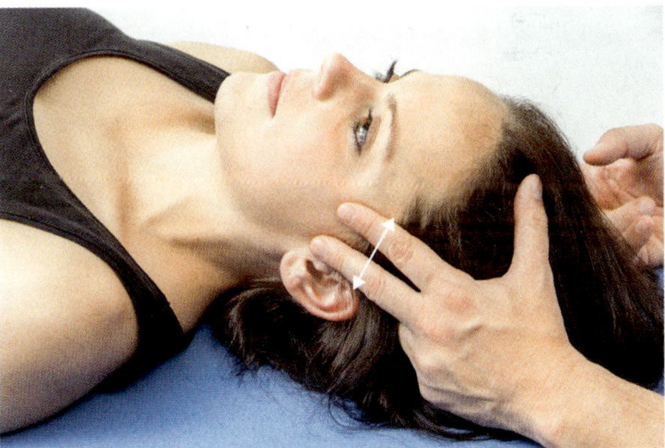

▸ **Abb. 21.10** Sutura sphenosquamosa: energiedirigierender Finger am Tuber parietale.

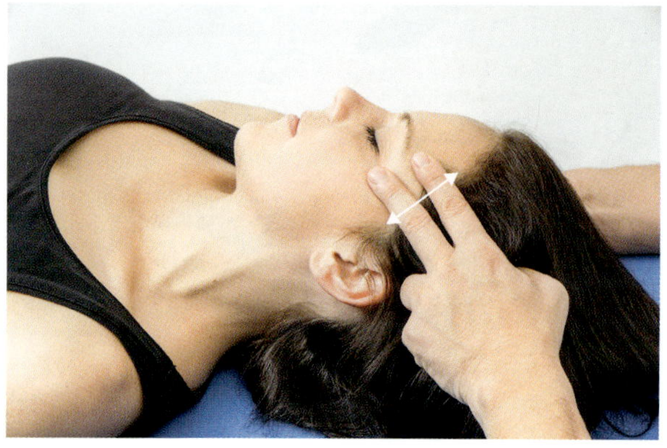

▸ **Abb. 21.11** Sutura sphenofrontalis: energiedirigierender Finger am Asterion.

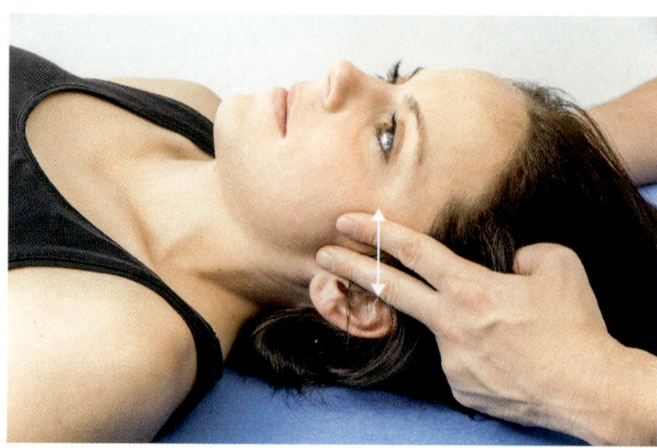

▸ **Abb. 21.12** Sutura temporozygomatica: energiedirigierender Finger am Asterion.

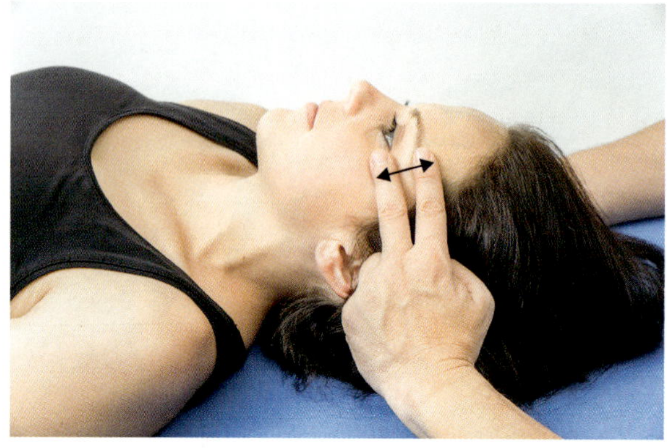

▸ **Abb. 21.13** Sutura frontozygomatica: energiedirigierender Finger an der Sutura occipitomastoidea.

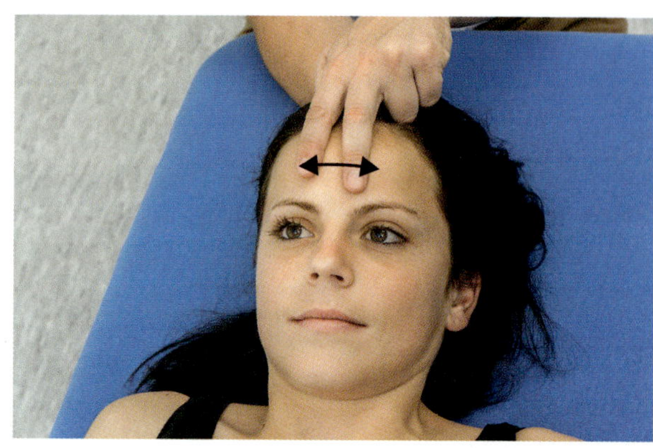

▸ **Abb. 21.14** Sutura metopica: energiedirigierender Finger am Inion.

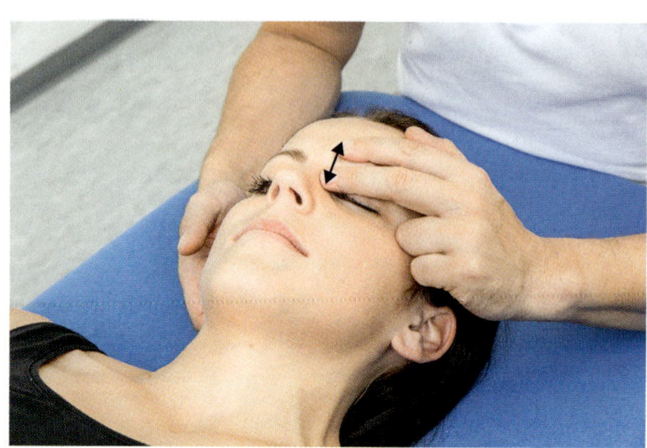

▸ **Abb. 21.15** Sutura frontomaxillaris: energiedirigierender Finger an der Sutura occipitomastoidea.

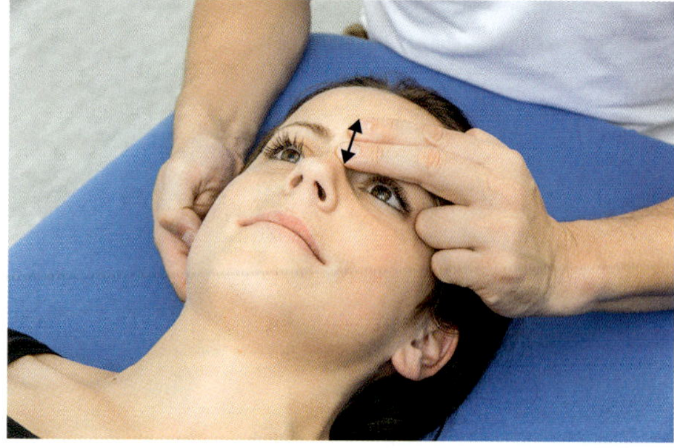

▸ **Abb. 21.16** Sutura frontonasalis: energiedirigierender Finger medial von der Sutura occipitomastoidea.

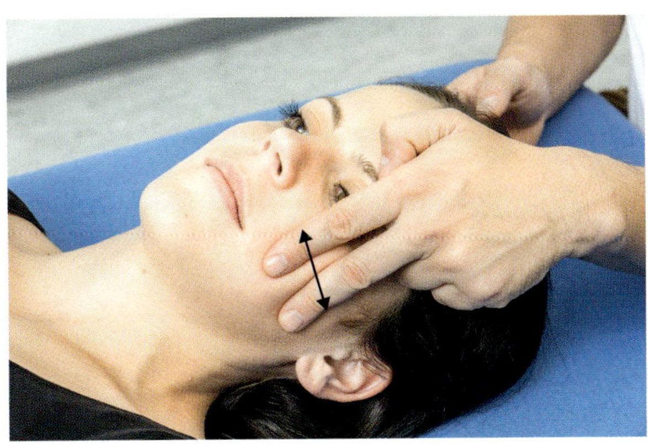

▶ **Abb. 21.17** Sutura zygomaticomaxillaris: energiedirigierender Finger am Tuber parietale.

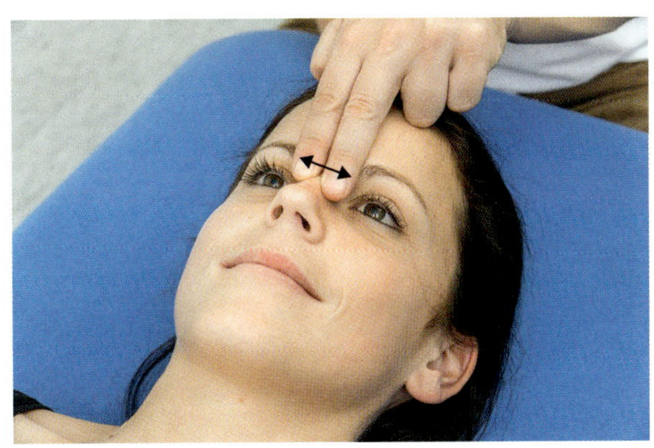

▶ **Abb. 21.18** Sutura internasalis: energiedirigierender Finger am Inion.

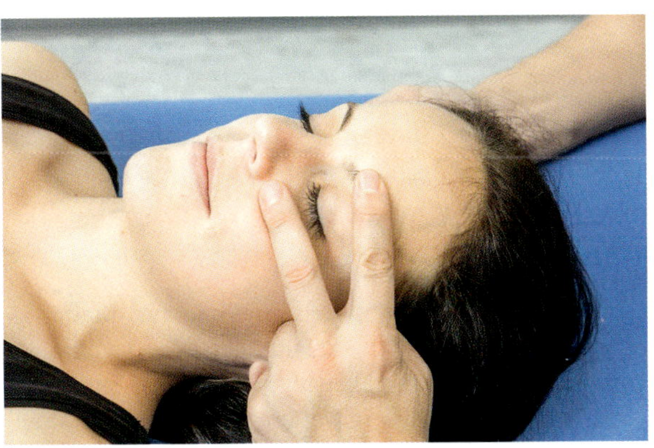

▶ **Abb. 21.19** Auge: energiedirigierender Finger am Asterion.

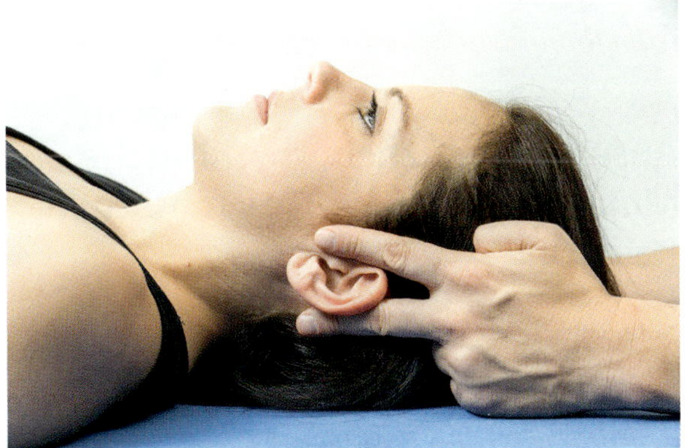

▶ **Abb. 21.20** Ohr: energiedirigierender Finger am Pterion.

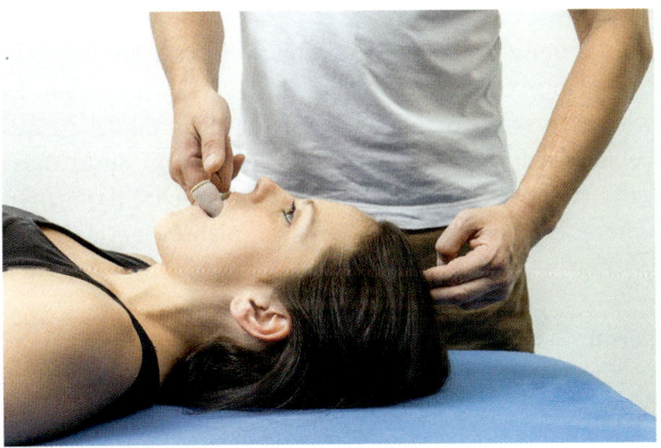

▶ **Abb. 21.21** Sutura palatina mediana: energiedirigierender Bauch oder Finger am Bregma.

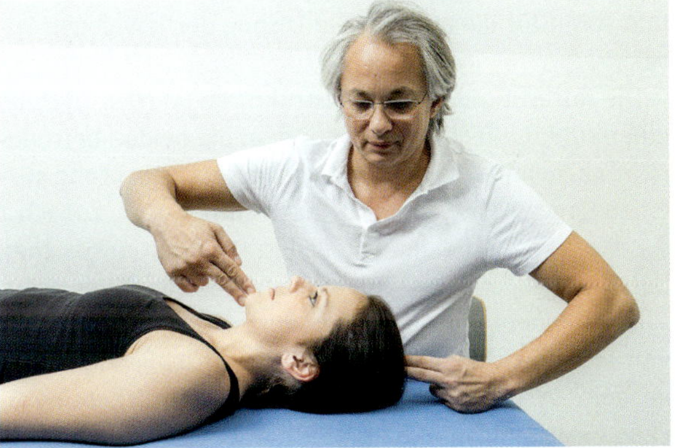

▶ **Abb. 21.22** SSB: energiedirigierender Finger am Vertex oder/ und an der Symphysis mentalis der Mandibula.

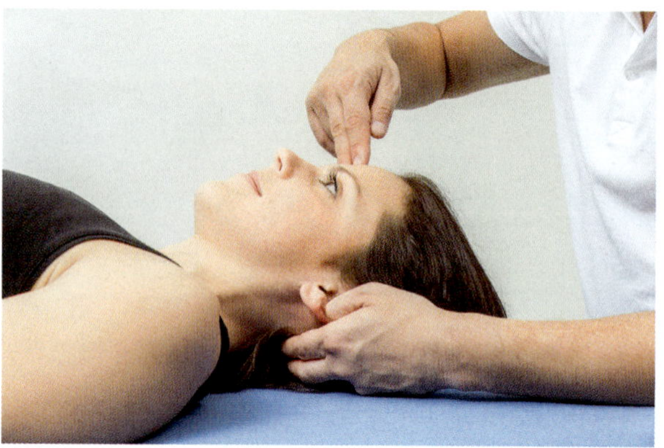

► **Abb. 21.23** Unilaterale Kondylenkompression: energiedirigierender Finger am Tuber frontale.

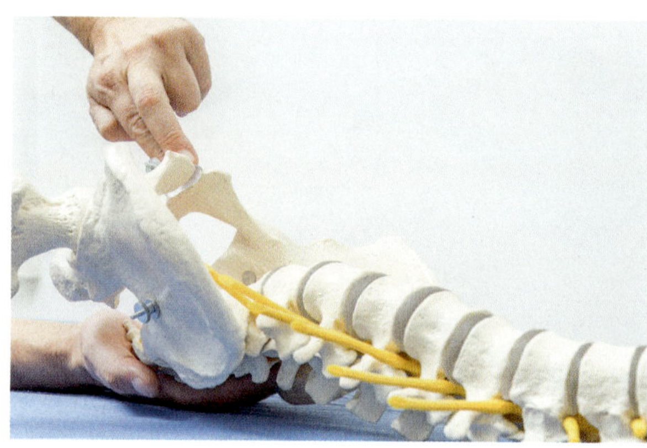

► **Abb. 21.24** Art. sacroiliaca: energiedirigierender Finger an der Symphysis pubica.

21.2 Auseinanderziehen, rhythmische Mobilisierung, Low Thrust, Recoil, Balancing

Auseinanderziehen/Disengagement

Die Disengagementtechnik setzt genaue anatomische Kenntnisse der einzelnen Verbindungen der Schädelknochen zueinander, der jeweiligen Richtung der sog. Gelenkflächen der Schädelknochen und der Art dieser Suturen voraus. Diese Kenntnisse sind die Grundlage für die exakte Ausrichtung der therapeutischen Kraftanwendung und somit für die erfolgreiche Lösung der jeweiligen Sutur.

Die intrasuturalen Gewebestrukturen werden mithilfe einer direkten Technik gelöst, indem die beiden betroffenen Schädelränder in die entgegengesetzte Richtung auseinandergezogen werden. Es hat sich bewährt, zunächst das Gewebe der beiden beteiligten Dysfunktionspartner, das die geringeren Anzeichen einer Einschränkung zeigt, sanft zu einem Disengagement einzuladen, d. h., es sanft von seinem Gelenkpartner zu lösen. Anschließend kann an dem Dysfunktionspartner mit den deutlicheren Zeichen einer Einschränkung ein PBT oder DPT in Beziehung zu seinem Gelenkpartner bzw. seiner Umgebung ausgeführt werden.

Ein Beispiel: Bei einer Dysfunktion der Sutura occipitomastoidea mit einer deutlicheren Einschränkung des Os temporale wird zunächst das Os occipitale sanft aufgefordert, sich vom Os temporale zu lösen (Disengagement) und anschließend am Os temporale ein Point of Balance ausgeführt. Es ist möglich, die Lösung der Suturen durch Atem- oder Fluktuationstechniken zu unterstützen. Auch die gleichzeitige Wahrnehmung von Körperrhythmen (Atmung, Herz, vasomotorische Pulsationen etc.) bei der Ausführung einer Disengagementtechnik kann bei der Entspannung der Suturen behilflich sein. Zu beachten sind zudem die Ausführungen zum Disengagement in Kap. 13.16.

Rhythmische Mobilisierung

Die Suturen können mittels rhythmischer Mobilisierung dreidimensional direkt, indirekt oder kombiniert, unter Berücksichtigung aller involvierter Bewegungseinschränkungen, mobilisiert werden. Dabei wird die Mobilisierung mehrfach rhythmisch wiederholt und immer neu den palpierten Spannungsmustern angepasst.

Low Thrust

Es können auch sanfte Schubbewegungen in verschiedene eingeschränkte Richtungen ausgeführt werden. Es wird eine sanfte Schubbewegung in Richtung der Geweblockierung im Bereich der jeweiligen Sutur ausgeführt. Diese können bei Bewegungseinschränkungen in unterschiedlichen Richtungen auch mehrfach wiederholt werden.

Recoil

Zur Voreinstellung werden Druck und Zug an der Sutur bis zur faszialen Barriere unter Berücksichtigung aller vertikalen, horizontalen und rotationellen Komponenten der Zugrichtung ausgeübt. Der Recoil wird während der Atemphase, in der die Spannung in der Dysfunktion zunimmt oder während der Apnoe durchgeführt (Kap. 13).

Balancing

Am Ende kann ein sanftes Balancing unter Berücksichtigung aller Bewegungsparameter die Behandlung der Sutur beenden.

Anmerkung: Disengagement und Mobilisierung können auch in Kombination mit einer V-Spread-Technik angewendet werden.

An dieser Stelle sollen die Disengagementtechniken beispielhaft für die wichtigsten äußeren suturalen Gelenkflächen erläutert werden. Die übrigen Ansätze können entsprechend an den Suturen ausgeübt werden.

Beachte

Es besteht eine große Variabilität der suturalen Konfigurationen. Die folgenden Beschreibungen der suturalen Überlappungen stellen nur grobe Richtwerte dar. Deshalb ist es notwendig, vor Ausführung des Disengagements die jeweilige suturale Morphologie palpatorisch zu untersuchen.

21.2.1 Übersicht

Vorgestellt werden Techniken für folgende Regionen und Suturen:

1. Bregma
2. Lambda
3. Pterion
4. Asterion
5. Sutura coronalis
6. Sutura sagittalis
7. Sutura lambdoidea
8. Sutura occipitomastoidea
9. Synchondrosis petrooccipitalis und Sutura petrojugularis
10. Sutura parietomastoidea
11. Sutura squamosa
12. Sutura sphenosquamosa
13. Synchondrosis sphenopetrosa
14. Suturae temporozygomatica, sphenosquamosa, parietosquamosa
15. Allgemeine Suturenlösung der Maxilla, des Os zygomaticum, des Os nasale, des Os frontale und des Os ethmoidale

Patient und Therapeut

- Der Patient befindet sich in Rückenlage. Falls nicht anders erwähnt, sitzt der Therapeut am Kopfende des Patienten.

21.2.2 Bregma

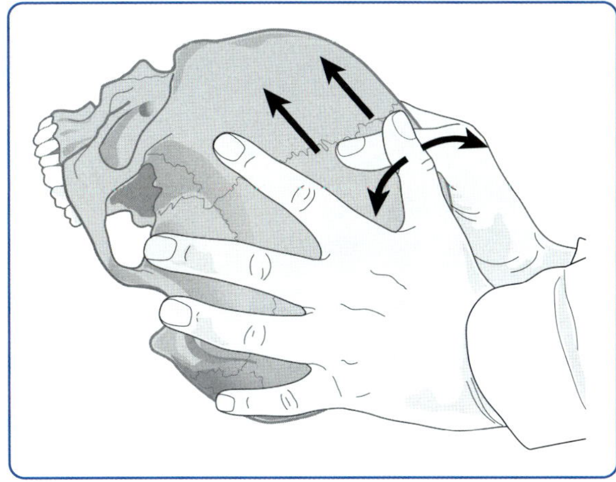

▶ **Abb. 21.25** Bregma.

- Suturenrand: Os frontale nach innen gerichteter Rand, Os parietale nach außen gerichteter Rand.

Handposition

- Zeigefinger auf dem Os frontale
- Daumen überkreuzt neben der Sutura sagittalis auf den gegenüberliegenden Ossa parietalia
- übrige Finger seitlich am Schädel

Ausführung

- Die Zeigefinger bewegen das Os frontale nach anterior.
- Gleichzeitig bewegen die Daumen die Ossa parietalia nach posterior-lateral.

Alternative: Drei-Finger-Technik

- Zeige- und der Mittelfinger einer Hand auf beide Ossa parietalia, Daumen auf das Os frontale
- Während sich der Daumen nach anterior bewegt, bewegen sich der Mittel- und der Zeigefinger nach posterior-lateral und üben einen leichten Druck auf die Ossa parietalia aus (▶ **Abb. 21.25**).
- Einstellung des PBMT und PBFT

21.2.3 Lambda

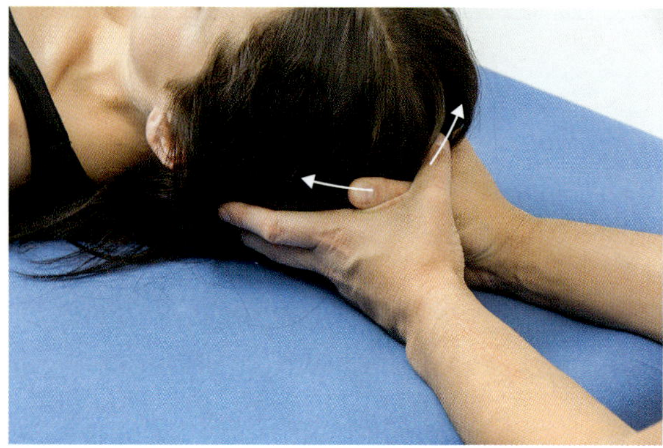

▶ **Abb. 21.26** Lambda.

- Suturenrand: Os occipitale nach innen gerichteter Rand, Os parietale nach außen gerichteter Rand.

Handposition

- Daumen überkreuzt neben der Sutura sagittalis an den gegenüberliegenden Ossa parietalia
- kleine Finger an der Squama occipitalis, ihre Fingerspitzen berühren sich
- übrige Finger beidseitig seitlich am Schädel auf den Ossa parietalia (▶ **Abb. 21.26**)

Ausführung

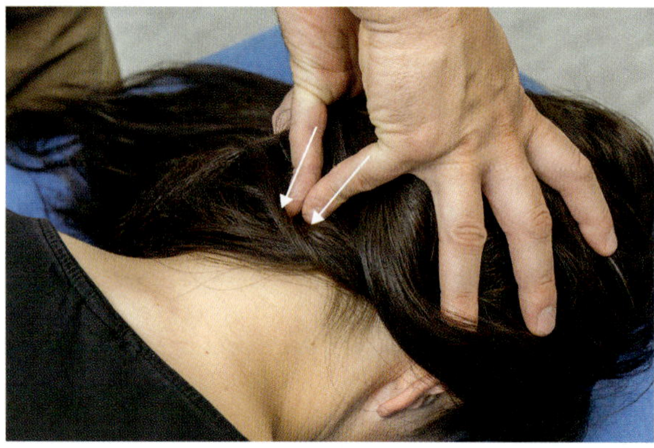

▶ **Abb. 21.27** Lambda (zur besseren Ansicht in Bauchlage gezeigt).

- Während die kleinen Finger das Os occipitale nach kaudal bewegen (▶ **Abb. 21.27**), führen die Daumen die Ossa parietalia nach lateral-anterior. Die restlichen Finger bleiben passiv.
- Einstellung des PBMT und PBFT

Alternative: Drei-Finger-Technik

- Zeige- und Mittelfinger einer Hand auf die beiden Ossa parietalia, Daumen auf das Os occipitale
- Während sich der Daumen nach kaudal bewegt, bewegen sich der Mittel- und der Zeigefinger nach anterior-lateral und üben einen leichten Druck auf die Ossa parietalia aus.

21.2.4 Pterion

In der griechischen Mythologie wird der Götterbote Hermes mit Flügeln beschrieben, die am Pterion befestigt sind [6] [7].

Das Pterion dient als anatomische Orientierungshilfe, da dort der Zugang zur A. meningea anterior, zur Broca-Region (Sprachzentrum), die sich meist links befindet, zur Insula und zum Sulcus lateralis (Fissura sylvii) liegt [8] [9] [10] [11] [12].

Die Pterionregion weist große Variationen auf [13]:

- **Sphenoparietale Variante** (77,35 %): Diese ist am häufigsten anzutreffen. Hier steht das Os parietale in Kontakt mit dem Os sphenoidale (▶ **Abb. 21.28**).

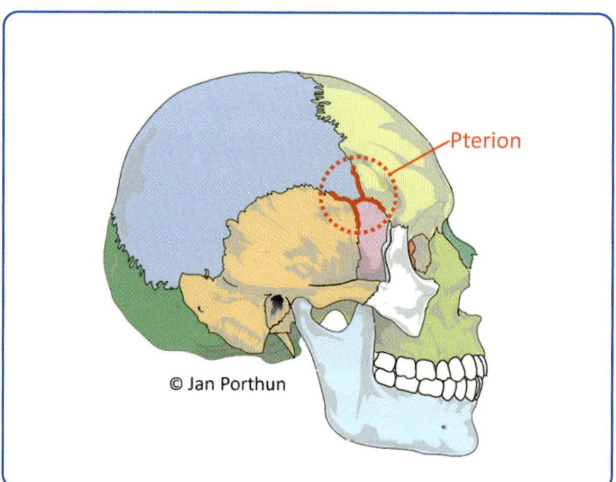

▶ **Abb. 21.28** Sphenoparietale Variante.

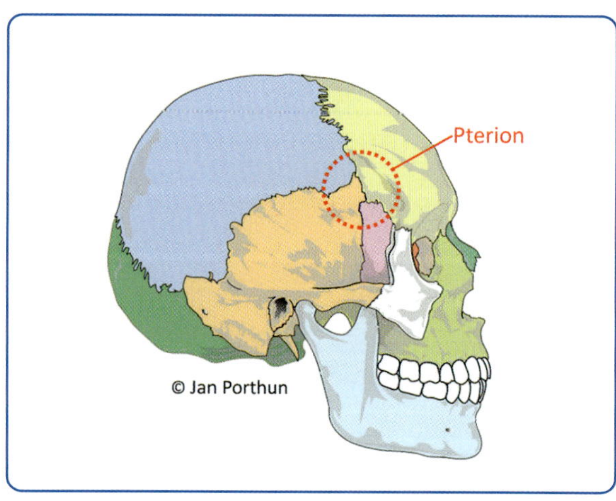

▶ **Abb. 21.29** Frontotemporale Variante, bei der das Os frontale in Kontakt mit dem Os temporale steht.

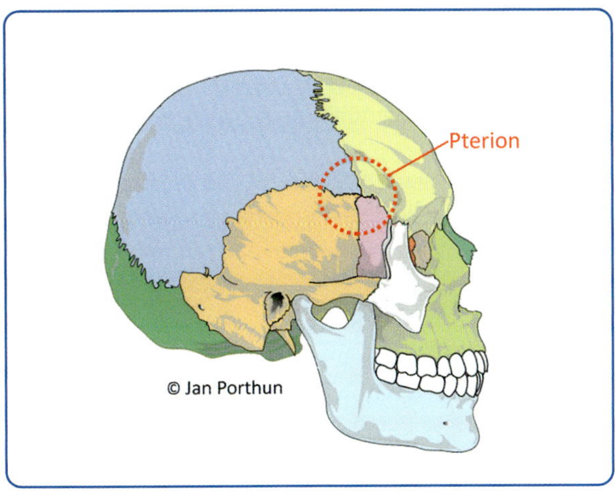

▶ **Abb. 21.30** Stellate Variante, bei der alle 4 Knochen an einem Punkt zusammentreffen.

- **Frontotemporale Variante** (5,1 %): Hier besteht Kontakt zwischen einem Fortsatz des Os temporale (Proc. frontalis ossis temporalis) und dem Os frontale (▶ **Abb. 21.29**) [14].
- **Stellate Variante** (1,7 %): Os frontale, Os parietale, Os sphenoidale und Os temporale treffen an einem Punkt zusammen (▶ **Abb. 21.30**).
- **Epipterische Varianten** (13,97 %): Epipterische Knochen sind Schaltknochen, auch Wormsche Knochen genannt. Sie treten an Suturen des Hirnschädels auf, nicht jedoch an Suturen des Gesichtsschädels. Einige Autoren bezeichnen als Wormsche Knochen ausschließlich akzessorische Knochen, die in Suturen auftreten, d. h. nur an Stoßstellen zwischen 2 Knochen wie bei der Sutura lambdoidea. In der großen Fontanelle kann es ein Os bregmaticum, in der kleinen Fontanelle ein Os apicis geben. Das Inkabein (Os interparietale) wird zu den Nahtknochen gerechnet, nicht jedoch zu den Fontanellenknochen [15].

Wormsche Knochen sind kleine Schaltknochen in den Suturen, die den Verlauf der Sutur nicht beeinflussen. Die überzähligen Knochen stellen eine anatomische Variation dar und sind keine Fehlbildung. Wormsche Knochen sind für sich genommen klinisch nicht relevant, können aber in einigen Fällen mit verschiedenen Syndromen assoziiert sein [16] [17]. Beispiele hierfür sind die sehr seltenen Hallermann-Streiff- [18] und Hajdu-Cheney-Syndrome [19] [20] sowie die Glasknochenkrankheit (Osteogenesis imperfecta) [21]. Die Wormschen Knochen treten meist an der Lambdanaht auf, sind jedoch auch am Bregma oder am hinteren Ende der Sutura sphenoparietalis zu finden. Typischerweise treten die Wormschen Knochen mehr oder weniger symmetrisch am Schädel auf. Sie können in ihrer Größe variieren. Ihre Zahl ist meist auf 2 oder 3 begrenzt.

▶ **Abb. 21.31**, ▶ **Abb. 21.32**, ▶ **Abb. 21.33**, ▶ **Abb. 21.34**, ▶ **Abb. 21.35**

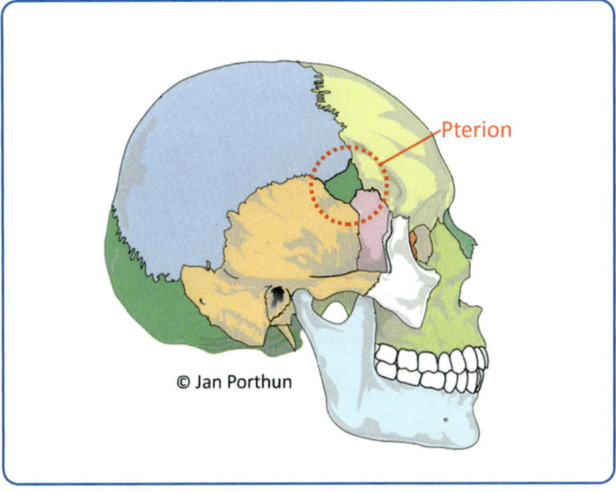

▶ **Abb. 21.31** Epipterische Variante mit einem Schaltknochen, der zu allen 4 pterischen Kochen Kontakt hat.

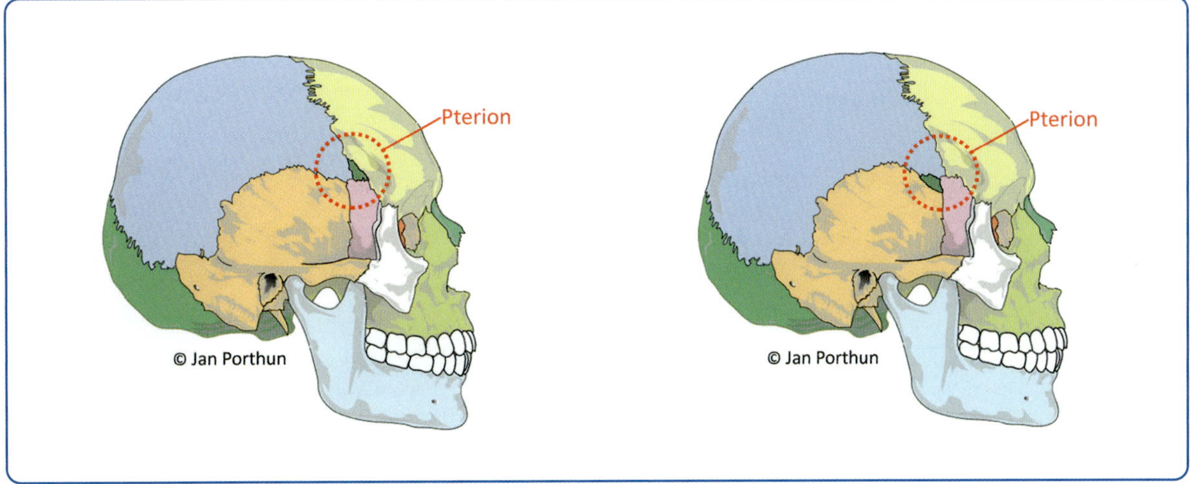

▶ **Abb. 21.32** Epipterische Varianten mit einem Schaltknochen, der zu 3 pterischen Kochen in Kontakt steht.

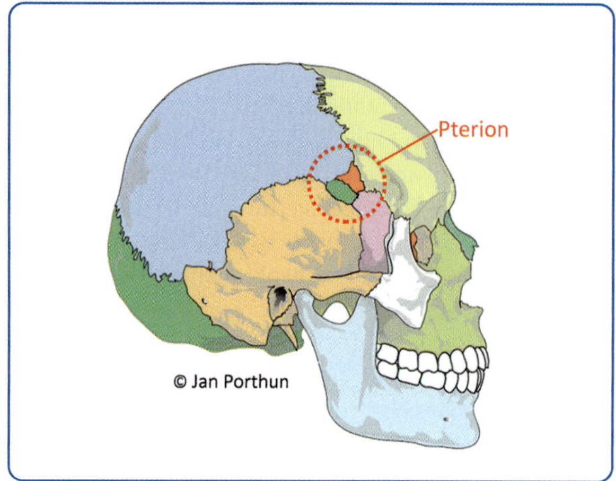

▸ **Abb. 21.33** Epipterische Variante mit 2 epipterischen Knochen.

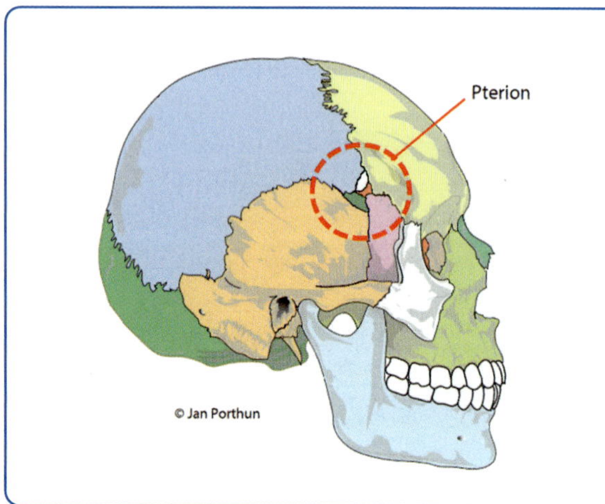

▸ **Abb. 21.34** Epipterische Variante mit 3 epipterischen Knochen.

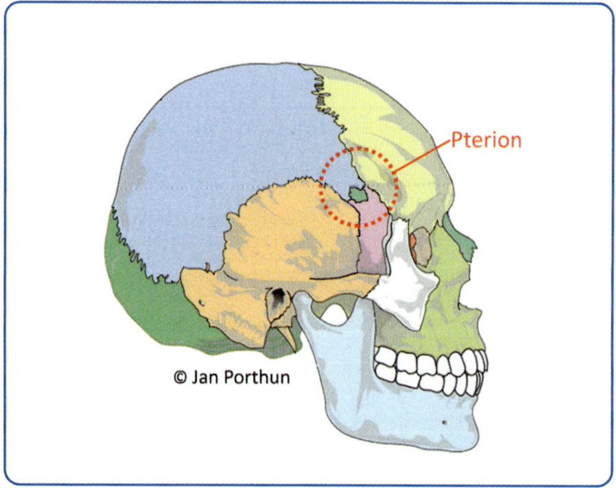

▸ **Abb. 21.35** Epipterische Variante mit einem epipterischen Knochen, der mit 2 Knochen in Kontakt steht.

Es bestehen Seitenunterschiede in der Pterionregion [22] [23] [24] [25]. Diese sind besonders bedeutsam für palpatorische Annäherungen.

Das Pterion ist gegenüber dem Asterion eher eine fixe Zone.

Die sphenoparietale Variante (77,35 %) ist am häufigsten anzutreffen. Folgende 4 Knochen sind an dieser Stelle übereinandergelagert, von innen nach außen:

- Os frontale
- Os parietale
- Os sphenoidale
- Os temporale

Am Pterion überlagern sich suturale Flächen. Unten liegt das Os frontale, darauf folgen das Os parietale und das Os sphenoidale, am oberflächlichsten liegt das Os temporale. Entsprechend dieser Anordnung der suturalen Flächen findet auch deren Lösung statt, beginnend von dem am tiefsten liegenden Knochen.

Allerdings sind die Variationen und auch Seitenunterschiede bei der palpatorischen Annäherung zu berücksichtigen (s. o.).

Handposition

- alle Finger nahe des Pterions
- Zeigefinger auf dem Os frontale
- Daumen auf dem Os parietale
- Mittelfinger auf dem Os sphenoidale
- Ringfinger auf dem Os temporale (▸ **Abb. 21.36**)
- Die andere Hand kann von der Gegenseite einen V-Spread ausführen.

Ausführung

- Der Zeigefinger übt einen sanften Druck auf das Os frontale sowie einen Zug nach anterior-superior aus.
- Wenn sich das Os frontale von den anderen Knochen zu lösen beginnt, übt der Daumen einen sanften Druck sowie einen Zug am Os parietale nach superior und etwas nach posterior aus.

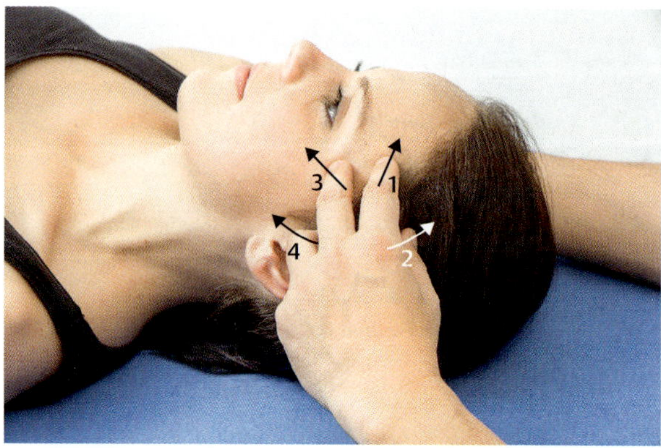

▸ **Abb. 21.36** Pterion.

- Wenn sich das Os parietale von den anderen Knochen zu lösen beginnt, übt der Mittelfinger auf das Os sphenoidale einen sanften Druck sowie einen Zug nach anterior und etwas nach kaudal aus.
- Wenn sich das Os sphenoidale von den anderen Knochen zu lösen beginnt, übt der Ringfinger am Os temporale einen Zug nach kaudal und posterior aus.
- Am Ende führen alle Finger einen zentrifugalen Zug an den Knochen aus.
- Einstellung des PBMT und PBFT

21.2.5 Asterion

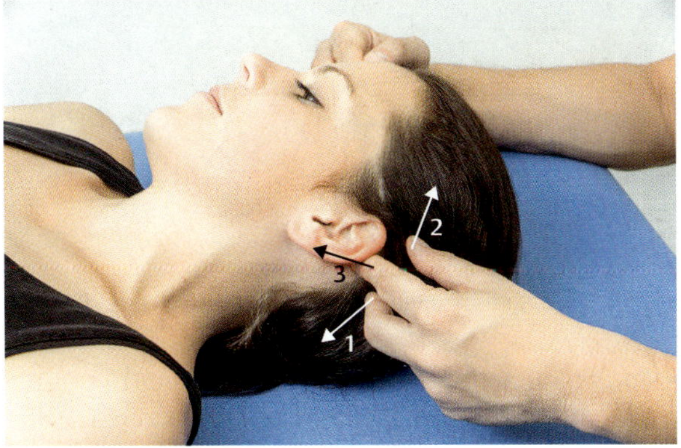

▸ **Abb. 21.37** Asterion.

Das Asterion ist eher eine mobile Zone.

Suturen: Folgende 3 Knochen sind an dieser Stelle übereinandergelagert, von innen nach außen:

- Os occipitale
- Os parietale
- Os temporale

Patient

- Kopf des Patienten zur gegenüberliegenden Seite gedreht

Handposition

- alle Finger nahe des Asterions
- Daumen auf dem Os parietale
- Zeigefinger auf dem Os temporale
- Mittelfinger auf dem Os occipitale (▸ **Abb. 21.37**)
- Die andere Hand kann von der Gegenseite einen V-Spread ausführen.

Ausführung

- Der Mittelfinger übt einen sanften Druck auf das Os occipitale sowie einen Zug nach posterior aus.
- Der Daumen auf dem Os parietale und der Zeigefinger auf dem Os temporale üben anschließend zusammen mit dem Mittelfinger einen zentrifugalen Zug an den Knochen aus.
- Einstellung des PBMT und PBFT

Nach van den Heede ist die Region um das Asterion häufig ein mechanischer Balancepunkt, der zur Zeit der Geburt Kompressionskräften ausgesetzt war. Wird eine leichte Kompression auf den Schädel ausgeübt, reagiert dieser wieder mit seinem ursprünglichen Rotationsmuster und weist auf diesen Gleichgewichtspunkt, an dem die ursprüngliche Rotation auf eine Reorganisation der Energie „wartet“ [5].

21.2.6 Sutura coronalis (links)

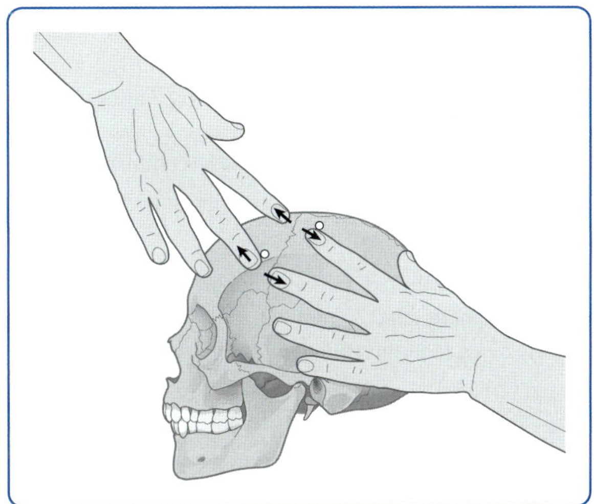

▸ **Abb. 21.38** Sutura coronalis.

- Suturenrand:
  - medial: Os frontale nach innen gerichteter Rand, Os parietale nach außen gerichteter Rand
  - lateral: Os frontale nach außen gerichteter Rand, Os parietale nach innen gerichteter Rand
- Suturenart: Sutura squamoserrata

Patient

- Kopf des Patienten nach rechts, zur gegenüberliegenden Seite der Dysfunktion gedreht

Therapeut

- an der gegenüberliegenden Seite der Dysfunktion

Handposition

- Zeige- und Mittelfinger der rechten Hand auf dem Os frontale, nahe der Sutura coronalis
- Zeige- und Mittelfinger der linken Hand auf dem Os parietale, nahe der Sutura coronalis

Ausführung

- Zeige- und Mittelfinger der rechten Hand üben einen nach anterior gerichteten Zug auf das Os frontale aus. Der Mittelfinger, der sich unterhalb des Pivots befindet, übt zusätzlich einen Druck auf den Knochen aus.
- Zeige- und Mittelfinger der linken Hand üben einen posterioren Zug auf den Margo frontalis des Os parietale aus. Der Zeigefinger, der sich oberhalb des Pivots befindet, übt zusätzlich einen Druck auf den Knochen aus (► Abb. 21.38).
- Einstellung des PBMT und PBFT

21.2.7 Sutura sagittalis

- Suturenart: Sutura denticulata (laterale Expansion mit Trennung der suturalen Flächen und Kontraktion mit Kompression der suturalen Flächen, Außen-/Innenrotation)
- (Entspricht der Os-parietale-Spread-Technik)

Handposition

- Daumen überkreuzt auf den jeweils gegenüberliegenden Ossa parietalia
- übrige Finger seitlich auf den Ossa parietalia

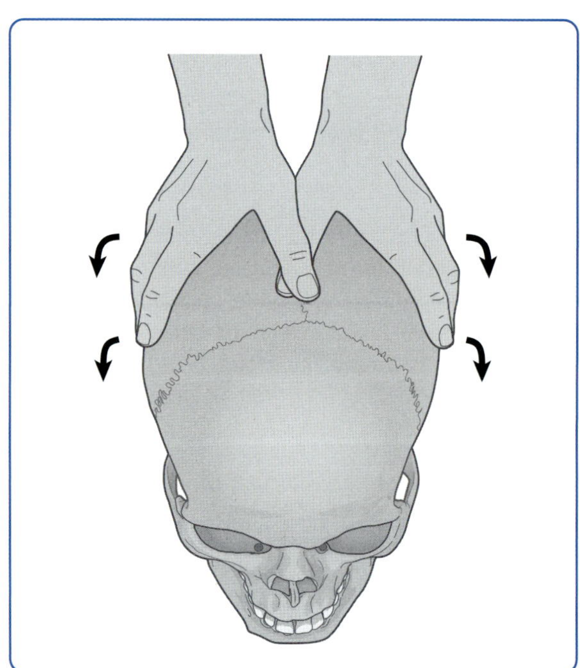

► **Abb. 21.39** Sutura sagittalis.

Ausführung

- Die Daumen üben an den Margines sagittales der Ossa parietalia einen nach kaudal gerichteten Zug aus (► Abb. 21.39).
- Einstellung des PBMT und PBFT

21.2.8 Sutura lambdoidea (rechts)

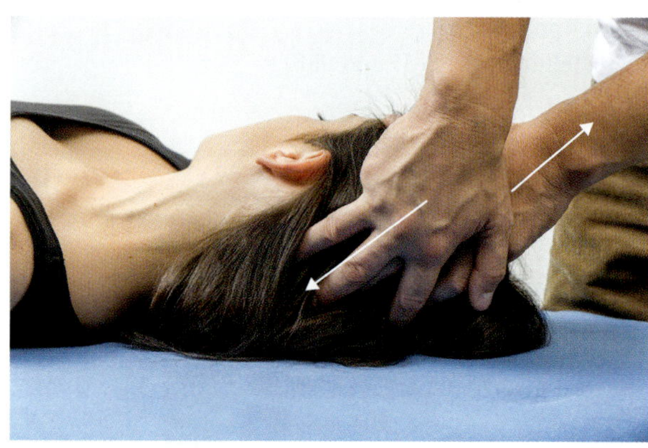

► **Abb. 21.40** Sutura lambdoidea.

- Suturenrand: in der medialen oberen Hälfte des Os occipitale nach innen, in der lateralen unteren Hälfte nach außen gerichtet
- Suturenart: Sutura squamoserrata

Therapeut

- links, auf der gegenüberliegenden Seite der zu behandelnden Sutur

Handposition

- Hände übereinander an der rechten Seite des Schädels, Finger zeigen nach posterior
- Zeige-, Mittel- und Ringfinger der linken Hand anterior der Sutur auf dem Os parietale
- Zeige-, Mittel- und Ringfinger der rechten Hand posterior der Sutur auf dem Os occipitale

Ausführung

- Die Finger auf dem Os parietale üben einen Zug nach anterior aus (► Abb. 21.40). Der Zeigefinger oberhalb des Pivots übt zusätzlich einen Druck auf den Knochen aus (Margo occipitalis des Os parietale).
- Die Finger auf dem Os occipitale üben einen Zug nach posterior aus. Der Zeigefinger, der sich unterhalb des Pivots befindet, übt zusätzlich einen Druck auf den Knochen aus (Margo parietalis des Os occipitale).
- Einstellung des PBMT und PBFT

21.2.9 Sutura occipitomastoidea (rechts)

- Suturenrand: Normalerweise ist der Rand des Os occipitale im superioren Bereich nach außen und im unteren Teil nach innen gerichtet (Wechsel der Suturenränder: CSMP).
- Suturenart: unregelmäßige Sutur
- Adaptative Schaukelbewegung in der Sutur, d. h., das Mastoid kann von anteromedial nach posterolateral gleiten. In Flexion/Außenrotation des Os occipitale entsteht eine Öffnung des posterosuperioren Suturenrandes und eine Schließung des anteroinferioren Randes (in Extension umgekehrt).
- Eine Kompression dieser Sutur könnte dazu führen, dass diese Bewegung nicht möglich wäre.

Hinweis

- Nicht selten scheint eine Dysfunktion an der Sutura occipitomastoidea die Folge von Kompressionen am Atlantookzipitalgelenk zu sein. Aus diesem Grund sollte das Atlantookzipitalgelenk zuerst befreit werden. Oft wird dadurch schon die Dysfunktion an der Sutura occipitomastoidea gelöst.
- Auch eine Dysfunktion der Synchondrosis sphenopetrosa kann bei einer Fixierung der Sutura occipitomastoidea beteiligt sein.
- weitere Ursachen für eine Kompression der Sutur: bei einer beidseitigen Kompression: Sturz oder Schlag auf die Squama occipitalis

Handposition

- Daumen anterior an den Procc. mastoidei
- übrige Finger auf dem Os occipitale

Direkte Technik

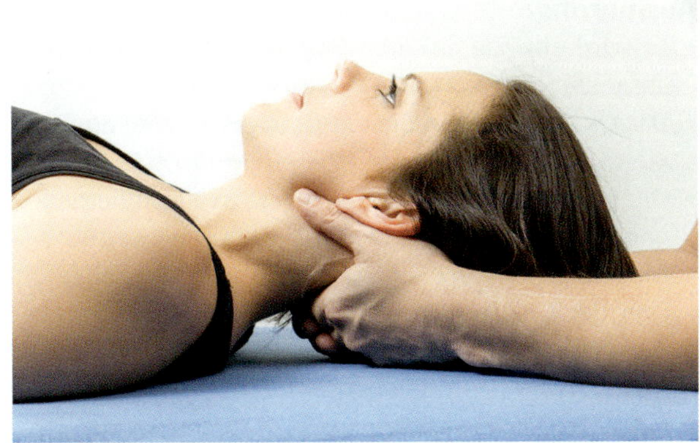

▶ **Abb. 21.41** Sutura occipitomastoidea.

Ausführung

Wenn sich das Os temporale in Innenrotation befindet (▶ Abb. 21.41):

- Dysfunktionelle Seite: Der Daumen übt auf den Proc. mastoideus einen Druck nach medial und posterior aus (AR).
- Die übrigen Finger führen das Os occipitale nach lateral (nach links), weg von der Sutur und nach vorn in die Flexion.
- Die suturalen Ränder werden so voneinander entfernt und v. a. der posteriore Teil der Sutur dadurch geöffnet.
- Unterstützung durch die Atmung: Der Patient hält seinen Atem am Ende der Einatmung so lange wie möglich an.
- Einstellung des PBMT und PBFT

Entgegengesetzte physiologische Bewegung nach Magoun

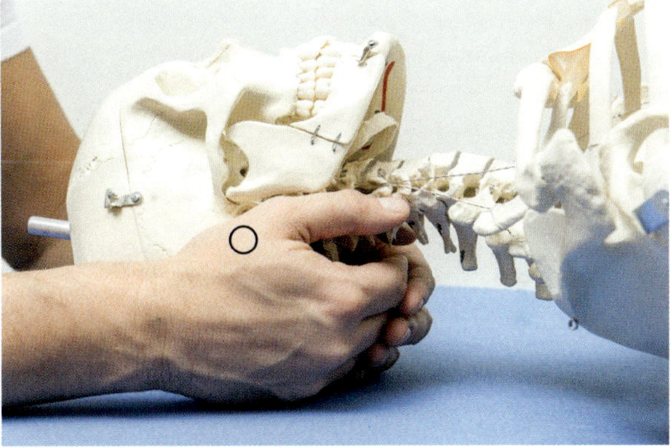

▶ **Abb. 21.42** Sutura occipitomastoidea. Indirekte Technik: rechtes Os petrosum in Innenrotation.

Ausführung – indirekte Technik

Wenn sich die Pars petrosa in Innenrotation befindet (▶ Abb. 21.42):

- Mit dem Daumenballen wird ein Druck nach medial und posterior auf die Pars mastoidea ausgeübt (Innenrotation).
- Die übrigen Finger bewegen das Os occipitale nach vorn in die Flexion.
- Unterstützung durch die Atmung: Der Patient hält seinen Atem am Ende der Ausatmung so lange wie möglich an.

Wenn sich die Pars petrosa in Außenrotation befindet:

- Der Daumen der betroffenen Seite übt auf den Proc. mastoideus einen Druck nach medial und posterior aus (Außenrotation).
- Die übrigen Finger führen das Os occipitale nach hinten in die Extension.
- Unterstützung durch die Atmung: Der Patient hält seinen Atem am Ende der Einatmung so lange wie möglich an.

Ausführung – anschließende direkte Technik

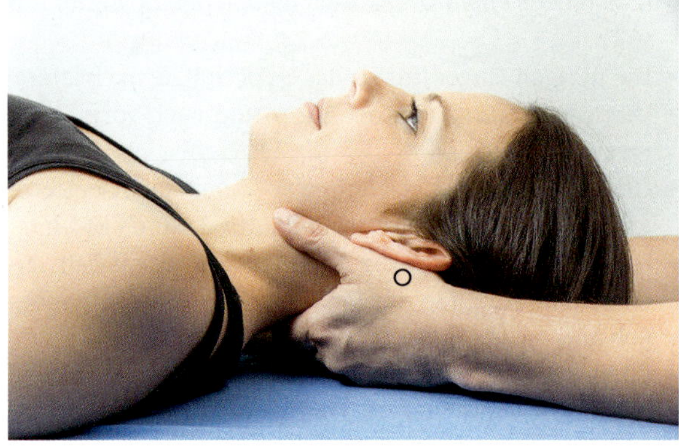

▶ Abb. 21.43 Sutura occipitomastoidea. Direkte Technik: rechtes Os petrosum in Innenrotation.

Wenn sich die Pars petrosa in Innenrotation befindet (▶ Abb. 21.43):

- Der Daumen der betroffenen Seite übt einen Druck auf den Proc. mastoideus nach medial und posterior aus (Außenrotation).
- Die übrigen Finger führen das Os occipitale nach hinten in die Extension.
- Unterstützung durch die Atmung: Der Patient hält seinen Atem am Ende der Einatmung so lange wie möglich an.

Wenn sich die Pars petrosa in Außenrotation befindet:

- Mit dem Daumenballen der betroffenen Seite wird ein Druck nach medial und posterior auf die Pars mastoidea ausgeübt (Innenrotation).
- Die übrigen Finger bewegen das Os occipitale nach vorn in die Flexion.
- Unterstützung durch die Atmung: Der Patient hält seinen Atem am Ende der Ausatmung so lange wie möglich an.

Hinweis: Wichtig ist inbesondere die Lösung der linken Sutur (ebenso wie die der linken Sutura petrojugularis) für das Funktionieren des linken N. vagus in Bezug auf seine antientzündliche Funktion und seinen Einfluss auf den Magen-Darm-Trakt. Der linke N. vagus kann zudem stimuliert werden, indem ein rhyhmischer Impuls auf die Sutur ausgeübt wird [26].

21.2.10 Synchondrosis petrooccipitalis (Sutura petrooccipitalis) und Sutura petrojugularis (rechts)

- Synchondrosis petrooccipitalis (Sutura petrooccipitalis):
  - Suturenrand: Die lateralen Ränder der Basis des Os occipitale bilden eine Leiste, die mit einer Rinne/Nut am hinteren unteren Teil der Pars petrosa artikuliert (Scharnier- und Gleitbewegung, superior nach inferior pivotartige Rotation)
  - Suturenart: Synchondrosis
- Sutura petrojugularis:
  - Suturenrand: Der Proc. jugularis verbindet sich mit der jugularen Gelenkfläche der Pars petrosa.
  - Pivot für die Bewegungsübertragung vom Os occipitale auf das Os temporale
  - Suturenart: Synchondrosis

Allgemeine Technik

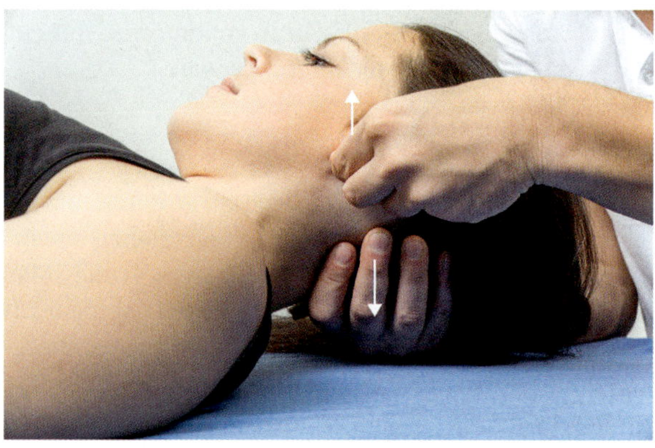

▶ Abb. 21.44 Synchondrosis petrooccipitalis und petrojugularis, allgemeine Technik.

Handposition

- linke Hand am Os temporale der betroffenen Seite:
  - Daumen im äußeren Gehörgang
  - Zeige-, Mittel- und Ringfinger liegen hinter dem Ohrläppchen, möglichst dicht am Os temporale.
  - Daumen und Finger umgreifen den Antitragus und das Ohrläppchen.
- rechte Hand auf dem Okziput

Ausführung

- Es wird ein Zug auf dem Os temporale nach anterior ausgeübt (▶ Abb. 21.44).
- Das Okziput wird in die entgegengesetzte Richtung fixiert.
- Ohne den Zug zu vermindern, werden alle anderen feinen Bewegungen der Knochen zugelassen.
- Die Finger können diese Suturen nicht direkt palpieren, aber der Therapeut sollte während der gesamten Ausführung seine Aufmerksamkeit auf diese Suturen richten.
- Einstellung des PBMT und PBFT

Spezifische Technik

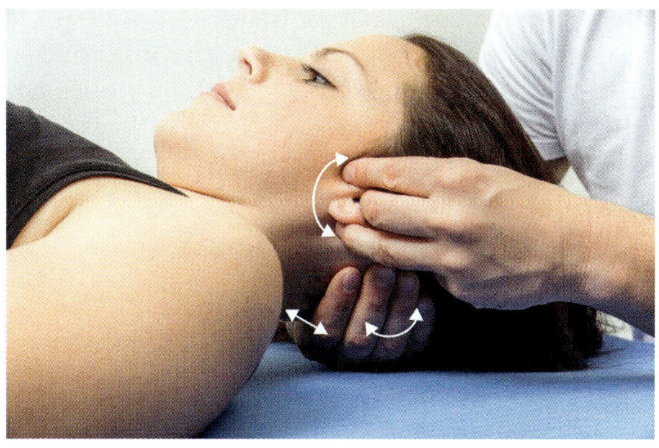

▶ **Abb. 21.45** Synchondrosis petrooccipitalis.

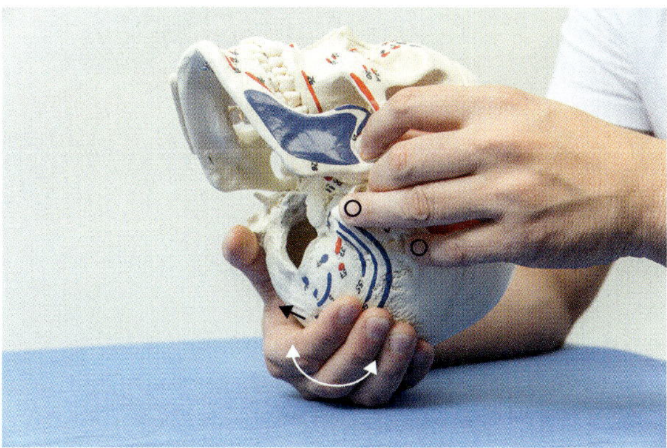

▶ **Abb. 21.46** Sutura petrojugularis.

Handposition

- linke Hand am Os temporale der betroffenen Seite:
  - Daumen und Zeigefinger umgreifen den Proc. zygomaticus.
  - Mittelfinger im äußeren Ohrkanal
  - Ringfinger auf dem Proc. mastoideus
  - kleiner Finger auf der Pars mastoidea
- rechte Hand auf dem Okziput

Ausführung

Mithilfe des Disengagements wird das Os temporale vom Okziput gelöst, sodass mit der indirekten Technik der Point of Balance zwischen dem Os occipitale und Os temporale an der Sutur aufgesucht werden kann.

Für die Sutura petrooccipitalis (▶ **Abb. 21.45**):

- Das Okziput wird lateral zur entgegengesetzten Seite (nach links) bewegt und dort gehalten.
- Das Os temporale wird nach anterior oder posterior rotiert, um den PBMT einzustellen.
- Zusätzlich wird das Okziput in die Flexion oder Extension bewegt, entsprechend der vorhandenen Spannung, um den PBMT einzustellen.

Für die Sutura petrojugularis (▶ **Abb. 21.46**):

- Das Okziput wird lateral zur entgegengesetzten Seite (nach links) bewegt und dort gehalten.
- anschließend Aufsuchen des PBMT zwischen der Außenrotation und Innenrotation des Os temporale
- Für die Außenrotation übt der Therapeut einen Druck nach medial-posterior mit dem Ringfinger auf den Proc. mastoideus aus. Für die Innenrotation übt der Therapeut einen Druck nach medial-posterior mit dem kleinen Finger auf die Pars mastoidea aus.
- Zusätzlich wird das Okziput in die Flexion oder Extension bewegt, entsprechend der vorhandenen Spannungen, um den PBMT einzustellen.

21.2.11 Sutura parietomastoidea (links)

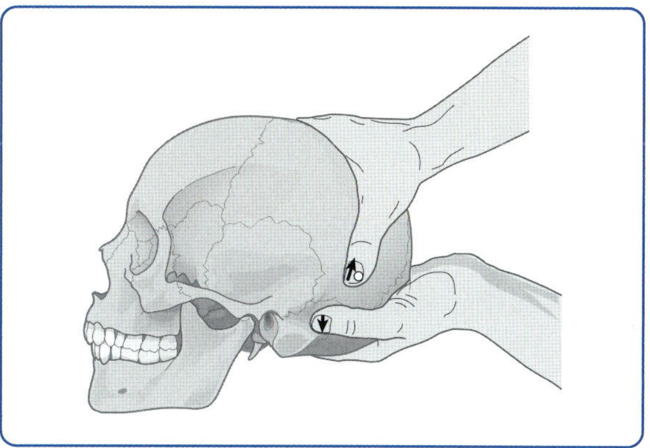

▶ **Abb. 21.47** Sutura parietomastoidea.

- Suturenrand: Der Rand des Os parietale ist in der anterioren Hälfte oder nur im 2. Viertel der anterioren Hälfte nach innen gerichtet. Im letzteren Fall würde das Os parietale im anterioren Viertel eingekeilt. In der posterioren Hälfte ist der parietale Rand nach außen gerichtet.
- Suturenart: unregelmäßig, mehr squamös als sägezahnartig
- (Außen- und Innenrotation beider Knochen, Adaptation an Schaukelbewegungen des Os parietale, Adaptation für rotatorische Mobilitäten der Pars petrosa)
- mögliche Ursache für eine Kompression der Sutur: Schlag oder Sturz von oben auf das Os parietale der gleichen Seite

Patient

- Kopf des Patienten nach rechts, zur gegenüberliegenden Seite der Dysfunktion gedreht

Handposition

- Daumen der rechten Hand nahe des Angulus mastoideus auf dem Os parietale
- Daumen der anderen Hand nahe des Margo parietalis auf dem Mastoid (▶ **Abb. 21.47**)

Ausführung

- Der Daumen auf dem Os parietale übt einen Zug nach kranial aus.
- Der Daumen auf dem Mastoid übt einen Zug nach kaudal aus.

21.2.12 Sutura parietosquamosa (links)

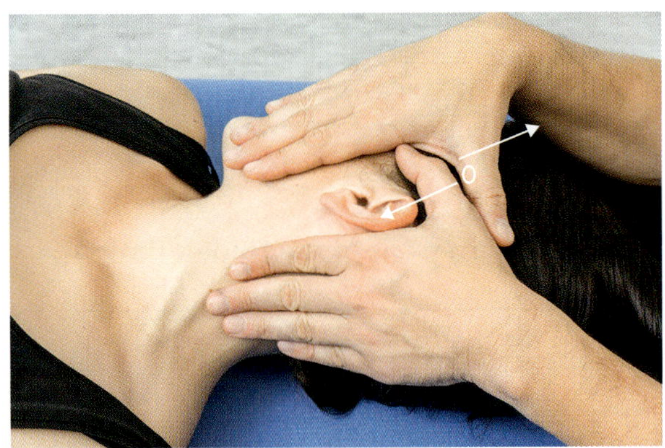

▶ **Abb. 21.48** Sutura parietosquamosa.

- Suturenrand: Der Margo squamosus der Pars squamosa des Os temporale hat einen nach innen gerichteten Rand, der Margo squamosus des Os parietale einen nach außen gerichteten Rand.
- Suturenart: Sutura squamosa
- (mediales/laterales Gleiten während Außen-/Innenrotation, posterosuperiores und anteroinferiores Gleiten)

Patient

- Kopf des Patienten nach rechts gedreht

Handposition

- rechte Hand:
  - rechter Daumen auf dem Os parietale, nahe der Sutura parietosquamosa
  - übrige Finger der rechten Hand nach kaudal gerichtet (bilden mit dem Daumen einen rechten Winkel)
- linke Hand:
  - linker Daumen auf dem Os temporale, nahe der Sutura parietosquamosa
  - übrige Finger der linken Hand auf dem Nacken und nach kaudal gerichtet (bilden mit dem Daumen einen rechten Winkel)

Ausführung

- Der rechte Daumen übt einen nach kranial gerichteten Zug auf das Os parietale am Margo squamosus aus. Zusätzlich führt er, entsprechend der Gelenkfläche, auch einen Druck auf den Margo squamosus des Os parietale aus (Innenrotation des Os parietale).
- Der linke Daumen übt einen nach kaudal gerichteten Zug auf das Os temporale am Margo parietalis aus (▶ **Abb. 21.48**).
- Einstellung des PBMT und PBFT

21.2.13 Sutura sphenosquamosa – Pivot-Technik

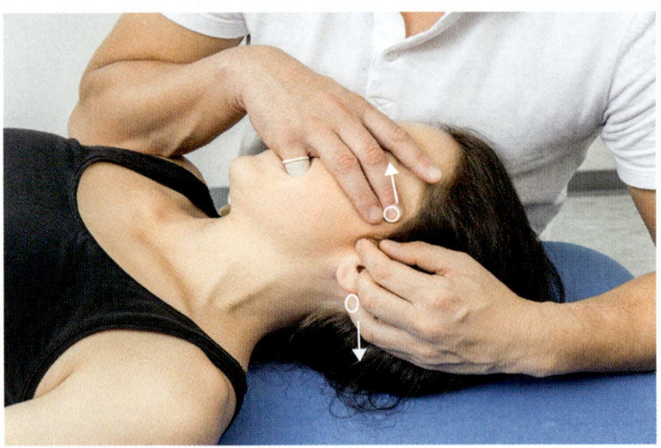

▶ **Abb. 21.49** Sutura sphenosquamosa – Pivot-Technik.

- Suturenrand: Der anteriore und inferiore Rand der Pars squamosa des Os temporale verbindet sich mit dem posterioren Rand der Ala major. In der oberen vorderen Hälfte ist die Sutur des Os temporale nach innen gerichtet, in der inferioren Hälfte hat sie einen nach außen gerichteten Rand. Das Os sphenoidale hat entsprechende Suturenränder. Der Richtungswechselpunkt der Ränder ist der SSP (Pivot; Kap. 6.1.5).
- Suturenart: Sutura squamoserrata
- (Außen- und Innenrotation, v. a. im unteren Bereich, minimale anteroposteriore Rotation)

Patient

- Kopf des Patienten zur gegenüberliegenden Seite der Dysfunktion gedreht

Therapeut

- seitlich am Kopf des Patienten, auf der gegenüberliegenden Seite der Dysfunktion

Handposition

- Hand der Dysfunktionsseite am Os temporale:
  - Daumen und Zeigefinger umgreifen den Proc. zygomaticus.
  - Mittelfinger im äußeren Ohrkanal
  - Ringfinger auf dem Proc. mastoideus
  - kleiner Finger auf der Pars mastoidea

- andere Hand am Os sphenoidale:
  - kleiner Finger intraoral, außen an der Lamina lateralis des Proc. pterygoideus
  - Mittel- und Ringfinger auf der Ala major

Ausführung

a) Disengagement – während der Inspirationsphase (▶ Abb. 21.49):
  - Daumen und Zeigefinger folgen dem Proc. zygomaticus nach lateral, anterior und inferior. Der Ringfinger folgt dem Proc. mastoideus nach posterior-medial (Außenrotation).
  - Das Os temporale wird in der Außenrotation gehalten.
  - Zusätzlich wird auf das Os temporale ein sanfter Zug nach posterior ausgeübt.
  - Gleichzeitig üben der Mittel- und Ringfinger auf die Ala major einen Druck nach medial und einen Zug nach anterior aus.
  - Alle auftretenden Bewegungen/Gewebeentwirrungen werden zugelassen.
  - Das Disengagement wird ausgeführt, bis eine Entspannung an der Sutur wahrgenommen wird.

b) PBT:
  - Ohne das Disengagement zu vermindern, werden der PBMT und der PBFT eingestellt.
  - Ein Fluidimpuls kann vom gegenüberliegenden Tuber parietale ausgeübt werden.

21.2.14 Synchondrosis sphenopetrosa

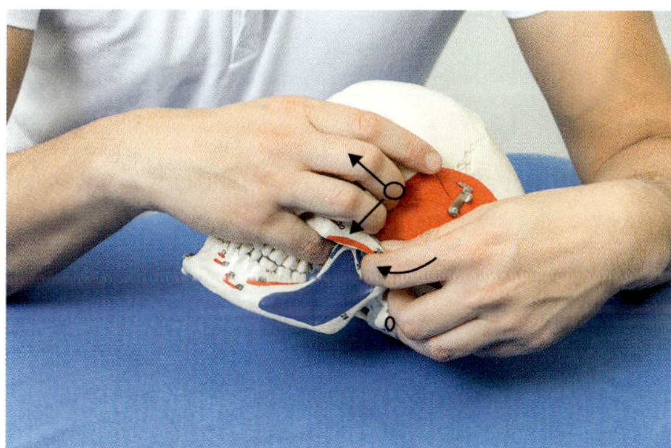

▶ **Abb. 21.50** Synchondrosis sphenopetrosa.

- Suturenrand: Der Hinterrand der Ala major bedeckt das ebene anteromediale Drittel der Pars petrosa (nur zum Teil miteinander verbunden). Die Apex der Pars petrosa ist mit dem Dorsum sellae über das Lig. sphenopetrosum/Lig. Grüber (Verdickung des Tentorium cerebelli) verbunden.
- (anteromediales-posterolaterales Gleiten, Schaukelbewegung am anteromedialen Ende der Apex partis petrosae)

Handposition

- gleiche Ausgangsstellung wie bei vorheriger Technik

Ausführung

- Disengagement (▶ Abb. 21.50):
  - Mittel- und Ringfinger auf der Ala major üben einen Druck nach medial und einen Zug nach anterior aus.
  - Zusätzlich wird ein Zug nach inferior ausgeübt, um die Synchondrosis sphenopetrosa (unterhalb der SSP) zu lösen.
  - Daumen und Zeigefinger folgen dem Proc. zygomaticus nach lateral, anterior und inferior. Der Ringfinger folgt dem Proc. mastoideus nach posterior-medial (Außenrotation).
  - Das Os temporale wird in der Außenrotation gehalten.
- PBT:
  - Ohne das Disengagement zu vermindern, werden der PBMT und der PBFT zwischen dem Os sphenoidale und dem Os temporale eingestellt.

21.2.15 Sutura temporozygomatica, sphenosquamosa, parietosquamosa (links)

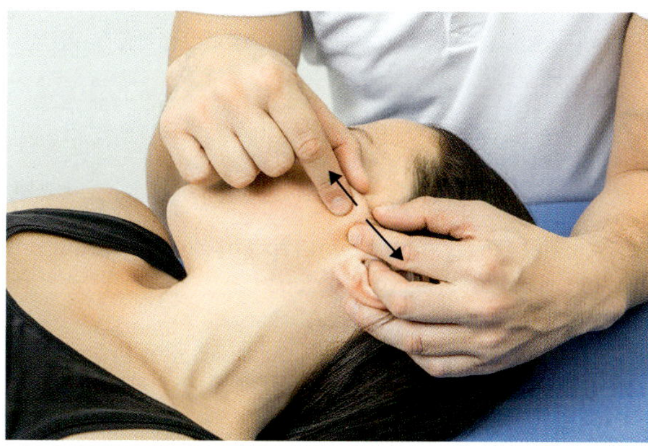

▶ **Abb. 21.51** Sutura temporozygomatica.

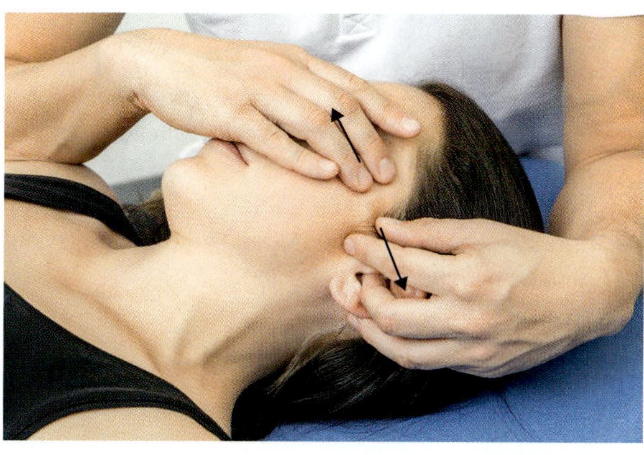

▶ **Abb. 21.52** Sutura sphenosquamosa.

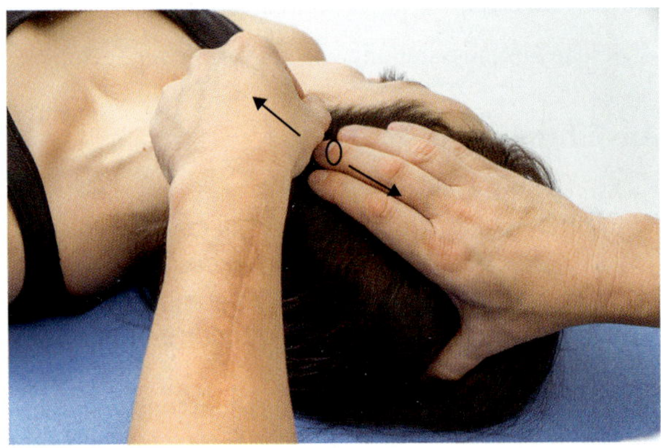

▶ **Abb. 21.53** Sutura squamosa.

Eine Blockierung der Sutura temporozygomatica könnte dazu führen, dass während der Inspirationsphase der Proc. zygomaticus des Os temporale nicht mit dem Proc. zygomaticus nach außen-unten gleiten könnte (Kap. 10.3). Dadurch wäre in der Inspirationsphase das Os temporale in Innenrotation fixiert. Zur Erinnerung: Das Os zygomaticum wird vom Os sphenoidale, das Os temporale vom Os occipitale beeinflusst.

Patient

- Kopf des Patienten zur gegenüberliegenden Seite gedreht

Handposition

- linke Hand:
  - kleiner Finger hinter dem Proc. mastoideus, Ringfinger vor dem Proc. mastoideus
  - Mittelfinger im äußeren Ohrkanal
  - Daumen und Zeigefinger umgreifen den Proc. zygomaticus.
  - Der Daumen befindet sich mit seiner seitlichen Fläche zusätzlich auf der Squama des Os temporale.
- rechte Hand:
  - Sutura temporozygomatica: Daumen und Zeigefinger umgreifen den Proc. temporalis des Os zygomaticum (▶ **Abb. 21.51**).
  - Sutura sphenosquamosa: rechter Daumen auf der linken Ala major; wenn möglich, können beide Alae majores mit Daumen und Zeige- oder Mittelfinger umgriffen werden (▶ **Abb. 21.52**).
  - Sutura squamosa: Zeige-, Mittel- und Ringfinger auf dem Os parietale (▶ **Abb. 21.53**)

Ausführung

- Die jeweiligen Knochen werden voneinander entfernt, indem an den entsprechenden angrenzenden Knochen ein entgegengesetzter Zug ausgeführt wird.
- Einstellung des PBMT und PBFT

Für die Behandlung des Gesichts- und kraniomandibulären Schädels wird hier eine allgemeine Technik gezeigt. Selbstverständlich ermöglichen die Kenntnisse der suturalen Flächen und der Gesichtsschädelknochen sowie die palpatorischen Fähigkeiten eine eigenständige Annäherung an den Gesichtsschädel. (Dies entspricht im Übrigen dem Ansatz von Still, den er in der Lehre wie in seinen Veröffentlichungen konsequent umgesetzt hat.)

21.2.16 Allgemeine Lösung der Suturen der Maxilla und der Ossa zygomaticum, nasale, frontale und ethmoidale (links)

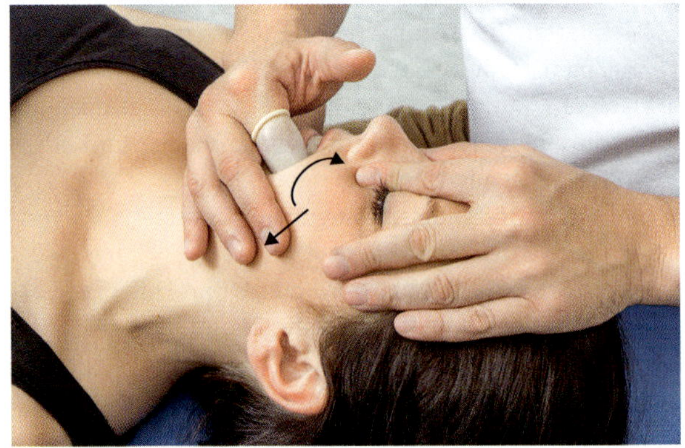

▶ **Abb. 21.54** Suturen des Gesichts.

Dies ist keine reine Disengagementtechnik. Sie wird aber dennoch an dieser Stelle angeführt, da mit ihr eine Vielzahl von Suturen des Gesichtsskeletts gelöst werden kann.

Patient

- Kopf des Patienten nach rechts, auf die entgegengesetzte Seite der Dysfunktion gedreht

Handposition

- rechter Zeigefinger intraoral, auf der Eckzahnkante an der Außenseite der Maxilla, Fingerspitze innen am Os zygomaticum
- Daumen und Zeigefinger der linken Hand umgreifen die Procc. frontales der Maxillae (▶ **Abb. 21.54**).

Ausführung

- Der Zeigefinger im Mund übt von medial einen nach außen gerichteten Druck auf das Os zygomaticum aus, sodass die Sutura zygomaticomaxillaris gelöst wird.
- Zudem wird der Zeigefinger so gedreht, dass die Maxilla nach außen rotiert. Dadurch können sich die Verbindungen zum Os nasale, Os frontale und Os ethmoidale lösen.
- Einstellung des PBMT und PBFT

Diese Technik erfordert viel Übung. Zudem sollten für eine erfolgreiche Ausführung die unterschiedlichen Verbindungsstellen der beteiligten Knochen visualisiert werden.

Selbsthilfetechnik nach Sutherland

1929 trug Sutherland den Aufsatz „Bedside-Technique“ in einer Konferenz der Minnesota State Osteopathy Association vor, in dem er auch eine Technik erwähnte, die dazu geeignet ist, die physiologische Beweglichkeit der suturalen Verbindungen in einer Art Selbsthilfetechnik zu unterstützen und zu erhalten sowie die Hirndurchblutung zu verbessern. Als Erstes empfahl Sutherland, dafür an die frische Luft zu gehen:

- Bei der tiefen und langsamen Ausatmung den Kopf beugen. Gleichzeitig werden die Mastoidfortsätze der Ossa temporalia nach lateral gebracht. Am Ende der Ausatmung den Atem für einige Augenblicke anhalten und in dieser Position verweilen.
- Bei der tiefen und langsamen Einatmung den Nacken strecken. Gleichzeitig werden die Mastoidfortsätze der Ossa temporalia nach medial gebracht.

Verwendete Literatur

[1] Sutherland WG. In: Sutherland AS: With thinking fingers. USA: The Cranial Academy; 1962: 13.

[2] Sutherland WG: Teachings in the Science of Osteopathy. Fort Worth: Sutherland Cranial Teaching Foundation; 1991: 16.

[3] Magoun HI: Osteopathy in the Cranial Field. 3 rd ed. Kirksville: Journal Printing Co.; 1976: 102.

[4] Lippincott RC, Lippincott HA: A manual of cranial technique. USA: The Cranial Academy; 1948: 2.

[5] van den Heede P: Der natürliche Geburtsvorgang. Osteopath. Med. 2001; 4: 10–12.

[6] Aiello L, Dean C: An introduction to human evolutionary anatomy. London: Acadamic Press; 2002: 596.

[7] Raja SG: Access to surgea: 500 single best answer questions in basic and applied anatomy. Knutsford: Pastest; 2007: 478.

[8] Standring S: Gray's Anatomy: The anatomical basis of clinical Practice. 40th ed. New York: Elsevier Churchill Livingstone; 2008.

[9] Ersoy M, Evliyaoglu C, Bozkurt MC, Konuskan B, Tekdemir I, Keskil IS: Epipteric bones in the pterion may be a surgical pitfall. Minim. Invasive. Neurosurg. 2003; 46(6): 363–365.

[10] Praba AMA, Venkatramaniah C: Morphometric study of different types of pterion and its relation with middle meningeal artery in dry skulls of Tamil Nadu. J. Pharm. Biomed. Sci. 2012; 21(4): 1–4.

[11] Khatri RC, Gupta S, Soni JS: study of pterion and incidence of epipteric in dry human skulls of Gujarat. Natl. J. Integr. Res. Med. 2012; 3(2): 57–60.

[12] Ilknur A, Mustafa KI, Sinan B: A comparative study of variation of the pterion of human skulls from 13th and 20th century Anatolia. Int. J. Morphol. 2009; 27(4): 1291–1298.

[13] Porthun J: Knöcherne Varianten des Kraniums am Pterion. Osteopath. Med. 2014; 3: 10–14.

[14] van den Broek AJP: On pteric sutures and pteric bones in the human skull. KNAW, Proceedings Amsterdam. 1914; 16(II): 634–639.

[15] Kadanoff D, Mutafov S, Pandova B: Über die Variationen der Regio pterica und des Os epiptericum. In: Becher H, Hertwig G, Scharf JH (Hrsg.): Gegenbaurs Morphologisches Jahrbuch. Leipzig: Akademische Verlagsgesellschaft Geest & Portig K.-G.; 1965: 213–233.

[16] Standring S: Gray's Anatomy: The anatomical basis of clinical Practice. 40th ed. New York: Elsevier Churchill Livingstone; 2008: 1551.

[17] Murphy T: The pterion in the Australian aborigine. Am. J. Phys. Anthropol. 1956; 14(2): 225–244.

[18] Oguz O, Sanli SG, Bozkir MG, Soames RW: The pterion in Turkish male skulls. Surg. Radiol. Anat. 2004; 26(3): 220–224.

[19] Asala SA, Mbajiorgu FE: Epigenetic variation in the Nigerian skull: sutural pattern at the pterion. East. Afr. Med. J. 1996; 73(7): 484–486.

[20] Urzì F, Iannello A, Torrisi A, Foti P, Mortellaro NF, Cavallaro M: Morphological variability of pterion in the human skull. Ital. J. Anat. Embryol. 2003; 108(2): 83–117.

[21] Ersoy M, Evliyaoglu C, Bozkurt MC, Konuskan B, Tekdemir I, Keskil IS: Epipteric bones in the pterion may be a surgical pitfall. Minim. Invasive. Neurosurg. 2003; 46(6): 363–365.

[22] Murphy T: The pterion in the Australian aborigine. Am. J. Phys. Anthropol. 1956; 14(2): 225–244.

[23] Oguz O, Sanli SG, Bozkir MG, Soames RW: The pterion in Turkish male skulls. Surg. Radiol. Anat. 2004; 26(3): 220–224.

[24] van den Broek AJP: On pteric sutures and pteric bones in the human skull. KNAW, Proceedings Amsterdam. 1914; 16(II): 634–639.

[25] Saxena SK, Jain SP, Chowdhary DS: A comparative study of pterion formation and its variations in the skulls of Nigerians and Indians. Anthropol. Anz. 1988; 46(1): 75–82.

[26] Bonaz B, Sinniger V, Pellissier S: Anti-inflammatory properties of the vagus nerve: potential therapeutic implications of vagus nerve stimulation. J. Physiol. 2016; 594(20): 5 781–5 790.

Weitere Literatur

Busquet L: L'Osteopathie cranienne. Paris: Maloine; 1985.

Dossey L: Heilende Worte. Südergellersen: Bruno Martin; 1995.

Lippincott HA, Lippincott RC: A manual of cranial technique. USA: The Cranial Academy; 1995.

Sutherland WG: Contributions of Thought. Fort Worth: Sutherland Cranial Teaching Foundation; 1967.

Upledger JE, Retzlaff EW, Vredgevoogd JD: Diagnosis and treatment of temporoparietal suture head pain. Osteopathic Medicine. 1978; 78: 19–26.

22 Behandlung der kraniosakralen Dura

„Das Allerweichste auf Erden überholt das Allerhärteste auf Erden. Das Nichtseiende dringt auch noch ein in das, was keinen Zwischenraum hat. Daran erkennt man den Wert des Nichthandelns." Laotse: Tao Te King [1]

Abnorme Spannungsverhältnisse im Duralmembransystem werden in osteopathischer Literatur als eine der Hauptursachen für Störungen im kraniosakralen System angesehen. Diese könnten durch Geburtstraumata oder Schädeltraumata in frühester Kindheit verursacht werden. Aber auch später könnten Schädeltraumata, chronische Muskelverspannungen, die sich über fasziale Verbindungen ins Schädelinnere fortsetzen, oder chronische emotionale Anspannungen zu hypertonen intrakranialen Membranspannungen führen.

Störungen der Vaskularisation und der sensiblen Versorgung der Duralmembran wären über Dysfunktionen der oberen Zervikalwirbel und der Schädelknochen und Suturen möglich. Ebenso wie die vertebralen wären die kranialen Nerven und Ganglien anfällig für Störungen und könnten an der Aufrechterhaltung von komplexen Dysfunktionsmechanismen beteiligt sein.

Spannungen von der Peripherie könnten auf das kraniale System übertragen werden oder umgekehrt, z. B. über die Kontinuität der Dura in das Epineurium der austretenden Hirn- und Spinalnerven oder über die Vv. emissariae von der Kopfschwarte in die Dura oder vom Rückenmark über den Truncus cerebralis in die kraniale Dura (Tentorium cerebelli und seine knöchernen Anheftungen) [7].

Es könnten Spannungen von Muskeln auf das durale System übertragen werden. So erwähnt Upledger [8], dass ein Hypertonus des M. coccygeus durch seine Anheftung am Sakrum über die Dura mater spinalis die Schädelknochenbewegung beeinflussen kann. Allerdings ist es fraglich, ob dieser Muskel einen solchen Zug entwickeln kann, da er beim Zweibeiner stark atrophiert ist.

Auch können nach Upledger [9] Zugkräfte im duralen System auf die Anheftungsstellen der Duralmembran am Knochen auf das Bindegewebe außerhalb des kraniosakralen Systems übertragen werden oder – was wahrscheinlicher erscheint – umgekehrt Spannungen von außerhalb des kraniosakralen Systems auf das durale System weitergeleitet werden [10].

So wie extrakraniale hypertone Muskelspannungen, z. B. am Okziput, sich auf die intrakranialen Membranen auswirken, könnten Funktionsstörungen am Okziput oder anderen extrakranialen Strukturen durch intrakraniale Fehlspannungen verursacht werden.

Unterliegt die Dura abnormen Spannungen, werden möglicherweise der venöse Abfluss und die lymphatische Drainage des Gehirns ebenso gestört wie die Fluktuation des LCS, das Suturenwachstum usw. (s. a. Kap. 7.8.1).

Praxistipp

Mögliche Indikation für durale Techniken (kranial und spinal)

- Verbesserung der venösen und lymphatischen Drainage sowie der Immunität des Gehirns
- Verbesserung der Hydrodynamik des LCS
- Kopf-, Nacken- und Gesichtsschmerzen, intrakraniale und retroorbitale Schmerzen
- abnorme Spannungen der Kaumuskeln
- Funktionsbeeinträchtigung der Hirnnerven, Hirnnervenganglien und Spinalnerven
- Schädelwachstumsstörungen und Schädelasymmetrien
- Bewegungs- und Beweglichkeitseinschränkungen der Schädelknochen, des Os sacrum und des Os coccygis
- Beeinträchtigung der Hypophyse
- Beeinträchtigung der Thermoregulation des Gehirns

Die kollagenelastischen Fasern der Duralmembran sind miteinander verflochten. Ihre Organisation richtet sich nach den auftretenden Zugspannungen an der Dura. Dabei verlaufen sie parallel zu diesen Zugkräften.

Die knöchernen Befestigungen der Dura mater an den Schädelknochen, dem Os sacrum und Os coccygis können als Hebel benutzt werden, um die Spannungsverhältnisse zu bewerten und zu behandeln. Um diese Techniken zu verstehen und richtig auszuführen, ist es von Nutzen, die Insertionsstellen zu kennen (Kap. 7.3.3).

Zuerst wird der Membranspannung gefolgt (indirekte Technik) und vermindert diese dadurch kompensatorisch. Anschließend wird ein sanfter Zug ausgeführt (direkte Technik), in dessen Verlauf sich die Membran entwirrt und von ihrem Spannungsmuster dekonditioniert. Auch hier sind es die inhärent wirkenden Kräfte, die schließlich die Korrektur durchführen.

22.1 Allgemeine Vorgehensweise

- Der Osteopath richtet die Aufmerksamkeit in der Behandlung auf die Synchronisation mit den inhärenten korrektiven Kräften des Organismus und vermeidet die Konfrontation mit Bewegungsgrenzen.
- Zunächst synchronisiert sich der Osteopath mit Körperrhythmen (Herz, Atmung, vasomotorische Pulsationen etc.) im jeweiligen ossär-duralen Komplex.
- Bei der Spread-Technik folgt man der Spannung. Dadurch findet zunächst eine vorübergehende Entlastung der Spannung statt.
- Sind ein Aufatmen, ein Aufseufzen, ein Gefühl des Sich-angenommen-Fühlens im Gewebe und eine Entspannung im Gewebe wahrnehmbar, wird während eines natürlichen Disengagements fließend in die Hebe-(Lift-)Technik übergegangen.

- Bei der Lift- oder Hebetechnik wird das Gewebe sanft angehoben. Während im biomechanischen Ansatz häufig ein Zug ausgeführt wird, bis eine Bewegungsgrenze oder -barriere erreicht wird, wird im vitalistischen Ansatz der Zug nicht bis an die Bewegungsgrenze ausgeführt.
- Die in der Inspirationsphase auftretenden Bewegungen werden sanft verstärkt.
- In diesem Gleichgewichtspunkt oder Punkt der Stille wartet der Osteopath. Er fügt keine externen Kraftvektoren ein.
- Die Aufmerksamkeit des Osteopathen öffnet sich allen fluiden, faszialen, elektromagnetischen Wechselwirkungen.
- Am Ende ist möglicherweise eine bessere Synchronizität der beteiligten Gewebe wahrzunehmen.
- Die Hebe-(Lift-)Technik bietet über das Angebot eines feinen Zuges den Duraduplikaturen die Möglichkeit, anwesende Spannungsmuster auszudrücken, zu entwirren, überschüssige Energie an die Außenwelt abzugeben und sich so von diesen bindenden Kräften und Spannungsmustern zu lösen und zu dekonditionieren.
- Der Prozess kann, muss aber nicht, mit einer kurzfristigen Intensivierung des Kontaktes zwischen Gewebe und anwesenden Spannungen einhergehen.
- Der Therapeut eröffnet nur einen Raum, ein Umfeld für eventuelle Normalisierungen. Ob und wie dieses Angebot genutzt wird, entscheiden die inhärenten Kräfte im Patienten bzw. der Gesamtorganismus.
- Ziel ist nicht primär, ein bestimmtes Gewebe in den Zustand der größtmöglichen Entspannung und des bestmöglichen Gleichgewichts zu begleiten, sondern die Gesamthomöostase des Organismus zu unterstützen und den Organismus entscheiden zu lassen, welche Prozesse, Wege und Dynamiken dafür nötig sind.

Während der Lösung der Membranspannungen könnten phänomenologisch verschiedene Phasen und Ebenen der Gewebeentspannung differenziert werden:

1. Eine Restriktion in der Sutur zwischen 2 Schädelknochen kann als **„zementartiges“** Gefühl empfunden werden. Löst sich die Restriktion im Verlauf der Membranentspannungstechnik nicht, müssen die Suturen zwischen den Schädelknochen zuerst spezifisch behandelt werden, bevor man mit der Membranentspannungstechnik fortfährt. Dies kann geschehen durch V-Spread-Techniken, durch Auseinanderziehen der Suturen oder Recoil-Techniken.
2. Wird die knöcherne Restriktion an der Sutur gelöst, erreicht man die elastische Gewebespannung der Duralmembran, die häufig als **„gummibandartige“** Spannung wahrgenommen wird.
3. Kommt man auf die visköse Ebene der kollagenen Faserspannungen, ist dies häufig ein Gefühl, als würde man einen **Kaugummi** in die Länge ziehen.
4. Bei der Lösung dieser letzten Ebene, in der die chemische Stuktur dieser Fasern verändert wird und die meist etwas länger dauert, wird ein **„schwebendes, fließendes“** Gefühl wahrgenommen. Es ist keine Zugkraft des Knochens und der Membran in die alte Position mehr spürbar. Es kann sein, dass dieser Zustand nicht gleich bei der ersten Sitzung erreicht wird, abhängig von der Schwere der Dysfunktion und der Dauer ihres Bestehens. Die Behandlung der kranialen Membran erfordert aufgrund ihrer besonderen Strukturierung Zeit. Bei diesen Techniken wird deutlich, wie die Applikation einer sehr sanften Kraftanwendung über einen längeren Zeitabschnitt selbst jahrelang bestehende, sehr feste Restriktionen zu lösen imstande ist. Voraussetzung für die intrakraniale ebenso wie für die extrakraniale Behandlung der Duralmembran ist die Lösung von Restriktionen in den transversalen Diaphragmen, insbesondere des Atlantookzipitalgelenks.

22.2 Behandlung der intrakranialen Dura

22.2.1 Übersicht

Vertikales System: Falx cerebri, Falx cerebelli

1. Entspannung von anterior nach posterior: Da die Falx cerebri an der Crista frontalis des Os frontale und posterior am Sulcus sinus sagittalis superior und der Protuberantia interna des Os occipitale ansetzt, kann das Os frontale als Hebel benutzt werden, um die Falx zu dehnen und zu entspannen.
   - Os-frontale-Spread-Technik
   - Os-frontale-Hebetechnik (Lift)
2. Entspannung von kranial nach kaudal: Die Falx cerebri setzt kranial an den beiden Ossa parietalia an, sodass diese als Hebel benutzt werden können, um die Falx zu entspannen. Über die Anheftung des Tentorium cerebelli am unteren hinteren Scheitelbeinwinkel sowie ihre Fortsetzung im unteren Teil der Falx cerebri werden durch die Os-parietale-Hebetechnik auch Spannungsverhältnisse der horizontalen Membran beeinflusst.
   - Os-parietale-Spread-Technik
   - Os-parietale-Hebetechnik (Lift)

Horizontales System: Tentorium cerebelli

1. Entspannung von anterior nach posterior: Die anteriore Anheftung des Tentoriums an den Procc. clinoidei und die posteriore Anheftung am Sulcus transversus und an der Protuberantia interna des Os occipitale können genutzt werden, um das Tentorium cerebelli von anterior nach posterior zu dehnen und zu entspannen. Durch die Anheftung des Tentoriums am

oberen Felsenbeinkamm wird die Membran auch zwischen diesen beiden Strukturen gestreckt.
   - SSB-Kompression
   - SSB-Dekompression
2. Transversale Entspannung: Das Tentorium cerebelli setzt lateral an den beiden oberen Felsenbeinkämmen und an den Warzenfortsätzen der Ossa temporalia an. Über diese Anheftung kann das Tentorium mithilfe der Ossa temporalia als Hebel entspannt werden.
   - Innenrotation des Os temporale
   - Ohrzugtechnik
3. Kombination der anteroposterioren und transversalen Entspannung: Diese Technik bewirkt die Lösung von Restriktionen am Kiefergelenk und an der Sutura squamosa und von Spannungen der intrakranialen Membran.

Beachte
Bei allen intrakranialen Membrantechniken befindet sich der Therapeut am Kopfende des Patienten.

22.2.2 Os-frontale-Spread-Technik

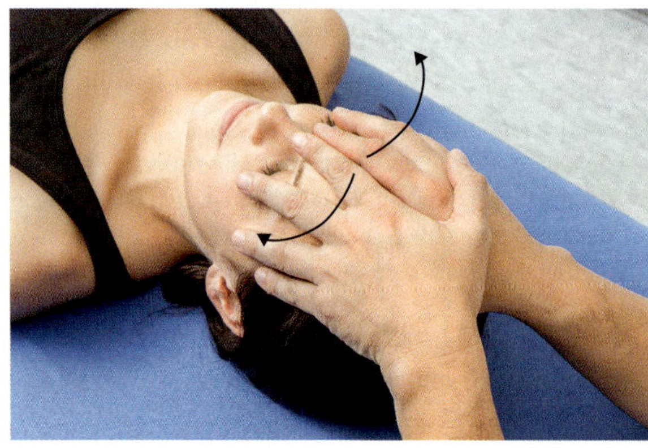

▶ **Abb. 22.1** Os-frontale-Spread-Technik.

Handposition

- Die Ringfinger haken sich außen an den Procc. zygomatici des Os frontale fest und benutzen diese als Befestigung.
- Die kleinen Finger unterstützen die Ringfinger.
- Die Mittelfinger und Zeigefinger liegen seitlich neben der Mittellinie des Os frontale.
- Die Daumen berühren oder überkreuzen sich nach posterior (▶ Abb. 22.1).

Ausführung

- Die Zeigefinger geben an der Mittellinie des Os frontale leichten Druck nach posterior (ohne jedoch Bewegungsgrenzen anzugehen). Dadurch wird die Falx in ihrem anteroposterioren Durchmesser verringert und ihre Membranspannung vermindert.
- Einhergehend mit einer Entspannung wird ein Aufatmen, eine Art Aufseufzen und ein Gefühl des Sich-angenommen-Fühlens in der Falx cerebri spürbar.
- Die Spread-Technik wird beendet, wenn keine weitere Entspannung mehr wahrnehmbar ist und sich das Os frontale in die Innenrotation bewegen möchte.

22.2.3 Os-frontale-Hebetechnik

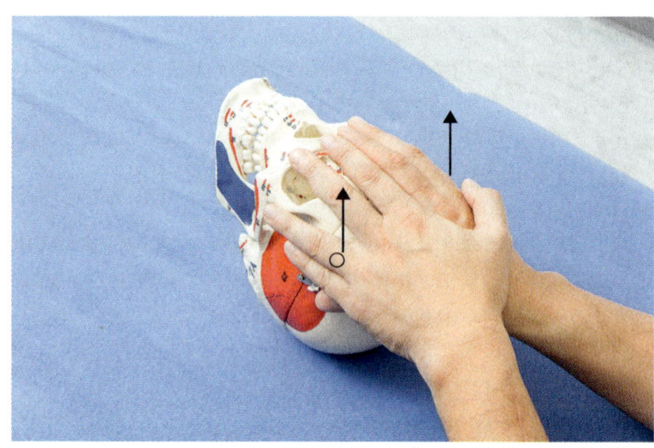

▶ **Abb. 22.2** Os-frontale-Hebetechnik.

Handposition

- gleiche Stellung wie in der Spread-Technik (▶ Abb. 22.2)

Ausführung

- Die Hände am Os frontale synchronisieren sich mit Körperrhythmen (Herz, Atmung, vasomotorische Pulsationen etc.).
- Die Ringfinger üben an den seitlichen Kanten des Os frontale (Procc. frontales) einen sanften Druck nach medial aus, ohne Bewegungsgrenzen anzugehen. Das innenrotierte Os frontale löst sich dadurch sanft vom Os sphenoidale und Os ethmoidale.
- Sobald sich das Os frontale während eines natürlich auftretenden Disengagements nach anterior zu bewegen beginnt, kann der medial ausgeübte Druck der Finger zurückgenommen und mit den Fingern ein sanfter anteriorer Zug eingeleitet werden. Auch dabei werden keine Bewegungsgrenzen kontaktiert. Der Os-frontale-Falx-cerebri-Komplex wird nur sanft aus seinem Spannungsbereich herausgeführt.
- Die in der Inspirationsphase auftretenden Bewegungen des Os-frontale-Falx-cerebri-Komplexes werden sanft verstärkt (auch alle anderen auftretenden Bewegungen und Beziehungsmuster werden integriert).
- Es kann passieren, dass sich das Os frontale während des Zuges windet und alle Arten von Bewegungen wahrgenommen werden: Torsion, Rotationen, Flexio-

nen, Extensionen, Seitneigungen, Gleitbewegungen. Diese werden zugelassen, ohne den sanften Zug zu vermindern.

- Durch die in den Körperrhythmen wirkenden Kräfte werden das Gewebe und der gesamte Patient in einen Point of Balance geführt.
- In diesem Gleichgewichtspunkt wartet der Osteopath.
- Die Aufmerksamkeit des Osteopathen öffnet sich allen fluiden, faszialen, elektromagnetischen Wechselwirkungen.
- Am Ende ist möglicherweise eine bessere Synchronizität der beteiligten Gewebe wahrzunehmen.
- Nachdem die verschiedenen Phasen der Gewebeentspannung wahrgenommen wurden und sich die Falx von ihren Spannungsmustern befreit hat, kann der nach anterior gerichtete Zug langsam zurückgenommen werden.
- Die Hände folgen anschließend noch passiv 1 oder 2 Zyklen und können dann während der Inspirationsphase entfernt werden.

Beachte

Bei der Entspannungstechnik niemals plötzlich die Hände vom Knochen entfernen! Es können sonst Dysfunktionen verursacht werden.

22.2.4 Alternative Handhaltung für die Hebetechnik des Os frontale I

Handposition

- Die Kleinfingerballen werden hinter den Rändern der Lineae temporales des Os frontale befestigt.
- Die Finger werden ineinandergehakt und die Ellenbogen etwas kaudal der Hände und seitlich von ihnen auf die Liege gestützt (▶ Abb. 22.3).

Ausführung

- Die Handballen seitlich am Os frontale üben einen nach medial gerichteten sanften Druck aus. Viola Frymann verfeinerte diese Ausführung, indem sie die leichte mediale Kompression durch ein laterales Auseinanderziehen der Fingerspitzen auslöste. Diese Innenrotation des Os frontale führt zu einer Loslösung der suturalen Verbindungen zum Os sphenoidale.
- Die Schädelknochen haben sich voneinander gelöst, wenn sich das Os frontale leicht nach anterior zu bewegen beginnt.
- Anschließend wird eine Traktion am Os frontale und somit auch an der Falx cerebri nach anterior ausgeführt. Diese Traktion kann auch durch eine sanfte Streckung der Finger nach anterior ausgeübt werden.

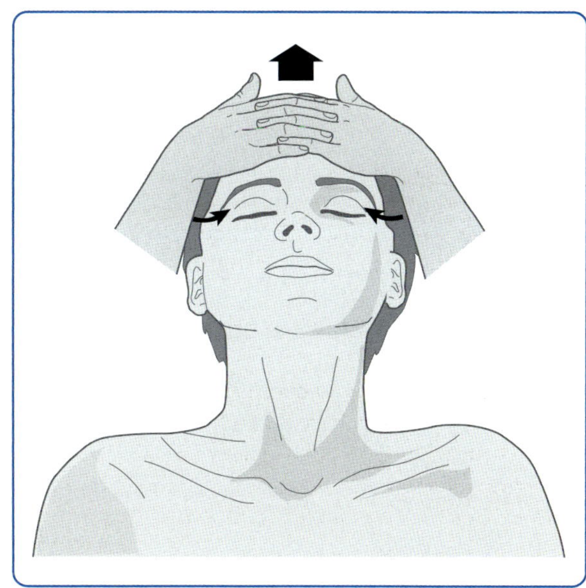

▶ **Abb. 22.3** Os-frontale-Hebetechnik (alternative Handhaltung I).

22.2.5 Alternative Haltetechnik für die Hebetechnik des Os frontale II, frontookzipitale Schädelhaltung

Eine Hand umfasst das Os frontale, die andere Hand befindet sich am Okziput. Beide Ellenbogen befinden sich, wenn möglich, auf der Liege (▶ Abb. 22.4). Indem Druck auf den Ellenbogen ausgeübt wird, beginnt die obere Hand, das Os frontale sanft zu heben.

Vorteil dieser Handhaltung ist, dass gleichzeitig die Nackenmuskulatur und der gesamte Schädel mit kontrolliert werden können. Der Nachteil, insbesondere für kleinere Hände, besteht erstens darin, dass das Os frontale nicht ausreichend umgriffen werden kann, und zweitens, dass die am Os frontale nach anterior ausgeführte Zugkraft für den Therapeuten meist beschwerlich ist und mit mehr Verspannungen der Hände und Schultern einhergeht.

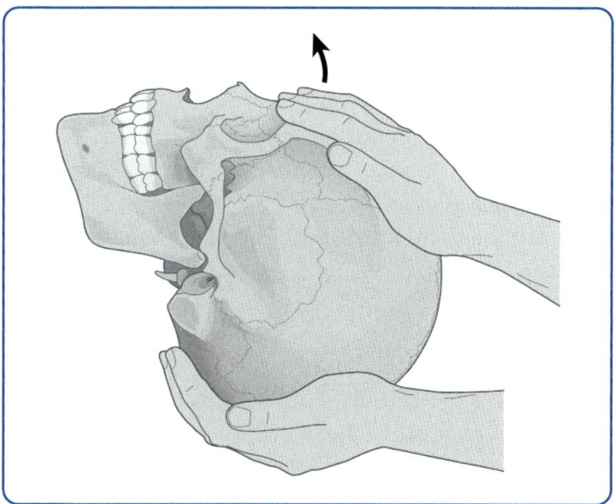

▶ **Abb. 22.4** Os-frontale-Hebetechnik (alternative Handhaltung II).

22.2.6 Os-parietale-Spread-Technik

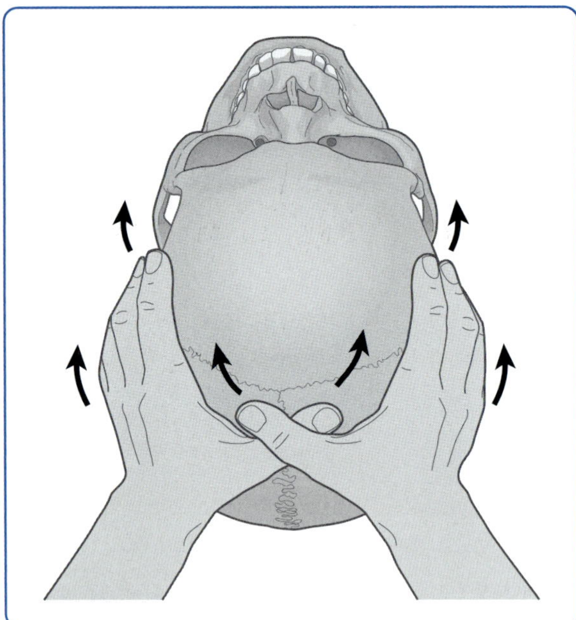

► **Abb. 22.5** Os-parietale-Spread-Technik.

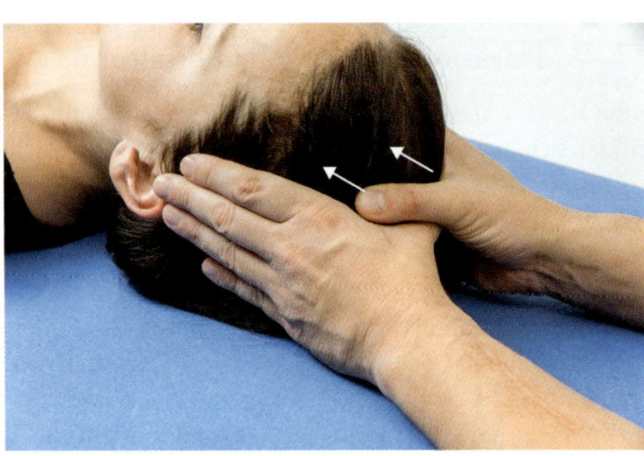

► **Abb. 22.6** Os-parietale-Spread-Technik.

Handposition

- Die Zeige-, Mittel-, Ringfinger und die kleinen Finger befinden sich aneinandergelegt beidseitig am Schädel. Die Zeigefinger liegen posterior der Sutura coronalis, die kleinen Finger liegen anterior von dem Asterion und den Suturae lambdoideae (► **Abb. 22.5**, ► **Abb. 22.6**).
- Die Daumen sind überkreuzt und liegen auf der jeweils gegenüberliegenden Seite des Os parietale.

Ausführung

- Die Daumenbeeren üben an den Ossa parietalia einen sanften Druck nach kaudal aus, sodass sich die Sutura sagittalis absenkt und die Membranspannung der Falx in ihrem kranial-kaudalen Verlauf vermindert.
- Einhergehend mit einer Entspannung wird ein Aufatmen, eine Art Aufseufzen und ein Gefühl des Sich-angenommen-Fühlens in der Falx cerebri spürbar.
- Die Spread-Technik kann beendet werden, wenn keine neue Entspannung mehr wahrnehmbar ist.
- Diese Technik soll die Drainage in den Sinus sagittales superior und inferior sowie die Zirkulation im Subarachnoidalraum und in den lateralen Ventrikeln verbessern.

22.2.7 Os-parietale-Hebetechnik

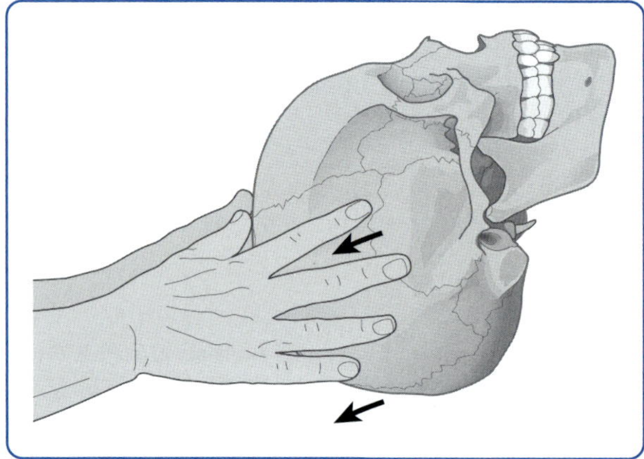

► **Abb. 22.7** Os-parietale-Hebetechnik.

Handposition

- Gleiche Stellung wie in der Spread-Technik, mit dem Unterschied, dass sich die Daumen nicht mehr überkreuzen, sondern oberhalb der Sutura sagittalis berühren und die Zeige-, Mittel-, Ringfinger und die kleinen Finger oberhalb der Suturae parietosquamosae bzw. parietomastoideae auf den Ossa parietalia liegen. Die kleinen Finger liegen anterior von dem Asterion und den Suturae lambdoideae (► **Abb. 22.7**, ► **Abb. 22.8**).

Ausführung

- Die Hände an den Ossa parietalia synchronisieren sich mit Körperrhythmen.
- Die Zeige-, Mittel-, Ringfinger und die kleinen Finger üben am unteren Rand der Ossa parietalia einen sanften Druck nach medial aus, ohne Bewegungsgrenzen anzugehen. Dadurch können sich die Ossa parietalia von den Ossa temporalia lösen.
- Sobald sich die Ossa parietalia von den Ossa temporalia gelöst haben, nimmt man ihr sanftes kraniales Aufsteigen wahr. Dies ist der Zeitpunkt, an dem der Therapeut beginnt, einen sanften, nach kranial (und leicht posterior) gerichteten Zug an den Ossa parietalia auszuüben. Auch dabei werden keine Bewegungsgrenzen kontaktiert. Dieser sanfte Zug wird vorzugsweise während eines natürlich auftretenden Disengagements eingeleitet.

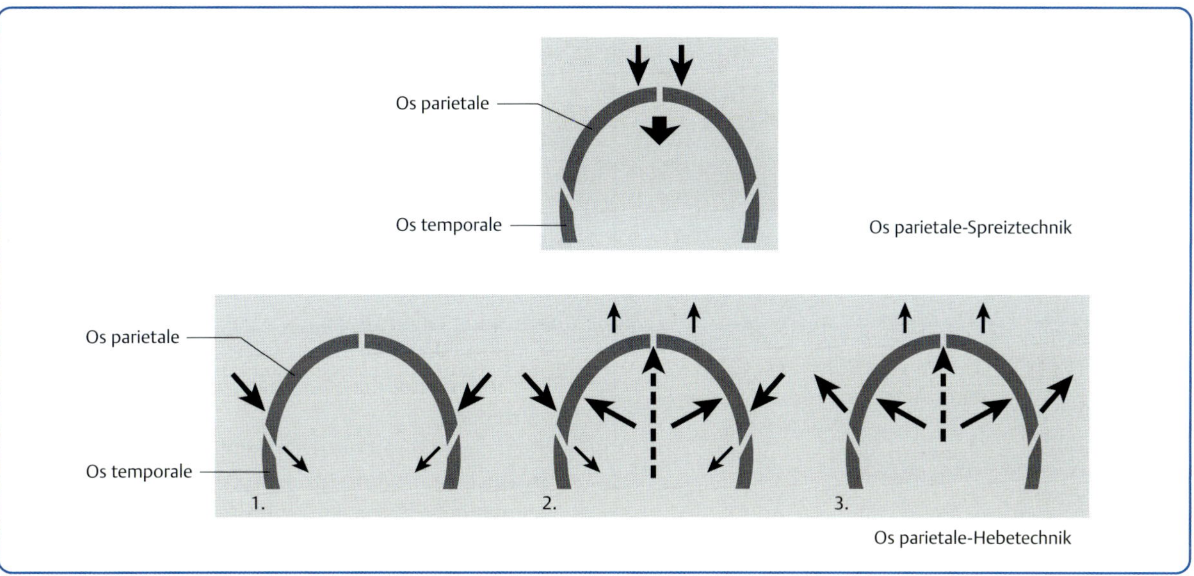

▶ **Abb. 22.8** Schematische Darstellung der Os-parietale-Spreiz- und Hebetechnik.

- Entsprechend der Beschreibung für die Os-frontale-Hebetechnik wird weiter vorgegangen; die verschiedenen Phasen der Gewebeentspannung werden wahrgenommen.

Beachte
Niemals die Hände plötzlich entfernen. Außerdem immer auf eine exakte Positionierung achten und die duralen Anheftungen an den Schädelknochen visualisieren.

22.2.8 SSB-Kompression

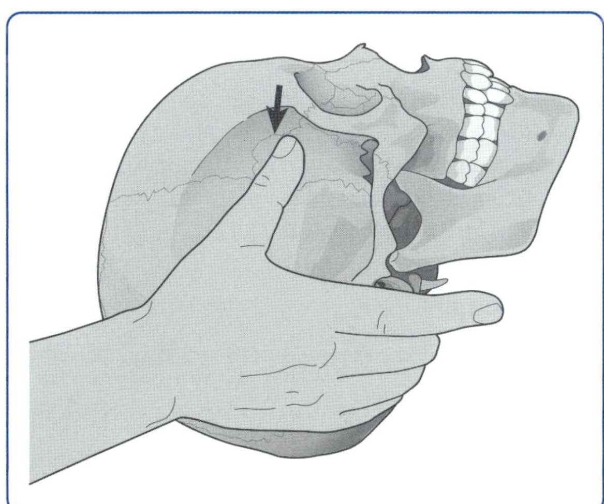

▶ **Abb. 22.9** SSB-Kompression.

Alle suturalen Kompressionstechniken haben den Vorteil, dass sie die Beziehung zwischen den Suturen und den Plexus choroidei stimulieren, sodass die Liquorproduktion gesteigert und das primär respiratorische System gestärkt wird.

Handposition

- Die Daumen liegen an den Alae majores, posterior des lateralen Augenrandes.
- Die Ring- und kleinen Finger berühren die seitlichen Flächen des Okziputs (▶ **Abb. 22.9**).

Ausführung

- Die Hände am Os sphenoidale synchronisieren sich mit Körperrhythmen.
- Die Daumen üben einen nach posterior gerichteten Zug aus, ohne dabei Bewegungsgrenzen anzugehen. Über die äußere Haut wird dieser Zug auf das Os sphenoidale übertragen, sodass es nach posterior bewegt wird und das Gelenk zum Okziput eine Kompression erfährt.
- Der Fokus während der Ausführung ist v. a. auf das Tentorium cerebelli gerichtet.

Beachte
Die homöodynamischen Kräfte nicht behindern. Speziell in dieser Region keine Bewegungsgrenzen konfrontieren. Sobald eine Entspannung im Tentorium cerebelli wahrgenommen wird, kann mit der Dekompression begonnen werden. Normalerweise ist die benötigte Zeit sehr kurz, etwa 30 s.

22.2.9 SSB-Dekompression

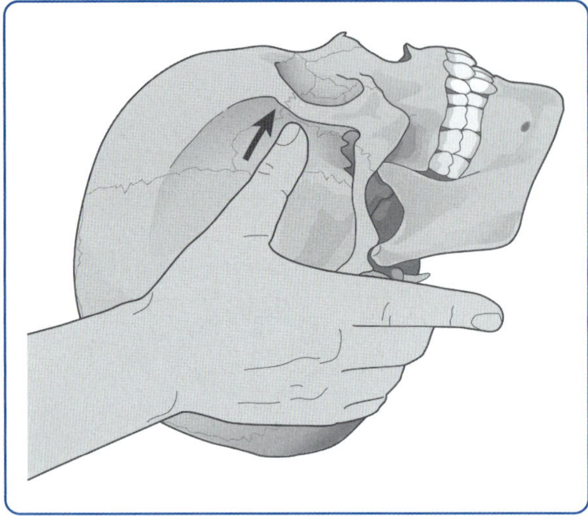

► **Abb. 22.10** SSB-Dekompression.

Handposition

- gleiche Position wie in der Kompressionstechnik oben (► **Abb. 22.10**)

Ausführung

- Die Daumen üben einen nach anterior gerichteten Zug an den Alae majores aus.
- Weiter vorgehen wie bei der Os-frontale-Hebetechnik beschrieben (Kap. 22.2.3). Dabei werden die verschiedenen Entspannungsphasen wahrgenommen.

22.2.10 Innenrotation des Os temporale

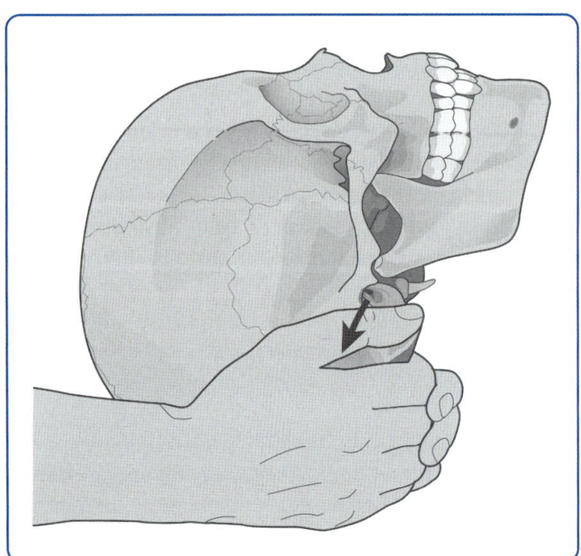

► **Abb. 22.11** Innenrotation des Os temporale.

Handposition

- Die Daumenballen liegen beidseitig auf den Partes mastoideae.
- Die Daumen liegen beidseitig auf den vorderen Spitzen der Warzenfortsätze (Procc. mastoidei) der Ossa temporalia (► **Abb. 22.11**).

Ausführung

- Die Daumenballen üben an den Partes mastoideae beidseitig einen Druck nach posterior und medial aus. Auf diese Weise werden die Ossa temporalia nach innen rotiert und die Spannung des Tentorium cerebelli vermindert.
- Einhergehend mit einer Entspannung werden ein Aufatmen, eine Art Aufseufzen und ein Gefühl des Sich-angenommen-Fühlens im Tentorium cerebelli spürbar.

22.2.11 Ohrzugtechnik

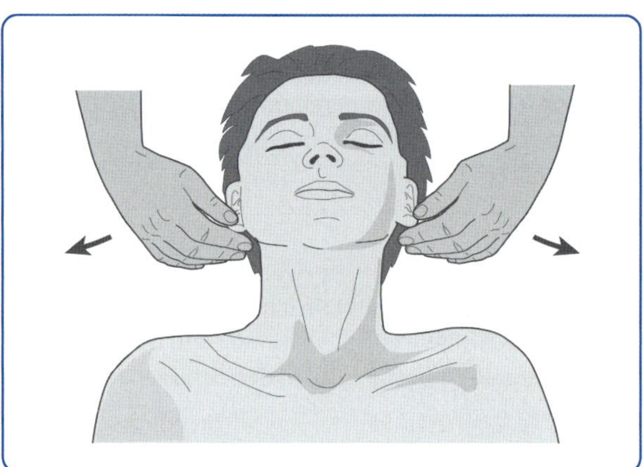

► **Abb. 22.12** Ohrzugtechnik.

Handposition

- Die Daumen liegen in den äußeren Gehörgängen.
- Die Zeige- und Mittelfinger liegen hinter den Ohrläppchen, möglichst dicht an den Ossa temporalia.
- Die Daumen und die Finger umgreifen die Antitragi und die Ohrläppchen (► **Abb. 22.12**).

Ausführung

- Die Hände an den Ossa temporalia synchronisieren sich mit Körperrhythmen.
- Es wird ein Zug ungefähr im Verlauf der Partes petrosae schräg nach lateral, posterior und kranial ausgeübt, ohne Bewegungsgrenzen anzugehen.
- Der Os-temporale-Tentorium-cerebelli-Komplex wird nur sanft aus seinem Spannungsbereich herausgeführt.
- Die in der Inspirationsphase auftretenden Bewegungen des Os-temporale-Tentorium-cerebelli-Komplexes werden sanft verstärkt.

- Während die Traktion ausgeführt wird, kann sich die Zugrichtung immer wieder leicht verändern, entsprechend der Spannungsmuster des Tentoriums und der Suturen.
- Alle feinen Bewegungen dieser Membran werden zugelassen.
- Durch diesen Zug werden erst die suturalen Gelenkflächen zwischen der Pars petrosa und den entsprechenden Gelenkflächen des Os sphenoidale befreit und dann die unterschiedlichen Membranspannungen des Kleinhirnzeltes gelöst.
- Weiter wird entsprechend der Beschreibung der Os-frontale-Hebetechnik (Kap. 22.2.3) vorgegangen, dabei werden die verschiedenen Entspannungsphasen wahrgenommen.

22.2.12 Kombination der anteroposterioren und transversalen Entspannung

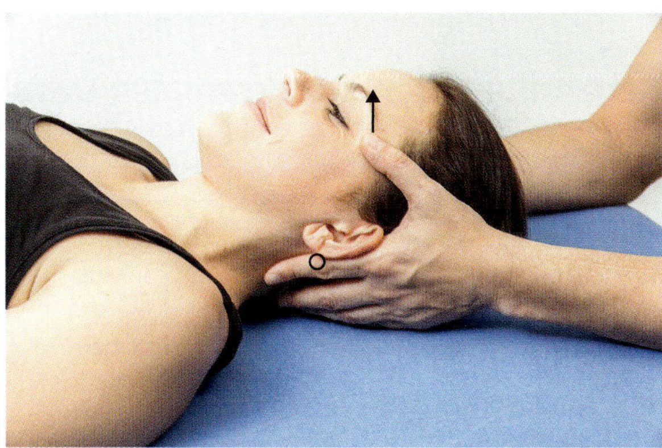

► **Abb. 22.13** Kombination der anteroposterioren und transversalen Entspannungstechnik.

Handposition

- Die Daumen liegen beidseitig auf den Alae majores, hinter den lateralen Augenrändern.
- Die Zeigefinger liegen beidseitig entlang der anterioren Ränder der Warzenfortsätze der Ossa temporalia (► **Abb. 22.13**).

Ausführung

- Die Daumen üben einen Zug nach anterior aus und dehnen dadurch das Tentorium cerebelli nach anterior.
- Die Zeigefinger bringen das Os temporale in die Außenrotation.
- Durch diese Technik wird das Tentorium cerebelli nach anterior und nach lateral gedehnt, sodass sich seine Spannungsmuster auflösen können.

22.2.13 Spezifische Testung und Behandlung der Falx cerebri und Falx cerebelli

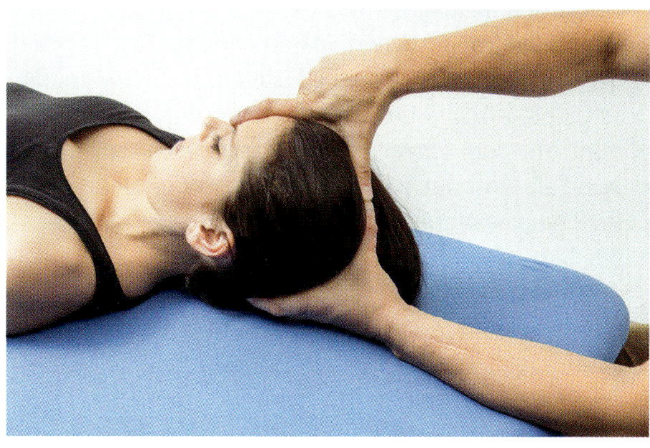

► **Abb. 22.14** Spezifische Testung und Behandlung der Falx cerebri und Falx cerebelli.

Therapeut

- am Kopfende, im 45°-Winkel zum Kopf

Patient

- Kopf des Patienten leicht gedreht

Handposition

- Die Zeigefinger der einen Hand werden so nah wie möglich an das Foramen magnum und entlang der Mittellinie am Os occipitale angelegt. Der Daumen befindet sich in Verlängerung zum Zeigefinger entlang der Mittellinie auf dem Os parietale. Der Mittelfinger und Daumen liegen im Verlauf der Falx cerebelli und Falx cerebri am Schädel auf.
- Der Mittelfinger und Daumen der anderen Hand befinden sich in der Mittellinie in Verlängerung zu den Mittelfingern und Daumen der anderen Hand.
- Die Daumen treffen sich auf dem Schädeldach. Mittelfinger und Daumen liegen im Verlauf der Falx cerebri (► **Abb. 22.14**).
- Im vorderen Bereich der Falxanheftung wird die Aufmerksamkeit mittels Zeigefinger an die inferiore Anheftung der Falx im Bereich der Crista galli projiziert.

Ausführung

- Zur Testung werden zunächst passiv die Spannungsmuster wahrgenommen. Anschließend führen beide Hände eine Mobilisation nach kaudal und kranial, nach anterior und posterior sowie in gleichsinnige und gegensinnige Richtung zwischen posterior und anterior aufgelegter Hand aus (Rotation, Torsion, seitliche Verschiebung etc.) und bewerten die Adaptation im Bereich der Falx cerebri und Falx cerebelli.

- Wird eine Einschränkung wahrgenommen, wird in Richtung der Einschränkung eine Mobilisierung, ein Recoil oder Low Thrust (direkte Technik) oder eine indirekte Technik ausgeführt.
- Lösung von punktuellen Spannungen an Ansatzstellen der Falx cerebri oder cerebelli sind indiziert, wenn diese palpatorisch wahrgenommen wurden oder der Patient mit dem Finger darauf hingewiesen hat. In diesem Fall wird mit beiden Daumen an der Stelle punktuell ein faszialer Release ausgeführt.
- Zur Blut- und Lymphdynamisierung in den Sinus werden eine anteroposteriore und kraniokaudale rhythmische Kompression und Dekompression durchgeführt.

22.2.14 Spezifische Testung und Behandlung des Tentorium cerebelli

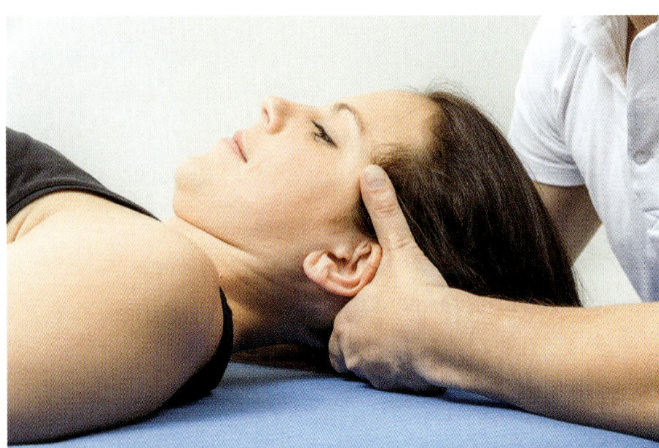

▶ **Abb. 22.15** Behandlung des Tentorium cerebelli.

Therapeut

- am Kopfende des Patienten

Handposition

- Die Zeigefinger beider Hände liegen auf jeder Seite des Schädels; die Fingerspitzen beider Zeigefinger berühren sich im Bereich des Inions.
- Die Zeigefinger liegen beidseitig im Verlauf des Sulcus sinus transversus.
- Die Daumen werden in Verlängerung der Zeigefinger aufgelegt.
- Sie bedecken beidseitig die Sutura parietomastoidea, den Bereich im Verlauf der Margo superior der Pars petrosa ossis temporalis und die Ala major ossis sphenoidalis (▶ **Abb. 22.15**).

Ausführung

- Zur Testung werden zunächst passiv die Spannungsmuster wahrgenommen. Anschließend führen beide Hände eine Mobilisation nach anterior und posterior, medial und lateral sowie in gleichsinnige und gegensinnige Richtung beider Hände aus (Flexion, Extension, Rotation, Torsion, seitliche Verschiebung, rechts anterior/links posterior und umgekehrt etc.) und bewerten die Adaptation im Bereich des Tentorium cerebelli.
- Wird eine Einschränkung wahrgenommen, wird in Richtung der Einschränkung eine Mobilisierung, ein Recoil oder Low Thrust (direkte Technik) oder eine indirekte Technik ausgeführt.
- Lösung von punktuellen Spannungen an Ansatzstellen des Tentorium cerebelli sind indiziert, wenn diese palpatorisch wahrgenommen wurden oder der Patient mit dem Finger darauf hingewiesen hat. In diesem Fall wird mit beiden Daumen an der Stelle punktuell ein faszialer Release ausgeführt.
- Zur Lymphdynamisierung in den Sinus werden eine anteroposteriore und mediolaterale rhythmische Kompression und Dekompression durchgeführt.

22.3 Behandlung der extrakranialen Dura

Allgemeine Techniken:
1. Duralschlauchzug
2. Behandlung der Dura über den N. ischiadicus
3. Behandlung der Dura über den Plexus brachialis
4. Duralröhrenschaukel
5. Dynamic Balanced Tension (DBT) der Dura mater spinalis

Spezifische Techniken:
1. Lig. craniale durae matris spinalis
2. Dura mater spinalis und subokzipitalen Muskeln
3. Dura mater spinalis und Lig. nuchae
4. Dura mater spinalis und Ligg. interspinalia durae matris
5. Dura mater spinalis und Ligg. flava
6. Behandlung Dura mater spinalis und Lig. denticulatum
7. Lig. longitudinale posterius und meningovertebrale Ligamente
8. Duralscheiden der Spinalnerven
9. Behandlung der Vaskularität der Dura mater spinalis
10. Behandlung der Innvervation der Dura mater spinalis

22.3.1 Duralschlauchzug

Diese Technik dient sowohl der Diagnose als auch der Therapie von Störungen der Dura mater spinalis. Die intrakranialen Membranen setzen sich über die Falx cerebelli, die den fibrösen Ring am Foramen magnum bildet, in das extrakraniale Duralsystem fort. Dieses ist, außer an seiner Befestigung am Foramen magnum, am 2. und 3. Wirbelkörper, am 2. Kreuzbeinsegment und am Os coccygis im Wirbelkanal relativ frei beweglich. Diese relativ freie longitudinale Gleitfähigkeit des Duralschlauches kann sowohl zur Lokalisation von Bewegungseinschränkungen in der Dura mater als auch zum Auffinden von Dysfunktionen am Okziput, an den oberen Halswirbeln, dem Os sacrum und Os coccygis und an den Foramina intervertebralia benutzt werden. Neben der Diaphragmabehandlung ist es häufig auch notwendig, Dysfunktionen der Wirbelsäule und hypertone paravertebrale Muskel-, Ligament- und Faszienspannungen zu korrigieren, bevor die Spannungsmuster des Duralschlauches erfolgreich behandelt werden können. Bei kranialem Zug vom Okziput müssen insbesondere das Atlantookzipitalgelenk und bei Traktion vom Os sacrum der lumbosakrale Übergang und das Iliosakralgelenk befreit werden, da diese die weitere Evaluation des Duralschlauches erschweren.

Magoun [2] erwähnt ein Symposium an der Universität von Kalifornien, das sich mit der Pathologie der HWS und der Schulter auseinandersetzte. Es wurden lumbale Diskusadhäsionen als Ursache für Hals- und Schädelsymptomatiken untersucht. Mehrere Untersucher übten Zug an der Duralröhre aus und beobachteten die Auswirkung in den distalen Segmenten. Wenn die Dura auf einem Niveau fixiert war, nahm die Bewegungseinschränkung der Duralröhre deutlich zu. Kam es zu einer Lösung der lumbalen Diskusproblematik, verschwanden die Schädel- und Nackensymptomatiken. Bei der Lösung der zervikalen Diskusproblematik verschwand gleichermaßen die Symptomatik der Lumbalregion.

22.3.2 Duralschlauchzug von kranial

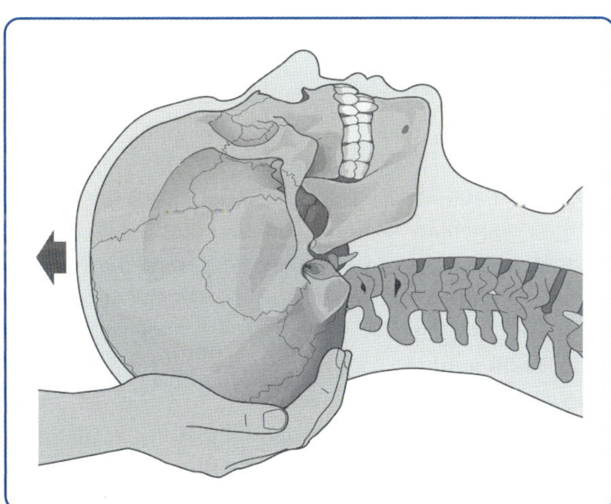

► **Abb. 22.16** Duralschlauchzug von kranial.

Therapeut

- am Kopfende des Patienten

Handposition

- Das Okziput liegt in den Handflächen beider Hände (► **Abb. 22.16**).

Ausführung

- Der Kopf wird zunächst leicht in Extension gebracht, um das Foramen magnum zu horizontalisieren und den posterioren muskuloligamentären Apparat des Nackens zu entspannen.
- Am Okziput wird ein nach kranial gerichteter Zug ausgeübt.
- Der Zug darf nur so stark sein, dass keine Verspannung im Gewebe erzeugt wird.

Diagnose

- Durch den kranialen Zug bewegt sich der Schädel und mit ihm der durale Schlauch in die Richtung des Therapeuten.
- Die Traktion am Duralschlauch wird langsam verstärkt, während der Therapeut die Segmente, auf die der Zug wirkt, zu erspüren versucht. Er folgt mit seiner Aufmerksamkeit Segment für Segment den durch die Traktion ausgelösten feinen Bewegungen des Duralschlauches im Rückenmarkskanal.
- Wenn die Bewegung des Duralschlauches stoppt, versucht der Therapeut zu ertasten, wie weit die Zugkraft an der Dura mater spinalis hinunterreicht, ohne auf Hindernisse zu stoßen, bzw. auf welcher Höhe im Rückenmarkskanal ein Widerstand wahrnehmbar ist. So können Restriktionen im Duralschlauch lokalisiert werden.
- Diese könnten ihre Ursache in duralen Fibrosierungen, Wirbelblockaden, Organstörungen oder Muskelverspannungen haben.

Therapie

- Durch Beibehaltung des sanften Zuges könnte sich diese Restriktion auflösen.
- Es kann eine V-Spread-Technik auf Höhe der Restriktion ausgeführt werden.
- Alternativ kann eine Diaphragmaentspannungstechnik auf Höhe der Restriktion ausgeübt werden.
- Auch eine CV-4-Technik könnte zur Lösung der Restriktion durchgeführt werden.
- Anwendung der Duralröhrenschaukel (s. u.)
- Bei einer Wirbelblockade können ebenfalls ein Point of Balance an den Wirbelgelenken, eine Thrust-/Impulstechnik, d. h. eine kurze schnelle Gelenkkorrektur, oder eine Muskelenergietechnik angewendet werden.

22.3.3 Duralschlauchzug von kaudal

Therapeut

- seitlich vom Patienten, auf Höhe des Os sacrum

Handposition

- Die Handfläche liegt unterhalb des Sakrums, die Fingerspitzen zeigen nach kranial.
- Die Procc. spinosi liegen zwischen dem Mittel- und Zeigefinger, Ellenbogen auf der Liege aufgestützt.

Ausführung

- Es wird ein kaudaler Zug am Sakrum ausgeübt.
- Die Diagnose und Behandlung wird entsprechend der Beschreibung des kranialen Duralschlauchzuges fortgesetzt.

Übung

- Ein Übungspartner befindet sich am Sakrum, der andere am Schädel einer dritten Person. Während einer von beiden einen sanften Zug an der Duralröhre der Testperson ausübt und eine Evaluation des Duralschlauches ausführt, bleibt der andere passiv und versucht zu verfolgen, auf welcher Höhe im Rückenmarkskanal sich der jeweils ausgeübte Zug befindet.
- Jetzt blockiert einer der beiden Übungspartner die Bewegung des Os sacrum oder des Schädels, während der andere Therapeut versucht, diese Blockierung am anderen Ende der Duralröhre zu erspüren. Anschließend wird der beobachtende Partner aktiv und hemmt die feine Beweglichkeit der Knochen, während der andere die Reaktion im Duralsystem wahrzunehmen versucht.

22.3.4 Behandlung der Duralmembran über den N. ischiadicus nach Barral

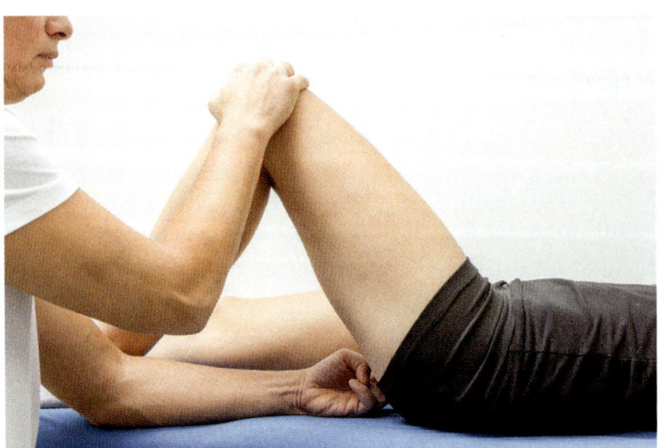

► **Abb. 22.17** Traktion am N. ischiadicus.

Durch die durale Kontinuität in das Epineurium der Rückenmarksnerven ist es möglich, dass Spannungen am N. ischiadicus in das Duralsystem weitergeleitet werden können. Mithilfe der folgenden Technik nach Barral [11] könnten über den N. ischiadicus Spannungen im Duralsystem gelöst werden, insbesondere, wenn diese ursächlich durch Fixation des N. ischiadicus hervorgerufen wurden.

Patient

- in Rückenlage

Therapeut

- seitlich neben dem Patienten, auf Höhe des Os sacrum

Handposition

- Der Mittelfinger der kranialen Hand wird auf den N. ischiadicus gelegt, unmittelbar an der Stelle, wo dieser am M. piriformis hervortritt (► **Abb. 22.17**). Diese Stelle befindet sich in einer Rinne, ungefähr in der Mitte zwischen dem Trochanter major und dem Tuber ischiadicum. Der Therapeut folgt dieser Rinne nach kranial, bis er an den unteren Rand des M. piriformis trifft. Besondere Aufmerksamkeit ist darauf zu richten, dass der Nerv nicht eingeklemmt wird. Sonst besteht die Möglichkeit, zumindest kurzfristige Schmerzen auszulösen.
- Die kaudale Hand befindet sich auf dem Knie der gleichen Seite.

Ausführung

- Der Behandler führt über die Hand am Knie des Patienten eine Hüft- und Knieflexion mit einer minimalen Adduktion im Hüftgelenk aus.
- Die Hand auf dem N. ischiadicus übt eine leichte, nach kaudal gerichtete Traktion am Nerv aus, während alle Bewegungsimpulse des Nerven im Verlauf dieser Traktion zugelassen werden. Die Aufmerksamkeit ist nicht nur auf das Epineurium des Nerven, sondern auch auf die Duralmembran gerichtet.
- Bei starker Fixation des Nerven ist es zusätzlich möglich, Hüfte und Knie zunehmend zu strecken und eine Abduktion am Hüftgelenk auszuführen, während die andere Hand eine kaudale Traktion am Nerv ausübt. Diesen Vorgang sollte man 5- bis 6-mal wiederholen.
- Am Ende der Behandlung kann am N. ischiadicus ein Point of Balance im Epineurium des Nerven etabliert werden.

22.3.5 Behandlung der Duralmembran über den Plexus brachialis nach Barral, modifiziert

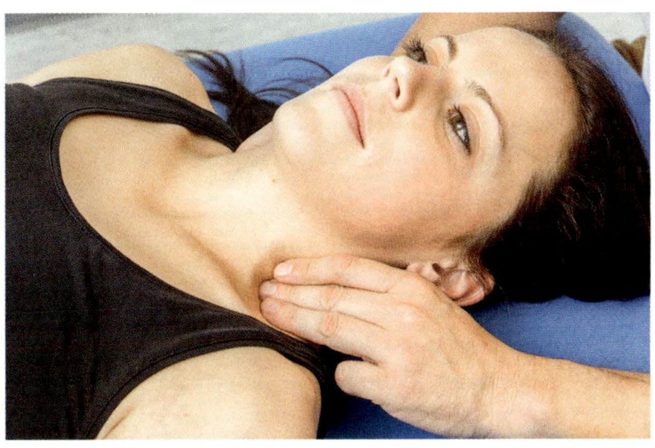

▶ **Abb. 22.18** Traktion am Plexus brachialis.

Patient

- in Rückenlage

Therapeut

- am Kopfende des Patienten

Handposition

- Der Mittelfinger der kaudalen Hand wird oberhalb der Klavikula an der Vorderkante des M. trapezius auf den Plexus brachialis gelegt, wo dieser zwischen den Mm. scaleni medius und anterior hervortritt (▶ **Abb. 22.18**).
- Die kraniale Hand befindet sich an den Gelenkfortsätzen von C 5 und Th 1, möglichst nahe am Foramen intervertebrale.

Ausführung

- Die Hand auf dem Plexus brachialis übt eine leichte, nach lateral gerichtete Traktion aus, während alle Bewegungsimpulse des Plexus im Verlauf dieser Traktion zugelassen werden. Die Aufmerksamkeit ist nicht nur auf den Plexus, sondern auch auf die Duralmembran gerichtet.
- Am Ende der Behandlung kann ein Point of Balance im Epineurium des Plexus etabliert werden.

22.3.6 Duralröhrenschaukel nach Sutherland

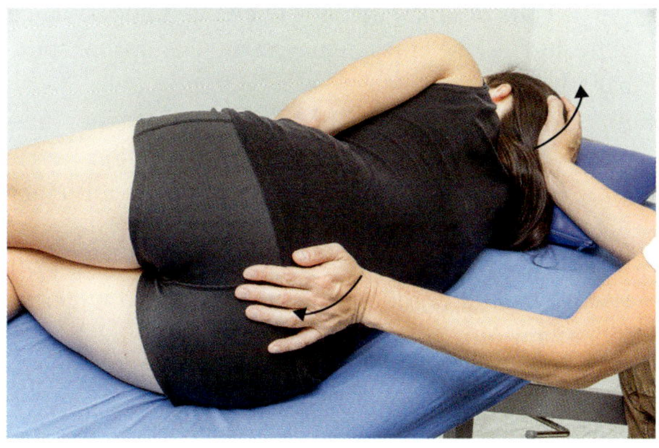

▶ **Abb. 22.19** Duralröhrenschaukel nach Sutherland.

Das Okziput ist mit dem Os sacrum über die Duralmembran verbunden. Jede Bewegung des Os sacrum kann über diese Verbindung auch am Okziput wahrgenommen werden. Gleichermaßen kann jede Bewegung des Okziputs auch am Sakrum palpiert werden. Das gilt für physiologische Bewegungen des kraniosakralen Rhythmus ebenso wie für dysfunktionelle Fehlstellungen einer der beiden Knochen.

Patient

- in gebeugter („fetaler") Seitenlage, Hüfte und Knie gebeugt

Therapeut

- hinter dem Patienten, in der Mitte zwischen dem Os sacrum und dem Schädel

Handposition

- Eine Hand befindet sich am Okziput, die andere Hand am Sakrum (▶ **Abb. 22.19**).

Ausführung

- Es werden ein sanfter, gleichmäßiger divergierender Zug am Os occipitale und am Os sacrum ausgeübt. Das Os occipitale wird nach kranial, das Os sacrum nach kaudal gezogen. Dieser Zug wird eher durch Körperverlagerung des Therapeuten als durch die Kraft der Arme erzeugt. Dabei verlagert der Therapeut sein Körpergewicht minimal nach vorn.
- Der Spannungsaufbau bleibt unterhalb der Schwelle, an der das Gewebe beginnt, sich als Reaktion auf die Traktion gegenzukontrahieren.

- Ohne den Zug zu vermindern, werden alle auftretenden „Entwirrungen“ zugelassen.
- Der Therapeut erhält den divergierenden Zug so lange aufrecht, bis eine Entspannung in der Duralröhre spürbar wird.
- Anschließend folgt der Therapeut dem Okziput und dem Sakrum in ihrer Flexions- und Extensionsbewegung in Synchronizität mit Körperrhythmen mit einer Art Schaukelbewegung der beiden Knochen.
- Es ist auch möglich, diese Schaukelbewegung in Synchronizität mit Körperrhythmen sanft zu stimulieren, indem am Anfang der Flexions- und Extensionsbewegung ein sanfter Impuls in die jeweilige Bewegungsrichtung gegeben wird.
- Leichte Asymmetrien der Bewegung können durch die Stimulation der Schaukelbewegung korrigiert werden.
- Gleichzeitig wird durch diese Technik auch eine longitudinale Fluktuation induziert.

22.3.7 Alternative Technik

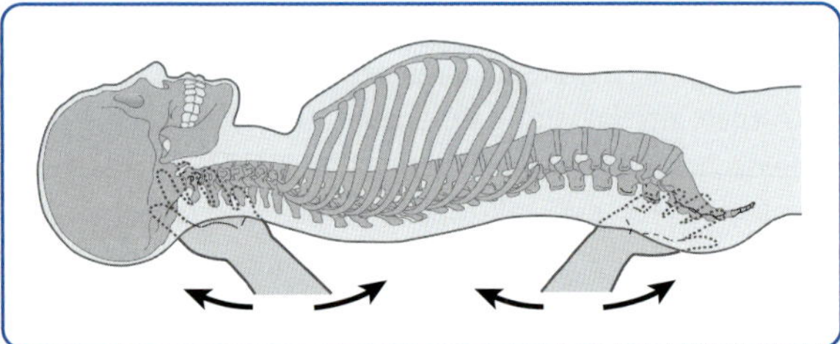

▶ **Abb. 22.20** Duralröhrenschaukel in Rückenlage.

Patient

- in Rückenlage

Therapeut

- seitlich neben dem Patienten, in der Mitte zwischen dem Os sacrum und dem Schädel

Handposition

- Eine Hand liegt seitlich unter dem Okziput, die andere Hand seitlich unter dem Os sacrum (▶ **Abb. 22.20**).

Ausführung

- Die Bewegung von Os occipitale und Os sacrum wird synchronisiert.
- Zusätzlich wird eine leichte Schaukelbewegung in Synchronizität mit Körperrhythmen stimuliert, indem am Anfang der Flexions- und Extensionsbewegung ein sanfter Impuls in die jeweilige Bewegungsrichtung gegeben wird.

22.3.8 Dynamic Balanced Tension (DBT) der Dura mater spinalis

Handposition

- gleiche Ausgangsposition wie in ▶ **Abb. 22.19** oder ▶ **Abb. 22.20**

Ausführung

- Synchronisation mit Körperrhythmen
- Unter Umständen ist es nötig, einen sanften divergierenden Zug am Os occipitale und Os sacrum auszuführen (kranialer Zug am Os occipitale, kaudaler Zug am Os sacrum), um beide Knochen aus einem Spannungsfeld zu bewegen (dabei keine Gewebebarrieren angehen).
- Ab einem bestimmten Moment der therapeutischen Interaktion tritt ein Bewusstseinswechsel im Therapeuten auf (normalerweise tritt eine Art innere Ruhe auf). Diese könnte darauf hinweisen, dass bedeutsame Veränderungen im intertherapeutischen Prozess geschehen.
- Während der Inspirationsphase werden die anwesenden Gewebedynamiken sanft verstärkt (ohne die Geschwindigkeit des jeweiligen Rhythmus zu verändern).
- Während der Exspirationsphase wird den Gewebespannungen nur passiv gefolgt.
- Dieser Vorgang wird wiederholt, bis am Ende einer Inspirationsphase ein spontanes, nicht vom Therapeuten ausgelöstes, deutlich wahrnehmbares Disengagement auftritt (dieses Disengagement ist deutlicher und größer als das am Ende jeder Inspirationsphase).
- In der Regel geht dieses einher mit einem Automatic Shifting.
- Es kann auch eine BFT oder eine BET ausgeführt werden.

22.3.9 Lig. craniale durae matris spinalis

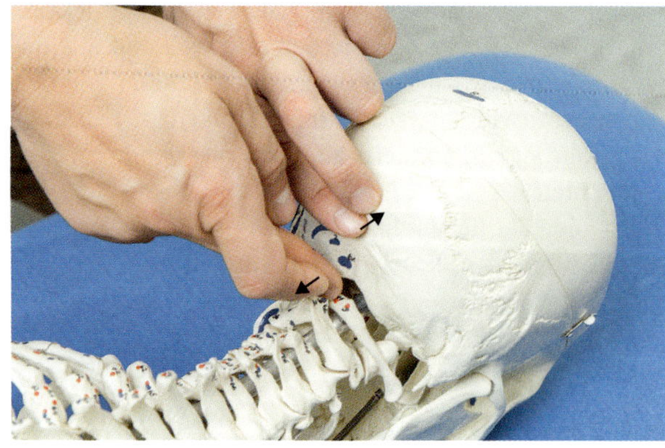

▶ **Abb. 22.21** Handhaltung bei der Behandlung des Lig. craniale durae matris spinalis, obere Etage.

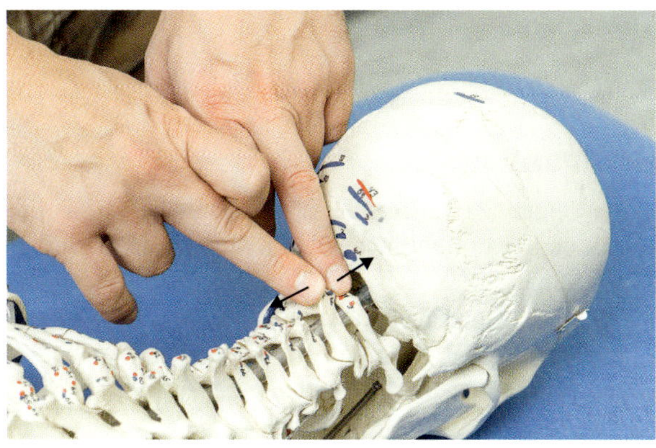

▶ **Abb. 22.22** Handhaltung I bei der Behandlung des Lig. craniale durae matris spinalis, mittlere Etage.

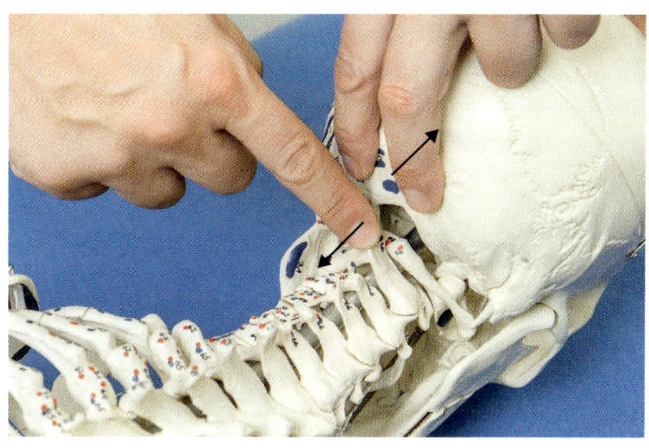

▶ **Abb. 22.23** Handhaltung II bei der Behandlung des Lig. craniale durae matris spinalis, mittlere Etage.

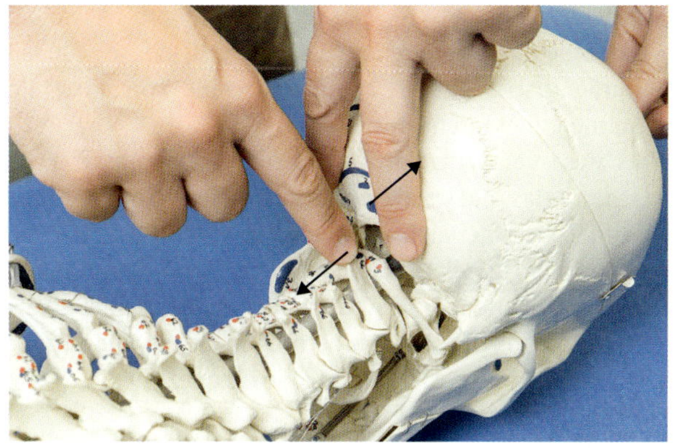

▶ **Abb. 22.24** Handhaltung III bei der Behandlung des Lig. craniale durae matris spinalis, mittlere Etage.

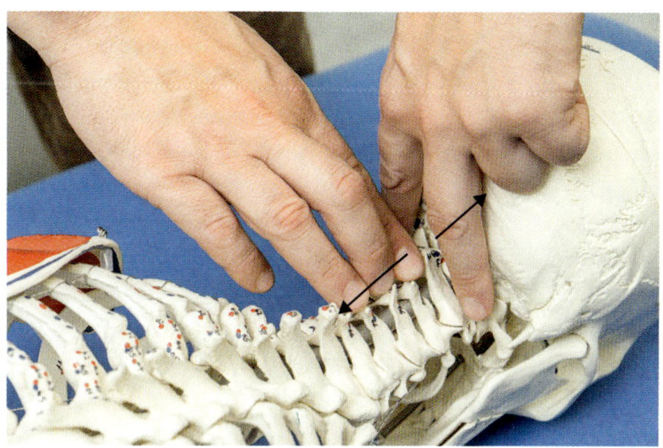

▶ **Abb. 22.25** Handhaltung bei der Behandlung des Lig. craniale durae matris spinalis, untere Etage.

Therapeut

- am Kopfende des Patienten

Handposition

Für die obere Etage:

- Zeige- und Mittelfinger einer Hand medial am unteren Rand des Os occipitale
- Mittelfinger der anderen Hand direkt unterhalb vom Os occipitale, in der Region zwischen Os occipitale und Atlas oder, falls dies nicht möglich ist, auf dem Atlas (▶ **Abb. 22.21**)

Für die mittlere Etage:

- Mittelfinger einer Hand auf dem Axis, Mittelfinger der anderen Hand auf dem Atlas (▶ **Abb. 22.22**)
- Mittelfinger einer Hand auf dem Axis, Mittel- und Zeigefinger der anderen Hand seitlich am unteren Rand der Squama occipitalis (▶ **Abb. 22.23**)
- Mittelfinger einer Hand auf dem Axis, Mittel- und Zeigefinger der anderen Hand seitlich auf dem atlanto-okzipitalen Gelenk (▶ **Abb. 22.24**)

Für die untere Etage (▶ **Abb. 22.25**):

- Zeige-, Mittel- und Ringfinger auf den Procc. spinosi von C 3, C 4 und C 5
- Zeige- und Mittelfinger der anderen Hand auf dem atlantoaxialen Gelenk

Ausführung

- Der Kopf wird zur Entspannung der äußeren Nackenmuskulatur in leichte Extension gebracht.
- Zwischen den beiden Händen wird ein sanfter divergierender Zug aufgebaut, bis das Gewebe beginnt zu reagieren (in der Regel erfolgt eine Reaktion unterhalb der Wahrnehmung einer Bewegungsgrenze).
- Den Gewebedynamiken wird bis zu einem Release gefolgt.

22.3.10 Dura mater spinalis und subokzipitale Muskeln

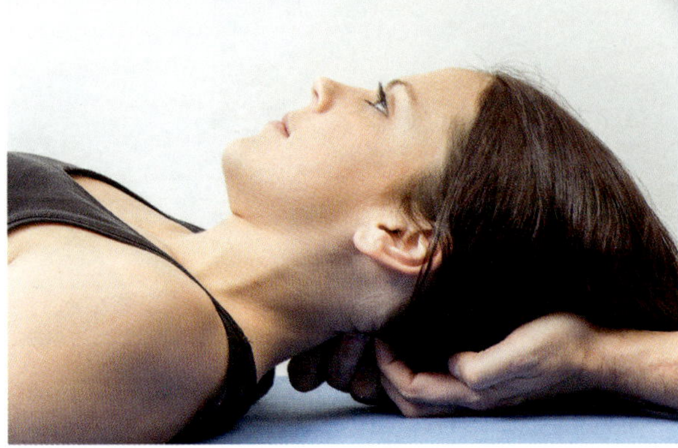

► **Abb. 22.26** Behandlung der Dura mater spinalis und des M. rectus capitis posterior minor.

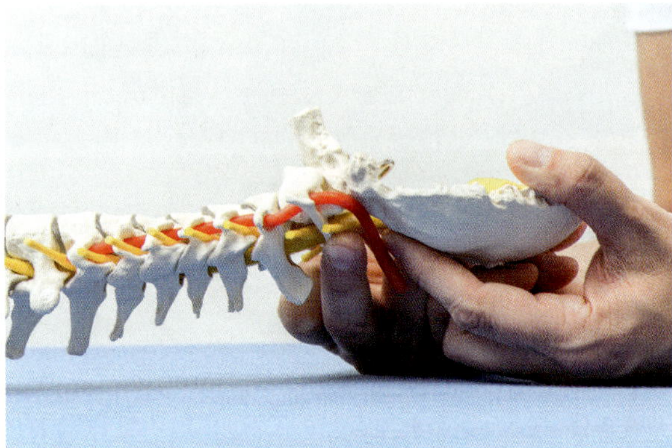

► **Abb. 22.27** Behandlung der Dura mater spinalis und des M. rectus capitis posterior minor.

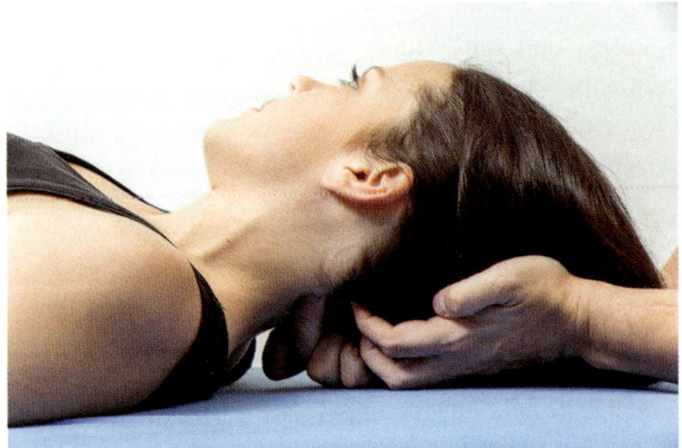

► **Abb. 22.28** Behandlung der Dura mater spinalis und des M. rectus capitis posterior major.

Therapeut

- am Kopfende des Patienten

Handposition

- Der Zeigefinger einer Hand wird paramedial, direkt unterhalb der unteren palpablen Kante des Os occipitale positioniert.
- Der Mittelfinger der anderen Hand liegt, wenn möglich, paramedial auf dem Atlas auf der zu behandelnden Seite (► **Abb. 22.26**, ► **Abb. 22.27**).

Ausführung

- Zur Entspannung der kräftigen oberflächlichen Nackenmuskulatur wird der Kopf in leichte Extension gebracht.
- Um eine durale Vordehnung über die Ligg. interspinalia durae matris zu erreichen, wird eine kontralaterale Seitneigung durchgeführt.
- Es wird versucht, den zu behandelnden Muskel zwischen Atlas und Os occipitale zu palpieren. In Resonanz zu den myofaszialen Spannungen wird in einem Dehnungsfeld (möglicherweise ist auch ein Kompressionsfeld nötig) den dysfunktionellen myofaszialen Spannungsmustern Ausdruck ermöglicht, bis ein Spannungsgleichgewicht und ein Release entstehen.

Hinweis: Für die Behandlung der myoduralen Verbindung zum M. rectus capitis posterior major oder zum M. obliquus capitis inferior werden eine kontralaterale Rotation und kontralaterale Seitneigung eingestellt. Die Finger befinden sich für den M. rectus capitis posterior major im Bereich des Os occipitale und auf C 2 (► **Abb. 22.28**), für den M. obliquus capitis inferior auf C 1 und C 2.

22.3.11 Dura mater spinalis und Lig. nuchae

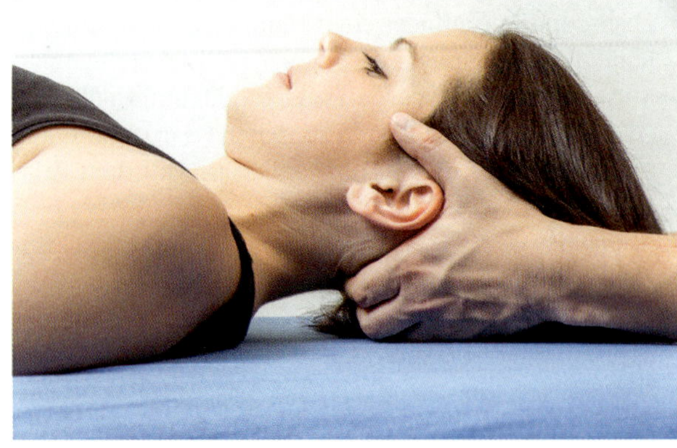

► **Abb. 22.29** Behandlung der Dura mater spinalis und des Lig. nuchae.

Therapeut

- am Kopfende des Patienten

Handposition

- Die Mittelfinger beider Hände werden auf Höhe von C1 und C2 seitlich an das Lig. nuchae gelegt.
- Die Ringfinger beider Hände liegen oberhalb davon ebenfalls am Lig. nuchae an (▶ **Abb. 22.29**).

Ausführung

- Das Ligament wird zur Testung sanft hin- und hergeschoben.
- Die eingeschränkte Bewegungsrichtung wird behandelt, indem das Lig. nuchae sanft in die Richtung der Bewegungseinschränkung mobilisiert wird. Dabei wird der Kopf leicht zur kontralateralen Seite rotiert, d. h., wenn die Finger rechts seitlich am Ligament anliegen und sanft nach links mobilisieren, dreht der Patient den Kopf nach links (▶ **Abb. 22.29**).
- Eine Druckschmerzhaftigkeit beidseitig entlang des Lig. nuchae am Os occipitale (sog. Hacket-Punkte) ist ein Hinweis für ligamentäre Ansatztendinosen (oder Wirbelblockierungen), die auf diese Weise behandelt werden können.

Hinweis: Beziehungen zum M. rhomboideus major, M. splenius capitis, M. trapezius und weiteren Nackenmuskeln sowie zur oberflächlichen und tiefen Halsfaszie sind bei der Behandlung zu berücksichtigen.

22.3.12 Dura mater spinalis und Ligg. interspinalia durae matris

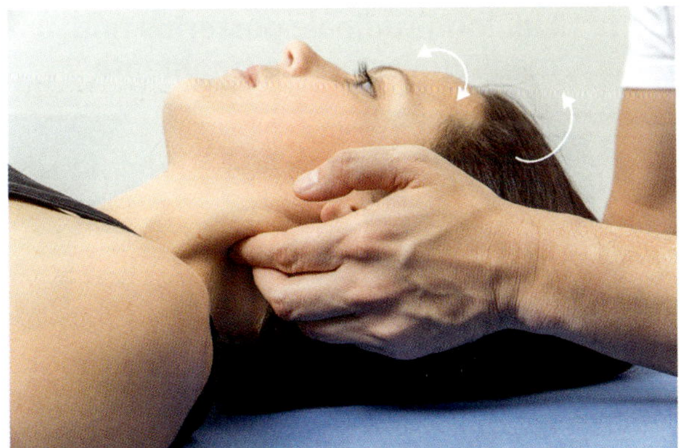

▶ **Abb. 22.30** Behandlung der Dura mater spinalis und der Ligg. interspinalia durae matris.

Therapeut

- am Kopfende des Patienten

Handposition

- Die Zeige-, Mittel-, Ringfinger und kleinen Finger beider Hände befinden sich jeweils homolateral möglichst dicht an den Foramina intervertebrales zwischen dem Os occipitale und C6 (▶ **Abb. 22.30**).

Ausführung

- Testung: Rotation und anschließend Seitneigung der HWS jeweils im Seitenvergleich testen und dabei die Spannung im Bereich der Ligg. interspinalia durae matris wahrnehmen.
- Beim Vorliegen einer Spannung im Bereich der Ligg. interspinalia durae matris ist es möglich, eine direkte und indirekte Technik zu kombinieren. Das heißt: Liegt eine dysfunktionelle homolaterale, nach kranial ausgerichtete Spannungserhöhung der linken Fasern bei Seitneigung der HWS nach rechts vor, wird eine Seitneigung der HWS nach rechts eingestellt, um in Resonanz zum Spannungsfeld der linken Ligg. interspinalia durae matris zu treten. Dabei wird auch eine Feinjustierung in Rotation durchgeführt (möglicherweise zusätzlich kombiniert mit einer leichten Beugung des Atlantookzipitalgelenks und Streckung der restlichen HWS).*
- In diesem Spannungsfeld wird den Gewebedynamiken gefolgt, z. B. mittels einer dynamischen Balanced-Tension-Technik: Während der Inspiration verstärkt der Therapeut dysfunktionelle Dynamiken minimal, während der Exspiration folgt er diesen nur. Dies erfolgt so lange, bis ein natürliches Disengagement in dieser Region auftritt.

***Hinweis:** Die dorsalen und intersegmentalen Züge des Ligaments sollen auf der Rotationsseite gespannt und auf der Gegenseite entspannt werden. Bei Seitneigung sollen kontralaterale Fasern nach kranial, homolaterale Fasern im Beugebereich transversal und kaudal davon ebenfalls nach kranial gezogen werden. Eine Beugung von C0/C1 mit gleichzeitiger Streckung der übrigen HWS führt zu einer starken kraniokaudalen Ablenkung der interspinalen Ligamente.

22.3.13 Dura mater spinalis und Ligg. flava

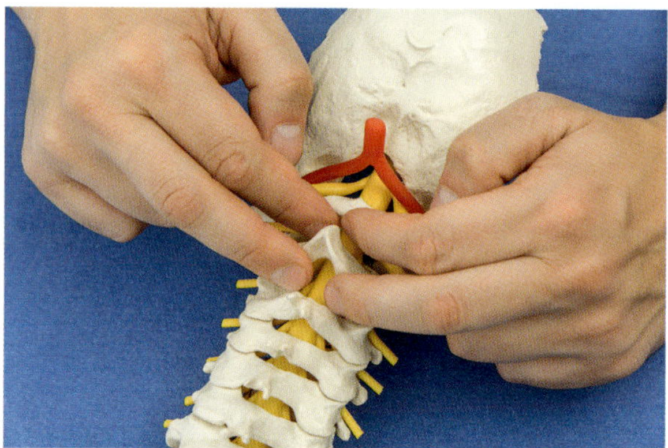

▶ **Abb. 22.31** Behandlung der Dura mater spinalis und der Ligg. flava am Beispiel von C 1 und C 2.

Fasern der Ligg. flava zwischen C 1/C 2, C 2 / C 3 und C 7 / Th 1 verlaufen zur Dura.

Therapeut

- am Kopfende des Patienten

Handposition

- Die Zeigefinger werden beidseitig zwischen Atlas und Axis und die Mittelfinger zwischen C 2 und C 3 aufgelegt. Es wird versucht, durch die muskulären Schichten hindurch zu palpieren (▶ **Abb. 22.31**).
- Es ist auch möglich, die Wirbel C 1 und C 2, C 2 und C 3 oder C 7 und Th 1 zu umfassen.

Ausführung

- Zwischen den Wirbeln im Bereich der Ligg. flava und der Dura mater spinalis wird ein ligamentäres Spannungsgleichgewicht etabliert.

22.3.14 Dura mater spinalis und Lig. denticulatum

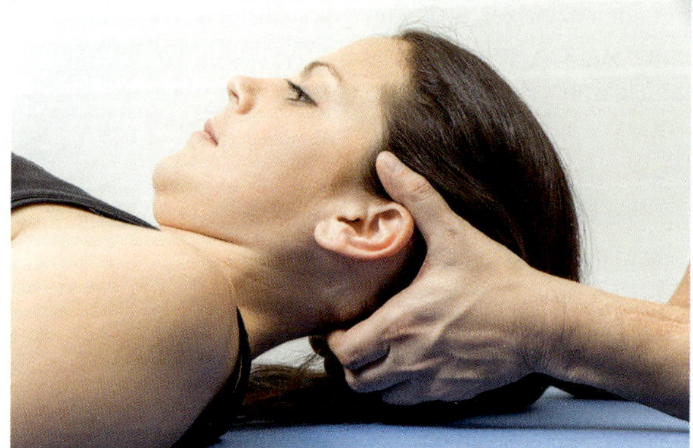

▶ **Abb. 22.32** Behandlung der Dura mater spinalis und des Lig. denticulatum.

Ziel der Technik ist es, die transversale Komponente, die das Rückenmark im Zentrum des Wirbelkanals stabilisiert, und die axiale Komponente, die beide während auftretender Zugspannungen durch die Ligamente übertragen werden, auszugleichen.

Hinweis: Es wird angenommen, dass die axiale Komponente die Größe der axialen Spannung im Rückenmark reduziert [12] [19]. Die oberste Zacke des Lig. denticulatum ist von großer Bedeutung bei der Stabilisierung des Rückenmarks und der Medulla bei Flexion [13].

Therapeut

- am Kopfende des Patienten

Handposition

- Die Finger beider Hände befinden sich jeweils homolateral möglichst dicht an der Wirbelsäule im hochzervikalen Bereich und am Os occipitale (▶ **Abb. 22.32**).

Ausführung

- Kopf und HWS werden sanft in Flexion gebracht. Dadurch wird eine mechanische Belastung auf das Lig. denticulatum ausgeübt, sodass sich ihre Zacken voneinander entfernen (Extension führt zu einer Entspannung des Ligaments).
- Es wird versucht, asymmetrische Spannungsmuster im Lig. denticulatum wahrzunehmen.
- Dann versucht man, zwischen Rückenmark, Ligament, Pia mater und Dura mater ein Spannungsgleichgewicht entstehen zu lassen.

22.3.15 Lig. longitudinale posterius und meningovertebrale Ligamente

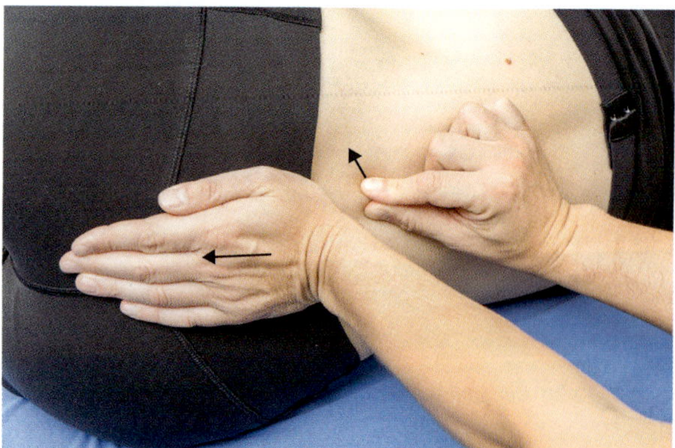

▶ **Abb. 22.33** Behandlung des Lig. longitudinale posterius und der meningovertebralen Ligamente.

Mit dieser Technik können Spannungen meningovertebraler Ligamente vermindert werden.

Patient

- in Seitenlage (notfalls auch die Rückenlage)

Therapeut

- posterior am Patienten, etwa auf Höhe des Sakrums

Handposition

- Die kraniale Hand befindet sich auf dem jeweiligen Wirbel im Bereich der duralen Restriktion.
- Die kaudale Hand liegt auf dem Sakrum. Die Finger sind nach kaudal gerichtet (▶ **Abb. 22.33**).

Ausführung

- Durch einen sakralen Duralschlauchzug können die Restriktion und der assoziierte Wirbel befundet werden.
- Zur Behandlung wird die LWS in starke Flexion gebracht. Der Patient liegt in gebeugter Haltung und umfasst seine Knie. Dadurch entsteht eine Zugbelastung auf das Lig. longitudinale posterius (und das Lig. flavum).
- Der Wirbel auf dem Niveau der Restriktion wird umfasst und nach anterior gedrückt, um die meningovertebralen Faserspannungen zu vermindern.
- Gleichzeitig wird ein kaudaler Zug am Sakrum ausgeübt.
- Die Technik wird durchgeführt, bis sich die erhöhten Spannungen der meningovertebralen Ligamente reduzieren oder auflösen.

22.3.16 Duralscheiden der Spinalnerven

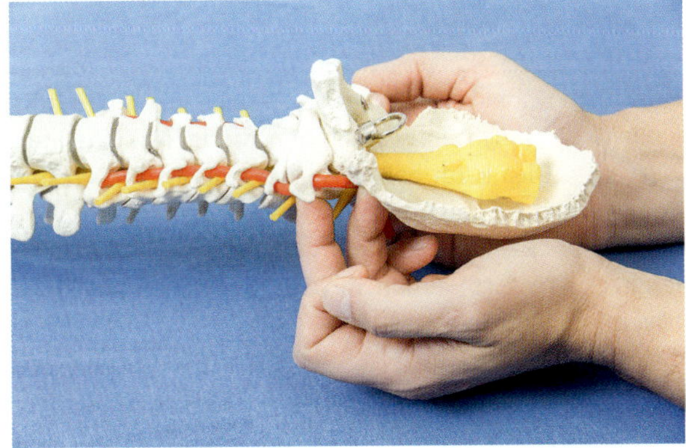

▶ **Abb. 22.34** Behandlung der Duralscheiden der Spinalnerven am Beispiel der hochzervikalen Region.

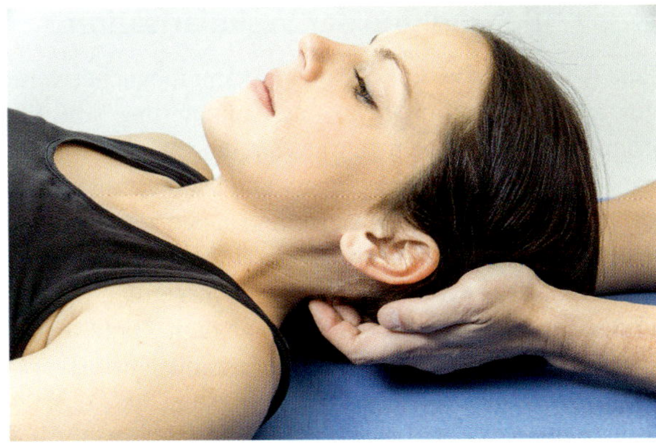

▶ **Abb. 22.35** Behandlung der Duralscheiden der Spinalnerven am Beispiel der hochzervikalen Region.

Therapeut

- am Kopf des Patienten

Handposition

- Die Ringfinger befinden sich beidseitig zwischen C 0 und C 1, die Mittelfinger zwischen C 1 und C 2.
- Die Zeigefinger liegen zwischen C 2 und C 3, möglichst dicht an den Foramina intervertebrales und Spinalnerven (▶ **Abb. 22.34**, ▶ **Abb. 22.35**).

Ausführung

- Die HWS wird rhythmisch flektiert und extendiert. Bei Flexion der HWS kommt es zu einem Zusammenfalten, bei Extension zu einer Entfaltung von Rückenmark und Nervenwurzel.
- Der Therapeut versucht, die Spannungen im Bereich der Spinalnerven wahrzunehmen und dysfunktionelle Spannungen durch die Kombination von direkter und indirekter Technik zu reduzieren.
- Dafür wird die Wirbelsäule an Stellen erhöhter Spannung in Extension gebracht und der Spinalnerv sanft stabilisiert. Auftretende Spannungsmuster werden mit den oben beschriebenen Ausführungen behandelt.

Hinweis: Die Behandlung der Duralscheiden umfasst auch die Behandlung der Opercula von Forestier und der Ligg. transforaminales. Die Opercula von Forestier befinden sich auf Höhe jedes Foramen intervertebrale. Sie verbinden die durale Umhüllung des austretenden Spinalnerven mit dem Periost des jeweiligen Wirbels [14] und umschließen das Foramen intervertebrale von innen und von außen. Durch die Opercula von Forestier tritt der Spinalnerv mit dem R. meningeus recurrens hindurch.

Möglicherweise haben diese Strukturen eine venolymphatische Pumpfunktion.

22.3.17 Behandlung der Vaskularisation

Eine meningeale vaskuläre Reizung kann möglicherweise zur anhaltenden und reversiblen Aktivierung von Nacken- und Kaumuskeln führen, die eine klinische Relevanz bei muskulären Spannungs- und Schmerzzuständen bei bestimmten Kopfschmerzformen haben könnten.

Ein Gefäßspasmus kann durch einen mechanischen, neurogenen oder chemischen Reiz hervorgerufen werden und Minuten bis Tage oder länger anhalten. Zumeist sind mehrere Auslöser, z. B. in Verbindung mit einer Hypersympathikotonie, beteiligt. Es kommt dabei zur Kontraktion der glatten Gefäßmuskulatur. Ein Gefäßspasmus der A. vertebralis kann sich beispielsweise intrakranial zur A. basilaris und zu weiteren intrakranialen Blutversorgungsbereichen ausbreiten. Auch eine Inhibition des Nucleus spinalis nervi trigemini kann vorliegen [15] (Kap. 22.3.19). Zur Beschreibung der Behandlung der A. vertebralis s. Kap. 18.1.7.

22.3.18 Venöse Drainage der hochzervikalen Region nach Barral, leicht modifiziert

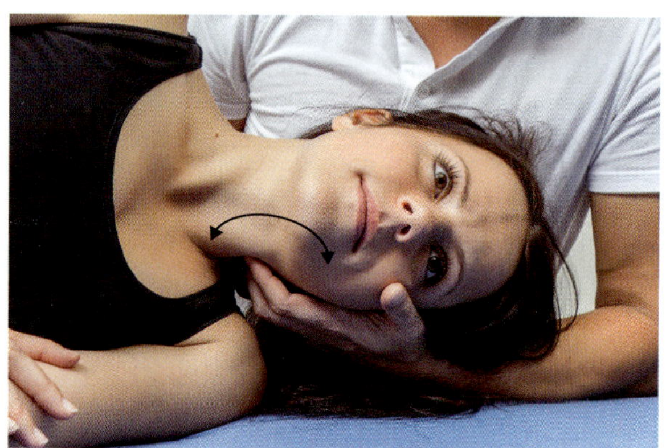

▸ **Abb. 22.36** Venöse Drainage der hochzervikalen Region nach Barral.

Die venöse Drainage kann mittels rhythmischer sanfter drainierender Impulse im Bereich des Foramen spinale durchgeführt werden. Dies wird beispielhaft für die hochzervikale Dura dargestellt.

Therapeut

- posterior am Patienten, auf Höhe der Halsregion

Handposition

- Die Palpation erfolgt zwischen dem M. scalenus anterior und dem M. scalenus medius in der Tiefe, nahe am Foramen spinosum, mit homolateraler Seitneigung der HWS (▸ **Abb. 22.36**).

Ausführung

- Es werden rhythmische sanfte drainierende Impulse ausgeübt.

22.3.19 Behandlung der Innervation der Dura mater spinalis

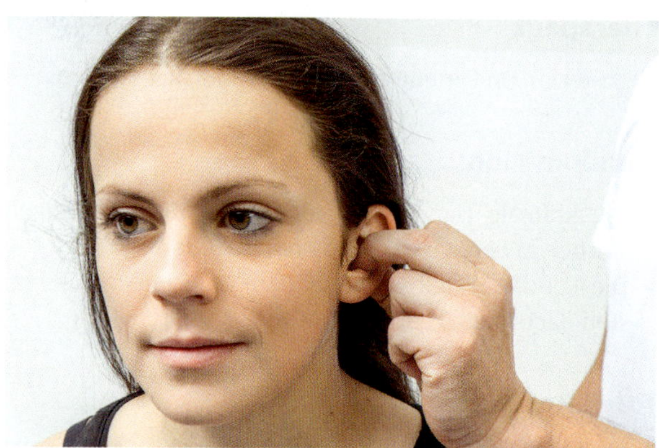

▸ **Abb. 22.37** Behandlung der Innervation der Dura mater spinalis.

Eine der Ursachen für zervikalen Kopfschmerz soll in den von den Spinalnerven C 1–C 3 innervierten Strukturen (obere zervikale Synovialgelenke, obere Zervikalmuskeln, Diskus C 2–C 3, A. vertebralis, A. carotis interna, Dura mater der oberen Zervikalregion und der hinteren Schädelgrube) begründet sein [16] [17] [18]. Eine Behandlung kann beispielsweise über die Nn. spinales erfolgen.

In der Dura mater kommen v. a. langsam adaptierende Dehnungsrezeptoren, die Ruffini-Körperchen (SA-II-Sensoren), vor. Diese werden u. a. durch lange ausgeübte tangentiale Kräfte oder laterale Dehnungen aktiviert. Die Dura kann deshalb gut durch langsame Techniken behandelt werden. Diese Techniken scheinen nicht selten auch allgemein entspannend zu wirken. Eine Erklärung hierfür könnte sein, dass die Aktivierung der Ruffini-Körperchen zur Inhibition des sympathischen Systems führt.

Aufgrund der Konvergenz nozizeptiver Afferenzen der Dura mater spinalis im Nucleus spinalis nervi trigemini kann der Versuch einer Inhibition dieses Nukleus indiziert sein. Dies kann beispielsweise durch Drücken und Rotieren von Fixationen in der Ohrmuschel versucht werden (▸ **Abb. 22.37**). Dabei könnten parasympathische Afferenzen aktiviert werden, die den Nucleus spinalis nervi trigemini inhibieren.

Verwendete Literatur

[1] Laotse: Tao Te King. Köln: Diederichs; 1996: 86.

[2] Magoun HI: Whiplash injury: A greater lesion complex. J. Am. Osteopath. Assoc. 1964; 63: 531. – Siehl D: Letter to the editor. The D.O. 1963; 3: 6.

[3] Ruiz de Azua A: La force de traction médullaire. Apostill. 2002; 11/12: 7–14.

[4] Upledger JE, Vredevoogd JD: Lehrbuch der CranioSacralen Therapie. 2. Aufl. Haug: Heidelberg; 1994. 63.

[5] dto. 26.

[6] Liem T: Dura mater spinalis: Bedeutung in der Osteopathie. Untersuchung der Bewegungs- und Spannungsübertragung. Osteopath. Med. 2001; 4: 14–19.

[7] Ruiz de Azua A: La force de traction médullaire. Apostill. 2002; 11/12: 7–14.

[8] Upledger JE, Vredevoogd JD: Lehrbuch der Craniosacralen Therapie. 2. Aufl. Haug: Heidelberg; 1994: 63.

[9] dto. 26.

[10] Liem T: Dura mater spinalis: Bedeutung in der Osteopathie. Untersuchung der Bewegungs- und Spannungsübertragung. Osteopath. Med. 2001; 4: 14–19.

[11] Barral JP: Manipulation peripherer Nerven. München: Elsevier; 2005: 132, 247–251.

[12] Breig A: Biomechanics of the central nervous System. Some basic normal and pathologic phenomena. Stockholm: Almqvist & Wiksell; 1960.

[13] Rossitti S: Biomechanics of the pons-cord tract and its enveloping structures: an overview. Acta Neurochirugica. 1993; 124: 144–152.

[14] Girardin M: Die caudale durale Insertion und das Ligamentum sacrodurale anterius (Trolard). Naturheilpraxis. 1996; 4: 528–536.

[15] Hu JW, Vernon H, Tatourian I: Changes in neck electromyography associated with meningeal noxious stimulation. J. Manipul. Physiol. Ther. 1995; 18: 577–587.

[16] Gasik R: Cervicogenic headache. Pol. Merkur Lekarski. 2008; 24(144): 549–551.

[17] Grgić V: Cervicogenic headache: etiopathogenesis, characteristics, diagnosis, differential diagnosis and therapy. Lijec. Vjesn. 2007; 129(6–7): 230–236.

[18] Bogduk N: Cervicogenic headache: anatomic basis and pathophysiologic mechanisms. Curr. Pain. Headache. Rep. 2001; 5(4): 382–386.

[19] White AA 3 rd, Panjabi MM: Clincal biomechanics of the spine. Philadelphia: Lippincott; 1978.

Weitere Literatur

Busquet L: L'Osteopathie cranienne. Maloine, Paris 1985.

Gehin A: Atlas of manipulative techniques for the cranium and face. Eastland, Seattle 1981.

Go G, Houthoff HJ, Hartsuiker J, Blaauw EH, Havinga P: Fluid secretion in arachnoid cysts as a clue to cerebrospinal fluid absorption at the arachnoid granulation. J. Neurosurg. 1986; 65: 642–648.

Magoun HI: Osteopathy in the Cranial Field, 3 rd ed. Kirksville: Journal Printing Co.; 1976.

Siehl D: Letter to the editor. The D.O. 1963; 3: 6.

Sutherland WG: The Cranial Bowl. Mankato: Free Press; 1939.

Sutherland WG: Teachings in the Science of Osteopathy. Fort Worth: Sutherland Cranial Teaching Foundation; 1991.

23 Fluider Körper

„Indem wir ein Gleichgewicht in den Geweben und fluiden Elementen in jedem Teil des gesamten Körpers suchen […], lernen wir die Strömung in einen Gleichgewichtspunkt oder ein Fulcrum zu bringen, in welchem ein Umwandlungsprozess stattfinden kann, um mechanische Läsionen zu vermindern, Pathologien zu korrigieren und Gesundheit wiederzuerlangen.“ Rollin E. Becker [1]

Einige Missverständnisse, die Fluida betreffend, scheinen von dem Fakt herzurühren, dass Sutherland den Begriff zunächst gebrauchte, um bioelektrische Phänomene zu beschreiben, während einige andere Osteopathen damit die Dynamik der Fluida bezeichneten. In diesem Kapitel wird zunächst die Bedeutung der Qualität der Fluida im Organismus beschrieben und folgend auch Sutherlands Ansichten zur Fluida.

Die folgende, eher phänomenologische Sicht auf embryologische Entwicklungsdynamiken negiert nicht die genetischen und epigenetischen Abläufe der Fetal- und Embryonalentwicklung. Letztgenannte liefern bedeutsame Kenntnisse für das Verständnis dieser Differenzierungsprozesse. Wir nutzen jedoch die phänomenologische Sicht an dieser Stelle, um Gestaltungsphänomene für den Osteopathen in seiner manuellen Annäherung an das Gewebe erfahrbar und nachvollziehbar zu machen und den Fokus auf bestimmte Qualitäten des palpatorischen Zugangs auszurichten.

Jeder Organismus und jedes seiner Organe durchläuft während seiner Entwicklung ein flüssiges Stadium. Intrauterin bildet der Embryo – von einer schützenden sphärischen Wasserhülle umhüllt – seine noch fast flüssige Gestalt aus, die sich allmählich verdichtet [21]. Regionen schnelleren Wachstums treten hervor, Regionen langsameren Wachstums treten zurück oder bilden sich sogar bei Wachstumsstillstand unter Umständen ganz zurück. So äußert sich das befruchtete Ei in einer quellenden Ausweitung und die Gastrulation in einer Art saugenden Einstülpung [22]. Aus dem komplexen Zusammenwirken flüssiger Bewegungen erlangen die stofflichen Verdichtungen schließlich ihre sichtbare Gestalt.

Nach der Geburt tritt das Kind mit den gerichteten Gravitationskräften der Erde direkt in Kontakt. In der Interaktion mit diesen Kräften findet eine weitere Verdichtung und Verfestigung seiner Strukturen statt. Die gerundeten Formen der Knochen und Muskeln, insbesondere der Extremitäten, sind Ausdruck der Interaktion des flüssigen Ursprungs mit gerichteten Gravitationskräften und der Beherrschung des Festen.

So sind Gliedmaßenknochen von Arten von Spaltliniensystemen durchzogen, die auch Gesetzmäßigkeiten fließenden Wassers widerspiegeln und auf die strömende Bewegung, aus der die Knochen entstanden sind, hinweisen. Diese Stromsysteme setzen sich bis ins Innere der Knochen, in der Bildung der Spongiosabälkchen fort. Die Bälkchenstrukturen verlaufen sodann auf die Gelenkflächen zu und setzen sich im angrenzenden Knochen kontinuierlich fort.

Den Spaltliniensystemen der Knochen lehnen sich auch die Muskeln und Gefäße an. So läuft diese schraubenförmige strömende Bewegung über Sehnen in die Muskeln ein. Knochen, Muskeln, Sehnen, Bänder und Gefäße sind allesamt Ausdruck derselben zugrunde liegenden fluiden Strombewegung.

Überlagerung von Strömungen und Rhythmen – Kennzeichen von Gewässern – sind auch im Blutkreislauf zu erkennen.

Bei überschlagenden Wellenformen entstehen Hohlräume, in die z. B. Luft eingeschlossen wird. Genauso können Räume zwischen verschiedenen Medien entstehen, z. B. zwischen kaltem und warmem Wasser. Auch dieses Formprinzip findet sich im Lebenden wieder. So ist die Hohlraumbildung die Urgeste aller Organentstehung wie in den Einstülpungsvorgängen der Gastrulationsphase [23]. Dabei entsprechen die Geschwindigkeitsdifferenzen der Strömung den Wachstumsdifferenzen, d. h. langsameres und schnelleres Wachstum sich berührender Gewebeschichten.

Wirbelförmige Gestaltungsdynamiken treten als bestimmte rhythmische Bewegungen in Erscheinung, die im Verlauf der Organentwicklung eigene innere Oberflächen bilden, die einen Bereich von einem anderen abgrenzen. Wie Wasserwirbel zeigen Organe ein Eigenleben und eine Autonomität, grenzen sich ab und stehen gleichzeitig in strömender Verbindung mit dem Gesamtorganismus [24]. In diesem Sinne können Grenzflächen als die Ursprünge für dynamische Prozesse angesehen werden, z. B. die zwischen Zytoplasma und extrazellulärer Substanz bestehende Zellmembran.

In der Entstehung paariger Organe findet sich das Prinzip der paarigen Anordnung von Wirbelstraßen wieder.

Die Bewegungsmöglichkeiten lebendiger Gestaltung sind bereits im fluiden Muster angelegt. Das fertig ausgebildete Organ, z. B. das Hörorgan des Menschen, erscheint als eine zur Ruhe gekommene Bewegung, in dem das noch unsichtbare fluide dynamische Muster im ausgereiften Organ als Muster sichtbar wird.

23.1 Palpation

- Ausgleich des autonomen Nervensystems, z. B. durch herzfokussierte Palpation, Etablierung eines osteopathischen „Felt Sense" oder des neutralen Zustands (Kap. 13.24)
- Ausrichtung der palpatorischen Wahrnehmung direkt auf den fluiden Körper (nicht auf die Übergangszonen zum Gewebe oder die Wechselwirkungen des fluiden Körpers)
- Wahrnehmung rhythmischer Dynamiken im fluiden Körper
- Wahrnehmung des Automatic Shifting im fluiden Körper
- Es sei möglich, dass sich der fluide Körper in eine stärkere fluide Funktion umwandelt, die weniger von Bedingungen und Konditionierungen beeinflusst wird.
- Im Automatic Shifting ist eine Diagnose möglich.
- Außerdem sei der fluide Körper dann am besten in der Lage, das Muster der Gesundheit zu reflektieren und Heilungsreaktionen in Gang zu setzen.

Praxistipp

Diagnostische Fragen bei der Palpation des fluiden Körpers

- Wie ist die Frequenz und die Amplitude der rhythmischen Äußerung?
- Sind die Frequenz und die Amplitude konstant?
- Wie ist das Endgefühl der Amplituden in der In- und Exspirationsphase?
- Sind die rhythmischen Erscheinungen symmetrisch?
- Wie ist die Leichtigkeit der rhythmischen Äußerung?
- Ist ein natürliches Disengagement am Ende der Inspirationsphase wahrnehmbar?
- Wie ist der Fluid Drive und woher kommt seine Kraft?
- Ist der Fluid Drive gerichtet? Wohin ist er gerichtet?
- Wo befindet sich das Fulcrum des fluiden Körpers und des Fluid Drive?
- Treten zusätzliche asymmetrische, unregelmäßige Fluktuationen auf?
- Tritt die Rhythmizität simultan in allen Ausdehnungen des fluiden Körpers auf?
- Ist eine longitudinale Fluktuation anwesend und welche Qualitäten zeichnet diese aus?
- Sind laterale Fluktuationen anwesend? (Arten, Stärke, Regelmäßigkeit)
- Sind Dysfunktionen wahrnehmbar?

23.2 Eine kurze Zeitreise der Elritze („Timetour Of The Minnow") in die fluide Entstehungsdynamik des Bulbus oculi

Sutherland hielt bei verschiedenen Gelegenheiten zum Ende eines Kurses über das kraniale Konzept einen Vortrag mit dem Titel „Die Reise der Elritze" [25] (die Elritze ist eine kleine Fischart). Die Hauptidee bestand in der Veranschaulichung der Einsichten in und über das lebende Gehirn. Wir greifen Sutherlands Idee auf, begleiten hier die Elritze allerdings auf eine Zeitreise in die Zeit der Entstehung des Auges. Diese Beschreibung dient als Beispiel für fluide Entwicklungsdynamiken. Ein behutsamer und „meaningful" Handkontakt kann in seiner Palpation versuchen, sich diesen Entwicklungsdynamiken anzunähern.

- Die kleine Elritze findet sich im primären Vorderhirn.
- Sie sieht, wie die Augenanlage am 25./26. Tag (zu einem Zeitpunkt, an dem das Neuralrohr noch nicht geschlossen ist) als eine kleine Rinne (Sulcus opticus) am Vorderhirn entsteht.
- Sie begleitet diese Entwicklung weiter und bemerkt, wie sich diese Rinne rasch vertieft und nach Schluss des Neuralrohrs als Ausstülpung des primären Vorderhirns das kleine Augenbläschen entsteht.
- Die Elritze verfolgt aufmerksam, wie das Augenbläschen etwa am 32. Tag in seiner weiteren Wachstumsdynamik der äußeren Körperbegrenzung entgegenwächst und diese schließlich berührt.
- An der Stelle dieser Berührung wiederum nimmt sie wahr, wie die äußere Körperbegrenzung der Augenblase entgegenquillt und sich zur Linse verdichtet.
- Schließlich wird die Elritze Zeuge, wie das Augenbläschen von der Linse eingedrückt wird und um sie herum weicht.
- Sie begleitet die Linse auf ihrer Wanderung nach innen, bis diese sich schließlich von der Hautoberfläche abschnürt und etwa am 40. Tag vom entstandenen Augenbecher umschlossen wird.
- Nun lässt sich die kleine Elritze in eine Abflussstelle einer Wasserströmung (Senke) treiben, der Austrittsstelle des N. opticus.
- Anschließend tritt die Elritze in der Fovea centralis wie in einer Quelle hervor.

23.3 Osteopathische Zugänge zur Drainage des LCS und des Gehirns

Folgende osteopathische Zugänge sind möglich:

23.3.1 Sinus-venosus-Technik nach Frymann und Liem

Diese Techniken könnten nicht nur den Rückfluss des LCS in das venöse System begünstigen, sondern möglicherweise auch die Lymphgefäße des Gehirns stimulieren (Kap. 18.3).

23.3.2 Ausgleich des autonomen Nervensystems

Dies kann z. B. durch Etablierung eines osteopathischen Felt Sense oder durch die herzfokussierte Palpation erfolgen [35] (Kap. 13.24).

23.3.3 CV-4-Techniken

Dieser wirke laut Magoun als lymphatische Pumpe [36] und solle allgemein zu einer verbesserten Versorgung der Zellen, zu einer verbesserten Lymphbewegung und zu einer Regeneration der Gewebe sowie zu einer Stimulation der Hirnnervenkerne im Bereich des 4. Ventrikels führen.

Auch eine Kompression der Seitenventrikel und des 3. Ventrikels sind möglich (Kap. 23.8).

23.3.4 Spezifische Behandlung der Falx cerebri/cerebelli und des Tentorium cerebelli

Durale Techniken werden mit dem Ziel angewendet, den Blut-, Lymphabfluss und LCS-Rückfluss in den duralen Sinus zu stimulieren, beispielsweise mittels rhythmischer anteroposteriorer und kraniokaudaler Kompression und Dekompression auf den Sinus sagittalis superior (Kap. 22.2.13 und Kap. 22.2.14).

23.3.5 Pumptechnik am Kranium nach Bjornaes

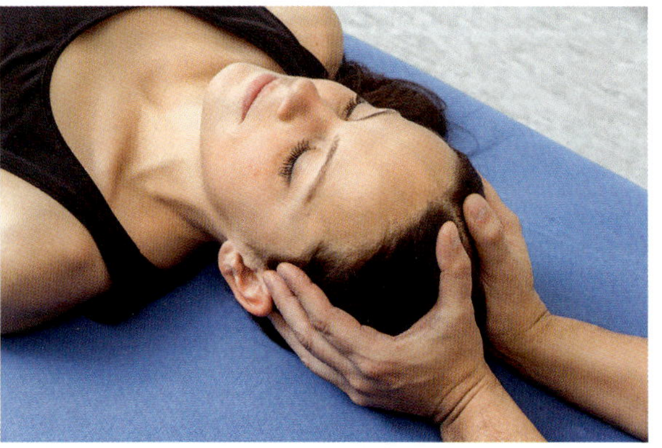

▶ **Abb. 23.1** Pumptechnik am Kranium nach Bjornaes.

(Persönliche Kommunikation des Autors mit Kjell Erling Bjornaes, März 2017)

Die Technik dient dazu, den Lymphfluss im Kopf- bzw. Hirnbereich zu stimulieren.

Handposition

- Beide Hände umfassen den Schädel, die Daumen liegen beidseitig entlang der Sutura sagittalis.
- Zeige- und Mittelfinger liegen anterior vor dem Ohr.
- Die Ringfinger befinden sich auf der Sutura occipitomastoidea.
- Die kleinen Finger liegen auf dem Os occipitale (▶ **Abb. 23.1**).

Ausführung

- Es wird ein sanfter, intermittierender Druck mit einer Frequenz von 10- bis 12-mal/min für etwa 3 min ausgeübt.
- Gegebenenfalls sind die Venenwinkel im Bereich der Klavikula und der 1. Rippe zu befreien.

23.3.6 Techniken für das Atlantookzipitalgelenk

Zur Verbesserung des venolymphatischen Abflusses aus dem Kopfbereich eignen sich Techniken zum Release des Atlantookzipitalgelenks (Kap. 16.7).

23.3.7 Lymphatische Drainagetechniken

Über lymphatische Pump- und Drainagetechniken kann sowohl das gesamte Lymphsystem drainiert als auch die Verbindung zwischen LCS und Lymphverbindung verbessert werden (Kap. 18.5).

Geeignet sind folgende Techniken:

- lymphatische Pumpe im Brust- (Kap. 18.5.8) und Bauchbereich (Kap. 18.5.9) und an den Füßen (Kap. 18.5.10) zur Anregung des gesamten Lymphsystems
- lymphatische Drainagetechniken der tiefen zervikalen Lymphknoten und allgemeine Lymphflussverbesserung im Kopfbereich
- Drainage der tiefen Lymphgefäße
- venolymphatische Pumptechnik an der Klavikula
- Technik zur allgemeinen Lymphflussverbesserung im Kopfbereich (Kap. 18.5.13)
- Selbsthilfetechnik zur Anregung des Lymphflusses (Kap. 18.5.14)

Beachte

Zu beachten sind die Kontraindikationen der lympthatischen Pumptechniken: nicht behandelter maligner Tumor; akute Entzündungen mit Fieber; Thrombosen; dekompensierter Herzinsuffizienz.

23.3.8 Allgemeine Drainage der Nase

Hier auch die Chapman-Reflexe der Nase testen:

- anterior: 2. Rippenknorpel und 1. Interkostalraum, etwa 8 cm lateral vom Sternum
- posterior: Mitte zwischen Proc. spinosus und Proc. transversus des Axis

Beispielsweise kann man mit Zeigefinger und Daumen die Nasenwurzel und mit der anderen Hand die Nasenflügel umfassen, um eine rhythmische Drainage zu induzieren.

Alternativ bietet sich eine rhythmische Drainage im Bereich der Lamina cribrosa an [37].

23.3.9 Drainagetechnik für den N. olfactorius

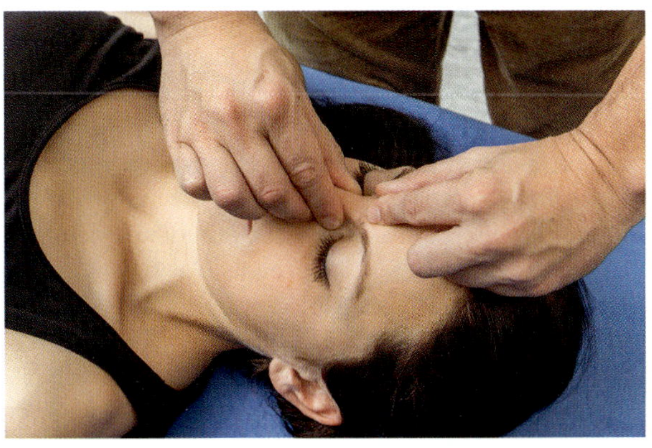

▸ **Abb. 23.2** Drainagetechnik für den N. olfactorius.

Ausführung

- Zunächst werden hochzervikal eine Flexion und eine kontralaterale Seitneigung der HWS eingestellt.
- In dieser Voreinstellung werden das Os ethmoidale im Bereich der Lamina cribrosa, die Nasenscheidewand und/oder die Conchae nasales rhythmisch komprimiert und dekomprimiert (▸ **Abb. 23.2**).

Beachte

Wichtig: Liegt eine Mundatmung vor, muss diese entsprechend behandelt werden [37].

23.3.10 Ohrzugtechnik

Bei dieser Technik erfolgt ein rhythmischer Zug an der Ohrmuschel in Richtung der Gewebespannung (Kap. 22.2.11).

23.3.11 Drainagetechnik für den N. opticus

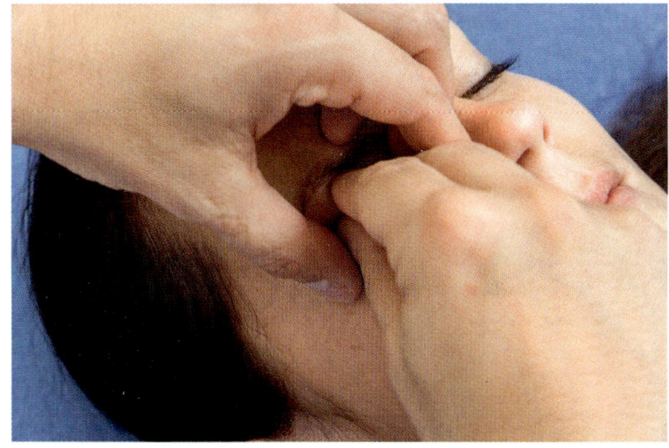

▸ **Abb. 23.3** Drainagetechnik für den N. opticus.

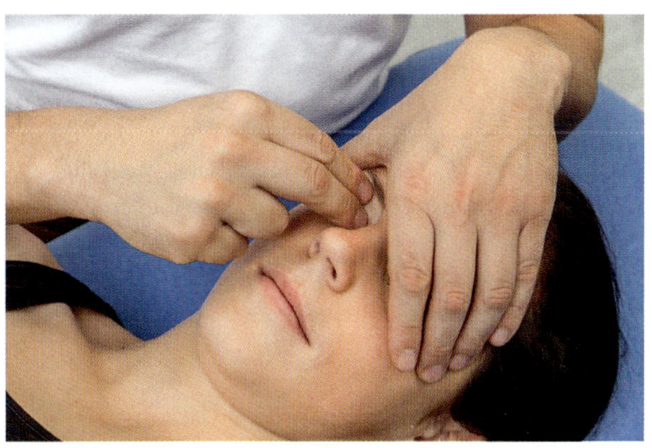

▸ **Abb. 23.4** Drainagetechnik für den N. opticus.

Ausführung

- Zunächst werden hochzervikal eine Flexion und eine kontralaterale Seitneigung der HWS eingestellt.
- In dieser Voreinstellung werden die Orbita (▸ **Abb. 23.3**) und die Ala major (▸ **Abb. 23.4**) und anschließend der Bulbus oculi rhythmisch sanft komprimiert und dekomprimiert.

Beachte

Da das Auge hauptsächlich in Richtung Ohr zu den präaurikulären Lymphknoten drainiert wird, sind vorher die proximalen Lymphwege im Bereich der Klavikula und des Halses zu lösen.

23.3.12 Drainagetechnik für den N. vestibulocochlearis

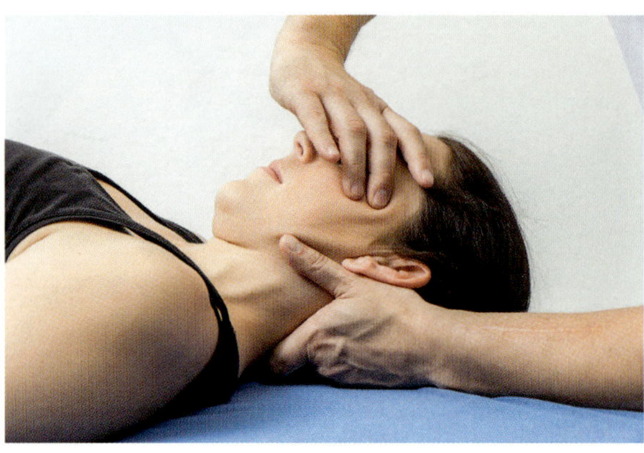

► **Abb. 23.5** Drainagetechnik für den N. vestibulocochlearis.

Ausführung

- Zunächst werden hochzervikal eine Flexion und eine kontralaterale Seitneigung der HWS eingestellt.
- In dieser Voreinstellung werden anschließend rhythmische Kompressionen und Dekompressionen am Os temporale, v. a. an Mastoid/Pars petrosa, Os occipitale und Os sphenoidale, durchgeführt (► **Abb. 23.5**).

23.3.13 Drainage der Hirnnerven IX, X, XI

- Es werden zunächst hochzervikal eine Flexion und eine kontralaterale Seitneigung der HWS eingestellt.
- Anschließend werden einseitig rhythmisch die jeweiligen Hirnnervenscheiden drainiert, indem rhythmische Kompressionen und Dekompressionen am Os temporale und Os occipitale mit Fokus auf das Foramen jugulare ausgeübt werden.
- Inbesondere sollten Einschränkungen im Bereich des linken N. vagus behoben werden (aufgrund seiner antientzündlichen Funktion und seines Einflusses auf den Magen-Darm-Trakt).

23.3.14 Drainage der oberen Zervikalnerven und -scheiden

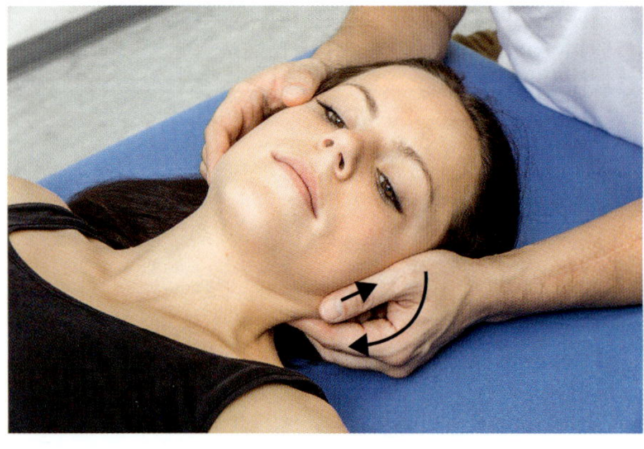

► **Abb. 23.6** Drainagetechnik der oberen Zervikalnerven und -scheiden.

Handposition

- Die Zeige-, Mittel- und Ringfinger werden nahe der Foramina intervertebralia der oberen Zervikalnerven platziert (► **Abb. 23.6**).

Ausführung

- Unter rhythmischer Flexion und Extension des Halses werden gleichzeitig rhythmisch ein sanfter homolateraler kranialer Zug und eine homolaterale Rotation zur Seite der Drainage ausgeübt [38].

23.4 Fluktuation des Liquor cerebrospinalis

Sutherlands Sichtweisen auf das Verständnis des LCS gründen im 18. Jahrhundert (v. a. in Annahmen von Swedenborg, Kap. 2). Eine unreflektierte Übernahme dieser Annahmen sollte vermieden werden, da viele dieser Annahmen nicht mehr Stand des gegenwärtigen wissenschaftlichen Wissens sind.

Beispielsweise Sutherlands Sichtweisen zu einem unsichtbaren Element im LCS, den er als „Atem des Lebens" bezeichnete und als eine Flüssigkeit innerhalb der Flüssigkeit visualisierte, etwas, das sich nicht vermische, „etwas, was diese ‚Potency' hat, als die Kraft, die es sich bewegen lässt".

Eine weitere Annahme der kraniosakralen Osteopathie bestand darin, dass die Fluktuation des LCS im Kopf in Form von konzentrischen Wellen in Erscheinung tritt. So sollte sich die Inspirations-Expansions-Phase in Form von zentrifugalen Wellen, die Exspirations-Retraktions-Phase in Form von zentripedalen Wellen äußern. Gegenwärtige Untersuchungen zeichnen ein differenziertes Bild [39].

► **Abb. 23.7** zeigt die vermutete Fluktuation des LCS in der Inspirations- und Exspirationsphase.

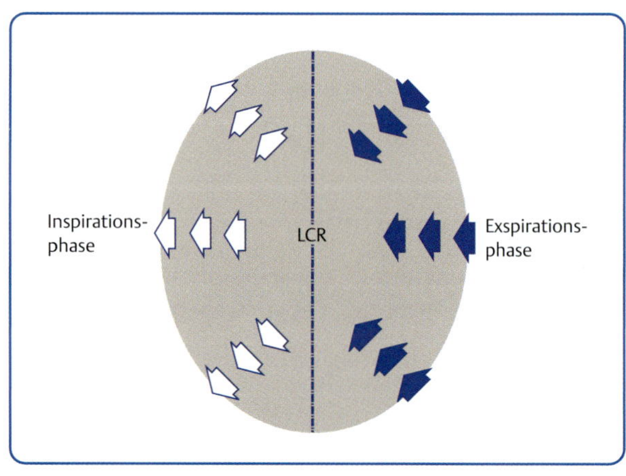

► **Abb. 23.7** Fluktuation des LCS in der Inspirations- und Exspirationsphase (Ansicht von oben).

Während für großmolekulare Stoffe eine unidirektionelle Flussrichtung von Ventrikel zu Ventrikel gezeigt werden konnte, trifft dies für kleinmolekulare Stoffe nicht zu. So konnten Kiviniemi et al. (2016) nachweisen, dass sich der LCS, der zu über 98 % aus Wasser besteht, rasch multidirektional verteilt und sehr schnell von Nachbarhirnkapillaren resorbiert wird [39] (Kap. 9.2).

Dabei zeigten Untersuchungen von Kiviniemi et al. (2016) mit molekularen bildgebenden Verfahren, dass den LCS-Dynamiken 3 unterschiedliche physiologische Mechanismen zugrunde liegen, die die Pulsationen des LCS beeinflussen: kardiale, respiratorische und sehr langsame Pulsationen [39]. Kardiale Pulsationen liegen v. a. in periarteriellen Regionen vor und breiten sich mit einer Frequenz von etwa 1 Hz zentrifugal im Gehirn aus. Respiratorische Pulsationen, die insbesondere in den perivenösen Regionen auftreten, zeigen eine zentripedale periodische Pulsation mit einer Frequenz von etwa 0,3 Hz. Zusätzlich konnten sie einen 3. Typ von Pulsationen feststellen. Diese vasomotorischen Wellen treten mit einer sehr langsamen Frequenz von 0,01–0,027 Hz und einer langsamen Frequenz von 0,027–0,073 Hz in Erscheinung und zeigen beide ein spezifisches eigenes raumzeitliches Muster.

Abgesehen von den vorgestellten Untersuchungsergebnissen stellt sich die Frage, ob diese Pulsationen überhaupt palpatorisch erfasst werden können. Weiterhin offen ist zudem die Frage, ob palpatorische Zugänge, die auf simplifizierten Sichtweisen beruhen und den Fokus auf bestimmte palpatorische Qualitäten richten, Heilungsprozesse fördern oder nicht. Beide Fragestellungen wurden bisher noch nicht (ausreichend) untersucht, ebenso wie eine Vielzahl weiterer für die Praxis in diesem Zusammenhang relevanter Fragen.

23.5 Palpatorische Annäherung

23.5.1 Palpatorischer Zugang zu LCS-Dynamiken

Zur Beurteilung der Fluktuationen im Schädelbereich eignet sich besonders die Schädeldachhaltung nach Sutherland [2] (Kap. 15.1.1). Es kann aber auch eine andere Handhaltung eingenommen werden. Die Hände synchronisieren sich mit unterschiedlichen Wellen im LCS:

- Zunächst werden LCS-Pulsationen kardialen Ursprungs am Schädel palpiert, die eine Frequenz von etwa 60 Zyklen/min zeigen. Wellen werden wahrgenommen, die sich von periarteriellen Regionen zentrifugal im Gehirn ausbreiten.
- Anschließend werden Pulsationen respiratorischen Ursprungs von etwa 18 Zyklen/min palpiert. Dabei versucht der Therapeut, sich mit Wellen zu synchronisieren, die in perivenösen Regionen entstehen und in einer zentripedalen Pulsation in Richtung Gehirnzentrum verlaufen.
- Im weiteren Verlauf der Palpation nähert sich der Therapeut auch langsameren Wellen palpatorisch an. Diese stehen in Relation zum vasomotorischen Tonus und sind unabhängige rhythmische Erscheinungen, die keinen Bezug zu kardiorespiratorischen Pulsationen haben:
  - Es werden langsame Wellen mit einer Frequenz von etwa 1,6–4,4 Zyklen/min beschrieben. Diese stehen in Beziehung zur autonomen Regulation der Hirnzirkulation (nur parasympathische Aktivität).
  - Zudem können möglicherweise auch sehr langsamen Wellen mit einer Frequenz von 0,6–1,6 Zyklen/min differenziert werden. Diese sind eher quasi periodisch, wiederholt verwoben mit sich ausbreitenden Wellen und stehen in Beziehung zur parasympathischen und sympathischen Aktivität.
- Die im- und expliziten Annahmen und Glaubensmuster, die Erfahrung des Therapeuten sowie seine Fähigkeit, sich mit den homöodynamischen Kräften im Organismus und v. a. dem fluiden Körper zu synchronisieren, beeinflussen die Art und Weise des palpatorischen Zugangs.

Vorgehen

- Ausgleich des autonomen Nervensystems, z. B. durch Etablierung eines osteopathischen Felt Sense und durch herzfokussierte Palpation
- Differenzierung unterschiedlicher Wellenphänomene des LCS an der Schädelsphäre
- Beurteilung der Wellenphänomene: Kraft, Leichtigkeit, Ausbreitung, Regelmäßigkeit, Amplitude etc.
- Synchronisierung mit Wellenphänomenen des LCS
- Verstärkung von Wellenphänomenen des LCS
- spezifische Behandlung von Wellenphänomenen (z. B. tiefe Ein- und Ausatmung des Patienten bei Behandlung von Pulsationen, die 18 Zyklen/min des LCS zeigen und in Bezug zur Atmung stehen)

23.5.2 Longitudinale Fluktuation nach Jealous

Nach Jealous [26] sei die longitudinale Fluktuation nicht durch den den LCS umgebenden Raum begrenzt, auch wenn sie fast vollständig mit dem Kompartiment des LCS übereinstimme. Die longitudinale Fluktuation findet im fluiden Körper als Bewegung in der axialen Mittellinie statt. Sie ist allerdings in jedem Teil des Körpers präsent, auch in den Extremitäten.

Sie sei keine hydraulische Welle und nicht begrenzt durch Gewebebarrieren, erscheine eher als eine Art im Fluss befindliches, bioelektrisches oder elektromagnetisches Feld, als Gezeitenkraft, „Potency" oder Lebenskraft, die im Körper gebildet wird und vektoriell ausgerichtet entlang der langen Körperachsen verläuft [18]. Auch bei der „Long Tide" sei keine longitudinale Fluktuation wahrnehmbar [19]. Vielleicht stelle die longitudinale Fluktuation eine direkte und die laterale Fluktuation eine alternierende Strömung der sog. Gezeitenbewegungen im Körper dar.

Dynamik während der Inspirationsphase

Zu Beginn der Inspirationsphase beginne die longitudinale Fluktuation im Os coccygis und soll in der Region der ehemaligen Chorda dorsalis nach kranial bis zum Foramen magnum aufsteigen. Von dort soll sie ihre Form verändern und sich in den Fossae craniales kaskadenartig bis in die Region des Post- und Präsphenoids und der Lamina terminalis ausbreiten und anschließend sanft verschwinden. Dieser Verlauf halte sich gewissermaßen an die entwicklungsdynamische Mittellinie der Chorda dorsalis.

Dynamik während der Exspirationsphase

Zu Beginn der Exspirationsphase soll eine Art „Potency" etwa in der Region der Glabella aus dem Körper austreten, den Körper bogenförmig umgeben (im Idealfall etwa 25–4 cm um den Körper herum, mit einer Form ähnlich der embryonalen Platte) und am Ende der Exspirationsphase wieder das Os coccygis erreichen.

Diese Bewegung soll völlig anders in ihrer Form und ihrer Art sein als die Bewegung in der Inspirationsphase. Sie orientiere sich auch nicht um die gleiche Mittellinie.

Die Wahrnehmung dieser Dynamik während der Exspirationsphase sei schwieriger, da sie davon abhängig sein soll, ob eine Verschiebung von einer selbstzentrierten Wahrnehmung zu einer Wahrnehmung möglich ist, die in der Gegenwart der Stille gründet.

Diese Dynamik soll sich in der Exspirationsphase erst voll entfalten, wenn sich Körper, Seele und Geist um ein einziges Fulcrum zu orientieren beginnen und die longitudinale Fluktuation dadurch während der Inspirationsphase ihre vollständige Kraft erreiche. Ansonsten soll nur ein kleiner Bogen an der Glabella wahrnehmbar sein. Ist die Dynamik während der Exspirationsphase voll entfaltet, soll es auch zu einer deutlichen Verlangsamung der Gezeitenbewegung kommen, in Richtung „Long Tide".

Die longitudinale Fluktuation sei an folgenden Funktionen beteiligt:

- Entwicklung einer langaxialen Bewegung in Wachstum und Heilung
- Entwicklung der räumlichen Organisation im undifferenzierten Mesenchym
- Orientierung lokaler und systemischer Mittellinien zur embryonalen bzw. ursprünglichen Achse
- Wiederinstandsetzung einer normalen Beziehung der Funktion zur Mittellinie während des Heilungsprozesses
- Organisation der Kräfte der Umwandlung
- Verbindung von Psyche und Geist
- Anregung des Nervensystems

Praxistipp

Diagnostische Fragen bei der Palpation der longitudinalen Fluktuation

- Ist eine longitudinale Fluktuation im neutralen Zustand anwesend?
- Wie verläuft die longitudinale Fluktuation während der Inspirationsphase?
- Sind der Anstieg und der Übertritt in das Kranium normal?
- Wie sind die Qualitäten der longitudinalen Fluktuation (Kraft, Fluid Drive usw.)?
- Ist eine zentrifugale Komponente während der Inspiration wahrnehmbar?
- Sind laterale Fluktuationen anwesend? Wie sind deren Art, Stärke und Regelmäßigkeit?
- Gibt es zusätzliche asymmetrische unregelmäßige laterale Fluktuationen?
- Welche Dynamik ist während der Exspirationsphase wahrnehmbar?

Anmerkung: Eine normal agierende longitudinale Fluktuation bei Neugeborenen soll ein Hinweis dafür sein, dass diese keiner osteopathischen Behandlung bedürfen.

Dysfunktionelle Muster des fluiden Körpers nach Jealous

- Amplitudenminderung am Os coccygis: bei allgemeiner Müdigkeit, akuter Krankheit, Übermedikation, zu viel Alkoholkonsum, Kompression der langen Achse im Geburtsprozess
- Stopp der longitudinalen Fluktuation im Verlauf ihres Anstiegs (z. B. auf Höhe des Zwerchfells oder des zervikothorakalen Übergangs): bei Langzeitkrankheiten, Kummer, rigiden psychischen Grundhaltungen
- Abwesenheit einer longitudinalen Fluktuation, aber Wahrnehmung eines energiereichen Zustands auf Höhe des Os coccygis: bei sexueller oder emotionaler Gewalt, dissoziierter Psyche
- Abwesenheit einer longitudinealen Fluktuation und Wahrnehmung eines energielosen Zustands auf Höhe des Os coccygis: bei Kokainkonsum, Chemo- oder Strahlentherapie, Langzeiteinnahme von Steroiden und verleugnetem Suchtverhalten
- übermäßige laterale Fluktuation: bei Burn-out-Syndrom, als Kompensation bei nicht mehr anwesender longitudinaler Fluktuation

Die Entscheidung, welche der folgenden Techniken Anwendung findet, sei abhängig von den im Organismus agierenden homöodynamischen Kräften im Organismus.

23.6 Stillpunktinduktion

Ein Stillpunkt kann der Theorie zufolge den fluiden Körper beeinflussen. Er kann induziert werden oder spontan auftreten. Ein Stillpunkt soll den Organismus dabei unterstützen, in Kontakt mit seinen homöostatischen Kräften zu treten. So soll er bei geschwächten Patienten mit niedrigem Energieniveau körpereigene Ressourcen freilegen. In der Körperperipherie ausgeführt, kann eine Stillpunktinduktion zu einem Ausgleich der Spannungsverhältnisse der dort befindlichen Gewebe und Faszien führen. Im Stillpunkt könne „Potency" für den Organismus wieder verfügbar werden. Dies sei etwa angezeigt, wenn ein PBT – aufgrund einer übermäßigen Enge und Dichte der vorhandenen Kräfte – nicht in der Lage ist, Dysfunktionen aufzulösen.

Während eines Stillpunktes kann der Eindruck einer zunehmenden Stille im Patienten und im interpersonellen Kontakt zwischen Therapeut und Patient entstehen. Ein Gefühl der Entspannung und auch eine Empfindung innerer Stille kann dabei für den Therapeuten und den Patienten wahrnehmbar werden. Diese Stille ist es, die nach Becker eine Quelle von Energie darstellt und den Organismus zentriert. Eine dynamische Wechselbeziehung zwischen homöodynamischen Kräften und Stille sowie ein auf das gesamte System bezogener, ausgeglichener rhythmischer und dynamischer Wechsel zwischen der Physiologie und der Stille werden unmittelbar erfahrbar.

Der Stillpunkt kann von jeder Stelle im Körper induziert werden. Nachdem der Therapeut inhärenten Rhythmen passiv gefolgt ist und deren Qualitäten studiert hat, kann er versuchen, diese durch verschiedene Techniken zu modifizieren, zu normalisieren und dadurch ausgleichend auf die lokalen Spannungsverhältnisse, auf das kraniosakrale System sowie auf den gesamten Körper einzuwirken. Die Techniken sind äußerst sanft, der Therapeut verhindert nur, dass sich die kraniosakrale Bewegung aus der extremen Flexions-/Außenrotationsposition oder Extensions-/Innenrotationsposition wieder herausbewegt. Die Qualität der Ausführung kann, je nach Patient und zu behandelnder Ebene, eher als physischer Widerstand oder eher als reine Intention erfolgen.

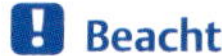

Beachte

Dieser Vorgang ist eine Art Einladung an das Gewebe und Teil eines Dialoges mit dem Gewebe.

Abgesehen von der Einladung des Stillpunktes sollte das Gewebe nicht in eine bestimmte Richtung bewegt oder gelöst werden, sondern inhärenten Bewegungen bzw. Spannungen ermöglicht werden, sich auszudrücken. Die Geschwindigkeit dieser Spannungsäußerungen wird nicht verändert, sondern findet in ihrem eigenen Tempo statt.

Praxistipp

Allgemeine Indikationen und Wirkungen

- Ausgleich von lokalen und globalen Gewebespannungen
- Aktivierung der Auswechselprozesse zwischen Fluida und Gewebe
- Kontakt zu körpereigenen Ressourcen und Aktivierung von Heilungsreaktionen
- Wahrnehmung der Wechselbeziehung zwischen Stille und Physiologie
- Unterstützung einer Balanced Tension
- Reorientierung des Fulcrum zur Midline

23.6.1 Stillpunktinduktion an den Füßen

Der Stillpunkt kann, wie eingangs erwähnt, an jeder Stelle im Körper ausgelöst werden. Die Vorgehensweise entspricht der Beschreibung für die Stillpunktinduktion an den Füßen (► Abb. 23.8). Vor allem bei Kleinkindern oder autistischen Kindern hat es sich bewährt, von dem Körperteil, der gerade zur Verfügung steht, einen Stillpunkt auszulösen. Kleinkinder halten selten still, und autistische Kinder reagieren zunächst sehr zurückhaltend und

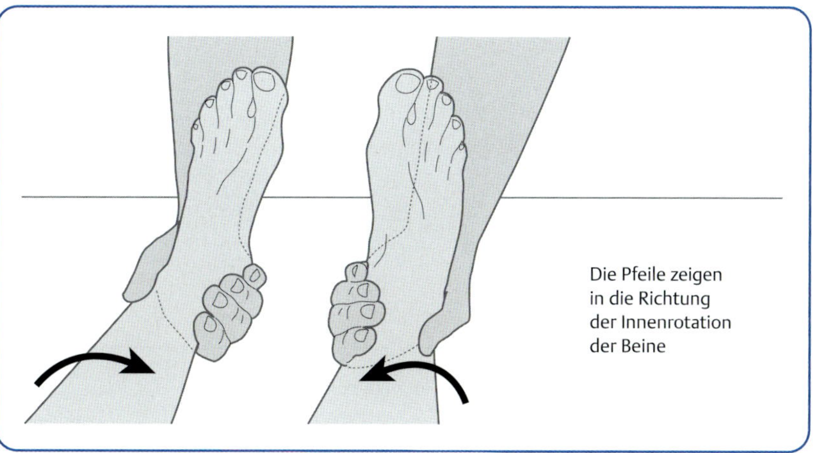

► **Abb. 23.8** Stillpunktinduktion an den Füßen.

ablehnend auf Berührungen. Erstere werden durch den Stillpunkt beruhigt, und Letztere spüren, wie angenehm sich die Berührung auf ihren gesamten Körper auswirkt und entwickeln dadurch dem Therapeuten gegenüber Vertrauen.

Therapeut

- am Fußende des Patienten

Handposition

- Seine Hände umfassen die Fersen.

Ausführung – biomechanischer Ansatz

- Zunächst nimmt der Therapeut Frequenz, Amplitude, Symmetrie und Stärke des Rhythmus wahr.
- Die Amplitude der Außenrotation/Inspirationsphase und der Innenrotation/Exspirationsphase wird miteinander verglichen.
- Die Bewegung mit dem größeren Bewegungsausschlag gibt dem Therapeuten die Richtung an, der er folgt, während er der verminderten Bewegungsrichtung Widerstand leisten wird.
- Angenommen, die Beine bewegen sich stärker in die Innenrotation, dann folgt der Therapeut den Beinen in die Innenrotation und leistet sanften Widerstand, wenn sich die Beine in der Inspirationsphase nach außen bewegen.
- In jeder neuen Exspirationsphase folgen die Hände des Therapeuten dem Bein weiter in die Innenrotation, in die neue Bewegungsgrenze. In jeder erneuten Inspirationsphase widersteht der Therapeut der Rückkehr der Beine in die Neutralposition bzw. Außenrotation.
- Das kann sich einige Zyklen wiederholen, wobei der Therapeut stets den neuen Bewegungsspielraum auffängt und der Außenrotation Widerstand leistet.
- Nach ungefähr 5–15 Zyklen kommt es zum Stillpunkt, d. h., die rhythmische Bewegung scheint zum Stillstand gekommen zu sein.
- Kurz vor dem Eintreten in den Stillpunkt kann sich dieser durch leichte Schwankungen, durch Beben oder Pulsieren von Gewebe/Fluida/Bewegung ankündigen. Tiefere Rhythmen können unter Umständen wahrnehmbar werden. Auch können frühere Schmerzen kurz wieder auftreten, bestehende Schmerzen verstärkt werden oder sich die Atmung des Patienten vertiefen.
- Beim Eintritt in den Stillpunkt entspannen sich die Gewebe und die Atmung. Schmerzen verringern sich, Selbstheilungskräfte werden mobilisiert. Der Organismus scheint die Ruhepause zu nutzen und Kräfte zu sammeln, sodass sich anschließend leichte Dysfunktionen auflösen und hinterher nicht selten eine stärkere Symmetrie der rhythmischen Bewegungen wahrnehmbar wäre.
- Der Zeitraum, in dem die feinen rhythmischen Bewegungen nicht mehr wahrnehmbar scheinen, variiert von einigen Sekunden bis zu mehreren Minuten.
- Nachdem die Bewegung wieder eingesetzt hat, vergleicht der Therapeut die verschiedenen Qualitäten dieser Bewegung vor und nach dem Stillpunkt. Bei Bedarf kann die Stillpunktinduktion wiederholt werden, da jeder erneute Stillpunkt das System stärker harmonisiert.
- Zu viele Stillpunkte scheinen das System und den Patienten allerdings zu ermüden, denn was wir bei einer Stillpunktinduktion tun, ist nichts anderes, als eine künstliche Restriktion zu setzen, gegen die der Organismus zunächst anarbeitet, bevor es zum Stillpunkt kommt.
- Grundsätzlich ist es leichter und wirkungsvoller, einen Stillpunkt in der Exspirationsphase zu induzieren und in der Inspirationsphase Widerstand zu geben.
- Bei sehr schwachen, kranken oder alten Personen kann es aber passieren, dass es sie zu sehr ermüdet und schwächt, sich aus einem Stillpunkt in der Exspirationsphase/Entleerungsphase wieder zu lösen. In diesem Fall kann der Stillpunkt in der Inspirationsphase induziert werden.

Ausführung – vitalistische Herangehensweise

Diese wird angewandt, nachdem ein Ausgleich des autonomen Nervensystems eingeleitet wurde. Sie beinhaltet einfach eine behutsame Unterstützung des Rhythmus in die Richtung, in die er bei der Palpation am stärksten strebt. Es wird der dominanten Bewegung gefolgt, entweder in der In- oder Exspiration, und diese Bewegung behutsam unterstützt. Wichtig ist hierbei, dass kein Bewegungsausschlag vermindert wird, d. h., es wird vermieden, Widerstand in Richtung der schwächeren Bewegungsamplitude oder -richtung auszuüben.

23.6.2 Stillpunktinduktion am Os sacrum

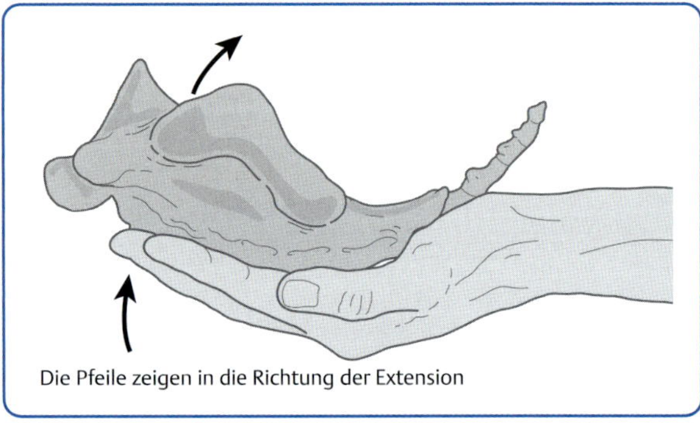

▶ **Abb. 23.9** Stillpunktinduktion am Sakrum.

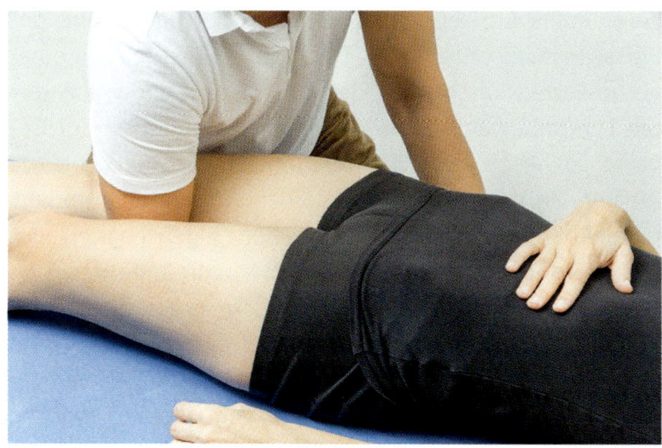

▶ **Abb. 23.10** Fingerpositionierung am Sakrum.

Therapeut

- seitlich am Körper des Patienten, auf Höhe des Os sacrum (▶ **Abb. 23.9**)

Handposition

- Die Handfläche liegt unterhalb des Sakrums, die Fingerspitzen zeigen nach kranial.
- Die Procc. spinosi des Sakrums liegen zwischen dem Mittel- und dem Zeigefinger. Die Ellenbogen des Therapeuten sind auf der Liege aufgestützt (▶ **Abb. 23.10**).

Ausführung

Der Therapeut wird den Stillpunkt eher in der Phase ausüben, die bei dem Patienten an der palpierten Struktur stärker ausgeprägt ist, jedoch in der Regel in der Exspirationsphase. Zum Beispiel wird bei einer stärkeren Extensionsbewegung des Sakrums der Stillpunkt in der Extensionsposition des Sakrums ausgeübt.

- Der Therapeut folgt der Extensionsbewegung, indem er die Sakrumbasis nach anterior und die Sakrumspitze nach posterior begleitet.
- In der Inspirationsphase leistet er der Flexionsbewegung der Sakrumbasis nach posterior Widerstand.
- Weiteres Vorgehen wie bei der Stillpunktinduktion an den Füßen (▶ **Abb. 23.8**).

23.7 Fluktuationstechniken

Osteopathen differenzieren in ihrer phänomenologischen Beschreibung palpatorischer Annäherung eine longitudinale von einer transversalen Fluktuation des LCS.

Nach Sutherland ist es wichtig, dass sich die rhythmischen Fluktuationen des LCS ungehindert im Schädel und Körper ausbreiten können. Blockaden, die den freien Fluss des LCS einschränken, können Störungen und Dysfunktionen im gesamten Körper hervorrufen.

Der allgemeine palpatorische Zugang zu den LCS-Dynamiken ist in Kap. 23.5.1 beschrieben. Es folgt eine detaillierte Beschreibung der einzelnen Techniken.

Praxistipp

Palpatorischer Zugang zu LCS-Dynamiken

1. **Longitudinale Fluktuation:** Die longitudinale Fluktuation sei eine physiologische Fluktuation des Körpers. Durch die Induktion der longitudinalen Fluktuation würde v. a. die Frequenz inhärenter Rhythmen beeinflusst:
   - homöostatische Wirkung:
     - CV-4-Technik
     - EV-4-Technik
     - CV-3-Technik
   - beruhigende Wirkung:
     - Beruhigung über die Rotationstechnik der Ossa temporalia
     - Beruhigung über das Os sacrum
   - beschleunigende Wirkung:
     - Beschleunigung über die Rotationstechnik der Ossa temporalia
     - Beschleunigung über das Os sacrum
   - Wiederbelebungstechnik: Vater-Tom-Technik
2. **Transversale Fluktuation:** Beeinflussung v. a. der Amplitude inhärenter Rhythmen; Anwendung auch bei chronischer Seitneigungs-Rotations-Dysfunktion der SSB:
   - Pussy-Foot-Technik
   - dynamisierende Pussy-Foot-Technik
   - beruhigende Pussy-Foot-Technik
3. Kombination longitudinaler und transversaler Fluktuationsinduktion

Ergänzung:

1. **Schräge Fluktuation** – Schläfenbeinschaukel: Die Induktion der schrägen Fluktuation sei eine unphysiologische Fluktuation des Körpers. Sie könne auch bei Torsionsdysfunktionen der SSB angewendet werden.

Robert Perronneaud-Ferre und Alain Lignon, beide französische Osteopathen, haben eine andere Sichtweise: Die transversale Fluktuation beschreibe den Liquorfluss im Kranium, während die longitudinale Fluktuation den extrakranialen Liquorfluss im Rückenmarkskanal darstelle. Sie sind der Ansicht, dass die longitudinale Fluktuation verstärkt im Wachzustand auftrete und von der Aktivität des sympathischen Nervensystems abhängig sei, wohingegen die transversale Fluktuation während des Schlafens vorherrsche und vom parasympathischen Nervensystem abhänge.

23.8 Longitudinale Fluktuation

23.8.1 Kompression des 4. Ventrikels (CV-4-Technik)

Ursprünglich eine Technik zur Verlangsamung des Rhythmus. In neuerer Zeit geht man davon aus, dass sie einen homöostatischen und systemischen Einfluss auf den gesamten Organismus ausübt. Es wird spekuliert, dass ihre Wirkungen sich nicht nur auf die Fluktuation des zerebrospinalen Liquors beziehen, sondern auch Wechselwirkungen mit allen Flüssigkeiten des Körpers, biochemisch, bioelektrisch sowie hydrodynamisch betreffen [11].

In ▸ **Abb. 23.11** sind die Strukturen in der Umgebung des 4. Ventrikels dargestellt.

Ziel der Kompression des 4. Ventrikels (CV-4) ist z. B. die Normalisierung von LCS-Pulsationen:

- Verlangsamung, z. B. bei fiebrigen Erkrankungen
- Beschleunigung bei schweren Depressionen

Sutherland entwickelte diese Technik zur Beeinflussung der lebenswichtigen Nervenzentren.

Wirkungsweise der CV-4 aus biomechanischer Sicht

Zur Kompression an den seitlichen Teilen des Os occipitale und den Auswirkungen am Tentorium cerebelli wurde angenommen, dass ein Druck auf den 4. Ventrikel ausgeübt wird und sich die intrakranialen Druckverhältnisse verändern. Der intrakraniale Druck erhöhe sich mit der Folge eines Anstiegs der Flüssigkeitsbewegung und des Flüssigkeitsaustauschs [6]. Dies führe allgemein zu einer verbesserten Versorgung der Zellen, zu einer verbesserten Lymphbewegung und zu einer Regeneration der Gewebe sowie zu einer Stimulation der Hirnnervenkerne im Bereich des 4. Ventrikels. Über die biodynamischen, bioelektrischen und biochemischen Eigenschaften des LCS würden die gesamten Austauschvorgänge des Körpers angeregt [6] [7] [8]. CV-4 wirke eher zentripedal, eine EV-4 eher zentrifugal.

Nach Ferguson sind die Wirkungen einer CV-4 weniger über eine Kompression auf den 4. Ventrikel als über die Entspannung subokzipitaler Muskeln zu erklären [20].

Wirkungsweise der CV-4 aus biodynamischer Sicht

Die „Potency" soll in das Fulcrum in die Fluida bzw. zurück zur Mittellinie begleitet werden, bis schließlich ein Gleichgewichtszustand entstehe. Der fluide Körper unterstütze eine normale Funktion, was v. a. bedeutet, eine normale longitudinale Fluktuation zu erreichen. Dieser Vorgang ähnelt der Funktion der Reset-Taste am Computer. Dadurch kann sich der Organismus in Richtung Gesundheit orientieren. Der Organismus wird sozusagen zu einem Gleichgewichtspunkt begleitet, wo der Teil, der den Gesundheitsprozess organisiert, sich entfalten kann. Die Ganzheit des Organismus würde durch die CV-4 wieder in eine Beziehung mit dem Leben, mit dem Heilpotenzial und mit sich selbst gebracht [18].

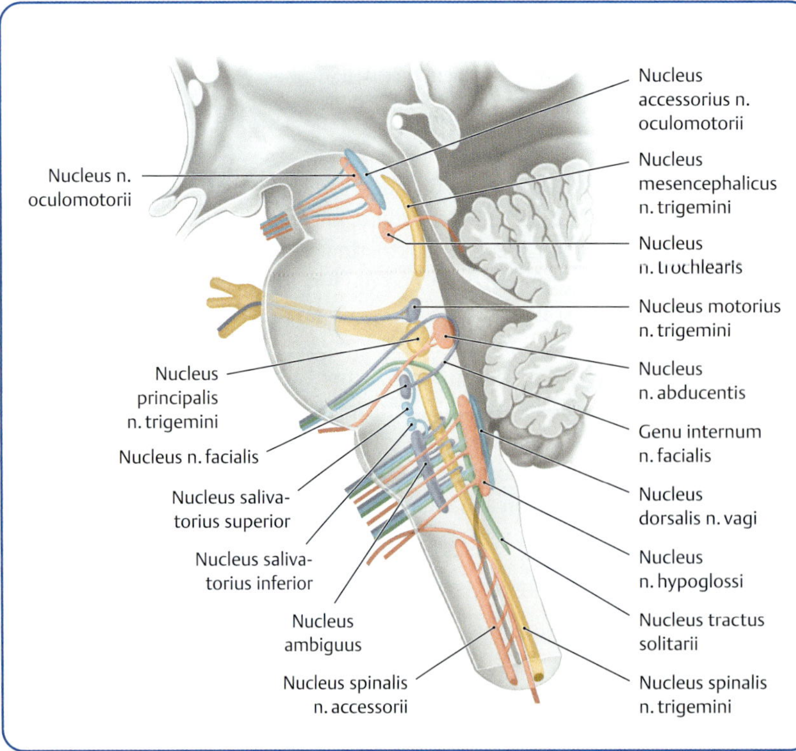

▸ **Abb. 23.11** 4. Ventrikel und Umgebung. Mediansagittalschnitt, Sicht auf einen rechten Hirnstamm von links (aus Platzgründen sind die Nuclei vestibularis und cochlearis nicht eingezeichnet): somatoefferente oder somatomotorische Kerne (rot); viszeroefferente oder viszeromotorische Kerne: Kerne zum Parasympathikus gehörend (blau), Kerne der Kiemenbogennerven (dunkelblau); viszeroafferente Kerne: Nuclei tractus solitarii, Pars inferior (dunkelgrün), Nuclei tractus solitarii, Pars superior (hellgrün); somatoafferente oder somatosensible Kerne (gelb). (Aus Schünke M, Schulte E, Schumacher U. Prometheus, LernAtlas der Anatomie. Kopf, Hals und Neuroanatomie. Illustrationen von M. Voll und K. Wesker. 4. Aufl. Stuttgart: Thieme; 2015)

Wirkung und Indikationen

- Tonussenkung des sympathischen Nervensystems, dadurch positiver Einfluss bei Stresssymptomen, Angstzuständen, Schlaflosigkeit [8] [9] [30]
- Tonussenkung des gesamten Bindegewebes, deshalb angezeigt bei akuten und chronischen Muskelstörungen, degenerativen Gelenkstörungen, Menstruationsschmerzen
- Fiebersenkung bis zu 2 °C innerhalb 30–60 min [9]
- bei Bluthochdruck
- Tachykardie [10]
- bei Ödemen aufgrund venöser Stauungen [11] und bei anderen Stauungsproblematiken von Flüssigkeiten
- bei Entzündungen und Infektionen [11]
- bei schlechter Kalzifizierung der Knochen (unterstützt die Ossifikation) [12]
- bei Depressionen
- bei neuroendokrinen Störungen [12]
- bei Hyperthyreose
- Epilepsie (allerdings muss berücksichtigt werden, dass ein Anfall ausgelöst werden kann)
- unterstützt die uterinen Kontraktionen und somit den Geburtsvorgang und die Weheneinleitung
- arthritische Beschwerden [9] [11]
- sekundäre leichte Dysfunktionen der Wirbelsäule können sich lösen [2].
- wirkt als lymphatische Pumpe [13]
  - bei Kopfschmerzen aufgrund venöser Abflussstörungen [11]
  - bei Spannungskopfschmerzen [14]
- Einfluss auf den peripheren Blutfluss und die Atmung wurde registriert [15] [16].
- Primäre Dysfunktionen des Körpers können sich durch diese Technik bemerkbar machen und so erkannt werden [12].
- Universaltechnik: Nach Sutherland [29] kann die Technik immer dann angewendet werden, wenn der therapeutische Prozess in eine Sackgasse geraten ist und der Therapeut nicht mehr weiß, was zu tun ist. Ebenso kann die CV-4 angewandt werden, um die negativen Effekte einer Technik zu beheben („Vergebungstechnik").
- Untersuchungen von Magoun [4] belegten die blutzuckersenkende Wirkung der CV-4-Technik, weiterhin eine Reduktion der Leukozytenzahl sowie eine Verminderung der Schweißdrüsenaktivität.
- Ergebnisse einer randomisierten kontrollierten Studie zur Untersuchung der CV-4-Technik zeigten sowohl in der Versuchs- wie auch Plazebogruppe eine Senkung des Noradrenalinspiegels, des systolischen Blutdrucks und der Herzfrequenz nach der Behandlung; daher kann kein Zusammenhang mit der CV-4 hergestellt werden [40].

Kontraindikationen

- Gefahr von Hirnblutungen, akuter Schlaganfall, Aneurysmen, maligner Hochdruck (aufgrund der Zunahme des intrakranialen Drucks)
- Schädelbasisfrakturen, Kopfverletzungen, insbesondere Frakturen des Os occipitale
- Schwangerschaften ab dem 7. Monat, da unter Umständen Wehen ausgelöst werden können; Viola Frymann war allerdings der Ansicht, dass eine CV-4 nur homöostatisch auf die Geburt einwirke.

Therapeut

- am Kopfende des Patienten

Handposition

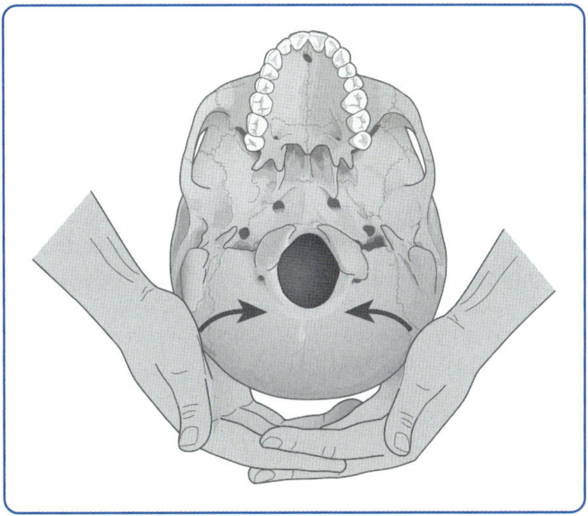

▸ **Abb. 23.12** CV-4-Technik. Die Pfeile geben die Richtung der Extension/Innenrotation an.

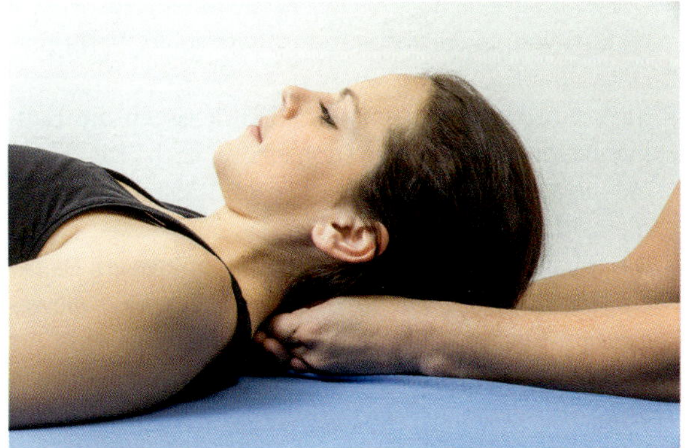

▸ **Abb. 23.13** CV-4-Technik (Seitenansicht).

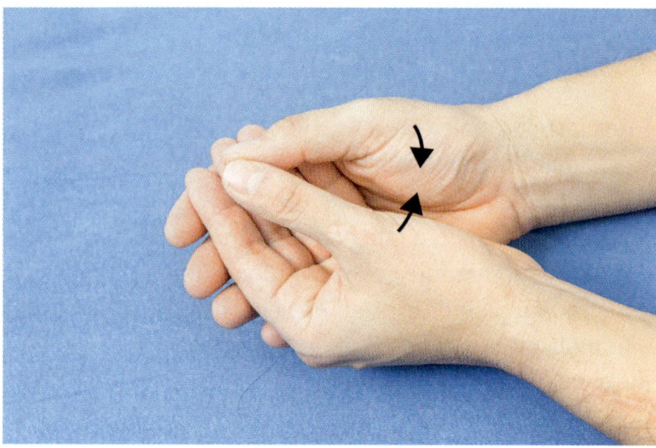

▸ **Abb. 23.14** CV-4-Technik, Handhaltung.

- Die Hände werden muschelförmig ineinandergelegt, die Daumenspitzen berühren sich und bilden ein V (▸ Abb. 23.12, ▸ Abb. 23.13, ▸ Abb. 23.14).
- Daumenspitzen zeigen nach distal und liegen ungefähr auf Höhe des Proc. spinosus von C 2 oder C 3.
- Daumenballen liegen medial an der Squama occipitalis.

! Beachte

Nicht über die Sutura occipitomastoidea legen: Es könnte sonst eventuell ein Brechreiz auftreten!

Strukturell-funktionelle Ausführung

- Während der Exspirationsphase folgt der Therapeut mit seinen Daumenballen der Innenrotation an der Squama occipitalis.
- In der Inspirationsphase verhindern die Daumenballen die Außenrotation bzw. das Sichausbreiten der Squama occipitalis.
- In der erneuten Exspirationsphase begleiten die Hände das Os occipitale noch weiter in die Innenrotation und widerstehen in der Inspirationsphase seiner Verbreiterung.
- Nach einigen Zyklen lässt der Druck gegen die Daumenballen in der Inspirationsphase nach. Die Flexions-/Extensionsbewegung ist zum Stillstand gekommen: Stillpunkt.
- Die Hände bleiben während des Stillpunktes am Os occipitale und folgen eventuell auftretenden Mikrobewegungen der Nackenmuskulatur. Diese stellen eine Art Entwirrung und Entspannung der Faszien, Muskeln und Knochen dar.
- Dauer des Stillpunktes: einige Sekunden bis mehrere Minuten
- Zeichen für einen erfolgreichen Stillpunkt: Vertiefung der Atmung, leichte Schweißbildung auf der Stirn, Senkung des Muskeltonus, Einschlafen des Patienten
- Ende des Stillpunktes: Der Therapeut spürt einen kräftigen, gleichmäßigen Druck beidseits des Os occipitale in Richtung Außenrotation. Der Therapeut folgt diesem Impuls passiv und richtet seine Aufmerksamkeit auf die Qualität des Rhythmus.
- Nach Auswertung der Qualitäten der Pulsationen kann der Therapeut sich entscheiden, ob er eventuell einen neuen Stillpunkt induziert.

Anmerkung

Sutherland selbst hat die Ausführung dieser Technik im Laufe seines Lebens von einer mehr biomechanisch geprägten Ausführung zu einer mehr funktionellen geändert. Verschiedene Arten der Ausführung sind möglich:

1. Der Osteopath übe über den Knochen mittels der Dura einen Einfluss auf den 4. Ventrikel aus. Dabei spüre der Osteopath die Elastizitätsveränderungen des Knochens während der Inspirations- und Exspirationsphase und die Auswirkungen seines Handelns auf die Dura, genauer das Tentorium cerebelli und in der Folge auf den 4. Ventrikel und das Zerebellum.
2. Der Osteopath richtet seine Aufmerksamkeit direkt auf die intrakranialen Fluida. Der Schädel und der 4. Ventrikel werden wie ein mit Wasser gefüllter Ballon wahrgenommen, und die CV-4 ist direkt auf die Fluida gerichtet.
3. Der Osteopath richtet seine Aufmerksamkeit auf die Region um den 4. Ventrikel, erfährt jedoch die synchrone Wirkung auf allen Dichteebenen. Der Osteopath unterstützt die Exspiration und Retraktion leicht, ohne das Tempo der „Bewegung" zu ändern. Die Inspiration bzw. Expansion verhindert er nicht, sondern folgt dieser passiv. Dieser Vorgang wird so lange fortgesetzt, bis ein Stillpunkt einsetzt.
4. Auch bei der CV-4-Technik gilt wie bei jeder anderen therapeutischen Interaktion, dass zunächst ein Ausgleich des autonomen Nervensystems eingeleitet werden sollte. Der fluide Körper wird in einen Stillpunkt begleitet. Bei der Ausübung der CV-4-Technik wird nicht mit hydraulischen Kräften gearbeitet, sondern mit der Vitalität und der „Potency", der vitalen Kraft im fluiden Körper. Weder Gewebe noch Gewebekräfte, „Potency" usw. werden in eine bestimmte Richtung manipuliert, dirigiert oder fixiert. Der Osteopath folgt nur den vorhandenen Gewebequalitäten, und es ist die Entscheidung der inhärenten Homöodynamiken, ob sich eine Kompression oder Erweiterung des 4. Ventrikels einstellt. Der Osteopath fungiert „nur" als Fulcrum, um diese Prozesse zu begleiten.

Vitalistische Ausführung

- Zunächst wird ein Ausgleich des autonomen Nervensystems etabliert.
- Die inhärenten Kräfte entscheiden über die Ausführung einer CV-4- oder EV-4-Technik.

- Die Wahrnehmung ruht in den Fluida des 4. Ventrikels.
- Die „Potency" wird zu ihrem Fulcrum begleitet.
- Eine eintretende palpatorische Ruhe/Stille kennzeichnet die Annäherung an den Gleichgewichtszustand im Fulcrum der „Potency".
- Die therapeutische Interaktion besteht darin, einen palpatorischen Kontakt zu diesem Fulcrum aufrechtzuerhalten.
- Dieser wird aufrechterhalten, bis eine Veränderung wahrnehmbar wird, die den gesamten Organismus, den fluiden Körper und die Region um den Patienten herum miteinschließt.
- Es würde eine longitudinale Fluktuation wahrnehmbar, die vom Os coccygis aufsteige und sich im Schädelinneren kaskadenartig ausbreiten würde.
- Eine für mindestens 3 Zyklen konstant verlaufende longitudinale Fluktuation deute den Endpunkt der Behandlung an.

Beachte

Der Osteopath sollte bei dieser Technik nicht die Geschwindigkeit der rhythmischen Erscheinung ändern [18].

Praxistipp

Fragen zur Befundung bei der CV-4 und EV-4

- Sind die therapeutischen Kräfte bzw. die Lebenskräfte des Patienten in Richtung Mittellinie oder von ihr weg ausgerichtet?
- Welche intraossalen und interossalen Dynamiken sind am Os occipitale während der In- und Exspiration wahrnehmbar?
- Welche Dynamiken sind an der reziproken Spannungsmembran während der In- und Exspiration wahrnehmbar?
- Welche Dynamiken sind an den Ventrikeln, besonders am 4. Ventrikel, während der In- und Exspiration wahrnehmbar?
- Welche Dynamiken sind an der longitudinalen Fluktuation während der In- und Exspiration wahrnehmbar?
- Welche Dynamiken sind am Zerebellum während der In- und Exspiration wahrnehmbar?
- Welche Dynamiken sind an der „Potency" in der In- und Exspiration wahrnehmbar?
- Wie ist der neurovegetative Aktivitätszustand?

Fragen zur therapeutischen Interaktion bei der CV-4 und EV-4

Was passiert am Os occipitale, an der reziproken Spannungsmembran (v. a. Tentorium cerebelli), am 4. Ventrikel, mit der longitudinalen Fluktuation, am Zerebellum und in der Region um den Körper während der Ausführung der Technik?

23.8.2 Erweiterung des 4. Ventrikels (EV-4-Technik)

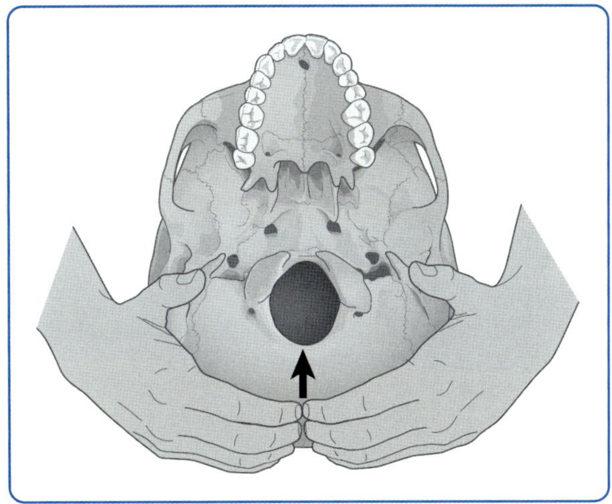

▶ **Abb. 23.15** EV-4-Technik.

Wirkung und Indikationen

- Die EV-4 wirkt zentrifugal (s. a. unter CV-4; Kap. 23.8.1).

Kontraindikationen

- s. CV-4-Technik (Kap. 23.8.1)

Therapeut

- am Kopfende des Patienten (▶ **Abb. 23.15**)

Handposition

- Das Okziput befindet sich in den Handflächen.
- Die Fingerspitzen treffen sich in der Mitte und sind nach anterior gerichtet.

Strukturell-funktionelle Ausführung

- Während der Inspirationsphase begleitet der Therapeut die Squama occipitalis in die Außenrotation.
- In der Exspirationsphase verhindert er die Extension und Innenrotation der Squama occipitalis, indem er mit seinen Fingerspitzen in der Mittellinie des Os occipitale einen sanften Druck nach anterior ausübt.
- In der erneuten Inspirationsphase begleiten die Hände die Squama occipitalis noch weiter in die Außenrotation.
- weiter entsprechend der Beschreibung der CV-4-Technik

Vitalistische Ausführung

Die vitalistische Ausführung der CV-4-Technik erfolgt entsprechend der Beschreibung in Kap. 23.8.1.

Diese wird angewandt, nachdem ein Ausgleich des autonomen Nervensystems eingeleitet wurde. Sie beinhaltet einfach eine behutsame Unterstützung des Rhythmus in die Richtung, in die er bei der Palpation am stärksten strebt. Es wird der dominanten Bewegung gefolgt, entweder in der In- (EV-4) oder Exspiration (CV-4), und diese Bewegung behutsam unterstützt. Wichtig ist hier, dass kein Bewegungsausschlag vermindert wird, d. h., es wird vermieden, Widerstand in Richtung der schwächeren Bewegungsamplitude oder -richtung auszuüben.

Beachte

Der Osteopath sollte nicht die Geschwindigkeit der rhythmischen Erscheinung ändern [18].

23.8.3 Ignition-System und Kompression des 3. Ventrikels (CV-3-Technik)

Das vorliegende Konzept beruht auf palpatorischen Erfahrungen von Jealous und seinen Reflexionen über Sutherlands Ausführungen zu den Begriffen „Ignition" (Zündung), „Spark" (Funke) und Atem des Lebens [27] [28].

Das Ignition-System soll transmutierende und metabole Dynamiken im Organismus erzeugen. Es entspräche der Qualität des Feuers. In seinem Modell ist der Atem des Lebens verantwortlich für die Erscheinung der primären Respiration. Der Atem des Lebens dringe in den Organismus ein. Indem ein sog. Funke (Spark) die Mittellinie berühre, würden Dynamiken entfacht, die wiederum „Potency" im Organismus erzeugen würde. Diese Energie führe zu Fluidfluktuationen, Stoffwechseldynamiken, Gewebebewegungen und das Automatic Shifting, sodass die primäre Respiration in jedem Gewebe, in den Fluida und in elektromagnetischen Feldern während der In- und Exspirationsphase wahrgenommen werden könne. Diese Dynamiken stünden in Beziehung mit dem Suspended Automatic Shifting Fulcrum und mit den inhärenten Kräften, die sich durch die Fulcra entfalten könnten.

Das Zentrum des „Ignition-Systems" befände sich im Fulcrum des 3. Ventrikels. Diese Stelle sei verbunden mit der ursprünglichen Mittellinie (nicht zu verwechseln mit der Chorda dorsalis). Diese verlaufe durch die Cisterna chyli bis zur Spitze des Os coccygis und gibt Seitenäste ab, nach links zum Herzen und nach anterior zum Nabel.

23.8.4 Kompression des 3. Ventrikels (CV-3-Technik)

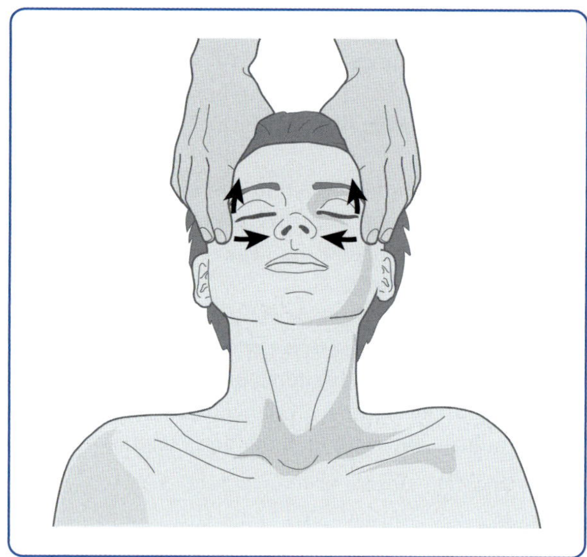

▸ **Abb. 23.16** CV-3-Technik.

Praxistipp

Fragen zur Befundung und therapeutischen Interaktion bei der CV-3

- Wie sind die Qualitäten des 3. Ventrikels und der umgebenden Regionen?
- Wie ist die Interaktion zwischen der Mittellinie und der Dynamik der „Potency"?
- Wie ist die Kraft im Ignition-System?
- Wie ist die Dynamik des Ignition-Systems während der In- und Exspiration?
- Kann sich das Fulcrum im 3. Ventrikel in Resonanz zur primären Respiration frei bewegen?
- Sind die verschiedenen Regionen der Mittellinie miteinander synchronisiert?
- Wie ist die Qualität der Körperrhythmen im Organismus und in der Region um den Körper?
- Besteht eine palpatorische Erfahrung von der „Long TIde", wie sie auf die Mittellinie trifft?

Der 3. Ventrikel stelle während der embryonalen Entwicklung ein wichtiges Fulcrum dar. Er beeinflusse die Entwicklung der Hirnhemisphären, der Augen, der Epi- und Hypophyse, des Hypothalamus, des Herzens, der Lunge, des Zwerchfells, des Vorderdarms und auch die neuroendokrinoimmunologische Entwicklung.

Wirkung und Indikationen

- zur Aktivierung des Ignition-Systems
- bei Restriktionen im 3. Ventrikel
- bei Asymmetrien der rhythmischen Auf- und Entrollung der Großhirnhemisphären

- bei Dysfunktionen des Hypothalamus, der Hypophyse und der Epiphyse
- bei Dysfunktion der Lamina terminalis

Therapeut

- am Kopfende des Patienten

Handposition

- Zeige- und/oder Mittelfinger auf den Alae majores (▶ Abb. 23.16)
- Daumen auf der Sutura coronalis liegend

Ausführung

- Zunächst die Dynamik oder Restriktion am Boden (Hypothalamus und Hypophysenstiel), am Dach (Epiphyse) und an der anterioren Begrenzung des 3. Ventrikels erspüren und differenzieren.
- Der Therapeut synchronisiert sich mit der primären Respiration.
- Ein Ausgleich des autonomen Nervensystems wird etabliert.
- Die CV-3-Technik wird unmittelbar in dem Augenblick ausgeführt, wenn die „Long Tide" auf die Mittellinie trifft.
- In diesem Augenblick würde der Funke der „Tide" in das Fulcrum des 3. Ventrikels gelenkt. Das Erkennen dieses Moments könnte z. B. als eine sehr tief gehende, energetische, gewaltige Welle empfunden werden, die auf ein Boot prallt, das an der Oberfläche treibt. Oder eine plötzliche Bewusstseinsänderung des Therapeuten tritt ein, zusammen mit einer palpatorischen Empfindung, als fülle sich die Midline mit Energie oder als würde sie automatisch in einem bestimmten Moment stimuliert. Dieser Funken wird mittels einer sehr behutsamen palpatorischen Einladung in Richtung des 3. Ventrikels gelenkt. Möglicherweise kann weißes Licht wahrgenommen werden, das sich von der Midline aus in den 3. Ventrikel ergießt.
- Es ist darauf zu achten, nicht die „Tide" oder „Potency" im Fulcrum des 3. Ventrikels oder in der Mittellinie fest oder fixiert zu halten. Dadurch würde das Ignition-System behindert. Die „Potency" solle in ihrem Ausdruck nicht behindert werden.
- Der Therapeut nimmt wahr, wie sich unmittelbar danach die Inspirationsphase entfaltet.
- Wenn der Funke auf das Fulcrum im 3. Ventrikel trifft, würde das Ignition-System entfacht und wieder aufgeladen.
- Der Therapeut nehme wahr, wie sich die „Tide" vom 3. Ventrikel durch die Mittellinie zum Os coccygis fortsetze.
- Er beurteilt im Folgenden die weiteren Auswirkungen in den Fluida, in der longitudinalen Fluktuation und im Gewebe.
- Bei der Kompression des 3. Vertrikels werden weder hydraulische Kräfte angewendet bzw. manipuliert noch Fluida in den 3. Ventrikel oder in die Mittellinie gedrängt.

Hinweis

Die Entfaltung des Ignition-Systems kann auch an jeder anderen Stelle der Mittellinie ausgeübt werden. Entsprechend dieser Annäherung sollen die „Long Tide" und die Mittellinie im Bereich des Os coccygis aufeinandertreffen, dieser Treffpunkt könnte aber auch in anderen Bereichen der Mittellinie wahrgenommen werden.

23.8.5 Kompression der Seitenventrikel

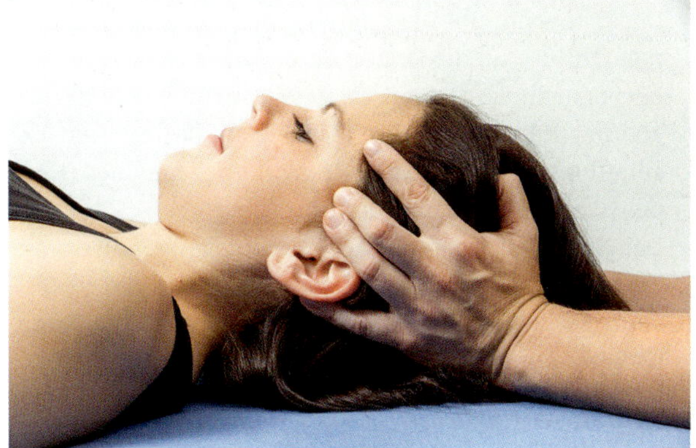

▶ **Abb. 23.17** Kompression der Seitenventrikel.

Wirkung und Indikationen

- Restriktionen in den Seitenventrikeln
- Asymmetrien der rhythmischen Auf- und Entrollung der Großhirnhemisphären

Therapeut

- am Kopfende des Patienten

Handposition

- Handwurzel auf dem Behandlungstisch aufgestützt
- Finger nach anterior gerichtet
- Mittelfinger oberhalb der Procc. zygomatici an den Squamae temporales bis posterior der Sutura sphenosquamosa (Cornu temporalis)
- Zeigefinger oberhalb der Sutura squamosa auf dem Os parietale bis oberhalb der Sutura sphenofrontalis auf dem Os frontale (Cornu frontalis und Pars centralis)
- Handfläche etwa auf Höhe vom Asterion (Cornu occipitalis; ▶ Abb. 23.17)

Strukturell-funktionelle Ausführung

- Während der Exspirationsphase begleitet der Therapeut den Schädel in die Innenrotation.
- Während der Inspirationsphase verhindert er die Außenrotation des Schädels, indem er beidseitig einen sanften Druck nach medial ausübt.
- Die Aufmerksamkeit sollte stets auf die Seitenventrikel gerichtet sein.
- Nach einigen Zyklen lässt der Druck gegen die Finger in der Inspirationsphase nach. Die Außen-/Innenrotations- bzw. Flexions-/Extensionsbewegung sind zum Stillstand gekommen.
- Wenn sich die Spannungen abgebaut haben und der Therapeut einen kräftigen, gleichmäßigen Druck in Richtung Außenrotation spürt, folgt er diesem Impuls.

Anmerkung

Verschiedene Arten der Ausführung sind möglich:

- Der Osteopath übt über den Knochen und die Dura einen Einfluss auf die Region der Seitenventrikel aus. Dabei versucht der Osteopath, die Elastizitätsveränderungen des Knochens während der Inspirations- und Exspirationsphase und die Auswirkungen seines Handelns auf die Dura zu spüren.
- Der Osteopath richtet seine Aufmerksamkeit direkt auf die intrakranialen Fluida. Der Schädel und die Seitenventrikel werden wie ein mit Wasser gefüllter Ballon wahrgenommen, und die Technik ist direkt auf die Fluida gerichtet.
- Diese Technik kann auch im Sinne eines rein vitalistischen Ansatzes ausgeführt werden. Der Osteopath folgt den vorhandenen Gewebequalitäten. Die Äußerung der inhärenten Homöodynamiken entscheidet darüber, ob sich eine Kompression der Seitenventrikel einstellt, indem der Osteopath der vorgegebenen Tendenz folgt.
- Der Osteopath richtet seine Aufmerksamkeit auf die Region um die Seitenventrikel, erfährt jedoch die synchrone Wirkung auf allen Dichteebenen. Der Osteopath unterstützt die Exspiration und Retraktion leicht, ohne das Tempo der „Bewegung" zu ändern. Die Inspiration bzw. Expansion verhindert er nicht, sondern folgt dieser passiv. Dieser Vorgang wird so lange fortgesetzt, bis ein Stillpunkt einsetzt. Bei der Ausführung der folgenden Techniken sollte die Aufmerksamkeit auf den fluiden Körper gerichtet sein, ganz so wie bei den oben beschriebenen Techniken. Diese subtilen therapeutischen Annäherungen beinhalten sowohl rein fluide palpatorische Qualitäten wie auch elektrodynamische Phänomene. Die fasziale, z. B. membranöse Wahrnehmungsebene kann auf diese Weise mit eingebunden werden.

23.8.6 Beruhigung des PRM-Rhythmus

Wirkung

- Verminderung der Frequenz des CRI, z. B. bei Hyperaktivität oder Fieber

23.8.7 Beruhigung über die Rotationstechnik der Ossa temporalia

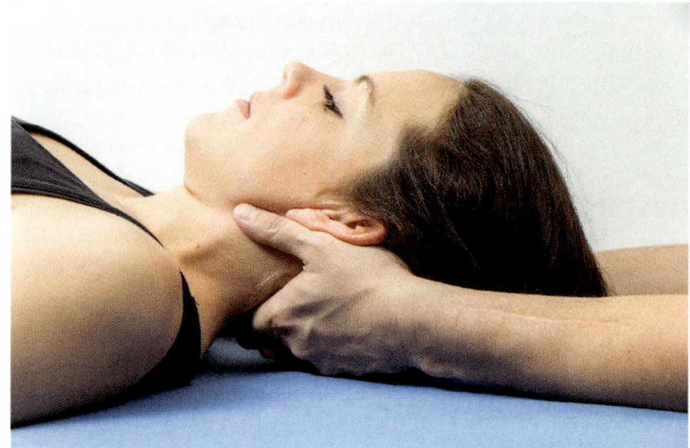

▸ **Abb. 23.18** Rotation der Ossa temporalia (AR/IR): Handposition.

Therapeut

- am Kopfende des Patienten (▸ **Abb. 23.18**)

Handposition

- Die Daumenballen liegen beidseitig auf den Partes mastoideae der Ossa temporalia.
- Die Daumen liegen auf den vorderen Spitzen der Procc. mastoidei der Ossa temporalia.

Ausführung

- Die Außenrotationsbewegung der Ossa temporalia wird abgebremst, indem die Daumenballen an den Partes mastoideae zu Beginn jeder Inspirationsphase einen sanften Druck nach posterior und medial ausüben (▸ **Abb. 23.19**). Nach Magoun sollte für die richtige Ausführung ausschließlich der M. flexor (digitorum) profundus genutzt werden [13].
- Wichtig ist, darauf zu achten, dass der angewendete Druck die Außenrotationsbewegung nicht verhindert, sondern nur verlangsamt.
- Ansonsten folgt der Therapeut nur passiv den Knochenbewegungen.
- Es ist zusätzlich möglich, zu Beginn jeder Innenrotation an den Mastoidspitzen einen sanften Widerstand mit den Daumen nach posterior und medial auszuüben.

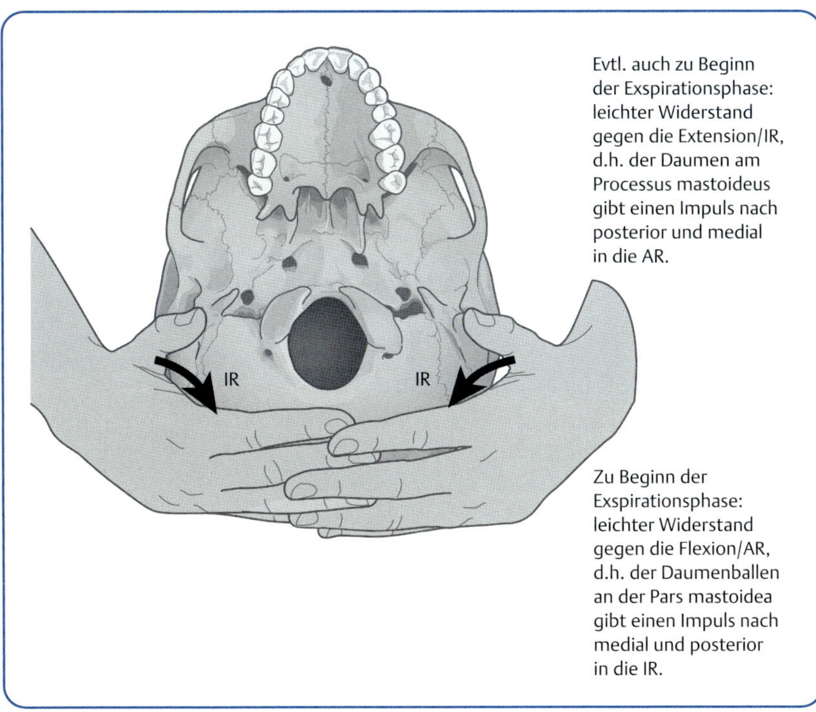

▶ **Abb. 23.19** Rotation der Ossa temporalia (AR/IR): Beruhigung.

Beachte

Es kann zu invasiv sein, die Frequenz der rhythmischen Erscheinung zu verändern. Eine Alternative besteht darin, die Amplitude sanft zu reduzieren, ohne die Frequenz zu verändern.

23.8.8 Beruhigung über das Os sacrum

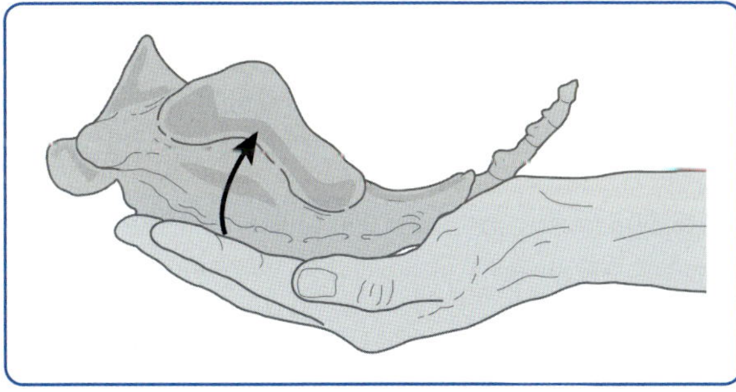

▶ **Abb. 23.20** Beruhigung der primären Respiration mithilfe des Os sacrum.

Therapeut

- seitlich neben dem Patienten, auf Höhe des Os sacrum

Handposition

- Die distale Hand liegt so unter dem Os sacrum, dass sich die Procc. spinosi zwischen dem Mittel- und dem Ringfinger befinden.
- Die Fingerspitzen berühren L 5.

Ausführung

- Der Therapeut verlangsamt die Flexionsbewegung, indem seine Hand zu Beginn jeder Inspirationsphase an der Sakrumbasis einen leichten Druck nach anterior ausübt (▶ **Abb. 23.20**).
- Der Druck sollte die Inspirationsbewegung nicht verhindern, sondern nur leicht abbremsen.

Beachte

Es kann zu invasiv sein, die Frequenz der rhythmischen Erscheinung zu verändern. Eine Alternative besteht darin, die Amplitude sanft zu reduzieren, ohne die Frequenz zu verändern.

23.8.9 Beschleunigung des PRM-Rhythmus

Wirkung

Besonders die Frequenz der primären Respiration wird beschleunigt, aber auch die Amplitude vergrößert sich. Dadurch wird eine Dynamisierung des kraniosakralen Rhythmus und der gesamten Körperfunktionen erreicht, z. B. um Depressionen, Lethargie, langsamen Vitalprozessen, schlechter Ausscheidung, verminderter Zirkulation, Vagotonus, Hypotension, Kraftlosigkeit und Erschöpfung entgegenzuwirken [31].

23.8.10 Beschleunigung über die Rotationstechnik der Ossa temporalia

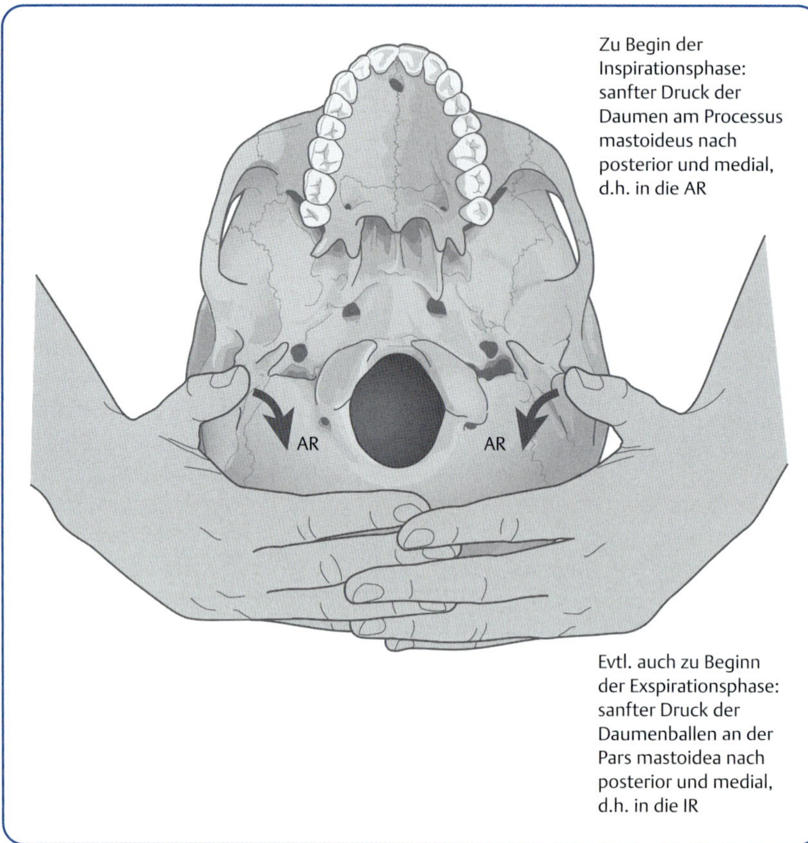

▶ **Abb. 23.21** Rotation der Ossa temporalia (AR/IR): Beschleunigung.

Therapeut

- am Kopfende des Patienten (▶ **Abb. 23.21**)

Handposition

- Die Daumenballen liegen beidseitig auf den Partes mastoideae der Ossa temporalia.
- Die Daumen liegen auf den vorderen Spitzen der Procc. mastoidei der Ossa temporalia.
- Die Ellenbogen beider Arme sind auf der Liege aufgelegt.

Ausführung

- Der Therapeut gibt einen feinen Impuls in die Außenrotation zu Beginn jeder Inspirationsphase des Os temporale. Der Impuls wird durch eine beidseitige Bewegung der Daumen an den Mastoidspitzen nach posterior und medial induziert. Nach Magoun sollte für die richtige Ausführung ausschließlich der M. flexor (digitorum) profundus genutzt werden [13].
- Dieser Impuls wird zu Beginn jeder neuen Außenrotation gegeben. Ansonsten folgt der Therapeut nur passiv den Bewegungen des Knochens.
- Ähnlich wie man das Schwingen einer Schaukel beschleunigt, unterstützt der Therapeut die Bewegung der Ossa temporalia.
- Zusätzlich ist es möglich, zu Beginn jeder Exspirationsphase einen Impuls mit den Daumenballen an den Partes mastoideae nach posterior und medial zu geben.

Diese Dynamisierung kann von jedem anderen Schädelknochen wie auch am Os sacrum vorgenommen werden.

Beachte

Es kann zu invasiv sein, die Frequenz der rhythmischen Erscheinung zu verändern. Eine Alternative besteht darin, die Amplitude sanft zu reduzieren, ohne die Frequenz zu verändern.

23.8.11 Beschleunigung über das Os sacrum

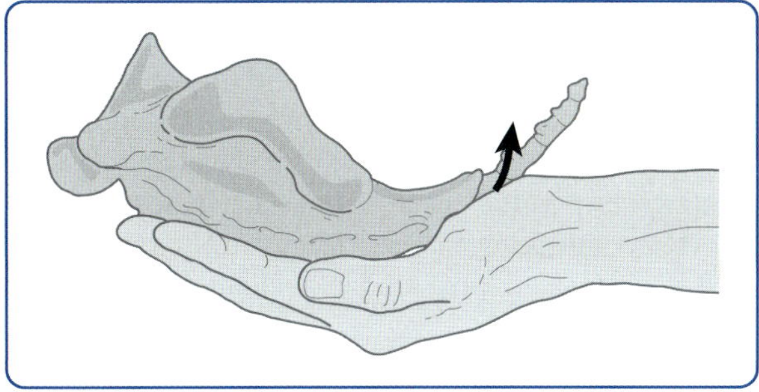

► **Abb. 23.22** Beschleunigung der primären Respiration mithilfe des Os sacrum.

Therapeut

- seitlich neben dem Patienten, auf Höhe des Os sacrum (► Abb. 23.22)

Handposition

- Die distale Hand liegt so unter dem Os sacrum, dass sich die Procc. spinosi zwischen dem Mittel- und dem Ringfinger befinden.
- Die Fingerspitzen berühren L 5.

Ausführung

Zu Beginn jeder Inspirationsphase gibt die Hand an der Sakrumspitze einen Impuls nach anterior (s. a. Anmerkung zur vorherigen Technik).

23.8.12 Wiederbelebungstechnik, Vater-Tom-Technik

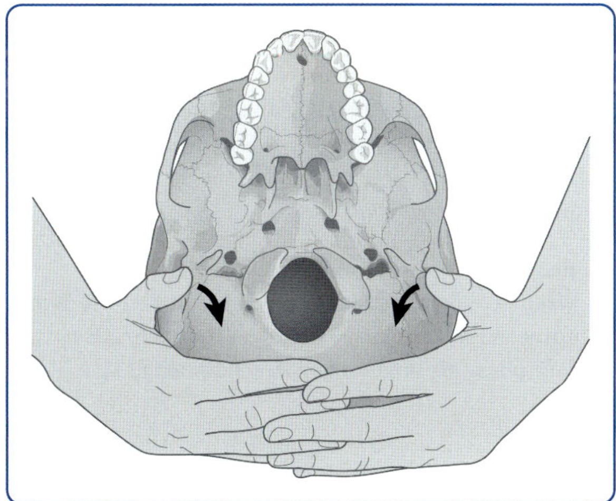

► **Abb. 23.23** Vater-Tom-Technik.

In seinem Buch *The Cranial Bowl* berichtet Sutherland [5], wie er einen klinisch toten Menschen am Eriesee mithilfe dieser Technik zurück ins Leben holte.

> *„Ich griff die Schläfenbeine und rotierte die Felsenbeine in Außenrotation, das Hinterhaupt in die Flexion […] Nachdem ich diese Knochen bewegt hatte, trat ein Wärmegefühl in meinen Händen auf, und der Mann begann zu atmen. Ich löste meine Hände, und die Atmung hörte auf […] Ich begann das Experiment von Neuem, und dasselbe Wärmegefühl kam wieder. Es gab eine plötzliche Zuckung in seinem Schädel, und dann begann er zu seiner Schwester zu sprechen.“*

Wirkung

Historisch wurde die Wirkung folgendermaßen erklärt: Beim Ableben soll das kraniosakrale System in der Exspirationsphase zum Stillstand kommen. Die reziproke Spannungsmembran fixiere die Schädelbasis in der Extension und die peripheren Knochen in Innenrotation.

In dieser Technik werden die Ossa temporalia mit großer Kraftanwendung in Außenrotation gebracht. Dadurch bewege sich das Os occipitale in Flexion. Die Folge sei, dass die reziproke Spannungsmembran, v. a. das Tentorium cerebelli, in die Flexionsposition gebracht würde, wodurch eine Fluktuation des LCS ausgelöst würde. Unterhalb des Tentoriums befinden sich der LCS und der Hirnstamm mit der Medulla oblongata, in der das Atemzentrum liegt. Das gesamte kraniosakrale System und der gesamte Organismus würden so in die Flexion-Außenrotation-Einatem-Phase gedrängt.

Indikationen

- Die Wiederbelebungstechnik ist indiziert, wenn die primäre Respiration so gut wie nicht mehr zu spüren ist.
- Bei sanfterer Ausführung können eine tiefere Atmung des Patienten und eine Lösung von Restriktionen an der Sutura occipitomastoidea erzielt werden. Außerdem kann sie am Ende von Behandlungen eingesetzt werden oder um unerwünschte Therapiefolgen auszugleichen.

Therapeut

- am Kopfende des Patienten

Handposition

- Die Daumenballen liegen beidseitig auf den Partes mastoideae der Ossa temporalia.
- Die Daumen liegen auf den vorderen Spitzen der Procc. mastoidei der Ossa temporalia.

Ausführung

- Die Ossa temporalia werden beidseitig in die Außenrotation gebracht, indem die Daumen die Mastoidspitzen nach medial und posterior drücken (▶ **Abb. 23.23**).
- Dieser Druck würde einige Sekunden aufrechterhalten und dann gelöst; mehrmalige Wiederholung, bis der Rhythmus wieder zu spüren sei.
- Diese Technik wird mit sehr starker Kraftanwendung ausgeübt!
- Gegebenenfalls kann bei Reanimationstechniken zusätzlich auch diese Technik angewendet werden. Dabei werden die Ossa temporalia während der Einatemphase der Lungenatmung in die Außenrotation gebracht.
- Die sanftere Variante unterscheidet sich von der Wiederbelebungstechnik durch die verminderte Kraftanwendung.

Variante: Wiederbelebungstechnik am Os sacrum

Bei starken Schädelverletzungen, wenn eine starke Kraftanwendung am Schädel kontraindiziert ist, kann man das kraniosakrale System auch am Os sacrum in die Inspirationsphase bringen:

- Der Patient befindet sich in Bauchlage.
- Die Kreuzbeinspitze wird mit einem kräftigen Druck für einige Sekunden nach anterior bewegt.
- Ansonsten gleiches Vorgehen wie an den Ossa temporalia.

23.9 Transversale Fluktuation

23.9.1 Wirkung und Indikationen

- Fasziale, membranöse Ebene: Historisch wurde Folgendes erklärt: Die Außenrotation eines Os temporale spanne das Tentorium cerebelli auf seiner Seite an. Die Falx cerebri würde zur Seite des nach außen rotierten Os temporale gezogen. Diese Bewegung findet abwechselnd und gegensinnig an den beiden Ossa temporalia statt.
- Fluide Ebene: Induktion einer transversalen Fluktuation
- Knöcherne Ebene: Induktion einer Seitneigung-Rotation auf Höhe der SSB
- Diese Technik wird v. a. angewendet, wenn ein transversales Fluktuationsmuster im Patienten wahrgenommen würde. Der Behandler synchronisiere sich mit diesem Muster. Anschließend kann es in einem Gleichgewichtszustand begleitet und vorsichtig eingeladen werden – in Richtung Dynamisierung oder Beruhigung.
- Dynamisierende Technik: Die Amplitude der primären Respiration vergrößert sich, die kranialen Fluktuationen werden angeregt, z. B. bei geschwächten und energieschwachen Patienten.
- Beruhigende Technik: Die Amplitude der primären Respiration vermindert sich und die kranialen Fluktuationen werden sediert, z. B. um erregte, nervöse, ängstliche Patienten und Fälle von Schlaflosigkeit zu beruhigen und zu entspannen.

Beachte

Es kann zu invasiv sein, die Frequenz der rhythmischen Erscheinung zu verändern. Eine Alternative besteht darin, die Amplitude sanft zu reduzieren, ohne die Frequenz zu verändern.

- bei starken Körperdysfunktionen
- bei Restriktionen der Suturen am Os temporale
- bei chronischen Seitneigungs-Rotations-Dysfunktionen am Hinterhaupt-Keilbein-Gelenk (SSB)
- Eine laterale Bewegung des LCS kann nach Lippincott die Fluktuation wieder in einen harmonischen Rhythmus bringen.

Beachte

Nach Schädeltraumata kann dieser Ansatz die Symptome verschlimmern. Hier ist es möglich, das Sakrum sanft hin und her zu schaukeln [33].

23.9.2 Pussy-Foot-Technik

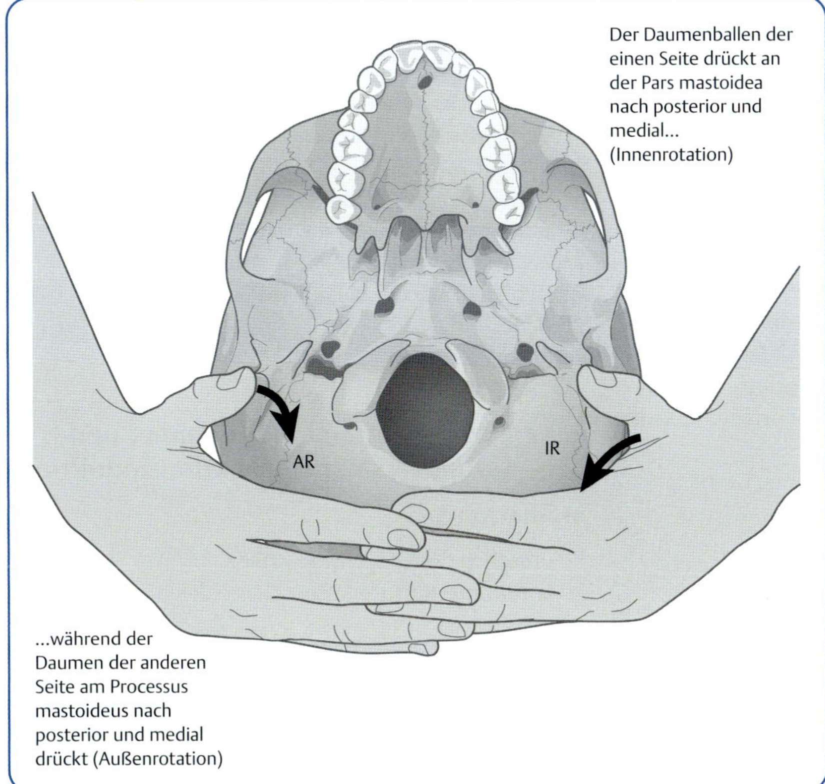

▶ **Abb. 23.24** Pussy-Foot-Technik.

Therapeut

- am Kopfende des Patienten

Handposition

- Die Daumenballen liegen beidseitig auf den Partes mastoideae.
- Die Daumen liegen beidseitig auf den vorderen Spitzen der Procc. mastoidei.
- Die Ellenbogen beider Arme sind auf der Liege aufgelegt.

Ausführung

- Das Os temporale der einen Seite wird nach außen rotiert (▶ **Abb. 23.24**), indem das Gewicht auf den Ellenbogen der gleichen Seite verlagert wird. Dadurch bewegt sich der Daumen am Proc. mastoideus nach medial und posterior.
- Indem der andere Ellenbogen vom Körpergewicht entlastet wird, wird das andere Os temporale in die Innenrotation bewegt. Die Hand bewegt sich automatisch so, dass der Daumenballen auf der Pars mastoidea nach medial und posterior Druck ausübt.
- Innenrotation des rechten Os temporale/Außenrotation des linken Os temporale und Außenrotation des rechten Os temporale/Innenrotation des linken Os temporale: Laut Magoun wird mithilfe des M. flexor digitorum profundus ein Mittelfinger um den anderen gewunden. Die Hände drehen sich wechselweise um dieses Fingerfulcrum. Die Daumen folgen passiv in einem Bogen, wobei sie die Ossa temporalia mit sich ziehen [34].
- Im Rhythmus der primären Respiration wird die Richtung gewechselt, sodass die Ossa temporalia abwechselnd und gegensinnig zueinander bewegt werden. Falls die primäre Respiration nicht wahrgenommen werden kann, ist es auch möglich, im Rhythmus der Lungenatmung zu wechseln.
- Wenn diese gegensinnige Bewegungsinduktion vom PRM übernommen wurde, folgt der Behandler nur passiv der Bewegung und wartet, bis diese gegensinnige Bewegung zur Ruhe kommt.
- Nach einer kurzen Phase der Ruhe wird sich von selbst wieder eine natürliche symmetrische Bewegung einstellen.

Anmerkung

Sutherland selbst hat die Ausführung dieser Technik im Laufe seines Lebens von einer mehr biomechanisch geprägten zu einer mehr funktionellen Ausführung geändert. Verschiedene Arten der Ausführung sind möglich:

- Ossäre durale Annäherung: Der Osteopath übt über den Knochen und die Dura einen Einfluss auf die Fluida des Schädels aus. Die lateralen Anteile des Tentorium cerebelli werden um das Sutherland-Fulcrum (im Bereich des Sinus rectus) geschaukelt, um eine laterale Fluktuation zu erzielen. Dabei richtet er seine Aufmerksamkeit auf die Ossa temporalia und die Dura und stellt eine Resonanz zu diesen Geweben her. Der Osteopath spürt die Elastizitätsveränderungen der Ossa temporalia bei der Ausführung der Technik und deren Wirkung auf die Dura und die Fluida.
- Der Osteopath richtet seine Aufmerksamkeit direkt auf die intrakraniale Fluida. Die Hände fühlen einen mit Wasser gefüllten Ballon und nehmen selbst diese Qualität an. Sie führen dann die Fluida alternierend sanft von einer zur anderen Seite.
- Der Osteopath folgt nur den vorhandenen Gewebequalitäten, und das inhärente Regulationssystem, das Rhythmussystem des PRM, entscheidet, ob diese Ausführung stattfindet. Der Osteopath fungiert „nur" als Fulcrum, um diesen Prozess zu begleiten.

23.9.3 Dynamisierende Pussy-Foot-Technik

Die Handposition entspricht der bereits beschriebenen Pussy-Foot-Technik, ebenso die Ausführung, mit dem Unterschied, dass der Rhythmus der gegensinnigen Außen- und Innenrotationsbewegung im Rhythmus der Lungenatmung beschleunigt und die Amplitude der Bewegungsausführung verstärkt werden.

23.9.4 Beruhigende Pussy-Foot-Technik

Die Handposition entspricht der bereits beschriebenen Pussy-Foot-Technik, ebenso die Ausführung, mit dem Unterschied, dass der Rhythmus der gegensinnigen Außen- und Innenrotationsbewegung sowie die Amplitude der Bewegungsausführung vermindert werden.

23.9.5 Alternative Technik für die laterale Fluktuation

Therapeut

- am Kopfende des Patienten

Handposition

- Die Handflächen umfassen das Os occipitale wie eine Suppenschüssel.

Ausführung

- Der Therapeut nimmt wahr, auf welcher Seite eine stärkere Außenrotation spürbar ist.
- In Richtung dieser Seite beginnen die Hände, sanft eine transversale Fluktuation zu stimulieren, bzw. folgen der registrierten transversalen Fluktuation von einer Seite zur anderen.
- Nachdem ein Höhepunkt der transversalen Fluktuation palpiert wurde, folgen die Hände passiv der Bewegung, bis die transversale Bewegung zur Ruhe kommt.
- Nach einer kurzen Phase der Ruhe wird sich von selbst wieder eine natürliche symmetrische Bewegung einstellen.

23.9.6 Kombination longitudinaler und transversaler Fluktuationsinduktion

Indikationen

- Förderung des Längenwachstums
- Harmonisierung der Körperphysiologien

Ausführung

- Der Therapeut führt eine Pussy-Foot-Technik aus: Induktion der transversalen Fluktuation.
- Der Patient beugt und streckt beide Füße: Induktion der longitudinalen Fluktuation.

23.10 Schräge Fluktuationstechnik

23.10.1 Wirkung und Indikationen

- Diese Technik verursache eine Torsion an der SSB. Ein nach hinten rotiertes rechtes Os temporale führt zu einer Torsion der SSB.
- Das Tentorium cerebelli verwringt sich mit der Folge einer schrägen Fluktuation.
- Die Verbindung der Pars petrosa mit den angrenzenden Knochen wird normalisiert.
- Diese Technik ist indiziert bei chronischen Torsionsdysfunktionen an der SSB. Sie ist mehr an die fluiden Aspekte dieser SSB-Torsionsdysfunktion oder, bei Anwendung an faszial-membranösen Strukturen, mehr an die membranösen Aspekte der Dysfunktion gerichtet.

23.10.2 Anteroposteriore Rotationstechnik der Ossa temporalia (Finger-im-Ohr-Technik)

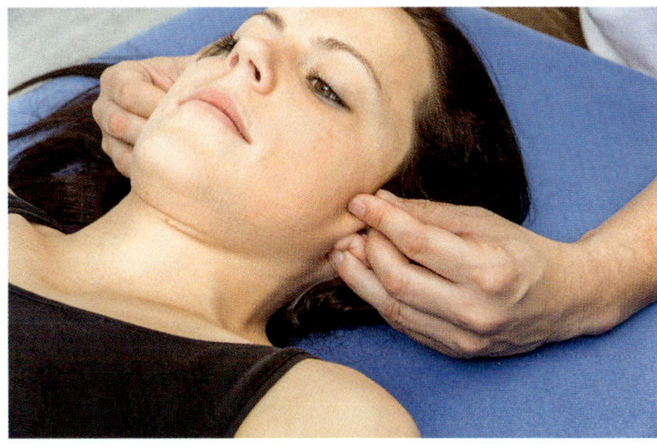

► **Abb. 23.25** Anteroposteriore Rotationstechnik der Ossa temporalia (Finger-im-Ohr-Technik): Handposition.

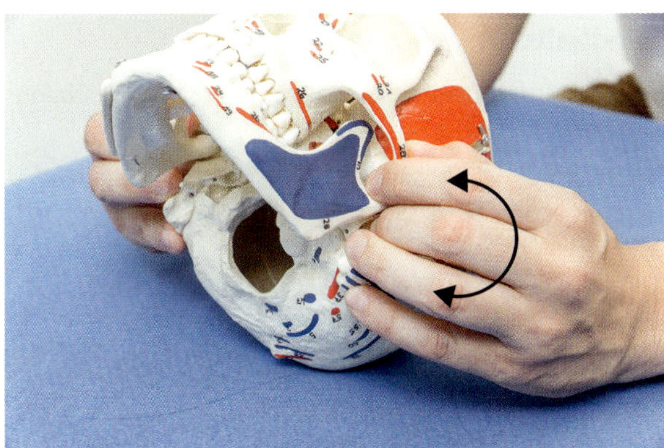

► **Abb. 23.26** Anteroposteriore Rotationstechnik der Ossa temporalia (Finger-im-Ohr-Technik): Handposition.

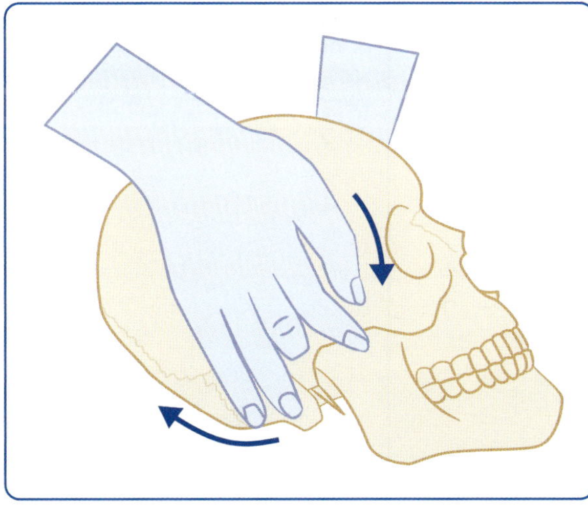

► **Abb. 23.27** Anteroposteriore Rotationstechnik der Ossa temporalia.

Therapeut

- am Kopfende des Patienten

Handposition

- Die Daumen und die Zeigefinger umgreifen die Procc. zygomatici.
- Die Mittelfinger liegen in den äußeren Ohrkanälen.
- Die Procc. mastoidei liegen zwischen den kleinen Fingern und den Ringfingern (► **Abb. 23.25**, ► **Abb. 23.26**).

Ausführung

- Das eine Os temporale wird nach anterior rotiert, indem Daumen und Zeigefinger eine Bewegung nach inferior und Ring- und kleiner Finger eine Bewegung nach superior ausführen (► **Abb. 23.27**).
- Gleichzeitig wird das andere Os temporale nach posterior rotiert, indem Daumen und Ringfinger eine Bewegung nach superior und Ring- und kleiner Finger eine Bewegung nach inferior ausführen.
- Bewegung der Os temporale: anteriore Rotation rechts/posteriore Rotation links und posteriore Rotation rechts/anteriore Rotation links
- Die Os temporale werden abwechselnd und gegensinnig zueinander bewegt.
- Wenn diese gegensinnige Bewegungsinduktion vom PRM übernommen wurde, folgt der Behandler nur passiv der Bewegung und wartet, bis diese gegensinnige Bewegung zur Ruhe kommt.
- Nach einer kurzen Phase der Ruhe wird sich von selbst wieder eine natürliche symmetrische Bewegung einstellen.

Anmerkung

- entsprechend zu Kap. 23.9.3

23.10.3 Selbstbehandlung

Zur allgemeinen Entspannung oder bei Schlaflosigkeit kann der Effekt einer CV-4-Technik auch durch eine Selbstbehandlung versucht werden herbeizuführen. Diese Behandlung wird in Rückenlage ausgeführt. Die Finger werden ineinander verschränkt und die Hände unter die Squama occipitalis gelegt. Der Knochen wird in die Extension/Innenrotation begleitet, während die Hände der Bewegung in die Flexion/Außenrotation Widerstand leisten. Die sekundäre Atmung kann als Unterstützung eingesetzt werden, indem der Atem am Ende der Ausatemphase angehalten wird.

Falls diese Technik nicht ausgeführt werden kann, ist es auch möglich, 2 gebrauchte, weiche Tennisbälle in einem Strumpf zusammenzubinden, sodass sie sich berühren. Während man sich in entspannter Rückenlage befindet, werden die Bälle unter die Squama occipitalis gelegt, etwas oberhalb der Ohröffnung. Das gesamte Gewicht des Kopfes ruht auf den Bällen. Man kann diese Technik für 10–15 min ausführen. Auch in sitzender Position, auf die Ellenbogen gestützt, können die Hände auf die Ossa temporalia gelegt werden und ähnlich den oben beschriebenen Techniken die Fluktuationen beeinflusst werden. Die Indikationen und die Kontraindikationen entsprechen denjenigen der CV-4-Technik.

Diese Selbsthilfetechniken können dem Patienten erklärt und gelehrt werden, wodurch die Behandlungserfolge verbessert werden und der Patient in die Lage versetzt wird, sich ohne großen Aufwand effektiv zu entspannen.

23.11 Palpatorische Annäherung an die Zisternen

Eine Übersicht der Zisternen veranschaulicht die ▸ Abb. 23.28.

23.11.1 Palpatorische Annäherung an die Cisterna ambiens

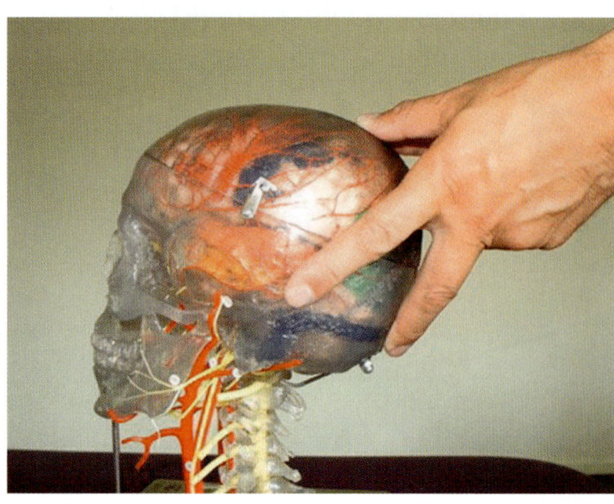

▸ **Abb. 23.29** Palpatorische Annäherung an die Cisterna ambiens.

Handhaltung

- Beide Mittelfinger werden etwa im Bereich des Inions aufgelegt.
- Die Daumen befinden sich auf dem Vertex.
- Die Zeigefinger befinden sich oberhalb der Sutura parietomastoidea.

Ausführung

- Die aufgelegten Finger üben einen rhythmischen Druck auf die Region der Cisterna ambiens – zwischen Kleinhirn, Vierhügelplatte und Epiphyse – aus.

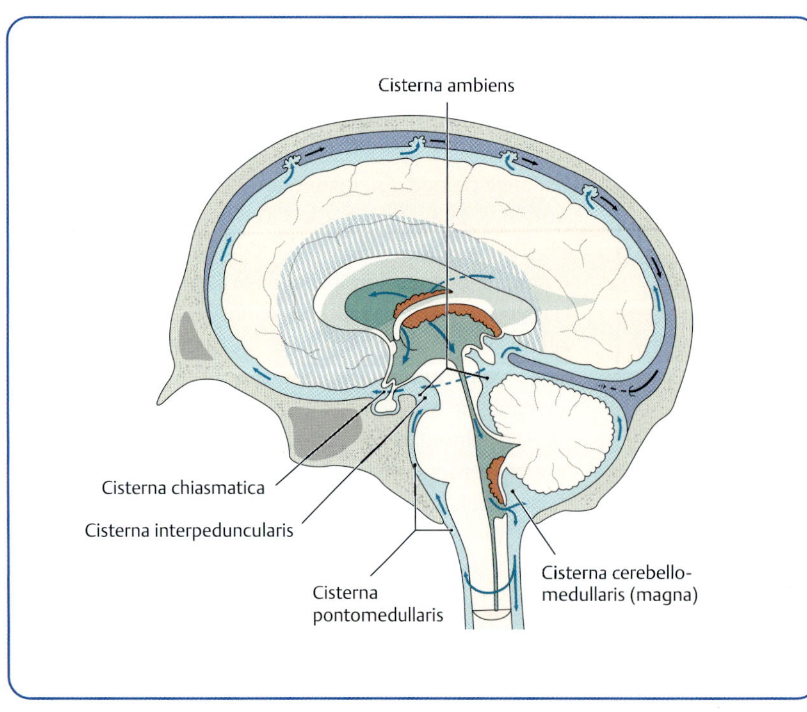

▸ **Abb. 23.28** Übersicht der Zisternen. (Aus Schünke M, Schulte E, Schumacher U. Prometheus, LernAtlas der Anatomie. Kopf, Hals und Neuroanatomie. Illustrationen von M. Voll und K. Wesker. 4. Aufl. Stuttgart: Thieme; 2015)

23.11.2 Palpatorische Annäherung an die Cisterna chiasmatica

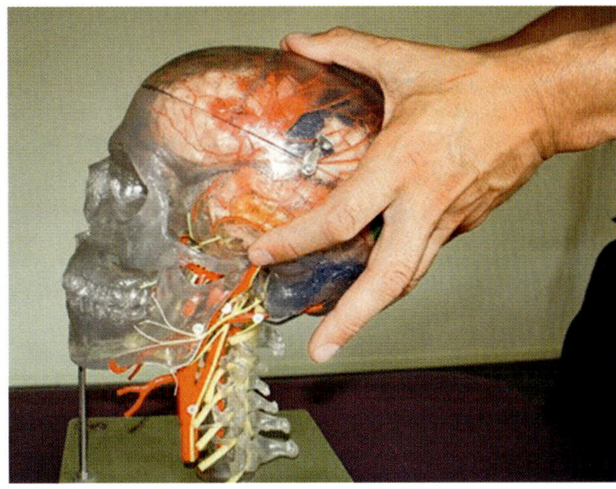

▸ **Abb. 23.30** Palpatorische Annäherung an die Cisterna chiasmatica.

Handhaltung

- Beide kleinen Finger oder/und Ringfinger werden etwa im Bereich des Inions aufgelegt.
- Die Daumen befinden sich posterior des Bregmas.
- Die Zeigefinger werden etwa 1 Finger breit oberhalb des Kiefergelenks aufgelegt.

Ausführung

- Die aufgelegten Finger üben einen rhythmischen Druck auf die Region der Cisterna chiasmatica aus.

23.11.3 Palpatorische Annäherung an die Cisterna cerebellomedullaris

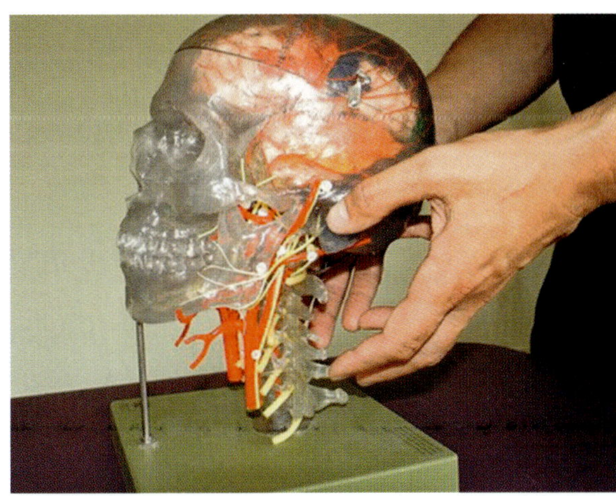

▸ **Abb. 23.31** Palpatorische Annäherung an die Cisterna cerebellomedullaris.

Handhaltung

- Beide kleinen Finger oder/und Ringfinger werden unterhalb des Inions aufgelegt.
- Die Daumen befinden sich posterior des Porus acusticus externus.

Ausführung

- Die aufgelegten Finger üben einen rhythmischen Druck auf die Region der Cisterna cerebellomedullaris, d. h. den Raum zwischen Kleinhirn und Medulla, aus.

23.11.4 Palpatorische Annäherung an die Cisterna pontomedullaris

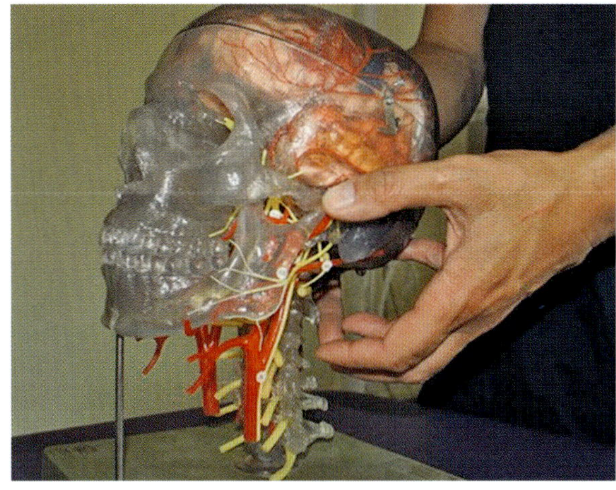

▸ **Abb. 23.32** Palpatorische Annäherung an die Cisterna pontomedullaris.

Handhaltung

- Beide kleinen Finger oder/und Ringfinger werden unterhalb des Inions aufgelegt.
- Die Daumen befinden sich anterior des Porus acusticus externus.

Ausführung

- Die aufgelegten Finger üben einen rhythmischen Druck auf die Region der Cisterna pontomedullaris aus.

Verwendete Literatur

[1] Becker RE: Be still and know. A dedication to William G. Sutherland D.O. Cranial Academy Newsletter. 1965; 12: 6.

[2] Sutherland WG: Teachings in the Science of Osteopathy. Fort Worth: Sutherland Cranial Teaching Foundation; 1991: 204.

[3] Sutherland WG: Contributions of Thought. Fort Worth: Sutherland Cranial Teaching Foundation; 1967: 152.

[4] Magoun HI: Osteopathy in the Cranial Field. 3 rd ed. Kirksville: Journal Printing Company; 1976: 112–113.

[5] Sutherland WG: The Cranial Bowl. Mankato: Free Press; 1939: 54.

[6] Lippincott HA: Compression of the bulb. J. Osteopath. Cranial Assoc. Meridian: Cranial Academy; 1948: 51–56.

[7] Bolet P: La compression du 4ème ventricule modifie-t-elle le profil ionique chez le patient. St. Etienne: Mémoire; 1993.

[8] Magoun HI: Osteopathy in the Cranial Field. 3 rd ed. Kirksville: Journal Printing Company; 1976: 112f.

[9] Upledger JE, Vredevoogd JD: Lehrbuch der CranioSacralen Therapie. 2. Aufl. Heidelberg: Haug; 1994: 54.

[10] Courty F: Compression du IVème ventricule et rythme cardiaque. Marseille: Mémoire; 1988.

[11] Magoun HI: Osteopathy in the Cranial Field. 3 rd ed. Kirksville: Journal Printing Company; 1976: 114.

[12] Lippincott HA: Compression of the bulb. J. Osteopath. Cranial Assoc. Meridian: Cranial Academy; 1948: 56.

[13] Magoun HI: Osteopathy in the Cranial Field. 3 rd ed. Kirksville: Journal Printing Company; 1976: 110.

[14] Hanten WP, Olson SL, Hodson JL, Imler VL, Knab VM, Magee JL: The Effectiveness of CV-4 and Resting Position Techniques on Subjects with Tension-Type Headaches. J. Man. Manip. Ther. 1999; 2: 64–70.

[15] Cooper GJ: Compression of the fourth ventricle. Cranial Letter. 1992: 45.

[16] Cooper GJ, Kilmore M: Compression of the fourth ventricle and its effects on circulation and respiration. Cranial letter; 1994; 47.

[17] Jealous J: The Biodynamics of Osteopathy. Fluid body. Audio CD Series. Apollo Beach; 2001.

[18] Jealous J: The Biodynamics of Osteopathy. CV-4. No. 2. Audio CD Series. Apollo Beach; 2001.

[19] Jealous J: The Biodynamics of Osteopathy. CV-4. No 1. Audio CD Series. Apollo Beach; 2001.

[20] Ferguson A: A review of the physiology of cranial osteopathy. J. Osteop. Medic. 2003; 6(2): 74–84.

[21] Schwenk T: Das sensible Chaos. 10. Aufl. Stuttgart: Verlag freies Geistesleben; 2003: 22.

[22] dto. 59.

[23] dto. 39.

[24] dto. 45.

[25] Sutherland WG: Contributions of Thought. 2nd ed. Fort Worth: Sutherland Cranial Teaching Foundation 1998; 1998: 334f.

[26] Jealous J: The Biodynamics of Osteopathy. Axial fluctuations. No. 1. Audio CD Series. Apollo Beach; 2001.

[27] Jealous J: The Biodynamics of Osteopathy. The ignitionsystem. No. 1. Audio CD Series. Apollo Beach; 2001.

[28] Jealous J: The Biodynamics of Osteopathy. The ignitionsystem. No. 2. Audio CD Series. Apollo Beach; 2001.

[29] Sutherland WG: Teachings in the Science of Osteopathy. Fort Worth: Sutherland Cranial Teaching Foundation; 1991: 37.

[30] Cutler MJ, Holland BS, Stupski BA, Gamber RG, Smith ML: Cranial manipulation can alter sleep latency and sympathetic nerve activity in humans: A pilot study. J. Altern. Complement Med. 2005; 11(1): 103–108.

[31] Magoun HI: Osteopathy in the Cranial Field. 3 rd ed. Kirksville: Journal Printing Company; 1976: 109.

[32] Lippincott RC, Lippincott HA: A manual of cranial technique. Repr. Meridian: Cranial Academy. 1949: 22.

[33] Magoun HI: Osteopathy in the Cranial Field. 3 rd ed. Kirksville: Journal Printing Company; 1976: 116.

[34] dto. 115.

[35] Liem T: Treatment Principles. In: Liem T, van den Heede P (Eds.): Foundations of morphodynamics in Osteopathy. An integrative approach to cranium, nervous system and emotions. Pencaitland: Handspring; 2017: 353, 358.

[36] Magoun HI: Osteopathy in the Cranial Field. 3 rd ed. Kirksville: Journal Printing Company; 1976: 110.

[37] Liem T: Praxis der kraniosakralen Osteopathie. 3. Aufl. Stuttgart: Haug; 2010.

[38] Liem T: Osteopathic treatment of the dura. In: Liem T, Tozzi P, Chila A: Fascia in the Osteopathic Field. Edinburgh: Handspring; 2017: 547f.

[39] Kiviniemi V, Wang X, Korhonen V, Keinanen T, Tuovinen T, Autio J, LeVan P, Keilholz S, Zang YF, Hennig J, Nedergaard M: Ultra-fast magnetic resonance encephalography of physiological brain activity – Glymphatic pulsation mechanisms? J. Cereb. Blood. Flow. Metab. 2016; 36(6): 1033–1045.

[40] Cardoso-de-Mello-e-Mello-Ribeiro AP, Rodríguez-Blanco C, Riquelme-Agulló I, Heredia-Rizo AM, Ricard F, Oliva-Pascual-Vaca Á: Effects of the fourth ventricle compression in the regulation of the autonomic nervous system: a randomized control trial. Evid. Based. Complement. Alternat. Med. 2015: 148285.

Weitere Literatur

Allain A: Le complexe musculo-aponeurotique sous-hyoidien et la circulation veineuse de retour cranien à propos de 10 études échotomographiques. Dijon: Mémoire; 1992.

Busquet L: L'ostéopathie cranienne. Paris: Maloine; 1985.

Gehin A: Atlas of manipulative techniques for the cranium and face. Seattle: Eastland; 1981.

Ohanian M: Father Tom et asthme. Paris: Mémoire; 1994.

24 Palpatorische Annäherung an Hirnstrukturen

Torsten Liem, Christiane Vahle-Hinz

Das Gehirn ist der Palpation nicht direkt zugänglich. Ähnlich wie der Versuch, das Herz durch den Brustkorb oder die Hirnventrikel diagnostisch und therapeutisch zu palpieren, wird auch hier versucht, durch die knöcherne Schädelkavität palpatorischen Kontakt zu bestimmten Hirngeweben aufzunehmen. Ob und auf welche Weise diese therapeutischen Ansätze tatsächlich nachweisbar die Hirnphysiologie beeinflussen, ist bisher ungeklärt. Mögliche Annäherungen können über die Thermodiagnostik, Testung der Elastizität und Palpation inhärenter rhythmischer adaptiver Spannungsvariation erfolgen [1].

Um Gewebedynamiken zu beeinflussen, sind beispielsweise Ansätze wie der des PBT (Kap. 13.9.3 oder DBT (Kap. 13.10) möglich. Dabei werden stets auch knöcherne, durale und vaskuläre Anteile der Schädelregion behandelt.

24.1 Schädel und Gehirnentwicklung

Richtsmeier und Flaherty (2013) beschäftigen sich in ihrem Review mit einem Modell, demzufolge die Morphogenese des Schädels und des Gehirns durch eine Informationsweiterleitung über Transmitter koordiniert wird [2]. Sowohl das Gehirn als auch der knöcherne Schädel reagieren ähnlich sensibel auf die Transmitter und beeinflussen sich gegenseitig in noch unbekannter Weise reflektorisch während ihres Wachstums. Die Autoren gehen davon aus, dass diese wechselseitige Beeinflussung auf zellulärer Ebene stattfindet. Insbesondere bei der Untersuchung von kranialen Fehlbildungen und Erkrankungen spielen die dabei ablaufenden Prozesse eine wichtige Rolle.

Eine Vielzahl von Genen soll nur im Gehirn zum Ausdruck kommen. Die folgenden 5 Signalübermittlungswege und Genfamilien spielen evolutionär eine tragende Rolle und steuern wichtige Prozesse der Embryo- und Ontogenese [2]:

- Die Hedgehog-Proteine sollen die Zelldifferenzierung und Zellvermehrung regulieren.
- Der Wnt-Signalweg soll bei der frühen Gehirn- und Schädelbildung eine wichtige Funktion einnehmen.
- Der Notch-Signalweg reguliert die zelluläre Interaktion, Apoptose, Zellvermehrung und Zelldifferenzierung. Er kontrolliert damit auch die Knochenbildung, die Zellbildung der Neuralleisten und die Neurogenese.
- Der TGF-β-Signalweg (Transforming Growth Factor) aktiviert Signalkaskaden, die viele Zellprozesse wie die Apoptose, Zellvermehrung, Zellbewegung und Zelldifferenzierung in Gang setzen. Er spielt auch bei tumorösen Entartungen eine wichtige Rolle.
- Der FGF-Signalweg (Fibroblast Growth Factor) ist bei vielen normalen Zellprozessen aller Körpergewebe aktiv.

Jedoch sind diese Genfamilien erst in Interaktion mit noch unbekannten Genen für die Entwicklung des Kopfes verantwortlich.

Das zentrale Schlüsselelement für die Interaktion zwischen Knochen und Gehirn sollen die Meningen sein. Sie exprimieren bei einer Zugbelastung, wie sie bei einem wachsenden Gehirn entsteht, verschiedene Wachstumsproteine, Kalziumionen und erhöhen auch die Zellplasmapermeabilität. Der genaue Mechanismus für die Interaktion zwischen dem Gehirn und den Schädelknochen ist allerdings weiterhin unbekannt [2].

Eine Kommunikationsstörung zwischen Gehirn, Meningen und Knochen kann zu dysmorphen Kopfformen führen (Kap. 21).

24.1.1 Gehirnasymmetrie

Gehirnasymmetrie wurde bei Tieren und Menschen in Bezug auf anatomische Regionen, Funktion und Verhalten beobachtet [3]. Beim Menschen ist die offensichtlichste funktionale Spezialisierung die Sprech- und Sprachfähigkeit. In aller Regel ist die linke Gehirnhälfte auf Sprachfähigkeit spezialisiert [4] [5] [6] [7]. Gehirnasymmetrie, Sprachlateralität und Handdominanz hängen zusammen. Die Wechselwirkungen sind komplex [8].

Einflussfaktoren für die asymmetrische Ausprägung des Gehirns [9]:

1. Fetaler Einfluss: Die Lage des Fetus bzw. des Ohrs begünstigt eine unterschiedliche auditive Wahrnehmung. Rechts besteht eine bessere Diskriminierung von Hochfrequenzen. Ultraschalluntersuchungen begünstigen eine höhere Wahrscheinlichkeit für Linkshändigkeit [10].
2. Vererbung: Es konnte ein großer Einfluss auf die Strukturierung der um den Sulcus lateralis lokalisierten kortikalen Strukuren festgestellt werden. Die Entwicklung der grauen Substanz ist genetisch beeinflusst [11] [12]. Die Gyrus-Sulkus-Musterbildung ist hingegen weit weniger erblich bedingt [13] [14].
3. Seitigkeit/Geschlechtshändigkeit: Diese ist unterschiedlich bei Frauen und Männern. Studien belegen eine höher ausgeprägte Gehirnasymmetrie und Seitigkeit auditiver und visueller Fähigkeiten bei Männern. Es konnten inbesondere nach einem Apoplex

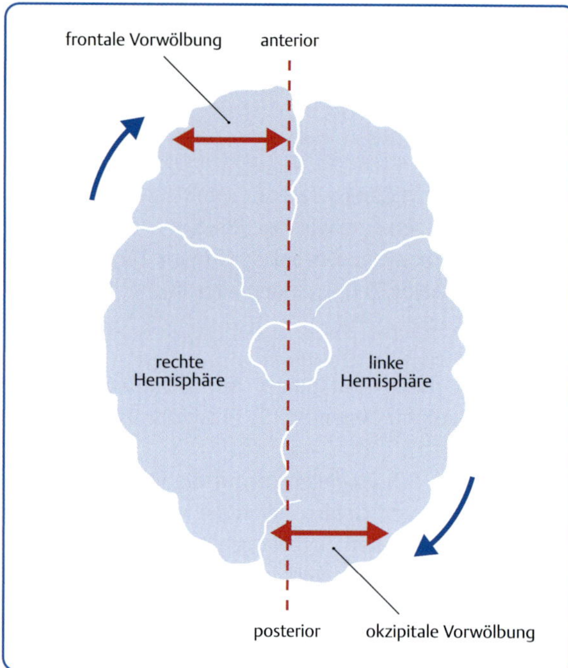

▶ **Abb. 24.1** Yakovlevian torque.

Unterschiede der motorischen, räumlichen, visuellen Wahrnehmung und sprachlichen Umsetzung registriert werden [15] [16] [17] [18].

4. Hormoneinfluss: In einer Tierstudie konnte ein hormoneller Einfluss, z. B. bei Kastration, gezeigt werden. Möglicherweise kann beim Menschen ein erhöhter Testosteronspiegel Einfluss auf eine Abweichung normaler Rechtshändigkeit und Sprachdominanz (links) sowie auf die visuelle räumliche Wahrnehmung (rechts) ausüben. So führen erhöhte Testosteronwerte im Uterus zu einem verspäteten Wachstum der linken Seite und könnten möglicherweise die Wahrscheinlichkeit vermehrter Linkshändigkeit bei Männern erklären [19].
5. Funktionelle Anpassung: Diese entstehen durch prä- und postnatale einseitige Sinnesreize [20] [21].
6. Anormale Asymmetrien und Krankheiten: Eine Leseschwäche, entwicklungsbedingte Legasthenie und ein vergrößertes rechtsseitiges Sprachzentrum gehen mit einem verkleinerten Temporallappenvolumen einher. Auch bei stotternden Personen konnte eine rechtsseitige Verschiebung der motorischen und auditiven Sprachareale registriert werden [22] [23].
7. Funktionelle Asymmetrie: Sprache konnte durch einen elektrischen Stimulus auf der linken Hemisphäre gehemmt werden. Halluzinationen finden eher rechtshemisphärisch statt. Bei Split-Brain-Patienten mit einem entfernten Corpus callosum wurde festgestellt, dass auditive und visuelle Stimuli besser analysiert werden können, wenn der verbale Input von rechts kommt. Der musikalische Input ist hingegen auf dem linken Ohr besser wahrzunehmen [24] [25] [26] [27].
8. Yakovlevian torque: Laut Paul Ivan Yakovlev (1894–1983) besteht die Tendenz des menschlichen Gehirns, sich auf der rechten Seite leicht nach vorn-links zu verziehen. Dieses Phänomen soll für bestimmte Asymmetrien verantwortlich sein, z. B. für einen längeren und weniger stark gekrümmten linken Sulcus lateralis des menschlichen Gehirns (▶ **Abb. 24.1**).

24.1.2 Allgemeine Annäherung an Hirnregionen

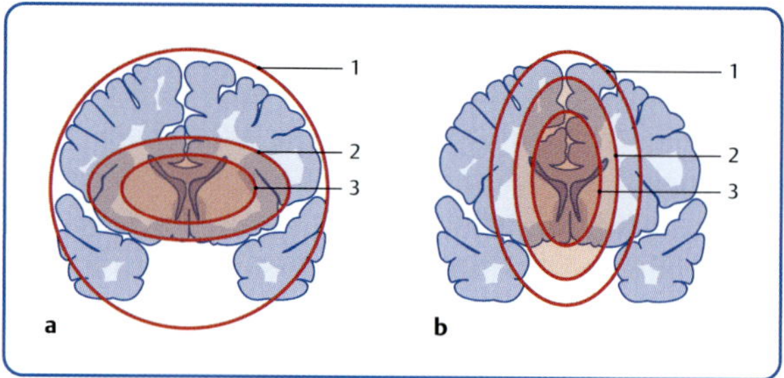

▶ **Abb. 24.2** Schichtenpalpation des Gehirns. **a** Koronalschnitt, **b** Frontalschnitt. 1 Neokortex, 2 Bereich der Kommissuren, 3 Bereich der zentralen Kerngebiete. (Van den Heede P, et al.: The brain as a morphogenetic field. In: Liem T, Van den Heede P (Eds.): Foundations of morphodynamics in Osteopathy. An integrative approach to cranium, nervous system and emotions. Pencaitland: Handspring; 2017.)

Patient und Therapeut

- Der Patient befindet sich in Rückenlage. Falls nicht anders erwähnt, sitzt der Therapeut am Kopfende des Patienten.

Handhaltung

- Schädeldachhaltung nach Sutherland (Kap. 15.1.1)

Ausführung

Es kann eine allgemeine Schichtenpalpation durchgeführt werden. Mittels passiver Palpation werden Rhythmus, Amplitude, Dichte etc. wahrgenommen. Von peripher nach zentral werden der Neokortex sowie die Kommissurenbahnen, Ventrikel und Großhirnkerne differenziert (▶ **Abb. 24.2**) [71]:

- Neokortex:
  - individuelle Lobi
  - Insula
  - Klaustrum
  - Zerebellum
- im Bereich der Kommissuren:
  - Commissura anterior, Commissura posterior

- Capsula interna, Capsula externa, Capsula extrema (= weiße Substanz zwischen Putamen und Insula)
- Corpus callosum
- Fornix
- im Bereich der Ventrikel:
  - laterale Ventrikel, 3. und 4. Ventrikel
- im Bereich der zentralen Kerngebiete:
  - Basalganglien
  - Thalamus
  - Hypothalamus
  - Hypophyse

24.2 Zerebrum und Cortex cerebri

24.2.1 Übersicht und Lage

Das Großhirn wird durch die Fissura longitudinalis cerebri in die beiden Hemisphären getrennt. Die Hemisphären werden in 4 Lappen unterteilt, den Lobus frontalis, Lobus parietalis, Lobus occipitalis und Lobus temporalis (► **Abb. 24.3**).

Die Trennung erfolgt nur zum Teil durch Sulci mit konstanter Lage, dazu gehören der Sulcus lateralis zwischen dem Temporallappen einerseits und dem Frontal- und Parietallappen andererseits, der Sulcus centralis zwischen dem Frontal- und Parietallappen, die Sulci parietooccipitalis und calcarinus zwischen Parietal- und Okzipitallappen. Der Okzipitallappen wird nur unvollständig vom Sulcus parietooccipitalis und der Incisura praeoccipitalis abgegrenzt.

24.2.2 Funktion

- primäre rezeptive Areale: bringen die jeweilige Sinnesmodalität zu Bewusstsein
- primäres motorisches Areal: setzt motorische Impulse über die Pyramidenbahn in Bewegung um
- unimodale Assoziationsareale: erste Interpretation der Sinnesreize und Vergleich mit Gedächtnisinhalten
- multimodale Assoziationsareale: Verarbeitung von Informationen verschiedener Modalitäten, Entwurf sprachlicher und motorischer Konzepte und Vorstellungen [28]

24.2.3 Palpatorische Annäherung an die Region der Großhirnhemisphären

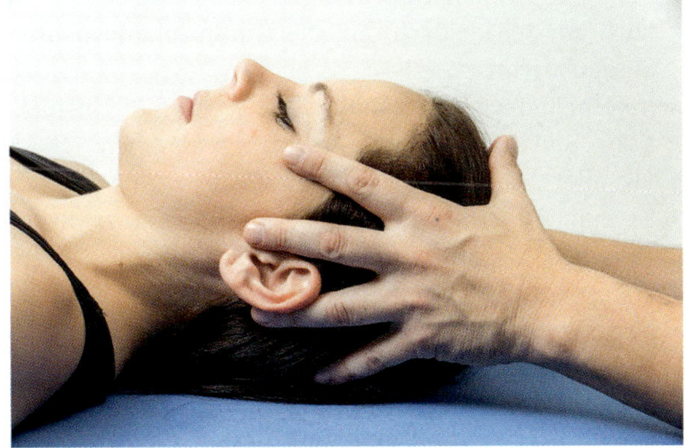

► **Abb. 24.4** Palpatorische Annäherung an die Region der Großhirnhemisphären.

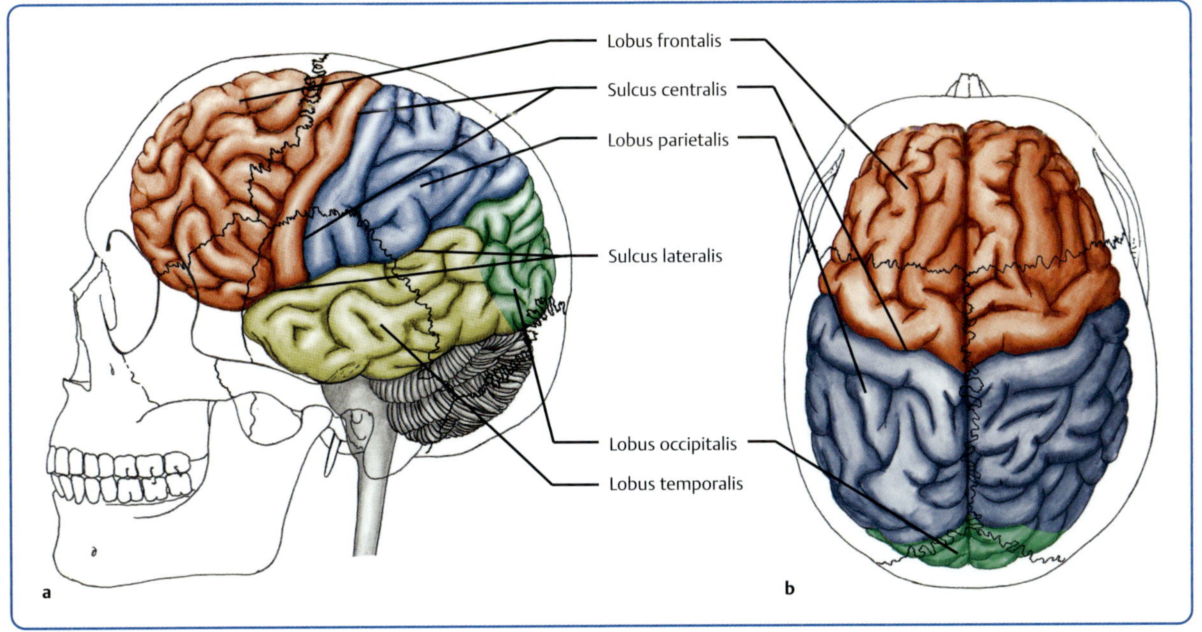

► **Abb. 24.3** Lobi cerebri in der Ansicht **a** von lateral und **b** von oben.

Handposition

- Schädeldachhaltung nach Sutherland (▶ Abb. 24.4)

Ausführung

- Der Therapeut palpiert die Mobilität der Hirnschädelknochen gegenüber den Großhirnhemisphären.
- passive Testung der Großhirnhemisphären: Wahrnehmung von Form, Symmetrie, Frequenz, Kraft und Leichtigkeit der „Bewegung", Amplitude, Endgefühl, natürlichem Disengagement, natürlicher Nähe/Retraktion, Zugspannungen, aberranten Bewegungen, Dichte, Volumen usw.
- Der Therapeut lässt eine Resonanz zu den entwicklungsdynamischen Kraftvektoren entstehen, z. B. indem eine sanfte Kompression an der Schädelbasis (und auch am Schädeldach) auf die Großhirnhemisphären ausgeübt wird.
- Innerhalb des Kompressionsfeldes werden die Inspirations- und Exspirationsphasen wahrgenommen.
- PBT oder DBT
- Es etabliert sich ein Fulcrum im Beziehungsmuster zwischen Mesoektoderm und Großhirnhemisphären, z. B. zwischen Schädelbasis und Großhirn.
- Nach Etablierung des Fulcrums tritt möglicherweise ein Disengagement innerhalb der Großhirnhemisphären und zwischen ihnen und den umgebenden Strukturen auf. Der Therapeut unterstützt diesen Prozess, indem er ihn in einem sanften Kompressionsfeld zur Entfaltung kommen lässt (bzw. der Kraft des Disengagements mit einem minimalen Gegendruck begegnet) und dabei dem Prozess des Disengagements folgt.
- Zunächst erfolgt zumeist die Wahrnehmung einer nach superior und anterior gerichteten exzentrischen Kraft, ausgehend vom Kopf und Großhirn.
- Ein Fluid Drive kann bei Bedarf vom schräg gegenüberliegenden Bereich der dysfunktionellen Struktur ausgeübt werden. Allerdings kann im Verlauf der therapeutischen Interaktion auch ein spontaner Fluid Drive beobachtet werden.
- Am Ende der Behandlung können, wenn nötig, der Hirnschädel und die reziproke Spannungsmembran ins Gleichgewicht gebracht werden.

Jeder der Hirnlappen kann auch einzeln oder in Beziehung zu anderen Geweben getestet und behandelt werden. Es sei allerdings darauf hingewiesen, dass die Grenzen der Lappen zum Teil nicht eindeutig gefunden werden können.

24.3 Lobus frontalis

24.3.1 Lage

- anterior des Sulcus lateralis (Grenze zum Lobus temporalis) bis zum Sulcus centralis (Grenze zum Lobus parietalis)

24.3.2 Funktion

Anteile des Frontallappens sind folgende:

- primärer Motorkortex (Area 4) und supplementär motorischer und prämotorischer Kortex (Area 6): Initiierung sowie Planung und Kontrolle von Bewegungen
- Broca-Region (links, Area 44): motorisches Sprachareal
- präfrontaler Kortex: Kognition und Verhaltenssteuerung

Im **präfrontalen Kortex (Cortex praefrontalis)** liegt das multimodale Assoziationsareal, zu dessen Aufgaben die kurzzeitige Speicherung und Analyse von gegenständlichen und zeitlichen Informationen gehört:

- dorsolaterale Anteile: Kognition, Verhaltensplanung und -steuerung, Arbeitsgedächtnis
- orbitale Anteile: Steuerung des Sexualverhaltens

24.3.3 Störungen

- Feinmotorik, Augenbewegungen, Durchführung komplexer Aufgaben, Problemlösungsstrategien, vorausschauende Planung, Antrieb, Spontaneität, Wortgewandtheit (linksseitig), nichtsprachliche Gewandtheit (rechtsseitig)
- formale Kognition und Altgedächtnis aber intakt

Symptome äußern sich in:

- Perseverationen, konjugierter Blickbewegung zur Herdseite (Area 8), Broca-Aphasie, der Vernachlässigung der Verrichtungen des täglichen Lebens (Körperpflege, Kleidung, Arbeit)
- Persönlichkeitsveränderungen [29] [30] [31]:
  - pseudodepressive Störungen (apathisch, indifferent, reduziertes sexuelles Verlangen, wenig emotional) oder
  - pseudopsychopathische Störungen (hypoman, motorisch unruhig, distanz- und hemmungslos, übermäßiges sexuelles Verlangen)

24.3.4 Palpatorische Annäherung an die Region des Lobus frontalis

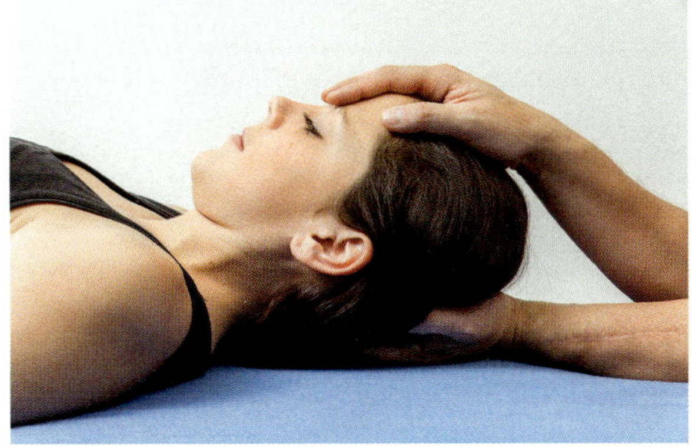

▶ **Abb. 24.5** Palpatorische Annäherung an die Region des Lobus frontalis.

Handposition

- Eine Hand befindet sich auf dem Os frontale und anterior vom Vertex auf dem vorderen Teil des Os parietale.
- Der Mittelfinger befindet sich in der Medianlinie.
- Zeige- und Ringfinger sowie kleiner Finger werden nahe dem Proc. frontalis positioniert.
- Daumen und kleiner Finger liegen in der Pterionregion (▶ **Abb. 24.5**).
- Die nach kaudal gerichtete andere Hand befindet sich auf dem Os occipitale.

Ausführung

- passive Testung des Lobus frontalis: Wahrnehmung von Form, Symmetrie, unwillkürlichen Dynamiken/Rhythmen, Frequenz, Kraft und Leichtigkeit der „Bewegung", Amplitude, Endgefühl, natürlichem Disengagement, natürlicher Nähe/Retraktion, Zugspannungen, aberranten Bewegungen, Dichte, Volumen, Gewebeelastizität, Aktivität, Fülle und Leeregefühl im Gewebe usw.
- Das Os frontale wird in die Flexion und Außenrotation begleitet, um die Beweglichkeit des Lobus frontalis zu befunden.
- Der Therapeut lässt eine Resonanz zu den entwicklungsdynamischen Kraftvektoren entstehen, z. B. indem der Lobus frontalis sanft komprimiert wird.
- Innerhalb des Kompressionsfeldes werden die Inspirations- und Exspirationsphasen wahrgenommen.
- Die Seite der geringeren Bewegungseinschränkung wird zuerst behandelt.
- PBT oder DBT
- Es etabliert sich ein Fulcrum im Beziehungsmuster zwischen Mesoektoderm und Lobus frontalis, z. B. zwischen Schädelbasis und Lobus frontalis, anteriorem Duragurt und Lobus frontalis, Lobus frontalis und Inselrinde, Lobus frontalis und Lamina terminalis usw.
- Nach Etablierung des Fulcrums tritt meist ein Disengagement innerhalb der Großhirnhemisphären und zwischen ihnen und den umgebenden Strukturen auf. Der Therapeut unterstützt diesen Prozess, indem er ihn in einem sanften Kompressionsfeld zur Entfaltung kommen lässt (bzw. der Kraft des Disengagements mit einem minimalen Gegendruck begegnet) und dabei dem Prozess des Disengagements folgt.
- Ein Fluid Drive kann bei Bedarf vom gegenüberliegenden Os occipitale ausgeübt werden. Allerdings kann im Verlauf der therapeutischen Interaktion nicht selten ein spontaner Fluid Drive beobachtet werden.
- Am Ende der Behandlung können, wenn nötig, das Os frontale und die reziproke Spannungsmembran ins Gleichgewicht gebracht oder die Schädelbasis zur Öffnung der versorgenden Blutgefäße (A. carotis interna, A. cerebri anterior) behandelt werden.

24.4 Lobus temporalis

24.4.1 Lage

- unterhalb des Sulcus lateralis

24.4.2 Funktion

Der Lobus temporalis umfasst vielfältige funktionelle Bereiche:

- primärer auditorischer Kortex (Heschl-Querwindung des Gyrus temporalis superior, Area 41): erhält tonotope Afferenzen vom Corpus geniculatum mediale, das seinerseits bilaterale Projektionen aus den Corti-Organen erhält; Hören
- Wernicke-Region (Kap. 24.9): sensorisches Sprachareal
- Hippocampus (medialer Anteil des Temporallappens): deklaratives (explizites) Gedächtnis
- unterer temporaler Bereich: Teil des visuellen Arbeitsgedächtnisses, Erkennen von komplexen auditorischen und visuellen Reizen (Gesichter, Nahrung)

24.4.3 Störungen

- Unilaterale Läsionen haben wegen der bilateralen Projektion beider Hörorgane kaum eine Auswirkung, beeinträchtigt sind das Richtungshören und die Unterscheidbarkeit komplexer Laute.
- assoziative Areale: Objektagnosie, Prosopagnosie, Amusie (rechts), Aphasien (links)

24.4.4 Palpatorische Annäherung an die Region des Lobus temporalis

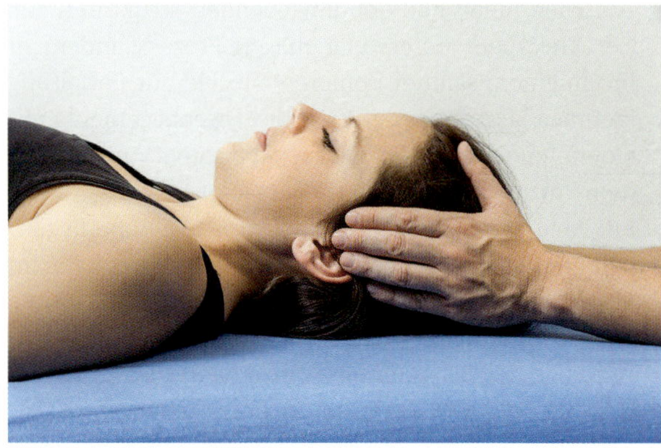

▸ **Abb. 24.6** Palpatorische Annäherung an die Region des Lobus temporalis.

Handposition

- Beide Handflächen befinden sich beidseitig auf den Ossa temporalia, etwa im Bereich der Sutura parietosquamosa (▸ **Abb. 24.6**).

Ausführung

- entsprechend der Beschreibung zum Lobus frontalis (Kap. 24.3.4)

24.5 Lobus parietalis

24.5.1 Lage

- zwischen dem Sulcus centralis (anterior), Sulcus parietooccipitalis (posterior) und Sulcus lateralis (inferior)

24.5.2 Funktion

Anteile des Parietallappens sind folgende:

- primärer somatosensorischer Kortex (anteriorer Anteil: Areae 3, 2 und 1) auf dem Gyrus postcentralis: Oberflächen- und Tiefensensibilität der kontralateralen Körperhälfte, Temperaturempfindung und Schmerz
- parietaler Assoziationskortex (posteriorer Anteil: Areae 5 und 7): Integration somatosensorischer und visueller Eindrücke zur Nutzung für komplexe Bewegungen

24.5.3 Störungen

- visuelle und somatosensorische Agnosien, Neglect, Balint-Syndrom
- rechts: konstruktive Apraxie, Alexie, Vernachlässigung der zur Läsion kontralateralen Körperhälfte, des kontralateralen Gesichtsfeldes/des kontralateralen Raums (Neglect)
- links: Planung und Initiierung komplexer mehrstufiger Handlungen, Fingeragnosie, Dys- oder Agrafie, Dys- oder Akalkulie, Rechts-links-Unterscheidung

24.5.4 Palpatorische Annäherung an die Region des Lobus parietalis

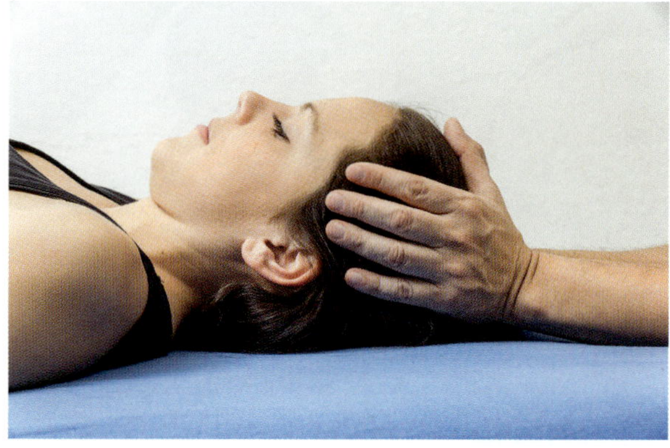

▸ **Abb. 24.7** Palpatorische Annäherung an die Region des Lobus parietalis.

Handposition

- Beide Handflächen befinden sich beidseitig auf den Ossa parietalia.
- Die Daumen berühren sich als Fulcrum (▸ **Abb. 24.7**).

Ausführung

- entsprechend der Beschreibung zum Lobus frontalis (Kap. 24.3.4)

24.6 Lobus occipitalis

24.6.1 Lage

- Der Okzipitallappen wird nur unvollständig durch den Sulcus parietooccipitalis und die Incisura praeoccipitalis vom Lobus temporalis und Lobus parietalis abgegrenzt.

24.6.2 Funktion

- primärer visueller Kortex (Area 17, in der Tiefe des Sulcus calcarinus und benachbarter Gyri): erhält retinotop geordnete Afferenzen der kontralateralen Gesichtsfeldhälfte über die Sehstrahlung vom Corpus geniculatum laterale
- visuelle Assoziationsareale (Areae 18, 19): Integration der basalen Sehinformation in eine umfassende Analyse der visuellen Welt

24.6.3 Störungen

- Hemianopsie zur Gegenseite bei unilateraler Läsion, Quadrantenanopsie bei Teilläsion
- Zentrales Sehen bleibt erhalten, wenn der Okzipitalpol ausgespart bleibt.
- Störungen der unimodalen Assoziationsareale: komplex, z. B. Neglect

24.6.4 Palpatorische Annäherung an die Region des Lobus occipitalis

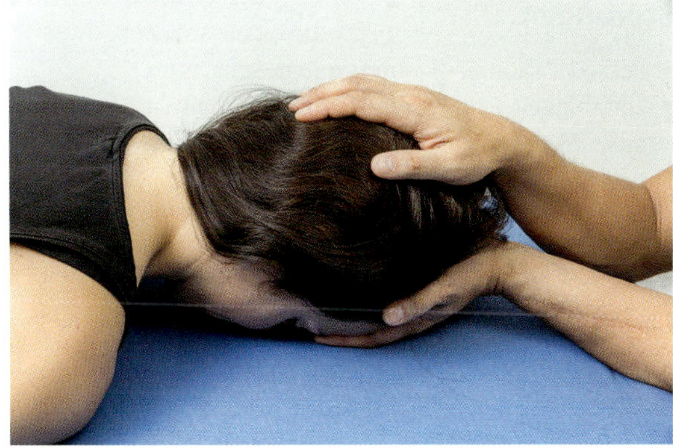

▶ **Abb. 24.8** Palpatorische Annäherung an die Region des Lobus occipitalis (zur besseren Ansicht in Bauchlage gezeigt).

Handposition

- Die nach kaudal gerichteten Finger einer Hand befinden sich superior der Linea nuchalis superior.
- Die andere Hand liegt auf dem Os frontale (▶ **Abb. 24.8**).

Ausführung

- entsprechend der Beschreibung zum Lobus frontalis (Kap. 24.3.4)

24.7 Primäre und sekundäre motorische Zentren

Der für Willkürbewegungen zuständige motorische Kortex umfasst den primären motorischen Kortex (M1, Area 4) und rostral angrenzende Areale, den prämotorischen (Area 6) und supplementär motorischen Kortex sowie das frontale Augenfeld (Area 8).

24.7.1 Primärer motorischer Kortex (M1)

Lage

- im Frontallappen auf dem Gyrus praecentralis (Area 4), vom Sulcus lateralis bis zur Mantelkante und zur medialen Seite der Hemisphäre (▶ **Abb. 24.9**)
- motorischer Homunkulus: Schlund und Kehlkopf am weitesten unten, Rumpf und Beine oben

Funktion

- Initiierung von Bewegungen, fein abgestufte Willkürmotorik der kontralateralen Körperhälfte

Störungen

- kontralaterale Paresen: Monoparesen, Gesichtsmonoplegie (untere Gesichtsmuskeln), spastische Hemiplegie
- Erholung: Massenbewegungen, Mitbewegen der gesunden Seite

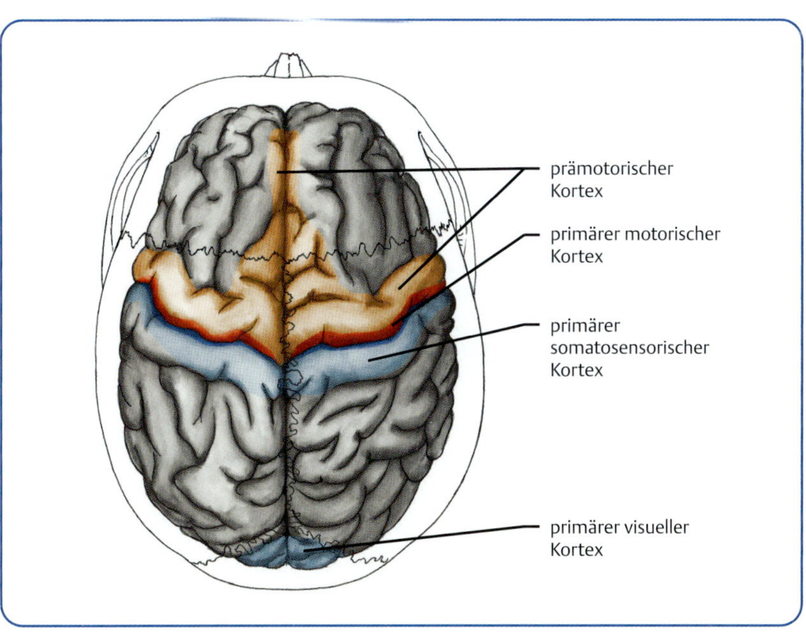

▶ **Abb. 24.9** Prämotorischer und primärer motorischer Kortex (von oben).

24.7.2 Supplementär motorischer Kortex

Lage

- im Frontallappen, rostral anschließend an M1 auf der Medialseite der Hemisphäre

Funktion

- Bewegungsplanung

Störungen

- Verarmung spontaner Bewegungen und Sprache, transkortikale Aphasie

24.7.3 Prämotorischer Kortex

Lage

- im Frontallappen, rostral anschließend an M1, Area 6

Funktion

- ausgedehntere Bewegungen (z. B. gesamter Arm oder gesamtes Bein), Bewegungsplanung

Störungen

- abnorme Koordination von Zielbewegungen und posturaler Anpassung, zeitlich-räumliche Fehlprogrammierung des von proximal nach distal abfolgenden Impulsmusters

24.7.4 Frontales Augenfeld (Area 8)

Lage

- auf dem Frontallappen, anterior des prämotorischen Kortex

Funktion

- konjugierte Augenbewegungen, Sakkaden bei der aufmerksamen Betrachtung visueller Objekte und bewusste Augenfolgebewegungen

Störungen

- Abweichung der Augen zur ipsilateralen Seite bei einer Läsion

24.7.5 Präfrontaler Kortex

Funktion

- Planung von Handlungssequenzen, Arbeitsgedächtnis (s. a. Kap. 24.3)
- beteiligt in der Steuerung der selektiven Wahrnehmung und damit der Aufmerksamkeit
- Signale aus dem präfrontalen Kortex sichern ein hohes Aktivitätsniveau im Nucleus accumbens und führen so zu positiven Gefühlen.
- Linker präfrontaler Kortex sendet hemmende Signale an die Amygdala, sodass mit negativen Emotionen assoziierte Signale gedämpft werden.
- Verbindung zwischen handlungssteuernden Bereichen und Speicherregion der Langzeiterinnerung des präfrontalen Kortex und Hippocampus bestimmen die Ausprägung der Sensibilität für sozialen Kontext.

Störungen

- Perseverationen (Zwangsgreifen, Saugreflex)
- Unfähigkeit, sinnvolle Handlungen situationsgerecht auszuführen oder eingeschliffene Gesten zu unterdrücken

24.7.6 Posteriorer parietaler Kortex

Lage

- im Parietallappen, kaudal von S 1: Areae 5 und 7

Funktion

- Assoziationsareal, Aufmerksamkeit und Bewusstsein, Zielidentifikation für die Bewegung, Analyse räumlicher Beziehungen

Störungen

- Apraxien (Ankleide-, konstruktive), Neglect, Aufmerksamkeitsdefizite, Minderung des Sprachverständnisses

24.7.7 Palpatorische Annäherung an die Region des prämotorischen und primären motorischen Kortex (M1)

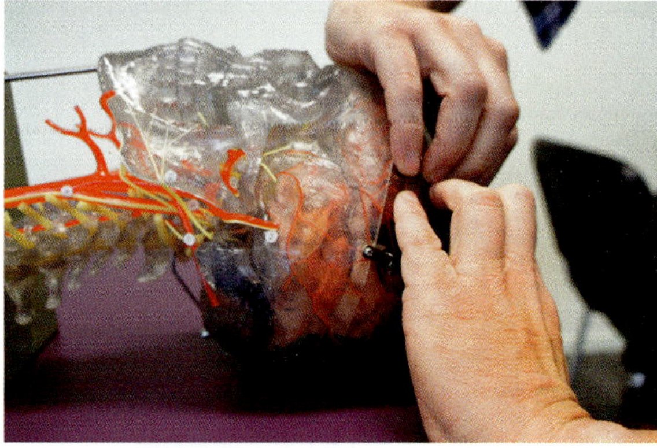

► **Abb. 24.10** Palpatorische Annäherung an die Region des prämotorischen und primären motorischen Kortex (M1).

Handposition

- Die Fingerbeeren der einen und der anderen Hand werden etwa 0,5 cm posterior der Sutura coronalis aneinandergelegt (▶ **Abb. 24.10**).

Ausführung

- Die Finger einer Hand projizieren sich in die Region des prämotorischen Kortex, die Finger der anderen Hand projizieren sich in den primären motorischen Kortex.
- Die Ausführung der Technik erfolgt entsprechend der Beschreibung zum Lobus frontalis (Kap. 24.3.4).

24.8 Primäre und sekundäre somatosensorische Zentren

24.8.1 Primärer somatosensorischer Kortex

Übersicht und Lage

- Der primäre somatosensorische Kortex (S 1) ist das Zielgebiet der aufsteigenden Bahnen der Empfindungen aus der Haut, den Muskeln, Sehnen und Gelenken.
- Er ist ein Anteil des Parietallappens, liegt im Gyrus postcentralis und enthält die Areae 3b und 1 (Mechanorezeption), 3a und 2 (Propriozeption und Schmerz).
- Ventral grenzt der sekundäre somatosensorische Kortex (S 2) an, rostral der primäre Motorkortex (M1).
- Die Lage der sensorischen Information auf dem Körper wird in somatotopischen Karten der kontralateralen Körperhälfte (Homunculi) repräsentiert.

Funktion

- sensorische Verarbeitung, Integration und bewusste Reizwahrnehmung: Identifizierung, Formerkennung und Lokalisation somatosensorischer Reize für Tastsinn, Propriozeption, Schmerz und Temperatursinn

Störungen

- Ausfälle oder Verminderung der Tastempfindung, Erhöhung der Zweipunktschwelle, Missempfindungen, Astereognosie (Unfähigkeit, Objekte durch Berühren zu erkennen), Schwierigkeiten den eigenen Körper zu erkennen, Hemineglect, Apraxie, Phantomempfindungen, Phantomschmerz [32]
- Störungen beim Erkennen von Form, Größe und Textur eines Objekts: Die Läsionen müssen allerdings großflächig sein, z. B. nahezu die gesamte Handregion, sonst Erholung nach kortikaler Reorganisation [33] [34].

24.8.2 Sekundärer somatosensorischer Kortex

Übersicht

- Anteil des Parietallappens (parietales Operculum), oberhalb des Sulcus lateralis (Fissura sylvii) ventral angrenzend an S 1; ebenfalls somatotop organisiert

Funktion

- Kodierung der Form von Tastobjekten, Schmerz

Störungen

- Störungen beim Erkennen von Oberfläche und Form (taktile Agnosie)

24.8.3 Palpatorische Annäherung an die Region des primären und sekundären somatosensorischen Kortex (M1)

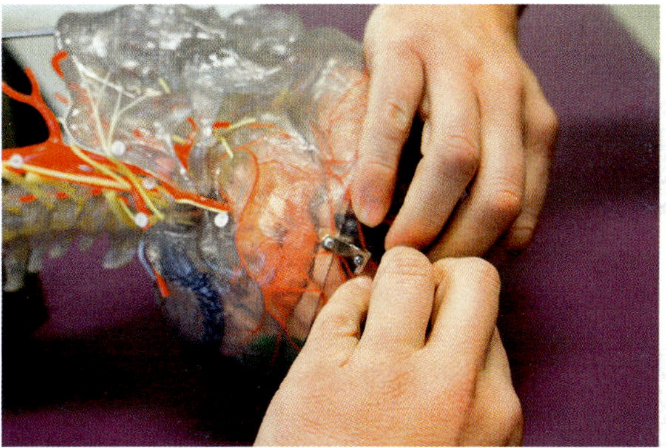

▶ **Abb. 24.11** Palpatorische Annäherung an die Region des primären und sekundären somatosensorischen Kortex.

Handposition

- Die Fingerbeeren der einen und der anderen Hand werden posterior des primären somatosensorischen Kortex aneinandergelegt, etwa ab Mitte der Sutura sagittalis nach lateral verlaufend (▶ **Abb. 24.11**).

Ausführung

- Die Finger einer Hand projizieren sich in die Region des somatosensorischen Kortex, die Finger der anderen Hand projizieren sich in den sekundären somatosensorischen Kortex.
- Die Ausführung der Technik erfolgt entsprechend der Beschreibung zum Lobus frontalis (Kap. 24.3.4).

24.9
Broca- und Wernicke-Region

24.9.1 Lage und Funktion

Die Sprachzentren liegen bei ca. 95 % der Menschen in der linken Hemisphäre (▶ Abb. 24.12):

- Wernicke-Region (Area 22): liegt in den posterioren Anteilen des Temporallappens im Übergangsbereich zum Parietallappen, sensorisches Sprachareal
- Broca-Region (Area 44): liegt an der Basis des linken Frontallappens, motorisches Sprachareal
- Fasciculus arcuatus: Assoziationsfaserbündel, das die Wernicke- und Broca-Region verbindet

24.9.2 Störungen

- Wernicke-Region (Area 22): Störungen des Sprachverständnisses, semantische Paraphasien, Neologismen
- Broca-Region (Area 44): eingeschränkte bis fehlende Sprachproduktion, Para- oder Agrammatismus, phonematische Paraphasien
- Fasciculus arcuatus: Leitungsaphasie

24.9.3 Palpatorische Annäherung an die Broca- und Wernicke-Region

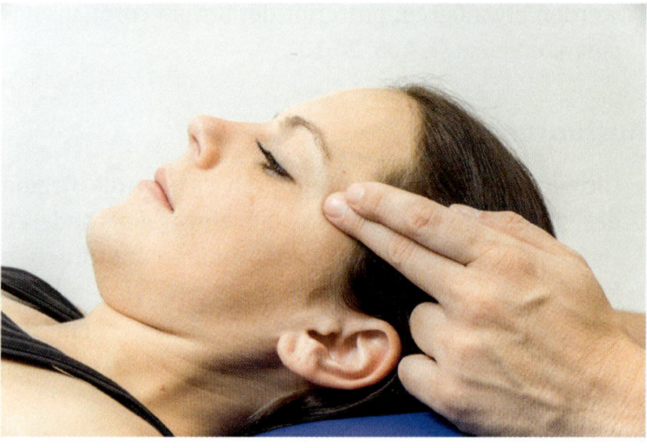

▶ **Abb. 24.13** Palpatorische Annäherung an die Broca-Region.

Handposition

- Für die Annäherung an die Broca-Region werden die Mittelfinger unterhalb der Sutura sphenofrontalis auf den oberen Bereich der Ala major aufgelegt (▶ Abb. 24.13).
- Für die Annäherung an die Wernicke-Region werden die Daumen oberhalb und die Ringfinger unterhalb der Sutura parietosquamosa, etwa in der Mitte der Sutur, aufgelegt.

Ausführung

- entsprechend der Beschreibung zum Lobus frontalis (Kap. 24.3.4)
- Die Regionen können auch unabhängig voneinander palpiert werden.
- Am Ende können möglicherweise beide Regionen gemeinsam behandelt werden.

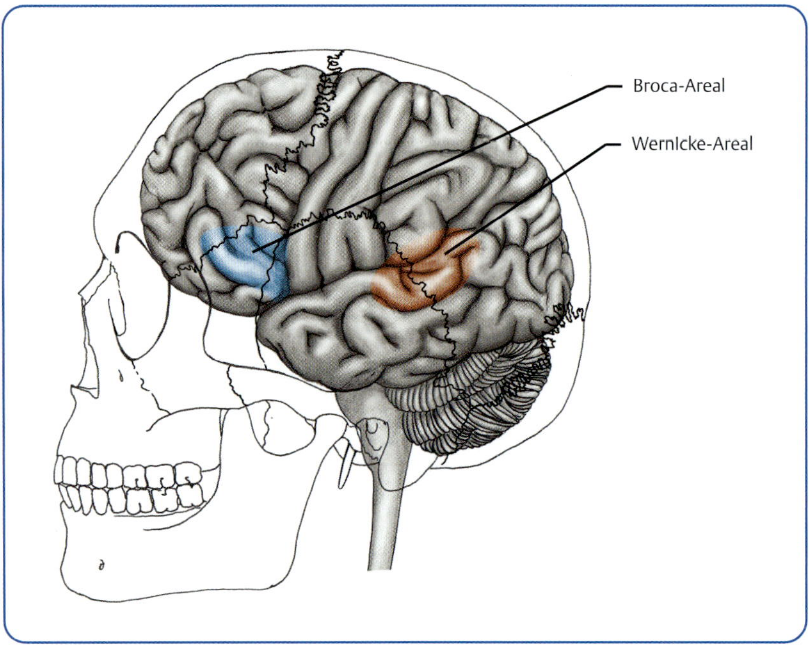

▶ **Abb. 24.12** Broca- und Wernicke-Region (von lateral).

24.10
Sulcus lateralis

24.10.1 Lage und Funktion

- Dieser trennt den Temporallappen vom Frontal- und Parietallappen (Kap. 24.3 und Kap. 24.5).
- oberhalb der Inselregion, v. a. zwischen dem Lobus frontalis und dem Lobus temporalis (in der Umgebung befinden sich Sprach- und Hörfelder)
- Der Sulcus lateralis (Fissura lateralis) verläuft nach medial-inferior und von anterior-lateral nach posterior-medial (Bildung ab der 20. Woche).

24.10.2 Palpatorische Annäherung an die Region des Sulcus lateralis

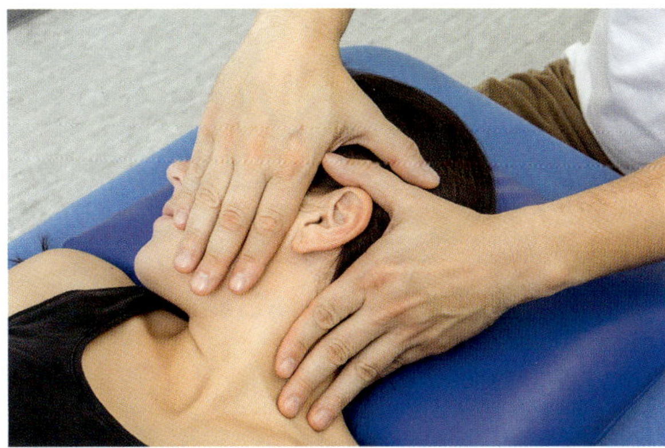

▶ **Abb. 24.14** Palpatorische Annäherung an die Region des Sulcus lateralis.

Patient

- Er hat den Kopf nach rechts gedreht.

Handposition

- Der rechte Daumen befindet sich auf dem Os parietale, nahe der Sutura parietosquamosa. Die übrigen Finger der rechten Hand sind nach kaudal gerichtet. Der Daumen bildet mit den übrigen Fingern einen rechten Winkel.
- Der linke Daumen befindet sich auf dem Os temporale, unterhalb der Sutura parietosquamosa. Die übrigen Finger der linken Hand liegen auf dem Nacken und sind nach kaudal gerichtet. Der Daumen bildet mit den übrigen Fingern einen rechten Winkel (▶ **Abb. 24.14**).

Ausführung

- Dem Os temporale, Os parietale und Os frontale während der Inspirationsphase in die Außenrotation folgen.
- Die Daumen projizieren sich in den Verlauf des Sulcus lateralis: nach inferior-medial und von anterior-lateral nach posterior-medial.
- Bei der erneuten Inspirationsphase folgt der linke Daumen dem Lobus temporalis bogenförmig nach unten-vorn, während der rechte Daumen dem Lobus parietalis nach anterior und der rechte Daumenballen dem Lobus frontalis nach superior-posterior folgen.
- PBT oder DBT
- Es etabliert sich ein Fulcrum im Beziehungsmuster zwischen Lobus frontalis/Lobus parietalis und Lobus temporalis.

24.11
Sulcus centralis

24.11.1 Lage und Funktion

- Dieser trennt den Frontal- und Parietallappen (Kap. 24.3 und Kap. 24.5).
- Hier befinden sich die primären motorischen und sensorischen Rindenfelder (Bildung ab der 24. Woche).

24.11.2 Palpatorische Annäherung an die Region des Sulcus centralis

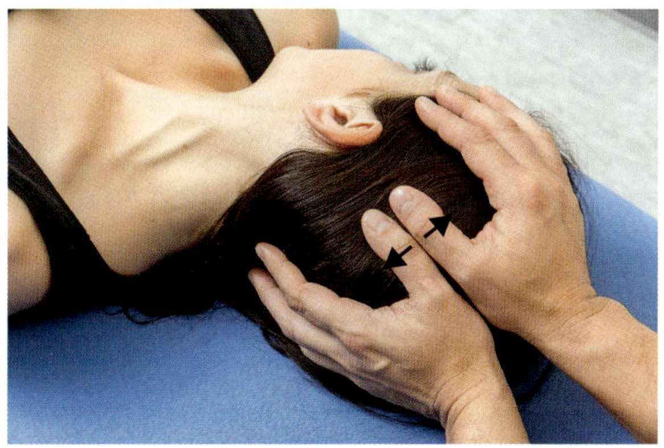

▶ **Abb. 24.15** Palpatorische Annäherung an die Region des Sulcus centralis.

Therapeut

- seitlich am Kopfende des Patienten

Handposition

- Der Daumen der kranialen Hand ist anterior des Sulcus centralis auf dem Lobus frontalis platziert. Die Hand umfasst den Schädel anterior vom Vertex.
- Der Daumen der kaudalen Hand befindet sich posterior des Sulcus centralis auf dem Lobus parietalis: Die Hand umfasst den Schädel posterior vom Vertex (▶ **Abb. 24.15**).

Ausführung

- Die Finger projizieren sich in den Verlauf des Sulcus centralis.
- Es wird sanft ein divergierendes Disengagement zwischen beiden Lobi ausgeführt.
- Bei der Inspirationsphase folgt die kaudale Hand der Gewebedynamik des Lobus frontalis und die kraniale Hand der Gewebedynamik des Lobus parietalis.
- PBT oder DBT
- Es etabliert sich ein Fulcrum im Beziehungsmuster zwischen Lobus frontalis und Lobus parietalis.

24.12 Sulci parietooccipitalis und calcarinus

24.12.1 Lage und Funktion

Diese trennen die Parietal- und Okzipitallappen (Kap. 24.5 und Kap. 24.6):

- Der Sulcus parietooccipitalis liegt zwischen dem Lobus parietalis und Lobus occipitalis.
- Der Sulcus calcarinus verläuft fast rechtwinklig zum Sulcus parietooccipitalis an der Innenseite des Lobus occipitalis bzw. an der Unterseite des Kuneus; Lage des primären optischen Projektionsfeldes.

24.12.2 Palpatorische Annäherung an die Region des Sulcus parietooccipitalis

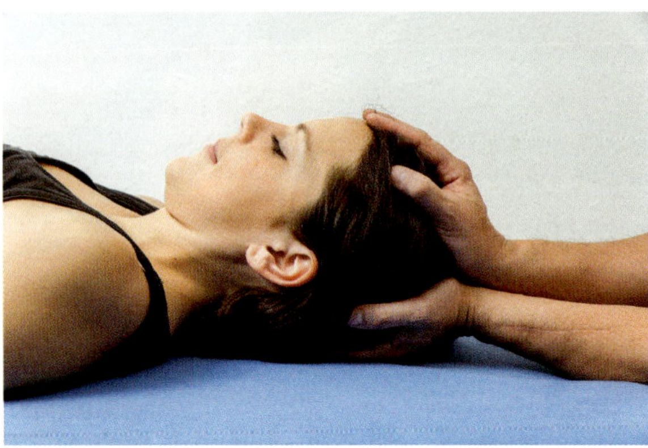

► **Abb. 24.16** Palpatorische Annäherung an die Region des Sulcus parietooccipitalis.

Handposition

- Eine Hand liegt mit der Handwurzel anterior des Sulcus parietooccipitalis auf dem Lobus parietalis (oberhalb einer gedachten Linie, die etwa 2 cm oberhalb von Lambda verläuft). Daumen und kleiner Finger umfassen den Schädel.
- Die andere Hand ist mit der Handwurzel posterior des Sulcus parietooccipitalis auf dem Lobus occipitalis positioniert (unterhalb einer gedachten Linie, die etwa 2 cm oberhalb von Lambda verläuft). Daumen und kleiner Finger umfassen den Schädel (► **Abb. 24.16**).

Ausführung

- entsprechend der Beschreibung zum Sulcus lateralis

24.12.3 Palpatorische Annäherung an die Region des Sulcus calcarinus

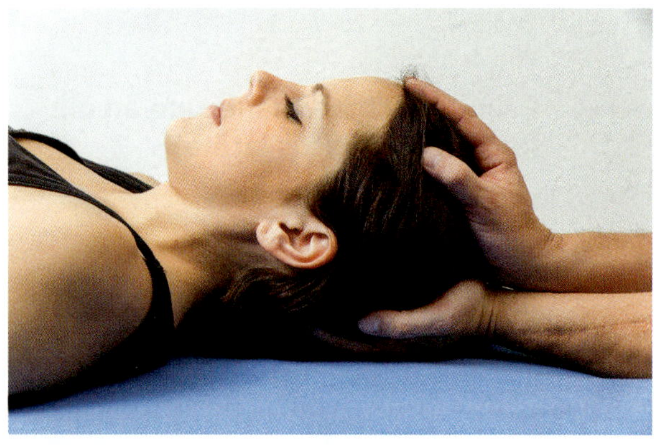

► **Abb. 24.17** Palpatorische Annäherung an die Region des Sulcus calcarinus.

Handposition

- Eine Hand liegt anterior des Sulcus calcarinus auf dem Kuneus. Die Handwurzel befindet sich anterior von Lambda. Daumen und kleiner Finger umfassen den Schädel.
- Die andere Hand befindet sich mit der Handwurzel posterior des Sulcus calcarinus. Die Handwurzel befindet sich posterior von Lambda. Daumen und kleiner Finger umfassen den Schädel (► **Abb. 24.17**).

Ausführung

- entsprechend der Beschreibung zum Sulcus lateralis (Kap. 24.10.2)

24.13 Insula

24.13.1 Lage

- Areae 13–16, multisensorisch, Teil des medialen Temporallappensystems, Verbindungen zu limbischem System, präfrontalem und auditorischem Kortex, Amygdala, Thalamus, Nucleus parabrachialis, orbitofrontalem Kortex, Striatum, Kuneus und Zerebellum (► **Abb. 24.18**, ► **Abb. 24.19**).
- Projektionsziele aufsteigender Bahnen der Nozi-, Viszero- und Thermozeption

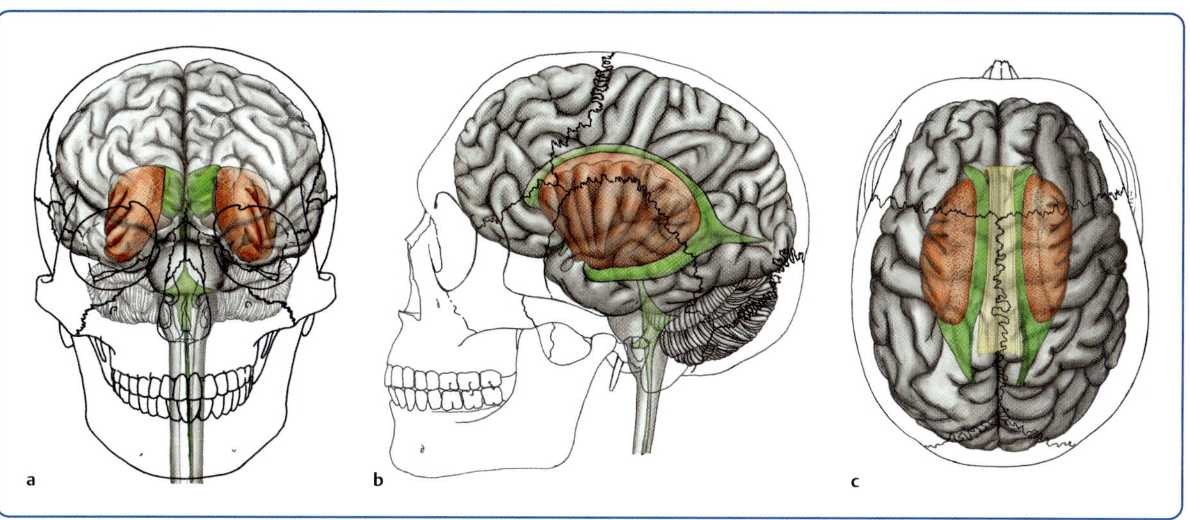

▸ **Abb. 24.18** Insula in der Ansicht **a** von vorn, **b** von lateral und **c** von oben.

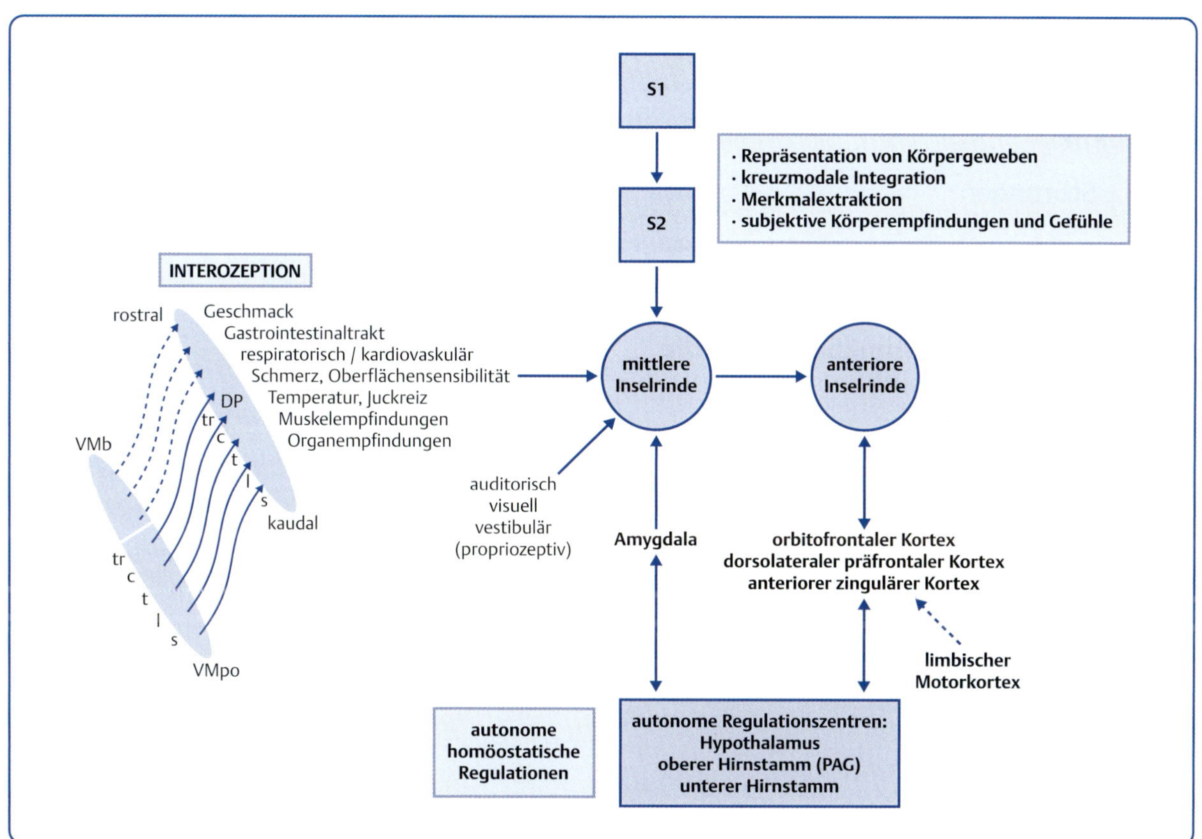

▸ **Abb. 24.19** Vereinfachtes Schema zur Wechselwirkung von nozizeptiven Empfindungen, körperlich unangenehmen affektiven Empfindungen und sekundärem affektivem Schmerz und den dabei möglicherweise involvierten Hirnzentren (nach Jänig). Die Aktivierung von autonomen, endokrinen und somatischen motorischen Systemen erfolgt auf allen beteiligten Ebenen bei Aktivierung der Zentren für Nozizeption und Schmerz. Die Mechanismen der Aktivierung dieser motorischen Systeme durch höhere Zentren (unterbrochene Pfeile) sind wenig erforscht. c = zervikal; DP = dorsale posteriore Insula; l = lumbal; III = 3. Ventrikel; PAG = periaquäduktales Grau; s = sakral; S 1, S 2 = somatosensorischer Kortex; t = thorakal; tr = trigeminal; VMb = basaler Teil des Nucleus ventromedialis; VMpo = posteriorer Teil des Nucleus ventromedialis.

24.13.2 Funktion

- noch nicht vollständig geklärt
- Körperwahrnehmung („innerer Zustand"), Interozeption, Wahrnehmung von organbezogenen Empfindungen (gemeinsam mit somatosensorischem Kortex), Selbstwahrnehmung, Schmerz (Wahrnehmung, Kontrolle und Steuerung der Gesamtreaktion auf Schmerzreize)
- möglicherweise Nozi-, Thermo-, Viszerozeption, Geschmack und Geruch
- möglicherweise assoziatives Zentrum für auditives (sprachvermitteltes) Denken
- anteriore Insula: Re-Repräsentation von Körpergeweben, modalitätenübergreifende Integration, Mustererkennung („feature extraction"), subjektive Körperempfindungen und Gefühle [35][36][37]
- mittlere Insula: auditorischer, visueller und vestibulärer Input; wichtige Verbindung zur Amygdala
- dorsale posteriore Insula (Introspektion): Nucleus tractus solitarii; trigeminale, zervikale, thorakale, lumbale, sakrale Abbildungen; von rostral nach kaudal: Geschmack, Gastrointestinaltrakt, Atmung/Herz/Kreislauf, Schmerz, Berührungsempfindungen, Temperatur, Jucken, Muskelsensationen, viszerale Sensationen

24.13.3 Störungen

- Sucht (z. B. Nikotin), Zwangsstörungen, Depression, Chorea Huntington, Tinnitus [38] [39]

24.13.4 Palpatorische Annäherung an die Region der Insula

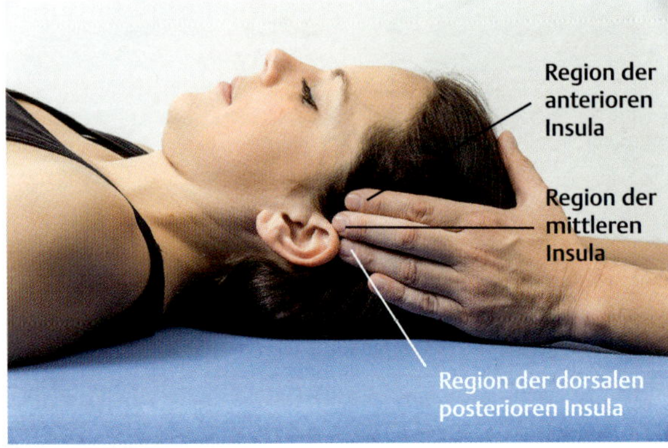

▶ **Abb. 24.20** Palpatorische Annäherung an die Region der Insula.

Handposition

- Die Zeige-, Mittel- und Ringfinger werden beidseitig ober- und unterhalb der Suturae squamosae der Ossa parietalia aufgelegt.
- Der Zeigefinger wird anterior, der Mittelfinger medial und der Ringfinger im posterioren Bereich positioniert (▶ **Abb. 24.20**).

Ausführung

- Mit den Fingern in der Region der Insula in die Tiefe projizieren. Die Behandlung erfolgt in mehreren Schritten:
    1. Der Therapeut versucht zunächst, mit den Zeigefingern die Region der anterioren Insula, mit den Mittelfingern die Region der mittleren Insula und mit den Ringfingern die Region der dorsalen posterioren Insula durch Schädel und Lobus temporalis hindurch zu palpieren.
    2. Dann kann die dorsale posteriore Insula von rostral nach kaudal erfasst werden. Ebenso können die Repräsentationsfelder des Nucleus tractus solitarii sowie für trigeminale, zervikale, thorakale, lumbale und sakrale Regionen erahnt werden.
    3. Mit dem Ringfinger kann die dorsale posteriore Insula, mit dem Daumen die Region des Thalamus palpiert und beide gegenseitig ausgeglichen werden.
    4. Über den Mittelfinger an der mittleren Insula und den Daumen kann der Therapeut die Region der Amygdala im Bereich posterior der Sutura squamosa des Os parietale palpieren und beide gegenseitig ausgleichen.
    5. Im letzten Schritt kann der Therapeut mit dem Zeigefinger die anteriore Insula und mit dem Daumen die Region des orbitofrontalen und posterioren lateralen Kortex sowie den Gyrus cinguli anterius palpieren und diese Regionen ausgleichen.
- Der Therapeut palpiert die anteriore, mittlere und dorsale posteriore Insula.

24.14 Klaustrum

24.14.1 Lage

- eine Schicht grauer Substanz, die sich zwischen der Inselrinde und Capsula externa befindet (▶ **Abb. 24.21**)

24.14.2 Funktion

- weitgehend unbekannt, erhält vorwiegend Zuströme vom Kortex und projiziert zurück zum Kortex, verbindet beide Hemisphären
- möglicherweise Rolle bei der Sexualempfindung
- möglicherweise Rolle bei Aufmerksamkeit, Bewusstsein und Integration von multisensorischen Wahrnehmungsinhalten [40]
- dorsokaudaler Teil: visuell, Repräsentation des Gesichtsfeldes

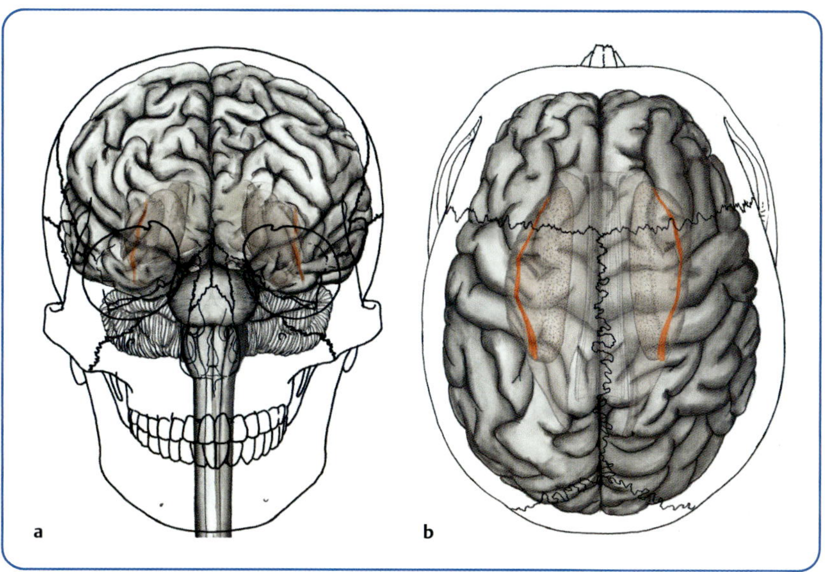

► **Abb. 24.21** Klaustrum in der Ansicht **a** von vorn und **b** von oben.

24.14.3 Palpatorische Annäherung an die Region des Klaustrums

Handposition

- Die Handposition ist mit der palpatorischen Annäherung an die Region der Insula vergleichbar.

Ausführung

- Die Palpation kann schichtenartig von lateral nach medial, durch den Lobus temporalis, die Insula, eine dünne Schicht weißer Substanz, sich der Region des Klaustrum annähernd erfolgen.

24.15 Corpora mamillaria

24.15.1 Lage

- paarige Erhebung an der Unterseite des Gehirns zwischen den Großhirnschenkeln, am Vorderende des Fornix (► Abb. 24.22)
- Anteil des limbischen Systems und Hypothalamus (Kap. 24.32)

24.15.2 Funktion

- Sie scheinen eine wichtige Verbindung zwischen den Strukturen des Temporallappens und dem Gyrus cinguli darzustellen und damit eine Rolle bei räumlicher Erinnerung und Orientierung im Raum zu spielen.
- Einige Neurone sind histaminerg.

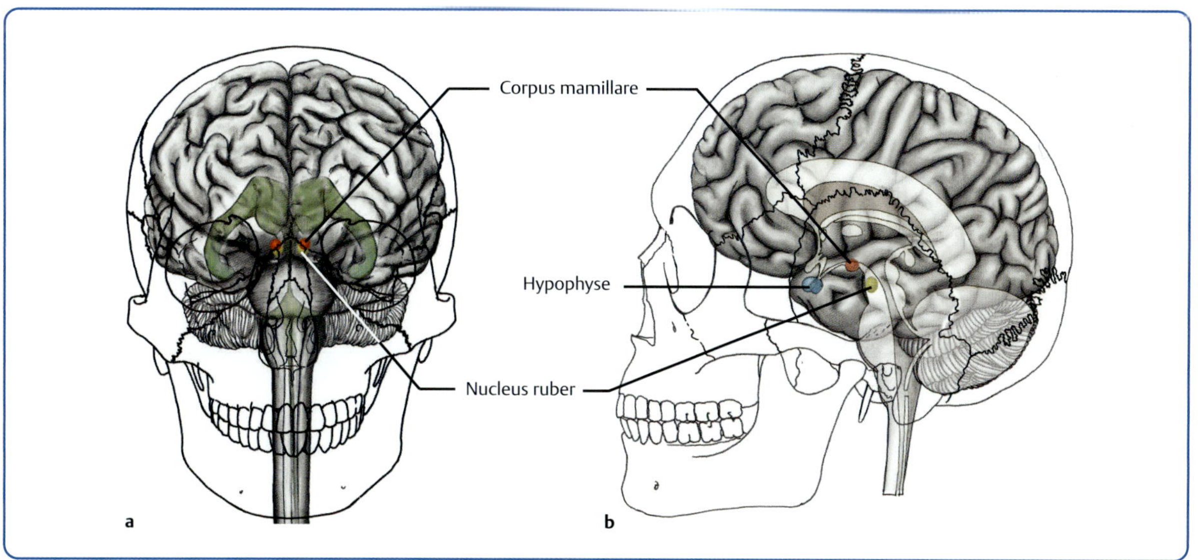

► **Abb. 24.22** Corpus mamillare in der Ansicht **a** von vorn und **b** von lateral.

24.15.3 Palpatorische Annäherung an die Region der Corpora mamillaria

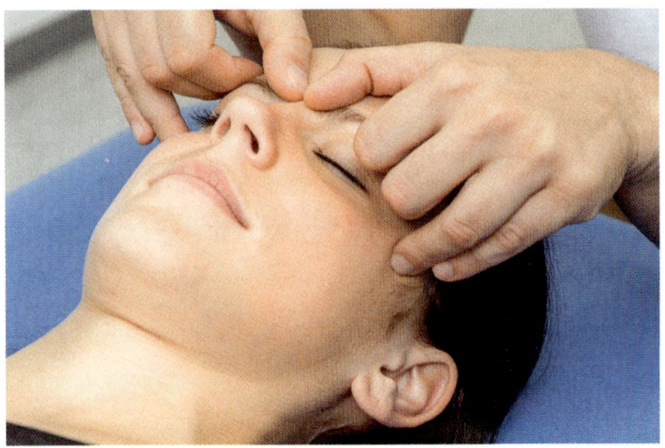

▸ **Abb. 24.23** Palpatorische Annäherung an die Region der Corpora mamillaria.

Handposition

- Die Daumen werden im Bereich der Sutura frontonasalis etwa 0,5 cm lateral der Medianlinie positioniert.
- Die Ringfinger liegen beidseitig posterior der Sutura sphenosquamosa, etwa auf Höhe Mitte der Orbita (▸ **Abb. 24.23**).

Ausführung

- Die Finger projizieren sich in die Region der Corpora mamillaria.

24.16 Kommissurenbahnen

24.16.1 Lage

- Die Kommissurenbahnen verlaufen durch das Corpus callosum sowie die Commissura anterior und verbinden die beiden Hemisphären miteinander (▸ **Abb. 24.24**; s. a. Kap. 24.20).

24.16.2 Palpatorische Annäherung an die Region der Commissura anterior

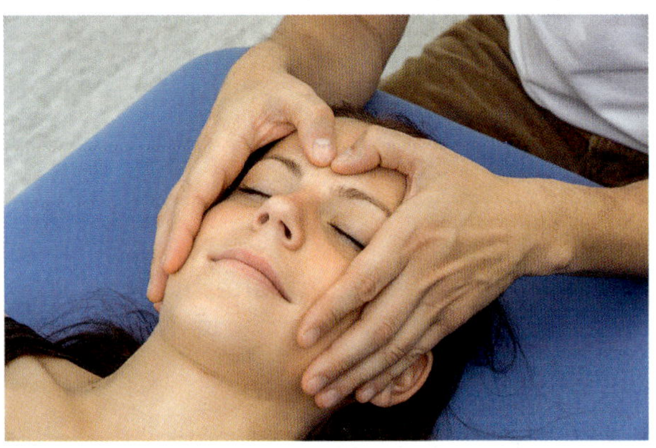

▸ **Abb. 24.25** Palpatorische Annäherung an die Region der Commissura anterior.

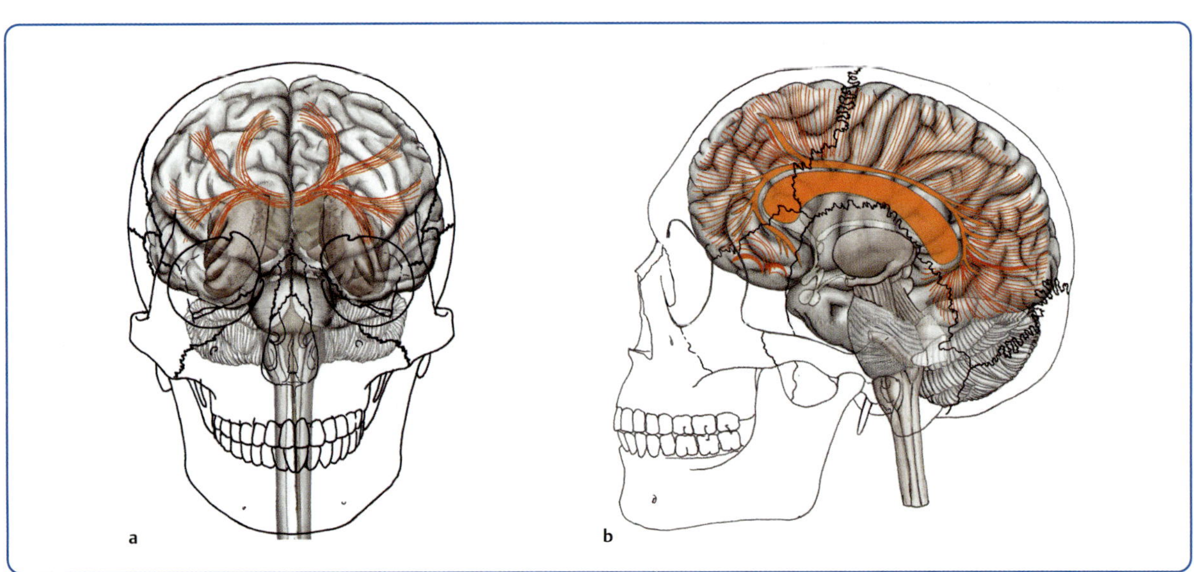

▸ **Abb. 24.24** Kommissurenbahnen in der Ansicht **a** von vorn und **b** von lateral.

Handposition

- Die Daumen beider Hände werden oberhalb der Glabella aufgelegt (▶ Abb. 24.25).

Ausführung

- Die Daumen projizieren sich in die Region der Commissura anterior.
- Intrinsische, selbstkorrektive Dynamiken werden unterstützt, um einen Gleichgewichtszustand in dieser Region zu erreichen.
- Zusätzliche Synchronisierungs- und Behandlungsmodi wie sanfte Kompression, Disengagement, PBT, DBT etc. können ebenfalls angewendet werden.

24.17 Assoziationsbahnen

Die Assoziationsbahnen bilden den Hauptanteil der weißen Substanz, verbinden benachbarte Gyri und entfernte Areale derselben Hemisphäre miteinander und bestehen aus folgenden Strukturen (▶ Abb. 24.26):

- Fasciculus longitudinalis superior: verbindet den Frontallappen mit Anteilen des Parietal-, Okzipital- und Temporallappens; ein Anteil (Fasciculus arcuatus) verbindet die Wernicke- und Broca-Region, d.h. die Sprachareale (Störung: Leitungsaphasie).
- Fasciculus longitudinalis inferior: verläuft vom Temporal- zum Okzipitallappen
- Fasciculus uncinatus: zieht um den Sulcus lateralis herum und verbindet die orbitalen Anteile des Frontallappens mit dem Pol des Temporallappens
- Fasciculus occipitofrontalis, Fasciculus occipitalis verticalis, Fibrae arcuatae cerebri
- Zingulum: verbindet die Area subcallosa und den Gyrus parahippocampalis (limbisches System)

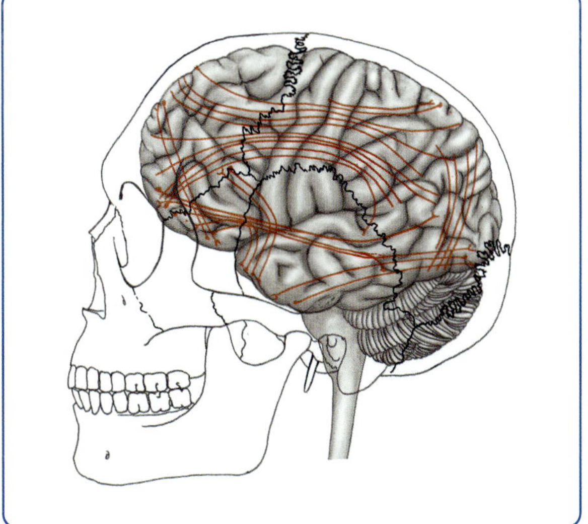

▶ **Abb. 24.26** Assoziationsbahnen (von lateral).

24.18 Projektionsbahnen

Projektionsbahnen verbinden entfernte, unterschiedliche ZNS-Regionen miteinander:

- afferente Nervenfasern vom Thalamus zum Kortex in topologischer Anordnung, meist reziprok:
  - alle sensorischen Verbindungen, insbesondere die somatosensorischen Bahnen zu den Areae 3, 1, 2 und 4
  - vom Kleinhirn, Pallidum und Corpus mamillare über den Thalamus zum Kortex
- efferente Nervenfasern vom Kortex zum Thalamus, Corpus striatum, Nucleus subthalamicus, zur Formatio reticularis, Substantia nigra, Vierhügelregion:
  - Ursprungsorte der kortikospinalen Fasern sind vorwiegend die Areae 4, 3, 1, 2 und 6, die der kortikopontinen und kortikothalamischen Fasern liegen zum Teil in Assoziationsarealen.

24.19 Capsula interna und Corona radiata

24.19.1 Lage

- Auf- und absteigende Faserzüge bilden die weiße Substanz unterhalb des Kortex (Corona radiata) und die seitliche Begrenzung des Zwischenhirns (Capsula interna).
- Im Inneren liegen Thalamus und Nucleus caudatus, außen Globus pallidus und Putamen.

24.19.2 Funktion

- hinterer Schenkel: Tractus corticospinalis (Pyramidenbahn, Willkürmotorik), Tractus corticonuclearis (kraniale Willkürmotorik), Tractus corticomesencephalicus (konjugierte Augenbewegungen) sowie Bahnen zum Zerebellum, zu den Basalganglien, zum Nucleus ruber, zur Substantia nigra und zur Formatio reticularis (Modulation der Bewegung)
- vorderer Schenkel: Bahnen des visuellen, auditorischen und somatosensorischen Systems

24.19.3 Störungen

- z.B. bei Schlaganfall (A. cerebri media) spastische Hemiplegie, kontralaterale faziale und zentrale Hypoglossusparese

24.19.4 Behandlung der Capsula interna und der Corona radiata nach Chikly

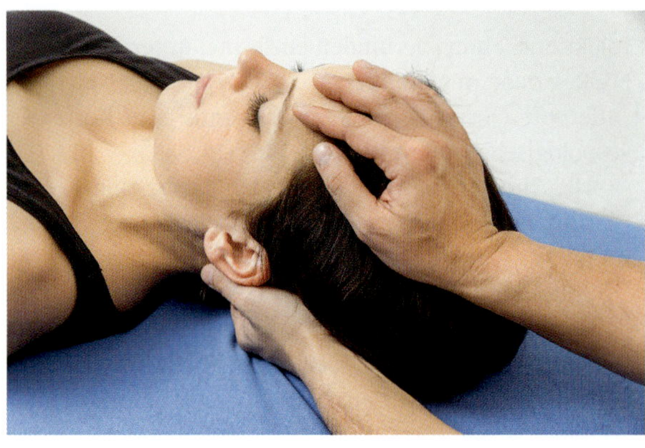

▶ **Abb. 24.27** Behandlung der Capsula interna und der Corona radiata nach Chikly.

Handposition

- Eine Hand wird posterior der Sutura coronalis aufgelegt (Brodmann-Areale 4 und 6).
- Diese Hand kann später im Verlauf der Technik nach anterior umpositioniert werden, um andere Bereiche zu palpieren, z. B. die Brodmann Areale 3, 2, 1.
- Die andere Hand wird nahe an das Foramen magnum gelegt (▶ **Abb. 24.27**).

Ausführung

- Die Hand in der Nähe des Foramen magnum versucht, sich am inferioren Teil des Hirnstamms, hinter der Decussatio pyramidum, der Region der Capsula interna anzunähern.
- Beide Hände palpieren die Spannungsbarriere.
- Diese Spannungsbarriere wird mit einem indirekten Ansatz behandelt, bis die Spannung nachlässt.

24.20 Corpus callosum

24.20.1 Lage

- oberhalb des 3. Ventrikels, am Grund der Fissura longitudinalis cerebri (▶ **Abb. 24.28**)

24.20.2 Funktion

- Nervenfasern, die beide Hirnhälften miteinander verbinden, verlaufen durch den Balken (Corpus callosum) unterhalb des Kortex sowie durch die Commissura anterior.
- Sie enden jeweils in den homotopischen Rindengebieten, mit Ausnahme der primären Sehrinde (Area 17) und der Hand- und Fußregion der primären somatosensorischen Rinde.

24.20.3 Störungen

- Split-Brain-Syndrom

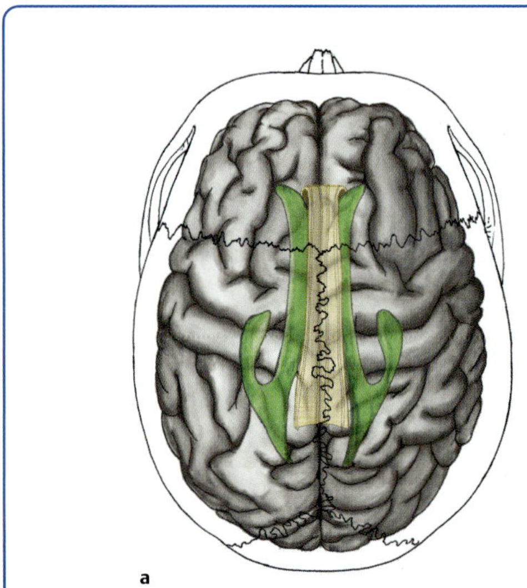

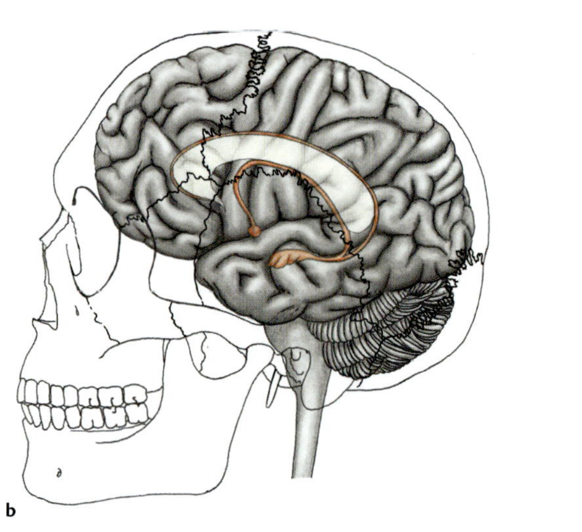

▶ **Abb. 24.28** Corpus callosum in der Ansicht **a** von oben und **b** von lateral.

24.20.4 Palpatorische Annäherung an die Region des Corpus callosum

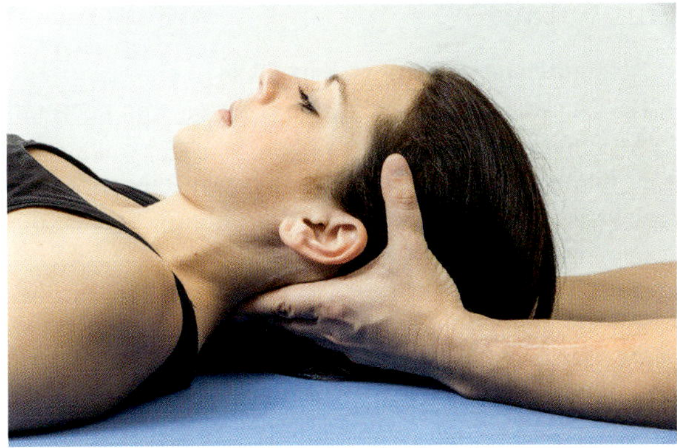

▶ **Abb. 24.29** Palpatorische Annäherung an die Region des Corpus callosum.

Handposition

- Beide Daumen befinden sich beidseitig oberhalb der Sutura parietosquamosa und parallel zu ihr. Die übrigen Finger umfassen die Schädelbasis (▶ **Abb. 24.29**).
- Die Daumen projizieren sich in der Region des Corpus callosum in die Tiefe.

Alternative Handposition

- Der Zeigefinger einer Hand liegt auf der Glabella, der Zeigefinger der anderen Hand auf dem Inion.
- Die Finger projizieren sich auf das Corpus callosum.

Ausführung

- entsprechend der Beschreibung zum Lobus frontalis (Kap. 24.3.4)

24.21 Indusium griseum

24.21.1 Lage

- an der Dorsalfläche des Balkens, lateral in Verbindung mit dem Gyrus cinguli (▶ **Abb. 24.30**)
- gehört zu Hippocampus, Anteil des limbischen Systems (Kap. 24.32)

24.21.2 Störungen

- Separate Störungen scheinen nicht bekannt zu sein.

24.21.3 Palpatorische Annäherung an die Region des Indusium griseum

- Die Region des Indusium griseum befindet sich oberhalb des Corpus callosum. Zur palpatorischen Annäherung projizieren sich die Finger in diese Region.

24.22 Gyrus dentatus

24.22.1 Lage und Funktion

- Eingangsstation des Hippocampus (Kap. 24.34) für unterschiedliche sensorische Eingänge aus dem entorhinalen Kortex

24.22.2 Störungen

- Temporallappenepilepsie

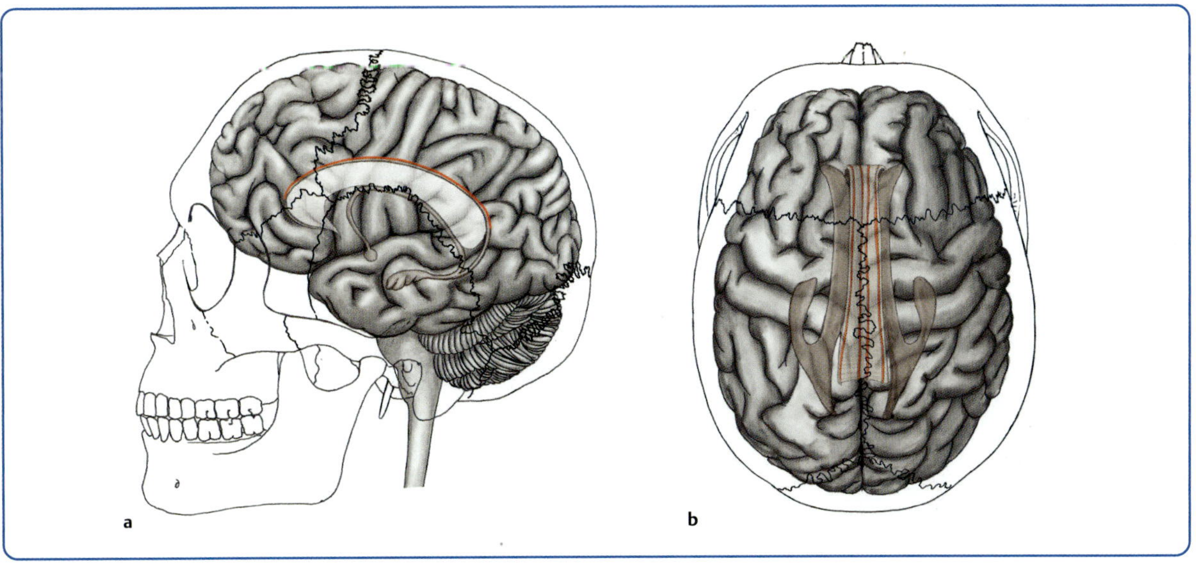

▶ **Abb. 24.30** Indusium griseum in der Ansicht **a** von lateral und **b** von oben.

24.23 Basalganglien des Großhirns

24.23.1 Lage

- im subkortikalen Marklager des Großhirns
- Hauptkerngebiete: Nucleus caudatus, Putamen, Globus pallidus
- funktionell zugehörig: u. a. Substantia nigra, Nucleus ruber, Nucleus subthalamicus

24.23.2 Funktion

- Initiierung und Modulation der Bewegung, Regulierung des Muskeltonus sowie u. a. Spontaneität, Affekt, Willenskraft, Antizipation, sequenzielles Planen

24.23.3 Störungen

- Überschuss oder Mangel an Bewegungsimpulsen bzw. Veränderungen des Muskeltonus
- Dystonie, Morbus Parkinson, Chorea Huntington, Hemiballismus, Aufmerksamkeitsdefizit-/Hyperaktivitätsstörung (ADHS), Tic-Störungen

24.24 Striatum

24.24.1 Lage

- besteht aus dem Nucleus caudatus und dem Putamen, die beidseits der Capsula interna liegen

24.24.2 Funktion

- Es dient als zentrale Schaltstelle motorischer Impulse mit vorwiegend inhibitorischer Beeinflussung.
- Eingangsstation der Basalganglien für Projektionen aus dem Kortex, der Substantia nigra (Dopamin) sowie u. a. aus den Raphe-Kernen, der Formatio reticularis

24.24.3 Störungen

- Chorea Huntington: Degeneration enkephalinerger/GABAerger Neurone (GABA = γ-Aminobuttersäure), Hemmung der indirekten Basalganglienschleife, nachfolgend eine verstärkte Hemmung des Nucleus subthalamicus sowie verminderte Hemmung des Thalamus und damit erhöhte Erregung des Kortex
- Symptome: Hyperkinesen, Grimassieren, Schwierigkeiten beim Sprechen und Schlucken; später Erhöhung des Muskeltonus, Demenz

24.25 Nucleus caudatus

24.25.1 Lage

- Bestandteil des Striatums (Kap. 24.24)
- Der Nucleus caudatus legt sich C-förmig von oben um das Putamen.
- Er bildet mit dem Thalamus im oberen Teil der Seitenventrikel den Ventrikelboden, im unteren Bereich der Seitenventrikel das Ventrikeldach.
- Seine Form entsteht durch Drehung des Großhirnhemisphären während der Embryonalentwicklung.

24.25.2 Funktion

- spielt eine Rolle bei der motorischen Steuerung
- eingebunden bei prozeduralem und assoziativem Lernen, exekutiven Funktionen (hemmende Kontrolle) und im Belohnungssystem

24.25.3 Störungen

- komplexe Bewegungsstörungen
- kognitive Beeinträchtigungen
- Aufmerksamkeitsstörungen bei Schizophrenie, ADHS

24.25.4 Palpatorische Annäherung an die Region des Nucleus caudatus

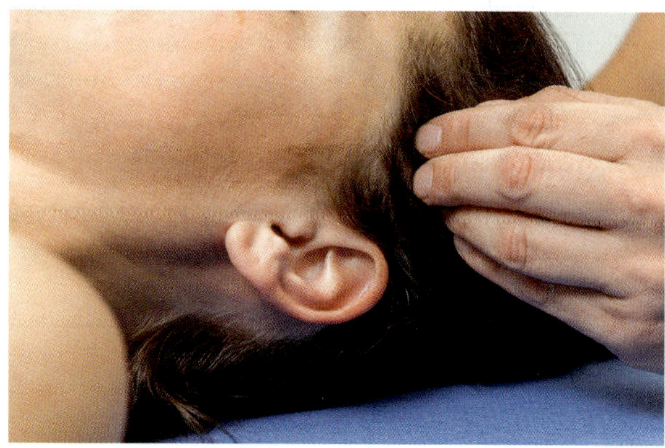

► **Abb. 24.31** Palpatorische Annäherung an die Region des Nucleus caudatus.

Therapeut

- auf Höhe der Schulterregion

Handposition

- Die Finger beider Hände liegen beidseitig halbkreisförmig, etwa 1–2 cm oberhalb der Sutura parietosquamosa (etwas unterhalb der oberen Begrenzung der Seitenventrikel) am Kopf (► **Abb. 24.31**).

Ausführung

- entsprechend der Beschreibung zum Lobus frontalis (Kap. 24.3.4)

24.26 Putamen

24.26.1 Lage

- Bestandteil des Striatums (Kap. 24.24)
- Das Putamen hat die Form einer ovalen Scheibe und befindet sich lateral vom Nucleus caudatus.
- Nucleus caudatus und Putamen werden embryonal durch die einwachsende Capsula interna getrennt.

24.26.2 Funktion

- enge Verbindungen mit der Substantia nigra und dem Pallidum, Funktionen ähnlich dem Pallidum (Kap. 24.27)
- Hemmung des Pallidum internum (direkter Weg)
- vermittelt die Förderung der Bewegung (willkürlich und unwillkürlich)
- beteiligt an Lernprozessen, bestärkendes Lernen
- Wahrnehmung von Verachtung und Ekel

24.26.3 Störungen

- Hyperkinesen
- Dystonien

24.26.4 Palpatorische Annäherung an die Region des Putamens

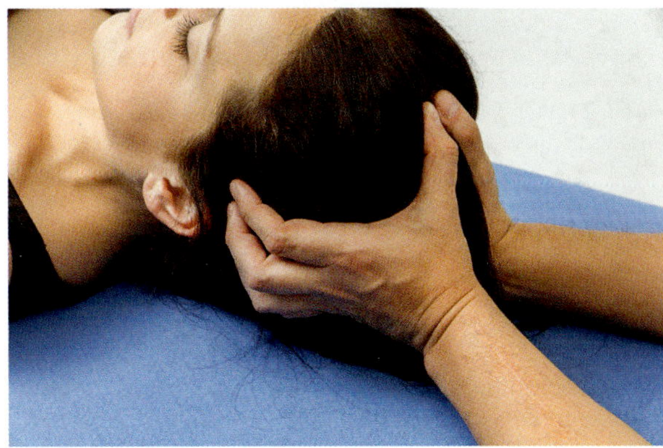

► **Abb. 24.32** Palpatorische Annäherung an die Region des Putamens.

Handposition

- Zeige-, Mittel- und Ringfinger liegen beidseitig etwa auf Höhe der Sutura parietosquamosa.
- Beide Daumen werden ca. 0,5 cm lateral vom Bregma positioniert, sodass sie eine Linie nach hinten am Schädel entlang bilden, wobei sich die Daumenballen nach hinten öffnen (► **Abb. 24.32**).

Ausführung

- Die Fingerbeeren der Zeige-, Mittel- und Ringfinger sowie der Daumen projizieren sich auf die Lage des Putamens.
- weiteres Vorgehen entsprechend der Beschreibung zum Lobus frontalis (Kap. 24.3.4)

24.27 Pallidum

24.27.1 Lage

- Das Pallidum liegt medial des Putamens (Kap. 24.26) und verjüngt sich nach medial. Es besteht aus einem medialen und einem lateralen Segment.
- Entwicklungsgeschichtlich stammt es größtenteils aus dem Dienzephalon.
- Afferenzen: Striatum, Nucleus subthalamicus, Thalamus
- Efferenzen: Thalamus

24.27.2 Funktion

- Das Pallidum hat v. a. eine antagonistische Funktion zu der des Striatums (Kap. 24.24).
- Pallidum internum: Ausgangsstation der Basalganglien für Projektionen über den motorischen Thalamus zum Kortex, tonisch inhibitorisch aktiv
- Pallidum externum: hemmende Projektion zum Pallidum internum und zum Nucleus subthalamicus (indirekter Weg), vermittelt die Hemmung der Bewegung

24.27.3 Störungen

- Überaktivität des indirekten Wegs der Basalganglienschleife bei Morbus Parkinson

24.27.4 Palpatorische Annäherung an die Region des Pallidums

Handposition

- Vorgehen wie beim Putamen, die Hände projizieren jetzt weiter nach medial.

Ausführung

- entsprechend der Beschreibung zum Lobus frontalis (Kap. 24.3.4)

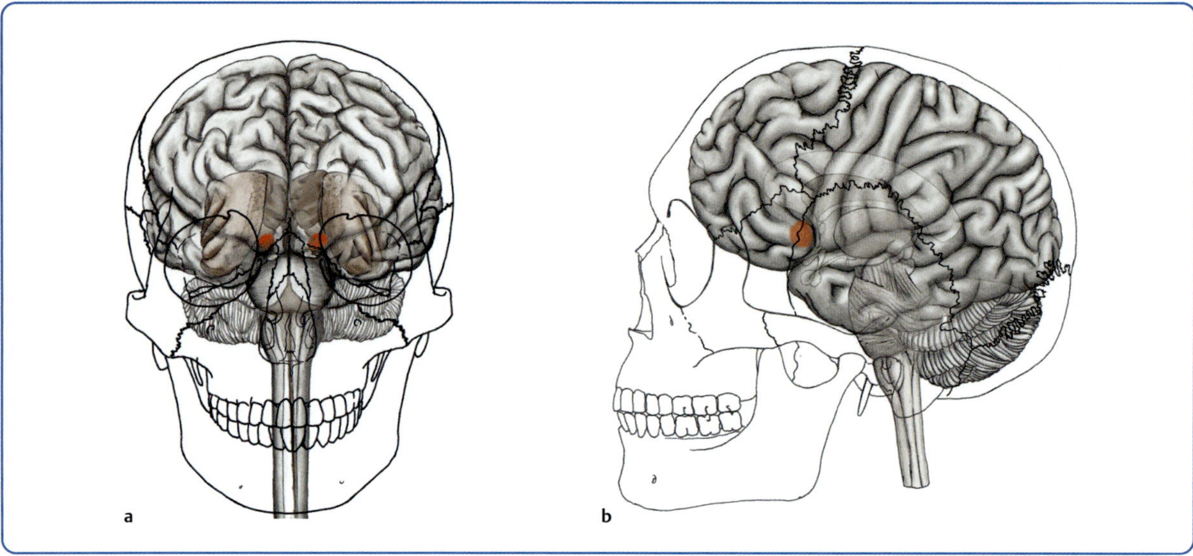

▶ **Abb. 24.33** Nucleus accumbens in der Ansicht **a** von vorn und **b** von lateral.

24.28 Nucleus accumbens

24.28.1 Lage

- Der Nucleus accumbens bildet die Verbindungsstelle zwischen Putamen und Nucleus caudatus im ventralen Teil der Basalganglien innerhalb des basalen Vorderhirns (▶ Abb. 24.33).
- Seine Dopaminrezeptoren werden durch dopaminerge Afferenzen des ventralen tegmentalen Bereichs stimuliert.

24.28.2 Funktion

- zentrale Rolle im Belohnungs- bzw. Motivationssystem (Verlangen, im Gegensatz zum Glücksgefühl) des mesolimbischen Systems und bei der Entstehung von Sucht
- D 2-Dopaminrezeptoren durch Afferenzen aus der Area tegmentalis stimuliert, Wirkort euphorisierender Drogen (Amphetamin, Kokain, Opiate)
- Signale aus dem präfrontalen Kortex sichern ein hohes Aktivitätsniveau im Nucleus accumbens und führen so zu positiven Gefühlen.
- Reduzierte Signale aus dem präfrontalen Kortex führen zu einem niedrigen Aktivitätsniveau im Nucleus accumbens und so zu einer eher negativen Grundeinstellung.

24.28.3 Störungen

- Spielsucht, Sucht nach Extremsport
- ADHS, Depression (unklar)

24.28.4 Palpatorische Annäherung an die Region des Nucleus accumbens

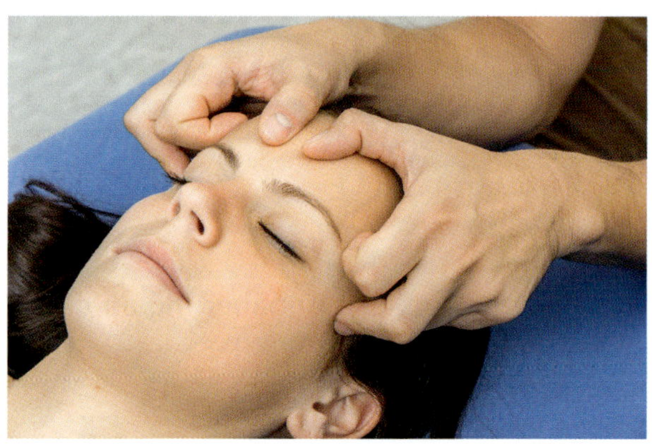

▶ **Abb. 24.34** Palpatorische Annäherung an die Region des Nucleus accumbens.

Handposition

- Die Daumen werden beidseitig 0,5 cm lateral der Medianlinie und etwa 0,5–1 cm oberhalb vom Auge positioniert.
- Die Mittelfinger befinden sich seitlich im Pterionbereich (▶ Abb. 24.34).

Ausführung

- Daumen und Zeigefinger jeder Seite projizieren sich zueinander.
- Entsprechend der Annäherung zum Lobus frontalis wird eine Resonanz mit den Dynamiken und Qualitäten der Region hergestellt. Die Finger synchronisieren sich mit Form, Symmetrie, Frequenz, Kraft und Leichtigkeit der „Bewegung“ sowie Amplitude, Endgefühl,

natürlichem Disengagement, natürlicher Nähe/Retraktion, unwillkürlichen Dynamiken/Rhythmen und Spannungen, aberranten Bewegungen, Dichte, Volumen, Aktivität, Gewebeelastizität, Fülle und Leeregefühl der Region des Nucleus accumbens.

- Intrinsische, selbstkorrektive Dynamiken werden unterstützt, um einen Gleichgewichtszustand in dieser Region zu erreichen.
- Zusätzliche Synchronisierungs- und Behandlungsmodi wie sanfte Kompression, Disengagement, PBT, DBT etc. können ebenfalls angewendet werden.

Hinweis: Anschließend kann der Nucleus accumbens mit dem ventralen tegmentalen Bereich verbunden sowie in Beziehung zum Belohnungssystem mit der Substantia nigra, dem Locus coeruleus und dem präfrontalen Kortex gesetzt werden.

24.29
Nucleus subthalamicus

24.29.1 Lage

- im ventralen Thalamus, der sich ventromedial vom Pallidum befindet und dem Zwischenhirn entstammt (▶ Abb. 24.35)

24.29.2 Funktion

- funktionell ein Anteil der Basalganglien
- Hemmung des Thalamus und Dämpfung der Bewegung (indirekter Weg)

24.29.3 Störungen

- Hemiballismus (kontralateral zur Läsion)

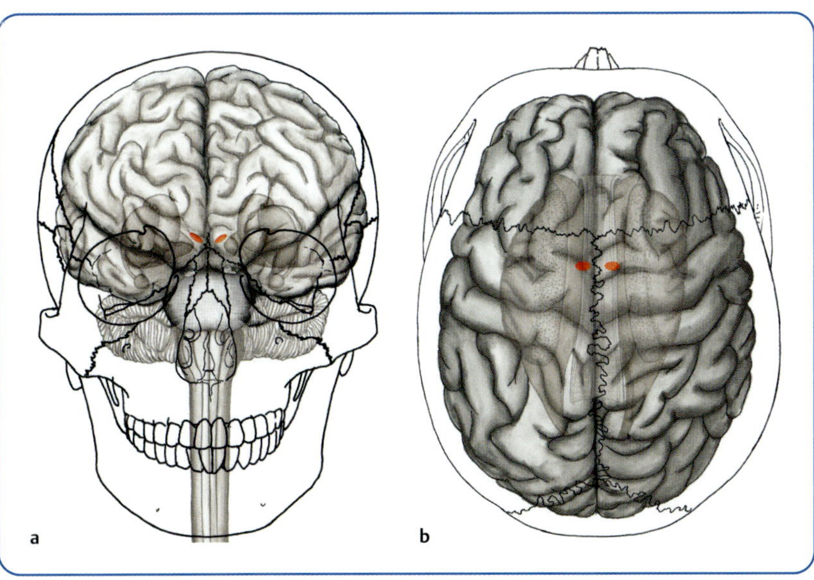

▶ **Abb. 24.35** Nucleus subthalamicus in der Ansicht **a** von vorn und **b** von oben.

24.29.4 Palpatorische Annäherung an die Region des Nucleus subthalamicus

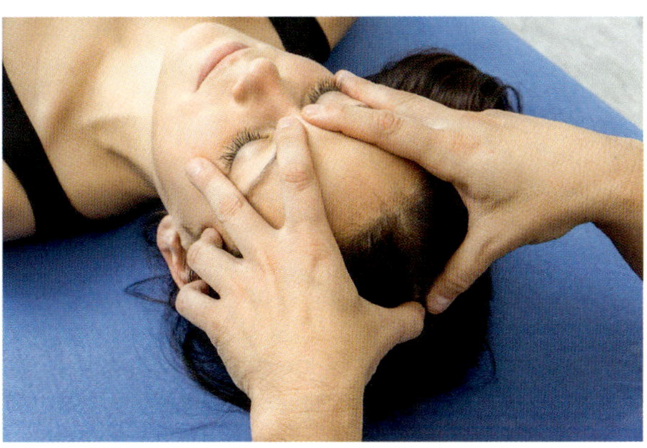

▶ **Abb. 24.36** Palpatorische Annäherung an die Region des Nucleus subthalamicus.

Handposition

- Beide Zeigefinger befinden sich etwa 0,5 cm lateral des Nasions.
- Beide Daumen liegen etwa 0,5 cm lateral vom Bregma auf.
- Beide Ringfinger werden etwa 0,5 cm unterhalb des Pterions positioniert (▶ Abb. 24.36).

Ausführung

- Die Daumen, Zeige- und Mittelfinger projizieren in die Region des Nucleus subthalamicus.
- weiteres Vorgehen entsprechend der Beschreibung zum Hypothalamus (Kap. 24.41.5)

24.30
Substantia nigra

24.30.1 Lage

- Dieses motorische Kerngebiet liegt an der Grenze zu den Hirnschenkeln (Pedunculi cerebri) und zum Tegmentum mesencephali.

24.30.2 Funktion

- mitbeteiligt an der Kontrolle und Modulation der Motorik (v. a. Bewegungsantrieb und -initiation) über seine Verbindungen im Schaltkreis der Basalganglien zwischen Kortex, Striatum, Nucleus subthalamicus und motorischem Thalamus
- Anteile: Pars compacta mit melaninhaltigen Nervenzellen und Dopamin als Neurotransmitter; Pars reticulata mit hohem Eisengehalt und GABA als Neurotransmitter
- Afferenzen: Nucleus subthalamicus, Striatum, Kortex (v. a. motorisch und prämotorisch)
- Efferenzen: Striatum (hemmend), ventrolateraler Thalamus (hemmend)

24.30.3 Störungen

- Ein Ausfall der dopaminergen Neurone führt zu einer Hemmung am Ausgang der Basalganglienschleife (verstärkte Hemmung des Thalamus) und zu Symptomen des Morbus Parkinson.

24.31
Nucleus ruber

24.31.1 Lage

- im Mittelhirn

24.31.2 Funktion

- Abgleich der im Motorkortex generierten Signale mit der Ausführung; bedeutsam für die Präzision von Bewegung und Körperhaltung
- Afferenzen: Motorkortex, Kleinhirn, Colliculi superiores, Nuclei vestibulares
- Efferenzen: über die Olive zum Kleinhirn, Rückenmark

24.31.3 Störungen

- Intentionstremor (kontralateral der Läsion)
- Abnahme des Muskeltonus

24.32
Limbisches System – Übersicht

24.32.1 Lage

- umrandet Corpus callosum, Zwischenhirn und Basalganglien

24.32.2 Funktion

- Trieb- und Affektverhalten, Motivation und Antrieb, Lernen und Gedächtnis

24.32.3 Bestandteile

- Hippocampus (Lernen und Gedächtnis; amnestisches Syndrom; Kap. 24.34)
- Gyrus parahippocampalis mit Area entorhinalis
- Gyrus dentatus (Kap. 24.22)
- Gyrus cinguli (Kap. 24.33)
- Indusium griseum (Kap. 24.21)
- Corpora mamillaria (Verbindung mit dem Mittelhirn und der Formatio reticularis; Kap. 24.15)
- Corpus amygdaloideum (Angst- und Furchtverhalten)

Die Bestandteile bilden zusammen den sog. **Papez-Kreis.** Darüber hinausgehend bestehen weitreichende Verbindungen zum Neokortex, Thalamus, Hirnstamm und Hypothalamus (Regulation des Trieb- und Affektverhaltens), die den assoziierten Funktionen zugrunde liegen.

24.32.4 Störungen

- Störungen sind zu den einzelnen Teilen des limbischen Systems ausgeführt.

24.33
Gyrus cinguli

24.33.1 Lage

- Teil des limbischen Systems (Kap. 24.32)
- Kortexwindung oberhalb des Balkens; nach hinten-unten läuft er als Isthmus gyri cinguli im Temporallappen aus (► **Abb. 24.37**).
- unterteilt in 4 Abschnitte:
  - anteriorer zingulärer Kortex (Area 24)
  - posteriorer zingulärer Kortex (Area 23)
  - Area subcallosa (Area 25)
  - zinguläre motorische Areale (Area 32)

24.33.2 Funktion

- beteiligt an der Bildung und Verarbeitung von Emotionen, am Lernen und Gedächtnis, verbindet Verhalten mit Motivation

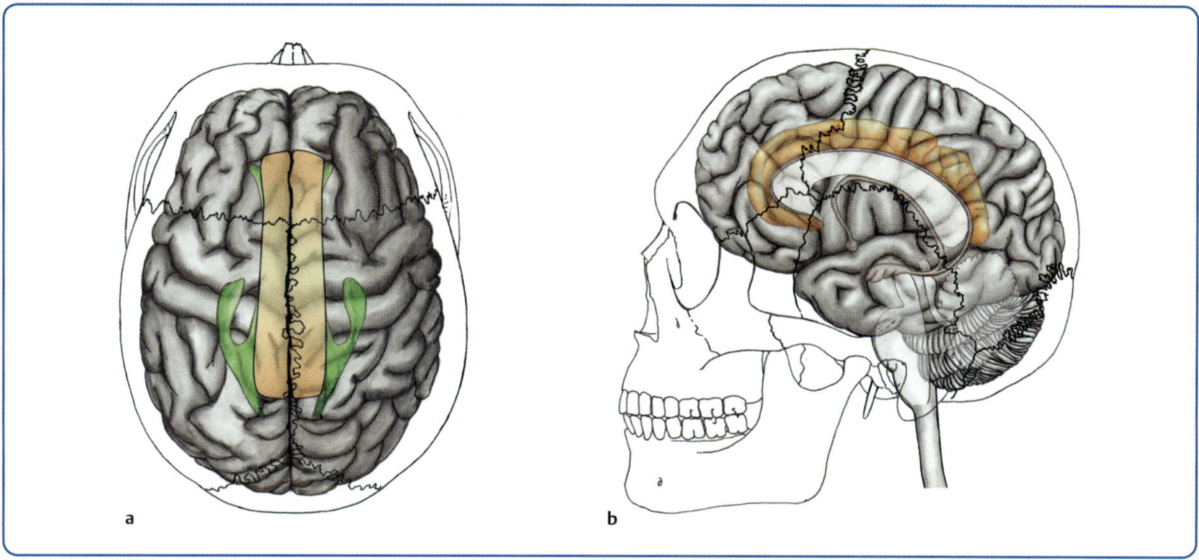

▶ **Abb. 24.37** Gyrus cinguli in der Ansicht **a** von oben und **b** von lateral.

- Atmungskontrolle, vegetative Modulation, Beeinflussung der Nahrungsaufnahme, psychomotorischer und lokomotorischer Antrieb
- Detektion von Fehlern und Konflikten, emotional-affektive Komponente des Schmerzes (Pars anterior)

24.33.3 Störungen

- Depression, Schizophrenie (Pars anterior)
- Alzheimer-Krankheit (Pars posterior)

24.33.4 Palpatorische Annäherung an die Region des Gyrus cinguli

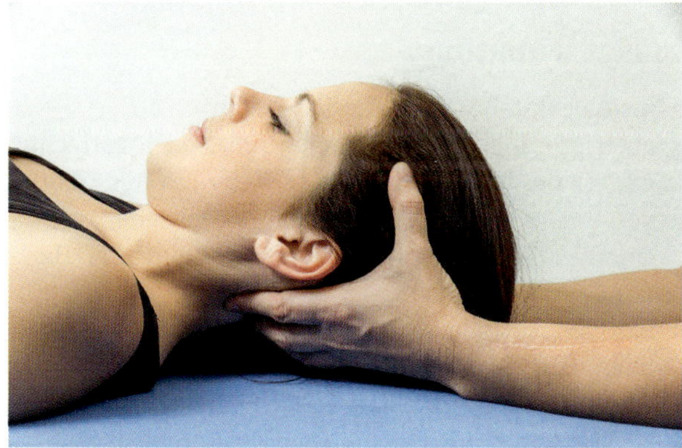

▶ **Abb. 24.38** Palpatorische Annäherung an die Region des Gyrus cinguli.

Handposition

- Beide Daumen befinden sich beidseitig etwa 1 cm oberhalb der Sutura parietosquamosa und parallel zu ihr.
- Die übrigen Finger umfassen die Schädelbasis (▶ **Abb. 24.38**).

Ausführung

- Die Daumen projizieren sich in der Region des Gyrus cinguli, oberhalb des Corpus callosum, in die Tiefe.
- weiteres Vorgehen entsprechend der Beschreibung zum Lobus frontalis (Kap. 24.3.4)

24.34 Hippocampus

24.34.1 Lage

- zentrale Struktur des limbischen Systems, eingebunden in den Papez-Kreis (Kap. 24.32)
- Der Hippocampus liegt zum größten Teil im Lobus temporalis an der medialen Wand des Seitenventrikels, nach hinten-oben bis zum kaudalen Ende des Corpus callosum gerichtet; von dort setzt er sich in den – unterhalb des Corpus callosum verlaufenden – Fornix fort (▶ **Abb. 24.39**).
- Afferenzen: Riechhirn, Amygdala, Neokortex, Thalamus, Gyrus cinguli, Septum
- Efferenzen (über die Fornix): Septum, Amygdala, Hypothalamus, Corpora mamillaria
- besteht aus 3 Anteilen:
  - Gyrus dentatus (Kap. 24.22)
  - Ammonshorn
  - Subikulum

- zeitlebens Neurogenese möglich
- Modulation durch Stress, Arzneistoffe, Drogen, Lerntraining

24.34.2 Funktion

- überprüft Neuheitswert der verschiedenen sensorischen neokortikalen Eingänge, Gedächtniskonsolidierung, räumliche Orientierung durch Koordinierung von verschiedenen Gedächtnisinhalten
- Emotionen [41], Verhalten (beteiligt am Entstehen von Aggressionen, Affektverhalten), Bewusstsein und Motivation
- Der **Gyrus parahippocampalis**, inklusive der Regio entorhinalis, befindet sich medial des Hippocampus. Er ist an Gedächtnisprozessen beteiligt und für die Zuleitung von Sinnesinformationen zu anderen Teilen des limbischen Systems verantwortlich.
- Verbindungsgrade zu anderen Hirnarealen, v. a. zu handlungssteuernden Bereichen und zur Speicherregion der Langzeiterinnerung des präfrontalen Kortex, bestimmen die Ausprägung der Sensibilität für den sozialen Kontext. Geringe Aktivität führt zu Kontextblindheit, erhöhte Aktivität zu eingeschränkter Spontaneität.
- Der nahe der Amygdala gelegene rostrale Bereich des Hippocampus ist an der Steuerung der Verhaltenshemmung beteiligt.

24.34.3 Störungen

- Gedächtnisstörungen wie anterograde Amnesie, Demenz
- Depression, Schizophrenie, emotionale Traumata
- Epilepsie

24.34.4 Palpatorische Annäherung an die Region des Hippocampus

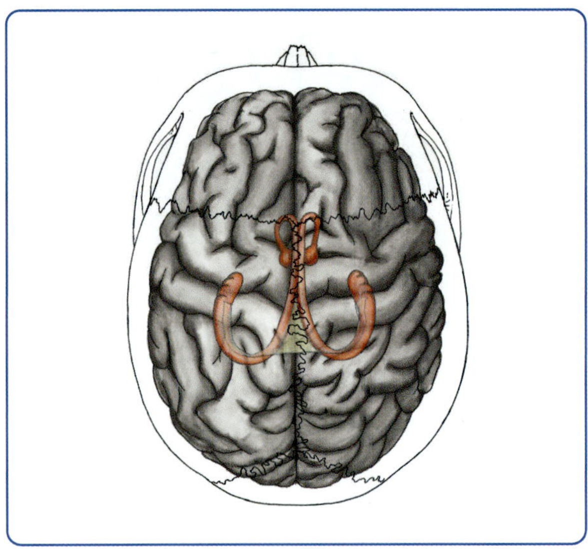

▸ **Abb. 24.39** Hippocampus (von oben).

- entsprechend der Beschreibung zur Fornix (Kap. 24.36.4)

24.35 Amygdala

24.35.1 Lage

- rostral vom Ende des Nucleus caudatus im Temporallappen, in der Frontalebene etwa auf Höhe des Hypophysenstiels (▸ **Abb. 24.40**)
- grenzt an den Hippocampus

24.35.2 Funktion

- mediale Anteile: olfaktorisches System
- anteriore und zentrale Anteile: funktionell betrachtet ein Teil des limbischen Systems, assoziiert mit Emotionen wie Wut, Aggression oder Angst begleitet von vegetativen Reaktionen (Anstieg von Blutdruck, Herz- und Atemfrequenz)
- basolaterale Anteile: Aufmerksamkeit, Nahrungsaufnahme und Sexualverhalten
- Die Verbindungen mit kortikalen, hypothalamischen und Hirnstammregionen dienen der Koordination physiologischer Reaktionen auf der Basis kognitiver Informationen (Fight-or-Flight-Reaktion)
- Die Amygdala scheint aber auch eine Rolle zu spielen im Belohnungs- und Verstärkungssystem [42].

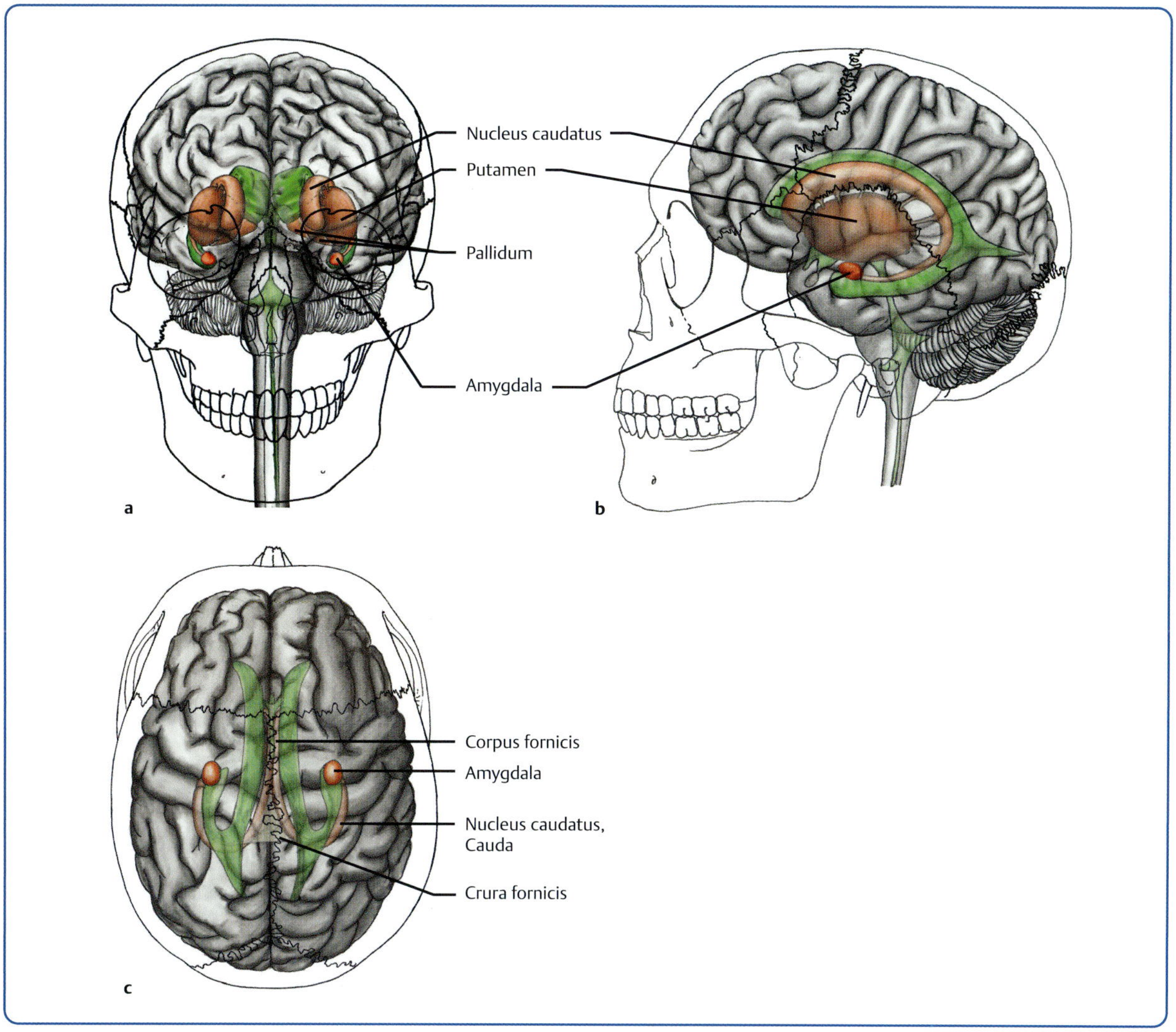

▶ **Abb. 24.40** Putamen und Amygdala in der Ansicht **a** von vorn, **b** von lateral und **c** von oben.

24.35.3 Störungen

- Fehlen von Empathie [43]
- Depression [44], posttraumatisches Stresssyndrom [45]

24.35.4 Palpatorische Annäherung an die Region der Amygdala

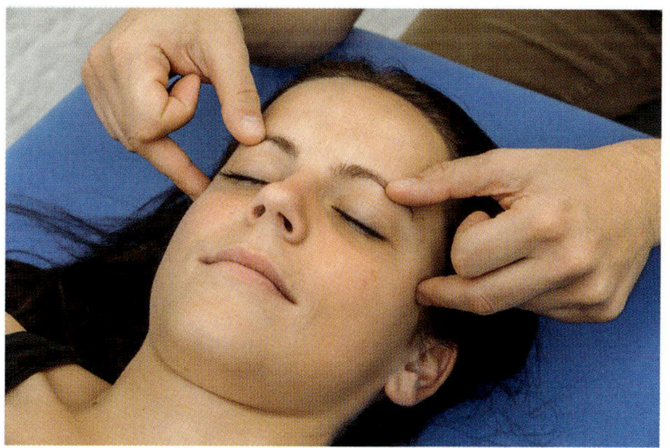

▶ **Abb. 24.41** Handhaltung für die palpatorische Annäherung an die Region der Amygdala.

Handposition

- Die Mittelfinger liegen beidseitig posterior der Sutura sphenosquamosa, etwa auf Höhe der Mitte ihres vertikalen Verlaufs.
- Der Daumen liegt etwa im mittleren bis lateralen Drittel des Augenbrauenbogens (▸ **Abb. 24.41**).

Ausführung

- Die Mittelfinger projizieren sich auf die Amygdala.
- weiteres Vorgehen entsprechend der Beschreibung zum Lobus frontalis (Kap. 24.3.4)

Hinweis: Es können die Region des Hippocampus und die Region der Amygdala gleichzeitig palpiert und ausgeglichen werden, ebenso die präfrontale Region und die Amygdala.

24.36 Fornix

24.36.1 Lage

- Teil des limbisches Systems (Kap. 24.32)
- bogenförmig unterhalb des Corpus callosum und oberhalb des 3. Ventrikels
- beginnt als Fortsetzung des Hippocampus mit den paarigen Crura fornicis und Commissura fornicis, die sich zum Corpus fornicis vereinigen; teilt sich vorn wieder paarig zu den Columna fornicis, die in den Corpora mamillaria enden
- wichtige Bahn innerhalb des limbischen Systems mit Faserzüge vom Hippocampus und Subikulum zum Corpus mamillare sowie zu den Nuclei praeopticus, anteriores thalami und habenulares; liegt im Verlauf basal dem Balken an

24.36.2 Funktion des Fornix

- efferente Leitung des Hippocampus an das Septum, die Amygdala, den Hypothalamus und die Corpora mamillaria

24.36.3 Störungen

- anterograde Amnesie

24.36.4 Palpatorische Annäherung an die Region des Hippocampus und der Fornix

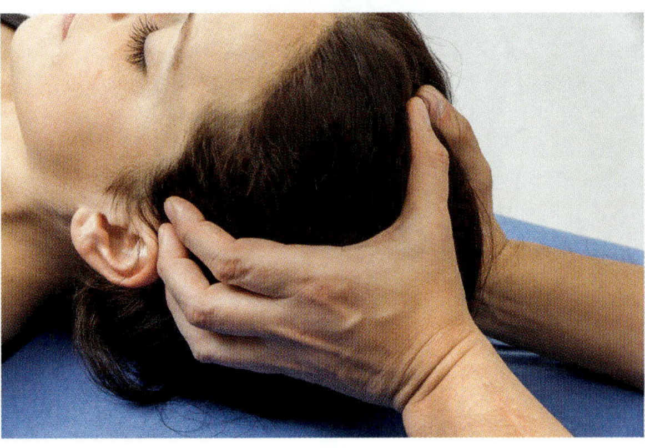

▸ **Abb. 24.42** Palpatorische Annäherung an die Region des Hippocampus und der Fornix.

Handposition

- Zeige-, Mittel-, Ringfinger und kleiner Finger werden unterhalb des Cornu temporalis des Seitenventrikels positioniert, posterior von der unteren Hälfte der Sutura sphenofrontalis bis oberhalb vom Asterion.
- Die Daumen liegen entlang der Sutura sagittalis, anterior vom Bregma, leicht divergierend nach posterior, etwa auf Höhe des Asterions auf.
- Die Daumen berühren sich vorn und divergieren leicht nach posterior (▸ **Abb. 24.42**).

Ausführung

- Die Finger projizieren sich in die Region des Hippocampus.
- Die Daumen projizieren sich in die Region des Fornix.
- weiteres Vorgehen entsprechend der Beschreibung zum Lobus frontalis (Kap. 24.3.4)

24.37 Septum pellucidum und Nuclei septales

24.37.1 Lage

- Anteil des limbischen Systems (Kap. 24.32)
- in der Mittellinie unterhalb des Balkens

24.37.2 Funktion

- trennt die Vorderhörner der Seitenventrikel (▸ **Abb. 24.43**)

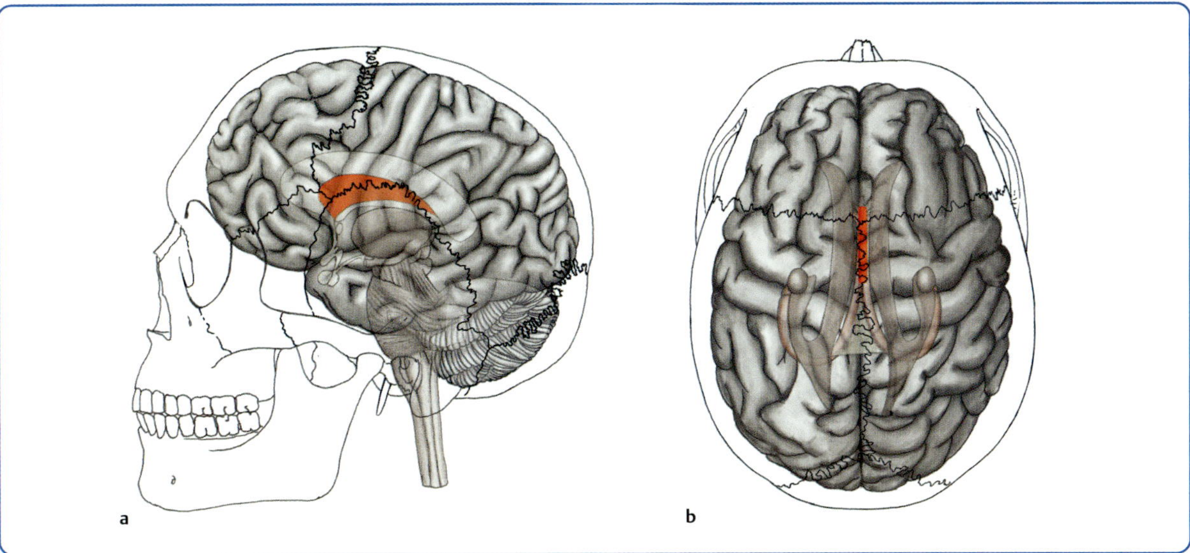

▶ **Abb. 24.43** Septum pellucidum in der Ansicht **a** von lateral und **b** von oben.

24.37.3 Störungen

- septooptische Dysplasie mit u.a. Sehstörungen, niedrigem Muskeltonus, hormonellen Veränderungen, Epilepsie

24.37.4 Palpatorische Annäherung an die Region des Septum pellucidum und der Nuclei septales

Handposition

- Für die palpatorische Annäherung können sich die Finger unterhalb des Balkens zwischen den Ventrikeln in die Region des Septum pellucidum projizieren.

Ausführung

- Die Finger synchronisieren sich mit Form, Symmetrie, Frequenz, Kraft und Leichtigkeit der „Bewegung" sowie Amplitude, Endgefühl, natürlichem Disengagement, natürlicher Nähe/Retraktion, unwillkürlichen Dynamiken/Rhythmen und Spannungen, aberranten Bewegungen, Dichte, Volumen, Aktivität, Gewebeelastizität, Fülle und Leeregefühl der Region des Septum pellucidum und der Nuklei.
- Intrinsische, selbstkorrektive Dynamiken werden unterstützt, um einen Gleichgewichtszustand in dieser Region zu erreichen.
- Zusätzliche Synchronisierungs- und Behandlungsmodi wie sanfte Kompression, Disengagement, PBT, DBT etc. können ebenfalls angewendet werden.

24.38 Dienzephalon

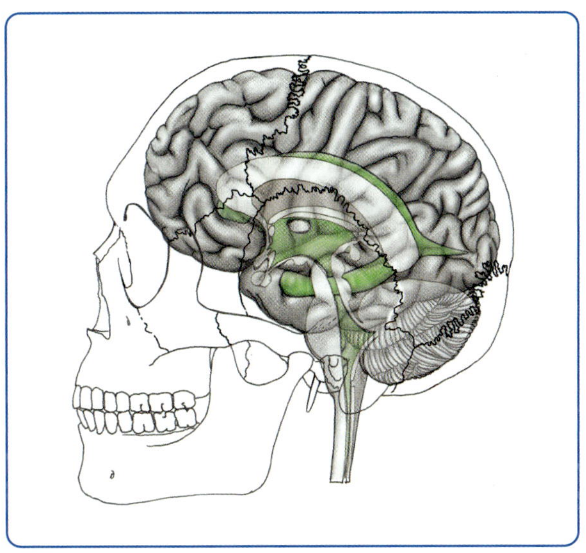

▶ **Abb. 24.44** Dienzephalon (von lateral).

24.38.1 Lage

- in der Mitte des Gehirns, ventral und kaudal des Frontallappens, begrenzt beiderseits den 3. Ventrikel
- Commissura anterior (rostrale Begrenzung), Commissura posterior und Commissura habenularum sowie Epiphyse (kaudale Begrenzung) (▶ **Abb. 24.44**)

24.38.2 Bestandteile

- Thalamus dorsalis (Kap. 24.40): Nuclei anteriores thalami, ventrolaterales thalami, mediales thalami und dorsales thalami
- Epithalamus: Epiphyse (Kap. 24.39), Nuclei habenulares (olfaktorisches System, Kontrolle der Nahrungsaufnahme)
- Subthalamus: Nucleus subthalamicus (funktionell zu Basalganglien, Läsion: kontralateraler Hemiballismus; Kap. 24.29)
- Hypothalamus (Kap. 24.41): Nuclei suprachiasmaticus und supraopticus

24.39 Epiphyse (Zirbeldrüse, Glandula pinealis)

24.39.1 Lage

- Anteil der kaudalen Begrenzung des Dienzephalons
- Die Epiphyse befindet sich zwischen den beiden divergierenden Thalami auf dem hinteren Dachbereich des 3. Ventrikels (▸ **Abb. 24.45**). An der Basis der Epiphyse treffen sich die beiden Epiphysenstiele (Habenulae), die eine Verbindung zum Thalamus darstellen und u. a. eine Umschaltstelle für olfaktorische Reize beinhalten.
- Sie befindet sich posterior in Bezug zum 3. Ventrikel und oberhalb der Vierhügelplatte.
- Im Parenchym der Drüse finden sich Pinealozyten, Gliazellen und Nervenfasern sowie Mastzellen. Kollagen ist vermehrt perivaskulär vorhanden.

24.39.2 Funktion

- Steuerung der zirkadianen Rhythmik (Wach-Schlaf-Rhythmus, Körpertemperatur u. a. Körperfunktionen); Pinealozyten produzieren und sezernieren Melatonin (im Dunkeln, nachts)
- wird aktiviert über spezielle lichtempfindliche Ganglienzellen der Netzhaut und den Nucleus suprachiasmaticus des Hypothalamus
- induziert die Tiefschlafphase, in der das Wachstumshormon Somatotropin ausgeschüttet wird
- hemmt die Geschlechtsreifung während der Entwicklung (antigonadotrope Wirkung)
- beeinflusst den Hippocampus (Lernen und Gedächtnis)
- beeinflusst die Adenohypophyse: Sekretion von Gonadotropinen (follikelstimulierendes Hormon [FSH] und luteinisierendes Hormon [LH])
- beeinflusst im Tierversuch die Wirkung von „Modedrogen" (z. B. Kokain) und Antidepressiva

Spekulativ ist bisher die Hypothese von Joyeux, dass folgende 3 Hormone in der Epiphyse produziert werden [46]. Zunächst entsteht aus der essenziellen Aminosäure Tryptophan durch enzymatischen Umbau (Hydroxylase und Dekarboxylase) Serotonin:

- Am Abend (ab etwa 22 Uhr) entsteht aus Serotonin durch 2 Enzyme (N-Azetyltransferase und 5-Hydroxyindol-O-Methyltransferase) **Melatonin**. Dies schützt die Neurone, wirkt alterungsverlangsamend und antikanzerogen (antioxidative Wirkung) und weist eine hormonelle Wirkung auf zirkadiane Rhythmen, die Gonaden und das Immunsystem auf.
- Melatonin wird mittels Azetylierung zu **6-Methoxy-Harmalan** umgebaut. Es ist das Hormon des Wachseins und der Kognition.
- Mittels einer weiteren Azetylierung entsteht **Valentonin**, das Hormon des Schlafes.

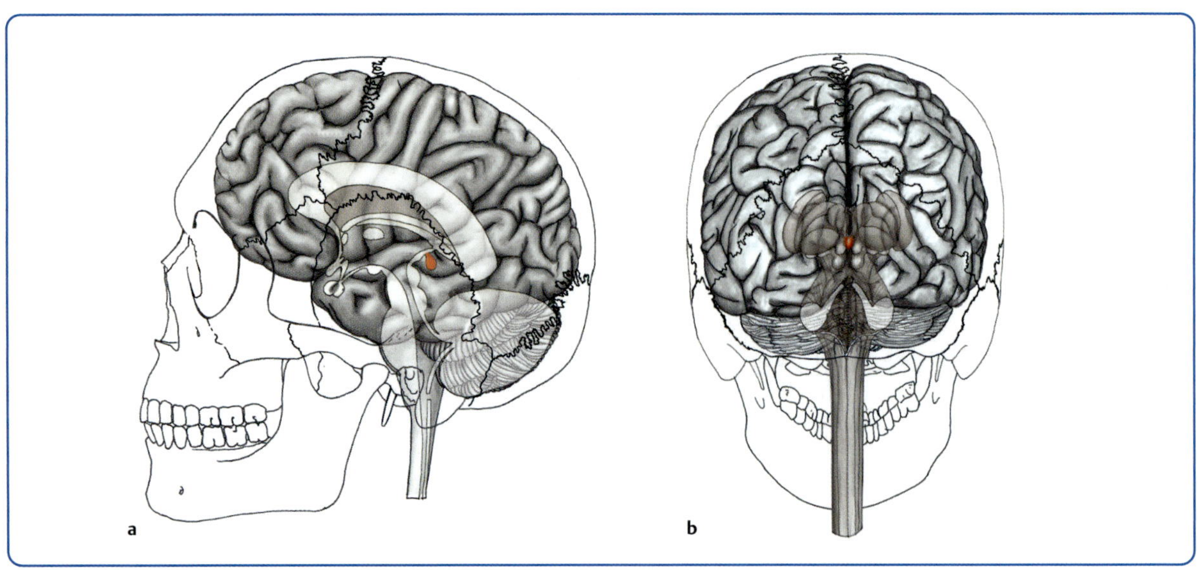

▸ **Abb. 24.45** Epiphyse in der Ansicht **a** von lateral und **b** von hinten.

24.39.3 Arterielle Versorgung und Innervation

Arterielle Versorgung

- Die arterielle Versorgung erfolgt überwiegend aus der A. cerebri posterior (stärkster Endast der A. basilaris) oder A. cerebelli. Sie wird aber auch von der A. cerebri anterior (Ast der A. carotis interna) versorgt [47].
- Vaskularisiert wird sie über die Pia mater, von der die Epiphyse größtenteils überzogen ist.

Innervation

Die Epiphyse hat zahlreiche Rezeptoren und kann von einer Vielzahl von Neurotransmittern beeinflusst werden:

- Sympathische Fasern aus dem Ganglion cervicale superius sind die bedeutendsten nervalen Afferenzen der Epiphyse. Lichtinformationen, v. a. bläuliches Licht, werden vom Auge in den Nucleus suprachiasmaticus des Hypothalamus weitergeleitet und inhibieren mittels des Ganglion cervicale superius die Epiphyse. In Abwesenheit von Licht wird die Inhibition aufgehoben. Nun hemmt die Epiphyse die Neurone des Ganglion cervicale superius, wodurch ein schlaffördernder Zustand eingeleitet wird. Sympathische Nervenfasern enthalten Noradrenalin und Neuropeptid Y als Neurotransmitter [48].
- Parasympathisch wird die Epiphyse aus dem Ganglion pterygopalatinum und Ganglion oticum innerviert, deren Nervenfasern vasoaktives intestinales Peptid und PHI (Peptide Histidine Isoleucine) enthalten.
- Weiterhin gibt es Faserverbindungen aus dem Ganglion trigeminale, deren Neurone Substanz P, CGRP und PACAP (Pituitary Adenylate Cyclase-Activating Peptide) enthalten.
- Auch gibt es direkte neurale Verbindungen aus dem Gehirn (GABA, Orexin, Serotonin, Histamin, Oxytozin und Vasopressin), die mittels des Zirbeldrüsenstiels die Epiphyse innervieren.

24.39.4 Störungen

- Jetlag, zirkadiane Rhythmen der Körperfunktionen
- Unterfunktion: Schlafstörungen, Winterdepression, Störungen der Gonaden, des Immunsystems, der Nebennieren und der Schilddrüse, Pubertas praecox, Energielosigkeit, Müdigkeit (Appetit auf Süßes), frühzeitige Alterung, Morbus Alzheimer, Parkinson, Chorea Huntington und amyotrophe Lateralsklerose (aufgrund verminderter neuroprotektiver Wirkung) [49] [50] [51]
- Eine Verkalkung der Epiphyse beginnt bereits vor dem 20. Lebensjahr. Eine zunehmende Verkalkung kann mit einer Abnahme der Pinealozyten einhergehen und zu verminderter Hormonproduktion führen und so mit Schlafstörungen im Alter und Degenerationserkrankungen (Demenz) assoziiert sein.
- Bei Absinken der Körpertemperatur und Schläfrigkeit könnte möglicherweise auch eine Überfunktion der Epiphyse ursächlich sein.

24.39.5 Palpatorische Annäherung an die Region der Epiphyse

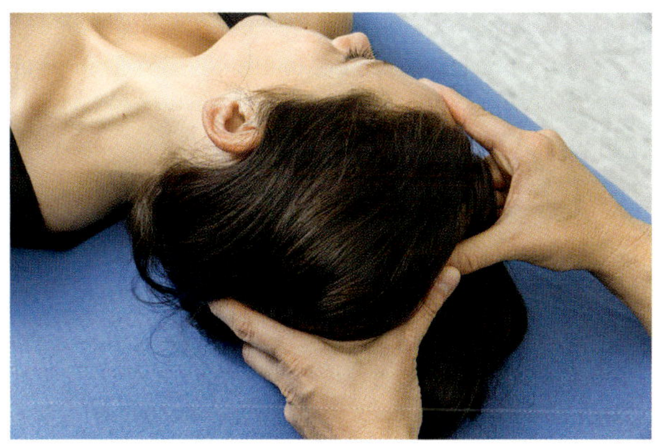

► **Abb. 24.46** Palpatorische Annäherung an die Region der Epiphyse.

Handposition

- Die Fingerbeere des Zeigefingers einer Hand liegt auf dem Ophryon und ist auf die Region der Epiphyse (auf dem Dach des 3. Ventrikels, posterior des Thalamus) ausgerichtet.
- Der Zeigefinger der anderen Hand wird unterhalb von Lambda platziert und projiziert sich auf die Region der Epiphyse (► **Abb. 24.46**).
- Wenn möglich, kann der Daumen vom Vertex auf die Region der Epiphyse gerichtet werden.

Ausführung

- Es werden Spannungen in dieser Region ausgeglichen.
- weiteres Vorgehen entsprechend der Beschreibung zum Hypothalamus (Kap. 24.41.5)

Hinweis: Dies kann verbunden werden mit der Palpation der Region des Nucleus suprachiasmaticus.

24.39.6 Behandlungsmethodik

Osteopathische manuelle Therapie

- Befundung und ggf. Behandlung der hochzervikalen Region
- Befundung und ggf. Behandlung von SSB-Dysfunktionen und duralen Spannungsmustern
- Inhibition des Ganglion cervicale superius: in aller Regel erforderlich, da meist eine Unterfunktion der Glandula pinealis vorhanden ist

- Inhibition des Ganglion trigeminale
- allgemeine sympathikosedierende und parasympathikostimulierende Behandlungsansätze (z. B. CV-4-, Foramen-jugulare-Techniken, Stimulation des Ganglion pterygopalatinum und des Ganglion oticum, Drücken der reflektorischen Regionen in der Ohrmuschel zur Stimulation des N. vagus) sowie nebennieren- und schilddrüsenberuhigende Techniken (z. B. Inhibitionstechniken)
- CV-3-Technik
- Techniken für die A. cerebri anterior, A. carotis interna, A. vertebralis, A. basilaris, A. cerebri posterior
- Sinus-venosus-Techniken
- Duralröhrenschaukel
- palpatorische Annäherung an die Region der Epiphyse

Weiterführende Therapieansätze

- Lichttherapie morgens (Sonnenlicht oder Tageslichtlampen mit mindestens 10000 Lux): 20–30 min
- ab nachmittags Meiden von Kaffee, schwarzem und grünem Tee, Schokolade, Tabak
- abends Verminderung von blauem Licht und starken Lichtreizen (z. B. können Blaulichtfilter im Computer und Handy verwendet werden)
- 2 h vor dem Schlafen nur beruhigende Aktivitäten (z. B. beruhigende Musik hören oder/und beruhigende Bücher lesen)
- abends möglichst nur eine kleine Mahlzeit
- Meiden von übermäßigem Alkoholkonsum
- abends tryptophanhaltige Nahrungsmittel: Thunfisch, Kürbiskerne, Spirulina, Cashewkerne, Walnüsse, Haselnüsse, Amaranth, Ei, Buchweizen
- Vitamin B_{12} (vermindert lichtbedingte Störung von Melatonin), B_3, B_6 (unterstützen die Serotoninsekretion), B_9 (Folsäure)
- schlafördernder Kräutertee: Humulus lupulus (Hopfen), Valeriana officinalis (Baldrian), Melissa officinalis (Melisse), Lavandula angustifolia (Lavendel), Passiflora incarnata (Passionsblume), Hypericum perforatum (Johanniskraut), z. B. Phytoberidin oder Neurapas
- Fluoride vermeiden; diese stören die Funktion der Epiphyse sowie der Schilddrüse und der Nebennieren.
- Melatonin in einer Dosis von 3–5 mg
- Entwickeln einer Schlafroutine
- Hilfreich zum Einschlafen und Entspannen kann auch ausgiebiges Gähnen sein: 6- bis 10-mal Gähnen vor dem Schlafengehen.
- Anuloma Viloma (Wechselatmung) zur Harmonisierung und Beruhigung:
  - Über das linke Nasenloch für etwa 5–10 Zähler einatmen, indem das rechte Nasenloch mit dem Daumen der rechten Hand zugehalten wird. Anschließend über das rechte Nasenloch für 5–10 Zähler ausatmen, indem diesmal mit Ringfinger und kleinem Finger der rechten Hand das linke Nasenloch zugehalten wird. Anschließend wird in das rechte Nasenloch eingeatmet (Ringfinger und kleiner Finger halten weiterhin das linke Nasenloch zu) und wieder durch das linke Nasenloch ausgeatmet, dafür hält der Daumen der rechten Hand das rechte Nasenloch zu. Diesen Zyklus für 5–10 min wiederholen.
  - Die Ein- und Ausatmung sollte als sehr angenehm empfunden werden. Es sollte nie zu einem Gefühl von Atemnot kommen.
  - Die Ein- und Ausatmungszeit kann entsprechend der eigenen Kapazität verkürzt oder verlängert werden. Nach etwas Übung kann auch versucht werden, die Ausatmung zu verlängern, z. B. 5 Zähler einatmen und 10 Zähler ausatmen.
  - Besonders auf eine entspannte Mund-, Kiefer-, Augen- und Bauchregion achten.
- Eine weitere Atem- und Visualisierungsübung besteht darin, in aufrechter entspannter Körperhaltung am Beckenboden bzw. am unteren Ende der Wirbelsäule ein helles Licht zu visualisieren. Während der Einatmung ziehen Sie das Licht die Wirbelsäule entlang bis in die Zirbeldrüse hinauf:
  - Der Bereich der Zirbeldrüse kann lokalisiert werden, indem Sie sich eine Linie von Ophryon (Stirn) bis Lambda (etwa Mitte Hinterkopf) vorstellen und eine weitere Linie vom oberen Ende einer Ohrmuschel zum oberen Ende der anderen Ohrmuschel. Der Kreuzungspunkt beider Linien markiert in etwa die Region der Zirbeldrüse.
  - Während der Ausatmung wird das Licht oben in der Zirbeldrüse gehalten. Bei erneuter Einatmung wird dieses Licht wieder bis nach oben gezogen. Im Laufe der Übung werden Sie den Eindruck haben, dass das Licht im Bereich der Zirbeldrüse immer heller wird. Diese Übung wiederholen Sie für etwa 5–10 min.
  - Sie können auch während des Hochziehens des Lichts zusätzlich den Beckenboden sanft anspannen. Die Zunge kann locker an den Gaumen gebracht werden.
- Trakata: Konstantes Schauen auf eine sich in Augenhöhe befindliche Kerzenflamme in einem Abstand von etwa 35 cm, für 5–10 min. Eine aufrechte und entspannte Körperhaltung und eine ruhige Atmung sind wichtig. Die Zunge kann locker an den Gaumen gebracht werden. Nachdem die Kerze ausgeblasen wurde, so lange mit geschlossenen Augen sitzen bleiben, bis der Lichteindruck der Flamme nachlässt.
- Elektromagnetische Störfelder im Schlaf meiden [52].
- Jetlagvorbeugung:
  - Flugrichtung von West nach Ost: Möglichst einen Abendflug nehmen und 2–3 mg Melatonin bei Einstieg in das Flugzeug einnehmen sowie nach einer Mahlzeit mit Schlafmaske versuchen zu schlafen, bei Bedarf mit einem Schlafmittel (z. B. Zolpidem 10 mg, rezeptpflichtig).

- Flugrichtung von Ost nach West: Möglichst einen Morgenflug nehmen, nur eine kleine Mahlzeit einnehmen, um nicht müde zu werden, viel Trinken, aber keinen Alkohol, Filme schauen oder andere Aktivitäten ausführen, wach bleiben. Nach der Ankunft ohne Sonnenbrille in die Sonne gehen. Eine Mahlzeit etwa um 20 Uhr einnehmen und für die nächsten 1–3 Nächte vor dem Schlafengehen je 2–3 mg Melatonin einnehmen.

- Organpräparat Regeneresen Epiphyse, z. B. bei Immunschwäche (plus Knochenmark, Thymus, Milz, Lymphknoten, Nebenniere, Placenta), bei Depression (plus Zwischenhirn, Nebenniere, Thymus), Klimakterium mit depressiven Verstimmungen (plus Ovar, Hypophyse tot. fem., Zwischenhirn, Nebenniere), Midlife-Crisis mit Erschöpfung bei Männern (N 13, Testes, Hypophyse tot. masc. Unci) [53]

24.40 Thalamus

24.40.1 Lage

- bohnen- bzw. eiförmig, etwa 3–4 cm lang und etwa 1,5 cm breit und tief (▸ Abb. 24.47)
- Die Thalami sind im „C“ der lateralen Ventrikel lokalisiert:
  - mediale Grenze: 3. Ventrikel
  - lateral: Capsula interna
  - dorsal: überragt leicht den 3. Ventrikel
- Die Längsachsen der beiden Thalami verlaufen von vorn-medial nach hinten-lateral, d. h., sie konvergieren anterior und divergieren posterior.
- Beide thalamischen Körper sind durch die Adhesio interthalamica miteinander verbunden.
- Die großen Kernkomplexe beidseits des 3. Ventrikels sind durch Faserzüge (Laminae medullares internae) in 3 Gruppen unterteilt:
  - Nuclei anteriores
  - Nuclei ventrolaterales
  - Nuclei mediales
- Kaudal liegen das Pulvinar und die Corpora geniculata laterale und mediale (Kap. 24.40.4).

24.40.2 Funktion

- Umschalt-, Integrations- und Koordinationszentrum exterozeptiver und propriozeptiver Informationen („Tor zum Bewusstsein“), in reziproker Verbindung mit sensorischen und motorischen Kortexarealen

24.40.3 Störungen

- anteriore und intralaminäre Kerne: Störungen des Bewusstseins, der Aufmerksamkeit, des zielgerichteten Verhaltens, der Stimmung; vertikale Blickparesen
- ventrale Kerngruppe: spezifische Störungen der Sinnesmodalitäten (Oberflächen- und Tiefensensibilität, Thalamusschmerz); zentrale Paresen, kontralaterale Hemiataxie mit Tremor

24.40.4 Thalamuskerne

Übersicht

- Nuclei anteriores (Verbindung zum limbischen System, Gyrus cinguli): assoziiert mit Lernprozessen, Gedächtnis und Emotionen
- Nuclei mediales: assoziiert mit Angstzuständen:
  - Nukleus der Mittellinie: Verbindung mit retikulärem Aktivierungssystem (RAS), Hypothalamus

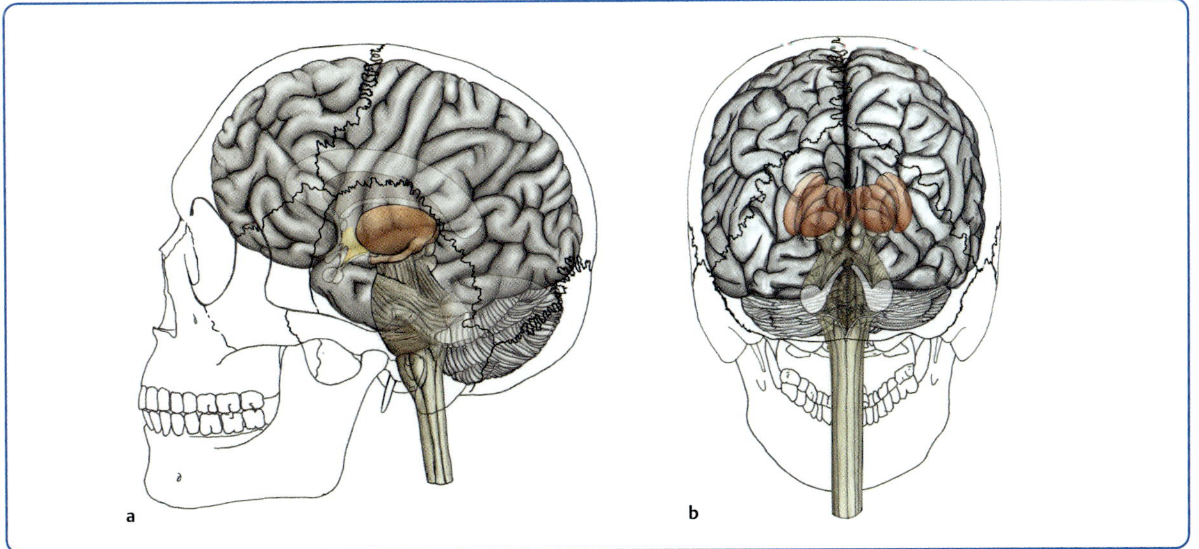

▸ **Abb. 24.47** Thalamus in der Ansicht **a** von lateral und **b** von hinten.

- Nucleus mediodorsalis: Verbindung mit Hypothalamus, Amygdala, Cortex olfactorius, Substantia nigra
- Nucleus medioventralis: Verbindung mit Hypothalamus, Amygdala
- Nuclei ventrales:
  - Nucleus ventralis anterior: Verbindung zur prämotorischen Rinde
  - Nucleus ventralis lateralis: Verbindung zur motorischen Rinde
  - Nucleus ventralis posterior: Verbindung zur sensorischen postzentralen Rinde
- Nuclei dorsales:
  - Pulvinar: Verbindungen mit Assoziationsgebieten im Parietal- und Okzipitallappen
  - Corpus geniculatum laterale: Verbindung zur Sehrinde
  - Corpus geniculatum mediale: Verbindung zur Hörrinde

Nuclei anteriores

Lage

- rostral im dorsalen Thalamus, gehören zu den spezifischen sekundären und tertiären Thalamuskernen
- Verbindungen zu Corpora mamillaria, Fornix und Gyrus cinguli (Papez-Kreis)

Funktion

- Einbindung in das limbische System
- Bedeutung für das deklarative Gedächtnis, Lernprozesse und Emotionen

Störungen

- amnestisches Syndrom

Nuclei mediales

Lage

- medial im dorsalen Thalamus (Nucleus mediodorsalis)
- Eingänge aus der Amygdala, dem ento- und perirhinalen Kortex, dem Hypothalamus, aus Kerngebieten des Mittelhirns und aus dem Pallidum
- reziproke Projektionen zu olfaktorischen Assoziationsarealen des Frontallappens und des prämotorischen Kortex

Funktion

- visuomotorische Integration
- Einfluss auf den Gemütszustand über die viszeralen Signale aus dem Hypothalamus

Störungen

- Frontalhirnsyndrom mit Persönlichkeitsveränderungen

Intralaminäre Kerne

Lage

- im dorsalen Thalamus, innerhalb der Lamina medullaris interna
- größtes Kerngebiet: Nucleus centromedianus, thalamischer Anteil des aufsteigenden retikulären Aktivierungssystems (ARAS)

Funktion

- unspezifische Thalamuskerne, Integration und affektive Färbung der sensorischen Signale (unklar)
- Afferenzen: über die Formatio reticularis des Hirnstamms von verschiedenen Sinnessystemen, aus dem Kleinhirn und Pallidum und aus anderen Thalamuskernen
- Efferenzen: zum Nucleus caudatus, Putamen und Pallidum und diffus zu allen thalamischen Kernkomplexen

Störungen

- Bewusstseins-, Aufmerksamkeitsstörungen

Nuclei ventrolaterales

Lage und Anteile

- ventrolateral im dorsalen Thalamus

Anteile:

- Nucleus ventralis anterior, Nucleus ventralis lateralis (Motorik) und Nucleus ventralis posterior (Tastsinn)
- Nucleus lateralis dorsalis und Nucleus lateralis posterior

Nucleus ventralis anterior

Lage

- Eingänge vom Pallidum und Projektionen zum prämotorischen Kortex (Area 6)
- Anteil des ARAS-Systems

Funktion

- Einbindung in die Basalganglienschleife zur Kontrolle der Motorik, unspezifische Aktivierung

Störungen

- Störungen des zielgerichteten Verhaltens, Beeinträchtigung der Stimmung, Logorrhoe

Nucleus ventralis lateralis

Lage

- Projektionen zu primär- und sekundärmotorischen Kortexarealen, zum Kleinhirn und zu den Basalganglien

Funktion

- Einbindung in die Basalganglienschleife zur Modulierung und Feinabstimmung der Bewegung

Störungen

- zentrale Paresen

Nucleus ventralis posterior

Anteile

- Nucleus ventralis posterolateralis (Körper)
- Nucleus ventralis posteromedialis (Gesicht)
- Nucleus ventralis intermedius (Propriozeption und Schmerz)

Funktion

- Umschaltstation aller aufsteigenden somatosensorischen Bahnen, die Empfindungen aus Haut, Muskeln, Sehnen und Gelenken vermitteln
- Eingänge vom Lemniscus medialis und Tractus trigeminothalamicus (Tastsinn), vom Tractus spinothalamicus (Schmerz und Temperatur)
- Projektion zum Gyrus postcentralis (primärer somatosensorischer Kortex, Areae 3b, 3a, 1 und 2)
- Medial des Nucleus ventralis posteromedialis liegt die Umschaltstelle der Geschmacksbahn aus dem Nucleus tractus solitarius zur Inselrinde.

Störungen

- kontralaterale Störungen der Oberflächen- und Tiefensensibilität, Parästhesien
- bei Läsionen basaler Anteile von Nucleus ventralis posteromedialis und Nucleus ventralis posterolateralis auch schwere Schmerzsyndrome („Thalamusschmerz" und Anesthesia dolorosa)

Nuclei dorsales

Lage und Anteile

- kaudal im dorsalen Thalamus

Anteile:

- Pulvinar
- Corpora geniculata

Pulvinar

Lage

- Eingänge von anderen Thalamuskernen, besonders von den intralaminären Kernen
- reziproke Verbindungen mit Assoziationsgebieten im Parietal- und Okzipitallappen

Funktion

- spielt eine Rolle bei der multimodalen Verknüpfung sensorischer Signale (somatosensorisch, visuell und akustisch)

Corpus geniculatum laterale

Lage

- im Thalamus dorsalis zu den Nuclei dorsales gehörig, unterhalb des Pulvinars (▶ Abb. 24.48)

Funktion

- Projektionsort des Tractus opticus, das 4. Neuron der Sehbahn projiziert über die Sehstrahlung zur Area 17 (V1) des okzipitalen Kortex
- Gliederung in 6 Schichten mit getrenntem Zustrom aus beiden Retinae, retinotop organisiert

Störungen

- bei Schädigung des Tractus opticus: homonyme Hemianopsie

Corpus geniculatum mediale

Lage

- im Thalamus dorsalis zu den Nuclei dorsales gehörig, unterhalb des Pulvinars (▶ Abb. 24.48)

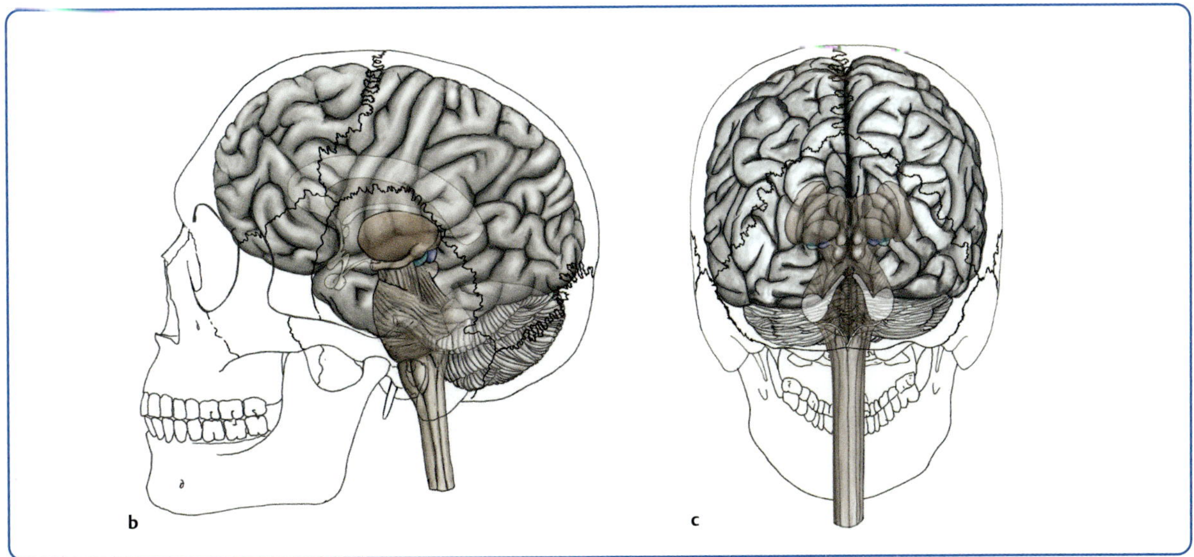

▶ **Abb. 24.48** Corpora geniculata laterale und mediale in der Ansicht **a** von lateral und **b** von hinten.

Funktion

- Projektionsort des Lemniscus lateralis
- thalamischer Umschaltort der Hörbahn, dessen Neurone über die Radiatio acustica zur Area 41 (A1, Heschl-Querwindung) im Temporallappen projizieren, tonotopisch organisiert

Störungen

- Schädigung des Lemniscus lateralis: nur kontralaterale Hypakusis und Beeinträchtigung des Richtungshörens, da nicht alle Fasern im Hirnstamm kreuzen (bilaterale Projektion)

24.40.5 Palpatorische Annäherung an die Region des Thalamus

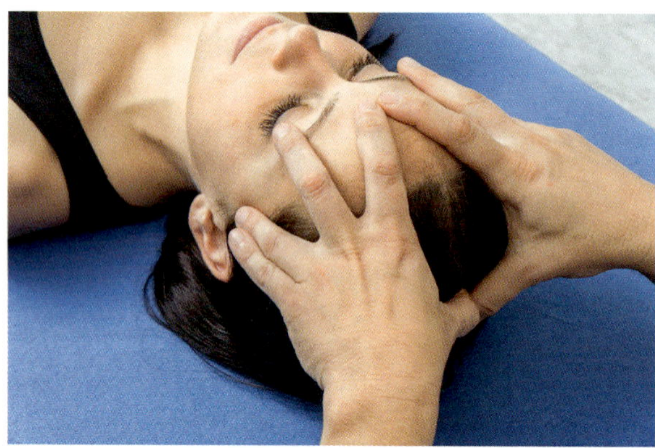

► **Abb. 24.49** Palpatorische Annäherung an die Region des Thalamus.

Handposition

- Die Daumen sind hintereinander im Bereich posterior von Bregma positioniert.
- Die Zeigefinger befinden sich oberhalb von Glabella.
- Die Ringfinger liegen im Pterionbereich (► **Abb. 24.49**).

Ausführung

- Die Finger projizieren sich in die Region des Thalamus.
- Entweder wird die Region des Thalamus als Ganzes befundet oder es kann mit dem mentalen Bild gearbeitet werden, die Regionen einzelner Gruppen von Nuklei oder eines einzelnen Nukleus zu befunden.
- Die Finger synchronisieren sich mit Form, Symmetrie, Frequenz, Kraft und Leichtigkeit der „Bewegung“ sowie Amplitude, Endgefühl, natürlichem Disengagement, natürlicher Nähe/Retraktion, unwillkürlichen Dynamiken/Rhythmen und Spannungen, aberranten Bewegungen, Dichte, Volumen, Aktivität, Gewebeelastizität, Fülle und Leeregefühl der Thalamusregion.
- Intrinsische, selbstkorrektive Dynamiken werden unterstützt, um einen Gleichgewichtszustand in dieser Region zu erreichen.
- Zusätzliche Synchronisierungs- und Behandlungsmodi wie sanfte Kompression, Disengagement, PBT, DBT etc. können ebenfalls angewendet werden.

24.41

Hypothalamus

24.41.1 Lage

- mehrere Anteile in der Wand und im Boden des 2. Ventrikels, Infundibulum und Corpora mamillaria (Kap. 24.15), Neurohypophyse (► **Abb. 24.50**)
- Der Hypothalamus befindet sich rostroventral des Thalamus an der Hirnbasis, am Boden und etwas an der Seiten- und Vorderwand des 3. Ventrikels.
- Begrenzt wird er nach vorn durch das Chiasma opticum, nach lateral durch den Tractus opticus.
- Unmittelbar posterior des Chiasma opticum befindet sich das Infundibulum, das sich in den Hypophysenstiel fortsetzt.

24.41.2 Funktion

- Koordinationszentrum für alle vegetativen Vorgänge im Körper, Aufrechterhaltung der Körperhomöostase: Herzschlag, Blutdruck, Temperatur, Atmung, Nahrungs- und Wasseraufnahme sowie Kontrolle der hormonellen Systeme
- Im Rahmen der Psychoneuroimmunologie nimmt der Hypothalamus eine zentrale Stellung ein:
  1. über die Hypophysenvorderlappenhormone, v. a. das Wachstumshormon, das T-Zell-stimulierend wirkt
  2. durch die zum größten Teil sympathische Innervation und Modulation der lymphatischen Organe
  3. durch den direkten Einfluss des limbischen Systems auf den Hypothalamus

Anteile sind folgende:

- Corpora mamillaria
- Tuber cinereum
- Infundibulum mit der Neurohypophyse

24.41.3 Störungen

- zentrale Hyper- und Hypothermie, Diabetes insipidus, Schwartz-Bartter-Syndrom (inadäquate Freisetzung von antidiuretischem Hormon [ADH]), Übergewicht oder Abmagerung, Narkolepsie (Orexine)

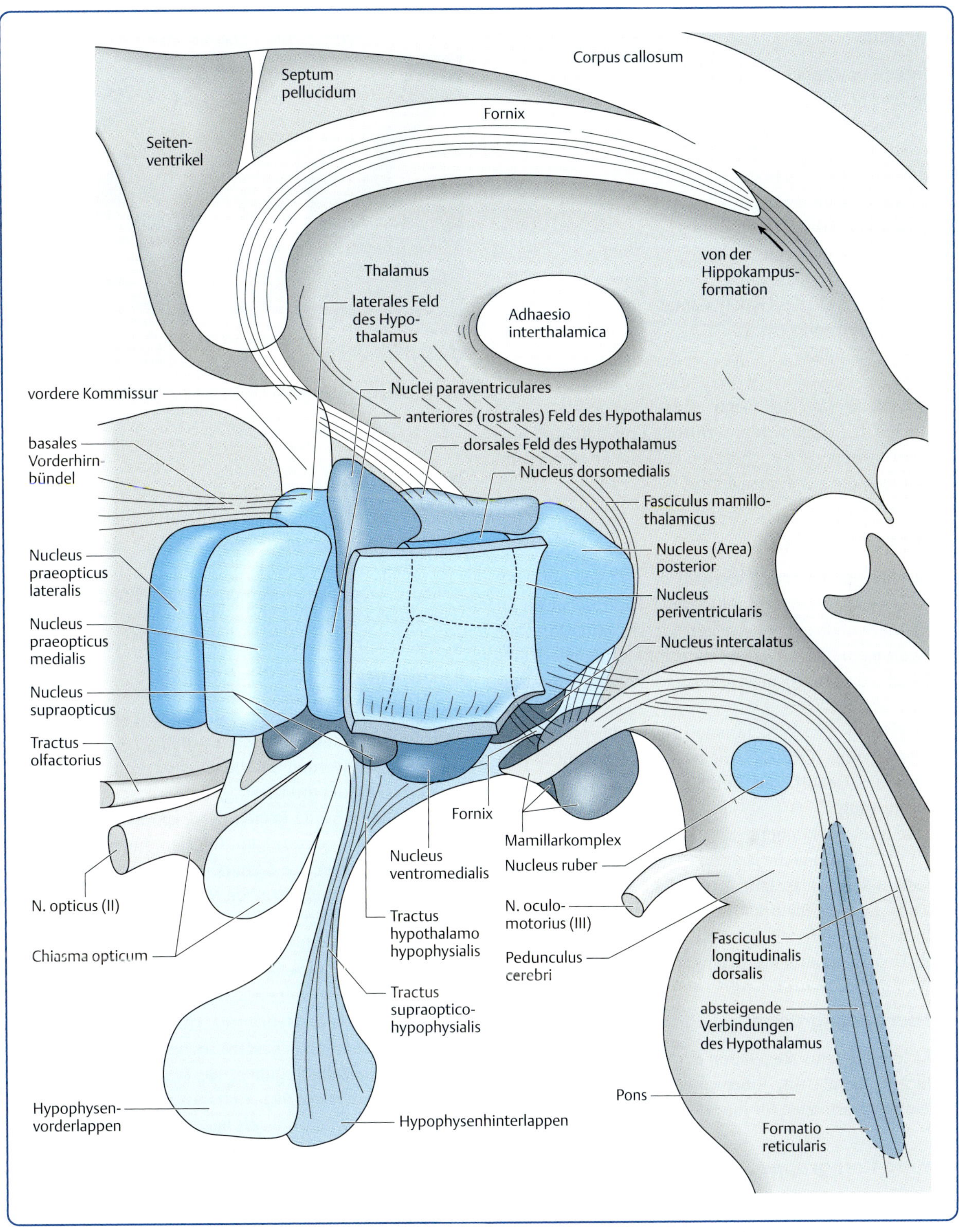

► **Abb. 24.50** Hypothalamus. (Aus: Liem T, Hrsg. Morphodynamik in der Osteopathie. 2. Aufl. Stuttgart: Haug; 2014)

24.41.4 Hypothalamuskerne

Übersicht

- Nucleus praeopticus medialis
- Nucleus praeopticus lateralis
- Nucleus supraopticus
- Nuclei paraventriculares
- Nucleus periventricularis
- anteriores Feld des Hypothalamus
- laterales Feld des Hypothalamus
- Nucleus dorsomedialis
- Nucleus ventromedialis
- posteriores Feld des Hypothalamus
- Nucleus posterior
- Corpus mamillare

Verschiedene Unterteilungen seiner Kerngebiete sind möglich, z. B. in eine vordere (rostrale), mittlere und hintere Kerngruppe. Die wichtigsten Funktionen werden im Folgenden kurz zusammengefasst.

Vordere Kerngruppe

- Nucleus supraopticus (oberhalb des Tractus opticus): Vasopressin (ADH) zur Flüssigkeitsrückresorption in der Niere und eine gewisse gefäßverengende Wirkung, in geringem Ausmaß auch Oxytozinfreisetzung
- Nucleus paraventricularis (an der basalen Seitenwand des 3. Ventrikels):
  - Oxytozin- und zum geringen Teil auch Vasopressinfreisetzung (Oxytozin dient der Uteruskontraktion bei der Geburt und der Einleitung der Milchausschüttung)
  - weitere Funktionen: Kreislauf-, Thermoregulation und Einfluss auf die Nahrungsaufnahme
- Nucleus suprachiasmaticus (oberhalb des Chiasma opticum): wichtig für zirkadianen Rhythmus
- Nuclei praeoptici: Regulation der Körpertemperatur, des Sexualverhaltens und der gonadotropen Hormone

Mittlere Kerngruppe

- Nucleus arcuatus: Regulation der Nahrungsaufnahme
- Nuclei tuberales im Tuber cinereum: Produktion von Releasinghormonen für die Adenohypophyse

Hintere Kerngruppe

- Nuclei corpora mamillaria mit zahlreichen viszeralen Efferenzen in Hirnstamm und Rückenmark und Faserverbindungen mit dem limbischen System (v. a. Hippocampus): Verhaltensmuster für die Selbsterhaltung und Reproduktion

24.41.5 Palpatorische Annäherung an die Region des Hypothalamus

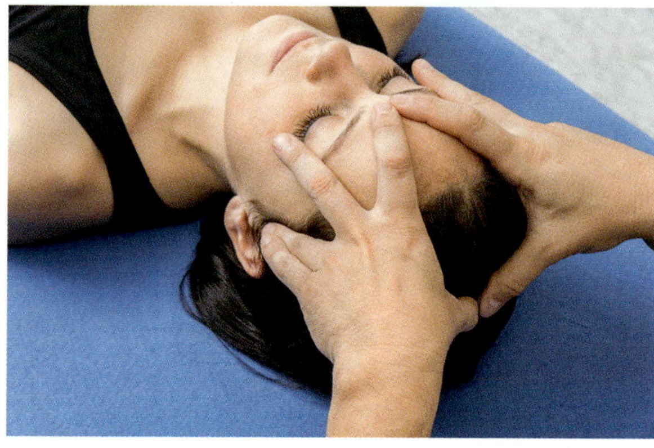

► **Abb. 24.51** Palpatorische Annäherung an die Region des Hypothalamus.

Handposition

- Beide Zeigefinger werden auf der Glabella positioniert.
- Beide Ringfinger im Bereich oberhalb der anterioren Region des Kiefergelenks auflegen.
- Beide Daumen werden auf Bregma gelegt (► **Abb. 24.51**).

Ausführung

- Mittels Ring-, Zeigefinger und Daumen wird die Region des Hypothalamus fokussiert.
- Die Finger werden in die Regionen der hypothalamischen Nuklei projiziert.
- Entweder wird die Region des Hypothalamus als Ganzes befundet, oder es kann mit dem mentalen Bild gearbeitet werden, die Regionen einzelner Gruppen von Nuklei oder eines einzelnen Nukleus zu befunden.
- Synchronisieren in Bezug auf Form, Dichte/Härte, Aktivität, Elastizität des Gewebes, Mikrobewegungen, vaskuläre, respiratorische oder vasomotorische Pulsationen, Bewegungsfreiheit, Stärke/Kraft, Fülle/Leere im Gewebe, weitere asynchrone chaotische Bewegungen während der (Sub-)Phase(n) sowie Spannungen.
- Intrinsische selbstregulierende Dynamiken der Struktur zu einem ausgeglichenen Zustand begleiten.
- Zusätzliche Synchronisierungs- und Behandlungsmodi wie sanfte Kompression, Disengagement, PBT, DBT etc. können ebenfalls angewendet werden.

Beachte

Rötung (bei Übererregung) und Blässe (bei Unterfunktion oder Durchblutungsstörung) im Bereich seitlich angrenzend an den Amorbogen der Oberlippe können laut Ferronato Hinweise auf Funktionsstörungen des Hypothalamus sein [55].

Alternative Handposition

- Zeige- und Mittelfinger einer Hand rechts und links der Medianlinie, unterhalb der frontonasalen Sutur
- Zeige- und Mittelfinder der anderen Hand ca. 0,5 cm über dem Inion und ca. 1 cm rechts und links der Medianlinie

24.42 Hypophyse

24.42.1 Lage

- in der Sella turcica des Os sphenoidale, ventral des Hypothalamus, über den Hypophysenstiel verbunden (▶ **Abb. 24.52**)
- 2 Anteile: Neuro- (Hinterlappen) und Adenohypophyse (Vorderlappen)

24.42.2 Funktion

- Neurohypophyse (Kap. 24.41.1)
- Adenohypophyse:
  - Freisetzung von Hormonen, die innersekretorische Drüsen zur Hormonabgabe stimulieren. Die Hormonfreisetzung wird über den Blutkreislauf durch sezernierte Hormone aus dem Hypothalamus kontrolliert.
  - Kontrolle von Wachstum, Laktation, Schilddrüsen-, Gonaden- und Nebennierenfunktion, Lipolyse, Pigmentation

24.42.3 Arterielle Versorgung, venöse Drainage und Innervation

Arterielle Versorgung

- Aa. hypophysiales inferiores (aus der Pars cavernosa der A. carotis interna): Kapillarnetz v. a. im Bereich der Adenohypophyse für entsprechende Hormonabgaben
- Aa. hypophysiales superiores (aus der Pars cerebralis der A. carotis interna): im Bereich der Eminentia mediana und des Hypophysenstiels (in diese sezernieren einige Hypothalamusareale Hormone)

Venöse Drainage

- Venen der Adenohypophyse führen in den Sinus cavernosus.

Innervation

- sympathische Innervation: Plexus caroticus (aus dem Ganglion cervicale superius)
- parasympathische Innervation:
  - Tuber cinereum (in der Fossa interpeduncularis am Boden des 3. Ventrikels zwischen Chiasma und Corpora mamillaria), Nucleus supraopticus und Nucleus paraventricularis des Hypothalamus: Fasern mit zentrifugaler Wirkung
  - Der Fasciculus hypothalamohypophyseus besteht aus 7 Kernen des Hypothalamus (jedoch fehlt gegenüber anderen parasympathischen Nerven ein Ganglion) [56] [57].

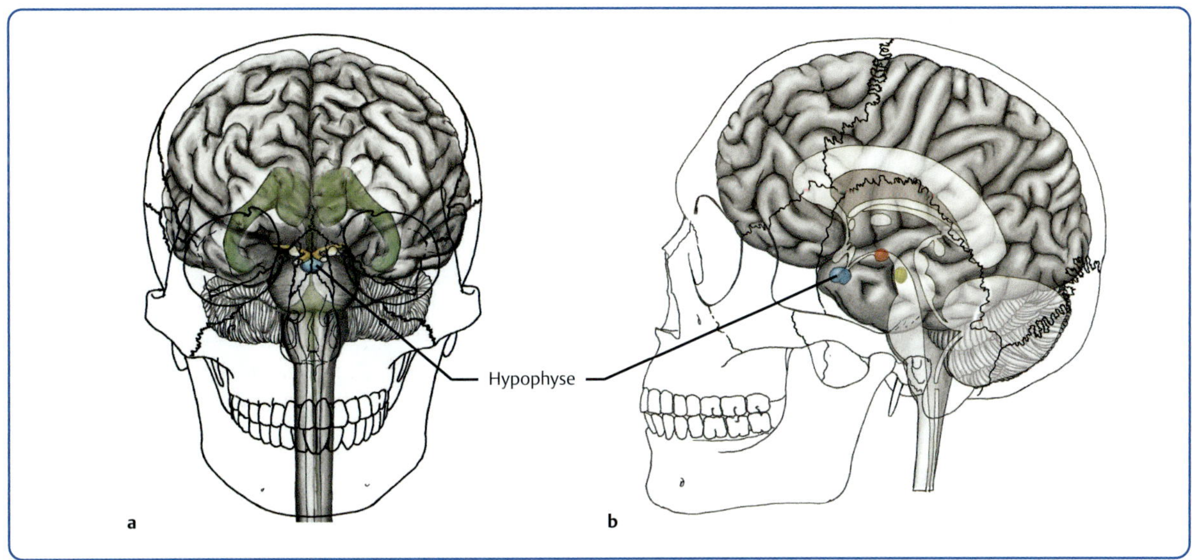

▶ **Abb. 24.52** Hypophyse in der Ansicht **a** von vorn und **b** von lateral.

24.42.4 Störungen

- Panhypopituitarismus (Ausfall der Adenohypophyse)
- endokrin aktive Tumoren: Hyperprolaktinämie, Akromegalie, Cushing-Syndrom
- raumfordernde Tumoren: bitemporale Hemianopsie (durch Druck eines Tumors auf das Chiasma opticum)

Funktionelle Überfunktion der Hypophyse

Die Symptome sind v. a. durch Überfunktion der versorgenden Drüsen gekennzeichnet:

- thyreoideastimulierendes Hormon (TSH) erhöht: Tachykardie, Herzrhythmusstörungen, Kurzatmigkeit, Ödeme der unteren Extremitäten, Blutdruckanstieg (hoher systolischer, niedriger diastolischer Wert), Palpitation, unklare Gewichtsabnahme, Magenverstimmung, Anstieg der benötigten Insulindosis (bei Diabetikern), feucht-rötliche Haut, Schwitzen, Haarausfall, Muskelschwäche, Muskelatrophie, Osteoporose, Unruhe, Reizbarkeit, emotional labil, Rastlosigkeit, Ungeduld, Schlaflosigkeit, Tremor
- adrenokortikotropes Hormon (ACTH) erhöht: Dies führt zu einem Anstieg der Glukokortikoide, Mineralokortikoide und Sexualhormone:
  - Anstieg der Glukokortikoide: Stammfettsucht, Mondgesicht, Büffelnacken, dünne Arme und Beine; bei Kindern: Fettsucht am ganzen Körper und verminderte Wachstumsgeschwindigkeit; diabetische Stoffwechsellage, Muskelschwäche, Muskelabbau, Osteoporose, dünne Haut, Striae rubrae, schlechte Wundheilung, blaue Flecken, häufige Infekte, bedrückte Stimmungslage bis zur Depression, Energieverlust, Müdigkeit, Leistungsabfall. gelegentlich Panikattacken, Abnahme des sexuellen Verlangens, Erektionsstörung, Impotenz
  - Anstieg der Mineralokortikoide: Bluthochdruck
  - Anstieg der Sexualhormone: Akne, Hirsutismus bei Frauen, Störung des Menstruationszyklus, Unfruchtbarkeit bei Männern
- FSH erhöht
- LH erhöht

Auch die erhöhte Ausschüttung von Somatotropin (STH) und Prolaktin in der Hypophyse kann Symptome hervorrufen:

- STH: Gigantismus (im Jugendalter), Akromegalie (Erwachsenenalter)
- Prolaktin: Galaktorrhoe, Störung des Menstruationszyklus, Unfruchtbarkeit bei der Frau, Potenzstörung, Abnahme des sexuellen Verlangens und Unfruchtbarkeit beim Mann

Funktionelle Unterfunktion der Hypophyse

Die Symptome sind v. a. durch Unterfunktion der Nebenniere und Schilddrüse gekennzeichnet:

- TSH vermindert: Müdigkeit, Schläfrigkeit, Gewichtszunahme, Kälteempfindlichkeit
- ACTH vermindert: Erschöpfung, die im Verlauf des Tages zunimmt, Blutdruck niedrig, Hypoglykämie (laut Riedweg sind insbesondere das retikuloendotheliale System, das periphere Nervensystem und das arterielle System beeinträchtigt [54])
- FSH/LH: Beeinträchtigung der Libido und der Fruchtbarkeit (laut Riedweg sind insbesondere das Venen- und Lymphsystem beeinträchtigt [54])

Krankheitsbilder, die laut Riedweg mit einer Unterfunktion der Hypophyse in **Beziehung zu den Gonaden** zusammenhängen, sind lymphogene Störungen (Ödeme), Hypotonie, Migräne, Hämorrhoiden, Varikosis, Cholezystopathie, Dysmenorrhö, Myome, Ovar- und Zystadenome, venöse Kreislaufstörungen, manisch-depressive Neurosen bis Psychosen, Nephrolithiasis, Prostatahypertrophie [54].

Zu den Krankheitsbildern, die laut Riedweg mit einer Unterfunktion der Hypophyse in **Beziehung zur Nebenniere** zusammenhängen, gehören der arthritisch-rheumatische Formenkreis, Allergien, Ekzeme, Resistenzschwäche, Ulcus duodeni, Asthma bronchiale, Sinupathie, Eosinophilie, Lungenemphysem, Appendizitisneigung, schizoide Neurosen bis Psychosen etc. [54].

24.42.5 Palpatorische Annäherung an die Region der Hypophyse

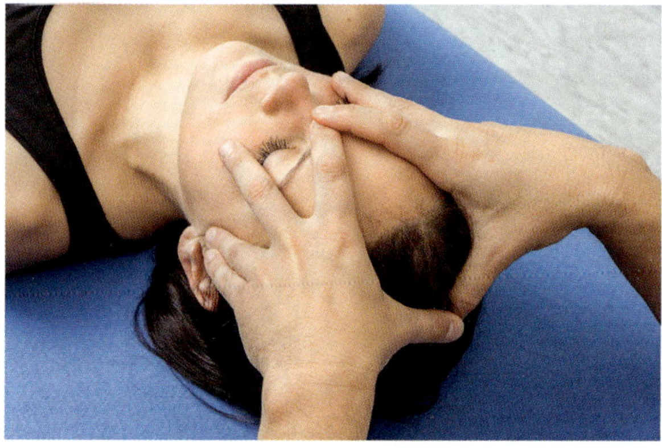

▶ **Abb. 24.53** Palpatorische Annäherung an die Region der Hypophyse.

Handposition

- Beide Zeigefinger werden unterhalb vom Nasion aufgelegt.
- Beide Daumen werden im Bereich des Bregmas positioniert.

- Eventuell bietet es sich an, die Ringfinger anterior des TMG auf den Proc. zygomaticus zu legen (► **Abb. 24.53**).
- Für den Hypophysenstiel werden die Finger oberhalb der Sutura frontonasalis positioniert.

Ausführung

- Es können unter Umständen entwicklungsdynamische Vektoren wahrgenommen werden, aszendierend von der Rachenmembran, deszendierend vom Hypothalamus.
- weiter entsprechend der Beschreibung zum Nucleus accumbens (Kap. 24.28.4)

24.42.6 Harmonisierung von Neuro- und Adenohypophyse

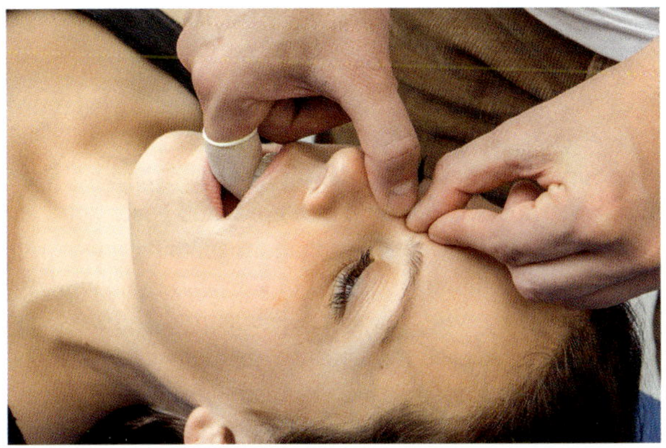

► **Abb. 24.54** Harmonisierung von Neuro- und Adenohypophyse.

Therapeut

- seitlich am Kopf des Patienten

Handposition

- Der Zeigefinger der kaudalen Hand wird intraoral im Bereich des weichen Gaumens aufgelegt, der Daumen, wenn möglich, im Bereich vom Nasion.
- Der Zeigefinger der kranialen Hand wird auf die Glabella gelegt, der Daumen auf das Nasion (► **Abb. 24.54**).

Ausführung

- Die Finger der kaudalen Hand treten in Resonanz zur Region des Rachendaches und der Adenohypophyse.
- Die Finger der kranialen Hand treten in Resonanz zur Region des Hypothalamus und der Neurohypophyse.
- Möglicherweise können eine aufsteigende Dynamik der Adenohypophyse und eine absteigende Dynamik der Neurohypophyse visualisiert werden.

24.42.7 Behandlungsmethodik

Der Erfahrung des Autors zufolge sollten in der Regel vor jeder Behandlung chronischer Dysfunktionen die Hypophyse und der Hypothalamus stimuliert werden.

Osteopathische manuelle Therapie

- Es erfolgt eine venöse Drainage, da die Hypophyse vom Sinus cavernosus (Kap. 8.2.3) umgeben ist, z. B. mittels der Sinus-venosus- und Foramen-jugulare-Techniken (Sutura occipitomastoidea, Sutura petrojugularis) und der Techniken für den zervikothorakalen Übergang.
- Techniken für die A. carotis interna zur Beeinflussung der Aa. hypophysiales
- Die Spannung der Dura mater cranialis ist ggf. zu normalisieren (Diaphragma sellae usw.).
- Lösung von Dysfunktionen des Os sphenoidale und der Synchondrosis/Synostosis sphenooccipitalis
- ggf. Behandlung des 3. Ventrikels, z. B. CV-3-Technik
- rhythmischer fluider Ausgleich im Bereich des Schädels
- Eine chronische Sinusitis der Sinus sphenoidales ist zu behandeln.
- Eine Aktivierung der Hypophyse kann durch rhythmischen, nach anterior gerichteten Druck auf C 0/C 1/C 2 (Stimulation des Ganglion cervicale superius), eine Minderung der Hypophysenaktivität durch eine Inhibition des Ganglion cervicale superius versucht werden.
- Durch Druck für etwa 1 min auf die Glabella mittig zwischen die Augenbrauen (Extrapunkt Yintang) kann versucht werden, eine hormonelle Harmonisierung in der Hypophyse zu unterstützen und Angst zu mindern.
- Duralröhrenschaukel
- palpatorische Annäherung an die Region der Hypophyse, des Hypophysenstiels und Harmonisierung von Adeno- und Neurohypophyse

Weiterführende Therapieansätze

- Umkehrhaltungen (z. B. Schulterstand, Kerze, Kopfstand oder mithilfe entsprechender Apparate) stimulieren möglicherweise die Hypophyse mittels eines allgemeinen Durchblutungsreizes.
- Ein mit 1 Tropfen Nasenreflexöl getränktes Wattestäbchen, das in die Nase eingeführt wird, kann laut Krack die Hypophyse stimulieren [58].
- Mangel von STH begünstigt u. a. Adipositas, hohe Cholesterinwerte, Osteoporose, Muskelschwund, Diabetes mellitus Typ 2, Herzschwäche, Hirngefäßerkrankungen, Herzinfarkt und eine Verringerung der Lebenserwartung. Eine Erhöhung der Ausschüttung von STH lässt sich durch folgende Maßnahmen unterstützen:
  - ausreichend guter Schlaf, am besten vor 24 Uhr: STH-Ausschüttung etwa 60–90 min nach der ersten Tiefschlafphase

- körperliche Belastung, v. a. Kraft- und Ballsport, Wandern in hügeligen Landschaften
- hohe Kortisolspiegel mindern STH: Verminderung von Stress, Entspannungstechniken
- tryptophanreiche Ernährung (Kap. 24.39.6), auch andere Aminosäure fördern die STH-Bildung: 2-mal pro Woche Fleisch
- abendliches Fasten: 1- bis 2-mal pro Woche und, wenn möglich, abends um 18 Uhr die letzte Mahlzeit verzehren, grundsätzlich abends maßvoll essen

- Vitamin A: anregende Wirkung auf die Hypophyse (z. B. in Eigelb)
- Acetyl-L-Carnitin: bei Depression mit erhöhter Kortisolausschüttung zur Hemmung der Aktivitität des Hypothalamus-Hypophysen-Nebennierenrinden-Systems (HHN-Achse)
- Phosphatidylserin mit Vitamin B_{12} und Vitamin B_5: bei Störungen der HHN-Achse; Phospholipide sind wesentliche Membranbestandteile. Phosphatidylserin ist ein Baustoff für Cholin (→ Azetylcholin) und wirkt ausgleichend auf die Kortisolproduktion. Die Vitamine B_{12} und B_5 wirken synergistisch mit Phosphatidylserin. Ein mögliches Präparat ist beispielsweise Memoserin.
- Vitamin C: In der Hypophyse befindet sich viel Vitamin C.
- L-Arginin: Stimulation von Hypothalamus und Hypophyse (nicht bei einer Hypersympathikotonie einsetzen)
- Zink, Kupfer, Ferritin und Vitamin B_6 sind wichtige Grundsubstanzen für die Hormonproduktion.
- Das Peptidhormon Thymulin wird im Thymus produziert und erst in Verbindung mit Zink wirksam. Neben seiner Funktion in der Entwicklung des Immunsystems und der T-Zell-Reifung ist es außerdem für die Ausbildung der Hypophysenfunktion von Bedeutung. Stimuliert wird die Sekretion von Thymulin, auch bei erwachsenen Menschen, durch Wachstumshormone, Gonadotropine, Prolaktin und Schilddrüsenhormone [59].
- Vitex agnus castus (Mönchspfeffer): zur Stimulation der Hypophyse, vermutlich wird die Prolaktinfreisetzung gehemmt mittels dopaminerger Wirkung. Als Fertigpräparate sind z. B. Agnolyt und Mastodynon verfügbar.
- Chelidonium majus (Schöllkraut): spasmolytisch, zentral analgetisch
- Juniperus sabina (Sadebaum): hyperämisch im Bereich der Beckenorgane; bei schwacher oder ausbleibender Menstruation
- Basilikum: libidosteigernd
- Viscum album (weiße Mistel): bei Dysmenorrhö, Menorrhagie, Metrorrhagie, Fluor albus
- Bellis perennis (Gänseblümchen): u. a. bei Dys- und Amenorrhö
- Phyto L (Chelidonium majus D 5, Silybum marianum D 5 und Vitex agnus castus D 5) der Firma Steierl: zur Hypophysenstimulation, wenn gleichzeitig eine Störung der Ovarienfunktion vorliegt; je nach Befund 3-mal täglich 40–50 Tropfen in warmem Wasser
- Phyto C (Viscum album D 5, Basilicum D 5, Juniperus sabina D 5): zur Hypophysenstimulation, wenn gleichzeitig eine Störung der Nebennierenrinden vorliegt
- Phytocortal N (Bellis perennis D 5, Chelidonium D 5, Dioscorea D 5): im Anschluss an Phyto C zur Stimulation der Nebennierenrinde
- Organpräparat Regeneresen Hypophyse u. a., z. B. bei Depression, Dys- oder Hypermenorrhö, chronischer Endometritis, Fertilitätsstörungen, Klimakterium, Entwicklungs- und Wachstumsstörungen, Nebennierenrindeninsuffizienz, Thyreopathie [53]

24.43 Mesenzephalon

24.43.1 Lage

- unterhalb des Dienzephalons als Teil des Hirnstamms (► **Abb. 24.55**)
- Pedunculus cerebri, Tegmentum, Tectum mesencephali mit Vierhügelplatte zwischen Pons und Dienzephalon, den Aquaeductus mesencephali umgebend
- Im Mesenzephalon liegen die Kerne des III. und IV. Hirnnerven sowie auf- und absteigende Leitungsbahnen (Pyramidenbahn, Lemnisci medialis und lateralis, medialer und dorsaler Fasciculus longitudinalis, Kleinhirn-Thalamus-Bahn, Großhirn-Brücken-Bahn, Kleinhirn-Sehhügel-Bahn) und Anteile der Formatio reticularis.

24.43.2 Funktion

- assoziiert mit Sehen, Hören, Kontrolle der Motorik, Wach-Schlaf-Zyklus, Wachheit und Temperaturregulation
- 4 Anteile:
  - Tectum (Colliculi superior [Sehsystem] und inferior [Hörsystem])
  - Tegmentum (Kap. 24.48.2)
  - Substantia nigra (dopaminerge Neurone, Motorik)
  - Crura cerebri
- weiterhin: periaquäduktales Grau (deszendierende Schmerzkontrolle), Formatio reticularis (u. a. Locus coeruleus, Kap. 24.45), IV. und V. Hirnnerv

24.43.3 Störungen

- Substantia nigra: Morbus Parkinson

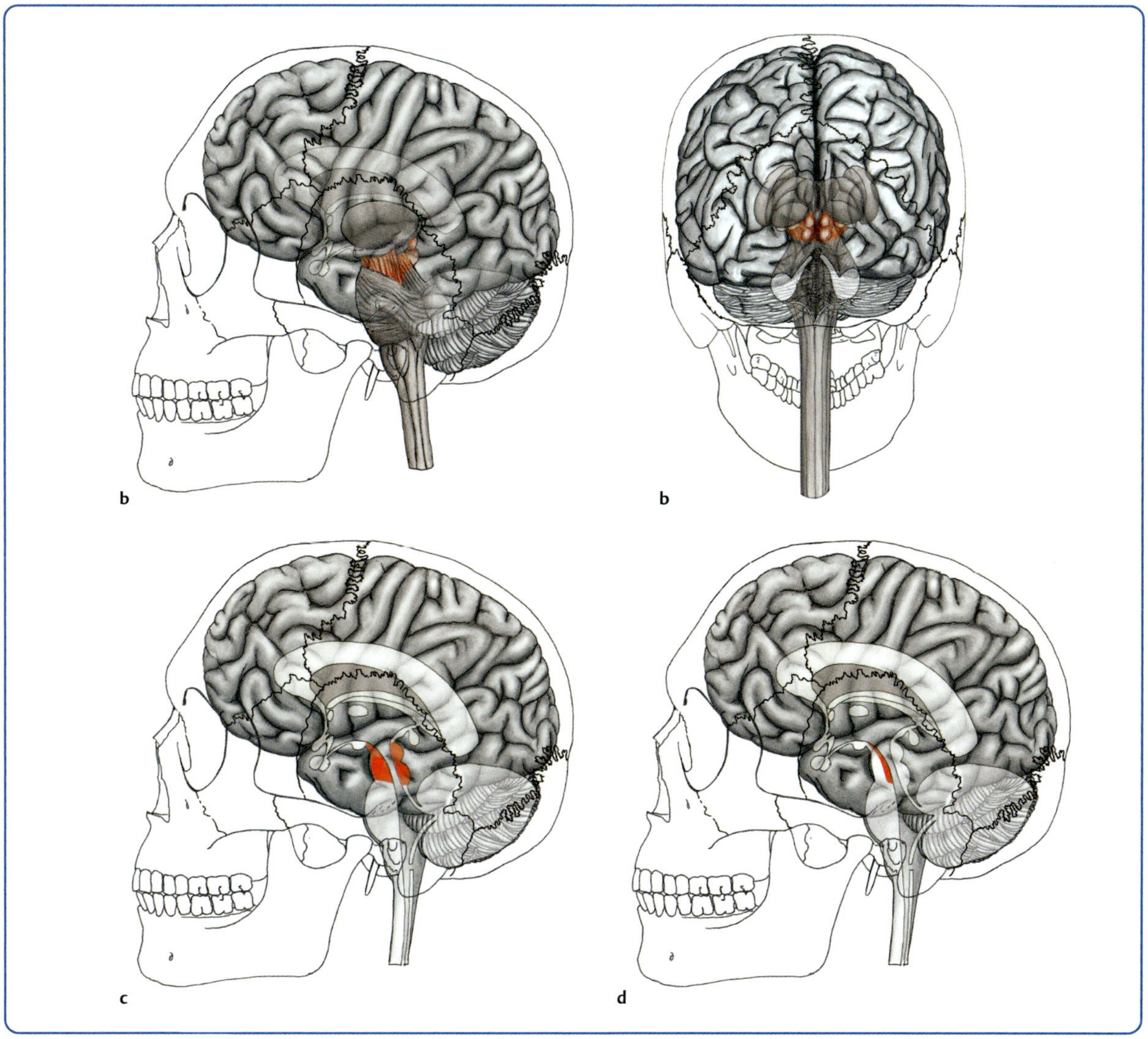

▶ **Abb. 24.55** Mesenzephalon in der Ansicht **a, c** von lateral, **b** von hinten, **d** Tegmentum von lateral.

24.43.4 Palpatorische Annäherung an die Region des Mesenzephalons

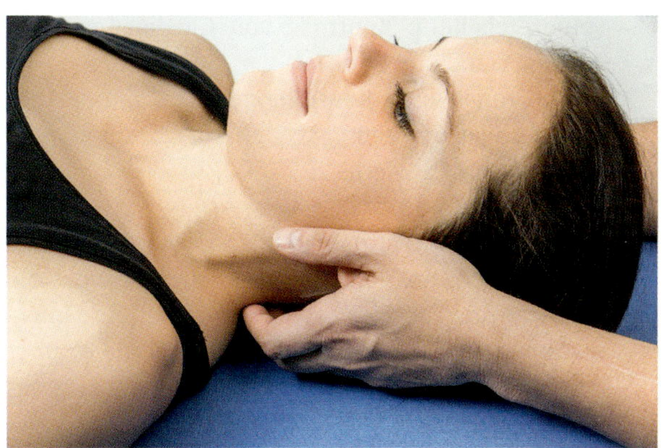

▶ **Abb. 24.56** Palpatorische Annäherung an die Region des Mesenzephalons.

Handposition

- Die Daumenballen befinden sich zwischen dem Ohrloch und der Sutura parietosquamosa, etwa auf Höhe der Augenmitte (▶ **Abb. 24.56**).
- Die Daumenballen projizieren sich in die Tiefe, bis in die Region des Mesenzephalons (Region um den Aquaeductus mesencephali).

Ausführung

- entsprechend der Beschreibung zum Lobus frontalis (Kap. 24.3.4)

Hinweis: Die einzelnen Anteile des Mesenzephalons können auch differenziert behandelt werden. Der Osteopath stellt dabei eine Resonanz zum jeweiligen Gewebe her.

24.44 Striae longitudinales medialis und lateralis

- Teil des Indusium griseum (Kap. 24.21)

24.45 Locus coeruleus

24.45.1 Lage

- Kern der Formatio reticularis im Hirnstamm (Pons) in der seitlichen Wand des 4. Ventrikels
- weitreichende noradrenerge Projektionen

24.45.2 Funktion

- erregende Modulation der Aktivierbarkeit vieler Hirnregionen durch einströmende Reize
- vermittelt u. a. die Weckreaktion, Aufmerksamkeit und Gedächtnis, kognitive Kontrolle, Emotionen, vegetative Reaktionen bei Stress

24.45.3 Störungen

- Opiatentzugserscheinungen, Depression, Panik, Rett-Syndrom, neurodegenerative Erkrankungen (Morbus Parkinson, Alzheimer-Krankheit), Down-Syndrom

24.45.4 Palpatorische Annäherung an die Region des Locus coeruleus

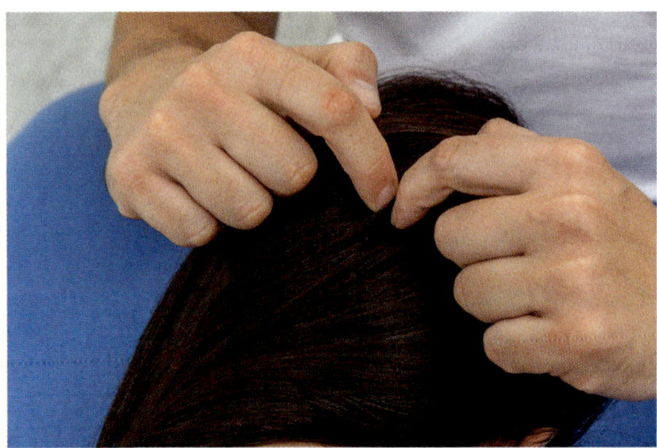

► **Abb. 24.57** Palpatorische Annäherung an die Region des Locus coeruleus (zur besseren Ansicht in Bauchlage gezeigt).

Handposition

- Beide Zeigefinger werden unmittelbar oberhalb des Inions aufgelegt und projizieren in die Region des Locus coeruleus im Pons (► **Abb. 24.57**).

Ausführung

- weiter entsprechend der Beschreibung zum Nucleus accumbens (Kap. 24.28.4) mit speziellem Fokus auf eine Inhibition und Runterregulierung von Gewebeaktivitäten

Hinweis: Häufig wird der Locus coeruleus gemeinsam mit dem RAS palpiert und behandelt.

24.46 Decussatio pyramidum

24.46.1 Lage

- Kreuzung von 80–85 % der Nervenfasern des Tractus corticospinalis auf die Gegenseite am unteren Ende der Medulla oblongata

24.46.2 Funktion

- Steuerung der Motorik der Gegenseite durch Übermittlung von Signalen aus dem sensomotorischen Kortex

24.46.3 Schädigung

- schlaffe kontralaterale Hemiparese

24.47 Zerebellum

24.47.1 Lage

- in der hinteren Schädelgrube

24.47.2 Funktion

(Plothe C, 2013 [60])

- 3 Anteile:
  - Vestibulozerebellum: Gleichgewichtsregulation, Kontrolle von Stützmotorik und Augenbewegungen
  - Spinozerebellum: Kontrolle von Gliedmaßenbewegungen, Stand und Gang
  - Zerebrozerebellum: Kontrolle der Planung und Vorstellung von Bewegungssequenzen, Wahrnehmung von Bewegungsfehlern
- Kontrolle der Motorik:
  - Vergleich von Intention und tatsächlicher Bewegung, zeitliche Koordination von Bewegungsabläufen; die Zona intermedialis des Zerebellums erhält ihre Informationen über die Extremitäten hauptsächlich über den Kortex (via Pons) und das Rückenmark (Tractus spinocerebellaris).
  - Kontrolle des Laufens: Lobus anterior
  - Erhaltung des Haltungstonus und Modulation motorischer Aktivitäten: Lobus posterior
  - Erhaltung der Balance: Lobus flocculonodularis

- Feinsteuerung der Motorik: erhält den Großteil ihrer Afferenzen von der Großhirnrinde über Nuklei aus der Gegend der Pons in motorischen und prämotorischen Rindenarealen
- motorisches Lernen (prozedurales Gedächtnis)
- Haltung: Der Vermis erhält seine Informationen über die axiale Muskulatur und die Körperposition über den Nucleus vestibularis, das Rückenmark und den Nucleus fastigii.
- Augenbewegungssteuerung: Lobus flocculonodularis über den Nucleus vestibularis; jeder der tiefen zerebellären Nuklei hat dabei Verbindungen zum Stammhirn. Wichtige Verschaltungsorte sind auch der Nucleus ruber und die Formatio reticularis.
- Kompensation der Frontalfunktion
- weitere Verschaltungen mit dem Hypothalamus [61], Teilen des autonomen Nervensystems, dem präfrontalen Kortex (Hinweis auf höhere kognitive Funktionen), weiteren Bereichen der Großhirnrinde, dem limbischen und mesolimbischen System [62]

24.47.3 Störungen

- Gleichgewichts- und Koordinationsstörungen, Ataxie, Dysmetrie, Nystagmus
- verzögerte Initiierung und Beendigung von Bewegungen, Asynergien, Hypotonus, Intentionstremor [68] [69]
- Beteiligung u. a. bei folgenden Störungen (nach Plothe 2013 [60]):
  - Verbindung zu ADHS (Kinder mit ADHS haben einen kleineren hinteren, unteren Vermis) [63] [64] [65]
  - Störungen kognitiver und emotionaler Funktionen [66] [67]
  - Epilepsie
  - Depression
  - Psychosen
  - Schizophrenie
  - bipolare Störungen
  - Legasthenie

24.47.4 Behandlung des Zerebellums nach Bruno Chikly

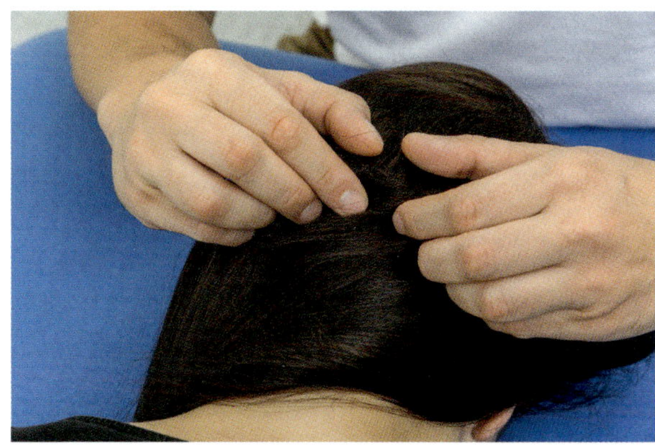

▸ **Abb. 24.58** Palpation von Zerebellum-Zerebrum-Restriktionen (zur besseren Ansicht in Bauchlage gezeigt).

Laut Chikly ist eine Dysfunktion im Zerebellum bei der Palpation wie ein intensives Vibrieren oder wie Hitze unter dem Finger wahrnehmbar.

Palpation von Zerebellum-Zerebrum-Restriktionen

Handposition

- Daumen oberhalb des Tentorium cerebelli im Bereich des Lobus occipitalis, Finger unterhalb vom Inion und **unterhalb des Tentorium cerebelli**, im Bereich des Zerebellums (▸ Abb. 24.58)

Ausführung

- Dysfunktionen zwischen Zerebrum und Zerebellum werden befundet und behandelt.

Palpation interzerebellärer Restriktionen

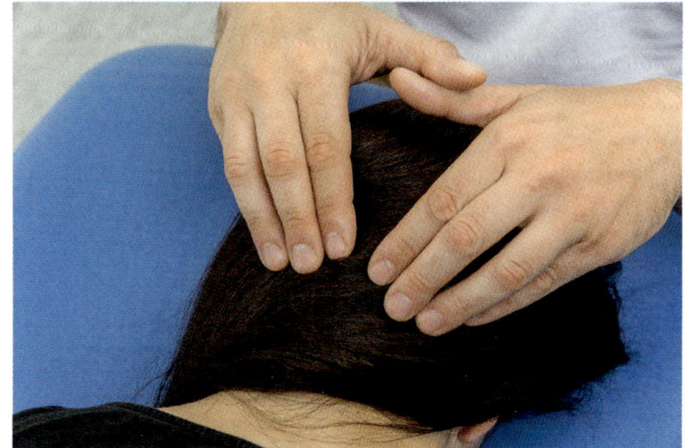

▸ **Abb. 24.59** Palpation interzerebellärer Restriktionen (zur besseren Ansicht in Bauchlage gezeigt).

Handposition

- Jeweils eine Hand befindet sich auf dem linken, die andere Hand auf dem rechten Lobus des Zerebellums, unterhalb vom Inion und vom Tentorium cerebelli (▶ Abb. 24.59).

Ausführung

- Dysfunktionen zwischen linkem und rechtem Zerebellum werden befundet und behandelt.

Palpation intrazerebellärer Restriktionen

Handposition

- wie oben

Ausführung

- Der Fokus ist jetzt auf eine Seite des Zerebellums gerichtet.
- Eine Seite des Zerebellums wird befundet und behandelt. Die Aufmerksamkeit ist auf die weiße Substanz, kortikale Schichten, Fissuren und Kerngebiete gerichtet.

24.47.5 Palpatorische Annäherung an die Region der Nuclei fastigii, globosus, emboliformis, dentatus

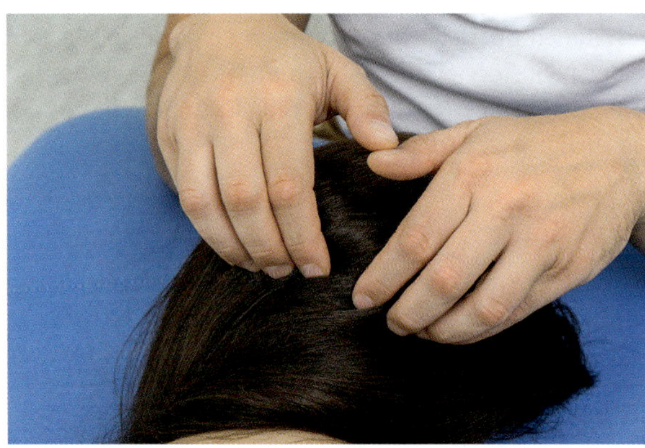

▶ **Abb. 24.60** Palpatorische Annäherung an die Region der Nuclei fastigii, globosus, emboliformis, dentatus (zur besseren Ansicht in Bauchlage gezeigt).

Handposition

- Zeige-, Mittel-, Ring- und kleiner Finger liegen in einer horizontalen Linie, meist unterhalb vom Inion (▶ Abb. 24.60).

Ausführung

- Von medial nach lateral, je 2–3 mm voneinander entfernt, werden zunächst der Nucleus fastigii (Größe etwa 1 cm), dann der Nucleus globosus (etwa 0,5 cm), dann der Nucleus emboliformis (etwa 1,5 cm) und schließlich der Nucleus dentatus (2 cm) palpiert.

24.48

Hirnstamm

24.48.1 Lage

- unterhalb des Dienzephalons
- Lage von 10 Hirnnervenkernen (▶ Abb. 24.62)

24.48.2 Bestandteile

- Medulla oblongata: etwa 3 cm lang
- Pons: etwa 2,5 cm lang (Kap. 24.48.2)
- Mesenzephalon: etwa 1,5 cm lang (Kap. 24.43)

Medulla oblongata

Lage

- kaudaler Teil des Hirnstamms (verlängertes Mark)

Funktion

- Zentren für die Regulation von Atmung, Blutkreislauf und Säure-Basen-Status sowie für reflektorische Reaktionen (Saug-, Schluck-, Husten-, Niesreflexe)
- Verlauf aller Bahnverbindungen zwischen Rückenmark und Großhirn, Umschaltung der Hinterstrangbahn (Tastsinn)
- Lage der Hirnnervenkerne V, VII–XII sowie der Pyramide und der Olive

Störungen

- Ausfall führt zum Tod (Ausfall der Vitalfunktionen).
- Schädigung oberhalb der Medulla oblongata: Koma und apallisches Syndrom
- alternierende Syndrome: z. B. Wallenberg-Syndrom

Tegmentum

Lage

- Region des Hirnstamms, mit Anteilen in der Medulla oblongata, der Brücke und im Mittelhirn

Funktion

- Tegmentum myelencephali: Formatio reticularis mit zahlreichen Kerngebieten (Atem- und Kreislaufzentrum, Reflexzentren für Schlucken, Husten, Erbrechen) sowie die Kerne der Nn. V, VII–XII
- Tegmentum pontis: enthält aufsteigende Bahnen und Kerne der Somatosensorik, des Hör- und Gleichgewichtsystems
- Tegmentum mesencephali: enthält den Nucleus ruber (extrapyramidalmotorisches System, Reflexbögen zur Regulation der Körperhaltung und der präzisen Ausführung von Willkürbewegungen), Nukleus der Hirnnerven III und IV sowie parasympathische Kerne und mehrere Bahnsysteme

Störungen

- Tegmentum myelencephali: Bulbärhirnsyndrom, Wallenberg-Syndrom (Schwindel, Nystagmus, Erbrechen, Dysarthrie, Dysphonie, Singultus)
- Tegmentum pontis: bei Verschluss der versorgenden Arterien im Bereich der durchziehenden Fasern: ipsilaterale Sensibilitätsstörungen im Gesicht, kontralaterale Sensibilitätsstörungen aller somatosensorischen Qualitäten (Hypästhesie), Lähmung der Kaumuskulatur, Nystagmus, Hemiataxie, Intentionstremor, Adiadochokinese
- Tegmentum mesencephali: Benedikt-Syndrom (Nucleus ruber): ipsilaterale Okulomotoriusparese, kontralaterale Minderung von Berührungs-, Lage- und Vibrationssinn, kontralaterale Hyperkinese und Rigor

Pyramis

Lage

- paarig, an der ventralen Seite der Medulla oblongata
- gebildet durch die Nervenfasern der Pyramidenbahnen

Olivenkernkomplex

Lage

- im rostralen Teil der Medulla oblongata (▶ Abb. 24.61)
- 2 Anteile: Nuclei olivares inferiores (unterer Olivenkernkomplex, Erhaltung des Gleichgewichts) und superiores (oberer Olivenkernkomplex, Teil der Hörbahn)

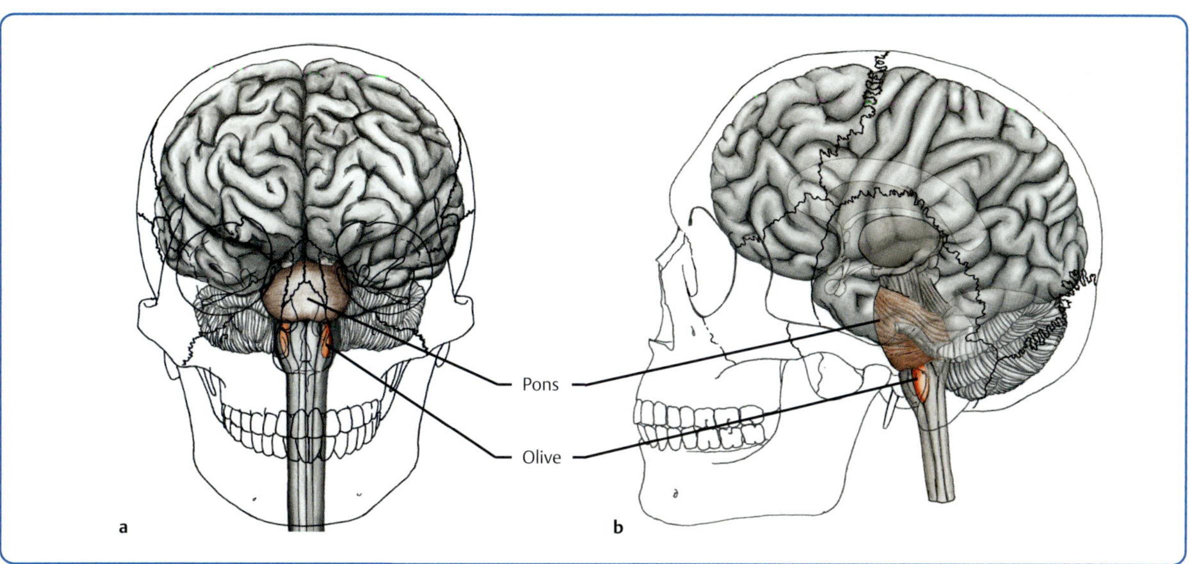

▶ **Abb. 24.61** Pons und Olive in der Ansicht **a** von vorn, **b** von lateral.

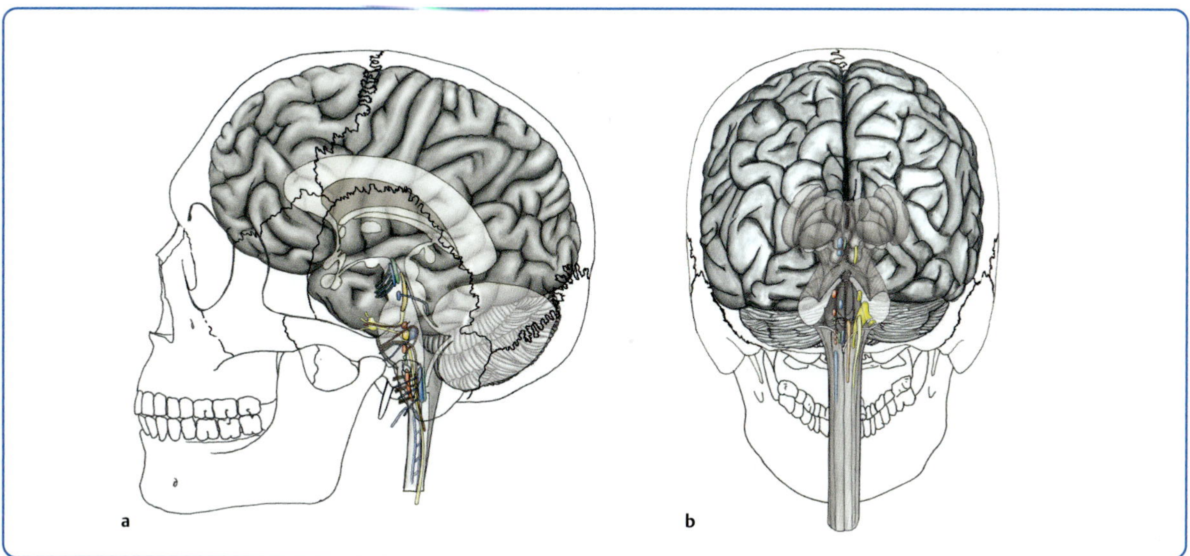

▶ **Abb. 24.62** Hirnnervenkerne in der Ansicht **a** von lateral und **b** von hinten.

Funktion

- Nucleus olivaris inferior: über die Verbindung zum Kleinhirn an der Präzision von Willkürbewegungen beteiligt

Störungen

- Myorhythmien und Myoklonien des weichen Gaumens, Schlundes und Zwerchfells (Schluckauf)

Pons

Lage

- unterhalb des Dienzephalons zwischen Mesenzephalon und Medulla oblongata als Anteil des Hirnstamms (▸ **Abb. 24.61**)
- 2 Anteile: Tegmentum und Pars ventralis pontis

Funktion

- enthält quer verlaufende Faserzüge der kortikopontozerebellären Bahnen: Efferenzkopie der Signale aus dem Motorkortex zum Kleinhirn, zur Feinabstufung von Willkürbewegungen
- Aus- und Eintrittsort des N. trigeminus zu den Trigeminuskernen
- Durchgang für Verbindungsbahnen des ZNS: Pyramidenbahn (Motorik), Tractus spinothalamicus (Schmerz und Temperatur), Lemnisci mediales (Tastsinn) und laterales (Hören)

Störungen

- Tumor oder Blutung im Verlauf der Pyramidenbahn führen zu einer kontralateralen oder auch beidseitigen Hemiparese, die aber meist nicht alle Fasern betrifft, weil sie hier weit verstreut liegen.
- bei Verschluss der versorgenden Arterien im Bereich der durchziehenden Fasern: ipsilaterale Sensibilitätsstörungen im Gesicht, kontralaterale Sensibilitätsstörungen aller somatosensorischen Qualitäten, Lähmung der Kaumuskulatur, Hemiataxie, Intentionstremor, Adiadochokinese

Aufsteigendes retikuläres Aktivierungssystem (ARAS)

Lage

- Ursprung in der Formatio reticularis des Hirnstamms

Funktion

- hält über die Verbindungen mit unspezifischen Thalamuskernen (Nuclei ventrales anteriores, intralaminäre Kerne, Nucleus centromedianus, retikuläre Kerne) den Wachzustand des Kortex aufrecht, vermittelt eine unspezifische Weckreaktion und steuert den Wach-Schlaf-Rhythmus
- keine direkten Projektionen zum Kortex

Störungen

- mangelnde Selektivität der Aufmerksamkeit (Schizophrenie)
- Aufmerksamkeits- und Hyperaktivitätsstörungen (ADHS)

Retikuläres Aktivierungssystem (RAS)

Lage

- in der Formatio reticularis des Hirnstamms

Funktion

- Aktivierung des Netzwerks respiratorischer Neurone (Atemantrieb)

Störungen

- Störungen des Atemrhythmus, z. B. bei Herz- oder Niereninsuffizienz, Diabetes, Vergiftungen, Meningitis (oberflächliche, vertiefte, apneustische, ataktische Atmung)

24.48.3 Störungen des Hirnstamms

- Hirnstammsyndrome: Ausfall von Hirnnerven, Ausfall der Bahnen für Motorik und Sensibilität
- alternierende Syndrome bei teilweiser Schädigung, z. B. Foville-Syndrom (Pons), Benedikt-Syndrom (Mesenzephalon)
- Locked-in-Syndrom [70]

24.48.4 Palpatorische Annäherung an die Region des Hirnstamms

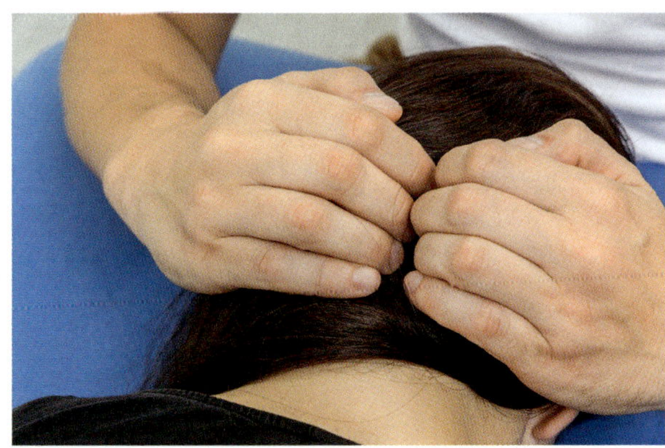

▸ **Abb. 24.63** Palpatorische Annäherung an die Region des Hirnstamms (zur besseren Ansicht in Bauchlage gezeigt).

Handposition

- Zeige-, Mittel- und Ringfinger beider Hände werden auf Höhe und unterhalb vom Inion, beidseitig neben der Medianlinie aufgelegt (▸ **Abb. 24.63**).

Ausführung

- Die Region des Hirnstamms kann als Ganzes palpiert werden, oder es kann versucht werden, einzelne Regionen zu differenzieren.
- weiteres Vorgehen entsprechend der Beschreibung zum Hypothalamus (Kap. 24.41.5)
- zur Behandlung des Mesenzephalons s. Kap. 24.43.4

24.49 Gefäße des Gehirns

Techniken zur Behandlung der Gefäße finden sich in Kap. 18.

Verwendete Literatur

[1] Bähr M, Frotscher M: Neurologisch-topische Diagnostik. 10. Aufl. Stuttgart: Thieme; 2014.

[2] Richtsmeier JT, Flaherty K: Hand in glove. Brain and skull in development and dysmorphogenesis. Acta Neuropathol. 2013; 125(4): 469–489.

[3] Toga, AW, Thompson, PM: Mapping brain asymmetry. Nat. Rev. Neurosci. 2003; 4: 37–48.

[4] Dapretto M, Bockheimer SY: Form and Content: dissociating syntax and semantics in sentence comprehension. Neuron. 1999; 24: 427–432.

[5] Binder J: The new neuroanatomy of speech perception. Brain. 2000; 123: 2371–2372.

[6] Zatorre RJ: On the representation of multiple languages in the brain: old problems and new directions. Brain Lang. 1989; 36: 127–147.

[7] Pouratian N, Bookheimer SY, Rex DE, Martin NA, Toga AW: Utility preoperative functional magnetic resonance imaging for identifying language cortices in patients with vascular malformation. J. Neurosurg. 2002; 97: 21–32.

[8] Desmond JE, Sum JM, Wagner AD, Demb JB, Shear PK, Glover GH, Gabrieli JD, Morrell MJ: Functional MRI measurement of language lateralization in Wada-tested patients. Brain. 1995; 118: 1411–1419.

[9] Toga AW, Thompson PM: Mapping brain asymmetry. Nat. Rev. Neurosci. 2003; 4: 37–48.

[10] Previc FH: A general theory concerning the prenatal origins of cerebral lateralization in humans. Psychol. Rev. 1991; 98: 299–334.

[11] Thompson PM, Cannon TD, Narr KL, van Erp T, Poutanen VP, Huttunen M, Lönnqvist J, Standertskjöld-Nordenstam CG, Kaprio J, Khaledy M, Dail R, Zoumalan CI, Toga AW: Genetic influences on brain structure. Nat. Neurosci. 2001; 4: 1253–1258.

[12] Posthuma D, De Geus EJ, Baaré WF, Hulshoff Pol HE, Kahn RS, Boomsma DI: The association between brain volume and intelligence is of genetic origin. Nat. Neurosci. 2002; 5: 83–84.

[13] Lohmann G, von Cramon DY, Steinmetz H: Sulcal variability of twins. Cereb. Cortex. 1999; 9: 754–763.

[14] Thompson PM, Hayashi KM, de Zubicaray G, Janke AL, Rose SE, Semple J, Doddrell DM, Cannon TD, Toga AW: Detecting dynamic and genetic effects on brain structure using high-dimensional cortical pattern matching. Proc. IEEE Int. Symp. Biomed. Imaging. 2002; 2002: 473–476.

[15] Shaywtz BA, Shaywitz SE, Pugh KR, Constable RT, Skudlarski P, Fulbright RK, Bronen RA, Fletcher JM, Shankweiler DP, Katz L, et al. Sex differences in the functional organization of the brain for language. Nature. 1995; 373: 607–609.

[16] Lake DA, Bryden MP: Handedness and sex differences in hemispheric asymmetry. Brain Lang. 1976; 3: 266–282.

[17] Kimura D: Sex and cognition. Cambridge, Massachusetts: MIT Press; 2000.

[18] Jancke L, Schlaug G, Huang Y, Steinmetz H: Asymmetrie of the planum parietale. Neuroreport. 1994; 5: 1161–1163.

[19] Benbow CP, Stanley JC: Sex differences in mathematical reasoning ability: more facts. Science. 1983; 222: 1029–1031.

[20] Diaz E, Pinto-Hamuy T, Fernandez V: Interhemispheric structural asymmetrie induced by a lateralized reaching task in the rat motor cortex. Eur. J. Neuroci. 1994; 6: 1235–1238.

[21] Barneoud P, Van der Loos H: Direction of handedness linked to hereditary asymmetry of a sensory system. Proc. Natl. Acad. Sci. USA. 1993; 90: 3 246–3 250.

[22] Risberg J, Halsey JH, Wills EL, Wilson EM: Hemispheric specialized in normal man studied by bilateral measurements of the regional cerebral blood flow. A study with the 133-Xe inhalation technique. Brain. 1975; 98: 511–524.

[23] Geschwind N, Galaburda AM: Cerebral Dominance: The Biological Foundations. Cambridge, Massachusetts: Havard University Press; 1984: 167–178.

[24] Gazzaniga MS, Eliassen JC, Nisenson L, Wessinger CM, Fendrich R, Baynes K: Collaboration between the hemisphere of a callosotomy patient. Emerging right hemisphere interpret. Brain. 1996; 119: 1255–1262.

[25] Zaidel E, Iacoboni M: The parallel Brain. The cognitive Neuroscience of the corpus callosum. Cambridge, Massachusetts: MIT Press; 2002.

[26] Deutsch D: Dichotic listening to melodic patterns and its relation to hemispheric specialization of functions. Music. Percept. 1985; 3: 127–154.

[27] Jäncke L, Steinmetz H, Volkmann J: Dichotic listening: what does it measure? Neuropsychologia. 1992; 30: 941–950.

[28] Bähr M, Frotscher M: Neurologisch-topische Diagnostik. 10. Aufl. Stuttgart: Thieme; 2014.

[29] Siever LJ: Neurobiology of aggression and violence. Am. J. Psychiatry. 2008; 165(4): 429–442.

[30] Tanji J, Shima K, Mushiake H: Concept-based behavioral planning and the lateral prefrontal cortex. Trends Cogn. Sci. 2007; 11(12): 528–534.

[31] Ratiu P, Talos IF, Haker S, Lieberman D, Everett P: The tale of Phineas Gage, digitally remastered. J. Neurotrauma. 2004; 21 (5): 637–643.

[32] Flor H: Remapping somatosensory cortex after injury. Adv. Neurol. 2003; 93: 195–204.

[33] Ramachandran VS: Plasticity and functional recovery in neurology. Clin. Med. (Lond). 2005; 5(4): 368–373.

[34] Deconinck FJ, Smorenburg AR, Benham A, Ledebt A, Feltham MG, Savelsbergh GJ: Reflections on mirror therapy: a systematic review of the effect of mirror visual feedback on the brain. Neurorehabil. Neural. Repair. 2015; 29(4): 349–361.

[35] Craig ADB: How do you feel – now? The anterior insula and human awareness. Nat. Rev. Neurosci. 2009; 10 (1): 59–70.

[36] Singer T, Seymour B, O'Doherty J, Kaube H, Dolan RJ, Frith CD: Empathy for pain involves the affective but not sensory components of pain. Science. 2004; 303(5 661): 1157–1162.

[37] Lovero KL, Simmons AN, Aron JL, Paulus MP: Anterior insular cortex anticipates impending stimulus significance. Neuroimage. 2009; 45(3): 976–983.

[38] Lenhardt ML, Shulman A, Goldstein BA: The role of the insula cortex in the final common pathway for tinnitus: experience using ultra-high-frequency therapy. Int. Tinnitus J. 2008; 14(1): 13–16.

[39] Shulman A, Goldstein B, Strashun AM: Final common pathway for tinnitus: theoretical and clinical implications of neuroanatomical substrates. Int. Tinnitus J. 2009; 15(1): 5–50.

[40] Crick F, Koch C: What is the function of the claustrum? Phil. Trans. R. Soc. Lond. B. Biol. Sci. 2005; 360(1458): 1271–1279.

[41] Koelsch S: Brain correlates of music-evoked emotions. Nat. Rev. Neurosci. 2014; 15(3): 170–180.

[42] Murray EA: The amygdala, reward and emotion. Trends Cogn. Sci. 2007; 11(11): 489–497.

[43] Blair RJ: Fine cuts of empathy and the amygdala: dissociable deficits in psychopathy and autism. Q. J. Exp. Psychol. (Hove). 2008; 61(1): 157–170.

[44] Northoff G: Psychopathology and pathophysiology of the self in depression – neuropsychiatric hypothesis. J. Affect. Disord. 2007; 104(1–3): 1–14.

[45] Brewin CR: What is it that a neurobiological model of PTSD must explain? Prog. Brain Res. 2008; 167: 217–228.

[46] Joyeux H: Moi votre glande pinéale ou épiphyse. Artikel vom 05.10.2016. https://professeur-joyeux.com/moi-votre-glande-pineale-ou-epiphyse/.

[47] Kahilogullari G, Caglar Ugur H, Comert A, Ali Brohi R, Ozgural O, Ozdemir M, Tuna Karahan S: Arterial vascularization of the pineal gland. Childs Nerv. Syst. 2013; 29: 1835–1184.

[48] Möller M, Baeres FM: The anatomy and innervation of the mammalian pineal gland. Cell Tissue Res. 2002; 309(1): 139–150.

[49] Pandi-Perumal SR, BaHammam AS, Brown GM, Spence DW, Bharti VK, Kaur C, Hardeland R, Cardinali DP: Melatonin antioxidative defense: therapeutical implications for aging and neurodegenerative processes. Neurotox. Res. 2013; 23(3): 267–300.

[50] Polimeni G, Esposito E, Bevelacqua V, Guarneri C, Cuzzocrea S: Role of melatonin supplementation in neurodegenerative disorders. Front. Biosci. (Landmark Ed). 2014; 19: 429–446.

[51] Miller E, Morel A, Saso L, Saluk J: Melatonin redox activity. Its potential clinical applications in neurodegenerative disorders. Curr. Top. Med. Chem. 2015; 15(2): 163–169.

[52] Lerchl A: Macht Mobilfunk krank? Daten, Fakten, Hintergründe. München: Zuckschwerdt; 2007.

[53] Hahne HE: Der Stellenwert der Epiphyse in der Therapie mit Regeneresen®. In: Expertengespräch 1997 über Regeneresen nach Prof. Dr. H. Dyckerhoff am 15.3.1997 im Hotel Mercure Severinshof, Köln. Köln: Ralf Reglin; 42–44.

[54] Riedweg F: Hormonmangel. Regensburg: Johannes Sonntag; 1994: 46f.

[55] Ferronato N: Praxis der Pathophysiognomik. Stuttgart: Haug; 2008.

[56] Jores A: Die Krankheiten des Hypophysenzwischenhirnsystems. In: Bumke O, Foerster O (Hrsg.): Handbuch der Neurologie. Bd. 15: Spezielle Neurologie VII, Erkrankungen des Rückenmarks und Gehirns V, Endokrine Störungen. Berlin: Springer; 1937: 267f.

[57] Walthard M: Die Beziehungen des Nervensystems zu den normalen Betriebsabläufen und zu den funktionellen Störungen im weiblichen Genitale. Bd. 11. München: J. F. Bergmann; 1937: 112.

[58] Krack N: Nasale Reflex-Therapie mit ätherischen Ölen. Heidelberg: Haug; 1975.

[59] Reggiani PC, Morel GR, Cónsole GM, Barbeito CG, Rodriguez SS, Brown OA, Bellini MJ, Pléau JM, Dardenne M, Goya RG: The thymus-neuroendocrine axis: physiology, molecular biology, and therapeutic potential of the thymic peptide thymulin. Ann. N. Y. Acad. Sci. 2009; 1153: 98–106.

[60] Laut Plothe C in: Liem T. Behandlung von Gehirn und Rückenmark. In: Liem T (Hrsg.): Morphodynamik in der Osteopathie. Stuttgart: Haug; 2013: 446f.

[61] Haines DE, Dietrichs E, Mihailoff GA, McDonald EF: The cerebellar-hypothalamic axis: basic circuits and clinical observations. Int. Rev. Neurobiol. 1997; 41: 83–107.

[62] Dempsey CW, Tootle DM, Fontana CJ, et al.: Stimulation of the paleocerebellar cortex of the cat: increased rate of synthesis and release of catecholamines at limbic sites. Biol. Psychiatry. 1983; 18: 127–132.

[63] Castellanos FX, Giedd JN, Berquin PC, et al.: Quantitative brain magnetic resonance imaging in girls with attention-deficit hyperactivity disorder. Arch. Gen. Psychiatry. 2001; 58: 289–295.

[64] Castellanos FX, Giedd JN, Marsh WL, et al.: Quantitative brain magnetic resonance imaging in attention-deficit hyperactivity disorder. Arch. Gen. Psychiatry. 1996; 53: 607–616.

[65] Mostofsky SH, Mazzocco MM, Aakalu G, et al.: Decreased cerebellar posterior vermis size in fragile X syndrome: correlation with neurocognitive performance. Neurology. 1998a; 50: 121–130.

[66] Schmahmann JD: An emerging concept. The cerebellar contribution to higher function see comments. Arch. Neurol. 1991; 48: 1178–1187.

[67] Schmahmann JD: Cerebellum – the true thinking machine. In: Zigmond MBF, Landis S, Roberts J,. Squire L (Eds.): Fundamental neuroscience. San Diego: Academic Press; 1998.

[68] Schoch B, Dimitrova A, Gizewski EA, Timmann D: Functional localization in the human cerebellum based on voxelwise statistical analysis: A study of 90 patients. Neuroimage. 2006; 30: 36–51.

[69] Timmann DJ, Konczak J, Ilg W, Donchin O, Hermsdörfer J, Gizewski ER, Schoch B: Current advances in lesion-symptom mapping of the human cerebellum. Neuroscience. 2009; 162: 756–762.

[70] Jean-Dominique Bauby: Schmetterling und Taucherglocke (Originaltitel: Le scaphandre et le papillon). Deutsch von Uli Aumüller. München: Deutscher Taschenbuch-Verlag; 2008.

[71] van den Heede P, et al.: The brain as a morphogenetic field. In: Liem T, van den Heede P (Eds.): Foundations of morphodynamics in Osteopathy. An integrative approach to cranium, nervous system and emotions. Pencaitland: Handspring; 2017.

Anhang

25 Einige Indikationen für Osteopathie im kraniosakralen Bereich

Es sei ausdrücklich darauf hingewiesen, dass die im Folgenden dargestellten „Indikationen für Osteopathie im kranialen Bereich“ nur sehr begrenzten Nutzen haben, da osteopathische Behandlungsansätze in der Regel nicht indikationsspezifisch eingesetzt werden, sondern entsprechend der jeweiligen osteopathischen Befunderhebung und Diagnostik. Außerdem ist eine kraniale Osteopathie im eigentlichen Sinne nicht existent. Die Unterteilung der Osteopathie in Teilgebiete erfolgt aus rein didaktischen Gründen. In diesem Sinne werden in der Osteopathie nicht Techniken für bestimmte Krankheiten gelehrt, sondern es steht die Vermittlung und Diskussion von Prinzipien, Modellen, Konzepten, Anwendungen und Sichtweisen im Vordergrund, deren Umsetzung in Techniken mündet. Beispielsweise werden in der ostoepathischen Lehre Reflexionen zur dialektischen Dynamik von Funktion und Dysfunktion sowie zu Beziehungsgefügen eingesetzt, um das Verständnis für die zu Gesundheit und zu Krankheit führenden Faktoren und Prozesse zu wecken (s. Liem 2016 [1]). Auf diese Weise kann der Therapeut in Kommunikation mit den Körpergeweben und im Verständnis der spezifischen Entstehung von Krankheitssymptomen die geeignete Herangehensweise für den jeweiligen Patienten wählen. So kann in der Osteopathie bei 2 Patienten mit exakt der gleichen Krankheitsbezeichnung eine ganz unterschiedliche Behandlung erfolgen. Es gilt ausdrücklich: Es werden keine Krankheiten, sondern Menschen behandelt.

Indem ein neues Gleichgewicht von Beziehungsgefügen der unterschiedlichen Körpergewebe auf den verschiedensten Ebenen unterstützt wird, indem Dysfunktionen behoben und die eigenen Heilkräfte wieder instand gesetzt werden, ist eine Heilung und Besserung bei fast allen Krankheitsäußerungen möglich. Bei irreversiblen Veränderungen kann zumindest eine Verbesserung der Kompensationsmöglichkeiten des Körpers erreicht werden. Bei angeborenen und erworbenen Missbildungen sowie bei Karzinomen, Geschwüren usw. sind die Behandlungsmöglichkeiten beschränkt und sollten immer in Verbindung mit anderen Therapien und in Absprache mit den jeweiligen Fachärzten durchgeführt werden.

Jeder Behandlung sollte stets eine ausführliche Anamnese und Untersuchung vorangehen, um die jeweiligen zugrunde liegenden Störungen erkennen und ihre Bedeutung für den Gesamtorganismus und für die Symptomatik einschätzen zu können. Jede Behandlung ist höchst individuell, sie ist angepasst z. B. an die Natur der Störung, an das spezifische Verlangen des Patienten, an sein Alter, seine psychische Verfassung und seinen Lebensstil.

Die folgenden Behandlungsmöglichkeiten dienen nur als sehr grobe Übersicht – unter Berücksichtigung osteopathischer Literatur – in welchen Bereichen kraniale Ansätze im Rahmen einer osteopathischen Behandlung mit angewendet wurden. Sie beruhen zum größten Teil auf Einzelerfahrungen von Osteopathen.

25.1 Akute fieberhafte Infektionen

Neben allen anderen notwendigen Maßnahmen kann mithilfe der CV-4-Technik, weiteren Fluktuationstechniken und lymphatischen Pumptechniken der Heilungsprozess beschleunigt und die Körpertemperatur gesenkt werden. Die Behandlungsdauer ist kurz (5–10 min), und die Sequenzen erfolgen häufig (täglich bis mehrfach täglich; s. Liem u. Ciranna-Raab 2011 [2]).

Bei chronisch rezidivierenden Infektionen ist es nötig, die jeweils zugrunde liegenden strukturellen Störungen zu normalisieren, um einen freien Flüssigkeitsstrom und eine Drainage zu gewährleisten, mit der Folge einer Verbesserung der Versorgung und des Abtransports von Metaboliten der betroffenen Gewebe. Außerdem spielen die Ernährung und die Behandlung des Locus minoris resistentiae sowie die Aktivierung der Ausscheidungsorgane eine große Rolle.

25.2 Apoplex

In den ersten Wochen nach einem Apoplex sollte aufgrund der Gefahr erneuter Blutungen keine kraniosakrale Behandlung vorgenommen werden. Später ist eine kraniosakrale Behandlung angezeigt zur Unterstützung der Regeneration wie auch zur Verbesserung der Flüssigkeitszirkulation und Drainage im Gehirn.

Techniken: CV-4- und andere Fluktuationstechniken sowie Techniken zur Normalisierung struktureller Restriktionen.

25.3 Asthma bronchiale

Asthma ist ein multifaktorielles Geschehen mit genetischen und psychischen Einflüssen.

Aus kranial-osteopathischer Sicht können folgende Strukturen beteiligt sein [6]:

- Foramen jugulare: Der N. vagus innerviert die Bronchien.
- Th 2–Th 6 und ihre zugehörigen Rippenpaare: Vor den Rippenköpfchen liegen die Sympathikusganglien, die die Bronchien innervieren. Störungen der Schädelbasis und der genannten Brustwirbel und Rippenpaare können die Sekretion der Bronchien und ihre kontraktile Bewegung beeinträchtigen.
- Os palatinum, Os sphenoidale, Os maxillare mit Einwirkung auf das Ganglion pterygopalatinum: Insbesondere Extensionsdysfunktionen und traumatische Krafteinwirkung von anterior können dieses Ganglion beeinträchtigen. Die Folge ist eine schlechte Funktion der Schleimhäute und somit eine verminderte Anwärmung, Befeuchtung und Säuberung der eingeatmeten Luft.
- Spannungen des thorakalen Einlasses und des Zwerchfells: Flüssigkeitsbewegungen und insbesondere der Lymphabfluss können durch diese Strukturen beeinträchtigt werden.
- Bewegungseinschränkung der Gesichtsknochen und des Os sphenoidale führen zu einer verminderten Drainage in diesem Gebiet mit der Begünstigung von Rhinitis, Sinusitis und Asthma.
- Behandlung der genannten bzw. betroffenen Strukturen unter Berücksichtigung der psychischen Faktoren sind die Grundlagen für einen Heilungserfolg. Weitergehend sollte ggf. eine Rauchentwöhnung durchgeführt werden.
- Eine osteopathische Behandlung zeigt hinsichtlich der Ausatmung bei Kindern mit Asthma bronchiale eine signifikante Verbesserung. Die Mobilisation der BWS, des Thorax und des Thoraxinhalts mittels Blagrave-Techniken führte zu einer Erhöhung des Peak-Flow-Wertes [36].
- So könnten bestimmte osteopathische Techniken mittels viszerosomatischer Reflexe sowie mittels Veränderung der Sympathikusaktivität über die Aktivierung der paravertebralen sympathischen Ganglien somatische Auswirkungen hervorrufen [37].

25.4 Bissanomalien und Störungen des Kiefergelenks, kraniomandibuläre Dysfunktion (CMD)

Eine Vielzahl von Ursachen können zu Kiefergelenks- und Bissstörungen führen [7] [8] [9] [10] [11]: z. B. Veränderungen in der SSB durch Geburtstraumata oder Unfälle (mit der Folge asymmetrischer Kieferstellungen), Störungen des Os temporale, zahnchirurgische Eingriffe, psychische Anspannung mit Hypertonus der Kaumuskulatur. Eine differenzierte Befunderhebung des gesamten Körpers, auf- und absteigender myofaszialer Ketten, des Kiefergelenks und der Schädelbasis unter der Berücksichtigung peripherer und zentraler Sensibilisierungsmechanismen sind Voraussetzung für eine erfolgreiche Behandlung.

Die Behandlung umfasst die Normalisierung der betroffenen Strukturen und der zugrunde liegenden Ursachen (s. a. Liem T: Praxis der kraniosakralen Osteopathie. 3. Aufl. Stuttgart: Haug; 2010: 240–382).

Eine systematische Literaturanalyse aus dem Jahr 2013 kommt zu dem Schluss, dass die Osteopathie als Bestandteil der Standardbasistherapie bei Diagnose nach Achse I der Research Diagnostic Criteria for Temporomandibular Disorders (RDC/TMD) bei myogener oder kombinierter arthrogener/myogener Störung empfohlen werden kann [38].

25.5 Depressionen

Depressionen scheinen laut Erfahrungen einiger Osteopathen mit einer starken Kompression der Schädelbasis einherzugehen. Durch Aufhebung der SSB-, der Okziput-Atlas- und der L 5-S 1-Kompression, der Dysfunktionen des Os temporale sowie weiterer primärer Dysfunktionen können die Depressionen häufig erfolgreich gebessert werden.

25.6 Hypophysäre Störungen

Magoun beschrieb mehrere mögliche Ursachen für hypophysäre Störungen (akute oder chronische traumatische Plagiozephalie mit Bewegungseinschränkung in der Region der Hypophyse, Stürze z. B. auf das Becken, gestörte venöse Drainage über den Sinus cavernosus oder neurovegetative Innervation, Stress, Ernährung usw. Mithilfe z. B. einer Kompression des 4. Ventrikels (CV-4-Technik) können hypophysäre Störungen nach Magoun osteopatisch behandelt werden (s. a. Kap. 24).

25.7 Hyperaktivität des Kindes/Lernstörungen

Diesem Geschehen liegen multiple Faktoren zugrunde. Eine der Ursachen für das Entstehen dieser Störung ebenso wie bei Lernschwierigkeiten ist häufig in Geburtstraumata und in früher Kindheit zu suchen [13]. Durch eine kraniosakrale Behandlung der Neugeborenen könnten diese Symptomatiken möglicherweise vermindert werden.

Die wichtigsten Techniken: Behandlung der SSB, der suturalen Verbindungen der Ossa temporalia und, wenn nötig, die Lösung der Kompressionen am Atlantookzipitalgelenk und am lumbosakralen Übergang. Die Ernährung ist ein nicht zu vernachlässigender Faktor bei diesem Symptomenbild. Eine rohkostreiche Ernährung mit wenig zuckerhaltigen Speisen und Getränken ist zu empfehlen. Ebenso sollte das psychosoziale Umfeld dieser Kinder mit in die Therapie integriert werden. Jedoch sind viele weitere Faktoren involviert, z. B. auch die Augen (latenter Strabismus).

25.8 Kinder und Neugeborene

Sutherland unterschied in der Klinik Störungen des PRM vor (bei Kindern und Jugendlichen) und nach (bei Erwachsenen) der kompletten Ausbildung suturaler Strukturen [14]. Besonders in der frühen Kindheit sollen osteopathische Behandlungen in der Lage sein, beeinträchtigende prä-, peri- und postnatale Einflüsse zu minimieren oder sogar ganz aufzulösen.

25.9 Migräne und Kopfschmerzen

Migräneartige Kopfschmerzen sind auf ein multifaktorielles Geschehen zurückzuführen. An dieser Stelle können die unterschiedlichen Formen von Kopfschmerzen, die vielfältigen Ursachen, die zugrunde liegenden strukturellen Veränderungen und die entsprechenden Therapiemöglichkeiten nur andeutungsweise und sehr unvollständig behandelt werden. Aus osteopathischer Sicht können folgende Strukturen beteiligt sein [15] [16]:

- Spannungen der Dura, die sich auf die venösen Blutleiter und die arteriellen Blutgefäße auswirken, z. B. die A. meningea media. Die Folgen sind u. a. zerebrale Ödeme, Entzündungen, reflektorische Muskelspannungen im Nacken usw.
- SSB-Dysfunktionen mit Blockierungen der Suturae sphenosquamosa, occipitomastoidea, petrojugularis, petrosphenoidalis
- Os occipitale und Os temporale: Am Foramen jugulare kann der Vagusnerv Spannungen der Duralmembran ausgesetzt sein und der venöse Rückfluss behindert werden mit der Folge von Übelkeit, Schwindel, Erbrechen. An der Vorderwand der Felsenbeinspitze des Os temporale befindet sich eine flache Mulde für das Ganglion trigeminale. Der N. trigeminus versorgt sensibel das Gesicht, die Stirn sowie die intrakraniale Dura.
- Obere HWS und Spannungen der Nackenmuskulatur: Die sensible Innervation eines Teils des Schädels und der Dura verläuft über die ersten 3 zervikalen Nerven.
- Restriktionen am Sakrum und an den oberen Rippen
- Spannungen der Kaumuskulatur: Vor allem der M. temporalis ist in der Lage, Schmerzen zu verursachen, indem er die Sutura sphenosquamosa komprimiert.
- die hyoidale Muskulatur mit ihrem Einfluss auf die V. jugularis
- Von den Gefäßen sind die Arterien am schmerzempfindlichsten, dann kommen die großen Sinus und am geringsten sind die kleinen Sinus und die Venen schmerzempfindlich. Die Blutgefäße des Kopfes werden präganglionär von C8–Th3, vom Ganglion stellatum (über die A. vertebralis) und vom Ganglion cervicale superius (über die A. carotis interna und externa) versorgt. Auch parasympathische Innervationen sind unregelmäßig anzutreffen, z. B. über den N. facialis. Nicht selten ist die A. meningea media an der Sutura sphenosquamosa Spannungen ausgesetzt, die zu Kopfschmerzen führen können.
- viszerale Strukturen des Thorax oder des Verdauungsapparates (über die faszialen Verbindungen zum Tuberculum pharyngeum des Os occipitale)
- vaskuläre Dynamiken: A. vertebralis, Äste der A. carotis interna, A. carotis externa, Abflusstörungen der V. jugularis interna
- N. trigeminus und seine Äste und insbesondere das spinale Kerngebiet
- somatische Nerven, z. B. N. occipitalis major, N. occipitalis minor, N. auricularis magnus etc.

Die Behandlung dieser Strukturen und aller anderen zugrunde liegenden Dysfunktionen könnten die Migräne und Kopfschmerzen positiv beeinflussen. Selbstverständlich sollten alle weiteren möglichen Ursachen abgeklärt, psychische Anspannungen reguliert, Herde ausgeschaltet und ggf. eine Ernährungsberatung durchgeführt werden.

Mögliche Techniken: CV-4, atlantookzipitale Entspannung, Behandlung der SSB, Befreiung der Sutura occipitomastoidea, intrakraniale Duralentspannungstechniken, Lösung von Verspannungen der Nackenmuskulatur und der hyoidalen Muskulatur (s. a. Liem T: Praxis der kraniosakralen Osteopathie. 3. Aufl. Stuttgart: Haug; 2010).

Laut einer systematischen Literaturarbeit von 2011 sind bisherige zur Behandlung der Migräne, Spannungskopfschmerzen und zervikogen bedingten Kopfschmerzen bei Kinder und Jugendlichen mit unzureichender Validität durchgeführt worden [39].

Vor allem Stress, Schlaf und Ernährungsfaktoren können als Triggerfaktor des primären Kopfschmerzes wirken [40].

Im Rahmen einer kontrollierten klinischen Studie mit Quasi-Randomisierung mit 19 Migränepatienten konnte ein deutlicher Verbesserungseffekt der Erkrankungssymptomatik bei Migränepatienten durch eine befundorientierte osteopathische Behandlung aufgezeigt werden. Insgesamt zeigten die Patienten multiple Dysfunktionsmuster in allen Körpersystemen [41].

Laut einer Studie aus dem Jahr 2012 gibt es Hinweise, dass Migräne, Kopfschmerzen und assoziierte Symptome durch die osteopathische manuelle Therapie verbessert werden können. Bei 28 Patienten (76 %) wurde eine Dysfunktion im Bereich des Atlantookzipitalgelenke, bei 21 (57 %) im Bereich von C 7–Th 1 und bei 14 (38 %) in der Region der Sakroiliakalgelenke diagnostiziert. Es fand sich bei jedem Patienten mindestens eine viszerale Dysfunktion, meist der Leber. Durchschnittlich wurden 2 kraniale Dysfunktionen pro Patient lokalisiert (am häufigsten der Dura mater cranialis und SSB) [42].

25.10 Chronische Mittelohrentzündungen

Das Mittelohr ist ähnlich wie ein nasaler Sinus gestaltet. Ein Drittel der Tuba auditiva, ihre lateralen knöchernen Anteile, sind meist kontinuierlich geöffnet, während sich die medialen zwei Drittel mit jedem Schlucken oder Gähnen öffnen und schließen. Normalerweise werden über die Tuba auditiva Sekrete aus dem Mittelohr in den Rachenraum befördert. Bei Dysfunktionen kann am knorpeligen Anteil der Tuba auditiva das Lumen verengt sein. Es kommt dann zu einer verminderten Drainage und zur erhöhten Anfälligkeit von Infektionen im Mittelohr. Auch hier sind außer der entsprechenden Ganzheitsbehandlung, v. a. das Os temporale, die Eustachische Röhre und das Kiefergelenk zu behandeln (s. a. Liem T: Praxis der kraniosakralen Osteopathie. 3. Aufl. Stuttgart: Haug; 2010).

Osteopathische Befunde bei akuter Otitis media konnten auf die kraniofasziale Morphologie [43] und eine Dysfunktion des Os temporale zurückgeführt werden [44].

Ein osteopathisches Behandlungsprotokoll umfasste die Behandlung der sakroiliakalen Gelenke (beidseitig mittels BLT), des thorakolumbalen Übergangs und Zwerchfells (mittels myofaszialen Release), der Rippen (mittels myofaszialen Release oder BLT), des zervikothorakalen Übergangs (mittels myofaszialen Release), der zervikalen Region (mittels BLT), des kraniozervikalen Übergangs mittels subokzipitaler Inhibition sowie Sinus-venosus-Drainagetechniken, okzipitale Dekompressionstechniken und eine Dekompression der Synchondrosis sphenooccipitalis [45].

25.11 Psychosomatische Leiden und viszerale Funktionsstörungen

Diese Störungen sind fachübergreifend zu behandeln. Auch osteopathische Behandlungen könnten Teil der Behandlung sein. Der Einfluss des vegetativen Nervensystems ist von großer Bedeutung. Das Foramen jugulare (N. vagus) sollte korrigiert werden. Die CV-4-Technik hilft, das vegetative Nervensystem zu harmonisieren. Auch die faszialen Strukturen der betroffenen Organe sind zu normalisieren. Durch die Normalisierung struktureller Fehlspannungen, Fehlstellungen und faszialer Restriktionen sowie durch die Bewusstwerdung und Integration zugrunde liegender nicht bewusster/verdrängter Emotionen und Erlebnisse (die sich in der Gewebestruktur manifestieren und wiederfinden) ist die Grundlage für eine ganzheitliche Heilung geschaffen.

Ebenso haben die Ernährung, der Alkoholkonsum, der Lebenswandel, die körperliche Aktivität, die Lebens- und Arbeitssituation des Patienten einen großen Einfluss auf die Heilung.

Bei Tumoren und Fehlbildungen kann in Verbindung mit allen anderen notwendigen medizinischen Maßnahmen meist nur das Fortschreiten verlangsamt oder eine Begleit- bzw. Nachbehandlung durchgeführt werden.

Der aufgetretene Behandlungseffekt in 5 untersuchten Forschungsarbeiten und einem Fallbericht ist signifikant hoch. Eine große Rolle spielt die Behandlung des Nervensystems, des zirkulatorischen Systems, der Wirbelsäule (obere HWS, Schädelbasis, subokzipital, C 3–C 5, LWS, Th 4–L 2, Becken, Iliosakralgelenk), des M. psoas, der unteren Rippen, der Viszera (Peritoneum und Organe), des thorakoabdominalen Diaphragmas und Diaphragma pelvis [46]. Bei funktionellen Herzbeschwerden wurden Dysfunktionen im Bereich der Wirbelsäule gehäuft im Bereich C 0, Th 4, L 3 und L 5 lokalisiert [47]. Häufig wurden in einer Studie Dysfunktionen im Bereich Th 2–Th 6, Sternum und Sakrum palpiert [48]. Auch Dysfunktion der Sutura occipitomastoidea wurde angegeben [49]. Direkte physische Traumata, v. a. Stürze auf das Steißbein [47] oder Schleudertrauma mit einer Dysfunktion der Zentralsehne [50] wurden anamnestisch gefunden.

25.12 Pylorospasmus bei Kleinkindern

Es kann unter Umständen der linke N. vagus am Foramen jugulare betroffen sein. Techniken zur Lösung der Spannungen am Foramen jugulare und an der Sutura occipitomastoidea sind in diesen Fällen angezeigt. Ebenso sollte die Magen-Zwölffingerdarm-Relation palpiert werden. Möglicherweise sind auch das Zwerchfell und der zervikothorakale Übergang beteiligt.

25.13 Schleudertrauma

Schleudertraumata scheinen gut auf osteopathische Behandlungen anzusprechen [3] [18] [19] [20]. Zur Erinnerung: Es sollte eine atlantookzipitale Entspannungstechnik erst 3 Monate nach einem Schleudertrauma ausgeübt werden, da ein Anbruch des Dens vom Axis nicht ausgeschlossen werden kann. Es ist unbedingt notwendig, außer der HWS auch die Körperstrukturen ober- und unterhalb dieser und die weiter entfernt gelegenen Strukturen zu untersuchen – inklusive fluider Kraftvektoren, denn der ganze Patient war dem Trauma ausgesetzt, nicht nur die HWS. Die Auswirkungen auf die BWS und LWS, das Os sacrum und Becken, die paravertebralen Muskeln, Ligamente, Faszien, Nerven, Gefäße sowie den Schädel mit den intrakranialen Membranen, zerebralen Gefäße, das Foramen jugulare, den LCS und das Nervensystem usw. sind nicht vorhersehbar. Zur lokalen Behandlung empfiehlt Magoun [3], eine sanfte Traktion von 2–5 Kilopond, 2- bis 3-mal am Tag, für 15–20 min auszuführen. Die Wirkung der Traktion wird nach meiner Erfahrung verbessert, wenn sie mit einem Unwinding der HWS verbunden wird.

Bei einem Schleudertrauma kann auch das Sakrum im Becken fixiert und seine feine Bewegung eingeschränkt. Es können sich dann weitere Dysfunktionen einstellen: ein- oder beidseitige iliosakrale oder lumbosakrale Dysfunktionen sowie Dysfunktionen der Symphyse mit der Folge einer Einschränkung der Bein-, Rücken- und Kopfbeweglichkeit. Die Lösung der Blockierungen des Iliosakralgelenks, der lumbosakralen und anderer Wirbelgelenke ist von grundlegender Bedeutung für die Behandlung des Schleudertraumas.

Eine befundorientierte osteopathische Behandlung zeigte bei Schleudertrauma in einer kontrollierten und randomisierten Studie mit 40 Probanden einen positiven Effekt. General Osteopathic Treatment verminderte den Schmerz (Behandlung: indirekte Technik Os temporale, Dekompression der SSB, Muskelenergietechnik, BLT der HWS, isometrische Muskelkontraktion sowie Kompression und Dekompression des Temporomandibulargelenks, indirekte fasziale Entspannungstechnik des Hyoids, der oberen Thoraxapertur, BLT der BWS, LWS, faszial des Os sacrum und Os coccygis, Mobilisation des Magens) [56].

25.14 Chronische Schmerzen

Chronische Schmerzen sind eine sehr gute Indikation für kraniosakrale Techniken. CV-4-, Energiezuführungstechniken, Gewebeentspannungstechniken (entsprechend den Techniken für die Diaphragmen), Unwinding und Mobilisation der betroffenen Partien. Die Lösung der jeweiligen zugrunde liegenden Dysfunktionen ist Voraussetzung für eine dauerhafte Schmerzbefreiung.

25.15 Chronische Sinusitis

Betroffene Strukturen sind das Os frontale, Os ethmoidale, Os sphenoidale und Os palatinum, die Maxilla und der Vomer (Os zygomaticum und Os temporale) sowie die beteiligten weichen Gewebe, z. B. die hyoidale Muskulatur und die arteriovenösen (A. carotis communis, V. jugularis interna) und nervalen (Ganglion pterygopalatinum, N. trigeminus) Strukturen [22] [23]. Die Therapie zielt darauf ab, alle beteiligten knöchernen und muskulofaszialen Restriktionen zu lösen und einen freien Flüssigkeitsstrom und eine Drainage in diesem Bereich zu gewährleisten (s. a. Liem T: Praxis der kraniosakralen Osteopathie. 3. Aufl. Stuttgart: Haug; 2010).

25.16 Skoliosen

Über 90 % aller Skoliosen sind aus medizinischer Sicht idiopathisch. Möglicherweise sind Geburtstraumata am atlantookzipitalen Gelenk, am Okziput und an der SSB teilweise beteiligt. Auch primäre oder sekundäre Dysfunktionen am Sakrum und Ilium oder eine echte Beinlängendifferenz sowie traumatische Krafteinwirkungen an Gesicht und Maxilla, zahnchirurgische Eingriffe, Zahnklammern, Organstörungen usw. können die zugrunde liegende Ursache darstellen.

Mögliche Techniken: Behandlung der SSB, der atlantookzipitalen Gelenkflächen und aller zugrunde liegenden Strukturen und primären Dysfunktionen.

25.17 Störungen des N. vagus

Eine Stimulierung des linken N. vagus hat eine antientzündliche Wirkung. Sie kann bei der Behandlung von Störungen des Verdauungstrakts (Gastroparese, Reizdarmsyndrom, Obstipation, Dyspepsie), bei Entzündungen und Schmerzen der Viszera, bei Hypersensibilitäten und Allergien, bei Tinnitus, bei Bluthochdruck und Depressionen sowie möglicherweise bei Fibromyalgie und Epilepsie helfen [58] [59] [60]. Der N. vagus kann im Bereich der Sutura occipitomastoidea, Sutura petrojugularis, im Ohr oder im Bereich der linken Karotisscheide stimuliert werden.

25.18 Störungen des Sehapparates

Generell sollten stets die folgenden Strukturen untersucht und behandelt werden:

- knöcherne Verbindungen der Orbita und die Orbita als Ganzes
- Os sphenoidale und SSB (aufgrund der Ansatzstellen der Augenmuskeln) und die Öffnungen am Os sphenoidale für den Sehnerv und die Augenmuskelnerven
- intrakraniale Duralmembranen (insbesondere das Tentorium cerebelli), da die Augenmuskelnerven an ihnen entlangführen (insbesondere der N. abducens ist anfällig, da er unter dem Lig. sphenopetrosum des Tentoriums verläuft und mit diesem faserig verbunden ist)
- Augenmuskeln
- Kornea, Abflusshindernisse des Kammerwassers, der Tränenflüssigkeit, Bulbus etc.
- Okziput und der Atlas
- ggf. Os temporale, aufgrund der Anheftung des Tentoriums an diesem Knochen

Geeignete ophthalmologische Indikationen:

- Amblyopie
- Astigmatismus, Schielen
- Akkommodationsstörungen und Strabismus bei Kindern
- Entzündungen der Augenstrukturen
- Glaukom
- Katarakt
- Kurzsichtigkeit
- latenter Strabismus, Heterophorie
- Weitsichtigkeit
- Nystagmus

25.18.1 Glaukom

Unterstützt werden kann die Therapie durch Behandlung der Beziehungsgefüge des Zwerchfells, Entlastung und Drainage venöser Stauungen, insbesondere durch die Lösung der Sutura petrosphenoidalis, der Sutura occipitomastoidea und die Behandlung des Os lacrimale sowie Klopftechniken nach Ruddy (s. Liem T: Praxis der kraniosakralen Osteopathie. 3. Aufl. Stuttgart: Haug; 2010).

Das Ergebnis zeigte bei allen untersuchten 10 Probanden eine Erhöhung der okulären Pulsamplitude nach einer osteophatischen Behandlung. Die Befunderhebung ergab bei allen Probanden ein ventral orientiertes Spannungsmuster des thorakolumbalen Diaphragmas sowie einen deutlich bevorzugten thorakalen Atemausdruck und eine erschwerte abdominelle Atembewegung bei Normal- und Tiefatmung sowie bei 8 Probanden einen Befund des kraniozervikalen Diaphragmas. Osteopathische Befunde im Bereich des kranialen oder parietalen Systems wurden nicht gefunden [51].

Eine heterogene Gruppe mit Glaukom zeigte keine signifikante Verminderung des intraokulären Druckes nach zwei osteopathischen Behandlungen. Eine Tendenz zur Verminderung des Druckes zeigte sich bei der zweiten Behandlung. Es wurden Übungen der Augenmuskeln, eine Mobilisierung des Zwerchfells, des zervikothorakalen Diaphragma, Lösung der OAA-Gelenke, der SSB, des Foramen jugulare, Ohrzugtechnik, Lösung des Os frontale und CV-4 durchgeführt. Weitere Studien sollten mit mehr Behandlungen und befundorientiert durchgeführt werden [52].

25.18.2 Katarakt

Die Entwicklung eines Katarakts kann unter Umständen verlangsamt werden durch Lösung der orbitalen Strukturen, insbesondere der Sutura frontomaxillaris und des atlantookzipitalen Gelenks. Die Ernährung spielt ebenfalls eine außerordentlich große Rolle (s. a. Liem T: Praxis der kraniosakralen Osteopathie. 3. Aufl. Stuttgart: Haug; 2010).

25.18.3 Kurzsichtigkeit

Das Os sphenoidale befindet sich meist in Extension, sodass die Orbita in ihrem longitudinalen Durchmesser vergrößert ist. Die Behandlung zielt darauf ab, die Orbita und den Bulbus in ihrem longitudinalen Durchmesser zu vermindern.

25.18.4 Latenter Strabismus, Heterophorie

Die visuelle Analogskala für Befindlichkeit könnte auf eine positive Wirkung einer befundorientierten osteopathischen Behandlung hinweisen. Läsionen wurden v. a. in folgenden Bereichen lokalisiert: Okziput-Atlas-Axis, zervikothorakaler Übergang und Synchondrosis sphenooccipitalis, Zwerchfell, Viszerokranium, thorakolumbaler Übergang, Temporomandibulargelenk, seltener im Bereich Th 1–Th 5, Th 6–Th 9, Becken, LWS und der unteren Extremität. Viszerale Dysfunktionen fanden sich v. a. im Bereich des M. sphincter Oddi, des Dünndarms und der Leber [53].

In einer klinischen Pilotstudie konnte ein therapeutischer Erfolg seitens der Osteopathie nachgewiesen werden ($p > 0{,}05$) [54]. Laut einer Studie aus dem Jahr 2012 konnte mittels osteopathischer Techniken der Heterophoriewinkel unmittelbar nach OMT reduziert werden ($p = 0{,}006$; Behandlung: Zwerchfell, Öffnung des M. sphincter Oddi, Leberentstauung, thorakolumbaler Übergang, erste Rippe, zervikale Faszie, Dekompression des OA-Gelenks, SSB, Synchondrosis sphenopetrosa, Lig. petrosphenoidale, Sutura frontosphenoidale, Temporomandibulargelenk, PRM, Orbita, Bulbus, Dehnung der Augenmuskeln) [55].

25.18.5 Nystagmus

Dieser kann durch eine Vielzahl von Faktoren verursacht werden. Magoun [4] erwähnt eine Überreizung des N. vestibulocochlearis, der Verbindungen hat zum III., IV. und VI. Hirnnerv. Er führt dies zum Teil auf Störungen im Bereich der Pars condylaris und der Sutura petrosphenoidalis zurück. Entspannungen der Dura können oft Besserung verschaffen (s. a. Liem T: Praxis der kraniosakralen Osteopathie. 3. Aufl. Stuttgart: Haug; 2010).

25.18.6 Weitsichtigkeit

Das Os sphenoidale befindet sich meist in Flexion, sodass die Orbita in ihrem longitudinalen Durchmesser verkürzt ist. Die Behandlung zielt darauf ab, die Orbita und den Bulbus in ihrem longitudinalen Durchmesser zu verlängern. Kraniosakrale Behandlung bei Weit- und Kurzsichtigkeit sollte in jedem Falle gemeinsam mit Augenübungen und einem Sehtraining durchgeführt werden.

25.19 Tinnitus und Schwerhörigkeit

Sofern die Sinneszellen im Gehör- und Gleichgewichtsorgan noch intakt sind, bestehen gute Aussichten auf eine Verbesserung bis hin zum Verschwinden der Symptomatik. Anderenfalls kann meist nur ein Fortschreiten der Symptomatik aufgehalten werden. Je früher der Tinnitus behandelt wird, desto größer sind die Erfolgschancen. Tinnitus hat eine Vielzahl von Ursachen. Abgesehen von strukturellen Dysfunktionen scheint auch Stress bei der Auslösung von Tinnitus häufig mitbeteiligt zu sein. Psychische Anspannungen können über muskuläre Anheftungen am Os temporale zu Tinnitus führen.

Eine wichtige Ursache hängt mit dem Zustand der Tuba auditiva [5] zusammen. Eine Dysfunktion des Os temporale in Innenrotation führt zu einem Engerwerden des knorpeligen Teils der Tuba auditiva und erzeugt einen hohen Ton. Eine Dysfunktion des Os temporale in Außenrotation lässt die Tuba offen und erzeuge einen tiefen Ohrton. Dieser Ton könnte durch den Blutfluss in der A. carotis interna an ihrer Umknickung in der Pars petrosa des Os temporale erzeugt werden. Sie ist nur durch eine feine Knochenplatte vom Innenohr getrennt, sodass bei strukturellen Veränderungen in diesem Bereich ein Tinnitus entstehen könnte. Ebenso kann der vestibuläre Nerv des N. vestibulocochlearis durch Spannungen der Dura im Meatus acusticus internus des Os temporale beeinträchtigt werden, mit der Folge von Hörstörungen [24] [25] [26].

Die Techniken der Wahl sind alle Schläfenbeintechniken, einschließlich der Behandlung des Kiefergelenks, die Lösung der suturalen Verbindungen des Os temporale und die Technik der Eustachischen Tube (s. a. Liem T: Praxis der Kraniosakralen Osteopathie. 3. Aufl. Stuttgart: Haug; 2010).

In einer randomisierten, kontrollierten klinischen Pilotstudie zeigte eine viermalige befundorientierte Behandlung des Os temporale in Außen- bzw. Innenrotation, ausgewertet mittels visueller Analogskala und einem Tinnitusfragebogen nach Goebel und Hiller, einen positiven Einfluss auf die Penetranz von chronischem Tinnitus [57].

25.20 Tortikollis

Bei Neugeborenen können neben weiteren Befunden unter Umständen schwere Dysfunktionen der SSB bestehen mit Störungen des N. accessorius (XI) bei seiner Passage durch das Foramen jugulare [27]. Neben einer ausführlichen Diagnose sollten in jedem Falle auch die SSB, der atlantookzipitale Übergang, intraossale und intrasuturale Dysfunktionen des Os occipitale und des Os temporale sowie die Klavikula untersucht werden.

25.21 Verstauchungen, Verrenkungen und Frakturen

Die wichtigsten Techniken sind CV-4-, Fluid-Drive-Techniken, lokales Unwinding und Gewebeentspannungstechniken, entsprechend den in Kap. 22 beschriebenen Diaphragmatechniken. An Frakturen müssen selbstverständlich zuerst alle notwendigen medizinischen Untersuchungen und Behandlungen durchgeführt werden. Die Regeneration der betroffenen Gewebe kann später aber durch Fluid-Drive- und CV-4-Techniken beschleunigt werden.

25.22 Zerebrale ischämische Anfälle

Techniken: Diaphragmaentspannungstechnik an der oberen Thoraxapertur, Lösung der hyoidalen Muskelspannungen, v. a. des M. omohyoideus, der Nackenmuskulatur und des M. sternocleidomastoideus, Behandlung der SSB und der intrakranialen Membranen (insbesondere die Os-parietale-Hebetechnik) sowie im Weiteren die Lösung aller anderen Dysfunktionen. Je nach zugrunde liegender Ursache für die Durchblutungsstörung des Gehirns sind Ernährungsberatungen und andere naturheilkundliche Maßnahmen durchzuführen. In jedem Fall ist eine weitere Abklärung von einem Facharzt angezeigt.

25.23 Weitere Indikationen

Weitere Krankheiten, bei denen möglicherweise u. a. auch die Osteopathie im kranialen Bereich zur Anwendung kommen kann [28]:

- **Atemwegserkrankungen:** infektiös, viral, allergisch, akut und chronisch, Husten, Atemnot, Emphysem, Tracheitis, Pharyngitis, Rhinopharyngitis, Angina tonsillaris, Laryngitis, funktionelle Heiserkeit, Rhinitis
- **endokrine Störungen:** Hypophyse, Schilddrüse, Nebennieren, Ovarien, Fazialisparese sowie weitere Hirnnervsymptomatiken
- **Epilepsie und epileptiforme Krankheiten**

Beachte

Es wurde berichtet, dass während der Therapie ein Anfall ausgelöst werden kann.

- **Fazialisparese** [29] sowie weitere Hirnnervensymptomatiken
- **Gelenkbeschwerden:** Arthrosen, Arthritis, Rückenschmerzen, Lumbalgie, Ischialgie
- **gynäkologische Störungen:** Amenorrhö, Dysmenorrhö, Störungen der Menopause, Stauungen im kleinen Becken, Schmerzen beim Sexualakt
- **Herz- und Gefäßstörungen:** Hypertonie, Hypotonie, Arrhythmie, Palpitation, Bradykardie, Tachykardie, Hämorrhoiden
- nach kraniotomischen Eingriffen [30]
- **Lymphödeme**, Gelenködeme, alle Arten von Stauungserscheinungen
- neurovegetative Dysbalancen
- Schlafstörungen
- Schwindel, Menière-Krankheit
- sensomotorische Entwicklungsstörungen
- Tic douloureux [31] [32]
- **traumatische Hirnverletzungen** inklusive Hirnnervenstörungen, z. B. des N. oculomotoricus (III), N. trochlearis (IV) und N. abducens (VI) [33] [34] [35]
- Verbesserung des **Stimmvolumens** bei professionellen Sängern
- **Verdauungsstörungen:** Übelkeit, Aufstoßen, Leber-, Gallenblasenstörungen, Obstipation, Diarrhö, Kolitis, Enteritis, Gastritis, Hiatushernie

Verwendete Literatur

[1] Liem T: A. T. Still's osteopathic lesion. Theory and evidence-based models supporting the emerged concept of somatic dysfunction. J. Am. Osteopath. Assoc. 2016; 116(10): 654–661.

[2] Liem T, Ciranna-Raab C: Osteopathic manual treatment of children with scarlet fever in the nineteenth and twentieth centuries. AAO Journal. 2011; 21(3): 16–22.

[3] Magoun HI: Whiplash injury: A greater lesion complex. J. Am. Osteopath. Assoc. 1964; 63: 524–535.

[4] Magoun HI: Osteopathy in the Cranial Field. 3 rd ed. Kirksville: Journal Printing Co.; 1976: 284.

[5] dto. 300.

[6] dto. 268.

[7] Magoun HI: The dental search for a common denominator in cranio-cervical pain and dysfunction. J. Am. Osteopath. Assoc. 1979; 78: 810–815.

[8] Magoun HI: Dental equilibration and osteopathy. J. Am. Osteopath. Assoc. 1975; 74: 981–990.

[9] Lester JR: Cranial trauma associated with dentistry. British Osteopath. J. 1972; 3(5): 13–19.

[10] Liem T: Praxis der kraniosakralen Osteopathie. 3. Aufl. Stuttgart: Haug; 2010: 240–382.

[11] Lay EM: The osteopathic management of temporomandibular joint dysfunction. In: Gelb H (Hrsg.): Clinical Management of head, neck, and TMJ pain and dysfunction. Philadelphia: W.B. Saunders; 1985, 500–524.

[12] Magoun HI: A pertinent approach to pituitary pathology. D.O. Magazine. 1971; 11(11): 133–141.

[13] Frymann VM: Learning Difficulties of Children Viewed in the Light of the Osteopathic Concept. J. Am. Osteopath. Assoc. 1976; 76: 46–61.

[14] Wales LA: The work of William Garner Sutherland D.O., D.Sc. (Hon.). AAO Journal. 1972; 71: 788–793.

[15] Magoun HI: Osteopathy in the Cranial Field. 3 rd ed. Kirksville: Journal Printing Co.; 1976: 282f.

[16] Liem T: Praxis der kraniosakralen Osteopathie. 3. Aufl. Stuttgart: Haug; 2010.

[17] Kappler RE, Ramey KA, Head F. In: Ward RC (Ed.): Foundations for Osteopathic Medicine. Baltimore: Williams & Wilkins 1997: 515–540.

[18] Becker RE. In: Brooks RE (Ed.): Life in motion: The osteopathic vision of Rollin E. Becker. Portland: Stillness; 2001.

[19] Becker RE: Stillness of Life. Portland: Stillness; 1997: 280ff.

[20] Harakal JH: An osteopathically integrated approach to the whiplash complex. J. Am. Osteopath. Assoc. 1975; 74: 941–955.

[21] Magoun HI: Whiplash injury: A greater lesion complex. J. Am. Osteopath. Assoc. 1964; 63: 524–535.

[22] Magoun HI: Osteopathy in the Cranial Field. 3 rd ed. Kirksville: Journal Printing Co.; 1976: 289.

[23] Liem T: Praxis der kraniosakralen Osteopathie. 3. Aufl. Stuttgart: Haug; 2010.

[24] Magoun HI: Entrapment neuropathy of the central nervous system. Part II and III. J. Am. Osteopath. Assoc. 1968; 67: 889–899.

[25] Magoun HI: Osteopathy in the Cranial Field. 3 rd ed. Kirksville: Journal Printing Co.; 1976: 281, 300.

[26] Liem T: Praxis der kraniosakralen Osteopathie. 3. Aufl. Stuttgart: Haug; 2010.

[27] Magoun HI: Entrapment neuropathy of the central nervous system. Part III. J. Am. Osteopath. Assoc. 1968; 67: 889–899.

[28] Magoun HI: Osteopathy in the Cranial Field. 3 rd ed. Kirksville: Journal Printing Co.; 1976: 114f., 267–306.

[29] Magoun HI: Entrapment neuropathy of the central nervous system. Part III. J. Am. Osteopath. Assoc. 1968; 67: 889–899.

[30] Brooks RE: Osteopathy in the Cranial Field: The approach of W.G. Sutherland, D.O. In: Tomski MA: Physical Medicine and Rehabilitation: State of the Art Reviews. 2000; (14)1: 120.

[31] Lay EM: The osteopathic management of trigeminal neuralgia. J. Am. Osteopath. Assoc. 1975; 74: 373–389.

[32] Frymann VM: Relation of disturbances of craniosacral mechanisms to symptomatology of the newborn. Study of 1250 infants. J. Am. Osteopath. Assoc. 1966; 65: 1059–1075.

[33] Greenman PE, McPartland JM: Cranial findings and iatrogenesis from craniosacral manipulation in persons with traumatic brain injury. J. Am. Osteopath. Assoc. 1995; 95: 182–191.

[34] Kappler RE, Ramey KA, Head F. In: Ward RC (Ed.): Foundations for Osteopathic Medicine. Baltimore: Williams & Wilkins 1997: 515–540.

[35] Magoun HI: Entrapment neuropathy of the central nervous system. Part III. J. Am. Osteopath. Assoc. 1968; 67: 779–787.

[36] Brombacher M: Einfluss einer osteopathischen Behandlung auf die respiratorische Leistung und Lebensqualität bei Asthma bronchiale im Kindes- und Jugendalter. Masterabschlussarbeit, OSD, Hamburg, 2015.

[37] Willard FH: Autonomic nervous system. In: Ward R (Ed.): Foundation in Osteopathic Medicine. Philadelphia: Lippincott Wiliams & Wilkins; 2003: 90–119.

[38] Ludwig L: Kann Osteopathie eine Therapie bei Craniomandibulären Dysfunktionen sein? Eine systematische Literaturanalyse. Masterabschlussarbeit, OSD, Hamburg, 2013.

[39] Hoch A: Behandlung der Migräne, Spannungskopfschmerzen und zervikogen bedingten Kopfschmerzen bei Kinder und Jugendlichen mit Hilfe der Osteopathie – systematische Literaturstudie. Masterarbeit, OSD, Hamburg, 2011.

[40] Kronenberger P: Die Triggerfaktoren des primären Kopfschmerzes und mögliche osteopathische Einflussnahme – ein systematischer Literaturüberblick. Bachelorarbeit, OSD, Hamburg, 2012.

[41] Gloy L: Hat die osteopathische Behandlung von Patienten mit Migräneerkrankung einen Effekt? Masterarbeit, OSD, Hamburg, o. J.

[42] Van Tintelen I: A study of the efficacy of the osteopathic treatment of migraine patients: multicentre trial. Masterarbeit, OSD, Hamburg, 2012.

[43] Di Francesco R, Paulucci B, Nery C, Bento RF: Craniofacial morphology and otitis media with effusion in children. Int. J. Pediatr. Otorhinolaryngol. 2008; 72(8): 1151–1158.

[44] Morin, Dorion D, Moutquin J-M, Levasseur M: Suture restriction of the temporal bone as a risk factor for acute otitis media in children: cohort study. BMC Pediatr. 2012; 12: 181.

[45] Steele KM, Carreiro JE, Viola JH, Conte JA, Ridpath LC: Effect of osteopathic manipulative treatment on middle ear effusion following acute otitis media in young children: a pilot study. J. Am. Osteopath. Assoc. 2014; 114(6): 436–447.

[46] Diedrichsen G: Die Effektivität osteopathischer Behandlungen bei autonomen somatoformen Störungen. Literaturstudie. Bachelorarbeit, OSD, Hamburg, 2010.

[47] Mühlen N: Osteopathische Behandlung bei somatoformen autonomen Funktionsstörungen des Herz- und Kreislaufsystems, randomisierte klinische Studie. BAO-Arbeit, Still Academy, 2008.

[48] Koch RS: A somatic component in heart disease. Year Book of Selected Osteopathic Papers. 1965: 92–97.

[49] Stiedl M, Müller A, Salomon J: Die therapeutische Wirksamkeit der osteopathischen Behandlung beim Reizdarmsyndrom. BAO, COE, München, 2002.

[50] Sauerburger S, Zorgmann M: Osteopathische Behandlung bei somatoformen autonomen Funktionsstörungen des Herz- und Kreislaufsystems, eine klinische kontrollierte Studie. BAO-Arbeit, Still Academy, 2005.

[51] Kaufer B: Wirkung einer osteophatischen Therapie auf die okuläre Pulsamplitude bei Patienten mit Normaldruckglaukom (NDG). Bachelorarbeit, OSD, Hamburg, 2009.

[52] Geeraerts S: Osteopathy and glaucoma. A randomized controlled trial on the effect of manual to reduce intraocular pressure. Placebo controlled randomised clinical trial as to the effect of a set of manual techniques on intraocular pressure. Masterarbeit, OSD, Hamburg, 2012.

[53] Hindinger A: Wirksamkeit einer befundgerechten osteopathischen Therapie bei Kindern mit Heterophorie im Alter von 8–10 Jahren – eine randomisierte, klinische Studie. Masterabschlussarbeit, OSD, Hamburg, 2014.

[54] Gänßbauer-Lang L: Kann die osteopathische Behandlung Einfluss auf die Strabismusproblematik bei Kindern im Alter zwischen sechs und neun Jahren nehmen? Masterarbeit, OSD, Hamburg, 2011.

[55] Marije W: Osteopathy and Heterophoria a double blind clinical trial on the effect of osteopathic techniques to reduce heterophoria. Masterarbeit, OSD, Hamburg, 2012.

[56] Feik U: Auswirkungen allgemeiner osteopathischer Behandlungen im Vergleich zu osteopathischen Behandlungen an der HWS auf das Befinden bei Patienten mit chronischem Schleudertrauma. Masterarbeit, OSD, Hamburg, 2014.

[57] Düsberg A: Kann mit einer Behandlung des Os temporale die Penetranz von Tinnitus im Alltag gemindert werden? Bachelorarbeit, OSD, Hamburg, 2012.

[58] Bonaz B, Sinniger V, Pellissier S: Anti-inflammatory properties of the vagus nerve: potential therapeutic implications of vagus nerve stimulation. J. Physiol. 2016; 594(20): 5 781–5 790.

[59] Meregnani J, Clarençon D, Vivier M, Peinnequin A, Mouret C, Sinniger V, Picq C, Job A, Canini F, Jacquier-Sarlin M, Bonaz B: Anti-inflammatory effect of vagus nerve stimulation in a rat model of inflammatory bowel disease. Auton. Neurosci. 2011; 160(1–2): 82–89.

[60] Borovikova LV, Ivanova S, Zhang M, Yang H, Botchkina GI, Watkins LR, Wang H, Abumrad N, Eaton JW, Tracey KJ: Vagus nerve stimulation attenuates the systemic inflammatory response to endotoxin. Nature. 2000; 405(6 785): 458–462.

Weitere Literatur

Arbuckle BE: The value of occipational and osteopathic manipulative therapy in the rehabilitation of the cerebral palsy victim. J. Am. Osteopath. Assoc. 1955; 55: 227–237.

Baily KG: Head and trauma in children and its effects on pituitary gland. J. Am. Osteopath. Assoc. 1954; 54: 208–211.

Becker RE: Whiplash Injuries. AAO Yearbooks of Selected Osteopathy Papers; 1958 und 1961.

Beckwith CG: Headache. J. Am. Osteopath. Assoc. 1949; 48: 385–390.

Beter TR, Cragin WE, Drury M: The mentally retarded child and his motor behavior. Springfield: Charles C. Thomas; 1972.

Billig HE jr: Traumatic neck, head, eye syndrome. J. Int. Col. Surg. 1953; 20: 558–561.

Blood HA: Infections of the ear, nose and throat. Osteopath. Ann. 1978; 6: 14–18.

Busquet L, Gabarel B: Ophtalmologie et Osteopathie. Paris: Maloine; 1988.

Bochurberg C: Traitement osteopathique des rhinites et des sinusites chroniques. Paris: Maloine; 1986.

Frymann VM: The Osteopathic approach to cardiac and pulmonary problems. J. Am. Osteopath. Assoc. 1978; 7: 668–673.

Gelb HL, Tarte J: Two-year clinical dental evaluation of 200 cases of chronic headaches: The Craniocervical-Mandibular Syndrome. J. Am. Dent. Assoc. 1975; 91: 1230–1236.

Gelb HL (Ed.): Clinical management of head, neck and TMJ pain and dysfunction. Philadelphia: W. B. Saunders; 1976.

Harakal JH: An osteopathically integrated approach to the whiplash complex. J. Am. Osteopath. Assoc. 1975; 74: 941–955.

Hier DR, et al.: Autism: Association with reversed cerebral asymmetry. Neurology. 1978; 28: 348–349.

Hussar CJ, Retzlaff EW, Mitchell FL jr, Kalbfell JJ, Briner BJ: Combined Osteopathy and dental treatment of cephalgia. J. Am. Osteopath. Assoc. 1985; 85: 605–606.

Issartel L, Issartel M: L'osteopathie exactement. Paris: Robert Laffont; 1983.

Lavitan S: The whiplash syndrome in the light of the craniosacral mechanisms. J. Clin. Chiropract. 1977; 2: 28.

Lebowitz M: Treating the adrenal glands. Chiro Econ. 1986; 2(4).

Lippincott RC: „Old timer's" osteopathy – an appreciation. AAO Yearbook. 1943; 44: 24.

Magoun HI: Idiopathic adolescent spinal scoliosis: A reasonable etiology. D.O. Magazine. 1973; 13(6): 151–160.

Magoun HI: Osteopathy approach to dental enigmas. J. Am. Osteopath. Assoc. 1962; 62: 110–118.

Magoun HL: The cranial concept in general practice. Osteopath. Ann. 1976; 4: 32–42.

Magoun HL: Trauma – A neglected cause of cephalgia. J. Am. Osteopath. Assoc. 1975; 74: 400–410.

McCatty RR: Essentials of craniosacral osteopathy. Bath: Ashgrove; 1988.

Miller H: Head pain. J. Am. Osteopath. Assoc. 1972; 72: 135–143.

Mitchell FL: Office management of acute torticollis. Osteopath. Ann. 1974; 2: 22–27.

Ramfjord SP: Bruxism, a clinical and electromyographical study. J. Am. Dent. Assoc. 1961; 62.

Reid CC: Cranial technique as related to eye, nose and throat. J. Am. Osteopath. Assoc. 1948; 48: 47–63.

Roca PD: Ocular manifestations of whiplash injuries. Ann. Ophthalmol. 1972; 4: 63–73.

Rogal O: Head, facial and neck pain treatment. Position paper. Am. Acad. Head, Facial, Neck Pain & TMJ Ortho. 1986.

Sergueef N: Die kraniosakrale Osteopathie bei Kindern. Kötzing: Wühr; 1995.

Shapiro SL: Otologic Symptoms of cervical whiplash injuries. Eye, Ear, Nose & Throat Monthly. 1972; 51: 259–263.

Sibayan RQ, Begemann PC, King AI, Gurdjian ES, Thomas JM: Experimental hydrocephalus: ventricular cerebrospinal fluid pressure and waveform studies. Arch. Neurol. 1970; 23: 165–172.

Smith SD: Head pain and stress from jaw point problems: Diagnosis & treatment in temporomandibular orthopedics. Osteopathy medicine. 1980; 5(2): 35–54.

Stevenson GM: Improvement of traumatic head injuries under Osteopathy care. J. Am. Osteopath. Assoc. 1943; 43: 120.

Struswh OM: The pituitary and the ageing process in relation to the cranial concept. In: Brookes D: Lectures on cranial osteopathy. A manual for practitioners and students. Wellingborough: Thorsons; 1981: 129–134.

Tersant CD de: Les sinus veineux du crane une cle des migraines. Aix-en-Provence: Editions de Verlaque; 1993.

Travell JG: Lecture on Head pain. Colorado Springs: Convocation of American Academy of Osteopathy; 1973.

Upledger JE, Vredevoogd JD: Craniosacral therapy. Seattle: Eastland; 1983.

Upledger JE, Vredevoogd JD: Management of autogenic headache. Osteopath. Ann. 1979; 7: 6.

Wilson PT: Cerebral palsy – A study of ninety-two cases. AAO Yearbook. 1953; 157–161.

Wilson PT, Muir WP: Tic douloureux. AAO Yearbook. 1946; 47–55.

Winchell CS: The hyperkinetic child. Westport: Greenwood; 1975.

Woods D: Treatment of facial sinus dysfunction – An Osteopath approach. AAO Yearbook. 1973; 49–54.

Woods RH: Structural normalization in infants and children with particular reference to disturbances of the central nervous System. J. Am. Osteopath. Assoc. 1973; 72: 903–908.

26 Tabellen zur segmentalen Integration

► **Tab. 26.1** Sympathische Segmente.

Segment	Innervationsgebiet
Th 1–Th 2	Kopf
Th 1–Th 5	Herz
Th 2–Th 5	Atmungstrakt
Th 4–Th 6	Ösophagus
Th 6–Th 12	Verdauungsorgane
Th 10–L 2	Dickdarm, Nieren, Nebennieren, Blase, Genitalien
Th 2–Th 9	Blutgefäße (Arteriolen) der oberen Extremitäten
Th 10–L 2	Blutgefäße (Arteriolen) der unteren Extremitäten

► **Tab. 26.2** Parasympathische Segmente.

Begleiteter Hirnnerv/ Segment	Innervationsgebiet
N. oculomotorius (III)	Augen
N. facialis (VII)	Gesichtsdrüsen
N. glossopharyngeus (IX)	Gesichtsdrüsen
N. vagus (X)	Bauch- und Brustorgane, 1. Kolonhälfte (bis nahe der linken Flexur)
S 2/S 3/S 4 (Nn. splanchnici pelvici)	Beckenorgane und 2. Kolonhälfte
S 1–S 2	distales Kolon: Defäkation
S 2	Genitale: Erektion
S 3–S 4	Blase: Miktion

► **Tab. 26.3** Segmentale Integration somatoviszeraler Impulse.

Innervationsgebiet	Segment	Umschaltung	Weg in die Peripherie
Gesicht	C 8–Th 3	Ggl. cervicale sup.	A. carotis externa
Haut von Kopf und Hals	C 8–Th 3	Ggl. cervicale sup.	C 1–C 4
Hirn- und Kopfgefäße	C 8–Th 3	Ggl. cervicale sup., Ggl. cervicale inf.	A. carotis interna/A. vertebralis
vertebrale Gefäße	C 8–Th 3	Ggl. cervicale sup. med. inf.	A. carotis interna A. vertebralis
Schulter, obere Extremitäten	Th 2–Th 7	Ggl. cervicale med. inf. Th 1–Th 2	N. spinalis C 4–Th 2, A. subclavia
Thorax, Abdomen	Th 1–Th 12	Ggl. paravertebrale	N. spinalis Th 7–L 2
Becken, untere Extremitäten	Th 10–L 2	Ggll. paravertebralia lumbale et sacrale	N. spinalis L 1–S 5, A. femoralis

► **Tab. 26.4** Segmentale Integration viszerovegetativer Impulse (Sympathikus).

Organ	Segment	Umschaltung
Auge	C 8–Th 1	Ggl. cervicale sup.
Herz	Th 1–Th 4	Ggl. cervicale sup., med., inf., Ggl. thoracale 1–4
Lunge	Th 1–Th 5	Ggl. cervicale inf., Ggl. thoracale 1–5
abdominale Organe	Th 6–Th 12	Ggl. coeliacum, Ggl. mesentericum sup.
Magen	Th 6–Th 9	Ggl. coeliacum
Dünndarm	Th 10–Th 11	Ggl. coeliacum, Ggl. mesentericum sup.
proximales Kolon	Th 12–L 1	Ggl. mesentericum sup.
Leber	Th 6–Th 9	Ggl. coeliacum
Pankreas	Th 6–Th 10	Ggl. coeliacum
Niere	Th 12–L 1	Ggll. renalia, Ggl. coeliacum
Nebennierenmark	Th 10–L 4	chromaffine Zellen
Beckenorgane	L 1–Th 2	Ggl. mesentericum inf., Plexus hypogastricus
distales Kolon	L 1–L 2	Ggl. mesentericum inf., Plexus hypogastricus sup.
Blase, Genitalien	Th 12–L 2	Plexus hypogastricus sup. und inf.
Prostata, Uterus	Th 12–L 2	Plexus hypogastricus inf.

► **Tab. 26.5** Segmentale Integration viszerovegetativer Impulse (Parasympathikus).

Organ	Segment	Umschaltung
Auge	Nucl. n. III, rostral der Brücke	Ggl. ciliare
Tränen-Nasen-Gaumen-Drüse	Nucl. n. VII, Kleinhirn-Brückenwinkel	Ggl. pterygopalatinum
Glandula submandibularis, Glandula sublingualis	Nucl. n. VII, Kleinhirn-Brückenwinkel	Ggl. submandibulare
Glandula parotidea	Nucl. n. IX, Medulla oblongata	Ggl. oticum
Herz	Nucl. dors. n. X, Medulla oblongata	Plexus cardiacus. superf. + prof.
Lunge	Nucl. dors. n. X, Medulla oblongata	Plexus pulmonalis
Magen	Nucl. dors. n. X, Medulla oblongata	Plexus myentericus + submucosus
Dünndarm	Nucl. dors. n. X, Medulla oblongata	Plexus myentericus + submucosus
proximales Kolon	Nucl. dors. n. X, Medulla oblongata	Ggl. mesentericum inf.
Leber	Nucl. dors. n. X, Medulla oblongata	Plexus hepaticus (Ggl. coeliacum)
Pankreas	Nucl. dors. n. X, Medulla oblongata	Plexus pancreaticus (Ggl. coeliacum)
Niere	Nucl. dors. n. X, Medulla oblongata	Plexus renalis, Ggl. coeliacum
distales Kolon	S 1–S 2 Rückenmark	Plexus hypogastricus inf. + intramurales Ggl.
Genitalien	S 1–S 2 Rückenmark	Plexus hypogastricus inf. + intramurales Ggl.
Blase	S 1–S 2 Rückenmark	Plexus vesicalis + intramurales Ggl.

Zwei allgemeine Tabellen über Organ-Wirbel-Beziehungen werden im Folgenden dargestellt (► **Tab. 26.6**, ► **Tab. 26.7**). Sie erlauben einen schnellen Überblick für die Praxis. Eine Vielzahl weiterer Wirbelzuordnungen wurden und werden veröffentlicht. Der Nachteil dieser Tabellen ist dabei meist, dass nicht zu ersehen ist, auf welcher Grundlage diese Zuordnungen erstellt wurden. Dies ist aber wichtig, um zu verstehen, welche Strukturen beteiligt sind und Störungen aufweisen und welche möglichen Störungen übertragen werden können. Aus diesem Grund wurden Tabellen über die sympathischen und parasympathischen Segmente sowie über die segmentale Integration der somatoviszeralen und viszerovegetativen Impulse vorangestellt. Nicht das bloße Lernen von Zuordnungen sollte das Ziel eines Osteopathen werden, sondern das Verstehen der Zusammenhänge verschiedener Strukturen.

► **Tab. 26.6** Wirbel-Organ-Beziehungen.

Wirbel	Organe, Strukturen
C 1	Zunge, Gesicht, Nacken, Larynx, Pharynx, Nase, Augen, Tonsillen, Ohren, Gehirn
C 2	wie 1 + Magen
C 3	wie 1 + Diaphragma
C 4	Diaphragma und Thyroidea
C 5	Thyroidea, Pharynx, Tonsillen, Mamma
C 6	wie 5 + Herz
C 7	wie 6 + Schulter, Ellenbogen, Nebennieren
Th 1	Gehirn, Gesicht, Nase, Ohren, Hals, Tonsillen, Ösophagus, Arm, Herz
Th 2	Herz, Mamma, Bronchien, Lunge, Thyroidea, Ohren, Augen, Gehirn
Th 3	Lunge, Pleura, Gehirn, Ohren
Th 4	allgemeine Zirkulation, Herz, Leber, Magen, Pharynx, Tonsillen, Thyroidea
Th 5	Blut, Augen, Magen, Diaphragma, Herz
Th 6	Magen, Gehirn, Diaphragma, Leber
Th 7	Magen, Leber, Pankreas, Duodenum, Diaphragma
Th 8	Milz, Pankreas, Leber, Diaphragma
Th 9	Diaphragma, Pankreas, Milz, Leber

► **Tab. 26.6** Fortsetzung.

Wirbel	Organe, Strukturen
Th 10	Nieren, Pankreas, Leber, Augen, Schädel
Th 11	Dünndarm, Magen, Nieren, Peritoneum, Uterus, Gallenblase
Th 12	Peritoneum, Dünndarm, lymphatische Zirkulation, Niere, Prostata
L 1	Dickdarm, Blase, Prostata
L 2	Blase, Blinddarm, Dickdarm, Prostata
L 3	Ovarien/Hoden, Uterus
L 4	Uterus, Prostata, Ovarien/Hoden, Penis/Vagina, Ischiasnerv, untere Extremitäten
L 5	Rektum, Uterus, Ischiasnerv, untere Extremitäten
Os sacrum/Os coccygis	Rektum, Anus

► **Tab. 26.7** Organ-Wirbel-Beziehungen.

Organ	Wirbel
Augen	C 1–C 4, Th 5, Th 10
Blase	L 1, L 2, L 4
Blinddarm	L 2
Bronchien	Th 1, Th 2
Diaphragma	C 3–C 5, Th 5–Th 9
Dickdarm	L 1, L 2
Dünndarm	Th 11, Th 12
Gehirn	C 1, C 2, C 3, C 4, C 7, Th 2, Th 3
Gesicht	C 1–C 4, Th 1, Th 2, Th 10
Herz	C 1–C 4, Th 2–Th 6
Larynx	C 1–C 4, Th 1, Th 2
Leber	Th 4, Th 6, Th 7, Th 8, Th 9, Th 10
Lunge	C 1–C 4, Th 2, Th 3, Th 7
Magen	C 1–C 4, Th 4–Th 7, Th 11
Mamma	C 6, C 7, Th 2–Th 6
Milz	Th 6–Th 9
Nase	C 1–C 4, Th 1
Nebennieren	Th 9, C 7
Nieren	Th 10, Th 11, Th 12
Ohren	C 1–C 4, Th 1–Th 3
Ovarien/Hoden	Th 12, L 3
Pankreas	Th 8, Th 9
Penis/Vagina	L 4, L 2
Peritoneum	Th 11, Th 12, L 2
Pharynx	C 1, C 2, C 5–C 7, Th 1, Th 4
Prostata	Th 12, L 1–L 4
Rektum	L 4, L 5, Os sacrum/Os coccygis
Schädel	C 1, C 2, C 3, C 4, Th 6, Th 10
Thyroidea	C 6, C 7, Th 2, Th 3, Th 4
Tonsillen	C 1–C 7, Th 1, Th 4
Uterus	L 4, L 5, Os sacrum
Zähne	C 3, C 4, Th 1, Th 2
Zunge	C 1–C 4, Th 1, Th 4

27 Hirnnerven

► **Tab. 27.1** Funktion der Hirnnerven.

Hirnnerv	Funktion
N. olfactorius (I)	Riechnerv
N. opticus (II)	Sehnerv
N. oculomotorius (III)	**mot.:** M. obliquus inferior, M. rectus oculi superior, inferior, medialis; Augenhebung, -senkung, -medialbewegung, Verengung der Pupille*, Muskeln der Akkommodation* und Oberlidhebung
N. trochlearis (IV)	**mot.:** M. obliquus superior: Blicksenkung, Abduktion, Einwärtsrollung
N. trigeminus (V)	**sens.:** Gesicht, Nasennebenhöhlen, Zähne, Dura
N. ophthalmicus (V_1)	**sens.:** Kornea, Konjunktiva, Iris, Tränendrüsen, Oberlid, Augenbrauen, frontale Kopfhaut, Nasenschleimhaut, Gefäße
N. maxillaris (V_2)	**sens.:** Oberlid, seitlicher Nasenanteil, Oberlippe, Maxilla, Zähne, Teil der Wangenschleimhaut, Nasenhöhle, Nasopharynx, Gefäße, Drüsen
N. mandibularis (V_3)	**sens.:** Mandibula mit Zähnen, Haut und Schleimhaut, Wangenhaut und -schleimhaut, Ohrmuschel, äußerer Gehörgang, Kiefergelenk, Kaumuskeln, Speicheldrüsen, Gefäße, vordere ⅔ der Zunge, Schläfengebiet **mot.:** Kaumuskeln, Mm. tensores veli palatini, Trommelfell
N. abducens (VI)	**mot.:** M. rectus oculi lateralis; Lateralbewegung des Bulbus oculi
N. facialis (VII)	**mot.:** Gesichtsmuskeln. Muskeln der Kopfhaut und der Ohrmuschel, M. buccinator, stapedius, stylohyoideus, Venter posterior des M. digastricus; Mimik, zum Teil die Sprech- und Kaubewegung **sekr.:** Unterzungen-*, Tränendrüse*, Nasen-* und Gaumenschleimhautdrüsen* **sens.:** vordere ⅔ der Zunge, weicher Gaumen
N. vestibulocochlearis (VIII)	**sens.:** N. vestibularis: Gleichgewicht, Lage, Hals- und Kopfbewegungen; N. cochlearis: Hörnerv
N. glossopharyngeus (IX)	**mot.:** M. stylopharyngeus **sekr.:** Parotis [1] und Schleimdrüsen [1] **sens.:** hintere ⅔ der Zunge, Pharynx, pharyngealer Zungenanteil, Schlund, Tonsillen, Paukenhöhle, Tube, Mastoidzellen, Glomus caroticum*, Sinus caroticus* **sens.:** hintere ⅔ der Zunge
N. vagus (X)	**mot.:** Rachenmuskeln, Schlundschnürer **parasympathisch:** Trachea, Bronchien, Herz und Herzgefäße, Verdauungstrakt bis fast zur linken Kolonflexur, Niere **somatosensibel:** Hirnhaut der hinteren Schädelgrube, Teile des Ohrs, des äußeren Gehörgangs und des Trommelfells **sens.:** Teil der Geschmacksempfindung aus Epiglottis und Valleculae
N. accessorius (XI)	**mot.:** R. externus: M. trapezius, M. sternocleidomastoideus, R. internus: weicher Gaumen, außer M. tensor veli palatini
N. hypoglossus (XII)	**mot.:** Zungenmuskeln

mot. = motorisch, sens. = sensibel, sekr. = sekretorisch, sensor. = sensorisch; [1] = parasympathisch innervierte Strukturen

► **Tab. 27.2** Allgemeine Klinik der 12 Hirnnerven (Zusammenfassung).

Hirnnerv	Dysfunktion	Betroffene Strukturen
N. olfactorius (I)	Anosmie, Dysosmie	Os ethmoidale, Corpus ossis sphenoidalis, Ala minor
N. opticus (II)	Gesichtsfeldausfälle Diplopie (Doppeltsehen)	Corpus ossis sphenoidalis, Ala minor, Tentorium cerebelli
N. oculomotoricus (III)	divergenter Strabismus, Ptosis, Mydriasis	Ala major und Ala minor: (Fissura orbitalis superior), Sinus cavernosus, Tentorium cerebelli
N. trochlearis (IV)	Schwierigkeiten, nach außen und unten zu blicken	Tentorium cerebelli an seiner Anheftung am Os sphenoidale, s. N. III
N. trigenimus (V)	Migräne, Trigeminusneuralgien, Sinusitis, Tic douloureux	Os temporale (Pars petrosa), Dura, C 1, C 2

► **Tab. 27.2** Fortsetzung.

Hirnnerv	Dysfunktion	Betroffene Strukturen
N. ophthalmicus (V_1)	s. N. V	s. N. III und N. V
N. maxillaris (V_2)	s. N. V	Os sphenoidale, Ganglion pterygo-palatinum, Sinus cavernosus, s. N. V
N. mandibularis (V_3)	Kiefergelenksschmerzen, s. N. V	Os sphenoidale
N. abducens (VI)	Konvergenter Strabismus, Nystagmus	Os sphenoidale, Lig. sphenopetrosum, Os temporale, s. N. III
N. facialis (VII)	Fazialislähmung: Mundasymmetrie, Stirnrunzeln und Augenschluss nicht möglich	distal des Foramen stylomastoideum
	vorher genannte Symptome + Geschmacksstörungen der vorderen ⅔ der Zunge, Speichelflussverminderung, Hyperakusis	Canalis facialis, Chorda tympani, Fissura petrotympanica, Art. temporomandibularis
	vorher genannte Symptome + retroaurikuläre Schmerzen, Hörstörung	Ggl. geniculatum
	vorher genannte Symptome + Störung weiterer Hirnnerven	intrakranial
N. vestibulocochlearis (VIII)	Schwerhörigkeit, Schwindel	intraossale Läsionen des Os temporale, Art. temporomandibularis
N. glossopharyngeus (IX)	Schluckstörungen, Geschmacksstörung, hintere ⅓ der Zunge, trockener Mund	Os occipitale, Os temporale: Foramen jugulare
N. vagus (X)	Erbrechen, Dyspnoe, Dysphagie, Herzstörung, Sprechstörung	Os occipitale, Os temporale: Foramen jugulare
N. accessorius (XI)	Tortikollis (Schiefhals)	Os occipitale, Os temporale: Foramen jugulare
N. hypoglossus (XII)	Saugprobleme	Os occipitale: Canalis hypoglossalis

28 Entwicklung und Verknöcherung der kranialen und sakralen Knochen

► **Tab. 28.1** Entwicklung und Verknöcherung der kranialen und sakralen Knochen.

Knochen	Intrauterin	Bei Geburt	1. Jahr
		alle kranialen Knochen verbunden durch Knorpel 6 Fontanellen	verdoppelte Schädelgröße Suturen beginnen sich zu formen. Alle Fontanellen geschlosssen, bis auf die anteriore (ca. bis 18. Monat).
Os occipitale		4 Teile: • 2 Partes condylares • 1 Pars squamosa • 1 Pars basilaris	
Os sphenoidale	Anteriorer und posteriorer Teil verbinden sich zwischen dem 7. und 8. Fetalmonat.	3 Teile: • Korpus und Alae minores • Ala major und Proc. pterygoideus links und rechts	ossifiziert
Os temporale	3 Teile: • Pars squamosa: 3. Monat • Pars petrosa: 4. Monat • Anulus tympanicus: 5. Monat	3 Teile: • Pars squamosa • Pars petrosa • Anulus tympanicus	ossifiziert Bildung des Proc. mastoideus
Os frontale		2 Teile: • rechter und linker Teil, verbunden durch die Sutura metopica	
Os parietale	45. Tag	• Sutura sagittalis • Auszackungen beginnen sich zu bilden.	
Os ethmoidale		2 laterale Teile, getrennt durch die Lamina perpendicularis	
Vomer	Vereinigung der 2 Septen im 3. Monat		
Maxilla	6. Monat	Sutura incisiva trennt Os incisivum von der Maxilla.	
Os palatinum	45. Tag		
Os zygomaticum	5. Monat		
Os nasale	3. Monat		
Mandibula		2 „Hemi-Mandibulae“ durch Knorpel (Symphyse) verbunden	ossifiziert
Os lacrimale	3. Monat		
Atlas		3 Teile: • Arcus anterior • 2 laterale Teile, durch Knorpel verbunden	
Wirbel		3 Teile: • Korpus • 2 Teile des Arcus vertebrae	Die 2 Teile des Arcus verbinden sich posterior (von lumbal nach zervikal).

► **Tab. 28.1** Fortsetzung.

Knochen	Intrauterin	Bei Geburt	1. Jahr
Os sacrum	Jedes Segment hat 5 primäre Ossifikationszentren (1 Zentrum, 2 posteriore Neuralbögen und 2 laterale Rippenfortsätze).	5 Kreuzbeinwirbel Ihre Korpora sind durch Knorpel getrennt.	Fusion der Ossifikationszentren zwischen dem 3. Monat und 7. Lebensjahr
3. Jahr	**6. Jahr**	**7.–9. Jahr**	**13.–17. Jahr**
Alle Suturen und Auszackungen sind gebildet.			Sutura incisiva kann bis ins mittlere Lebensalter bestehen.
kondylosquamöse Verbindung geschlossen	kondylosquamöse Verbindung völlig ossifiziert	Pars basilaris ossifiziert mit Partes condylares.	SSB ossifiziert
	Pars petrosa hat ihre volle Größe entwickelt.		
Sutura metopica beginnt, sich zu verschließen.	Sutura metopica geschlossen		vollständig ossifiziert im 16. Lebensjahr
3. Jahr	**6. Jahr**	**7.–9. Jahr**	**10.–25. Jahr**
Arcus posterior ossifiziert		vollständig ossifiziert	
Der Korpus verbindet sich mit dem Arcus (von zevikal nach lumbal).	Der Korpus verbindet sich mit dem Arcus in Lumbalregion.		Proc. transversus wächst
			Bis zum 25. Lebensjahr ist die Ossifikation des Sakrums abgeschlossen.

29 Osteopathie Schule Deutschland (OSD)

Ausbildungsprogramme:

- Osteopathie: 5-jährige Vollzeitausbildung und 4-jährige Teilzeitausbildung in Osteopathie sowie akademische Studienprogramme B.Sc. und M.Sc.
- Pädiatrische Osteopathie: 1-jähriges postgraduiertes Studium **nach Richtlinien der europäischen Gesellschaft für Kinderosteopathie**
- Sportosteopathie: 1-jährige postgraduierte Ausbildung
- Postgraduierte Ausbildung in integrativer Morphologie
- Postgraduierte Weiterbildungen des Instituts für Integrative Morphologie
- Ausbildung in Trauma, emotionale Integration und Osteopathie

Osteopathen benötigen unbedingt fundierte medizinische Kenntnisse. Sie müssen die menschliche Anatomie und ihre funktionellen Wechselbeziehungen verinnerlicht haben. Sie brauchen ein hohes Maß an Feingefühl in den Fingern, damit sie mit den verschiedenen Organsystemen des Körpers Kontakt aufnehmen und ihre Signale verstehen können. Unerlässlich ist außerdem ein umfassendes Verständnis der Philosophie und der Konzepte der Osteopathie und ein hohes Maß an Verantwortlichkeit.

Deshalb steht in der Ausbildung der OSD die richtige Kombination von Herz, Hand und Kopf an oberster Stelle.

Das Vermitteln und Erarbeiten von Kenntnissen auf theoretischer und praktischer Ebene erfolgt auf hohem Niveau. Der Unterricht wird stets den neuesten Erkenntnissen in der Lehre angepasst. Die Dozenten haben durch ihre Lehrtätigkeit an Universitäten und anderen Instituten in Europa und in den USA reiche Erfahrung und internationales Renommee. Nicht zuletzt durch die enge Zusammenarbeit mit Universitäten und Instituten steht die OSD verwurzelt in der osteopathischen Tradition und ist gleichzeitig in der Lage, gemeinsam neue Wege in der Osteopathie zu beschreiten sowie die weitere Erforschung der Osteopathie zu unterstützen.

Großer Wert wird auch auf die ganzheitliche Didaktik des Unterrichts gelegt, die Atmosphäre des Lernens und den Umgang miteinander. So werden die Voraussetzungen geschaffen für ein tief gehendes und erfüllendes Lernen sowie persönliches Wachstum. Gleichzeitig entsteht die Basis für eine Begegnung mit Patienten, die von Vertrauen und Respekt begleitet ist.

Die Atmosphäre im Seminarraum wird bestimmt durch die Dozenten, die ihre Freude am Lehren, ihre Begeisterung für die Osteopathie, ihre Praxiserfahrung und ihr Einfühlungsvermögen in den Unterricht einfließen lassen.

Bewusstes Berühren, „Thinking, Feeling, Seeing, Knowing Fingers" zu erlangen ist ein Prozess, der niemals endet. Die OSD möchte den Studenten darin jedoch eine fundierte ganzheitliche Basis vermitteln, die ein erfüllteres Praktizieren, mehr Freude in der Therapie und tiefere Heilungserfolge möglich macht. Selbstverständlich ist immer genügend Zeit für praktisches Üben unter fachlicher Anleitung, sodass nach jedem Kursteil das Gelernte in der Praxis angewendet werden kann.

Der Lehrplan und die Gesamtstundenzahl entspricht den Anforderungen der europäischen Konventionen und der Bundesarbeitsgemeinschaft für Osteopathie (BAO).

Die OSD bietet Ausbildungen in verschiedenen Städten Deutschlands an.

„Der erste Schritt in der Osteopathie ist der Glaube an deinen eigenen Körper." Andrew Taylor Still

Osteopathie Schule Deutschland GmbH
Mexikoring 19
22297 Hamburg
Tel. (0 40) 46 88 23 97
Fax (0 40) 46 88 23 99
E-Mail: OSD@osteopathie-schule.de
Internet: www.osteopathie-schule.de

30 Glossar

Im Folgenden werden einige wichtige Begriffe der kraniosakralen Osteopathie erklärt. Die Erklärung orientiert sich zum größten Teil an den Originalschriften von W. G. Sutherland sowie der Erstausgabe von Magouns *Osteopathy in the Cranial Field*, an der Sutherland mitgearbeitet und sie ausdrücklich gutgeheißen hat. Es kann im Einzelnen vorkommen, dass bestimmte Sachverhalte aus heutiger Sicht als überholt gelten. Dennoch ist es für das Verständnis der Entstehung und Bedeutung von Sutherlands Herangehensweise bzw. der Wurzeln der kraniosakralen Osteopathie nützlich, seine Sichtweise darzustellen. Zudem basieren ein Großteil seines gewählten Vokabulars auf palpatorischer Erfahrung. Es ist anzunehmen, dass Sutherland viele Begriffe gewählt hat, um seinen Studenten bestimmte palpatorische Herangehensweisen zu verdeutlichen und sie an bestimmte subtile palpatorische Erfahrungen heranzuführen. Im Weiteren ist es für die Verständigung im kraniosakralen Bereich der Osteopathie und ihrer Weiterentwicklung von Vorteil, wenn ihre Anwender das gleiche Vokabular benutzen.

Automatic Shifting Suspended Fulcrum Sutherland wählte diesen Ausdruck für einen funktionellen Bereich im Verlauf des Sinus rectus: der Vereinigung der Falx cerebri, der Falx cerebelli und des Tentorium cerebelli. Dieser Bereich wird auch Sutherland-Fulcrum genannt. Dieses Fulcrum stellt einen beweglichen Ruhepunkt für die reziproke Spannungsmembran im Schädel und Rückenmarkskanal dar. Um das Gleichgewicht der Membranbewegung und -spannung in allen Richtungen gleichmäßig zu gewährleisten, müssen die Membranen von einem Fulcrum, einem Ruhepunkt aus operieren. Dieser Ruhepunkt muss schwebend aufgehängt (Suspension) sein, um sich automatisch bewegen (Automatic Shifting) zu können, damit bei Zug oder Druck eine gleichmäßige Spannungsverteilung in den Duralmembranen ermöglicht wird. Sutherland schreibt, dass bei Beginn der Atmung palpiert werden kann, wie das Automatic Shifting Suspended Fulcrum seine Position verändert, ebenso wie ein Gefühl von Wärme durch die Fluktuation des LCS entsteht [1] [2].

Atem des Lebens (Breath Of Life) Er wird bezeichnet als das Fluid in den Fluida, „Liquid Light", Potenz („Potency"), „Highest Known Element" nach Still, etwas, das, wenn es angeknipst wird, die Dunkelheit verschwinden lässt [3], der erste Funke, die Auslösung der unwillkürlichen Bewegung, etwas, das die Bewegung auslöst [4], etwas Unsichtbares in der zerebrospinalen Flüssigkeit [5] [6], etwas in den Gezeitenbewegungen, nicht der Atem der Luft [7], vergleichbar dem Wetterleuchten, das durch die Wolke hindurchscheint, ohne diese zu berühren. Sutherland sieht ihn auch als Transmutation (siehe Umwandlung) an [8]. Sutherland erwähnte häufig ein Zitat aus der Bibel, um zu verdeutlichen, dass der Atem des Lebens nicht mit der Luft zu verwechseln ist. „Gott [...] atmete in die Nase des Menschen den Atem des Lebens [...] und der Mensch wurde eine lebende Seele" [9]. Nach Jealous: Der Atem des Lebens hat einen Rhythmus von 100 s pro Zyklus. Sein Fulcrum ist eine Art dynamische Stille. Dieser langsame Rhythmus ist am leichtesten außerhalb des Körpers zu erspüren. Er durchdringt den Körper, ist ein Ursprung von Bewegungen in den Körperflüssigkeiten und ist imstande, Dysfunktionen umzuwandeln. Der Funke des Atems des Lebens erzeugt die Form sowie die Funktion in der Form. Dringt dieser Rhythmus in den Körper ein, erzeugt er Bewegung in bioelektrischen, biomolekularen und biomechanischen Strukturen mit einem Rhythmus von 24 s pro Zyklus [10].

Balance/Gleichgewicht Normaler Zustand von Agieren und Reagieren zwischen verschiedenen Teilen im Körper [11]. Sutherland schreibt, dass die gesamten Gezeitenbewegungen von einer Balance zwischen 2 Punkten einer bestimmten Skala kommen, einem Punkt, an dem der Mechanismus unbeweglich ist, genau im neutralen Punkt [12].

Balance Point Siehe Point of Balance.

Be Still And Know Sutherland benutzte dieses Zitat aus der Bibel (Psalm 46, 10) häufiger, um die Bedeutung einer bestimmten Bewusstseinshaltung während der Palpation zu verdeutlichen sowie um auf ein bestimmtes Fulcrum (Gleichgewichtspunkt) zwischen Inspiration und Exspiration des PRM in den Fluktuationen hinzuweisen [13].

Bent Twigs (gebogene Zweige) Ein von Sutherland häufig gebrauchter Ausdruck, um auf den Ausspruch hinzuweisen: So wie der Zweig gebogen ist, wird sich der Baum neigen. Damit soll verdeutlicht werden, dass minimale Spannungen im Schädel oder der Wirbelsäule beim Neugeborenen und Kleinkind sich im weiteren Verlauf des Wachstums, wenn die Strukturen größer werden, zu sichtbaren Asymmetrien entwickeln können [14].

Bifokale Integration Dieser Ansatz zur Behandlung traumatischer Belastungsstörungen und emotionaler Themen wurde von T. Liem entwickelt. Die bifokale Integration umfasst die Lenkung der Aufmerksamkeit seitens des Patienten auf ressourcenreiche und belastete Regionen im Körper, Visualisierungen in Verbindung mit Augenpositionen sowie palpatorische Annäherungen und die Wahrnehmung von Erregungszuständen des autonomen Nervensystems, limbischen und präfrontalen Mustern.

Biomechanik/vitalistischer Ansatz/Biodynamik Sutherland widmet sich ab 1948 auch einem vitalistischen Ansatz. So beschreibt er in „Tour Of The Minnow" die biomechanischen und vitalistischen Prinzipien des PRM [65]. James Jealous hat sich v. a. dem vitalistischen Ansatz Sutherlands gewidmet und den Begriff „Biodynamik" als Kurstitel dafür gewählt [66]. Auch weitere Osteopathen wie Ruby Day, R. E. Becker u. a. haben ähnliche Modelle gelehrt [67]. Im biodynamischen Modell nach Jealous wird die Rolle der Transmutation in der Bildung des Organismus sowie als therapeutisches Prinzip anerkannt [68]. Die Aufgabe des Osteopathen besteht v. a. darin, zu beobachten, wie der Atem des Lebens versucht, dem Patienten zu helfen [69]. Der bedeutende Unterschied zu anderen Modellen in der Osteopathie ist: Beim biomechanischen Modell muss man die Begrenzung der Läsion kennen, im Sinne von Restriktion, und die Kraftvektoren. Beim funktionellen Ansatz ist der Grad der Beweglichkeit der Läsion zu eruieren. Beim rein vitalistischen und biodynamischen Ansatz werden die Welle und die Präsenz der Primärrespiration die Diagnose vermitteln und die Behandlung vorschreiben [67]. Im biodynamischen Ansatz nach Jealous beobachtet der Osteopath den Atem des Lebens, während er versucht, dem Patienten zu helfen [69]. Nach Jealous sind im biodynamischen Modell alle Faktoren des biomechanischen Modells integriert.

Biomechanik Erste Theorien von Sutherland in der Zeit von 1936–1948. Die SSB wurde als der primäre Sitz von Dysfunktionen angesehen. Mechanischer Ansatz: Knochen, Suturen, Membranen, Bewegungsachsen (sutural, membranös). Definition der 5 Strukturen des PRM. Untersuchung: insbesondere durch aktive Bewegungstestung, aber auch durch passive Wahrnehmung. Korrektur: mechanische Ausführung, der Therapeut führt die Korrektur aus. Inhärente selbstregulative Kräfte wurden kaum erwähnt und definiert: kein Gebrauch der „Potency" oder des Atems des Lebens.

Biodynamik Späte Theorien von Sutherland (ab 1948). Inhärente selbstregulative und selbstkorrigierende Kräfte werden zur Korrektur benutzt, die eine Intelligenz, Entscheidungsfähigkeit und Zielgerichtetheit haben: siehe Atem des Lebens, „Potency". Untersuchung: insbesondere durch passive Wahrnehmung. Korrektur: Der Atem des Lebens usw. führt die Korrektur aus und lenkt diese. Der Therapeut fungiert eher als Fulcrum, durch den diese Kräfte wirken; Lenkung der „Potency" des LCS. Dieser Ansatz ist angelehnt an die persönliche unmittelbare Wahrnehmung von Ordnungsprinzipien in der Natur sowie an spirituelle Erfahrungen [15].

Cant Hook Ausübung einer Technik über das Prinzip einer Hebelwirkung, wobei über eine seitliche Handhaltung eine Stelle als Fulcrum wirkt, um eine andere Stelle zu bewegen, entsprechend einer Türangel. Zum Beispiel Lösung der Sutura sphenofrontalis: Eine Hand umfasst das Os frontale mit Daumen und Zeige- oder Mittelfinger. Während der Daumen auf der einen Seite als Fixpunkt agiert, heben die Finger auf der gegenüberliegenden Seite das Os frontale an [16].

Core-Link Die Verbindung der reziproken duralen Spannungsmembran (Dura mater spinalis als Kontinuität der Dura mater cranialis), die das Os occipitale mit dem Os sacrum und damit den Schädel mit dem Becken strukturell und funktionell verbindet. Beide Pole beeinflussen sich gegenseitig. Über diese Verbindung wird nach Sutherland [17] die kraniale inhärente unwillkürliche Bewegung auf das Os sacrum übertragen (s. a. Liem T: Kraniosakrale Osteopathie. 3. Aufl. Stuttgart: Haug; 2010).

Cranio-Rhythmic Impulse (CRI) Dieser Begriff wurde erst nach Sutherlands Tod eingeführt und sollte unabhängig vom PRM nur die physiologische unwillkürliche und rhythmische Fluktuation der zerebrospinalen Flüssigkeit benennen, palpabel als Expansions- und Retraktionsbewegung am Schädel [18] [19] mit einer Frequenz von 10- bis 14-mal/min (s. a. Kap. 2.7).

Fluid Drive Der PRM hat einen Fluid Drive durch die Aktivität der zerebrospinalen Flüssigkeit [20]. Der Begriff wird in der Praxis häufig benutzt, um die hydrodynamische Beziehung zwischen Liquor (LCS), interstitieller Flüssigkeit (ISF) und Lymphflüssigkeit zu verdeutlichen.

Fluktuation der zerebrospinalen Flüssigkeit Siehe auch Kap. 9.3. Diese Fluktuation ist palpierbar [21] [22] [23]. Diese Fluktuation ist beeinflussbar durch Kompression des 4. Ventrikels [24]. Sutherland legt Wert darauf, dass es die Fluidfluktuation ist, die in der Therapie die zu behandelnden Strukturen zu einem membranösen Point of Balance führen [25].

Frequenz des PRM-Rhythmus Bestimmte Angaben zum Rhythmus wurden von Sutherland selbst nie geäußert. Es existieren unterschiedliche Angaben zum Rhythmus des PRM bzw. zum kraniosakralen Rhythmus. Im Folgenden wird nur eine Auswahl möglicher Rhythmen wiedergegeben: 10–14 Zyklen/min: 4- bis 6-Sekunden-Zyklus (Magoun, Traube-Hering-Oszillation) [54]; 6–12 Zyklen/min: 5- bis 10-Sekunden-Zyklus (Upledger) [55]; 8–12 Zyklen/min: 5- bis 7,5-Sekunden-Zyklus (Becker, Upledger) [56]; 4–4,5 Zyklen/min: 13–15-Sekunden-Zyklus (Liem); 2,5 Zyklen/min: 24-Sekunden-Zyklus (Jealous) [57]; 6–10 Zyklen in 10 min: 60- bis 100-Sekunden-Zyklus (Beckers Slow [Large] Tide, Mayer-Oszillation) [58]; 1 Zyklus in 5 min: 300-Sekunden-Zyklus (Liem) [59].

Fulcrum Siehe auch „Automatic Shifting Suspended Fulcrum", Stillpunkt und Pivot. Ein Fulcrum ist eine Art Ruhepunkt oder beweglicher Fixpunkt. Ein Fulcrum ist nicht nur im menschlichen Organismus, sondern auch in der übrigen Natur anzutreffen. Ein Fulcrum ist ein Stillpunkt, durch den es möglich wird, ein Gewicht zu heben und durch den es seine Kraft gewinnt. Es gibt knöcherne (SSB), membranöse (Sutherland-Fulcrum) oder fluide Fulcrums. Sutherland und Becker haben auch spirituelle Fulcrums beschrieben [26].

Gezeitenbewegungen, Tide Die „Tide" fluktuiert nicht wie die Wellenbewegungen, sondern wie die Gezeitenbewegungen der Meere, wie der gesamte Ozean. Während der Inspirationsphase flutet sie heran und während der Exspirationsphase ebbt sie ab. Sie hat mehr „Potency" und Intelligenz, als jede von außen ausgeübte Kraftanwendung. Für Sutherland ist es in seinen späten Jahren essenziell, nicht durch externe Krafteinwirkung zu behandeln, sondern die „Tide" arbeiten zu lassen [27]. Nach Sutherland kann die „Tide" sogar von einem Fuß gelenkt werden, auch ohne diesen zu berühren [28].

Highest Known Element Siehe auch Atem des Lebens. Dieses „Highest Known Element" befindet sich nach Still in der zerebrospinalen Flüssigkeit. Sutherland weist wiederholt darauf hin. Es ist für ihn aufgrund praktischer Erfahrung der beständige Sitz einer intelligenten Potenz, die in der Lage ist, alles andere im Körper zu transzendieren, und er benutzt diese Potenz zur Diagnose und Therapie [29]. Ligamentäre Gelenkfehlspannung (Ligamentous Articular Strain) siehe membranöse Gelenkfehlspannung.

Long Tide Rollin A. Becker benutzte diesen Begriff, um einen sehr langsamen Rhythmus zu bezeichnen. Nach Becker dringt der Rhythmus von außen in den Körper ein, ein Rhythmus, der von irgendwoher kommt und sich im Körper ausbreitet. Er palpierte einen Rhythmus, der 1,5 min brauchte, um in den Körper einzudringen, und der genauso lange brauchte, um wieder abzuebben [30].

Membranöse Gelenkfehlspannung (Membranous Articular Strain) Sutherland bezeichnet Fehlspannungen und Dysfunktionen, die die Gelenke der Wirbelsäule und ihre zugehörigen Ligamente betreffen, als ligamentäre Fehlspannungen (Ligamentous Articular Strain). Dysfunktionen, die die Knochen des kraniosakralen Systems und ihre zugehörigen intrakranialen und intraspinalen Duralmembranen (Falx cerebri, Tentorium cerebelli, Falx cerebelli, Dura mater spinalis) betreffen, nennt er membranöse Gelenkfehlspannungen (Membranous Articular Strain). Diese können zu Beeinträchtigung der zerebrospinalen Fluktuation, der kranialen arteriellen und venösen Durchblutung und der lymphatischen Drainage des Kopfes und Nackens führen. Dementsprechend richtet sich seine Behandlung v. a. darauf, diese Spannungsungleichgewichte sich lösen zu lassen. Das Behandlungsprinzip für ligamentäre und membranöse Spannungsungleichgewichte ist dabei gleich [31].

Midline Die Orientierung auf die Mittellinie als reorganisierendes Fulcrum wurde besonders von Van den Heede betont [70].

Mobilität Fähigkeit, beweglich zu sein, bezogen auf das Ausmaß, in dem ein Gelenk oder eine Region bewegt werden kann [60]. Es bezeichnet die Eigenschaft der Positionsänderung eines Teils in Beziehung zu einem anderen. Im kranialen Bereich ist diese z. B. bezogen auf die Hypothese einer feinen artikulären Mobilität der Schädelknochen. Kontrovers diskutiert wird die Frage, ob der Begriff Mobilität nicht durch Begriffe wie Compliance und Elastizität ersetzt werden sollte [61] [62] [63] [64].

Motilität Im kranialen Bereich bezeichnet diese die Eigenschaft einer Substanz, ihre Form zu verändern.

Pivot Siehe auch Fulcrum. Pivot bezeichnet die Stelle, an der sich nach innen und nach außen gerichtete Gelenkränder treffen, bzw. die Stelle, an der die Neigungsrichtung der Gelenkränder wechselt. Diese Stellen stellen ein Fulcrum dar, als Ruhe- bzw. Drehpunkt und mögliche ossäre Achsen für die Bewegung der Schädelknochen. In der Therapie werden dort häufig Disengagementtechniken angewendet. Beispiel: Der sphenosquamöse Pivot (SSP), kondylosquamomastoider Pivot (CSMP) [32].

Point of Balance, membranös, ligamentär Siehe auch Kap. 13.9.

Potenz, Potency Der Atem des Lebens, der „Potency" hat, „As the thing that makes it move". Eine intelligente „Potency", intelligenter als der menschliche Geist [36]. Die „Potency" im LCS wird auch als elektrische Spannung beschrieben, die sich kontinuierlich lädt und entlädt [37]. Es kann als ein fundamentales Prinzip in der Funktion des PRM angesehen werden [38]. Sie produziert nach Magoun eine spezifische und selektive fluktuierende Bewegung oder eine Übertragung von Energie im Schädel [39]. Diese Potenz in den Gezeitenbewegungen des LCS kann zur Diagnose und Therapie benutzt werden [40]. Die „Potency" in der Fluida kann dirigiert werden (siehe auch Fluid Drive) [41].

Primär respiratorischer Mechanismus (PRM) Siehe Kap. 2.

Reziproke Spannungsmembran Siehe Kap. 7.8. Sutherland wählte den Begriff, um die mechanische Funktion der inneren Lage der Dura mater zu bezeichnen. Sie stellt eine mechanische Funktionseinheit dar [45].

Rhythmen Siehe auch Atem des Lebens, Frequenz. Neben dem Herz- und Atemrhythmus scheint auch der Rhythmus des PRM ein physiologischer Rhythmus des Körpers zu sein. Allerdings ist sein Entstehen bislang nicht geklärt. Zudem sind eine Vielzahl weiterer Rhythmen im Körper vorhanden, z. B. der Rhythmus des Lymphflusses, Rhythmen in der Ausscheidung von Hormonen usw. (s. Liem u. Moser 2017 [71]).

Speed Reducer Im Schädel gibt es Knochen, die eine höhere Beweglichkeit haben, als Knochen, mit denen sie in Verbindung stehen: Os palatinum, Os zygomaticum [46]. Zum Beispiel hat nach Sutherland das Os sphenoidale eine größere Beweglichkeit als die Ossa palatina, die wiederum beweglicher als die Oberkieferknochen sind. Ein anderes Beispiel stellen die Ossa zygomatica dar [47]. Ihre Bedeutung scheint darin zu bestehen, die Bewegungen verschiedener Strukturen/Knochen miteinander zu integrieren.

Spiralbewegung der Tide Es wurde eine spiralförmige Auswärts- und eine spiralförmige Inwärtsbewegung der „Tide" beschrieben [48].

Stillpunkt Das Sutherland-Fulcrum ist ein Stillpunkt, um den die Spannungsmembranen wirken. [49] Ein Fulcrum ist ein Stillpunkt, durch den es möglich wird, etwas Schweres zu heben. [50] Das Fulcrum der zerebrospinalen Flüssigkeit bzw. der Stillstand der Liquorfluktuation wird Stillpunkt genannt [51]. Die kraniosakrale Bewegung kommt zum Stillstand [52].

Sutherland-Fulcrum Siehe Fulcrum.

Techniken Point of Balance, Übertreibungstechnik (indirekte Technik), direkte Technik, die entgegengesetzte physiologische Bewegung, das Auseinanderziehen (Disengagement) der Gelenkfacetten, das Modellieren (Molding), Fluktuationstechniken, Fluidimpulstechniken.

Tide Siehe Gezeitenbewegungen.

Transmutation (Umwandlung) Umwandlung von einer Form, Natur, Substanz in eine andere [53].

Verwendete Literatur

[1] Sutherland WG: Teachings in the Science of Osteopathy. Fort Worth: Sutherland Cranial Teaching Foundation; 1991: 285.

[2] Sutherland WG: Contributions of Thought. Fort Worth: Sutherland Cranial Teaching Foundation; 1967: 215. – s. a. Liem T: Kraniosakrale Osteopathie. 3. Aufl. Stuttgart: Haug; 2010.

[3] Sutherland WG: Contributions of Thought. 2nd ed. Fort Worth: Sutherland Cranial Teaching Foundation 1998; 347.

[4] dto. 142f.

[5] dto. 191.

[6] Sutherland WG: Teachings in the Science of Osteopathy. Fort Worth: Sutherland Cranial Teaching Foundation; 1991: 14.

[7] dto. 5.

[8] dto. 34.

[9] dto. 35, 286.

[10] Jealous J: Biodynamics. Kursaufzeichnungen; 1997.

[11] Sutherland WG: Teachings in the Science of Osteopathy. Forth Worth: Sutherland Cranial Teaching Foundation; 1991: 285.

[12] Sutherland WG: Contributions of Thought. Fort Worth: Sutherland Cranial Teaching Foundation; 1967: 142.

[13] Sutherland WG: Teachings in the Science of Osteopathy. Fort Worth: Sutherland Cranial Teaching Foundation; 1991: 16, 285.

[14] dto. 286.

[15] Jealous J: Biodynamics. Kursaufzeichnungen; 1997.

[16] Sutherland WG: Teachings in the Science of Osteopathy. Fort Worth: Sutherland Cranial Teaching Foundation; 1991: 286. – Magoun HI: Osteopathy in the Cranial Field. Kirksville: Journal Printing Company; 1951: 140.

[17] Sutherland WG: Contributions of Thought. 2nd ed. Fort Worth: Sutherland Cranial Teaching Foundation; 1998: 224–226, 344f., 350.

[18] Frymann VM: Kursaufzeichnungen; 1995. – Magoun HI: Osteopathy in the Cranial Field. 3 rd ed. Kirksville: Journal Printing Company; 1976: 25, 86, 313–123, 340.

[19] Magoun HI: Osteopathy in the Cranial Field. 3 rd ed. Kirksville: Journal Printing Company; 1976: 40.

[20] Sutherland WG: Contributions of Thought. 2nd ed. Fort Worth: Sutherland Cranial Teaching Foundation; 1998: 298.

[21] dto. 215. – Sutherland WG: The Cranial Bowl. Mankato: Free Press; 1939: 56. – Sutherland WG: Teachings in the Science of Osteopathy. Fort Worth: Sutherland Cranial Teaching Foundation; 1991: 13f., 166f.

[22] Sutherland WG: The Cranial Bowl. Mankato: Free Press; 1939: 56.

[23] Magoun HI: Osteopathy in the Cranial Field. Kirksville: Journal Printing Company; 1951: 16f.

[24] Sutherland WG: Contributions of Thought. 2nd ed. Fort Worth: Sutherland Cranial Teaching Foundation; 1998: 272.

[25] Magoun, HI: Osteopathy in the Cranial Field. Kirksville: Journal Printing Company; 1951: 73.

[26] Sutherland WG: Teachings in the Science of Osteopathy. Fort Worth: Sutherland Cranial Teaching Foundation; 1991: 14, 46. – Sutherland WG: Contributions of Thought. 2nd ed. Fort Worth: Sutherland Cranial Teaching Foundation; 1998: 238.

[27] Sutherland WG: Teachings in the Science of Osteopathy. Fort Worth: Sutherland Cranial Teaching Foundation; 1991: 14f., 166.

[28] dto. 168.

[29] Magoun HI: Osteopathy in the Cranial Field. Kirksville: Journal Printing Company; 1951: 15. – Sutherland WG: Teachings in the Science of Osteopathy. Fort Worth: Sutherland Cranial Teaching Foundation; 1991: 32, 55, 166, 176.

[30] The Cranial Letter. Cranial Academy; 1994; 7.

[31] Sutherland WG: Teachings in the Science of Osteopathy. Fort Worth: Sutherland Cranial Teaching Foundation; 1991: 119–122. – Sutherland WG: Contributions of Thought. 2nd ed. Fort Worth: Sutherland Cranial Teaching Foundation; 1998: 80ff.

[32] Magoun HI: Osteopathy in the Cranial Field. Kirksville: Journal Printing Company; 1951: 118, 123, 70. – Liem T: Kraniosakrale Osteopathie. 3. Aufl. Stuttgart: Haug; 2010.

[33] Magoun HI: Osteopathy in the Cranial Field. Kirksville: Journal Printing Company; 1951: 68.

[34] Sutherland WG: Contributions of thought. 2nd ed. Fort Worth: Sutherland Cranial Teaching Foundation; 1998: 349.

[35] Sutherland WG: Teachings in the Science of Osteopathy. Fort Worth: Sutherland Cranial Teaching Foundation: 1991: 14, 16.

[36] dto. 14.

[37] Magoun HI: Osteopathy in the Cranial Field. Kirksville: Journal Printing Company; 1951: 72.

[38] Sutherland WG: Contributions of Thought. 2nd ed. Fort Worth: Sutherland Cranial Teaching Foundation; 1998: 239.

[39] Magoun HI: Osteopathy in the Cranial Field. Kirksville: Journal Printing Company; 1951: 59.

[40] Sutherland WG: Contributions of Thought. 2nd ed. Fort Worth: Sutherland Cranial Teaching Foundation; 1998: 220. – Magoun HI: Osteopathy in the Cranial Field. Kirksville: Journal Printing Company; 1951: 59.

[41] Magoun HI: Osteopathy in the Cranial Field. Kirksville: Journal Printing Company; 1951: 59f.

[42] Sutherland WG: Teachings in the Science of Osteopathy. Fort Worth: Sutherland Cranial Teaching Foundation; 1991: 289.

[43] Sutherland WG: Contributions of Thought. 2nd ed. Fort Worth: Sutherland Cranial Teaching Foundation; 1998: 298.

[44] Magoun HI: Osteopathy in the Cranial Field. Kirksville: Journal Printing Company; 1951: 16. – Sutherland WG: Contributions of Thought. 2nd ed. Fort Worth: Sutherland Cranial Teaching Foundation; 1998: 298. – Sutherland WG: Teachings in the Science of Osteopathy. Forth Worth: Sutherland Cranial Teaching Foundation; 1991: 289.

[45] Sutherland WG: Teachings in the Science of Osteopathy. Fort Worth: Sutherland Cranial Teaching Foundation; 1991: 289. – Magoun HI: Osteopathy in the Cranial Field. 3 rd ed. Kirksville: Journal Printing Company; 1966: 343.

[46] Magoun HI: Osteopathy in the Cranial Field. 3 rd ed. Kirksville: Journal Printing Company; 1966: 347.

[47] Sutherland WG: Teachings in the Science of Osteopathy. Fort Worth: Sutherland Cranial Teaching Foundation; 1991: 78.

[48] dto. 16.

[49] dto. 18.

[50] dto. 46.

[51] Sutherland WG: Teachings in the Science of Osteopathy. Fort Worth: Sutherland Cranial Teaching Foundation; 1991: 135. – Sutherland WG: Contributions of Thought. 2nd ed. Fort Worth: Sutherland Cranial Teaching Foundation; 1998: 342, 348.

[52] Upledger JE, Vredevoogd JD: Lehrbuch der CranioSacralen Therapie. 2. Aufl. Heidelberg: Haug; 1994: 52.

[53] Sutherland WG: Teachings in the Science of Osteopathy. Fort Worth: Sutherland Cranial Teaching Foundation; 1991: 290.

[54] Woods JM, Woods RH: A Physical Finding Related to Psychiatric Disorders. 1961; 60: 988–993. – Magoun HI: Osteopathy in the Cranial Field. 3 rd ed. Kirksville: Journal Printing Company; 1976: 25. – Becker RE: Craniosacral trauma in the adult. Osteopathic Ann. 1976; 4: 43–59. – Lay E: Cranial field. In: Ward RC (Ed.): Foundations for Osteopathic Medicine. Baltimore: Williams & Wilkins; 1997: 901–913. – Lay EM, Cicorda RA, Tettambel M: Recording of the Cranial Rhythmic Impulse. J. Am. Osteopath. Assoc. 1978; 78(10): 149. – Wirth-Pattullo V, Hayes KW: Interrater reliability of craniosacral rate measurements and their relationship with subjects and examiners heart and respiratory rate measurements. Phys. Ther. 1994; 67(10): 1526–1532. – Nelson KE, Sergueef N, Lipinski CM, Chapman AR, Glonek T: Cranial rhythmic impulse related to the Traube-Hering-Mayer oscillation: Comparing laser Doppler flowmetry and palpation. J. Am. Osteopath. Assoc. 2001; 101 (3): 163–173.

[55] Upledger JE, Vredevoogd JD: Lehrbuch der CranioSacralen Therapie. 2. Aufl. Heidelberg: Haug; 1994: 18.

[56] Becker RE. In: Brooks RE (Ed.): Life in motion: The osteopathic vision of Rollin E. Becker. Portland: Stillness; 1997: 120. – Upledger JE, Vredevoogd JD: Lehrbuch der CranioSacralen Therapie. 2. Aufl. Heidelberg: Haug; 1994: 292.

[57] Jealous J: Emergence of Originality. A biodynamic view of Osteopathy in the Cranial Field. Apollo Beach: Kursskript; 1997: 12, 35, 36f.

[58] Becker RE. In: Brooks RE (Ed.): Life in motion: The osteopathic vision of Rollin E. Becker. Portland; Stillness; 1997: 122f. – Nelson KE, Sergueef N, Lipinski CM, Chapman AR, Glonek T: Cranial rhythmic impulse related to the Traube-Hering-Mayer oscillation: Comparing laser Doppler flowmetry and palpation. J. Am. Osteopath. Assoc. 2001; 101(3): 163–173.

[59] Liem T: Vortrag. München: OFM Symposium; 1998.

[60] DiGiovanna EL: An Encyclopedia of Osteopathy. Indianapolis: American Academy of Osteopathy; 2001.

[61] Lippmann C: Knochen und Suturen im nasomaxillären Bereich des Schädels. Entwicklung, Ossifikation, Wachstum und Mobilität [Diplomarbeit]. München: COE; 2004.

[62] Kleemann E: Schädelauffälligkeiten bei Säuglingen – Bestandsaufnahme aus der Literatur und Entwicklung einer Messmethode [Diplomarbeit]. München: COE; 2004.

[63] Guillaume JP: Entwicklungen und Perspektiven der kraniofaszialen Osteopathie. Osteopath. Med. 2002; 2: 9–12.

[64] Schalkhaußer A: Schließung und Mobilität der Synchondrosis/Synostosis sphenobasilaris [Diplomarbeit]. München: COE; 2000.

[65] Sutherland WG: Contributions of Thought. Fort Worth: Sutherland Cranial Teaching Foundation; 1967: 233.

[66] Jealous J: Emergence of Originality, A biodynamic view of Osteopathy in the Cranial Field. Kursskript; 1997.

[67] Doucoux B, Liem T: Interview mit Jim Jealous. Osteopath. Med. 2002; 2: 26–31.

[68] Noelmans JP: Interview de James Jealous. Thinking. 1998 12 (4): 42–46.

[69] Jealous J: Healing and the natural world. Interview by Horrigan B. Altern. Ther. Health. Med. 1997; 3(1): 1–9.

[70] Liem T, van den Heede P: Foundations of Morphodynamics in Osteopathy. Edingburgh: Handspring; 2017.

[71] Liem T, Moser M: Biologische Rhythmen und ihre Bedeutung für die Osteopathie. Osteopath. Med. 2016; 17(1): 22–26.

Weitere Literatur

Amiguez JP: L'A.T.M. Une articulation entre l'osteopathe et le dentiste. Aix-en-Provence: Editions de Verlaque; 1991.

Becker RE: Craniosacral trauma in the adult. Osteopathic Ann. 1976; 4: 43–59.

Blechschmidt E: Anatomie und Ontogenese des Menschen. Heidelberg: Quelle und Meyer; 1978.

Blechschmidt E: Die pränatalen Organsysteme des Menschen. Stuttgart: Hippokrates; 1973.

Blechschmidt E: Humanembryologie, Prinzipien und Grundbegriffe. Stuttgart: Hippokrates; 1974.

Brizon J, Casting J: Les feuillets d'anatomie, ostéologie de la tête, I und II. Paris: Maloine; 1953.

Brodie AG: On the growth pattern of the human head from the third month to the eigth year of life. Am. J. Anat. 1941; 68: 209–262.

Buchet A, Cuilleret J: Anatomie, topographique descriptive et fonctionelle. I: Le système nerveux central, la face, la tête et les organes des sens. II: Le cou, le thorax. Paris: Simep; 1991.

Busquet L, Gabarel B: Ophtalmologie et osteopathie. Paris: Maloine; 1988.

Caporossi R, Peyralade F: Traité pratique d'osteopathie cranienne. Aix-en-Provence: Editions de Verlaque; 1992.

Cathie A: Applied anatomy of the skull and its neurovascular contents. J. Am. Osteopath. Assoc. 1945; 44: 267–270.

Cathie A: Growth and nutrition of the body with special reference to the head. AAO Yearbook. 1962; 62: 149–153.

Clauzade MA, Darraillans B: Concept osteopathique de l'occlusion. Perpignon: S.E.O.O.; 1989.

Couly G: La dynamique de croissance céphalique. Le principe de conformation organofonctionelle. Actualités Odonto Stom. 1977; 117: 63–96.

Enlow DH: Handbuch des Gesichtswachstums. Berlin: Quintessenz; 1989: 42.

Feneis H: Anatomisches Bildwörterbuch. 6. Aufl. Stuttgart: Thieme; 1988.

Heitzmann C, Zuckerkandl E: Atlas der deskriptiven Anatomie des Menschen, Bd. 1. 9. Aufl. Wien: Braumüller; 1902.

Hyrtl J: Lehrbuch der Anatomie des Menschen. Wien: Braumüller; 1889.

Kraus LS: Temporomandibular disorders. 2nd ed. New York: Churchill Livingstone; 1994.

Kuchera ML, Kuchera WA: Osteopathic considerations in systemic dysfunction. 2nd ed. Columbus: Greyden; 1994.

Lang J: Klinische Anatomie des Kopfes. Berlin: Springer; 1982.

Langman J: Medizinische Embryologie. 8. Aufl. Stuttgart: Thieme; 1989.

von Lanz T, Wachsmuth W: Praktische Anatomie, Bd. 1, Teil A und B. Berlin: Springer; 1979–1985.

Lay E: Cranial field. In: Ward RC (Ed.): Foundations for Osteopathic Medicine. Baltimore: Williams & Wilkins 1997: 901–913.

Lay EM, Cicorda RA, Tettambel M: Recording of the Cranial Rhythmic Impulse. J. Am. Osteopath. Assoc. 1978; 78(10): 149.

Leonhardt H, Tillmann B, Töndury G, Zilles K (Hrsg.): Anatomie des Menschen. Bd. III. Nervensystem. Stuttgart: Thieme; 1987.

Magoun HI: Newer knowledge of the skull. J. Am. Osteopath. Assoc. 1973; 73: 250–252.

Magoun HI: Osteopathy in the Cranial Field. 3 rd ed. Kirksville: Journal Printing Co.; 1966: 25, 343.

Magoun HI: The temporal bone: Troublemaker in the Head. J. Am. Osteopath. Assoc. 1974; 73.

McCatty RR: Essentials of craniosacral osteopathy. Bath: Ashgrove; 1988.

Moore KL: Embryologie. 3. Aufl. Stuttgart: Schattauer; 1993.

Naylor CL: Symposium on the plastic basicranium. I. The basicranium. J. Am. Osteopath. Assoc. 1937; 37: 94–97.

Nelson KE, Sergueef N, Lipinski CM, Chapman AR, Glonek T: Cranial rhythmic impulse related to the Traube-Hering-Mayer oscillation: Comparing laser Doppler flowmetry and palpation. J. Am. Osteopath. Assoc. 2001; 101: 163–173.

Netter FH: Farbatlanten der Medizin, Bd. 5. Stuttgart: Thieme; 1987.

Northup TL: The temporal lesion. AAO Yearbook. 1943–1944; 25–28.

Perlemuter L, Waligora J: Cahiers d'anatomie 1, système nerveux central. Paris: Masson; 1980.

Pernkopf E: Topographische Anatomie des Menschen. Bd. III, Bd. IV. 1. und 2. München: Urban & Schwarzenberg; 1952–1960.

Retzlaff EW, Upledger JE, Vredevoogd J: Cranial suture morphology. Second World Congress on Pain, Int. Assoc. Study Pain. 1978; 1: 68.

Retzlaff EW, Walsh J, Mitchell FL, Vredevoogd J: Histological detail of cranial sutures as seen in plastic embedded specimens. Anat. Rec. 1984; 208: 145A.

Sanborn EE: Symposium on the plastic basicranium. II: The intracranium. J. Am. Osteopath. Assoc. 1937; 37: 137–141.

Schumacher GH: Anatomie für Zahnmediziner. Heidelberg: Hüthig; 1997.

Spalteholz W: Handatlas der Anatomie des Menschen, Bd. 1. Leipzig: Hirzel; 1910.

Sperber GH: Embryologie des Kopfes. Berlin: Quintessenz; 1992.

Steenks MH, Wijer A de (Hrsg.): Kiefergelenkfehlstellungen aus physiotherapeutischer und zahnmedizinischer Sicht: Diagnose und Therapie. Berlin: Quintessenz; 1991.

Sutherland WG: Contributions of Thought. Fort Worth: Sutherland Cranial Teaching Foundation; 1967.

Sutherland WG: Contributions of Thought. 2nd ed. Fort Worth: Sutherland Cranial Teaching Foundation; 1998: 80ff., 238, 298, 342, 348.

Sutherland WG: Teachings in the Science of Osteopathy. Fort Worth: Sutherland Cranial Teaching Foundation; 1991: 13ff., 32, 55, 166ff.

Ulrich NA: Symposium on the plastic basicranium. Obstetical lesioning of the base. J. Am. Osteopath. Assoc. 1939; 37: 248–252.

Upledger JE: Craniosacral therapy II, beyond the Dura. Seattle: Eastland; 1987.

White EC: Symposium on the plastic basicranium. III. Lesionability of the plastic basicranium. J. Am. Osteopath. Assoc. 1938; 37: 183–189.

White JE, White JS, Baldt G: The relation to the craniofascial bones to specific somatic dysfunctions: A clinical study of the effects of manipulation. J. Am. Osteopath. Assoc. 1985; 84–85; 603–604.

Williams PL, Warwick R, Dyson M, Bannisater LM: Gray's Anatomy. 38th ed. New York: Churchill Livingstone; 1995.

Wirth-Patullo V, Hayes KW: Interrater reliability of craniosacral rate measurements and their relationship with subjects and examiners heart and respiratory rate measurements. Phys. Ther. 1994; 67(10): 1526–1532.

Sachverzeichnis

A

B

G

H

I

N